Psiquiatria
Estudos Fundamentais

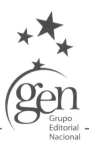

O GEN | Grupo Editorial Nacional – maior plataforma editorial brasileira no segmento científico, técnico e profissional – publica conteúdos nas áreas de ciências da saúde, exatas, humanas, jurídicas e sociais aplicadas, além de prover serviços direcionados à educação continuada e à preparação para concursos.

As editoras que integram o GEN, das mais respeitadas no mercado editorial, construíram catálogos inigualáveis, com obras decisivas para a formação acadêmica e o aperfeiçoamento de várias gerações de profissionais e estudantes, tendo se tornado sinônimo de qualidade e seriedade.

A missão do GEN e dos núcleos de conteúdo que o compõem é prover a melhor informação científica e distribuí-la de maneira flexível e conveniente, a preços justos, gerando benefícios e servindo a autores, docentes, livreiros, funcionários, colaboradores e acionistas.

Nosso comportamento ético incondicional e nossa responsabilidade social e ambiental são reforçados pela natureza educacional de nossa atividade e dão sustentabilidade ao crescimento contínuo e à rentabilidade do grupo.

Psiquiatria
Estudos Fundamentais

Alexandrina Maria Augusto da Silva Meleiro

Médica Psiquiatra.
Doutorado em Psiquiatria pela Faculdade de Medicina da Universidade de São Paulo (FMUSP).
Membro da Associação Brasileira de Psiquiatria (ABP).
Membro da Associação Brasileira de Estudos e Prevenção de Suicídio (ABEPS).
Membro do Conselho Científico da Associação Brasileira de Familiares,
Amigos e Portadores de Transtornos Afetivos (Abrata).
Membro Internacional da American Psychiatric Association (APA).

2ª edição

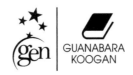

- A autora deste livro e a editora empenharam seus melhores esforços para assegurar que as informações e os procedimentos apresentados no texto estejam em acordo com os padrões aceitos à época da publicação, *e todos os dados foram atualizados pela autora até a data do fechamento do livro*. Entretanto, tendo em conta a evolução das ciências, as atualizações legislativas, as mudanças regulamentares governamentais e o constante fluxo de novas informações sobre os temas que constam do livro, recomendamos enfaticamente que os leitores consultem sempre outras fontes fidedignas, de modo a se certificarem de que as informações contidas no texto estão corretas e de que não houve alterações nas recomendações ou na legislação regulamentadora.

- Data do fechamento do livro: 30/03/2024.

- A autora e a editora se empenharam para citar adequadamente e dar o devido crédito a todos os detentores de direitos autorais de qualquer material utilizado neste livro, dispondo-se a possíveis acertos posteriores caso, inadvertida e involuntariamente, a identificação de algum deles tenha sido omitida.

- **Atendimento ao cliente: (11) 5080-0751 | faleconosco@grupogen.com.br**

- Direitos exclusivos para a língua portuguesa
  Copyright © 2024 by
  EDITORA GUANABARA KOOGAN LTDA.
  Uma editora integrante do GEN | Grupo Editorial Nacional
  Travessa do Ouvidor, 11
  Rio de Janeiro – RJ – CEP 20040-040
  www.grupogen.com.br

  Reservados todos os direitos. É proibida a duplicação ou reprodução deste volume, no todo ou em parte, em quaisquer formas ou por quaisquer meios (eletrônico, mecânico, gravação, fotocópia, distribuição pela Internet ou outros), sem permissão, por escrito, da EDITORA GUANABARA KOOGAN LTDA.

- Capa: Bruno Sales

- Imagem da capa: iStock (© wowwa)

- Editoração eletrônica: R.O. Moura

- Ficha catalográfica

CIP-BRASIL. CATALOGAÇÃO NA PUBLICAÇÃO
SINDICATO NACIONAL DOS EDITORES DE LIVROS, RJ

M467p
2. ed.

    Meleiro, Alexandrina Maria Augusto da Silva
        Psiquiatria : estudos fundamentais / Alexandrina Maria Augusto da Silva Meleiro. - 2. ed. - [Reimpr.] - Rio de Janeiro : Guanabara Koogan, 2025.
        28 cm.

    Inclui bibliografia e índice
    ISBN 9788527739887

    1. Psiquiatria. I. Título.

23-85980   CDD: 616.89
                         CDU: 616.89

Meri Gleice Rodrigues de Souza - Bibliotecária - CRB-7/6439

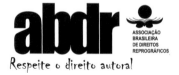

A você, que pretende dedicar parte de seu
preciso tempo a folhear ou, quem sabe,
a *ler com carinho* este livro e, posteriormente,
aplicar o conhecimento sobre os diferentes temas
aqui apresentados no seu cotidiano.
O estímulo vivo da ânsia do saber é de essencial
importância em Psiquiatria para todos os
profissionais de Saúde e áreas afins.

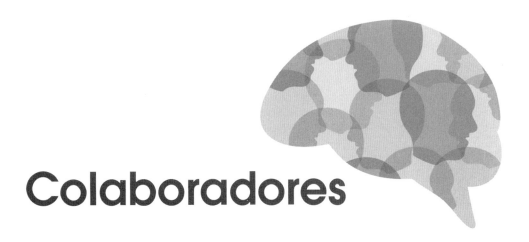

Colaboradores

Acioly Luiz Tavares de Lacerda
Médico. Doutorado em Ciências Médicas pela Universidade Estadual de Campinas (Unicamp). Especialização em Psiquiatria pela Unicamp. Graduação em Medicina pela Universidade Federal de Pernambuco (UFPE). Professor Adjunto (Livre-Docência) na Universidade Federal de São Paulo (Unifesp). Coordenador do Programa de Distúrbios Afetivos e Ansiosos (PRODAF) da Unifesp.

Adriano Segal
Médico Psiquiatra. Doutorado em Psiquiatria pela Faculdade de Medicina da Universidade de São Paulo (FMUSP). Especialização em Psiquiatria pela FMUSP. Graduação em Medicina pela FMUSP. Professor *Ad Hoc* de Pós-Graduação na FMUSP.

Alan Campos Luciano
Médico Psiquiatra. Doutorando em Ciências Médicas pela Faculdade de Medicina da Universidade de São Paulo (FMUSP). Especialização em Psiquiatria pelo Instituto de Psiquiatria do Hospital das Clínicas da FMUSP (IPq-HC-FMUSP). Médico Assistente do IPq-HC-FMUSP. Psiquiatra do Programa Ansiedade (Amban) do IPq-HC-FMUSP.

Alankardec Gonzalez
Médico Psiquiatra. Especialização em Psiquiatria pela Faculdade de Medicina da Universidade de São Paulo (FMUSP). Graduação em Medicina pela FMUSP. Voluntário do Centro de Valorização da Vida (CVV) há mais de 50 anos. Atual presidente do CVV (biênio abr/23-abr/25).

Alberto Stoppe Junior
Médico Psiquiatra. Doutorado em Psiquiatria pela Faculdade de Medicina da Universidade de São Paulo (FMUSP). Mestrado em Psiquiatria pela FMUSP. Especialização em Psiquiatria pelo Hospital do Servidor Público Estadual de São Paulo. Graduação em Medicina pela FMUSP. Membro da Associação Brasileira de Psiquiatria (ABP).

Alcina J. S. Barros
Médica Psiquiatra. Doutorado em Psiquiatria e Ciências do Comportamento pela Universidade Federal do Rio Grande do Sul (UFRGS). Especialização em Psiquiatria pela Associação Brasileira de Psiquiatria (ABP). Graduação em Medicina pela Universidade Federal do Rio Grande do Norte (UFRN). Membro da American Academy of Psychiatry and the Law (AAPL).

Alexander Moreira-Almeida
Médico Psiquiatra e Professor Universitário. Doutorado em Psiquiatria pela Universidade de São Paulo (USP). Especialização em Psiquiatria e Terapia Cognitiva Comportamental pelo Instituto de Psiquiatria do Hospital das Clínicas da Faculdade de Medicina da USP (IPq-HC-FMUSP). Graduação em Medicina pela Universidade Federal de Juiz de Fora (UFJF). Professor Titular de Psiquiatria na Faculdade de Medicina da UFJF. Membro da Associação Brasileira de Psiquiatria (ABP). Membro da World Psychiatric Association (WPA). Diretor do Núcleo de Pesquisas em Espiritualidade e Saúde (NUPES) da Faculdade de Medicina da UFJF. Coordenador da Seção de Espiritualidade da Associação Psiquiátrica da América Latina (APAL). Ex-coordenador das Seções de Espiritualidade e Psiquiatria da WPA (2114-20) e da ABP (2014-2021).

Alexandre Martins Valença
Médico Psiquiatra. Doutorado em Psiquiatria pela Universidade Federal do Rio de Janeiro (UFRJ). Mestrado em Psiquiatria pela UFRJ. Especialização em Psiquiatria Forense pela Associação Brasileira de Psiquiatria (ABP). Especialização em Medicina Legal e Perícia Médica pela Associação Brasileira de Medicina Legal e Perícia Médica. Graduação em Medicina pela Universidade Federal de Pernambuco (UFPE). Professor Associado na Universidade Federal Fluminense (UFF). Membro da ABP.

Alexandre Saadeh
Médico Psiquiatra e Professor Universitário. Doutorado em Ciências pela Faculdade de Medicina da Universidade de São Paulo (FMUSP). Mestrado em Psiquiatria pela FMUSP. Especialização em Psicodrama pela Sedes Sapientiae. Graduação em Medicina pela FMUSP. Professor Colaborador na FMUSP. Membro da World Professional Association for Transgender Health (WPATH).

Almir Tavares
Médico Psiquiatra. Postdoctoral Fellow pelo Johns Hopkins Hospital, EUA. Doutorado em Psiquiatria pela Escola Paulista de Medicina da Universidade Federal de São Paulo (EPM/Unifesp). Especialização em Geriatria e Gerontologia pela Sociedade Brasileira de Geriatria e Gerontologia (SBGG). Especialização em Psiquiatria, com áreas de atuação em Medicina do Sono, Psicogeriatria e Psicoterapia, pela Associação Brasileira de Psiquiatria (ABP). Professor da Faculdade de Medicina da Universidade Federal de Minas Gerais (UFMG).

Amaury Cantilino
Médico Psiquiatra. Doutorado em Neuropsiquiatria e Ciências do Comportamento pela Universidade Federal de Pernambuco (UFPE). Mestrado em Neuropsiquiatria pela UFPE. Especialização em Psiquiatria pelo Hospital das Clínicas da UFPE. Graduado em Medicina pela UFPE. Ex-Professor Associado no Centro de Ciências Médicas da UFPE. Presidente da Sociedade Pernambucana de Psiquiatria (SPP) entre 2020 e 2022.

Ana Cecilia Petta Roselli Marques
Médica Psiquiatra. Doutorado em Ciências pela Universidade Federal de São Paulo (Unifesp). Especialização em Psiquiatria pela Associação Brasileira de Psiquiatria (ABP). Graduação em Medicina pela Faculdade de Medicina de Marília. Membro da ABP.

Ana Gabriela Hounie
Médica Psiquiatra. Doutorado em Ciências pela Faculdade de Medicina da Universidade de São Paulo (FMUSP). Especialização em Psiquiatria pela Universidade Federal de Pernambuco (UFPE). Graduação em Medicina pela UFPE. Membro da Society of Cannabis Clinicians.

Anderson Sousa Martins-da-Silva
Médico Psiquiatra. Mestrado em Psiquiatria pela Universidade de São Paulo (USP). Especialização em Psiquiatria pela Universidade Santo Amaro (UNISA). Especialização em Saúde Mental da Infância e Adolescência pela Unidade de Psiquiatria da Infância e Adolescência da Universidade Federal de São Paulo (Unifesp). Especialização em Dependência Química pela USP. Graduação em Medicina pela UNISA.

André Fernandes Silva
Médico Psiquiatra. Residência em Psiquiatria pela Escola Paulista de Medicina da Universidade Federal de São Paulo (EPM-Unifesp). Graduação em Medicina pela Universidade Federal do Rio Grande do Norte (UFRN).

André Lorenzetti
Jornalista. MBA em Gestão Estratégica e Econômica de Negócios pela Faculdade Getulio Vargas (FGV). Especialização em Gestão Econômica de Empresas pela FGV. Graduação em Jornalismo pelas Faculdades Integradas Rio Branco.

Andre Russowksy Brunoni
Médico Psiquiatra. Doutorado em Neurociências pelo Instituto de Psicologia da Universidade de São Paulo (IP-USP). Especialização em Psiquiatria pelo Hospital das Clínicas da Faculdade de Medicina da USP (HC-FMUSP). Graduação em Medicina pela FMUSP. Professor Associado na FMUSP. Diretor do Serviço Interdisciplinar de Neuromodulação do Instituto de Psiquiatria (IPq) do HC-FMUSP.

Andrea Feijó Mello
Médica Psiquiatra. Doutorado em Ciências pela Universidade Federal de São Paulo (Unifesp). Mestrado em Psiquiatria pela Unifesp. Especialização em Psiquiatria pelo Hospital do Servidor Público Estadual de São Paulo. Graduação em Medicina pela Santa Casa de São Paulo. Professora Afiliada na Unifesp. Membro da Associação Brasileira de Psiquiatria (ABP).

Angela Miranda Scippa
Médica Psiquiatra. Doutorado em Ciências pela Universidade Federal de São Paulo (Unifesp). Especialização em Psiquiatria pela Associação Brasileira de Psiquiatria (ABP). Graduação em Medicina pela Universidade Federal da Bahia (UFBA). Professora Titular na UFBA. Coordenadora do Centro de Estudos em Transtornos de Humor e Ansiedade (CETHA-UFBA). Membro da ABP. Membro da International Society of Bipolar Disorders. Membro Titular da Academia de Medicina da Bahia.

Antonio E. Nardi
Médico Psiquiatra. Doutorado em Psiquiatria e Saúde Mental pela Universidade Federal do Rio de Janeiro (UFRJ). Mestrado em Psiquiatria e Saúde Mental pela UFRJ. Especialização em Psiquiatria pela UFRJ. Graduação em Medicina pela UFRJ. Professor Titular na UFRJ. Membro da Academia Nacional de Medicina. Membro da Academia Brasileira de Ciências.

Antonio Peregrino
Médico Psiquiatra. Doutorado em Medicina Tropical (Imunologia) pela Universidade Federal de Pernambuco (UFPE). Mestrado em Neuropsiquiatria pela UFPE. Especialização em Psiquiatria pela UFPE. Graduação em Medicina pela UFPE. Professor Adjunto na Universidade de Pernambuco (UPE). Membro da Sociedade Pernambucana de Psiquiatria. Membro Titular da Academia Pernambucana de Medicina.

Arthur Hirschfeld Danila
Médico Psiquiatra. Especialização em Psiquiatria Forense e Psicoterapia pela Associação Brasileira de Psiquiatria (ABP). Especialização em Psiquiatria pelo Instituto de Psiquiatria do Hospital das Clínicas da Faculdade de Medicina da Universidade de São Paulo (IPq-HC-FMUSP). Graduação em Medicina pela FMUSP. Formação em Medicina do Estilo de Vida (MEV) pela Harvard Medical School e Certificação em MEV pelo International Board of Lifestyle Medicine. Coordenador do Programa de Mudança de Hábito e Estilo de Vida (PROMEV) do IPq-HC-FMUSP e vice-presidente do Colégio Brasileiro de Medicina do Estilo de Vida (CBMEV), gestão 2023-2024. Fundador da Academia Nacional de Psicologia (ANPSI).

Bibiana de Borba Telles
Médica Psiquiatra. Especialização em Psiquiatria no Hospital de Clínicas de Porto Alegre (HCPA). Graduação em Medicina pela Universidade Federal de Ciências da Saúde de Porto Alegre (UFCSPA).

Carla Bicca
Médica. Doutorado em Psicologia pela Pontifícia Universidade Católica do Rio Grande do Sul (PUCRS). Mestrado em Psicologia pela PUCRS. Especialização em Psicologia pelo Hospital Psiquiátrico de São Pedro (HPSP). Especialização em Terapia Cognitivo-Comportamental pelo Beck Institute. Especialização em Transtornos Aditivos pela Universidade Federal de São Paulo (Unifesp). Graduação em Medicina pela Universidade Federal do Rio Grande (FURG). Membro da Villa Janus.

Carla Cavalheiro Moura
Psicóloga. Especialização em Saúde Mental da Infância e Adolescência pela Faculdade de Ciências da Saúde de São Paulo (FACIS). Graduação em Psicologia pela Centro Universitário das Faculdades Metropolitanas Unidas (UniFMU). Professora da disciplina Supervisão e Intervenção Clínica do curso de Especialização em Dependências Tecnológicas: Intervenções Multidisciplinares da Universidade de Caxias do Sul (UCS). Coordenadora do grupo de Dependência Tecnológica do Ambulatório de Dependência Tecnológica do Instituto de Psiquiatria do Hospital das Clínicas da Faculdade de Medicina da Universidade de São Paulo (IPq-HC-FMUSP).

Carlos Alberto Iglesias Salgado
Médico Psiquiatra. Doutorado em Psiquiatria pela Universidade Federal do Rio Grande do Sul (UFRGS). Mestrado em Psiquiatria pela UFRGS. Especialização em Psiquiatria pela Associação Brasileira de Psiquiatria (ABP). Graduação em Medicina pela UFRGS. Professor Associado no Instituto Abuchaim. Membro da ABP. Membro da Associação de Psiquiatria do Rio Grande do Sul (APRS). Membro da Associação Brasileira de Estudos do Álcool e Outras Drogas (ABEAD). Diretor da Villa Janus.

Carlos Henrique de Aragão Neto
Psicólogo e Psicoterapeuta. Doutorado em Psicologia Clínica e Cultura pela Universidade de Brasília (UnB). Mestrado em Antropologia pela Universidade Federal do Piauí (UFPI). Especialização em Tanatologia pela Rede Nacional de Tanatologia (RNT). Especialização em Prevenção do Suicídio e Prevenção da Autolesão sem Intenção Suicída pelo Instituto Densidade Existencial (Idex). Graduação em Psicologia pelo Centro Universitário Facid Wyden (UNIFACID). Membro da International Society for the Study of Self-Injury (ISSS). Membro da International Association for Suicide Prevention (IASP). Representante da ISSS no Brasil (biênio 2023-2025). Psicólogo voluntário em expedições humanitárias em áreas remotas no Brasil e outros países.

Carlos Toledo Cerqueira
Médico Psiquiatra e Pesquisador. Pós-Doutoramento em Estratégia de Meganálise na interface entre Psicofarmacologia e Neuroimagem pela Faculdade de Medicina da Universidade de São Paulo (FMUSP). Doutorado em Ciências pela FMUSP, com concentração em Psiquiatria e Ensaio Farmcológico em Neuroimagem. Mestrado em Ciências pela FMUSP, com concentração em Psiquiatria e Neuroimagem Funcional. Especialização em Psiquiatria pela Santa Casa de Misericórdia de São Paulo. Graduação em Medicina pelo Centro Universitário Lusíada. Colaborador do Laboratório de Neuroimagem em Psiquiatria (LIM/21) da FMUSP.

Carmita H. N. Abdo
Doutorado em Psiquiatria pela Faculdade de Medicina da Universidade de São Paulo (FMUSP). Especialização em Psiquiatria pela Associação Brasileira de Psiquiatria (ABP). Professora Associada no Departamento de Psiquiatria da FMUSP. Professora (Livre Docência) em Psiquiatria na FMUSP. Fundadora e coordenadora do Programa de Estudos em Sexualidade (ProSex) do Instituto de Psiquiatria e do Núcleo de Medicina Sexual do Hospital das Clínicas da FMUSP. Presidente da Associação Brasileira de Psiquiatria (ABP), triênio 2017-2019. Membro da International Society for Sexual Medicine (ISSM). Membro da Sociedad Latinoamericana de Medicina Sexual (SLAMS). Membro da Associação Brasileira de Estudos em Medicina e Saúde Sexual (ABEMSS).

Cassiano Lopes de Castro
Médico. Graduação em Medicina pela Faculdade de Medicina da Universidade do Vale do Taquari (Univates).

Catarina de Moraes Braga
Médica Psiquiatra. Mestrado em Neuropsiquiatria e Ciência do Comportamento pela Universidade Federal de Pernambuco (UFPE). Especialização em Psiquiatria pelo Hospital das Clínicas da UFPE. Graduação em Medicina pela UFPE. Professora do curso de Medicina na UFPE. Aperfeiçoamento em Sexualidade Humana pelo Instituto de Psiquiatria do Hospital das Clínicas da Faculdade de Medicina da Universidade de São Paulo (IPq-HC-FMUSP). Coordenadora do Ambulatório de Sexualidade do Hospital das Clínicas da UFPE. Primeira Secretária da Associação Brasileira de Estudos em Medicina e Saúde Sexual (ABEMSS), biênio 2023-2025.

Christiane Ribeiro
Médica Psiquiatra. Doutoranda em Medicina Molecular pela Universidade Federal de Minas Gerais (UFMG). Mestrado em Medicina Molecular pela UFMG. Formação em Terapia Cognitivo-Comportamental pelo Instituto Cognitivo. Graduação em Medicina pela UFMG. Membro da Comissão de Estudos e Pesquisa em Saúde Mental da Mulher da Associação Brasileira de Psiquiatria (ABP).

Chei Tung Teng
Médico Psiquiatra. Doutorado em Medicina pela Faculdade de Medicina da Universidade de São Paulo (FMUSP). Especialização em Psiquiatria pelo Instituto de Psiquiatria do Hospital das Clínicas da FMUSP (IPq-HC-FMUSP). Graduação em Medicina pela FMUSP. Professor Colaborador do HC-FMUSP.

Clarice Gorenstein
Professora Universitária. Doutorado em Farmacologia pelo Instituto de Ciências Biomédicas da Universidade de São Paulo (ICB-USP). Mestrado em Farmacologia pelo ICB-USP. Graduação em Farmácia e Bioquímica pela USP. Professora Associada no ICB-USP.

Dalmo Duque dos Santos
Educador. Mestrado em Comunicação e Cultura pela Universidade Paulista (Unip). Graduação em História pela Pontifícia Universidade Católica de São Paulo (PUC-SP).

Daniel Augusto Mori Gagliotti
Médico Psiquiatra. Mestrando em Psiquiatria pelo Departamento de Psiquiatria da Faculdade de Medicina da Universidade de São Paulo (FMUSP). Especialização em Psiquiatria pelo Instituto de Psiquiatria do Hospital das Clínicas da FMUSP (IPq-HC-FMUSP). Graduação em Medicina pela FMUSP. Membro da World Professional Association for Transgender Health (WPATH). Membro da Associação Brasileira de Psiquiatria (ABP). Membro da American Psychological Association (APA).

Daniel Lucas da Conceição Costa
Médico Psiquiatra. Pós-Doutorado pela Faculdade de Medicina da Universidade de São Paulo (FMUSP). Doutorado em Ciências pela FMUSP. Especialização em Psiquiatria pela Universidade Estadual Paulista (Unesp). Graduação em Medicina pela Unesp.

Daniela Reis e Silva
Psicóloga. Doutorado em Psicologia Clínica pela Pontifícia Universidade Católica de São Paulo (PUC-SP). Mestrado em Psicologia Clínica pela PUC-SP. Especialização em Psicologia Clínica e Psicologia Hospitalar pelo Conselho Federal de Psicologia. Especialização em Intervenção Sistêmica com Famílias pela Faculdade de Direito de Vitória (FDV). Especialização em Medicina Psicossomática pela Escola Superior de Ciências da Santa Casa de Misericórdia de Vitória (EMESCAM). Fellow em Tanatologia pela Association for Death Education and Counseling (ADEC). Graduação em Psicologia pela Pontifícia Universidade Católica do Rio de Janeiro (PUC-Rio). Professora Convidada na PUC-SP. Diretora do Instituto Acalanto. Terapeuta Certificada e Supervisora em Eye Movement Desensitization and Reprocessing (FMDR).

David Wilson
Médico Psiquiatra. Doutorado em Marcadores Inflamatórios do Estresse e Mindfulness pela Universidade Federal de São Paulo (Unifesp). Mestrado em Genética Molecular do Comportamento pela Faculdade de Medicina da Universidade de São Paulo (FMUSP). Especialização em Psiquiatria pelo Hospital do Servidor Público Estadual de São Paulo. Graduação em Medicina pela Escola Paulista de Medicina (EPM) da Unifesp. Membro do Instituto Veredas Treinamento. Formação em Psicanálise pelo Instituto de Pesquisas em Psicanálise da Escola Brasileira de Psicanálise. Instrutor em Mindfulness (MBHP e MBCT sob supervisão de Oxford). Diretor Clínico do Instituto Veredas Treinamento.

Débora Costa Sena Pereira
Médica Psiquiatra. Mestrado em Saúde Coletiva/Epidemiologia da Universidade Federal do Espírito Santo (UFES). Especialização em Psiquiatria pelo Instituto de Psiquiatria da Universidade Federal do Rio de Janeiro (IPUB/UFRJ). Colaboradora do Centro de Estudos e Pesquisa em Epidemiologia Psiquiátrica (Cepep) da UFES.

Débora K. Kussunoki
Médica Psiquiatra. Especialização em Psiquiatria pelo Instituto de Psiquiatria do Hospital das Clínicas da Faculdade de Medicina da Universidade de São Paulo (IPq-HC-FMUSP). Psiquiatra do Centro de Obesidade e Diabetes do Hospital Alemão Oswaldo Cruz. Psiquiatra do Ambulatório de Obesidade e Síndrome Metabólica do Serviço de Endocrinologia do Hospital das Clínicas da FMUSP. Membro da Associação Brasileira para o Estudo da Obesidade e da Síndrome Metabólica (Abeso). Coordenadora Executiva de Psiquiatria da Comissão de Especialidades Associadas da Sociedade Brasileira de Cirurgia Bariátrica e Metabólica (COESAS-SBCBM).

Déo de Almeida Boarati
Psicólogo. Pós-Graduando em Logoterapia e Análise Existencial pela FABAD. Graduação em Psicologia pela Universidade Anhembi Morumbi.

Desirèe Monteiro Cordeiro
Psicóloga. Mestrado em Ciências pelo Instituto de Psiquiatria do Hospital das Clínicas da Faculdade de Medicina da Universidade de São Paulo (IPq-HC-FMUSP). Especialização em Psicodrama pela Sociedade de Psicodrama de São Paulo (SOPSP). Graduação em Psicologia pela Pontifícia Universidade Católica de São Paulo (PUC-SP). Membro da World Professional Association for Transgender Health (WPATH).

Diógenes Munhoz
Oficial do Corpo de Bombeiros Militar de São Paulo. Doutorado em Ciências Policiais de Segurança Pública pelo Centro de Altos Estudos da Polícia Militar de São Paulo. Mestrado em Ciências Policiais de Segurança Pública pela Academia de Polícia Militar do Barro Branco (APMBB). Graduação em Administração de Segurança Pública pela APMBB. Professor Titular na Escola Superior de Bombeiros de São Paulo. Idealizador da Técnica e do Curso de Abordagem Humanizada a Tentativas de Suicídio no Brasil.

Ednéia de Paula
Neuropsicóloga. Mestrado em Ciências da Saúde pelo Instituto de Psiquiatria do Hospital das Clínicas da Faculdade de Medicina da Universidade de São Paulo (IPq-HC-FMUSP). Especialização em Neuropsicologia pelo Instituto Central do HC-FMUSP. Graduação em Psicologia pelo Centro Universitário das Faculdades Metropolitanas Unidas (UniFMU).

Eduardo Pondé de Sena
Doutorado em Medicina e Saúde pela Universidade Federal da Bahia (UFBA). Mestrado em Medicina e Saúde pela UFBA. Especialização em Psiquiatria pela Associação Brasileira de Psiquiatria (ABP). Professor Associado de Farmacologia e Terapêutica no Departamento de Biorregulação do Instituto de Ciências da Saúde da UFBA. Professor Permanente no Programa de Pós-Graduação em Processos Interativos dos Órgãos e Sistemas do Instituto de Ciências da Saúde da UFBA.

Elaine Henna
Médica Psiquiatra. Doutorado em Psiquiatria pela Faculdade de Medicina da Universidade de São Paulo (FMUSP). Mestrado em Ciências – Psiquiatria pela FMUSP. Especialização em Psiquiatria pela Associação Brasileira de Psiquiatria (ABP). Graduação em Medicina pela Universidade de Mogi das Cruzes. Professora Assistente Doutora na Faculdade de Ciências Médicas e da Saúde da Pontifícia Universidade Católica de São Paulo (PUC-SP).

Elisabeth Sene-Costa
Mestrado em Ciências pelo Instituto de Psiquiatria do Hospital das Clínicas da Faculdade de Medicina da Universidade de São Paulo (IPq-HC-FMUSP). Especialização em Psiquiatria e Psicoterapia pela Universidade Federal de São Paulo (Unifesp). Ex-membro do Conselho Científico e Supervisora Técnico-Científica dos Facilitadores dos Grupos de Apoio Mútuo (GAM) da Associação Brasileira de Familiares, Amigos e Portadores de Transtornos Afetivos (Abrata). Presidente do Conselho Consultivo da Sociedade de Psicodrama de São Paulo.

Esdras Cabus Moreira
Doutorado em Arquitetura e Urbanismo pela Universidade Federal da Bahia (UFBA). Mestrado em Ciências da Saúde pela Johns Hopkins University. Mestrado em Saúde Pública pela UFBA. Especialização em Psiquiatria pela UFBA. Graduação em Medicina pela UFBA. Fellow do Hubert H. Humphrey Fellowship/Fulbright Program entre 2021 e 2022. Professor Adjunto de Psiquiatria na UFBA. Coordenador do Centro de Estudos e Terapia de Abuso de Drogas da UFBA (CETAD/UFBA).

Evelyn Kuczynski
Médica Psiquiatra. Doutorado em Medicina pelo Departamento de Psiquiatria da Faculdade de Medicina da Universidade de São Paulo (FMUSP). Especialização em Psiquiatria pela Associação Brasileira de Psiquiatria (ABP). Especialização em Pediatria pela Sociedade Brasileira de Pediatria (SBP). Graduação em Medicina pela FMUSP. Aprimoramento em Terapia Comportamental-Cognitiva pelo Ambulatório de Ansiedade do Instituto de Psiquiatria do Hospital das Clínicas da FMUSP (IPq-HC-FMUSP). Membro Titular da ABP.

Fábio Gomes de Matos e Souza
Médico Psiquiatra. Doutorado em Psiquiatria pela University of Edinburgh. Mestrado em Farmacologia pela Universidade Federal do Ceará (UFC). Especialização em Psiquiatria pela Associação Brasileira de Psiquiatria (ABP). Graduação em Medicina pela UFC. Professor Titular na UFC. Membro da Associação de Psiquiatria do Estado do Ceará (APEC). Membro da ABP.

Fabio Tapia Salzano
Médico Psiquiatra. Mestrado em Ciências pela Faculdade de Medicina da Universidade de São Paulo (FMUSP). Especialização em Psiquiatria pelo Instituto de Psiquiatria do Hospital das Clínicas da FMUSP (IPq-HC-FMUSP). Graduação em Medicina pela FMUSP. Vice-coordenador do Programa de Transtornos Alimentares do HC-FMUSP.

Fernanda S. Correia-Melo
Doutoranda em Medicina e Saúde pela Faculdade de Medicina da Universidade Federal da Bahia (UFBA). Especialização em Psiquiatria pela UFBA.

Fernando Fernandes
Doutorado em Medicina e Saúde pela Faculdade de Medicina da Universidade Federal da Bahia (UFBA). Especialização em Psiquiatria pelo Hospital Universitário Professor Edgard Santos da UFBA (HUPES/UFBA). Graduação em Medicina pela Universidade Estadual do Sudoeste da Bahia (UESB) e em Farmácia pela UFBA. Médica Assistente em Psiquiatria e preceptora do serviço de interconsulta piquiátrica do HUPES/UFBA.

Flavio Milman Shansis
Pós-Doutorado em Ginecologia e Obstetrícia pela Universidade Federal do Rio Grande do Sul (UFRGS). Doutorado em Ciências Médicas pela UFRGS. Mestrado em Ciências Biológicas/Bioquímica pela UFRGS. Especialização em Psiquiatria pelo Hospital das Clínicas de Porto Alegre (HCPA). Professor Adjunto de Clínica Médica na Universidade do Vale do Taquari (Univates). Professor Assistente de Psicologia Médica/Relação Médico-Paciente na Universidade do Vale do Rio dos Sinos (Unisinos).

Francisco B. Assumpção Jr.
Médico Psiquiatra da Infância e Adolescência. Doutorado em Psicologia pela Pontifícia Universidade Católica de São Paulo (PUC-SP). Pós-Doutorado, Doutorado e Mestrado em Psicologia pela PUC-SP. Professor (Livre-Docência) no Departamento de Psiquiatria da Faculdade de Medicina da Universidade de São Paulo (FMUSP). Professor Associado no Instituto de Psicologia da Universidade de São Paulo (IPUSP). Membro da Academia Paulista de Medicina. Membro da Academia Paulista de Psicologia.

Francisco Lotufo Neto
Graduação em Medicina pela Fundação do ABC (FUABC). Professor Associado na Faculdade de Medicina e no Instituto de Psicologia da Universidade de São Paulo (USP).

Frederico Navas Demetrio
Médico Psiquiatra. Doutorado em Ciências pela Faculdade de Medicina da Universidade de São Paulo (FMUSP). Especialização em Psiquiatria pela FMUSP. Graduação em Medicina pela FMUSP. Médico Assistente no Instituto de Psiquiatria do Hospital das Clínicas da FMUSP (IPq-HC-FMUSP). Médico Supervisor e Coordenador no Ambulatório do Grupo de Estudos de Doenças Afetivas (GRUDA) do IPq-HC-FMUSP. Supervisor da Enfermaria de Ansiedade e Depressão (EAND) no IPq-HC-FMUSP. Presidente do Centro de Estudos (CEIP) do IPq-HC-FMUSP.

Gabriela de Moraes Costa
Médica Psiquiatra. Doutorado em Farmacologia pela Universidade Federal de Santa Maria (UFSM). Mestrado em Farmacologia pela UFSM. Especialização em Psiquiatria e Psiquiatria Forense pela Universidade Federal de Ciências da Saúde de Porto Alegre (UFCSPA). Graduação em Medicina pela UFSM. Professora Adjunta na UFSM. Professora Adjunta na Universidade Franciscana de Santa Maria (UFN).

Gislene C. Valadares
Médica Psiquiatra. Doutorado em Saúde da Criança e do Adolescente pela Universidade Federal de Minas Gerais (UFMG). Mestrado em Farmacologia e Bioquímica Molecular pela UFMG. Especialização em Psiquiatria pela Fundação Hospitalar do Estado de Minas Gerais (FHEMiG). Especialização em Saúde Mental em Saúde Pública pela Escola de Saúde Pública do Estado de Minas Gerais (ESP-MG). Especialização em Psiquiatria da Infância e Adolescência pela Fundação de Desenvolvimento da Pesquisa (Fundep) da UFMG; Psicanálise Bioniana. Graduação em Medicina pela UFMG. Membro da Associação Brasileira de Psiquiatria (ABP). Membro da International Association of Women's Mental Health, Section of Women's Mental Health da World Psychiatric Association (WPA). Membro da Associação Brasileira de Prevenção e Tratamento das Ofensas Sexuais.

Gustavo Carneiro Gomes Leal
Médico Psiquiatra. Residência em Psiquiatria pelo Instituto de Psiquiatria do Hospital das Clínicas da Faculdade de Medicina da Universidade de São Paulo (IPq-HC-FMUSP). Graduação em Medicina pela Universidade Federal da Bahia (UFBA). Médico Assistente em Psiquiatria, Preceptor do Programa de Residência Médica em Psiquiatria e Preceptor da Enfermaria de Psiquiatria no Complexo Hospitalar Universitário Professor Edgard Santos da UFBA.

Gustavo Turecki
Professor and Chair of the Department of Psychiatry, McGill University. Director of the McGill Group for Suicide Studies. Head of the Depressive Disorders Program, Douglas Mental Health Institute.

Helena Dias de Castro Bins
Médica Psiquiatra Forense. Médica Judiciária do Tribunal de Justiça do Rio Grande do Sul. Doutorado em Ciências da Saúde pela Universidade Federal de Ciências da Saúde de Porto Alegre (UFCSPA). Mestrado em Ciência da Saúde pela UFCSPA. Especialização em Psiquiatria pelo Hospital Psiquiátrico São Pedro (HPSP). Especialização em Psiquiatria Forense pela UFCSPA e pela Associação Brasileira de Psiquiatria (ABP). Especialização em Psicoterapia pela UFCSPA. Especialização em Psicoterapia de orientação analítica pela Universidade Federal do Rio Grande do Sul e Centro de Estudos Luís Guedes (UFRGS/CELG). Graduação em Medicina pela Universidade Luterana do Brasil (ULBRA). Membro da ABP. Membro da Associação de Psiquiatria do Rio Grande do Sul. Membro da Red Iberolatinoamericana de Investigación y Docencia en Salud Mental.

Hermano Tavares
Médico Psiquiatra. Doutorado em Psiquiatria pela Universidade de São Paulo (USP). Especialização em Psiquiatria pelo Instituto de Psiquiatria do Hospital das Clínicas da Faculdade de Medicina da USP (IPq-HC-FMUSP). Professor Associado na USP. Fundador e Coordenador do Programa Ambulatorial do Jogo Patológico (PRO-AMJO), do Programa Ambulatorial Integrado dos Transtornos do Impulso (PRO-AMITI) e do Programa de Psiquiatria e Saúde Mental Comunitária (PRO-PSICOM) do IPq-HC-FMUSP.

Homero Vallada
Médico Psiquiatra. Pós-Doutorado em Medicina pela King's College. Professor Associado no Departamento de Psiquiatria da Faculdade de Medicina da Universidade de São Paulo (FMUSP). Livre-Docente na FMUSP. Graduação em Medicina pela Escola Paulista de Medicina da Universidade Federal de São Paulo (EPM-Unifesp).

Humberto Correa
Professor. Doutorado em Farmacologia pela Universidade Federal de Minas Gerais (UFMG). Mestrado em Farmacologia e Farmacoquímica pela Université René Decartes. Especialização em Psiquiatria pela UFMG. Graduação em Medicina pela UFMG. Professor Titular na UFMG.

Irismar Reis de Oliveira
Médico Psiquiatra. Professor. Doutorado em Neurociências pela Universidade Federal da Bahia (UFBA). Especialização em Psiquiatria pela Université René Descartes. Graduado em Medicina pela UFBA. Professor Titular na UFBA. Professor (Livre-Docência) em Psiquiatria na UFBA. Membro da Associação Brasileira de Psiquiatria (ABP).

Isabela Maria Seabra Leite
Médica Psiquiatra. Especialização em Psiquiatria pela Universidade Federal de Minas Gerais (UFMG). Graduação em Medicina pela Universidade Federal do Piauí (UFPI).

Jackeline Figueiredo Barbosa-Gomes
Psicóloga. Mestrado em Psicologia pela Pontifícia Universidade Católica de Minas Gerais (PUC-Minas). Especialização em *Eye Movement Desensitization and Reprocessing* (EMDR) e Trauma pela EMDR Treinamento e Consultoria/Grupo Traumaclinic. Graduação em Psicologia pela Universidade Federal de Minas Gerais (UFMG). Professora *Trainer of Trainer* de EMDR da EMDR Treinamento e Consultoria/ Grupo Traumaclinic. Membro da Associação Iberoamerica de Psicotrauma (AIBAPT). Membro da Associação Brasileira de Brainspotting, EMDR Treinamento e Consultoria. *Trainer of Trainer* de EMDR pela AIBAPT. *Traumaclinic Full Trainer* de EMDR pelo EMDR Institute e EMDR Iberoamerica. Psicoterapeuta Breve. Psicoterapeuta e Hipnoterapeuta Ericksoniana. Especialização em Análise e Interpretação de Sonhos.

Janaína Cruz
Médica Psiquiatra. Especialização em Psiquiatra pela Faculdade de Medicina de Ribeirão Preto da Universidade de São Paulo (FMRP-USP). Graduação em Medicina pela FMRP-USP. Professora na Universidade Nove de Julho (UNINOVE).

João Afif Abdo
Médico. Mestrado em Urologia pela Universidade Federal de São Paulo (Unifesp). Especialização em Urologia pela Unifesp. Graduação em Medicina pela Unifesp. Professor de Especialização em Sexualidade Humana na Faculdade de Medicina na Universidade de São Paulo (FMUSP). Chefe do Serviço de Urologia do Hospital Santa Cruz. Membro da Sociedade Brasileira de Urologia (SBU). Membro da International Society for Sexual Medicine (ISSM). Membro da Sociedad Latinoamericana de Medicina Sexual (SLAMS). Membro da Associação Brasileira de Estudos em Medicina e Saúde Sexual (ABEMSS).

João Felício Abrahão Neto
Médico Psiquiatra. Mestrado em Ciências Médicas pelo Programa de Pós-Graduação em Oncologia e Ciências Médicas (PPGOCM) da Universidade Federal do Pará (UFPA). Especialização em Psiquiatria pelo Centro de Atenção Integral à Saúde Mental (CAISM) Franco da Rocha. Graduação em Medicina pela UFPA. Membro do Programa de Transtornos do Espectro Obsessivo-Compulsivo (PROTOC) no Hospital das Clínicas da Faculdade de Medicina da Universidade de São Paulo (HC-FMUSP).

Joel Rennó Júnior
Médico. Doutorado em Psiquiatria pela Faculdade de Medicina da Universidade de São Paulo (FMUSP). Especialização em Psiquiatria pela FMUSP. Graduação em Medicina pela FMUSP. Professor Colaborador na FMUSP. Coordenador da Comissão de Saúde Mental da Mulher da Associação Brasileira de Psiquiatria (ABP). Diretor do Programa Saúde Mental da Mulher (Promulher) do Instituto e Departamento de Psiquiatria da FMUSP.

Jônia Lacerda Felício
Psicóloga. Doutorado em Psicologia Clínica pelo Instituto de Psicologia da Universidade de São Paulo (IPUSP). Mestrado em Psicologia Clínica pelo IPUSP. Especialização em Psicologia Hospitalar pelo Conselho Regional de Psicologia. Graduação em Psicologia pelo IPUSP. Professora Coordenadora de Curso no Centro Universitário das Américas (FAM).

José Edson O. Araújo Filho
Médico Psiquiatra. Residência em Psiquiatria pelo Hospital Universitário Professor Edgar Santos da Universidade Federal da Bahia (HUPES/UFBA). Especialização em Saúde Coletiva pelo Instituto de Saúde Coletiva da UFBA. Graduação em Medicina pela UFBA.

Jose Gallucci Neto
Mestrado em Psiquiatria pela Faculdade de Medicina da Universidade de São Paulo (FMUSP). Chefe da Unidade Metabólica e Diretor da Unidade de Vídeo-EEG do Instituto de Psiquiatria do Hospital das Clínicas da FMUSP (IPq-HC-FMUSP). Supervisor do Programa de Residência Médica do Instituto Bairral de Psiquiatria.

José Paulo Fiks
Médico Psiquiatra. Doutorado em Comunicação pela Escola de Comunicações e Artes da Universidade de São Paulo (ECA-USP). Mestrado em Comunicação e Semiótica pela Pontifícia Universidade Católica da São Paulo (PUC-SP). Especialização em Psiquiatria pelo Instituto de Assistência Médica ao Servidor Público Estadual (IAMSPE). Graduação em Medicina pela Santa Casa de Misericórdia de São Paulo. Professor Afiliado na Universidade Federal de São Paulo (Unifesp). Membro do Departamento de Psiquiatria da Unifesp.

Juliana Parada
Especialização em Psiquiatra pela Universidade Estadual Paulista (Unesp).

Juliana Surjan
Médica Psiquiatra. Mestrado em Ciências pela Universidade Federal de São Paulo (Unifesp). Especialização em Psiquiatria pela Unifesp. Graduação em Medicina pela Unifesp. Coordenadora da Clínica de Cetamina e do Programa de Distúrbios Afetivos e Ansiosos (PRODAF) do Departamento de Psiquiatria da Unifesp.

Kalil Duailibi
Especialização em Psiquiatria pela Universidade de Santo Amaro (UNISA). Professor Adjunto e Coordenador de Psiquiatria na UNISA. Professor Titular de Psicopatologia no Instituto de Psiquiatria e Psicanálise da Infância e Adolescência.

Karen Scavacini
Psicóloga. Doutorado em Psicologia Escolar e do Desenvolvimento Humano pela Universidade de São Paulo (USP). Mestrado em Saúde Pública com ênfase em promoção de saúde mental e prevenção do suicídio pelo Karolinska Institutet. Especialização em Gestalt-terapia pelo Instituto Sedes Sapientiae. Graduação em Psicologia pela Faculdade Paulistana de Ciências e Letras. Membro da International Association for Suicide Prevention (IASP). Membro da Associação Brasileira de Estudos e Prevenção de Suicídio (ABEPS). Membro da Associação Brasileira dos Sobreviventes Enlutados por Suicídio (ABRASES).

Leandro Michelon
Médico Psiquiatra. Doutorado e Mestrado em Ciências pelo Departamento de Psiquiatria da Faculdade de Medicina da Universidade de São Paulo (FMUSP), com foco em Farmacogenética e Epigenética em Transtorno Bipolar. Especialização em Psiquiatra pelo Instituto de Psiquiatria do Hospital das Clínicas da FMUSP (IPq-HC-FMUSP). Graduação em Medicina pela Universidade Federal do Paraná (UFPR).

Leila Herédia
Mestrado em Ciências Sociais pela Universidade Federal de Juiz de Fora (UFJF). Especialização em Comunicação Legislativa pelo Instituto Legislativo Brasileiro (ILB). Graduação em Jornalismo pela UFJF. Conselheira e Ouvidora voluntária do Centro de Valorização da Vida (CVV).

Leonardo Baldaçara
Médico Psiquiatra. Doutorado e Mestrado em Psiquiatria e Psicologia Médica pela Universidade Federal de São Paulo (Unifesp). Especialização em Psiquiatria pela Santa Casa de São Paulo. Professor Adjunto de Saúde Mental no Departamento de Medicina da Universidade Federal do Tocantins (UFT). Chefe do serviço de Psiquiatria do Hospital Geral de Palmas.

Leonardo Machado
Doutorado em Neuropsiquiatria pela Universidade Federal de Pernambuco (UFPE). Especialização em Psiquiatria pela Associação Brasileira de Psiquiatria (ABP). Professor Adjunto de Psiquiatria e Psicologia Médica no Departamento de Neuropsiquiatria da UFPE. Preceptor da Residência de Psiquiatria do Hospital das Clínicas da UFPE. Terapeuta Cognitivo-Processual pelo Trial-Based Cognitive Therapy Institute.

Letícia Mameri-Trés
Médica Psiquiatra. Especialização em Psiquiatria pela Associação Brasileira de Psiquiatria (ABP). Graduação em Medicina pela Faculdade de Medicina de Campos. Médica do Trabalho pela Associação Médica Brasileira (AMB). Membro da ABP. Membro da AMB.

Letícia Maria Furlanetto
Médica Psiquiatra. Pós-Doutorado em Psiquiatria de Hospital Geral pela Rush University. Doutorado em Psiquiatria pela Universidade Federal do Rio de Janeiro (UFRJ). Mestrado em Psiquiatria pela UFRJ. Especialização em Psiquiatria pela Universidade do Estado do Rio de Janeiro (UERJ). Graduação em Medicina pela Universidade Federal Fluminense (UFF). Professora Associada Aposentada da Universidade Federal de Santa Catarina (UFSC). Membro da Associação Brasileira de Psiquiatria (ABP).

Lisieux E. de Borba Telles
Médica Psiquiatra Forense. Doutorado em Medicina pela Universidad Nacional de La Plata (UNLP). Mestrado em Psiquiatria Forense pela UNLP. Especialização em Psiquiatria pelo Hospital São Lucas da Pontifícia Universidade Católica do Rio Grande do Sul (HSL-PUCRS). Graduação em Medicina pela PUCRS. Professora Adjunta na Faculdade de Medicina da Universidade Federal do Rio Grande do Sul

(UFRGS). Membro da Associação Brasileira de Psiquiatria (ABP). Membro da Associação de Psiquiatria do Rio Grande do Sul (APRS). Membro do Centro de Estudos Luís Guedes (CELG). Supervisora da Residência em Psiquiatria Forense do Hospital das Clínicas de Porto Alegre (HCPA).

Lívia Beraldo de Lima Bassères
Médica Psiquiatra. Mestrado em Ciências pelo Instituto de Psiquiatria do Hospital das Clínicas da Faculdade de Medicina da Universidade de São Paulo (IPq-HC-FMUSP). Especialização em Psiquiatria pela Faculdade de Medicina do ABC (FMABC). Especialização em Dependência Química pelo Instituto de Psiquiatra da FMUSP. Graduação em Medicina pela Universidade Uniderp. Membro da Associação Brasileira de Psiquiatria (ABP). Paliativista pelo Instituto Pallium Latinoamérica. *Trainee* da Sociedade Brasileira de Psicologia Analítica.

Lorena Lins Interaminense
Especialização em Psiquiatria da Infância e Adolescência pela Universidade Estadual de Campinas (Unicamp).

Lucas Alves Pereira
Médico Psiquiatra e Psicogeriatria. Mestrado em Medicina e Saúde Humana pela Escola Bahiana de Medicina e Saúde Pública (EBMSP). Especialização em Psiquiatria e Psicogeriatria pela Associação Brasileira de Psiquiatria (ABP). Professor Adjunto de Psicofarmacologia no Departamento de Psiquiatria da EBMSP. Preceptor de interconsulta psiquiátrica das residências médicas do Hospital Juliano Moreira e da Clínica Ápice. Interconsultor do Hospital Português da Bahia. Coordenador de Psiquiatria da Faculdade ZARNS. Diretor Médico da Clínica Ciclos. Membro do Departamento de Psicogeriatria da ABP.

Lucas Araújo-de-Freitas
Professor. Doutorado em Medicina e Saúde pela Universidade Federal da Bahia (UFBA). Especialização em Psiquiatria pela UFBA. Graduação em Medicina pela Escola Bahiana de Medicina e Saúde Pública (EBMSP). Professor Adjunto da UFBA.

Lucas de Castro Quarantini
Pós-Doutorado pela Harvard School of Public Health. Doutorado pelo Departamento de Psiquiatria da Escola Paulista de Medicina da Universidade Federal de São Paulo (EPM-Unifesp). Mestrado em Neurociências pela Faculdade de Medicina da Universidade Federal da Bahia (UFBA). Professor Adjunto de Psiquiatria e Professor Permanente no Programa de Pós-Graduação em Medicina e Saúde da UFBA.

Luciana de Andrade Carvalho
Médica Psiquiatra. Doutoranda pelo Instituto de Psiquiatria do Hospital das Clínicas da Faculdade de Medicina da Universidade de São Paulo (IPq-HC-FMUSP). Especialização em Psiquiatria pelo IPq-HC-FMUSP. Graduação em Medicina pela FMUSP. Colaboradora voluntária do Programa de Psiquiatria Social e Cultural (ProSol) do IPQ-HC-FMUSP.

Luciana M. Sarin
Médica Psiquiatra. Mestrado em Psiquiatria pela Escola Paulista de Medicina da Universidade Federal de São Paulo (EPM-Unifesp). Especialização em Psiquiatria pelo Departamento de Psiquiatria da EPM-Unifesp. Graduação em Medicina pela EPM-Unifesp. Membro da Associação Brasileira de Psiquiatria (ABP). Coordenadora do Observatório da EPM-Unifesp.

Luciana Valença Garcia
Médica Psiquiatra. Especialização em Psiquiatria pelo Hospital Ulysses Pernambucano. Graduação em Medicina pela Universidade Federal de Pernambuco (UFPE).

Luísa Weber Bisol
Médica Psiquiatra. Doutorado em Ciências Biológicas: Bioquímica pela Universidade Federal do Rio Grande do Sul (UFRGS). Especialização em Psiquiatria pelo Hospital São Lucas da Pontifícia Universidade Católica do Rio Grande do Sul (HSL-PUCRS). Graduação em Medicina pela PUCRS. Professora Adjunta na Universidade Federal do Ceará (UFC). Membro da Associação de Psiquiatria do Estado do Ceará (APEC).

Luiz Carlos Mabilde
Professor e Supervisor Convidado dos Cursos de Psiquiatria, Psicoterapia e Supervisão do Centro de Estudos Luís Guedes da Universidade Federal do Rio Grande do Sul (CELG/UFRGS). Psicanalista Didata e Professor do Instituto de Psicanálise da Sociedade Psicanalítica de Porto Alegre (SPPA). *In memoriam*.

Luiz Dieckmann
Médico Psiquiatra e Professor. Mestrado em Psicobiologia pela Escola Paulista de Medicina da Universidade Federal de São Paulo (EPM-Unifesp). Especialização em Psiquiatria pela EPM-Unifesp. Graduação em Medicina pela EPM-Unifesp. Membro da Associação Brasileira de Psiquiatria (ABP).

Maicon Bonaldo Dias
Médico. Graduação em Medicina pela Faculdade de Medicina da Universidade do Vale do Taquari (Univates).

Marcel V. Nunes
Médico Psiquiatra e Psicogeriatria. Mestrado em Ciências (Psiquiatria e Psicologia Médica) pela Universidade Federal de São Paulo (Unifesp). Especialização em Psiquiatria pelo Instituto Bairral. Especialização em Dependência Química pela Unifesp. Especialização em Psiquiatria e Psicogeriatria pela Associação Brasileira de Psiquiatria (ABP). Graduação em Medicina pela Universidade Federal do Triângulo Mineiro (UFTM). Pesquisador do Centro de Pesquisas Clínicas BR Trials. Membro da ABP.

Marcelo Camargo Batistuzzo
Professor. Especialização em Neuropsicologia e Avaliação Psicológica pelo Conselho Federal de Psicologia (CFP). Graduação em Psicologia pela Pontifícia Universidade Católica de São Paulo (PUC-SP). Professor do Curso de Psicologia na Faculdade de Ciências Humanas e da Saúde da PUC-SP. Professor Orientador do Departamento de Psiquiatria na Faculdade de Medicina da Universidade de São Paulo (FMUSP).

Marcelo Feijó Mello
Médico Psiquiatra. Pós-Doutorado em Neurociências pela Universidade Federal de São Paulo (Unifesp). Mestrado e Doutorado em Psiquiatria pelo Hospital do Servidor Público Estadual de São Paulo. Doutorado em Psiquiatria e Psicologia Médica pela Unifesp. Graduação em Medicina pela Faculdade de Ciências Médicas da Santa Casa de São Paulo. Professor Adjunto (Livre-Docência) do Departamento de Psiquiatria da Escola Paulista de Medicina da Unifesp e Professor Titular da Faculdade Israelita de Ciências da Saúde Albert Einstein. Membro da Associação Brasileira de Psiquiatria (ABP).

Marcelo Pinheiro Machado Adelino
Médico Psiquiatra. Mestrado em Ciências pelo Programa de Pós-Graduação em Psiquiatria e Psicologia Médica da Universidade Federal de São Paulo (Unifesp). Especialização em Psiquiatria pela Faculdade de Medicina de Marília (FAMEMA). Especialização em Psiquiatria e Psicogeriatria pela Associação Brasileira de Psiquiatria (ABP). Graduação em Medicina pelo Centro Universitário Barão de Mauá. Pesquisador do Centro de Pesquisas Clínicas BR Trials. Membro da ABP.

Marcelo Q. Hoexter
Doutorado em Ciências pelo Departamento de Psiquiatria da Escola Paulista de Medicina da Universidade Federal de São Paulo (EPM-Unifesp). Especialização em Psiquiatria pela Unifesp. Vice-coordenador do Programa Transtornos do Espectro Obsessivo-Compulsivo (Protoc) do Departamento de Psiquiatria da Faculdade de Medicina da Universidade de São Paulo (FMUSP).

Márcio Bernik
Médico Psiquiatra. Doutorado em Medicina pelo Departamento de Psiquiatria da Faculdade de Medicina da Universidade de São Paulo (FMUSP). Especialização em Psiquiatria pelo Instituto de Psiquiatria do Hospital das Clínicas da FMUSP (IPq-HC-FMUSP). Graduação em Medicina pela FMUSP. Membro da Associação Brasileira de Psiquiatria (ABP). Coordenador do Programa de Ansiedade do IPq-HC-FMUSP.

Maria Carmen Viana
Médica Psiquiatra. PhD em Psiquiatria pelo Institute of Psychiatry, Psychology & Neuroscience, King's College London. Pós-Doutorado em Psiquiatria pelo Departamento de Psiquiatria da Faculdade de Medicina da Universidade de São Paulo (FMUSP). Especialização em Epidemiologia e Estatística Médica na London School of Hygiene and Tropical Medicine, University of London. Especialização em Psiquiatria pela Escola Paulista de Medicina da Universidade Federal de São Paulo (EPM/Unifesp). Graduação em Medicina pela EPM/Unifesp. Professora Adjunta de Psicologia Médica do Departamento de Medicina Social da Universidade Federal do Espírito Santo (UFES). Coordenadora do Centro de Estudos e Pesquisa em Epidemiologia Psiquiátrica (CEPEP) do Programa de Pós-Graduação em Saúde Coletiva do Centro de Ciências da Saúde da UFES (PPGSC/CCS/UFES). Membro do World Mental Health Survey Initiative.

Maria Julia Kovács
Psicóloga. Doutorado em Psicologia Escolar e Desenvolvimento Humano pelo Instituto de Psicologia da Universidade de São Paulo (IPUSP). Mestrado em Psicologia Escolar e Desenvolvimento Humano pelo IPUSP. Graduação em Psicologia pela Pontifícia Universidade Católica de São Paulo (PUC-SP). Professora Sênior do IPUSP. Membro da Academia Nacional de Cuidados Paliativos.

Mariana Franciosi Tatsch
Médica Psiquiatra. Doutorado em Psiquiatria pelo Instituto de Psiquiatria do Hospital das Clínicas da Faculdade de Medicina da Universidade de São Paulo (IPq-HC-FMUSP).

Mercedes Alves
Médica Psiquiatra. Especialização em Psiquiatria pela Associação Médica Brasileira (AMB). Graduação em Medicina pela Universidade Federal de Minas Gerais (UFMG). Professora Assistente Aposentada da Faculdade Ciências Médicas de Minas Gerais (FCM-MG). Membro da Associação Brasileira de Psiquiatria (ABP).

Michel Haddad
Médico Psiquiatra. Mestrado em Psiquiatria e Psicologia Médica pela Universidade Federal de São Paulo (Unifesp). Especialização em Psiquiatria pela Associação Brasileira de Psiquiatria (ABP). Graduação em Medicina pelo Centro Universitário Barão de Mauá. Preceptor da Residência Médica em Psiquiatria do Instituto de Assistência Médica ao Servidor Público Estadual (IAMSPE). Diretor do Instituto Brasileiro de Farmacologia Prática (BIPP).

Michele de Oliveira Gonzalez
Médica Psiquiatra. Especialização em Psiquiatria pela Faculdade de Medicina do ABC (FMABC). Pós-Graduação em Educação Médica com ênfase em Metodologias Ativas. Graduação em Medicina pela FMABC.

Professora da Disciplina de Saúde Mental no Instituto de Ensino Superior de Indaiatuba (IESI). Médica Psiquiatra voluntária do Programa de Transtornos Alimentares (AMBULIM) do Instituto de Psiquiatria do Hospital das Clínicas da Faculdade de Medicina da Universidade de São Paulo (IPq-HC-FMUSP).

Miguel Angelo Boarati
Médico. Especialização em Psiquiatria da Infância e Adolescência pelo Instituto de Psiquiatria do Hospital das Clínicas da Faculdade de Medicina da Universidade de São Paulo (IPq-HC-FMUSP). Graduação em Medicina pela Faculdade de Medicina de Ribeirão Preto (FMRP-USP). Membro da Academia Americana de Psiquiatria Infantil. Médico Colaborador do Programa de Transtornos Afetivos na Infância (PRATA) do IPq-HC-FMUSP.

Milena França
Médica Psiquiatra Forense. Doutorado em Ciências da Saúde pela Universidade de Pernambuco (UPE). Mestrado em Ciências da Saúde pela UPE. Especialização em Psiquiatria e Psiquiatria Forense pela Universidade Federal do Rio de Janeiro (UFRJ). Graduação em Medicina pela UPE. Professora Assistente de Psiquiatria na UPE.

Miriam Gorender
Doutorado em Ciências da Saúde pelo Instituto de Psiquiatria da Universidade Federal do Rio de Janeiro (UFRJ). Psicanalista pelo Círculo Psicanalítico da Bahia. Professora Associada do Departamento de Neurociências e Saúde Mental na Universidade Federal da Bahia (UFBA). Conselheira do Conselho Regional de Medicina do Estado da Bahia (CREMEB).

Moacyr Rosa
Médico Psiquiatra. Doutorado em Psiquiatria pela Universidade de São Paulo (USP). Mestrado em Psiquiatria pela USP. Especialização em Psiquiatria pela Santa Casa de Misericórdia de São Paulo. Graduação em Medicina pela Santa Casa de Misericórdia de São Paulo. Professor Afiliado na Universidade Federal de São Paulo (Unifesp). Membro do Instituto de Psiquiatria Avançada e Neuroestimulação (IPAN).

Nathalia Seminário Gabioneta
Médica Psiquiatra. Especialização em Psiquiatra da Infância e Adolescência pela Universidade Estadual de Campinas (Unicamp). Graduação em Medicina pela Universidade Federal de Roraima (UFRR). Médica-colaboradora do Programa de Dependências Tecnológicas do Programa Ambulatorial Integrado dos Transtornos do Impulso (PRO-AMITI) do Instituto de Psiquiatria do Hospital das Clínicas da Faculdade de Medicina da Universidade de São Paulo (IPq-HC-FMUSP).

Neila Maria Melo Campos
Especialização em Políticas Públicas e Educação pela Universidade Federal de Mato Grosso do Sul (UFMS). Voluntária e Presidente da Associação Brasileira de Familiares, Amigos e Portadores de Transtornos Afetivos (Abrata) nas gestões 2015/2017 e 2017/2019.

Neury J. Botega
Médico Psiquiatra. Doutorado em Saúde Mental pela Universidade Estadual de Campinas (Unicamp). Mestrado em Saúde Mental pela Unicamp. Especialização em Psiquiatria pela Unicamp. Graduação em Medicina pela Unicamp. Professor Titular na Unicamp. Membro da Associação Brasileira de Estudos e Prevenção de Suicídio (ABEPS).

Nicolas Lauxen Konrad
Graduação em Medicina pela Universidade do Vale do Taquari (Univates). Certificação do Centro de Treinamento e Simulação de Emergências Médicas, Advanced Cardiologic Life Support (ACLS).

Nicole Rezende da Costa
Médica Psiquiatra. Colaboradora e pesquisadora do Ambulatório Integrado dos Transtornos do Impulso (PRO-AMITI) do Instituto de Psiquiatria do Hospital das Clínicas da Faculdade de Medicina da Universidade de São Paulo (IPQ-HC-FMUSP).

Nina Leão Marques Valente
Doutorado em Ciências pela Universidade Federal de São Paulo (Unifesp). Médica Assistente e Pesquisadora do Serviço de Assistência e Pesquisa em Violência e Estresse Pós-Traumático (Prove) do Departamento de Psiquiatria da Unifesp.

Pedro Fonseca Zuccolo
Psicólogo. Doutorado em Psicologia Experimental pela Universidade de São Paulo (USP). Mestrado em Psicologia Experimental pela USP. Especialização em Terapia Comportamental pelo Centro Paradigma de Análise do Comportamento. Graduação em Psicologia pela Pontifícia Universidade Católica de São Paulo (PUC-SP).

Quirino Cordeiro Júnior
Professor Adjunto e Chefe do Departamento de Psiquiatria da Escola Paulista de Medicina da Universidade Federal de São Paulo (EPM/Unifesp). Professor Adjunto do Departamento de Psiquiatria da Faculdade de Ciências Médicas da Santa Casa de São Paulo. Diretor do Hub de Cuidados em Crack e Outras Drogas do Estado de São Paulo.

Rafael Bello Corassa
Epidemiologista. Doutorando em Medicina Tropical e Saúde Pública pela Universidade Federal de Goiás (UFG). Mestrado em Saúde Coletiva pela Universidade Federal do Espírito Santo (UFES). Especialização em Impactos da Violência da Saúde pela Escola Nacional de Saúde Pública da Fundação Oswaldo Cruz (ENSP/Fiocruz). Graduação em Odontologia pela Universidade Federal dos Vales do Jequitinhonha e Mucuri (UFVJM). Membro do Centro de Estudos e Pesquisas em Epidemiologia Psiquiátrica da UFES.

Raphael de O. Cerqueira
Médico Psiquiatra. Especialização em Psiquiatria pela Escola Paulista de Medicina da Universidade Federal de São Paulo (EPM-Unifesp). Graduação em Medicina pela EPM-Unifesp. Voluntário do Grupo de Atenção às Psicoses Iniciais (GAPi).

Raquel Carvalho Hoersting
Psicóloga Clínica. Pós-Doutorado e Mestrado em Psicologia Clínica pela University of North Texas. Especialização em *Eye Movement Desensitization and Reprocessing* (EMDR) pelo EMDR Institute. Graduação em Psicologia pela Universidad San Francisco de Quito. Professora Associada da University of Prince Edward Island. Supervisora e Terapeuta Certificada pela Associação Ibero-Americana de Psicotrauma (AIBAPT). *Certified Therapist*, *Certified Consultant* e *Basic Trainer* pela EMDR International Association (EMDRIA). *Full Trainer* pelo EMDR Institute.

Regina Margis
Médica Psiquiatra. Doutorado em Clínica Médica pela Universidade Federal do Rio Grande do Sul (UFRGS). Mestrado em Bioquímica pela UFRGS. Especialização em Psiquiatria pelo Hospital de Clínicas de Porto Alegre (HCPA) e pela Associação Brasileira de Psiquiatria (ABP). Graduação em Medicina pela Pontifícia Universidade Católica do Rio Grande do Sul (PUCRS). Professora na Associação de Psiquiatria Cyro Martins (CCYM). Membro da ABP. Membro da CCYM. Membro da Associação Brasileira de Medicina de Tráfego (ABRAMET). Membro da Associação Brasileira do Sono (ABSONO). Formação em Terapias Cognitivas, Área de Atuação em Medicina do Sono. Especialização em Medicina do Tráfego.

Renata de Melo Felipe da Silva
Médica Psiquiatra. Doutorado pelo Instituto de Psiquiatria do Hospital das Clínicas da Faculdade de Medicina da Universidade de São Paulo (IPq-HC-FMUSP). Especialização em Psiquiatria pela Universidade Federal de Ciências da Saúde de Porto Alegre (UFCSPA).

Renato Luiz Marchetti
Médico Psiquiatra. Doutorado em Psiquiatria pelo Departamento de Psiquiatria da Faculdade de Medicina da Universidade de São Paulo (FMUSP). Especialização em Psiquiatria pelo Instituto de Psiquiatria do Hospital das Clínicas da FMUSP (IPq-HC-FMUSP). Graduação em Medicina pela FMUSP. Coordenador do Projeto de Epilepsia e Psiquiatria (PROJEPSI) do IPq-HC-FMUSP.

Ricardo Barcelos-Ferreira
Médico Psiquiatra e Professor Universitário. Doutorado em Psiquiatria pela Faculdade de Medicina da Universidade de São Paulo (FMUSP). Especialização em Psiquiatria pela FMUSP. Especialização em Psiquiatria Geriátrica pela Associação Brasileira de Psiquiatria (ABP) e Associação Médica Brasileira (AMB). Graduação em Medicina pela Universidade Federal de Juiz de Fora (UFJF). Professor Adjunto na UFJF. Membro Titular do Departamento de Psicogeriatria da ABP. Membro do comitê Executivo da International Society to Advance Alzheimer Research and Treatment (ISTAART).

Ricardo Nogueira Krause
Perito do Juízo Federal. Professor do Instituto de Terapia Cognitivo Comportamental (InTCC) e do InTCC Rio. *International Fellow* da American Psychiatric Association (APA). Membro da American Academy of Child and Adolescent Psychiatry (AACAP). Presidente Nacional da Associação Brasileira de Neurologia e Psiquiatria Infantil e Profissões Afins (Abenepi), gestão de 2018-2020. Presidente do XXIV Congresso Nacional e do IV Congresso Nacional da Abenepi. Membro Fundador do Comitê Permanente para Estudo e Prevenção de Violência e Abuso contra Crianças e Adolescentes da Abenepi. Responsável pelo atendimento de crianças e adolescentes da força-tarefa da Associação Brasileira de Psiquiatria (ABP) na tragédia das chuvas na Região Serrana do Rio de Janeiro em 2011.

Rodrigo C. Marques
Médico Psiquiatra. Doutorado em Neuropsiquiatria e Ciências do Comportamento pela Universidade Federal de Pernambuco (UFPE). Especialização em Psiquiatria pelo Hospital das Clínicas da UFPE. Graduação em Medicina pela Faculdade Pernambucana de Saúde. Professor Adjunto na UFPE.

Rodrigo Menezes Machado
Médico Psiquiatra. Especialização em Psiquiatria pela Santa Casa de Misericórdia de São Paulo. Graduação em Medicina pela Universidade Cidade de São Paulo. Psiquiatra Colaborador do Ambulatório Integrado dos Transtornos do Impulso (PRO-AMITI) do Instituto de Psiquiatria do Hospital das Clínicas da Faculdade de Medicina da Universidade de São Paulo (IPQ-HC-FMUSP)

Rodrigo Nogueira Borghi
Médico Psiquiatra. Especialização em Psiquiatria pelo Hospital Jurandyr Manfredini e pelo Instituto Municipal de Assistência à Saúde Juliano Moreira (Rio de Janeiro, RJ). Graduação em Medicina pela Universidade Iguaçu (UNIG). Professor Visitante no Instituto Bairral de Psiquiatria. Docente no Instituto Brasileiro de Farmacologia Prática (BIPP). Preceptor da Residência Médica em Psiquiatria na Faculdade São Leopoldo Mandic. Fellow Internacional da American Psychiatric Association (APA). Membro do Neuroscience Education Institute (NEI). Membro do European College of Neuropsychopharmacology (ECNP). Membro da World Federation of Attention Deficit Hyperactivity Disorder. Membro da Associação Brasileira do Déficit de Atenção (ABDA).

Roseli Gedanke Shavitt
Médica Psiquiatra. Pós-Doutorado pela Faculdade de Medicina da Universidade de São Paulo (FMUSP). Doutorado e Mestrado em Psiquiatria pela FMUSP. Especialização em Psiquiatria pelo Instituto de Psiquiatria do Hospital das Clínicas da FMUSP (IPq-HC-FMUSP). Professora Colaboradora do Departamento de Psiquiatria da FMUSP. Membro do Programa Transtornos do Espectro Obsessivo-Compulsivo (PROTOC) do IPq-HC-FMUSP.

Rosilda Antonio
Médica Psiquiatra. Especialização em Psiquiatria pela Faculdade de Medicina da Universidade de São Paulo (FMUSP). Graduação em Medicina pela FMUSP. Membro da Associação Brasileira de Amigos, Familiares e Portadores de Transtornos Afetivos (Abrata). Vice-presidente do Conselho Científico da Abrata.

Rosylane N. Mercês Rocha
Cirurgiã Geral, Médica Perita e Médica do Trabalho. Doutorado em Bioética pela Universidade do Porto. Especialização em Medicina do Trabalho pela Universidade Federal do Estado do Rio de Janeiro (Unirio). Especialização em Medicina do Trabalho pela Associação Médica Brasileira (AMB). Especialização em Medicina Legal e Perícia Médica pela AMB. Pós-graduação em Valoração do Dano Corporal pela Universidade de Coimbra. Professora Supervisora da Residência de Medicina do Trabalho do Departamento de Pós-Graduação da Escola Superior de Ciências da Saúde/Fundação de Ensino e Pesquisa em Ciências da Saúde (ESCS/FEPECS). Membro do board do International Commission on Occupational Health (ICOH). Segunda vice-presidente do Conselho Federal de Medicina (CFM). Ex-presidente da Associação Nacional da Medicina do Trabalho (2019-2022).

Sarah Cristina Zanghellini Rückl
Médica Psiquiatra. Doutorado em Medicina pela Universität Heidelberg. Especialização em Psicologia Clínica pela Pontifícia Universidade Católica do Paraná (PUCPR). Graduação em Medicina pela Universidade José do Rosário Vellano. Professora Adjunta na Universidade Federal do Paraná (UFPR). Professora de Pós-Graduação na Universidade Tuiuti do Paraná.

Sérgio Tamai
Médico Psiquiatra. Doutorado em Psiquiatria pela Faculdade de Medicina da Universidade de São Paulo (FMUSP). Especialização em Psiquiatria pelo Instituto de Psiquiatria do Hospital das Clínicas da FMUSP (IPq-HC-FMUSP). Graduação em Medicina pela FMUSP. Professor Assistente da Faculdade de Ciências Médicas da Santa Casa de São Paulo. Membro da Associação Brasileira de Psiquiatria (ABP).

Táki Athanássios Cordás
Médico Psiquiatra. Doutorado em Psiquiatria pela Universidade de São Paulo (USP). Professor do Programa de Pós-Graduação do Departamento de Psiquiatria da USP. Professor do Programa de Neurociências e Comportamento do Instituto de Psicologia da USP. Professor do Programa de Fisiopatologia Experimental da Faculdade de Medicina da USP (FMUSP). Coordenador da Assistência Clínica do Instituto de Psiquiatria do Hospital das Clínicas da FMUSP (IPq-HC-FMUSP). Coordenador do Programa de Transtornos Alimentares (AMBULIM) da FMUSP.

Tássia Callai
Médica. Residência em Hematologia e Hemoterapia pelo Hospital de Clínicas de Porto Alegre (HCPA). Especialização em Medicina Interna pelo Hospital São Lucas da Pontifícia Universidade Católica do Rio Grande do Sul (HSL-PUCRS). Graduação em Medicina pela Universidade de Santa Cruz do Sul (UNISC).

Thiago Viegas Gomes Lins
Médico Psiquiatra. Especialização em Psiquiatria pela Universidade de São Paulo (USP). Graduação em Medicina pela Universidade Federal da Paraíba (UFPB).

Tiago C. Ramacciotti
Especialização em Psiquiatria pelo Hospital Universitário Professor Edgard Santos da Universidade Federal da Bahia (HUPES/UFBA). Psiquiatra no Centro de Atenção Psicossocial (CAPS) Nise da Silveira, Salvador, Bahia. Graduação em Medicina pela UFBA.

Valéria Barreto Novais
Doutorado em Farmacologia pela Universidade Federal do Ceará (UFC). MPhil em Psiquiatria pela University of Edinburgh. Especialização em Psiquiatria pela Associação Brasileira de Psiquiatria (ABP). Membro Internacional da American Psychiatric Association (APA). Sócia Fundadora da Associação em Defesa da Saúde Mental (ADSM).

Victoria Alexandre Silva de Almeida
Psicóloga. Mestranda no Programa de Pós-Graduação em Saúde pela Universidade Federal de Juiz de Fora (UFJF). Pós-graduanda em Terapia Cognitivo-Comportamental pelo Núcleo Interdisciplinar em Saúde Mental (NEISME). Graduação em Psicologia pela UniAcademia. Pesquisadora no Núcleo de Pesquisa em Espiritualidade e Saúde da UFJF. Idealizadora e fundadora do NIVV (Nenhuma Ideia Vale uma Vida), organização que visa a disseminação de conhecimento sobre a prevenção e posvenção do suicídio. Facilitadora e cofundadora do Grupo de Apoio ao Luto por Suicídio, realizado em parceria com a Ágape – Centro de Terapia Cognitivo-Comportamental.

Vinicius Andrade
Médico Psiquiatra. Especialização em Psiquiatria pelo Complexo Hospitalar do Juqueri. Graduação em Medicina pela Universidade Federal da Grande Dourados (UFGD). Colaborador no Ambulatório de Transtornos do Impulso do Instituto de Psiquiatria do Hospital das Clínicas da Faculdade de Medicina da USP (IPq-HC-FMUSP).

Vitor Almeida
Médico. Residente de Psiquiatria do Hospital Universitário Professor Edgard Santos da Universidade Federal da Bahia (HUPES/UFBA). Graduação em Medicina pelo Instituto de Ciências e Saúde das Faculdades Unidas do Norte Minas (FUNORTE).

Walmor João Piccinini
Médico Psiquiatra. Especialização em Psiquiatria pela Associação Brasileira de Psiquiatria (ABP). Graduação em Psiquiatria pela Faculdade de Medicina de Porto Alegre da Universidade Federal do Rio Grande do Sul (UFRGS). Professor de História da Psiquiatria na Associação de Psiquiatria Cyro Martins e na Fundação Universitária Mário Martins. Editor do Jornal Eletrônico Psychiatry Online Brasil. Autor do *Índice Bibliográfico Brasileiro de Psiquiatria*.

Yuan-Pang Wang
Médico Psiquiatra. Doutorado em Ciências da Saúde pela Faculdade de Medicina da Universidade de São Paulo (FMUSP). Mestrado em Psiquiatria pela FMUSP. Especialização em Psiquiatria pela FMUSP. Graduação em Medicina pela FMUSP.

Agradecimentos

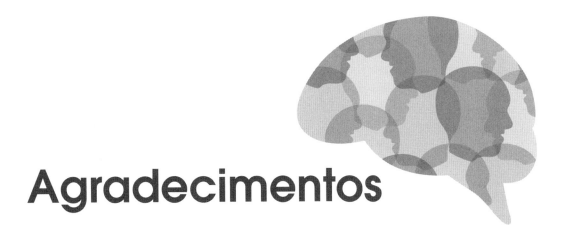

Com mais de quatro décadas no exercício profissional da Psiquiatria, tive a felicidade de poder fazer a segunda edição deste projeto que se iniciou com um grato convite da Editora Guanabara Koogan, do Grupo Editorial Nacional (GEN). Pude atualizar muitos capítulos, o que, após 5 anos da primeira edição, já se fazia necessário. A simplicidade, que me acompanha há muitos anos, continua minha companheira, mas a exigência de poder melhorar o livro, além de incluir temas importantes da atualidade, esteve presente e sem qualquer interferência. Tive novamente o privilégio de contar com um seleto grupo de amigos colaboradores, de todo o território nacional, escolhidos de acordo com sua especialização acadêmica, sua prática clínica e seu reconhecido valor profissional na área de atuação. Muitas vezes ouvi: *"para você, faço com prazer."* Sentir as respostas afirmativas de cada colaborador da primeira edição, bem como dos novos convidados, foi uma imensa alegria para mim. Todos ficaram honrados com o convite, e não houve nenhuma recusa, em tempos de sobrecarga para todos nós. Sou profundamente grata aos seus esforços e à seriedade com que se dedicaram a mais esta tarefa. O foco sempre foi a qualidade, que permite a maior difusão de conhecimento atualizado – tudo isso com grande sensibilidade, riqueza de experiências e vivências para mobilizar o leitor na busca por informações, o que resultará em benefício a muitos pacientes. A proposta deste livro tornou-se tão complexa que faz crescer em mim um entusiasmo que parece não ter fim cada vez que encontro pessoas que me dizem coisas como *eu tenho seu livro, adoro seu livro, indico para meus alunos da residência, seu livro está na minha mesa, sempre abro para ler.* Este livro passou a ser uma referência para muitos que desejam estudar, ampliar conhecimento, atualizar, confirmar... Enfim, ler sobre os estudos em Psiquiatria.

Um especial agradecimento a meus filhos, Elaine Cristina e Sérgio Alexandre, que sempre me incentivaram nas minhas empreitadas.

Finalmente, a minha gratidão à Editora Guanabara Koogan, do GEN, que confiou a mim novamente a coordenação desta valiosa obra.

Alexandrina Meleiro
Outubro de 2023

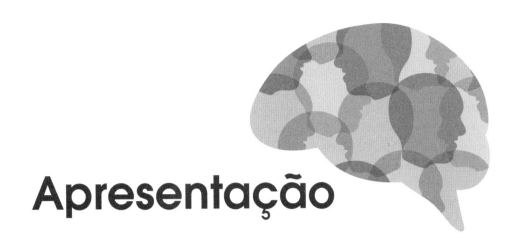

Apresentação

O tempo passou e, 5 anos após a primeira edição, surge a segunda, totalmente atualizada e com mais conteúdo. Como tudo na vida é sempre um novo aprendizado, assumimos esse desafio e conseguimos produzir um compêndio de Psiquiatria sem que resultasse em um livro prolixo, pesado e desinteressante. Ao contrário: seu texto é claro, preciso e agradável, para que o leitor sinta prazer em aprender com ele. Os capítulos sucedem-se de modo coerente, dando oportunidade ao leitor de quase vivenciar a maravilha dos diversos temas em Psiquiatria. Na organização deste livro, tive o cuidado de selecionar criteriosamente o time de colaboradores, movida pelo desejo de dividir este projeto com amigos autores de todo o território nacional. Cada um com sua *expertise*, mas também com suas individualidades e idiossincrasias. Juntar diferentes mentes em um mesmo capítulo foi um labor interessante. Esta obra continua com a pretensão de alcançar o maior número de profissionais, pesquisadores e estudantes que tenham alguma relação com a Psiquiatria, seja na área da Saúde, inclusive da Saúde Mental, seja em áreas coligadas, como o Direito.

Na primeira parte, abordamos os aspectos históricos da Psiquiatria, a influência da cultura nas doenças mentais, a relação entre religiosidade, espiritualidade e transtornos mentais, discutindo também os aspectos genéticos e os estudos epidemiológicos.

O segundo bloco apresenta e analisa criticamente as classificações diagnósticas em Psiquiatria com base nos critérios mais atuais da American Psychiatric Association, com seu manual na quinta edição revisada, e da Organização Mundial da Saúde, inclusive discutindo as mudanças propostas pela CID-11. Essa segunda parte conta ainda com capítulos sobre instrumentos de avaliação em Psiquiatria, avaliação neuropsicológica, exames laboratoriais, exames de imagem, entrevista clínico-psiquiátrica, psicopatologia do exame mental, além do acréscimo do capítulo sobre teste farmacogenômico, de grande importância na atualidade.

A terceira parte "abre o leque" de todos os transtornos mentais: transtornos secundários a doenças orgânicas; esquizofrenia e outros transtornos psicóticos; transtornos bipolar, depressivo e de ansiedade; transtorno de dependência a substâncias psicoativas; transtornos de sintomas somáticos, obsessivo-compulsivo, de estresse pós-traumático e alimentares; transtornos da sexualidade humana e disfunções sexuais; transtornos parafílicos e disforia de gênero; transtornos do sono; transtornos dolorosos; finalizando com os transtornos de personalidade.

Na quarta parte encontram-se os tratamentos propostos em Psiquiatria de acordo com as principais escolas da psicoterapia, com destaque para a terapia cognitivo-comportamental, a psicoterapia psicanalítica e *mindfulness*, além da inclusão de um capítulo sobre *Eye Movement Desensitization and Reprocessing (EMDR)*, tratamento muito utilizado em determinadas situações, um recurso valioso. Ao abordar o tratamento psicofarmacológico, destacamos conceitos em psicofarmacologia e as diversas classes de medicamentos, contemplando também o manejo farmacológico na gravidez e na lactação, além dos tratamentos biológicos.

O quinto bloco foi dedicado à saúde mental de pacientes especiais: mulheres, crianças, adolescentes e idosos, além dos próprios médicos, que, por vezes, também se veem na posição de pacientes – o leitor familiarizado com a minha trajetória sabe o quão importante é esse tema para mim. E, felizmente, pude acrescentar um capítulo especial sobre violências cometidas contra pessoas vulneráveis.

Na sequência, a sexta parte apresenta questões clínicas importantes, como transtorno factício e simulação, obesidade, cirurgia bariátrica e suas consequências, educação para a morte com dignidade, psicoeducação aplicada e automutilação sem intenção suicida. O capítulo exclusivamente dedicado ao suicídio abrange comportamento suicida, abordagem técnica a tentativas de suicídio no pré-atendimento hospitalar, estratégias preventivas e tratamento do comportamento suicida. Acrescentamos capítulo sobre Saúde Mental, educação e prevenção de suicídio, além de atualizar os que tratam de posvenção a sobreviventes do suicídio e do papel do Centro de Valorização da Vida. Ainda nesta parte são discutidas questões clínicas bastante atuais, como síndrome de *burnout*, dependências tecnológicas, transtorno de jogos eletrônicos, dependência ou uso problemático de internet e *cyberbullying*.

Encerrando este compêndio, a sétima parte inclui as relevantes subespecialidades de interconsulta psiquiátrica, Medicina Psiquiátrica de emergência e Psiquiatria Forense.

Psiquiatria | Estudos Fundamentais continuará a ajudar o leitor a ampliar seu conhecimento não apenas sobre a abordagem clínica dos principais transtornos psiquiátricos, mas também sobre diversos temas interligados ao ser humano e ao seu comportamento.

Desejo a todos boa e proveitosa leitura!

Alexandrina Meleiro
Outubro de 2023

Prefácio

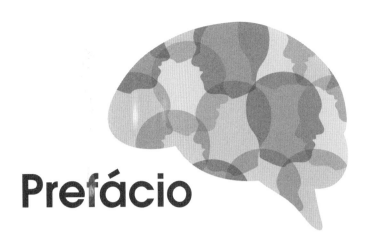

Foi com grande entusiasmo e interesse que recebi a segunda edição do *Psiquiatria | Estudos Fundamentais,* obra já consagrada e que se revela agora ainda mais abrangente.

Trazendo atualizações e inserções que confirmam a crescente evolução da Psiquiatria, essa ampliação reflete o alinhamento da professora Alexandrina Meleiro com as descobertas e os desafios que emergem da especialidade que ela abraçou. Como resultado, mantidos e atualizados os fundamentos que fizeram da primeira edição uma referência, foram agregados temas de vanguarda da Psiquiatria contemporânea.

Entre as novidades, destaca-se a inclusão de novas seções no capítulo *Psicoterapias*, em que são apresentadas as diversas abordagens e escolas psicoterapêuticas, desde a terapia cognitivo-comportamental à psicoterapia psicanalítica, *Eye movement desensitization and reprocessing* (EMDR) e *mindfulness*. Na parte *Exames e Diagnósticos*, é novo o capítulo *Farmacogenética na Psiquiatria*.

Valorizando a crescente conscientização da interconexão entre saúde mental e física, neste livro, a seção *Medicina do Estilo de Vida em Psiquiatria* explora o impacto das escolhas de vida sobre a saúde mental. Particularmente no contexto da obesidade e da cirurgia bariátrica, a exploração dessas complexas conexões foi bastante assertiva.

Aspectos do capítulo *Tratamento Psicofarmacológico em Psiquiatria* retornam atualizados, fornecendo conteúdo detalhado sobre psicofarmacologia e manejo de transtornos psiquiátricos, inclusive em situações especiais, como gravidez e lactação.

Reconhecendo a relevância das questões de natureza social, foram adicionados capítulos sobre *Violências Cometidas contra Pessoas Vulneráveis* e *A Relação entre Autolesão sem Intenção Suicida (ASIS) e Comportamento Suicida*. Estratégias preventivas e educação no capítulo *Prevenção ao Suicídio: Experiência do Centro de Valorização da Vida* abrem espaço à reflexão sobre esse tema crítico e desafiador.

Esta edição serve como fonte de inspiração para os profissionais de Saúde Mental, estimulando o interesse pelo conhecimento, a compaixão pelos que sofrem e o compromisso com a saúde mental do paciente.

Sendo um verdadeiro tratado, ainda mais amplo e estruturado, se constituirá em uma bússola para médicos, estudantes de Psiquiatria e interessados na compreensão e nos avanços dessa área.

Parabéns à professora Alexandrina pela coordenação e autoria e a todos os outros autores! Esta obra, mais que possibilitar a compreensão e o tratamento em Saúde Mental, encorajará o exercício profissional compassivo e personalizado.

Boa leitura!

Carmita H. N. Abdo
Professora do Departamento de Psiquiatria
da Faculdade de Medicina da Universidade de São Paulo.
Presidente da Associação Brasileira de Psiquiatria (2017-2019).

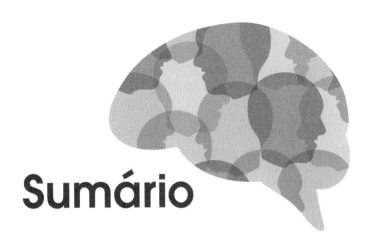

Sumário

Parte 1 Aspectos Sociais e Genéticos, 1

1 Aspectos Históricos da Psiquiatria, 3
Walmor João Piccinini • Alexandrina Maria Augusto da Silva Meleiro

2 Influência da Cultura na Doença Mental, 22
Luciana de Andrade Carvalho • Janaína Cruz • Francisco Lotufo Neto • Alexandrina Maria Augusto da Silva Meleiro

3 Religião, Espiritualidade e Transtornos Mentais, 31
Alexander Moreira-Almeida • Victoria Alexandre Silva de Almeida

4 Aspectos Genéticos em Psiquiatria, 40
Leandro Michelon • Humberto Correa • Gustavo Turecki • Homero Vallada

5 Epidemiologia dos Transtornos Mentais, 54
Maria Carmen Viana • Débora Costa Sena Pereira • Rafael Bello Corassa

Parte 2 Exames e Diagnóstico, 69

6 Diagnóstico e Classificação em Psiquiatria, 71
Frederico Navas Demetrio • Fernando Fernandes

7 Análise Crítica da Classificação Diagnóstica em Psiquiatria, 78
Marcel V. Nunes • Marcelo Pinheiro Machado Adelino • Acioly Luiz Tavares de Lacerda

8 Instrumentos de Avaliação em Psiquiatria, 86
Elaine Henna • Yuan-Pang Wang • Clarice Gorenstein

9 Avaliação Neuropsicológica em Psiquiatria, 93
Ednéia de Paula • Pedro Fonseca Zuccolo

10 Exames Laboratoriais em Psiquiatria, 105
Ricardo Barcelos-Ferreira • Sergio Tamai • Alexandrina Maria Augusto da Silva Meleiro

11 Exames de Imagem em Psiquiatria, 110
Marcelo Camargo Batistuzzo • Marcelo Q. Hoexter

12 Farmacogenética na Psiquiatria, 119
Michel Haddad • Luiz Dieckman

13 Entrevista Clínica Psiquiátrica, 127
Renato Luiz Marchetti • José Gallucci Neto

14 Psicopatologia do Exame Mental, 139
Rodrigo C. Marques • Catarina de Moraes Braga • Lorena Lins Interaminense

Parte 3 Transtornos Psiquiátricos, 157

15 Síndromes Mentais ou Comportamentais Secundárias a Condições Médicas Gerais, 159
Vitor Almeida • José Edson O. Araújo Filho • Gustavo Carneiro Gomes Leal • Lucas de Castro Quarantini • Alexandrina Maria Augusto da Silva Meleiro

16 Esquizofrenia e Outros Transtornos Psicóticos, 173
Antonio Peregrino • Luciana Valença Garcia • Rodrigo C. Marques • Alexandrina Maria Augusto da Silva Meleiro

17 Transtorno Bipolar, 193
Raphael de O. Cerqueira • Juliana Surjan • André Fernandes Silva • Ângela Miranda Scippa • Alexandrina Maria Augusto da Silva Meleiro

18 Transtorno Depressivo, 207
Nicolas Lauxen Konrad • Maicon Bonaldo Dias • Tássia Callai • Cassiano Lopes de Castro • Flavio Milman Shansis

19 Transtornos de Ansiedade, 223
Alan Campos Luciano • Antonio E. Nardi • Márcio Bernik • Alexandrina Maria Augusto da Silva Meleiro

20 Transtornos por Uso de Substâncias Psicoativas, 241
Ana Cecilia Petta Roselli Marques • Carla Bicca • Carlos Alberto Iglesias Salgado • Alexandrina Maria Augusto da Silva Meleiro

21 Transtorno de Sintomas Somáticos e Transtornos Relacionados, 263
Thiago Viegas Gomes Lins • José Gallucci Neto • Renato Luiz Marchetti

22 Transtorno Obsessivo-Compulsivo e Transtornos Relacionados, 272
João Felício Abrahão Neto • Ana Gabriela Hounie • Renata de Melo Felipe da Silva • Daniel Lucas da Conceição Costa • Roseli Gedanke Shavitt

23 Transtorno de Estresse Pós-Traumático, 283
Andrea Feijó Mello • Marcelo Feijó Mello • Nina Leão Marques Valente • José Paulo Fiks • Alexandrina Maria Augusta da Silva Meleiro

24 Transtornos Alimentares, 294
Michele de Oliveira Gonzalez • Fabio Tapia Salzano • Táki Athanássios Cordás

25 Sexualidade Humana e Disfunções Sexuais, 304
Carmita H. N. Abdo • João Afif Abdo

26 Transtornos Parafílicos e Disforia de Gênero, 322
Daniel Augusto Mori Gagliotti • Desirée Monteiro Cordeiro • Alexandre Saadeh

27 Transtornos do Sono, 341
Almir Tavares • Anderson Sousa Martins-da-Silva • Regina Margis • Kalil Duailib • Alexandrina Maria Augusto da Silva Meleiro

28 Transtornos Dolorosos, 362
Luciana M. Sarin • Alexandrina Maria Augusto da Silva Meleiro

29 Transtornos de Personalidade, 378
Alexandre Martins Valença • Valéria Barreto Novais • Alexandrina Maria Augusto da Silva Meleiro

Parte 4 Tratamentos Psiquiátricos, 399

30 Psicoterapias, 401
Principais Escolas da Psicoterapia, 401
Miriam Gorender • Alexandrina Maria Augusto da Silva Meleiro

Terapia Cognitivo-Comportamental, 412
Irismar Reis de Oliveira

Psicoterapia Psicanalítica, 416
Luiz Carlos Mabilde

***Eye Movement Desensitization and Reprocessing* (EMDR), 420**
Daniela Reis e Silva • Raquel Carvalho Hoersting • Jackeline Figueiredo Barbosa-Gomes

***Mindfulness*, 426**
David Wilson

Medicina do Estilo de Vida em Psiquiatria, 432
Arthur Hirschfeld Danila

31 Tratamento Psicofarmacológico em Psiquiatria, 452
Psicofarmacologia e Principais Psicofármacos, 452
Eduardo Pondé de Sena • Tiago C. Ramacciotti • Fernanda S. Correia-Melo • Lucas Araújo-de-Freitas • Esdras Cabus Moreira • Alexandrina Maria Augusto da Silva Meleiro

Manejo Farmacológico dos Transtornos Psiquiátricos na Gravidez e na Lactação, 490
Amaury Cantilino • Leonardo Machado • Juliana Parada • Gislene C. Valadares

32 Tratamentos Biológicos em Psiquiatria, 509
Moacyr Rosa • Mercedes Alves • Andre Russowksy Brunoni

Parte 5 Grupos de Pacientes Especiais, 519

33 Saúde Mental da Mulher, 521
Gislene C. Valadares • Christiane Ribeiro • Sarah Cristina Zanghellini Rückl • Isabela Maria Seabra Leite • Joel Rennó Júnior • Alexandrina Maria Augusto da Silva Meleiro

34 Psiquiatria da Infância, 546
Francisco B. Assumpção Jr. • Evelyn Kuczynski

35 Psiquiatria na Adolescência, 561
Miguel Angelo Boarati • Déo de Almeida Boarati • Ricardo Nogueira Krause • Jônia Lacerda Felício

36 Psiquiatria Geriátrica, 576
Alberto Stoppe Junior • Mariana Franciosi Tatsch • Alexandrina Maria Augusto da Silva Meleiro

37 Violências Cometidas contra Pessoas Vulneráveis, 590
Lisieux E. de Borba Telles • Alcina J. S. Barros • Bibiana de Borba Telles • Gabriela de Moraes Costa • Milena França

38 O Médico como Paciente, 611
Alexandrina Maria Augusto da Silva Meleiro

Parte 6 Questões Clínicas Importantes, 627

39 Síndrome de *Burnout*, 629
Letícia Mameri-Trés • Alexandrina Maria Augusto da Silva Meleiro • Rosylane N. Mercês Rocha

40 Transtorno Factício e Simulação, 650
Alexandrina Maria Augusto da Silva Meleiro

41 A Relação entre Autolesão sem Intenção Suicida (ASIS) e Comportamento Suicida: no Limite do Sofrimento Humano, 663
Carlos Henrique de Aragão Neto

42 Suicídio, 670
Comportamento Suicida, 670
Alexandrina Maria Augusto da Silva Meleiro • Humberto Correa

Abordagem Técnica a Tentativas de Suicídio no Pré-Atendimento Hospitalar: Bombeiros, 685
Diógenes Munhoz

Saúde Mental, Educação e Prevenção do Suicídio, 691
Dalmo Duque dos Santos

Estratégias Preventivas e Tratamento do Comportamento Suicida, 701
Fábio Gomes de Matos e Souza ▪ Luísa Weber Bisol ▪ Alexandrina Maria Augusto da Silva Meleiro

Posvenção: Sobreviventes do Suicídio, 716
Karen Scavacini ▪ Alexandrina Maria Augusto da Silva Meleiro

Prevenção ao Suicídio: Experiência do Centro de Valorização da Vida, 721
Alankardec Gonzalez ▪ Leila Herédia ▪ André Lorenzetti

43 Obesidade e Cirurgias Bariátricas: Interface com a Psiquiatria, 735
Adriano Segal ▪ Débora K. Kussunoki

44 Dependências Tecnológicas: Transtorno de Jogos Eletrônicos, Dependência ou Uso Problemático de Internet e *Cyberbullying* na Prática Psiquiátrica, 746
Vinicius Andrade ▪ Lívia Beraldo de Lima Bassères ▪ Carlos Toledo Cerqueira ▪ Carla Cavalheiro Moura ▪ Nathalia Seminário Gabioneta ▪ Nicole Rezende da Costa ▪ Rodrigo Menezes Machado ▪ Rodrigo Nogueira Borghi ▪ Alexandrina Maria Augusto da Silva Meleiro ▪ Hermano Tavares

45 Educação para a Morte com Dignidade, 763
Maria Julia Kovács

46 Psicoeducação Aplicada: Relevância da Associação Brasileira de Familiares, Amigos e Portadores de Transtornos Afetivos, 771
Alexandrina Maria Augusto da Silva Meleiro ▪ Neila Maria Melo Campos ▪ Elisabeth Sene-Costa ▪ Rosilda Antonio

Parte 7 Subespecialidades da Psiquiatria, 783

47 Interconsulta Psiquiátrica, 785
Letícia Maria Furlanetto ▪ Neury J. Botega ▪ Alexandrina Maria Augusto da Silva Meleiro

48 Emergências Psiquiátricas, 796
Lucas Alves Pereira ▪ Leonardo Baldaçara ▪ Quirino Cordeiro Júnior ▪ Chei Tung Teng ▪ Alexandrina Maria Augusto da Silva Meleiro

49 Psiquiatria Forense, 813
Lisieux E. de Borba Telles ▪ Alcina J. S. Barros ▪ Gabriela de Moraes Costa ▪ Helena Dias de Castro Bins

Índice Alfabético, 835

Psiquiatria
Estudos Fundamentais

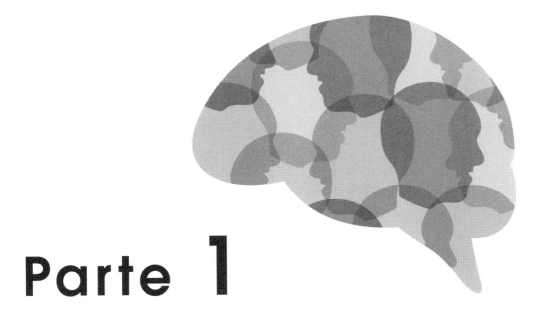

Parte 1

ASPECTOS SOCIAIS E GENÉTICOS

1 Aspectos Históricos da Psiquiatria, *3*

2 Influência da Cultura na Doença Mental, *22*

3 Religiosidade, Espiritualidade e Transtornos Mentais, *31*

4 Aspectos Genéticos em Psiquiatria, *40*

5 Epidemiologia dos Transtornos Mentais, *54*

1 Aspectos Históricos da Psiquiatria

Walmor João Piccinini ▪ Alexandrina Maria Augusto da Silva Meleiro

INTRODUÇÃO

Sofrer algum tipo de deficiência ou doença mental é um infortúnio que traz consequências terríveis para o paciente. A possibilidade de que a doença seja acompanhada por irrupções de violência complica ainda mais. O "louco" inspira medo e, consequentemente, é vítima de toda sorte de agressões. Ser doente mental significa ter uma vida dura, brutal e curta em muitos casos. O estigma, o preconceito e o tabu que o cercam têm atravessado séculos.

Compreender a história da Psiquiatria e, principalmente, a maneira como a sociedade atua com relação ao doente mental não é tarefa fácil. Primeiramente, vamos estabelecer o que é um psiquiatra. Segundo Sonenreich e Estevão:

> Os psiquiatras são médicos que exercem uma profissão regimentada por leis e normas, com um mandato social obtido pela realização de estudos específicos adquiridos, completando um currículo exigido. Fazem parte de organizações de vários níveis (no Brasil, Conselhos Regionais e o Federal), associações profissionais (Associação Mundial de Psiquiatria e Associação Brasileira de Psiquiatria), tendo direitos e obrigações legalmente estabelecidas.[1]

O médico psiquiatra Ulisses Pernambucano (1892-1943) pregava que a maior tarefa do psiquiatra era defender o doente mental. Tal defesa consiste em propiciar-lhe melhor condição de vida por meio de um tratamento digno e eficaz. Graças a esse trabalho, a maior parte dos doentes pode viver em sociedade e gozar de seus direitos de cidadania.

Os psiquiatras modernos vivem uma situação peculiar. São estimados por muitos e criticados pelos que não reconhecem sua atuação em defesa do doente mental.

Conhecer a história é o primeiro passo necessário para compreender como chegamos ao momento atual. Para tanto, convém separar a história da loucura da história da Psiquiatria.

A LOUCURA ANTES DA PSIQUIATRIA

A loucura representa um grande desafio para todos os interessados em estudá-la. Tanto é um desafio que muitas outras áreas do conhecimento se associam ao processo de investigação de seus segredos. Filósofos, sociólogos, antropólogos, neurocientistas e psicofarmacologistas são apenas os exemplos mais notáveis de profissionais envolvidos nesse conflito.

A loucura acompanha o ser humano desde o início dos tempos. Nos escritos em papiros egípcios de Kahum, que datam de 2000 a.C., há os primeiros registros de patologias psiquiátricas. Neles, encontrou-se a concepção de histeria, do grego *hystero*, que significa "matriz", ou seja, útero. Assim, concebe-se a ideia de que útero seria um ser vivente autônomo com a propriedade de se deslocar pelo interior do corpo. Vale lembrar que essa concepção funcional do útero se diferencia das concepções mágico-religiosas ao considerar as doenças como "vesânias naturais", do latim *vesanus* – "loucura".

Casos de perturbações mentais estão registrados por toda a História e são, desde as épocas mais remotas, citados por historiadores, poetas, pintores, escultores e médicos. Apenas para citar algumas figuras históricas conhecidas, temos os exemplos dos imperadores romanos Calígula e Nero e os reis franceses Clóvis II e Carlos VI – este último chamado de Carlos, o Louco, o qual acreditava ser feito de vidro e inseria pequenas hastes de ferro em suas roupas a fim de evitar que se partisse em pedaços.

Em um trecho do livro *O Alienista*, de Machado de Assis, o personagem doutor Simão Bacamarte afirma: "Pensava que a loucura fosse uma ilha, mas é um continente." Ao que se pode acrescentar: um continente envolvido em brumas que, aos poucos, são penetradas pelas luzes da ciência, as quais possibilitam certa visibilidade sobre forma, estrutura e composição, permitindo o afastamento das ideias mágicas ou dos preconceitos sobre suas origens e seu significado.

No momento em que parte das brumas que envolvem a loucura começa a se dissipar, surge o movimento chamado de antipsiquiatria, o qual sacudiu os ambientes universitários e o grande público. Um fato real é que a loucura não se trata de um termo médico, mas um produto cultural, um reconhecimento de que a desrazão existe.

Conforme Scull,[2] "os Szasz deste mundo, que proclamam que a doença mental não existe, que é um mito fabricado por uma malévola profissão médica, não podem ser aceitos; é vital reconhecer desde já este distúrbio e a desorganização que a loucura produz no seu círculo social íntimo ou na sociedade". A loucura é um fato social. O insano, o lunático, o psicótico, o desvairado, o doente mental, todas essas designações referem-se a transtornos da razão que assustam, criam caos e, em certos momentos, divertem. Suas manifestações, seus significados, suas consequências, certamente, são afetadas pelo contexto social e cultural em que aparecem e estão contidos. Assim, a loucura foi relacionada a brincadeira dos deuses, castigo divino, possessão do demônio, bruxaria, domínio da parte animal que deveria ser domada, correntes e prisões até o nascimento da Psiquiatria.

O início da Psiquiatria como *especialidade* é atribuído a Philippe Pinel (1745-1826). Em sua obra, além dos cuidados humanos dos enfermos, ele propunha uma abordagem médica baseada no diagnóstico, de acordo com uma classificação e um tratamento dos alienados mentais. Desse modo, temos pouco mais de 200 anos de Psiquiatria.

ASPECTOS IMPORTANTES DA HISTÓRIA DA LOUCURA

No período clássico (500 a.C. a 500 d.C.), o modelo grego de doença é de ruptura do equilíbrio interno, concebido de acordo com a visão cósmica. A harmonia da alma de Platão é questionada pelos médicos, começando com Hipócrates e sua teoria dos humores. Hipócrates, tomando ideias filosóficas de Pitágoras e Empédocles, concebe o homem como microcosmo regido por leis físicas semelhantes às do universo: o macrocosmo. Nas obras hipocráticas, encontram-se as primeiras descrições indiscutíveis de histeria, que explicam o deslocamento do útero como decorrente da falta de funcionamento sexual. Nesta circunstância, o útero perderia o peso e subiria ao hipocôndrio, ao coração ou ao cérebro, provocando dispneia, palpitação e até desmaios. Entre os gregos, há a explicação etiopatogênica da relação entre a sexualidade e a histeria. Portanto, a terapêutica era congruente com a formulação da origem da doença. Recomendava-se matrimônio para as moças e viúvas, além do emprego do método egípcio de fumegações vaginais com plantas aromáticas para atrair o útero ao local adequado.[3]

Neste mesmo sentido, Hipócrates não considerava a epilepsia como doença sagrada, segundo os escritos organizados pelo professor Geoffrey Ernest Richard Lloyd,[4] chamados de *Hippocratic Writings*. Ele acreditava que as convulsões eram de causa natural, distinguindo as decorrentes da patologia de útero, como a histeria convulsiva, daquelas da patologia do cérebro, como a epilepsia. A importância do cérebro é mencionada na famosa observação hipocrática sobre o caso da lesão de um lado do crânio, que provocou a paralisia contralateral do corpo. Uma questão similar ressurgiu no Império Romano entre os estoicos (concepção moral) e Galeno (concepção médica).

Na Idade Média (500 a 1500 d.C.), o início do período foi marcado pela Idade das Trevas, em que predominaram as concepções morais sob influência do cristianismo, no mundo ocidental. Possessões e caça às bruxas são consequências. Entretanto, no mundo islâmico, as ideias de Hipócrates e Galeno seguiram predominando e só voltaram ao mundo ocidental ao fim da Idade das Trevas. No mundo ocidental, a degradação provavelmente se estendeu até o início da Idade Moderna. Pouco se conhece sobre seu rumo naquele período. Acredita-se que teria sido influenciada por magos e feiticeiros, desgarrando-se da tradição greco-latina. Houve um retrocesso às concepções mágico-religiosas e o abandono da ideia de doença mental como decorrente de causa natural.

Na Renascença e na Reforma (1450-1700), período da Peste Negra, o pânico das bruxas foi desencadeado pela competição entre católicos e protestantes. A ideia de possessão levou à tortura e à morte de muitos doentes mentais, pois a "demonologia" e a Inquisição impuseram resistência para a aceitação da ideia de que feiticeiros e possuídos sofriam de doença natural. No entanto, teólogos como São Tomás de Aquino defendiam, durante a Idade Média, a tese da origem natural das doenças mentais. Neste período, a obra mais célebre de que se tem notícia foi escrita por dois padres dominicanos da Alemanha: Heinrich Kramer e James Sprenger, em 1494.[5] Sua obra *Malleus Maleficarum* (martelo dos feiticeiros) constituiu um verdadeiro manual de caça às bruxas. As descrições de orgias sexuais são acompanhadas de métodos de identificação de hereges e demônios. Segundo as instruções desse livro, os autores acreditavam que as mulheres histéricas foram acusadas e queimadas como bruxas. Nesta época, Paracelso defendia a visão dissonante de que aqueles indivíduos não eram endemoniados por espíritos, e sim acometidos por doença natural.

Entretanto, tal época foi marcada por exorcismo, perseguição aos enfermos mentais, intolerância, condenação à fogueira e crueldade.

No período do Iluminismo (1700-1800), começam a ser rechaçados os excessos religiosos, como os apresentados no *Malleus Maleficarum*, e há um retorno às causas naturais da loucura. Dentro deste espírito humanitário, começam a ser construídos asilos para os doentes mentais, no início da Idade Moderna. Entretanto, foram muito brutais, devido ao Grande Confinamento (1750-1850). Conforme a Revolução Industrial se expandia, o número de pessoas admitidas nos asilos crescia exponencialmente. Há um debate histórico das causas deste grande volume de confinamentos. Parte é atribuída à ganância; parte, à falta de recursos públicos. A situação das *madhouses* era terrível, e aqueles que nelas eram admitidos ficavam sujeitos a "teorias médicas que favoreciam a contenção, imersão em água gelada, cadeiras giratórias, fome para enfraquecer e outras ideias terríveis".[6] Surgem, então, os grandes reformistas do século XIX, com destaque para Philippe Pinel, já citado aqui e abordado com mais detalhes adiante.

FIGURAS DA IDADE CLÁSSICA

Os autores romanos posteriores a Hipócrates conceberam, basicamente, três espécies de enfermidade mental: mania, melancolia e frenite. A histeria era ainda considerada como enfermidade uterina. A melancolia foi descrita pelos gregos como quadro de tristeza decorrente do excesso de "bile negra" circulante:

- Aurélio Cornélio Celso (25-50 a.C.): em seu livro *De Re Medicina*, propunha tratamentos duros para os doentes, com a intenção de provocar um choque de emoções. Esse foi um dos primeiros livros de Medicina impresso (1478), o qual deu armas para tratamentos brutais ao longo de vários séculos
- Areteu da Capadócia (50-130 d.C.): foi o primeiro a estudar a personalidade pré-mórbida do doente mental, e o primeiro a descrever a depressão e a mania como partes de uma mesma doença. Portanto, considerou a descrição de transtorno bipolar

- Sorano de Éfeso (93-138 d.C.): descrevia os quadros clínicos com bastante precisão e distinguiu as afecções agudas (frenite) das crônicas (mania e melancolia). Propunha um tratamento eclético e enfatizava que o tratamento brutal era ineficaz por causa da incapacidade de reflexão dos doentes. A terapêutica romana baseia-se em massagens corporais, sangrias e dieta alimentar
- Galeno de Pérgamo (130-200 d.C.): refutou a tese de migração uterina, consolidou os pensamentos de Hipócrates, Platão e Aristóteles e propagou a teoria humoral de modo dogmático. Ele acreditava que a enfermidade era originária da retenção de líquido feminino pela abstinência sexual, o qual provocaria a corrupção do sangue e convulsões. Para ele, a histeria tinha etiologia sexual-bioquímica, sem conotação erótica nem sexual-mecânica, como definia Hipócrates. A terapêutica antiga foi obscura e de efeito duvidoso, fundamentada em teorias que careciam de cientificidade e contaminada por ideologias ou crenças da sociedade daquele momento histórico. Pode-se pensar que tudo isso atrasou o desenvolvimento do conhecimento sobre a loucura por vários séculos
- Santo Agostinho (354-430 d.C.): sua obra *Confissões* foi o primeiro livro centrado na introspecção psicológica. Valorizou as memórias passadas, os conflitos emocionais e os sentimentos irracionais na vida mental do homem
- Rasis (865-925 d.C.), chamado de Galeno Persa, chefiou o setor de doenças mentais do Hospital de Bagdá (o primeiro asilo para doentes mentais foi construído em Bagdá em 705 d.C.)
- Avicena (980-1037 d.C.): seu *Cânone da Medicina*, muito apreciado por médicos cristãos e muçulmanos, reconhecia que certas doenças físicas eram causadas por desconforto emocional
- Constantino, o Africano (1020-1087 d.C.): escreveu *Melancholia*, em que fazia observações sobre o pensamento delirante. Mestre da primeira Escola Médica de Salerno, divulgou as ideias de Galeno sobre depressão para a Europa Ocidental
- Maimônides (1135-1204 d.C.): além de ter descrito a depressão de maneira acurada, propôs um programa de higiene mental para a busca da saúde mental
- Petrarca (1304-1374 d.C.): em suas cartas e em *De Remediis*, desenvolveu a retórica que tinha por objetivo consolar e confortar as pessoas mentalmente perturbadas.

BREVE HISTÓRIA DOS SINTOMAS PSICÓTICOS: DA ANTIGUIDADE AO SÉCULO XIX

As antigas civilizações acreditavam que as anormalidades na percepção da realidade eram produzidas pela imposição da vontade divina ou por outros tipos de influência sobrenatural.[7] Este ponto de vista pode ser constatado nos épicos homéricos e na tragediografia ateniense. Por exemplo, encontramos a descrição de uma ilusão provocada pela deusa Atena, no *Ájax*, de Sófocles (496-406 a.C.), que afeta a mente do guerreiro grego que dá nome à obra. Nela, ele trucida um rebanho de ovelhas acreditando que está massacrando seus oponentes. Ao observar o delírio do guerreiro, Ulisses, seu principal rival, aponta um prejuízo na capacidade do guerreiro ao verificar que a conduta de Ájax está subjugada por um "extravio nefasto".[8]

Com Hipócrates (Ilha de Cós, Grécia, 460-377 a.C.), inaugura-se uma concepção empírica da Medicina, e as doenças passam a ser compreendidas como fenômenos naturais. A obra hipocrática contém a descrição de vários sintomas mentais, incluindo os psicóticos, e apresenta uma nosologia rudimentar por meio dos conceitos de mania, melancolia, paranoia, deterioração, epilepsia e histeria.[9] Na Era Romana, o *Corpus Hippocraticus* é comentado e expandido, sobretudo por Galeno de Pérgamo, médico grego radicado em Roma. Galeno considera o diagnóstico de *frenitis* – quando há psicose na presença de febre – e o de mania – quando não há febre – distinguindo ainda quadros agudos e crônicos. Asclepíades (124-40 a.C.) e Sorano de Éfeso (século II d.C.) também contribuíram ao diferenciar as alucinações das ilusões e ao detalhar a apresentação dos sintomas delirantes.[7]

Herdeira do conhecimento greco-romano, a civilização islâmica vê o tema da doença mental ser abordado por todos os seus grandes médicos. Avicena (980-1037 d.C.) chama de *Junun* um quadro clínico em que a fantasia se impõe à percepção da realidade e, nos casos graves, poderia causar desorganização do discurso e do comportamento.[10]

A Renascença europeia causa mudanças de grandes proporções na maneira de conceituar o mundo e enseja um imenso esforço na recuperação de textos médicos clássicos, preservados, até então, pelos árabes. A doença mental, fortemente estigmatizada pelo pensamento medieval europeu, lentamente começa a ser desmistificada e a retornar ao âmbito da Medicina, por meio de esforços de médicos como Johann Weyer (1515-1588 d.C.).[7] Em 1602, o suíço Felix Platter publica uma nosologia ainda de influência hipocrático-galênica, detalhando vários quadros psicóticos, como: *mania, insania, phrenitis* e *paraphrenitis*.[11]

O século XVII inaugura os primórdios da Medicina científica. *Cerebri Anatome* (1664), do inglês Thomas Willis, surge como o primeiro tratado de relevância exclusivamente dedicado ao cérebro. As grandes nosologias modernas surgem em trabalhos como os do escocês William Cullen, o primeiro a incluir os transtornos mentais em sua classificação. Cullen, em 1769, cunha o termo "neurose" e propõe uma categoria diagnóstica chamada de "vesânia", que contempla transtornos em que se flagram erros de julgamento e alucinações.[7]

Ao fim do século XVIII e no início do XIX, ocorre uma reformulação no pensamento relacionado à doença mental, influenciada principalmente pelo Iluminismo, materializada nas reformas assistenciais e conceituais promovidas por Philippe Pinel (1745-1826) na França. Outro autor, o italiano Vicenzo Chiarugi (1759-1820), descreveu fenômenos psicóticos semelhantes ao que Karl Jaspers, mais de um século depois, denominaria como "vivências delirantes primárias".[12]

Jean-Étienne Esquirol (1872-1840), principal discípulo de Pinel, contribuiu com uma proposta nosológica centrada no conceito de monomania, também introduzindo na língua francesa os termos *délire* e *hallucination*. A monomania seria dissecada em três fenômenos psicopatológicos distintos: delírio, obsessão e impulso.[9]

Com Charles Laségue e sua descrição do "delírio de perseguição" em 1852, mesmo ano em que Bénédict Morel cunha o termo *démence précoce*, inaugura-se uma fase na qual o descritivismo clínico francês passa a dar grande atenção aos quadros delirantes e ao "delírio em si" como sintoma.[13]

Acrescendo os estudos de Laségue aos de Achilles Foville (a partir de 1869) e Legrand du Saulle (a partir de 1871), pôde-se concluir que os conceitos psicopatológicos que viriam a compor o diagnóstico dos transtornos psicóticos, inclusive da esquizofrenia, encontravam-se mais ou menos correntes no alienismo francês.[13] Na verdade, é possível identificar já em 1810, no relato de John Haslam sobre um paciente do Bethlem Hospital de Londres, ou em 1809, no relato de Pinel, elementos clínicos suficientes para um diagnóstico de esquizofrenia. No entanto, de fato, é apenas com as mudanças conceituais promovidas pelo método clínico longitudinal do alemão Karl Kahlbaum que a nosologia do que hoje chamamos esquizofrenia passa a evoluir substancialmente, a começar pela descrição da catatonia pelo próprio Kahlbaum (em 1868) e da hebefrenia, por seu aluno Ewald Hecker (em 1871).[14]

Nesse momento, percebe-se um rico panorama clínico-teórico, embora ainda carente de sistematização e operacionalidade. O cerne conceitual do que viria a ser a entidade nosológica denominada esquizofrenia não estava ainda articulado. Essas funções, entre outras, caberão ao eminente psiquiatra alemão Emil Kraepelin.[14]

REVOLUÇÕES PSIQUIÁTRICAS

Foi entre o fim do século XVIII e o início do XIX, com o avanço do conhecimento científico e da consciência social, que a Medicina começou a tomar a forma atual. A Revolução Francesa, no plano político, e os avanços científicos relacionados com a Revolução Industrial, no plano econômico, foram as influências mais significativas desse processo. O primeiro grande passo para o progresso científico da Psiquiatria ocorreu apenas no século XVIII, com os estudos do médico francês Philippe Pinel, o qual instituiu reformas humanitárias para o cuidado com os doentes mentais. Foi quando realmente a assistência aos doentes mentais se tornou médica. Surgiu na França, com a reforma patrocinada por Pinel e instituída por Esquirol, e serviu de modelo para as transformações na assistência psiquiátrica de todo o mundo ocidental. Foi quando a assistência aos doentes mentais se transformou em responsabilidade médica e estatal.

No século XIX, Dorothea Dix lutou por melhoras nas condições dos locais que abrigavam doentes mentais. O médico alemão Emil Kraepelin foi o primeiro a subdividir as psicoses em dois grupos: psicose maníaco-depressiva (PMD) e esquizofrenia.

No caminho do grande desenvolvimento científico do século XIX, a Medicina firmou-se como uma ciência. A Psiquiatria veio a se firmar como ciência médica algumas décadas mais tarde. A Psiquiatria acompanhou, em ritmo mais lento do que outras especialidades, o desenvolvimento da Medicina como ciência. No entanto, devido ao complexo objeto da Psiquiatria, a mente humana, houve uma mescla temporária científico-filosófica da Psiquiatria com a Psicologia, esta última surgida da Filosofia em meados do século XIX.

A história da Psiquiatria pode ser vista a partir da influência de alguns países em sua construção. Simplificando, pode-se dizer que a história começou sob a influência da língua francesa; depois, a língua alemã; e, finalmente, a língua inglesa, principalmente da vertente norte-americana. Muitos países tiveram confrontos terríveis que redundaram em duas guerras mundiais, e a animosidade entre os povos, muitas vezes, era compartilhada por seus cientistas.

A preocupação com a nosologia foi um fenômeno alemão e francês. Em termos de psicoterapia, a psicanálise veio do eixo Viena-Berlim. As psicoterapias humanistas vieram dos Estados Unidos. Os ingleses colaboraram com a Epidemiologia e a Psiquiatria infantil. Já o pensamento asilar desapareceu.

Psiquiatria francesa

O médico Philippe Pinel, que colocou ordem nos diversos pensamentos sobre a loucura, a qual denominou alienação mental, com todo mérito é considerado o fundador da Psiquiatria como ramo da Medicina. Para ele, a insanidade era uma doença, e o paciente por ela afetado permanecia sendo um ser humano e, como tal, deveria ser tratado.

Em 1792, Pinel assume o asilo de Bicêtre, promove melhorias no trato dos insanos, referenda as reformas humanitárias do supervisor do asilo, Pussin, e recebe as glórias como libertador dos enfermos. Seu *Traité Médico-Philosophique sur l'Aliénation Mentale ou la Manie* (1800, IX, ano do calendário revolucionário francês) tornou-se um dos mais importantes livros médicos de seu tempo e teve uma edição espanhola, em 1804, e uma inglesa, em 1806, sob o título de *Treatise on Insanity*. Difundiram-se pela Europa, pelos EUA, pela América hispânica e pelo Brasil, marcando o início do alienismo como campo da Medicina.[15]

Em seu tratado, Pinel parte do modelo da história natural: catalogar as classes, os gêneros e as espécies de loucura, febres, inflamações etc. Deu grande ênfase à observação, que considerava mais adequada do que a explicação, esta última defendida pelos autores alemães. Seu tratado compreendia:

- Introdução: história crítica das ideias sobre a natureza da loucura e sobre o tratamento médico dado a ela; proposta de estudo metódico e racional da loucura
- Plano geral da obra: tratado, dividido em seis seções
- Divisão da alienação mental em espécies distintas (seção IV)
- Cinco espécies de vesânias
  - Melancolia ou delírio exclusivo sobre um objeto
  - Mania sem delírio
  - Mania com delírio
  - Demência ou abolição do pensamento
  - Idiotismo ou obliteração das faculdades mentais e afetivas.

O papel de Pinel foi decisivo, não tanto pelas mudanças que promoveu no cuidado dos pacientes (liberação das correntes), que tiveram grande significado simbólico, mas por ter feito do estudo e do tratamento dos doentes mentais um ramo da Medicina. Pinel defendeu o método clínico, a observação e a descrição detalhada das observações médicas. Afirmava que a loucura (alienação) era tratável; e a cura, obtida em muitos casos. Seu tratado tornou-se um modelo e uma esperança no tratamento dos doentes mentais, sendo considerado por Hegel – um dos criadores do idealismo alemão – como um "momento de capital importância na história da humanidade".[15]

O trabalho de Philippe Pinel foi organizado, ampliado e sistematizado por seu discípulo Esquirol, que apresentou uma variante da classificação de Pinel.

Segundo Esquirol, existiriam cinco gêneros de loucura:

- **Lipemania**: delírio sobre um objeto ou poucos objetos, acompanhado de uma paixão triste e depressiva
- **Monomania**: delírio sobre um único objeto ou poucos objetos, cujo componente emocional é uma paixão alegre e expansiva
- **Mania**: delírio que se estende sobre todo tipo de objeto e é acompanhado de excitação
- **Demência**: marcada pela perda da razão, consequência da perda de vigor ou de energia dos órgãos do pensamento, necessários para as funções intelectuais
- **Imbecilidade ou idiotia**: órgãos para o raciocínio e o pensamento adequado que jamais foram bem formados para tais funções. As diferenças de Esquirol com relação a Pinel foram a criação da monomania e o fato de o delírio vir acompanhado de paixões características em cada caso.

Esquirol era defensor do recolhimento dos doentes mentais em asilos e foi o responsável pela lei francesa de 1838, que dispunha sobre a criação e a organização de asilos em quase todos os departamentos da França. Muitos autores franceses contribuíram para a construção da Psiquiatria, entre os quais um se notabilizou pelo pessimismo e pela ideia de que a doença mental seria herdada e transmitida de uma geração para outra: Bénédict Augustin Morel (1809-1873). Este apresentou casos de insanidade e outras doenças mentais como fruto da degeneração. Suas ideias eram mais ligadas à religião do que à genética. Deus teria criado o homem perfeito. A doença seria uma imperfeição da obra de Deus, uma degeneração. Suas ideias ocorreram em um momento de pessimismo com relação aos asilos e foram usadas pelos defensores da eugenia ativa como justificativa para a esterilização dos "degenerados".

Os nazistas empregaram essa ideia para "purificar a raça". Na verdade, era uma maneira de economizar no tratamento dos doentes e deficientes mentais. Ainda sobre Morel: a degeneração, interligada ao pecado original, consistiria na transmissão à descendência de taras, vícios e traços mórbidos adquiridos pelos antecessores. À medida que esses estigmas fossem transmitidos através das gerações, seus efeitos tenderiam a se acentuar, levando à completa desnaturação daquela linhagem, chegando até sua extinção pela esterilidade. Em decorrência dessa teoria, muitos projetos de intervenção social de cunho higienista foram desenvolvidos, de modo a impedir a propagação da degeneração da raça.[16] Pierre Janet (1859-1947) mostrou que experiências traumáticas causavam dissociação de dois tipos: uma histeria dissociativa; e uma psicastenia com ansiedade, fobias e obsessões.

Jean-Martin Charcot (1825-1893), grande neurologista francês, foi o primeiro professor de doenças do sistema nervoso na Universidade de Paris e também o primeiro a demonstrar os aspectos psicológicos da histeria. Um dos estagiários em seu serviço foi o jovem Sigmund Freud. George Gilles de la Tourette (1857-1904), quando residente no serviço de documentação do professor Charcot, descreveu uma síndrome marcada por movimentos involuntários, ecolalia e coprolalia. Charcot, que era uma figura de grande autoridade, denominou essa síndrome com o nome de Tourette. Um grande momento da Psiquiatria francesa, uma virada no tratamento dos doentes mentais, foi o trabalho de Jean Delay (1907-1987) e Pierre Deniker (1917-1999), *Le Traitement des Psychoses par une Méthode Neurolytique Dérivée de L´Hibernothérapie*, de 1952, apresentado no Congrès des Médicin Aliénists et Neurologist de France. A clorpromazina e os compostos semelhantes tornaram-se de uso geral para tratamento dos pacientes psicóticos, mudaram a Psiquiatria, esvaziaram os hospitais e possibilitaram o tratamento ambulatorial da maioria das doenças mentais.

Jacques Lacan (1901-1981) estudou Psiquiatria com Gaëtan Clérambault (1872-1934) – psiquiatra que descreveu a erotomania – e tornou-se um grande psicanalista com ideias inovadoras no campo da psicanálise. Estudou linguística e enfatizava a necessidade de estudar o período pré-linguagem no inconsciente. Outro psiquiatra importante, Henri Ey (1900-1977), abriu as portas do hospital Sainte-Anne para que apresentasse seu seminário. Ey considerava que a doença mental era uma patologia da liberdade, a incapacidade do indivíduo de desenvolver seu potencial. Um último francês importante foi o psicólogo e filósofo Michel Foucault (1926-1984). Com sua *Histoire de la Folie*, questionou a existência da Psiquiatria – com novo enfoque sobre a loucura – da Idade Média até 1800.

Psiquiatria de língua alemã

Franceses e alemães não apenas guerreavam nos campos de batalha, mas também se confrontavam no campo científico. Rabinovich, em seu livro *Clinical Varieties of Madness in France and Germany*, em 1896,[17] diferenciava os psiquiatras – que tinham como base fatos clínicos – dos *psychiker* (Heinroth e Lagerman) – animistas e fundamentados em princípios religiosos.

Os franceses amavam a precisão, enquanto os alemães admiravam explicações vagas. Karl Jaspers, em sua *Psicopatologia Geral*, de 1916, descreve duas tendências entre os psiquiatras: os descritores e os analistas, que pensam mais do que descrevem.

Por vezes, tal discussão tornava-se mais belicosa. Parent, em 1916, escreveu: "a psiquiatria francesa é serva dos fatos e as leis que formulou não eram nada mais que o desenvolvimento destes fatos, enquanto a psiquiatria germânica, nascida de ideias preconcebidas e essencialmente sistemáticas [...], é tão arrogante que ajusta os fatos aos seus dogmas."[18] Um aspecto a considerar é que, entre os psiquiatras de língua alemã, incluem-se suíços, austríacos, húngaros, escandinavos e todos que utilizaram o alemão como língua.

A seguir, são apresentados alguns destaques entre os psiquiatras de língua alemã:

- Gustav Theodor Fechner (1801-1887): fundador da psicologia experimental
- Wilhelm Griesinger (1817-1868): com seu livro *Mental Pathology and Terapeutics*, foi o mentor da Psiquiatria biológica de base anatômica. A doença mental era vista como doença do cérebro e pertencia a uma especialidade médica

- Karl Kahlbaum (1828-1899): descreveu a catatonia
- Richard von Krafft-Ebing (1840-1902): famoso por seu livro *Psychopatia Sexualis*, é considerado o fundador da sexologia
- Ewald Hecker (1843-1909): descreveu a hebefrenia
- Karl Wernicke (1848-1905): com seus achados sobre lesão cerebral e perda de memória, apontou a diferenciação das psicoses orgânicas e funcionais
- Emil Kraepelin (1856-1926): sua classificação das doenças mentais foi importante para estabelecer as bases científicas da Psiquiatria. Desenvolveu as características diagnósticas da demência precoce (esquizofrenia) e separou-a da psicose maníaco-depressiva
- Sigmund Freud (1856-1939): fundador da psicanálise, desenvolveu a ideia do inconsciente, interpretou sonhos e influenciou o pensamento do Ocidente. Iniciou uma revolução intelectual na visão do homem com sua teoria psicanalítica. Fundou a Associação Psicanalítica Internacional em 1910
- Eugen Bleuler (1857-1939): cunhou o termo esquizofrenia em 1911
- Julius von Jauregg (1857-1940): aplicou malária nos pacientes com sífilis terciária e obteve respostas positivas. Ganhou o Prêmio Nobel de Medicina em 1927
- Karl Jaspers (1883-1969): autor da *Psicopatologia Geral*, buscou a compreensão e o sentido dos sintomas
- Hermann Rorschach (1884-1922): criador do teste da mancha de tinta, o qual leva seu nome
- Alfred Adler (1870-1937): primeiro a abandonar Freud, criou a escola de psicologia individual e deu significado aos termos estilo de vida e complexo de inferioridade
- Carl Gustav Jung (1875-1961): aluno de Freud, separou-se deste e fundou a Escola de Psicologia Analítica. Desenvolveu novas abordagens terapêuticas e tornou-se um profundo estudioso do inconsciente coletivo
- Kurt Schneider (1887-1997): partindo da abordagem fenomenológica, abordou a experiência do delírio e da alucinação, bem como a descrição de sintomas primários e secundários da esquizofrenia
- Jean Piaget (1896-1980): estudou a criança e propôs quatro estágios de desenvolvimento da infância até a adolescência, sendo um pré-requisito para o outro (sensorimotor, em que a criança aprende sobre espaço e objetos permanentes, até os 2 anos; pré-operacional, dos 2 aos 7 anos; de operações concretas; e de operações formais, a partir dos 11 anos).

O australiano John Cade (1912-1980), em 1949, propôs a utilização de sais de lítio para tratar quadros maníacos. O estudo de Cade foi replicado em 1954 pelo professor dinamarquês Mogens Schou e por seus colaboradores, que confirmaram os efeitos na mania e propuseram esquemas de tratamento com lítio, adotados em todo o mundo. Nos EUA, pelo temor da toxicidade, seu uso só foi aprovado em 1970.

Fora do eixo franco-alemão, há o português Egas Moniz (1874-1955), que desenvolveu um tratamento cirúrgico para a doença mental conhecido como lobotomia cerebral. Durante 10 anos, esse tratamento foi utilizado em todo o mundo, principalmente nos EUA, onde Walter Freeman (1895-1972) desenvolveu uma técnica transorbital, que possibilitava que fossem realizados inúmeros procedimentos em pouco tempo.

Psiquiatria na Itália

Na Itália, Cesare Lombroso (1835-1909), médico espírita, criou a psicopatologia patográfica. Seus livros sobre homens e mulheres delinquentes estimularam a criação da antropologia criminal. Foi muito criticado por associar a criminalidade a alguns tipos físicos. Teve admiradores em todo o mundo, inclusive no Brasil. Seus livros *Gênio e Insanidade*, de 1864, *O Homem Delinquente*, de 1876, e *A Mulher Ofensora*, de 1893, estão nas bibliotecas de juristas e psiquiatras forenses.

De Hugo Cerletti (1877-1963), criador do eletrochoque (ECT), pode-se ler *A Guerra do Eletrochoque* em www.polbr.med.br/ano06/wal0706.php.

Psiquiatria na antiga União Soviética

Ivan Pavlov (1849-1936), Prêmio Nobel de Fisiologia em 1904, é conhecido por seus estudos sobre o reflexo condicionado. Depois de sua morte, suas pesquisas foram utilizadas para criar uma Psiquiatria soviética desligada da maneira de pensar no mundo ocidental. Sobre a Psiquiatria soviética, foi publicado um artigo acerca do uso da Psiquiatria como arma política na antiga URSS, sob o título de *Abusos da Prática Psiquiátrica na URSS e o VI Congresso Mundial de Psiquiatria em Honolulu* (disponível em www.polbr.med.br/ano07/wal0807.php). Da Rússia pré-soviética, destaca-se o nome de Serge Korsakoff (1854-1900), que descreveu os sintomas provocados pelo abuso crônico de álcool, a síndrome de Korsakoff, caracterizada por marcada desorientação e perda de memória preenchida com confabulações.

Psiquiatria de língua inglesa

Seguem alguns destaques da Psiquiatria de língua inglesa:[19]

- Robert Burton (1577-1640): autor do mais famoso livro sobre doenças mentais no século XVII, *A Anatomia da Melancolia* (1621). Este livro (vol. I) foi editado pela Universidade do Paraná, em 2011 (com tradução de Guilherme Gontijo Flores e prefácio de Manoel Tosta Berlinck)
- William Battie (1704-1776): escreveu o primeiro tratado sobre doenças mentais publicado na Inglaterra, *Treatise on Madness*. Foi o primeiro a fazer a distinção entre doenças mentais decorrentes de causas internas e externas. Mais detalhes sobre a vida de Battie em: www.polbr.med.br/ano12/wal0612.php
- Willian Cullen (1710-1790): nosologista famoso, foi o primeiro a usar o termo neurose para as doenças mentais que cursam sem febre
- Benjamin Rush (1745-1813): autor de *Medical Inquiries and Observations upon the Diseases of the Mind* (1812), primeiro livro norte-americano sobre doença mental. Estudou na Escócia e foi adepto de procedimentos agressivos no tratamento do alienado mental. Desenvolveu a cadeira giratória e banhos de imersão. Foi o mais famoso médico norte-americano da sua época e o único médico a assinar a Declaração da Independência. É considerado o pai da Psiquiatria americana, e sua efígie está nos documentos da American Psychiatric Association

- James Braid (1795-1860): estudioso do hipnotismo, separou-o da teoria do magnetismo animal de Mesmer
- Isaac Ray (1807-1881): escreveu, em 1838, o *Treatise of Medical Jurisprudence of Insanity* e fundou a Psiquiatria Forense Americana
- Daniel M'Naughten (1813-1865): cometeu um crime em 1843, matando uma secretária. Sofria de delírios persecutórios e, em seu julgamento, foi considerado inocente por motivo de insanidade. Daí, criou-se a regra de M'Naughten, utilizada nos sistemas judiciários inglês e norte-americano
- John Hughlings Jackson (1834-1911): estabeleceu funções hierárquicas para o sistema nervoso
- Henry Maudsley (1835-1918): publicou, em 1867, o livro *The Physiology and Pathology of the Mind*, no qual defendia a origem orgânica primária das doenças mentais e a classificação das doenças mentais fundamentada na etiologia. A publicação dessa obra foi considerada o "ponto de virada" da orientação da Psiquiatria inglesa
- Adolf Meyer (1866-1950): viveu na Suíça até 1893, quando emigrou para os EUA. É figura importante no desenvolvimento da Psiquiatria norte-americana. Suas ideias serviram de base para o DSM-I
- Clifford Beers (1876-1943): esteve internado por 3 anos em um hospital estadual e, após sua alta, escreveu o livro *Uma Mente que Achou a Si Mesma* (1908), que serviu de bandeira para a criação do Movimento de Higiene Mental pelo mundo
- Hideyo Noguchi (1876-1920): demonstrou a existência do *Treponema pallidum* em casos de paralisia geral progressiva
- Melanie Klein (1882-1960): austríaca de nascimento, mas com carreira psicanalítica na Inglaterra. Foi pioneira no tratamento psicanalítico de crianças, sendo considerado fundamental o seu livro *The Psychoanalysis of Children*, de 1932
- Leo Kanner (1894-1981): emigrou da Áustria para os EUA e foi um dos fundadores da Psiquiatria infantil na América. Realizou trabalhos famosos sobre a criança autista
- William Howell Masters (1915-2001) e Virginia Eshelman Johnson (1925): com seu trabalho comunicado em dois livros, *Human Sexual Response* (1966) e *Human Sexual Dysfunction* (1970), trataram de um assunto tabu – a investigação da sexualidade humana, que não era ensinada em lugar nenhum, muito menos nas escolas médicas. Depois deles, desenvolveu-se a disciplina de terapia sexual. Os autores revolucionaram o conceito e as atitudes sobre o sexo.

SURGIMENTO DA PSIQUIATRIA COMO ESPECIALIDADE MÉDICA E OS ASILOS

Philippe Pinel, em *Tratado Médico-Filosófico sobre a Alienação Mental ou a Mania*, parte do modelo da história natural (botanistas), catalogando classes, gêneros e espécies de loucura, de febres, de inflamações etc.[20] A *observação* era distinta da *explicação*. Propunha observar, descrever, registrar e diagnosticar os doentes recolhidos a asilos, onde toda sorte de desviantes sociais era recolhida. Na época em que Pinel começou a trabalhar em um asilo, não havia distinção de quem estava encarcerado ou acorrentado. Com o doente mental, estavam recolhidos os criminosos, os retardados mentais e os mendigos ou deserdados da sorte. Aproveitando a experiência do supervisor Jean-Baptiste Pussin, propôs uma atuação médica que implicasse diagnóstico, classificação e tratamento dos doentes de modo que não fossem acorrentados e que recebessem cuidados humanos básicos, como os de higiene.

Movimentos semelhantes foram desencadeados na Inglaterra por William Tuke e, na Itália, por Vincenzo Chiarugi. Tais práticas, consolidadas por Esquirol, difundiram-se pelo mundo. Na primeira metade do século XIX, foram construídos magníficos prédios para cuidar dos doentes.

No Brasil, o primeiro foi inaugurado em 1852, o Hospício Pedro II. Depois dele, outros foram construídos em diversos pontos do país. Não existia tratamento médico específico; os cuidados eram fornecidos por religiosas. O médico, quando havia, limitava-se aos cuidados físicos dos doentes. Cuidar dos doentes mentais era atividade de caridade, e a ideia de tratamento só se desenvolveu com a Proclamação da República em 1889.

O tempo foi impiedoso com os asilos e seus ocupantes, superpovoados e obsoletos em seus propósitos. Recebiam cada vez mais doentes, e o tratamento era inexistente. Os recursos econômicos diminuíam, pessoas menos qualificadas eram encarregadas de cuidar dos internos e, aos poucos, os asilos foram reconstituindo em seu interior os mesmos problemas encontrados na sociedade: exclusão, repressão, tratamentos agressivos e falta de perspectiva de recuperação e alta.

Os tratamentos continuavam sem sucesso; e o número de doentes aumentava. Surgiu como solução a ideia das colônias de alienados, para onde foram transferidos os pacientes crônicos, ligando-os à atividade rural, com a ideia de utilizar o trabalho como recuperação e tratar melhor os casos agudos. Logo, tanto as colônias como os hospitais estavam superlotados.

No início do século XIX, os asilos foram transformados em hospitais. Por exemplo, o Hospício Pedro II passou a ser chamado Hospital Nacional dos Alienados. Novas esperanças apareceram com os chamados tratamentos biológicos, como o choque cardiazólico de Von Meduna, o choque insulínico de Sackel e, em 1938, a eletroconvulsoterapia de Cerletti e Bini.

Nos anos 1940, surgiu mais uma solução para tentar esvaziar os hospitais, a leucotomia de Egas Moniz. Novo fracasso. Uma grande ajuda surgiu de modo inesperado: a descoberta da penicilina possibilitou o tratamento da sífilis e teve grande impacto nos numerosos casos de sífilis terciária (paralisia geral progressiva).

Nos EUA, a partir dos anos 1930, com a fuga de psicanalistas da Alemanha nazista, a psicanálise passou a ser intensamente exercida. Surgiram os chamados hospitais psicodinâmicos, entre os mais famosos o Chestnut Lodge Sanitarium, a Clínica Menninger e o Centro Austen Riggs em Massachussets. Este modelo chegou ao Brasil em 1960 com a inauguração da Clínica Pinel de Porto Alegre por Marcelo Blaya, formado nos moldes da Menninger Clinic de Topeka, no Kansas. O entusiasmo pela psicanálise deu novo ânimo à Psiquiatria. Com o nome de psiquiatria dinâmica, atraiu um grande número de jovens idealistas que deram novos rumos à assistência ao doente mental.

Além dos novos psiquiatras, surgiram os antipsicóticos (1952), os ansiolíticos e os antidepressivos (1958-60). Os hospitais que vinham com um aumento crescente de população internada começaram a esvaziar-se e, hoje em dia, só restam neles alguns idosos e os inválidos.

A Psiquiatria saiu de dentro dos muros do hospital, e os pacientes passaram a ser vistos em ambulatórios. Neuroimagem, novos estudos genéticos e novos psicofármacos têm possibilitado melhor qualidade de vida aos pacientes. Dificilmente encontramos um indivíduo virgem de tratamento. Ao primeiro sintoma da doença, o clínico começa a medicar, e são raros os quadros floridos das antigas enfermarias. O *delirium tremens*, muito comum no passado, agora é uma raridade. O surpreendente é que, com tanto sucesso e melhora no cuidado do doente mental, o psiquiatra segue estigmatizado junto com os seus objetos de estudo e os respectivos tratamentos.

PSIQUIATRIA E SUAS CONCEPÇÕES

Pinel, ao se referir à história da Psiquiatria, dizia que ela era um museu de ideias fracassadas. Cem anos depois, Kraepelin, referindo-se ao passado, escrevia que era uma sucessão de erros na abordagem ao paciente. Examinando a fase asilar da Psiquiatria, podem-se repetir as mesmas frases. Nesta época, primeiro quarto do século XX, a partir de uma ideia equivocada que foi a da incompatibilidade entre epilepsia e esquizofrenia, surgiram os tratamentos ditos de "choque": cardiazólico, insulínico e elétrico. As enfermarias estavam lotadas de pacientes com paralisia geral progressiva. O problema foi resolvido com a descoberta da penicilina.

Desde os primeiros curandeiros, passando pelos alienistas e depois pelos psiquiatras, a ideia de tratamento é a ação do exterior para o interior do cérebro. Depois do surgimento da medicação efetiva e dos novos métodos de investigação cerebral, passou-se a vislumbrar o interior do cérebro e novas perspectivas de entendimento da mente humana. O progresso é lento, mas são promissoras as novas possibilidades.

O filósofo francês Voltaire (François Marie Arouet, 1694-1778), em seu *Dicionário Filosófico*, a partir de uma curta definição da loucura, resume a maneira como o louco era visto ou considerado antes de Philippe Pinel (1745-1826) e Esquirol: "A loucura (*folie*) é uma doença do cérebro que impede o homem de pensar e agir como os outros homens fazem. Se ele não pode cuidar de sua propriedade, ele é posto sob tutela; se sua conduta é inaceitável, ele é isolado; se for perigoso, ele é confinado; tornando-se furioso, ele é amarrado."[21]

Em seu dicionário, Voltaire cria um diálogo entre o louco e os doutores: "Por obséquio, vós que sabeis tanto, dizei-me, por que sou louco? Se os doutores tiverem ainda um pouco de bom senso, responderão 'Ignoro absolutamente'. Eles não compreendem por que um cérebro tem ideias incoerentes; não compreenderão melhor por que o outro cérebro tem ideias regulares e coerentes. Se disserem que sabem, seriam tão loucos como ele."[21]

A primeira lei de proteção ao insano foi promulgada por Napoleão Bonaparte, em 1810, seguida da lei de 1838, que serviu de exemplo para muitos outros países.

PRIMEIRA FASE BIOLÓGICA

Na primeira fase biológica (1850-1910), apesar do desserviço das *madhouses* no século XIX, houve muitos avanços na Medicina. Nesse período, aconteceu a primeira localização das funções mentais e o estabelecimento das clínicas psiquiátricas universitárias, sobretudo na Alemanha. Também houve o diagnóstico da doença de Alzheimer e da paralisia geral progressiva (sífilis terciária). Com os progressos da profissão, os médicos passaram a assumir cargos de direção nos asilos, onde, além de melhorarem as condições dos pacientes, puderam desenvolver novos conhecimentos sobre a doença mental.

No início do século XX, o entusiasmo pela Psiquiatria biológica combinada com a abundância de pacientes (material clínico) levou a uma proliferação de classificações diagnósticas. A partir delas, Kraepelin, Bleuler e outros estabeleceram as bases de nossas atuais classificações. Nessa época, Karl Jaspers produziu seu texto fundamental de psicopatologia.

No decorrer do século XX até 1980, o tema mais importante na *Psicopatologia Geral* de Karl Jaspers e de todo seu trabalho era que, além das causas, havia a necessidade de uma explicação sobre a compreensão e o significado da doença mental. Entretanto, na maior parte do século XX, causa e significado seguiram vias diferentes. O psiquiatra alemão Jaspers rejeitou Freud e vice-versa.[22,23] Freud vinha da neurologia e, pelo menos nos primeiros tempos, concebia a psicanálise como uma extensão da psicologia médica e da neurociência. Freud e o movimento psicanalítico, junto com os fenomenologistas, pesquisaram o significado das doenças mentais, enquanto o resto da Psiquiatria médica focava em suas causas.[24] As duas abordagens tiveram grande sucesso em diferentes partes do mundo.

Nancy Andreasen, em seu livro *Introdução à Psiquiatria*,[25] denomina essa primeira fase biológica como primeira era da neurociência, enumerando as maiores descobertas desse período.

A Tabela 1.1 apresenta as maiores descobertas da primeira fase biológica.

A primeira fase biológica foi uma fase de grandes progressos na Medicina, quando a anatomia do cérebro começou a ser desvendada. Em tal período, surgiram as clínicas psiquiátricas universitárias e a identificação de duas doenças de base orgânica: a paralisia geral (sífilis do cérebro) e a doença de Alzheimer. Os médicos foram convidados a assumir os asilos privados e públicos e passaram a ter ampla oportunidade de estudar a psicopatologia da doença mental.

Em seu livro *Cem Anos da História da Psiquiatria* (1916), Emil Kraepelin relaciona de modo otimista os progressos na assistência ao doente mental, relatando que há 100 anos não existiam alienistas. O cuidado do doente mental em quase toda parte estava nas mãos de supervisores e administradores de casas para pacientes psiquiátricos. Assim, o papel do médico era limitado ao tratamento das doenças físicas dos pacientes.

Tabela 1.1 Maiores descobertas da primeira fase biológica (1850-1910).

Ano	Pesquisadores	Descoberta
1837	Marc Dax	Lateralização da linguagem
1861	Paul Broca	Identificação da área de Broca
1868	Jonh Harlow	Descrição de Phineas Gage e do papel do córtex frontal
1870	Gustav Fritsch e Eduard Hitzig	Lateralização da função motora
1876	Karl Wernicke	Linguagem; localização da área de compreensão
1909	Korbinian Brodmann	Mapa de citoarquitetura cerebral, o mais conhecido mapa do cérebro, baseado na descoberta de que diferentes regiões são constituídas por diferentes tipos de células – mapa de Brodmann (Figura 1.1)
1920	Wilder Penfield	Mapeamento das funções cognitivas e motoras com microeletrodos em substratos neurais específicos
1921	Charles Foix	Localização da doença de Parkinson (em 1817, descrita por James *Parkinson*) na substância negra
1937	James Papez	Descrição do sistema límbico

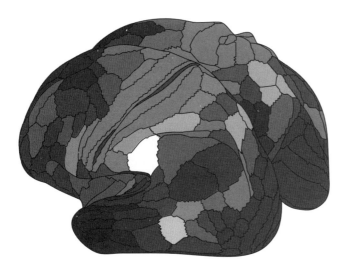

Figura 1.1 Mapa de Brodmann, em 1909. O novo mapa do cérebro tem 180 regiões em cada hemisfério.[26]

SEGUNDA FASE BIOLÓGICA

A segunda fase biológica (1980 até hoje) também é conhecida como a segunda fase da neurociência, de acordo com Andreasen.[25] Alguns autores destacam que, no fim do século XX, criou-se uma classificação psiquiátrica que possibilitou a busca das causas das doenças, que são o objetivo da neurociência. Ao fim do século XX, a Psiquiatria biológica estava mais uma vez em alta, e a década de 1990 foi denominada *década do cérebro*. Esse renovado crescimento baseia-se na ciência, na nova genética, na imagem cerebral e na psicofarmacologia. No início do século XX, a Psiquiatria biológica estava alicerçada na neuroanatomia, na histologia e na teoria dos germes,[27] e diversos prêmios Nobel foram concedidos a investigadores de tais áreas (Tabela 1.2).

EXPANSÃO DA PSIQUIATRIA APÓS 1945

A partir de 1945, a Psiquiatria é marcada por mudanças, tanto nas influências nacionais quanto nos esquemas diagnósticos e na terapêutica. A Segunda Guerra Mundial mudou o mundo, e a Psiquiatria sofreu grandes transformações. No lado mais negativo, tornou-se pública a participação de psiquiatras na "solução final nazista", ou seja, na morte de doentes mentais pela fome em vários países europeus, inclusive na França. Por outro lado, a especialidade passou a ser valorizada conforme a doença mental passou a ser a líder das causas de desligamentos do serviço militar. Nos EUA, chegava a 40% dos conscritos. Assim, a ideia da saúde mental foi sendo desenvolvida e adotada por inúmeros governos. O indivíduo passou a ser considerado em três áreas interligadas: a psicológica, a biológica e a social. Assim, a Psiquiatria passou por uma profunda transformação institucional, demonstrando ser eficaz.

Nos EUA, em 1946, foi fundado o Instituto Nacional de Saúde Mental (Mental Health National Institute). No Brasil, em 1941, instituiu-se o Serviço Nacional de Doenças Mentais (SNDM), que depois passou a ser chamado Divisão Nacional de Saúde Mental (Dinsam). Começaram também os primeiros cursos de formação em Psiquiatria. Antes, no Brasil, eram todos autodidatas. Na Inglaterra, em 1948, foi criado o National Health Service e, na França, no mesmo ano, o Sistema de Seguridade Social.

A Organização das Nações Unidas (ONU), criada logo após a Segunda Guerra, terminada em 1945, tinha agora uma Seção de Saúde Mental. Até 1930, os EUA seguiam os conceitos extraídos dos países de língua alemã. Entretanto, mudaram sua conduta após a descoberta das atrocidades nazistas e emergiram no pós-guerra como liderança da Psiquiatria mundial. Junte-se a isso o fato de que o inglês se tornou uma língua científica mundial. Muitos psicanalistas alemães e austríacos refugiaram-se nos EUA a partir de

Tabela 1.2 Prêmio Nobel concedido em Neurociência e Psiquiatria.

Ano	Pesquisadores	Descoberta
1906	Camilo Golgi e Santiago Ramón y Cajal	Trabalho sobre a estrutura do sistema nervoso
1927	Julius Wagner von Jauregg	Descoberta da importância terapêutica da inoculação da malária na demência paralítica
1932	Edgar D. Adrian e Sir Charles Scott Sherrington	Descobertas relativas ao funcionamento do neurônio
1936	Sir Henry H. Dale e Otto Loewi	Descobertas relativas à transmissão química dos impulsos nervosos
1944	Joseph Erlanger e Herbert S. Gasser	Pesquisa na função diferenciada das fibras nervosas
1949	Walter Rudolf Hess	Descoberta da organização funcional do cérebro medial na coordenação das atividades dos órgãos internos
1949	António Egas Moniz	Descoberta do valor terapêutico da leucotomia em certas psicoses
1963	Sir John C. Eccles, Sir Alan Lloyd Hodgkin e Andrew F. Huxley	Estudo da transmissão dos impulsos nervosos na fibra nervosa (ou a relação entre a inibição das células nervosas e a repolarização da membrana celular)
1970	Julius Axelrod, Sir Bernard Katz e Ulf von Euler	Descobertas relativas à química da transmissão nervosa
1971	Earl Wilbur Sutherland Jr.	Estudo dos hormônios, substâncias químicas que, teoricamente, regulam cada função do corpo
1977	Rosalyn S. Yalow	Radioimunoensaio
1977	Roger C.L. Guillemin e Andrew V. Schally	Produção de hormônios peptídios no cérebro
1979	Earl Hounsfield e Sir Allan M. Cormack	Desenvolvimento da tomografia computadorizada
1981	Roger W. Sperry David H. Hubel e Tosten N. Wiesel	Estudos sobre a função do *corpus callosum* – divisão de funções cerebrais dos hemisférios esquerdo e direito; descoberta da organização do sistema visual
1986	Rita Levi-Montalcini e Stanley Cohen	Descoberta do *nerve growth factor*
2000	Erik Kandel	Austríaco, nesse ano foi um dos três ganhadores do Prêmio Nobel de Fisiologia com seu trabalho com a *Aplysia*, junto com Arvid Carlsson, neuropsicofarmacologista sueco conhecido por desenvolver a hipótese da dopamina, e Paul Greengard, neurocientista de Nova York que estudou a maneira com que um neurotransmissor como a dopamina comunicava seu sinal em nível celular

1933 e tiveram grande influência em sua prática psiquiátrica, o que fez com que surgisse a psiquiatria psicodinâmica americana.

No Brasil, em 1957, em Porto Alegre, foi criado o Curso de Formação Psiquiátrica de orientação dinâmica, liderado por David Zimmermann e Paulo Guedes. O número de psiquiatras cresceu, começaram a surgir entidades nacionais e, em 1963, foi fundada a Associação Mundial de Psiquiatria, por ocasião do terceiro congresso mundial da especialidade no Canadá. O primeiro foi em 1950, em Paris, e o segundo em 1957, em Zurique.

A Psiquiatria sofreu a influência de três fatores: o psicanalítico, o comunitário e o psicofarmacológico. Em muitos momentos, esses três fatores estiveram interligados. Gradativamente, os psicofármacos passaram a ser a escolha dos psiquiatras. Isso fez com que a psicoterapia fosse diminuindo, sendo deixada para psicólogos e assistentes sociais. Uma consequência dessa mudança foi que os psicanalistas – os quais lideravam a maior parte das cadeiras de Psiquiatria nas escolas médicas – foram substituídos por psicofarmacologistas e neurocientistas. Isso se verifica nos EUA no *Manual Diagnóstico e Estatístico de Transtornos Mentais* (*Diagnostic and Statistical Manual of Mental Disorders* – DSM), que, em suas duas primeiras edições, tinha uma abordagem mais etiológica. A partir de 1980, com o DSM-III, houve uma virada na Psiquiatria americana. A classificação da loucura passou a ser categorial e não mais baseada em fatores etiológicos não comprovados.

Em 1961, a *Action for Mental Health* propôs a desinstitucionalização psiquiátrica para o cuidado do doente mental, mudando o enfoque dos grandes hospitais para o atendimento em clínicas comunitárias. A desinstitucionalização tornou-se realidade com o *Community Mental Health Centers Act* (1963).

Segundo a decisão Durham, dada pelo Juiz David Bazelov, "um acusado não é criminalmente responsável pelo seu ato criminoso se o mesmo for produto de doença mental ou deficiência mental". Essa decisão foi proferida em 1954, sendo que vários estados americanos optaram por ela, em substituição à regra M'Naughten.[27]

A partir da *regra Tarasoff*, a Suprema Corte da Califórnia determinou que o terapeuta tem o dever de informar sobre ameaças feitas por um paciente em tratamento contra pessoas da comunidade. Tal regra foi estabelecida em 1969, após o assassinato da estudante norte-americana Tatiana Tarasoff, de Berkeley, vítima de outro aluno da University of California que havia confessado a seu terapeuta a intenção de matá-la. O terapeuta acionou a polícia. Esta achou que o agressor estava sob controle. A família reclamou que deveria ter sido avisada do fato, o que não ocorreu.

A American Psychiatric Association (Associação Americana de Psiquiatria – APA) tem este nome desde 1921. Ela teve início, em 1884, como Associação de Superintendentes Médicos das Instituições Americanas. Em 1892, foi reorganizada como Associação Médico-Psicológica Americana e, em 1921, adotou a atual denominação.

Eric Kandel (1929), austríaco residente nos EUA desde 1939, um dos três ganhadores do Prêmio Nobel de Fisiologia em 2000, demonstrou as conexões entre Psiquiatria e Neurobiologia por meio de pesquisas com o caracol *Aplysia*. Seu trabalho possibilitou o estudo das bases biológicas das formas simples de aprendizado e de memória. A partir dele, passou-se a se discutir a mudança neuronal consequente do aprendizado. Depois dele, examinaram-se a plasticidade neuronal e o efeito da psicoterapia na modificação neuronal. Kandel sugeriu que o aprendizado normal (o de padrões de conduta neurótico e sua modificação via intervenção psicoterapêutica) pode implicar mudanças cerebrais que resultam da alteração da expressão genética.[28]

Já Frederick K. Goodwin (1936) e Kay Redfield Jamison (1946) escreveram o livro *Manic-Depressive Illness*, que oferece nova diagnose e classificação da doença maníaco-depressiva com um conjunto de relatos de doenças, incluindo transtorno bipolar, temperamento marcado por mudanças bruscas e recorrente doença depressiva. O livro também oferece a mais compreensiva revisão de dados de todas as informações sobre doenças e todos os aspectos do tratamento, inclusive o medicinal (agudo e preventivo), e o papel da psicoterapia.

A escolha de nomes da Psiquiatria norte-americana é limitada. Assim, faltam figuras marcantes em várias áreas, como na classificação das doenças mentais e nas várias edições do DSM e no desenvolvimento da história da APA. Também não foram citados inúmeros psicanalistas emigrados e sua influência no pensamento psicodinâmico e no desenvolvimento de novos medicamentos e novas formas de psicoterapia. O leitor atento sentirá falta de referências a Aaron Beck, aos irmãos Menninger, a Karen Horney, a Robert Spitzer e a tantos outros.

DESENVOLVIMENTO DA PSIQUIATRIA NA AMÉRICA LATINA

Os invasores europeus impuseram profundas alterações nos povos conquistados da América. Com os cavalos, as armas de fogo e os soldados, vieram os colonizadores, os religiosos e as tecnologias então existentes no Velho Continente.

É digno de registro que, em 1571, tenha se iniciado o ensino de Medicina na Universidade de São Marcos de Lima, no Peru.

Poucos anos depois, em 1580, o mesmo ocorreu na Cidade do México. Diferentemente dos espanhóis, que se preocuparam em desenvolver um sistema de ensino, os colonizadores portugueses impediam que os brasileiros tivessem ensino superior ou qualquer atividade produtiva que lhes dessem a autonomia da matriz. Todo o comércio exterior era feito por meio de Lisboa, capital portuguesa na Europa. A vinda da Família Real, em 1808, mudou esse panorama e, dentro da nova realidade, foram permitidos cursos médico-cirúrgicos.

A criação de faculdades de Medicina somente ocorreu em 1832, durante o reinado do imperador Dom Pedro I. Os primeiros médicos e boticários da América Latina foram, aos poucos, desenvolvendo uma assistência mais qualificada que a dos xamãs e pajés indígenas. Durante a época da Colônia, o âmbito das doenças mentais estava limitado à simples contenção dos enfermos. No terreno da assistência ao doente mental, o México foi um caso singular.

A primeira fundação psiquiátrica – o Hospício de São Hipólito – surgiu na cidade do México em 1556. Transcorriam apenas 45 anos da conquista de Hernán Cortés quando o espanhol Bernardino Álvarez (1517-1584), que em sua juventude havia sido soldado, jogador e foragido da justiça, levou a cabo a criação de um hospício. Em seu tempo, isso marcou um ponto transcendente. Em 1687, o carpinteiro José Sayago fundou, junto com sua esposa, na Cidade do México, o Hospital Real do Divino Salvador, para assistência aos doentes mentais. Desse estabelecimento, dizia-se, no século XVIII, que não havia no mundo hospital mais bem assistido e atendido.

Sob a denominação de Real Congregación de Nuestra Señora de los Dolores y Socorro de Mujeres Dementes, foi criada em 1747, também no México, a primeira sociedade de ajuda ao doente mental. No México, a assistência médica em geral e a assistência aos doentes mentais eram fundamentalmente caritativas.

O Hospital da Santíssima Trindade (1689-1905), uma das primeiras instituições criadas por sacerdotes, destinava-se a cuidados aos doentes mentais e senis. Enquanto no México eram fundadas entidades destinadas ao acolhimento dos doentes mentais, nos demais países da América Latina os pacientes eram fechados em celas especiais dos hospitais gerais (as *loquerías*), mantidos no domicílio, muitas vezes em precárias condições, ou recolhidos às prisões, onde costumavam ser submetidos a chicote, ferros e banhos frios.

Os doentes mentais pacíficos andavam soltos pelas ruas, sendo objetos de medo ou de escárnio para a população.

Entre os hospitais coloniais com *loquerías*, estavam:

- Lima: Hospitais Santa Ana e San Andrés
- Rio de Janeiro: Santa Casa de Misericórdia
- Minas Gerais: Santa Casa de São João del-Rei
- Buenos Aires: Hospital San Martín
- Bogotá: Hospital San Juan de Dios
- Montevidéu: Hospital Geral de Montevidéu.

Nessa nota histórica, serão deixadas de lado as diferenças e contradições, e a atenção estará voltada para algumas semelhanças. O primeiro aspecto a ser considerado é a presença da

Inquisição no continente americano. A América espanhola foi a primeira a sofrer com a Inquisição. O primeiro tribunal aconteceu em Lima (1570), seguido pelo do México (1571) e o de Cartagena de Índias (1610). Eles tinham jurisdição por todo o âmbito da América espanhola.

O mesmo fenômeno, um pouco depois, surgiu na América de língua portuguesa. Alguns autores consideram que tais tribunais teriam sido mais benevolentes que seus pares espanhóis ou europeus de modo geral. Aqui, discorda-se dessa suposta benevolência, pois, mesmo que não tenha havido uma ação com força excessiva, sua simples presença era uma arma poderosa nas mãos do poder eclesiástico e político. O temor do desenvolvimento científico, o excessivo regramento das sociedades, a submissão a caudilhos e ditadores têm suas raízes no poder inquisitorial.

O segundo fator que atingiu, principalmente, a América portuguesa, as Antilhas e a América Central foi a escravatura, que deixou profundas marcas nas sociedades nas quais ela existiu. O terceiro fator, comum em muitos países, foi a criação de grandes asilos, como o Hospício de Alienados Pedro II, no Rio de Janeiro (1852), o Hospital de Las Mercedes (1887), que desde 1967 se chama Hospital Borda, em Buenos Aires, e o Hospital Vilardebó, em Montevidéu.

O quarto aspecto a ser levado em conta é o fato de que a maioria dos médicos ilustres era dirigente ou ligada aos asilos e manicômios. Muitos acumulavam a direção do asilo/hospital com a cátedra de Psiquiatria. No Brasil, a Constituição de 1937 proibiu expressamente o acúmulo de empregos nos âmbitos federal e estadual, o que diminuiu o poder autocrático e criou espaço para as cátedras universitárias se desenvolverem fora do espaço macro-hospital.

Os serviços extramuros surgiram aceleradamente a partir da segunda metade do século XX, primeiramente com as ligas e os comitês de higiene mental e, depois, com o surgimento dos antipsicóticos e do custo crescente nos orçamentos públicos em razão dos internamentos. A América hispânica e o Brasil deveriam lembrar-se com carinho da vitória da esquadra inglesa sobre os franceses e os espanhóis na famosa Batalha de Trafalgar (1805), pois, como consequência do enfraquecimento do poder marítimo espanhol, suas colônias iniciaram as lutas pela independência.

Foram lutas sangrentas, mas, pouco a pouco, as repúblicas sul-americanas foram tornando-se independentes. A derrota marítima fez com que a França apertasse o cerco a Portugal, o que obrigou a Família Real a mudar-se para o Brasil em 1808. Para o Brasil, isso significou ensino superior, imprensa livre, industrialização e abertura dos portos, culminando com a criação do império brasileiro em 1822.

Observando a história do estabelecimento da assistência aos doentes mentais nos anos pós-independência, encontram-se alguns pontos comuns nos diferentes países da América. Quase todos construíram prédios magníficos para os asilos que, na descrição dos seus próceres, seria o "mais bonito da América". Em geral, os diretores desses asilos tornavam-se ícones da Psiquiatria, a maioria deles dizendo-se seguidores do tratamento moral e defensores das leis de proteção ao doente mental. Adotavam os ensinamentos da Psiquiatria francesa por meio da obra de seus expoentes: Pinel, Esquirol e Cabanis (1757-1808).

Após um episódio inicial de grande entusiasmo, esses grandes asilos, mais tarde transformados em hospitais psiquiátricos, tornaram-se macro-hospitais, com milhares de internos em condições de assistência precária. Tal fenômeno só começou a ser revertido a partir da metade do século XX, com a descoberta dos neurolépticos,[29] do *Action for Mental Health*, do presidente John Kennedy, e com o surgimento da Psiquiatria comunitária. O pêndulo do atendimento movia-se do hospital para o ambulatório.

ASILOS E HOSPÍCIOS

Na Argentina, a assistência às doentes mentais esteve, inicialmente, a cargo da Sociedade de Beneficência de Buenos Aires, que tomou sob sua responsabilidade o Hospital Geral de Mulheres, em cujo pátio essas mulheres eram alojadas. Algum tempo depois, as pacientes foram transferidas – com a colaboração da Sociedade Beneficente e do doutor Ventura Bosch – para um lugar chamado La Convalecencia (1854), origem do futuro Hospital Nacional de Alienadas.

O Hospício de las Mercedes teve origem na Casa de Dementes, em 1863, em Buenos Aires. Seu primeiro diretor foi o doutor José Maria de Uriarte (1791-1831), e o segundo, Lucio Meléndez (1844-1901), que modernizou o edifício com a criação de pavilhões de pacientes "agudos", "crônicos", "convalescentes", "agitados" etc. Meléndez foi o primeiro professor de clínica psiquiátrica da Argentina. Sua obra foi continuada por seu discípulo Domingo Cabred (1859-1929), que o substituiu em 1892 na direção do hospício e da cátedra.

Domingo Cabred criou o Pavilhão Lucio Meléndez para alojar criminosos e delinquentes, além de conceber o Instituto de Patologia.[30] Para a direção deste, veio da Europa o doutor Christofredo Jakob. No Brasil, alguns anos depois, o Instituto Anatomopatológico do Juquery foi criado pelo professor Antônio Carlos Pacheco e Silva (1898-1988), que buscou, na França, seu diretor, o doutor Constantino Trétiakoff.

A ideia de encontrar um substrato anatômico para a loucura e sua aproximação com a Medicina tradicional era o objetivo desses alienistas. De acordo com Meyer, Cabred difundiu pela Argentina hospitais, colônias, asilos e centros de profilaxia e tratamento, que vieram a constituir o esqueleto da assistência psiquiátrica argentina.

No Brasil, a partir da inauguração do Hospício de Alienados Pedro II, no Rio de Janeiro (1852), foram construídos os seguintes hospitais:

- São Paulo: Hospício Provisório de São Paulo (1852); Hospício do Juquery (1898)
- Pernambuco (Recife e Olinda): Hospício da Visitação de Santa Isabel (1864); mais tarde, foi construído o Hospício da Tamarineira
- Pará (Belém): Hospício Provisório (1873), próximo ao Hospício dos Lázaros
- Bahia (Salvador): Asilo São João de Deus (1874)
- Rio Grande do Sul: Hospício São Pedro (1884)
- Ceará (Fortaleza): Asilo de Alienados São Vicente de Paula (1886).

No cenário da América Latina, nos séculos XIX e XX, destacam-se:

- Bolívia, Sucre (1884): fundação do Manicômio Nacional Pacheco, dirigido pelo doutor Nicolas Ortiz
- Santo Domingo (1886), Costa Rica (1889), Paraguai (1889), Guatemala (1890), San Salvador (1896), Panamá (1933), Nicarágua (1946) e Honduras (1956): criação de hospitais psiquiátricos
- Cuba (1828): criação do primeiro asilo, Hospital San Dionísio, mais tarde chamado La Mazorra. Em 1863, José Joaquim Muñoz, pioneiro da Psiquiatria cubana, publicou a tradução do livro de J. Baillarger, *Tratado de Alienação Mental*
- Chile (1852): fundação da Casa de Orates, primeiro local de atendimento ao doente mental em Santiago do Chile
- Equador (1881): fundação do Manicômio José Velez, em Guayaquil (seu fundador foi Emilio Gerardo Roca)
- México: Juan N. Navarro, diretor do Hospital San Hipólito, é considerado o reformador da assistência ao doente mental
- Uruguai: até 1860, os doentes mentais eram internados em um pavilhão do Hospital Maciel; depois, foram transferidos para uma casa no campo que, em 1880, foi convertida no Manicômio Nacional do Uruguai.

O Pennsylvania Hospital, fundado na Filadélfia, em 1752, foi o primeiro hospital nos EUA a aceitar pacientes com problemas mentais. O Eastern Asylum – ou Williamsburg Asylum, por ter sido construído em Williamsburg em 1773 –, foi o primeiro asilo nos EUA a ser construído exclusivamente para cuidar dos doentes mentais.

Os países latino-americanos, livres das dominações espanhola e portuguesa, entraram em um longo período de turbulência, com guerras internas e externas, sendo que somente no fim do século XX surgiu alguma perspectiva democrática mais duradoura.

No meio de ditaduras, repressões e perseguições, as instituições e os profissionais dedicados à assistência ao doente mental seguiram em sua missão, embora internamente muitas contradições surgissem – e persistam até hoje – como grupos chamados manicomiais contra grupos reformistas, grupos antipsiquiatria contra grupos psiquiátricos e grupos da reforma psiquiátrica contra grupos de mudança do modelo de assistência psiquiátrica.

O antigo modelo multiprofissional de assistência ao doente mental está em crise em muitos países, devido ao conflito que envolve, de um lado, os médicos psiquiatras e, de outro, os demais membros das equipes, principalmente os psicólogos.

De acordo com Enrique Carpintero y Alejandro Vainer:

> As contradições não permitiam que eles encontrassem a maneira mais adequada de sair da velha psiquiatria. As diferenças eram teóricas, quanto à abordagem da saúde mental, mas especialmente ideológicas e políticas (desde o radicalismo até o comunismo, passando pelo socialismo). Isso impedia acordos básicos entre eles.[31] [tradução livre]

Os autores citam, no grupo conservador – o manicomial –, os doutores Carlos Sisto e Omar Ipar. No grupo reformista – heterogêneo –, citam psicanalistas como E. Pichon Rivière (1907-1977), Raúl Usandivaras (1924-1994), Horacio Etchegoyen e Jorge García Badaracco (1923-2010). Estes conviviam com psiquiatras dinâmicos, como Mauricio Goldenberg (1916-2006), e reflexologistas, como Gregorio Bermann (1894-1972) e Gervasio Paz.

Como já citado, há certa sincronia entre os fatos psiquiátricos acontecidos na América Latina. Segundo Meyer, a primeira tese em Psiquiatria foi publicada em Buenos Aires, em 1828, por Diego Alcorta (1801-1842): "Dissertação sobre a Mania Aguda."

No Brasil, a primeira tese foi realizada por Antonio Luiz Peixoto, em 1837. Nota-se que o autor estava atualizado com relação ao que havia sido publicado na França, em princípios do século XIX, sobre doenças mentais. Peixoto baseia-se, sobretudo, no *Tratado Médico-Filosófico da Alienação Mental*, de Philippe Pinel, nos estudos clínicos de Esquirol e, do ponto de vista filosófico, especialmente, em Cabanis. Em seu trabalho, Peixoto define a alienação mental como:

> [...] moléstia apirética do cérebro, ordinariamente de longa duração, com perturbação contínua ou intermitente das faculdades intelectuais e afetivas, algumas vezes parcial com ou sem lesões das sensações e dos movimentos voluntários e sem desordens profundas e duráveis das funções orgânicas.[32]

Essa presença francesa é justificada de várias maneiras, tanto por meio dos livros quanto dos inúmeros médicos franceses que vieram tentar a sorte na América do Sul. Alguns nomes entraram para a história, como José Francisco Xavier Sigaud (1796-1856), em terras brasileiras, e o doutor Victorino Brandin (defensor da cadeira giratória de Benjamin Rush) que, entre 1820 e 1840, atuou em vários países, sendo considerado precursor da Psiquiatria peruana.

Brandin publicou a primeira perícia psiquiátrica do Equador, em 1825, além de criar vários jornais médicos, com destaque para três: *Anales Medicinales* do Peru (1827); *Anales Medicinales* do Equador (1827); e *Anales Medicinales* do México (1830).

Uma das raras referências à Psiquiatria inglesa foi encontrada em Porto Alegre, onde o primeiro diretor do Hospício São Pedro, em 1884, dizia-se seguidor das ideias de John Conolly (1794-1866), defensor sem restrição dos doentes mentais e do cuidado de não internar nos hospícios/asilos pessoas que não fossem doentes mentais.[33]

Na Argentina, em 1822, o doutor Cosme Argerich (1787-1846) e o professor Manuel Fernández de Agüero (1772-1840) divulgaram a obra de Pinel e Cabanis. Na Colômbia, o ensino de Medicina começou em 1826, e José Felix Merizalde (1787-1868) ensinou noções de Psiquiatria e utilizou uma tradução sua da obra de Pinel. No Equador, Agustín Felix Vallejo (1820-1873) – fundador da escola de Medicina de Cuenca – difundia as ideias de Pinel e Esquirol.

Em Bogotá, a obra *Lecciones de Psicología* foi publicada em 1851, por Manuel Ancízar (1812-1882). As primeiras cátedras de Psiquiatria nas faculdades de Medicina da América Latina surgiram a partir de 1880, com:

- Lucio Meléndez, em 1886, na Argentina
- Osvaldo Loudet, em 1942, na Faculdade de Ciências Médicas de Buenos Aires
- Nuno de Andrade, em 1887, no Rio de Janeiro
- Augusto Orrego Luco, 1891, no Chile
- José Peón Contreras, em 1891, no México, e em Sucre, em 1898

- Nicolás Ortiz, em 1998, em Havana
- Bernardo Etcheparre, em 1912, em Montevidéu
- Carlos Alberto Arteta, em 1913, em Quito
- Juan B. Landorio, em 1914, em Medellín
- Miguel B. Landorio, em 1916, em Bogotá.

Segundo Luís Meyer, o iniciador do ensino da Psiquiatria no Peru foi Hermilio Valdizán (1885-1929), designado professor em 1926. Além de ser considerado uma das mais importantes figuras da Psiquiatria peruana e excelente clínico e professor, era um escritor prolífico. Suas obras versam sobre a história da Medicina peruana, a Psiquiatria folclórica, a higiene mental e a Psiquiatria forense.

Seu sucessor foi outra figura notável da Psiquiatria latino-americana, o professor Honório Delgado (1892-1969). De acordo com Meyer, a ele se deve a introdução da psicanálise na América Latina. Delgado é lembrado mesmo depois de ter se afastado da psicanálise.

Outro peruano de destaque e um dos fundadores da Associação Psiquiátrica da América Latina (APAL) foi Carlos Seguín (1907-1995), que, em 1941, criou o primeiro serviço de Psiquiatria em hospital geral. Nos anos 1940, começaram a surgir serviços nacionais de assistência à saúde mental. Entre eles, alguns dos mais conhecidos são:

- Dinsam, no Brasil (1941)
- Instituto Mexicano de Seguridade Social, fundado em 1943, cujos serviços psiquiátricos foram dirigidos por Raul González Henríquez (1906-1952) até sua morte prematura
- Instituto Nacional de Saúde Mental, na Argentina (1957).

HIGIENE MENTAL

As Ligas de Higiene Mental foram estruturando-se nos diferentes países da América Latina e tiveram papel importante na mudança de perspectivas com relação a:[34]

- Atendimento psiquiátrico
- Ambulatórios
- Profilaxia
- Preocupação com os principais males considerados responsáveis pela maioria das internações: sífilis, alcoolismo e drogas
- Deficiência mental.

O nascimento desse movimento das Ligas de Higiene Mental iniciou-se a partir de Clifford Beers (1876-1943). O jovem, um norte-americano, recém-graduado, foi internado em 1900 e, durante 3 anos, padeceu em um hospital da época. Em 1908, publicou seu livro, *A Mind That Found Itself*, em que descreveu os horrores sofridos durante seu tratamento. Na obra, Beers lançou a ideia de higiene mental.

A introdução do livro, feita pelo famoso psicólogo norte-americano William James (1842-1910), garantiu a aceitação das ideias chocantes e revolucionárias do autor. Junto com outros idealistas, ainda em 1908, fundou a Connecticut Society for Mental Hygiene. Em 1909, Beers fundou, em Nova York, o Comitê Nacional de Higiene Mental (National Committee for Mental Hygiene), cujas ideias irradiaram-se pelo mundo.

Sua primeira meta era melhorar as condições de assistência e tratamento.[35] A segunda desenvolvia o conceito de prevenção (criaram-se os serviços abertos, os ambulatórios psiquiátricos e os serviços sociais). Em 1916, começou a circular a revista *Mental Hygiene*. Na mesma época, surgiu nos EUA o Movimento Eugênico, liderado, entre outros, pelo biólogo norte-americano Charles Davenport (1866-1944).

O movimento propunha a seleção dos mais aptos e a esterilização dos "fracos de mente" ou "de mente fraca". Ainda que o movimento de higiene mental fosse dedicado à profilaxia das doenças mentais, alguns de seus membros eram, também, eugenistas. No Brasil, a Liga Brasileira de Higiene Mental surgiu em 1923, por iniciativa de Gustavo Riedel (1887-1934).

Na Argentina, teve início em 1930, por iniciativa de Gonzalo Bosch (1885-1967) e outros. No mesmo ano, foi realizado o Congresso de Higiene Mental em Washington. Além do Brasil e da Argentina, outros países latinos que tinham ligas, comitês ou sociedades de higiene mental e que participaram do Congresso de Washington foram: Bolívia, Costa Rica, Cuba, Equador, Guatemala, Honduras, México, Nicarágua, Panamá, Paraguai, Porto Rico, República Dominicana, El Salvador, Uruguai e Venezuela.

PSIQUIATRIA NO BRASIL

Se a Revolução Francesa foi um marco nos direitos do cidadão e favoreceu o surgimento da Psiquiatria no cenário internacional, outro acontecimento histórico, a Batalha de Trafalgar, em 1805, em que as frotas inglesas, comandadas pelo Almirante Nelson, derrotaram as armadas francesa e espanhola, teve repercussão no desenvolvimento da Medicina e da Psiquiatria brasileiras. Para impedir os ingleses de se valerem do porto de Lisboa, Napoleão invadiu Portugal e levou à fuga da Família Real portuguesa para a colônia ultramarina. Tal fato causou uma guinada histórica na vida brasileira e favoreceu decisivamente a declaração de independência em 1822.

Assim, aquela colônia distante, a qual, em 1794, quando Pinel publicou seu trabalho seminal que deu origem à Psiquiatria, tinha poucos médicos formados e nenhuma história de produção científica, experimentou um vertiginoso processo de mudanças com a vinda da corte: abertura dos portos às nações amigas, criação da imprensa, industrialização e abertura de cursos médico-cirúrgicos na Bahia e no Rio de Janeiro. Segundo Othon Bastos:

> A história oficial da psiquiatria no Brasil teve início com a chegada da Família Real portuguesa ao Rio de Janeiro, em 1808, trazendo a bordo, engaiolada, a rainha D. Maria I. Sua Alteza havia sido considerada insana e afastada de suas funções pelo médico da corte, o pernambucano José Correia Picanço (1745-1824), primeiro Barão de Goiana, fundador dos cursos médicos no país.[2]

Em 1808, foram criadas as Faculdades de Medicina da Bahia e do Rio de Janeiro. À época, os médicos não eram especialistas, mas clínicos e cirurgiões. As exigências da prática diária, entretanto, foram criando profissionais mais voltados para determinadas especialidades.

O doutor José da Cruz Jobim (1802-1878) foi o primeiro médico do Hospício D. Pedro II e, mais tarde, o primeiro professor da disciplina de Medicina Legal da Faculdade de Medicina do Rio de Janeiro e, depois, seu diretor.

José Carlos Teixeira Brandão foi o primeiro catedrático de Psiquiatria na mesma faculdade, e seu trabalho mais marcante foi o empenho dedicado à criação de uma legislação a favor dos doentes mentais. Notam-se nos escritos de Teixeira Brandão uma grande influência dos autores franceses, sobretudo Esquirol, sendo que sua luta mais importante foi a de implantar e tornar conhecida uma legislação que beneficiasse os doentes mentais, semelhante à lei francesa de 1838.

Os trabalhos que nos chegam desse período são alguns livros e muitas teses de doutorado. De modo geral, as teses devem ser analisadas em uma perspectiva de época. Eram trabalhos de conclusão do curso de Medicina e seus autores eram jovens e sem experiência prática, o que as torna verdadeiras revisões bibliográficas. Considerando-se as poucas fontes disponíveis, não passavam de uma tradução das ideias de Pinel, Esquirol, Falret e Morel.

No entanto, no início do século XX, começam a aparecer trabalhos com base em autores alemães, como Kraepelin, Griesinger e Alzheimer, entre outros. Dos muitos trabalhos de conclusão, o professor Isaías Paim[36] destacou duas teses que considera fundamentais para a nascente psicopatologia forense brasileira: a de José de Oliveira Ferreira Júnior, *Da Responsabilidade Legal dos Alienados*, escrita em 1887, e a de Afrânio Peixoto, de 1897, *Epilepsia e Crime*. Assim, a residência em Psiquiatria e a formação universitária em Psiquiatria com cursos de mestrado e doutorado trouxeram crescimento e modernização da Psiquiatria no Brasil.

LEIS SOBRE A ASSISTÊNCIA À SAÚDE MENTAL NO BRASIL[37]

O Código Criminal do Império, no artigo 10 no parágrafo 2, declara irresponsável o indivíduo que praticou algum ato delituoso em estado de perturbação mental, estabelecendo: não se julgarão criminosos os loucos de todo gênero, salvo se tiverem lúcidos intervalos, e neles cometerem o crime. O artigo 12, do mesmo Código, diz: "os loucos que tiverem cometido crimes serão recolhidos às casas para eles destinadas ou entregues às suas famílias, como ao juiz parecer mais conveniente."

A inexistência de locais especiais para recebê-los determinava que todos terminassem recolhidos à Casa de Correção. O Hospício Pedro II, que recebia doentes mentais vindos de todas as partes do país, por meio dos seus administradores, recusava-se a abrigar alienados criminosos.

Leis específicas para os doentes mentais

A seguir, apresentamos quadros comparativos entre as Leis de 1903 e de 1934, do Projeto de Lei de 1989 e da Lei aprovada em 2001, quanto às ementas, aos respectivos primeiros artigos, regimes de internação, modelos assistenciais propostos e principais direitos assegurados aos doentes mentais.

Ementas

- Decreto nº 1.132, de 1903 (Rodrigues Alves). "Reorganiza a assistência a alienados."
- Decreto nº 24.559, de 1934 (Getúlio Vargas). "Dispõe sobre a proteção à pessoa e aos bens dos psicopatas."
- Lei nº 10.216, de 2001. "Dispõe sobre a proteção e os direitos das pessoas portadoras de transtornos mentais e redireciona o modelo assistencial em saúde mental."
    - Projetos antecedentes da Lei nº 10.216:
        - Projeto de Lei nº 3.657, de 1989 (Deputado Paulo Delgado): "Dispõe sobre a extinção progressiva dos manicômios e sua substituição por outros recursos assistenciais e regulamenta a internação psiquiátrica compulsória."
        - Substitutivo do Senado ao Projeto de Lei da Câmara nº 8, de 1999 (Senador Sebastião Rocha): "Dispõe sobre a proteção e os direitos das pessoas portadoras de transtornos psíquicos e redireciona o modelo assistencial em saúde mental."

Decreto de 1903

"O indivíduo que, por moléstia mental, congênita ou adquirida, comprometer a ordem pública ou a segurança das pessoas, será recolhido a um estabelecimento de alienados.

§ 1º A reclusão, porém, só se tornará efetiva em estabelecimento desta espécie, quer público, quer particular, depois de provada a alienação.

§ 2º Se a ordem pública exigir a internação de um alienado, será provisória sua admissão em asilo público ou particular, devendo o diretor do estabelecimento, dentro de 24 horas, comunicar ao juiz competente a admissão do enfermo e relatar-lhe todo o ocorrido a respeito, instruindo o relatório com a observação médica que houver sido feita."

Decreto de 1934

"A Assistência a Psicopatas e Profilaxia Mental terá por fim:

a) Proporcionar aos psicopatas tratamento e proteção legal
b) Dar amparo médico e social não só aos predispostos a doenças mentais, como também aos egressos dos estabelecimentos psiquiátricos
c) Concorrer para a realização da higiene em geral e da profilaxia das psicopatias em especial."

Projeto de 1989

"Fica proibida, em todo o território nacional, a construção de novos hospitais psiquiátricos públicos e a contratação ou financiamento, pelo setor governamental, de novos leitos em hospital psiquiátrico."

Lei nº 10.216, de 2001

"Os direitos e a proteção das pessoas acometidas de transtornos mentais, de que trata esta lei, são assegurados sem qualquer forma de discriminação quanto à raça, cor, sexo, orientação sexual, religião, opção política, nacionalidade, idade, família, recursos econômicos e ao grau de gravidade ou tempo de evolução de seu transtorno, ou qualquer outra."

Modelos assistenciais

Decreto de 1903

Centralizado (estadual, nacional), centrado no Hospício e na atuação médica. Isolamento necessário ao tratamento.

"Art. 3º: O enfermo de alienação mental poderá ser tratado em domicílio, sempre que lhe forem subministrados os cuidados necessários.

Parágrafo único – Se, porém, a moléstia mental exceder o período de 2 meses, a pessoa que tenha à sua guarda o enfermo comunicará o fato à autoridade competente, com todas as ocorrências relativas à moléstia e ao tratamento empregado."

Decreto de 1934

Centralizado, hospitalocêntrico. A reinserção social é objetivo periférico, só para certos doentes, sob supervisão do hospício. Grande preocupação com o controle médico e social dos loucos (perigosos).

"Art. 3º § 4º: Não é permitido conservar mais de três doentes mentais em um domicílio (...)".

Art. 8º: A fim de readaptar a vida social os psicopatas crônicos, tranquilos e capazes de viver no regime da família, os estabelecimentos públicos poderão manter em seus arredores um serviço de assistência heterofamiliar."

Projeto de 1989

Desospitalização, substituição do hospital por outras instâncias. Antipsiquiátrico, contra o enfoque médico da loucura.

Proíbe a construção de novos hospitais psiquiátricos e determina a desativação dos existentes. Define como "recursos não manicomiais": unidade psiquiátrica em hospital geral, hospital-dia, hospital-noite, centros de atenção e de convivência e pensões.

Substitutivo de 1999

Desospitalização, rede de serviços diversificada, comunitária, atenção menos restritiva possível, multidisciplinar.

Prevê a possibilidade de novos leitos psiquiátricos, se necessário. Define estabelecimento de saúde mental como "instituição ou unidade que ofereça assistência em saúde aos portadores de transtornos psíquicos." Não menciona os tipos de serviços, nem define onde se dará a internação.

Lei nº 10.216, de 2001

Idem, exceto pela supressão do artigo 4º do Substitutivo: "O poder público destinará recursos orçamentários para a construção e manutenção de uma rede de serviços de saúde mental diversificada e qualificada, sendo que a construção de novos hospitais psiquiátricos públicos e a contratação ou financiamento, pelo poder público, de novos leitos em hospitais psiquiátricos somente será permitida nas regiões onde não exista estrutura assistencial adequada, desde que aprovada pelas Comissões Intergestoras e de controle social dos três níveis de gestão do SUS."*

---

* Não prevê, mas não proíbe a construção de novos hospitais nem a contratação de leitos psiquiátricos.

Direitos dos doentes mentais

Decreto de 1903

Internação provisória até prova de alienação. Direito a reclamar exame de sanidade e de solicitar alta. Comissão do governo deveria fiscalizar os estabelecimentos.

"Art. 9º – Haverá ação penal, por denúncia do Ministério Público, em todos os casos de violência e atentado ao pudor, praticados nas pessoas dos alienados.

Art. 10 – É proibido manter alienados em cadeias públicas ou entre criminosos."

Decreto de 1934

"Art. 26: Os psicopatas, assim declarados por perícia médica processada de forma regular, são absolutas ou relativamente incapazes de exercer pessoalmente os atos da vida civil."

Proteção entendida como administração provisória ou curatela. Internação em manicômio judiciário apenas por ordem de juiz. Na internação voluntária, direito de ter alta, "salvo em caso de perigo iminente etc.". Direito de solicitar novo exame de sanidade mental.

A correspondência dos doentes, dirigida às autoridades, não poderia ser violada nem impedida de prosseguir. Comissão do governo para assegurar os direitos dos psicopatas.

Substitutivo de 1999 e Lei nº 10.216, de 2001 (substituído "psíquico" por "mental")

É responsabilidade do Estado o desenvolvimento da política de saúde mental, a assistência e a promoção da saúde aos portadores de transtornos mentais, "com a devida participação da sociedade e da família" e sem qualquer discriminação (Art. 1º).

Lei nº 10.216, de 06 de abril de 2001

Dispõe sobre a proteção e os direitos das pessoas portadoras de transtornos mentais e redireciona o modelo assistencial em saúde mental.

O Presidente da República: Faço saber que o Congresso Nacional decreta e eu sanciono a seguinte Lei:

Art. 1º Os direitos e a proteção das pessoas acometidas de transtorno mental, de que trata esta Lei, são assegurados sem qualquer forma de discriminação quanto à raça, cor, sexo, orientação sexual, religião, opção política, nacionalidade, idade, família, recursos econômicos e ao grau de gravidade ou tempo de evolução de seu transtorno, ou qualquer outra.

Art. 2º Nos atendimentos em saúde mental, de qualquer natureza, a pessoa e seus familiares ou responsáveis serão formalmente cientificados dos direitos enumerados no parágrafo único deste artigo.

Parágrafo único. São direitos da pessoa portadora de transtorno mental:
I – ter acesso ao melhor tratamento do sistema de saúde, consentâneo às suas necessidades;
II – ser tratada com humanidade e respeito e no interesse exclusivo de beneficiar sua saúde, visando alcançar sua recuperação pela inserção na família, no trabalho e na comunidade;
III – ser protegida contra qualquer forma de abuso e exploração;
IV – ter garantia de sigilo nas informações prestadas;
V – ter direito à presença médica, em qualquer tempo, para esclarecer a necessidade ou não de sua hospitalização involuntária;

VI – ter livre acesso aos meios de comunicação disponíveis;
VII – receber o maior número de informações a respeito de sua doença e de seu tratamento;
VIII – ser tratada em ambiente terapêutico pelos meios menos invasivos possíveis;
IX – ser tratada, preferencialmente, em serviços comunitários de saúde mental.

Art. 3º É responsabilidade do Estado o desenvolvimento da política de saúde mental, a assistência e a promoção de ações de saúde aos portadores de transtornos mentais, com a devida participação da sociedade e da família, a qual será prestada em estabelecimento de saúde mental, assim entendidas as instituições ou unidades que ofereçam assistência em saúde aos portadores de transtornos mentais.

Art. 4º A internação, em qualquer de suas modalidades, só será indicada quando os recursos extra-hospitalares se mostrarem insuficientes.
§ 1º O tratamento visará, como finalidade permanente, a reinserção social do paciente em seu meio.
§ 2º O tratamento em regime de internação será estruturado de forma a oferecer assistência integral à pessoa portadora de transtornos mentais, incluindo serviços médicos, de assistência social, psicológicos, ocupacionais, de lazer, e outros.
§ 3º É vedada a internação de pacientes portadores de transtornos mentais em instituições com características asilares, ou seja, aquelas desprovidas dos recursos mencionados no § 2º e que não assegurem aos pacientes os direitos enumerados no parágrafo único do art. 2º.

Art. 5º O paciente há longo tempo hospitalizado ou para o qual se caracterize situação de grave dependência institucional, decorrente de seu quadro clínico ou de ausência de suporte social, será objeto de política específica de alta planejada e reabilitação psicossocial assistida, sob responsabilidade da autoridade sanitária competente e supervisão de instância a ser definida pelo Poder Executivo, assegurada a continuidade do tratamento, quando necessário.

Art. 6º A internação psiquiátrica somente será realizada mediante laudo médico circunstanciado que caracterize os seus motivos. Parágrafo único. São considerados os seguintes tipos de internação psiquiátrica: I – internação voluntária: aquela que se dá com o consentimento do usuário; II – internação involuntária: aquela que se dá sem o consentimento do usuário e a pedido de terceiro; e III – internação compulsória: aquela determinada pela Justiça.

Art. 7º A pessoa que solicita voluntariamente sua internação, ou que a consente, deve assinar, no momento da admissão, uma declaração de que optou por esse regime de tratamento. Parágrafo único. O término da internação voluntária dar-se-á por solicitação escrita do paciente ou por determinação do médico assistente.

Art. 8º A internação voluntária ou involuntária somente será autorizada por médico devidamente registrado no Conselho Regional de Medicina – CRM do Estado onde se localize o estabelecimento.
§ 1º A internação psiquiátrica involuntária deverá, no prazo de setenta e duas horas, ser comunicada ao Ministério Público Estadual pelo responsável técnico do estabelecimento no qual tenha ocorrido, devendo esse mesmo procedimento ser adotado quando da respectiva alta.
§ 2º O término da internação involuntária dar-se-á por solicitação escrita do familiar, ou responsável legal, ou quando estabelecido pelo especialista responsável pelo tratamento.

Art. 9º A internação compulsória é determinada, de acordo com a legislação vigente, pelo juiz competente, que levará em conta as condições de segurança do estabelecimento, quanto à salvaguarda do paciente, dos demais internados e funcionários.

Art. 10º Evasão, transferência, acidente, intercorrência clínica grave e falecimento serão comunicados pela direção do estabelecimento de saúde mental aos familiares, ou ao representante legal do paciente, bem como à autoridade sanitária responsável, no prazo máximo de 24 horas da data da ocorrência.

Art. 11º Pesquisas científicas para fins diagnósticos ou terapêuticos não poderão ser realizadas sem o consentimento expresso do paciente, ou de seu representante legal, e sem a devida comunicação aos conselhos profissionais competentes e ao Conselho Nacional de Saúde.

Art. 12º O Conselho Nacional de Saúde, no âmbito de sua atuação, criará comissão nacional para acompanhar a implementação desta Lei.

Art. 13º Esta Lei entra em vigor na data de sua publicação.

Brasília, 6 de abril de 2001; 180º da Independência e 113º da República. Assinam o Presidente da República e Ministros de Estado da Justiça; da Saúde; e da Previdência e Assistência Social.

Essa Lei foi baseada no Projeto de Lei de autoria do deputado do PT de Minas Gerais, Paulo Delgado, que tramitou durante 10 anos no Congresso Nacional, entre 1989 e 1999, e que sofreu alterações no Senado que permitiram sua aprovação, resultando na Lei nº 10.216.

Durante os dez anos que a Lei tramitou no Congresso Nacional, muitos estados aprovaram leis adotando as linhas propostas pelo Projeto de Lei. Assim, atualmente muitos estados têm leis que não obedecem à Lei Federal, aprovada em 2001. Para desconforto de muitos psiquiatras, tanto as leis estaduais quanto as portarias do Ministério da Saúde obedecem ao Projeto de Lei e estão em desacordo com a Lei aprovada.

A primeira lei aprovada à revelia da legislação federal e que tomou por base o Decreto de Lei foi a do Rio Grande do Sul:

Lei Estadual do Rio Grande do Sul nº 9.716, de 7 de agosto de 1992

Substitutivo por fusão aos Projetos de Lei nº 171/91 e 278/91, de autoria dos deputados Marcos Rolim (PT) e Beto Grill (PDT).

Dispõe sobre a Reforma Psiquiátrica no Rio Grande do Sul, determina a substituição progressiva dos leitos nos hospitais psiquiátricos por rede de atenção integral em saúde mental, determina regras de proteção aos que padecem de sofrimento psíquico, especialmente quanto às internações psiquiátricas compulsórias e dá outras providências.

Da Reforma Psiquiátrica
Art. 1º Com fundamento em transtorno em saúde mental ninguém sofrerá limitação em sua condição de cidadão e sujeito de direitos, internações de qualquer natureza ou outras formas de privação de liberdade sem o devido processo legal nos termos do art. 5º, inciso LIV, da Constituição Federal.

Parágrafo único. A internação voluntária de maiores de idade em hospitais psiquiátricos e estabelecimentos similares exigirá laudo médico que fundamente o procedimento, bem como informações que assegurem ao internado formar opinião, manifestar vontade e compreender a natureza de sua decisão.

Art. 2º A reforma psiquiátrica consistirá na gradativa substituição do sistema hospitalocêntrico de cuidados às pessoas que padecem de sofrimento psíquico, por uma rede integrada e por variados serviços assistenciais de atenção sanitária e sociais, tais como: ambulatórios, emergências psiquiátricas em hospitais gerais, unidades de observação psiquiátrica em hospitais gerais, hospitais-dia, hospitais-noite, centros de convivência, centros comunitários, centros de atenção psicossocial, centros residenciais de cuidados intensivos, lares abrigados, pensões públicas e comunitárias, oficinas de atividades construtivas e similares.

Art. 3º Fica vedada a construção e ampliação de hospitais psiquiátricos, públicos ou privados, e a contratação e financiamento, pelo setor público, de novos leitos de hospitais.

§ 1º É facultado aos hospitais psiquiátricos a progressiva instalação de leitos em outras especialidades médicas na proporção mínima dos leitos psiquiátricos que forem sendo extintos, possibilitando a transformação destas estruturas em hospitais gerais.

§ 2º No prazo de 5 anos, contados da publicação desta Lei, serão reavaliados todos os hospitais psiquiátricos, visando aferir a adequação dos mesmos à reforma instituída, como requisito para a renovação da licença de funcionamento, sem prejuízo das vistorias e procedimentos de rotina.

Art. 4º Será permitida a construção de unidades psiquiátricas em hospitais gerais, de acordo com as demandas locorregionais, a partir de projeto a ser avaliado e autorizado pelas secretarias e conselhos municipais de saúde, seguido de parecer final da Secretaria e Conselho Estadual de Saúde.

§ 1º Essas unidades psiquiátricas deverão contar com áreas e equipamentos de serviços básicos comuns ao hospital geral, com estrutura física e pessoal adequado ao tratamento aos portadores de sofrimento psíquico, sendo que as instalações referidas no *caput* não poderão ultrapassar a 10% (dez por cento), da capacidade instalada, até o limite de 30% (trinta por cento), por unidade operacional.

§ 2º Para os fins desta Lei, entender-se-á como unidade psiquiátrica aquela instalada e integrada ao hospital geral, que preste serviços no pleno acordo aos princípios desta Lei, sem que, de qualquer modo, reproduzam efeitos próprios do sistema hospitalocêntrico de atendimento em saúde mental.

Art. 5º Quando da construção de hospitais gerais no Estado, será requisito imprescindível a existência de serviço de atendimento para pacientes que padecem de sofrimento psíquico, guardadas as necessidades de leitos psiquiátricos locais e/ou regionais.

Art. 6º Às instituições privadas de saúde é assegurada a participação no sistema estabelecido nesta Lei, nos termos do art. 199 da Constituição Federal.

Art. 7º A reforma psiquiátrica, na sua operacionalidade técnico-administrativa, abrangerá, necessariamente, na forma da Lei Federal, e respeitadas as definições constitucionais referentes a competências, os níveis estadual e municipal, devendo atender às particularidades regionais e locais, observado o caráter articulado e integrado no Sistema Único de Saúde.

§ 1º Os conselhos estadual e municipais de saúde constituirão Comissões de Reforma Psiquiátrica, com representação de trabalhadores em saúde mental, autoridades sanitárias, prestadores e usuários dos serviços, familiares, representantes da Ordem dos Advogados do Brasil e da comunidade científica, que deverão propor, acompanhar e exigir das secretarias estadual e municipais de saúde, o estabelecido nesta Lei.

§ 2º As secretarias estaduais e municipais de saúde disporão de 1 ano, contados da publicação desta Lei, para apresentarem, respectivamente aos conselhos estadual e municipais de saúde, o planejamento e cronograma de implantação dos novos recursos técnicos de atendimento.

Da Rede de Atenção Integral em Saúde Mental

Art. 8º Os recursos assistenciais previstos no art. 2º desta Lei serão implantados mediante ação articulada dos vários níveis de governo, de acordo com critérios definidos pelo Sistema Único de Saúde (SUS), sendo competência dos conselhos estadual e municipais de saúde a fiscalização do processo de substituição dos leitos psiquiátricos e o exame das condições estabelecidas pelas secretarias estadual e municipais de saúde, para superação do modelo hospitalocêntrico.

Parágrafo único. Os conselhos estaduais e municipais de saúde deverão exigir critérios objetivos, respectivamente, das secretarias estadual e municipais de saúde, para a reserva de leitos psiquiátricos indispensáveis nos hospitais gerais, observados os princípios desta Lei.

Art. 9º A implantação e manutenção da rede de atendimento integral em saúde mental será descentralizada e municipalizada, observadas as particularidades socioculturais locais e regionais, garantida a gestão social destes meios.

Parágrafo único. As prefeituras municipais providenciarão, em cooperação com o representante do Ministério Público local, a formação de conselhos comunitários de atenção aos que padecem de sofrimento psíquico, que terão por função principal assistir, auxiliar e orientar as famílias, de modo a garantir a integração social e familiar dos que foram internados.

Das Internações Psiquiátricas Compulsórias

Art. 10 A internação psiquiátrica compulsória é aquela realizada sem o expresso consentimento do paciente, em qualquer tipo de serviço de saúde, sendo o médico o responsável por sua caracterização.

§ 1º A internação psiquiátrica compulsória deverá ser comunicada pelo médico que a procedeu, no prazo de vinte e quatro horas, à autoridade do Ministério Público, e quando houver, à autoridade da Defensoria Pública.

§ 2º A autoridade do Ministério Público, ou, quando houver, da Defensoria Pública, poderá constituir junta interdisciplinar composta por três membros, sendo um profissional médico e os demais profissionais em saúde mental com formação de nível superior, para fins de formação de seu juízo sobre a necessidade e legalidade da internação.

Art. 11 O Ministério Público realizará vistorias periódicas nos estabelecimentos que mantenham leitos psiquiátricos, com a finalidade de verificar a correta aplicação da lei.

Das Disposições Finais

Art. 12 Aos pacientes asilares, assim entendidos aqueles que perderam o vínculo com a sociedade familiar, e que se encontram ao desamparo e dependendo do Estado para sua manutenção, este providenciará a atenção integral, devendo, sempre que possível, integrá-los à sociedade através de políticas comuns com a comunidade de sua proveniência.

Art. 13 A Secretaria Estadual de Saúde, para garantir a execução dos fins desta lei, poderá cassar licenciamentos, aplicar multas e outras punições administrativas previstas na legislação em vigor, bem como expedirá os atos administrativos necessários à sua regulamentação.

Art. 14 Compete aos conselhos municipais de saúde, observadas as necessidades regionais, e com a homologação do Conselho Estadual de Saúde, a definição do ritmo de redução dos leitos em hospitais psiquiátricos.

Art. 15 No prazo de 5 anos, contados da publicação desta Lei, a Reforma Psiquiátrica será reavaliada quanto a seus rumos e ritmo de implantação.

Art. 16 Esta Lei entrará em vigor na data de sua publicação, revogadas as disposições em contrário.

Assina o Governador do Estado do Rio Grande do Sul.

Esta Lei, aprovada no Rio Grande do Sul, foi replicada nos diferentes estados da federação com algumas alterações pontuais:

- Ceará – Lei nº 12.151, de 29 de julho de 1993
- Distrito Federal – Lei nº 975, de 12 de dezembro de 1995
- Espírito Santo – Lei nº 5.267, de 10 de setembro de 1996
- Minas Gerais – Lei nº 11.802, de 18 de janeiro de 1995; Lei nº 12.684, de 1º de dezembro de 1997
- Paraná – Lei nº 11.189, de 9 de novembro de 1995

- Pernambuco – Lei nº 11.064, de 16 de maio de 1994
- Rio Grande do Norte – Lei nº 6.758, de 4 de janeiro de 1995.

A Lei Federal nº 10.708, de 31 de julho de 2003, chamada "De Volta para Casa", permitiu que muitos moradores dos hospitais psiquiátricos fossem transferidos para lares protegidos onde pudessem viver com mais liberdade e com menor custo para o Estado.

A aprovação da Lei Federal nº 10.216 de 2001 não impediu que os estados seguissem seus planos de fechamento dos hospitais psiquiátricos. Para isso, a Coordenação de Saúde Mental, do Ministério da Saúde, emitiu uma série de portarias que asfixiavam os Hospitais e terminaram facilitando seu fechamento.

Com o fechamento dos hospitais psiquiátricos públicos, abriu-se um oportunidade para o surgimento de hospitais particulares. Pela pressão da população desassistida, os poderes públicos passaram a comprar leitos nesses hospitais e, com isso, fecha-se e inicia-se mais um ciclo, sem hospitais públicos, mas compra de leitos em hospitais privados.

REFERÊNCIAS BIBLIOGRÁFICAS

1. Sonenreich C, Estevão G. O que os psiquiatras fazem. 2. ed. São Paulo: Lemos Casa Editorial; 2012.
2. Scull A. Madness: a very short introduction. Oxford: Oxford University Press; 2011.
3. Trillat E. História da histeria. São Paulo: Escuta; 1991.
4. Lloyd GER (Ed.). Hippocratic writings: classics. London: Penguim; 1983.
5. Kramer H, Sprenger J. Malleus maleficarum: el martillo de brujos. Buenos Aires: Orion; 1975.
6. Berrios GE, Porter R (Eds.). A history of clinical psychiatry: the origin and history of psychiatric disorders. London and New Brunswick: The Athlone Press; 1995.
7. Wallace ER, Gach J. History of psychiatry and medical psychology. New York: Springer; 2008.
8. Sófocles. Aias. Tradução de Oliveira FR. São Paulo: Iluminuras; 2008.
9. Quétel C. História da loucura. Vol. II: do alienismo aos nossos dias. Lisboa: Texto & Grafia; 2012.
10. Youssef HA, Youssef FA. Evidence for the existence of schizophrenia in medieval Islamic society. Hist Psychiatry. 1996;7(25):55-62.
11. Diethelm O, Heffernan TF. Felix platter and psychiatry. J Hist Behav Sci. 1965;1(1):10-23.
12. Berrios G. The history of mental symptoms: descriptive psychopathology since the nineteenth century. New York: Cambridge University Press; 1996.
13. Paim I. História da psicopatologia. São Paulo: Pedagógica e Universitária; 1993.
14. Berrios G, Porter R. Uma história da psiquiatra clínica. Vol. II: as psicoses funcionais. São Paulo: Escuta; 2012.
15. Pinel P. Tratado médico-filosófico sobre a alienação mental ou a mania. Tradução da 1ª edição de 1800: Joice Armani Galli. Porto Alegre: Editora da UFRGS; 2007.
16. Piccinini WJ. A história se repetindo. Psychiatry on line Brasil. 2010; 15(6). Disponível em: www.polbr.med.br/ano10/wal0610.php. Acesso em 29/04/2018.
17. Pichot P. The history of psychiatry as a medical specialty. In: Gelder MG. New Oxford textbook of psychiatry. New York: Oxford University Press; 2006.
18. Pelosi AC, Feltes HPM, Farias EMP. Cognição e linguística: explorando territórios, mapeamentos e percursos. 2. ed. Caxias do Sul: EDUCS; 2014. Disponível em: www.ucs.br/site/midia/arquivos/cognicao_2.pdf. Acesso em 29/04/2018.
19. Porter R. A social history of madness: stories of the insane. London: Weidenfeld and Nicolson; 1987.
20. Almeida AM. Tratado médico-filosófico sobre a alienação mental ou a mania. Rev Bras Psiquiatr. 2008;30(3).
21. Voltaire. Dicionário filosófico. São Paulo: Martin Claret; 2002.
22. Alexander FG, Selsnick ST. The history of psychiatry. New York: Harper & Row; 1966.
23. Hunter R, Macalpine I. Three hundred years of psychiatry, 1535-1860: a history presented in selected English texts. London: Oxford University Press; 1964.
24. Gay P. Freud: a life for our time. New York: Norton; 1988.
25. Andreasen NC, Black DW. Introduction textbook of psychiatry. Washington: American Psychiatric Press; 1991.
26. Gaúcha ZH, Agence France-Press. Cientistas revelam mapa mais detalhado do cérebro: pesquisadores descobriram que cada metade do cérebro tem 180 áreas, e não 83 como pensavam. Disponível em: https://gauchazh.clicrbs.com.br/saude/vida/noticia/2016/07/cientistas-revelam-mapa-mais-detalhado-do-cerebro-6762455.html. Atualizado em: 21/07/2016.
27. Fulford KWM, Thorton T, Graham G. Oxford textbook of philosophy and psychiatry. New York: Oxford University Press; 2006.
28. Kandel ER. Princípios de neurociências. Porto Alegre: Artmed; 2018.
29. Healy D. The creation of psychopharmacology. Cambridge: Harvard University Press; 2002.
30. Malamud M. Domingo Cabred. Buenos Aires: Ministerio de Cultura y Educação; 1972.
31. Carpintero E, Vainer A. La historia de La desaparecida Federación Argentina de Psiquiatras (FAP). Disponível em: www.topia.com.ar/articulos/la-historia-de-la-desaparecida-federaci%C3%B3n-argentina-de-psiquiatras-fap-0. Publicado em março de 2000.
32. Peixoto ALS. Considerações gerais sobre a alienação mental (1837). Rev Latinoam Psicopatol Fundam. 2013;16(4). Disponível em: www.scielo.br/scielo.php?script=sci_arttext&pid=S1415-47142013000400012.
33. Jones K. Robert Gardiner Hill and the non-restraint movement. Can J Psychiatry. 1984;29(2):121-4.
34. Moreira J. Archivos brasileiros de hygiene mental. 1935;VIII(1-3): 138-50.
35. Portocarrero V. Arquivos da loucura: Juliano Moreira e a descontinuidade histórica da psiquiatria [on-line]. Rio de Janeiro: Fiocruz; 2002.
36. Paim I. Curso de psicopatologia. 11. ed. São Paulo: EPU; 1993.
37. Brasil. Ministério da Saúde. Secretaria-Executiva. Secretaria de Atenção à Saúde. Legislação em Saúde Mental: 1990-2004. 5. ed. ampliada. Série E. Brasil: Ministério da Saúde; 2004.

2 Influência da Cultura na Doença Mental

Luciana de Andrade Carvalho • Janaína Cruz • Francisco Lotufo Neto • Alexandrina Maria Augusto da Silva Meleiro

INTRODUÇÃO

A cultura é produto do desenvolvimento dos grupos humanos ao longo do tempo, assumindo um importante papel na formação de uma pessoa. Chegar a uma definição única do que é cultura permanece sendo um desafio para as ciências sociais. Entendemos, todavia, que ela é formada por padrões compartilhados de valores, crenças e sentimentos, caracterizados por distintas formas de entender o mundo.[1] A cultura também pode ser vista como um conceito semiótico, "um padrão, historicamente transmitido, de significados incorporados em símbolos, um sistema de concepções herdadas, expressas em formas simbólicas, por meio das quais os homens se comunicam, perpetuam e desenvolvem seu conhecimento e suas atitudes acerca da vida".[2]

No campo da Psiquiatria, a percepção de que há uma relação entre cultura e transtornos psiquiátricos é antiga; veja a clássica descrição da jornada de Emil Kraepelin, no início do século XX, a diferentes comunidades de Java, com o objetivo de explorar a universalidade dos transtornos mentais.[3] A Psiquiatria transcultural, no entanto, surgiu como uma disciplina paralela à Psiquiatria clínica moderna.[4]

Um nome importante para a Psiquiatria transcultural é Arthur Kleinman, psiquiatra e antropólogo estadunidense que incorporou conceitos da antropologia às questões psiquiátricas. Ele propõe que sejam estudados certos padrões de comportamento, significados e formas de compreensão do mundo e do homem observados em determinados grupos culturais, para que se possa, a partir de então, compreender os sofrimentos e possíveis quadros psiquiátricos que acometam tais grupos.[5] O autor propôs, portanto, que se adote uma perspectiva mais alinhada à ideia de relativismo cultural do que etnocentrismo. O primeiro considera que é difícil estabelecer comparação entre as culturas, por terem, elas mesmas, referenciais diferentes; então, para cada análise, seria necessária uma leitura a partir do ponto de vista do sujeito analisado e de sua própria cultura (perspectiva *emic*). Já o etnocentrismo parte de uma única forma de compreensão do mundo, que é aplicada a todos os objetos de sua análise (perspectiva *etic*).[6] A Psiquiatria tradicional e a Medicina ocidental são ensinadas como ciências únicas, e a partir dessa lente exclusiva os profissionais realizam suas leituras das situações. Dessa maneira, torna-se grande o risco de se adotarem atitudes e condutas etnocêntricas no cuidado, uma vez que as questões culturais são dificilmente discutidas e levadas em conta.

PSIQUIATRIA TRANSCULTURAL

O principal interesse da Psiquiatria transcultural é identificar três diferentes vertentes que tratam da relação entre cultura e Psiquiatria: (1) estudos transculturais comparativos entre as manifestações e a prevalência dos transtornos psiquiátricos; (2) estudos que procuram identificar as diferentes necessidades de populações culturalmente diversas e (3) estudos etnográficos da própria Psiquiatria, que buscam apontar a prática atual e o conhecimento hegemônico como partes da construção social de um grupo dominante, e não universal.[3]

A questão migratória também está no cerne do trabalho com a cultura, principalmente pelo inevitável processo de aculturação de indivíduos.[7] Atualmente, os principais estudos em Psiquiatria cultural ou transcultural envolvem populações de migrantes, situações em que há o encontro de ao menos duas culturas diferentes. Nos últimos anos, foi expressivo o aumento das populações em deslocamento, fator que contribui para que as questões culturais sejam centrais em discussões de saúde sistêmica e saúde mental.

Em 2015, a Organização das Nações Unidas (ONU) anunciou que o número de indivíduos vivendo em países diferentes daqueles em que nasceram atingiu a marca de 244 milhões, um aumento de 71 milhões (41%) em comparação ao ano 2000. De acordo com esse levantamento, o número de migrantes internacionais tem crescido mais rápido do que a população mundial.[8] O Alto Comissariado das Nações Unidas para Refugiados (ACNUR) revelou que o deslocamento forçado de pessoas atingiu a marca de 65,6 milhões no fim de 2016. Ainda de acordo com o relatório dessa instituição, o mundo atualmente testemunha um número sem precedentes de pessoas, que se viram forçadas a abandonar seus locais de origem.[9]

Como observou Bauman:[10] "a globalização está na ordem do dia." Os efeitos da atual compressão tempo/espaço redimensionaram ordens territoriais e desencadearam reestruturações sociais em níveis planetários. Como consequências culturais dessas transformações, presenciamos a bifurcação e a polarização da experiência humana, que permitem compreender como o conhecimento de aspectos culturais e sociais que possam influenciar a saúde – e, consequentemente, a doença – não pode mais ser um tópico relegado a apêndices de livros didáticos ou descritivos. Com base nos números elucidados anteriormente, percebe-se que as sociedades estão se tornando cada vez mais multiculturais; logo, é imprescindível que os profissionais de Saúde se tornem capazes de lidar com pessoas de diferentes culturas, promovendo sua inclusão e provendo-lhes o cuidado adequado. Há inúmeras publicações com o intuito de apoiar os profissionais na aquisição dessas competências, bem como incentivar os países a definirem políticas públicas que levem em consideração a ampla participação da população na tomada de decisões sobre seus sistemas de Saúde.[11,12]

A cultura desempenha um papel em todos os aspectos da saúde mental bem como da doença mental, portanto, uma avaliação cultural deve ser um componente de toda avaliação psiquiátrica completa.

Nos EUA numerosas abordagens educacionais foram desenvolvidas para orientar os clínicos, e os padrões e declarações de posição promovendo a competência cultural foram publicados tanto pela American Medical Association quanto pela American Nurses Association.[13] Embora uma série de agências reguladoras de cuidados de saúde tenham desenvolvido padrões ou recomendações, a aplicação clínica para o atendimento ao paciente tem sido desafiadora. Esses desafios incluem a natureza abstrata de conceito, essencialmente a cultura, a raça ou a etnia, e as tentativas de associar a cultura às disparidades de saúde.

O artigo de revisão de Bayetti et al.[14] analisa a literatura existente sobre treinamento de psiquiatras na Índia, a construção cultural de suas identidades profissionais e reflexões autobiográficas. A prática psiquiátrica na Índia é marcada por um fosso crescente entre profissionais de Saúde Mental oriundos em grande parte da região urbana e uma população majoritariamente rural. Com base na premissa de que qualquer engajamento é um processo humano mutuamente construído, uma compreensão da cultura da Psiquiatria, incluindo o processo social de aquisição de conhecimento local por psiquiatras estagiários, é crítica. Os resultados revelam uma escassez de pesquisas sobre como identidades, conhecimentos e valores são construídos, contestados, resistidos, sustentados e operacionalizados por meio da prática. Os autores levantaram a hipótese de que o treinamento e a prática psiquiátrica na Índia continuam a operar principalmente de forma instrumental e há uma relação circular entre as estruturas culturais, as estruturas de treinamento hierárquico e as preocupações do paciente-cuidador. Eles argumentam que tais omissões poderiam ser abordadas por intermédio de etnografias matizadas sobre o desenvolvimento profissional de psiquiatras durante o treinamento de pós-graduação, incluindo as economias políticas de suas instituições sociais e paisagens culturais locais. Isso é fundamental para a maioria dos índios rurais que depositam sua confiança nos cuidados biomédicos estaduais.

Na Divisão de Psiquiatria Social e Transcultural da McGill University, em Montreal – Canadá, o programa inclui ensino básico, rotações clínicas, um programa de verão intensivo e institutos de estudos avançados anuais.[15] O cenário de treinamento interdisciplinar enfatiza o conhecimento geral em vez de grupos etnoculturais específicos, incluindo: compreender os pressupostos culturais implícitos na teoria e prática psiquiátrica; explorar a identidade pessoal e profissional do clínico e posição social; estruturas conceituais baseadas em evidências para a compreensão da interação da cultura e da psicopatologia; aprender a usar uma versão expandida da formulação cultural na 5ª edição do *Manual Diagnóstico e Estatístico de Transtornos Mentais* (DSM-5) para avaliação diagnóstica e planejamento de tratamento; e desenvolver habilidades para trabalhar com intérpretes e corretores de cultura, que medeiem e interpretem o significado cultural e os pressupostos de paciente e clínico.

SINTOMA E CULTURA

Sinais e sintomas são os correspondentes semióticos para a psicopatologia e para a Medicina em geral. Em outras palavras, trata-se dos signos estudados na seara das ciências da Saúde que permitem o reconhecimento das alterações físicas e mentais, a organização dos fenômenos observados e, por conseguinte, a caracterização de diagnósticos. Os sintomas são sempre referidos pelo paciente, enquanto os sinais podem ser verificados por meio de observação direta.[16] De acordo com essa distinção, o sintoma é, por excelência, o aspecto mais subjetivo em uma avaliação, por ser vivenciado e descrito exclusivamente por uma única pessoa. Dessa maneira, o sintoma adquire um significado muito particular para o paciente e é sua forma mais elaborada de comunicar o que lhe aflige.

Um paradigma dessa definição é a experiência de dor. Do ponto de vista fisiológico, a dor se qualifica como uma sensação de importância para a autopreservação do indivíduo. A função biológica da dor é provocar padrões reativos especiais, direcionados a evitar um estímulo nocivo ao indivíduo. No entanto, o conhecimento da fisiologia da dor e a observação de sua atribuição biológica não explicam outros aspectos da dor (a chamada *experiência de dor*), os quais incluem não apenas a sensação de dor e suas respostas reativas automáticas, como também certos estados de sentimento associados. A reação individual à dor é, portanto, dotada de significados sociais e culturais próprios, que tão somente podem ser compreendidos a partir de seu contexto histórico e da relação direta do indivíduo com seu grupo. Por essa razão, membros de diferentes culturas podem reagir de formas bastante diversas quanto ao comportamento manifestado frente à experiência de dor. Em última instância, esse comportamento está intrinsecamente atrelado à cultura detentora das normas específicas, de acordo com idade, sexo e classe social do indivíduo.[17] Um exemplo clássico no âmbito da Psiquiatria transcultural vem dos estudos comparativos realizados por Kleinman sobre EUA e China, nos anos 1980. Ele investigou a relação entre quadros depressivos e neurastenia, motivado pelo fato de que, na China, as pessoas costumavam expressar e comunicar seu sofrimento mais frequentemente por vias somáticas, recebendo o diagnóstico de neurastenia; já nos EUA, relatavam mais sintomas psicológicos, o que levava ao diagnóstico de depressão.

A ideia, porém, não era realizar uma equivalência de diagnósticos, mas entender os significados da apresentação de neurastenia na sociedade chinesa da época. Os estudos revelaram que a depressão era muito comum em chineses com diagnóstico de neurastenia, embora esta pudesse, também, estar relacionada a outras questões psicossociais.[18]

Dessa maneira, é importante destacar que não há um sentido biologicamente determinado para o sintoma, mas sim um significado social e historicamente construído. Ele deve sempre ser percebido como parte do horizonte cultural ao qual pertence, e seu sentido, integrado aos componentes culturais que o circundam.[19]

A influência da cultura sobre a saúde mental está relacionada à maneira como os indivíduos experimentam e comunicam seu sofrimento emocional. Quando transmitidos pela tradição e sancionados pelas normas culturais, os modos característicos de expressar o sofrimento costumam ser denominados *idioms of distress*, comunicação do sofrimento ou idiomas culturais do sofrimento.[20,21] Eles geralmente refletem valores e temas encontrados nas sociedades em que se originam,[22] ou seja, são a expressão de angústias, preocupações, amarguras, dificuldades e infortúnios de um grupo social específico. Podem ser compreendidos como as formas compartilhadas de simbolizar o sofrimento desencadeado por pensamentos incômodos em relação aos problemas emocionais, sociais e comportamentais do grupo cultural ao qual pertence o indivíduo (Tabela 2.1).[20]

Tabela 2.1 Estrutura para avaliar o papel da cultura na doença psiquiátrica segundo DSM-5.

- Identidade cultural do indivíduo
  - Grupo cultural ou étnico de referência
  - Grau de assimilação da cultura hospedeira
  - Habilidade linguística e preferências

- Explicações culturais da doença
  - Linguagem predominante de sofrimento (*idiom of distress*)
  - Significados e gravidade percebida em relação às normas do grupo de referência
  - Categoria local de doença
  - Modelos explicativos do indivíduo e grupo de referência cultural
  - Comportamento de busca de ajuda

- Fatores culturais relacionados ao ambiente psicossocial e a níveis de funcionamento
  - Estressores sociais identificados
  - Suporte social
  - Níveis de funcionamento e incapacitação (em relação ao grupo de referência)

- Elementos culturais de relacionamento entre o indivíduo e o clínico:
  - As diferenças no passado cultural e de posição social entre o indivíduo e o clínico podem produzir problemas para a comunicação, o levantamento das informações e a interpretação dos sintomas

- Avaliação cultural global para o diagnóstico e o tratamento

Adaptada de Kaplan et al., 2017.[23]

PSICOPATOLOGIA E CULTURA

A avaliação do estado mental está sujeita a muitas distorções quando conduzida diante de barreiras linguísticas e culturais. O processo central da avaliação do estado mental envolve a observação e a interpretação de aparência, comportamento e linguagem do paciente. As atividades mentais, tanto espontâneas como estimuladas pelas perguntas do entrevistador, são de suma importância. Ao interpretar a aparência, o comportamento, a linguagem e o conteúdo do pensamento do paciente, o entrevistador deve estar atento em não adequar todas as condições e observações ao modelo de diagnóstico ocidental, sem valorizar o modelo diagnóstico da cultura de origem. Para itens mentais específicos, a resposta do paciente é afetada pela sua cultura de origem, nível educacional, grau de alfabetização, proficiência linguística e nível de aculturação.

Dalgalarrondo[24] elabora um interessante glossário de denominações populares relacionadas à psicopatologia, entre as quais se encontram também várias formas de síndromes específicas do contexto brasileiro e expressões de sofrimento recolhidas em diversas regiões do Brasil: abilolado, acesso, aperreado, barato, caduco, "cara amarrada", congestão, demente, desmiolado, destrambelhado, espeloteado, esquecido, "estar na fissura", fraqueza, inhaca, largado, "ficar/estar com leseira", lunático, mediunidade, macaquinho no sótão, mala, noia, "com o parafuso solto", "ter um piripaque", pirado, quentura, rebite, "sair dos trilhos", simpatia, sufoco, trapaiado, "dar uma tremura", variado, vozes, zonzo, zureta etc.

Essas palavras e expressões constituem os meios encontrados pelas pessoas para descreverem suas aflições e/ou o que tem acontecido em suas vidas. Com frequência, são usadas de forma corriqueira no meio em que o paciente vive, de forma que ele pôde construir um significado específico para elas ao longo de sua vida. Um psiquiatra que não pertence ao mesmo local pode não entender esse significado, e precisará investigar o que a pessoa quis expressar com palavras que usou, buscando equivalências ou analogias com o seu léxico técnico.

No que concerne a diagnóstico, é importante discutir os *cultural concepts of distress* (conceitos culturais de sofrimento). Essa terminologia passou a ser usada a partir do DSM-5, em substituição a *culture-bound syndromes* (síndromes ligadas à cultura) do DSM-IV. Enquanto a primeira lista de conceitos culturais tinha 25 síndromes descritas, a do DSM-5 apresenta apenas 9 categorias.[20]

Existem três tipos principais de conceitos culturais de sofrimento: as síndromes culturais, o idioma cultural de sofrimento e as explicações culturais ou causas percebidas. Percebe-se que, no DSM-5, os fenômenos são compreendidos de forma mais ampla: o manual inclusive assume que "a formulação atual reconhece que todas as formas de sofrimento são moldadas localmente, incluindo os transtornos do DSM".[20] Para exemplificar, são apresentadas algumas síndromes ligadas à cultura, definidas como "grupos de sintomas e atribuições que tendem a ocorrer de forma concomitante entre indivíduos em grupos, comunidades ou contextos culturais específicos e que são reconhecidos localmente como padrões coerentes de experiência".[20]

As síndromes encontradas nos países anglo-saxões e nos países latinos hispanofalantes são elucidadas na Tabela 2.2.

Tabela 2.2 Síndromes ligadas à cultura nos países anglo-saxões e nos países hispanofalantes.

Denominação da síndrome	Sintomas predominantes	Etnia/cultura ou área
Anorexia nervosa	Recusa em manter o peso corporal normal, amenorreia, medo de engordar, distorção da imagem corporal – atribuído a estressores psicossociais, vulnerabilidade genética e pressões culturais para se manter magro	Reino Unido, Europa, América do Norte e do Sul, além de Japão, China e algumas áreas do Oriente Médio
Síndrome de fadiga crônica	Humor depressivo de grau leve, distúrbio de memória e concentração, confusão, dificuldade para dormir, fadiga Sinônimo: síndrome de encefalomielite miálgica	América do Norte, Reino Unido e Austrália
Transtorno dissociativo de identidade	Presença de 2 ou mais personalidades distintas que passam a controlar o comportamento de uma pessoa	Altas taxas nos EUA
Ataque de nervios	Grito, choro, tremor, calor subindo do peito à cabeça, agressão. Algumas vezes dissociação, pseudoconvulsão ou desmaio; ameaça suicida, sensação de estar fora de controle. Rápido retorno à normalidade; pode ou não ser visto como localmente anormal; atribuído a um estressor específico	América Latina e Mediterrâneo
Bílis, cólera	Tensão nervosa aguda, cefaleia, tremores, gritos, distúrbios estomacais, às vezes com perda de consciência, fadiga crônica a partir do episódio; atribuído à raiva que perturba o equilíbrio corporal nuclear	Grupos latinos
Locura	Psicose crônica, incoerência, agitação, alucinação auditiva e visual, transgressão de regras sociais, imprevisibilidade, às vezes violência; atribuído à vulnerabilidade herdada ou a estressores	América Latina e latinos nos EUA
Nervios	Grande variedade de sintomas de sofrimento emocional, distúrbio somático, incapacidade para funcionamento devido a cefaleia, irritabilidade, distúrbios estomacais, dificuldades para dormir, nervosismo, choro, incapacidade de se concentrar, tremores, sensação de zumbido, tontura; atribuído à vulnerabilidade ao estresse ou a dificuldades causadas por circunstâncias de vida	América Latina e latinos nos EUA
Susto	Distúrbio de apetite, alterações do sono, tristeza, falta de motivação, sentimentos de baixo autovalor ou "porcaria", dores, diarreia; atribuído a um evento amedrontador que provocou a saída da alma do corpo	México, América Central e do Sul, latinos nos EUA

Adaptada de Yap, 1951;[25] Levine e Gaw, 1995;[26] Simons e Hughes, 1985.[27]

No Brasil, os quadros são muito parecidos aos do restante da comunidade latina. As pessoas "dão ataques", sofrem "dos nervos", de "loucura", "possessão", são vítimas de "mau-olhado", "olho gordo", susto, desejo etc.

CULTURA E TRATAMENTOS EM SAÚDE MENTAL

Atualmente, quando se discutem boas práticas de cuidado de saúde em geral para populações minoritárias ou culturalmente diversas – as quais, segundo a literatura norte-americana, abrangem as pessoas que não são brancas, do sexo masculino, heterossexuais ou ocidentais –, utiliza-se o conceito de *competência cultural*. Em diversos textos, o estudo de Cross et al.[28] é apontado como o ponto de origem de tal conceito, que é definido "como um conjunto congruente de comportamentos, atitudes e políticas que se juntam em um sistema, agência ou em profissionais para trabalharem de forma efetiva em situações interculturais".[28] A competência cultural deve ser um objetivo a ser perseguido por profissionais e agências.

Existem vários manuais sobre a competência cultural na área da Saúde, como, por exemplo, os publicados por Substance Abuse and Mental Health Services Administration (SAMHSA) em 2013, National Health and Medical Research Council (NHMRC) em 2006[29] e National Survey on Drug Use and Health (NSDUH) em 2005.[30] Há ainda diferentes modelos, muitos na área de enfermagem, com destaque para os de Leininger[31] e de Campinha-Bacote.[32] Para uma revisão de modelos, sugerimos ao leitor que consulte Galliani.[33] No entanto, o conceito de competência cultural gerou intensas críticas por passar a impressão de ser estanque, como um conhecimento que, uma vez aprendido e incorporado, não precisa de renovação.

Tal percepção seria muito limitada para lidar com a complexidade que envolve as relações humanas, ainda mais quando há o envolvimento de algo tão dinâmico e multifacetado como a cultura. Essa percepção levou a um novo paradigma, o de humildade cultural, que tem como principal diferencial a necessidade de que o profissional esteja ciente de como sua própria cultura pode afetar comportamentos relacionados à saúde.[34] Assim, traz a perspectiva de um processo contínuo de crescimento, relacionado à aquisição de conhecimento, mas principalmente de autopercepção e de autocrítica.[35] Seria por meio da maior consciência de si e de seus próprios vieses que o profissional de Saúde estaria menos propenso a ter atitudes impositivas e pouco empáticas. Ambos os conceitos não precisam ser entendidos como excludentes; pelo contrário, podem ser percebidos como inter-relacionados, as habilidades estudadas e treinadas pela competência cultural poderiam ser incorporadas à postura do profissional que desenvolve humildade cultural em sua prática. Nesse sentido, competência cultural é parte importante – mas não necessariamente suficiente – para conceber uma relação horizontal, verdadeira e recíproca com os pacientes.

No campo da Psiquiatria também se fala em competência cultural, e existem algumas ferramentas que vão ao encontro desse conceito. Para auxiliar o clínico em sua avaliação, diagnóstico e proposta terapêutica, há a noção de *formulação cultural*, que consta do DSM-5, de 2013. A partir dela, desenvolveu-se a entrevista de formulação cultural (EFC), composta de 16 perguntas que pretendem investigar a identidade cultural do indivíduo, as conceituações culturais de sofrimento, os estressores psicossociais e as características culturais de vulnerabilidade e resiliência, além de averiguar os aspectos culturais do relacionamento entre o indivíduo e o clínico e permitir uma avaliação cultural geral.[20] A EFC pode ser consultada na Tabela 2.3 (DSM-5).

Dessa maneira, entendemos que, para se propor um tratamento a um paciente, primeiramente é necessário atingir uma boa compreensão do problema e do contexto apresentados por ele, e não apenas dominar com clareza o diagnóstico psiquiátrico. O trabalho com cultura coloca a visão e a compreensão do paciente sobre si mesmo, sobre seus problemas e sobre o mundo como o ponto central do diagnóstico e do tratamento. Essa abordagem, no entanto, é normalmente deixada em segundo plano pelo clínico, ao assumir que um grande número de pacientes apresenta visões semelhantes às suas, ou então por acreditarem que eles o procuram em busca de respostas e que seu papel se reduz a instruí-los quanto à forma correta de entender a si e a seus problemas. Assim, quando a cultura é colocada em jogo na relação clínica, o profissional deve estar aberto a ter seu próprio conhecimento e suas concepções questionados, em uma proposta dialógica: tanto profissional quanto paciente detêm saberes que são desconhecidos para o outro, e eles precisam ser explicitados para que se possa construir uma relação de cuidado. A EFC fornece um caminho para que o profissional tenha acesso a esses conhecimentos do paciente, mas não deve ser usada apenas como um *checklist* de dados e fatos; a chave está no modo como o clínico recebe e responde aos saberes que o paciente passa a compartilhar com ele: a partir das informações recebidas, pode apenas enumerá-las, demonstrar interesse, mas não conseguir usá-las, saber trabalhar com elas, questionar seu próprio saber, entre outras possibilidades.

A Tabela 2.4 expõe as oito perguntas de Kleinman et al.,[36] uma versão mais concisa de entrevista com o objetivo de explorar os modelos do paciente.

Tabela 2.3 Entrevista de formulação cultural – DSM-5.

- Definição cultural do problema
  - O que traz você aqui hoje?
  - Às vezes, as pessoas têm formas diferentes de descrever seu problema para sua família, amigos ou outras pessoas na sua comunidade. Como você descreveria o seu problema?
  - O que mais o incomoda em relação ao seu problema?

- Percepções culturais de causa, contexto e apoio
  - Causas
    - Por que você acha que isso está acontecendo com você? O que você acha que são as causas do seu [PROBLEMA]?
    - O que as outras pessoas, na sua família, seus amigos ou outras pessoas na sua comunidade acham que está causando o seu [PROBLEMA]?
  - Estressores e apoios
    - Existe algum tipo de apoio que melhora o seu [PROBLEMA], como o apoio da família, amigos ou outros?
    - Existe algum tipo de estresse que piora o seu [PROBLEMA], como dificuldades financeiras ou problemas familiares?
  - Papel da identidade cultural
    - Para você, quais são os aspectos mais importantes da sua origem ou identidade?
    - Existem aspectos da sua origem ou identidade que fazem diferença para o seu [PROBLEMA]?
    - Existem aspectos da sua origem ou identidade que estão causando outras preocupações ou dificuldades para você?

- Fatores culturais que afetam a capacidade de lidar com situações difíceis (*self-coping*) e a busca de ajuda no passado
  - Capacidade de lidar com situações difíceis (*self-coping*)
    - Às vezes, as pessoas têm formas variadas de lidar com problemas como [PROBLEMA]. O que você fez por sua conta para enfrentar o seu [PROBLEMA]?
  - Busca de ajuda no passado
    - Frequentemente, as pessoas procuram ajuda em muitas fontes distintas, incluindo diferentes tipos de médicos, pessoas que ajudam ou curandeiros. No passado, que tipos de tratamento, ajuda, aconselhamento ou meios de cura você procurou para o seu [PROBLEMA]?
  - Barreiras
    - Alguma coisa o impediu de obter a ajuda de que você precisava? (p. ex., dinheiro, trabalho, estigma)

- Fatores culturais que afetam a busca de ajuda atual
  - Preferências
    - Que tipos de ajuda você acha que seriam mais úteis neste momento para o seu [PROBLEMA]?
    - Existem outros tipos de ajuda, que sua família, amigos ou outras pessoas sugeriram, que seriam úteis para você agora?
  - Relacionamento clínico-paciente
    - Você se preocupou com isso e existe alguma coisa que possamos fazer para lhe prestar o atendimento de que você precisa?

No DSM-5, há orientações ao entrevistador sobre a forma de conduzir a entrevista (em inglês em www.psychiatry.org/dsm5). Aqui, optamos por trazer apenas as perguntas. (Adaptada de APA, 2013.)[20]

Tabela 2.4 Oito perguntas de Arthur Kleinman.

- O que você acha que causou o seu problema?
- Por que você acha que o problema se iniciou?
- O que você acha que seu problema faz com seu corpo?
- O quão grave é o seu problema? Ele terá uma duração curta ou longa?
- Que tipo de tratamento você acha que deveria receber?
- Quais são os resultados mais importantes que você espera do tratamento?
- Quais são os principais problemas que sua doença causou a você?
- O que você mais teme em relação a sua doença? E ao tratamento?

Adaptada de Kleinman et al., 1978.[36]

ELEMENTOS IMPORTANTES NO TRATAMENTO

Antes de adquirir conhecimento sobre diferentes culturas e etnias, entendemos que há reflexões e posturas éticas importantes que devem estar presentes em qualquer relação de cuidado, principalmente naquelas em que as diferenças culturais são mais expressivas.

Muitos manuais e livros, principalmente dos EUA, trazem perfis e questões básicas relativas a grupos étnicos: afrodescendentes, asiáticos, latinos e nativos americanos. Perfis de pessoas LGBTQ (lésbicas, *gays*, bissexuais, transexuais e *queer*) e de mulheres também têm sido incluídos, pois a questão cultural é colocada como parte dos cuidados voltados a "populações minoritárias".[37]

A seguir, vamos enumerar algumas observações que consideramos importantes para a provisão de um cuidado mais voltado às questões culturais.

Referenciais culturais do psiquiatra/ profissional de Saúde Mental

A Psiquiatria e a Biomedicina também apresentam suas próprias construções culturais, seus modos de diagnosticar e de cuidar, que podem ser considerados adequados ou não. Colegas de trabalho e estudos científicos sempre estarão presentes para validar o que é certo e o que é errado na prática clínica, e, dessa maneira, o indivíduo vai se construindo como psiquiatra/profissional. Esses "certo" e "errado" se ancoram em um dado referencial cultural, que não é certo nem errado, mas apenas um referencial; estamos falando, portanto, de relativismo cultural. Também é preciso que o profissional esteja consciente sobre o que considera terapêutico e sobre quais estratégias ou tratamentos se sente confortável para propor. É necessário, ainda, que ele esteja aberto a ouvir questionamentos sobre o tratamento proposto, bem como leve em consideração as ideias do paciente sobre formas de colaborar para o tratamento, pois há terapêuticas que o profissional desconhece e que podem ser efetivas.

Quando surge um caso inusitado (p. ex., possessão espiritual), o mais importante é que o psiquiatra esteja aberto a escutar e explorar o problema junto com o paciente. Não é aconselhável querer "resolver o problema" ou dar soluções, porque, agindo assim, podemos acabar silenciando o paciente: trata-se de uma postura etnocêntrica, o que pode não ser terapêutico.[38]

Além da questão ligada à formação clínica, o psiquiatra deve estar ciente de outras características próprias, como cor de pele, gênero, idade, religião (ou a ausência dela), e, muito importante, preconceitos. Esses fatores podem ser (e frequentemente são) muito relevantes para o encontro com o paciente.

Ademais, existem estudos que demonstram que, quando o médico é do mesmo país ou apresenta a mesma cor de pele do paciente, a facilidade de expor questões e a empatia são maiores.[39]

Estar consciente de todas essas questões é imprescindível para que o médico não adote posturas etnocêntricas.

Estigma em relação à Psiquiatria e aos transtornos mentais

Muitos pacientes demoram a chegar ao psiquiatra ou a um profissional de Saúde Mental. É comum que pacientes em sofrimento sejam atendidos primeiro por profissionais de Saúde na atenção primária ou por assistentes sociais, por exemplo.

Para entender as questões específicas relacionadas ao estigma, é preciso delimitar as referências da pessoa. São várias as situações com as quais o profissional pode se deparar: o indivíduo pode ter vindo de um país cujo sistema de Saúde público é ausente ou desestruturado; onde a Psiquiatria está ligada exclusivamente a casos de psicose e internação; no qual transtornos mentais comuns são vistos como sofrimentos normais (principalmente se associados a traumas); onde se entende que a forma de lidar com o sofrimento não é falando sobre ele, o que dificultaria uma proposta de psicoterapia, por exemplo. Essas barreiras devem ser exploradas junto ao paciente ou a pessoas de seu círculo pessoal ou com os mesmos referenciais culturais. Todos esses dados servirão de auxílio no delineamento de estratégias de cuidado.[40]

Comportamento durante a consulta

Para cada cultura, existem conceitos a respeito do que significa ser um bom médico, do que vem a ser um tratamento adequado e de como se comportar durante uma consulta. Normalmente, o médico é uma figura que deve ser respeitada e que ocupa uma posição hierárquica mais alta, logo, não se deve questionar o que ele diz ou lhe fazer perguntas.[41] Por exemplo, é comum que algumas pessoas da etnia Hmong (predominante no Laos) respondam "sim" significando "estou ouvindo e respeito o que você diz", o que não quer dizer que elas concordem.[42]

A questão do toque também é discutida. Latinos comumente gostam de contato físico e podem sentir que um médico que não toca não se importa ou não está comprometido com o cuidado. Alguns muçulmanos e judeus ortodoxos não permitem que homens e mulheres não casados ou sem parentesco se encostem; assim, a diferença de gêneros entre médico e paciente pode acarretar problemas para algumas pessoas. Essa regra, porém, não é sempre rígida: há casos em que o marido está presente e permite que o médico homem toque na esposa. O ponto em questão é a atenção aos costumes e o respeito à hierarquia. Normalmente, pacientes de uma origem diferente da do médico, principalmente imigrantes, são bastante compreensivos e não esperam que o médico conheça seus costumes. Entretanto, é dever do médico manter-se atento, interessado e fazer perguntas, quando achar necessário, para não correr o risco de ser desrespeitoso.[37]

Barreira linguística

A língua é vista, por profissionais e pacientes, como a primeira barreira ao cuidado. Os profissionais de Saúde geralmente se contentam com uma comunicação mínima (muitas vezes não verbal) e solicitam muitos exames para chegar ao diagnóstico. Na saúde mental, esse tópico é bem mais complexo, pois a avaliação psiquiátrica é, em grande parte, baseada na entrevista. Algumas formas de lidar com a barreira linguística incluem: médico ou paciente dominar parcialmente a língua do outro; contar com o auxílio de outra pessoa durante a conversa, que fará o papel de intérprete – profissionais de Saúde, outros pacientes, faxineiros do serviço ou mesmo um familiar ou amigo do paciente.

Nenhuma das soluções citadas anteriormente é considerada adequada. Em todas há problemas, que podem gerar outros ainda maiores, como quebra de sigilo, interpretação inadequada, omissão de dados importantes pelo paciente ou intérprete etc.[39,43,44]

Dessa forma, consideramos de grande importância que haja as seguintes categorias: intérprete médico e mediador cultural. Em países europeus e norte-americanos, é muito comum que pessoas com tais atribuições estejam presentes em serviços de Saúde para auxiliar nos atendimentos. Diversos estudos mostram que a presença de intérpretes, promovendo uma comunicação adequada, auxilia diagnósticos e evita problemas.[45,46] Intérprete médico consiste em um profissional que domina suficientemente bem, pelo menos, duas línguas e que foi preparado para realizar a comunicação verbal no contexto de Saúde. Há intérpretes especializados em saúde mental, inclusive. Apesar de ser uma terceira pessoa na consulta, o intérprete não deve falar no lugar do paciente ou do médico, limitando-se a ser apenas um canal entre ambos; para tanto, existe uma série de condutas sobre como trabalhar em conjunto com esse profissional. O Brasil, onde esta área de atuação é extremamente jovem, conta com pouquíssimos profissionais com treinamento formal. Há um braço brasileiro da International Medical Interpreters Association (IMIA), que publica o código de ética da profissão e alguns materiais (www.imiaweb.org). Desconhecemos qualquer serviço de Saúde no Brasil que tenha intérpretes médicos como uma categoria reconhecida e com profissionais formalmente contratados.

O mediador cultural, por sua vez, também pode ser intérprete. Para se tornar um mediador cultural, é necessário que se consiga explicar determinadas questões ou formas de expressão do paciente ao médico. Deve ser um indivíduo com consciência dos modelos e das concepções usados tanto pelo paciente quanto pelo profissional.[47] Para ilustrar a questão, retomamos o exemplo do uso do "sim" por uma pessoa Hmong. Um intérprete que desconheça as sutilezas da comunicação não traria ao médico o verdadeiro significado de "sim"; já um mediador cultural seria capaz de entender que, se ele apenas traduzir o "sim", tanto o médico quanto o paciente não estarão partilhando a mesma informação, e que, então, é preciso explicar o contexto ao médico.[48] Muitas vezes o intérprete serve como mediador cultural, mas, por exemplo, um intérprete de língua espanhola não necessariamente compreenderá sobre todas as culturas que falam espanhol; portanto, nem sempre o intérprete fará os dois papéis.

Proposta de tratamento (negociação)

Uma vez realizada uma satisfatória exploração do problema e do quadro do paciente, considerando suas crenças, o que ele entende que está acontecendo consigo e o que considera um tratamento adequado, é possível expor o modelo que o psiquiatra tem em mente e iniciar a negociação sobre o formato de tratamento com o paciente.

Para ajudar os profissionais de Saúde a conduzirem essa conversa com o paciente, existe uma regra mnemônica: LEARN ("aprender" em inglês), que pode ser vista na Tabela 2.5.

Yeung et al.[50] propuseram um protocolo de entrevista para promover maior engajamento no tratamento, chamado *Engagement Interview Protocol* (EIP). Seus elementos, os quais estão elucidados na Tabela 2.6, referem-se a alguns pontos do modelo LEARN.

A intenção das diretrizes é apenas orientar a prática e servir de auxílio para que os profissionais relembrem pontos importantes. Entretanto, quase sempre é necessário adaptar as estratégias ao caso do paciente. Alguns elementos podem ser

Tabela 2.5 Regra para profissionais de Saúde orientarem a conversa: modelo LEARN.

L-isten	Escute com empatia e seja compreensivo quanto à percepção do paciente sobre seus problemas
E-xplain	Explique sua percepção (médica) dos problemas
A-cknowledge	Reconheça e discuta as diferenças e semelhanças
R-ecommend	Recomende um tratamento
N-egotiate	Negociem e cheguem a um acordo

Adaptada de Berlin e Fowkes, 1983.[49]

Tabela 2.6 Diretrizes para promover engajamento no tratamento do paciente.

- Conversar sobre transtornos psiquiátricos (*E-xplain*)
  - Acessar as crenças do paciente sobre seu quadro
  - Aceitar diferentes modelos explicativos
  - Adaptar os conceitos psiquiátricos para se aproximar do modelo que o paciente compreende
  - Esclarecimentos sobre diagnósticos e seus significados
  - Ser flexível quanto à terminologia (usar uma linguagem que seja compreensível)
  - Apresentar o diagnóstico

- Abordagem para a negociação do tratamento (*N-egotiate*)
  - Explicar a razão e a importância do tratamento
  - Discutir alternativas de tratamento
  - Falar de efeitos colaterais e ofereça segurança
  - Acessar as resistências do paciente para o uso de medicações
  - Negociar para chegar a um acordo sobre o tratamento
  - Estar aberto a críticas e a discutir dúvidas

Adaptada de Yeung et al., 2011.[50]

problemáticos dependendo da situação: por exemplo, para uma pessoa com psicose, muitas vezes é difícil discutir o diagnóstico psiquiátrico desde o início, ponto que deve, então, ser tratado posteriormente.

Sobre as ofertas de tratamento, além das condutas tradicionais, que envolvem medicação e psicoterapia, é importante que o profissional sempre se pergunte se será necessário contatar a família ou acionar organizações comunitárias. A ideia de acionar a família é bastante interessante nos casos de pessoas que participam de uma estrutura mais coletivista, em que a palavra do líder da família assume grande importância. Construir uma boa relação com esse líder desde o início do tratamento, transformando-o em aliado, aumentará a confiança e, consequentemente, a adesão do paciente ao tratamento.[47] O contexto, porém, deve ser sempre analisado. Por exemplo, a sociedade japonesa é considerada coletivista, mas no caso de uma pessoa japonesa que busca ajuda sozinha por conta de uma dependência química, contatar a família não deve ser uma opção em absoluto, pois representaria uma grande vergonha.[51] Assim, os acordos devem ser feitos sempre consultando o paciente.

As organizações comunitárias ou não governamentais frequentemente se encarregam de funções importantes, principalmente no caso de imigrantes. Elas podem auxiliar na inserção social do paciente, em especial no resgate de elementos culturais relevantes para sua identidade. Existem organizações específicas, por exemplo, para bolivianos ou senegaleses, e outras que não restringem a nacionalidade acolhida. Igrejas e templos religiosos também são espaços de socialização significativos.[51] Assim, parece ser uma boa estratégia, para o médico, formular ou ter acesso a uma lista de locais que podem ser recomendados aos pacientes que tiverem necessidade. A título de exemplo, que poderá ser seguido por outras localidades, na cidade de São Paulo, a Secretaria Municipal de Direitos Humanos e Cidadania (SMDHC) fez o mapeamento de alguns grupos e serviços voltados a essa população, o que pode ser útil em alguns casos. Os documentos são acessíveis pelo *site* da SMDHC: www.prefeitura.sp.gov.br/cidade/secretarias/direitos_humanos/migrantes/programas_e_projetos/index.php?p=198935.

CONCLUSÃO

Segundo Betancourt,[52] a abordagem baseada no paciente para o atendimento intercultural deve, em primeiro lugar, avaliar os principais problemas interculturais; segundo, explorar o significado da doença para o paciente; terceiro, determinar o contexto social em que o paciente vive; e em quarto lugar, iniciar negociações com o paciente para encorajar a adesão. Abordar a adesão é uma questão desafiadora, com determinantes multifatoriais, e o modelo *ESFT* (explicativo/social/medos/tratamento) é uma ferramenta que identifica barreiras à adesão e fornece estratégias para abordá-los.

A competência cultural tornou-se uma preocupação importante para a prestação de cuidados de saúde contemporâneos, com implicações éticas e legais.[13] Para tornar a competência cultural relevante para a prática clínica, vinculamos um contínuo de competência cultural que identifica os níveis de competência cultural como: destrutividade cultural, incapacidade cultural, cegueira cultural, pré-competência cultural e proficiência cultural; de outro lado os valores bem estabelecidos nos cuidados de saúde. Isso situa competência cultural e proficiência em alinhamento com cuidados centrados no paciente. Tal modelo integra o *continuum* da competência cultural com os componentes dos cuidados baseados em evidências, ou seja, melhores práticas de pesquisa, conhecimentos clínicos e valores e circunstâncias do paciente.

Obviamente, é impossível aprender tudo sobre todas as culturas e isso não deve ser esperado. Portanto, devemos aprender sobre as comunidades de que nos ocupamos, e ter uma estrutura que nos permita fornecer cuidados apropriados para qualquer paciente – uma que lide com questões de adesão – independentemente da raça, etnia ou origem cultural do paciente.

REFERÊNCIAS BIBLIOGRÁFICAS

1. King LM. Social and cultural influences on psychopatology. Ann Rev Psychol. 1978;29:405-33.
2. Geertz C. A interpretação das culturas. Rio de Janeiro: LTC; 2008. 323p.
3. Kirmayer LJ, Minas H. The future of cultural psychiatry: an international perspective. Can J Psychiatry. 2000;45.
4. Wang Y, Santana CLA, Marchetti L et al. Influência da cultura sobre a psiquiatria. In: Miguel EC, Gentil V, Gattaz WF. Clínica Psiquiátrica. Barueri, SP: Manole; 2011. p. 92-104.
5. Kleinman A. Rethinking psychiatry: from cultural category to personal experience. New York: Free Press; 1988.
6. Fabrega H. Cultural relativism and psychiatric illness. J Nerv Ment Dis. 1989;177(7):415-25.
7. Berry JW. Acculturation: living successfully in two cultures. IJIR. 2005;29:697-712.
8. Organização das Nações Unidas (ONU). Trends in international migration, 2015. Disponível em: http://www.un.org/en/development/desa/population/publications/pdf/popfacts/PopFacts_2015-4.pdf. [Acesso em agosto de 2017.]
9. Alto Comissariado das Nações Unidas para Refugiados (ACNUR). Global trends forced displacement in 2016. Disponível em: http://www.unhcr.org/globaltrends2016. [Acesso em agosto de 2017.]
10. Bauman Z. Globalização: as consequências humanas. Rio de Janeiro: Jorge Zahar; 1999. 141p.
11. Brach C, Fraserirector I. Can cultural competency reduce racial and ethnic health disparities? A review and conceptual model. Med Care Res Rev. 2000;57(Suppl 1):181-217.
12. Schemts G, Rajan d, Kadandale S (Eds.). Strategizing national health in 21st century: a handbook. Geneva: World Health Organization; 2016.
13. Engebretson J, Mahoney J, Carlson ED. Cultural competence in the era of evidence-based practice. J Prof Nurs. 2008;24(3):172-8.
14. Bayetti C, Jadhav S, Deshpande SN. How do psychiatrists in India construct their professional identity? A critical literature review. Indian J Psychiatry. 2017;59(1):27-38.
15. Kirmayer LJ, Rousseau C, Guzder J et al. Training clinicians in cultural psychiatry: a Canadian perspective. Acad Psychiatry. 2008; 32(4):313-9.
16. Cheniaux E. Psicopatologia: questões gerais. In: Cheniaux E. Manual de Psicopatologia. Rio de Janeiro: Guanabara Koogan; 2015. p. 1-3.
17. Zborowski M. Cultural components in responses to pain. J Soc Issues. 1952;8(4):16-30.
18. Kleinman A. Neurasthenia and depression: a study of somatization and culture in China. Cult Med Psychiatry. 1982;6(2):117-90.

19. Tatossian A. Culturas e sintoma. Rev Latinoam Psicop Fund. 2001; 4:(3).
20. American Psychiatric Association. (APA). Diagnostic and statistical manual of mental disorders (DSM-5). 5. ed. Washington, D.C.: American Psychiatric Press; 2013.
21. Nichter M. Idioms of distress revisited. Cult Med Psychiatry. 2010; 34:401-16.
22. Department of Health and Human Services (DHHS). The fundamentals of mental health and mental illness. In: Mental Health: a report of the Surgeon General. Rockville, MD: U.S. Department of Health and Human Services, Substance Abuse and Mental Health Services Administration, Center for Mental Health Services, National Institute of Health; 1999.
23. Kaplan HI, Sadock BJ, Sadock VA et al. Contribuições das ciências socioculturais. In: Sadock BJ, Sadock VA, Ruiz P. Compêndio de psiquiatria: ciência do comportamento e psiquiatria clínica. 11. ed. Porto Alegre: Artmed; 2017. p. 139-45.
24. Dalgalarrondo P. Psicopatologia e semiologia dos transtornos mentais. Porto Alegre: Artmed; 2000.
25. Yap PM. Mental disease peculiar to certain cultures: a survey of comparative psychiatry. J Ment Sci. 1951;97:313-37.
26. Levine RE, Gaw AC. Culture-bounds syndromes. Psychiatr Clin North Am. 1995;18(3):523-36.
27. Simons RC, Hughes CC. The culture-bound syndromes: folk illnesses of psychiatric and anthropological interest. Dordrecht, the Netherland: D. Reidel Publishing Company; 1985.
28. Cross TL, Bazron BJ, Dennis KW et al. Towards a culturally competent system of care. Washington, D.C.: Georgetown University Child Development Center, CASSP Technical Assistance Center; 1989.
29. National Health and Medical Research Council (NHMRC). Australian Government. Cultural Competency in health: a guide for policy, partnerships and participation. Commonwealth of Australia 2006. Disponível em: http://trove.nla.gov.au/work/21017130?selectedversion=NBD40524674 ; ou http://www.mhahs.org.au/images/cald/CulturalCompetencyInHealth.pdf. [Acesso em agosto de 2017.]
30. Nova Scotia Department of Health (NSDH). A Cultural Competence Guide for Primary Health Care Professionals in Nova Scotia. 2005. Disponível em: https://www.nurseone.ca/~/media/nurseone/page-content/pdf-en/cultural_competence_guide_for_primary_health_care_professionals.pdf?la=en. Acesso em agosto de 2017.
31. Leininger MM. Culture care diversity and universality theory and evolution of the ethnonursing method. In: Leininger MM, McFarland MR (Eds.). Culture care diversity and universality: a worldwide nursing theory. Mississauga (Canadá): Jones and Barlett Learning; 2006.
32. Campinha-Bacote J. A model and instrument for addressing cultural competence in health care. J Nurs Educ. 1999;38(5):203-7.
33. Galliani MF. Cultural competency in the primary health care relationship [tese]. Universidade de Ottawa: Departamento de Epidemiologia e Medicina Comunitária; 2012.
34. Miller S. Cultural humility is the first step to becoming global care providers. J Obst Gynecol Neonatal Nurs. 2009;38:923.
35. Prasad SJ, Nair P, Gadhvi K et al. Cultural humility: treating the patient, not the illness. Med Educ Online. 2016;21.
36. Kleinman A, Eisenberg L, Good B. Culture, illness, and care: clinical lessons from anthropologic and cross-cultural research. Ann Intern Med. 1978;88:251-58.
37. Lim RF. Clinical manual of cultural psychiatry. 2. ed. Washington: American Psychiatric Publishing; 2015.
38. Guzder J. Fourteen Djinns migrate across the ocean. In: Drozdek B, Wilson JP (Eds.). Voices of trauma – treating psychological trauma across cultures. Springer Science; 2007.
39. Betancourt JR, Green AR, Carrilli JE et al. Defining cultural competence: a practical framework for addressing racial/ethnic disparities in health and health care. Public Health Rep. 2003;118:293-302.
40. Knifton L. Understanding and addressing the stigma of mental illness with ethnic minority communities. Health Soc Rev. 2012;21(3):287-98.
41. Scheppers E, van Dongen E, Dekker JHM et al. Potential barriers to the use of health services among ethnic minorities: a review. Fam Pract. 2006;23:325-48.
42. Krasner MS, Epstein RM, Beckman H et al. Association of an educational program in mindful communication with burnout, empathy, and attitudes among primary care physicians. JAMA. 2009; 302:1284-93.
43. Dauvrin M, Lorant V, Sandhu S et al. Health care for irregular migrants: pragmatism across Europe. A qualitative study. BMC Res Notes. 2012;5:99.
44. Dastjerdi M. The case of Iranian immigrants in the greater Toronto area: a qualitative study. Int J Equity Health. 2012;11:9.
45. Karliner LS, Jacobs EA, Chen AH et al. Do professional interpreters improve clinical care for patients with limited English proficiency? A systematic review of the literature. Health Serv Res. 2007;42(2): 727-54.
46. Jacobs EA, Shepard DS, Suaya JA et al. Overcoming language barriers in health care: costs and benefits of interpreter services. Am J Publ Health. 2004;94(5):866-9.
47. Kirmayer LJ, Narasiah L, Munoz M et al. Common mental health problems in immigrants and refugees: general approach in primary care. Can Med Assoc J. 2011;183(12).
48. Krasner D. When culture complicates treatment. Cur Psychiatry. 2002;1(12):45-9.
49. Berlin EA, Fowkes Jr WC. A teaching framework for cross-cultural health care – application in family practice. West J Med. 1983; 139(6):934-8.
50. Yeung A, Trinh NT, Chang TE et al. The Engagement Interview Protocol (EIP): improving the acceptance of mental health treatment among Chinese immigrants. Int J Cult Ment Health. 2011; 4(2):91-105.
51. Substance Abuse and Mental Health Services Administration (SAMHSA). Improving Cultural Competence. Treatment Improvement Protocol (TIP), Series No. HHS Publication No. (SMA) 14-4849. Rockville: SAMHSA; 2014.
52. Betancourt JR. Cultural competency: providing quality care to diverse populations. Consult Pharm. 2006;21(12):988-95.

3 Religião, Espiritualidade e Transtornos Mentais

Alexander Moreira-Almeida
Victoria Alexandre Silva de Almeida

INTRODUÇÃO

Religião e cuidados com a saúde sempre estiveram intimamente ligados ao longo da história. Na Antiguidade, hábitos de higiene e saúde foram incorporados aos rituais religiosos de judeus, egípcios, persas e gregos, e os sacerdotes eram responsáveis por conduzir essas práticas sagradas e atender aos doentes. Na Idade Média, mosteiros destinavam parte de seus aposentos ao abrigo de enfermos, dando início às enfermarias, às farmácias e às hortas medicinais. No fim da Idade Média, surgiram as primeiras universidades para o ensino de Filosofia, Teologia e Medicina. Várias ordens religiosas foram fundadas com o objetivo de prover cuidados a pessoas enfermas.[1] As relações entre instituições religiosas e saúde mantêm-se até a atualidade, tanto no Brasil (p. ex., pastoral da infância, Santas Casas, instituições de longa permanência e outros hospitais filantrópicos) como pelo mundo.[2,3] Recentemente, apesar de haver um movimento de maior percepção da importância do engajamento em atividades, instituições e práticas religiosas, três principais desafios impedem um envolvimento mais significativo entre a religião e a espiritualidade nas instituições de Saúde Pública: a percepção da primeira como um assunto privado, aspectos controversos sobre ela e a falta de espaço no meio acadêmico sobre a formação em religiosidade e espiritualidade (R/E) na Saúde Pública.[4]

Essa relação não se deu sem conflitos. Notadamente durante os séculos XIX e XX, houve muitas vezes um crescente distanciamento e hostilidade entre pessoas e instituições religiosas e científicas. A R/E passou, frequentemente, a ser tratada com desconfiança e de maneira negativa por intelectuais e cientistas de várias áreas do conhecimento. Na área da Psiquiatria e da Psicologia, a R/E foi regularmente associada (como causa e/ou sintoma) à neurose, à psicose e à imaturidade da personalidade, contudo, compreende-se que essas visões faziam parte de um complexo contexto sociocultural, muitas vezes refletindo mais as posições filosóficas e ideológicas de seus autores do que os resultados de pesquisas realizadas com rigor e qualidade. Além da carência de investigações sistemáticas sobre o assunto,[5] também se propagava a convicção de que a R/E tenderia a sofrer um forte declínio ou mesmo desaparecer com o avanço da ciência e do progresso no decorrer do século XX.

Nas últimas décadas, houve um grande crescimento de estudos bem controlados e robustos sobre R/E, e suas relações com a saúde física e mental. Atualmente se sabe que a R/E se modificou, mas essa relação permanece bastante manifesta no mundo do século XXI. Dados recentes apontam que 84% da população mundial tem uma religião, sendo a sua maioria cristã (31,2%) e muçulmana (24,1%).[6] No Brasil, a R/E mantém-se notadamente relevante. A recente pesquisa nacional do Datafolha[7] demonstrou que 88% da população brasileira afirmaram ter uma religião, e, do percentual restante sem religião, 89% deles relataram acreditar em Deus. Em uma outra sondagem de amostra representativa da população nacional (n = 3.007), 83% dos entrevistados consideravam religião muito importante, sendo 37% deles frequentadores de cultos religiosos semanais (pelo menos 1 vez/semana).[8]

Na atualidade, há, literalmente, milhares de estudos apontando que maiores níveis de envolvimento religioso estão normalmente associados positivamente a indicadores de bem-estar psicológico, como satisfação com vida, felicidade, afeto positivo e moral elevado, melhor saúde física e mental.[9,10] O maior nível de envolvimento religioso também tende a estar inversamente relacionado com depressão, pensamentos e comportamentos suicidas, consumo e uso abusivo de álcool e drogas ilícitas.[5,11,12] Habitualmente o impacto positivo do envolvimento religioso na saúde mental é mais intenso entre pessoas sob estresse ou em situações de fragilidade, como idosos, pessoas com deficiências e doenças clínicas. Por outro lado, a R/E também pode se associar a piores indicadores de saúde quando há ênfase em punição e culpa, conflitos religiosos, intolerância ou atitudes passivas diante de problemas.[13,14]

O debate sobre as relações entre R/E e saúde é frequentemente influenciado por preconceitos e opiniões pessoais (favoráveis ou contrárias), sem uma análise das melhores evidências disponíveis. Como clínicos ou pesquisadores, a ênfase não deve incluir as próprias crenças e atitudes religiosas ou antirreligiosas, mas o quanto e como a R/E pode impactar a saúde da população e como pode ser abordada para benefício dos pacientes.[15] A relevância do tema incentivou a Associação Mundial de Psiquiatria a publicar uma *Position Statement* sobre a importância de se considerar a R/E na pesquisa, no ensino e na prática clínica em Psiquiatria, ressaltando que essa abordagem no tratamento deve ser centrada no paciente e que os psiquiatras não devem incutir opiniões de cunho secular ou espiritual.[16]

BASES PARA A INVESTIGAÇÃO DA RELIGIOSIDADE EM SAÚDE E SAÚDE MENTAL

Embora haja discordâncias nas definições de "religião" e "espiritualidade", neste capítulo, "espiritualidade" será definida como a relação ou o contato com a uma realidade transcendente, que é considerada sagrada, a verdade última da realidade. Nesse sentido, a religião será compreendida como o aspecto institucional ou comunitário da espiritualidade, um conjunto compartilhado de crenças, experiências e práticas relacionadas com o sobre-humano e o divino. Sendo assim, resumidamente, entende-se a espiritualidade como algo mais amplo e pessoal, e a religião, como mais institucional e comunal, tendo um aspecto comum e fundamental: o sagrado e o transcendental.[10] Allport e Pargament foram fundamentais para a pesquisa empírica sobre religiosidade, espiritualidade e saúde, que se estabeleceu a partir dos dois construtos teóricos seguintes:

- O primeiro construto, orientação religiosa, foi proposto por Allport e Ross (1967)[17] e dividiu a religiosidade em intrínseca e extrínseca. Na religiosidade intrínseca, a religião é compreendida como uma força orientadora, ocupando um lugar central na vida do indivíduo e um fim sem si mesma. Outras necessidades são consideradas secundárias e exercidas em harmonia com sua crença e orientação religiosa. Ao contrário, na religiosidade extrínseca, a religião é adaptada às necessidades e aos objetivos do indivíduo; ela é um meio utilizado para obter outros fins, como posição social, consolo, sociabilidade ou distração.[14,17] Como ilustraram Allport e Ross, enquanto o religioso intrínseco vive para servir a Deus, o extrínseco vive para ser servido por Deus. Nota-se que aqueles que têm a religiosidade como aspecto central em sua vida, e não como um meio para realizar interesses pessoais, tendem a apresentar melhor qualidade de vida (QV) e soluções mais satisfatórias aos desafios vivenciados pela R/E[18]
- O segundo construto, coping religioso espiritual (CRE), foi proposto por Pargament et al. ao investigarem o modo como pessoas utilizam sua R/E para lidar com situações de doença, estresse e dificuldades em suas vidas. As estratégias de coping podem ser positivas (CRP), auxiliando no enfrentamento de condições adversas ou de estresse, com benefícios à saúde física e mental. Alguns exemplos de CRP: coping colaborativo ("faço minha parte e coloco o resto na mão de Deus"), senso de que os problemas têm um propósito benéfico (se Deus é justo e bom, o que está ocorrendo deve ter uma razão justa e deve proporcionar alguma lição ou outro aspecto positivo) e que tenho condições de superá-los ("Deus dá o frio conforme o cobertor"). Também envolve estratégias de oração, leitura sobre R/E, meditação e práticas religiosas comunitárias. Por outro lado, as estratégias de coping podem ser negativas (CRN), com um papel desfavorável no enfrentamento de situações adversas ou de estresse.[14,18,19] Alguns exemplos são a utilização de crenças e práticas religiosas para justificar comportamentos prejudiciais à saúde, substituir cuidados médicos tradicionais, induzir culpa, vergonha ou medo, pensamentos inapropriados, raiva, violência e preconceito. Outra estratégia de CRN é uma atitude passiva frente a problemas, delegando toda a solução de problemas a Deus ou outras entidades espirituais. Apesar de vários vieses, as principais tradições religiosas tendem a promover principalmente experiências humanas positivas de CRE.[19]

Dois outros conceitos compõem um dos conjuntos mais frequentemente utilizados para a investigação e mensuração do envolvimento religioso: a religiosidade organizacional (RO) e a religiosidade privada (RP). A primeira se refere à frequência aos serviços e aos encontros religiosos, sendo uma medida social da religião. Estudos que investigam essa dimensão da R/E apontam que, além de o aspecto social ou comunitário da religião estar fortemente associado a bem-estar e saúde, as evidências mais robustas estão fortemente relacionadas com a frequência a serviços religiosos.[20] A RP é o exercício individual da religiosidade, por meio da frequência de oração, meditação, leituras religiosas e ritos religiosos mediante os meios de comunicação social. A RP não requer interação com outras pessoas.[21]

Os efeitos da religião na vida de um indivíduo podem começar antes mesmo de seu nascimento (planejamento e visão de família, e perpetuação de história de vida de pais e avós), podendo continuar por toda a sua trajetória de vida. Por meio do envolvimento religioso, múltiplos fatores podem ser influenciados pela R/E, como aspectos psicológicos, sociais, comportamentais, ambientais e biológicos.[22] Embora a relação entre saúde e R/E esteja bem estabelecida com base em robusta evidência, os mecanismos para essa associação continuam sendo um dos desafios da pesquisa e da teoria, pois explicam apenas parcialmente os efeitos da R/E na saúde, como, por exemplo, incentivar comportamentos e relacionamentos saudáveis (hábitos alimentares, uso de substâncias, comportamento sexual, criação de filhos, dentre outros), apoio social, sistema de crenças que dão significado à vida e ao sofrimento e mecanismos de *coping*.[23] Não há um fator ou mecanismo que, isoladamente, seja capaz de explicar como a R/E influencia a saúde. Esse fator ou mecanismo é um dos mais desafiadores e promissores temas da pesquisa atual.[24-26]

INVESTIGAÇÃO ACERCA DE RELIGIOSIDADE E TRANSTORNOS MENTAIS

A maioria dos estudos publicados sobre as relações entre R/E e saúde (80%) avalia temas associados à saúde mental.[9] O Brasil tem se destacado no cenário científico internacional, em virtude da produção científica de qualidade nessa área.[27]

A seguir serão abordados alguns destaques relevantes nessa área, como depressão, suicídio, ansiedade, transtorno bipolar do humor (TBH), uso abusivo de substâncias e, por fim, bem-estar/QV. Cada tópico apresentará uma revisão geral dos achados no tema, que será seguida pela breve descrição de alguns estudos que ilustram essas descobertas.

Depressão

O mais frequente e tratável dos transtornos mentais, e um problema de saúde em todo o mundo, sendo a principal causa de incapacidade laboral no planeta. Pesquisas sobre religião e depressão apontam o *coping*, tanto negativo como positivo, influenciando a modo de lidar com situações de estresse e sua influência sobre a ocorrência de depressão.

Em uma revisão extensa da literatura, foram identificados 272 estudos transversais sobre a relação entre depressão e religiosidade. Desses estudos, 63% apontaram uma associação significativa e positiva entre R/E e baixas taxas de depressão ou de sintomas depressivos; 22% não encontraram associação; 25% apontaram uma relação inversa entre R/E e depressão.[21]

Em um estudo clássico, religiosidade intrínseca esteve relacionada com a remissão mais rápida dos sintomas depressivos em 111 pacientes idosos internados em um hospital geral nos EUA, e as atividades RP e RO não apresentaram relação.[28]

Em uma pesquisa brasileira com 143 pacientes internados deprimidos, a religiosidade intrínseca foi preditora de recuperação mais rápida, maiores resiliência e QV e menos tentativas prévias de suicídio.[29]

A terapia cognitivo-comportamental adaptada para espiritualidade (TCCAE) tem como objetivo utilizar as próprias crenças, práticas e valores religiosos do paciente para auxiliar na resolução de questões relacionadas com a saúde mental. Essa integração tem o potencial de melhorar a qualidade da relação terapêutica, fortalecer a adesão ao tratamento e influenciar na capacidade individual de lidar com o sofrimento. A TCCAE consiste na adaptação dos protocolos usuais da terapia cognitivo-comportamental (TCC) a conteúdos religiosos centrados no paciente.[30]

Evidências consistentes, provenientes de ensaios clínicos controlados, indicam que procedimentos de psicoterapia adaptados para a espiritualidade podem ser tão ou mais eficientes do que os considerados padrão.[31,32] Essa prática pode promover benefícios em reestruturação cognitiva do paciente, motivação, estratégias de enfrentamento e tratamento de depressão e transtornos de ansiedade.[30]

Transtorno bipolar do humor

Embora a literatura psiquiátrica frequentemente descreva associações entre TBH e R/E, uma revisão da literatura mostrou que são poucos os estudos bem controlados sobre o tema, e estes apontam que pacientes bipolares tendem a apresentar maior envolvimento com R/E, maior frequência de relatos de conversão e experiências de salvação e uso mais frequente de CRE que pessoas com outros transtornos mentais. Apesar da carência de pesquisas, há relatos frequentes de uma relação entre sintomas maníacos e experiências místicas.[33]

Um estudo transversal com 334 pacientes portadores de TBH avaliou a associação de frequência à igreja e de oração, e formas subjetivas de envolvimento religioso, com estados de humor misto, maníaco e depressivo. Foram encontradas associações significativas entre taxas mais elevadas de indivíduos que oravam e meditavam em pacientes em estado misto, bem como menores índices de indivíduos com essas práticas entre participantes eutímicos. A depressão e a mania não estiveram associadas ao envolvimento religioso.[34]

Em um estudo brasileiro que investigou 168 pacientes ambulatoriais com TBH, a religiosidade intrínseca e as estratégias de CRP associaram-se a menos sintomas depressivos e melhor QV. CRN associou-se a menores escores no domínio psicológico.[35] Após 2 anos de acompanhamento longitudinal, inicialmente o CRP foi preditor para maiores níveis de qualidade vida nos quatro domínios: físico, mental, social e ambiental. O CRN, embora bem menos frequente, foi um importante preditor de pior qualidade vida nos domínios mental e ambiental, além de mais sintomas de mania.[36]

O TBH e a R/E apresentam intensa e complexa inter-relação. A religiosidade mostrou ser um aspecto relevante na vida de pacientes com esse transtorno, devendo ser considerada pelos médicos ao avaliar e tratar seus pacientes. Estudos sobre práticas religiosas saudáveis, espiritualidade e recursos de *coping*, entretanto, merecem ser ampliados, bem como sua relação com o cumprimento do tratamento e as recorrências da doença, as intervenções psicoterápicas e a psicoeducação de base espiritual. Pesquisas longitudinais adicionais são necessárias para determinar a causalidade e as implicações terapêuticas desses achados.

Suicídio

Fenômeno multifatorial que sofre influências de aspectos biopsicossociais, como sexo, idade e doença física ou mental (principalmente depressão, TBH, esquizofrenia e uso abusivo de substâncias). Hoje em dia, há muitas evidências consistentes sobre a relação entre a R/E e o suicídio. Por envolver crenças, práticas e condutas, a R/E pode ser considerada um importante *coping* comportamental, com significativo potencial adjuvante contra o estresse e na superação de situações difíceis de vida.

Em uma revisão extensa da literatura, com 141 estudos quantitativos sobre a relação entre R/E e suicídio, 75% dos autores relataram que maior R/E se relacionava com menor ideação, tentativa ou consumação de suicídio.[9] Em uma metanálise, índices superiores de R/E associaram-se a uma diminuição de 62% nas mortes por suicídio.[37]

Em um estudo que investigou 164 pacientes brasileiros com TBH, aqueles indivíduos com maiores níveis de atividades RP e religiosidade intrínseca apresentaram menos tentativas de suicídio.[38]

O maior e mais robusto estudo sobre esse tema acompanhou aproximadamente 90 mil mulheres por 14 anos nos EUA. Aquelas que frequentavam, pelo menos, 1 vez/semana uma instituição religiosa apresentaram um percentual de morte 6 vezes menor por suicídio do que as que nunca frequentavam. Esse resultado se manteve mesmo após o controle de grande quantidade de variáveis clínicas e sociodemográficas.[24]

O suicídio é uma importante causa de morbimortalidade no mundo, e existem muitas evidências de que a R/E pode ajudar em sua prevenção, no entanto, ainda há uma carência de estudos que identifiquem os mecanismos pelos quais a R/E impacta o comportamento suicida. Algumas hipóteses para esse efeito protetor são: a crença na vida após a morte e em Deus, a objeção moral ao suicídio (OMOS) e o fornecimento de modelos de enfrentamentos de situações difíceis.

Ao comportamento suicida e suas hipóteses, uma revisão da literatura encontrou evidências de que a OMOS (mais especificamente o medo de ir para o inferno ou uma situação *post mortem* desfavorável) foi um fator significativo na não consumação do suicídio.[39] Ainda sob essa perspectiva, outros estudos obtiveram achados semelhantes sobre a atitude de aceitação em relação à morte por suicídio estar relacionada com o planejamento e a tentativa de conclusão do ato.[40,41]

Embora mais estudos precisem ser realizados, a crença na vida após a morte e a OMOS parecem ser mecanismos importantes pelos quais a R/E pode atuar na prevenção e na diminuição do risco de suicídio.[39,40,42]

Ansiedade

Nas duas edições do *Handbook of Religion and Health*, 299 estudos sobre a relação entre R/E e ansiedade foram analisados. Destes, 49% relataram uma relação inversa entre R/E e ansiedade, ou a diminuição da ansiedade em reposta de uma intervenção baseada na R/E, e somente 11% encontraram uma relação proporcional.[9]

Em um artigo de revisão sistemática e metanálise[43] cujo objetivo foi avaliar o impacto das intervenções de R/E mediante ensaios clínicos randomizados, constatou-se que as ações fundamentadas em R/E apresentaram resultados significativos para a ansiedade ($p < 0{,}0001$). Terapias complementares e integrativas (baseadas em questões espirituais, como atenção plena e meditação) parecem diminuir os sintomas desse transtorno.[44,45,46] A maioria dos estudos que investigaram a eficácia da R/E em tratar problemas de ansiedade teve seu foco nas técnicas de meditação e relaxamento, com vários deles apontando efetividade no tratamento. Em outro estudo, 92 pessoas com cefaleia vascular passaram por quatro tipos de meditação diferentes. Nos grupos de indivíduos que realizaram meditação espiritual, após 1 mês eles experimentaram significativa queda no estado de ansiedade quando comparados com os demais grupos que praticaram outro tipo de meditação.[47]

As evidências baseadas em metanálises[43] e ensaios clínicos, elaborados para avaliar os efeitos das intervenções religiosas e espirituais na saúde mental, apontam benefícios clínicos, independentemente dos modelos adotados,[48] incluindo redução dos sintomas de ansiedade e estresse. R/E parece ser um fator protetor para transtornos de ansiedade, mas os achados ainda não são conclusivos, apresentando resultados controversos e necessitando de melhor desenvolvimento do método de pesquisa. Por esses motivos, estudos longitudinais prospectivos são indispensáveis para avaliar essa correlação, além de haver melhor aferição das dimensões de R/E que estão sendo analisadas, tendo em vista que esse fator pode influenciar a magnitude do efeito em relação à ansiedade. Diferentes tipos de ansiedade também necessitam ser avaliados, ao passo que os diferentes aspectos da R/E podem influenciar de modo distinto outras características da ansiedade.[9,49]

Álcool e drogas ilícitas

Os problemas do uso nocivo do álcool e de drogas ilícitas são complexos, multifatoriais e estão relacionados com variados resultados adversos à saúde, como transtornos mentais, acidentes rodoviários e laborais, suicídio e violência. Para a realização da prevenção e do tratamento efetivo, centrado no paciente e com base na ciência, necessita-se de uma abordagem biopsicossocioespiritual com o objetivo de promover os fatores positivos e reduzir os negativos dessas quatro dimensões.[50]

A relação entre maiores níveis de R/E e menos consumo/uso abusivo de álcool e drogas ilícitas tem sido um dos achados mais robustos nas pesquisas.[50] Uma revisão da literatura[9] encontrou 278 estudos quantitativos que examinaram a relação entre R/E e álcool: cerca de 86% deles relataram menos consumo/uso abusivo de álcool entre os indivíduos mais religiosos. Com relação ao uso e/ou abuso de drogas ilícitas, na mesma revisão foram encontrados 185 estudos, e 84% com baixos índices de uso por aqueles com maior R/E.

Nos EUA, a Pesquisa Nacional de Álcool realizada em três ondas (2000, 2005 e 2010) constatou que a alta religiosidade parece estar associada à abstinência alcoólica ao longo da vida e, nesse caso, foi considerada protetora contra o consumo prejudicial de álcool e de drogas ilícitas.[51]

Três estudos brasileiros envolvendo amostras representativas nacionais confirmaram que fatores religiosos estão fortemente associados a menor frequência de uso de drogas ilícitas, bem como indivíduos assíduos em serviços religiosos são menos suscetíveis a iniciar ou continuar fumando, fazer uso excessivo de álcool e outras substâncias.[52-54] Um estudo qualitativo que investigou fatores protetores do uso de drogas entre adolescentes muito pobres, residentes em áreas violentas de São Paulo, apontou a religiosidade como o segundo principal fator, atrás somente do fator "família estruturada", que, por sua vez, se associava à questão de a família ser religiosa. O estudo apontou que 81% dos não usuários de drogas ilícitas acreditam e praticam uma religião e apenas 13% dos usuários também seguem alguma doutrina.[55] Mais recentemente, em um estudo envolvendo mais de 500 dependentes de *crack* admitidos em comunidades terapêuticas, observou-se que o envolvimento religioso durante a infância e a adolescência tem relação com o início do consumo menos frequente de drogas ilícitas antes dos 18 anos, assim como um comportamento menor de fissura após parada do uso de *crack*.

INTERVENÇÕES BASEADAS EM RELIGIOSIDADE/ESPIRITUALIDADE PARA COMBATER CONSUMO E USO ABUSIVO DE SUBSTÂNCIAS

No Brasil, um estudo qualitativo realizado em 21 instituições religiosas em São Paulo avaliou 85 indivíduos que estavam abstinentes há pelo menos 6 meses e usaram recursos religiosos não médicos para tratar a dependência de substâncias. A oração frequente, descrita como um meio de contato direto com Deus, foi uma das principais estratégias para prevenir a recaída e controlar o desejo de consumo da droga.[56]

Alcoólicos Anônimos (AA) são organizações de ajuda mútua, com um protocolo de 12 passos, com uma orientação espiritual baseada na crença da existência de um "poder superior" que incentiva o uso da oração e da meditação. Seis desses passos se referem de alguma maneira a esse "poder superior",[57] e a recuperação do indivíduo após a finalização dos 12 passos é identificado como um "despertar espiritual".[58] Uma metanálise recente, publicada pela Cochrane, analisou 27 estudos e relatou que a participação no AA demonstrou ser tão ou mais efetiva (índice de 25% superior de abstinências após 1 ano) do que as psicoterapias tradicionais mais eficazes.[59]

Identificar os fatores protetores contra o consumo/uso abusivo de substâncias continua sendo um desafio, tendo em vista aspectos como sua aceitação social, custo-benefício e intervenções baseadas na ciência. Existem fortes evidências, entretanto, de que a R/E é um fator preventivo importante, com alto potencial de oferecer melhor sentido para a vida, com otimismo, compreensão do corpo como um instrumento divino, suporte social, promoção de modelos e uma explícita condenação do consumo/uso abusivo de substâncias.[50] Ainda são necessários mais estudos com o objetivo de avaliar o impacto das intervenções baseadas em R/E no processo de recuperação desses transtornos, mas algumas dessas, como os 12 passos usados nos AA, podem contribuir consideravelmente para cessação da condição e complementar o tratamento profissional.

Bem-estar e qualidade de vida

A partir da década de 1970, com o prolongamento da vida em várias situações de adoecimento grave, passou a ser importante medir e compreender como as pessoas viviam esses anos a mais. Investigar QV tornou-se um dos desfechos mais relevantes nas investigações envolvendo a R/E. Trata-se de um conceito amplo, incluindo vários aspectos da vida, como funcionamento emocional, social, físico e ambiental. QV tem relação com estado de saúde, incapacidade/deficiência, aspectos psicológicos, sociais e econômicos.[60]

O bem-estar existe por uma continuidade de emoções que vão desde baixo bem-estar (em que sentimentos ruins como opressão, tristeza e infelicidade dominam), até um estado altíssimo de contentamento (felicidade genuína e prazer sustentados). Em vez de simplesmente existir e evitar a dor, o ser humano esforça-se para ter uma experiência de prazer, significado e sentir-se inteiro. Há muitos fatores que parecem influenciar os níveis de bem-estar psicológico e a QV, como, por exemplo, idade, nível educacional, *status* econômico, gênero, estado civil, convívio social, assim como fatores psicológicos como o otimismo, o propósito de vida, a alta autoestima e a esperança.[21]

Muitos estudos mostram uma forte correlação entre R/E, bem-estar e QV. Em duas revisões da literatura, foram encontrados mais de 200 estudos quantitativos, em que percentual maior de 70% aponta significativas relações positivas entre bem-estar e R/E. Dentre os 48 melhores estudos, 43 (90%) mostraram maior bem-estar entre pessoas mais religiosas.

Outra revisão da literatura pesquisou dados sobre as pesquisas relacionando QV e R/E. Os resultados demonstraram evidências consistentes dessa associação.[61]

A R/E pode influenciar o bem-estar de duas maneiras: diretamente (com atividades que deixam as pessoas felizes) ou indiretamente, com outras características que sabidamente influenciam o bem-estar. Observando-se os efeitos indiretos entre a religião e os fatores psicológicos, sociais e ambientais correlacionados com o bem-estar, constatou-se que pessoas religiosas ou espiritualizadas são menos propensas ao divórcio ou separação, com maior tendência a ter relações estáveis e a socializarem mais, e apontaram-se altos níveis de autoestima, sendo a fé um preditor importante para o otimismo e a esperança.[9]

Analisando-se os dados de uma amostra de idosos americanos, segundo a relação entre o significado da religião e a realização pessoal, tanto a frequência religiosa quanto a oração estiveram associados positivamente à satisfação pessoal. Quando o significado da religião foi adicionado ao modelo, percebeu-se um aumento da satisfação pessoal.[62]

Muito já se conhece sobre fatores que influenciam o bem-estar e a QV, e a religiosidade positiva parece ser mais um fator relacionado, contudo, mais estudos são necessários, inclusive os de coorte, prospectivos e ensaios clínicos randomizados, para que se avaliem cuidadosamente essas variáveis, em diferentes populações, locais e religiões.

PRÁTICA CLÍNICA

Instituições como a Associação Médica Americana, a Comissão Conjunta de Acreditação de Hospitais dos EUA (JCAHO) e a Associação Mundial de Psiquiatria já reconhecem que, para a boa prática clínica, a R/E deve ser avaliada e incorporada na avaliação global do paciente. Com base nisso, a Associação Mundial de Psiquiatria e suas afiliadas americana, brasileira, alemã, britânica, indiana e sul-africana, bem como a Associação Americana de Psicologia já apresentam seções específicas de R/E e ressaltam a importância de reconhecer e avaliar a R/E do paciente.

A seguir serão apresentados alguns princípios importantes para a abordagem da R/E na prática clínica. Para tanto, a abordagem será fundamentada em uma revisão publicada por nosso grupo,[15] bem como no Posicionamento da Associação Mundial de Psiquiatria[16] e em uma recente revisão sobre a aplicação da espiritualidade na prática da TCC.[16,30]

Entrevista espiritual

Para coletar dados para uma história espiritual, é preciso estar atento ao que a R/E representa na vida de cada paciente. Deve-se evitar raciocínios precipitados e, muitas vezes, estereotipados e apoiados apenas na filiação religiosa, sendo necessária uma avaliação global do paciente. As dimensões da espiritualidade podem incluir crenças, rituais, sensação de conexão transcendental, compreensões de Deus, implicações éticas, experiências místicas, práticas religiosas públicas e privadas, dentre outras.

Obter essas informações pode facilitar a exposição futura de novos assuntos correlacionados a essa dimensão, já que o paciente vai se sentir acolhido também nessa área para expor possíveis situações.

Diretrizes práticas

Para que sejam discutidas diretrizes práticas sobre a avaliação e a integração de R/E no tratamento de pacientes em saúde mental, inicialmente é importante enfatizar alguns princípios gerais a serem considerados ao se analisar e abordar a R/E, como:[15]

- Limites éticos: a abordagem dos aspectos de R/E deve ser centrada no paciente; não se pode prescrever, impor ou tentar influenciar as visões de mundo (espirituais ou antiespirituais) do paciente[63,64]
- Coleta rotineira: a obtenção de informações sobre as crenças e práticas religiosas do paciente deve ser atualizada e compreendida, muitas vezes, como item essencial da coleta da história do paciente[16]
- Abordagem centrada na pessoa: compreende apreciar os componentes físicos, mentais e espirituais dos seres humanos, respeitando-se as crenças e práticas espirituais/religiosas de seus pacientes, familiares e cuidadores[16,65]
- Contratransferência: estar atento às reações dos clínicos sobre as crenças ou a incredulidade dos pacientes[66]
- Abordagem aberta e não dogmática (com interesse e respeito genuínos às crenças, aos valores e às experiências dos pacientes): pedir que compartilhem suas tradições e experiências de R/E é uma boa maneira de médicos demonstrarem preocupação genuína com os pacientes e seus valores
- Abertura: os profissionais da área da Saúde, independentemente de suas crenças pessoais, devem estar receptivos para trabalhar em conjunto com líderes ou membros da comunidade religiosa de seu paciente, visando ao seu bem-estar e à adesão ao tratamento
- Adaptação: considerando-se que muitas religiões ensinam que pensamentos, comportamentos e emoções de um indivíduo estão conectados e influenciam a sua ação e percepção do mundo, a proposta é adaptar as crenças, os valores e as práticas religiosas do paciente aos protocolos da TCC para auxiliá-lo na resolução de questões ligadas à sua saúde mental.[30]

Exploração da religiosidade/ espiritualidade

Pode ser introduzida após o paciente revelar que essa questão é importante para ele ou com questionamentos mais gerais e existenciais, como: "O que dá sentido à sua vida?", "Quais são suas fontes de conforto e força quando você está lutando contra problemas?", "O que te ajuda a lidar com sua doença?"[66] Se o paciente não for religioso ou espiritualizado, essas perguntas serão úteis para explorar sua visão de mundo.[67]

Outra possível abordagem avalia a história sociocultural do paciente ou de seu desenvolvimento para descobrir sua R/E.

A maioria das avaliações e diretrizes recomenda a cobertura dos seguintes tópicos básicos:

- Fé e R/E geral: "Você é religioso, espiritualizado ou uma pessoa de fé? A espiritualidade (ou religião) é importante em sua vida?"
- Organizacional/comunidade: "Você faz parte de uma comunidade religiosa/espiritual? Participa de reuniões R/E? Quais atividades? Com que frequência?"
- Práticas privadas: "Você realiza alguma prática privada, como oração, meditação, leitura de textos religiosos ou assiste a programas ou ouve músicas de cunho religioso/espiritual? Quando? Com que frequência?"
- Impacto: "Sua R/E influencia a maneira como você vive a vida e lida com seu problema atual? Como? Algumas pessoas dizem que R/E os ajuda a lidar com problemas, e outros acham que R/E está relacionada com problemas e conflitos. Como a R/E afeta a maneira como você lida com seu problema atual? Como sua fé e comunidade religiosa veem seu problema e tratamento? Eles te apoiam, se opõem ou são neutros?"
- Abertura para outros aspectos ou necessidades de R/E: "Existem outros aspectos de R/E da sua vida que você gostaria de compartilhar? Você tem alguma outra necessidade espiritual que precise ser abordada?"[68]

Há variados questionários estruturados em língua portuguesa (traduzidos e validados para o cenário brasileiro) disponíveis para serem usados também na prática clínica como em investigações científicas.[69] Exemplo de um desses instrumentos desenvolvidos e validados para o contexto brasileiro é a Escala de Atitudes Relacionadas à Espiritualidade (ARES; Tabela 3.1), que poderá contribuir para uma rápida avaliação do indivíduo.[70]

Essa avaliação inicial de R/E pode revelar uma necessária exploração mais aprofundada do tema. As áreas que muitas vezes justificam um exame posterior incluem:

- Estilo de CRE e relacionamento com seu Deus ou poder superior, por exemplo, colaborativo *versus* passivo *versus* autodirigido[71]
- Preocupações morais sobre alguma decisão a tomar ou ações já realizadas. Isso também pode suscitar questões relacionadas com o (auto)perdão[66]
- Possíveis fontes de sofrimento espiritual – CRN (p. ex., transferência de responsabilidade para Deus, atribuir todos os problemas ao demônio), uso de preceitos religiosos para justificar o abuso a esposa e filhos. Também é importante distinguir quando as crenças religiosas são as causas (p. ex., preceitos muito rígidos ou intolerantes que provocam uma culpa inadequada) ou consequências da psicopatologia (p. ex., culpa excessiva por estar com depressão)[72]
- Recursos de cunho religioso/espiritual que os pacientes usaram ou desenvolveram ao longo de sua vida, pois podem ser úteis para lidar com os problemas atuais
- Experiências espirituais (mística, quase morte, fora do corpo, mediunidade) que podem mudar a vida, mas também podem ampliar o medo e as dúvidas, se elas não se encaixarem na visão de mundo anterior do paciente.[73]

Tabela 3.1 Escala de Atitudes Relacionadas à Espiritualidade (ARES).

ARES	Discordo muito	Discordo parcialmente	Não concordo nem discordo	Concordo parcialmente	Concordo muito
Acredito em algo sagrado, transcendental (Deus, uma força superior	1	2	3	4	5
Meditação, oração, leituras e/ou contemplação são práticas que utilizo (ao menos uma delas) para me conectar com uma força espiritual além de mim	1	2	3	4	5
Já presenciei fatos/situações que me levaram a acreditar que existe algo além do mundo material	1	2	3	4	5
Minha fé ou minhas crenças espirituais me dão apoio no dia a dia	1	2	3	4	5
Minha espiritualidade me ajuda a ter um relacionamento melhor com os outros	1	2	3	4	5
Minha espiritualidade influencia minha saúde física e mental	1	2	3	4	5
Minha espiritualidade me incentiva a ajudar outras pessoas	1	2	3	4	5
Acredito em uma continuidade após a morte	1	2	3	4	5
Minhas crenças e valores espirituais direcionam minhas ações no dia a dia	1	2	3	4	5
Minha fé ou crenças espirituais dão sentido à minha vida	1	2	3	4	5
Práticas espirituais (p. ex., fazer orações, jejum, meditação ou outras) ajudam a manter ou melhorar minha saúde física ou mental	1	2	3	4	5

As experiências espirituais também podem se assemelhar a transtornos psicóticos e dissociativos, exigindo um diagnóstico diferencial cuidadoso[74,75]
- Desenvolvimento espiritual, por meio de experiências anteriores positivas e negativas sobre R/E que podem ter moldado a visão de mundo atual do paciente. Isso pode envolver vivências traumáticas com pais, familiares, líderes religiosos e outras pessoas importantes. É útil questionar o paciente sobre o ambiente (tradições religiosas ou seculares) em que o paciente foi criado e se concentrar também em mudanças significativas nas crenças ou práticas de R/E ao longo da vida[76,77]
- Conflitos com comunidades religiosas ou com ensinamentos religiosos específicos
- Crenças religiosas gerais sobre Deus ("Quais são as características mais significativas de Deus?" [punitivo × benevolente, distante × pessoal]);[66] ou sobre a vida após a morte.[78]

CONCLUSÃO

R/E é um importante aspecto da vida da maioria das pessoas. Sua associação a saúde mental, QV, bem-estar psicológico, satisfação com a vida, afeto positivo e moral elevado já está bem estabelecida e embasada na ciência.

Foram apresentadas pesquisas e revisões da literatura que mostram as influências habitualmente favoráveis nos desfechos de saúde, como melhores saúde mental e QV, dentre outros não descritos neste capítulo, como, por exemplo, maiores sobrevida e cuidado com a própria saúde, além da associação frequente de R/E a menores índices de depressão, suicídio, transtornos de ansiedade e por uso de substância.

Foi apresentado um roteiro para a história espiritual e a avaliação e integração de R/E no tratamento de pacientes em saúde mental. O uso da história espiritual e a identificação dos mecanismos de *coping* religioso-espiritual são de grande importância para a atenção à saúde de pacientes religiosos.

Algumas questões ainda necessitam de mais estudos, como os mecanismos desse envolvimento e a ordem causal dessa relação, como R/E influencia outros tratamentos e como as informações obtidas podem ser usadas na conduta clínica.

REFERÊNCIAS BIBLIOGRÁFICAS

1 Koenig HG, McCullough ME, Larson DB. Handbook of religion and health. New York: Oxford University Press; 2001.
2 Schumann C, Stroppa A, Moreira-Almeida A. The contribution of faith-based health organizations to public health. Int Psychiatry. 2011;8(3):62-4.

3. Summerskill W, Horton R. Faith-based delivery of science-based care. Lancet. 2015;386(10005):1709-10.
4. Long KNG, Gregg RJ, VanderWeele TJ et al. Boundary crossing: meaningfully engaging religious traditions and religious institutions in public health. Religions. 2019;10(7):412.
5. Moreira-Almeida A, Neto FL, Koenig HG. Religiousness and mental health: a review. Rev Bras Psiquiatr. 2006;28(3):242-50.
6. Pew Research Center. The changing global religious landscape. 2017. Available from: www.pewforum.org/2017/04/05/the-changing-global-religious-landscape/. Accessed on: 06/10/2023.
7. Balloussier AV. Brasileiros vão menos à igreja e dão menos contribuições. Folha de São Paulo, Datafolha. 2022. Disponível em: https://www1.folha.uol.com.br/cotidiano/2022/06/datafolha-brasileiros-vao-menos-a-igreja-e-dao-menos-contribuicoes.shtml. Acesso em: 20/04/2023.
8. Moreira-Almeida A. O crescente impacto das publicações em espiritualidade e saúde e o papel da Revista de Psiquiatria Clínica. Rev Psiq Clín. 2010;37(2):41-2.
9. Koenig H, King D, Carson VB. Handbook of religion and health. 2. ed. New York: Oxford University Press; 2012.
10. Moreira-Almeida A, Bhugra D. Religion, spirituality and mental health: setting the scene. In: Moreira-Almeida A, Mosqueiro BP, Bhugra D (eds.). Spirituality and mental health across cultures – evidence-based implications for clinical practice. Oxford, UK: Oxford University Press; 2021.
11. Koenig HG. Research on religion, spirituality, and mental health: a review. Can J Psychiatry. 2009;54(5):283-91.
12. Bonelli R, Koenig H. Mental disorders, religion and spirituality 1990 to 2010: a systematic evidence-based review. J Relig Health. 2013;52(2):657-73.
13. Stroppa A, Moreira-Almeida A. Religiosidade e saúde. In: Salgado MI, Freire G. Saúde e espiritualidade: uma nova visão da medicina. Belo Horizonte (MG): Inede; 2008. p. 427-43.
14. Weber SR, Pargament KI. The role of religion and spirituality in mental health. Curr Opin Psychiatry. 2014;27:358-63.
15. Moreira-Almeida A, Koenig HG, Lucchetti G. Clinical implications of spirituality to mental health: review of evidence and practical guidelines. Rev Bras Psiquiatr. 2014;36:176-82.
16. Moreira-Almeida A, Sharma A, Verhagen PJ et al. Posicionamento da Associação Mundial de Psiquiatria sobre espiritualidade e religiosidade em psiquiatria. Revista RDP. 2018;8(2):6-8.
17. Allport GW, Ross JM. Personal religious orientation and prejudice. J Personal Soc Psychol. 1967;5:432-43.
18. Abu-Raiya H, Pargament KI, Krause N. Religion as problem, religion as solution: religious buffers of the links between religious/spiritual struggles and well-being/mental health. Qual Life Res. 2016;25(5):1265-74.
19. Pargament KI, Smith BW, Koenig HG et al. Patterns of positive and negative religious coping with major life stressors. J Clin Psychol. 2000;56(4):519-43.
20. VanderWeele TJ, Balboni TA, Koh HK. Invited commentary: religious service attendance and implications for clinical care, community participation, and public health. Am J Epidemiol. 2022;191(1):31-5.
21. Koenig HG, King D, Carson VB. Handbook of religion and health. 2 ed. New York: Oxford University Press; 2011.
22. Moreira-Almeida A, Mosqueiro BP, Bhugra D. Spirituality and mental health across cultures – evidence-based implications for clinical practice. Oxford, UK: Oxford University Press; 2021.
23. Moreira-Almeida A. Religion and health: the more we know the more we need to know. World Psychiatry. 2013;12(1):37-8.
24. VanderWeele TJ, Li S, Tsai AL et al. Association between religious service attendance and lower suicide rates among US women. JAMA Psychiatry. 2016;73(8):845-51.
25. George LK, Ellison CG, Larson DB. Explaining the relationships between religious involvement and health. Psychol Inq. 2002;13(3):190-200.
26. Corrêa AAM, Moreira-Almeida A, Meneze PR et al. Investigating the role played by social support in the association between religiosity and mental health in low income older adults: results from the São Paulo Ageing & Health Study (SPAH). Rev Bras Psiquiatr. 2011;33(2):157-64.
27. Damiano RF, Costa LA, Viana MTS et al. Brazilian scientific articles on "spirituality, religion and health". Arch Clin Psychiatr. 2016;43(1):11-6.
28. Koenig HG, George LK, Peterson BL. Religiosity remission of depression in medically ill older patients. Am J Psychiatr. 1998;155(4):536-42.
29. Mosqueiro BP, Rocha NS, Fleck MPA. Intrinsic religiosity, resilience, quality of life, and suicide risk in depressed inpatients. J Affect Disord. 2015;179:128-33.
30. Abreu Costa M, Moreira-Almeida A. Religion-adapted cognitive behavioral therapy: a review and description of techniques. J Relig Health. 2022;61(1):443-66.
31. Anderson N, Heywood-Everett S, Siddiqi N et al. Faith-adapted psychological therapies for depression and anxiety: systematic review and meta-analysis. J Affect Disord. 2015;176:183-96.
32. Lim C, Sim K, Renjan V et al. Adapted cognitive-behavioral therapy for religious individuals with mental disorder: a systematic review. Asian J Psychiatr. 2014;9:3-12.
33. Stroppa A, Moreira-Almeida A. Religiosidade e espiritualidade no transtorno bipolar do humor. Rev Psiq Clínica. 2009;36(5):190-6.
34. Cruz M, Pincus HA, Welsh DE et al. The relationship between religious involvement and clinical status of patients with bipolar disorder. Bipolar Disord. 2010;12(1):68-76.
35. Stroppa A, Moreira-Almeida A. Religiosity, mood symptoms, and quality of life in bipolar disorder. Bipolar Disord. 2013;15(4):385-93.
36. Stroppa A, Colugnati FA, Koenig HG et al. Religiosity, depression, and quality of life in bipolar disorder: a two-year prospective study. Braz J Psychiatry. 2018;40(3):238-43.
37. Wu A, Wang JY, Jia CX. Religion and completed suicide: a meta-analysis. PLoS One. 2015;10(6):e0131715.
38. Caribé AC, Studart P, Bezerra-Filho S et al. Is religiosity a protective factor against suicidal behavior in bipolar I outpatients? J Affect Disord. 2015;186:156-61.
39. van den Brink B, Schaap H, Braam AW. Moral objections and fear of hell: an important barrier to suicidality. J Relig Health. 2018;57(6):2301-12.
40. Joe S, Romer D, Jamieson PE. Suicide acceptability is related to suicide planning in U.S. adolescents and young adults. Suicide Life Threat Behav. 2007;37(2):165-78.
41. Richardson-Vejlgaard R, Sher L, Oquendo MA et al. Moral objections to suicide and suicidal ideation among mood disordered Whites, Blacks, and Hispanics. J Psychiatr Res. 2009;43(4):360-5.
42. Lizardi D, Dervic K, Grunebaum MF et al. The role of moral objections to suicide in the assessment of suicidal patients. J Psychiatr Res. 2008;42(10):815-21.
43. Gonçalves JPB, Lucchetti G, Leão F et al. Avaliação da prática de terapia complementar espiritual/religiosa em saúde mental. Revista RDP. 2015;5(6):21-8.
44. Thrane S. Effectiveness of integrative modalities for pain and anxiety in children and adolescents with cancer: a systematic review. J Pediatr Oncol Nurs. 2013;30:320-32.
45. Sankhe A, Dalal K, Save D et al. Evaluation of the effect of spiritual care on patients with generalized anxiety and depression: a randomized controlled study. Psychol Health Med. 2017;1-6 [Epub ahead of print].
46. Kiran U, Ladha S, Makhija N et al. The role of Rajyoga meditation for modulation of anxiety and serum cortisol in patients undergoing coronary artery bypass surgery: a prospective randomized control study. Ann Card Anaesth. 2017;20:158-62.

47. Wachholtz AB, Pargament KI. Migraines and meditation: does spirituality matter? J Behav Med. 2008;31(4):351-66.
48. Gonçalves JPB, Lucchetti G, Menezes PR et al. Religiousness and spiritual interventions in mental health care: a systematic review and meta-analysis of randomized controlled clinical trials. Psychol Med. 2015;45:2937-49.
49. Lucchetti G, Koenig HG, Lucchetti ALG. Spirituality, religiousness, and mental health: a review of the current scientific evidence. World J Clin Cases. 2021;9(26):7620-31.
50. Pinto AR, Moreira-Almeida A. Guidelines for integrating spirituality into the prevention and treatment of alcohol and other substance use disorders. Braz J Psychiatry. 2013;45(3):274-9.
51. Drabble L, Trocki KF, Klinger JL. Religiosity as a protective factor for hazardous drinking and drug use among sexual minority and heterosexual women: findings from the National Alcohol Survey. Drug Alcohol Depend. 2016;161:127-34.
52. Bastos FI, Bertoni N, Hacker M. Drug and alcohol use: main findings of a national survey, Brazil 2005. Rev Saúde Pública. 2008;42(Suppl. 1):109-17.
53. Dalgalarrondo P, Soldera MA, Correa Filho HR et al. Religion and drug use by adolescents. Rev Bras Psiquiatr. 2004;26(2):82-90.
54. Tavares BF, Beria JU, Lima MS. Factors associated with drug use among adolescents in Southern Brazil. Rev Saúde Pública. 2004;38(6):787-96.
55. Sanchez ZV, Oliveira LG, Nappo SA. Fatores protetores de adolescentes contra o uso de drogas com ênfase na religiosidade. Cienc Saúde Coletiva. 2004;9(1):43-5.
56. Sanchez ZM, Nappo as. Religious intervention and recovery from drug addiction. Rev Saude Pública. 2008;42(2):265-72.
57. Galanter M. Spirituality and recovery in the 12-step program: an empirical model. J Subst Abuse Treat. 2007;33:265-72.
58. Kelly JF, Stout RL, Magill M et al. Spirituality in recovery: a lagged meditational analysis of Alcoholics Anonymous' principal theoretical mechanism of behavior change. Alcohol Clin Exp Res. 2011;35(3):454-63.
59. Kelly JF, Humphreys K, Ferri M. Alcoholics Anonymous and other 12-step programs for alcohol use disorder. Cochrane Database Syst ver. 2020;3(3):Cd012880.
60. Gazalle FK, Kapczinsk F. Qualidade de vida em pacientes bipolares. Fleck MPAF (org.). A avaliação da qualidade de vida – guia para profissionais da saúde. Artmed: Porto Alegre; 2008.
61. Panzini RG, Mosqueiro BP, Zimpel RR et al. Quality-of-life and spirituality. Int Rev Psychiatry. 2017;29(3):263-82.
62. Krause N. Religious meaning and subjective well-being in later life. J Gerontol. 2003;58B(3):S160-70.
63. D'Souza RF, Rodrigo A. Spiritually augmented cognitive behavioural therapy. Australas Psychiatry. 2004;12:148-52.
64. Koenig HG. The spiritual history. South Med J. 2006,99:1159-60.
65. Cloninger CR. The importance of ternary awareness for overcoming the inadequacies of contemporary psychiatry. Rev Psiquiatr Clin. 2013;40:110-3.
66. Josephson AM, Peteet JR. Talking with patients about spirituality and worldview: practical interviewing techniques and strategies. Psychiatr Clin North Am. 2007;30:181-97.
67. Walsh F. Spiritual diversity: multifaith perspectives in family therapy. Fam Process. 2010;49:330-48.
68. Lunder U, Furlan M, Simonic A. Spiritual needs assessments and measurements. Curr Opin Support Palliat Care. 2011;5:273-8.
69. Lucchetti G, Lucchetti ALG, Vallada H. Measuring spirituality and religiosity in clinical research: a systematic review of instruments available in the Portuguese language. Sao Paulo Med J. 2013;131(2):112-22.
70. Braghetta CC. Desenvolvimento e validação de um instrumento para avaliar espiritualidade: Escala de Atitudes Relacionadas à Espiritualidade (ARES) [dissertação]. São Paulo: Faculdade de Medicina, Universidade de São Paulo; 2017.
71. Phillips LL, Paukert AL, Stanley MA et al. Incorporating religion and spirituality to improve care for anxiety and depression in older adults. Geriatrics. 2009;64:15-8.
72. Pargament KI, Lomax JW. Understanding and addressing religion among people with mental illness. World Psychiatry. 2013;12:26-32.
73. Lukoff D, Lu F, Turner R. Toward a more culturally sensitive DSM-IV: psychoreligious and psychospiritual problems. J Nerv Ment Dis. 1992;180:673-82.
74. Moreira-Almeida A, Cardeña E. Diagnóstico diferencial entre experiências espirituais e psicóticas não patológicas e transtornos mentais: uma contribuição de estudos latino-americanos para o CID-11. Rev Bras Psiquiatr. 2011;33(Suppl 1):s21-8.
75. Menezes Jr. A, Moreira-Almeida A. Differential diagnosis between spiritual experiences and mental disorders of religious content. Rev Psiquiatr Clin. 2009;36:75-82.
76. Huguelet P, Mohr S, Betrisey C et al. A randomized trial of spiritual assessment of outpatients with schizophrenia: patients' and clinicians' experience. Psychiatr Serv. 2011;62:79-86.
77. Mohr S, Gillieron C, Borras L et al. The assessment of spirituality and religiousness in schizophrenia. J Nerv Ment Dis. 2007;195:247-53.
78. Flannelly KJ, Ellison CG, Galek K et al. Belief in life-after-death, beliefs about the world, and psychiatric symptoms. J Relig Health. 2012;51:651-62.

4 Aspectos Genéticos em Psiquiatria

Leandro Michelon • Humberto Correa • Gustavo Turecki • Homero Vallada

INTRODUÇÃO

As evidências epidemiológicas e a compreensão de mecanismos moleculares subjacentes às funções mentais elevaram a genética a um patamar de grande relevância na Psiquiatria. A concentração familiar dos transtornos mentais, independentemente de especificidade nosológica, revela-se surpreendente. Mais ainda, a coexistência de transtornos mentais em um mesmo indivíduo mostra-se também elevada.

Entretanto, a aplicação prática das descobertas realizadas ao longo das últimas décadas ainda não se concretizou devido a obstáculos próprios da complexidade da área. Questões em torno da definição diagnóstica e de fenótipos apropriados, de interações de diversos circuitos neuronais e vias moleculares na produção de fenômenos psíquicos, da modulação da dinâmica do genoma por fatores ambientais e metabólicos, além de limitações metodológicas dos estudos, tornam o impressionante progresso obtido ainda distante da clínica. Apesar disso, tentativas de beneficiar os pacientes com esse conhecimento, por meio do uso de testes de farmacogenética, têm se mostrado promissoras, embora careçam de especificidade.

A compreensão atual da vulnerabilidade aos transtornos mentais como dependentes da interação de herança poligênica e fatores ambientais e sua repercussão na integridade estrutural e funcional de vias moleculares e neurocircuitos deve-se, em grande parte, ao desenvolvimento no campo da genética. Novas tecnologias de sequenciamento do DNA, reconhecimento dos mecanismos e elementos regulatórios da expressão gênica e interação proteica, utilização de banco de dados e programas de bioinformática, uso da estratificação genética em estudos de neuroimagem e neuropsicologia têm auxiliado a desvendar os processos que conduzem ao surgimento de sintomas e comportamentos que resultam nos quadros psiquiátricos. O envolvimento de vias moleculares específicas em diversos processos metabólicos em diferentes sistemas do organismo tem possibilitado entender associações entre transtornos psiquiátricos e outras doenças complexas, como as doenças autoimunes, cardiovasculares e ligadas ao metabolismo energético.

Após um breve histórico, tentaremos neste capítulo esclarecer conceitos fundamentais para o entendimento da contribuição da genética à nossa especialidade. Mostraremos alguns exemplos de estudos e metodologias utilizadas e resultados alcançados, bem como limitações em sua interpretação.

Por fim, discutiremos as perspectivas futuras com relação à modelagem de sistemas neurobiológicos proporcionados pela engenharia genética e à potencial aplicabilidade na prática clínica.

HISTÓRICO DA GENÉTICA EM PSIQUIATRIA

Estudos epidemiológicos com famílias de afetados

A concentração dos transtornos mentais em famílias e a segregação entre gerações sempre mereceram atenção. Estudos no início do século XX, especialmente vinculados à concepção diagnóstica proposta por Emil Kraepelin, conseguiram demonstrar a concentração de quadros esquizofrênicos em familiares de pacientes.[1] Seguindo o conceito diagnóstico categorial, ao longo do tempo, outros quadros psiquiátricos revelaram associação familiar. Estes achados tornaram concreta a perspectiva de hereditariedade em Psiquiatria.

Estudos epidemiológicos com gêmeos e adotados

A concordância de um transtorno psiquiátrico entre gêmeos monozigóticos é significativamente maior que entre dizigóticos. Estudos com irmãos adotados por diferentes famílias, com vistas a separar a influência ambiental no desenvolvimento de um transtorno psiquiátrico, confirmam os resultados observados em estudos de famílias e gêmeos.[2] Com isso, pode-se observar desde os anos 1970 que as diferentes doenças mentais apresentam, em maior ou menor grau, um componente genético, que se traduz em herdabilidade, o qual influencia de modo relevante o desenvolvimento da doença.

Estudos de citogenética

Alterações cromossômicas podem produzir fenótipos semelhantes àqueles determinados por mutações pontuais. Raramente, entretanto, a análise de cariótipo é realizada em adultos com alterações psiquiátricas, exceto se houver retardo mental ou dismorfismo. Em cerca de 20% dos portadores de dificuldades de aprendizado moderadas, há alterações cromossômicas.

Considerando que as deficiências intelectuais são frequentes em população com transtornos comportamentais, sua existência pode indicar relação genética entre sintomas psiquiátricos e a região cromossômica afetada.

Algumas associações merecem destaque, como a presença de esquizofrenia em portadores de sítio frágil em 8q24, 9p21; portadores de transtorno do pânico, agorafobia, fobia social e instabilidade articular apresentando duplicação intersticial em 15q24-26; portadores de esquizofrenia ou transtorno bipolar e síndrome velocardiofacial/DiGeorge apresentando deleção intersticial em 22q11; e portadores de esquizofrenia ou transtorno bipolar apresentando translocação recíproca entre cromossomos 1 e 11 – t(1;11)(q42;q14.3).[3] A região de quebra no cromossomo 1 é a localização do gene *DISC1* (*disrupted in Schizophrenia 1 gene*), fortemente associado a transtornos psicóticos (*LOD score*, isto é, o logaritmo da probabilidade > 7,0).[4] Outras alterações, como inversão pericêntrica, inversão e inserção, micro e macrodeleções, trissomia parcial e cromossomo em anel, também foram associadas a diagnóstico psiquiátrico, principalmente de espectros psicóticos e afetivos.

Estudos de ligação gênica (*linkage*)

O método ideal para a localização de genes associados a doenças é a análise de ligação gênica (ou *linkage*, em inglês), que testa a segregação de marcadores polimórficos do DNA em conjunto com a doença em famílias com múltiplos afetados. Diferentes marcadores foram usados, em especial os microssatélites, unidades de repetição de pares de bases do DNA, e mais recentemente os polimorfismos de nucleotídio único (SNP, do inglês *single-nucleotide polymorphism*). Estes representam uma variação na sequência do DNA, que afeta somente uma base, ocorrendo em frequência acima de 1% na população. Presume-se que os marcadores com maior correlação com a doença estejam mais próximos ao *locus* da doença. Por meio dessa técnica, inúmeros *loci* segregando com transtornos psiquiátricos foram descobertos, inicialmente utilizando-se amostras de famílias pequenas e, em seguida, centenas de famílias grandes com intuito de melhorar a detecção de genes com menor efeito. Contudo, tais ligações são difíceis de replicar em função do pequeno efeito das variantes de risco ou da heterogeneidade dos fatores de risco em diferentes famílias.

Estudos subsequentes de metanálise apontaram para regiões com maior evidência de suscetibilidade a alguns transtornos. São exemplos os *loci* 13q e 22q12 para o transtorno bipolar e os *loci* 8p22-p21, 13q31 e 22q12 para a esquizofrenia.[5] Alguns achados reforçam os *loci* encontrados nos estudos de citogenética e revelam o compartilhamento desses e de outros *loci* por diferentes transtornos. Embora, em sua maioria, essas regiões tenham se mostrado inconsistentes entre os estudos, alguns achados possibilitaram explorar associações entre genes localizados nesses *loci* e a suscetibilidade à doença ou sintomas psíquicos e comportamentais.

Para as doenças complexas, em que há múltiplos *loci* envolvidos, os estudos de ligação gênica não conferem poder suficientemente alto. Há a necessidade de agrupar milhares de famílias para identificar *loci* com efeito muito pequeno, o que é mais difícil do que agrupar milhares de pacientes. Desse modo, os estudos de associação mostram-se mais robustos em termos estatísticos.[6]

Estudos de associação

Os estudos de associação não necessitam de conhecimento prévio do mecanismo de transmissão de uma doença, mas podem detectar genes associados de pequeno efeito e identificar regiões de interesse mais específicas com relação aos estudos de ligação gênica. Caracteristicamente, tais estudos comparam a frequência de um genótipo em grupo portador do fenótipo de interesse com a frequência do genótipo no grupo-controle. Nesta abordagem de caso-controle, os indivíduos-controle não são geneticamente relacionados com os casos. Os estudos de associação com base em famílias tipicamente envolvem trios, ou seja, pai e mãe (controles) de um filho afetado. Neste caso, o potencial problema da estratificação genética populacional pode ser evitado, e os resultados obtidos serão menos enviesados. Todavia, os estudos com trios têm menor poder estatístico. Desde meados da década de 1990, milhares de estudos investigaram possíveis associações entre variantes em genes candidatos, sobretudo variantes do tipo SNP e diagnósticos psiquiátricos, sintomas psíquicos e comportamentos, traços de personalidade, desempenho (*performance*) em testes neuropsicológicos, características encontradas em exames de eletroencefalografia, magnetoencefalografia e polissonografia e volume e funcionalidade de regiões cerebrais, entre diversos outros possíveis subfenótipos.

Inicialmente, os marcadores polimórficos escolhidos relacionavam-se com regiões observadas em estudos de ligação gênica ou genes candidatos envolvidos em mecanismos fisiológicos ligados à ação de psicofármacos e às vias intracelulares potencialmente acopladas à fisiopatologia dos processos psíquicos. Modelos animais possibilitaram avanços, ao elucidarem os componentes das vias de sinalização associadas aos receptores de membrana, ligadas ao neurodesenvolvimento, à apoptose, ao metabolismo energético, ao ciclo circadiano e aos respectivos genes codificadores e reguladores de proteínas envolvidas nestes processos.

Com os esforços em identificar os SNP distribuídos ao longo do genoma e o incremento tecnológico, para uma genotipagem rápida e barata, passou a ser possível mapear o genoma inteiro à procura de variantes associadas à suscetibilidade das doenças complexas. Assim, os estudos de associação de genoma inteiro (GWAS, do inglês *genome-wide association studies*) têm tomado o lugar dos estudos de ligação gênica na detecção de regiões e variantes "quentes" associadas a determinado fenótipo.

Estudos de associação ao genoma

Os GWAS revelam que qualquer região ao longo do genoma pode ser associada à variação fenotípica. Embora tenha apontado diversas variantes e revelado genes e vias moleculares associadas a doenças complexas, a técnica apresenta limites. O tamanho do efeito genético de alelos comuns descobertos pelos GWAS é muito pequeno, o que não seria possível de detectar com os estudos de ligação gênica. A interpretação da informação dada pelos dois estudos precisa ser cuidadosa, pois os *loci* detectados pela ligação gênica representam múltiplos alelos raros de risco para doença, sendo seus efeitos combinados, contudo, substanciais. De outro modo, as variantes identificadas pelos GWAS são comuns e de efeito pequeno. O potencial de resultado falso-positivo e os erros de genotipagem, a necessidade de amostras grandes, em torno de dezenas de milhares, e o potencial viés na escolha de casos e controles, devido a inconsistência fenotípica e estratificação populacional, limitam a interpretação dos achados. Outro fator limitante deve-se à falta de informação sobre a funcionalidade da maioria das variantes encontradas em associação.

Os requisitos críticos para uma dissecação genética bem-sucedida de um transtorno psiquiátrico por meio de estudos de genoma inteiro seria a disponibilidade de coortes clínicas suficientemente grandes e a necessidade de genotipar, pelo menos, 100 mil SNP. Essa abordagem tem sido confirmada com grande sucesso pelas recentes descobertas publicadas pelos Consórcios de Genômica Psiquiátrica (PGC, do inglês Psychiatric Genomics Consortia), frutos de colaborações em grande escala, os quais têm progredido rapidamente. Por exemplo, um importante GWAS coordenado pelo PGC para identificar genes que contribuem para o aparecimento de esquizofrenia conseguiu reunir quase 37 mil pacientes e mais de 110 mil indivíduos controles.[7] O estudo detectou, por meio de uma varredura de centenas de milhares de SNP espalhados por todo o genoma, 108 genes, sendo alguns destes já conhecidos, como o que codifica o receptor dopaminérgico tipo 2 (DRD2). O mesmo consórcio confirmou a associação entre o risco de esquizofrenia e os genes do complexo maior de histocompatibilidade (MHC, do inglês *major histocompatibility complex*),[8] previamente sugerido por estudos de ligação gênica e associação. Metanálises de GWAS têm possibilitado confirmar achados prévios, bem como revelar novos *loci* e genes implicados em esquizofrenia, transtorno bipolar, depressão maior, transtorno de déficit de atenção e hiperatividade (TDAH) e transtornos do espectro do autismo (TEA). Dessa maneira, o compartilhamento das variantes entre os diferentes transtornos fica evidente.

A tecnologia de GWAS consegue detectar outras variações estruturais muito comuns além dos SNP, como as *copy number variations* (CNV). As CNV tendem a ocorrer em regiões com sequências repetidas de DNA, que sofrem delações ou multiplicações e são transmitidas de geração em geração ou podem ocorrer *de novo*.

Regiões genômicas diferencialmente metiladas também podem ser investigadas utilizando a mesma lógica dos GWAS. A metilação do DNA tem padrão específico associado a tecidos em diferentes estágios do desenvolvimento, sendo bastante dinâmica ao longo do tempo e sob influência de fatores externos. Estudos de associação do epigenoma (EWAS, do inglês *epigenome-wide association studies*) têm revelado padrões específicos aos diferentes grupos populacionais, aos diversos transtornos mentais e aos diferentes grupos de resposta terapêutica, além de mostrar regiões diferencialmente metiladas correspondentes a genes já envolvidos com os transtornos psiquiátricos em estudos prévios. Sendo a epigenética muito dinâmica, tais estudos requerem cuidado em seu desenho e sua interpretação.

Sequenciamento completo do genoma

A possibilidade de sequenciar o genoma completo de modo rápido e com baixo custo tem se tornado mais praticável com as novas gerações de plataformas. Nos últimos anos, estudos de sequenciamento do exoma inteiro (WES, do inglês *whole-exome sequencing*), que captura a porção codificadora do DNA, de sequenciamento do genoma inteiro (WGS, do inglês *whole-genome sequencing*) e análise de genes expressos por meio da análise do RNA (transcriptoma) produziram melhor cobertura do genoma e, com isso, maior acurácia na identificação de variantes associadas a fenótipos. Entretanto, a necessidade de métodos computacionais e do uso de plataformas de bioinformática é crescente, pois as enormes quantidades de dados coletados precisam ser analisadas e integradas para que sejam interpretadas. Como resultado, têm sido identificados grupos de genes participantes de redes funcionais relacionadas com a fisiopatologia das doenças psiquiátricas e potencialmente com a resposta terapêutica aos psicofármacos.

Em um grande estudo envolvendo a técnica de WES no TEA, em que foram investigados cerca de 5.000 participantes, irmão afetado comparado com não afetado, observou-se que aproximadamente 10% dos casos estavam associados a mutações raras, contribuindo possivelmente para o risco da doença.[9] Em um subsequente estudo, utilizando a mesma técnica de WES, investigaram-se quase 6.000 trios (pai, mãe e afetado), sendo confirmados de maneira semelhante os resultados do estudo anterior.[10] As estimativas atuais de famílias que contêm apenas um indivíduo afetado por TEA sugerem que cerca de até 30% dos casos apresentam mutações de efeito grande, todas raras na população.

CONCEITOS DECORRENTES DOS ESTUDOS EM GENÉTICA

Definição de fenótipo e suas limitações

As descobertas genéticas têm ofuscado não só os limites dos transtornos psiquiátricos, mas também os limites entre o que é uma variação da normalidade e o que é uma doença. Indivíduos não afetados dentro de famílias que abrigam doenças psiquiátricas mais graves geralmente apresentam características quantitativas compartilhadas com indivíduos afetados, mas abaixo do limiar de diagnóstico. Tais características são chamadas de fenótipos intermediários ou endofenótipos. Para serem considerados assim, eles devem ser altamente herdáveis, segregar com a doença, ser mensuráveis de modo relativamente fácil, ser estáveis ao longo do tempo e refletir um mecanismo neurobiológico subjacente à doença.[11] Diversos endofenótipos têm sido propostos, muitos deles derivados de estudos em modelos animais ou relacionados com vias de sinalização moleculares e circuitos neurais. Exemplos de endofenótipos são medidas de potencial evocado, alterações fisiológicas, alterações físicas menores, alterações cognitivas e marcadores neurobiológicos.

No entanto, apesar de muitas tentativas de desconstruir as doenças psiquiátricas em componentes intermediários mais simples, o uso de endofenótipos quantitativos ou qualitativos em estudos genéticos tem até o momento apresentado um relativo sucesso. A gravidade ou a idade de início, possíveis fenótipos intermediários, podem ser úteis para a estratificação de risco em alguns casos, mas não em todos. Além disso, muitos fenótipos intermediários potenciais, como características anatômicas, comportamentais e cognitivas, embora altamente herdáveis, parecem por si sós tão geneticamente complexas quanto os transtornos com os quais estão associados, como é o caso dos fenótipos estruturais relatados em estudos de neuroimagem.

Ainda assim, à medida que os genes de risco são identificados, o estudo das relações entre fenótipo intermediário e genótipo deve progressivamente contribuir para a compreensão dos mecanismos da doença. O Consórcio de Genética de Esquizofrenia (COGS, do inglês Consortium on the Genetics of Schizophrenia) demonstrou a herdabilidade de alguns endofenótipos neurocognitivos que se tornaram parâmetros aceitos pela Food and Drug Administration (FDA) como alvo terapêutico.[12]

Os estudos em genética têm, portanto, priorizado a relação dos genes com os fenótipos intermediários, e não mais com a nosologia utilizada na prática clínica. Certamente, isso deverá trazer modificações em como se avalia o paciente e como direcionar o tratamento.

Herdabilidade

O grau de herdabilidade, ou seja, da carga genética, varia em diferentes transtornos psiquiátricos. Por exemplo, os estudos envolvendo o transtorno depressivo apresentam, em média, uma herdabilidade entre 25 e 45%; e, para transtornos de ansiedade, entre 30 e 50%. Já o comportamento de abuso ou dependência de substância tem uma herdabilidade entre 45 e 70%. Grupos com um importante componente genético em sua etiopatogenia são a esquizofrenia e o transtorno de déficit de atenção e hiperatividade, com uma herdabilidade por volta de 80% (Figura 4.1).

A herdabilidade não ocorre apenas para o transtorno estudado. Um amplo e recente estudo de genética epidemiológica[14] em uma coorte da população sueca mostrou cossegregação familiar entre transtorno bipolar (TB) e outros transtornos psiquiátricos como esquizofrenia, transtornos ansiosos, depressão maior, TDAH, dependência de substâncias, transtornos de personalidade e TEA. O risco para parentes de primeiro grau de portadores de TB ficou em 5,8 a 7,9. A herdabilidade para TB foi estimada em 58% nessa coorte, e a correlação entre TB e outros transtornos psiquiátricos foi de 0,37 a 0,62.[14] Essas relações são encontradas em diversos outros estudos e reforçam que o mecanismo determinante da herdabilidade em doenças complexas depende de uma herança poligênica. Assim, uma grande proporção da contribuição genética para as doenças psiquiátricas origina-se de variantes comuns em um grande número de *loci*, embora cada variante isolada tenha apenas um pequeno efeito sobre o risco de doença. Portanto, o componente de risco biológico para o desenvolvimento de transtornos psiquiátricos é um conjunto de genes.

Além disso, uma mesma variante pode representar risco para diferentes apresentações fenotípicas. Com os resultados de inúmeros estudos confirmando que a maior parte das variantes gênicas é encontrada em associação a distintos transtornos mentais, pode-se calcular o quanto do risco genético é compartilhado entre esses transtornos. Por exemplo, entre transtorno bipolar e esquizofrenia, a correlação é de 0,68; entre esquizofrenia e transtorno depressivo, é de 0,43; e entre transtorno bipolar e transtorno depressivo, a correlação é de 0,47.[15] Os SNP significativos identificados nos PGC em conjunto para transtorno bipolar e esquizofrenia foram para os genes *CACNA1C* (*calcium channel, voltage-dependent, L type, α1C subunit*), *ANK3* (*ankyrin 3*) e *ITIH3-ITIH4* (*inter-alpha-trypsin inhibitor heavy chain 3 and 4*).[16] Portanto, as pontuações de risco poligênico e os resultados de GWAS possibilitam discriminar as diferenças e sobreposições entre os transtornos psiquiátricos.

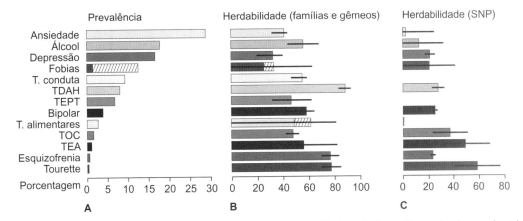

Figura 4.1 Resumo das análises genéticas realizadas em 13 transtornos psiquiátricos. **A.** Prevalências (ao longo da vida) em porcentagens. A *barra hachurada* em fobias representa o intervalo em diferentes formas de fobia. **B.** Estimativas de herdabilidade segundo os estudos genético-epidemiológicos (estudos em famílias e em gêmeos). **C.** Estimativas de herdabilidade baseadas em polimorfismo de nucleotídio único (SNP). As *linhas estreitas* simbolizam o intervalo de erro padrão. T. conduta: transtorno de conduta; TDAH: transtorno de déficit de atenção e hiperatividade; TEPT: transtorno de estresse pós-traumático; bipolar: transtorno bipolar; T. alimentares: transtornos alimentares; TOC: transtorno obsessivo-compulsivo; TEA: transtornos do espectro do autismo. (Adaptada de Geschwind e State, 2015.)[13]

Estudos mais recentes com outros fenótipos psiquiátricos têm observado resultados semelhantes. Um GWAS para o transtorno de personalidade emocionalmente instável (*borderline*), envolvendo quase 1.000 pacientes e 1.500 controles, identificou uma sobreposição genética parcial com outros transtornos psiquiátricos como o transtorno bipolar, correlação de 0,28; o transtorno depressivo, correlação de 0,57; e a esquizofrenia, correlação de 0,34.[17]

Isso corrobora e explica, em parte, a baixa validade dos construtos nosológicos e a dificuldade clínica frequente em se estabelecerem fronteiras precisas para o diagnóstico. Ou seja, a herança genética não se relaciona com o diagnóstico como o definimos, mas com processos ligados à formação de sintomas, como os endofenótipos – ou fenótipos intermediários.

A expressividade variável observada é consistente com a hipótese de que as mutações de grande efeito de genes importantes evolutivamente não levariam a um transtorno único e específico, e sim a variadas formas. Isso porque esses genes estariam envolvidos em diferentes vias e sistemas. Tais mutações poderiam aumentar o risco para uma série de transtornos do desenvolvimento, como deficiência intelectual, esquizofrenia e TEA, por meio da interrupção dos mesmos processos de neurodesenvolvimento.

Análise de risco poligênico

As variantes identificadas por GWAS explicam menos de 2 a 3% da herdabilidade das doenças psiquiátricas. Uma vez que nenhuma variante isolada tenha sido associada de modo robusto e consistente às doenças psiquiátricas, e considerando a contribuição poligênica ao desenvolvimento de transtornos mentais, a opção é considerar a soma dos pequenos efeitos de cada SNP ou CNV.

A análise poligênica pode predizer riscos. Dessa maneira, tem sido usada em Psiquiatria para estudar a suscetibilidade aos transtornos, analisar a correlação genética entre diferentes transtornos e analisar se a heterogeneidade clínica de um transtorno correlaciona-se com heterogeneidade genética por meio de subfenótipos. Os modelos poligênicos para predição de risco para suscetibilidade à doença requerem amostras na ordem de 10^5 (dez à quinta potência) pacientes para ter acurácia. Quanto mais variantes de risco existirem, maior a chance de erro de amostragem no escore total. De qualquer modo, mesmo variantes com uma associação robusta conseguem explicar apenas uma pequena parte da herdabilidade das doenças. Certamente, há fatores contribuidores que não estão incorporados no método, como a interação gene-ambiente, a epistasia e o papel de variantes raras, que são fundamentais para explicar a variância fenotípica.

Apesar das limitações, a análise do escore de risco poligênico (PRS, do inglês *polygenic risk score*) tem sido aplicada aos diferentes transtornos, com resultados interessantes, especialmente ao mostrar a similaridade genética entre os diagnósticos psiquiátricos e entre estes e outras doenças complexas. A análise do risco envolvendo fenótipos intermediários também tem contribuído para esclarecer essas sobreposições genéticas e possibilitar um refinamento nosológico futuro.

INTERAÇÃO DE FATORES AMBIENTAIS E MOLECULARES

A epigenética refere-se aos mecanismos reguladores da expressão de um gene, os quais são influenciados por diversos fatores como idade, estilo de vida e variações ambientais (Figura 4.2), além das alterações fisiológicas que ocorrem na doença. Os mecanismos moleculares desse controle ocorrem basicamente em três áreas: no padrão de metilação do DNA, na estrutura da cromatina e na atividade de micro-RNA. Junto com a variação estrutural do DNA, a epigenética assume papel determinante na variabilidade e na complexidade de fenótipos.

Os mecanismos epigenéticos são essenciais na diferenciação celular, no desenvolvimento e na transmissão de informações entre gerações. Também podem facilitar o surgimento de doenças

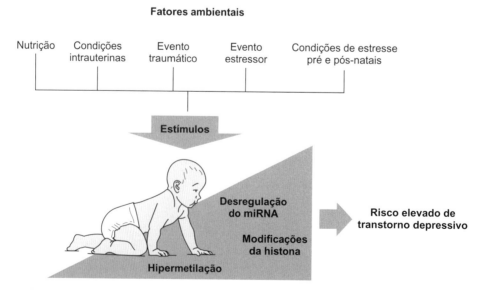

Figura 4.2 Fatores ambientais que estimulam a estrutura do DNA e elevam o risco de transtorno depressivo.

em suas diversas expressões e gravidade. Erros no controle epigenético podem levar ao desencadeamento de um grande número de doenças e transtornos, como câncer, doenças autoimunes, doenças metabólicas e transtornos neuropsiquiátricos. É por meio da epigenética que operam os mecanismos de influência do ambiente sobre o genoma (Figura 4.3).

Os estudos epidemiológicos mostram evidências de que os fatores ambientais pré-natal e pós-natal imediato influenciam o risco de desenvolvimento de doenças crônicas e transtornos de comportamento em adultos. Indivíduos expostos a condições de privação alimentar no pós-natal ou cujas mães foram submetidas a grande estresse durante a gestação têm incidência significativamente maior de esquizofrenia. Há significativa interação das funções do fator neutrófico derivado do cérebro (BDNF, do inglês *brain-derived neurotrophic factor*) e do transportador da serotonina (5-HTT, do inglês *5-hydroxytryptamine transporter*) nos transtornos de humor. A transcrição desses elementos está submetida a alterações epigenéticas desencadeadas por estímulos estressantes. Por exemplo, a variante curta do polimorfismo da região promotora do gene que codifica o transportador da serotonina (5-HTTLPR) e a variante metionina no BDNF (BDNF-Met) são formas predisponentes a alterações de humor em indivíduos submetidos a algum tipo de estresse ao longo do desenvolvimento.[18] O eixo hipotálamo-hipófise-suprarrenal também está envolvido na interação com esses polimorfismos. Grandes avanços na compreensão da interferência deste mecanismo no surgimento de sintomas psiquiátricos no nível molecular advêm das associações do perfil de metilação em portadores de transtorno de estresse pós-traumático (TEPT).

Diversas outras alterações no perfil de metilação do DNA em neurônios de pacientes psiquiátricos foram relatadas. A expressão de uma enzima da família das metiltransferases, codificada pelo gene *DNMT1* (*DNA [cytosine-5]-methyltransferase 1*), está hiperativada em interneurônios gabaérgicos de cérebros de esquizofrênicos; a expressão de RELN (*reelin*), proteína essencial para neurotransmissão normal, formação de memória e plasticidade sináptica, está por sua vez reprimida em cérebros de esquizofrênicos e bipolares devido a hipermetilação. Há redução na expressão de diversos genes hipermetilados importantes para o neurodesenvolvimento nas diferentes formas de autismo.[19,20]

Recentemente, a detecção de pequenas cadeias de RNA não codificante, os micro-RNA (miRNA), como um dos grandes reguladores da expressão gênica, chamou a atenção para seu papel nas doenças complexas. São genes ligados à ação dos miRNA: *BDNF*, fatores de crescimento (*insulin-like growth factor 1 – IGF1; fibroblast growth factor 1 – FGF1; fibroblast growth factor receptor 1 – FGFR1; vascular endothelial growth factor alpha – VEGFα; glial cell line-derived neurotrophic factor – GDNF*), canais de cálcio (*alpha-1C subunit of voltage-dependent N-Type calcium channel – CACNA1C; voltage-dependent L-type calcium channel subunit beta-4 – CACNB4; solute carrier family 6 [neurotransmitter transporter, betaine/GABA], member 12 – SLC6A12; solute carrier family 8 [sodium/calcium exchanger], member 3 – SLC8A3*), receptores de neurotransmissores gabaérgicos e serotoninérgicos (*gamma-aminobutyric acid type A receptor alpha4 subunit – GABRA4; 5-hydroxytryptamine receptor 4 – 5-HT4*), entre diversos outros já relacionados com genes

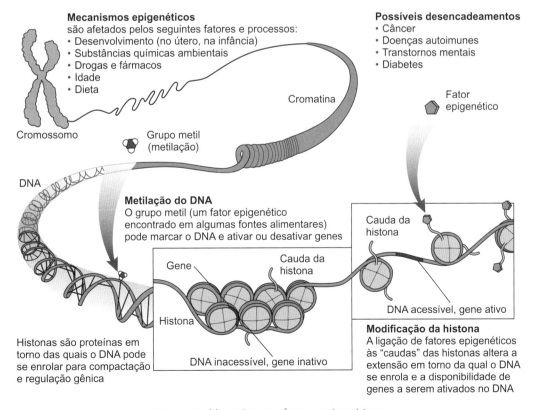

Figura 4.3 Mecanismos e fatores epigenéticos.

ligados a transtornos psiquiátricos. Vários deles têm sido associados à ação de psicotrópicos, como MiR-132 e MiR-16, os quais exercem funções críticas em circuitos ligados à plasticidade sináptica e a receptores de neurotransmissores.[21]

Diversos estudos têm sido conduzidos para avaliar se mutações em genes codificantes de miRNA podem estar ligadas a alterações específicas que resultariam em alterações fisiopatológicas ou em diferentes respostas ao tratamento de diversas doenças. Desse modo, encontraram-se fortes evidências de sua contribuição no desenvolvimento de doenças associadas ao estresse.

As aberrações epigenéticas também podem afetar a resposta ao tratamento farmacológico ao modular os genes envolvidos na farmacocinética e na farmacodinâmica das substâncias. Os fármacos também alteram diretamente o perfil de metilação de promotores de genes e a acetilação de histonas, o que regula a transcrição do DNA. Isso contribuiria para a variação interindividual na resposta e para a perda de eficácia terapêutica ao longo do tempo. Utilizados como marcadores, esses mecanismos podem servir para monitorar o tratamento e estabelecer o prognóstico clínico.

MODELAGEM DOS FENÓTIPOS COMPORTAMENTAIS

A natureza altamente poligênica das doenças psiquiátricas e a não confirmação pelos estudos genômicos sobre a relevância de genes candidatos isolados sugerem que não é provável que uma compreensão generalizável seja obtida a partir da análise de apenas uma molécula disfuncional isolada. Os genes não atuam de maneira isolada, mas a maioria dos modelos apenas contabiliza alguns componentes por vez. Uma abordagem de genética de sistemas que considere a função em um nível de redes interativas nos possibilita abordar metodicamente a tarefa assustadora de conectar fatores de risco genéticos heterogêneos a mecanismos cerebrais.

Vários estudos recentes de rede envolvendo todo o genoma em TEA e esquizofrenia, de fato, sugerem que o risco de desenvolver o transtorno converge para caminhos moleculares compartilhados, em que a variação genética atualmente identificada é enriquecida. Nos TEA, tais vias envolvem a regulação da transcrição e da estrutura da cromatina durante a neurogênese e os processos subsequentes de desenvolvimento e função sináptica durante o desenvolvimento cortical fetal precoce. Abordagens alternativas fundamentadas apenas nas interações de proteínas (proteômica e interactoma), expressão gênica ou traços fenotípicos identificam caminhos semelhantes ou mostram a convergência de múltiplos *loci* de risco para autismo na direção de processos ou redes biológicas similares a outros transtornos.[22]

Embora existam evidências de que tanto os *loci* de suscetibilidade a doenças comuns quanto os de raras possam convergir em vias moleculares e biológicas específicas em TEA e potencialmente em esquizofrenia, muitas questões permanecem. As vias como atualmente definidas são amplas e devem ser refinadas ao nível da função proteica e da sinalização celular para obter uma visão mais específica da patogênese da doença. Além disso, para saber como essas vias refletem o risco genético individual, é necessário desenvolver inicialmente uma compreensão mecanicista da doença para, então, com a agregação de conhecimento sobre o funcionamento de diferentes níveis de complexidade, poder integrá-los em modelos sistêmicos mais próximos ao real.

Estudos de proteômica em diferentes regiões a partir de cérebros *post mortem* de pacientes apontam que os mecanismos moleculares subjacentes são excelentes estratégias para os transtornos psiquiátricos. As análises de modificações pós-tradução, por exemplo, fosforilação, acetilação e metilação, revelam vias de sinalização alteradas em comparação com controles normais, principalmente relacionadas com o metabolismo energético e a sinalização intra e intercelular. Grande parte das proteínas alteradas é comum aos diversos transtornos psiquiátricos, mas foram encontradas diferenças com relação às vias de sinalização mediada por proteínas 14-3-3 para esquizofrenia, à disfunção mitocondrial para transtorno bipolar e às vias de fosforilação oxidativa para depressão.[23]

Os interactomas de produtos de genes consistentemente implicados em transtornos psiquiátricos são de grande valia para a descoberta de mecanismos fisiopatológicos complexos. Pacientes geneticamente heterogêneos compartilham mecanismos moleculares múltiplos associados à doença. O resultado da interação desses mecanismos pode conferir uma assinatura molecular distinta de uma nosologia específica. Os proteomas e os interactomas são executores de programas fenotípicos em células e tecidos, estando, portanto, casualmente mais próximos da identidade da doença do que os genomas. Bancos de dados sobre interações de proteínas e sobre interações de proteínas com genoma ainda são inconsistentes e devem aumentar em confiabilidade nos próximos anos conforme forem alimentados com a descoberta de novas vias de sinalização associadas a variantes gênicas, novos elementos reguladores da expressão gênica e modificadores das proteínas expressas.

Paralelamente, os avanços na biologia de células-tronco têm possibilitado gerar e estudar diferentes neurônios humanos e seu desenvolvimento *in vitro*, fornecendo uma inovadora plataforma para descoberta de fármacos e fenotipagem. No entanto, existem desafios significativos, como o potencial de artefatos *in vitro*, que dependem da definição rigorosa de tipos de células neuronais ou da correspondência com o desenvolvimento cerebral *in vivo*. Os poucos estudos que examinam formas monogênicas de doença psiquiátrica, por exemplo, síndromes associadas à microdeleção da região 22q11, por meio de neurônios derivados de células-tronco induzidas, são encorajadores. Entretanto, ainda consistem em tamanhos de amostra relativamente pequenos.[24] A integração da modelagem *in vivo* em animais com modelagem *in vitro* baseada em tecidos derivados de células-tronco humanas ajudará a equilibrar as limitações de cada sistema individualmente.

Além disso, existe uma complexidade cada vez maior em integrar os resultados de estudos de genes individuais à arquitetura genética emergente de doenças psiquiátricas, o que implica potencialmente milhares de genes em cada transtorno. Ainda que os transtornos psiquiátricos sejam uma coleção de condições raras, a investigação individual detalhada, com o auxílio da bioinformática aplicada à análise e à modelagem dos resultados obtidos nas pesquisas genéticas, é necessária para se compreenderem vias e sistemas biológicos envolvidos. Modelos animais, como os *knock-outs*, ainda continuam tendo grande valia na investigação da repercussão da funcionalidade das variações genotípicas.

ARQUITETURA GENÉTICA DOS TRANSTORNOS PSIQUIÁTRICOS

As grandes listas de *loci*, genes e variantes associados em estudos genéticos para cada transtorno sugerem uma variabilidade também imensa de possíveis composições alélicas, das quais surgem traços sintomáticos e doenças. Diferentes populações apresentam distinções quanto aos achados de associação entre gene e fenótipo. Possivelmente este seja um fator determinante para a dificuldade de replicação dos resultados dos estudos de genética epidemiológica. Apesar da inconsistência frequente, os achados têm possibilitado construir um esboço da rede de genes envolvidos nos diagnósticos psiquiátricos. Conforme já mencionado, há uma grande sobreposição entre os transtornos, o que sugere o compartilhamento de vias moleculares na formação dos subfenótipos, os quais se agrupam em cada indivíduo de modo a estabelecer o quadro sintomático que grosseiramente entendemos como diagnósticos. Com a compreensão dos mecanismos de controle da expressão gênica e sua ação na mediação entre os fatores ambientais e a resposta biológica associada, como o efeito do estresse sobre o funcionamento celular, pode-se evoluir a níveis mais complexos de entendimento sobre a arquitetura responsável pelos comportamentos humanos. Desse modo, a avaliação dos diferentes padrões de metilação ao longo do genoma, por meio de estudos de associação com genes candidatos ou de EWAS, tem contribuído para a descoberta ou reforçado achados prévios de genes e sistemas moleculares envolvidos na etiopatogenia dos diferentes transtornos. Por questão de organização e sistematização do conhecimento, podemos já estabelecer algumas relações. Todavia, deve-se ter em mente que as fronteiras são imprecisas e a complexidade do assunto exigirá muitos outros elementos, inclusive novas variantes a serem acrescentadas às listas conhecidas.

Doença de Alzheimer

A forma familiar de início precoce é causada por mutação autossômica dominante em 3 *loci* com tamanho de efeito grande: *amyloid-beta precursor protein* (APP), *presenilin 1* (PSEN1) e *presenilin 2* (PSEN2). A forma mais comum da doença está associada a variantes da *apoliprotein E* (ApoE), a qual se encontra entre os dez *loci* que respondem por 33% do risco atribuído a efeitos genéticos (Figura 4.4). A análise de vias implicou genes associados a metabolismo de colesterol e resposta imune, e o GWAS tem mostrado associação a processos inflamatórios e imunológicos, como *clusterin* (CLU) e *complement receptor type 1* (CR1); metabolismo lipídico; e endocitose; como *phosphatidylinositol-binding clathrin assembly protein* (PICALM), *bridging integrator 1* (BIN1), *CD2-associated protein* (CD2AP) e *myeloid cell surface antigen CD33* (CD33).[25]

EWAS encontraram regiões diferencialmente metiladas em tecidos cerebrais de portadores de doença de Alzheimer. Tais regiões correspondem aos genes *LOC100507547* (RNA não codificante), *PRDM16* (*PR/SET domain 16*), *PPT2* (*palmitoyl-protein thioesterase 2*), *PPT2-EGFL8* (RNA não codificante), *PRRT1* (*proline-rich transmembrane protein 2*), *C10orf105* (*chromosome 10 open reading frame 105*), *CDH23* (*cadherin related 23*) e *RNF39* (*RING finger protein 39*), sendo a maioria hipermetilada. Estudos

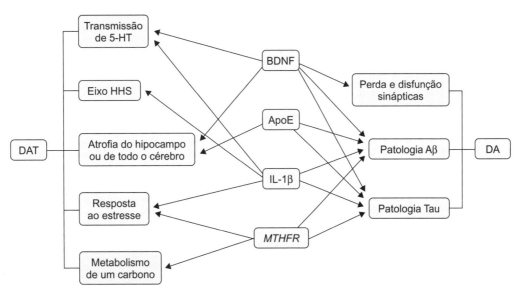

Figura 4.4 Mecanismos existentes na doença de Alzheimer. DAT: depressão de aparecimento tardio; HHS: hipotálamo-hipófise-suprarrenal; BDNF (do inglês *brain-derived neurotrophic factor*): fator neurotrófico derivado do cérebro; ApoE: apolipoproteína E; IL-1β: interleucina-1 beta; MTHFR: gene da metileno tetra-hidrofolato redutase; DA: doença de Alzheimer.

de expressão gênica observaram alterações significativas para os genes *ANK1* (*ankyrin 1*), *CHD23*, *DIP2A* (*disco-interacting protein 2 homolog A*), *RHBDF2* (*rhomboid 5 homolog 2*), *RPL13* (*ribosomal protein L13*), *SERPINF1* e *SERPINF2* (*serpin family F member 1 and 2*).[25] Embora as alterações estejam relacionadas com genes envolvidos em hipóteses da fisiopatologia da doença, tais achados necessitam ser replicados.

Transtornos psicóticos

Variantes estruturais raras sem penetrância completa como CNV têm surgido como significativamente associadas a esquizofrenia, TEA, retardo mental e epilepsia, além de subfenótipos, como dismorfismos e massa corporal. Os genes afetados por essas variantes são *NXRN1* (*neurexin 1*) e *VIPR2* (*vasoactive intestinal peptide receptor 2*), ambos ligados a processos neuronais.[9] A associação mais forte ocorre com a região do MHC, que pode responder por alterações do neurodesenvolvimento, devido a infecções intrauterinas, reações autoimunes e poda sináptica.[8] Outros elementos reguladores, como o transcrito primário MiR-137 (*microRNA-137*), o qual regula o desenvolvimento neuronal e é expresso em sinapses corticais e no hipocampo, foram recentemente associados à esquizofrenia.[21]

O GWAS, no transtorno bipolar, mostra uma associação significativa ao gene *CACNA1C* (*voltage-dependent calcium channel L type, alpha 1C subunit*).[7,15,22] As vias associadas ao cálcio são candidatas a explicar a fisiopatologia dos transtornos de humor há décadas, por regularem a excitabilidade neuronal e a plasticidade sináptica. Ao considerar psicose como fenótipo, combinando pacientes com esquizofrenia e transtorno bipolar, a região do gene *CACNA1C* ganha maior significância. Os genes *ANK3* (*ankyrin 3*) e *ZNF804A* (*zinc finger protein 804A*), envolvidos na regulação da expressão gênica, também foram associados a transtorno bipolar e quadros psicóticos.[22,26]

Os estudos de associação do tipo GWAS em esquizofrenia apontam para os seguintes marcadores: *RELN*, *RBP1* (*retinol binding protein 1*), *PLXNA2* (*plexin-A2*), *ZNF804A*, *NRGN* (*neurogranin*), *TCF4* (*transcription factor 4*), *DAO* (*D-amino acid oxidase*), *DRD4*, *PPP3CC* (*protein phosphatase 3 catalytic subunit gamma*), 5-HTT, *MRHFR* (*methylene tetrahydrofolate reductase*), *TP53* (*tumor protein p53*), *COMT*, *DTNBP1* (*dystrobrevin binding protein 1*), *RGS4* (*regulator of G-protein signaling 4*), *NRG1* e *DISC1*.[7,8,15,16]

Os estudos analisando o perfil de metilação em tecidos cerebrais têm sugerido diferentes genes em associação: *AUTS2* (*autism susceptibility candidate 2*), *GRIA2* (*glutamate ionotropic receptor AMPA type subunit 2*), *GLS2* (*glutaminase 2*), *HELT* (*helt bHLH transcription factor*), *HCG9* (*HLA complex group 9 – RNA não codificante*), *LHX5* (*LIM homeobox 5*), *LMX1B* (*LIM homeobox transcription factor 1 beta*), *JAKMIP1* (*Janus kinase and microtubule interacting protein 1*), *NR4A2* (*nuclear receptor subfamily 4 group A member 2*), *PLA2G4B* (*phospholipase A2 group IVB*), *GIRK2* (*potassium voltage-gated channel subfamily J member 6*), *RA11* (*locus rheumatoid arthritis QTL 11*), *SLC17A6* (*solute carrier family 17 member 6*), *SLC17A7* (*solute carrier family 17 member 7*), *NOS1* (*nitric oxide synthase 1*), *AKT1* (*AKT serine/threonine kinase 1*), *DNMT1* (*DNA methyltransferase 1*), *SOX10* (*SRY-Box 10*), *PIK3R1* (*phosphatidylinositol 3-kinase regulatory subunit 1*), *BTN3A3* (*butyrophilin subfamily 3 member A3*), *NHLH1* (*nescient helix-loop-helix 1*), *SLC16A7* (*solute carrier family 16 member 7*), *GSDMD* (*gasdermin D*), *RASA3* (*RAS p21 protein activator 3*), *HTR5A* (*5-hydroxytryptamine receptor 5A*), *PPFIA1* (*PTPRF interacting protein alpha 1*), *MB-COMT* (*membrane-bound catechol-O-methyltransferase*) e *HDAC1* (*histone deacetylase 1*).[27] A influência desses genes e de alterações na expressão de miRNA na fisiopatologia da doença pode estar relacionada com a regulação na atividade de genes como o *OXTR* (*oxytocin receptor*); os ligados à neurotransmissão via glutamato e serotonina; o *COMT*; e o *DRD2*.[19]

Em portadores de transtorno bipolar, sugeriu-se o aumento na expressão de *DNMT1* e *DNMT3a* (*DNA methyltransferase 3a*) no córtex pré-frontal, o que parece depender do estado de humor, levando à inibição do *GAD1* (*glutamate decarboxylase 1*) e do *RELN*.[28] Esses achados devem levar em consideração outros fatores influenciadores dos mecanismos epigenéticos, como idade, evolução e gravidade da doença, além uso de medicações que sabidamente interfiram na expressão de genes.

Transtornos do espectro do autismo

As anormalidades cromossômicas respondem por 5% dos casos de autismo. Diversas síndromes genéticas com mecanismos de herança mendeliana apresentam TEA em comorbidade. Algumas têm grande penetrância para autismo, como síndrome de Rett, e outras com penetrância incompleta, como síndrome do X frágil e esclerose tuberosa. Mutações *de novo* têm sido identificadas em associação ao TEA, envolvendo *SCN2A* (*sodium channel protein type 2 subunit alpha*), *KATNAL2* (*katanin p60 subunit A-like-2*) e *CHD8* (*chromodomain helicase DNA-binding protein 8*).[9,10]

Os estudos de epigenética mostram alterações no padrão de metilação do DNA de diversos genes candidatos para TEA, como *OXTR*, *RELN* e *SHANK3* (*multiple ankyrin repeat domains 3*).[18,22] O EWAS tem revelado uma hipometilação global em tecidos cerebrais e sangue periférico de portadores de TEA.[20]

Diversas características genéticas encontradas no autismo correlacionam-se também com esquizofrenia, transtorno bipolar, TDAH e transtorno obsessivo-compulsivo (TOC).[15,22]

Dependência de álcool, tabaco e outras substâncias

A herdabilidade para dependência de substâncias situa-se entre 45 e 70%. A ALDH (*aldehyde dehydrogenase 2*) tem se mostrado associada ao uso de álcool em asiáticos, enquanto o *AUTS2* aparece associado a europeus. Poucos estudos referem-se à dependência, mas variantes em ADH1C (*alcohol dehydrogenase 1C*) e ADH4 (*alcohol dehydrogenase 4*) aparecem em vários estudos como marcadores de dependência.[29]

Com relação à nicotina, metanálises sobre consumo de tabaco mostram associação com *cluster* de genes codificantes de receptores nicotínicos (*CHRNA5-CHRNA3-CHRNB4*, *cholinergic receptor nicotinic alpha 1 and 3* e *cholinergic receptor nicotinic beta 4*).[30] Esta região genômica também tem sido associada ao câncer de pulmão. O polimorfismo DRD2/ANKK1 Taq1A, localizado no promotor de ANKK1 (*ankyrin repeat and kinase domain containing 1*) e próximo ao DRD2, também foi replicado em associação à dependência de nicotina e álcool.[29]

Poucos estudos exploram a arquitetura genética da dependência de cocaína e maconha. O sistema endocanabinoide e seus genes *CNR1* (*cannabinoid receptor type 1*) e *FAAH* (*fatty acid amide hydrolase*) têm sido implicados na fisiopatologia do consumo e na dependência de drogas, especialmente de maconha.[30] Há SNP do gene *CNR1* e dos genes codificantes de receptores de nicotina associados também ao consumo e à dependência à cocaína. Mais recentemente, encontrou-se associação entre dependência à cocaína e o gene *FAM53B* (*family with sequence similarity 53 member B*) em europeus e norte-americanos afrodescendentes.[29]

Genes e miRNA associados a traços de personalidade como (1) impulsividade, como SYN3 (*synapsin III*), (2) busca por novidade, como a interação de miR-365 e PDYN (*prodynorphin*), e (3) sensibilidade a recompensa têm se correlacionado também com dependência de drogas.[29] Como para os demais transtornos, os endofenótipos parecem se relacionar mais diretamente com a variabilidade genética.

Essas substâncias, como os psicofármacos, alteram os mecanismos de regulação da expressão de genes, como metilação do DNA e acetilação ou fosforilação de histonas. No entanto, nestes casos, há indícios em modelos animais de que essas alterações sejam persistentes.

Transtorno depressivo maior

Há muita heterogeneidade nos achados para depressão, o que pode refletir a grande influência do ambiente e de fatores estressores de vida na interação com variantes genéticas. Achados consistentes mostram genes codificadores de 5-HTT e BDNF associados individualmente ao risco de suscetibilidade à depressão, em especial sob circunstâncias desfavoráveis de vida, e ambos agindo em epistasia na modulação da resposta a esses estressores.[18] Até o momento, nenhum GWAS conseguiu mostrar associações entre algum *locus* e depressão. Curiosamente, estudos considerando como fenótipo traços de personalidade conseguiram correlacionar genes associados a neuroticismo com transtorno depressivo, como o gene *MAGI1* (*membrane-associated guanylate kinase*).[31]

Os fatores ambientais traduzidos em modificações epigenéticas podem, neste caso, como nos transtornos de ansiedade, responder pela dificuldade em se estabelecerem associações genéticas significativas e replicáveis. Padrões alterados de metilação em genes como *BDNF*, receptor de glicocorticoides e transportador de serotonina estão implicados na depressão, sobretudo quando há exposição a fatores adversos ou traumáticos pré ou pós-natais.[32] Alterações em níveis de miRNA, SNP em precursores de miRNA ou em genes regulados por eles têm sido relatadas em associação ao transtorno depressivo e à resposta terapêutica a antidepressivos, conferindo a tais elementos um papel modulador importante para esse transtorno.[21]

Também ocorre diferença no padrão de metilação entre portadores de depressão e de transtorno bipolar. Em pacientes bipolares tipo II e deprimidos, os níveis de metilação do gene *BDNF* são similares, mas ambos os grupos se diferenciam significativamente dos bipolares tipo I.[32]

Embora ainda necessitando de maior exploração, os genes *MAOA*, *NR3C1* (*nuclear receptor subfamily 3 group C member 1*), *ZBTB20* (*zinc finger and BTB domain-containing protein 20*), *AGTPBP1* (*ATP/GTP binding protein 1*), *TBC1D8* (*TBC1 domain family member 8*) e *CLSTN1* (*calsyntenin-1*) foram significativamente associados ao transtorno depressivo em mulheres.[30,31]

Transtorno obsessivo-compulsivo

Um primeiro estudo do genoma inteiro por meio de microssatélites como marcadores apontou para cromossomo 9p24 com LOD score de 2,25.[30] Nenhuma variante foi associada de modo consistente, exceto por uma associação significativa em homens com o gene *SLC1A1* (*solute carrier family 1 member 1*), que codifica um transportador de aminoácido envolvido na regulação de níveis extracelulares de glutamato e desliga sua atividade excitatória.[30] Genes relacionados com a transmissão serotoninérgica e dopaminérgica têm sido foco de estudos quanto aos comportamentos ligados ao espectro obsessivo-compulsivo, porém com diversos achados não consistentemente replicados.

Grandes consórcios em genética de TOC revelaram vários *loci* e variantes correspondentes a diversos genes com sinais relevantes: *CASC8/CASC11* (*cancer susceptibility 8/cancer susceptibility 11* – RNA não codificante), *GRID2* (*glutamate receptor ionotropic delta-2*), *KIT* (*KIT proto-oncogene receptor tyrosine kinase*), *ASB13* (*ankyrin repeat and SOCS box-containing 13*), *RSPO4* (*R-spondin 4*), *DLGAP1* (*disks large-associated protein 1*), *PTPRD* (*protein tyrosine phosphatase, receptor type D*), *GRIK2* (*glutamate ionotropic receptor kainate type subunit 2*), *FAIM2* (*Fas apoptotic inhibitory molecule 2*) e *CDH20* (*cadherin 20*).[30,33]

Transtorno do estresse pós-traumático

Os fatores genéticos respondem por 30 a 40% da herdabilidade do TEPT. A maioria dos estudos tem focado em genes e sistemas associados à resposta ao medo e à regulação do eixo hipotálamo-hipófise-suprarrenal, como *FKBP5* (*FK506 binding protein 5*), *CRHR1* (*corticotropin releasing hormone receptor 1*), sistema noradrenérgico como *COMT*, *ADRB1* (*adrenoceptor beta 1*), e *ADRB2* (*adrenoceptor beta 2*), sistema serotoninérgico, como 5-HTT, e sistemas envolvidos na consolidação e na estabilização da memória, como *WWC1* (*WW and C2 domain containing 1*) e *PRKCA* (*protein kinase C alpha*).[30]

Os genes que demonstraram sinal significante em GWAS são *RORA* (*retinoid-related orphan receptor gene*); *COBL* (*cordon-bleu protein*); *PRTFDC1* (*phosphoribosyl transferase domain containing 1*); *ANKRD55* (*ankyrin repeat domain 55*), associado a resposta inflamatória e autoimune em norte-americanos de origem africana; e *ZNF626* (*zinc finger protein 626*), envolvido na regulação da transcrição do RNA.[34,35]

Como o desenvolvimento do transtorno depende da exposição ao trauma, a interferência ambiental na regulação do genoma passa a ter um papel primordial na análise genética. Metanálises de genes fortemente associados a resposta ao estresse, como *5-HTT* e *BDNF*, não mostraram associação significativa. De qualquer modo, a exposição ao trauma pode modificar a dinâmica do DNA por meio dos mecanismos epigenéticos. Alterações epigenéticas, como a metilação, vêm sendo avaliadas extensamente em TEPT por meio de EWAS, o que possibilita implicar alguns outros genes em sua patogenia. Genes associados a vias de resposta ao estresse, como *NR3C1*, *CRHR1* e *FKBP5*, a vias de regulação imune, como *IGF2*, e a vias serotoninérgicas e dopaminérgicas, como receptor de serotonina *5-HT* e *DAT1* (*dopamine active transporter 1 gene*), estão diferencialmente metilados em pacientes comparados com controles.[35]

Outros transtornos de ansiedade

Muitos estudos mostram diversos *loci* implicados com os transtornos de ansiedade, como os relacionados com receptores serotoninérgicos e gabaérgicos, a monoamina oxidase A (MAOA) e a catecol-*O*-metiltransferase (COMT), mas sem apresentar consistência em diferentes estudos ou mesmo até divergências no papel dos alelos.

Uma recente metanálise de GWAS com portadores de transtorno de ansiedade generalizada (TAG), transtorno do pânico, fobia social, agorafobia e fobias específicas considerados em conjunto revelou forte associação a variante no *locus* 3q12.3, correspondente a um RNA não codificante ainda não caracterizado e com variante no *locus* 2p21 correspondente ao gene *CAMKMT* (*calmodulin-lysine N-methyltransferase*).[36]

Análises prévias identificaram um fator genético comum aos transtornos ansiosos com herdabilidade de 54% que responde pela variância genética nos sintomas de transtorno de pânico, TAG e fobias específicas, dando suporte à hipótese de uma diátese genética compartilhada na ansiedade.[30]

Transtornos de personalidade

Estima-se, pelos estudos com famílias e gêmeos, que cerca de 40% da variância na personalidade possa ser atribuída a fatores genéticos. Os resultados têm se mostrado mais fortemente associados a traços de personalidade do que aos transtornos específicos de personalidade. Os genes associados ao neuroticismo, como o *MAGI1*; à conscienciosidade, como o *KATNAL2*; à abertura para experiência, como o *RASA1* (*RAS p21 protein activator 1*); e o *PTPRD* (*receptor-type tyrosine-protein phosphatase delta*) têm sido replicados em diferentes populações.[30] Os *loci* encontrados em associação a neuroticismo apresentam importante correlação genética com o transtorno depressivo no GWAS, que avalia este traço, como o *CRHR1*, regulador da resposta ao estresse; o *MAPT* (*microtubule-associated protein tau*), que codifica a proteína Tau; o *CELF4* (*CUGBP Elav-like family member 4*), que codifica uma proteína ligada ao mRNA expressa predominantemente em neurônios glutamatérgicos; o *GRIK3* (*glutamate ionotropic receptor kainate type subunit 3*), que compõe um tipo de receptor glutamatérgico; e o *KLHL2* (*kelch-like family member 2*), que codifica a proteína ligadora de actina.[31]

Há muito que explorar nesse campo, pois os traços de personalidade podem corresponder a fenótipos intermediários. Ao mesmo tempo, os transtornos de personalidade podem se inserir como comorbidades ou estar em continuidade com os transtornos psiquiátricos. O GWAS de transtorno de personalidade *borderline* detectou associação significativa do transtorno aos genes *DPYD* (*dihydropyrimidine dehydrogenase*) e *PKP4* (*plakophilin 4*) e correlação genética com transtorno bipolar, depressão e esquizofrenia.[17]

Suicídio

Estima-se uma herdabilidade para o suicídio de 30 a 50%. Os resultados mais significativos com relação a comportamento suicida e genética envolvem a região promotora do gene *5-HTT* e variantes dos genes *TPH1* (*tryptophan hydroxylase 1*), *COMT* e *BDNF*.[37] O GWAS não apresentou evidência de associação em nível de significância, ou os achados não se replicaram em múltiplas coortes.

Estudos *post mortem* revelam alterações no padrão de metilação ou expressão de alguns genes em indivíduos que cometeram suicídio: *SAT1* (*spermidine/spermine N1-acetyltransferase 1*), *OAZ1* (*ornithine decarboxylase antizyme 1*), *OAZ2* (*ornithine decarboxylase antizyme 2*), *AMD1* (*adenosylmethionine decarboxylase 1*), *ARG2* (*arginase 2*), *NTRK2* (*neurotrophic receptor tyrosine kinase 2*), *GRIK2* e *BEGAIN* (*brain-enriched guanylate kinase-associated*). Encontra-se, também, maior índice de metilação global nesses casos.[37,38] Em pacientes com ideação suicida, houve maior metilação no promotor do gene *BDNF*, que inibiu sua expressão.[32]

Como para os demais quadros, poucos estudos consideraram a interação gene-gene na determinação do comportamento suicida. Há relato da interação de SNP dos genes *NTRK2* e *BDNF* na ideação suicida em portadores de transtorno depressivo em tratamento e entre variantes de *CRHBP* (*corticotropin releasing hormone binding protein*) e *CRHR1* na gravidade do comportamento suicida em esquizofrênicos.[38]

Transtornos alimentares

Estudos epidemiológicos sugerem uma herdabilidade de cerca de 50% para anorexia nervosa e bulimia. Como a via serotoninérgica é alvo de tratamento para os transtornos alimentares, genes ligados a esse sistema têm sido explorados. A associação com *5-HT2A*, *5-HTT* e *TPH2* (*tryptophan hydroxylase 2*) aparece em alguns estudos.[39] Ocorre SNP em região exônica do gene do receptor 5-HT2C em cerca de 24% de adolescentes do sexo feminino, com perda de peso, em comparação com cerca de 8% com peso normal.[30] Receptores dopaminérgicos, *DRD2* e *DRD4*, *COMT*, genes do sistema opioide e canabinoide também já foram associados em alguns estudos, principalmente, sobre anorexia nervosa. Genes envolvidos com regulação do peso corporal são candidatos naturais, como *UPC2* (*uncoupling protein 2*), *UPC3* (*uncoupling protein 3*), *MC4R* (*melanocortin 4 receptor*) e *FTO* (*fat mass and obesity-associated*), e mostraram associações em outros estudos.[39]

A variante do gene da grelina mostrou ser capaz de predizer a recuperação de peso para todos os transtornos alimentares, enquanto variantes do gene ativador da grelina GOAT (*ghrelin O-acyl-transferase*) foram implicadas na etiologia da anorexia nervosa.[39] O gene *AgRP* (*agouti-related protein*), relacionado com um neuropeptídio orexigênico, apresenta dois alelos em desequilíbrio de ligação completa em 11% de pacientes anoréxicos, em comparação com 4,5% de controles.[30]

EWAS têm sido realizados em pequenas amostras e, portanto, necessitam de maior validação. No entanto, genes interessantes acabaram sendo revelados, como o *NR1H3* (*nuclear receptor subfamily 1 group H member 3*) e o *PXDNL* (*peroxidasin like*), responsáveis por modificações no RNA e acetilação de histonas, pelo transporte de lipídios e armazenamento de colesterol, pelas vias de sinalização dopaminérgicas e glutamatérgicas.[40] A duração da doença também se relacionou com a metilação de sítios de genes evolvidos em funções metabólicas e imunológicas.

Transtorno de déficit de atenção e hiperatividade

A herdabilidade do TDAH chega a 50%. Genes envolvidos na sinalização dopaminérgica e serotoninérgica têm sido associados ao TDAH. Os receptores de dopamina tipos D2 e D4 são os mais frequentes na literatura, seguidos pelo transportador de dopamina DAT1 e, mais recentemente, pelo GAD1.[41] Há alguma evidência de associação deste transtorno aos genes *5-HT* e *5-HT2A* e, somente em homens, a *MAOA* e *COMT*.[30] Dada a inconsistência na replicação dos achados, tais genes devem depender de outros genes ligados a diferentes vias neurotransmissoras.

Um estudo de revisão sistemática e uma metanálise demonstraram associação ao gene *BAIAP2* (*brain-specific angiogenesis inhibitor 1-associated protein 2*) no caso de TDAH em adultos e uma tendência de associação para alelos do DAT1.[30] Em crianças, o gene *DRD5* (*dopamine receptor D5*) tem se mostrado relevante na determinação do transtorno.[41]

De modo geral, uma grande proporção do risco poligênico é compartilhada com esquizofrenia, transtornos alimentares, síndrome de Tourette e autismo.

CONTRIBUIÇÃO DA FARMACOGENÉTICA NA PSIQUIATRIA

A farmacogenética vem se desenvolvendo desde meados do século XX e ganhou impulso considerável com as tecnologias de sequenciamento do DNA. Tem por objetivo acrescentar ao arsenal terapêutico a possibilidade de personalização das escolhas medicamentosas fundamentadas no perfil genético de cada indivíduo.

O grupo de enzimas da família citocromo P450 (CYP450) é o mais estudado com relação ao metabolismo de fármacos. Os genes relacionados com essas enzimas são altamente polimórficos, conferindo efeito diferenciado sobre sua atividade, o que reflete perfis fenotípicos, como metabolizadores lentos, intermediários, rápidos e ultrarrápidos. O CYP2D6 responde por cerca de 50% da metabolização dos psicotrópicos e parece estar envolvido na biossíntese de dopamina e serotonina. Portadores de variante de CYP2D6 que determina metabolização lenta exibem grande risco de efeitos colaterais. Enquanto isso, os portadores da variante relacionada com a metabolização ultrarrápida tendem a apresentar menor resposta terapêutica aos fármacos que utilizam esta enzima em sua farmacocinética. A correlação positiva entre nível sérico e genótipo não ocorre entre resposta clínica e genótipo com a mesma confiabilidade. Ainda convém considerar que é comum a existência de interações com outros fármacos utilizados, alimentos consumidos, além do uso de álcool e tabaco, o que prejudica a interpretação correta da genotipagem.

Os genes envolvidos no sistema serotoninérgico têm sido o foco maior dos estudos farmacogenéticos em depressão. O polimorfismo no promotor do gene codificante de *5-HTT* (*5-HTTLPR*) mostra-se relacionado não apenas com a suscetibilidade ao desenvolvimento de depressão, mas também com a resposta ao tratamento com inibidores seletivos de recaptação de serotonina (ISRS). O alelo menor associa-se a uma resposta pior ou mais lenta aos antidepressivos desta classe, mas apenas em caucasianos.

Há vários estudos mostrando evidências de associação entre polimorfismos e efeitos adversos a antipsicóticos.[42] Por exemplo, variantes de genes dos receptores de dopamina D2 e D3, do receptor serotoninérgico 5-HT2A e das enzimas COMT e MnSOD (*manganese superoxide dismutase*) foram associadas ao desenvolvimento de discinesia tardia, que ocorre em torno de 30% dos pacientes esquizofrênicos cronicamente tratados com antipsicóticos. O aumento do risco de ganho de peso em pacientes esquizofrênicos, decorrente do uso de antipsicóticos de segunda geração, foi associado a variantes em receptores D2 e 5-HT2C, no gene *GNB3* (*G protein subunit beta 3*), no gene *MC4R* e na região promotora do gene *LEP* (*leptin*). A agranulocitose, que ocorre em 1% dos indivíduos em uso de clozapina, tem sido associada a variantes em genes de histocompatibilidade.

Estudos de expressão gênica, GWAS, metiloma, proteoma, exoma e interactoma trazem a promessa de revelar informações por meio da análise de redes genéticas associadas à resposta terapêutica. Até o momento, nenhum desses estudos mostrou algo muito significativo e replicável na resposta a antidepressivos, antipsicóticos e estabilizadores do humor que pudesse compor um painel de marcadores confiável para a população clínica.

Além da crescente eficiência das técnicas em genotipagem, a agregação de dados provenientes dos campos de transcriptoma e proteoma possibilita ampliar o conhecimento das interações e da dinâmica genômica envolvida na resposta ao tratamento. Avaliar os mecanismos de regulação epigenética, a relação entre mecanismos genômicos e terapias não farmacológicas (psicoterapia, terapia com caixas de luz, estimulação magnética, eletroconvulsoterapia) e a utilização da estratificação genética nos estudos de neuroimagem traz a perspectiva de refinar ainda mais o tratamento psiquiátrico.

Contudo, até o momento, é controversa a indicação de testes farmacogenéticos em Psiquiatria. Isso, principalmente, tendo em vista a complexidade de interação molecular sujeita à ação dos psicofármacos e aos fatores ambientais que claramente interferem na evolução e no controle dos transtornos mentais. Apesar disso, é a área em que a genética promete oferecer mais resultados na prática clínica ao longo dos próximos anos.

CONCLUSÃO

Apesar de diversos obstáculos a serem vencidos tanto em termos metodológicos quanto no desenvolvimento de modelos integrativos que contemplem diferentes sistemas, a genética tem mudado o modo como se posiciona a Psiquiatria nas ciências biomédicas. Além disso, o futuro da especialidade baseia-se na contribuição que a genômica promete dar, seja na reorganização nosológica dos transtornos mentais, seja na precisão terapêutica ou na modulação epigenética como ferramenta de prevenção às disfunções cerebrais.

Conforme o número de associações aumenta, as vias biológicas que conferem risco às doenças mentais tornam-se mais evidentes. Isso torna possível a avaliação do nível de integração entre vias moleculares e, com os achados do transcriptoma, inserir nessa análise elementos regulatores, como os RNA não codificantes. O nível de complexidade tem se aproximado da realidade, embora ainda de modo incipiente, o que justifica os esforços na construção do conhecimento. Com isso, o diagnóstico tende a se tornar mais dependente da arquitetura molecular do que do fenótipo e do tratamento direcionado à correção das vias específicas afetadas para cada indivíduo.

A complexidade dessa tarefa é imensa, e o conhecimento neste campo tem sido obtido lentamente. Contudo, o entendimento que se tem hoje das relações gene-ambiente, gene-gene, genética-epigenética, mesmo que superficial, já possibilita olhar para os portadores de transtorno mental de maneira mais esclarecida sobre o que ocorre em seus cérebros e, dessa maneira, antecipar alternativas de abordagens terapêuticas melhor direcionadas à individualidade de seu sofrimento.

REFERÊNCIAS BIBLIOGRÁFICAS

1. Zerbin-Rüdin E, Kender KS. Abstract and review of "studien über vererbung und entstehung geistiger störungen. I. Zur vererbung und neuentstehung der dementia praecox". (Studies on the inheritance and origin of mental illness: I. To the problem of the inheritance and primary origin of dementia praecox). Am J Med Genet. 1996;67(4):338-42.
2. Shih RA, Belmonte PL, Zandi PP. A review of the evidence from family, twin and adoption studies for a genetic contribution to adult psychiatric disorders. Int Rev Psychiatry. 2004;16(4):260-83.
3. MacIntyre DJ, Blackwood DH, Porteous DJ et al. Chromosomal abnormalities and mental illness. Mol Psychiatry. 2003;8(3):275-87.
4. Blackwood DH, Fordyce A, Walker MT et al. Schizophrenia and affective disorders – cosegregation with a translocation at chromosome 1q42 that directly disrupts brain-expressed genes: clinical and P300 findings in a family. Am J Hum Genet. 2001;69(2):428-33.
5. Badner JA, Gershon ES. Meta-analysis of whole-genome linkage scans of bipolar disorder and schizophrenia. Mol Psychiatry. 2002;7(4):405-11.
6. Risch N, Merikangas K. The future of genetic studies of complex human diseases. Science. 1996;273(5281):1516-7.
7. Fabbri C, Serretti A. Role of 108 schizophrenia-associated loci in modulating psychopathological dimensions in schizophrenia and bipolar disorder. Am J Med Genet. 2017;1-8.
8. Pouget JG, Gonçalves VF; Schizophrenia Working Group of the Psychiatric Genomics Consortium et al. Genome-wide association studies suggest limited immune gene enrichment in schizophrenia compared to 5 autoimmune diseases. Schizophr Bull. 2016;42(5):1176-84.
9. Iossifov I, O'Roak BJ, Sanders SJ et al. The contribution of de novo coding mutations to autism spectrum disorder. Nature. 2014;515(7526):216-21.
10. Lim ET, Uddin M, De Rubeis S et al. Rates, distribution and implications of postzygotic mosaic mutations in autism spectrum disorder. Nat Neurosci. 2017;20(9):1217-24.
11. Miller GA, Rockstroh B. Endophenotypes in psychopathology research: where do we stand? Annu Rev Clin Psychol. 2013;9:177-213.
12. Millard SP, Shofer J, Braff D et al. Prioritizing schizophrenia endophenotypes for future genetic studies: An example using data from the COGS-1 family study. Schizophr Res. 2016;174(1-3):1-9.
13. Geschwind DH, State MW. Gene hunting in autism spectrum disorder: on the path to precision medicine. Lancet Neurol. 2015;14(11):1109-20.
14. Song J, Bergen SE, Kuja-Halkola R et al. Bipolar disorder and its relation to major psychiatric disorders: a family-based study in the Swedish population. Bipolar Disord. 2015;17(2):184-93.
15. Cross-Disorder Group of the Psychiatric Genomics Consortium. Genetic relationship between five psychiatric disorders estimated from genome-wide SNPs. Nat Genet. 2013;45(9):984-94.
16. Schizophrenia Psychiatric Genome-Wide Association Study (GWAS) Consortium. Genome-wide association study identifies five new schizophrenia loci. Nat Genet. 2011;43(10):969-76.
17. Witt SH, Streit F, Jungkunz M et al. Genome-wide association study of borderline personality disorder reveals genetic overlap with bipolar disorder, major depression and schizophrenia. Transl Psychiatry. 2017;7(6):e1155.
18. Ignácio ZM, Réus GZ, Abelaira HM et al. Epigenetic and epistatic interactions between serotonin transporter and brain-derived neurotrophic factor genetic polymorphism: insights in depression. Neuroscience. 2014;275:455-68.
19. Guidotti A, Auta J, Chen Y et al. Epigenetic GABAergic targets in schizophrenia and bipolar disorder. Neuropharmacology. 2011;60(7-8):1007-16.
20. Rangasamy S, D'Mello SR, Narayanan V. Epigenetics, autism spectrum, and neurodevelopmental disorders. Neurotherapeutics. 2013;10(4):742-56.
21. Narahari A, Hussain M, Sreeram V. MicroRNAs as biomarkers for psychiatric conditions: a review of current research. Innov Clin Neurosci. 2017;14(1-2):53-5.
22. Khanzada NS, Butler MG, Manzardo AM. GeneAnalytics pathway analysis and genetic overlap among autism spectrum disorder, bipolar disorder and schizophrenia. Int J Mol Sci. 2017;18(3). pii:E527.
23. Saia-Cereda VM, Cassoli JS, Martins-de-Souza D et al. Psychiatric disorders biochemical pathways unraveled by human brain proteomics. Eur Arch Psychiatry Clin Neurosci. 2017;267(1):3-17.
24. Lin M, Pedrosa E, Hrabovsky A et al. Integrative transcriptome network analysis of iPSC-derived neurons from schizophrenia and schizoaffective disorder patients with 22q11.2 deletion. BMC Syst Biol. 2016;10(1):105.
25. Giri M, Shah A, Upreti B et al. Unraveling the genes implicated in Alzheimer's disease. Biomed Rep. 2017;7(2):105-14.
26. Forstner AJ, Hecker J, Hofmann A et al. Identification of shared risk loci and pathways for bipolar disorder and schizophrenia. PLoS One. 2017;12(2):e0171595.

27. Hannon E, Dempster E, Viana J et al. An integrated genetic-epigenetic analysis of schizophrenia: evidence for co-localization of genetic associations and differential DNA methylation. Genome Biol. 2016; 17(1):176.
28. Kim Y, Santos R, Gage FH et al. Molecular mechanisms of bipolar disorder: progress made and future challenges. Front Cell Neurosci. 2017;11:30.
29. Palmer RH, Brick L, Nugent NR et al. Examining the role of common genetic variants on alcohol, tobacco, cannabis and illicit drug dependence: genetics of vulnerability to drug dependence. Addiction. 2015;110(3):530-7.
30. Sullivan PF, Daly MJ, O'Donovan M. Genetic architectures of psychiatric disorders: the emerging picture and its implications. Nat Rev Genet. 2012;13(8):537-51.
31. Genetics of Personality Consortium; de Moor MH, van den Berg SM, Verweij KJ et al. Meta-analysis of genome-wide association studies for neuroticism, and the polygenic association with major depressive disorder. JAMA Psychiatry. 2015;72(7):642-50.
32. Hoffmann A, Sportelli V, Ziller M et al. Epigenomics of major depressive disorders and schizophrenia: early life decides. Int J Mol Sci. 2017;8(8). pii:E1711.
33. International Obsessive Compulsive Disorder Foundation Genetics Collaborative (IOCDF-GC) and OCD Collaborative Genetics Association Studies (OCGAS). Revealing the complex genetic architecture of obsessive-compulsive disorder using meta-analysis. Mol Psychiatry. 2018;23(5):1181-8.
34. Logue MW, Amstadter AB, Baker DG et al. The Psychiatric Genomics Consortium Posttraumatic Stress Disorder Workgroup: posttraumatic stress disorder enters the age of large-scale genomic collaboration. Neuropsychopharmacology. 2015;40(10):2287-97.
35. Sheerin CM, Lind MJ, Bountress KE et al. The genetics and epigenetics of PTSD: overview, recent advances, and future directions. Curr Opin Psychol. 2017;14:5-11.
36. Otowa T, Hek K, Lee M et al. Meta-analysis of genome-wide association studies of anxiety disorders. Mol Psychiatry. 2016;21(10):1391-9.
37. Pawlak J, Dmitrzak-Weglarz M, Wilkosc M et al. Suicide behavior as a quantitative trait and its genetic background. J Affect Disord. 2016;206:241-50.
38. Tombácz D, Maróti Z, Kalmár T et al. High-coverage whole-exome sequencing identifies candidate genes for suicide in victims with major depressive disorder. Sci Rep. 2017;7(1):7106.
39. Bulik CM, Kleiman SC, Yilmaz Z. Genetic epidemiology of eating disorders. Curr Opin Psychiatry. 2016;29(6):383-8.
40. Steiger H, Thaler L. Eating disorders, gene-environment interactions and the epigenome: roles of stress exposures and nutritional status. Physiol Behav. 2016;162:181-5.
41. Bonvicini C, Faraone SV, Scassellati C. Attention-deficit hyperactivity disorder in adults: a systematic review and meta-analysis of genetic, pharmacogenetic and biochemical studies. Mol Psychiatry. 2016; 21(7):872-84.
42. MacNeil RR, Müller DJ. Genetics of common antipsychotic-induced adverse effects. Mol Neuropsychiatry. 2016;2(2):61-78.

5 Epidemiologia dos Transtornos Mentais

Maria Carmen Viana ▪ Débora Costa Sena Pereira ▪ Rafael Bello Corassa

INTRODUÇÃO

No último século, o mundo tem passado por um acelerado processo de transição demográfica e epidemiológica, com crescimento da população global, aumento da expectativa de vida, redução da mortalidade por doenças infecciosas e aumento da morbidade por doenças não comunicáveis.[1,2] Assim, verifica-se a crescente necessidade de aprofundar o conhecimento acerca das condições de saúde crônicas e incapacitantes que frequentemente acometem as populações, como é o caso dos transtornos mentais (TM), identificando a magnitude de sua abrangência, a sua distribuição, seus determinantes biopsicossociais e suas consequências para os indivíduos e as sociedades.[3] As dificuldades de mensuração de sintomas e determinação de critérios diagnósticos para a identificação dos TM têm se mostrado um desafio significativo para sua inclusão nas agendas de Saúde Pública.

O estudo *The Global Burden of Disease* (GBD),[4] da Organização Mundial da Saúde (OMS), avaliou a carga de doenças com o indicador DALY (do inglês *disability adjusted life years*, ou anos de vida ajustados por incapacidade), resultado da combinação entre os anos de vida perdidos devido a morte prematura (YLL, do inglês *years of life lost*) e os anos vividos com incapacidade (YLD, do inglês *years lived with disability*). Nesse estudo, os TM se apresentaram como importantes causas de morbidade, incapacidade e mortalidade prematuras. Essa estimativa só foi possível com os avanços nos métodos de classificação diagnóstica dos TM, como o *Manual Diagnóstico e Estatístico de Transtornos Mentais* (DSM)[5] e a *Classificação Internacional de Doenças* (CID),[6] que possibilitaram o desenvolvimento de instrumentos padronizados de avaliação e operacionalização diagnóstica, melhorando a validade dos estudos epidemiológicos e, consequentemente, a precisão das estimativas de prevalência e, por conseguinte, da carga de doenças.

Estima-se que os TM acometam quase um bilhão de pessoas no mundo.[7] O conjunto dos transtornos neuropsiquiátricos e por abuso de substâncias compõe a principal causa de incapacidade na população mundial, somando cerca de 25% do total de anos vividos com incapacidade (YLD), e a segunda maior causa de DALY, aproximadamente 10%.[7-9] Discute-se, no entanto, que essas estimativas estejam subdimensionadas, podendo chegar a mais de 30% dos anos perdidos por incapacidade (YLL) e a 13% dos DALY, a segunda maior causa de incapacidade no mundo.[9]

Dentre os TM e por abuso de substâncias, a depressão unipolar responde por 32% dos anos vividos com incapacidade (YLD), liderando como a principal causa de incapacidade em ambos os sexos, embora sua prevalência seja 60 a 80% maior em mulheres, sobre as quais também recaem maiores cargas por transtornos de ansiedade, transtornos alimentares, enxaquecas e demências.[7-9] Os transtornos por uso de álcool e drogas se apresentam como a maior causa de incapacidade entre homens (21% dos anos vividos com incapacidade [YLD]), com prevalência 2,5 vezes maior que em mulheres. Sobre os homens também recaem maiores prevalências de transtorno de déficit de atenção e hiperatividade, transtornos de conduta e transtornos do espectro autista.[7,8] Das 20 maiores causas de anos perdidos por incapacidade (YLL), quatro correspondem a transtornos neuropsiquiátricos: transtornos depressivos (2ª), cefaleias (3ª), transtornos de ansiedade (4ª) e esquizofrenia (20ª).[7,8]

No Brasil, os transtornos neuropsiquiátricos e por abuso de substâncias também figuram entre as principais causas de carga de doenças. Entre 1990 e 2019, os TM foram da 9ª à 3ª maior causa de DALY no país, enquanto os transtornos neurológicos passaram da 14ª à 9ª posição, e os transtornos por abuso de substâncias da 21ª à 16ª posição. Em 2019, o conjunto de transtornos neuropsiquiátricos e por abuso de substâncias respondeu por cerca de 32% dos anos vividos com incapacidade (YLD) e 15% dos DALYs.[8,10-12]

Entre mulheres, os transtornos de ansiedade representam a segunda maior causa de incapacidade (7,4% dos anos vividos com incapacidade [YLD]), seguidos pelos transtornos depressivos (7,4%) e cefaleias (7,2%). Entre homens, as cefaleias representam a quarta maior causa de incapacidade (5,0%), seguidas pelos transtornos de ansiedade (4,8%), transtornos por abuso de álcool (4,6%) e transtornos depressivos (4,6%). Verifica-se, ainda, uma importante contribuição do transtorno afetivo bipolar e da esquizofrenia, correspondendo a 2,2% e 1,7% da incapacitação, respectivamente.[8,10-12]

A alta sobrecarga dos TM advém da combinação de elevada prevalência, início precoce e, portanto, longa duração dos transtornos psiquiátricos, o que vem sendo consistentemente demonstrado por estudos epidemiológicos em vários países.[10-12] Esses transtornos podem se manifestar como alterações no comportamento, humor, controle de impulsos e na cognição, e afetam todos os aspectos da vida social e da capacidade laboral. Apesar da elevada prevalência dos transtornos psiquiátricos na população geral, persiste, em todos os ramos da sociedade, a estigmatização da Psiquiatria e do doente, muitas vezes tratado como ameaça e responsabilizado pela doença, contribuindo para a rejeição social e o desemprego. Esse estigma se reproduz mesmo entre profissionais de Saúde, muitas vezes desconhecedores dos avanços no diagnóstico e tratamento das doenças mentais.[13]

Como resultado da estigmatização, a Saúde Mental continua a ser uma área negligenciada em grande parte do mundo, o que provoca limitação à alocação de recursos, ineficiência de serviços e iatrogenias no atendimento. Dados do *Mental Health Atlas 2020* demonstram que países de alta renda realizam investimento *per capita* em Saúde Mental cerca de 16 vezes maior que países de renda média-alta, e 140 vezes maior que países de renda média-baixa.[11] Além disso, verifica-se nesses países uma reestruturação dos serviços de Saúde Mental, com maior foco na atenção primária, em detrimento do modelo historicamente adotado de atenção hospitalocêntrica, focada nas internações de longa duração de indivíduos com transtornos neuropsiquiátricos, como psicoses e retardo mental.

Em 2014, cerca de 40% dos investimentos realizados em países de renda alta e média-alta eram destinados à atenção primária e ao reconhecimento dos transtornos mais prevalentes, e pouco mais de 30% foram investidos em hospitais, ao passo que, em países de renda média-baixa, os investimentos na atenção primária representavam apenas 10% dos recursos destinados à Saúde Mental, enquanto 80% eram investidos em hospitais (Figura 5.1).[14,15] Já entre 2017 e 2020, houve redução estimada de 52% no gasto mediano *per capita* em hospitais psiquiátricos em países de alta renda, ao passo que entre países de renda média-alta esse gasto aumentou em quase 20%.[11]

É necessário que haja um balanço na alocação de recursos para a Saúde Mental, tanto na atenção primária quanto na especializada, a fim de abranger, de maneira eficaz, as necessidades da população.[14] Para que esse balanço seja possível, tornam-se essenciais estudos epidemiológicos que demonstrem a magnitude e a gravidade dos TM que acometem a população, bem como seus determinantes biopsicossociais, o que possibilita delinear estratégias de intervenção, melhor treinamento de profissionais e alocação de recursos financeiros de modo eficiente, garantindo o acesso e a resolutividade dos serviços de Saúde Mental.[13,14,16] Neste capítulo, buscamos apresentar uma retrospectiva dos principais estudos epidemiológicos de TM realizados no Brasil e no mundo e seus principais achados, fornecendo uma introdução a uma ampla área de estudo, que é a epidemiologia dos TM.

EVOLUÇÃO DOS ESTUDOS EPIDEMIOLÓGICOS DOS TRANSTORNOS MENTAIS

Os primeiros estudos epidemiológicos a avaliar TM datam da década de 1850, com Edward Jarvis, considerado o primeiro epidemiologista psiquiátrico americano. Jarvis realizou um censo no estado de Massachusetts, em 1854, que identificou todos os portadores de doença mental, à época, distinguindo apenas entre idiotismo e insanidade, e que descreveu as localizações geográficas dos casos, sexo, raça/etnia, nível socioeconômico, apontando para uma associação entre pobreza e insanidade.[17,18] Outro estudo clássico foi realizado por Goldberger, em 1914, que, por meio da observação de pacientes de um hospital psiquiátrico, demonstrou que a "loucura pelagrosa" era causada por deficiência nutricional.[17] Com o fim da Segunda Guerra Mundial, foram realizados vários estudos populacionais de prevalência de TM. Entretanto, esses estudos usavam medidas inespecíficas de psicopatologia, dificultando sua comparabilidade e reprodutibilidade. O maior avanço no campo da epidemiologia psiquiátrica se deu com o advento das entrevistas diagnósticas estruturadas, as quais possibilitaram a coleta de dados para estudos epidemiológicos por leigos e, consequentemente, a realização de grandes estudos de amostras populacionais representativas.[3,17,18] Isso só foi possível após a estruturação de critérios diagnósticos para a identificação e a padronização dos transtornos mentais (CID e DSM) e sua operacionalização.

Os primeiros estudos a empregarem entrevistas diagnósticas estruturadas foram o *Epidemiological Catchment Area Study* (ECA),[19] realizado em cinco centros nos EUA, na década de 1980, seguido pela *National Comorbidity Survey* (NCS)[20] e, posteriormente, pela *National Comorbidity Survey Replication* (NCS-R).[21] Dadas as semelhanças metodológicas, foi possível comparar as prevalências de TM nos EUA ao longo de 10 anos. Observou-se que a prevalência de TM e abuso de substâncias nos 12 meses anteriores à entrevista era de cerca de 30% da população geral nos dois estudos, variando entre 5 e 6% para transtornos graves (esquizofrenia, tentativas de suicídio, dependência de substância ou outros transtornos que causam incapacidade), 12 e 13% para transtornos moderados, e 11 e 12% para transtornos leves. Por outro lado, observou-se um aumento

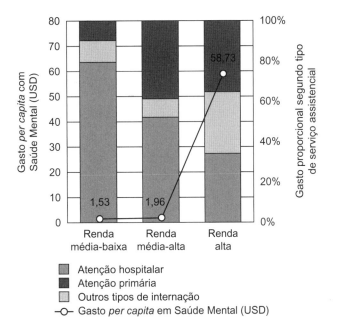

Figura 5.1 Gastos medianos *per capita* com serviços de Saúde Mental e proporcionais por tipo de serviço assistencial, segundo classificação de renda do Banco Mundial. (Adaptada de World Health Organization, 2015.)[15]

do tratamento desses transtornos, de 12 para 20% para indivíduos com problemas emocionais, e de 24 para 41% para aqueles com transtornos graves, embora a maior parcela permanecesse não tratada.[22]

Outros estudos, com metodologia semelhante, foram realizados em várias partes do mundo, demonstrando consistentemente elevadas prevalências de TM. Na Austrália,[23] verificou-se prevalência de TM não psicóticos nos 12 meses anteriores à entrevista igual a 23%. Os transtornos de ansiedade corresponderam ao grupo de transtornos mais frequente (9,5%), seguidos pelos transtornos por uso de substâncias (7,7%), ao passo que a depressão maior correspondeu ao diagnóstico mais prevalente (6,7%). Outro estudo,[24] realizado em Oslo, Noruega, demonstrou prevalência de qualquer TM nos últimos 12 meses igual a 32,8%, chegando a 52,4% para a prevalência ao longo da vida. Depressão, fobias e transtornos por uso de álcool se mostraram os problemas mais prevalentes, com predomínio de depressão e fobias entre mulheres e abuso/dependência de álcool entre homens. Outro estudo, realizado no Reino Unido,[25] demonstrou que uma proporção maior de mulheres procura os serviços de Saúde para tratamento de problemas mentais (17,2%) em comparação a homens (7,7%), e a busca por atendimento se mostrou diretamente associada à gravidade do quadro.

International Consortium in Psychiatric Epidemiology

O International Consortium in Psychiatric Epidemiology (ICPE) foi fundado em 1998 e reuniu um conjunto de pesquisadores que realizou estudos epidemiológicos em amostras representativas de populações de diversos países, incluindo os estudos NCS[20] e Fresno,[26] nos EUA; o *Netherlands Mental Health Survey and Incidence Study* (NEMESIS),[27] na Holanda; o estudo da Cidade do México;[28] o estudo do Perfil de Saúde Mental da Turquia;[29] e o estudo da área de captação do Hospital das Clínicas da Universidade de São Paulo.[30]

Esses estudos demonstraram elevadas prevalências de TM, que variavam de 35% a cerca de 50%. Depressão, ansiedade e abuso/dependência de álcool são os transtornos mais comuns, e é frequente a ocorrência de comorbidades. Esses estudos também demonstraram que a maior parte dos transtornos tem início na juventude, na segunda ou na terceira década de vida, em torno de 15 anos para transtornos de ansiedade, 21 anos para transtornos por uso de substâncias e 26 anos para transtornos do humor, acarretando elevada carga de incapacidade, dado seu caráter crônico.

No que se refere aos fatores de risco, os resultados sugerem mais riscos para grupos em situação de desvantagem social e econômica. Identificaram-se risco maior para transtornos depressivos e de ansiedade entre mulheres e menores índices de comorbidade entre casados e empregados, bem como relação inversa entre comorbidade e nível socioeconômico. Além disso, verificou-se o "efeito coorte", que identificou maiores prevalências de TM nas populações mais jovens, especialmente de transtornos depressivos.

World Mental Health Survey Initiative

A *World Mental Health Survey* (WMHS) foi uma iniciativa da OMS com pesquisadores das universidades de Harvard e Michigan com o objetivo de conduzir pesquisas, com elevado rigor metodológico, acerca de prevalência, distribuição e fatores associados à ocorrência de TM e ao uso de substâncias, tendo como instrumento de coleta de dados a *Composite International Diagnostics Interview* (CIDI). Além disso, foram avaliados também uso de serviços de Saúde geral e de Saúde Mental, uso de medicamentos psicotrópicos, níveis de incapacidade e sobrecarga familiar. Foram avaliadas amostras representativas da população geral domiciliada em diversos países, incluindo o Brasil, o que tornou possíveis as comparações interculturais e entre países com diferentes níveis de desenvolvimento econômico e serviu como fonte de informação para a estimativa da carga global de incapacidade por TM. Atualmente, 28 países de todas as regiões da OMS integram o consórcio.

No Brasil, a participação da iniciativa se deu por meio do estudo *São Paulo Megacity: pesquisa sobre saúde, bem-estar e estresse*,[31] que avaliou uma amostra representativa da população geral adulta (18 anos ou mais) residente nos 39 municípios que compõem a região metropolitana de São Paulo. Foram entrevistados 5.037 residentes, com subamostra de 491 casais, por meio de uma versão traduzida e adaptada para o português da WMHS-CIDI (CIDI 3.0).

Uma análise realizada com dados de 17 países participantes apontou prevalências de diagnóstico de ao menos um TM nos 12 meses anteriores à entrevista, que variaram de 6% na Nigéria a 27% nos EUA. Os transtornos de ansiedade foram seguidos pelos transtornos do humor, os mais prevalentes em todos os países, com exceção de Ucrânia e Israel.[32] O nível de incapacidade esteve diretamente associado à gravidade do quadro clínico, de modo que indivíduos com transtornos mais graves, em geral, relatavam não terem sido capazes de realizar as tarefas diárias em razão de TM por mais de 40 dias nos últimos 12 meses. As taxas de tratamento foram baixas em todos os países, porém com grande variação, de 1% na Nigéria a 15% nos EUA, com relação direta entre gravidade do transtorno e probabilidade de receber tratamento. Nota-se, ainda, em diversos desses estudos, que uma parcela significativa de casos graves não recebeu tratamento nos 12 meses anteriores à entrevista, variando de 36 a 50% em países desenvolvidos,[21,33,34] e de 74 a 85% em países em desenvolvimento.[35-37] A Tabela 5.1 apresenta as estimativas de prevalência de TM comuns nos 12 meses anteriores à entrevista, identificadas em amostras da Europa,[33] dos EUA[38] e do Brasil.[39]

Outra análise, realizada com dados de 21 países, demonstrou prevalências de ideação, planejamento e tentativas de suicídio, respectivamente, iguais a 2,0, 1,6 e 0,3% em países desenvolvidos, e 2,1, 0,7 e 0,4% em países em desenvolvimento.[40] Mulheres apresentaram frequência maior de ideação e planejamento suicida, porém essas diferenças não foram significativas. Sexo feminino, desemprego, baixa renda e baixo nível educacional, psicopatologia dos pais, exposição a experiências adversas na infância e presença de TM foram identificados como fatores de risco significativos para cognições e comportamentos suicidas.

Tabela 5.1 Prevalência de transtornos psiquiátricos (DSM-IV/WMHS-CIDI) nos 12 meses anteriores à entrevista em amostras da Europa, dos EUA e do Brasil.

Transtornos psiquiátricos	Prevalência nos últimos 12 meses % (95% IC)		
	Europa (n = 21.425)	EUA (n = 9.282)	Brasil/São Paulo (n = 5.037)
Transtornos de ansiedade	**6,4 (6,0 a 6,8)**	**18,1 (16,7 a 19,5)**	**19,9 (18,3 a 21,5)**
Transtorno de ansiedade generalizada	1,0 (0,8 a 1,2)	3,1 (2,7 a 3,5)	2,3 (1,9 a 2,7)
Fobia social	1,2 (1,0 a 1,4)	6,8 (6,2 a 7,4)	3,9 (3,3 a 4,5)
Fobia específica	3,5 (3,2 a 3,8)	8,7 (7,9 a 9,5)	10,6 (9,6 a 11,6)
Transtorno de estresse pós-traumático	0,9 (0,7 a 1,1)	3,5 (2,9 a 4,1)	1,6 (1,2 a 2,0)
Agorafobia	0,4 (0,3 a 0,5)	0,8 (0,6 a 1,0)	1,6 (1,0 a 2,2)
Síndrome do pânico	0,8 (0,6 a 1,0)	2,7 (2,3 a 3,1)	1,1 (0,7 a 1,5)
Transtornos do humor	**4,2 (3,8 a 4,6)**	**9,5 (8,7 a 10,3)**	**11 (9,8 a 12,2)**
Depressão maior	3,9 (3,6 a 4,2)	6,7 (6,1 a 7,3)	9,4 (8,2 a 10,6)
Distimia	1,1 (0,9 a 1,3)	1,5 (1,3 a 1,7)	1,3 (0,7 a 1,9)
Transtorno bipolar I e II	–	2,6 (2,2 a 3,0)	1,5 (1,1 a 1,9)
Transtornos por uso de substâncias	–	**3,1 (2,5 a 3,7)**	**3,6 (2,8 a 4,4)**
Abuso de álcool	0,7 (0,6 a 0,8)	3,8 (2,5 a 3,7)	2,7 (2,1 a 3,3)
Dependência de álcool	0,3 (0,2 a 0,4)	1,3 (0,9 a 1,7)	1,3 (0,9 a 1,7)
Abuso de drogas	–	1,4 (1,2 a 1,6)	0,6 (0,4 a 0,8)
Dependência de drogas	–	0,4 (0,2 a 0,6)	0,5 (0,3 a 0,7)
Qualquer transtorno mental	**9,6 (9,1 a 10,1)**	**26,2 (24,6 a 27,8)**	**29,6 (27,6 a 31,6)**

IC: intervalo de confiança. (Adaptada de Alonso et al., 2004;[33] Kessler et al., 2005;[21] Andrade et al., 2012.[39])

Com relação aos transtornos alimentares, uma análise que envolveu 14 países da iniciativa, incluído o Brasil, identificou prevalências médias, na vida, de 1% para bulimia nervosa e 1,9% para transtorno de compulsão alimentar.[41] A amostra brasileira apresentou as maiores prevalências, chegando a 2% para bulimia nervosa e 4,7% para transtorno de compulsão alimentar. Além disso, bulimia nervosa apresentou início mais precoce e maior persistência. Os transtornos se mostraram mais frequentes em mulheres, estudantes e indivíduos sem ensino superior completo. Somado a isso, quanto mais precoce a idade de início dos transtornos de compulsão alimentar, menores as chances de recuperação.

Já em relação à ocorrência de experiências psicóticas, a prevalência média de ao menos uma na vida foi de 5,8%, caindo para 2,0% se considerado o último ano.[42] O Brasil apresentou as maiores prevalências, chegando a 14,9% para a prevalência na vida, e 5,6% para o último ano. A ocorrência de alucinações foi mais frequente do que de delírios (5,2% versus 1,3%). A prevalência de experiências psicóticas se mostrou significativamente maior em mulheres (6,6%) do que em homens (5,0%), e as alucinações visuais foram as mais frequentes (3,8%), seguidas pelas alucinações auditivas. Chama-se à atenção o fato de as experiências psicóticas se mostrarem pouco frequentes entre os indivíduos que apresentaram algum episódio na vida, com 32,2% relatando apenas um episódio e 31,8% relatando dois a cinco episódios durante a vida.

Estudos na América Latina e no Caribe

Estimativas populacionais da América Latina e do Caribe apontaram para uma população total em 2015 de aproximadamente 610 milhões de habitantes. Somadas a isso, projeções populacionais para o ano 2050 reforçam o processo de transição demográfica e envelhecimento populacional em curso na região. Projeta-se um crescimento total da população de cerca de 20%, porém com redução de 19% da população jovem (0 a 14 anos), manutenção da população na faixa etária de 15 a 49 anos e aumento da ordem de 120% da população de 50 anos ou mais.[43]

Vários estudos sobre a epidemiologia dos TM foram desenvolvidos na região ao longo das últimas décadas. Kohn et al.[44] realizaram um levantamento dos estudos produzidos entre 1980 e 2004, organizando e sintetizando os resultados por meio do cálculo das prevalências medianas de cada transtorno. Alguns dos resultados encontrados estão reproduzidos na Tabela 5.2. Abuso/dependência de álcool e depressão maior foram os transtornos mais comuns, ambos com prevalência de aproximadamente 5,5% para os últimos 12 meses, e pouco mais que 9% para a prevalência durante a vida. Estimativas dos autores indicaram cerca de 12,5 milhões de pessoas acometidas por depressão maior e 18,9 milhões acometidas por transtorno de abuso/dependência de álcool. As diferenças típicas entre os sexos

Tabela 5.2 Prevalências medianas de transtornos psiquiátricos nos 12 meses anteriores à entrevista e durante a vida, na América Latina.

	Doze meses anteriores à entrevista			Durante a vida toda		
	Total	Homens	Mulheres	Total	Homens	Mulheres
Psicoses não afetivas	0,7	0,7	1,1	1,6	1,5	1,4
Depressão maior	5,4	3,5	7,1	9,2	5,9	11,5
Distimia	1,2	0,8	1,3	3,5	1,2	5,4
Transtorno bipolar	0,7	0,6	0,4	1,4	1,3	1,2
Transtornos de ansiedade generalizada	1,3	0,9	1,3	2,6	1,8	3,5
Transtorno de pânico	1,1	0,5	1,4	1,6	1,0	2,4
Transtorno obsessivo-compulsivo	1,2	1,0	1,4	1,8	1,3	2,1
Abuso/dependência de álcool	5,6	9,8	1,4	9,2	17,9	2,0
Abuso/dependência de drogas	0,5	1,0	0,2	1,5	2,3	0,5

Adaptada de Kohn et al., 2005.[44]

também foram observadas, com transtornos de ansiedade e depressão mais frequentes em mulheres, e transtornos de abuso de substâncias mais prevalentes em homens. Os resultados indicam, ainda, que apenas metade das pessoas afetadas por TM recebeu tratamento.

Dados mais recentes[37,39,45,46] de estudos realizados no âmbito da WMHS demonstram diferenças substanciais nas prevalências de TM em diferentes regiões da América Latina, variando de 12,1% no México a 29,6% no Brasil. Uma síntese dos resultados encontrados nesses estudos está apresentada na Tabela 5.3. De modo geral, depressão maior se apresenta como o transtorno mais prevalente, ao passo que os transtornos de ansiedade constituem o grupo de desordens mais frequente, representados majoritariamente por fobia social e fobias específicas, afetando principalmente mulheres.

Apesar das limitações para se fazer uma análise abrangente da situação da Saúde Mental na América Latina, dadas as variações em termos de qualidade e metodologia dos estudos analisados por Kohn et al., e o pequeno número de países estudados até então, mesmo ao se considerar a WMHS, que não representa a totalidade da região, os resultados encontrados são um alerta para a carga dos TM na região latino-americana.

Tabela 5.3 Prevalências de transtornos psiquiátricos (DSM-IV/WMHS-CIDI) nos 12 meses anteriores à entrevista nos estudos da WMHS Initiative na América Latina.

Transtornos psiquiátricos	Prevalência de transtornos mentais nos 12 meses anteriores à entrevista % (EP)			
	Colômbia (n = 4.544)	México (n = 2.362)	Peru (n = 3.930)	Brasil/São Paulo (n = 5.037)
Transtornos do humor	**6,9 (0,6)**	**4,8 (0,4)**	**3,5 (0,3)**	**11,0 (0,6)**
Depressão maior	5,6 (0,4)	3,7 (0,3)	2,7 (0,2)	9,4 (0,6)
Distimia	0,5 (0,1)	0,4 (0,1)	0,4 (0,2)	1,3 (0,3)
Transtorno afetivo bipolar I e II	0,8 (0,1)*	1,1 (0,1)	0,8 (0,2)	1,5 (0,2)
Transtornos de ansiedade	**11,7 (0,9)**	**6,6 (0,6)**	**7,9 (0,5)**	**19,9 (0,8)**
Síndrome do pânico	0,6 (0,1)	0,6 (0,1)	0,3 (0,1)	1,1 (0,2)
Transtorno de ansiedade generalizada	0,7 (0,2)	0,4 (0,1)	0,2 (0,1)	2,3 (0,2)
Fobia social	2,5 (0,3)	1,7 (0,2)	1,4 (0,1)	3,9 (0,3)
Fobia específica	6,0 (0,6)	4,0 (0,5)	4,6 (0,3)	10,6 (0,5)
Agorafobia (sem pânico)	1,5 (0,3)	0,7 (0,1)	0,5 (0,1)	1,6 (0,3)
Transtorno de estresse pós-traumático	0,5 (0,2)	0,6 (0,1)	0,2 (0,1)	1,6 (0,2)
Transtorno obsessivo-compulsivo	–	–	–	3,9 (0,4)
Transtorno de ansiedade de separação em adultos	2,7 (0,5)	–	–	2,0 (0,3)

Tabela 5.3 Prevalências de transtornos psiquiátricos (DSM-IV/WMHS-CIDI) nos 12 meses anteriores à entrevista nos estudos da WMHS Initiative na América Latina. (Continuação)

Transtornos psiquiátricos	Prevalência de transtornos mentais nos 12 meses anteriores à entrevista % (EP)			
	Colômbia (n = 4.544)	México (n = 2.362)	Peru (n = 3.930)	Brasil/São Paulo (n = 5.037)
Transtornos por uso de substâncias	**3,0 (0,4)**	**1,6 (0,3)**	**1,7 (0,2)**	**3,6 (0,4)**
Abuso de álcool	1,1 (0,2)	2,2 (0,4)	1,5 (0,2)	2,7 (0,3)
Dependência de álcool	1,1 (0,3)	1,2 (0,3)	0,5 (0,1)	1,3 (0,2)
Abuso de drogas	0,3 (0,1)	0,5 (0,2)	0,2 (0,1)	0,6 (0,1)
Dependência de drogas	0,2 (0,1)	0,1 (0,1)	0,1 (0,1)	0,5 (0,1)
Transtornos de controle de impulsos	–	2,5 (0,4)	3,5 (0,5)	4,2 (0,4)
Transtorno opositivo-desafiador	0,6 (0,2)	0,6 (0,2)	0,3 (0,1)	0,5 (0,2)
Transtorno de conduta	–	0,2 (0,1)	0,2 (0,1)	0,5 (0,1)
Transtorno de déficit de atenção e hiperatividade (TDAH)	0,1 (0)	1,0 (02)	0,2 (0,1)	0,9 (0,2)
Transtorno explosivo intermitente	–	–	1,9 (0,2)	3,1 (0,3)
Qualquer transtorno	**16,0 (1,2)**	**12,1 (0,8)**	**13,5 (0,8)**	**29,6 (1,0)**

EP: erro padrão. *Apenas transtorno afetivo bipolar I. (Adaptada de Posada-Villa et al., 2004;[45] Medina-Mora et al., 2005;[37] Piazza e Fiestas, 2014;[46] Andrade et al., 2012.[39])

Estudos no Brasil

Em adultos

Estudo Brasileiro Multicêntrico de Morbidade Psiquiátrica

O estudo pioneiro na epidemiologia nacional dos TM foi o *Estudo Brasileiro Multicêntrico de Morbidades Psiquiátricas*, conduzido na década de 1990, incluindo 6.476 indivíduos com mais de 14 anos.[47] O estudo abrangeu três áreas metropolitanas (Brasília, São Paulo e Porto Alegre) e foi desenvolvido em duas fases. Durante a primeira fase, foi aplicado um instrumento de rastreio, o Questionário de Morbidade Psiquiátrica de Adultos (QMPA), e, na segunda fase, uma entrevista psiquiátrica foi realizada com 30% dos indivíduos classificados como positivos para morbidades psiquiátricas e 10% dos negativos.

Após ajustes para variáveis sociodemográficas, observou-se elevada prevalência de transtornos psiquiátricos ao longo da vida, com estimativas de 50,5% em Brasília, 31,0% em São Paulo e 42,5% em Porto Alegre. De modo semelhante, diferenças notáveis foram observadas na prevalência no último ano: 34,1% em Brasília, 19,0% em São Paulo e 33,7% em Porto Alegre. Os transtornos mais frequentes foram os de ansiedade, com prevalência média de 18%. O transtorno por uso de álcool também apresentou prevalência considerável nas três cidades, com média de 8%. O transtorno depressivo apresentou grande variabilidade, de 3% em São Paulo e Brasília, a 10% em Porto Alegre. As estimativas de prevalência de todos os transtornos avaliados nesse estudo estão apresentadas na Tabela 5.4. Algumas limitações metodológicas do estudo são: (1) os diagnósticos foram realizados por meio de uma lista de sintomas, com base no DSM-III, e não com uma entrevista estruturada ou semiestruturada; (2) a seleção de participantes não se deu de maneira aleatória, pois incluiu indivíduos elegíveis dentro de uma mesma residência, podendo aumentar a ocorrência de vieses. No entanto, apesar das limitações, os resultados apresentados pelo estudo são compatíveis com os demais encontrados na literatura.

Epidemiologic Catchment Area Study

O *Epidemiologic Catchment Area Study* (ECA) foi realizado em São Paulo e conduzido por pesquisadores do Instituto de Psiquiatria da Faculdade de Medicina e da Faculdade de Saúde Pública da Universidade de São Paulo (USP).[30] O objetivo do estudo foi estabelecer as prevalências de TM ao longo da vida, nos últimos 30 dias e nos últimos 12 meses, em uma amostra de 1.464 residentes adultos de dois bairros da capital paulista. Além disso, objetivou-se investigar a relação das morbidades psiquiátricas com variáveis sociodemográficas e com o uso dos serviços de Saúde, a fim de auxiliar na reestruturação da assistência médica e psiquiátrica da região. O instrumento diagnóstico utilizado seguia critérios diagnósticos da CID-10 e incluía diversas morbidades psiquiátricas: transtornos do humor, transtornos de ansiedade, psicoses não afetivas, transtornos dissociativos e somatoformes, transtorno por uso de substâncias, incluindo a dependência de nicotina, e prejuízo cognitivo.

Da amostra total, 45,9% apresentavam pelo menos um diagnóstico psiquiátrico ao longo da vida, 26,8% no último ano e 22,2% no último mês (Tabela 5.5). Uma em cada quatro pessoas apresentou, ao longo da vida, pelo menos um diagnóstico de transtorno depressivo ou de ansiedade. O diagnóstico mais comum foi o de dependência de nicotina (25% ao longo da vida), seguido pelos transtornos do humor e de ansiedade (18,5%

Tabela 5.4 Prevalência de transtornos mentais (DSM-III) ao longo da vida, ajustada por idade e sexo, em três regiões metropolitanas do Brasil, em 1991.

Transtornos psiquiátricos	Brasília			São Paulo			Porto Alegre		
	Homens	Mulheres	Razão (M/H)	Homens	Mulheres	Razão (M/H)	Homens	Mulheres	Razão (M/H)
Transtornos de ansiedade	13,6	21,6	1,59*	7,3	13,9	1,90*	5,2	14,0	2,69*
Estados fóbicos	10,8	22,7	2,10*	4,9	10,4	2,12*	7,7	20,5	2,66*
Transtorno somatodissociativo	3,3	13,0	3,94*	1,3	4,3	3,31*	1,7	8,0	4,70*
Transtorno obsessivo-compulsivo	0,9	0,5	1,80	–	–	–	1,7	2,5	1,47
Transtornos de ajustamento	1,9	2,2	1,16	–	1,2	–	1,7	1,5	1,14
Estados depressivos	1,9	3,8	2,00**	–	3,8	–	5,9	14,5	2,46**
Mania e ciclotimia	0,9	–	–	–	0,6	–	1,7	0,5	3,40**
Transtornos psicóticos	0,5	–	–	1,2	–	2,4	2,5	1,04	2,40
Abuso/dependência de álcool	15,0	1,1	13,64*	15,2	–	–	16,0	2,5	6,40*
Distúrbios de aprendizado	3,3	2,7	1,22	3,6	1,7	2,12**	2,4	4,5	1,87**
Todos os casos	**47,0**	**53,8**	**1,14***	**32,7**	**28,8**	**1,13**	**35,0**	**49,9**	**1,43***

M/H: mulheres/homens. *p < 0,005; **p < 0,05. (Adaptada de Almeida-Filho et al., 1997.[47])

Tabela 5.5 Prevalência de transtornos mentais (CID-10) na vida, para a amostra total e segundo sexo – São Paulo-ECA (n = 1.464).

Transtornos psiquiátricos	% (EP)		
	Homens	Mulheres	Total
Psicoses não afetivas	1,7 (0,6)	2,0 (0,4)	1,9 (0,3)
Episódio depressivo	13,5 (1,6)	19,2 (0,3)	16,8 (1,1)
Distimia	3,7 (0,8)	4,7 (0,7)	4,3 (0,5)
Transtorno bipolar	1,1 (0,6)	0,9 (0,3)	1,0 (0,3)
Transtorno de ansiedade generalizada	3,3 (0,9)	4,9 (0,8)	4,2 (0,6)
Transtorno de pânico	0,7 (0,4)	2,3 (0,4)	1,6 (0,3)
Fobias	4,4 (0,6)	11,4 (1,0)	8,4 (0,6)
Abuso/dependência de álcool	7,8 (1,5)	3,8 (0,4)	5,5 (0,7)
Abuso/dependência de drogas	1,9 (0,6)	0,6 (0,3)	1,1 (0,3)
Dependência de nicotina	30,0 (2,0)	21,3 (0,7)	25,0 (1,5)
Bulimia nervosa	0,3 (0,2)	2,4 (0,5)	1,5 (0,3)
Transtorno somatoforme	4,7 (1,2)	6,9 (0,7)	6,0 (0,7)
Qualquer transtorno	**45,3 (2,8)**	**46,3 (1,7)**	**45,9 (1,6)**

EP: erro padrão. (Adaptada de Andrade et al., 2002.[30])

e 12,5%, respectivamente). Excluindo-se a dependência de nicotina, 33% da amostra apresentaram ao menos um diagnóstico psiquiátrico ao longo da vida. Episódio depressivo (presença de sintomas depressivos por 2 semanas ou mais) foi, isoladamente, o TM mais frequente, afetando 17% das pessoas entrevistadas em algum momento da vida.

Déficits cognitivos em pessoas com mais de 60 anos, sugestivos de quadro demencial, foram observados em aproximadamente 5% dos indivíduos. Transtornos psicóticos no momento da entrevista foram identificados em cerca de 1% da amostra, ao passo que os transtornos somatoformes ao longo da vida afetaram 6% dos indivíduos estudados.

O estudo também avaliou os padrões de consumo de álcool e observou que 22% dos entrevistados eram abstêmios, 60,3% eram bebedores moderados e 17,5% relataram ter feito uso excessivo de álcool nos 12 meses que antecederam a pesquisa. Verificou-se que mulheres entre 18 e 44 anos, não casadas e com maior grau de instrução, estiveram mais expostas aos riscos do beber excessivo episódico. Entre os homens, as maiores taxas de uso abusivo de bebida alcoólica foram observadas entre aqueles que nunca se casaram, estudantes e indivíduos de baixa escolaridade. Tanto homens quanto mulheres apresentaram padrão semelhante de problemas em relação ao consumo abusivo de álcool. A diferença encontrada foi que os homens se apresentaram duas vezes mais propensos a fazer uso excessivo de álcool, porém há convergência dos sexos quando se avaliam os problemas relacionados com beber em excesso frequentemente.

Com relação à análise de variáveis sociodemográficas, as mulheres apresentaram maior risco para os transtornos não psicóticos, mas não foram encontradas diferenças de sexo considerando todas as morbidades. No geral, indivíduos de ambos os sexos, na faixa de 25 a 54 anos, apresentaram maior frequência de TM e maior probabilidade de terem dois ou mais transtornos associados, entre os quais abuso ou dependência de substâncias. Separação/divórcio e desemprego se mostraram associados a transtornos ansioso-depressivos e abuso ou dependência de substâncias.

Os transtornos psiquiátricos aumentaram a procura por serviços de Saúde, porém com um pequeno número de pacientes buscando os serviços especializados de Saúde Mental. Mulheres e pessoas com mais de 60 anos procuraram mais os serviços de Saúde. Mais de 70% dos indivíduos pagavam algum tipo de seguro ou plano de saúde. Aproximadamente um terço dos entrevistados (32,2%) procurou algum tipo de serviço de Saúde no mês anterior à entrevista, 30% buscaram atendimento médico não psiquiátrico e 7,8%, atendimento psicológico (psiquiatra, psicoterapeuta ou aconselhamento psicológico). Cerca de 9,2% da amostra apresentavam três ou mais diagnósticos ao longo da vida, o que representa um terço dos transtornos no último mês, evidenciando a grande frequência de comorbidades psiquiátricas entre esses pacientes, com importante cronicidade nos casos de ansiedade, transtornos somatoformes e de abuso e dependência de substâncias.

O estudo trouxe valiosas informações do ponto de vista de planejamento de saúde, uma vez que evidenciou o maior uso dos sistemas de Saúde, as altas taxas de comorbidade e a cronicidade dos transtornos mais frequentes, fatores esses que acabam por sobrecarregar o sistema de Saúde.

São Paulo Megacity

O estudo *São Paulo Megacity*, participante da WMHS, avaliou uma amostra probabilística da população adulta domiciliada na região metropolitana de São Paulo, composta por 39 municípios, provendo estimativas de prevalência de diversos TM. A prevalência ao longo da vida foi estimada em 44,8%. Os diagnósticos mais frequentes foram depressão maior (17,7%), fobia específica (12,4%) e abuso de álcool (9,6%)[48] (Tabela 5.6). Mulheres se mostraram mais propensas do que os homens a apresentar transtorno depressivo maior e transtornos de ansiedade. Já os homens apresentaram maiores taxas, ao longo da vida, de transtorno por uso de álcool e outras drogas. Por fim, transtornos obsessivo-compulsivo, de controle de impulsos (exceto o transtorno de conduta, que é mais comum em homens) e bipolar não apresentaram diferenças entre os sexos.

Um achado díspar foi o de que não houve diferença entre os sexos na prevalência de transtorno explosivo intermitente, geralmente mais frequente entre homens.

O estudo demonstrou início precoce dos transtornos de ansiedade (idade média de início aos 13 anos) e dos transtornos de controle de impulsos (idade média de início aos 14 anos) e apresentação mais tardia no caso dos transtornos do humor (idade média de 36 anos). Comorbidade entre os transtornos psiquiátricos foi muitas vezes observada.

Com relação ao transtorno por uso de álcool, 86% dos indivíduos relataram uso de álcool pelo menos uma vez na vida, 56% afirmaram fazer uso regular (consumo de até 12 doses de álcool no período de 1 ano), 9% apresentaram diagnóstico de abuso e 3%, de dependência. O estudo mostrou que a maioria desenvolveu o uso abusivo antes dos 24 anos, ao passo que a primeira ocorrência dos sintomas de dependência aconteceu antes dos 35 anos. Faz-se importante frisar que, ao contrário de estudos anteriores, a prevalência de abuso foi três vezes maior que a da dependência, e que os sintomas de abuso e dependência ocorrem no início da vida adulta (24 e 35 anos, respectivamente), o que sugere que estratégias de prevenção mais eficazes serão aquelas direcionadas aos jovens, aos pais e às escolas.

Quando se comparam os resultados obtidos com os de outros países latino-americanos participantes do consórcio da WMHS, as taxas brasileiras de transtornos TM foram mais elevadas do que as do México,[37] porém mais próximas àquelas observadas na Colômbia,[45] principalmente em relação ao abuso de álcool. Uma explicação possível se fundamenta nas diferenças das estruturas sociodemográficas, como faixa etária, distribuição socioeconômica, composição amostral da população, entre outras, e aspectos culturais inerentes a essas populações.

Comparando-se com os países desenvolvidos, as estimativas de prevalência ao longo da vida do transtorno depressivo se apresentaram maiores do que as taxas europeias, porém semelhantes às americanas e neozelandesas.[49]

Em relação ao tratamento, aproximadamente 14% dos portadores de algum dos transtornos psiquiátricos avaliados usaram algum psicofármaco. Esse uso foi maior na presença de comorbidades (21% dos portadores de dois ou mais transtornos), de transtornos de maior gravidade (17,3% em moderados ou graves) e entre os respondentes com acesso a serviços psiquiátricos (53,14%). Entretanto, o uso desses medicamentos também foi encontrado em indivíduos sem diagnóstico (2,9%). Esse estudo evidenciou, desse modo, que a prevalência de transtornos psiquiátricos é alta, a comorbidade é frequente e a idade de início é precoce, resultando em elevada carga de doença na população. Diante desse cenário, são necessárias ações vigorosas no âmbito da Saúde Pública.

Crianças e adolescentes

Tanto no Brasil quanto na América Latina, são escassos os estudos que buscaram avaliar a prevalência de TM em crianças e adolescentes usando instrumentos diagnósticos padronizados. O primeiro estudo brasileiro na população pediátrica foi conduzido por Almeida-Filho,[50] em 1982, usando escalas de sintomas. Em torno de 10% das crianças entre 5 e 14 anos apresentavam algum transtorno psiquiátrico tratável.

Tabela 5.6 Prevalência de transtornos psiquiátricos (DSM-IV) ao longo da vida, no estudo *São Paulo Megacity*, segundo sexo (n = 2.519; homens = 1.104; mulheres = 1.415).

Transtornos psiquiátricos	Homens % (EP)	Mulheres % (EP)	Total % (EP)	OR (95% IC)
Transtornos de ansiedade	**19,5 (1,29)**	**35,8 (1,45)**	**28,1 (0,9)**	**2,3 (1,9 a 2,8)***
Transtorno de pânico	0,9 (0,18)	2,5 (0,38)	1,7 (0,2)	2,9 (1,7 a 5,0)*
Transtorno de ansiedade generalizada	2,6 (0,34)	4,6 (0,37)	3,7 (0,3)	1,8 (1,3 a 2,4)*
Fobia social	4,2 (0,53)	6,7 (0,58)	5,6 (0,4)	1,6 (1,2 a 2,3)*
Fobia específica	7,9 (0,85)	16,5 (0,73)	12,4 (0,6)	2,3 (1,8 a 2,9)*
Agorafobia sem pânico	1,3 (0,42)	3,6 (0,53)	2,5 (0,3)	2,9 (1,4 a 6,1)*
Transtorno de estresse pós-traumático	1,6 (0,42)	4,6 (0,40)	3,2 (0,2)	3,0 (1,6 a 5,7)*
Transtorno obsessivo-compulsivo	5,8 (0,58)	7,6 (0,83)	6,7 (0,5)	1,3 (0,98 a 1,8)
Transtorno de ansiedade de separação	6,7 (0,55)	8,6 (0,57)	7,7 (0,4)	1,3 (1,04 a 1,6)*
Transtornos do humor	**12,3 (0,82)**	**25,2 (1,25)**	**19,1 (0,8)**	**2,4 (2,0 a 2,9)***
Transtorno depressivo maior	10,0 (0,67)	23,0 (1,31)	16,9 (0,9)	2,7 (2,3 a 3,1)*
Distimia	0,9 (0,34)	2,2 (0,44)	1,6 (0,3)	2,5 (1,5 a 5,3)*
Transtorno bipolar (I e II)	2,2 (0,40)	2,1 (0,28)	2,1 (0,2)	0,96 (0,6 a 1,5)
Transtornos de controle de impulso	**8,9 (0,51)**	**7,9 (0,76)**	**8,4 (0,4)**	**0,9 (0,7 a 1,2)**
Transtorno opositivo-desafiador	1,4 (0,30)	1,5 (0,26)	1,4 (0,2)	1,2 (0,7 a 1,9)
Transtorno de conduta	3,2 (0,43)	1,1 (0,20)	2,1 (0,2)	0,4 (0,2 a 0,5)*
Transtorno de déficit de atenção e hiperatividade	1,9 (0,28)	1,5 (0,29)	1,7 (0,2)	0,8 (0,5 a 1,3)
Transtorno explosivo intermitente	4,7 (0,49)	5,1 (0,51)	4,9 (0,3)	1,1 (0,8 a 1,6)
Transtornos por uso de substâncias	**18,0 (1,11)**	**4,7 (0,58)**	**11,0 (0,6)**	**0,2 (0,2 a 0,3)***
Abuso de álcool	16,4 (1,12)	4,0 (0,51)	9,8 (0,6)	0,2 (0,2 a 0,3)*
Dependência de álcool	5,8 (0,69)	1,0 (0,15)	3,3 (0,3)	0,2 (0,1 a 0,2)*
Abuso de drogas	4,4 (0,62)	1,6 (0,34)	2,9 (0,4)	0,3 (0,2 a 0,6)*
Dependência de drogas	2,0 (0,47)	0,8 (0,22)	1,4 (0,3)	0,4 (0,2 a 0,7)*
Qualquer transtorno	**37,3 (2,08)**	**51,5 (1,83)**	**44,8 (1,4)**	**1,8 (1,4 a 2,2)***
Dois ou mais transtornos	20,3 (1,56)	25,8 (1,24)	23,2 (0,9)	1,4 (1,1 a 1,7)*
Três ou mais transtornos	12,7 (1,17)	14,0 (1,02)	13,4 (0,7)	1,1 (0,8 a 1,5)

EP: erro padrão; IC: intervalo de confiança; OR: *odds ratio*. *p < 0,05. (Adaptada de Viana e Andrade, 2012.[48])

Atualmente, existem três estudos que usaram entrevistas estruturadas para o diagnóstico de TM entre crianças e adolescentes no Brasil, em três diferentes locais: Pelotas/RS, Taubaté/SP e Salvador/BA. O instrumento diagnóstico empregado nesses estudos foi o *Development and Well-Being Assessment of Children and Adolescents* (DAWBA).

O primeiro foi realizado em Taubaté, conduzido por Fleitlich-Bilyk e Goodman.[51] O estudo incluiu 1.251 crianças entre 7 e 14 anos, estudantes de escolas públicas e privadas, em sua maioria brancas e procedentes da zona urbana, e foi realizado em apenas uma fase, a fim de evitar perdas. Foi observada prevalência de 12,7% de pelo menos um TM. Os transtornos mais prevalentes foram aqueles agrupados como transtornos do comportamento (7,0%) e emocionais (5,9%).

O segundo estudo foi realizado em Ilha de Maré (Salvador/BA), entre outubro e dezembro de 2001, incluindo 430 crianças entre 7 e 14 anos.[52] O estudo foi conduzido em duas fases, a primeira envolvendo 519 crianças de 5 a 14 anos, das quais 430 estavam na mesma faixa etária do estudo de Taubaté (7 a 14 anos), e foi usado o *Strengths and Difficulties Questionnaire* (SDQ), e a segunda envolvendo uma entrevista detalhada com 100 crianças de 7 a 14 anos, na qual foi empregado o DAWBA. A Tabela 5.7 apresenta uma síntese dos resultados dos dois estudos. Ao contrário do estudo de Taubaté, a maioria da população era negra ou parda e procedente da zona rural. A prevalência de pelo menos um TM, entre as crianças de 7 a 14 anos, foi de 7,0% – menor do que a observada no estudo anterior, com predomínio de transtornos emocionais (3,6%) e comportamentais (3,4%).

Tabela 5.7 Prevalências de transtornos mentais em crianças de 7 a 14 anos em Ilha de Maré (Salvador/BA) e Taubaté (SP).

Transtornos psiquiátricos	Prevalência % (IC 95%)		OR (IC 95%)
	Ilha de Maré (n = 100)	Taubaté (n = 1.251)	
Transtorno de déficit de atenção e hiperatividade	0,9 (0,0 a 1,9)	1,8 (0,7 a 2,8)	0,53 (0,16 a 1,68)
Qualquer transtorno emocional	3,6 (0,2 a 7,0)	5,9 (4,0 a 7,8)	0,60 (0,22 a 1,67)
Qualquer transtorno comportamental	3,4 (0,1 a 6,8)	7,0 (5,1 a 8,9)	0,47 (0,16 a 1,34)
Qualquer transtorno psiquiátrico	7,0 (2,3 a 11,8)	12,7 (9,8 a 15,5)	0,52 (0,24 a 1,18)

IC: intervalo de confiança; OR: *odds ratio*.

Verifica-se que as prevalências observadas em Taubaté foram consistentemente superiores àquelas de Ilha de Maré. Apesar de não haver diferenças significativas nas chances de diagnóstico de transtorno psiquiátrico nas duas amostras, é provável que essa ausência de diferença se dê pela falta de poder estatístico da análise, uma vez que apenas 100 crianças da amostra de Ilha de Maré foram entrevistadas com o DAWBA. Os resultados demonstraram ainda, de maneira consistente, predomínio de transtornos emocionais no sexo feminino e de transtornos de conduta no sexo masculino, bem como redução na sintomatologia hiperativa com o avanço da idade.

O estudo mais recente foi conduzido por Anselmi et al.,[53] em 2010, com 4.448 pré-adolescentes e suas mães, a partir da coorte de Pelotas, de 1993. Foram realizadas duas fases, e durante a fase de avaliação diagnóstica os indivíduos apresentavam idade média de 12 anos. Observou-se prevalência de 10,8% de pelo menos um TM, correspondendo a 479 indivíduos. Os transtornos mais prevalentes foram os de ansiedade (6,0%), seguidos pelo transtorno opositivo-desafiador (4,4%) e transtornos de déficit de atenção e hipercinéticos (4,1%). Considerando os transtornos externalizantes como um todo – opositivo-desafiador, de conduta e TDAH –, este passa a ser o grupo mais prevalente. Esses resultados corroboram dados previamente descritos na literatura, embora um pouco superiores aos de países mais desenvolvidos e inferiores aos dados de países mais pobres do que o Brasil. Ainda assim, tem-se observado universalidade nas prevalências de TM entre crianças e adolescentes.

Além desses, o *Estudo de Riscos Cardiovasculares em Adolescentes* (ERICA) avaliou a presença de transtornos mentais comuns (TMC) em amostra nacional de adolescentes escolares entre 12 e 17 anos (n = 74.589).[54] Foi utilizado o *General Health Questionnaire 12 items* (GHQ-12), que investiga a ocorrência de sintomas de TM não psicóticos nas últimas 2 semanas. A escala do tipo Likert foi pontuada no padrão 0 a 0/1 a 1 e foi aplicado o ponto de corte de 3 ou mais na somatória total. A prevalência global de TMC foi de 30,0% (95% IC 29,2 a 30,8%), maior em meninas (38,4%) do que entre meninos (21,6%) e crescente com o aumento da idade. Em uma análise dos dados do ERICA, Coutinho et al.[55] descreveram o consumo de álcool entre adolescentes escolares. Mais de 20% consumiram bebidas alcoólicas nos últimos 30 dias (21,2%; 95% IC 20,1 a 22,3%) e, destes, 67% (95% IC 65,8 a 70,0%) consumiram bebidas alcoólicas em uma ou duas ocasiões durante esse período. A ingestão precoce de álcool, antes dos 12 anos, foi relatada por uma parcela significativa desses adolescentes (24,1%), e foi semelhante entre meninos (26,6%; 95% IC 22,3 a 25,9) e meninas (21,7%; 95% IC 24,2 a 19,4%). No Brasil, as bebidas mais consumidas foram drinques à base de vodca, rum ou tequila, e, em segundo lugar, a cerveja, apontando para uma mudança no padrão de consumo entre adolescentes. Somente nas regiões Norte e Nordeste, o uso de cerveja ainda foi mais frequente.

Idosos

Diversos estudos que avaliaram a prevalência de TM na população idosa foram conduzidos no Brasil. Entretanto, poucos usaram instrumentos padronizados de diagnóstico. Na literatura nacional, 10,2 a 32,1% dos indivíduos acima de 60 anos apresentaram algum TM ao longo da vida.

Eizirik,[56] usando o *Self-Reporting Questionnaire* (SRQ), encontrou prevalência de 10,2% de TMC em amostra de 344 idosos de Porto Alegre. Usando o mesmo instrumento, Vasconcelos-Rocha et al.,[57] em 2012, identificaram prevalência de 32,1% de TMC em amostra de 562 idosos de Feira de Santana/BA, com taxas de prevalência superiores nos grupos mais velhos e naqueles de baixa renda. As diferentes prevalências encontradas podem ser explicadas pelas diferenças sociodemográficas das populações, uma vez que o estudo de Vasconcelos-Rocha et al. incluiu idosos com escolaridade e renda inferiores àquelas da população da cidade gaúcha.

O maior estudo de base populacional brasileiro foi conduzido por Blay et al.,[58] que avaliaram 7.040 idosos residentes em diferentes cidades do Rio Grande do Sul, usando o *Short Psychiatric Evaluation Schedule* (SPES). A prevalência de episódio depressivo nos 30 dias anteriores à entrevista foi de 22,7%, e mostrou-se maior em mulheres (25%) que em homens (18%). Os fatores associados a maior chance de presença de sintomas depressivos foram: menor idade, baixa renda, procedência rural, não ter um parceiro, baixa autoavaliação da saúde, presença de comorbidades, hospitalizações, ausência de atividade física e desemprego.

Dois estudos nacionais usaram instrumentos diagnósticos padronizados. O primeiro foi conduzido por Costa et al.,[59] em amostra de 396 idosos (75 anos ou mais) da cidade de Bambuí/MG, que avaliou a prevalência dos TM nos 30 dias anteriores à entrevista, usando os instrumentos GHQ, *Geriatric Depression Scale* (GDS) e *Schedule for Clinical Assessment in Neuropsychiatry* (SCAN). Cerca de 40% da amostra apresentou algum TM tratável. Episódio depressivo no último mês foi o diagnóstico mais comum (19,2%), frequentemente associado a comorbidades (distimia e ansiedade). A insônia não orgânica se apresentou como diagnóstico de elevada prevalência (10,2%), ao passo que o transtorno de ansiedade generalizada e as fobias foram menos frequentes (3,8% e 1,9%, respectivamente). O segundo estudo foi conduzido por Gullich et al.,[60] entre 552 idosos da cidade de Arroio Trinta/SC, com o objetivo de avaliar a prevalência de episódios depressivos. A prevalência encontrada foi de 20,4%, maior em mulheres, nos indivíduos separados ou solteiros, entre os tabagistas e naqueles que passaram por internação hospitalar no último ano. Entre os fatores protetores encontrados, listam-se a religiosidade e a atividade física, como a dança.

Em relação às demências, sua incidência foi estimada em uma amostra de 1.538 idosos (65 anos ou mais) da cidade de Catanduva/SP,[61] avaliados por meio do *Mini-Mental State Examination* (MMSE). Após aproximadamente 3,5 anos de seguimento, foi estimada incidência de 13,8 por mil idosos para demência, e de 7,7 por mil para doença de Alzheimer. Verificou-se, ainda, que a incidência duplica a cada incremento de 5 anos. Outro estudo avaliou uma coorte de 1.125 idosos (60 anos ou mais) de São Paulo durante 7 anos, a fim de estimar a incidência de sintomas psicóticos em idosos sem demência.[62] Foi encontrada incidência de 8% de ao menos um sintoma psicótico. Mais de 80% dos casos apresentaram ao menos uma comorbidade, e o uso de serviços de Saúde foi mais frequente em indivíduos com sintomas psicóticos. Apesar de uma aparente tendência de maior frequência de casos indicativos de psicose em classes econômicas mais baixas, não houve significância estatística.

Estudos na atenção primária à saúde

O estudo da epidemiologia psiquiátrica na atenção primária teve início na década de 1960, com o professor Michael Shepherd, do Instituto de Psiquiatria da University of London, ao demonstrar que 14% dos atendimentos na atenção básica ao longo de 1 ano eram em razão de TM, e que estes não eram identificados pelos clínicos generalistas.[63] Posteriormente, na década de 1980, Goldberger e Huxley[64] elaboraram um modelo hierárquico com diversos níveis e filtros com base na descrição da natureza da morbidade psiquiátrica na comunidade e como sua distribuição e suas características influenciariam a organização dos serviços de assistência nos níveis de atenção primária, secundária e terciária. Os transtornos psiquiátricos mais frequentemente encontrados nos serviços de atenção primária são transtornos depressivos, ansiosos ou somatoformes, com características de menor gravidade clínica do que aqueles atendidos nos níveis de assistência mais especializados, de modo que poderiam ser compreendidos como TMC ou morbidades psiquiátricas menores, em oposição aos TM graves, como psicose e retardo mental, entre outros. A identificação de morbidades psiquiátricas na atenção primária é de extrema importância, uma vez que pode determinar a implementação mais precoce do tratamento, como também orientar subsequente encaminhamento a serviços especializados.

Estudo conduzido pela OMS,[65] e que envolveu 25.916 pacientes, avaliou as morbidades psiquiátricas atendidas em centros de atenção primária de 15 países por meio de um questionário autoaplicado de rastreamento de transtornos psiquiátricos menores. Um instrumento diagnóstico estruturado foi aplicado a uma subamostra de 5.438 indivíduos.

As taxas de prevalência de TM menores apresentaram grande variabilidade entre os países incluídos no estudo, chegando a 53,3% em Santiago (Chile) e 9,7% em Shangai (China), com prevalência de 38% no Rio de Janeiro. Desses pacientes com morbidades psiquiátricas, 69% apresentavam queixas somáticas, como fadiga e dor, e apenas 5,3% apresentavam sintomas psíquicos. Esses sintomas físicos não eram frequentemente explicados por comorbidades clínicas conhecidas, demonstrando a inadequação da dissociação "doença física" e "doença mental" na prática clínica.

Nesse mesmo estudo, a concordância entre a entrevista do médico generalista e a do entrevistador do estudo apresentou grande variabilidade, refletindo o que comumente ocorre na prática clínica. No Rio de Janeiro, a porcentagem de detecção de "casos" com TM pelo médico generalista foi de 36%, ao passo que a porcentagem média do estudo foi de 48,8%. Os serviços nos quais os pacientes eram vistos pelo mesmo médico ou aqueles que dispunham de sistemas de prontuário que possibilitassem o acompanhamento conjunto do paciente apresentaram maior concordância de casos e identificação mais eficiente dos transtornos.

Um dado relevante do ponto de vista de Saúde Pública que foi trazido à luz por esse estudo foi a incapacitação observada nos TM nos 30 dias anteriores à entrevista. A média global foi de 1,8 dia de incapacitação, mas, ao se considerarem os transtornos de maior gravidade, foi identificada média de 6,2 dias de incapacitação/mês. Vale ressaltar que a incapacitação ocupacional mostrou-se mais associada a doenças mentais do que a doenças físicas, apesar de ambas afetarem a incapacitação global.

Entre os estudos epidemiológicos realizados na atenção básica no Brasil, Gonçalves e Kapczinski[66] pesquisaram a prevalência de TM com base em uma amostra de 754 usuários do Programa Saúde da Família (PSF) na cidade gaúcha de Santa Cruz do Sul, pioneira na implantação do PSF no Brasil. Por meio de instrumentos validados de diagnóstico, eles observaram que 51,1% da amostra apresentavam pelo menos um transtorno psiquiátrico. Os mais frequentes foram transtorno depressivo (17,6%), transtorno de ansiedade generalizada (11,5%) e distimia (11,3%). Os portadores de algum TM apresentavam pior impacto na qualidade de vida e maior uso dos serviços de Saúde nos últimos 12 meses.

Estudo realizado em Petrópolis/RJ demonstrou prevalência de 56% de TMC em amostra de 714 indivíduos. As variáveis associadas a maior prevalência foram sexo feminino, idade inferior a 45 anos, estado civil solteiro e pobreza, classificada como renda familiar inferior a 40 dólares por mês.[67] Uma estimativa menor foi encontrada por Borges et al.,[68] que identificaram prevalência de 41,4% de TMC em um centro urbano do estado de São Paulo, com base em 430 indivíduos registrados nas unidades do PSF. As variáveis associadas às maiores prevalências foram o sexo feminino e o estado civil divorciado.

Um estudo multicêntrico conduzido por Gonçalves et al.[69] avaliou a prevalência de TM em 27 PSF de quatro municípios brasileiros. Com base em uma amostra de 1.857 pacientes, observou-se pequena diferença entre as prevalências municipais: 51,9% (Rio de Janeiro), 53,3% (São Paulo), 64,3% (Fortaleza) e 57,7% (Porto Alegre). As variáveis associadas a maior prevalência foram sexo feminino, desemprego e baixa escolaridade, corroborando dados anteriormente encontrados na literatura.

Outro estudo,[70] realizado em duas cidades do estado do Amazonas (Coari e Tefé), uma das regiões menos populosas do Brasil, incluiu 1.631 indivíduos e evidenciou prevalência de depressão de 19,1%, dos quais apenas 11,5% estavam recebendo tratamento com medicamentos ou haviam visitado a unidade do PSF nos últimos 90 dias. A discrepância entre taxas de transtornos depressivos na população e taxas de tratamento com o uso de medicamentos é alarmante, uma vez que o tratamento auxilia não só a redução do tempo de duração do episódio depressivo, mas também a redução da incapacitação e dos riscos inerentes à doença ativa, além de contribuir para reduzir a gravidade do curso da doença e a ocorrência de comorbidades. Esses dados evidenciam a escassez de recursos, de capacitação dos médicos generalistas ou, ainda, o receio dos serviços de atenção primária de instituir o tratamento farmacológico para pacientes considerados "psiquiátricos".

Nota-se que, tanto no estudo conduzido por Borges et al. quanto na maioria dos estudos epidemiológicos em unidades de atenção básica, os indivíduos elegíveis eram pacientes que haviam buscado a unidade em algum momento para agendamento de consultas ou exames. Portanto, é plausível supor que os índices de prevalência de TM na atenção básica estejam subestimados, uma vez que os pacientes que não buscam atendimento em decorrência de sintomas psiquiátricos não são, em geral, incluídos nos estudos. Ainda assim, as prevalências de TM na atenção básica são elevadas, e, com o crescimento dos programas ambulatoriais extra-hospitalares e a ampliação da atenção primária à saúde na rede nacional, o conhecimento a respeito da epidemiologia dos transtornos mentais nessa esfera dos sistemas de Saúde se faz urgente e necessário.

Covid-19 e saúde mental

A pandemia de covid-19 teve importante impacto na saúde mental e no bem-estar das pessoas em todo o mundo, em descompasso com a drástica redução do acesso aos serviços de Saúde Mental.[71-73] Evidências sugerem que sintomas de ansiedade, depressão e estresse foram as consequências psicológicas mais comuns da covid-19.

De acordo com estimativas do GBD de 2020, a pandemia de covid-19 levou a um aumento significativo da prevalência de TMC.[8,71] Estima-se que, em 2020, tenha ocorrido aumento de 27,6% (95% IC 25,1 a 30,3) na prevalência de transtorno depressivo maior e de 25,6% (95% IC 23,2 a 28,0) de transtornos de ansiedade em todo o mundo. Estima-se, ainda, que a pandemia tenha causado 137,1 (95% IC 92,5 a 190,6) DALY por 100.000 habitantes em virtude de depressão, e 116,1 por 100.000 habitantes (95% IC 79,3 a 163,80) por transtornos de ansiedade. Os maiores incrementos foram encontrados nas regiões mais afetadas pela covid-19, onde houve maior redução da mobilidade humana e maiores taxas diárias de infecção, especialmente em países de baixa e média renda, que foram majoritariamente afetados. As mulheres foram mais afetadas do que os homens, e as pessoas mais jovens, especialmente aquelas com idade entre 20 e 24 anos, foram mais afetadas do que os adultos mais velhos. No entanto, as estimativas do GBD se referem apenas ao primeiro ano da pandemia (2020), quando as principais medidas preventivas incluíram o distanciamento social e o recolhimento domiciliar,[73] com impacto expressivo na condução das atividades da vida diária e na reestruturação das esferas familiares e laborais, resultando em maior demanda à capacidade individual de enfrentamento adequado e de resposta eficiente.[73-75]

Pessoas com histórico de TM mostraram-se mais suscetíveis ao estresse, apresentando respostas emocionais disfuncionais, com maior risco de recidiva ou agravamento de doenças mentais preexistentes.[75,76] O tratamento de pacientes foi gravemente afetado pela dificuldade em manter consultas regulares de acompanhamento clínico e reavaliação terapêutica, pois a maioria dos serviços de atenção à Saúde Mental teve seu atendimento reduzido ou interrompido.[76] Além disso, portadores de TM graves apresentaram formas mais graves da doença, maior risco de hospitalização e morte por covid-19.[77-79]

Embora tenha havido diversos relatos sobre o aumento da mortalidade por suicídio durante a pandemia de covid-19, não há evidências contundentes de aumento nas taxas de suicídio desde o início da pandemia.[80] No entanto, identificou-se maior risco de ideação e comportamentos suicidas entre mulheres, jovens e entre profissionais de Saúde.[80-82] Exaustão (em médicos da linha de frente), solidão e diagnóstico positivo de covid-19 também mostraram-se associados a maior risco de ideação suicida no primeiro ano de pandemia.[80-82]

REFERÊNCIAS BIBLIOGRÁFICAS

1. Bloom DE. 7 billion and counting. Science. 2011;333:562-9.
2. Atun R. Transitioning health systems for multimorbidity. Lancet. 2015;386:721-2.
3. Eaton WW, Martins SS, Nestadt G et al. The burden of mental disorders. Epidemiol Rev. 2008;30:1-14.
4. Murray CJL, Lopez AD. The global burden of disease: a comprehensive assessment of mortality and disability from diseases, injuries, and risk factors in 1990 and projected to 2020. Boston: Harvard School of Public Health; 1996.
5. American Psychiatric Association. Diagnostic and statistical manual of mental disorders DSM-IV. Washington: American Psychiatric Association; 1994.
6. Organização Mundial da Saúde (OMS). Classificação de transtornos mentais e de comportamento da CID-10. Descrições clínicas e diretrizes diagnósticas. Porto Alegre: Artes Médicas; 1993.
7. GBD 2019 Mental Disorders Collaborators. Global, regional, and national burden of 12 mental disorders in 204 countries and territories, 1990–2019: a systematic analysis for the Global Burden of Disease Study 2019. Lancet Psychiatry. 2022;9:137-50.
8. Institute for Health Metrics and Evaluation. Global Health Data Exchange. 2023 [citado em 16 jun. 2019]. GBD Results Tool | GHDx. Disponível em: <http://ghdx.healthdata.org/gbd-results-tool>.
9. Vigo D, Thornicroft G, Atun R. Estimating the true global burden of mental illness. Lancet Psychiatry. 2016;3:171-8.
10. Bonadiman CSC, Passos VMA, Mooney M et al. A carga dos transtornos mentais e decorrentes do uso de substâncias psicoativas no Brasil: Estudo de Carga Global de Doença, 1990 e 2015. Rev Bras Epidemiol. 2017;20:191-204.
11. World Health Organization (WHO). Mental Health Atlas 2020 [Internet]. Geneva: World Health Organization; 2021. 126p. Disponível em: <https://www.who.int/publications/i/item/9789240036703>.
12. Leite IC, Valente JG, Schramm JMA et al. Burden of disease in Brazil and its regions, 2008. Cad Saúde Pública. 2015;31:1551-64.
13. Sartorius N. Iatrogenic stigma of mental illness. BMJ. 2002;324:1470-1.

14. Thornicroft G, Deb T, Henderson C. Community mental health care worldwide: current status and further developments. World Psychiatry. 2016;15:276-86.
15. World Health Organization (WHO). Mental Health Atlas 2014. Geneva: World Health Organization; 2015.
16. Organización Panamericana de la Salud. Informes finales: 128a Sesión del Comité Ejecutivo de la OPS. Washington; 2001.
17. Weissman MM. Advances in psychiatric epidemiology: rates and risks for major depression. Am J Public Health. 1987;77:445-51.
18. Horwitz AV, Grob GN. The checkered history of American psychiatric epidemiology. Milbank Q. 2011;89:628-57.
19. Robins LN, Regier DA. Psychiatric disorders in America: the Epidemiologic Catchment Area Study. New York: The Free Press; 1991.
20. Kessler RC, McGonagle KA, Zhao S et al. Lifetime and 12-month prevalence of DSM-III-R psychiatric disorders in the United States. Results from the National Comorbidity Survey. Arch Gen Psychiatry. 1994;51:8-19.
21. Kessler RC, Chiu WT, Demler O et al. Prevalence, severity, and comorbidity of twelve-month DSM-IV disorders in the National Comorbidity Survey Replication (NCS-R). Arch Gen Psychiatry. 2005;62:617-27.
22. Kessler RC, Demler O, Frank RG et al. US prevalence and treatment of mental disorders: 1990-2003. N Engl J Med. 2005;352:2515-23.
23. Andrews G, Henderson S, Hall W. Prevalence, comorbidity, disability and service utilization: overview of the Australian National Mental Health Survey. Br J Psychiatry. 2001;178:145-53.
24. Kringlen E, Torgersen S, Cramer V. A Norwegian psychiatric epidemiological study. Am J Psychiatry. 2001;158:1091-8.
25. Bebbington PE, Meltzer H, Brugha TS et al. Unequal access and unmet need: neurotic disorders and the use of primary care services. Psychol Med. 2000;30:1359-67.
26. Vega WA, Kolody B, Aguilar-Gaxiola S et al. Lifetime prevalence of DSM-III-R psychiatric disorders among urban and rural Mexican Americans in California. Arch Gen Psychiatry. 1998;55:771-8.
27. Bijl RV, van Zessen G, Ravelli A et al. The Netherlands Mental Health Survey and Incidence Study (NEMESIS): objectives and design. Soc Psychiatry Psychiatr Epidemiol. 1998;33:581-6.
28. Caraveo-Andruaga J, Medina-Mora ME, Rascón ML et al. La prevalencia de los trastornos psiquiátricos en la población urbana adulta en México. 1996;19:14-21.
29. Kylyç C. Mental health profile of Turkey: main report. Ankara: Ministry of Health Publications; 1998.
30. Andrade L, Walters EE, Gentil V et al. Prevalence of ICD-10 mental disorders in a catchment area in the city of São Paulo, Brazil. Soc Psychiatry Psychiatr Epidemiol. 2002;37:316-25.
31. Viana MC, Teixeira MG, Beraldi F et al. São Paulo Megacity Mental Health Survey – a population-based epidemiological study of psychiatric morbidity in the São Paulo metropolitan area: aims, design and field implementation. Rev Bras Psiquiatr. 2009;31:375-86.
32. Kessler RC, Aguilar-Gaxiola S, Alonso J et al. The global burden of mental disorders: an update from the WHO World Mental Health (WMH) Surveys. Epidemiol Psichiatr Soc. 2009;18:23-33.
33. Alonso J, Angermeyer MC, Bernert S et al. Prevalence of mental disorders in Europe: results from the European Study of the Epidemiology of Mental Disorders (ESEMeD) project. Acta Psychiatr Scand Suppl. 2004;(420):21-7.
34. Kawakami N, Takeshima T, Ono Y et al. Twelve-month prevalence, severity, and treatment of common mental disorders in communities in Japan: preliminary finding from the World Mental Health Japan Survey 2002-2003. Psychiatry Clin Neurosci. 2005;59:441-52.
35. Gureje O, Lasebikan VO, Kola L et al. Lifetime and 12-month prevalence of mental disorders in the Nigerian Survey of Mental Health and Well-Being. Br J Psychiatry J Ment Sci. 2006;188:465-71.
36. Vicente B, Kohn R, Rioseco P et al. Lifetime and 12-month prevalence of DSM-III-R disorders in the Chile psychiatric prevalence study. Am J Psychiatry. 2006;163:1362-70.
37. Medina-Mora ME, Borges G, Lara C et al. Prevalence, service use, and demographic correlates of 12-month DSM-IV psychiatric disorders in Mexico: results from the Mexican National Comorbidity Survey. Psychol Med. 2005;35:1773-83.
38. Kessler RC, Andrade L, Caraveo-Anduaga JJ et al. Cross-national comparisons of the prevalences and correlates of mental disorders. WHO International Consortium in Psychiatric Epidemiology. Bull World Health Organ. 2000;78:413-26.
39. Andrade LH, Wang Y-P, Andreoni S et al. Mental disorders in megacities: findings from the São Paulo megacity mental health survey, Brazil. PLoS One. 2012;7:e31879.
40. Borges G, Nock MK, Haro Abad JM et al. Twelve-month prevalence of and risk factors for suicide attempts in the World Health Organization World Mental Health Surveys. J Clin Psychiatry. 2010;71:1617-28.
41. Kessler RC, Berglund PA, Chiu WT et al. The prevalence and correlates of binge eating disorder in the World Health Organization World Mental Health Surveys. Biol Psychiatry. 2013;73:904-14.
42. McGrath JJ, Saha S, Al-Hamzawi A et al. Psychotic experiences in the general population: a cross-national analysis based on 31 261 respondents from 18 countries. JAMA Psychiatry. 2015;72:697.
43. Naciones Unidas. Centro Latinoamericano y Caribeño de Demografía. América Latina: Estimaciones y proyecciones de población a largo plazo 1950-2100. Revisión 2013. (Acessado em 12 dez. 2023.) Disponível em: <www.cepal.org/celade/proyecciones/basedatos_BD.htm>.
44. Kohn R, Levav I, Almeida JMC et al. Mental disorders in Latin America and the Caribbean: a public health priority. Rev Panam Salud Pública. 2005;18:229-40.
45. Posada-Villa JA, Aguilar-Gaxiola SA, Magaña CG et al. Prevalence of mental disorders and use of services: preliminary results from of the national study of mental health, Colombia, 2003. Rev Colomb Psiquiatr. 2004;33:241-62.
46. Piazza M, Fiestas F. Annual prevalence of mental disorders and use of mental health services in Peru: results of the world mental health survey, 2005. Rev Peru Med Exp Salud Pública. 2014;31:30-8.
47. Almeida-Filho N, Mari JJ, Coutinho E et al. Brazilian multicentric study of psychiatric morbidity. Methodological features and prevalence estimates. Br J Psychiatry J Ment Sci. 1997;171:524-9.
48. Viana MC, Andrade LH. Lifetime prevalence, age and gender distribution and age-of-onset of psychiatric disorders in the São Paulo Metropolitan Area, Brazil: results from the São Paulo Megacity Mental Health Survey. Rev Bras Psiquiatr. 2012;34:249-60.
49. Oakley Browne MA, Wells JE, Scott KM et al. Lifetime prevalence and projected lifetime risk of DSM-IV disorders in Te Rau Hinengaro: the New Zealand Mental Health Survey. Aust N Z J Psychiatry. 2006;40:865-74.
50. Almeida-Filho N. Estudo de prevalência de desordens mentais na infância em uma zona urbana de Salvador. Transtornos do espectro do autismo. 1982;31:225-36.
51. Fleitlich-Bilyk B, Goodman R. Prevalence of child and adolescent psychiatric disorders in southeast Brazil. J Am Acad Child Adolesc Psychiatry. 2004;43:727-34.
52. Goodman R, Neves dos Santos D, Robatto Nunes AP et al. The Ilha de Maré study: a survey of child mental health problems in a predominantly African-Brazilian rural community. Soc Psychiatry Psychiatr Epidemiol. 2005;40:11-7.
53. Anselmi L, Fleitlich-Bilyk B, Menezes AMB et al. Prevalence of psychiatric disorders in a Brazilian birth cohort of 11-year-olds. Soc Psychiatry Psychiatr Epidemiol. 2010;45:135-42.
54. Lopes CS, Abreu GA, Santos DF et al. ERICA: prevalence of common mental disorders in Brazilian adolescents. Rev Saúde Pública. 2016;50(Suppl 1):14s.

55. Coutinho ESF, França-Santos D, Magliano ES et al. ERICA: patterns of alcohol consumption in Brazilian adolescents. Rev Saúde Pública. 2016;50(Suppl 1):8s.
56. Eizirik CL. Rede social, estado mental e contratransferência: estudo de uma amostra de velhos da região urbana de Porto Alegre. Tese de Doutorado. Porto Alegre: UFRGS; 1997.
57. Vasconcelos-Rocha S, Guimarães de Almeida MM, Araújo TM et al. Prevalência de transtornos mentais comuns entre idosos residentes em município do Nordeste do Brasil. Rev Salud Pública. 2012;14:620-9.
58. Blay SL, Andreoli SB, Fillenbaum GG et al. Depression morbidity in later life: prevalence and correlates in a developing country. Am J Geriatr Psychiatry. 2007;15:790-9.
59. Costa E, Barreto SM, Uchoa E et al. Prevalence of international classification of diseases, 10th revision common mental disorders in the elderly in a Brazilian community: The Bambui Health Ageing Study. Am J Geriatr Psychiatry. 2007;15:17-27.
60. Gullich I, Duro SMS, Cesar JA et al. Depressão entre idosos: um estudo de base populacional no Sul do Brasil. Rev Bras Epidemiol. 2016;19:691-701.
61. Nitrini R, Caramelli P, Herrera E et al. Incidence of dementia in a community-dwelling Brazilian population. Alzheimer Dis Assoc Disord. 2004;18:241-6.
62. Soares WB, Santos EB, Bottino CMC et al. Psychotic symptoms in older people without dementia from a Brazilian community-based sample: a seven years' follow-up. PLoS One. 2017;12:e0178471.
63. Shepherd M, Cooper B, Brown AC et al. Psychiatric illness in general practice. London: Oxford University Press; 1966.
64. Goldberger DP, Huxley P. Mental illness in the community: the pathway to psychiatric care. London: Tavistock; 1980.
65. Üstün TB, Sartorius N. Mental illness in general health care: an international study. Chichester: John Wiley & Sons; 1995.
66. Gonçalves DM, Kapczinski F. Prevalência de transtornos mentais em indivíduos de uma unidade de referência para Programa Saúde da Família em Santa Cruz do Sul, Rio Grande do Sul, Brasil. Cad Saúde Pública. 2008;24:2043-53.
67. Fortes S, Lopes CS, Villano LAB et al. Common mental disorders in Petrópolis-RJ: a challenge to integrate mental health into primary care strategies. Rev Bras Psiquiatr. 2011;33:150-6.
68. Borges TL, Miasso AI, Reisdofer E et al. Common mental disorders in primary health care units: associated factors and impact on quality of life. J Am Psychiatr Nurses Assoc. 2016;22:378-86.
69. Gonçalves DA, Mari JJ, Bower P et al. Brazilian multicentre study of common mental disorders in primary care: rates and related social and demographic factors. Cad Saúde Pública. 2014;30:623-32.
70. Ribeiro dos Santos E, Huang H, Menezes PR et al. Prevalence of depression and depression care for populations registered in primary care in two remote cities in the Brazilian Amazon. PLoS One. 2016;11:e0150046.
71. Santomauro DF, Mantilla Herrera AM, Shadid J et al. Global prevalence and burden of depressive and anxiety disorders in 204 countries and territories in 2020 due to the COVID-19 pandemic. Lancet. 2021;398:1700-12.
72. World Health Organization (WHO). Coronavirus disease (COVID-19) pandemic. World Health Organization. 2021. (Acessado em 30 mar. 2023.) Disponível em: <https://www.who.int/emergencies/diseases/novel-coronavirus-2019>.
73. World Health Organization (WHO). Mental Health and COVID-19: Early evidence of the pandemic's impact. Scientific brief 2 March 2022. (Acessado em 06 ago. 2023.) Disponível em: <https://www.who.int/publications/i/item/WHO-2019-nCoV-Sci_Brief-Mental_health-2022.1>.
74. Xiang Y, Yang Y, Li Wen et al. Timely mental health care for the 2019 novel coronavirus outbreak is urgently needed. Lancet Psychiatry. 2020;7:228-9.
75. Rajkumar RP. COVID-19 and mental health: A review of the existing literature. Asian J Psychiatr. 2020;52:102066.
76. Yao H, Chen J, Xu Y. Patients with mental health disorders in the COVID-19 epidemic. Lancet Psychiatry. 2020;7:e21.
77. Liu L, Ni S-Y, Yan W et al. Mental and neurological disorders and risk of COVID-19 susceptibility, illness severity and mortality: a systematic review, meta-analysis and call for action. EClinicalMedicine. 2021;40:101111.
78. Vai B, Mazza MG, Colli CD et al. Mental disorders and risk of COVID-19-related mortality, hospitalization, and intensive care unit admission: a systematic review and meta-analysis. Lancet Psychiatry. 2021;8:797-812.
79. Fond G, Nemani K, Etchecopar-Etchart D et al. Association between mental health disorders and mortality among patients with COVID-19 in 7 countries: a systematic review and meta-analysis. JAMA Psychiatry. 2021;78:1208-17.
80. Killgore WDS, Cloonan SA, Taylor EC, Allbright MC, Dailey NS. Trends in suicidal ideation over the first three months of COVID-19 lockdowns. Psychiatry Res. 2020;293:113390.
81. Cai Q, Feng H, Huang J et al. The mental health of frontline and non-frontline medical workers during the coronavirus disease 2019 (COVID-19) outbreak in China: a case-control study. J Affect Disord. 2020;275:210-5.
82. Dubé JP, Smith MM, Sherry SB, Hewitt PL, Stewart SH. Suicide behaviors during the COVID-19 pandemic: a meta-analysis of 54 studies. Psychiatry Res. 2021;301:113998.

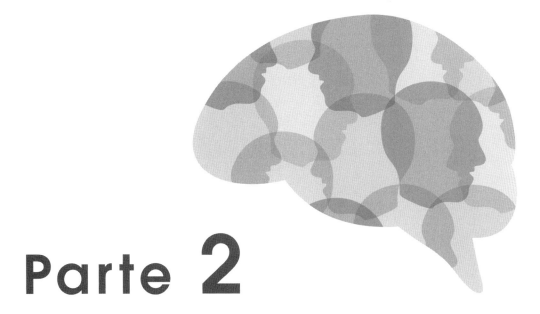

Parte 2

EXAMES E DIAGNÓSTICO

6   Diagnóstico e Classificação em Psiquiatria, *71*
7   Análise Crítica da Classificação Diagnóstica em Psiquiatria, *78*
8   Instrumentos de Avaliação em Psiquiatria, *86*
9   Avaliação Neuropsicológica em Psiquiatria, *93*
10 Exames Laboratoriais em Psiquiatria, *105*
11 Exames de Imagem em Psiquiatria, *110*
12 Farmacogenética na Psiquiatria, *119*
13 Entrevista Clínica Psiquiátrica, *127*
14 Psicopatologia do Exame Mental, *139*

6 Diagnóstico e Classificação em Psiquiatria

Frederico Navas Demetrio ▪ Fernando Fernandes

INTRODUÇÃO

As descrições dos transtornos psiquiátricos como doenças médicas, no Ocidente, iniciaram-se na Grécia Antiga. Antes disso, tanto na literatura quanto na prática xamânica, as alterações comportamentais e psíquicas decorrentes dos principais transtornos psiquiátricos eram atribuídas a causas externas (um alimento, por exemplo) ou a influências malévolas sobrenaturais. Para apaziguar ou controlar tais forças, a abordagem envolvia rituais mágicos e religiosos, de expurgação, penitência ou oferenda. Quando pertinente, havia orientação na mudança de conduta da pessoa acometida, visto que a prática dos rituais de cura, em diferentes culturas, era exercida por pessoas que também eram autoridades morais e normatizadoras da comunidade. Práticas mágicas ou religiosas eram empregadas para combater doenças psiquiátricas.

Na Grécia, no período pré-socrático, a explicação das doenças médicas e das alterações psíquicas e comportamentais ainda era essencialmente mitológica, como no exemplo literário do encantamento de Atenas sobre o guerreiro Ájax, provocando sua crise de loucura e de fúria.

O nascimento da Medicina moderna se deu no período pós-socrático, com os primeiros escritos essencialmente médicos, tendo como marco os trabalhos de Hipócrates, médico e filósofo a quem se atribui simbolicamente a autoria do primeiro tratado médico. O *Corpus Hippocraticum* foi uma compilação de 70 livros, escritos muito provavelmente do século V a.C. ao século IV d.C. Havia descrições de pelo menos cinco síndromes psiquiátricas: melancolia, mania, paranoia, frenite e doença sagrada. A localização cerebral da atividade mental, tanto intelectual quanto afetiva, assim como das doenças mentais, estava muito bem descrita. Mecanismos fisiopatológicos também foram propostos, baseados na teoria dos humores. Hipócrates observou que homens que desempenhavam algumas ocupações específicas estariam mais propensos a desenvolver melancolia, assim como aqueles que abusavam do vinho. Também descreveu subtipos desses transtornos, como as pessoas que apresentavam características melancólicas mais leves e prolongadas decorrentes de um "desequilíbrio estável" da bile negra, em comparação com os quadros mais intensos, decorrentes do desequilíbrio agudo. Hipócrates descreveu até mesmo a progressão de algumas doenças cuja recorrência e cronicidade poderiam causar lesão cerebral. A visão médica empírica/racionalista assume maior preponderância do que a visão mágico/religiosa e acaba por substituí-la do ponto de vista oficial. Elas passam, então, a coexistir em maior ou menor grau.

Os fundamentos lançados no *Corpus Hippocraticum* seriam aperfeiçoados e revisados durante a Antiguidade Clássica. Sorano de Éfeso descreveu com detalhes os quadros de mania e melancolia, de maneira muito parecida com que são descritos hoje. Areteu da Capadócia, profundo conhecedor e seguidor das ideias hipocráticas, descreveu doenças como asma, enxaqueca, síndrome de Gilles de la Tourette e a doença celíaca. Na história da Psiquiatria, marcou presença por revisar a nosologia hipocrática e fazer, com isso, a primeira descrição do transtorno bipolar. Ele acreditava que a mania e a melancolia eram fases de uma mesma doença, com mesmo mecanismo fisiopatológico. Descreveu também a importância dos fatores psicológicos, e cita como exemplo um jovem melancólico que é curado ao expressar seu amor por uma mulher e ser correspondido, "sua tristeza e raiva desapareceram, nesse sentido o amor é o médico".

Em um texto que discutirá as particularidades e as vicissitudes do diagnóstico em Psiquiatria, esse breve panorama sobre sua origem – que coincide com a origem da Medicina moderna – tem o objetivo de exemplificar que *nada há de novo debaixo do sol nessa discussão. Elementos* como a caracterização sindrômica dos quadros, dimensionalidade, propostas de revisões nosográficas, hipóteses para os mecanismos fisiopatológicos (também com revisões posteriores), fatores de risco comportamentais e psicológicos e multiplicidade causal são questões que estavam presentes no princípio e são continuamente revisitadas e rediscutidas desde a Antiguidade Clássica. Obviamente, a discussão e a revisão desses temas não são exclusividade dos transtornos psiquiátricos; contudo, em Psiquiatria, essa discussão torna-se *sui generis* por uma série de fatores histórico-culturais e científicos. Alguns conceitos que são "ponto pacífico" nas mais diversas especialidades, em Psiquiatria são ponto de discussão recorrente.

Este texto não tratará de questões históricas, mas de questões atuais – ou melhor, ainda atuais – no diagnóstico psiquiátrico. Parafraseando Edmund Burke, conhecer as origens pode clarificar o pensamento e evitar erros no presente.

DIAGNÓSTICO EM PSIQUIATRIA: O QUE HÁ DE ESPECIAL?

Ninguém colocaria em dúvida a necessidade do diagnóstico das doenças em especialidades como cardiologia, infectologia ou oncologia, entre outras. Mesmo uma pessoa totalmente leiga em Medicina tem a noção intuitiva de que o diagnóstico preciso da doença terá implicações sérias para o paciente. Em termos médicos, o diagnóstico e o estadiamento têm implicações prognósticas importantes e relativamente precisas para o paciente. Há dados substanciais que mostram a diferença de mortalidade entre uma angina instável e um infarto agudo do miocárdio ou a diferença de sobrevida em 5 anos de um linfoma de Hodgkin em estágios II e IV. Sem dúvida, um dos pilares que sustentam a validade de um diagnóstico é a precisão prognóstica que ele acarreta, seja em curso espontâneo ou com a introdução da terapêutica indicada. A possibilidade de confirmação objetiva dos diagnósticos clínicos é outro fator importante. A objetivação dos achados por meio de exames de imagem ou laboratoriais com boa acurácia é uma busca incessante. O epítome da abordagem médica é diagnosticar a doença, planejar o tratamento e prever o desfecho. Quanto mais preciso e ágil for esse processo, mais próximo do modelo médico ideal será a abordagem. Ao longo do último século houve avanços enormes nesse sentido em quase todas as áreas da Medicina. A Psiquiatria foi exceção tanto quanto à precisão prognóstica (da maioria de seus transtornos) quanto – e principalmente – pela escassez de achados laboratoriais ou de imagem probatórios ou mesmo indicativos dos diagnósticos. Essa escassez pode acontecer ocasionalmente em patologias das diferentes áreas da Medicina, como na enxaqueca, por exemplo. Contudo, enquanto nas demais áreas isso é cada vez mais a exceção, na Psiquiatria continua sendo a regra. A ausência quase total de marcadores biológicos específicos com certeza atesta um ponto de fragilidade do diagnóstico dos transtornos psiquiátricos. Em Medicina, os achados corporais têm – ou devem ter, quando é possível – primazia para o diagnóstico em virtude de sua objetividade e da possibilidade de se obter um dado unívoco da presença da morbidade.

Fato é que os diagnósticos em Psiquiatria carecem de marcadores biológicos. Outro fato indissociável, que é o reverso dessa moeda, é que os fatores etiológicos da maioria dos transtornos psiquiátricos ainda não foram plenamente determinados ou isolados. Apesar de isso não acontecer sempre, muitos fenômenos fisiopatológicos que acompanham as principais síndromes estão bem descritos. Na depressão ou no transtorno bipolar, por exemplo, estão descritas desde alterações anatômicas cerebrais decorrentes de atrofia neuronal até alterações intracelulares decorrentes do aumento do estresse oxidativo, passando por aumento de mediadores inflamatórios e alterações hormonais, sobretudo no eixo hipotálamo-hipófise-suprarrenal. Apesar de identificarmos uma série de alterações que circundam ou estão associadas aos principais transtornos psiquiátricos, a etiologia – ou mesmo fatores etiológicos que em conjunto poderiam determinar a doença – não foi isolada.

A predição prognóstica no momento do diagnóstico é outra questão que merece destaque. Diante da inauguração de um quadro psiquiátrico, como em um primeiro surto psicótico esquizofrênico ou de um primeiro episódio maníaco, podem ser feitas inferências prognósticas vitais e importantes, mas geralmente imprecisas da evolução do transtorno, seja falando da evolução natural, seja falando da evolução sob tratamento. Um diagnóstico de esquizofrenia, por exemplo, é compatível com recuperação e estabilidade, recuperação seguida de recorrências ou evolução para deterioração cognitiva e afetiva, culminando em incapacidade. No transtorno depressivo maior, depois do primeiro episódio, aproximadamente 50% dos pacientes não apresentarão recorrências; os demais terão episódios repetidos. A maioria dos pacientes encontrará remissão dos sintomas mediante tratamento; já uma minoria apresentará sintomas crônicos apesar do tratamento adequado. A avaliação psicopatológica minuciosa do quadro atual é o ponto de partida para o diagnóstico, porém uma avaliação mais precisa do prognóstico e, muitas vezes, até mesmo a confirmação diagnóstica só será possível na avaliação do curso longitudinal, seja retrospectivamente ou no seguimento do caso.

A avaliação de fatores de risco, sobretudo o histórico familiar psiquiátrico, é informação que pode reforçar ou não uma hipótese diagnóstica. Exames complementares não são usados para confirmação diagnóstica, mas são úteis para avaliação de diagnósticos diferenciais e para pesquisa de comorbidades, como na avaliação da função tireoidiana em caso de depressão.

O hipotireoidismo pode desencadear, perpetuar ou mimetizar um quadro depressivo. Após o diagnóstico, os exames complementares também podem ser úteis para avaliar a extensão do acometimento da doença e outros fatores associados, como o exame neuropsicológico para avaliar o déficit cognitivo em um paciente diagnosticado com demência na doença de Alzheimer.

O diagnóstico psiquiátrico tem óbvias particularidades relacionadas com a maioria dos diagnósticos realizados em outras especialidades. Há pouca elucidação da etiologia da maioria dos transtornos e consequente escassez de marcadores biológicos que confirmem os diagnósticos. Há grande variabilidade de apresentações clínicas em um mesmo diagnóstico. Por fim, diagnósticos psiquiátricos *per se* trazem importantes, porém imprecisas, predições prognósticas. Diante dessas fragilidades, podem-se assumir algumas posturas. Alguns clínicos simplesmente as negam ou tentam desprezar seus efeitos. Mesmo que esses fatos sejam negados ou ignorados, não podemos ignorar seus efeitos em nossa prática clínica, começando pelo modo que fazemos diagnóstico em Psiquiatria. Outra atitude diante desses fatos é minimizar a importância do diagnóstico em Psiquiatria. Ambas as posturas são equivocadas, como discutiremos a seguir.

Na ausência de marcadores biológicos, o diagnóstico psiquiátrico é feito de modo sindrômico, por meio de um agrupamento de sinais e sintomas que mantêm regularidade estatística em determinada condição mórbida. Sintoma é algo relatado, mediado para o clínico pelo paciente de maneira subjetiva. Os sinais têm o mesmo significado epistemológico, mas são mais objetivos, pois são passíveis de constatação pela inspeção clínica direta ou por meio de artifícios propedêuticos.

Nos transtornos psiquiátricos, os sintomas são a matéria-prima para a avaliação psicopatológica. Alterações afetivas, cognitivas, conativas, ou sensoperceptivas, e até mesmo sintomas álgicos ou neurovegetativos, subsistem na dimensão psíquica. Invariavelmente, até mesmo as alterações comportamentais mais notórias têm um ou mais sintomas psíquicos associados. Carecemos, portanto, do relato do paciente, mesmo que haja sinais diretos observáveis que apontem para determinado sintoma. A inquietação psicomotora de um paciente esquizofrênico pode ser consequente ao sentimento de ansiedade, sintoma psicótico catatônico ou até mesmo efeito colateral do uso de neuroléptico.

O significado dos termos *sinal* e *sintoma*, em Psiquiatria, não se diferenciam do significado em Medicina geral. Trata-se de fenômenos que coincidem com o processo patológico e são índices subjacentes deste. São efeitos do processo mórbido, ou seja, têm conexão causal com o processo sem, contudo, traduzi-lo. De acordo com a importância que um sintoma apresenta para a caracterização de um quadro, ele pode ser chamado de *típico*, geralmente com grau de especificidade maior para com o quadro em questão. Sintomas comuns a uma série de morbidades são ditos *inespecíficos*, ou ainda podem ser *patognomônicos*, quando são exclusivos e sua presença for condição suficiente para o diagnóstico. Em Psiquiatria temos sintomas típicos e inespecíficos, mas não temos sintomas *patognomônicos*. Assim, para o diagnóstico é necessária uma coleção de sintomas estatisticamente relacionados com uma condição mórbida, em geral uma combinação de sintomas típicos com outros mais inespecíficos que, juntos, têm correlação com a afecção. Note que esse modo de diagnosticar é totalmente independente de possíveis mecanismos fisiopatológicos – ou mesmo psíquicos – relacionados etiologicamente com o transtorno. Na ciência médica, diante de uma afecção, busca-se o entendimento da maneira mais dedutiva possível: buscamos a etiologia e, a partir daí, entendemos os mecanismos fisiopatológicos, buscamos os sinais, sintomas e marcadores para o diagnóstico e as estratégias de tratamento. Mesmo com a carência de uma base etiopatogênica, não podemos nos abster de definir uma nosologia. Para isso, em algumas patologias médicas e na quase totalidade da Psiquiatria, o entendimento dos transtornos segue uma lógica indutiva. Identificamos no paciente uma condição mórbida por meio de um quadro sindrômico que foi reconhecido e consagrado pela observação clínica ao longo do tempo e que foi validado estatisticamente por apresentar certo padrão de apresentação clínica, evolução e prognóstico. Não há possibilidade de confirmação por meio do mecanismo patológico subjacente. A partir do diagnóstico empírico são investigados tratamento e fatores etiológicos associados.

Nossa nosologia segue, então, uma lógica indutiva, na qual fazemos correlação empírica sem alicerce sólido etiopatogênico. Na verdade, isso apenas reflete um estágio de conhecimento insuficiente quanto aos mecanismos causais, estágio pelo qual tudo que já foi objeto de estudo da ciência médica passou um dia. Não há nada de excepcional nisso, pois a própria investigação de um fenômeno pressupõe que ele seja delimitado *a priori*, ou seja, se um transtorno não for definido inicialmente de maneira empírica, com base em sua apresentação e curso, não será investigado quanto a seus fatores subjacentes. É possível afirmar, ainda, que desconhecer as causas de uma doença não deve ser obstáculo para a abordagem, mas uma meta a ser superada na evolução do conhecimento médico. Nas palavras de Corvisart, grande semiologista francês do século XVIII, "não é necessário, para bem curar as doenças, conhecê-las bem". Vale destacar que esse *gap* de conhecimento é muito comum em Psiquiatria, mas não ocorre em toda a Psiquiatria nem tampouco é exclusivo dela. A maioria das síndromes demenciais, por exemplo, tem mecanismos patológicos relativamente bem elucidados, assim como algumas grandes síndromes médicas ainda têm sua lógica indutiva de abordagem.

Um clínico, ao realizar um diagnóstico empírico, deve entender que não está necessariamente identificando uma entidade natural, mas que o diagnóstico é uma concepção baseada em observação empírica e validada estatisticamente. Um diagnóstico preciso pode causar a falsa impressão de domínio de um fenômeno que na realidade estamos apenas identificando em sua superfície, em suas consequências. A síndrome não é a doença – é uma manifestação dela, são apenas os aspectos notórios ao clínico ou vivenciados e relatados pelo paciente.

RELAÇÃO ENTRE SINTOMA E SISTEMA CLASSIFICATÓRIO

Ao entender a natureza do diagnóstico em Psiquiatria, há clínicos que tendem a usá-lo de modo mais flexível. Há inclusive correntes, outrora muito influentes, que advogam simplesmente seu abandono. Em substituição, há propostas variadas, que, em geral passam por análise e formulação do problema do paciente com base em algum corpo teórico que dê suporte a essa análise. Podem ser descritos o desenvolvimento dos sintomas, o estresse subjacente aos sintomas, os relacionamentos interpessoais, experiências traumáticas, o modo como o paciente reage a determinadas situações etc. Assim, cada formulação seria única justamente pelo fato de o indivíduo ser único. Nas palavras de Meyer (1907), "uma pessoa, uma doença".

Essa abordagem é praticamente inoperável pelo clínico e inconsistente para o desenvolvimento do conhecimento médico psiquiátrico. A avaliação médica se tornaria algo comparável a um romance do paciente. Características psíquicas e de comportamento que tornam o indivíduo único são imensuráveis, assim como as características que ele divide com todos os demais indivíduos que fazem dele humano. Obviamente, a pesquisa e a abordagem dessas características individuais do paciente são úteis e necessárias, não em substituição, mas a fim de complementar o diagnóstico. Meyer chama a atenção para isso quando diz que o psiquiatra deve se preocupar em compreender o paciente e sua história de vida antes de se preocupar com classificação. No entanto, não são as particularidades do paciente que possibilitam o diagnóstico, mas sim o isolamento das características compartilhadas entre os pacientes acometidos com determinada morbidade.

O modelo médico tem como diferença mais relevante em relação aos demais modelos o seu caráter ateórico *a priori*. É um modelo liberal que não implica adesão estrita a qualquer corpo teórico em particular e que pode abranger conceitos de outros modelos à medida que são apoiados por evidências científicas. Ao contrário de teorias e modelos que procuram "explicar" a ocorrência da doença, o modelo médico não tem necessariamente esse objetivo. Modelos teóricos explicativos, mais ainda do que um diagnóstico bem-feito, levam a uma falsa sensação de domínio do fenômeno, por isso são sedutores.

Uma das críticas ao diagnóstico psiquiátrico que já teve muita pertinência é a questão de sua confiabilidade, ou seja, a capacidade de um diagnóstico ser reproduzido por diferentes avaliadores. Um estudo importante e que foi um divisor de águas nessa questão foi o estudo US-UK, motivado por evidências de que a frequência de diagnósticos de psicose maníaco-depressiva e esquizofrenia era muito díspar entre os serviços psiquiátricos no Reino Unido e nos EUA, países muito parecidos em termos populacionais e culturais. A taxa de admissão para psicose maníaco-depressiva em determinada faixa etária chegava a ser 20 vezes maior na Inglaterra e no País de Gales do que nos EUA. De fato, o estudo confirmou diferenças inquietantes. Em Nova Iorque, os pacientes recebiam duas vezes mais o diagnóstico de esquizofrenia e seis vezes mais o diagnóstico de alcoolismo do que em Londres, onde tinham cinco vezes mais chance de serem diagnosticados como depressivos psicóticos e 12 vezes mais chances de serem diagnosticados como maníacos. Mediante treinamento de uma equipe de psiquiatras em adotar definições de sintomas e termos diagnósticos semelhantes e padronizados, essa diferença caiu a níveis não significativos, daí a importância da utilização de critérios diagnósticos operacionais claros e objetivos para a delimitação de um caso. Na ausência de marcadores biológicos fidedignos para a doença, esse é o único caminho para aumentar a confiabilidade do diagnóstico. Outros objetivos práticos, decorrentes do aumento da confiabilidade, podem ser alcançados com o uso dos *critérios diagnósticos*, pois eles possibilitam uma investigação sistemática dos fenômenos. Apenas com critérios operacionais é possível a coleta de dados epidemiológicos confiáveis, necessários para a alocação de recursos de maneira inteligente em serviços de Psiquiatria.

A adoção de critérios diagnósticos uniformiza a linguagem médico-científica e possibilita o intercâmbio de informações. Critérios diagnósticos possibilitam a seleção de casos fenotipicamente mais bem delimitados para a pesquisa de estratégias terapêuticas e fatores etiológicos subjacentes aos transtornos.

Uma questão que se impõe é a diferenciação entre critério e sintoma, que não é conceitual ou epistemológica. Todo critério diagnóstico também é um sintoma, ou, em outras palavras, os critérios diagnósticos são um subconjunto dos sintomas mais característicos de um transtorno. Um sintoma é selecionado como critério por seu poder discriminativo para o reconhecimento de uma afecção. Critérios diagnósticos são tão melhores quanto mais discriminativos eles forem. Espera-se – ou deseja-se – que também sejam confiáveis, ou seja, reconhecidos da mesma maneira por diferentes avaliadores. Os critérios geralmente estão entre os sintomas mais típicos de determinado transtorno, visto que não dispomos de sintomas exclusivos ou patognomônicos. Os critérios diagnósticos podem, ainda, pressupor sintomas necessários ou obrigatórios, sem os quais o diagnóstico não é feito, e outros que, embora típicos, não precisam estar obrigatoriamente presentes para o diagnóstico. É importante notar que a função discriminativa dos critérios diagnósticos opõe-se ao estudo descritivo da psicopatologia de uma síndrome. Grandes síndromes psiquiátricas, como depressão, esquizofrenia ou transtorno obsessivo-compulsivo, podem apresentar-se com psicopatologia incrivelmente rica entre sintomas típicos e inespecíficos nas esferas cognitiva, afetiva, neurovegetativa, física etc. Apesar da complexidade dessas síndromes, seus critérios diagnósticos são de operação relativamente simples, e, salvo em casos particulares, não oferecem dificuldades a um psiquiatra bem treinado.

Críticas frequentes – e ingênuas – quanto à adoção de critérios diagnósticos operacionais são que eles não levam em conta ou explicam os fatores causais e são pobres em relação à psicopatologia. Trata-se de "não críticas", pois os critérios não se propõem a um papel explicativo ou descritivo, mas apenas discriminativo. Outra crítica frequente – e enganosa – é de que os critérios seriam "rígidos" demais diante da enorme variabilidade de apresentações clínicas das grandes síndromes psiquiátricas. Essa afirmação é simplesmente enganosa por dois motivos. Primeiro porque os critérios diagnósticos estão continuamente sujeitos a revisão e modificação, bastando unicamente que novas evidências científicas deem suporte a isso. Os critérios são – ou pretender ser – objetivos, mas não rígidos. Isso só é possível por seu caráter não teórico aprioristicamente. Diagnósticos com base em formulações teóricas estão muito menos sujeitos a revisões. Sobre isso, George Robertson, que escreveu a introdução da versão inglesa de *Dementia Praecox* (Kraepelin, 1919), cita: "[Kraepelin] não está satisfeito com a delimitação de seus limites, nem com todas as subdivisões que ele tem criado, embora acredite que sua tese principal foi fundamentada." Kraepelin é considerado por muitos o fundador da Psiquiatria moderna. Foi o autor de uma das maiores contribuições da história da Psiquiatria quanto à nosologia, quando separou a psicose maníaco-depressiva da demência precoce. Ao diferenciar essas duas psicoses funcionais, Kraepelin propôs uma compreensão distinta das psicoses afetivas e não afetivas. Mesmo assim, dizia que, apesar do bom fundamento de sua tese, não estava satisfeito, subentendendo a possibilidade de futuras correções. A crítica de que um diagnóstico pode representar uma gama de apresentações clínicas merece atenção. De fato, não só a apresentação clínica pode ser muito diversa, como o curso e a resposta ao tratamento também podem ser muito diversos para um determinado diagnóstico inicial. No entanto, os diagnósticos muitas vezes representam apenas uma porta de entrada relativamente larga para um sistema classificatório mais complexo, detalhado e preciso, no qual há especificadores de curso longitudinal, especificadores de gravidade, de resposta ao tratamento e subtipos de apresentação clínica. Tais especificadores descrevem o quadro de modo mais preciso e predizem melhor o prognóstico. A etiopatogenia também pode fazer parte do sistema classificatório, quando conhecida (como nas psicoses secundárias). Os critérios de classificação são sujeitos à revisão e podem ser tantos quanto forem concebidos, desde que tenham validação científica. Algumas *interformas* ou sobreposição de sintomas são comuns, mesmo porque em alguns casos há transições suaves entre as classes de sintomas.

Algumas dessas sobreposições são contempladas nos sistemas classificatórios. Um exemplo contundente é o paciente que, na vigência do episódio depressivo, apresenta três ou mais sintomas típicos da mania sem, contudo, ter diagnóstico de transtorno bipolar. Esse paciente tem o especificador de episódio depressivo com especificador misto. Curiosamente, Kraepelin já havia lançado a base para esse tipo de interforma nos transtornos do humor em seu tratado (lembre-se, não há nada de novo debaixo do sol...).

Por fim e não menos importante, vale destacar que a *expertise* do clínico é fundamental para o diagnóstico. Por mais óbvio que isso pareça, vale destacar que isso é sobremaneira importante na Psiquiatria, talvez mais do que em qualquer outra área médica. A diferença entre comportamentos normais e patológicos não é incontestável em muitos contextos, como nos distúrbios de personalidade, no luto ou na ansiedade de separação, e sua discriminação pode exigir discernimento fino. Diante de toda sistemática discutida até aqui, em última instância, é sempre o clínico que vai decidir se um comportamento, pensamento, sentimento ou queixa física constituirá um sintoma ou não.

EVOLUÇÃO DAS CLASSIFICAÇÕES

Como vimos, a possibilidade de se classificar decorre do fato de os pacientes apresentarem características clínicas que compartilham com alguns outros pacientes, mas não todos. É claro que algumas características são comuns a muitos pacientes, e muitas outras são particulares, só encontradas naquele indivíduo. Entretanto, se os pacientes compartilhassem todas as suas características clínicas com *todos* os outros pacientes, suas diferenças seriam superficiais e todos requereriam o mesmo tratamento, o que tornaria qualquer classificação inútil (Kendell, 1993). Se, ao contrário, todas as características fossem únicas, encontráveis somente neles, a classificação seria impossível, não existindo aprendizado com a experiência e impossibilitando a comunicação entre profissionais. Como os fatos provaram que é possível distinguir na prática entre diferentes tipos de doença mental, que respondem preferencialmente a subtipos diferentes de tratamento e apresentam prognóstico e evolução diversos, a distinção entre esses tipos e sua subsequente classificação tornaram-se inevitáveis. O grande problema da Psiquiatria não é a inevitabilidade da classificação, mas o fato de esta ainda ser baseada na *clínica* da doença mental, o que já foi ultrapassado em outras áreas da Medicina. Apesar de, tacitamente, o psiquiatra admitir que os sintomas clínicos (e, por extensão, a própria doença psiquiátrica) serem epifenômenos comportamentais, secundários a alterações de redes neurais, moléculas e genes (o que pode, eventualmente, levar ao desenvolvimento de uma "classificação natural" dos transtornos mentais no futuro), a classificação atual, baseada na clínica, é consistente e útil em nosso momento histórico. As classificações apresentam falhas e se modificam com o tempo, já que a Medicina (dentro da qual se encontra a Psiquiatria, importante reafirmar) não é uma atividade contemplativa, mas sim uma atividade modificadora; portanto, as classificações têm valor apenas na medida em que possam produzir novas informações úteis sobre os transtornos mentais. Conforme novas tecnologias são desenvolvidas, é esperada (e desejável)

alguma modificação (Berrios, 2008). Ao tomar como exemplo os DSM (*Manual Diagnóstico e Estatístico de Transtornos Mentais* da American Psychiatric Association), vemos que o momento histórico-científico contribui para o aperfeiçoamento nosológico e a melhora da classificação dos transtornos. Antes da Segunda Guerra Mundial, no censo de 1880 nos EUA, sete doenças começaram a ser catalogadas: mania, melancolia, epilepsia, monomania, demência, dipsomania e paresia. Após a Segunda Guerra Mundial, com a necessidade de uma classificação mais precisa e que também descrevesse características de personalidade e outros critérios, surgiu o DSM-I, em 1952. Concomitantemente, criava-se a CID-6 (6ª edição da *Classificação Internacional de Doenças*, da Organização Mundial da Saúde), que incluiu pela primeira vez uma sessão sobre doenças mentais: (a) dez categorias de psicoses e psiconeuroses; e (b) sete categorias de transtornos de caráter, comportamento e inteligência. No DSM-I, aparece o uso constante do termo "reação", pois foi influenciado pelas teorias psicobiológicas de Adolf Meyer, que propunha que os transtornos mentais fossem reações da personalidade a fatores biológicos, psicológicos e ambientais. O DSM-II foi publicado em 1968 e não apresentou grandes modificações nas descrições dos transtornos mentais, com exceção da retirada do termo "reação". Já o DSM-III (1980) e o DSM-III-R (1987) representaram grande revolução nos termos e métodos para a avaliação e o diagnóstico dos transtornos mentais, com critérios específicos para o que é um transtorno e como ele se diferencia dos demais. A estrutura básica não foi drasticamente modificada nos DSM-IV (1994) e DSM-IV-TR (2000), com a permanência das listas de critérios diagnósticos operacionalizados. Qualquer que seja o sistema classificatório, sem dúvida foi Kraepelin quem consolidou a importância da descrição clínica cuidadosa e, na medida do possível, sem julgamento de valor prévio, e separou as "psicoses" em dois grandes grupos (a demência precoce e a insanidade maníaco-depressiva). É desnecessário dizer que as modernas classificações (DSM-5-TR, CID-11 e outras), em linhas gerais, ainda se baseiam nos conceitos de Kraepelin, que enfatizou em sua nosologia a importância do quadro clínico e do curso longitudinal das doenças.

A adoção de critérios diagnósticos ditos "operacionais" (presentes na atual classificação americana de transtornos mentais, o DSM-5-TR, publicado em 2022) possibilita maior confiabilidade (*i. e.*, o mesmo diagnóstico ser realizado por diferentes examinadores). Diz-se "operacional" o critério diagnóstico que contenha descrição objetiva, fenomenológica, de um sintoma, em termos qualitativos (descrevendo-o de modo a separá-lo de outro e, de preferência, com uma medida objetiva, quando possível) e quantitativos (intensidade e duração). Por exemplo, a perda (ou ganho) de peso na depressão deve ser de pelo menos 5% do peso usual do indivíduo no período de um mês.

Os critérios operacionais são hierarquizados, ou seja, alguns critérios são mandatórios para determinado diagnóstico, enquanto outros são alternativos – desde que presentes em determinada quantidade, também podem auxiliar a confirmar o diagnóstico. A estrutura do Capítulo 6 da CID-11 (transtornos mentais, comportamentais e do neurodesenvolvimento) segue o modelo dos DSM – ou seja, além do aspecto descritivo (marca das CID), existe uma lista de critérios diagnósticos necessários para cada transtorno, de maneira operacionalizada e em consonância com as diretrizes do DSM-5/DSM-5-TR (WHO, 2019). O DSM-5-TR, ao contrário do DSM-IV-TR, em que houve apenas a revisão do texto, mas não dos critérios diagnósticos, apresenta tanto a revisão do texto (correção de erros, clarificação de ambiguidades, resolução de ambiguidades entre o texto e os critérios diagnósticos) quanto a inclusão de novos diagnósticos e especificadores, assim como algumas alterações menores nos critérios já existentes no DSM-5. As mudanças de critérios e especificadores mais importantes estão nos Critérios A para autismo, nos especificadores para gravidade dos sintomas de mania e alterações dos Critérios A para *delirium*, que podem ser encontradas neste volume, nos capítulos correspondentes (First et al., 2022; APA, 2022). Os critérios operacionais também possibilitam maior ou menor "rigidez" em sua aplicação, dependendo do *setting*: critérios operacionais aplicados por meio de entrevistas clínicas estruturadas são especialmente úteis na pesquisa em Psiquiatria, garantindo a homogeneidade diagnóstica da amostra e que todos os pacientes incluídos sob aquela rubrica realmente sejam portadores do transtorno mental pesquisado (ausência de falso-positivos).

Infelizmente, em virtude da rigidez na aplicação dos critérios operacionais, muitos indivíduos que, de fato, sejam portadores do transtorno, mas com menor intensidade de sintomas, serão desconsiderados na formação da amostra para pesquisa clínica (muitos falso-negativos). Como se trata de amostra para pesquisa, não há problema em se "deixar de fora" muitos pacientes que apresentem o diagnóstico; na prática clínica, contudo, é importante não "deixar ninguém de fora", ou seja, tentar garantir que todos os portadores do transtorno sejam diagnosticados e tratados, mesmo correndo-se o risco de incluir pacientes subsindrômicos para o transtorno ou mesmo alguns poucos indivíduos saudáveis. Aqui a aplicação dos critérios é propositalmente menos rígida, apenas clínica, sem entrevista estruturada, para garantir que todos (ou quase todos) os pacientes recebam tratamento adequado (poucos falso-negativos), mesmo correndo-se o risco de se diagnosticar como portador do transtorno algum indivíduo subsindrômico ou não doente, mas com sintomatologia intensa e compatível com um verdadeiro transtorno (aumento dos falso-positivos). Em situação de triagem de uma população, em que estamos rastreando a presença do transtorno, a utilização do critério é propositalmente flexível, para garantir que todas as manifestações mais leves, subsindrômicas do transtorno, sejam incluídas, ainda que com a falsa inclusão de indivíduos não doentes (como se trata apenas de uma triagem, e não de uma indicação de tratamento, esses indivíduos saudáveis eventualmente serão excluídos da amostra antes de receberem qualquer procedimento) (Figura 6.1).

CONCLUSÃO

A classificação dos transtornos psiquiátricos com base nos sinais e sintomas é necessária e útil, tornando possível a comunicação e a transmissão de conhecimento. A ausência de critérios fisiopatológicos ou etiopatogênicos na formulação diagnóstica psiquiátrica não a invalida; ao contrário, como essas informações ainda estão insuficientes na maioria dos transtornos, ao nos basearmos naquilo que temos de objetivo, no estado atual do conhecimento, garantimos a utilidade e a confiabilidade da classificação entre os observadores. Nada impede que, com o avanço das neurociências e da genética, novas possibilidades de classificação existam no futuro. Aliás, a contínua revisão das classificações (ainda que baseadas fundamentalmente nos sinais e sintomas) é mais uma evidência de que a classificação como é feita hoje não é, nem poderia ser, considerada definitiva, e sua existência já prevê sua contínua revisão e ajuste. O psiquiatra deve utilizar os sistemas classificatórios atuais, certo de que são úteis e válidos, mas sujeitos à contínua revisão e à inclusão de evidências etiopatogênicas ao longo do tempo.

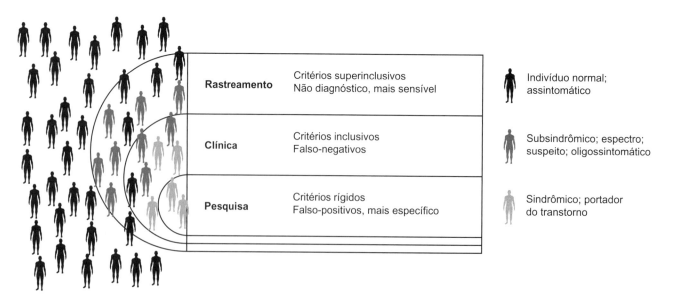

Figura 6.1 Sensibilidade e especificidade dos critérios diagnósticos em Psiquiatria.

BIBLIOGRAFIA

American Psychiatric Association. Diagnostic and statistical manual of mental disorders, Fifth edition, Text Revision (DSM-5-TR). Washington, DC: APA; 2022.

Berrios GE. Classifications in psychiatry: a conceptual history. Rev Psiquiatr Clin. 2008;35(3):113-27.

Del Porto JA, Del Porto KO. História da caracterização nosológica do transtorno bipolar. Rev Psiquiatr Clin. 2005;32(Supl1):7-14.

First MB, Yousif LH, Clarke DE et al. DSM-5-TR: overview of what's new and what's changed. World Psychiatry. 2022;21(2):218-9.

Kendell RE, Zealley AK. Companion to psychiatric studies. London: Churchill Livingstone, 1993.

World Health Organization. 06 Mental, behavioural or neurodevelopmental disorders. In: World Health Organization (WHO). International statistical classification of diseases and related health problems, 11. ed. Geneva: WHO; 2019. Acesso em 17 dez 2023. Disponível em <https://icd.who.int/browse11/l-m/en>

7 Análise Crítica da Classificação Diagnóstica em Psiquiatria

Marcel V. Nunes ▪ Marcelo Pinheiro Machado Adelino ▪ Acioly Luiz Tavares de Lacerda

INTRODUÇÃO

O diagnóstico é de suma importância para a Medicina: é a base para a escolha do tratamento, essencial para a educação médica e necessário para a realização de pesquisas, além de informar o prognóstico do paciente e possibilitar a comunicação entre colegas. Um diagnóstico confiável também é essencial para a determinação de estimativas das taxas de prevalência das doenças, planejamento de serviços de Saúde e informações de Saúde Pública, como morbidade e mortalidade de uma condição.[1] O desenvolvimento de sistemas de classificação de doenças médicas foi fundamental para o desenvolvimento da Medicina e o avanço da ciência médica.

A diferenciação entre as várias condições é tão importante na Psiquiatria quanto nas demais áreas da Medicina. O diagnóstico psiquiátrico, com toda sua complexidade, tem uma longa história, com períodos de mudanças, instabilidade e controvérsias.[2] Atualmente, ele é fundamentado em categorias definidas com base unicamente em critérios sindrômicos. No entanto, observamos com frequência fenômenos contínuos, nos quais a aplicação de um ponto de corte entre o normal e o patológico nem sempre é precisa, dificultando a decisão sobre a necessidade de tratamento. Do mesmo modo, muitas vezes, os contornos de uma categoria confundem-se com os de outra, e um modelo dimensional, em vez do categorial, pode ser mais útil e coerente.[3]

A falta de marcadores biológicos específicos dos transtornos psiquiátricos limita a mudança do sistema diagnóstico atual para uma classificação que incorpore avanços recentes das neurociências e da genética. Na era atual, a Psiquiatria continua buscando uma nova nosologia que possa abranger a relação entre as manifestações clínicas de uma doença e a disfunção cerebral subjacente, os processos patológicos envolvidos e fatores genéticos predisponentes que melhorem o processo do diagnóstico e, consequentemente, que possam determinar maior precisão dos tratamentos.[4]

As vantagens da mudança de um paradigma diagnóstico sindrômico para um paradigma fisiopatológico têm sido cada vez mais debatidas em nossa especialidade. Os transtornos psiquiátricos são determinados a partir de uma interação complexa de diferentes fatores etiológicos, com grande variedade de fatores de risco distribuídos pelos domínios biológicos, psicológicos e socioambientais. Há necessidade de desenvolvimento de uma classificação em Psiquiatria que propicie a identificação de grupos mais homogêneos do ponto de vista fisiopatológico e de subcategorias que possam atender à prática clínica e à pesquisa.[5]

Neste capítulo serão discutidas as mudanças na nosologia psiquiátrica, embasadas por uma visão do passado, do presente e do futuro na longa jornada para a compreensão da etiologia e do tratamento dos transtornos psiquiátricos que, a despeito dos importantes avanços no seu tratamento, continuam representando um elevado fardo socioeconômico em todo o mundo.

VALIDADE E UTILIDADE CLÍNICA

As classificações médicas são estabelecidas com o objetivo de atender às necessidades pragmáticas relacionadas com o diagnóstico e o tratamento de pessoas com doenças. Seu objetivo secundário é auxiliar na geração de novos conhecimentos relevantes para essas necessidades. Entretanto, o próprio conceito de "doença" e "transtorno" muitas vezes permanece obscuro.[6] A doença é uma construção explicativa que integra informações sobre o desvio da norma de uma população, como manifestações clínicas e patologias características, causas subjacentes e redução da aptidão biológica. A progressão típica do conhecimento começa com a identificação de manifestações clínicas, uma síndrome, e o desvio da norma. A compreensão da patologia e da etiologia geralmente ocorre muito mais tarde. No entanto, não há um ponto fixo ou um limite além do qual uma síndrome pode ser chamada de doença. A maioria dos transtornos em nossas classificações atuais é, na melhor das hipóteses, descrita como síndrome.[7]

A tarefa essencial na construção da nosologia de doenças distintas é identificar agrupamentos clínicos internamente coesos com base em inter-relações estabelecidas de sintomas e síndromes (aspecto transversal) com padrões de curso e resultado (aspecto longitudinal). No desenvolvimento de critérios diagnósticos para transtornos psiquiátricos, são fundamentais, portanto, os conceitos de *validade*, isto é, a capacidade de um diagnóstico avaliar o que se propõe, e *confiabilidade*, isto é, a probabilidade de que diferentes clínicos cheguem ao mesmo diagnóstico.[8]

Embora a confiabilidade dos diagnósticos em Psiquiatria possa ser substancialmente melhorada pelo uso de critérios diagnósticos explícitos, sua validade se mantém incerta. As entidades nosológicas em Psiquiatria apresentam validade insatisfatória, uma vez que os critérios atuais não diferenciam suficientemente bem os diferentes transtornos, o que leva a altas taxas de comorbidades e falta de especificidade para a seleção do tratamento. Aquilo que se entende por validade de um conceito de diagnóstico em Psiquiatria raramente é discutido, e poucos estudos abordaram essa questão diretamente. Como a validade dos conceitos diagnósticos e seus critérios de definição é uma questão crítica, é importante esclarecer o que implica o termo "validade" no contexto do diagnóstico psiquiátrico.[8]

Uma série de procedimentos foram propostos para aumentar a validade dos diagnósticos psiquiátricos na ausência de uma medida simples. Robins e Guze[9] delinearam um programa com cinco componentes: descrição clínica, dados laboratoriais, delimitação de outros transtornos, estudos de seguimento e estudos familiares. Essa proposta foi posteriormente organizada por Kendler,[10] que fez a distinção entre validadores antecedentes: (1) agregação familiar, personalidade pré-mórbida, fatores precipitantes, (2) validadores concorrentes (p. ex., testes psicológicos) e (3) validadores preditivos, como consistência diagnóstica ao longo do tempo, taxas de recaída e/ou recuperação, resposta ao tratamento.

Andreasen[11] propôs validadores adicionais, como descobertas de genética molecular, neuroquímicas, neuroanatômicas, neurofisiológicas e de neurociência cognitiva. Esses critérios sugerem, implicitamente, que os distúrbios psiquiátricos são entidades distintas, ignorando a possibilidade de que possam se fundir sem um limite claro entre eles. No entanto, há evidências crescentes de sobreposição de vulnerabilidade genética à esquizofrenia e ao transtorno bipolar, bem como a transtornos aparentemente não relacionados, como espectro do autismo, deficiência intelectual e, possivelmente, epilepsia. É igualmente provável que os mesmos fatores ambientais possam contribuir para várias síndromes diferentes. Foi proposto que as variações na sintomatologia psiquiátrica possam, de fato, ser mais bem representadas por "uma matriz ordenada de dimensões de agrupamento de sintomas"[12] do que por um conjunto de categorias distintas. No entanto, seria prematuro, neste momento, descartar as classificações atuais.

Em contraste com a validade, pode-se dizer que um diagnóstico tem utilidade se fornecer informações não triviais sobre prognóstico e prováveis resultados do tratamento e/ou proposições testáveis sobre correlatos biológicos e sociais.[13] Muitos dos conceitos diagnósticos listados em classificações contemporâneas, como o *Manual Diagnóstico e Estatístico de Transtornos Mentais* (DSM) e a *Classificação Internacional de Doenças* (CID), são úteis para os clínicos, independentemente de a categoria em questão ser ou não válida, pois fornecem informações sobre probabilidade de recuperação, recaída, deterioração e funcionamento social, além de orientarem as decisões de tratamento e a pesquisa sobre a etiologia da síndrome e de descreverem também os perfis de sintomas. No entanto, existe uma diferença crítica entre validade e utilidade. A validade é, por definição, uma atribuição invariável de uma categoria de diagnóstico: pode haver incerteza sobre sua justificativa por falta de informações empíricas relevantes, mas, em princípio, uma categoria não pode ser "parcialmente" válida.[13] A utilidade, por outro lado, é uma característica passível de ser incrementada, e é parcialmente específica de um contexto.

EVOLUÇÃO DAS CLASSIFICAÇÕES EM PSIQUIATRIA

Kraepelin e a nosologia psiquiátrica moderna

A discussão entre sistemas diagnósticos clínicos e de base etiológica é antiga. Desde a Antiguidade, os gregos classificavam os transtornos mentais de acordo com sinais externos. Hipócrates valorizou as causas subjacentes relacionadas com um diagnóstico ao descrever, por exemplo, a melancolia, palavra derivada do latim, que significa "bílis negra", cujo excesso acreditava-se causar tristeza prolongada.[14]

O paradigma fenomenológico, cujo alicerce encontra-se na classificação kraepeliniana baseada na observação e no curso dos sintomas e na evolução da doença, continua presente nas classificações atuais, como no DSM-5[15] e na seção de transtornos mentais e comportamentais da CID-10,[16] influenciando a prática clínica e a pesquisa em Psiquiatria.

Por muitas gerações, a Psiquiatria tem tentado vincular síndromes a condições fisiopatológicas específicas, as quais, por sua vez, podem levar a tratamentos próprios e à prevenção. Em meados do século XIX, entre 1860 e 1870, a ciência médica fazia grandes avanços na compreensão das origens biológicas das doenças clínicas. Morel, van der Kolk, Skae e Clouston concluíram que uma nosologia com base na etiologia seria mais científica do que a clássica abordagem sindrômica, pois forneceria um fundamento mais seguro para o tratamento e a pesquisa do que apenas o fenômeno clínico. Já naquela época, as demais áreas da Medicina confirmavam diagnósticos por meio de testes objetivos que incluíam os processos etiológicos das doenças.[17]

No período de 1860 a 1900, Kahlbaum, Hecker e Kraepelin foram responsáveis pela mudança de paradigma na concepção do diagnóstico psiquiátrico, indo além das síndromes baseadas em sintomas, populares desde o fim do século XVIII, como mania, melancolia, demência etc.[18] Eles foram profundamente influenciados pelo desenvolvimento da Medicina geral, em especial pelo aumento das teorias bacterianas das doenças. Ainda mais importante, o pensamento desses três pesquisadores clínicos foi moldado pelo crescente entendimento e pelo delineamento da síndrome de paralisia geral progressiva, favorecendo sua abordagem para as outras síndromes psiquiátricas.

Emil Kraepelin (1856-1926), protagonista da nosologia psiquiátrica moderna, formulou a maneira como vemos o mundo das síndromes psiquiátricas. Além de ser um ótimo observador clínico e excelente sistematizador, também era um pensador teórico sofisticado. Deu grande ênfase à importância da observação clínica cuidadosa na Psiquiatria, mas também percebeu claramente as limitações de se confiar exclusivamente em tais características. Ele sabia que observações clínicas e longitudinais detalhadas eram necessárias, mas não suficientes para o desenvolvimento de uma nosologia psiquiátrica definitiva. Kraepelin via os transtornos psiquiátricos como multifatoriais e tipicamente decorrentes da interação de inúmeras causas internas e externas. Essa etiologia multifatorial, ele afirmava, era provavelmente uma característica básica dos próprios transtornos. Kraepelin reconheceu a enorme dificuldade inerente ao desenvolvimento de um sistema de diagnóstico psiquiátrico definitivo e defendeu a incorporação de processos biológicos com base no cérebro (patologia do cérebro), em um contexto ambiental e de desenvolvimento, incluindo fatores de risco causais e – a partir de 1919 – a genética e a bioquímica. Ele estava ciente das importantes limitações de cada abordagem, mas acreditava que, em conjunto, estas poderiam fornecer muito mais informações. No fim de sua vida, Kraepelin considerava sua própria nosologia "uma maneira temporária de colocar parte do material observado em um tipo de ensino", ciente da dificuldade de se definir um limite preciso entre doença e saúde.[19] Ele afirmou, em um de seus últimos artigos, "Patterns of Mental Disorder", que era "necessário afastar-se da organização de doenças em grupos ordenados e bem definidos e estabelecer-se a meta indubitavelmente maior e mais satisfatória de entender sua estrutura essencial". Ainda hoje, esse objetivo de validade ainda não foi alcançado.[8]

DSM – Sistema americano de critérios de diagnóstico

A American Psychiatric Association (APA) criou um sistema de diagnóstico unificado para toda a Psiquiatria americana e publicou, em 1952, o *Manual Diagnóstico e Estatístico de Transtornos Mentais* (DSM), para que os profissionais de Saúde Mental nos EUA usassem uma linguagem comum ao diagnosticar indivíduos com transtornos mentais.[20] Esse manual foi dividido em duas seções principais, uma para transtornos com doença cerebral orgânica estabelecida e outra para transtornos sem evidência de achados cerebrais orgânicos.[21] Os últimos foram rotulados de "funcionais" e subdivididos em transtornos de psicose, psiconeurose e de personalidade. A classificação dos transtornos psiquiátricos no DSM de 1952 foi baseada etiologicamente: a nomenclatura dos transtornos mentais como "reações" a estressores (p. ex., "reação depressiva" e "reação esquizofrênica") pressupunham claramente implicações de causalidade psicodinâmica.[22]

Uma segunda edição do manual (DSM-II) foi publicada em 1968. A revisão do DSM original foi motivada pelo desejo de aumentar a compatibilidade dos sistemas de diagnóstico americanos e internacionais e abordar inconsistências em critérios entre o DSM e a CID, da Organização Mundial da Saúde (OMS), que estava em sua 8ª edição. O DSM-II[23] expandiu o número de seções de diagnóstico de duas para dez e adicionou uma seção de infância/adolescência. Como o DSM-I foi projetado para gerar estatísticas populacionais, não foi possível a inclusão de comorbidades diagnósticas. Essa impossibilidade foi suspensa no DSM-II e manteve a nomenclatura psicodinâmica e a classificação baseada em etiologia do DSM-I, mas o termo "reação" foi removido, possivelmente representando um passo inicial em direção a uma orientação ateórica nas suas futuras versões.

Na década de 1970, Robert Spitzer, do Instituto de Psiquiatria do Estado de Nova York, liderou a revisão para o DSM-III.[23] Seu grupo usou os critérios de Feighner et al.[24] como um modelo para a criação dos novos Critérios de Diagnóstico de Pesquisa (RDC), com um número expandido de diagnósticos.[25] Com base nos critérios de Feighner et al. e dos RDC, Spitzer introduziu a operacionalização formal do diagnóstico psiquiátrico com confiabilidade e validade estabelecidas no DSM-III e forneceu um novo sistema hierárquico e multiaxial para diagnóstico utilizando critérios de exclusão.[26] O DSM-III substituiu formulações psicodinâmicas e terminologia relacionada com critérios que eram ateóricos e agnósticos em relação à etiologia dos transtornos psiquiátricos. Como concessão aos profissionais psicodinâmicos, o termo "neurose" foi mantido na nomenclatura, mas acabou sendo removido em futuras edições do DSM.[27]

Uma grande mudança de paradigma foi realizada no DSM-III, a qual contribuiu para um redirecionamento radical dos critérios diagnósticos americanos.[28] Esses avanços faziam parte de um movimento maior na Psiquiatria americana da época para legitimar a Psiquiatria como especialidade médica, fundamentando o campo na pesquisa empírica. Como exemplo, podemos citar o transtorno de estresse pós-traumático (TEPT) e o transtorno de personalidade *borderline*, os quais não faziam parte dos critérios diagnósticos americanos até serem incluídos pela primeira vez no DSM-III em 1980 – vale lembrar que ambos têm persistido até a edição atual dos critérios, o DSM-5-TR. publicado em 2022.

O DSM-III-R[29] foi publicado em 1987 como uma revisão da edição anterior, que aprimorou ainda mais os critérios de valor utilitário com base em sugestões de clínicos e pesquisadores. A hierarquia diagnóstica foi removida, levando ao registro de comorbidades acentuadamente aumentadas em estudos epidemiológicos que se seguiram.

O DSM-IV,[30] por sua vez, foi publicado em 1994. Seu desenvolvimento foi motivado pela publicação de novos critérios internacionais (CID-10) em 1993, mas apresentou poucas mudanças significativas. A mudança mais abrangente no DSM-IV foi a adição de "prejuízo ou sofrimento clinicamente significativo" em todos os diagnósticos. O transtorno de estresse agudo, o transtorno bipolar tipo II e o transtorno de Asperger não foram incluídos até serem introduzidos no DSM-IV em 1994. Uma versão de "revisão de texto", DSM-IV-TR,[31] foi lançada em 2000 com o objetivo de atualizar a literatura científica entre 1992 e 1998, porém os critérios operacionais mantiveram-se essencialmente iguais, fornecendo mais detalhes no texto de características associadas aos transtornos.

O objetivo dos critérios diagnósticos do DSM modificou-se ao longo do tempo. DSM-I e DSM-II foram desenvolvidos com o intuito de coletar informações estatísticas sobre a prevalência de transtornos mentais na população geral. O objetivo original dos critérios de Feighner et al., que foram usados para o DSM-III, foi fornecer um diagnóstico válido e confiável para a pesquisa, classificando os pacientes em amostras fenomenologicamente mais homogêneas. A principal razão declarada para a revisão dos critérios do DSM-III-R era a abordagem da utilidade clínica do diagnóstico, objetivo que foi alcançado com a inclusão de clínicos. Nos últimos anos, cada vez mais critérios diagnósticos sistemáticos têm sido usados para o reembolso e os aspectos financeiros e jurídicos da prática clínica.

Classificações atuais – DSM-5, DSM-5-TR, CID-10 e CID-11

A nosologia psiquiátrica atual, baseada no DSM-5[15] e em sua versão revisada – DSM-5-TR,[32] publicada em 2022 –, bem como na seção de transtornos mentais e comportamentais da CID-10[16] e da recém-divulgada CID-11, é fundamentada em critérios descritivos realizados por um consenso de especialistas. O DSM-5 e sua versão revisada, a CID-10 e a CID-11 são sistemas de classificação que foram projetados principalmente para fins clínicos, especificamente para fornecer uma linguagem comum no diagnóstico e tratamento de pacientes com transtornos psiquiátricos.[33]

A classificação internacional de transtornos mentais é o sistema de classificação médica mais amplamente utilizado em todo o mundo. A CID-10 fornece um sistema de classificação gratuito e acessível que pode ser utilizado com relativa facilidade por clínicos e psiquiatras.

O uso das categorias do DSM e da CID possibilitou a realização de estudos epidemiológicos de transtornos psiquiátricos que documentaram o enorme fardo dessas condições globalmente. A CID tem se concentrado principalmente na utilidade clínica para a atenção primária em países de baixa e média rendas e para não especialistas. Um sistema para garantir a classificação e o diagnóstico de transtornos psiquiátricos é uma base essencial para os esforços contínuos em saúde mental global. Os estudos da OMS têm sido fundamentais para mostrar uma enorme e crescente proporção de morbidade e mortalidade por transtornos mentais, com subdiagnóstico e subtratamento significativos quando comparados com as chamadas doenças físicas.[34]

O DSM-5 enfatizou a validade diagnóstica, e a CID-11 tem enfatizado a utilidade clínica. Esta, no entanto, depende da validade diagnóstica, e há uma sobreposição considerável entre esses conceitos.[35]

Embora o desenvolvimento de critérios mais precisos tenha aumentado a confiabilidade do diagnóstico, a validade das categorias de diagnóstico atuais tem sido objeto de debate e controvérsia. A fragmentação da psicopatologia em um grande número de "transtornos", dos quais muitos são apenas sintomas, facilita a proliferação de diagnósticos comórbidos que comprometem a distinção entre comorbidade verdadeira (coocorrência de distúrbios etiologicamente independentes) e a comorbidade espúria, que pode ser uma característica de síndromes multifacetadas, mas essencialmente unitárias. Os limites entre diagnósticos distintos são difusos; há heterogeneidade significativa nestes, muitos pacientes são classificados com diagnósticos vagos "não especificados" e a comorbidade entre transtornos independentes é excessiva.[36] Portanto, não é surpreendente que os transtornos, como definidos nas versões atuais do DSM e da CID, tenham forte tendência a coocorrer, o que sugere que pressupostos fundamentais dos esquemas de diagnóstico dominantes possam estar incorretos. Apesar de DSM-5, CID-10 e CID-11 não serem classificações sistemáticas para aplicação desse termo na biologia, eles são ferramentas úteis de comunicação e desempenham papel importante na pesquisa, no manejo clínico e no ensino.

CID-10

Versão utilizada pela OMS desde 1992, atualmente em processo de substituição pela CID-11, que passou a vigorar a partir de 2022. Seu quinto capítulo é dedicado para os transtornos mentais, que começam com a letra "F". O capítulo apresenta 10 divisões maiores (F0 a F9), cada uma fracionada em 10 subdivisões, e assim sucessivamente. Trata-se basicamente de uma classificação descritiva, na qual se observa, empiricamente, a etiologia como um critério definidor em apenas algumas das principais categorias (orgânicas, relacionadas ao uso de substâncias, e relacionadas ao estresse).[37] Seus princípios e propriedades principais seriam intenção de que poderia ser utilizada por diversos grupos profissionais em todas as culturas e sistemas de Saúde, tanto no ambiente clínico quanto no acadêmico.

CID-11

Publicada em 2018, entrou em vigor em 2022 e encontra-se no processo de transição para que seja utilizada plenamente. O desenvolvimento do capítulo de Psiquiatria da CID-11 foi caracterizado por um foco na utilidade clínica, na aplicabilidade global e na validade científica, ou seja, como já havia sido feito com a CID-10. Até agora, as avaliações dos profissionais de Saúde Mental da CID-11 são relativamente positivas. As mudanças da CID-10 para a CID-11 incluem a introdução de novos diagnósticos, o refinamento dos critérios diagnósticos dos diagnósticos existentes e passos notáveis na direção da dimensionalidade para alguns diagnósticos. No entanto, não houve mudança de paradigma da CID-10 para a CID-11.[38]

As principais mudanças encontradas são:

- Capítulos exclusivos para transtornos de sono-vigília e condições relacionadas à sexualidade e suas disfunções
- Exclusão de "reação de estresse agudo" e "luto não complicado"
- Utilização do termo "transtorno do desenvolvimento intelectual" em detrimento de "retardo mental", já em desuso
- Supressão de subtipos de esquizofrenia e sintomas de primeira ordem sem tanta relevância quanto constava em versões anteriores
- Categorização de "transtorno bipolar tipo II" como entidade distinta (assim como no DSM) de transtorno de humor
- Inclusão de "transtorno de acumulação" e "transtorno pelo uso de eletrônicos" (*gaming disorder*) como duas novas entidades das síndromes de dependência.

DSM-5

As definições de doença com base no DSM estão na quinta edição, o DSM-5.[15] David Kupfer, neurocientista de Pittsburgh, foi o presidente da força-tarefa dessa edição. As principais prioridades para a quinta revisão dos critérios foram incorporar pesquisa etiológica e neurobiológica em definições dos transtornos psiquiátricos e melhorar a utilidade clínica dos critérios.[36] Os objetivos incluíam incorporar, nos critérios diagnósticos, medidas dimensionais e transversais, história ambiental e de desenvolvimento e descrições de texto que os acompanham.[39] Uma mudança fundamental no sistema de diagnóstico psiquiátrico do DSM-5 foi a remoção da abordagem multiaxial em razão dos limites pouco claros entre diagnósticos clínicos e psiquiátricos, uso inconsistente do eixo IV (problemas psicossociais e ambientais) por clínicos e pesquisadores e validade psicométrica pobre do eixo V (avaliação global do funcionamento).[40] Assim como ocorreu com as versões anteriores, a quinta versão do DSM teve várias críticas levantadas logo após seu lançamento, em 2013. O DSM-5 continuou a tradição dos critérios diagnósticos operacionais, em vigor desde a publicação do DSM-III, que segue um paradigma conceitual empírico, ateorético e agnóstico em termos de etiologia, ao contrário da proposta inicial do sistema DSM. Um dos principais temas debatidos foi a persistência da abordagem categorial dos transtornos mentais, além da introdução de novas síndromes que não se baseiam em evidências adequadas. Além disso, o limite de critérios diagnósticos para muitos transtornos mentais foi reduzido, tornando ainda mais imprecisas as fronteiras entre "normalidade" e "patologia".

Projetado como ferramenta puramente diagnóstica, o DSM-5 considera transtornos diferentes como entidades distintas. No entanto, os limites entre transtornos geralmente não são tão rigorosos quanto o que o DSM sugere. Na depressão maior, por exemplo, o paciente deve ter pelo menos cinco dos nove possíveis critérios operacionais. Nesse cenário, é possível que dois pacientes recebam o mesmo diagnóstico sem apresentarem um único sintoma em comum. A apresentação do quadro e suas raízes biológicas podem diferir substancialmente, mas poderiam facilmente ser agrupadas em um estudo sobre "depressão maior", criando, assim, uma amostra heterogênea na qual diferentes cenários clínicos vão compor o todo. A depressão está associada a vários sintomas diferentes, incluindo desamparo, isolamento social e anedonia, por exemplo, mediados por diferentes circuitos cerebrais.[41] Vários estudos reconheceram que a depressão é uma construção multidimensional, mas os critérios operacionais atualmente adotados são limitados em termos da capacidade de investigar essa multidimensionalidade.[42] Ainda, ao agrupar condições, o DSM-5 pode obscurecer vários possíveis substratos etiológicos que poderiam ser mais claros com mais divisões, e essa concessão pode nos levar a perder algumas oportunidades de tratamento e de melhor entendimento da etiopatogenia de diferentes doenças psiquiátricas. O equilíbrio relacionado com vários fatores, incluindo melhor especificidade diagnóstica, deve continuar como meta para futuras classificações.[43] Embora o DSM-5 tenha explicitado como objetivo primário incorporar pesquisa etiológica e neurobiológica em definições dos transtornos psiquiátricos, sua versão fracassou em tornar essa intenção realidade.

DSM-5-TR

Em contraste com o DSM-IV-TR, no qual as atualizações foram confinadas quase exclusivamente ao texto, há uma série de mudanças e melhorias significativas no DSM-5-TR que são de interesse para clínicos e pesquisadores. Essas alterações incluem o acréscimo de novas entidades nosológicas, bem como modificações e terminologias atualizadas em critérios diagnósticos e em definições de especificador. Nos próximos parágrafos discorreremos sobre as principais atualizações.

Transtorno do luto prolongado, transtorno do humor não especificado e transtorno neurocognitivo leve induzido por estimulantes foram adicionados como novas entidades nosológicas.

Códigos de sintomas independentes foram adicionados para ressaltar a atenção clínica para a presença (ou histórico) de comportamento suicida ("comportamento potencialmente autolesivo com pelo menos alguma intenção de morrer") e automutilação não suicida ("dano intencional autoinfligido ao corpo que pode induzir sangramento, hematomas ou dor na ausência de intenção suicida"). Esses códigos permitirão ao clínico registrar esses comportamentos clinicamente importantes, independentemente de qualquer diagnóstico psiquiátrico específico.

Mudanças nos critérios diagnósticos ou definições de especificadores foram implementadas para mais de 70 transtornos. Embora a maioria dessas alterações seja relativamente pequena, algumas são mais significativas e abordam problemas identificados que podem levar a erros de diagnóstico. As alterações de maior relevância clínica seriam as do critério A para transtorno do espectro do autismo; mudanças nos especificadores de gravidade para episódio maníaco; adição de especificadores de curso ao transtorno de ajustamento; e alterações no critério A para *delirium*.

A terminologia do DSM-5 foi atualizada para se adequar ao uso preferencial atual e inclui a substituição de "medicamentos neurolépticos", que enfatizam os efeitos colaterais, por "medicamentos antipsicóticos ou outros agentes bloqueadores do receptor de dopamina"; de "deficiência intelectual" por "transtorno do desenvolvimento intelectual"; e de mudança de "transtorno de conversão" para "síndrome neurológica funcional". Refletindo a evolução da terminologia na área de disforia de gênero, "gênero desejado" é substituído por "gênero experimentado"; "nascido masculino/ nascido feminino" por "homem atribuído ao nascimento" ou "mulher atribuída ao nascimento"; e "regime de tratamento *cross-sex*" por "regime de tratamento de afirmação de gênero".[44]

Nenhuma das muitas tentativas de reformular a nosologia dos principais transtornos psiquiátricos foi inteiramente satisfatória. Não há dúvida de que a hipótese nosológica clássica foi um grande passo, introduzindo ordem e parcimônia em um campo anteriormente caótico ou arbitrariamente subdividido. No entanto, repensar a teoria nosológica subjacente à classificação dos transtornos psiquiátricos exigirá o desenvolvimento de uma estrutura conceitual que possibilite melhor integração dos dados clínicos, neurobiológicos, genéticos e comportamentais.

MODELOS DIMENSIONAIS DE PSICOPATOLOGIA

As representações dimensionais dos transtornos mentais demonstraram melhorar substancialmente a confiabilidade modesta (ou mesmo questionável) e a validade do diagnóstico em Psiquiatria, para além das medidas categoriais.

Recentemente foram desenvolvidas duas estruturas dimensionais, a Taxonomia Hierárquica da Psicopatologia (HiTOP, do inglês *Hierarchical Taxonomy Of Psychopathology*) e os Critérios de Domínios de Pesquisa (RDoC, do inglês *Research Domain Criteria*), como alternativas para fins de pesquisa aos sistemas de classificação do DSM-5 e da CID-10. Essas duas abordagens pioneiras são vistas como sistemas complementares e têm em comum a adoção de um esquema hierárquico e totalmente dimensional. O RDoC é uma promessa para o avanço da pesquisa neurobiológica relevante para a psicopatologia, ao passo que a HiTOP se preocupa principalmente com a reestruturação da nosologia psiquiátrica ao fornecer uma organização empírica de psicopatologia.[45]

Taxonomia Hierárquica da Psicopatologia (HiTOP)

A Taxonomia Hierárquica da Psicopatologia (HiTOP) foi desenvolvida por um consórcio independente de pesquisadores de psicopatologia. Esse programa foi resultado de uma longa insatisfação com os sistemas de classificação atuais e sua incapacidade de moldar adequadamente a estrutura da psicopatologia. Seu principal objetivo é fornecer uma organização de psicopatologia dimensionada empiricamente, por meio de uma hierarquia estruturada, ou seja, sintomas/sinais (nível 1) estão contidos em síndromes/traços (nível 2), e estes estão incluídos nos fatores (nível 3). Os espectros amplos estão situados no topo da hierarquia (nível 4). Uma inovação pioneira da HiTOP é a incorporação de traços de personalidade na estrutura da psicopatologia.[46]

Critérios de Domínios de Pesquisa (RDoC)

O National Institute of Mental Health (NIMH) dos EUA iniciou, em 2009, o projeto Critérios de Domínios de Pesquisa (RDoC) com a proposta de desenvolver, para fins de pesquisa, um sistema de classificação dos transtornos mentais com base em dimensões comportamentais e neurobiológicas. O RDoC fornecerá embasamento à pesquisa das dimensões fundamentais que permeiam as atuais categorias heterogêneas dos transtornos psiquiátricos.

O RDoC descreve cinco grandes domínios mentais, e cada um reflete um sistema cerebral cujo funcionamento é prejudicado, em diferentes graus, em diferentes condições psiquiátricas: emocionalidade negativa, emocionalidade positiva, processos cognitivos, processos sociais e sistemas de excitação/regulação. Cada um desses domínios é dividido em entradas individuais ligadas a circuitos neurais. Por exemplo, sob emotividade negativa, encontram-se três subtipos específicos: medo (hipótese de resultar de disfunção na amígdala e regiões cerebrais conectadas), estresse e ansiedade (relacionados com anormalidades no sistema hipotálamo-hipófise-suprarrenal e hormônios do estresse) e agressão (envolvendo amígdala e hipotálamo, bem como hormônios, como testosterona e vasopressina).[47]

O projeto RDoC é um sistema de classificação muito diferente do DSM e da CID, que se destina a facilitar a tradução dos resultados da pesquisa básica em neurociência para o diagnóstico clínico e tratamento. Assim, fornece um meio complementar de classificar a doença mental com base em medidas comportamentais e neurobiológicas de natureza dimensional, que não se destina a substituir o DSM e a CID. Em pesquisa, é essencial que uma abordagem mais ampla seja utilizada para a descrição do fenótipo clínico. As dimensões são úteis porque ajudam a capturar a enorme complexidade das funções superiores do cérebro que encontramos na prática psiquiátrica. No entanto, é importante reconhecer que as categorias são muito úteis para facilitar a comunicação e a tomada de decisões clínicas em Psiquiatria. A expectativa é que a futura prática psiquiátrica use as medidas de diagnóstico dimensionais e categóricas.

As distinções entre os sistemas RDoC e DSM/CID podem ser capturadas pelos sete pontos principais que essa abordagem incorpora e que incluem diferenças tanto conceituais quanto práticas:[47]

- Perspectiva da pesquisa translacional: em vez de começar com definições baseadas em sintomas e trabalhar na fisiopatologia dos transtornos psiquiátricos, o RDoC inverte esse processo. A ciência básica (genética, outras áreas da neurociência, ciência comportamental) é o ponto de partida, e os transtornos são considerados em termos dos pontos de ruptura do funcionamento normal desses sistemas, com ênfase nos mecanismos que resultam em diferentes graus de disfunção
- Abordagem dimensional à psicopatologia: em contraste com pontos de vista que enfatizam a dimensionalidade como função da gravidade dos sintomas, o RDoC estuda uma gama completa, da variação normal à patológica
- Desenvolvimento de medidas válidas e confiáveis: o desenvolvimento de escalas é uma das prioridades do RDoC. Instrumentos validados, fundamentados em pesquisas de neurociência cognitiva, começam a surgir, de modo a aumentar a precisão da quantificação dos fenômenos estudados. Assim, será possível contarmos com medidas contínuas, semelhantes às práticas de outras áreas da Medicina, como as desenvolvidas para condições como hipertensão ou dislipidemia
- Desenho do estudo: os estudos RDoC envolvem um procedimento de duas etapas. A primeira é estabelecer qual grupo de indivíduos – que não necessariamente têm um mesmo diagnóstico categórico – será inserido no estudo: pode-se simplesmente incluir todos os pacientes que apresentam determinada dimensão sintomatológica (p. ex., ansiedade) ou pacientes com transtornos mentais graves. A segunda etapa é especificar a variável independente no estudo (p. ex., a memória operacional em uma população com transtornos mentais graves), que pode incluir avaliação de neuroimagem de áreas específicas do cérebro, avaliações do prejuízo do funcionamento global do paciente e exploração de genes candidatos relevantes
- Modelo integrativo: esse sistema destina-se a fornecer uma estrutura que dê o mesmo peso a diferentes componentes que compreendem os transtornos mentais, baseando-se na integração de aspectos genéticos, neurobiológicos, comportamentais, ambientais e experienciais. Desse modo, uma hipótese deve ter fortes evidências de sua validade e ser baseada em um sistema biológico específico, por exemplo, um circuito cerebral

- Concentração em hipóteses com evidências sólidas: essas hipóteses devem servir como plataforma para pesquisas em andamento. Não há demanda para incluir toda a psicopatologia que está listada nas várias categorias do DSM e da CID
- Flexibilidade: estar voltado para a pesquisa possibilita ao RDoC acomodar dinamicamente os avanços de pesquisa que tenta promover, diferentemente do DSM ou da CID, cujas alterações nos critérios podem levar a mudanças em todo o sistema de Saúde Mental, como taxas de prevalência, reembolso de seguros, processos judiciais e prática regulatória. Deve haver uma capacidade para excluir constructos que foram substituídos por novos pensamentos, para adicionar novas hipóteses, para decompor uma proposição em duas, e assim por diante.

O projeto RDoC do NIMH representa uma mudança importante na estratégia de pesquisa, com o objetivo geral de implementar uma Medicina de precisão na prática clínica psiquiátrica. Apesar de ser uma iniciativa norte-americana, o projeto é interessante também para a comunidade de pesquisa de muitos outros países, já que terá implicações em todo o mundo.[48] O RDoC não é projetado nem está destinado, neste estágio inicial, a uso na prática clínica. Seu objetivo a curto prazo, em vez disso, é construir um novo panorama para que a pesquisa possa produzir novas descobertas e abordagens que deem embasamento a futuras versões da nosologia psiquiátrica. Entretanto, sem dúvida, convida a possíveis aplicações clínicas, uma vez que a avaliação de rotina dos sistemas propostos pode potencialmente melhorar anamneses convencionais, diagnósticos e planejamento de tratamento dos pacientes.[49]

PSIQUIATRIA COMPUTACIONAL

A Psiquiatria de precisão surge dentro da Medicina de precisão como especialidade com o objetivo de melhorar o diagnóstico, o prognóstico e individualizar o tratamento. Para tal, é de suma importância a validação de modelos neurobiológicos para a classificação dos transtornos mentais.[50] Nesse contexto, surgem os conceitos de *big data*, *machine learning* e inteligência artificial (IA). Alguns ensaios promissores já conseguem, por meio dessas técnicas,[51] realizar um diagnóstico mais acurado entre depressão unipolar *versus* depressão bipolar, ou predizer o prognóstico de conversão para psicose em pacientes com alto risco,[52] bem como avaliar melhor predição de resposta ao tratamento.[53]

Algumas limitações e entraves são encontrados do ponto de vista tanto metodológico quanto ético:[54]

- Insuficiência do alcance de cobertura da tecnologia em serviços de Saúde, profissionais e pacientes
- Qualidade da coleta não fidedigna de dados
- Validade questionável do diagnóstico psiquiátrico
- Acesso aos dados dos pacientes, para evitar exposição inadequada.

Agências reguladoras já consideram ativamente o processo de aprovação dessas técnicas. O desenvolvimento de dispositivos médicos é um exemplo tangível desse novo momento.[55]

CONCLUSÃO

Os importantes avanços nas neurociências e da genética de doenças psiquiátricas não impedem que muitas questões atuais sobre a nosologia psiquiátrica sejam apenas uma repetição de debates que ocorreram no passado, nos períodos anteriores à Psiquiatria científica. Isso sugere que ainda nos deparamos com sistemas de classificação falhos e imprecisos.

O diagnóstico clínico não perdeu utilidade ao longo do tempo. Os limites inerentes à nossa nosologia nos lembram da importância contínua de exames clínicos cuidadosos e de levantamento detalhado da história e especificação fenotípica como elementos essenciais da prática e da pesquisa clínicas. Contudo, o diagnóstico em Psiquiatria varia amplamente, de um clínico ou serviço para outro. Essa variação pode refletir as diferenças na formação, no treinamento, na experiência etc., em diferentes circunstâncias. Há necessidade imperiosa de identificarmos um conjunto de dados que auxiliem o diagnóstico dos transtornos psiquiátricos, para que essa variância seja minimizada. O exame de grandes coortes epidemiológicas representativas será essencial para maior apreciação da totalidade da dimensão de diferentes fenótipos. Uma classificação baseada em sintomas, biomarcadores, história familiar e curso de doença seria um avanço bem-vindo para garantir a confiabilidade e a validade do diagnóstico dessas condições.

A perspectiva futura é uma prática psiquiátrica que alie medidas de diagnóstico dimensionais e categoriais. O diagnóstico dimensional é útil porque auxilia a capturar a enorme complexidade das funções superiores do cérebro, e, ao mesmo tempo, as categorias são importantes para facilitar a comunicação e a tomada de decisões.

As neurociências têm fornecido uma compreensão mais sofisticada e ampla da doença mental, e esse conhecimento deve ser aproveitado para melhorar o diagnóstico em Psiquiatria, bem como para se incorporarem novas tecnologias. Espera-se que futuras revisões das classificações atuais possam refletir os avanços na pesquisa científica. Uma abordagem verdadeiramente nova é necessária para a classificação diagnóstica, a fim de refletir as funções principais e as disfunções do cérebro e, com isso, mapear mais precisamente as experiências dos pacientes.

REFERÊNCIAS BIBLIOGRÁFICAS

1. Surís A, Holliday R, North CS. The evolution of the classification of psychiatric disorders. Behav Sci. 2016;6:5.
2. Black KJ. Psychiatry and the medical model. In: Rubin EH, Zorumski CF (Eds.). Adult Psychiatry. 2. ed. Malden: Blackwell; 2005.
3. Casey BJ, Craddock N, Cuthbert BN et al. DSM-5 and RDoC: progress in psychiatry research? Nat Rev Neurosci. 2013;14(11):810-4.
4. North CS, Surís AM. Advances in psychiatric diagnosis: past, present, and future. Behav Sci. 2017 Jun;7(2):27.
5. Lacerda ALT, Sassi RB, Soares JC. Classification of mood disorders: implications for psychiatric research. Handbook of medical psychiatry. Boca Raton: CRC Press; 2003. Chap. 20, p. 79-88.
6. Jablensky A, Kendell RE. Criteria for assessing a classification in psychiatry. In: Maj M, Gaebel W, Looopez-Ibor JJ et al. (Eds.). Psychiatric diagnosis and classification. Chichester: Wiley; 2002.

7. Sullivan PF, Kendler KS. Typology of common psychiatric syndromes: an empirical study. Br J Psychiatry. 1998;173:312-9.
8. Jablensky A. Psychiatric classifications: validity and utility. World Psychiatry. 2016;15(1):26-31.
9. Robins E, Guze SB. Establishment of diagnostic validity in psychiatric illness: its application to schizophrenia. Am J Psychiatry. 1970;126:983-7.
10. Kendler KS. The nosologic validity of paranoia (simple delusional disorder): a review. Arch Gen Psychiatry. 1980;37:699-706.
11. Andreasen NC. The validation of psychiatric diagnosis: new models and approaches. Am J Psychiatry. 1995;152:161-2.
12. Widiger TA, Clark LA. Towards DSM-V and the classification of psychopathology. Psychol Bull. 2000;126:946-63.
13. Kendell R, Jablensky A. Distinguishing between the validity and utility of psychiatric diagnoses. Am J Psychiatry. 2003;160:4-12.
14. Miller G. Beyond DSM. Seeking a brain-based classification of mental illness. Science. 2010; 327(5972):1437.
15. American Psychiatric Association. Diagnostic and statistical manual for mental disorders. 5. ed. Washington: APA; 2013.
16. World Health Organization. International Classification of Diseases ICD-10. 10. ed. Geneva: WHO; 1992.
17. Kendler KS. David Skae and his nineteenth century etiologic psychiatric diagnostic system: looking forward by looking back. Mol Psychiatry. 2017;22(6):802-7.
18. Kendler KS, Engstrom EJ. Kahlbaum, Hecker, and Kraepelin and the transition from psychiatric symptom complexes to empirical disease forms. Am J Psychiatry. 2017;174:102-9.
19. Kendler KS, Jablensky A. Kraepelin's concept of psychiatric illness. Psychol Med. 2011;41(6):1119-26.
20. Blashfield RK, Keeley JW, Flanagan EH et al. The cycle of classification: DSM-I through DSM-5. Annu Rev Clin Psychol. 2014;10:25-51.
21. American Psychiatric Association. Diagnostic and statistical manual: mental disorders. Washington: APA; 1952.
22. Fischer BA. A review of American Psychiatry through its diagnoses: the history and development of the Diagnostic and Statistical Manual of Mental Disorders. J Nerv Ment Dis. 2012;200:1022-30.
23. American Psychiatric Association. Diagnostic and statistical manual of mental disorders. 2. ed. Washington: APA; 1968.
24. Feighner JP, Robins E, Guze SB et al. Diagnostic criteria for use in psychiatric research. Arch Gen Psychiatr. 1972;26:57-62.
25. Spitzer RL, Endicott J, Robins E. Research diagnostic criteria for a selected group of functional disorders. New York: New York Psychiatric Institute; 1975.
26. American Psychiatric Association. Diagnostic and statistical manual of mental disorders. 3. ed. Washington: APA; 1980.
27. Mayes R, Horwitz AV. DSM-III and the revolution in the classification of mental illness. J Hist Behav Sci. 2005;41:249-67.
28. Bayer R, Spitzer RL. Neurosis, psychodynamics, and DSM-III. A history of the controversy. Arch Gen Psychiatr. 1985;42:187-96.
29. American Psychiatric Association. Diagnostic and statistical manual of mental disorders. 3. ed. Washington: APA; 1987. [Text revision.]
30. American Psychiatric Association. Diagnostic and statistical manual of mental disorders. 4. ed. Washington: APA; 1994.
31. American Psychiatric Association. Diagnostic and statistical manual of mental disorders. 4. ed. Washington: APA; 2000. [Text revision.]
32. American Psychiatric Association. Diagnostic and statistical manual of mental disorders, fifth edition, text revision. Washington: American Psychiatric Association, 2022.
33. Ormel J, Petukhova M, Chatterji S et al. Disability and treatment of specific mental and physical disorders across the world. Br J Psychiatry. 2008;192(5):368-75.
34. Stein DJ, Lund C, Nesse RM. Classification systems in psychiatry: diagnosis and global mental health in the era of DSM-5 and ICD-11. Curr Opin Psychiatry. 2013;26(5):493-7.
35. Regier DA, Narrow WE, Clarke DE et al. DSM-5 field trials in the United States and Canada, part II: test-retest reliability of selected categorical diagnoses. Am J Psychiatry. 2013;170:59-70.
36. Kupfer DJ, Regier DA. Neuroscience, clinical evidence, and the future of psychiatric classification in DSM-5. Am J Psychiatr. 2011;168:672-4.
37. Harrison P, Cowen P, Burns T, Fazel M. Shorter Oxford Textbook of Psychiatry. 7th ed: Oxford University Press; 2017.
38. Gaebel W, Stricker J, Kerst A. Changes from ICD-10 to ICD-11 and future directions in psychiatric classification. Dialogues Clin Neurosci. 2020 Mar;22(1):7-15.
39. Regier DA, Narrow WE, Kuhl EA et al. The conceptual development of DSM-V. Am J Psychiatr. 2009;166:645-50.
40. Kress VE, Barrio MCA, Adamson NA et al. The removal of the multi-axial system in the DSM-5: implications and practice suggestions for counselors. Prof Couns. 2014;4:191-201.
41. Bray N. Psychiatric disorders: splitting depression apart. Nat Rev Neurosci. 2017;18(9):514.
42. Vares EA, Salum GA, Spanemberg L et al. Depression dimensions: integrating clinical signs and symptoms from the perspectives of clinicians and patients. PLoS One. 2015;10(8):e0136037.
43. Leventhal BL. Lumpers and splitters: who knows? who cares? J Am Acad Child Adolesc Psychiatry. 2012;51(1):6-7.
44. First MB, Yousif LH, Clarke DE et al. DSM-5-TR: overview of what's new and what's changed. World Psychiatry. 2022 Jun;21(2):218-9.
45. Hengartner MP, Lehmann SN. Why psychiatric research must abandon traditional diagnostic classification and adopt a fully dimensional scope: two solutions to a persistent problem. Front Psychiatry. 2017;8:101.
46. Kotov R, Krueger RF, Watson D et al. The hierarchical taxonomy of psychopathology (HiTOP): a dimensional alternative to traditional nosologies. J Abnorm Psychol. 2017;126(4):454-77.
47. Cuthbert BN, Insel TR. Toward the future of psychiatric diagnosis: the seven pillars of RDoC. BMC Med. 2013; 11:126.
48. Østergaard FM, Rothschild AJ, Deligiannidis KM. The implications of the National Institute of Mental Health Research Domain Criteria for researchers and clinicians. Acta Psychiatr Scand. 2014;130(6):409-14.
49. Yager J, Feinstein RE. Potential applications of the National Institute of Mental Health's Research Domain Criteria (RDoC) to clinical psychiatric practice: how RDoC might be used in assessment, diagnostic processes, case formulation, treatment planning, and clinical notes. J Clin Psychiatry. 2017;78(4):423-32.
50. Fernandes BS, Williams LM, Steiner J et al. The new field of 'precision psychiatry'. BMC Med. 2017; 15(1):80.
51. Redlich R, Almeida JJR, Grotegerd D et al. Brain morphometric biomarkers distinguishing unipolar and bipolar depression. A voxel-based morphometry-pattern classification approach. JAMA Psychiatry 2014;71(11):1222-30.
52. Mechelli A, Lin A, Wood S et al. Using clinical information to make individualized prognostic predictions in people at ultra high risk for psychosis. Schizophr Res. 2017;184: 32-8.
53. Cao B, Cho RY, Chen D et al. Treatment response prediction and individualized identification of first-episode drug-naïve schizophrenia using brain functional connectivity. Mol Psychiatry. 2020;25(4):906-13.
54. Passos IC, Mwangi B, Kapczinski F. Big data analytics and machine learning: 2015 and beyond. Lancet Psychiatry 2016;3(1):13-5.
55. U.S. Food & Drug Administration (FDA). Proposed regulatory framework for modifications to artificial intelligence/machine learning (AI-ML)-based software as a medical device (SaMD). Disponível em: https://www.fda.gov/media/122535/download. Acesso em: 29 março 2023.

8 Instrumentos de Avaliação em Psiquiatria

Elaine Henna • Yuan-Pang Wang • Clarice Gorenstein

INTRODUÇÃO

A avaliação em saúde mental é um processo complexo que, por envolver múltiplos aspectos, requer uma variedade de instrumentos e técnicas para sua mensuração.[1] Esses instrumentos têm acompanhado a evolução da Psiquiatria, auxiliando na uniformização da avaliação psicopatológica, na aferição de gravidade sintomatológica e na análise do efeito dos tratamentos propostos. Essas ferramentas, quando usadas adequadamente, podem fornecer informações valiosas para orientar o diagnóstico e a conduta a ser adotada em casos de transtornos mentais.

Fora do contexto de hospitais e ambulatórios especializados em saúde mental, percebeu-se que os transtornos mentais ocorrem de modo prevalente na comunidade. A alocação de recursos da Saúde e a formulação de políticas públicas em Psiquiatria para a detecção rápida dos quadros mentais em ambiente extra-hospitalar têm impacto positivo na prevenção de doenças na população geral. Para esse fim, há a necessidade de instrumentos de fácil aplicação e interpretação que possibilitam a avaliação de sintomas psicológicos e mentais em grandes estudos populacionais. Instrumentos breves de autorrelato e custo-efetivos, como o *Self-Report Questionnaire* (SRQ-20)[2] e o Questionário de Saúde Geral (GHQ-12),[3] contribuem substancialmente para o rastreamento de casos de transtornos mentais comuns na população geral e na Atenção Primária à Saúde (APS). Eles ajudam a identificar casos prováveis de diagnósticos psiquiátricos em pesquisas epidemiológicas com amostras selecionadas e, consequentemente, a necessidade de tratamento precoce.

Um aspecto primordial na saúde mental é a definição do diagnóstico psiquiátrico. Os instrumentos diagnósticos passaram de entrevistas clínicas livres, cujo resultado depende do treinamento, e referencial teórico do avaliador, para questionamentos estruturados com linguagem uniforme descritiva, terminologia própria e regras para sua aplicação.[1] A entrevista psiquiátrica estruturada é uma das ferramentas mais sensíveis para composição diagnóstica, pois estabelece diagnósticos embasados em critérios operacionais de um sistema de classificação de transtornos mentais, por exemplo, a Entrevista Clínica Estruturada para os Transtornos do Manual Diagnóstico e Estatístico de Transtornos Mentais (*Structured Clinical Interview for DSM* [SCID]).[4]

A outra categoria de instrumento são as escalas de avaliação. Essas escalas não têm finalidade diagnóstica, mas mensuram a gravidade sintomatológica e seus impactos na vida diária do paciente, e a frequência desses sintomas, monitoram a melhora clínica sob a intervenção de um tratamento e auxiliam na seleção dos participantes de ensaios clínicos. Elas podem ser específicas para avaliar diferentes psicopatologias, como as escalas de depressão para adultos – Escala de Avaliação de Depressão de Hamilton,[5] Escala de Depressão de Montgomery-Åsberg,[5,6] Inventário de Depressão de Beck-II –,[7] e as escalas dependentes da faixa etária, como o Inventário de Depressão Infantil[8] e a Escala de Depressão Geriátrica.[9] Diferentes transtornos, como de ansiedade, psicoses, alimentares, do impulso, dependências, são avaliados com instrumentos desenvolvidos para abranger os diversos aspectos desses construtos. Além deles, há recursos gerais que complementam a avaliação de um transtorno mental, como aqueles que avaliam qualidade de vida, bem-estar, funcionamento global, ambiente familiar, adequação social, religiosidade etc.

Os fundamentos teóricos subjacentes à elaboração desses instrumentos provêm da psicometria, que pode ser definida como a ciência responsável pela teoria e pela técnica de aferir os processos mentais, incluindo a mensuração de habilidades, conhecimentos, atitudes, satisfação nas diversas esferas da vida, sentimentos e sintomas emocionais. Os principais avanços da psicometria foram impulsionados pelo advento de ensaios clínicos em psicofarmacologia que despertaram a necessidade de quantificar objetivamente a efetividade dos tratamentos. A evolução constante de técnicas estatísticas cada vez mais sofisticadas tem refinado os modelos utilizados para a mensuração dos construtos de saúde mental.

Embora o uso de instrumentos de avaliação em pesquisas esteja bem estabelecido, sua aplicação na prática diária ainda é limitada. Alguns críticos alegam prejuízo à relação médico-paciente e reducionismo da experiência psicopatológica a escores de escalas.

BREVE HISTÓRICO

As origens da testagem psicológica são atribuídas ao desenvolvimento de métodos para medir a inteligência no século XIX. Em 1884, o psicometrista Francis Galton fundou o primeiro laboratório dedicado às aferições psicológicas em Londres. Em conjunto com James McKeen Cattell, criaram a primeira bateria para testar a força e a rapidez da reação mental. Leon Louis Thurstone diferenciou a psicometria da psicofísica ao medir o comportamento por meio de processos mentais (lei do julgamento comparativo).[1]

Vários cientistas desenvolveram testes precisos para identificar os fenômenos mentais, como, por exemplo, a memória, a discriminação e o tempo de reação sensorial. O rigor científico das mensurações psicológicas, entretanto, exigiu o uso de modelos matemáticos para avaliar a possibilidade de erro de aferição. Partindo da premissa de que toda medida está sujeita a erros ou a algum grau de inexatidão, a análise da precisão ou da fidedignidade de um instrumento psicológico indicaria o quanto essa mensuração se afastaria do correto ou do real. Esses parâmetros procuram expressar o quanto os resultados observados conseguem representar o teste, de acordo com o tipo de técnica utilizada na coleta empírica da informação ou da técnica estatística adotada para a análise dos dados empíricos coletados.[1]

O coeficiente alfa de Cronbach e a correlação de Pearson, por exemplo, são indicadores que expressam a equivalência ou o afastamento entre duas medidas coletadas em diferentes indivíduos e ocasiões. Nesse mesmo período, Spearman e Thurstone também desenvolveram a análise fatorial, um método estatístico bastante utilizado para demonstrar a validade de construto de um teste psicológico. Com essa técnica, é possível avaliar se determinados itens de um instrumento apresentam algum padrão subjacente de correlação. A análise fatorial é muitas vezes utilizada para reduzir uma série grande de elementos com base na relação de covariância dos dados. Essa técnica multivariada possibilita extrair uma quantidade menor de fatores latentes que não foram observados nas respostas.

A psicometria também pode auxiliar a desenvolver e refinar as abordagens teóricas de medidas. Embora existam muitos instrumentos psicométricos disponíveis, nem todos foram avaliados para finalidade de pesquisa e prática clínica. Os instrumentos são recursos valiosos para mensurar comportamentos, opiniões, atitudes e impacto das doenças, e para complementar o diagnóstico clínico ou monitorar a resposta aos tratamentos,[1] portanto, o pesquisador deve certificar-se de que a ferramenta escolhida apresenta evidências psicométricas de confiabilidade e validade para refletir o construto-alvo antes de adotá-lo.

TIPOS DE INSTRUMENTOS DE AVALIAÇÃO

A seleção dos instrumentos de avaliação depende da finalidade desejada. Podem ser utilizados para auxiliar na acurácia do diagnóstico clínico, na quantificação de um fenômeno, para determinar sua gravidade e/ou acompanhar a eficácia terapêutica. Em saúde mental, os três grupos de instrumentos diagnósticos são os de triagem, as entrevistas clínicas e as escalas de avaliação. As escalas de avaliação constituem um outro importante grupo por registrar a psicopatologia do construto-alvo e a sua intensidade.

Entrevistas clínicas

Envolvem um encontro presencial entre um profissional e um respondente com o propósito de averiguar se esse indivíduo apresenta algum transtorno mental, classificando-o quanto ao tipo. Apresentam, portanto, uma finalidade diagnóstica, e várias são desenvolvidas com base nos critérios operacionais de um sistema de classificação de transtornos mentais, por exemplo, o DSM-5, da American Psychiatric Association, ou a CID-11, da Organização Mundial da Saúde. Para as entrevistas serem utilizadas apropriadamente, é necessário que o entrevistador tenha grande familiaridade com a psicopatologia. Além de determinar o diagnóstico psiquiátrico dos pacientes, elas fornecem a avaliação do problema e mobilizam o paciente para o tratamento. Quanto ao formato, as entrevistas podem ser:

- Não estruturadas ou livres: não existe um roteiro fixo, o que possibilita ao entrevistador investigar livremente os tópicos que motivaram a entrevista. Desse modo, novas informações podem surgir durante os questionamentos do entrevistador. A entrevista pode ser gravada e, dependendo da psicopatologia do respondente, pode demandar um tempo longo para sua aplicação. Na prática clínica, esse tipo de entrevista pode levar diferentes avaliadores a concluírem diagnósticos discordantes, de acordo com a cobertura da entrevista e a sua formação teórica
- Semiestruturadas: o entrevistador segue um roteiro estabelecido, porém flexível, possibilitando saltos entre as perguntas rotineiras quando a psicopatologia nuclear puder ser descartada durante a fase de sondagem. A psicopatologia deve ser julgada clinicamente durante a entrevista, e todos os tópicos estabelecidos previamente devem ser abordados para completar a avaliação. Um exemplo de entrevista semiestruturada é a SCID.[4] Trata-se de uma das entrevistas mais usadas em pesquisas clínicas. Ela foi desenvolvida para diagnosticar os transtornos dos eixos I e II, sendo adaptada para os critérios do DSM-5. A *Mini International Neuropsychiatric Interview* (MINI)[10] é uma entrevista semiestruturada desenvolvida para ser utilizada na APS, por ser mais simples e breve que as demais
- Totalmente estruturadas: o entrevistador utiliza um roteiro sistematizado previamente estabelecido para cobrir todos os sintomas, possibilitando fechar diagnósticos psiquiátricos a partir de algoritmos estabelecidos. Em geral, as respostas podem ser do tipo "Sim" ou "Não" e são utilizadas para verificar a presença ou não de determinado sintoma psicopatológico. Um exemplo de entrevista estruturada é a *Composite International Diagnostic Interview* (CIDI),[11] cuja versão traduzida (versão 3.0) foi utilizada em diferentes estudos epidemiológicos. Entrevistadores leigos com treinamento adequado podem aplicar a CIDI, uma vez que a sua aplicação não requer julgamento clínico.

As entrevistas estruturadas e semiestruturadas são habitualmente utilizadas como ferramentas diagnósticas. A CIDI, a SCID e a MINI são as mais utilizadas em pesquisas devido a maiores replicabilidade e facilidade em sua aplicação. Ainda assim, todas as entrevistas demandam treinamento dos profissionais envolvidos e tempo maior na aplicação (cerca de 60 a 90 minutos), o que acaba limitando seu uso em estudos epidemiológicos que envolvam amostras grandes de respondentes. Na sua essência, as entrevistas constituem primariamente um método de interação verbal, contudo, os entrevistadores devem observar os comportamentos não verbais e utilizar o julgamento clínico.

Instrumentos de triagem

Foram desenvolvidos para estudos epidemiológicos, nos quais a entrevista minuciosa de muitos participantes é inviável. No fim do século XX, os instrumentos de triagem foram utilizados em estudos de duas fases, sendo a primeira mais resumida ("instrumentos curtos") e a segunda com entrevistas detalhadas de confirmação. Os instrumentos de rastreamento ou triagem são breves e de fácil preenchimento, possibilitando detectar possíveis casos de transtornos mentais comuns em centros de APS e na comunidade. Por serem de autoaplicação, eles necessitam apenas de orientações básicas para que o próprio indivíduo possa responder às questões. Depende, contudo, da capacidade de leitura, compreensão e nível educacional do respondente.

Habitualmente esses instrumentos têm um ponto de corte estabelecido que delimita a possível presença de um transtorno psiquiátrico. Os pontos de corte são estabelecidos pela comparação com um instrumento diagnóstico robusto para estabelecer sua sensibilidade, especificidade e valor preditivo positivo (VPP).

Os casos suspeitos, quando a pontuação ultrapassa os pontos de corte estabelecidos, devem ser encaminhados para uma posterior avaliação detalhada com uma entrevista clínica. Os principais instrumentos de triagem validados no Brasil são: o SRQ-20,[2] o GHQ-12[3] e o Questionário de Morbidade Psiquiátrica de Adultos (QMPA).[12]

Escalas de avaliação

Identificam a sintomatologia e sua intensidade, possibilitando quantificar um determinado construto. Muitas escalas são construídas com base em critérios diagnósticos, no entanto, elas não possibilitam formular ou confirmar um diagnóstico clínico. São úteis para monitorar a eficácia de tratamento até a remissão sintomatológica, devendo ser capazes de identificar tanto os efeitos benéficos como os adversos às intervenções.

Há vários tipos de escalas de avaliação. As escalas numéricas podem ser classificadas de acordo com uma hierarquia na sua capacidade de representação[13] em:

- Nominais: os resultados representam categorias mutuamente exclusivas, sem qualquer significado ou correspondência entre estas e os valores atribuídos, e identificam apenas o pertencimento a determinado grupo (p. ex., diferentes cores). Possibilitam apenas realizar a contagem de algumas características da amostra
- Ordinais: as pontuações representam uma ordem de grandeza dos fenômenos observados, portanto refletem um *ranking* entre as variáveis. Com os resultados das escalas ordinais, é possível calcular a frequência dos fenômenos observados e associá-la a outras medidas. As escalas ordinais pontuam os itens para refletir a intensidade de sintomas ordenados (leve, moderada, forte) e a frequência dos construtos (nunca, às vezes, frequentemente, sempre). Os resultados não podem ser somados ou subtraídos, pois o intervalo entre os escores nem sempre é uniforme
- Intervalares: há valores com intervalos iguais que partem de um ponto arbitrariamente atribuído, denominado "ponto zero". Os valores da escala refletem a posição e quão distantes entre si estão os construtos ou em relação ao ponto zero. Os resultados podem ser somados ou subtraídos de tal modo que qualquer variação de medidas corresponda a alterações iguais do valor que está sendo medido. Por exemplo: temperatura (o ponto de congelamento da água na escala Celsius ocorre a zero grau e na escala Fahrenheit, a 32 graus). Embora sejam valores diferentes, ambos expressam a mesma informação
- Proporcionais ou de razão: quantifica as diferenças entre as medições a partir de um ponto zero que é fixo e, de fato, representa a nulidade ou a ausência do evento mensurado. Nas escalas de razão, um valor "2" significa duas vezes mais que o "1". Esse tipo de escala é mais usado na física. Quando se avalia a massa de um objeto, independentemente da medida usada – grama ou libra –, o zero é igual em ambas e significa ausência de massa.

As escalas de avaliação podem ainda ser classificadas de acordo com:

- Tipo do respondedor: as de autoavaliação ou autopreenchimento, que são respondidas pelo próprio indivíduo, e as avaliadas pelo observador (*rating scales*). Escalas do observador exigem julgamento clínico e, portanto, seus aplicadores necessitam de treinamento para que a confiabilidade dos dados obtidos possa ser comparável entre diferentes aplicadores. Exemplos de escala de observador são a Escala de Avaliação de Depressão de Hamilton[5] e Escala de Depressão de Montgomery-Åsberg,[5,6] as quais apresentam um roteiro estruturado de avaliação.

  As escalas de autoavaliação são simples de administrar, não requerem treinamento para sua utilização e sofrem pouca interferência da expectativa do aplicador. Frequentemente esse tipo de escala funciona como complemento à avaliação do observador. Em contrapartida, necessita da cooperação do entrevistado e de boa capacidade de compreender as questões, limitando seu uso entre indivíduos com deficiência cognitiva e baixa escolaridade. A presença do entrevistador durante a aplicação das escalas de autorresposta é importante para esclarecer as eventuais dúvidas e checar a completude das respostas. Um exemplo de escala de autoavaliação é o Inventário de Depressão de Beck-II
- Natureza das respostas: as respostas das escalas de autoavaliação podem ser discretas ou analógicas. Nas discretas, as respostas dos fenômenos estudados são colocadas em categorias intervalares. Já nas escalas analógicas, as respostas são colocadas em uma linha que representa toda a variação possível do fenômeno. As escalas analógicas podem ser unipolares, nas quais uma única dimensão é estudada (nenhum tremor → muito tremor), ou bipolares, quando nos extremos da reta há dois descritores opostos (calmo/irritado; alerta/sonolento). Embora as escalas analógicas possam ser flexibilizadas de acordo com a necessidade da pesquisa, os respondentes devem receber uma instrução prévia para marcar a sua resposta.

APLICAÇÃO DOS INSTRUMENTOS DE AVALIAÇÃO

Os dados da entrevista presencial podem ser coletados em "papel e lápis" (PAPI, do inglês *paper and pencil interview*), que é um modo simples e prático de aplicar essas ferramentas. As escalas podem também ser efetuadas por computador (CAPI, *computer-assisted personal interviews*) ou telefone (CATI, *computer-assisted telephone interviews*), possibilitando obter uma quantidade de dados maior e com mais rapidez.[14]

Igualmente eficientes e econômicas, as aplicações via internet têm ganhado muitos adeptos com a popularização de ferramentas eletrônicas. As técnicas informatizadas, pelas suas vantagens de acessibilidade, têm sido empregadas progressivamente, no entanto, mais pesquisas são necessárias para avaliar se esses recursos computadorizados mantêm as mesmas propriedades psicométricas que os impressos.

CONCEITOS BÁSICOS DE PSICOMETRIA

A escolha de um instrumento deve considerar a existência de escalas específicas à cultura. Na ausência de um instrumento universalmente válido, recomenda-se a tradução e a adaptação transcultural daqueles já validados e utilizados em outros idiomas/culturas. O processo de adaptação envolve o desafio de achar a equivalência cultural entre as palavras da língua para a qual está sendo feita a tradução e o significado dos itens da escala original. Assim, escalas meramente traduzidas, sem a devida adequação transcultural, podem perder as qualidades psicométricas do instrumento original.

Os instrumentos devem ser fidedignos e capazes de avaliar os construtos que se propõem a medir. As propriedades básicas de um bom instrumento são a confiabilidade e a validade.

A confiabilidade (*reliability*), também nomeada precisão ou fidedignidade, refere-se a quanto a escala e seus itens refletem o construto que se propõem a medir. A estabilidade da capacidade de essa medida reproduzir o mesmo construto ao longo do tempo e em situações diferentes pode ser quantificada pela reaplicação do instrumento. Os parâmetros mais comumente testados para demonstrar a confiabilidade são:

- Consistência interna: método para avaliar o quanto os itens da escala medem homogeneamente o mesmo construto. Baseia-se na correlação entre os diferentes itens do mesmo teste. Essa estatística possibilita verificar o quanto a escala avalia o construto-alvo por meio da variância dos itens individualmente e em grupo. Habitualmente a consistência interna é medida pelo alfa de Cronbach, que varia de 0 a 1, sendo mais "consistente" quanto mais próximo de "1". Um valor de alfa de Cronbach igual ou acima de 0,7 indica boa consistência interna
- Formas paralelas: consiste na administração de dois tipos diferentes de um mesmo instrumento para o mesmo indivíduo. Mede-se a correlação entre os resultados das duas maneiras. Há necessidade de as duas versões serem equivalentes
- Confiabilidade teste-reteste: consiste na utilização do mesmo instrumento em ocasiões diferentes. Após as aplicações, calcula-se a correlação entre as pontuações obtidas ou a correlação intraclasse. A principal desvantagem desse método é que a memorização das perguntas e respostas pode enviesar os resultados.

A validade de uma escala refere-se à capacidade de o instrumento medir o que é proposto. Em regra há três tipos de indicadores de validade.[15] São eles:

- Validade de conteúdo: representa a certificação de que os itens da escala abrangem todos os aspectos do construto a ser estudado
- Validade de critério: consiste no grau de eficácia que a escala tem de predizer um desempenho específico. Esse tipo de validade pode ser: (1) "preditiva", quando as informações são reunidas e validadas após a coleta dos dados para serem comparadas com um critério padrão-ouro; e (2) "concorrente", quando os resultados forem obtidos simultaneamente ao processo de validação do instrumento
- Validade do construto: busca verificar se os construtos latentes estão representados pelos itens da escala. Na maioria das vezes, utiliza-se a estatística de análise fatorial para avaliar se os itens estão agrupados corretamente.

Os conceitos de confiabilidade e validade são correlacionados e devem ser investigados sempre que se propõe o uso de uma escala para uma nova população. Pode-se afirmar que um instrumento tem alta confiabilidade se todos os itens avaliam homogeneamente o mesmo construto, e alta validade, se os elementos da escala avaliam o conceito teórico que efetivamente se propõem a medir. Exemplificando esses conceitos a partir de um alvo de dardos, a validade seria representada pela precisão ou proximidade dos lances ao centro do alvo, independentemente da distância dos lances entre si (Figura 8.1). A confiabilidade é a reprodutibilidade dos acertos ao alvo e deve anteceder a avaliação da validade do construto; se for baixa, a validade de um construto pode ser bastante afetada (alvo C). A situação ideal é que a confiabilidade seja alta, concomitantemente a uma boa validade (alvo D). Apesar disso, a confiabilidade não reflete necessariamente validade aceitável (alvo A).[16]

No Brasil, há grande disponibilidade de instrumentos desenvolvidos, adaptados, traduzidos e validados de acordo com os princípios psicométricos para serem usados para avaliação dos diferentes transtornos psiquiátricos. Na 2ª edição do livro *Instrumentos de avaliação em saúde mental*,[17] consta uma extensa revisão bibliográfica sobre as escalas validadas no Brasil. A título de exemplo, na Tabela 8.1 são listadas as principais escalas validadas no Brasil para avaliação de transtornos afetivos e ansiosos.

Em geral, as escalas de avaliação são elaboradas especificamente para identificar uma condição específica: depressão, mania, ansiedade, sintomas psicóticos, dependências (Tabela 8.2), transtorno alimentar, impulsividade (Tabela 8.3) e faixa etária: crianças/adolescentes, idosos.

Outros instrumentos são empregados para avaliar aspectos relacionados com a saúde, como, por exemplo, qualidade de vida, adequação e funcionamento social, bem-estar etc. Muitas dessas escalas fornecem informações adicionais a aspectos não esclarecidos no processo diagnóstico, como espiritualidade e funcionamento familiar.

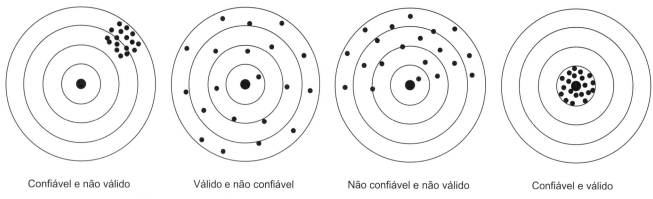

Confiável e não válido | Válido e não confiável | Não confiável e não válido | Confiável e válido

Figura 8.1 Relação entre confiabilidade e validade de um instrumento. (Adaptada de Babbie, 2021.)[16]

Tabela 8.1 Principais escalas validadas no Brasil para avaliação de transtornos afetivos e ansiosos.

Escala		Cobertura	Tipo	Quantidade de itens
HAM-D	Escala de Depressão de Hamilton	Depressão	Avaliador	17/21
MADRS	Escala de Depressão de Montgomery-Åsberg	Depressão	Avaliador	10
BDI	Inventário de Depressão de Beck	Depressão	Autopreenchimento	21
CES-D	Escala de Depressão do Centro de Estudos Epidemiológicos	Depressão	Autopreenchimento	20
EPDS	Escala de Depressão Pós-parto de Edimburgo	Depressão pós-parto	Autopreenchimento	10
PHQ-9	*Patient Health Questionnaire*	Rastreamento de episódio depressivo maior	Autopreenchimento	9
CDI	Inventário de Depressão Infantil	Depressão infantil	Avaliador e autopreenchimento	27
GDS	Escala de Depressão Geriátrica	Depressão em idosos	Avaliador	30
YMRS	Escala de Avaliação de Mania de Young	Mania	Avaliador	11
HCL-32	Questionário de Autoavaliação de Hipomania	Hipomania	Autopreenchimento	32
HAM-A	Escala de Avaliação de Ansiedade de Hamilton	Ansiedade	Avaliador	14
BAI	Inventário de Ansiedade de Beck	Ansiedade	Autopreenchimento	21
HADS	Escala Hospitalar de Ansiedade e Depressão	Sintomas ansiosos e depressivos	Autopreenchimento	14
IDATE	Inventário de Ansiedade Traço-Estado	Ansiedade	Autopreenchimento	20 traço 20 estado
LSAS	Escala de Ansiedade Social de Liebowitz	Ansiedade social	Avaliador e autopreenchimento	24
PSWQ	Questionário de Preocupação do Estado da Pensilvânia	Preocupação	Autopreenchimento	16

Adaptada de Gorenstein e Wang, 2023.[17]

Tabela 8.2 Principais escalas validadas no Brasil para avaliação de transtornos psicóticos e de uso de álcool e substâncias psicoativas.

Escala		Cobertura	Tipo	Quantidade de itens
BPRS-A	Escala Breve de Avaliação Psiquiátrica – Ancorada	Psicose	Avaliador e autopreenchimento	18
PANSS	Escala das Síndromes Positiva e Negativa	Psicose	Avaliador	30
ECDE	Escala Calgary de Depressão para Esquizofrenia	Depressão na esquizofrenia	Avaliador	9

Tabela 8.2 Principais escalas validadas no Brasil para avaliação de transtornos psicóticos e de uso de álcool e substâncias psicoativas. *(Continuação)*

Escala		Cobertura	Tipo	Quantidade de itens
ASSIST	Teste de Triagem do Envolvimento com Álcool, Tabaco e Outras Substâncias	Uso de nove substâncias psicoativas	Avaliador e autopreenchimento	8 (para cada substância)
ASI	Escala de Gravidade da Dependência	Uso de substância psicoativa	Avaliador	252 (7 áreas)
CAGE	Questionário CAGE	Transtorno por uso de álcool	Avaliador e autopreenchimento	4
AUDIT	Teste de Identificação de Problemas Relacionados ao Uso de Álcool	Transtorno por uso de álcool	Avaliador e autopreenchimento	10
DUSI	*Drug Use Screening Inventory*	Uso de substâncias e problemas associados a esse uso	Avaliador e autopreenchimento	149 (10 áreas)
FTND	Teste de Dependência à Nicotina de Fagerström	Síndrome de dependência de nicotina	Autopreenchimento	6
FAM-III	*Family Assessment Measure*	Avaliação geral do sistema familiar	Autopreenchimento	134
MAST-G	*Michigan Alcoholism Screening Test – Geriatric Version*	Dependência de álcool pelo idoso	Avaliador e autopreenchimento	24

Adaptada de Gorenstein e Wang, 2023.[17]

Tabela 8.3 Principais escalas validadas no Brasil para transtornos de impulsividade.

Escala		Cobertura	Tipo	Quantidade de itens
ESJ	Escala de Seguimento de Jogadores	Transtorno do jogo	Avaliador	5
SOGS	*South Oaks Gambling Screen*	Jogadores patológicos	Avaliador e autopreenchimento	37
BIS-11	Escala de Impulsividade de Barratt	Impulsividade	Autopreenchimento	30
TDI	Teste de Dependência de Internet	Dependência da internet	Autopreenchimento	20
EAC-MGH	Escala de Vício em Arrancar Cabelos do Massachusetts General Hospital	Tricotilomania	Autopreenchimento	7
Y-BOCS-SV	*Yale–Brown Obsessive Compulsive Scale-Shopping Version*	Transtorno de compras compulsivas	Autopreenchimento	10
CBS	*Compulsive Buying Scale*	Transtorno de compras compulsivas	Autopreenchimento	7
RCBS	*Richmond Compulsive Buying Scale*	Transtorno de compras compulsivas	Autopreenchimento	7
K-SAS	*Kleptomania Symptom Assessment Scale*	Cleptomania	Autopreenchimento	11
SCS	*Sexual Compulsivity Scale*	Comportamento sexual compulsivo	Autopreenchimento	10
CSBI-22	*Compulsive Sexual Behavior Inventory*	Comportamento sexual compulsivo	Autopreenchimento	22
HDSI	*Hypersexual Disorder Screening Inventory*	Comportamento sexual compulsivo	Autopreenchimento	7
HCR-20	*Assessing Risk for Viollence*	Risco de violência	Autopreenchimento	20

Adaptada de Gorenstein e Wang, 2023.[17]

CONCLUSÃO

Todo paciente com queixas emocionais deve ser submetido a análise inicial rigorosa para identificação diagnóstica. O uso criterioso de instrumentos de avaliação pode complementar o diagnóstico, bem como quantificar e acompanhar os sintomas psicopatológicos.

A escolha do instrumento ideal deve considerar os objetivos do estudo, o tempo de aplicação, questões de custo-efetividade, a aceitação do usuário e as evidências de qualidades psicométricas, caso contrário, a mera aplicação de entrevistas, escalas, questionários ou inventários afastará os usuários de seus verdadeiros sofrimentos e dos problemas que motivaram a avaliação.

O profissional deve manter uma visão crítica das qualidades psicométricas e dos limites dos instrumentos psicométricos escolhidos para que os resultados obtidos sejam interpretados corretamente e assegurem a validade das investigações. Quando bem aplicados, os instrumentos de avaliação em Psiquiatria podem constituir um valioso aliado da prática clínica e da pesquisa.

REFERÊNCIAS BIBLIOGRÁFICAS

1. Pasquali L. Psicometria: teoria dos testes na psicologia e na educação. 5. ed. São Paulo, SP: Vozes; 2022.
2. Mari JJ, Williams P. A validity study of a psychiatric screening questionnaire (SRQ-20) in primary care in the city of Sao Paulo. Br J Psychiatry. 1986;148:23-6.
3. Gouveia VV, Chaves SSS, Oliveira ICP et al. A utilização do QSG-12 na população geral: estudo de sua validade de construto. Psic Teor Pesq. 2003;19(3):241-8.
4. Osório FL, Loureiro SR, Hallak JEC et al. Clinical validity and intra-rater and test-retest reliability of the Structured Clinical Interview for DSM-5 – Clinician Version (SCID-5-CV). Psychiatry Clin Neurosci. 2019;73(12):754-60.
5. Carneiro AM, Fernandes F, Moreno RA. Hamilton depression rating scale and montgomery-asberg depression rating scale in depressed and bipolar I patients: psychometric properties in a Brazilian sample. Health Qual Life Outcomes. 2015;13:42.
6. Dratcu L, Ribeiro LC, Calil HM. Depression assessment in Brazil: the first application of the Montgomery-Asberg Depression Rating Scale. Br J Psychiatry. 1987;150:797-800.
7. Gomes-Oliveira MH, Gorenstein C, Lotufo Neto F et al. Validation of the Brazilian Portuguese version of the Beck Depression Inventory-II in a community sample. Braz J Psychiatry. 2012;34(4):389-94.
8. Coutinho MPL, Carolino ZCG, Medeiros ED. Inventário de Depressão Infantil (CDI): evidências de validade de constructo e consistência interna. Aval Psicol. 2008;7(3):291-300.
9. Paradela EMP, Lourenço RA, Veras RP. Validation of Geriatric Depression Scale in a general outpatient clinic. Rev Saúde Pública. 2005;39(6):918-23.
10. Azevedo Marques JM, Zuardi AW. Validity and applicability of the Mini International Neuropsychiatric Interview administered by family medicine residents in primary health care in Brazil. Gen Hosp Psychiatry. 2008;30:303-10.
11. Viana MC. Composite International Diagnostic Interview (CIDI). In: Gorenstein C, Wang YP, Hungerbühler I (orgs.). Instrumentos de avaliação em saúde mental. Porto Alegre: Artmed; 2016.
12. Almeida Filho N, Santana VS, Pinho AR. Estudo epidemiológico dos transtornos mentais em uma população de idosos: área urbana de Salvador-BA. J Bras Psiquiatr. 1984;2(33):114-20.
13. Stevens SS. On the theory of scales of measurement. Science. 1946;103:677-80.
14. Gorenstein C, Wang YP. Fundamentos de mensuração em saúde mental. In: Gorenstein C, Wang YP, Hungerbühler I (orgs.). Instrumentos de avaliação em saúde mental. Porto Alegre: Artmed; 2016.
15. Cronbach LJ, Meehl PEConstruct validity in psychological tests. Psychol Bull. 1955;52(4):281-302.
16. Babbie E. Practice of social research. 15. ed. Boston: Cengage Learning Inc; 2021.
17. Gorenstein C, Wang YP (orgs.). Instrumentos de avaliação em saúde mental. 2. ed. Porto Alegre: Artmed; 2023.

9 Avaliação Neuropsicológica em Psiquiatria

Ednéia de Paula ▪ Pedro Fonseca Zuccolo

INTRODUÇÃO

A Neuropsicologia clínica é uma ciência que se preocupa com a expressão comportamental das disfunções cerebrais.[1] Entre suas inúmeras aplicações, a prática da avaliação é a mais comum e consiste em uma investigação minuciosa das funções cognitivas, tendo por objetivo compreender e explicar a relação destas com o comportamento e o sistema nervoso.

O objetivo deste capítulo é apresentar brevemente os usos da avaliação neuropsicológica em Psiquiatria. Para tanto, será feita uma breve apresentação de funções cognitivas mais comumente investigadas por neuropsicólogos. Essas informações serão usadas como base para fornecer alguns exemplos práticos do uso da avaliação neuropsicológica na clínica psiquiátrica, como: (1) diagnóstico diferencial; (2) avaliação evolutiva de pacientes; (3) planejamento de programas de reabilitação; (4) perícia médica/forense; e (5) pesquisa. O capítulo é encerrado com algumas informações relevantes quanto à seleção de pacientes, à sua preparação para o exame e à formulação de objetivos e perguntas a serem respondidas pela avaliação neuropsicológica.

PRINCIPAIS FUNÇÕES COGNITIVAS MENSURADAS NO EXAME NEUROPSICOLÓGICO

Não é objetivo do capítulo o aprofundamento em definições técnicas/teóricas dos termos utilizados para nomear as funções cognitivas. Isso demandaria uma longa discussão, uma vez que não há consenso completo entre os estudiosos e profissionais da área sobre as definições das funções cognitivas. Portanto, será oferecida uma breve e simples descrição dos termos mais relevantes, tomando-se por base o dicionário da Sociedade Internacional de Neuropsicologia[2] e usando alguns exemplos da prática clínica dos autores. Aos leitores interessados em se aprofundar nas questões sobre definições de funções cognitivas, sugerimos a leitura de Lezak et al. e Mesulam.[1,3]

Em geral, uma avaliação neuropsicológica abrangente avalia as seguintes funções cognitivas: memória, linguagem, habilidades visuoespaciais e construtiva, atenção e funções executivas.

Essas e as outras funções cognitivas constituem o sistema nervoso central. Por isso, é importante entendermos cada uma das funções como parte de um sistema, ou seja, um paciente com queixa de esquecimentos de acontecimentos recentes não necessariamente apresentará prejuízo de memória na avaliação neuropsicológica. O prejuízo pode ser atencional, o que também dificulta o registro das informações. Sempre tenha em mente a frase "Parece, mas pode não ser". Daí a importância da investigação, principalmente para patologias cujo diagnóstico é dado por critérios clínicos e de exclusão.

Memória

O conhecimento sobre a memória, dos processos envolvidos e das estruturas cerebrais a eles relacionados tem crescido desde 1950.[4] Esse fato sugere que a memória é formada por múltiplos e complexos sistemas mediados por diferentes circuitos e mecanismos neurais. Diante disso, atualmente se investigam vários tipos de memórias, como os exemplos a seguir.

Memória de curto prazo. Sistema responsável pelo processamento e pela permanência temporária da informação para efeitos de conclusão das tarefas em curso.[5] Por exemplo: quando alguém diz um número de telefone (informação pequena) para ser memorizado e usado imediatamente; após a concretização da chamada, muito provavelmente a pessoa não se lembrará do número do telefone (armazenagem por curto tempo ou pelo tempo necessário para concluir a tarefa).

Memória de longo prazo. Sistema que armazena o conhecimento durante longos períodos de tempo. Em virtude da diversidade de conhecimentos retidos na memória de longo prazo, alguns pesquisadores, como Tulving e Squire,[6,7] propuseram sistemas específicos, a fim de representar os diferentes tipos de conhecimento, entre eles:

- **Memória declarativa ou explícita**:[8] refere-se à habilidade de armazenar e evocar conscientemente fatos e acontecimentos, ou seja, a lembrança pode ser acessada mentalmente e divide-se em dois tipos:
  - **Memória episódica**: corresponde ao sistema que recebe e armazena informações sobre eventos e episódios pessoalmente vividos dentro de determinados tempo e contexto.[9]

São exemplos desse tipo de memória: férias com os amigos, intercâmbio, dia do casamento, nascimento do filho, doenças e hospitalizações
- **Memória semântica**: é o conhecimento conceitualmente organizado que uma pessoa tem a respeito do significado de palavras, bem como todo conhecimento geral, informações sobre fatos e regras. São exemplos de informações que podem ser armazenadas na memória semântica: fatos históricos, significados de palavras e nomes de países.

Na tentativa de ilustrar minimamente o complexo processo de registro, consolidação e evocação das informações como um sistema, segue o exemplo com pessoas fictícias: Maria liga para João e o convida para ir a um bar que ela gostaria de conhecer, e João aceita o convite. Maria busca pelo celular o telefone do bar e, imediatamente, após localizar, fica reverberando o número até digitá-lo no celular (*memória de curto prazo*) e, em seguida, solicita uma reserva de mesa. Maria e João encontram-se no bar. A conversa gira em torno das lembranças das brincadeiras de infância, das festas em família, das viagens (*episódios particulares à pessoa – memória de longo prazo episódica*) e, entre uma lembrança e outra, comentam sobre fatos históricos, os nomes dos países para onde viajaram e a marca e o modelo dos carros que já tiveram (*conhecimento universal – memória de longo prazo semântica*).

Portanto, as situações do dia a dia que poderiam levantar suspeita de um prejuízo de memória seriam: dificuldade em fazer um cálculo mental, para organizar um pensamento (*memória de curto prazo*), esquecer-se de pagar contas, compromissos (consulta médica, exames, jantares etc.), dar recados, aniversários, os nomes de pessoas próximas (*memória de longo prazo episódica*), os nomes de países, nomes de artistas famosos e o significado das palavras (*memória de longo prazo semântica*).

Linguagem

Segundo a American Speech and Hearing Association (ASHA), é um complexo e dinâmico sistema de símbolos utilizado de vários modos para o pensamento e a comunicação. Em uma avaliação neuropsicológica, avalia-se, no mínimo, a linguagem espontânea; é possível verificar emissão de frases inacabadas, discurso pobre, uso de termos vagos ("coisa", "troço"), tipo de estratégia utilizada para que a mensagem seja facilmente recebida ou emitida – por exemplo, nomear as pessoas como "queridas" em detrimento dos nomes, responder de modo monossilábico, com movimentos de cabeça, parafasias ou focar em vivências do passado e repetição de assunto. Além disso, avaliam-se a nomeação por confronto visual (nomear as figuras mostradas pelo neuropsicólogo), a compreensão, o conhecimento do significado de algumas palavras, a leitura (fluência, entonação, seguimento de linhas) e a escrita (organização do raciocínio, motricidade fina, ortografia, regras gramaticais). Convém identificar os prejuízos de linguagem, pois constituem transtornos específicos como dislexia, disgrafia e afasia, e também estão presentes em casos psiquiátricos, como esquizofrenia e quadros autísticos.

Habilidades visuoespacial e construtiva

As habilidades visuoconstrutivas são atividades motoras que, por meio do conhecimento prévio, possibilitam-nos realizar inúmeras ações concretas que vão desde tarefas simples, como copiar um desenho, escovar os dentes, vestir-se e comer, até atividades mais complexas, como construir um prédio a partir da planta. Um bom desempenho na habilidade visuoconstrutiva requer as seguintes capacidades: visuopercepção, raciocínio espacial, habilidade para formular planos ou metas, comportamento motor e capacidade para se automonitorar nas atividades. Portanto, o prejuízo em uma das capacidades, que não possibilite a realização do ato motor voluntário no plano prático, caracteriza-se como distúrbio práxico/construtivo.[10]

Atenção

Refere-se a várias capacidades ou processos diferentes relacionados com o modo como o organismo capta e processa os estímulos. Segundo Lezak et al.,[1] a atenção, teoricamente, pode ser classificada em quatro tipos:

- **Dividida**: habilidade de responder simultaneamente a vários estímulos. Um exemplo do uso de prejuízo da atenção dividida é quando uma pessoa está ao telefone em uma chamada importante e o chefe começa com vários questionamentos urgentes e a pessoa não consegue responder de modo adequado à chamada e ao chefe, simultaneamente
- **Sustentada**: habilidade de manter-se atento de maneira continuada e consistente ao longo do tempo. Todas as atividades que envolvem a aquisição de novas informações (aprendizagem) necessitam de atenção sustentada. Alguns exemplos de prejuízo de atenção sustentada: dificuldade em manter a atenção durante as aulas de algum curso (acadêmico, de dança, idiomas), para aprender a dirigir
- **Alternada**: habilidade de trocar o foco da atenção, alternando-o entre diferentes estímulos, a fim de manter um comportamento fluente. Um exemplo de prejuízo de atenção alternada é quando uma pessoa está preparando uma refeição, o telefone toca e ela atende, fala e vai tomar banho e não retoma o que estava fazendo do ponto em que parou
- **Seletiva**: refere-se à capacidade de manter o foco seletivamente para informações relevantes, a despeito de estimulação distratora. Ou seja, para um bom desempenho em atividade que exige a atenção seletiva, é importante identificar e isolar pistas relevantes, fazendo com que todos os outros estímulos fiquem como "pano de fundo". Um exemplo de situação em que a atenção seletiva pode mostrar-se prejudicada é quando duas pessoas tentam conversar durante uma festa, mas não conseguem inibir os estímulos distratores como a música e outras pessoas falando ao lado, tornando o diálogo não fluente.

Funções executivas

São habilidades que capacitam uma pessoa a agir com autonomia. A função executiva está envolvida na regulação do comportamento a objetivos, por meio da capacidade de iniciar ações, planejar e prever meios de solucionar problemas, adiantar consequências e modificar estratégias de maneira flexível. Respondem pela criação de metas, planos, estratégias, decisões, monitoramento, detecção e resolução de problemas, flexibilidade mental e inibição de comportamento.[11] São exemplos de disfunções executivas: pessoa com comportamento perseverante, mesmo diante da tentativa e fracasso; comportamento compulsivo; dificuldade nas atividades que exigem sequenciamento (cozinhar, fazer a barba); concretude de pensamento; desinibição comportamental; distratibilidade (dificuldade em manter o foco, desvio de atenção rapidamente diante de qualquer estímulo externo); e fuga de ideias.

INDICAÇÕES E USO DA AVALIAÇÃO NEUROPSICOLÓGICA

Os transtornos psiquiátricos, como demência, depressão, transtorno bipolar e esquizofrenia, iniciam-se ou cursam com prejuízos cognitivos.[12] Porém, os prejuízos cognitivos não devem ser considerados resultados exclusivos de patologias, pois há processos fisiológicos ditos normais no envelhecimento que, por si sós, já têm como resultado uma alteração no funcionamento cognitivo.[13] Quando somados a menor escolaridade, podem acabar produzindo quadro de problemas de memória e pior desempenho cognitivo em comparação com pares de mesma faixa etária, porém com mais anos de escolaridade.[14] Portanto, o exame neuropsicológico sempre deve levar em consideração a história de vida do paciente (anamnese completa) e suas necessidades particulares.

Diagnóstico diferencial

O diagnóstico diferencial e precoce, em muitos casos, torna-se um desafio clínico, porém de estimável importância para o prognóstico e o planejamento de condutas terapêuticas mais adequadas. São muitas as variáveis que necessitam ser consideradas para a formulação de hipóteses diagnósticas. A seguir, damos alguns exemplos de diagnósticos diferenciais com base no funcionamento cognitivo. É importante salientar que uma avaliação neuropsicológica não apenas investiga a cognição, mas também o comportamento e a emoção. Contudo, por limitações de espaço, descreveremos apenas o uso de dados de *performance* cognitiva para o diagnóstico diferencial.

Os sintomas físicos e mentais (cansaço, agitação psicomotora, pensamentos intrusivos e/ou compulsivos) podem fazer parte do quadro clínico de diversos transtornos psiquiátricos. Da mesma maneira, os prejuízos cognitivos (dificuldade de memória, desatenção, disfunção executiva) podem ocorrer em vários transtornos psiquiátricos, mas o que os diferencia são a gravidade do prejuízo cognitivo, quando aferido de modo quantitativo, e a mudança da funcionalidade do paciente. Faz-se importante lembrar que a queixa cognitiva pode não refletir o comprometimento cognitivo primário.

Apesar de haver divergências na literatura quanto a quais prejuízos cognitivos estariam presentes em cada transtorno psiquiátrico, evidências provenientes de estudos experimentais e clínicos apontam para comprometimentos cognitivos comumente presentes em transtornos psiquiátricos específicos e no envelhecimento normal. As Tabelas 9.1 e 9.2 apresentam os prejuízos cognitivos frequentes no envelhecimento normal e nos seguintes transtornos psiquiátricos: depressão, doença de Alzheimer, transtorno bipolar, transtorno relacionado com o uso abusivo de álcool e transtorno de déficit de atenção e hiperatividade (TDAH).

Tabela 9.1 Lista das diferentes áreas cognitivas citadas como disfuncionais em casos de envelhecimento normal (EN), depressão e doença de Alzheimer (DA).

Envelhecimento normal	Depressão	Doença de Alzheimer
Memória de trabalho[15-17]	Memória de trabalho[20,21]	Memória episódica[23,24]
Memória declarativa[18]	Memória[21]	Memória semântica[25]
Memória episódica[15-17]	Memória declarativa[22]	Linguagem[24]
Atenção dividida[19]	Memória episódica[20]	Praxia construtiva[26]
Função executiva[18]	Velocidade de processamento de informações[21]	Função executiva[26]
	Atenção[20]	
	Função executiva[21]	

Resumo dos achados da literatura

De modo geral, as alterações cognitivas no EN e na DA inicial são semelhantes, o que torna difícil a distinção para os pacientes e os familiares, contribuindo para um atraso no diagnóstico de até 3 anos.[27] No que se refere à depressão, há consenso entre os pesquisadores de que os comprometimentos de memória do trabalho, de velocidade de processamento de informações e de função executiva são as alterações cognitivas mais comuns. Estima-se que 1 a 31% dos pacientes com diagnóstico de demência tenham, na realidade, depressão com problemas de memória associados.[28]

A tabela toma emprestadas, diretamente das referências, as denominações das diferentes funções cognitivas, sem a preocupação de organização em esferas cognitivas (p. ex., função executiva – a fluência verbal, a flexibilidade mental e, em certa medida, a atenção têm contribuições das funções executivas frontais).

Tabela 9.2 Lista das diferentes áreas cognitivas citadas como disfuncionais em casos de transtorno bipolar, transtorno relacionado com o uso abusivo de álcool e transtorno de déficit de atenção e hiperatividade (TDAH).

Transtorno bipolar	Transtorno relacionado com o uso abusivo de álcool	Transtorno de déficit de atenção e hiperatividade
Memória de trabalho[29-31]	Memória de trabalho[39]	Memória de trabalho[46]
Memória episódica[30,31]	Memória[40]	Atenção[46]
Memória visuoespacial[30-32]	Memória visual[41]	Atenção sustentada[47]
Reconhecimento das palavras[30,31]	Atenção[42]	Atenção seletiva[47]
Atenção sustentada[33,34]	Velocidade de processamento das informações[40,43]	Velocidade de processamento das informações[46,47]
Velocidade de processamento das informações[32]	Fluência verbal[44]	Função executiva[46]
Fluência verbal[35]	Tomada de decisão[40,43,45]	
Organização e planejamento[36,37]	Flexibilidade mental[40,45]	
Flexibilidade mental[30,31,38]		

Resumo dos achados da literatura
De modo geral, o transtorno bipolar, o transtorno relacionado com o uso abusivo de álcool e o TDAH compartilham os perfis de síndromes disexecutivas como proeminentes. Além disso, eles podem se apresentar em comorbidade,[48] o que dificulta ainda mais um diagnóstico correto.

A tabela toma emprestadas, diretamente das referências, as denominações das diferentes funções cognitivas, sem a preocupação de organização em esferas cognitivas (p. ex., função executiva – a fluência verbal, a flexibilidade mental e, em certa medida, a atenção têm contribuições das funções executivas frontais).

Vale ressaltar que a avaliação neuropsicológica não tem o objetivo de realizar o diagnóstico, mas levantar dados clínicos que possibilitem ao médico fazer o diagnóstico. No entanto, o neuropsicólogo pode afirmar que determinado perfil cognitivo é sugestivo de um transtorno específico ou apenas descrever os achados neuropsicológicos.

Relato de caso: diagnóstico diferencial de depressão × doença de Alzheimer

Um homem de 81 anos, destro, casado, cinco filhos, advogado atuante, chegou à consulta psiquiátrica acompanhado da filha que trabalhava com ele. Ele se queixava de ser muito ansioso, preocupado e "esquentado", principalmente, quando contrariado. No decorrer da conversa, observaram-se sintomas de desânimo e apatia, sem tristeza ou anedonia. Adicionalmente, disse que acordava durante a noite. O paciente estava em uso de sertralina havia 6 meses, com melhora desses sintomas. A filha lembrou-se de que o pai tinha uma memória "excepcional", era uma pessoa intensa nas conversas sobre política e economia e tinha uma vida social com atividades (tocava violão, sempre gostou de viajar e sempre foi muito próximo à família). No entanto, havia 1 ano, estava apresentando esquecimentos no trabalho, o que ocasionava erros nas petições; não se lembrava de datas e prazos; esquecia-se de onde havia colocado objetos, mas logo se lembrava; e também já tinha apresentado dificuldade de se orientar em lugar conhecido, mas conseguia se localizar após alguns minutos. O paciente e a filha negam dificuldades em outras atividades de vida diária. Na consulta, estava eutímico. Diante do quadro, foram solicitados exames de triagem para diagnóstico diferencial (depressão × demência) e avaliação neuropsicológica, que serão os focos deste relato de caso.

O paciente apresentava como comorbidade hipertensão arterial sistêmica controlada com enalapril. O antecedente familiar era de irmã com diagnóstico de doença de Alzheimer.

A Tabela 9.3 apresenta o desempenho do paciente nas variáveis cognitivas aferidas (eficiência intelectual, memória de curto e longo prazo, linguagem, visuoconstrução, atenção e funções executivas) na primeira avaliação neuropsicológica.

Tabela 9.3 Desempenho do paciente na primeira avaliação neuropsicológica. Cognições avaliadas: eficiência intelectual, memória de curto e longo prazos, linguagem, visuoconstrução, atenção e funções executivas.

Variáveis cognitivas	Classificação do percentil	Tipos de erros
Eficiência intelectual	Média	–
Memória de curto prazo		
Imediata	Média	–
Trabalho (operacional)	Média	–
Memória de longo prazo		
Episódica verbal de evocação imediata	Média inferior	–
Episódica verbal de evocação tardia	Limítrofe	–

Tabela 9.3 **Desempenho do paciente na primeira avaliação neuropsicológica. Cognições avaliadas: eficiência intelectual, memória de curto e longo prazos, linguagem, visuoconstrução, atenção e funções executivas.** (*Continuação*)

Variáveis cognitivas	Classificação do percentil	Tipos de erros
Reconhecimento	Média	–
Aprendizagem	Média	Com curva/capacidade para aprender
Episódica visual de evocação imediata	Média	–
Episódica visual de evocação tardia	Média	–
Linguagem		
Espontânea, leitura e escrita	Preservada	
Nomeação	Média	Duas parafasias semânticas (p. ex., em vez de nomear "tamanduá", diz "tatu")
Visuoconstrução		
Praxia construtiva	Limítrofe	–
Atenção		
Sustentada	Limítrofe	Lento
Alternada	Média inferior	Lento
Seletiva	Média superior	Dificuldade de inibir estímulos automáticos
Funções executivas		
Flexibilidade mental, planejamento e resolução de problemas	Deficitária	Fez 1 de 6 categorias; 15 erros perseverativos
Abstração verbal	Média	–
Atividades de vida diária	As queixas não são suficientes para qualificar comprometimento funcional	

O resumo da interpretação do desempenho do paciente na avaliação neuropsicológica foi:

- As atividades instrumentais da vida diária não apresentavam prejuízos significativos
- Houve mais prejuízos em áreas executivas; estes parecem exercer influência negativa nas funções ligadas à memória
- Chama a atenção o prejuízo em prova de praxia construtiva (Figura 9.1)
- Esse padrão de disfunção executiva e o prejuízo atencional são compatíveis com prejuízos em sistemas frontais do cérebro que comumente ocorrem em quadros depressivos
- No entanto, sugere-se que o paciente seja reavaliado em alguns meses para acompanhar a evolução do quadro, porque alguns erros nos testes e queixas do dia a dia sugerem doença degenerativa.

A Figura 9.1 apresenta o desenho do relógio feito pelo paciente na primeira avaliação neuropsicológica.

O paciente abandonou a triagem médica. No entanto, após 2 anos, retornou com a família solicitando atendimento médico. No atendimento, a filha manteve as queixas de esquecimentos: ele trocava os nomes dos clientes e questionava sobre fatos

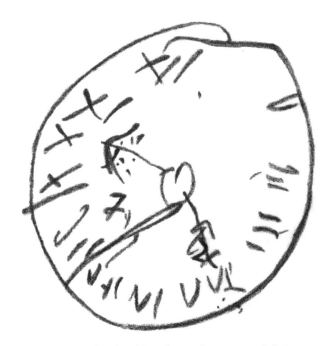

Figura 9.1 Desenho do relógio feito pelo paciente. Solicitou-se o desenho indicando o horário de 1 hora e 40 minutos.

recentes de que havia sido previamente informado ("Onde estamos indo?" e/ou "O que vamos fazer?"). A filha percebia as dificuldades evoluírem, e o filho percebia o quadro estável, porém ambos relatavam que as dificuldades oscilavam durante a semana. Solicitou-se reavaliação neuropsicológica para auxílio diagnóstico (Tabela 9.4).

O resumo da interpretação do desempenho do paciente na avaliação e na reavaliação neuropsicológica foi:

- As atividades instrumentais de vida diária que apresentavam dificuldades leves ficaram comprometidas: o paciente necessitava de ajuda para administrar o dinheiro, lembrar-se de compromissos, fazer compras, tomar os remédios na quantidade e no horário corretos, e somente com precauções podia ser deixado sozinho
- Com a evolução do quadro, apresentou piora significativa da memória episódica verbal de evocação tardia, de reconhecimento e aprendizagem
- Além disso, demonstrou dificuldade acentuada de encontrar as palavras (nomes de pessoas, lugares e objetos), manteve discurso vazio e relatou as situações de maneira generalizada
- Durante a tarefa, perdia facilmente o fio do raciocínio e, mesmo com dicas, não conseguia buscar a informação e retomar o processo
- Em contrapartida, melhorou de modo significativo as tarefas que envolvem a função executiva (Figura 9.2), o que sugere ser decorrente da remissão do quadro depressivo.

No retorno à consulta médica, foi feita hipótese diagnóstica de doença de Alzheimer. A Figura 9.2 apresenta o desenho do relógio feito pelo paciente na primeira e na segunda avaliação neuropsicológica.

Conhecer as situações em que a avaliação neuropsicológica pode ser útil aumenta as ferramentas do médico para melhor compreensão do quadro clínico e direcionamento do tratamento do paciente. Além disso, ajuda no diagnóstico e na identificação

Tabela 9.4 Comparação do desempenho do paciente na primeira e na segunda avaliação neuropsicológica, com 2 anos de diferença entre as avaliações. Cognições avaliadas: eficiência intelectual, memória de curto e longo prazos, linguagem, visuoconstrução, atenção e funções executivas.

Variáveis cognitivas	Classificação do percentil (primeira avaliação)	Classificação do percentil (segunda avaliação)
Eficiência intelectual	Média	Média
Memória de curto prazo		
Imediata	Média	Média inferior
Trabalho (operacional)	Média	Média inferior
Memória de longo prazo		
Episódica verbal de evocação imediata	Média inferior	Média inferior
Episódica verbal de evocação tardia	Limítrofe	Deficitária
Reconhecimento	Média	Deficitária
Aprendizagem	Média	Comprometida
Episódica visual de evocação imediata	Média	Média
Episódica visual de evocação tardia	Média	Média
Linguagem		
Espontânea, leitura e escrita	Preservada	Dificuldade
Nomeação	Média	Média
Visuoconstrução		
Praxia construtiva	Limítrofe	Média
Atenção		
Sustentada	Limítrofe	Média
Alternada	Média inferior	Média
Seletiva	Média superior	Média
Funções executivas		
Flexibilidade mental, planejamento e resolução de problemas	Deficitária	Média
Abstração verbal	Média	Média
Atividades de vida diária	Preservadas	Comprometidas

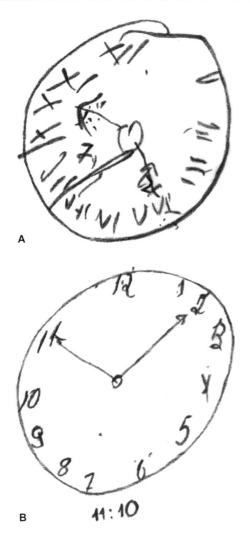

Figura 9.2 A. Desenho do relógio feito pelo paciente na primeira avaliação neuropsicológica, marcando 1 hora e 40 minutos. **B.** Desenho do relógio feito pelo paciente na segunda avaliação, marcando 11 horas e 10 minutos. O tempo decorrido entre as avaliações foi de 2 anos.

de intervenções não medicamentosas que possam beneficiar o paciente. A avaliação neuropsicológica também é muito requisitada para acompanhar a evolução do quadro do paciente, planejar programas de reabilitação cognitiva e auxiliar em perícias médicas com objetivos jurídicos e em pesquisas.

Avaliação evolutiva

Na avaliação evolutiva, a avaliação neuropsicológica tem o objetivo de caracterizar o perfil cognitivo e o registro das mudanças cognitivas no decorrer do tempo. Sua importância faz com que a avaliação neuropsicológica seja solicitada por várias demandas médicas, entre elas:

- **Pré e pós-cirurgia**: não é incomum ouvir dos pacientes queixas físicas acompanhadas de queixas cognitivas após realização de procedimento cirúrgico. Diante disso, a aferição das esferas cognitivas como parte do protocolo pré e pós-cirúrgico torna-se imprescindível. O objetivo da avaliação neuropsicológica pode auxiliar na localização dos danos estrutural e funcional (pré-cirurgia), verificar se o paciente tem recursos suficientes para ser submetido a uma cirurgia do tipo, confirmar queixas subjetivas do indivíduo, aferir a evolução e registrar os possíveis prejuízos cognitivos e efeitos relacionados com a cirurgia, bem como, com base nos dados quantitativos, informar à família o que esperar em termos de recuperação cognitiva. O tempo para realizar a avaliação pós-cirúrgica dependerá da recuperação do paciente. No protocolo, diversas patologias cirúrgicas são contempladas na avaliação neuropsicológica, como epilepsias, tumores e acidentes vasculares encefálicos
- **Eficácia da terapêutica medicamentosa**: a avaliação neuropsicológica possibilita monitorar benefícios ou efeitos de medicação. O acompanhamento do perfil cognitivo a longo prazo possibilita aferir o nível de progresso ou deterioração das funções cognitivas no tratamento medicamentoso e refletir sobre o prognóstico, principalmente de doenças que estão relacionadas com possível conversão para patologias mais graves, como é o caso da relação da depressão e das síndromes demenciais.[49,50] Em resumo, a avaliação neuropsicológica comprova a eficácia da terapêutica medicamentosa, o que possibilita fazer um prognóstico quanto à progressão da doença
- **Acompanhamento do perfil cognitivo de pacientes com comprometimento cognitivo leve (CCL)**: o CCL frequentemente representa a zona de transição entre o envelhecimento saudável e a síndrome demencial.[51] Portanto, torna-se fundamental a identificação de indivíduos com potencial risco de desenvolver a síndrome demencial, como é o caso da população com CCL. Nesse contexto, a avaliação neuropsicológica pode precocemente identificar a possível evolução dos prejuízos e a conversão do diagnóstico de CCL para demência.

Avaliação de sequelas após condições médicas

A avaliação neuropsicológica pode ser útil para elucidar as sequelas funcionais de patologias que atingem o sistema nervoso central. Esse é o caso, por exemplo, de pacientes que sofrem lesões cerebrais após traumatismo cranioencefálico (TCE). O exame neuropsicológico pode ser especialmente valioso nessas circunstâncias, dado que lesões neuroanatômicas estruturais similares podem produzir padrões distintos de sintomas comportamentais e cognitivos.[52]

Uma questão a ser levada em consideração sobre o exame neuropsicológico para lesões cerebrais pós-TCE diz respeito ao tempo. Até 1 ano após lesões por TCE, existe grande variabilidade na evolução, o que pode gerar dúvidas quanto à extensão dos prejuízos cognitivos e sua possível recuperação.[53] Ainda assim, a avaliação neuropsicológica pode ser útil para familiares para o planejamento de supervisão e para determinar se há necessidade de mudanças no cotidiano e distribuição de responsabilidades. Mesmo em casos em que o panorama geral é pessimista, a avaliação pode ajustar as expectativas da família e possibilitar um processo de ajustamento de acordo com o contexto.[54] No período agudo, testes neuropsicológicos podem ser úteis para avaliar orientação e memória e determinar a presença de amnésia pós-traumática, direcionando os cursos do tratamento ou sugerindo a necessidade de exames adicionais.[54]

No contexto do TCE, a avaliação neuropsicológica pode auxiliar também no prognóstico. Algumas pesquisas sugerem que a adição de dados sobre o funcionamento cognitivo global e principalmente de escores em medidas de funções executivas podem melhorar modelos preditivos baseados em variáveis clássicas (como a duração da perda de consciência, presença e duração de amnésia pós-traumática, escores nas escalas Glasgow nas primeiras 24 horas após o traumatismo, localização e extensão da lesão).[55] Além disso, a avaliação neuropsicológica pode detectar a presença de comorbidades, o que também prediz qualidade de vida e adaptação funcional.[56,57]

Recentemente, iniciou-se um debate a respeito da avaliação neuropsicológica para determinar lesões decorrentes da infecção pelo coronavírus SARS-CoV-2.[58] Sabe-se que o coronavírus SARS-CoV-2 produz uma patologia multiorgânica,[59] com sintomas leves, semelhantes ao resfriado comum, até doenças mais graves, como a síndrome respiratória do Oriente Médio (MERS-CoV) e a síndrome respiratória aguda grave (SARS-CoV). Uma das complicações extrapulmonares mais prevalentes é a manifestação de sintomas neurológicos, que podem afetar mais de 30% dos doentes.[58] Há evidência de um estudo recente mostrando a presença de material genético do SARS-CoV-2 no cérebro, infectando células responsáveis pelo suporte funcional e nutricional dos neurônios em amostras de tecidos do cérebro de indivíduos que morreram de covid-19. Uma das hipóteses é que essas alterações metabólicas podem induzir morte ou disfunção neuronal. Os pesquisadores ainda observaram que, em pacientes com covid moderada, houve perda da massa encefálica em algumas regiões específicas do cérebro, e essa perda está correlacionada com a diminuição de capacidade em testes de memória, além de aumento dos quadros de ansiedade.[58]

Outros estudos corroboram achados de alterações na região cortical do cérebro compatíveis com infecção viral,[60] perda de substância branca e lesão axonal.[61-63]

Ademais, estudos mostram que problemas cognitivos, de depressão e ansiedade podem persistir após a recuperação da covid-19.[64,65]

Uma revisão sistemática de 66 estudos primários reforçou que os sobreviventes da covid-19 estão em risco de sequelas psiquiátricas, como ansiedade, depressão e déficits cognitivos. Fatores de risco incluem a gravidade da doença, duração dos sintomas e sexo feminino.[64] No que se refere aos déficits cognitivos, os resultados variam desde a ausência de dificuldades em um seguimento de 4 meses[66] até um relatório de 78% dos pacientes com desempenho prejudicado em pelo menos um dos domínios cognitivos 3 meses após a recuperação clínica.[67] Os déficits relatados foram problemas de concentração, déficits de memória de curto prazo,[68] perda geral de memória,[69-72] declínio específico nas capacidades de atenção, memória, linguagem e praxia,[73] codificação e fluência verbal[74] e diagnóstico de demência.[75] A perda de memória estava presente em 13% dos pacientes da fase aguda, enquanto no seguimento, após 3 meses, 28% dos pacientes apresentavam prejuízo de memória.[70] Em contraste, Alemanno et al.[76] mostraram que os déficits cognitivos se relacionavam com a gravidade da doença e tinham melhorado no seguimento, 1 mês após a alta, em comparação à admissão. Al-Ali et al.,[77] Darley et al.,[78] Halpin et al.,[68] Negrini et al.[73] e Shang et al.[71] também relataram sintomas de seguimento mais pronunciados após doença aguda grave. Em contrapartida, De Graaf et al.[79] não encontraram diferenças nos déficits cognitivos entre os doentes internados e não internados em UTI. Sykes et al.[72] descreveram que, aos 100 dias de seguimento, as dificuldades de memória melhoraram, mas 31% mantinham o prejuízo. Deve-se também notar que Taquet et al.[80] encontraram 0,67% dos sobreviventes da covid-19 com demência 6 meses após o diagnóstico, e os pacientes com doença aguda mais grave tinham mais probabilidades de receber o diagnóstico de demência quando comparados àqueles com covid-19 leve.

Mazza et al.[67] relataram que a disfunção cognitiva não foi prevista por sexo, diagnósticos psiquiátricos anteriores ou duração da hospitalização, mas sim pela gravidade dos sintomas depressivos. Em resumo, os resultados desses estudos sugerem que os sobreviventes da covid-19 estão em risco de sequelas psiquiátricas e que as sequelas psiquiátricas e neuropsiquiátricas são de fato parte essencial da síndrome de covid-19 a longo prazo. Apesar dessas evidências, falta uma compreensão integrada dos mecanismos celulares e moleculares envolvidos na infecção cerebral pelo SARS-CoV-2 e as consequentes repercussões na estrutura e funcionalidade do cérebro. Os efeitos da pandemia e pós-infecção podem repercutir com graves consequências pessoais e socioeconômicas, culminando em piora da qualidade de vida.

Por isso, é importante identificar os mecanismos e buscar propostas para tratar o déficit cognitivo causado pela lesão do sistema nervoso, bem como compreender melhor a etiologia das sequelas para que a avaliação neuropsicológica continue sendo ferramenta para diagnóstico diferencial.

PLANEJAMENTO DE PROGRAMAS DE REABILITAÇÃO NEUROPSICOLÓGICA

Atualmente, muitas pessoas são afetadas por síndromes, patologias ou acidentes que atingem de modo primário ou secundário o funcionamento cerebral e, consequentemente, sua qualidade de vida e de sua família. Em especial, os pacientes psiquiátricos apresentam dificuldades em sua adaptação prática que decorrem dos prejuízos associados à sua patologia de base. Além disso, nas doenças neurodegenerativas, como a maioria das demências (transtorno neurocognitivo maior), os pacientes vão perdendo sua funcionalidade e autonomia. Diante dessas situações, a avaliação neuropsicológica pode informar quais os pontos fortes e fracos do paciente (quais as funções cognitivas preservadas e quais estão comprometidas) que, junto com as atividades que fazem sentido na vida do paciente, serão a linha de base para o planejamento de atividades de reabilitação cognitiva. A avaliação neuropsicológica também faz a comprovação da eficácia da reabilitação cognitiva. Além das informações dos aspectos cognitivos, a avaliação neuropsicológica pode oferecer dados sobre a funcionalidade e os sintomas afetivos do paciente, o que ajudará a família a se organizar para atender à demanda do indivíduo, podendo diminuir a sobrecarga física e emocional dos parentes.

Perícia médica/forense

A avaliação neuropsicológica também tem fins práticos e legais – desde a investigação da capacidade cognitiva e funcional do idoso para continuar morando sozinho e praticando sua autonomia até a investigação de sanidade mental em caso de crime ou aposentadoria.

Pesquisa

A avaliação neuropsicológica em pesquisas tem crescido nos últimos anos. Um estudo de revisão sistemática sobre o tema no Brasil evidenciou que a publicação de pesquisa é maior em periódicos médicos, e os principais eixos temáticos são os transtornos psiquiátricos.[81] A avaliação neuropsicológica participa de pesquisas que se preocupam em melhorar o atendimento às pessoas tanto no diagnóstico, no tratamento de diversas doenças, quanto na prevenção.

ENCAMINHAMENTO DO PACIENTE PARA AVALIAÇÃO NEUROPSICOLÓGICA

A avaliação neuropsicológica é uma ferramenta elucidativa, e sua aplicabilidade tem sido reconhecida por vários profissionais e serviços, médicos e não médicos. No entanto, a avaliação neuropsicológica na área da Saúde Mental, muitas vezes, deixa de ser solicitada, apesar de a 5ª edição do *Manual Diagnóstico e Estatístico de Transtornos Mentais* (DSM-5) salientar,[12] nos critérios diagnósticos para transtornos neurocognitivos, a importância da investigação e da documentação do desempenho cognitivo por teste neuropsicológico padronizado quando as investigações clínica e por neuroimagem forem insuficientes para esclarecer o diagnóstico.

Alguns dos motivos sugerem resistência tanto da parte dos médicos quanto dos pacientes ou de seus familiares. Alguns médicos podem ficar receosos em solicitar a avaliação neuropsicológica, por ser uma especialidade de investigação recente no Brasil (o primeiro Congresso Brasileiro de Neuropsicologia foi em 1991 em São Paulo, e a Neuropsicologia foi instituída como especialidade da Ciência Psicológica em 2004, por meio da Resolução nº 002/2004 do Conselho Federal de Psicologia). Além disso, há sua complexidade investigativa (termos técnicos que podem não fazer parte da rotina do médico; pode existir dúvida quanto a qual situação solicitar e como interpretar os resultados da avaliação neuropsicológica).

Por outro lado, os pacientes também podem se mostrar resistentes e surpresos quando são informados de que uma avaliação neuropsicológica cuidadosa dura, em média, de quatro a seis encontros de 1 hora cada, pois depende de variáveis, como o objetivo da investigação e as condições clínicas e emocionais do indivíduo (dificuldade de audição, alentecimento motor e de raciocínio, desânimo, inquietação) e atitude frente à avaliação neuropsicológica (engajamento, se tenta mudar o foco frequentemente para histórias pessoais para se livrar da angústia que o teste lhe causa). Além disso, o custo da avaliação neuropsicológica também pode ser impeditivo para o paciente. O custo decorre da complexidade da avaliação, que necessita de certo número de horas de trabalho (atendimento presencial ao paciente + correção dos testes e interpretação dos resultados + troca de informações com outros profissionais que atendem ao paciente + relatório neuropsicológico).

Como pudemos observar, passar por um processo de avaliação neuropsicológica demanda trabalho de ambos os lados (paciente e neuropsicólogo). Portanto, saber selecionar os pacientes que serão beneficiados com esse tipo investigação é essencial.

Seleção

O processo de avaliação neuropsicológica necessita do esforço mental do paciente, em que ele terá de lidar com situações de ser testado e questionado. Por melhor que seja o acolhimento do paciente durante a investigação neuropsicológica, trata-se de uma situação que poderá desencadear sentimentos como frustração e nervosismo. Essa situação é esperada – ser testado não é prazeroso, e o paciente, quando encaminhado para uma avaliação neuropsicológica, quase sempre está com um problema de saúde. Assim, será mais provável ele ter de lidar com as limitações do que com o sucesso do próprio desempenho.

Diante disso, *antes* de encaminhar para uma avaliação neuropsicológica, o médico precisa atentar para a gravidade dos sintomas que o paciente apresenta, pois podem influenciar os resultados dos testes cognitivos, dificultando a elucidação do diagnóstico. A seguir, listamos os principais fatores que interferem no desempenho do paciente e na interpretação de resultados da avaliação neuropsicológica:

- Paciente muito agitado e não cooperativo: agitação psicomotora significativa ou indivíduo que se nega a oferecer respostas porque se sente obrigado pela família a fazer a avaliação neuropsicológica
- Paciente sedado
- Dor crônica ou recorrente: estudiosos mostraram uma tendência de os pacientes com migrânea apresentarem prejuízo cognitivo em esferas específicas quando comparados com sujeitos sem cefaleia[82]
- Estado psicótico
- Paciente gravemente deprimido
- Paciente submetido a procedimento que interfere durante um período na cognição, como o tratamento com eletroconvulsoterapia.[83-85]

Diante da identificação de um caso que necessite de avaliação neuropsicológica, o próximo passo será informar o paciente e/ou a família sobre o que é a avaliação e o motivo do encaminhamento, atitude que faz toda a diferença no processo de investigação cognitiva, emocional e comportamental.

Preparação do paciente para encaminhamento

A investigação médica diagnóstica pode causar sintomas emocionais (preocupação, irritabilidade, nervosismo, angústia, medo) que poderão resultar em sensações físicas (taquicardia, sudorese, tontura, dificuldade para respirar). Portanto, saber acolher o paciente e sua família também faz parte da conduta de quem trabalha com a vida das pessoas.

Diante da complexidade do processo, da demanda de tempo para a investigação cognitiva, da necessidade de engajamento do indivíduo e do desconhecimento natural de alguns médicos sobre o processo de avaliação neuropsicológica, descrevemos a seguir algumas informações que o paciente deve obter *antes* de buscar um neuropsicólogo para realizar a avaliação neuropsicológica:

- **Propósito do encaminhamento**: os pacientes tendem a ficar menos ansiosos e preocupados quando ouvem do médico que lhe acompanha o motivo do encaminhamento para um exame. Quando a hipótese diagnóstica é um assunto delicado para o paciente, pode-se pensar na possibilidade de utilizar os sintomas como justificativa. Por exemplo, em vez de dizer que a avaliação neuropsicológica é para descartar a hipótese de demência, pode-se informar que o exame solicitado faz um mapeamento do cérebro. Ou seja, avalia a memória, a atenção e a linguagem. Possivelmente, isso ajudará a entender melhor os esquecimentos que ele apresenta
- **Características básicas da avaliação neuropsicológica**: qual a duração média para a conclusão; o fato de se constituir de vários testes para avaliar as funções do cérebro (memória, atenção, linguagem, planejamento, resolução de problemas e, entre outras, flexibilidade mental) e saber como elas estão funcionando isoladamente e em conjunto, ou seja, se estão de acordo com a idade, a escolaridade e o nível ocupacional do paciente
- **Interesse e cuidado do médico**: convém identificar ou confirmar a causa das queixas (sintomas) apresentadas para oferecer ao paciente as possibilidades de tratamento disponíveis de modo correto e seguro.

O médico, após deixar o paciente a par da importância da investigação neuropsicológica e do processo a que irá se submeter, precisa deixar também o neuropsicólogo ciente de como poderá ajudá-lo no raciocínio clínico. Portanto, o encaminhamento necessita de informações para guiar o trabalho do neuropsicólogo.

Formulação de perguntas e objetivo do médico

A avaliação neuropsicológica pode ser solicitada para finalidades diversas, como já foi descrito. Assim, quanto mais explícita a pergunta feita pelo médico, maior a chance de a avaliação ser conduzida de maneira a levantar dados relevantes.

Existem perguntas que procuram descrições comportamentais, recomendações para manejo do paciente, diagnóstico diferencial, orientação vocacional etc. Então, o rumo da investigação neuropsicológica dependerá do objetivo informado pelo médico.

Um encaminhamento para avaliação neuropsicológica deve conter as seguintes informações:

- **Identificação**: nome do paciente
- **Motivos do encaminhamento**: resumo da percepção do médico sobre o atendimento do paciente (eutímico, queixa atual, sintomas ou qualquer outra característica que lhe chame a atenção), se houve procedimentos cirúrgicos recentes e quais os exames realizados (neuroimagem e, se aplicado, teste de rastreio cognitivo, informar qual e o resultado)
- **Objetivo e estratégia de abordagem terapêutica**: informar de maneira clara o objetivo do encaminhamento para avaliação neuropsicológica. Uma dica que pode ajudar no objetivo é fazer, para si, perguntas que abordem sua hipótese diagnóstica ou sua necessidade de esclarecimento. São exemplos:
    - "Os esquecimentos referem-se ao uso de benzodiazepínicos de longa data?" – Objetivo: "esclarecer se o uso de benzodiazepínicos de longa data é responsável pelas queixas cognitivas do paciente"
    - "As alterações de comportamento e humor são sugestivas de déficit de atenção e hiperatividade (TDAH) ou transtorno bipolar (TB)?" – Objetivo: "ajudar no diagnóstico diferencial entre TDAH e TB. Além disso, solicito sugestões de tratamentos não medicamentosos"
    - "O paciente remitiu quase totalmente dos sintomas depressivos, mas mantém algumas queixas cognitivas de esquecimentos e desatenção. Será que as dificuldades cognitivas irão evoluir? Seria importante sugerir outros tratamentos?" – Objetivo: "acompanhar o perfil cognitivo do paciente à resposta do tratamento medicamentoso e verificar se a reabilitação cognitiva seria uma indicação para o caso."

Em virtude dos avanços científicos em Psiquiatria, observa-se melhora nos parâmetros de Saúde Pública nos transtornos mentais que, segundo a Organização Mundial da Saúde, são responsáveis por pelo menos 20% da carga global de incapacidade relacionada com as doenças médicas.[86] Assim, a avaliação neuropsicológica torna-se fundamental para entender como os possíveis prejuízos cognitivos associados à patologia se expressam no comportamento e na funcionalidade do paciente, com o objetivo final de melhorar sua qualidade de vida e, respectivamente, de seus familiares.

REFERÊNCIAS BIBLIOGRÁFICAS

1. Lezak MD, Howieson DB, Bigler ED et al. Neuropsychological assessment: the practice of neuropsychological assessment. 5. ed. New York: Oxford University Press; 2012.
2. INS Dictionary of Neuropsychology. Edited by Loring DW. Oxford University Press, Copyright International Neuropsychological Society; 1999.
3. Mesulam MM. Principles of behavioral and cognitive neurology. New York: Oxford; 2000.
4. Bueno OFA, Oliveira MGM. Memória e amnésia. In: Andrade VM, Santos FH, Bueno OFA (orgs.). Neuropsicologia hoje. São Paulo: Artes Médicas; 2004.

5. Baddeley AD. The psychology of memory. In: Baddeley AD, Kopelman MD, Wilson BA. The handbook of memory disorders. 2. ed. Chichester: John Wiley; 2002.
6. Tulving E. How many systems are there? Am Psychol. 1985;40:385-98.
7. Squire LR. Declarative e nondeclarative memory: multiple brain systems supporting learning and memory. J Cogn Neurosci. 1992;4:232-43.
8. Henke K. A model for memory systems based on processing modes rather than consciousness. Nat Rev Neurosci. 2010;11:523-32.
9. Tulving E. Episodic and semantic memory. In: Tulving E, Donaldson W (eds.). Organization of memory. New York: Academic Press; 1972.
10. Zuccolo PF, Rzezak P, Góis JO. Praxia e visuoconstrução. In: Malloy-Diniz LF, Fuentes D, Mattos et al. (orgs.). Avaliação neuropsicológica. Porto Alegre: Artmed; 2010.
11. Lezak MD. Neuropsychological assessment. 3. ed. New York: Oxford University Press; 1995.
12. American Psychiatric Association (APA). Manual diagnóstico e estatístico de transtornos mentais: DSM-5. 5. ed. Porto Alegre: Artmed; 2014.
13. Charchat-Fichman H, Caramelli P, Sameshima K et al. Declínio da capacidade cognitiva durante o envelhecimento. Rev Bras Psiquiatr. 2005;27:79-82.
14. Silva LSV, Silva TBL, Falcão DVS et al. Relações entre queixas de memória, sintomas depressivos e desempenho cognitivo em idosos residentes na comunidade. Rev Psiquiatr Clín. 2014;41:67-71.
15. Reuter-Lorenz PA, Sylvester CYC. The cognitive neuroscience of working memory and aging. In: Cabeza R, Nyberg L, Park D (eds.). Cognitive neuroscience of aging: linking cognitive and cerebral aging. New York: Oxford University Press; 2005. p.186-217.
16. Schaie KW. Developmental influences on adult intelligence: the Seattle longitudinal study. New York: Oxford University Press; 2005.
17. Lindenberger U, Ghisletta P. Cognitive and sensory declines in old age: gauging the evidence for a common cause. Psychol Aging. 2009;24:1-16.
18. Hedden T, Gabrieli JDE. Insights into the ageing mind: a view from cognitive neuroscience. Nat Rev Neurosci. 2004;5:87-96.
19. Castel AD, Craik FIM. The effects of aging and divided attention on memory for item and associative information. Psychol Aging. 2003;18:873-85.
20. Zakzanis KK, Leach L, Kaplan E. Neuropsychological diferential diagnosis. USA: Suecks e Zeitlinger Publishers; 1999.
21. Shilyansky C, Williams LM, Gyurak A et al. Effect of antidepressant treatment on cognitive impairments associated with depression: a randomized longitudinal study. Lancet Psychiatry. 2016;3:389-488.
22. Elderkin-Thompson V, Moody T, Knowlton B et al. Explicit and implicit memory in late-life depression. Am J Geriatr Psychiatry. 2011;19:249-55.
23. Mathuranath PS, Nestor PJ, Berrios GE et al. A brief cognitive test battery to differentiate Alzheimer's disease and frontotemporal dementia. Neurology. 2000;55:1613-20.
24. Ortiz KZ, Bertolucci PHF. Language impairment in the early stages of Alzheimer's disease. Arq Neuropsiquiatr. 2005;63:311-7.
25. Hodges JR, Salmon DP, Butters N. Semantic memory impairment in Alzheimer's disease: failure of access or degraded knowledge? Neuropsychologia. 1992;30:301-14.
26. Tarawneh R, Lee JM, Landenson JH et al. CSF VILIP-1 predicts rates of cognitive decline in early Alzheimer disease. Neurology. 2012;78:709-19.
27. Dubois B, Feldman HH, Jacova C et al. Advancing research diagnostic criteria for Alzheimer's disease: the IWG-2 criteria. Lancet Neurol. 2014;13:614-29.
28. Katzman R, Lasker B, Bernstein N. Advances in the diagnosis of dementia: accuracy of diagnosis and consequences of misdiagnosis of disorders causing dementia. In: Terry RD (org.). Aging and the brain. New York: Raven Press; 1988.
29. Ferrier IN, Stanton BR, Kelly TP et al. Neuropsychological function in euthymic patients with bipolar disorder. Br J Psychiatry. 1999;175:246-51.
30. Martínez-Arán A, Vieta E, Reinares M et al. Cognitive function across manic or hypomanic, depressed, and euthymic states in bipolar disorder. Am J Psychiatry. 2004;161:262-70.
31. Martínez-Arán A, Vieta E, Colom F et al. Cognitive impairment in euthymic bipolar patients: implications for clinical and functional outcome. Bipolar Disord. 2004;6:224-32.
32. Rubinsztein JS, Michael A, Paykel ES et al. Cognitive impairment in remission in bipolar affective disorder. Psychol Med. 2000;30:1025-36.
33. Wilder-Willis KE, Sax KW, Rosenberg HL et al. Persistent attentional dysfunction in remitted bipolar disorder. Bipolar Disord. 2001;3:58-62.
34. Clark L, Iversen SD, Goodwin GM. Sustained attention deficit in bipolar disorder. Br J Psychiatry. 2002;180:313-9.
35. Dixon T, Kravariti E, Frith C et al. Effect of symptoms on executive function in bipolar illness. Psychol Med. 2004;34:811-21.
37. Jones BP, Duncan CC, Mirsky AF et al. Neuropsychological profiles in bipolar affective disorder and complex partial seizure disorder. Neuropsychology. 1994;8:55-64.
37. Deckersbach T, McMurrich S, Ogutha J et al. Characteristics of non-verbal memory impairment in bipolar disorder: the role of encoding strategies. Psychol Med. 2004;34:823-32.
38. Martínez-Arán A, Penadés R, Vieta E et al. Executive function in patients with remitted bipolar disorder and schizophrenia and its relationship with functional outcome. Psychother Psychosom. 2002;71:39-46.
39. Noël X, Paternot J, Van Der Linden M et al. Correlation between inhibition, working memory and delimited frontal area blood flow measured by 99mTc–Bicisate SPECT in alcohol-dependent patients. Alcohol Alcohol. 2001;36:556-63.
40. Parsons OA. Neurocognitive deficits in alcoholics and social drinkers: a continuum? Alcoh Clin Exp Research. 1998;22:954-61.
41. Vieira RMT, Serafim AP, Saffi F. Prejuízos neurocognitivos na dependência alcoólica: um estudo de caso. Rev Psiq Clín. 2007;34:246-50.
42. Patton JH, Stanford MS, Barratt ES. Factor structure of the Barratt impulsiveness scale. J Clin Psychol. 1995;51:768-74.
43. Cunha PJ, Novaes MA. Neurocognitive assessment in alcohol abuse and dependence: implications for treatment. Rev Bras Psiquiatr. 2004;26(Supl 1):23-7.
44. Dao-Castellana MH, Samson Y, Legault F et al. Frontal dysfunction in neurologically normal chronic alcoholic subjects: metabolic and neuropsychological findings. Psychol Med. 1998;28:1039-48.
45. Bechara A. Decision making, impulse control and loss of willpower to resist drugs: a neurocognitive perspective. Nat Neurosci. 2005;8:1458-63.
46. Travella J. Síndrome de atención dispersa, hiperactividad en pacientes adultos (ADHD). 2004.
47. Souza I, Serra MA, Mattos P et al. Comorbidade em crianças e adolescentes com transtorno do déficit de atenção: resultados preliminares. Arq Neuropsiquiatr. 2001;59:401-6.
48. Yoshimasu K, Barbaresi WJ, Colligan RC et al. Adults with persistent ADHD: gender and psychiatric comorbidities a population-based longitudinal study. J Atten Disord. 2018;22:535-46.
49. Alexopoulos GS, Buckwalter K, Olin J et al. Comorbidity of late life depression: an opportunity for research on mechanisms and treatment. Biol Psychiatry. 2002;52:543-58.
50. Alexopoulos GS. Depression in the elderly. Lancet. 2005;365:1961-70.
51. Petersen RC, Doody R, Kurz A et al. Current concepts in mild cognitive impairment. Arch Neurol. 2001;58:1985-92.
52. Lezak MD, Howieson DB, Loring DW. Neuropsychological assessment. 4. ed. New York: Oxford University Press, 2004.

53. Sandhaug M, Andelic N, Bernsten SA et al. Functional level during the first year after moderate and severe traumatic brain injury: Course and predictors of outcome. J Neurol Res. 2011;1:48-58.
54. Soble JR, Critchfield EA, O'Rourke JJF. Neuropsychological evaluation in traumatic brain injury. Phys Med Rehabil Clin N Am. 2017;28:339-50.
55. Spitz G, Ponsford JL, Rudzki D et al. Association between cognitive performance and functional outcome following traumatic brain injury: a longitudinal multilevel examination. Neuropsychology. 2012;26:604-12.
56. Bombardier CH, Fann JR, Temkin NR et al. Rates of major depressive disorder and clinical outcomes following traumatic brain injury. JAMA. 2010;303:1938-45.
57. Van der Horn HJ, Spikman JM, Jacobs B et al. Postconcussive complaints, anxiety, and depression related to vocational outcome in minor to severe traumatic brain injury. Arch Phys Med Rehabil. 2013;94:867-74.
58. Crunfli F, Carregari VC, Veras F et al. Morphological, cellular, and molecular basis of brain infection in COVID-19 patients. PNAS. 2022;119:e2200960119.
59. Gavriatopoulou M, Korompoki E, Fotiou D et al. Organ-specific manifestations of COVID-19 infection. Clin Exp Med. 2020;20:493-506.
60. Politi LS, Salsano E, Grimaldi M. Magnetic resonance imaging alteration of the brain in a patient with coronavirus disease 2019 (COVID-19) and anosmia. JAMA Neurol. 2020;77:1028-9.
61. Reichard RR, Kashani KB, Boire NA et al. Neuropathology of COVID-19: a spectrum of vascular and acute disseminated encephalomyelitis (ADEM)-like pathology. Acta Neuropathol. 2020;140:1-6.
62. Egbert AR, Cankurtaran S, Karpiak S. Brain abnormalities in COVID-19 acute/subacute phase: a rapid systematic review. Brain Behav Immun. 2020;89:543-54.
63. Helms J, Kremer S, Merdji H et al. Neurologic features in severe SARS-CoV-2 infection. N Engl J Med. 2020:382:2268-70.
64. Schou TM, Joca S, Wegener G et al. Psychiatric and neuropsychiatric sequelae of COVID-19 – a systematic review. Brain Behav Immun. 2021;97:328-48.
65. Rogers JP, Chesney E, Oliver D et al. Psychiatric and neuropsychiatric presentations associated with severe coronavirus infections: a systematic review and meta-analysis with comparison to the COVID-19 pandemic. Lancet Psychiatry. 2020;7:611-27.
66. Mattioli F, Stampatori C, Righetti F et al. Neurological and cognitive sequelae of COVID-19: a four month follow-up. J Neurol. 2021;268:4422-8.
67. Mazza MG, Palladini M, De Lorenzo R et al. Persistent psychopathology and neurocognitive impairment in COVID-19 survivors: effect of inflammatory biomarkers at three-month follow-up. Brain Behav Immun. 2021;94:138-47.
68. Halpin SJ, McIvor C, Whyatt G et al. Postdischarge symptoms and rehabilitation needs in survivors of COVID-19 infection: a cross-sectional evaluation. J Med Virol. 2021;93:1013-22.
69. Daugherty SE, Guo Y, Heath K et al. Risk of clinical sequelae after the acute phase of SARS-CoV-2 infection: retrospective cohort study. BMJ. 2021;373:n1098.
70. Lu Y, Li X, Geng D et al. Cerebral micro-structural changes in COVID-19 patients – an MRI-based 3-month follow-up study. EClinicalMedicine. 2020;25:100484.
71. Shang YF, Liu T, Yu JN et al. Half-year follow-up of patients recovering from severe COVID-19: analysis of symptoms and their risk factors. J Intern Med. 2021;290:444-50.
72. Sykes DL, Holdsworth L, Jawad N et al. Post-COVID-19 symptom burden: what is long-COVID and how should we manage it? Lung. 2021;199:113-9.
73. Negrini F, Ferrario I, Mazziotti D et al. Neuropsychological features of severe hospitalized coronavirus disease 2019 patients at clinical stability and clues for postacute rehabilitation. Arch Phys Med Rehabil. 2021;102:155-8.
74. Whiteside DM, Oleynick V, Holker E et al. Neurocognitive deficits in severe COVID-19 infection: case series and proposed model. Clin Neuropsychol. 2021;35:799-818.
75. Taquet M, Luciano S, Geddes JR et al. Bidirectional associations between COVID-19 and psychiatric disorder: retrospective cohort studies of 62,354 COVID-19 cases in the USA. Lancet Psychiatry. 2021;8:130-40.
76. Alemanno F, Houdayer E, Parma A et al. COVID-19 cognitive deficits after respiratory assistance in the subacute phase: a COVID-rehabilitation unit experience. PLoS One. 2021;16:e0246590.
77. Al-Aly Z, Xie Y, Bowe B. High-dimensional characterization of post-acute sequelae of COVID-19. Nature. 2021;594:259-64.
78. Darley DR, Dore GJ, Cysique L et al. Persistent symptoms up to four months after community and hospital-managed SARS-CoV-2 infection. Med J Aust. 2021;214:279-80.
79. de Graaf MA, Antoni ML, Ter Kuile MM et al. Short-term outpatient follow-up of COVID-19 patients: a multidisciplinary approach. EClinicalMedicine. 2021;32:100731.
80. Taquet M, Geddes JR, Husain M et al. 6-month neurological and psychiatric outcomes in 236,379 survivors of COVID-19: a retrospective cohort study using electronic health records. Lancet Psychiatry. 2021;8:416-27.
81. Ramos AA, Hamdan AC. O crescimento da avaliação neuropsicológica no Brasil: uma revisão sistemática. Psicologia Ciência e Profissão. 2016;36:471-85.
82. Costa-Silva M, Teixeira AL. Neuropsicologia das cefaleias. In: Fuentes D, Malloy-Diniz LF, Camargo CHP et al. (eds.). Neuropsicologia: teoria e prática. Porto Alegre: Artmed; 2008.
83. Calev A, Nigal D, Shapira B et al. Early and long-term effects of eletroconvulsive therapy and depression on memory and other cognitive functions. J Nerv Ment Dis. 1991;179:526-33.
84. Lisanby SH. Electroconvulsive therapy for depression. N Engl J Med. 2007;357:1939-45.
85. Sackeim HA, Prudic J, Fuller R et al. The cognitive effects of electroconvulsive therapy in community settings. Neuropsychopharmacology. 2007;32:244-54.
86. Murray CJL, Lopez AD. The World Health Organization and the World Bank Global health statics: a compendium of incidence, prevalence and mortality estimates for over 200 conditions. Cambridge: Harvard University; 1996.

10 Exames Laboratoriais em Psiquiatria

Ricardo Barcelos-Ferreira ▪ Sergio Tamai ▪
Alexandrina Maria Augusto da Silva Meleiro

INTRODUÇÃO

Os psiquiatras, mais que os médicos de qualquer outra especialidade, dependem do exame clínico e dos sinais e sintomas dos pacientes. Não há teste laboratorial em Psiquiatria capaz de confirmar ou descartar diagnósticos como esquizofrenia, transtorno bipolar e transtorno depressivo maior. Contudo, com os contínuos avanços na Psiquiatria biológica e na Neuropsiquiatria, os testes laboratoriais têm-se tornado cada vez mais úteis, tanto para o psiquiatra clínico quanto para o pesquisador biológico.

A principal aplicação dos exames laboratoriais na prática psiquiátrica é a exclusão de transtornos mentais secundários a uma causa orgânica. Identificar causas orgânicas para transtornos mentais é uma etapa fundamental da avaliação psiquiátrica, já que o tratamento correto dessas condições subjacentes é a principal orientação terapêutica, a qual pode, em alguns casos, ser suficiente para o controle dos sintomas psiquiátricos. Entretanto, apesar de sua grande importância para a tomada de decisões, esse processo é muitas vezes negligenciado na prática clínica.[1]

Hemograma completo, glicemia de jejum, ionograma (sódio e potássio), função renal, função tireoidiana, função hepática e colesterol total e frações são os exames laboratoriais que devem ser sempre solicitados durante a avaliação inicial dos quadros psiquiátricos.[2] Além de possibilitarem avaliação mais global do estado de saúde dos pacientes, eles podem identificar causas secundárias ou fatores agravantes dos sintomas psiquiátricos. São diversos os quadros clínicos que podem se apresentar primariamente por meio de sintomas psiquiátricos, destacando-se as doenças endócrino-metabólicas, as inflamatórias, as autoiconológicas e as neurológicas. Outros quadros comuns são as doenças infecciosas e deficiências nutricionais.[2]

No presente capítulo, abordaremos a aplicação dos exames laboratoriais e complementares no diagnóstico dos principais transtornos psiquiátricos.

TRANSTORNOS DE ANSIEDADE

Os transtornos de ansiedade são a categoria de doenças psiquiátricas mais frequentes na comunidade, com prevalências de até 31% da população[3] e grande possibilidade de causar prejuízos à vida dos pacientes. O transtorno de ansiedade generalizada (TAG), por exemplo, pode interferir no desenvolvimento normal, com prejuízo na autoestima, na socialização, na aquisição de conhecimentos e na memória, além de predispor a maior vulnerabilidade. Sendo assim, o diagnóstico precoce dos transtornos de ansiedade é fundamental para a prevenção destes prejuízos.[4]

O processo diagnóstico está em diferenciar se os sintomas de ansiedade são secundários ao uso de substâncias, à abstinência dessas substâncias, à presença de doenças clínicas ou, ainda, se são secundários e limitados ao contexto de outros transtornos psiquiátricos ou se destes são manifestação primária ou principal. Essa diferenciação é de especial importância para a ansiedade, tendo em vista que muitas condições clínicas podem mimetizar os sintomas. As principais doenças, separadas por categorias, e a avaliação inicial recomendada para o diagnóstico diferencial são:

- Neurológicas: epilepsia, encefalopatia, tremor essencial, neoplasia
  - Hemograma, Venereal disease Resear Laboratory (VDRL), vírus da imunodeficiência humana (HIV), função renal e hepática, sorologia para doenças autoimunes e infecciosas, eletroencefalograma, tomografia ou ressonância magnética de crânio, liquor
- Hematológicas: anemia, infecções, neoplasias, toxicidade por drogas, doenças do colágeno, doenças da tireoide e paratireoide
  - Hemograma, ferro sérico, ferritina, transferrina, capacidade de ligação do ferro, glicemia, hormônios tireoestimulante (TSH) e paratireóideo (PTH), eletrólitos, cortisol
- Pulmonares: asma, doença pulmonar obstrutiva crônica, pneumonia e outros quadros infecciosos
  - Hemograma, proteína C reativa (PCR), saturação de oxigênio no sangue, teste de função pulmonar, raio X de tórax
- Cardiovasculares: síndromes coronarianas agudas, infarto agudo do miocárdio, insuficiência cardíaca, arritmias
  - Creatinofosfoquinase (CPK), troponina, eletrólitos, colesterol total e frações, glicemia, TSH e tiroxina (T4) livre, eletrocardiograma, ecocardiograma, Holter, teste ergométrico
- Endócrinas: disfunção tireoidiana, hiperparatireoidismo, hipoglicemia, menopausa, doença de Cushing e Addison, insulinoma, feocromocitoma, cortisol
  - TSH e T4 livre, eletrólitos, cortisol, insulina, hormônios sexuais femininos
- Abuso e dependência de substâncias
  - Exame toxicológico de urina e/ou sangue (na dependência da substância)

- Principais medicações
  - Anti-histamínicos, anticolinérgicos, anticonvulsivantes, antidepressivos, antipsicóticos, antimicrobianos, bloqueadores de canal de cálcio, broncodilatadores e corticosteroides (vale lembrar que alguns deles têm dosagem sérica ou urinária disponível).

TRANSTORNOS DO HUMOR

Existem vários tipos de transtornos do humor, como depressão maior, depressão menor, distimia, ciclotimia e transtorno bipolar. Por questões didáticas, abordaremos a doença depressão de maneira geral.

As depressões são doenças de etiologia variada, cujo termo designa um sintoma, uma síndrome ou um transtorno mental. Os transtornos depressivos (TD) são condições médicas sérias, potencialmente letais, cujo quadro clínico é dominado por humor patológico e alterações comportamentais, cognitivas e vegetativas. Se não forem diagnosticados ou tratados adequadamente, causam sofrimento importante e incapacitam os pacientes para o trabalho, a vida social e a familiar.[5]

Os exames complementares que devem ser utilizados no diagnóstico dos TD são aqueles relacionados às principais condições clínicas associadas à depressão:

- Cardiovasculares: hemograma, CPK, troponina, função hepática e renal, sódio, potássio, PCR, eletrocardiograma (ECG), teste ergométrico e ecocardiograma
- Doenças autoimunes: sorologia para lúpus eritematoso sistêmico, miastenia *gravis*, doença de Addison, de Cushing e de Wilson
- Endocrinológicas: TSH, T4 livre, PTH
- Hematológicas e metabólicas: hemograma, folato, vitamina B12, tiamina, função hepática, dosagem de cálcio e porfiria
- Infecções: mononucleose infecciosa, hepatites, vírus influenza, HIV, VDRL, infecções cerebrais
- Neurológicas: lesões cerebrais, meningites e meningoencefalites, neurolues, esclerose múltipla, hidrocefalia, epilepsia, demências, Parkinson, *delirium*, traumatismo cranioencefálico
- Medicações: reserpina, metildopa, corticosteroides, anti-inflamatórios, topiramato, benzodiazepínicos, barbitúricos, intoxicação e abstinência de psicoestimulantes, álcool e opioides.

TRANSTORNOS POR USO OU DEPENDÊNCIA DE SUBSTÂNCIAS PSICOATIVAS

O uso de substâncias psicoativas, incluindo álcool e tabaco, está entre os principais problemas de Saúde Pública no mundo. Cerca de 2 bilhões de pessoas são consumidoras de álcool, enquanto 1,3 bilhão são fumantes e 185 milhões usuárias de drogas ilícitas.[6] O consumo dessas substâncias, juntas, contribui para 12,4% das mortes mundiais. Adiante descreveremos tais transtornos, incluindo nos principais exames complementares que contribuem para seu diagnóstico.[7]

Transtorno por uso de álcool

O etanol é uma molécula simples que se move facilmente através das membranas celulares, equilibrando-se rapidamente entre o sangue e os tecidos. O nível do álcool no sangue (alcoolemia) é expresso em gramas e etanol por litro. Como consequência de sua alta solubilidade em água, ele é rapidamente absorvido e distribuído para a maioria dos órgãos, tecidos e sistemas. Ele é metabolizado pelo fígado e excretado diretamente pelos pulmões, pela urina ou pelo suor. Atualmente são descritos cerca de 60 tipos de doença que estão diretamente relacionadas ao uso crônico de grandes quantidades de álcool (abstinência, dependência, uso abusivo e uso crônico), dentre as quais se destacam esofagite, gastrite, úlcera, esteatose hepática, hepatite, cirrose, pancreatite, arritmia cardíaca, deficiências vitamínicas, demência e neoplasias, *delirium tremens*, síndrome de Wernicke-Korsakoff. Os principais exames laboratoriais e complementares utilizados no diagnóstico do alcoolismo são:[7] hemograma, alcoolemia, gamaglutamiltransferase (GGT), alanina aminotransferase (ALT) e aspartato aminotransferase (AST), transferrina carboidrato-deficiente (CDT), sorologia para hepatites B e C, endoscopia digestiva alta, bilirrubinas, proteínas totais e albumina, tempo e atividade de protrombina e razão normalizada internacional (RNI), magnésio, bem como raios X de tórax e ECG.

Transtornos por uso de tabaco

O cigarro é o método mais popular de uso de tabaco. O percentual de adultos fumantes no Brasil vem apresentando uma expressiva queda nas últimas décadas em função das inúmeras ações desenvolvidas pela Política Nacional de Controle do Tabaco. Em 1989, 34,8% da população acima de 18 anos era fumante, de acordo com a Pesquisa Nacional sobre Saúde e Nutrição. Uma queda expressiva nesses números foi observada no ano de 2003, quando na Pesquisa Mundial de Saúde o percentual observado foi de 22,4%. No ano de 2008, segundo a Pesquisa Especial sobre Tabagismo, esse percentual era de 18,5%. Os dados mais recentes do ano de 2019, a partir da Pesquisa Nacional de Saúde apontam o percentual total de adultos fumantes em 12,6%.[8]

O diagnóstico do tabagismo é exclusivamente clínico (sinais e sintomas, tempo, quantidade e frequência de uso etc.). Seu principal metabólito é a cotinina, formada a partir da metabolização por CYP2A6, mas sua detecção no sangue não é utilizada como método laboratorial diagnóstico para o tabagismo.[9,10]

Transtorno por uso de drogas psicoestimulantes

Anfetaminas

Os sintomas psiquiátricos mais importantes decorrentes de seu uso são distúrbios físicos e neurológicos (síndrome de excitação, estereotipia e coreia, colapso circulatório), ansiedade, agitação, alentecimento psicomotor, redução da energia, humor depressivo, pesadelos e fissura intensa. Seu uso é mais comum no sexo feminino, e a dependência chega a 0,15%. De acordo com a OMS,[11] seu uso é determinado pelo padrão de consumo:

- Instrumental: com objetivo de melhorar a concentração, inibir o apetite e evitar a fadiga
- Recreativo: manter-se ativo por longos períodos na vida social, ou em contextos recreativos como festas
- Crônico: uso frequente sem critérios.

Os exames laboratoriais mais eficazes na detecção do uso de anfetaminas são os testes urinário e sanguíneo, respeitando-se a meia-vida que, para algumas substâncias, é difícil prever.

Ecstasy

É uma droga ilegal que atua como um estimulante e alucinógeno, produzindo um efeito de energização, alteração do tempo, prazer e percepção aumentada a estímulos táteis. De uso oral na forma de comprimidos, cujos efeitos duram de 3 a 6 horas, MDMA é um acrônimo para o seu nome químico, 3,4-metilenodioximetanfetamina.[12] Quanto à prevalência, os estudos no Brasil são escassos, mas nos EUA estima-se que de 0,5 a 6% dos adultos jovens de 15 a 34 anos já fizeram uso da substância. Alguns usuários podem apresentar efeitos adversos como ansiedade, agitação, mal-estar, ataques de pânico, rebaixamento do nível de consciência e convulsões. Pode ser detectado na urina e no sangue.[7]

Cocaína e crack

Derivados das folhas da planta *Erythroxylum coca*, são poderosos estimulantes do sistema nervoso central. O *crack* é a cocaína na forma de base, consumido por via pulmonar. O III Levantamento Nacional Sobre o Uso de Drogas Psicotrópicas no Brasil, de 2017, encontrou taxas de uso na vida de 3,1% para cocaína e de 0,9% para o *crack*, mostrando um leve aumento da prevalência com relação ao levantamento anterior.[13] Os efeitos causados pelo uso são euforia, energia, aumento da fluência verbal, maior sensibilidade para visão, tato e audição, com possibilidade de diminuir temporariamente a necessidade de comer e dormir. Sua abstinência causa anedonia, fissura, depressão intensa, fadiga, ideação suicida, disforia e dificuldade de sono. A dosagem urinária de cocaína é o exame laboratorial usado para auxiliar no diagnóstico do uso ou dependência da droga, podendo também ser detectada no sangue.

Os principais receptores afetados por essas substâncias podem causar euforia, analgesia, depressão respiratória, distúrbios gastrintestinais, sedação, sintomas psicomiméticos, desrealização, despersonalização, alteração de humor e alucinações.

O exame laboratorial utilizado para auxiliar no diagnóstico de uso ou dependência é a detecção urinária de seus metabólitos.

Opioides

O ópio é uma substância extraída da papoula. Atualmente, o conceito de opioides inclui todas as substâncias naturais, semissintéticas ou sintéticas que reagem com os receptores opioides, quer como agonistas, quer como antagonistas. Seus principais representantes são heroína (semissintética), morfina (natural), metadona (sintética), meperidina (sintética), buprenorfina (antagonista misto), fentanila (sintética) e codeína (natural).

Os principais receptores afetados por essas substâncias podem causar euforia, analgesia, depressão respiratória, distúrbios gastrintestinais, sedação, sintomas psicomiméticos, desrealização, despersonalização, alteração de humor e alucinações.

O exame laboratorial utilizado para auxiliar no diagnóstico de uso ou dependência dos opioides é a detecção urinária de seus metabólitos.

Transtorno por uso ou dependência de maconha

A maconha é a droga ilícita mais consumida no Brasil. A questão sobre o uso da maconha poderia ser associada ao desencadeamento de dependência de acordo com os critérios estabelecidos pela OMS.[11] De acordo com o III Levantamento Nacional Sobre o Uso de Drogas Psicotrópicas no Brasil, de 2017, a taxa de uso em vida é de 7,7%. A interrupção do uso crônico pode causar abstinência, com alterações emocionais, insônia, perda de peso e apetite, e desconforto físico.[7] Sua testagem é feita por meio da dosagem urinária de canabinoides.

TRANSTORNO PSICÓTICO

Nesta síndrome o paciente apresenta delírios e/ou alucinações sem rebaixamento no nível de consciência (ocorrendo rebaixamento do nível de consciência temos o *delirium*). Entre as causas de sintomas psicóticos incluem-se abuso de substâncias, intoxicação por metais pesados, uso de medicações para tratamento de doença de Parkinson (levodopa, pramipexol) e outras patologias neurológicas (epilepsia, traumatismo encefálico, acidente vascular encefálico, doença de Wilson), além de doenças infecciosas (sífilis, HIV), endocrinológicas (Cushing) e imunológicas (lúpus eritematoso sistêmico). Dessa forma, dentre os exames laboratoriais que ajudam no diagnóstico diferencial, temos:[14]

- Hemograma com diferencial de leucócitos e contagem de plaquetas
- Hormônios tireoidianos
- Sorologia para sífilis
- Testagem para HIV
- Velocidade de hemossedimentação e PCR
- Alcoolemia
- Testagem toxicológica em urina
- Urina I
- Níveis séricos de medicamentos prescritos
- Exame de liquor (bioquímico e citológico)
- Fator antinúcleo
- Dosagem de cortisol sérico
- Dosagem de cortisol em urina 24 horas
- Dosagem de ceruloplasmina e cobre sérico
- Dosagem sérica de vitamina B12
- Pesquisa de anticorpos antitireoide
- Dosagem sérica de testosterona.

EXAMES LABORATORIAIS EM PACIENTES IDOSOS

Na população idosa, há uma frequência maior de morbidades clínicas e uso de vários medicamentos, sendo comum a correlação entre alterações clínicas e sintomas psiquiátricos.

Assim, uma avaliação laboratorial de um paciente idoso deve incluir:

- Hemograma
  - Série vermelha: a anemia ocorre em 10% dos indivíduos acima de 50 anos e dobra naqueles com mais de 85 anos. Anergia, adinamia, indisposição e prejuízos cognitivos estão relacionadas à anemia.[15,16] A anemia megaloblástica (indicada pelo aumento do volume corpuscular médio) pode sugerir avitaminose por deficiência de vitamina B12 ou ácido fólico, que pode ocasionar transtorno cognitivo leve ou maior, depressão, apatia e astenia
  - Série branca: a leucocitose pode indicar infecções ou leucemias que, por sua vez, podem se manifestar com *delirium* ou demência
- Função renal: o aumento dos excretados renais (ureia e creatinina) pode causar inapetência, fraqueza, anedonia, alentecimento cognitivo, confusão mental, quadros hipomaníacos, ansiosos, além de indicar uma função renal diminuída. Esse dado é importante pois muitos medicamentos dependem de excreção renal[17]
- Vitamina B12 (cianocobalamina) e ácido fólico: a vitamina B12 funciona como coenzima na conversão da homocisteína e desempenha funções metabólicas e neurotróficas importantes. Sua deficiência está relacionada com alterações hematológicas (anemia megaloblástica), neurológicas (polineuropatias periféricas, lesões medulares e quadros demenciais). A vitamina B12 e o folato também atuam como moléculas precursoras das monoaminas serotonina, norepinefrina e dopamina,[18,19] e sua deficiência está associada a quadros depressivos
- Função tireoidiana (dosagem de TSH e T4 livre): alterações tireoidianas estão relacionadas com alterações psíquicas, indo desde quadros depressivos até estados de agitação psicomotora e maniformes, além de estados ansiosos e angústia. Geralmente o hipertireoidismo está associado aos quadros maniformes e agitações, enquanto o hipotireoidismo se correlaciona com síndromes depressivas
- Função hepática: com o envelhecimento, há um declínio da capacidade de metabolização de substâncias pelo fígado, e, por conseguinte, a possibilidade de insuficiência hepática é maior. A insuficiência hepática pode gerar síndromes depressivas e estados confusionais. A dosagem das transaminases ALT, AST, GGT, das bilirrubinas, da albumina, bem como tempo de atividade de protrombina (os três últimos são marcadores de função hepática), auxiliam no diagnóstico diferencial e no planejamento de doses de medicamentos
- Urina I: auxilia na detecção de infecção urinária, muito frequente em mulheres idosas e que pode resultar em mudanças abruptas do funcionamento cognitivo e comportamental e ser causa de *delirium*
- Outros exames laboratoriais: em algumas situações mais específicas, podem ser realizados os seguintes exames laboratoriais
  - PCR: proteína plasmática produzida pelo fígado, que serve como marcadora de fase aguda de processos inflamatórios. Em pacientes com relatos de doenças autoimunes prévias (lúpus eritematoso sistêmico, artrite reumatoide), ajuda a estabelecer a fase ativa delas
  - Pesquisa de doenças sexualmente transmissíveis: história de comportamento sexual de risco indica a necessidade de se avaliarem infecção por sífilis e pelo vírus HIV, pois ambas estão relacionadas com sintomas psiquiátricos e demência. O VDRL e a imunofluorescência indireta antitreponema (FTA-ABS) identificam a sífilis e sua atividade. Os testes de rotina para HIV se baseiam na detecção de anticorpos contra o vírus.

MONITORAMENTO DE PACIENTES EM USO DE PSICOFÁRMACOS

É importante fazer monitoramento laboratorial dos pacientes psiquiátricos, já que vários psicofármacos podem levar a alterações metabólicas.[20,21]

Os antidepressivos, principalmente os inibidores de recaptação de serotonina, estão relacionados a hiponatremia, mas essa ocorrência também pode se dar com o uso de venlafaxina, duloxetina e mirtazapina.[22]

Os antipsicóticos, principalmente os atípicos, estão associados com alterações metabólicas: dislipidemia, hiperglicemia e ganho de peso. Pacientes em uso de clozapina e olanzapina têm risco elevado de desenvolver diabetes do tipo II. A quetiapina, por sua vez, está associada à hipertrigliceridemia.

Os anticonvulsivantes utilizados nos transtornos de humor estão associados a discrasias sanguíneas (neutropenia com carbamazepina e plaquetopenia com divalproato). A oxcarbazepina pode levar a alterações hepáticas e hiponatremia, e o lítio está associado a alterações na função tireoidiana e renal.

EXAMES LABORATORIAIS GENÉTICOS

Os testes genéticos atualmente disponíveis podem ser úteis em algumas situações clínicas:

- Predizer a resposta de uma droga ou seus efeitos adversos. Atualmente, novas diretrizes para o uso do teste do CYP450 estão disponíveis[23]
- Auxiliar no diagnóstico diferencial de doenças que apresentam sintomas psiquiátricos (porfiria, gangliosidoses, síndrome do X frágil, fenilcetonúria).[24]

CONCLUSÃO

O uso de exames laboratoriais é cada vez maior em Psiquiatria, uma vez que eles auxiliam no diagnóstico de situações clínicas variadas que podem permear ou, até mesmo, determinar o aparecimento de um transtorno mental. Os exames devem ser considerados após a realização da anamnese psiquiátrica e do exame físico do paciente. Durante a investigação complementar do paciente, pode-se lançar mão de um dos inúmeros exames abordados, desde o basal rotineiro até estudos mais elaborados. É importante utilizá-los para o benefício do paciente.

REFERÊNCIAS BIBLIOGRÁFICAS

1. Diniz BS, Cappi C, Stabellini R et al. Exames laboratoriais, marcadores genéticos e biomarcadores humorais. In: Miguel EC, Gattaz WF, Gentil V. Clínica psiquiátrica. Barueri: Manole; 2011. p. 347-59.
2. Foster R. Clinical laboratory investigation and psychiatry: a practical handbook. Nova York: Informa Healthcare; 2008.
3. Kessler RC, Sampson NA, Berglun P et al. Anxious and non-anxious major depressive disorder in the World Health Organization World Mental Health Surveys. Epidemiology and Psychiatric Sciences. 2015;24(3):210-26. doi:10.1017/S2045796015000189.
4. Ramos RT. Transtorno de ansiedade generalizada. In: Miguel EC, Gattaz WF, Gentil V. Clínica psiquiátrica. Barueri: Manole; 2011. p. 795-806.
5. Moreno DH, Demétrio FN, Moreno RA. Depressão. In: Miguel EC, Gattaz WF, Gentil V. Clínica psiquiátrica. Barueri: Manole; 2011. p. 698-710.
6. Malbergier A, Amaral RA. Universidade Federal do Maranhão. UNASUS/UFMA Conceitos básicos sobre o uso abusivo e dependência de drogas. São Luís: UFMA. 2013. Disponível em https://ares.unasus.gov.br/acervo/html/ARES/2046/3/Mod%2003%20UNIDADE%2001.pdf. Acessado em 06/10/2023.
7. Malbergier A, Pillegi AB, Silveira CM et al. Síndromes decorrentes do uso de substâncias. In: Miguel EC, Gentil V, Gattaz, WF (Eds). Clínica psiquiátrica. A visão do Departamento e do Instituto de Psiquiatria do HCFMUSP. Barueri, SP: Manole; 2011.
8. Brasil. Ministério da Saúde (MS). Instituto Nacional de Câncer – INCA, Prevalência do tabagismo. Atualizado em 02/02/2023. Disponível em https://www.gov.br/inca/pt-br/assuntos/gestor-e-profissional-de-saude/observatorio-da-politica-nacional-de-controle-do-tabaco/dados-e-numeros-do-tabagismo/prevalencia-do-tabagismo. Acessado em 06/10/2023.
9. National Institute on Drug Abuse (NIDA). Research Report Series: Tobacco adicition. Washington (DC): USDHHS/NIH; 2020.
10. Sadock B, Sadock V. Kaplan & Sadock's synopsis of psychiatry: behavioral sciences/clinical psychiatry. Philadelphia: Lippincott Willians & Wilkins; 2007.
11. World Health Organization (WHO). Global health risks: mortality and burden of disease attributable to selected major risks. Geneva: WHO, 2009.
12. Xavier C, Lobo P, Fonteles M et al. Êxtase (MDMA): efeitos farmacológicos e tóxicos, mecanismo de ação e abordagem clínica. Rev Psiq Clin. 2008;35(3):96-103.
13. Fundação Oswaldo Cruz. Instituto de Comunicação e Informação Científica e Tecnológica em Saúde (Fiocruz/ICICT). III Levantamento Nacional Sobre o Uso de Drogas Psicotrópicas no Brasil. Rio de Janeiro: Fiocruz; 2017.
14. Jacobson SA. Clinical laboratory medicine for mental health professionals. Arlington, Virginia: American Psychiatric Association Publishing; 2017.
15. Pan WH, Chang YP, Yeh WT et al. Cooccurrence of anemia, marginal vitamin B6 and folate status and depressive symptoms in older adults. J Geriatr Psychiatriy Neurol. 2012:25(3):170-8.
16. Jonassaint CR, Varma VR, Chuang Y-F et al. Lower hemoglobin is associated with poorer cognitive performance and smaller brain volume in older adults. J Am Geriatr Soc. 2014;62(5):972-3.
17. Almeida AM, Meleiro AMAS. Depressão e insuficiência renal crônica: uma revisão. J Bras Nefrol. 2000;22(1):21-9.
18. Ng TP, Feng L, Niti M et al. Folate, vitamin B12, homocysteine and depressive symptoms in a population sample of older Chinese adults. J Am Geriatr Soc. 2009;57(5):871-6.
19. Fabregas BC, Vitorino FD, Teixeira AL. Deficiência de vitamina B12 e transtorno depressivo refratário. J Bras Psiquiatr. 2011;60(2):141-3.
20. Carod-Artal FJ, Ferreira Coral L, Trizotto DS et al. Poststroke depression: prevalence and determinants in Brazilian stroke patients. Cerebrovasc Dis. 2009;28(2):157-65.
21. Kummer A, Cardoso F, Teixeira AL. Major Depression in Parkinson's disease. Rev Bras Psiquiatr. 2009 Dec;31(4):387.
22. Jung YE, Jun TY, Kim KS et al. Hyponatremia associated with selective serotonin reuptake inhibitors, mirtazapine, and venlafaxine in Korean patients with major depressive disorder. Int J Clin Pharmacol Ther. 2011;49(7):437-43.
23. Hicks JK, Swen JJ, Thorn CF et al. Clinical pharmacogenetics implementation consortium guideline for CYP2D6 and CYP2C19 genotypes and dosing of tricyclic antidepressants. Clin Pharmacol Ther. 2013;93:40-408.
24. Szymanska K, Szczałuba K, Lugowska A et al. The analysis of genetic aberrations in children with inherited neuro-metabolic and neuro-developmental disorders. Biomed Res Int. 2014;2014:424796.

11 Exames de Imagem em Psiquiatria

Marcelo Camargo Batistuzzo ▪ Marcelo Q. Hoexter

INTRODUÇÃO

Ao contrário do que ocorre em outras especialidades médicas, no diagnóstico e no tratamento de transtornos psiquiátricos os exames de imagem não ocupam papel essencial. O diagnóstico psiquiátrico e o planejamento terapêutico mantêm-se eminentemente clínicos.

Atualmente a solicitação de exames de imagem na rotina da clínica psiquiátrica restringe-se a possíveis diagnósticos diferenciais cujas apresentações clínicas se manifestam por sintomas psiquiátricos e/ou neurológicos. Não há evidência de que os achados de imagem tenham sensibilidade e especificidade suficientes para justificar seu uso na prática clínica como instrumento de diagnóstico e prognóstico dos transtornos psiquiátricos primários, em virtude da grande variabilidade de apresentação clínica desses quadros, incluindo subtipos distintos na mesma categoria diagnóstica, duração, fase e idade de início do transtorno e influência do uso de medicamentos. Por esses motivos, ainda é preciso ter cautela ao interpretar os resultados de estudos de imagem em Psiquiatria, visto que a maioria desses estudos associando características cerebrais ao fenótipo (comportamento ou diagnóstico) se vale de amostras com dezenas de participantes, mas, para ser reprodutível, deve haver a participação de milhares de indivíduos.[1] Apesar dessa limitação nas pesquisas, o crescente aperfeiçoamento das técnicas de imagem cerebral observado nas últimas três décadas, assim como os grandes consórcios de neuroimagem (iniciativas para combinar amostras e aumentar o tamanho de efeito dos estudos) têm possibilitado grande avanço no entendimento dos correlatos cerebrais dos sintomas psiquiátricos, da progressão das alterações cerebrais e dos mecanismos de ação de diferentes tratamentos.[2] Entende-se que a melhor compreensão da fisiopatologia dos transtornos mentais propiciada cada vez mais pelas sofisticadas técnicas de imagem e diferentes tipos de desenhos de estudo (caso-controle, longitudinais, estudos de pacientes lesionados ou até mesmo multimodais, às vezes concomitantes) torna essas modalidades de investigação cerebral promissoras para auxiliar no diagnóstico, na prevenção, no prognóstico e no tratamento dos transtornos mentais no futuro.[3]

Atualmente a investigação do cérebro humano é feita de maneira muito mais precisa e consistente, tanto do ponto de vista anatômico-estrutural (por meio de técnicas de tomografia computadorizada [TC] e ressonância magnética [RM]) quanto dos pontos de vista funcional e neuroquímico (por meio de técnicas de ressonância magnética funcional [RMf] e espectroscopia, e técnicas de medicina nuclear, com as tomografias por emissão de pósitrons [PET-TC] e fóton único [SPECT]). Alterações discretas da estrutura, do metabolismo e de vias neuroquímicas em áreas cerebrais específicas já foram consistentemente observadas em diferentes transtornos mentais (ansiosos, psicóticos, afetivos e outros),[4] portanto, conhecer os princípios básicos de cada modalidade de investigação cerebral é essencial para interpretar os resultados.

Neste capítulo, são descritas as principais técnicas de imagem usadas na prática clínica para a investigação dos quadros psiquiátricos e seus potenciais usos na investigação de marcadores biológicos que podem auxiliar a Psiquiatria clínica.

MODALIDADES DE IMAGEM CEREBRAL ESTRUTURAL

Tomografia computadorizada

A TC baseia-se em uma série de feixes de raios X que atravessam o tecido cerebral em vários ângulos para atingir um detector radiossensível. À medida que os raios X atravessam o cérebro, eles perdem energia, atenuando seus feixes. Essa perda varia de acordo com a radiodensidade dos diferentes elementos do tecido (p. ex., tecido cerebral, liquor, osso, água). Imagens produzidas por cada feixe de raios X são, então, agrupadas pelo computador para formar um mapa do cérebro em escala de cinza, com os ossos aparecendo mais opacos ou brancos, e o ar e o liquor, menos radiopacos ou pretos. Uma injeção de contraste iodado intravenoso é tipicamente administrada com o intuito de facilitar, principalmente, a visualização de vasos sanguíneos.

A TC tem uma série de vantagens na prática clínica: (1) geralmente está amplamente disponível em hospitais e centros médicos; (2) o tempo de aquisição do exame é mais rápido e relativamente mais confortável para o paciente em comparação com outras técnicas de imagem; e (3) é mais barata que a RM. Esses motivos tornam a TC um exame de imagem bastante acessível, de rápida obtenção e eficaz para excluir condições potencialmente fatais, como fratura de crânio, traumatismo cranioencefálico (TCE), hemorragias, hematomas subdural ou epidural e tumor cerebral.[5] Por outro lado, essa técnica também apresenta desvantagens e limitações: (1) a principal delas é que a exposição à radiação, o que limita a quantidade de exames a serem realizados, apenas nos casos em que os resultados propiciem auxílio na tomada de decisão clínica, seja para o tratamento ou diagnóstico do caso; (2) estruturas cerebrais profundas, principalmente localizadas na fossa posterior, como o cerebelo e o tronco encefálico, são mal visualizadas devido a estruturas ósseas adjacentes; (3) além disso, a discriminação entre as substâncias cinzenta e branca no cérebro é limitada em razão da proximidade entre suas radiodensidades.

Ressonância magnética

O aparelho de RM contém um dispositivo que produz um campo magnético estático bastante intenso. A maior parte dos equipamentos de RM usa magnetos de 1,5 ou 3 teslas (T) de força. Esse campo magnético promove a rotação dos núcleos dos átomos de hidrogênio, que têm propriedades paramagnéticas, alinhando-os paralelamente. Ao receber um pulso de radiofrequência, os átomos de hidrogênio recebem energia e, quando esses pulsos terminam, os prótons retornam a suas posições originais, realinhando-se (relaxando) e liberando energia, que é detectada pelo aparelho. Essa propriedade magnética de realinhamento dos átomos de hidrogênio constitui T1, ou relaxamento longitudinal, e T2, ou relaxamento transverso. Como os átomos de hidrogênio estão presentes em grande quantidade na água e, portanto, em todo corpo humano, o sinal de RM é obtido pelas diferentes concentrações de água em cada tecido, no sangue e no líquor, pois apresentam taxas de relaxamento distintas.

Do ponto de vista clínico, as imagens estruturais ponderadas em T1 são especialmente úteis para visualizar a anatomia cerebral, ao passo que imagens ponderadas em T2 são usadas para investigar situações patológicas em que há aumento da intensidade de sinal de RM, como edemas, sangramentos e desmielinização.[5] Há ainda dois outros tipos de imagens na RM: a imagem com atenuação do sinal de fluido (FLAIR, do inglês *fluid attenuation inversion recovery*) que possibilita melhor visualização de substância branca e a transferência de magnetização (MT, do inglês *magnetization transfer*), uma sequência de pulso que altera especificamente o contraste nas regiões com macromoléculas, sendo especialmente sensível à mielina. Embora essa sequência seja utilizada para tentar detectar desmielinização precoce ou destruição de proteínas, ainda não tem o seu uso estabelecido na prática clínica.[6]

Em geral, a RM apresenta algumas vantagens sobre a TC, pois: (1) pode apresentar melhor resolução espacial (dependendo do campo magnético) e melhor contraste entre substâncias cinzenta e branca; (2) possibilita investigar estruturas cerebrais profundas, como o cerebelo e o tronco encefálico; e (3) não é ionizante, portanto, não é nociva. Apesar dessas vantagens, a RM não está disponível em muitos centros médicos, apresenta maior tempo de aquisição, pode ser realizada com contraste de gadolínio e tem um custo mais elevado. Em pesquisa, as medidas quantitativas mais utilizadas que um exame de RM estrutural fornece são: (1) volume de estruturas corticais ou subcorticais do cérebro; (2) espessura do córtex cerebral; (3) área da superfície cortical e (4) taxa de curvatura e girificação.

Comparação entre técnicas de imagem

A Tabela 11.1 e a Figura 11.1 ilustram as principais características de cada modalidade de imagem estrutural (TC e RM).

Outras técnicas de imagem estrutural: imagem por tensor de difusão

A técnica de imagem por tensor de difusão (DTI, do inglês *diffusion tensor imaging*) em RM estrutural é uma modalidade que possibilita mapear tratos de substância branca no cérebro e avaliar a sua conectividade estrutural. Por meio de sequências de pulso ponderadas em difusão (sensíveis ao movimento

Tabela 11.1 Comparação entre tomografia computadorizada (TC) e ressonância magnética (RM).

	TC	RM
Mecanismo	Atenuação de raios X	Produção de campo magnético que atua em prótons
Planos de imagem	Axial, coronal, sagital	Axial, coronal, sagital
Tempo de aquisição de imagem	Curto (5 a 10 min)	Mais longo (múltiplas sequências que, somadas, podem demorar mais que 45 min)
Resolução espacial	Menor que 1 mm	Menor que 1 mm
Custo	Mais baixo	Mais alto
Vantagens	Amplamente disponível, obtenção rápida, útil para avaliar condições potencialmente fatais como hemorragia ou traumatismo	Sem exposição à radiação, excelente contraste entre substância cinzenta/branca, ótima visualização da fossa posterior
Desvantagens	Exposição à radiação	Impossível a utilização por portadores de metais ou marca-passos

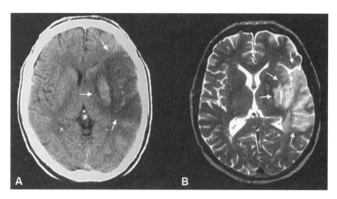

Figura 11.1 Comparação entre imagens estruturais cerebrais: tomografia computadorizada (TC) e ressonância magnética (RM). **A.** Exame de TC; corte axial que mostra infarto isquêmico, com transformação hemorrágica em área de artéria cerebral média (*setas*). **B.** RM; corte axial, ponderado em T2, que demonstra infarto isquêmico na região da artéria cerebral média (*setas*).

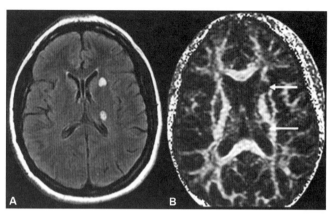

Figura 11.2 Caso de uma mulher de 38 anos com esclerose múltipla. **A.** Imagem axial de ressonância magnética ponderada em FLAIR que mostra duas placas na cápsula interna (uma na cápsula interna anterior e outra na cápsula externa posterior). **B.** Imagem axial por tensor de difusão que mostra diminuição de anisotropia nessas mesmas regiões (*setas*), consistente com perda da integridade axonal.

aleatório da água), essa técnica é empregada para estimar como a água se difunde ao longo dos diferentes eixos de aquisição, possibilitando a quantificação da orientação e da estrutura de um trato cerebral. Em geral, a velocidade de difusão da água é constante em todas as direções cerebrais, no entanto, dada a presença de bainhas de mielina nos tratos de substância branca, a difusão da água ocorre mais rapidamente ao longo dos axônios, tornando possível a identificação de danos à integridade estrutural de tratos de substância branca.[7] Quando a difusão acontece em igual magnitude nas três direções, é denominada difusão isotrópica, semelhante àquela encontrada no liquor e em alguns tipos de lesões. Essa informação pode ser bastante útil na investigação de TCE, no acidente vascular encefálico (AVE), em doenças degenerativas, como a esclerose múltipla, e no planejamento neurocirúrgico de tumores para a avaliação da relação anatômica entre o tumor e os tratos de substância branca adjacentes. Com isso, é possível extinguir o máximo do tumor e, ao mesmo tempo, minimizar a morbidade cirúrgica observada nesses procedimentos. A Figura 11.2 ilustra achados de RM por meio de diferentes técnicas estruturais (FLAIR e DTI) em paciente com esclerose múltipla.

A DTI obtém os valores necessários para criar as representações dos tratos de substância branca por meio dos axônios e, por isso, não tem uma resolução espacial tão alta, comumente representando os principais feixes dessa substância branca do cérebro, como o fascículo arqueado, o corpo caloso ou a cápsula interna. Na Psiquiatria, a técnica de DTI tem recebido bastante atenção na investigação de conexões anatômicas cerebrais por meio de tratografia e tem permitido mapear alguns dos circuitos cerebrais envolvidos nos transtornos mentais.[8]

Uso clínico de TC e RM

Como mencionado no início deste capítulo, a aplicação de exames de imagem cerebral como TC e RM na prática clínica está limitada ao diagnóstico diferencial e à investigação de problemas médicos subjacentes como causa de manifestações psiquiátricas. Vários estudos mostram haver pouca justificativa para a utilização de exames de imagem na avaliação de rotina de pacientes psiquiátricos, já que os exames de imagem raramente revelam algum acometimento cerebral insuspeitado (processos de desmielinização, tumores, malformações vasculares, AVE) em pacientes psiquiátricos. Além disso, esses exames raramente modificam o diagnóstico e a conduta terapêutica originalmente estabelecida. Assim, ainda é pouco provável, na atualidade, que o emprego rotineiro de exames de imagem como TC e RM seja proveitoso para a avaliação de pacientes psiquiátricos, mas eles podem ser úteis quando já existem sinais e sintomas sugestivos de doença cerebral orgânica. Pacientes psiquiátricos com as seguintes manifestações clínicas podem se beneficiar de exames de imagem:

- Prejuízo cognitivo desproporcional (para avaliar demência)
- Primeiro episódio psicótico em qualquer idade
- Primeiro episódio de transtorno do humor após os 50 anos
- Alterações de personalidade em indivíduos acima de 50 anos
- Catatonia
- Sintomas psiquiátricos com apresentação atípica, curso não usual ou resistência a tratamentos-padrão
- Sinais neurológicos focais (TCE, AVE, hematomas subdural ou epidural, epilepsia, esclerose múltipla etc.)
- Outros quadros clínicos, como:
  - Lúpus eritematoso sistêmico com apresentação clínica psiquiátrica: sintomas depressivos, déficits cognitivos ou quadros psicóticos podem preceder os sinais de inflamação em outros órgãos. RM estrutural pode fornecer informações sugestivas de vasculite cerebral
  - Síndrome da imunodeficiência adquirida (AIDS) associada a sintomas de depressão, apatia, déficits cognitivos com padrão de demência subcortical. TC ou RM podem evidenciar encefalite causada pelo vírus da imunodeficiência humana (HIV), outras infecções como criptococo, *Toxoplasma*, citomegalovírus etc., ou linfoma cerebral primário.

MODALIDADES DE IMAGEM CEREBRAL FUNCIONAL

Tomografia computadorizada por emissão de fóton único

A SPECT (do inglês *single photon emission computed tomography*) faz parte de uma série de exames de imagem pertencentes à medicina nuclear.[9] Seu princípio básico envolve administrar aos pacientes um radiofármaco como traçador radioativo (geralmente HMPAO ou ECD) ligado a uma substância (isótopo radioativo, geralmente ^{99m}Tc) capaz de emitir fótons simples de alta energia. Nesse caso em particular, o traçador acoplado ao radioisótopo é administrado por via intravenosa, atravessa a barreira hematencefálica e segue para dentro das células cerebrais. Esses fótons sofrem decaimento e liberam alta energia que é, então, captada pelo detector de SPECT. Posteriormente um computador processa os dados coletados e produz imagens cerebrais com essas informações.

HMPAO e ECD são traçadores de fluxo cerebral que se distribuem intensamente na substância cinzenta, na qual se encontram os corpos neuronais e as sinapses, e, tenuemente, na substância branca, formada por axônios metabolicamente menos ativos. Por esse motivo, o córtex e as estruturas subcorticais aparecem com sinal mais intenso, ou "quentes", nas imagens de SPECT, ao passo que a substância branca aparece com sinal menos intenso ou "frio".

Tomografia por emissão de pósitrons

Como a SPECT, a PET (do inglês *positron emission tomography*) também se relaciona com a medicina nuclear e avalia a metabolização de glicose no cérebro. Nessa modalidade, o traçador acoplado ao isótopo radioativo também é administrado por via intravenosa, atravessa a barreira hematencefálica, adentra o neurônio e sofre decaimento. Esse processo resulta em pósitrons que colidem com elétrons no tecido cerebral. Essas colisões produzem dois fótons de alta energia que percorrem direções diametralmente opostas e são captados simultaneamente pelo aparelho de PET, formando uma imagem com boa resolução espacial (em comparação com a SPECT, a PET tem maior resolução espacial).

O principal radiotraçador de PET usado na prática clínica é a ^{18}F-2-fluorodesoxiglicose (^{18}F-FDG), que fornece informação direta sobre a metabolização de glicose cerebral. Como explicado adiante, marcadores de SPECT, e principalmente de PET, também podem ser aplicados no estudo da imagem de neurorreceptores, cinética de neurotransmissor e outros processos biológicos. Máquinas de PET acopladas a TC ou RM possibilitam a produção de combinações de imagens estruturais e funcionais.

Comparação entre SPECT e PET

A SPECT apresenta algumas vantagens em comparação com a PET: (1) está mais disponível em serviços médicos; (2) é menos cara; e (3) é tecnicamente menos complicada de se realizar devido à meia-vida dos isótopos radioativos ser mais longa (4 a 6 horas após a preparação). Os radioisótopos de PET têm meia-vida radioativa muito curta (da ordem dos minutos e de, no máximo, cerca de 2 horas para a ^{18}F-FDG) e, assim, necessitam ser produzidos em um cíclotron e preparados em um laboratório de radiofarmácia no próprio local de realização do exame. Apesar de a resolução espacial e temporal ser superior com a técnica de PET, seu custo elevado e a dificuldade em sua preparação limitam o uso. A Figura 11.3 ilustra a resolução espacial das técnicas de SPECT com tecnécio-99m (^{99m}Tc)-HMPAO e PET com ^{18}F-FDG.[10]

Novos traçadores moleculares em Psiquiatria

Recentemente grandes avanços ocorreram no desenvolvimento de novos traçadores cerebrais de neurorreceptores, inflamação e neurodegeneração, tanto para SPECT quanto para PET.[11] Eles possibilitam mapear a distribuição e a densidade de neurorreceptores e moléculas específicas no cérebro de pacientes com transtornos psiquiátricos. Muitos alvos neuroquímicos têm sido investigados com novos radiotraçadores, incluindo os receptores de serotonina 5-HT$_{1A}$ e 5-HT$_{2A}$, transportadores de serotonina (SERT) e de dopamina, receptores de dopamina pós-sinápticos (D1 e D2), receptores de ácido gama-aminobutírico-A (GABA-A), de acetilcolina, de histamina, e marcadores de inflamação (atividade de micróglia) e de neurodegeneração (placas amiloides e emaranhados neurofibrilares). A Tabela 11.2 mostra os principais traçadores de SPECT e PET e seus respectivos alvos cerebrais.

Uso clínico de PET e SPECT

A utilidade das técnicas de SPECT e PET para investigação dos transtornos psiquiátricos primários tem crescido exponencialmente no campo da pesquisa, ajudando no entendimento da

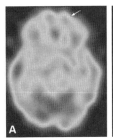
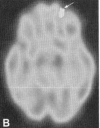
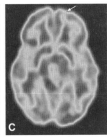

Figura 11.3 Exames de imagem com ^{99m}Tc-ECD SPECT e ^{18}F-FDG PET em paciente com epilepsia. Paciente com epilepsia focal no lobo frontal esquerdo. **A.** Imagem com ^{99m}Tc-ECD SPECT no período ictal, mostrando discreta hiperperfusão no lobo frontal esquerdo (*seta*). **B.** Imagem com ^{99m}Tc-ECD SPECT no período interictal mostrando nenhuma assimetria. A área apontada pela *seta* é o resultado da subtração das imagens dos períodos ictal e interictal, sobreposta na imagem do período interictal, denotando a ativação ictal. **C.** Imagem com ^{18}F-FDG PET no período interictal, mostrando discreto padrão de hipometabolismo no lobo frontal esquerdo (*seta*). (Imagens originalmente em cores.)

Tabela 11.2 Alvos moleculares das técnicas de imagem cerebral com tomografia computadorizada por emissão de fóton único (SPECT) e tomografia por emissão de pósitrons (PET).

Sistema biológico e técnica de imagem	Subsistema	Moléculas-alvo
Receptores (PET/SPECT)	Dopamina	D1, D2, D3
	Serotonina	5-HT$_{1A}$, 5-HT$_{1B}$, 5-HT$_{2A}$
	Glutamato	NMDA
	Histamina	H1, H3
	Adenosina	A1, A2A
	Acetilcolina	Nicotina (subunidades alfa-4-beta-2 e alfa-7), muscarina
	Opioides	Mu, kappa, delta
	Canabinoides	CB1
	GABA	GABA-A, sigma
Transportadores (PET/SPECT)	Monoaminas	Transportador de dopamina, norepinefrina, serotonina, monoamina vesicular
Síntese (PET/SPECT, MRS)	Monoaminas, GABA, glutamato/glutamina	Aminoácido aromático descarboxilase
Metabolização (PET/SPECT)	Monoaminas	Monoamina oxidase
	Acetilcolina	Acetilcolina esterase, butirilcolina esterase
Metabolização energética (PET/SPECT)	Consumo de glicose, fluxo sanguíneo, metabolização de oxigênio	–
Inflamação (PET)	Micróglia	Proteína translocadora – TSPO (18 kDa)
Neurodegeneração (PET)	Alterações extracelulares	Placas amiloides
	Alterações intracelulares	Emaranhados neurofibrilares

GABA: ácido gama-aminobutírico; MRS: espectroscopia por ressonância magnética; NMDA: N-metil-D-aspartato.

fisiopatologia de diferentes transtornos psiquiátricos. Por exemplo, identificando hipoatividade no córtex dorsolateral pré-frontal em pacientes com esquizofrenia, hiperatividade no córtex pré-frontal subgenual em pacientes com depressão, alterações nos circuitos corticoestriatais em pacientes com transtorno obsessivo-compulsivo (TOC) ou hiper-reatividade da amígdala em transtornos ansiosos e no transtorno de estresse pós-traumático.[12] Apesar dessa evolução, ainda apresentam aplicabilidade clínica bastante limitada. Do ponto de vista clínico, os exames de imagem funcional com SPECT e PET têm sido usados para a investigação de quadros com sintomas neuropsiquiátricos mais amplos e principalmente para a realização de diagnóstico diferencial, como avaliação de suspeita de prejuízo cognitivo e das demências, de epilepsias e lesão cerebral resultante de traumatismo. A seguir, são apresentadas algumas das muitas utilidades das técnicas de imagem funcional como SPECT e PET:[13]

- Diagnóstico diferencial das demências, principalmente entre doença de Alzheimer, doença frontotemporal e demência com múltiplos infartos, e também distinguir essas condições de estados depressivos em pacientes idosos, cuja sintomatologia principal envolve declínio cognitivo acentuado. A SPECT e a PET podem acrescentar novas informações na avaliação de pacientes com declínio cognitivo sem alterações estruturais na RM. A imagem funcional pode dar indícios da localização anatômica envolvida na patologia e ajudar no diagnóstico específico do quadro demencial[14] (Figura 11.4)
- Investigação de epilepsia focal e avaliação pré-cirúrgica. A SPECT e a PET podem ser usadas para identificar focos epilépticos, tanto no período ictal quanto no interictal. No período ictal, há aumento intenso na metabolização de glicose e no fluxo sanguíneo cerebral regional, portanto, os focos epilépticos mostram-se hipermetabólicos durante a convulsão. Na fase interictal, observa-se hipometabolismo focal entre as convulsões (ver Figura 11.3). Essas técnicas também podem ser usadas para localização pré-cirúrgica de focos convulsivos em pacientes com epilepsias refratárias
- Demonstração in vivo da gravidade da degenerescência dopaminérgica característica da doença de Parkinson, no diagnóstico diferencial entre doença de Parkinson e tremor benigno, entre doença de Parkinson e parkinsonismo induzido por fármacos[15,16] (Figura 11.5)
- Diagnóstico diferencial entre recidiva de tumores e necrose pós-radiação ou pós-cirurgia
- Confirmação de morte cerebral, principalmente em casos de coma por intoxicação com barbitúricos
- Avaliação da extensão e gravidade dos acidentes vasculares (na ausência de RM de emergência com sequências de difusão e perfusão) e no estabelecimento de parâmetros prognósticos

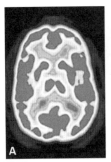 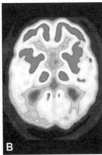 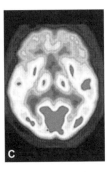

Figura 11.4 A. Imagem com ¹⁸F-FDG PET em um paciente idoso sem prejuízo cognitivo mostrando atividade metabólica consistente em todo o córtex cerebral. **B.** Imagem com ¹⁸F-FDG PET em um paciente com doença de Alzheimer mostrando redução da atividade metabólica nos lobos temporais e parietais. **C.** Imagem com ¹⁸F-FDG PET em um paciente com doença de Pick (demência frontotemporal) mostrando redução da atividade metabólica nos lobos frontais. (Imagens originalmente em cores.)

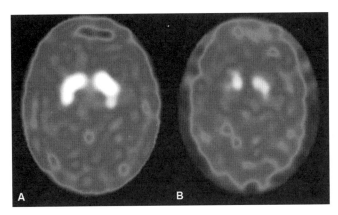

Figura 11.5 Imagens com ⁹⁹ᵐTc-TRODAT-1 SPECT que mostram a densidade de transportadores de dopamina no estriado. **A.** Densidade de transportadores estriatais de dopamina preservada em um paciente sem doença de Parkinson. **B.** Diminuição na densidade de transportadores estriatais de dopamina em um paciente com doença de Parkinson. (Imagens originalmente em cores.)

- Avaliação das sequelas neuropsiquiátricas após TCE
- Diagnóstico diferencial entre linfoma do sistema nervoso central (SNC) e granuloma por *Toxoplasma* ou tuberculoso em infectados por HIV.

Imagem de ressonância magnética funcional

A RMf baseia-se no conceito de que áreas cerebrais ativas consomem mais oxigênio e, portanto, aumentam o fluxo sanguíneo. A técnica mais usada para medir esse consumo é denominada "sinal dependente do nível de oxigenação sanguínea" (BOLD, do inglês *blood oxigenation level-dependent*). O sinal BOLD baseia-se na suscetibilidade magnética do sangue, com a sequência de pulso da RMf capaz de captar diferenças de sinal entre a oxi-hemoglobina, cuja propriedade é isomagnética e, portanto, não causa distorção no campo magnético local, e a desoxi-hemoglobina, cujo estado é paramagnético e distorce o campo. Ou seja, essa última atua como agente de contraste para o sinal ocasionado pela oxi-hemoglobina, e o efeito BOLD não é uma medida direta da atividade elétrica cerebral. As alterações no fluxo de oxigênio no sangue por causa de estímulos sensoriais, tarefas cognitivas, comportamentais ou provas farmacológicas promovem uma alteração na intensidade do sinal de RM ponderado em T2 e, assim, possibilitam que a resposta hemodinâmica seja mapeada pelo sinal BOLD. Em geral, as imagens de RMf são obtidas por meio do contraste, quando o indivíduo está em repouso e quando está envolvido em uma tarefa ou paradigma (sensorimotor, cognitivo, comportamental ou farmacológico).[4] Por conta da natureza do BOLD, relacionada com a resposta hemodinâmica cerebral frente aos estímulos apresentados, o aumento desse sinal não é instantâneo e demora alguns segundos para ocorrer, assim como o efeito do BOLD (como descrito anteriormente), sua resolução temporal demora segundos.

Como se pode observar na Tabela 11.3, a RMf tem muitas vantagens em comparação com outras técnicas de imagem funcional, como apresentar resoluções espacial e temporal superiores, não envolver exposição à radiação ionizante e ser minimamente invasiva se confrontada com os exames de SPECT e PET. No campo da pesquisa, a RMf tem sido aplicada amplamente para a investigação dos substratos funcionais dos quadros psiquiátricos primários.[17,18] Apesar disso, não há evidência de que essa técnica possa ser empregada como instrumento diagnóstico.

Espectroscopia por ressonância magnética

A espectroscopia por ressonância magnética (MRS, do inglês *magnetic resonance spectroscopy*) é uma técnica que possibilita a investigação de uma série de metabólitos localizados em determinada região cerebral.[19] Nesse tipo de imagem, o sinal detectado é apresentado em um gráfico em função da frequência (espectro) e na escala de partes por milhão (ppm), em que cada metabólito é identificado pelo valor em ppm. Em vez de fundamentar-se exclusivamente na ressonância de prótons de hidrogênio (¹H), como ocorre na RM estrutural, essa modalidade de imagem pode também detectar outros sinais de interesse, incluindo lítio-7 (⁷Li), flúor-19 (¹⁹F), fósforo-31 (³¹P) e carbono-13 (¹³C). Vários metabólitos mensurados pela MRS, como N-acetil-aspartato (NAA), creatinina, colina (CHO) e mioinositol (mI), fornecem informação sobre a integridade e a função celular. Informações sobre o glutamato (Glu) e o GABA também são passíveis de serem adquiridas na MRS e são de particular relevância por se tratar dos principais neurotransmissores excitatórios e inibitórios, respectivamente. Cada um desses compostos provoca um pico espectral específico que possibilita a quantificação do metabólito cerebral e, por conta disso, pode contribuir para o conhecimento dos mecanismos fisiopatológicos dos transtornos mentais. Os exames de MRS são realizados em regiões cerebrais específicas e delimitadas por meio de *voxels* de poucos cm³, ou seja, estudos de MRS definem uma área cerebral, *a priori*, uma região de interesse.

Tabela 11.3 Comparação entre tomografia computadorizada por emissão de fóton único (SPECT), tomografia por emissão de pósitrons (PET) e ressonância magnética funcional (RMf).

	SPECT	PET	RMf
Medidas	Perfusão e neuroquímica cerebrais	Metabolização de glicose e neuroquímica cerebrais	Saturação de oxigênio sanguíneo cerebral
Meia-vida do radiotraçador	Mais longa, possibilita mais flexibilidade	Mais curta, possibilita menos flexibilidade	ND
Resolução temporal	Regular	Boa	Ótima
Resolução espacial	6 a 9 mm	4 a 5 mm	1 a 3 mm
Vantagens	Custo mais baixo, método relativamente mais fácil, estabilidade do traçador	Quantificação da função cerebral mais precisa, menor tempo de exposição à radiação	Sem exposição à radiação ionizante, sem limitação no número de aquisições, resolução temporal e espacial superior
Desvantagens	Visualização estrutural bastante limitada, exposição à radiação	Visualização estrutural limitada, exposição à radiação, custo alto (necessidade de cíclotron próximo), meia-vida curta do traçador	Utilidade clínica limitada

ND: não disponível.

Os principais metabólitos cerebrais que podem ser mensurados pela MRS de prótons estão representados na Figura 11.6. A seguir são descritas suas funções e por que são utilizados:

- NAA: é um marcador de viabilidade e densidade neuronais. Sua concentração diminui proporcionalmente em relação ao dano celular; é um indicador não específico de lesão neuronal
- Cho: esse metabólito está envolvido nas transformações químicas de substâncias e na síntese de membranas celulares, portanto, índices elevados desse marcador podem relacionar-se a aumento da população celular, como visto em alguns tumores. Pode também estar associado a situações de destruição da mielina, como em lesões desmielinizantes
- Lactato: normalmente os níveis de lactato cerebral são mínimos ou praticamente indetectáveis em condições normais (exceto no recém-nascido). Quando esse metabólito é detectado, denota disfunção nos mecanismos de respiração oxidativa celular e aumento de glicólise anaeróbica, podendo ser encontrado em neoplasias, tendendo a se acumular em lesões císticas ou necróticas, e também pode ser observado na isquemia cerebral
- mI: é um possível precursor do ácido glicurônico e sua elevação pode ser um marcador de demências corticais, especialmente nos casos de Alzheimer, quando seu aumento está associado à redução no pico de NAA. O mI elevado também tem sido relatado em casos de neoplasias gliais de baixo grau (gliomas de baixo grau) e, quando diminuído, pode ser observado em casos de encefalopatia hepática
- Glu e glutamina (Gln): o primeiro é o principal neurotransmissor excitatório cerebral e está envolvido com o metabolismo mitocondrial. O segundo, entre várias funções, participa da regulação da atividade dos neurotransmissores. Esses metabólitos têm sido usados em pesquisa para a investigação de transtornos psiquiátricos
- Creatina (Cr): tem relação com o sistema de energia celular. A concentração total da Cr é relativamente constante no tecido cerebral e tende a não sofrer mudanças diante de alterações patológicas. Sendo assim, a Cr funciona como referência para os demais picos do gráfico espectral
- GABA: neurotransmissor inibitório cuja alteração de concentração já foi relatada em diferentes transtornos psiquiátricos (como depressão, transtorno do pânico e TOC), além de estar associado ao ciclo menstrual, à adaptação visual a ambientes claros e escuros, entre outros.

Muitas pesquisas em Psiquiatria têm sido realizadas com essa técnica. Seu emprego na prática clínica psiquiátrica, porém, ainda é limitado. Por outro lado, a MRS tem sido cada vez mais usada para a investigação do sistema nervoso em quadros como:[20]

- Graduação e tipagem de tumores cerebrais
- Diferenciação de tumor cerebral de infecção ou inflamação
- Investigação de epilepsia
- Encefalopatia hepática subclínica
- Hipoxia neonatal
- Erros inatos do metabolismo
- Encefalite causada pelo HIV.

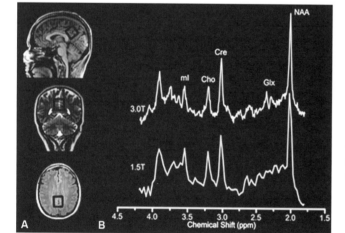

Figura 11.6 Espectroscopia por ressonância magnética (MRS) de prótons com 1,5 e 3 T. **A.** Representação esquemática da localização do *voxel* usada para a aquisição da MRS. **B.** Curva espectral típica obtida para os principais metabólitos cerebrais.

AVANÇOS DA NEUROIMAGEM PARA A COMPREENSÃO DE NEUROCIRCUITOS EM PSIQUIATRIA

O aprimoramento diagnóstico e terapêutico para os transtornos mentais tem sofrido limitações por conta da heterogeneidade dos quadros psiquiátricos, tanto em diversidade de manifestações clínicas e psicopatológicas quanto em aspectos neurobiológicos. As primeiras tentativas em investigar essa heterogeneidade focaram na exploração de subtipos de sintomas e perfis de comorbidades, que agrupavam pacientes com base em combinações de sintomas coexistentes e perfis de comorbidades associadas.[21] Esse tipo de abordagem, no entanto, apresentou limitações, pois a caracterização desses subtipos muitas vezes foi estabelecida por meio de questionários e observações pontuais suscetíveis a mudanças a longo do tempo.[22] Nesse sentido, os avanços nas técnicas de neuroimagem oferecem a oportunidade de desenvolver novas abordagens baseadas em informações neurobiológicas cerebrais para a identificação de subtipos de sintomas e perfis neurocognitivos, de modo a possibilitar melhor compreensão de neurocircuitos envolvidos na apresentação dos transtornos mentais.[23]

Essa nova taxonomia fundamentada em neurocircuitos pode orientar novos tratamentos a partir de perfis clínicos, ou seja, experiências, sintomas e alterações neurocognitivas que estão ligados a desregulações de neurocircuitos específicos. O TOC, por exemplo, pode ser compreendido como a manifestação de diferentes "perfis clínicos e neurocognitivos", atrelados a disfunções de neurocircuitos específicos. A saber: (1) o "medo desregulado", caracterizado por respostas fisiológicas de medo excessivas e/ou inapropriadas e mal controladas que estão associadas a obsessões e comportamentos compulsivos, é mediado por atividade aumentada do circuito frontolímbico (amígdala e córtex pré-frontal ventromedial) e por uma deficiência no controle inibitório do circuito cognitivo dorsal; (2) a "intolerância à incerteza", que reflete uma incapacidade em lidar com a dúvida, que contribui para obsessões e comportamentos repetitivos (produzidos para atenuar essas preocupações com a incerteza), é mediada por hiperatividade do circuito frontolímbico; (3) os "fenômenos sensoriais", ou seja, percepções ou sensações aversivas ou desconfortáveis (a sensação de que as coisas "não estão certas"; a sensação de se sentir sujo) que impulsionam comportamentos compulsivos, são mediados por hiperatividade no circuito sensorimotor (área motora suplementar, putame e tálamo, bem como a ínsula); (4) a "formação excessiva de hábitos", refletindo comportamentos compulsivos de longa data, que inicialmente estavam associados a pensamentos, ideias ou imagens recorrentes e angustiantes, mas que, após múltiplas repetições ao longo do tempo, se tornam mais automáticos, é mediada por hiperatividade no circuito sensorimotor; (5) o "déficit em controle inibitório", ou seja, dificuldades em prevenir pensamentos ou comportamentos repetitivos inapropriados, é mediado por hipoatividade no circuito cognitivo ventral (giro frontal inferior, córtex pré-frontal ventrolateral, caudado ventral e tálamo); (6) a "responsividade alterada dos processos de recompensa", que reflete uma sensibilidade reduzida a recompensas simultaneamente à antecipação exagerada de punições, que desencadeia sentimentos de alívio/recompensa obtidos ao completar comportamentos compulsivos e/ou evitativos, é mediada por disfunções de conectividade dentro do circuito afetivo ventral (córtex orbitofrontal, o núcleo *accumbens*); (7) a "disfunção executiva", incluindo dificuldades com planejamento, memória de trabalho e regulação emocional, é mediada por hipoatividade no circuito cognitivo dorsal (córtex pré-frontal dorsolateral, córtex pré-frontal dorsomedial, caudado dorsal e tálamo).[23]

Em termos de estratégias de tratamento: (1) perfis de "medo desregulado" e "intolerância à incerteza" podem ser abordados com terapias que visam reduzir a hiperatividade no circuito frontolímbico (p. ex., a terapia cognitivo-comportamental [TCC], o uso de inibidores de recaptação de serotonina, o *neurofeedback* visando à modulação de conexões amígdala-córtex pré-frontal ventromedial, ou a estimulação cerebral profunda visando à modulação das porções anteriores da cápsula interna) e ao aumento do controle inibitório do circuito cognitivo dorsal hipoativo do circuito frontolímbico (por meio de TCC ou estimulação magnética transcraniana por meio de modulação dos córtices pré-frontal dorsolateral e pré-frontal medial); (2) perfis de "fenômenos sensoriais" e "formação excessiva de hábitos" podem ser tratados visando reduzir a atividade excessiva do circuito sensorimotor (como treinamento de reversão de hábitos, ou estimulação magnética transcraniana por meio de modulação da área suplementar motora e ínsula); (3) perfis de "déficit em controle inibitório" podem ser abordados visando aumentar a hipoatividade do circuito cognitivo ventral (por meio de estimulação cerebral profunda direcionada ao núcleo subtalâmico e à cápsula ventral/estriado ventral, ou *neurofeedback* por meio do giro inferior frontal); (4) perfis de "responsividade de recompensa alterada" podem ser tratados com terapias direcionadas aos mecanismos de recompensa do circuito afetivo ventral (como inibidores da recaptação de serotonina, medicamentos de ação dopaminérgica, como metilfenidato, *neurofeedback* por meio da modulação do núcleo *accumbens*, ou estimulação cerebral profunda direcionada ao núcleo *accumbens*); (5) perfis de "disfunção executiva" podem ser abordados pelo aumento da hipoatividade no circuito cognitivo dorsal (com TCC, metilfenidato, estimulação magnética transcraniana ou por corrente contínua por meio da modulação do córtex pré-frontal dorsolateral e da área suplementar motora).[24] Desse modo, utilizando como exemplo o TOC, um transtorno que tem o seu modelo neurobiológico estudado por quase quatro décadas, pode-se perceber como a pesquisa mediante exames de neuroimagem, em particular o estudo dos diferentes neurocircuitos, pode ajudar na escolha do tratamento mais apropriado, dependendo do fenótipo apresentado pelo paciente.

CONCLUSÃO

A crescente evolução das técnicas de imagem para investigar o cérebro humano, tanto do ponto de vista anatômico como funcional e molecular, tem provocado expectativas bastante otimistas sobre sua aplicabilidade na prática clínica de rotina dos transtornos psiquiátricos primários.[18,25] Alguns pesquisadores associados a consórcios de neuroimagem defendem a ideia de utilizar a quantificação advinda de exames funcionais e estruturais para a criação de um sistema de classificação de transtornos psiquiátricos com base em medidas comportamentais e de imagem.[26] Dados científicos mostram, no entanto, que a aplicação de exames de imagem na prática clínica psiquiátrica ainda se restringe ao diagnóstico diferencial e ao esclarecimento de quadros médicos gerais que se manifestam por meio de sintomas psiquiátricos. Em um futuro não muito distante, o refinamento de marcadores biológicos dos transtornos psiquiátricos poderá propiciar o aperfeiçoamento de medidas preventivas, sensibilizar o diagnóstico e individualizar o tratamento. Em especial, a combinação de dados advindos de diferentes modalidades de imageamento cerebral abordadas ao longo do capítulo – intituladas neuroimagem multimodal – poderá ser utilizada em estudos de aprendizado de máquina para aumentar a precisão da predição em casos e controles ou para orientar o tratamento mais adequado em condições específicas.[27]

REFERÊNCIAS BIBLIOGRÁFICAS

1. Marek S, Tervo-Clemmens B, Calabro FJ et al. Reproducible brain-wide association studies require thousands of individuals. Nature. 2020;603:654-60.
2. Busatto Filho GF. Neurociência aplicada a prática clínica. São Paulo: Atheneu; 2010.
3. Fu CH, Costafreda SG. Neuroimaging-based biomarkers in psychiatry: clinical opportunities of a paradigm shift. Can J Psychiatry. 2013;58(9):499-508.
4. Dougherty DD, Rauch SL, Rosenbaum JF. Essentials of neuroimaging for clinical practice. Washington: American Psychiatric Publishing; 2004.
5. Brant WE, Helms CA. Fundamentos de radiologia: diagnóstico por imagem. Rio de Janeiro: Guanabara Koogan; 2008.
6. Bagnato F. Clinical application of magnetization transfer imaging. In: Choi Y, Jezzard P. Advances in magnetic resonance technology and applications. vol. 4. Academic Press; 2021. p. 403-17.
7. Filippi M, Preziosa P, Rocca MA. Microstructural MR imaging techniques in multiple sclerosis. Neuroimaging Clin N Am. 2017;27(2):313-33.
8. Haber SN, Tang W, Choi EY et al. Circuits, networks, and neuropsychiatric disease: transitioning from anatomy to imaging. Biol Psychiatry. 2020;87(4):318-27.
9. Catafau A. Brain SPECT in clinical practice. Part I: Perfusion [continuing education]. J Nucl Med. 2001;42(2):259-71.
10. Fougère C, Rominger A, Förster S et al. PET and SPECT in epilepsy: a critical review. Epilepsy Behav. 2009;15(1):50-5.
11. Linden DE. The challenges and promise of neuroimaging in psychiatry. Neuron. 2012;73(1):8-22.
12. Silbersweig DA, Rauch SL. Neuroimaging in psychiatry: a quarter century of progress. Harv Rev Psychiatry. 2017;25(5):195-7.
13. Costa DC, Pilowsky LS, Ell PJ. Nuclear medicine in neurology and psychiatry. Lancet. 1999;354:1107-11.
14. Kato T, Inui Y, Nakamura A et al. Brain fluorodeoxyglucose (FDG) PET in dementia. Ageing Res Rev. 2016;30:73-84.
15. Shih MC, Amaro Jr. E, Ferraz HB et al. Neuroimaging of the dopamine transporter in Parkinson's disease: first study using [99mTc]-TRODAT-1 and SPECT in Brazil. Arq Neuropsiquiatr. 2006; 64(3A):628-34.
16. Politis M. Neuroimaging in Parkinson disease: from research setting to clinical practice. Nat Rev Neurol. 2014;10(12):708-22.
17. Ball TM, Stein MB, Paulus MP. Toward the application of functional neuroimaging to individualized treatment for anxiety and depression. Depress Anxiety. 2014;31(11):920-33.
18. Lui S, Zhou XJ, Sweeney JA et al. Psychoradiology: the frontier of neuroimaging in Psychiatry. Radiology. 2016;281(2):357-72.
19. Paiva FF, Otaduy MCG, de Oliveira-Souza R et al. Comparison of human brain metabolite levels using 1H MRS at 1.5T and 3.0T. Dement Neuropsychol. 2013;7(2):216-20.
20. Ratai EM, Gilberto González R. Clinical magnetic resonance spectroscopy of the central nervous system. Handb Clin Neurol. 2016; 135:93-116.
21. Harald B, Gordon P. Meta-review of depressive subtyping models. J Affect Disord. 2012;139(2):126-40.
22. Arnow BA, Blasey C, Williams LM et al. Depression subtypes in predicting antidepressant response: a report from the iSPOT-D trial. Am J Psychiatry. 2015;172(8):743-50.
23. Shephard E, Stern ER, van den Heuvel OA et al. Toward a neurocircuit-based taxonomy to guide treatment of obsessive-compulsive disorder. Mol Psychiatry. 2021;26(9):4583-04.
24. Shephard E, Batistuzzo MC, Hoexter MQ et al. Neurocircuit models of obsessive-compulsive disorder: limitations and future directions for research. Braz J Psychiatry. 2022;44(2):187-200.
25. Insel TR. The NIMH Research Domain Criteria (RDoC) Project: precision medicine for psychiatry. Am J Psychiatry. 2014;171(4):395-7.
26. Ing A, Sämann PG, Chu C et al. Identification of neurobehavioural symptom groups based on shared brain mechanisms. Nat Hum Behav. 2019;3:1306-18.
27. Sui J, Jiang R, Bustillo J et al. Neuroimaging-based individualized prediction of cognition and behavior for mental disorders and health: methods and promises. Biol Psychiatry. 2020; 88(11):818-28.

12 Farmacogenética na Psiquiatria

Michel Haddad • Luiz Dieckman

INTRODUÇÃO

A ideia de que fatores genéticos poderiam influenciar a farmacocinética e a farmacodinâmica começou a ser discutida com mais ênfase em meados da década de 1950, quando Arno Motulsky e Friedrich Vogel, ambos geneticistas humanos, e Werner Kalow, farmacologista clínico, investiram esforços para entender por que determinados grupos de indivíduos apresentavam uma resposta quando tratados com certo medicamento e essa mesma resposta não era observada em outros indivíduos. Simultaneamente, o avanço das técnicas moleculares para a medição de atividades enzimáticas e seus metabólitos tornou possíveis resultados mais acurados e novas interpretações para a ação dos fármacos e as respostas de cada indivíduo. Posteriormente, o sequenciamento do DNA humano, assim como o refinamento das técnicas de sequenciamento e de análise da expressão gênica, possibilitaram que avanços como a identificação de alvos terapêuticos, a influência de genes separados (ou de uma família toda de genes) sobre a resposta de um medicamento e a identificação de padrões de expressão gênica associados à resposta aos medicamentos elevassem a farmacogenética a outro patamar, propiciando até mesmo o desenvolvimento de testes genéticos que conseguem prever a resposta do paciente, o que contribui diretamente para a prática clínica.

Ao longo das últimas décadas, muitos esforços foram direcionados ao entendimento das condições psiquiátricas, resultando em descobertas significativas tanto em relação aos aspectos fisiológicos quanto aos possíveis tratamentos dessas condições. Os transtornos psiquiátricos são os principais contribuintes para a carga global de doenças, responsáveis por quase 20% de todos os anos vividos com incapacidade, o que gera relevante impacto quando pensamos em termos sociais e econômicos, além do sofrimento individual experienciado por cada paciente. Os transtornos psiquiátricos são patologias complexas e podem ser influenciadas por uma combinação de fatores genéticos e ambientais, tais como a experiência de eventos traumáticos, a qualidade dos relacionamentos interpessoais, fatores socioeconômicos e até mesmo o estilo de vida. Somado a esse cenário, o tratamento farmacológico com psicofármacos é um desafio à parte na prática clínica, principalmente em virtude da variação na resposta individual aos medicamentos, o que pode exigir um processo de tentativa e erro para encontrar a medicação certa e a dose adequada. Nesse contexto, a farmacogenética surge como ferramenta para ajudar a identificar os pacientes mais suscetíveis a efeitos adversos ou aquele que podem não responder bem a determinado medicamento, por exemplo.

A relação de dose-efeito de um fármaco é determinada pela ação combinada de dois processos: a farmacocinética ("o que o corpo faz com o fármaco") e a farmacodinâmica ("o que o fármaco faz com o corpo"). Enquanto a farmacocinética se ocupa das biotransformações que a droga sofre por meio de processos como absorção, distribuição, metabolização e excreção, a farmacodinâmica se refere a processos que são respostas fisiológicas causadas pelo fármaco, em sua maioria refletindo a ocupação de receptores e as consequências moleculares dessa ação. A falta de eficácia de uma droga e/ou a ocorrência de reações adversas provocadas por ela são situações em que os processos farmacocinéticos e farmacodinâmicos não se deram da maneira esperada e constituem os principais motivos para a não adesão do paciente ao tratamento, o que acaba potencializado pelo fato de a maioria dos psicotrópicos requerer tratamento a longo prazo. Juntas, essas condições contribuem para que muitos pacientes não se beneficiem do esquema de intervenção terapêutica praticado atualmente. Diversos fatores vêm sendo associados à resposta individual ao tratamento de transtornos psiquiátricos, incluindo desde características pessoais (sexo, idade, nível de atividade/sedentarismo, perfil socioeconômico/*status* social), passando por características do transtorno em si (gravidade dos sintomas, frequência de recidivas, idade do início e comorbidades) e do tratamento aplicado (momento em que ocorreu a intervenção médica, monitoramento da adesão ao tratamento, prescrição concomitante de outros fármacos e/ou psicoterapia) até características geográficas (região com muita chuva e/ou pouco sol, países com invernos mais rigorosos, regiões suscetíveis a desastres naturais, dentre outros) (Figura 12.1). Ao esclarecer alguns mecanismos genéticos associados à resposta aos fármacos – tanto em nível farmacocinético quanto em nível farmacodinâmico –, a farmacogenética oferece uma possibilidade de tratamento mais eficaz, efetiva e segura. Além disso, quando pensamos em indivíduos geneticamente relacionados em termos de etnia, a farmacogenética pode nos oferecer *insights* populacionais valiosos – por exemplo, a resposta diferencial de asiáticos e caucasianos frente a um mesmo antidepressivo.

Diversas iniciativas foram realizadas para a compilação de dados que possibilitem a escolha do tratamento farmacológico de acordo com o genótipo do paciente, as chamadas "diretrizes farmacogenéticas". O maior órgão responsável pela divulgação dessas diretrizes é o Clinical Pharmacogenetics Implementation Consortium (CPIC), que atualmente conta com 26 diretrizes que apresentam um formato padrão, incluindo um sistema de classificação para os níveis de evidência que ligam genótipos a

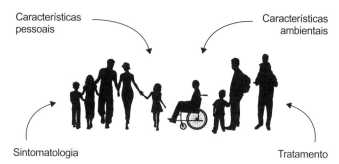

Figura 12.1 Diversos fatores estão associados à resposta individual ao tratamento de transtornos psiquiátricos. Eles incluem características pessoais, sintomatologia, elementos do transtorno em si e do tratamento aplicado, bem como características ambientais. Essa complexidade ressalta a importância de abordagens personalizadas para melhorar os resultados clínicos.

fenótipos e que tornam possível a atribuição de fenótipos a genótipos clínicos, além de auxiliar na prescrição de medicamentos de acordo com os níveis de evidência utilizados na diretriz em questão. Além disso, também é possível a utilização dessas diretrizes para prever ou manejar as reações adversas experienciadas pelos pacientes. Desse modo, a farmacogenética se consolida como ferramenta que adiciona conhecimento sobre os fármacos atualmente disponíveis, aprimorando a prática clínica dentro do que chamamos de Medicina personalizada.

Neste capítulo, são explorados os principais genes envolvidos no metabolismo e na resposta aos medicamentos psiquiátricos, com mais enfoque àqueles implicados nos transtornos depressivos, em virtude do maior número de pesquisas e dados publicados sobre esse tema. Ressaltamos a importância dos genes codificadores da família de enzimas do citocromo P450 (CYP450), responsável pela metabolização de quase 90% dos fármacos disponíveis e de seu envolvimento nas respostas dos psicofármacos. Abordamos alguns genes do sistema serotoninérgico, codificadores de receptores e transportadores de serotonina, além dos genes responsáveis pela codificação da glicoproteína P, que exerce papel importante para o efeito de psicofármacos e das enzimas metilenotetra-hidrofolato redutase (MTHFR) e catecol-O-metiltransferase (COMT), que têm atuações importantes na síntese e degradação de monoaminas. Em virtude da quantidade reduzida de trabalhos publicados, tratamos mais resumidamente dos genes *FKBP5* e *CACNA1C*, responsáveis pela regulação dos mecanismos de estresse neuroendócrinos e regulação de cálcio, respectivamente. Além disso, abordamos as limitações e os desafios da farmacogenética na Psiquiatria e a importância da implementação dos testes farmacogenéticos na prática clínica.

CYP450 E CLASSIFICAÇÃO DE PERFIS METABÓLICOS

As enzimas que compõem a família do citocromo P450 são hemoproteínas encontradas em diversos tecidos dos órgãos humanos, como rins, intestinos, pulmões, plasma e, sobretudo, no fígado. Elas são extremamente importantes, uma vez que atuam como protagonistas em processos de detoxificação de substâncias tanto endógenas quanto exógenas. São enzimas que metabolizam cerca de 90% de todos os fármacos atualmente disponíveis, e suas mais de 50 variações gênicas impactam direta e significativamente a resposta dos indivíduos aos fármacos. De acordo com a variação alélica presente, os indivíduos podem ser classificados em quatro fenótipos diferentes: metabolizadores ultrarrápidos (UM, do inglês *ultrarapid metabolizers*), metabolizadores extensivos (EM, do inglês *extensive metabolizers*), metabolizadores intermediários (IM, do inglês *intermediate metabolizers*) e metabolizadores lentos (PM, do inglês *poor metabolizers*).

Os UM apresentam uma cópia extrafuncional do gene que codifica a enzima CYP2D6, responsável por metabolizar muitos medicamentos, incluindo antidepressivos, antipsicóticos, analgésicos e medicamentos para doenças cardiovasculares. Por motivos didáticos de simplificação, para este livro-texto não será descrito o fenômeno possível alternativo de CNV (do inglês *copy number variation*), em que podem existir cópias adicionais com funcionamento individual normal, mas que somadas aumentam a capacidade de metabolização (escore de atividade) da família CYP2D6. Os UM têm atividade aumentada dessa enzima, o que significa que podem metabolizar esses medicamentos muito rapidamente, levando a níveis plasmáticos reduzidos e possível ineficácia terapêutica. Os EM são os indivíduos que apresentam duas cópias funcionais do gene que codifica a enzima em questão, o que resulta em atividade metabólica normal. Já os IM são pessoas com apenas uma cópia funcional do gene em questão, o que resulta em atividade metabólica intermediária. Isso pode afetar a eficácia e a segurança de certos medicamentos que requerem um equilíbrio específico de dose e metabolismo. Por último, os PM são indivíduos com variantes genéticas que resultam em atividade metabólica reduzida ou ausente da enzima em questão. Isso significa que essas pessoas podem metabolizar medicamentos muito mais lentamente do que o normal, o que pode levar a níveis plasmáticos mais altos e a maior risco de efeitos adversos ou toxicidade. Outra questão para esse tipo de metabolizador são os profármacos, que precisam passar por biotransformação para se tornar compostos ativos, um processo catalisado por enzimas específicas e que, em PM, podem não apresentar eficácia terapêutica por consequência da ausência da enzima requerida. O perfil farmacológico de cada um desses metabolizadores pode ser visto na Figura 12.2.

Um ponto bastante importante é que essa classificação é mutável de acordo com os genes analisados, o que significa que um indivíduo pode ser UM para enzima CYP2D6 ao mesmo tempo que é EM para a enzima CYP2C19, por exemplo. Além disso, medicações e alimentos que interferem na atividade das enzimas CYP450 também devem estar no radar quando falamos sobre a resposta individual a fármacos.

Variantes CYP e resposta a psicofármacos

CYP2C19

Medicamentos pertencentes às classes dos inibidores seletivos da recaptação de serotonina (ISRS) e inibidores seletivos da recaptação de serotonina e norepinefrina (ISRSN) são hoje os

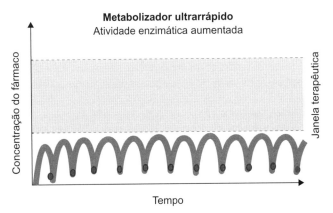

Figura 12.2 Os tipos de metabolizadores ultrarrápidos, intermediários, extensivos e lentos estão relacionados com a atividade das enzimas responsáveis pelo metabolismo de medicamentos no organismo. Os metabolizadores ultrarrápidos apresentam atividade aumentada dessas enzimas, resultando em rápida e eficiente conversão dos fármacos em seus metabólitos. Em contraste, os metabolizadores lentos têm atividade enzimática reduzida, o que leva a metabolização mais lenta dos medicamentos e, consequentemente, a níveis mais elevados dessas substâncias no sangue. Os metabolizadores extensivos apresentam atividade enzimática considerada padrão, que é a mais comum na população geral, e os metabolizadores intermediários têm atividade enzimática moderada, situando-se entre o extensivo e o lento. Essas variações genéticas podem influenciar significativamente a resposta individual aos medicamentos, afetando tanto sua eficácia quanto a ocorrência de efeitos colaterais, destacando a importância da farmacogenética na personalização do tratamento médico.

antidepressivos mais prescritos em todo o mundo. Em doses insuficientes, podem prejudicar o tratamento do paciente, levando a piora do quadro depressivo; em doses exageradamente altas, podem gerar eventos adversos de gravidade moderada a alta, como desconfortos gastrintestinais, disfunção sexual, ansiedade, sudorese e até mesmo a ocorrência da síndrome serotoninérgica, uma condição potencialmente fatal que pode ocorrer quando há excesso de serotonina no organismo.

Escitalopram e citalopram são dois ISRS amplamente utilizados que sofrem metabolização pela enzima CYP2C19, que é altamente polimórfica e que, a depender do polimorfismo apresentado, pode causar aumento ou diminuição da atividade enzimática. A consequência será níveis plasmáticos inadequados desses fármacos, seja para mais ou para menos. Enquanto a variante CYP2C19*1 é a considerada selvagem ou normal e codifica uma enzima com funcionamento totalmente normal, a variante CYP2C19*2 codifica uma enzima sem atividade, e a variante CYP2C19*17 é associada à atividade aumentada da enzima. Assim, indivíduos portadores da variante CYP2C19*1 terão uma resposta dentro do esperado para esses fármacos. Portadores da variante CYP2C19*2 podem apresentar altos níveis plasmáticos dos medicamentos e, consequentemente, experienciar eventos adversos impeditivos para a continuação do tratamento. Já os portadores da variante CYP2C19*17 terão níveis insuficientes de fármaco circulante; o tratamento é considerado ineficaz. Em virtude dessas características, a Food and Drug Administration (FDA) recomenda uma redução de 50% na dose de citalopram para pacientes com fenótipo PM, de modo a evitar o desenvolvimento de alterações cardíacas como o prolongamento do intervalo QT.

O ácido valproico é um estabilizador de humor amplamente prescrito para o tratamento de transtorno bipolar, que tem dentre seus efeitos adversos o ganho ponderal. É um fármaco que também sofre metabolização parcial pela CYP2C19 e, consequentemente, variações gênicas na enzima podem influenciar a resposta a ele. As variantes CYP2C19*3 e CYP2C19*2 foram relacionadas com o ganho ponderal durante o tratamento com ácido valproico por mulheres japonesas, indicando que essas variantes podem apresentar ligação específica com a etnia. Além disso, portadores da variante CYP2C19*2 requerem uma dose maior de ácido valproico para alcançar concentrações plasmáticas satisfatórias.

CYP2D6

A enzima CYP2D6 é responsável por metabolizar, principalmente, antidepressivos e antipsicóticos. As variantes CYP2D6*3, CYP2D6*4, CYP2D6*5 e CYP2D6*6 são conhecidas por apresentar função aumentada; seus portadores são caracterizados como UM, enquanto as variantes CYP2D6*9, CYP2D6*10, CYP2D6*17 e CYP2D6*41 apresentam função diminuída e seus portadores são considerados IM ou PM, dependendo dos alelos presentes. Para estes últimos, recomenda-se uma redução entre 25 e 50% da dose inicial a fim de evitar o efeito adverso de alguns antidepressivos, como a fluvoxamina. Paroxetina é um antidepressivo capaz de inibir a CYP2D6, e sua combinação com inibidores seletivos da recaptação de norepinefrina (ISRN) precisa ser cautelosa, uma vez que, ao inibir a enzima, os níveis plasmáticos de ISRN podem se apresentar elevados, ocasionando eventos adversos.

Antidepressivos tricíclicos (TCA) também são extensivamente metabolizados pela enzima CYP2D6, e o CPIC mantém uma diretriz de tratamentos especificamente para esse tópico. Para UM, a recomendação é de que o uso de TCA seja evitado em virtude da potencial falta de eficácia, e que outro medicamento não metabolizado por CYP2D6 seja considerado. Se o uso de TCA ainda for necessário, o CPIC recomenda considerar a titulação do fármaco em dose-alvo mais alta e monitorar o paciente bem de perto. Para os IM, a recomendação é de considerar uma redução de 25% na dose inicial, e evitar a prescrição de TCA para PM, em virtude do potencial de apresentação de efeitos adversos. Se um TCA ainda for necessário para esse último grupo, a recomendação do CPIC é de uma redução de 50% da dose inicial e o constante monitoramento dos níveis plasmáticos do fármaco. Dados recentes demonstraram que o teste farmacogenético para o direcionamento do tratamento com TCA em indivíduos com diferentes perfis metabólicos de CYP2D6 e CYP2C19 resultou na obtenção de concentrações plasmáticas dentro da faixa terapêutica 5 dias mais rápido que o grupo controle. Além disso, a dosagem personalizada de acordo com os genótipos do citocromo P450 foi associada a menos efeitos adversos graves entre os pacientes.

Aproximadamente 40% dos antipsicóticos são metabolizados pela CYP2D6; clorpromazina, aripiprazol e risperidona são os mais influenciados por suas variantes. Aqui, entra na equação o importante fator da etnia: cerca de 8% dos caucasianos, 3 a 8% dos negros e afro-americanos e 6% dos asiáticos apresentam variantes que os classificam como PM. Além disso, alguns estudos sugerem que pacientes esquizofrênicos classificados como PM também têm maior predisposição a apresentar efeitos extrapiramidais quando tratados com antipsicóticos.

CYP2C9

Principal responsável pelo metabolismo de anticonvulsivantes e outros fármacos não psicoativos, a CYP2C9 é uma enzima altamente polimórfica com mais de 30 variantes e subvariantes identificadas. Dentre essas, as variantes CYP2C9*2 e CYP2C9*3 são as mais abundantes, e têm o efeito de diminuir a atividade enzimática. A distribuição de frequência dos alelos do polimorfismo CYP2C9 em pacientes com epilepsia ao redor do mundo varia de 4,5 a 13,6% – é menos frequente em afro-americanos e asiáticos, o que evidencia a necessidade de se levar em consideração a etnia do paciente ao prescrever um anticonvulsivante.

Apesar de não ser a principal metabolizadora do ácido valproico, a variante CYP2C9*3 está associada à formação do metabólito ácido 2-propil-4-pentenoico (ou 4-ene), conhecido por ser extremamente hepatotóxico, o que deve ser considerado para indivíduos em tratamento com o já citado fármaco.

Variantes CYP e metabolismo de neurotransmissores

Além de influenciar diretamente a metabolização dos fármacos, as variantes das enzimas CYP450 também podem exercer influência sobre as respostas aos psicofármacos de maneira indireta, atuando sobre neurotransmissores.

Embora haja o envolvimento de diversos sistemas de neurotransmissores, as monoaminas são protagonistas em se tratando de transtornos depressivos, tanto por seus papéis fisiológicos quanto pela ação dos psicofármacos. Dentre as monoaminas, a serotonina e a dopamina não são capazes de cruzar a barreira hematencefálica (BHE), então a produção e a metabolização desses dois neurotransmissores se dão no cérebro, o que sugere a presença de enzimas do complexo CYP450 nessa região. A presença de CYP2D6 já foi demonstrada em tecido cerebral humano, com participação na conversão de tiramina em dopamina e na biotransformação de 5-metoxitriptamina em serotonina, processo paralelo de síntese dopaminérgica e serotoninérgica. Em um estudo sobre a formação de dopamina a partir de aminas traço por meio de microssomas hepáticos humanos, observou-se que, dentre as 11 isoformas de CYP humano investigadas, a CYP2D6 foi a única que exibiu forte capacidade de converter p-tiramina e m-tiramina em dopamina. No entanto, ainda não está totalmente elucidado quanto essa via de síntese de neurotransmissores impacta no contexto dos transtornos psiquiátricos. De qualquer modo, é possível considerar que traços importantes do comportamento e psique humanos, incluindo os transtornos psiquiátricos, podem ser influenciados diretamente pelas variações genéticas de CYP2D6. Em contraste, a CYP2C19 é expressa no cérebro apenas no período fetal, participando do neurodesenvolvimento cerebral e desaparecendo após o nascimento. Mas isso não a faz menos importante: a influência da CYP2C19 é observada em fenótipos do transtorno depressivo, e a ausência da variante está correlacionada com baixa prevalência da doença. Portadores da variante CYP2C19*2, a forma inativa da enzima, apresentam menor suscetibilidade ao humor deprimido, segundo estudos.

GENES DO SISTEMA SEROTONINÉRGICO: *HTR2A* E *SLC6A4*

O sistema serotoninérgico é composto por uma gama de receptores e alguns transportadores, mas existem dois elementos dentre esses que são de especial interesse da farmacogenética: o receptor 5-HT2A, codificado pelo gene *HTR2A*, e o transportador de serotonina (conhecido como SERT), codificado pelo gene *SLC6A4*. Três fatores servem de base para esse interesse: sua ampla expressão no sistema nervoso central, sua participação em transtornos psiquiátricos e respectivos tratamentos, e o grande polimorfismo apresentado por seus genes codificadores.

Dois dos polimorfismos mais estudados para o gene *HTR2A* são os polimorfismos de nucleotídio único (SNP, do inglês *single-nucleotide polymorphism*) polimorfismos A1438G (rs6311) e T102C (rs6313). Estudos independentes indicam que a presença do alelo A no polimorfismo rs6311 e do C no polimorfismo rs6313 está associada ao desenvolvimento de transtornos depressivos, e que a resposta aos antidepressivos também é diferencial de acordo com o SNP e com a etnia. Indivíduos de etnia europeia que apresentam os polimorfismos A em rs6311 e T em rs6313 exibem melhor resposta a antidepressivos. Porém, quando esses mesmos polimorfismos são observados em asiáticos, os resultados são negativos. Essa diferença pode ser explicada pelo fato de o polimorfismo T em rs6313 ser mais frequente em asiáticos, fazendo com que exerça maior influência na resposta aos antidepressivos nessa população.

Estudos sobre a variante rs6311 mostraram que indivíduos deprimidos que carregam o alelo A sofrem mais de insônia, um dos sintomas neurovegetativos recorrentes em quadros depressivos, e o tratamento com citalopram é ineficaz. Em contrapartida, o tratamento com mirtazapina em portadores do alelo AA foi capaz de resolver a insônia, enquanto é ineficaz para genótipos GG.

Um terceiro polimorfismo do gene *HTR2A* é o rs7997012, bastante estudado por seu envolvimento na resposta a antidepressivos. Entre os quase 2 mil participantes do estudo *Sequenced Treatment Alternatives for Depression* (STAR*D) com transtorno depressivo, aqueles que apresentaram homozigose para o alelo A responderam melhor ao tratamento com citalopram, em comparação com os homozigotos para o alelo G.

As variações do gene *SLC6A4*, codificador do transportador de serotonina, são frequentemente referenciadas na literatura como "variante curta" (S, do inglês *short*), com 44 nucleotídios ausentes, e "variante longa" (L, do inglês *long*). A variante longa apresenta duas formas alélicas: o alelo selvagem SLC6A4-L (A) e o SLC6A4-L (G), este último mais raro. Alguns estudos correlacionam a presença de SLC6A4-S e SLC6A4-L com diminuição na resposta terapêutica e aumento de eventos adversos quando utilizados ISRS. De maneira complementar, a presença dessas variantes também tem sido associada a maior sensibilidade frente a eventos estressores, com consequente sinalização anormal de cortisol e menor resistência emocional.

A expressão das variantes longa e curta também está relacionada com a etnia. Uma metanálise concluiu que os caucasianos que apresentam a variante SLC6A4-L têm melhor resposta terapêutica e taxas de remissão mais altas após o tratamento com ISRS, o que não ocorre com asiáticos. Uma possível explicação para esse evento é que a frequência de SLC6A4-L em caucasianos é maior do que em asiáticos.

Recentemente, demonstrou-se que portadores das variantes SLC6A4-LL ou LS apresentam melhor resposta ao tratamento com antidepressivos em comparação com indivíduos portadores da variante SLC6A4-SS. Especificamente, portadores do alelo L apresentam menos efeitos adversos quando em tratamento com ISRS. Assim, embora os dados disponíveis sobre SLC6A4 e o impacto de suas variantes nos sintomas e no tratamento de transtornos depressivos ainda sejam escassos, eles podem indicar um caminho para a prática clínica no que diz respeito à prescrição de antidepressivos, especialmente os ISRS.

GENE *ABCB1*

O gene *ABCB1* (ATP *binding cassette*, subfamília B [MDR/TAP], membro 1) codifica uma proteína transmembranar com função transportadora, conhecida como glicoproteína P (P-gp). Altamente expressa em diversos tecidos humanos, a P-gp desempenha papel essencial em processos farmacocinéticos e farmacodinâmicos, funcionando como bomba de efluxo de fármaco. Por consequência, as variações gênicas encontradas no gene *ABCB1* também influenciarão a resposta aos fármacos. No sistema nervoso central, o transportador *ABCB1* (ou a glicoproteína P, como muitos autores ainda o chamam) é um dos principais reguladores de entrada e saída de fármacos pela BHE, de onde se conclui que a baixa afinidade por esse transportador pode ser uma das principais causas para a resposta ineficiente de determinados psicofármacos.

Em um estudo recente, foi demonstrado que o alelo A do SNP rs2235040 teve relação positiva com a pontuação na escala de Hamilton para depressão (HAMD) no período considerado inicial do tratamento com antidepressivos (0 a 2 semanas), mas que essa relação se inverteu, tornando-se negativa no período subsequente (2 a 4 semanas). Em contrapartida, a variante com alelo G teve resultados contrários, mostrando-se negativa nas semanas iniciais e tornando-se positiva nas semanas subsequentes. Quando a população do estudo foi estratificada com base no tipo de antidepressivo utilizado, os TCAs mostraram influência positiva significativa na diferença calculada nos escores da HAMD em comparação com ISRS em todos os períodos do estudo.

Em outra análise foi observado que indivíduos homozigotos para a variante rs1045642 com os alelos CT necessitam de uma dose 50% menor de escitalopram do que indivíduos com os alelos CC. Já aqueles com a variação TT apresentaram melhores resultados quando tratados com venlafaxina, quando comparados com os CC.

Considerando que os ISRS constituem a primeira escolha na prática clínica, esses dados podem direcionar o tratamento de pacientes que mostram resposta insatisfatória ou até mesmo ausente para essa classe de fármacos; os TCAs são opção mais acertada.

GENE *MTHFR*

O gene metilenotetra-hidrofolato redutase (*MTHFR*) é responsável pela codificação da enzima de mesmo nome, essencial para os processos de metilação e síntese do DNA. Suas variantes gênicas são de especial interesse na área de Oncologia e a resposta aos fármacos quimioterápicos antineoplásicos e na nutrigenômica, pela influência do L-metilfolato na dieta e no desenvolvimento de doenças. Na Psiquiatria, o principal interesse na MTHFR e em suas variantes gênicas reside no fato de que o L-metilfolato participa como cofator na síntese de monoaminas. Desse modo, baixos níveis de metilfolato podem prejudicar a síntese de monoaminas e, consequentemente, ser fator de predisposição para o desenvolvimento de transtornos depressivos. Nesse sentido, as variantes 677C>T (rs1801133) e 1298A>C (rs1801131) foram correlacionadas com o desenvolvimento de transtornos depressivos e também com seu tratamento; o genótipo AC de rs1801131 é mais responsivo a ISRS do que o genótipo AA.

A FDA recomenda a suplementação com L-metilfolato em pacientes que apresentam baixos níveis do composto e que não responderam de maneira satisfatória ao tratamento com antidepressivos.

As variantes rs1801131 (1298A>C) e rs1801133 (677C>T) são consideradas importantes em virtude de sua participação no desenvolvimento do tubo neural e de doenças gestacionais e de desenvolvimento, além de doenças como Alzheimer, doenças cardiovasculares e cânceres.

GENE *COMT*

Enzima com papel central na degradação de dopamina e outras catecolaminas, a catecol-O-metiltransferase (COMT) é codificada pelo gene de mesmo nome. Apresenta inúmeras variantes gênicas, mas, dentre elas, o polimorfismo rs4680 (472G>A) é de especial importância, pois a troca do aminoácido valina pela metionina no códon 158 (val158met) altera de modo significativo a atividade da enzima. Mais especificamente, o alelo G (da valina) codifica uma proteína com um aumento de aproximadamente 40% na atividade enzimática da COMT, quando comparado ao alelo A (metionina). Apesar de alguns estudos apontarem o envolvimento do polimorfismo val158met no desenvolvimento de transtornos depressivos, outras pesquisas são necessárias, uma vez que há resultados conflitantes acerca da associação.

Em relação à resposta aos fármacos, foi demonstrado que o genótipo GG de rs4680 está relacionado a uma resposta diminuída aos antidepressivos, associada ao agravamento dos sintomas depressivos, juntamente com déficits de cognição, memória, atenção, motivação e de funções executivas.

Por outro lado, o genótipo AA (met158met) parece estar associado à diminuição da resposta terapêutica à mirtazapina e ao citalopram, bem como ao aumento da gravidade da depressão em pacientes resistentes ao tratamento.

Outro polimorfismo interessante da COMT, o rs13306278, consiste na substituição de C por T na região distal do promotor do gene (C4765T) levando a uma diminuição da atividade dessa enzima. Em um único estudo relacionando essa variante a transtornos psiquiátricos, foi demonstrado que a ocorrência do alelo T estava associada a uma diminuição na taxa de remissão dos sintomas depressivos durante a terapia com ISRS em brancos não hispânicos, mas ainda não foi elucidado se essa diminuição em remissão se deve à influência da variante no ISRS ou no prognóstico da doença em geral.

GENE *FKBP5*

O gene *FKBP5* codifica uma enzima de mesmo nome, uma cochaperona do receptor de glicocorticoide (GR) envolvido em processos celulares básicos e imunorreguladores, como tráfego e enovelamento de outras proteínas. A FKBP5 é uma proteína amplamente expressa em regiões cerebrais envolvidas em respostas de estresse e ansiedade e exibe efeitos inibitórios ao reduzir a afinidade de ligação do GR, formando um ciclo de *feedback* negativo intracelular que regula a atividade do próprio receptor GR. A sinalização mediada por glicocorticoides desempenha papel fundamental na resposta da modulação do estresse, principalmente por meio dos efeitos do cortisol, de modo que a sinalização prejudicada do GR resulta em uma inibição atenuada do *feedback* negativo do eixo hipotálamo-pituitária-suprarrenal (HPS) e, consequentemente, leva a níveis cronicamente elevados de glicocorticoides, uma das condições fisiológicas que predispõem o desenvolvimento de transtornos depressivos.

Dentre os polimorfismos que o gene *FKBP5* apresenta, o SNP rs1360780 é um dos mais importantes no contexto da Psiquiatria e apresenta três variações genotípicas possíveis: homozigotos TT, heterozigotos CT e homozigotos CC. Indivíduos com o genótipo TT e história de trauma na infância apresentam alterações estruturais em áreas cerebrais envolvidas no processamento emocional, como hipocampo, córtex cingulado e amígdala, o que pode contribuir para maior vulnerabilidade a distúrbios relacionados ao estresse, como depressão e transtorno bipolar.

Traumas infantis como negligência, violência física e/ou psicológica e abuso sexual são capazes de alterar permanentemente a regulação do eixo HPA. Um estudo realizado com bebês demonstrou que a ocorrência do alelo T (rs1360780) levou ao aumento da reatividade mediada pelo cortisol e dos níveis de cortisol na saliva de crianças expostas a pessoas estranhas. Curiosamente, essa reatividade ao cortisol ocorre de maneira aditiva, e os homozigotos (TT) são mais reativos que os heterozigotos (CT).

Em relação à resposta ao tratamento com antidepressivos, as variantes T (rs1360780) e G (rs3800373) estão relacionadas a melhor taxa de resposta em pacientes depressivos tratados com venlafaxina. Em contraste, outro estudo descobriu que a presença do alelo T (genótipos TT/CT) está associada a não resposta a antidepressivos e a taxas mais baixas de remissão da doença. Esses resultados controversos sugerem que o genótipo isoladamente não é capaz de determinar o sucesso do tratamento e apontam para a necessidade de sempre considerar o tratamento aplicado a esses pacientes.

GENE *CACNA1C*

O gene *CACNA1C* (canal de cálcio, voltagem-dependente, subunidade alfa-1C) participa da regulação de um dos processos fisiológicos mais importantes: a sinalização de cálcio. Polimorfismos nesse gene podem levar a disfunções no canal iônico e resultar em um prolongamento da sinalização excitatória ao possibilitar que o poro do canal de cálcio permaneça aberto por um tempo maior do que o normal. As consequências disso vão desde uma sinalização molecular prejudicada até a instalação de um microambiente excitotóxico, uma vez que o cálcio regula a liberação e a recaptação de diversos neurotransmissores.

Recentemente, demonstrou-se que a variante rs11832738 influencia na gravidade de sintomas depressivos por modular a atividade do giro frontal médio de pacientes depressivos. Especificamente, portadores do alelo G apresentaram maior atividade do giro frontal médio, correlacionada de maneira direta com a gravidade dos sintomas depressivos relatados pelos pacientes. Os próximos passos consistem em conseguir correlacionar a variante com a resposta aos fármacos antidepressivos. Até o momento, no entanto, essa associação ainda não foi possível.

CONCLUSÃO

O genoma humano é composto por cerca de 20 mil genes codificadores de proteínas e, embora as técnicas de sequenciamento estejam cada vez aprimoradas, fazer a associação e a correlação dos genes bem como suas variações em cada transtorno psiquiátrico e seus possíveis tratamentos ultrapassa os limites de uma tarefa hercúlea. Somado a essa dificuldade de tamanho genômico, temos a dificuldade inerente da Psiquiatria em estudar transtornos complexos e multifacetados. Ao lidar com pessoas, características individuais como estilo de vida, crenças, acessos a outros tratamentos, qualidade de relacionamentos e até mesmo condições socioeconômicas contribuem no curso de desenvolvimento e estabelecimento de um transtorno psiquiátrico, o que torna a equação ainda mais complexa e delicada.

Questões como etnias e a não cobertura de genótipos raros ainda precisam ser enfrentadas pela farmacogenética. Etnias podem mascarar efeitos dos resultados observados, por isso é importante sempre relatar essa característica da amostra estudada. Outra questão é justamente o tamanho amostral disponível para os estudos. Muitas vezes, as pesquisas requerem amostras com características muito restritas (p. ex., pacientes depressivos que sejam resistentes ao tratamento e que estejam associando medicação com psicoterapia), o que impõe uma limitação já no início do recrutamento.

Além disso, não temos ainda uma iniciativa concreta e eficaz que possibilite analisar a interação gênica. Um único gene nos conta bem menos do que a interação dele com outros genes e suas consequências, especialmente se pensarmos em fenômenos complexos como os ocorridos nos transtornos psiquiátricos.

A associação entre gênero e idade também ainda é bastante negligenciada em termos de pesquisa e precisa entrar no radar o quanto antes, especialmente quando pensamos nos mecanismos epigenéticos e na pressão que o ambiente pode causar sobre a expressão gênica.

O aprimoramento dos testes genéticos deve vir junto com uma regulamentação clara para garantir que, além de eficazes, eles também sejam seguros, especialmente no que diz respeito aos dados do paciente. Outro ponto importante é a busca dos profissionais de Saúde, em específico dos médicos psiquiatras, pelo aprimoramento do conhecimento em farmacogenética. A inclusão de disciplinas de farmacogenética no currículo dos cursos de Medicina e a implementação de programas de treinamento para análise são iniciativas que a médio e longo prazos devem ser realizadas por uma necessidade pungente da área.

Embora algumas das variantes gênicas apresentadas aqui não tenham robustez suficiente para o uso direto na prática clínica, elas podem jogar luz às decisões além de direcionar as pesquisas em curso. Por enquanto, os dados mais consistentes que temos e nos quais podemos nos apoiar diretamente é a classificação dos pacientes em tipos de metabolizadores, considerando sempre que essa classificação é relacionada a um único gene e não ao fenótipo todo do indivíduo.

Pode parecer modesto, mas quando pensamos nos possíveis ganhos em termos de qualidade de vida do paciente, um fármaco prescrito de maneira correta, na dose ajustada de modo personalizado, pode ser o ponto-chave para salvar a vida de uma pessoa. Estudos recentes demonstraram que o uso do teste farmacogenético em pacientes diagnosticados com depressão resultou em maior taxa de remissão, maior probabilidade de eficácia do tratamento e melhora na gravidade dos sintomas quando comparados com o grupo de tratamento padrão sem o direcionamento do teste farmacogenético. Em outro estudo, o tratamento guiado pelo teste farmacogenético foi responsável pela redução de 30% dos riscos de ocorrência de efeitos adversos, uma das principais dificuldades para a aderência do paciente ao tratamento. Desse ponto de vista, o teste farmacogenético se torna uma ferramenta cada vez mais recomendada e alinhada à prática da Medicina personalizada, tendo demonstrado relação custo-efetividade benéfica.

BIBLIOGRAFIA

Altar CA, Hornberger J, Shewade A et al. Clinical validity of cytochrome P450 metabolism and serotonin gene variants in psychiatric pharmacotherapy. Int Rev Psychiatry. 2013;25:509-33.

Baker C. Mental health statistics for England: prevalence, services and funding. UK Parliament. House of Commons Library; 2020.

Carrascal-Laso L, Isidoro-García M, Ramos-Gallego I et al. Review: influence of the cyp450 genetic variation on the treatment of psychotic disorders. J Clin Med. 2021;10:4275.

Ellsworth KA, Moon I, Eckloff BW et al. FKBP5 genetic variation: association with selective serotonin reuptake inhibitor treatment outcomes in major depressive disorder. Pharmacogenet Genomics. 2013;23:156-66.

Geers LM, Ochi T, Vyalova NM et al. Influence of eight ABCB1 polymorphisms on antidepressant response in a prospective cohort of treatment-free Russian patients with moderate or severe depression: an explorative psychopharmacological study with naturalistic design. Hum Psychopharmacol. 2022;37:e2826.

Goodman CW, Brett AS. Race and pharmacogenomics – personalized medicine or misguided practice? JAMA. 2021;325:625-6.

Guidotti G, Calabrese F, Anacker C et al. Glucocorticoid receptor and FKBP5 expression is altered following exposure to chronic stress: modulation by antidepressant treatment. Neuropsychopharmacology. 2013;38:616-27.

Haduch A, Bromek E, Daniel WA. Role of brain cytochrome P450 (CYP2D) in the metabolism of monoaminergic neurotransmitters. Pharmacol Rep. 2013;65:1519-28.

Hicks JK, Sangkuhl K, Swen JJ et al. Clinical pharmacogenetics implementation consortium guideline (CPIC) for CYP2D6 and CYP2C19 genotypes and dosing of tricyclic antidepressants: 2016 update. Clin Pharmacol Ther. 2017;102:37-44.

Hiroi T, Imaoka S, Funae Y. Dopamine formation from tyramine by CYP2D6. Biochem Biophys Res Commun. 1998;249:838-43.

Iannaccone T, Sellitto C, Manzo V et al. Pharmacogenetics of carbamazepine and valproate: focus on polymorphisms of drug metabolizing enzymes and transporters. Pharmaceuticals (Basel). 2021;14:204.

Ising M, Maccarrone G, Brückl T et al. FKBP5 gene expression predicts antidepressant treatment outcome in depression. Int J Mol Sci. 2019;20:485.

Jarrar Y, Musleh R, Ghanim M et al. Assessment of the need for pharmacogenomics education among pharmacists in the West Bank of Palestine. Int J Clin Pract. 2021;75:e14435.

Jarvis JP, Peter AP, Shaman JA. Consequences of CYP2D6 copy-number variation for pharmacogenomics in psychiatry. Front Psychiatry. 2019;10:432.

Ji Y, Biernacka J, Snyder K et al. Catechol O-methyltransferase pharmacogenomics and selective serotonin reuptake inhibitor response. Pharmacogenomics J. 2012;12:78-85.

Jukić MM, Opel N, Ström J et al. Elevated CYP2C19 expression is associated with depressive symptoms and hippocampal homeostasis impairment. Mol Psychiatry. 2017;22:1155-63.

Kao CF, Kuo PH, Yu YWY et al. Gene-based association analysis suggests association of HTR2A with antidepressant treatment response in depressed patients. Front Pharmacol. 2020;11:559601.

LeGates TA, Kvarta MD, Thompson SM. Sex differences in antidepressant efficacy. Neuropsychopharmacology. 2019;44:140-54.

Lin E, Lin CH, Lane HY. Precision psychiatry applications with pharmacogenomics: artificial intelligence and machine learning approaches. Int J Mol Sci. 2020;21:969.

Liu X, Hou Z, Yin Y et al. CACNA1C gene rs11832738 polymorphism influences depression severity by modulating spontaneous activity in the right middle frontal gyrus in patients with major depressive disorder. Front Psychiatry. 2020;11:73.

Marazziti D, Mucci F, Avella MT et al. The increasing challenge of the possible impact of ethnicity on psychopharmacology. CNS Spectr. 2021;26:222-31.

Moon AL, Haan N, Wilkinson LS et al. CACNA1C: association with psychiatric disorders, behavior, and neurogenesis. Schizophr Bull. 2018;44:958-65.

Moons T, de Roo M, Claes S et al. Relationship between P-glycoprotein and second-generation antipsychotics. Pharmacogenomics. 2011;12:1193-211.

Oslin DW, Lynch KG, Shih MC et al. Effect of pharmacogenomic testing for drug-gene interactions on medication selection and remission of symptoms in major depressive disorder: the PRIME Care randomized clinical trial. JAMA. 2022;328:151-61.

Pardiñas AF, Owen MJ, Walters JTR. Pharmacogenomics: a road ahead for precision medicine in psychiatry. Neuron. 2021;109:3914-29.

Peñas-LLedó EM, LLerena A. CYP2D6 variation, behaviour and psychopathology: implications for pharmacogenomics-guided clinical trials. Br J Clin Pharmacol. 2014;77:673-83.

Perna G, Alciati A, Daccò S et al. Personalized psychiatry and depression: the role of sociodemographic and clinical variables. Psychiatry Investig. 2020;17:193-206.

Peters EJ, Reus V, Hamilton SP. The ABCB1 transporter gene and antidepressant response. F1000 Biol Rep. 2009;1:23.

Ravyn D, Ravyn V, Lowney R et al. CYP450 pharmacogenetic treatment strategies for antipsychotics: a review of the evidence. Schizophr Res. 2013;149:1-14.

Rehm J, Shield KD. Global burden of disease and the impact of mental and addictive disorders. Curr Psychiatry Rep. 2019;21:10.

Rosenblat JD, Lee Y, McIntyre RS. Does pharmacogenomic testing improve clinical outcomes for major depressive disorder? A systematic review of clinical trials and cost-effectiveness studies. J Clin Psychiatry. 2017;78:720-9.

Rudberg I, Mohebi B, Hermann M et al. Impact of the ultrarapid CYP2C19*17 allele on serum concentration of escitalopram in psychiatric patients. Clin Pharmacol Ther. 2008;83:322-7.

Scordo MG, Spina E, Romeo P et al. CYP2D6 genotype and antipsychotic-induced extrapyramidal side effects in schizophrenic patients. Eur J Clin Pharmacol. 2000;56:679-83.

Shin W, Bang M, Kim A et al. Influence of cytochrome P450 2D6 polymorphism on hippocampal white matter and treatment response in schizophrenia. NPJ Schizophr. 2021;7:5.

Stahl SM. Stahl's essential psychopharmacology: neuroscientific basis and practical applications. Cambridge University Press; 2021.

Stein K, Maruf AA, Müller DJ et al. Serotonin transporter genetic variation and antidepressant response and tolerability: a systematic review and meta-analysis. J Pers Med. 2021;11:1334.

Swen JJ, van der Wouden CH, Manson LE et al. A 12-gene pharmacogenetic panel to prevent adverse drug reactions: an open-label, multicentre, controlled, cluster-randomised crossover implementation study. Lancet. 2023;401:347-56.

Toffoli G, De Mattia E. Pharmacogenetic relevance of MTHFR polymorphisms. Pharmacogenomics. 2008;9:1195-206.

Vigo DV, Kestel D, Pendakur K et al. Disease burden and government spending on mental, neurological, and substance use disorders, and self-harm: cross-sectional, ecological study of health system response in the Americas. Lancet Public Health. 2019;4:e89-e96.

Vos CF, Ter Hark SE, Schellekens AFA et al. Effectiveness of genotype-specific tricyclic antidepressant dosing in patients with major depressive disorder: a randomized clinical trial. JAMA Netw Open. 2023;6:e2312443.

Walden LM, Brandl EJ, Tiwari AK et al. Genetic testing for CYP2D6 and CYP2C19 suggests improved outcome for antidepressant and antipsychotic medication. Psychiatry Res. 2019;279:111-5.

Wan YS, Zhai XJ, Tan HA et al. Associations between the 1438A/G, 102T/C, and rs7997012 G/A polymorphisms of HTR2A and the safety and efficacy of antidepressants in depression: a meta-analysis. Pharmacogenomics J. 2021;21:200-15.

Wang H, An N, Wang H et al. Evaluation of the effects of 20 nonsynonymous single nucleotide polymorphisms of CYP2C19 on S-mephenytoin 4'-hydroxylation and omeprazol 5'-hydroxylation. Drug Metab Dispos. 2011;39:830-7.

Whirl-Carrillo M, Huddart R, Gong L et al. An evidence-based framework for evaluating pharmacogenomics knowledge for personalized medicine. Clin Pharmacol Ther. 2021;110:563-72.

Zhao X, Sun L, Sun YH et al. Association of HTR2A T102C and A-1438 G polymorphisms with susceptibility to major depressive disorder: a meta-analysis. Neurol Sci. 2014;35:1857-66.

Zheng X, Fu Z, Chen X et al. Effects of ABCB1 gene polymorphism on the efficacy of antidepressant drugs: a protocol for systematic review and meta-analysis. Medicine (Baltimore). 2021;100:e26411.

13 Entrevista Clínica Psiquiátrica

Renato Luiz Marchetti ▪ José Gallucci Neto

A IMPORTÂNCIA DA ENTREVISTA CLÍNICA PSIQUIÁTRICA

Os avanços recentes da Psiquiatria, particularmente o desenvolvimento de sistemas nosológicos operacionais, investigação das bases neurobiológicas dos transtornos mentais e desenvolvimento de tratamentos baseados em evidências, levaram uma parcela dos psiquiatras a uma atitude de negligência com relação ao estudo da psicopatologia e ao consequente empobrecimento da prática clínica psiquiátrica.

No caso das doenças somáticas, um médico clínico que examina mal o seu paciente ao menos tem a esperança de encontrar alguma resposta às suas perguntas ao solicitar diferentes exames subsidiários. Dificilmente isso acontecerá no caso das doenças mentais. É incomum encontrar alterações específicas em exames subsidiários de pacientes individuais e, em geral, elas não levam à validação direta de hipóteses diagnósticas.

A psicopatologia é, ainda hoje, a principal base conceitual e científica para a Psiquiatria. As doenças mentais são investigadas de acordo com uma variedade de métodos complementares: apreensão de vivências subjetivas, rendimentos cognitivos, achados somáticos, expressões emocionais, comportamentos intencionais e criações intelectuais e artísticas dos pacientes; realização de diagnósticos de personalidade e entidade nosológica (síndrome, transtorno ou doença mental); investigação de causalidade psicológica e biológica; contextualização de acordo com a constituição, a biografia, o momento histórico e cultural do paciente. Esse conjunto de dados empíricos, formulações conceituais e hipóteses causais constitui o material da psicopatologia.[1]

Os achados da anamnese psiquiátrica e do exame do estado mental obtidos durante uma entrevista clínica psiquiátrica realizada por um profissional de Saúde Mental bem treinado e clinicamente experiente são os principais elementos que proveem confiabilidade e validade para os nossos diagnósticos.

Obviamente, algumas pessoas têm um talento natural para entrevistar pacientes e espera-se que cada psiquiatra desenvolva, ao longo da sua vida profissional, maior capacidade nesse sentido.

Ao mesmo tempo, é muito grave constatarmos que, ao menos no Brasil, na maioria das residências em Psiquiatria não haja cursos suficientemente longos e sistemáticos que caracterizem uma disciplina de entrevista clínica psiquiátrica. O que nós diríamos se soubéssemos que um aluno de Medicina não aprende de maneira sistemática como realizar uma ausculta cardíaca ou fazer um exame neurológico? Pois é em uma situação semelhante que nos encontramos no que diz respeito ao nosso único instrumento para avaliarmos adequadamente nossos pacientes.

A boa entrevista clínica psiquiátrica tem sido regularmente considerada uma arte; no entanto, há método por trás da arte. Ela é um processo complexo de comunicação composto de múltiplas tarefas realizadas simultaneamente por entrevistador e entrevistado. O psiquiatra, ao tornar esse processo mais consciente, organizado e estrategicamente direcionado, é capaz de cometer menos erros e realizar uma entrevista mais natural, humana e eficiente.

O psiquiatra deve desenvolver as suas habilidades de entrevistar pacientes com diferentes problemas mentais e tornar as suas entrevistas apropriadas para o seu reconhecimento, integrando a psicopatologia à sua atividade clínica de maneira prática e aprofundada.

CONCEITO DE ENTREVISTA CLÍNICA PSIQUIÁTRICA

Uma entrevista pode ser conceituada como um processo de comunicação em que o entrevistador obtém informações do entrevistado. No caso da entrevista psiquiátrica, o profissional de Saúde Mental obtém informações sobre os problemas mentais do paciente. Há diferentes métodos de entrevista psiquiátrica, como as psicodinâmicas, as estruturadas e padronizadas, aquelas para escalas e, finalmente, entrevistas clínicas psiquiátricas.[2]

Os objetivos da entrevista clínica psiquiátrica incluem: obtenção de informações confiáveis, válidas e úteis a respeito dos problemas mentais do paciente, preparação e motivação para tratamentos e construção de uma relação terapêutica sustentável. Tudo isso deve ser realizado dentro das limitações de tempo e local e de maneira individualizada para cada paciente.[2-5]

Gostaríamos que os pacientes fossem sempre colaborativos e eficientes (claros, precisos, abrangentes e concisos) na comunicação de seus problemas, mas dificilmente isso acontece. A entrevista clínica psiquiátrica tem como paradoxo e desafio o fato de que os problemas mentais que devem ser esclarecidos podem afetar a colaboração e a eficiência, causando dificuldades ao processo de comunicação, ao mesmo tempo que trazem informações úteis para os diagnósticos e tratamentos decorrentes. O entrevistador precisa se adaptar a essas diferentes circunstâncias, superando as dificuldades eventuais e tirando proveito delas.

Embora a boa entrevista clínica psiquiátrica pareça um evento casual, está, na verdade, bem longe disso. Para se atingir essa meta, é necessário preparação, visto que a entrevista clínica psiquiátrica desenrola-se dentro de uma perspectiva estratégica que implica sua realização de maneira planejada e individualizada.[3,4,6,7] Denominamos estratégias de entrevista seu planejamento e sua adequação global aos diferentes problemas mentais e diferentes pacientes, e tática de entrevista, seu planejamento e sua adequação ao momento, ao tema ou à etapa em que ocorre.

A entrevista se desenvolve ao longo de diferentes etapas, nas quais um conjunto de temas variados é abordado, envolvendo problemas mentais, pessoais, existenciais, filosóficos, de relacionamento, econômicos e sociais (trabalho, escola etc.). Durante a comunicação desses temas, uma série de atividades ou processos se desenvolve em paralelo, estando alguns deles sob controle consciente do entrevistador e outros funcionando de maneira automática.

Podemos dividir os *processos da entrevista* em: controle do *vínculo* com o paciente, realização de *procedimentos* específicos, aplicação de *técnicas* de entrevista, *exame do estado mental* e elaboração das informações obtidas de acordo com os diferentes *métodos psicopatológicos*. As *etapas* da entrevista dividem-se em *introdução, abertura, corpo da entrevista, devolutiva* e *encerramento* (Figura 13.1).

O VÍNCULO NA ENTREVISTA CLÍNICA PSIQUIÁTRICA

O vínculo define o "clima da entrevista clínica psiquiátrica" e a força da ligação entre o entrevistador e o paciente, que os une na realização dessa tarefa comum.[2,4] O processo de manejo do vínculo com paciente envolve, em primeiro lugar, abrir o "canal de comunicação", após o que é necessário aprofundar e consolidar a ligação. Mesmo quando essa ligação foi construída de maneira satisfatória, há momentos da entrevista em que ela se encontra ameaçada, o que obriga o entrevistador a uma atitude ativa na prevenção desse problema. Além disso, o entrevistador deve exercer controle e direcionar essas tarefas de maneira eficiente, porém sensível. Os vínculos de autenticidade, de empatia, de conhecimento, de liderança e a aliança terapêutica[2,3] são os tipos básicos de vínculo obtidos com o uso das técnicas.

O *vínculo de autenticidade* é utilizado para se abrir o "canal de comunicação", sinalizando para o paciente que estamos disponíveis para ajudá-lo. Também é utilizado para controlar a insegurança e a ansiedade do paciente e do entrevistador e reduzir a tensão em momentos difíceis da entrevista. Ao utilizá-lo, transmitimos a seguinte mensagem para o paciente: "eu sou como você". Para isso é necessário concentrar a atenção no paciente, adequar as linguagens verbal e não verbal e exercitar de maneira efetiva nossas habilidades sociais, com as quais conseguimos transmitir espontaneidade e consistência, proporcionando a sensação de que a entrevista foi natural e muito semelhante a uma conversa de bar.

As principais técnicas facilitadoras para autenticidade são:

- Bate-papo informal (p. ex., As mulheres do seu estado são boas cozinheiras... Você também é?)
- Elo comum (p. ex., Eu também gosto de cozinhar!)
- Falar de si (p. ex., Meus pratos preferidos são as massas, mas, desde que adoeci, passei para as saladas...)
- Humor (p. ex., Quando perguntam a receita para o meu emagrecimento, eu digo que é um remédio chamado clorofila...).

O *vínculo de empatia* facilita e aprofunda a ligação, sinalizando ao paciente que o compreendemos e sentimos pesar pelo seu sofrimento. Ele ajuda o paciente a "liberar" reações emocionais espontâneas e autênticas, o que nos permite a obtenção e a validação de sintomas e sinais. Por meio da empatia chegamos à "compreensão" do problema do paciente sob uma perspectiva humana e psicológica. Para exercer o vínculo de empatia de modo efetivo sinalizamos ao paciente que "o compreendemos",[2] e o fazemos focando nas suas emoções e no seu sofrimento, estabelecendo bom contato visual e exercendo um necessário autoconhecimento. Diferentes pacientes e atitudes por eles tomadas provocarão reações emocionais variadas em nós, facilitando ou dificultando o exercício da empatia, da compreensão

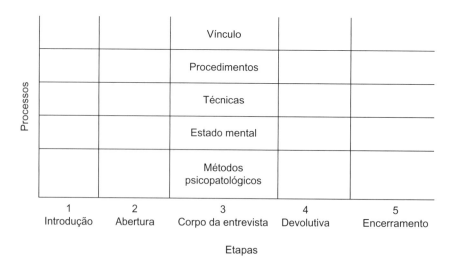

Figura 13.1 Os processos e as etapas da entrevista clínica psiquiátrica. (Modificada e adaptada de Othmer e Othmer, 1994.)[2,3]

e da compaixão, o que só ocorrerá se colocarmos de lado o julgamento moral e o preconceito. Para exercermos o vínculo de empatia, utilizamos as *técnicas facilitadoras de empatia*:

- Qualificação (p. ex., Você foi muito corajoso admitindo isto)
- Reforço (p. ex., Muito bem!)
- Expressão de compreensão fenomenológica – compreensão da emoção e nomeação (p. ex., Você me parece muito triste)
- Expressão de compreensão genética – compreensão dos motivos e interpretação (p. ex., Me parece que isso acontece porque você se sente impotente frente a essas situações, muito semelhante ao que lhe aconteceu na infância, quando foi abusado)
- Expressão de compaixão (p. ex., É horrível isso ter acontecido com você. Sinto muito)
- Revelação pessoal (p. ex., Em uma situação parecida do passado, eu também fiquei muito triste…).

Psiquiatras são procurados por seus pacientes porque são considerados capacitados para a resolução de problemas mentais, e é isso, em última instância, que se espera deles. Uma vez aprofundado o vínculo, devemos dar ao paciente a oportunidade de consolidar a ligação conosco por meio do *vínculo de conhecimento*, com o qual sinalizamos que estamos interessados e conhecemos os seus sintomas sob uma visão médica, de especialista.[2] Também mediante o exercício desse tipo de vínculo obtemos e validamos os sintomas e chegamos ao diagnóstico e à sua "explicação". A mensagem que transmitimos é: "eu conheço o seu problema". Para isso devemos focar nos fatos e sintomas, usar um estilo de linguagem mais técnico e assumir atitude de objetividade, postura investigativa e didatismo. Assim, tornamos o paciente mais seguro com relação à nossa capacidade. É preciso, entretanto, ter cautela e utilizar esse vínculo com moderação, evitando-se assim o exercício de tendências narcísicas encobertas e a alienação do sentimento de identidade pessoal do paciente por meio de rótulos diagnósticos. Para esse vínculo utilizamos as *técnicas facilitadoras para conhecimento*:

- Doença em perspectiva social (p. ex., Este é um problema que atinge boa parte da população)
- Termos técnicos (p. ex., É chamado de síndrome de…)
- Informações especializadas (p. ex., Acomete indivíduos com tais características)
- Familiaridade (p. ex., Tivemos muitos casos semelhantes na nossa clínica)
- Lidar com dúvida (p. ex., Percebo que você tem dúvidas… Procure informações adicionais com outros especialistas no assunto… O mais importante é você se sentir seguro a respeito do seu problema e tratamento…).

A principal ameaça à conexão entre o paciente e o entrevistador nasce da dificuldade de conciliação de suas visões do problema, como, por exemplo, uma mulher que desenvolve depressão após saber da traição de seu marido e não aceita a ideia de que pode estar "doente" porque julga a sua reação justificável ante as circunstâncias. Ou podemos pensar no extremo do paciente delirante persecutório trazido contra a vontade pelos seus familiares. Muitos médicos, nessas situações, principalmente os mais jovens, sentem-se coagidos a impor a sua visão do problema aos pacientes antes que eles estejam preparados para isso. Normalmente, o resultado dessa prática não só não é terapêutico, como contribui fortemente para a criação de situações de impasse que caminham rapidamente para o rompimento da relação.

Para evitar isso, utilizamos a *aliança terapêutica*, com a qual sinalizamos ao paciente que aceitamos a sua visão do problema e que somos seus aliados. Essa postura é especialmente importante ao se comunicar um diagnóstico e firmar um contrato de tratamento. A mensagem que enviamos ao paciente é: "Eu estou ao seu lado."[2,3]

Nesse ponto da entrevista, devemos nos concentrar na visão subjetiva do paciente, avaliar a sua crítica em relação à realidade dos fatos e, munidos de um certo grau de criatividade, desenvolver uma atitude de aceitação e cumplicidade. As técnicas facilitadoras para a aliança terapêutica são:

- Expressão de aceitação (p. ex., Ser perseguido por inimigos poderosos é muito estressante!)
- Expressão de empatia e compaixão (p. ex., Eu compreendo o que você sente e me preocupo com isso)
- Aliança com a "parte sadia" do paciente (p. ex., Você precisa estar emocionalmente fortalecido para enfrentar tal situação)
- Estabelecimento de objetivos comuns – agendas aberta e encoberta (p. ex., Esta medicação tornará você invulnerável aos seus inimigos e também reduzirá ou curará os seus delírios…).

Embora a entrevista clínica psiquiátrica seja um empreendimento realizado por você e seu paciente, é necessário que tenhamos um certo grau de controle sobre o que se passa e direcionamento para que consigamos atingir os objetivos a que nos propomos e que o paciente espera de nós. Assim, embora tudo pareça muito natural e espontâneo, durante toda a entrevista teremos que exercer um controle ativo, porém sutil. Conseguimos isso com o *vínculo de liderança*, com o qual sinalizamos ao paciente que estamos interessados na sua melhora, e essa ascendência só pode ser conquistada nessas condições. Nossa mensagem será "Pode contar comigo".[2]

O foco deve estar na detecção de resistências, defesas e comportamentos disruptivos. Precisamos ser assertivos e assumir a iniciativa; demonstrar interesse pelo bem-estar do paciente e utilizar diferentes técnicas para implementar o vínculo de liderança.

Técnicas para comportamentos desadaptativos – fragilidade:

- Reasseguramento (p. ex., Vai dar tudo certo!)
- Incentivo (p. ex., Vamos lá!)
- Estimular a esperança (p. ex., Ainda há luz no fim do túnel!)
- Indução (p. ex., Você vai fazer, não vai? Você não vai se deixar levar, não é?).

Técnicas para comportamentos desadaptativos – desafio, desconfiança:

- Passar ao lado (p. ex., Entra por um ouvido e sai pelo outro)
- Confrontação (p. ex., Veja o que você está fazendo!)
- Confrontação com consequências (p. ex., Veja como o seu comportamento pode lhe prejudicar!)
- Interpretação (p. ex., O motivo de você fazer isso é o seguinte).

Técnicas para comportamentos disruptivos – hostilidade, agitação:

- Redução de estímulos (p. ex., Vamos para um lugar mais tranquilo...)
- Acalmar (p. ex., Calma... calma...)
- Colocação de limites (p. ex., Este comportamento não pode!)
- Distração (p. ex., Ei, olha só isto!)
- Contenção (p. ex., Vamos contê-lo para você não se machucar, quando estiver melhor, nós o soltaremos!).

Como assinalado na discussão sobre aspectos estratégicos e táticos de uma entrevista clínica psiquiátrica, deve haver flexibilidade de papéis, adequação ao paciente e ao momento da entrevista, buscando-se, assim, um equilíbrio de papéis exercidos durante os diferentes tipos de vínculo.

PROCEDIMENTOS DA ENTREVISTA CLÍNICA PSIQUIÁTRICA

Durante a entrevista clínica psiquiátrica são realizadas algumas atividades especializadas denominadas procedimentos, os quais estão associados à coleta de informações e à realização do diagnóstico e do contrato de tratamento, garantindo a continuidade e a adesão do paciente a ele.[7-10]

Os principais procedimentos da entrevista clínica psiquiátrica incluem:

- Apresentação
- Identificação pessoal e informações básicas
- Anamnese psiquiátrica
- Exame físico e neurológico
- Comunicação de diagnósticos e prognósticos
- Explicações sobre os problemas
- Proposta de tratamento
- Orientações e prescrições
- Marcação de nova entrevista/consulta e despedida.

Apresentar-se ao paciente, cumprimentá-lo formalmente, identificar-se e explicar o objetivo da conversa é a maneira de iniciar a entrevista. É a *apresentação*, que ocorre na etapa da entrevista denominada introdução. Uma questão relevante a se definir nesse momento é quem entra na sala. A regra básica é que o paciente entre sozinho inicialmente, de maneira que seja preservada a sua privacidade. No entanto, pode ser necessário quebrar essa regra em função de alguns aspectos como idade do paciente, estado de dependência, incapacidade pessoal, demanda do paciente ou familiares e outras questões de segurança.

O importante é estarmos atentos às diferentes dinâmicas de coleta de informação e a outros problemas que podem surgir em decorrência dessas situações. Qual o nível de formalidade a ser utilizado? Há diferentes posicionamentos possíveis na sala, e cada um deles favorece um padrão inicial de comunicação, facilitando ou dificultando os vários tipos de vínculo.[4]

A *identificação* e a *coleta de informações básicas* envolvem a nossa identificação como profissionais e a identificação do paciente: nome, sobrenome, apelido, forma de tratamento preferida. As informações básicas devem ser anotadas: sexo, cor, raça, idade, estado civil, profissão, ocupação e moradia. Saber quem é a pessoa é o primeiro passo para tentar ajudá-la a resolver os seus problemas mentais, assim como nos ajudará também a estabelecer a etiqueta do relacionamento e a não invadir áreas sensíveis.

Ao fim dos procedimentos descritos se encerrará a fase de introdução da entrevista e terá início a fase de abertura – momento em que se inicia a investigação dos problemas do paciente e quando realizamos a anamnese psiquiátrica. A anamnese começa com a *investigação inicial:* motivo da consulta, motivo do encaminhamento e queixa principal. Em seguida, caminhamos para a *investigação principal:* história do problema principal e varredura dos problemas secundários. Após termos desenvolvido uma visão aprofundada e abrangente dos principais problemas do paciente, partimos para a fase do corpo da entrevista e montamos a nossa *base de dados* com históricos de problemas pregressos, de uso de drogas, do desenvolvimento, personalidade, comportamento, exames subsidiários, além das histórias médica e social do paciente e da família. Devido à necessidade de controle do tempo, é necessário que se resolva a questão da abrangência em oposição ao detalhamento. Anotações durante a entrevista devem ser parcimoniosas, e convém pedir licença ao paciente para fazê-lo.

Os *exames físico geral, especializado* e *neurológico* devem ter sua necessidade definida pelo problema e contexto apresentados pelo paciente. Estes exames poderão ser postergados para um segundo encontro, ou realizados por um especialista? Quais a urgência e a importância deles para a definição das condutas iniciais a serem tomadas ao fim da entrevista inicial? Há risco significativo de problema somático ou neurológico? Caso se decida pela realização do exame, é preciso estar atento para a necessidade de haver acompanhante ou outro profissional presente. A realização do exame físico pode provocar algum tipo de impacto negativo posterior na relação médico-paciente? Há problemas de segurança envolvidos nesse ato?

Após toda essa investigação, inicia-se a fase da devolutiva da entrevista com a *comunicação de diagnósticos e prognósticos*. É quando se fala sobre a presença ou ausência de transtornos, doenças, problemas e seus prognósticos. O que se deve comunicar? Como comunicar? Quando comunicar? Não resolveremos essas questões no âmbito atual, mas lembramos que, nesse momento da entrevista, são cruciais as questões desenvolvidas quando falamos sobre a aliança terapêutica. Considerar a perspectiva do paciente, o momento psicológico por ele vivido e a sua capacidade de compreensão é fundamental. Tudo começa com um esforço que devemos fazer para adaptar nossa linguagem à do paciente. Lembre-se: muito provavelmente o seu paciente não estuda Psiquiatria ou Psicologia. Adaptemos, então, nossa mensagem ao universo cultural do paciente. Reflitamos sobre a ocasião adequada para comunicar prognósticos negativos. Analisemos a capacidade de aceitação do paciente, sua consciência do problema e o impacto que a notícia terá sobre ele. Não nos apressemos, pois o mais importante sempre é o bem-estar do paciente.

Faz parte da devolutiva da entrevista a necessidade de darmos *explicações sobre os problemas*. É o momento da "aula sobre a doença" ou coisa parecida. Podem ser úteis material didático impresso, indicação de livros e consulta de *sites* na Internet. Nada, no entanto, substitui a velha e boa conversa olho no olho, com a necessária adaptação de linguagem, que tem como objetivos transmitir conhecimento e credibilidade e, ao mesmo tempo, diminuir ao mínimo possível a insegurança.

Ainda durante a devolutiva da entrevista realizamos a *proposta de tratamento*. Explicamos todo o possível sobre o tratamento, discutimos diferentes opções e, junto com o paciente, definimos a estratégia e quem conduzirá a terapia. Além disso, com relativa frequência se esboçam diferentes perspectivas sobre o problema e o seu tratamento, as quais podem prejudicar ou até impossibilitar a sua implementação. Há as preferências do médico e as preferências do paciente. Sempre que possível, negociaremos e tentaremos chegar a uma decisão compartilhada, no contexto da aliança terapêutica previamente estabelecida.[11]

Terminamos a devolutiva com as *orientações e prescrições*. Há orientações e prescrições verbais e há as escritas, como as receitas de medicamentos. Há também os "contratos" escritos e verbais por meio dos quais se busca garantir a adesão do paciente, sendo imperativas a clareza e a simplicidade. Devemos verificar se o paciente compreendeu a prescrição, sendo necessário, muitas vezes, fazer o mesmo com o acompanhante. Folhetos com orientações e gráficos sobre como tomar os remédios são extremamente úteis, principalmente para pacientes debilitados cognitivamente. Também ajudam dicas de como fazer para não se esquecer de tomar os remédios. Mesmo as coisas mais simples são importantes para se atingir a meta de garantir a adesão ao tratamento, uma das maiores dificuldades da prática psiquiátrica.

Ao nos encaminharmos para o encerramento da entrevista, procedemos à *marcação de nova entrevista ou consulta e despedida*, o que pode incluir contato a distância em período intermediário (telefone, e-mail etc.) e a orientação sobre procedimentos e contatos em casos de intercorrências e situações de emergência. Também não devemos nos esquecer da cobrança de honorários e outros. Quando nos despedimos, transmitimos apoio, qualificação e, sempre, uma mensagem de esperança.

TÉCNICAS DA ENTREVISTA CLÍNICA PSIQUIÁTRICA

A técnicas da entrevista clínica psiquiátrica são os instrumentos especializados de comunicação que utilizamos para controlar o vínculo (técnicas de vínculo) e coletar informações (técnicas de informação).[2] Na Figura 13.2 apresentamos a "grande família" das técnicas de entrevista clínica.

Abordaremos inicialmente as *técnicas de informação*, as quais precisam ser práticas, transmitir autenticidade e espontaneidade e ser facilmente aceitas pelos pacientes. Além disso, devem auxiliar na obtenção de informações confiáveis (com consistência temporal e entre indivíduos) e válidas (precisas). As regras gerais para melhorar a validade da aplicação de técnicas de entrevista são:[2]

- Estar alerta para sinais de que o paciente oculta ou forja problemas e/ou informações
- Adequar a técnica ao tipo de informação explorado
- Reconhecer as áreas difíceis e autoconsciência no uso de técnicas
- Evitar:
  - Indução explícita ou implícita (p. ex., Você com certeza tem problemas para dormir, não é mesmo? [indução afirmativa] ou Você não tem insônia, não é? [indução negativa])
- Não uso de técnicas de esclarecimento
  - Questões-metralhadora (p. ex., Como estão seu sono, apetite e energia física?).

As técnicas de informação são divididas em:

- Técnicas de queixa: quando o paciente revela para o entrevistador, sem reservas, qual é o seu problema
- Técnicas de resistência: quando o paciente reluta em comunicar seu problema ao entrevistador
- Técnicas de defesa: quando o problema se oculta inclusive para o paciente, que não o percebe, e por isso não pode ainda comunicá-lo.[2]

As *técnicas de queixas* são divididas em:

- *Técnicas de abertura*: têm como meta a obtenção das queixas

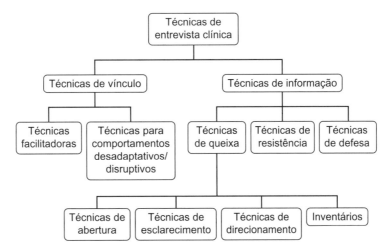

Figura 13.2 A "grande família" das técnicas de entrevista clínica psiquiátrica.

- *Técnicas de esclarecimento*: objetivam a tradução das queixas veiculadas pelo paciente em informação psicopatologicamente relevante (em geral, os chamados sintomas)
- *Técnicas de direcionamento*: com as quais cobrimos e transitamos entre as diferentes queixas.[2]

Classificamos as técnicas de abertura em *questões abertas, focadas e fechadas*.[2,4,6] As questões abertas têm foco temático aberto e induzem respostas abertas, autênticas, espontâneas e pessoais, mas que tendem a ser longas, vagas, incompletas e com baixa confiabilidade. São úteis para acessarmos a queixa principal e obtermos a expressão emocional e a perspectiva subjetiva do paciente, o que dá validade aos sintomas. Tendem a ser bem aceitas por pacientes comunicativos, histriônicos e promovem a "compreensão" e o vínculo empático, auxiliando a formular hipóteses diagnósticas. As questões focadas têm base temática fechada, restringindo o assunto a ser abordado, contudo, permitem respostas abertas, autênticas e individuais. Apresentam tempo de resposta, precisão, abrangência e confiabilidade intermediários. Apesar de limitarem o foco, possibilitam o surgimento de informações novas, não pressupostas pelo examinador. São úteis para as queixas secundárias e para a realização de uma cobertura ampla de diferentes tópicos. São bem aceitas de maneira geral, promovem o vínculo de conhecimento e testam hipóteses diagnósticas. As questões fechadas, por sua vez, têm o foco fechado e propiciam respostas fechadas, rápidas, precisas e com alta confiabilidade, embora possam induzir respostas falso-positivas e inibir a expressão emocional. Também dificultam a visão subjetiva do problema pelo paciente, favorecendo a perspectiva pressuposta pelo examinador. As questões fechadas são úteis para excluir sintomas e para a realização de uma lista de verificação de sintomas de cobertura completa. São bem aceitas por pacientes reservados, obsessivos. Promovem o vínculo de liderança, embora facilitem uma postura autoritária por parte do examinador, e aumentam a confiabilidade e a eficiência temporal com pacientes prolixos, vagos ou confusos, além de excluírem hipóteses diagnósticas. São exemplos de técnicas de abertura:

- Questões abertas (p. ex., O que posso fazer por você? O que o traz aqui?)
- Questões focadas (p. ex., O que acontece quando você tenta dormir? Como tem estado o seu humor?)
- Questões fechadas (p. ex., Você tem problema para dormir? Você tem se sentido deprimido?).

Como mencionado antes, as *técnicas de esclarecimento* têm como objetivo traduzir as queixas feitas pelo paciente em informação relevante do ponto de vista psicopatológico.[2] São muito importantes quando o processo comunicativo se encontra prejudicado pelos problemas mentais do paciente e o discurso se torna vago, impreciso e confuso. A *especificação* é utilizada quando o examinador necessita de respostas precisas, mas o paciente é vago ou monossilábico. Há vários tipos de pedido de especificação. Questões focadas ou fechadas podem ser utilizadas, entretanto, também se pode devolver a resposta ou o seu entendimento como questão, ou pedir uma descrição de evento. A *generalização* é utilizada quando o examinador precisa de respostas sobre padrões gerais de problemas ou comportamentos, mas o paciente oferece informação específica. Para isso podem-se utilizar expressões generalizadoras ou fazer uma exploração eventual de cada situação específica para chegar a uma avaliação global. A *quantificação* é necessária quando o examinador precisa quantificar problemas ou comportamentos, mas o paciente se sente incapaz de fazê-lo. Pode-se induzir o paciente a fazê-lo mediante questões fechadas, sugestão de extremos improváveis ou pedir estimativa, diminuindo a importância da exatidão. A *verificação de sintomas* é feita quando o paciente é vago ou pouco fluente. Podem-se verificar sintomas utilizando-se questões focadas ou fechadas sobre sintomas seguidas por contrachecagem para se obter confirmação. Usa-se a *sondagem* quando um paciente atribui um significado bizarro ou muito pessoal a uma vivência e não é claro quanto às suas razões e, também, para esclarecer natureza delirante, crítica. Também a usamos para obter expressão emocional e conhecer as motivações. Para sondar, utilizamos questões sobre os pensamentos e sentimentos do paciente a respeito do evento ou da vivência. Quando o paciente relaciona eventos de maneira ilógica é necessário um esclarecimento por meio da técnica de *inter-relacionamento*, que é implementada de maneira simples mediante um pedido de explicação. Com frequência nos deparamos com pacientes vagos, circunstanciais, que apresentam associações frouxas ou fuga de ideias. Usamos o *sumário* para focar a atenção do paciente e devolver-lhe o que acreditamos que ele quis dizer, possibilitando uma contrachecagem. É útil, após fazermos o sumário, solicitar uma correção, se necessário, de modo a não induzir a erro o paciente. As principais técnicas de esclarecimento são:

- Especificação (p. ex., De que maneira o seu sono é horrível? O que significam dias horríveis?)
- Generalização (p. ex., Como é o seu sono na maioria das noites?)
- Quantificação (p. ex., Quanto durou este período de insônia? Dez anos? Uma noite?)
- Verificação de sintomas (p. ex., Você tem dificuldade para pegar no sono? Você perde o sono no meio da noite? Você acorda antes da hora, de madrugada?)
- Sondagem (p. ex., Por que você acha que tem perdido o sono?)
- Inter-relacionamento (p. ex., Como você acha que os problemas políticos atuais e a sua insônia se relacionam?)
- Sumário (p. ex., Você me contou que tem tido dificuldade de pegar no sono de maneira persistente desde o início das demissões no governo e acha que isso acontece pelo excesso de preocupação, está correto?).

As *técnicas de direcionamento* permitem-nos gerenciar o fluxo de informação e o andamento da entrevista, ajudam-nos a cobrir e transitar entre as diferentes queixas, de maneira a dar uma eficiência global para a entrevista.[2] São muito importantes para lidarmos com as entrevistas divagantes, em que um paciente prolixo, circunstancial ou tangencial tende a perder o foco do que quer falar e o médico perde o foco do que desejava explorar.[4] O uso de técnicas de direcionamento é essencial para o exercício do vínculo de liderança e para a realização prática de uma boa entrevista clínica psiquiátrica. Quando o paciente está no rumo certo, nós o encorajamos a se manter na história por intermédio da técnica de *continuação*, implementada mediante gestos afirmativos, manutenção do contato visual e afirmações ou sinais confirmatórios. Também podemos encorajar o paciente a continuar ou elaborar, aprofundar a parte da história mais significativa por meio da técnica de *eco*, repetindo aspectos selecionados do discurso do paciente. Às vezes precisamos encorajar os pacientes a não saírem do assunto principal, o que pode ser necessário para aqueles com discurso circunstancial, tangencial, com fuga de ideias ou que discutem o problema dos outros. Podemos fazer isso com gestos gentis de interrupção e convite a voltar para o assunto principal, o que chamamos de *redirecionamento*. As *transições* permitem-nos mudar de assunto de maneira a cobrir diferentes áreas de investigação. Elas são, em parte, responsáveis pelo aspecto mais ou menos elegante como se dá a conversação. As *transições suaves* incentivam o paciente a passar de um tópico para outro de maneira que pareça haver uma conexão entre eles, podendo-se, para isso, utilizar conexões causais ou temporais. As *transições acentuadas*, utilizadas quando se quer passar para outras fases da entrevista (testes, por exemplo), enfatizam a passagem para um novo tópico e também podem ser usadas para deter a atenção do paciente na entrevista. Normalmente, uma transição acentuada é feita pela introdução de um novo tópico precedida pelo sumário do tópico anterior ou por uma explicação preliminar do que se fará a seguir. As transições abruptas forçam a passagem para um novo tópico e podem ser utilizadas para surpreender pacientes que mentem ou simulam sintomas.[3] A introdução de um novo tópico ou procedimento sem sumário ou explicação preliminar, transições repetidas (ir para frente e para trás) e cruzadas (checar a mesma queixa de diferentes modos e sem dar tempo para o paciente se preparar) podem ser utilizadas com esse objetivo. Fora desse contexto, são, em geral, erros técnicos.[2]

Exemplos das principais técnicas de direcionamento:

- Continuação (p. ex., Certo... Compreendi... Huhumm...)
- Eco (p. ex., A noite inteira acordado? Todas as noites?)
- Redirecionamento (p. ex., gesto de interrupção: Espere, vamos voltar ao seu problema de sono)
- Transição suave (p. ex., E esses problemas de sono afetam o seu humor? [conexão causal] Nesses períodos de insônia e depressão você tem outras dificuldades? [conexão temporal])
- Transição acentuada (p. ex., Você já me deu uma boa ideia do seu problema: tem tido períodos de depressão associados a insônia, dificuldade de concentração e extremo cansaço. Agora eu gostaria de saber algumas coisas a respeito da sua vida pessoal... [sumário e transição acentuada para novo tópico])
- Transição abrupta (p. ex., O que você fez de bom neste sábado? [o paciente responde que foi ao cinema]. Eu quero que você se concentre nesses três nomes e os repita para mim: carro, banana, justiça [o paciente refere problema de memória]. Sobre o que era o filme? [o paciente conta a história do filme]).

As *técnicas de resistências* ajudam o paciente relutante a revelar algum problema que inicialmente teme expor ao examinador.[2] As causas mais comuns de resistência são o desejo de ser aceito, manter a sua imagem preservada ou medo de ser rejeitado, de parecer ridículo. Ele também pode sentir vergonha ou culpa de falar sobre o assunto, desconfiança ou medo das consequências sociais de revelar algo. Isto pode ser observado por diferentes tipos de comportamento que expressam resistência, como relutância ou recusa de conversar sobre certos assuntos, falta de clareza no discurso (prolixidade, respostas breves, vagas, circunstanciais) ou pelo comportamento de diminuir a importância ou mudar de assunto. Comportamentos não verbais também podem expressar resistência, como evitar o contato visual, manifestações físicas de tensão, inquietação, hostilidade ou a presença de sinais autonômicos como rubor facial, palidez, sudorese e tremor.

Quando o paciente expressa relutância em falar sobre o seu problema por estar preocupado em parecer ridículo, podemos encorajá-lo a verbalizar o que está implícito, ou demonstrar que o aceitamos, independentemente de julgamentos morais. Denominamos essa técnica de *aceitação*. Podemos usar a *confrontação*, chamando a atenção do paciente para o comportamento que expressa resistência, como enrubescer, desviar o olhar ou mudar o assunto... No caso da *confrontação com consequências*, quando o paciente expressa resistência por meio de recusa a conversar ou abordar o assunto, procuramos chamar a sua atenção para as consequências dessa postura e exploramos algum desejo seu que possa ser gratificado pelo ato de falar. Buscamos, assim, mostrar as desvantagens da resistência e as vantagens da exposição do problema. Quando o paciente expressa resistência pela recusa de conversar ou abordar o assunto em função de culpa ou vergonha, pode-se usar a *mudança de perspectiva*, ajudando-o a sentir-se livre para falar. Outra possibilidade, quando um paciente muito severo consigo mesmo expressa resistência a expor pequenas falhas ou problemas, é a técnica do *exagero*, em que se compara o problema do paciente com um problema muito sério ou grave para mostrar a sua aceitação e induzir humor. Ao contrário, a *indução de vaidade* pode ser usada com paciente com baixo senso moral (tendências antissociais) que expressa resistência de expor graves falhas ou problemas dos quais na verdade se orgulha apenas por medo da reação do entrevistador. Com essa técnica se induz o paciente a contar vantagem e se sinaliza que aceitamos o seu comportamento. As principais técnicas de resistência são:

- Aceitação (p. ex., Eu não estou aqui para julgá-lo. Muitas vezes certos impulsos íntimos estão além da nossa vontade. Se você puder falar, talvez eu possa ajudá-lo com isso)
- Confrontação (p. ex., Eu notei que, mesmo sendo bastante controlado, você não pode evitar ficar corado e tenso ao mencionarmos tal assunto)
- Confrontação com consequências (p. ex., Eu não tenho como evitar. Infelizmente você não poderá receber alta, a não ser que conheçamos com detalhe os motivos do seu comportamento...)
- Mudança de perspectiva (p. ex., Você deve ter tido motivos além da sua capacidade para fazer o que fez... A culpa não deve ser sua...)
- Exagero (p. ex., paciente oculta falha menor: Você deve ter feito algo muito grave, tal como assaltar um banco...)
- Indução de vaidade (p. ex., Você parece ser bom de briga. Quantos já levaram a pior com você?).

As *técnicas de defesa* ajudam o paciente a revelar algum problema que inicialmente está oculto não apenas para o examinador, mas também para o próprio paciente.[2,7] Em geral, há uma situação externa ou conflito interno estressantes. As defesas são caracterizadas por um comportamento observável (eventualmente desadaptativo), um mecanismo ou processo de ligação entre o comportamento observável e a situação ou conflito (mecanismo de defesa) e graus variáveis de consciência e controle voluntário. Os componentes inconscientes podem ser conhecidos apenas por inferência e/ou revelação posterior à consciência.[2,7,12] Está fora do escopo deste capítulo discutirmos amplamente os diferentes mecanismos de defesa e as técnicas principais de revelação das defesas, mas basta lembrarmo-nos de que se trata de técnicas de natureza predominantemente interpretativa.[2,7]

O EXAME DO ESTADO MENTAL

O exame do estado mental é uma atividade complexa que tem a psicopatologia como referência fundamental. Há diferentes métodos de realização e de sistematização desse exame, e parece que nenhum deles exerce primazia sobre os outros.[2,13,14] Está claro, entretanto, que é necessário algum método organizá-lo e realizá-lo. É importante que esse método se adéque ao referencial cognitivo do entrevistador, aos problemas apresentados pelo paciente e às circunstâncias em que o exame se realiza. Três perspectivas fundamentais direcionam o exame do estado mental do paciente durante a entrevista clínica psiquiátrica: a ordenação segundo o canal ou processo de coleta de informações, a detecção de sinais de transtornos mentais e a percepção de situações de emergência.[2,4,6,10,13]

A *ordenação segundo o canal ou processo de coleta de informações* organiza o exame do estado mental de acordo com a forma pela qual acessamos os fatos psicopatológicos, ou seja, observando o paciente, conversando de maneira casual com ele, falando sobre os seus problemas e realizando testes. Cada uma dessas atividades acessa diversas informações psicopatológicas relevantes de diferentes naturezas, como funções psíquicas simples e complexas, comportamentos significativos, rendimentos, vivências e outros atributos com conteúdo informativo significativo. A Tabela 13.1 apresenta o sumário das diferentes unidades de informação captadas pelos vários canais de coleta de informações.

Nos primeiros 30 segundos de entrevista, ao recebermos o paciente, antes mesmo de estabelecermos um contato verbal significativo, somos capazes de obter várias informações significativas pela simples *observação*, como o nível de vigília, sua aparência etc. Após estabelecermos o contato verbal, alguns minutos devem ser reservados para o que chamamos de *conversação casual*, período durante o qual encetamos uma conversa preliminar não direcionada para os problemas do paciente e, direcionando a conversa para diferentes aspectos, avaliamos outros elementos do estado mental, como o estado de consciência, capacidades cognitivas, habilidades comunicativas (incluindo linguagem e pensamento formal), entre outros. Apenas após esse período inicial adentramos a exploração dos problemas principais, iniciando a *conversação exploratória*, mediante a qual pesquisamos elementos como sensopercepção, conteúdos do pensamento etc. Assim, a ordenação de fenômenos psicopatológicos segue a sequência natural de realização da maioria das entrevistas clínicas psiquiátricas.

Além da ordenação já descrita, outros dois princípios de organização do exame do estado mental são a detecção de sinais indicativos de transtornos mentais e a percepção de situações de emergência. O exame do estado mental é sempre direcionado para a determinação dos problemas apresentados pelo paciente e sempre rastreamos sinais de sua existência. Dividimos esses sinais em *soft signs* e *hard signs*. Os *soft signs* são aqueles sinais que nos deixam com a "pulga atrás da orelha", sugestivos de transtornos, mas não específicos (múltiplas causas são possíveis). Em geral, não fazem parte dos critérios diagnósticos de transtornos mentais ou de personalidade. Em geral, tornam-se evidentes precocemente, no início da entrevista, e, quando presentes, sugerem pesquisa de certas áreas problemáticas.

Tabela 13.1 Ordenação do exame do estado mental segundo o canal ou processo de coleta de informações psicopatológicas relevantes.

Observação
- Vigília
- Aparência (idade aparente, estado geral, estado nutricional, particularidades físicas, cuidados pessoais, vestimenta)
- Postura
- Expressão facial
- Motricidade

Conversação causal
- Consciência
  - Propriedades quantitativas (alerta, nível de consciência [responsividade, percepção e compreensão, orientação], campo de consciência)
  - Propriedades qualitativas (subjetividade, intencionalidade, coerência, controle, integração)
- Cognição (atenção voluntária, memória, inteligência, abstração)
- Comunicação verbal (fala, linguagem, discurso, pensamento formal)
- Contato visual
- Comportamento na entrevista (comportamento social, participação na entrevista, contato e atitude com o examinador)
- Comportamento afetivo (afetos predominantes observados, humor, expressividade, reatividade, integração, controle e maturidade emocionais)

Conversação exploratória
- Sensopercepção
- Afetividade subjetiva (humor e afetos predominantes vivenciados, pulsões e motivações, complexos, determinação afetiva do comportamento)
- Conteúdos do pensamento
- Autoavaliação (capacidade de reflexão e autoconsciência, crítica, juízo de realidade)
- Conação (energia, impulsos, desejos, intenções, iniciativa, decisão, vontade)
- Estrutura fenomenológica da consciência (corpo, espaço, tempo, realidade, familiaridade, consciência do eu)

Testes

Exemplos de *soft signs* para psicose:

- Observação:
  - "Envelhecimento", descuido pessoal, vestimentas bizarras, postura robotizada, maneirismos, agitação
- Conversação casual:
  - Ausência de contato visual, desconfiança, puerilidade, comportamento inadequado, esquisito, hostil, discurso vago, lacônico, longas latências de resposta, discurso "não social", falta de expressão emocional, risos imotivados
- Conversação exploratória:
  - Preocupação com um incidente ocorrido em um passado distante, fixação em um assunto, recusa de conversar sobre certos temas, outros comportamentos de resistência ou defesa.

Os *hard signs* nos dão a "certeza do problema", pois são, com alguma especificidade, indicativos de transtornos. Em geral, fazem parte dos critérios diagnósticos de transtornos mentais ou de personalidade e tornam-se evidentes durante o corpo da entrevista, por ocasião da coleta da história psiquiátrica. Devem ser pesquisados ativamente sempre que houver evidências de transtornos (em geral, sugeridos por *soft signs*).

Exemplos de *hard signs* para psicose:

- Observação:
  - Comportamento desorganizado ou bizarro
  - Comportamento "alucinatório"
  - Sinais catatônicos
- Conversação casual:
  - Distúrbio formal de pensamento grosseiro (perda das associações, neologismos etc.)
- Conversação exploratória:
  - Delírios
  - Alucinações.

Além da detecção dos problemas mentais, o entrevistador também deve estar atento às situações em que há "perigo à vista". Sua perspectiva deve estar orientada para problemas emergentes, graves ou necessitando de investigação ou conduta imediata. Os *sinais de alerta* são inespecíficos, havendo muitas causas possíveis para eles, e podem se tornar evidentes de imediato, logo ao início da entrevista, mas alguns deles passam despercebidos por completo ou são omitidos intencionalmente pelo paciente. Devem "sempre" ser pesquisados ativamente, mesmo quando não houver evidências de transtornos, pois a sua identificação leva a condutas importantes e o não reconhecimento, ao contrário, implica riscos significativos.

Os principais sinais de alerta são:

- Ideação de suicídio
- Ideação de homicídio
- Agitação psicomotora
- Comportamento violento
- Estupor e catatonia
- Alteração de consciência
- Mau estado de saúde (geral ou nutricional).

Por se destacar entre os sinais de alerta em função de sua frequência e gravidade, a ideação de suicídio deve sempre ser pesquisada, sendo essencial que se aborde e discuta o tópico de maneira natural, em uma atmosfera de segurança e envolvimento emocional. Deve-se evitar a emissão de sinais de desconforto ao se explorarem ideias de suicídio e usar termos específicos (matar-se, cometer suicídio etc.), assim como questões indutoras negativas (p. ex., Você certamente não tem o desejo de se matar, não é?). O primeiro não, como resposta definitiva, não deve ser aceito, especialmente quando não convincente, e, em caso de dúvida, recomenda-se voltar ao assunto mais tarde. Na pesquisa de ideação de suicídio, é importante monitorar os sinais corporais do paciente e estar atento à negação decorrente de ideias de que se trataria de sinal de fraqueza, imoral ou pecado. Para alguns pacientes, falar de suicídio é tabu e outros temem ser vistos como loucos. O paciente também pode ter medo de ser internado por causa da ideação suicida e, ainda assim, querer realmente morrer sem que alguém saiba ou atrapalhe.

OS MÉTODOS PSICOPATOLÓGICOS

As informações obtidas durante a entrevista clínica psiquiátrica são elaboradas de acordo com as diferentes concepções da psicopatologia, disciplina científica que estuda sistematicamente as alterações patológicas da vida mental dos seres humanos. Ela se apresenta em uma multiplicidade de perspectivas e tem um aspecto híbrido epistemológico, com particularidades características das ciências naturais, mas também das ciências humanas. Consideramos que a sistematização da psicopatologia realizada por Karl Jaspers é a que mais se adapta ao exercício da entrevista clínica psiquiátrica como atividade psicopatológica no mundo real. Karl Jaspers (1883-1969), psiquiatra e filósofo alemão, escreveu, em 1913, a primeira edição do livro *Psicopatologia Geral*, à qual se seguiram várias outras edições. Sua concepção de psicopatologia procura o ordenamento e o desenvolvimento da consciência e crítica dos diferentes métodos psicopatológicos. Por meio deles, a elaboração psicopatológica pode ser dividida em três etapas. Em primeiro lugar, a atividade de *percepção e apreensão dos fenômenos psíquicos empíricos* (os órgãos dos sentidos do psicopatologista), que podem ser divididos em vivências subjetivas (apreendidas pelo método psicopatológico da fenomenologia), rendimentos psicológicos quantitativos (apreendidos pela psicologia dos rendimentos), achados somáticos (apreendidos pela somatopsicologia) e fenômenos objetivos com significados (apreendidos pela psicologia dos significados).

Em segundo lugar está a elaboração, que se dá pelo estabelecimento de *conexões entre os fenômenos psíquicos empíricos* (o pensamento simples do psicopatologista), as quais se dividem em conexões causais (por meio da psicologia explicativa) e conexões compreensíveis (por meio da psicologia compreensiva).

Por último, a tarefa de elaboração psicopatológica se completa com o estabelecimento da *contextualização dos fenômenos psíquicos empíricos* (o pensamento complexo do psicopatologista), de acordo com a personalidade (pelo método da caracterologia), a constituição (pela eidologia), a biografia (pela psicologia biográfica), o diagnóstico (nosologia) e a sociedade e a história (psicologia social e histórica). Na Figura 13.3 apresentamos a "grande família" dos métodos psicopatológicos.

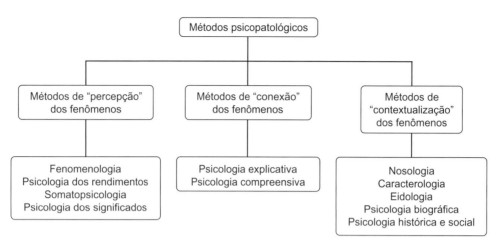

Figura 13.3 A "grande família" dos métodos psicopatológicos.

Do ponto de vista da entrevista clínica psiquiátrica, os métodos psicopatológicos podem ser vistos como princípios organizadores da entrevista clínica psiquiátrica. Eles traduzem as informações coletadas em conhecimento (informação processada), formulam a "visão do indivíduo" que se quer obter e influenciam os outros processos, definindo a sua maneira de realização. O uso dos diferentes métodos psicopatológicos durante a entrevista clínica psiquiátrica garante acesso e processamento inteligíveis da psicopatologia dos pacientes, obtida com confiabilidade e validade, e torna a "psicopatologia viva, e não um exercício meramente teórico".

Está fora do escopo deste capítulo apresentarmos a aplicação detalhada dos métodos psicopatológicos à entrevista clínica psiquiátrica, no entanto, faremos um panorama geral para alguns deles, de maneira a darmos uma ideia de como isso ocorre.

Podemos começar pela fenomenologia, pela qual procuramos acessar as vivências subjetivas patológicas dos pacientes. Só saberemos como é a alucinação visual vivenciada por um paciente se ele a descrever de forma detalhada, e só saberemos como ele se sente se nos contar de maneira viva, autêntica, livre de interferências de nossa parte. Só assim podemos ter a capacidade de realizar o que Jaspers chama de compreensão fenomenológica, de modo a podermos, então, descrever e classificar os fenômenos subjetivos de maneira confiável e válida. A fenomenologia permite a realização de diagnósticos não apenas baseados em aspectos externos, superficiais. Embora Jaspers tenha discutido minuciosamente os aspectos metodológicos da fenomenologia, ele não abordou como isso se faz no âmbito da entrevista clínica psiquiátrica.

Chamamos de *entrevista fenomenológica* a adequação da entrevista clínica psiquiátrica para se alcançarem esses objetivos. A tarefa principal do entrevistador é estimular o paciente a fazer descrições "detalhadas e vivas" dos seus problemas (fenômenos) subjetivos e tentar imaginar como o paciente vivencia esses problemas colocando-se em seu lugar. Na verdade, a maior parte de nós tem uma capacidade intuitiva de realizar isso, no entanto, em função de diferentes aspectos da comunicação humana, podemos interferir, sem perceber, na apreensão correta do que se passa no interior de nossos pacientes. Vamos salientar, adiante, os principais aspectos que contribuem para o bom encaminhamento de uma entrevista com abordagem fenomenológica.

Em primeiro lugar, é necessário focar nas vivências subjetivas do paciente, dando mais atenção à forma do que ao conteúdo do que é vivenciado. Os vínculos empático e de conhecimento facilitam a entrevista fenomenológica. Estimula-se o paciente a fazer descrições "detalhadas e vivas" dos seus problemas subjetivos com o uso de perguntas abertas e perguntas focadas nos aspectos fenomenológicos pertinentes (p. ex., aspectos formais das alucinações auditivas). Utilizam-se expressões que favorecem descrições formais (como, de que maneira etc.). É necessário interferir o mínimo possível no seu discurso, escutando sem pré-julgamentos e evitando perguntas indutoras, de modo que o seu relato seja espontâneo, autêntico e acompanhado das emoções correspondentes. Devemos fazer uso abundante de técnicas de esclarecimento, solicitando detalhes e circunstâncias. Desenvolvemos e repetimos esse processo, procurando nos colocar no lugar do paciente (movimento empático) até a ocorrência de uma compreensão viva ou um *insight*, momento no qual somos capazes de realizar um discurso interno descritivo acompanhado de imagem mental com representação subjetiva da situação e da emoção correspondente (compreensão fenomenológica). Deve-se sempre confirmar com o paciente a sua compreensão do que ele vivencia. Para tal, usam-se as expressões de compreensão fenomenológica, que podem ser formuladas sob a forma de perguntas e acompanhadas de pedidos de correção (Tabela 13.2).

Exploraremos agora a psicologia compreensiva, outro método desenvolvido por Karl Jaspers, e a sua aplicação à entrevista clínica psiquiátrica. Devemos começar esclarecendo que, ao

Tabela 13.2 Exemplos de expressões de compreensão fenomenológica com pedidos de correção.

- Corrija-me se eu estiver errado, mas me parece que você está arrasado
- Você está incomodado ou eu estou tendo uma impressão errada?
- Eu vou resumir o que eu entendi e, se eu estiver errado, você me corrige: você escuta um homem e uma mulher conversando coisas ruins a seu respeito sempre que você pensa. Ninguém além de você escuta as "vozes"; você as escuta dentro da sua cabeça, em um plano espiritual, e não consegue controlar isso.

abordar os métodos de conexão entre os fenômenos, Jaspers estabeleceu uma separação metodológica entre o que chamou de explicação, utilizada para as causas extrapsicológicas, impessoais, exteriores, grupais (metodologia das ciências da natureza) e a compreensão genética ou dinâmica, utilizada para os motivos psicológicos, pessoais, interiores, individuais (metodologia das ciências humanas). Assim, explicamos o desenvolvimento de um episódio depressivo em um adolescente submetido a tratamento com isotretinoína (Roacutan®) e, por outro lado, compreendemos o desenvolvimento de um episódio depressivo em um paciente que perde toda a sua família em um acidente automobilístico. A compreensão genética, da mesma forma como abordamos no caso da compreensão fenomenológica, é uma atividade intuitiva para a maioria dos seres humanos e que se utiliza da nossa capacidade de empatia, mas, em várias situações da psicopatologia, essa capacidade inata de compreensão é desafiada, o que justifica o desenvolvimento do rigor metodológico para se evitarem erros. Isso ocorre quando nos confrontamos com reações emocionais ou comportamentos extremados (p. ex., luto patológico, parafilias, perversidade e comportamento antissocial) ou quando o problema envolve comportamentos involuntários anormais e mecanismos psicológicos inconscientes (p. ex., conversão, dissociação e somatização histéricas). Vamos lembrar agora quais os principais aspectos que reforçam a nossa capacidade de compreensão genética, de forma a realizar uma boa *entrevista compreensiva*. É necessário focar nas perspectivas subjetiva e interpessoal, dando atenção ao conteúdo das vivências. Devemos privilegiar o vínculo empático e de aliança terapêutica. Iniciamos a entrevista compreensiva estimulando o paciente a falar sobre os seus sentimentos e os motivos dos seus sentimentos e comportamentos, fazendo-lhe perguntas abertas e perguntas focadas sobre sentimentos. As principais técnicas de esclarecimento são as de sondagem e inter-relacionamento.

Também buscam-se os motivos dos problemas do paciente na anamnese psiquiátrica: deve-se estar atento aos estressores psicossociais, dilemas, conflitos, histórico de eventos significativos, eventos traumáticos e evidências de abuso físico, sexual ou psicológico, além de aspectos de vulnerabilidade relacionados com personalidade pré-mórbida, temperamento, caráter e valores.

Ao identificarmos as reações emocionais ou comportamentos problemáticos do paciente e os possíveis motivos que os provocam, colocamo-nos no seu lugar (movimento empático) e estabelecemos hipóteses baseadas no nosso conhecimento humano geral ou no conhecimento do nosso paciente e da situação em que ele está inserido (raciocínio compreensivo) até que ocorra uma compreensão viva ou *insight*, momento no qual somos capazes de realizar um discurso interno "explicativo" acompanhado de imagem mental com representação subjetiva da situação e emoção correspondente (compreensão genética). De maneira correspondente à que ocorre na compreensão fenomenológica, deve-se, aqui, sempre confirmar com o paciente a sua compreensão genética daquilo que ele vivencia. Para isso, usam-se as expressões de compreensão genética, que podem ser formuladas sob a forma de perguntas e acompanhadas de pedidos de correção (Tabela 13.3).

Tabela 13.3 **Exemplos de expressões de compreensão genética com pedidos de correção.**

- Corrija-me se eu estiver errado, mas me parece que você está arrasado depois de ter sido demitido sem justificativa razoável
- Você está incomodado pelo fato ter sido preterido para o cargo ou eu estou tendo uma impressão errada?
- Vou resumir o que eu entendi e, se eu estiver errado, você me corrige: você achava que seria muito bom ser promovida, mas, como isso resultou no afastamento e inveja de seus colegas, você ficou muito triste por isso.

Como abordado apenas brevemente na seção sobre técnicas de defesa, ocasionalmente os problemas apresentados podem não ser percebidos pelo paciente, ou mesmo os seus motivos, que se ligam aos sintomas por mecanismos inconscientes. Nessas situações, a compreensão genética observada adquire um caráter predominantemente interpretativo, como discutido anteriormente, e os cuidados para a confirmação da sua teoria devem ser redobrados.

Adaptações equivalentes dos processos da entrevista clínica psiquiátrica são convenientes e necessárias, dependendo da demanda suscitada pelo caso. Assim, podemos ter uma *entrevista explicativa*, uma *entrevista caracterológica*, uma *entrevista nosológica* (diagnóstica) e assim por diante. Como discutido anteriormente, embora a entrevista clínica psiquiátrica tenha uma natureza planejada, o seu desenvolvimento é dinâmico e flexível, exigindo-se adaptações estratégicas e táticas. Com relação aos métodos psicopatológicos, um ou mais deles podem ser essenciais para a resolução de determinado caso, exigindo-se, assim, que constituam os eixos de organização da entrevista.

CONCLUSÃO

Buscamos demonstrar, ao longo deste capítulo, ao estudar a entrevista clínica psiquiátrica, que o psiquiatra pode desenvolver as suas habilidades de entrevistar pacientes com diferentes problemas mentais e tornar as suas entrevistas apropriadas para o seu reconhecimento, integrando a psicopatologia à sua atividade clínica de maneira prática e aprofundada.

REFERÊNCIAS BIBLIOGRÁFICAS

1 Jaspers K. Psicopatologia geral. São Paulo: Atheneu, 1973.
2 Othmer E, Othmer SC. The clinical interview using DSM-IV. Volume 1: Fundamentals. Washington: American Psychiatric Press Inc., 1994.
3 Othmer E, Othmer SC. The clinical interview using DSM-IV. Volume 2: The difficult patient. Washington: American Psychiatric Press Inc., 1994.
4 Shea SC. Psychiatric interviewing: the art of understanding. 2. ed. Philadelphia: WB Saunders Company, 1998.
5 Miller WR, Rollnick S. Entrevista motivacional: preparando as pessoas para a mudança de comportamentos adictivos. Porto Alegre Artmed, 2001.
6 Carlat DJ. Entrevista Psiquiátrica. 2. ed. Porto Alegre: Artmed, 2007.

7. MacKinnon RA, Michels R, Buckley PJ. A entrevista psiquiátrica na prática clínica. 2. ed. Porto Alegre: Artmed, 2008.
8. Morrison J. The first interview: revised for DSM-IV. New York: The Guilford Press, 1994.
9. Pridmore S. The psychiatric interview. A guide to history taking and the mental state examination. Scarborough: Harwood Academic Publishers, 2000.
10. Robinson DJ. Three spheres. A psychiatric interviewing primer. Michigan: Rapid Psychler Press, 2000.
11. Tasman A, Riba MB, Silk KR. The doctor-patient relationship in pharmacotherapy. Improving treatment effectiveness. New York: The Guilford Press, 2000.
12. Vaillant GE. Ego mechanisms of defense: a guide for clinicians and researchers. Washington: American Psychiatric Press Inc., 1992.
13. Robinson DJ. Brain calipers. A guide to successful mental status exam. Michigan: Psychler Press, 1997.
14. Trzepacz PT, Baker RW. The psychiatric mental status examination. New York: Oxford University Press, 1993.

14 Psicopatologia do Exame Mental

Rodrigo C. Marques ▪ Catarina de Moraes Braga ▪
Lorena Lins Interaminense

INTRODUÇÃO

O exame do estado mental (EEM) está para a Psiquiatria assim como o exame físico está para a Medicina em geral. O EEM é um procedimento semiológico complexo que exige apropriado treinamento prático e conhecimento teórico, embasando-se em um campo do conhecimento denominado psicopatologia. O presente capítulo tem como objetivo expor conceitos básicos necessários para a realização do EEM e aborda aspectos psicopatológicos essenciais para o reconhecimento das alterações do funcionamento psíquico.

SEMIOLOGIA PSIQUIÁTRICA E PSICOPATOLOGIA

O EEM é um dos itens da avaliação clínica global, de importância, sobretudo, no contexto de atendimento em Psiquiatria e Neurologia.[1] Sua aplicação remete aos conhecimentos da semiologia médica em geral e, em particular, à semiologia psiquiátrica.[2] A realização do EEM consiste em uma das mais relevantes habilidades especializadas da Psiquiatria e, junto com a anamnese, compõe os dois eixos principais de uma avaliação psiquiátrica.[3,4]

A semiologia médica visa ao estudo dos sinais e sintomas para identificar alterações físicas e mentais, ordenar os fenômenos observados, formular diagnósticos e guiar as terapias.[2] No caso do EEM, a capacidade de se empreender esse estudo depende dos conhecimentos derivados da psicopatologia.[5] Este ramo do saber científico, composto de aspectos tanto teóricos quanto práticos, não se resume apenas ao EEM e engloba temas e métodos que se estendem além da função estritamente clínica. A psicopatologia pode ser definida como o estudo das manifestações psíquicas anormais: todas as alterações em termos de vivências e comportamentos que podem compor os quadros clínicos dos transtornos mentais.[3,5]

Devido à complexidade de seu objeto de estudo – a mente humana adoecida –, a psicopatologia recebe influências das mais diversas áreas das ciências naturais e humanas, o que acaba criando várias "psicopatologias", cada uma contando com alguma orientação teórica predominante (biológica, psicanalítica, sociológica etc.).[4-6] A psicopatologia descritiva (PD), ou compreensiva, é a que apresenta implicações mais diretas para a realização do EEM.[7,8]

A PD tem como principal característica a descrição dos sintomas mentais de maneira imparcial e precisa, evitando o uso de teorias preconcebidas.[7] O processo de evolução da PD, por meio do que Henri Ey denominou "dissecção da vida psíquica mórbida", resultou essencialmente na criação de uma linguagem psicopatológica, a qual tem um embasamento teórico específico, com sintaxe, léxico e regras de uso.[9] Berríos observa que essa linguagem se articula com o exame clínico, funcionando como um tipo de "sistema cognitivo" para a identificação e a classificação dos fenômenos psicopatológicos, em uma tentativa de extrair ordem do imenso e heterogêneo universo das anormalidades do psiquismo e da conduta.[8,10]

FENOMENOLOGIA E EXAME MENTAL

A PD desenvolveu-se como uma resposta às necessidades clínicas de uma abordagem médica direcionada para os transtornos mentais como um grupo específico de doenças.[8] No entanto, a PD, como conhecemos hoje, também foi influenciada de modo relevante por conceitos filosóficos, principalmente aqueles ligados à fenomenologia.[11-13] A fenomenologia é, essencialmente, um método de investigação, uma postura adotada ao se examinar, não configurando uma escola filosófica propriamente dita.[7] O objetivo é, em termos gerais, colocar em suspenso nossas crenças e noções prévias para poder direcionar a atenção aos fenômenos propriamente ditos, livres de juízos de valor ou teorização excessiva. Em um primeiro momento, deixa-se de lado a preocupação de se explicar a causa dos fenômenos, focando-se na descrição de suas características atuais.[5,11,13]

Para a PD, as vivências psíquicas conscientes atuais dos pacientes serão os fenômenos estudados. Para isso, mais do que saber todos os jargões psicopatológicos, precisa-se aprender a observar o paciente e descrever suas vivências de modo compreensivo, mesmo que em linguagem pouco técnica e detalhando por extenso os achados. No entanto, é importante entender que o EEM não se constitui como uma espera passiva por fenômenos mentais genéricos: embora mantenha uma postura aberta, já que podem ocorrer fenômenos idiossincráticos ou difíceis de classificar, deve ter como foco principal identificar sinais e sintomas específicos. Portanto, cabe ao examinador desenvolver um olhar clínico apurado calcado nos conhecimentos psicopatológicos.[4,14]

Faz-se necessário um exame cuidadoso, com uma escuta paciente e atenta aos dados da observação direta, como ocorrências fisiológicas (rubor facial, tremor, sudorese), gestos, comportamentos e sons, entre outros. Convém ainda descrever as impressões do contato, como a aparência, o aspecto geral e a atitude do examinado, uma vez que são necessárias informações contextuais para a interpretação correta do EEM.[2,15]

Entretanto, o EEM é uma investigação tanto objetiva quanto subjetiva, que se empenha em entender os fenômenos mentais do paciente não somente olhando "de fora", mas também tentando se colocar no lugar da pessoa em observação. Para isso, exige-se, além do rigor fenomenológico, um exercício de empatia e de introspecção por parte do examinador, no sentido de aproximar a experiência dos dois indivíduos envolvidos (relação observador-sujeito).[5,12,16] Jaspers[12] dá o nome de compreensão empática a esse método, uma "compreensão como se", ou seja, como se o examinador estivesse vivenciando a realidade do ponto de vista do paciente.[17] Portanto, estabelecer uma conexão afetiva, conhecer o contexto do paciente e adotar, diante disso, uma atitude imparcial e receptiva são algumas recomendações práticas para o EEM.[18]

O EEM transpassa todo o tempo do contato com o paciente e não necessariamente exige um momento exato para ser realizado. Embasa-se mais na observação e na escuta dos acontecimentos espontâneos do que na entrevista direcionada, embora, por vezes, sejam necessários instrumentos de avaliação e outros recursos semiotécnicos para suscitar e/ou quantificar determinados sinais e sintomas.[3,4] Muitas vezes, a história clínica e o EEM devem ser completados por avaliação física e exames complementares. Ao fim, o EEM fornece um "instantâneo" do que supostamente está sendo vivido pelo indivíduo naquele momento. Ou seja, é um recurso de característica transversal, não havendo uma preocupação longitudinal imediata com a história ou a evolução do quadro, como ocorre ao se fazer a anamnese.[2]

SINTOMAS PSICOPATOLÓGICOS

Os fenômenos com os quais lidamos na semiologia psiquiátrica e na PD são de uma natureza diferente daqueles encontrados na semiologia médica geral.[14] A rigor, distinguem-se os achados semiológicos objetivos (sinais) daqueles de qualidade subjetiva (sintomas). Os sintomas mentais, no entanto, apresentam várias dimensões e são mais corretamente compreendidos como vivências ou modos de ser.[5,19] Por exemplo, a ansiedade pode ser mencionada como cognição (excesso de preocupações, pensamentos recorrentes), estado afetivo (irritação, medo), queixa somática (aperto no peito, dor abdominal) ou sinal identificável à observação direta (sinais de atividade autonômica, como a sudorese), entre outros. Na verdade, porém, é uma vivência única de vários desses aspectos ocorrendo em conjunto. Além disso, ao se ouvir o relato de um paciente que se queixa de "nervosismo", "gastura", "agonia", o sintoma passa a ser expressado com determinado significado simbólico e cultural. Assim, é necessário conhecer o sistema de referências da cultura em questão para poder interpretá-lo corretamente.[2,14]

Vê-se, portanto, que os sintomas psíquicos representam fenômenos complexos que surgem como produtos da atividade neural, mas se expressam como vivências psíquicas inseridas simbolicamente em um contexto social e cultural.[9]

Dois aspectos importantes para a compreensão dos sintomas mentais são as noções de forma e as de conteúdo.[12] A forma dos sintomas é a estrutura básica de sua apresentação, o caráter que se repete nos vários indivíduos de maneira constante, possibilitando definir os tipos de sintomas (alucinações, delírios, obsessões etc.). As alterações formais apresentam-se de maneira estável ao longo da história e através das diferentes culturas. Por isso, tendem a exercer mais peso na formulação diagnóstica. Já o conteúdo é o preenchimento da estrutura, o qual tem características que remetem às particularidades do indivíduo. Por exemplo, um delírio pode ter conteúdo de ciúme ou de perseguição. Uma alucinação auditiva pode ter conteúdos pouco definidos, como estalos ou batidas, mas também pode se apresentar bastante elaborada, como vozes que comentam a ação ou expressam observações depreciativas sobre o paciente. Em geral, os conteúdos referem-se a temas centrais da vida humana (sexo, alimentação, dinheiro, poder, morte, miséria, doença etc.), mas podem ser completamente peculiares ao indivíduo (idiossincráticos). Apesar da relevância clínica das alterações da forma, é o conteúdo que, de fato, tem impacto direto para o paciente, pois por meio dele se vivencia o sofrimento.[4,8,12]

Geralmente, a abordagem aos sintomas psíquicos respeita uma divisão da vida psíquica total em várias funções psíquicas elementares individuais. Contudo, a divisão do psiquismo em diferentes faculdades (consciência, humor, orientação, atenção etc.) é um recurso artificial que, embora útil e necessário, apresenta limitações significativas.[2] O importante é sempre ter em mente que não são as funções psíquicas individuais que adoecem, mas, sim, a pessoa em sua totalidade.[12] De qualquer maneira, a divisão do EEM a partir das funções psíquicas elementares é de uso corrente na prática clínica, podendo-se, inclusive, acrescentar às anotações do EEM uma súmula psicopatológica. Nela, listam-se as funções examinadas uma a uma e, em cada item, resumem-se os achados para cada função específica.[15]

Para as finalidades deste capítulo, serão discutidos os seguintes itens do EEM: (a) consciência; (b) consciência do Eu; (c) orientação alopsíquica; (d) atenção; (e) sensopercepção; (f) memória e reconhecimento; (g) pensamento, linguagem e fala; (h) juízo da realidade; (i) afetividade; (j) volição, impulsividade e agressividade; (k) psicomotricidade; (l) personalidade; e (m) inteligência.

CONSCIÊNCIA

Para a psicopatologia, a consciência constitui uma síntese ou uma integração de todos os processos mentais em um dado momento. São características da consciência: apresentar vivência interna; ter relação com a distinção do Eu/não Eu; ter intencionalidade (dá significado às coisas); e ser reflexiva (possibilita refletir sobre seus próprios conteúdos psíquicos).[15] Outros conceitos importantes para o entendimento do fenômeno da consciência estão resumidos na Tabela 14.1.

Tabela 14.1 Conceitos relacionados com a consciência.

Vigilância ou nível da consciência
Conceito particular da consciência relacionado com as capacidades neurofisiológicas que possibilitam o estar em vigília, alerta, e com o sensório claro

Lucidez da consciência
Estado claro da consciência, diferentemente do sono e do coma. Os processos psíquicos são experimentados na intensidade adequada

Campo da consciência
Dimensão horizontal da consciência, relacionada com a quantidade de conteúdos abarcados em determinado momento

Adaptada de Cheniaux, 2015;[15] Dalgalarrondo, 2018.[4]

Alterações quantitativas da consciência

O nível da consciência pode variar em um espectro de processos normais que vai desde o estado desperto até o sono e seus fenômenos associados (sonho, pesadelos). As principais alterações patológicas estão descritas a seguir.

Rebaixamento do nível da consciência (RNC). O nível de consciência pode diminuir de maneira progressiva desde quadros mais leves/moderados, como na *obnubilação* ou na *turvação da consciência*, até quadros mais profundos como o *coma*. Nos quadros mais leves/moderados, podem ser percebidos sonolência patológica, alentecimento e alterações sensoriais. Já no coma, há um estado de ausência de nível da consciência com irresponsividade global ou quase total. Sempre tem uma etiologia orgânica.[4,20]

Delirium. Também chamado de estado confusional agudo, é uma síndrome clínica caracterizada por RNC, alterações cognitivas e sensoperceptivas de início agudo e flutuante. Pode ter sintomas hiperativos, hipoativos ou mistos.[21,22]

Alterações qualitativas da consciência: alterações do campo da consciência

Na *dissociação da consciência*, existe divisão do campo da consciência com perda da unidade psíquica, geralmente relacionada com fatores emocionalmente intensos. Ocorre em quadros histéricos e casos extremos de ansiedade. A *pseudocrise epiléptica* corresponde a estados dissociativos agudos semelhantes a crises epilépticas. No *transe*, existe uma dissociação da consciência, semelhante ao sonho, acompanhada de atividade motora estereotipada. Pode ocorrer dentro da normalidade em contextos culturais (transe religioso).[4] O *estreitamento da consciência* indica a redução da amplitude do campo da consciência, restringindo o número de fenômenos presentes em seu conteúdo e o círculo de vivências do indivíduo. Um exemplo de estreitamento ocorre nos *estados crepusculares*, vivências patológicas transitórias que cursam com discreto RNC e preservação da atividade motora coordenada – há os *atos automáticos*, geralmente de natureza explosiva e violenta, com perceptível descontrole emocional. Geralmente, ocorre amnésia para o episódio que pode decorrer de quadros orgânicos (epilepsia, intoxicação patológica pelo álcool) ou dissociativos.[4,23]

CONSCIÊNCIA DO EU

Também chamado de *self*, constitui um aspecto importante da consciência. Tem relação com a distinção Eu/não Eu e a certeza subjetiva de que existimos em um mundo compartilhado, mas que somos detentores de uma vida psíquica unicamente nossa, em oposição ao ambiente e às outras pessoas. Percebemos os limites físicos de um corpo e sentimos que ele nos pertence, assim como nos pertencem as ações que por meio dele realizamos.[12,24]

Alterações básicas da consciência do Eu

Na *despersonalização*, existe a sensação de afastamento, estranheza e falta de familiaridade relacionada com o mundo interno do Eu e nosso corpo. Na *desrealização*, existe essa mesma perda de familiaridade com o mundo externo, o ambiente que nos circunda. Ambos os fenômenos podem ocorrer em quadros dissociativos e de ansiedade extrema. Existem alterações da consciência do Eu, especialmente as que envolvem a quebra ou o borramento da fronteira entre o Eu e o não Eu, que são típicas de quadros psicóticos primários.[4,12] Entre outras, encontram-se resumidas na Tabela 14.2.

ORIENTAÇÃO ALOPSÍQUICA

A *orientação* é um processo psíquico complexo que envolve a relação harmoniosa de diversas funções mentais, como a consciência, a percepção, a atenção, o afeto, a memória, o pensamento e as vivências temporoespaciais.[4] O exame da orientação é uma

Tabela 14.2 Outras alterações da consciência do Eu.

Fenômenos de passividade
- *Imposição ou inserção do pensamento*: pensamentos fabricados são colocados na mente do paciente contra sua vontade
- *Possessão*: percebe-se um agente externo que habita e/ou controla o paciente
- *Roubo do pensamento*: o indivíduo acredita que os pensamentos foram retirados de sua mente

Delírio do duplo (*doppelgänger*)
Vivência delirante em que o paciente apresenta, simultaneamente, uma consciência interna e outra consciência fora do corpo (fenômeno subjetivo de duplicação)

Desorientação autopsíquica
Incapacidade de identificar a si próprio

Difusão do pensamento
Alteração da delimitação do Eu. Os pensamentos extravasam a mente, tonando-se acessíveis a todos

Egodistonia
Impulsos, pensamentos ou atos alheios à vontade do indivíduo. São fenômenos indesejados, de teor desagradável. Pode ocorrer em quadros obsessivo-compulsivos

Adaptada de Marques et al., 2017;[25] com base em Dalgalarrondo, 2018;[4] Jaspers, 1963;[12] Oyebode, 2017.[7]

medida sensível para avaliar a alteração no nível de consciência e comprometimento da memória. Pode ser dividida em *autopsíquica* (discutida em consciência do Eu) e *alopsíquica*, a qual se refere à habilidade de situar-se no contexto atual, em termos temporais, espaciais e situacionais (Tabela 14.3).[23]

Principais alterações da orientação

Desorientação é um termo geral para os transtornos da orientação. Pode incluir tanto alterações globais (comprometimento auto e alopsíquico) quanto parciais.[23] Classifica-se, didaticamente, de acordo com sua causa:

Confusional. Tipo mais comum de desorientação. Resulta do rebaixamento do nível da consciência, com turvação e confusão mental. Em consequência, o paciente não consegue compreender adequadamente a situação na qual está inserido. É frequente em quadros orgânicos como infecções, traumatismos cranioencefálicos e intoxicações.[23]

Apática. Decorre de um grave desinteresse pelo mundo externo, com prejuízo do afeto e da volição (desorientação abúlica). Ocorre nas depressões graves e na esquizofrenia (sintomas negativos).[23]

Delirante. O paciente, imerso em sua vivência delirante, muitas vezes alucinando, acredita que se encontra em outro lugar ou tempo, de acordo com o conteúdo do delírio.[23] Pode acontecer a dupla orientação, quando o paciente relata corretamente onde se encontra no momento, mas ainda guardando a crença delirante de estar em outra localidade, paralelamente. A convicção mais forte permanece sendo a delirante.[4]

Dissociativa. Existente nos quadros histéricos graves, cursa com alterações da consciência de identidade do Eu. Há estreitamento do campo da consciência; e a alteração da memória pode estar associada. Ocorre com erros de localização no tempo ou no espaço, além de erros de identidade.[23]

Por déficit intelectual. Anteriormente conhecida como desorientação oligofrênica,[23] ocorre em indivíduos com deficiência intelectual moderada a grave, secundária à dificuldade de compreender o ambiente e interpretar as convenções sociais.

Amnéstica. O indivíduo não consegue fixar novas informações, de modo que perde a noção do fluxo dos acontecimentos, ficando deslocado temporoespacialmente. É comum em pacientes com síndrome de Korsakoff, que podem preencher as lacunas da memória com *confabulações*, a ponto de relatar uma realidade completamente diferente da sua, ocorrendo, assim, uma falsa orientação.[4]

ATENÇÃO

Atenção é a função de seletividade da consciência, composta por vários processos cognitivos e afetivos, que foca certos conteúdos e exclui os demais. Tal processo parece mobilizar habilidades biológicas inatas e pode ser aprimorado por meio de treino e aprendizagem.[23] A atenção não pode ser vista de modo isolado, pois é facilmente influenciada por alterações nas demais funções psíquicas;[4] portanto, diversos contextos e transtornos médicos gerais e psiquiátricos podem influenciar negativamente a atenção.

A propriedade de manter a atenção focada em determinada meta é conhecida como *tenacidade*. Por outro lado, a *vigilância* possibilita o deslocamento e a mobilidade da atenção de um objeto para outro.[4]

Principais alterações da atenção

A atenção pode estar alterada mesmo em processos fisiológicos. É o caso de pessoas com preocupações corriqueiras, pressa, fadiga ou medo. As anormalidades da atenção mais relevantes estão resumidas a seguir.

Distração. Estado não necessariamente patológico em que ocorre uma superconcentração ativa sobre alguns conteúdos específicos, deixando outros de lado, ainda que também sejam importantes. Ocorrem hipertenacidade e hipovigilância. Por exemplo, quando um médico chega atrasado ao plantão e está tão apressado, que não lembra o local onde estacionou o carro.[4]

Distratibilidade. É conhecida como labilidade da atenção. Trata-se do estado patológico em que há dificuldade em manter voluntariamente a atenção focada em um objeto, com extrema fluidez em direção a outros estímulos, mesmo que insignificantes.[23] Em outras palavras, verificam-se hipotenacidade e hipervigilância, comuns em quadros maníacos.[2]

Hipoprosexia. Aumento da fatigabilidade somada à dificuldade para se concentrar. Resulta em diminuição dos recursos da atenção, com redução de sua atividade. Há ainda aumento no limiar para a percepção de estímulos externos e dificuldade para atividades psíquicas complexas (p. ex., raciocínio e evocação de memórias). Consiste na redução global da atenção. A *aprosexia* é a situação extrema em que ocorre total abolição da atenção.[4]

Hiperprosexia. Estado de atenção aumentada, com tendência a fixar-se prolongadamente, de maneira obstinada, sobre certos objetos. Acontece em associação com a redução da fatigabilidade. É comum em quadros obsessivos.[4]

Tabela 14.3 Aspectos da orientação alopsíquica.

No tempo
Mais frágil. Conta com pontos de referência fluidos. Como exige maior diferenciação cognitiva, é mais sensível a alterações
No espaço
Sua alteração é mais tardia. Consiste na habilidade de localizar-se. Tanto em relação geográfica ("estou em Recife") quanto qualitativa ("estou em um hospital")
Situacional
Razão pela qual se está em determinado lugar e que tipo de relação se tem com as pessoas ali presentes. Pode estar alterada em situações normais, como na transição sono-vigília, mas um déficit permanente reflete transtorno grave

Adaptada de Marques et al., 2017.[25]

SENSOPERCEPÇÃO

As *sensações* (tato, olfato, visão, audição) são responsáveis por trazer ao indivíduo informações do ambiente. Considera-se como um fenômeno passivo, que depende dos órgãos e vias sensitivas e dos estímulos externos. Entende-se a *percepção*, por outro lado, como um fenômeno ativo, criativo e individual que se inicia com os estímulos do ambiente, mas que é reconstruído na mente de cada pessoa. Tal fenômeno cognitivo faz a pessoa entender de maneira contextualizada o objeto externo.[4] A *sensopercepção*, por outro lado, corresponde ao conjunto de processos que possibilitam assimilação, integração e processamento da realidade apreendida por meio dos sentidos.[23]

As *representações* são impressões sensoperceptivas retiradas da memória. Aparecem no campo da consciência e representam um conteúdo do passado que é revisitado pela lembrança. Do ponto de vista fenomenológico, diferem em pontos fundamentais das imagens perceptivas verdadeiras, faltando em nitidez, corporeidade, estabilidade, exterioridade, ininfluenciabilidade e completitude.[12]

Principais alterações da sensopercepção

Intensidade das sensações. Envolve as alterações quantitativas das sensações, que podem estar exacerbadas (*hiperestesia*) ou reduzidas (*hipoestesia*). A *anestesia* consiste na perda completa da sensibilidade. Em contrapartida, a *hiperalgesia* é o aumento na sensação dolorosa; e a *analgesia* significa sua ausência.[4,7,26]

Qualidade das sensações. Ela se refere a alterações geralmente limitadas a uma região corporal. A sensação dolorosa secundária a um estímulo não doloroso é conhecida como *disestesia*. A *alodinia* é um tipo particular da disestesia em enxaquecas. A *parestesia* é uma sensação desconfortável (dormência, queimação) que surge de modo espontâneo, mas que não é considerada dolorosa. A *hiperpatia* é uma dor espontânea que pode ser gravemente intensificada por estímulos variados (temperatura, sons, luz).[7,26]

Agnosia. É compreendida como uma impossibilidade de identificar objetos mesmo com as vias sensitivas íntegras e com conhecimento prévio do objeto abordado. A agnosia pode ser restrita a uma modalidade sensorial (p. ex., a *agnosia visual*) ou comprometer categorias específicas, como rostos (*prosopagnosia*). O paciente tem consciência da existência do objeto e pode até descrever suas partes, mas é incapaz de identificá-lo. Em alguns casos, se o objeto for apresentado por outra modalidade sensorial, o paciente pode chegar a reconhecê-lo.[7,26]

Falsas percepções

Ilusão, pseudoalucinação e alucinose

Ilusão. Consiste em uma percepção alterada de um objeto real. É aceita como real e não se influencia pela vontade. Na prática, acontece, principalmente, em algumas situações: (a) rebaixamento do nível de consciência; (b) fadiga ou desatenção; (c) estados afetivos intensos, como momentos de ansiedade intensa ou humor alterado (nesse caso, conhecidas como *ilusões catatímicas*, influenciadas pelo afeto); e (d) em consequência de alterações do sistema óptico e até julgamentos equivocados secundários a sugestionabilidade.[4,15]

Pseudoalucinação. É vivenciada no espaço subjetivo. Não tem a mesma corporeidade ou nitidez que a alucinação propriamente dita. Suas características estão mais associadas às imagens representativas que às alterações da sensopercepção. Podem ser influenciadas por sugestão ou estados de humor alterado.[4,27] O paciente muitas vezes compreende o fenômeno como sintoma ou parte do adoecimento. Ele não tem a vivência de forma nítida e essa vivência não se confunde com experiências concretas (diferentemente do que ocorre em alucinações verdadeiras). Às vezes pode utilizar os termos como "é como se fosse..." ao descrever a percepção falsa.

Alucinose. As características de uma alteração sensoperceptiva verdadeira existem, porém o paciente reconhece como sendo um fenômeno estranho e anormal. Acontece em quadros psico-orgânicos e, por isso, são conhecidas como *alucinações neurológicas*. Podem ser decorrentes de intoxicações, etilismo e lesões estruturais do sistema nervoso central.[15]

Alucinação

A *alucinação* consiste na percepção de um objeto sem um estímulo sensorial correspondente. Apresenta nitidez, corporeidade, estabilidade, ininfluenciabilidade, extrojeção e completitude. O paciente acredita plenamente no fenômeno sensoperceptivo anormal. Assim, as alucinações também constituem uma alteração de juízo de realidade.[12] Na prática clínica, um forte indicativo de alucinações verdadeiras é o comportamento e a interação com o objeto alucinado. O paciente pode tentar se esconder, dialogar, tentar retirar algo que sente em sua pele. Podem ser secundárias a estados particulares de consciência, como a privação sensorial por *deaferentação*, o despertar (alucinações *hipnopômpicas*) e o adormecer (alucinações *hipnagógicas*).[15] Existem, ainda, casos especiais como o das alucinações ditas *extracampinas* (percepção de um objeto que se encontra fora do campo visual) e *funcionais* (ocorrem de modo simultâneo com um estímulo sensorial real, iniciando quando ele começa e cessando quando ele para).[7]

Alucinações nas diferentes modalidades sensoriais

Visuais. As *fotopsias* são alucinações visuais *simples* em que o paciente enxerga cores, pontos, chamas, sombras etc. Alucinações parcialmente organizadas podem formar figuras geométricas. Enquanto isso, em alucinações *complexas* são vistos animais (zoopsias), humanos e até ambientes completos (*alucinações cênicas*). O tamanho do objeto alucinado pode estar fora de proporção. Alguns pacientes têm alucinações com pessoas pequenas que se relacionam com objetos em tamanho normal presentes no ambiente. São conhecidas como *alucinações liliputianas* e podem ocorrer em quadros de epilepsia. As alucinações visuais chamam a atenção para quadros orgânicos com o *delirium* e, na demência, com os corpos de Lewy.[4,28,29]

Auditivas. As *simples* ocorrem em forma de barulhos, gritos ou cochichos. Por outro lado, as *alucinações musicais* são organizadas e detalhadas. As alucinações audioverbais são tipos de alucinações auditivas *complexas* recorrentes na clínica. O paciente relata escutar vozes que podem comentar suas ações, conversar entre si ou dialogar com o paciente. As vozes podem influenciar o comportamento do paciente, por assustá-lo ou por ser uma *alucinação imperativa* que ordena a realização de certas ações (inclusive atos suicidas ou agressões). Alguns pacientes acreditam que as pessoas podem ouvir seus pensamentos (*sonorização do pensamento*). Em outros casos, o próprio paciente pode ouvir seus pensamentos como uma espécie de eco (*eco do pensamento*).[4,28,29]

Táteis. São alterações da sensibilidade superficial. Podem ser classificadas em *ativas*, quando o paciente sente que toca em objetos inexistentes, ou *passivas*, quando o sujeito sente-se tocado, espetado ou vítima de choques, alterações de temperatura etc. O paciente pode ter a sensação de picadas de insetos (*formicação*) em quadro de intoxicação por psicoestimulantes, por exemplo. Na *síndrome de Ekbom*, ocorre a formicação associada a um delírio de infestação. As alucinações táteis podem levar a "vivências de influência" em pacientes psicóticos, muitas vezes com sensações genitais (*alucinações sexuais*) ou integrar o sistema de "vivências delirantes persecutórias" (delírio de perseguição física).[4,28,29]

Cenestéticas. Geralmente consideradas como alterações da *sensibilidade profunda*, mas podem ser alterações do tato não superficial. Frequentemente envolvem órgãos internos, causando as chamadas *alucinações viscerais*. Podem acometer musculatura ou articulações, com sensação de mudança no tamanho, peso, posição ou forma do membro ou órgão. O paciente pode sentir como se algo se movesse dentro dele, como um verme (*parasitose alucinatória*).[4,28]

Cinestéticas ou motoras. Sensações relacionadas com o movimento do corpo. O paciente pode sentir que está girando (*alucinações vestibulares*) ou afundando.[4,28]

Sinestésicas ou combinadas. Alucinações que associam duas ou mais funções sensoriais.[4,28]

Gustativas e olfatórias. São raras e podem ocorrer em associação. Podem estar associadas a crises epilépticas ou até compor um quadro psicótico.[4,29]

Diante da presença de alucinações não auditivas (como alucinações visuais complexas, olfatórias etc.) mais comuns em quadros psicóticos primários, é importante que diagnósticos neurológicos e clínicos sejam considerados.[4,28,29]

MEMÓRIA E RECONHECIMENTO

A *memória* é uma atividade bastante sofisticada que possibilita o armazenamento de nossas experiências (perceptivas, motoras e psíquicas) e do conhecimento que adquirimos sobre o mundo,[15] incluindo os aspectos biográficos que terminam por compor nossa individualidade pessoal e cultural.[23] A frase consagrada de George Sand, "A memória é o perfume da alma", está de acordo com as correntes atuais das neurociências que defendem a importância da memória na constituição do sujeito.[4] Psicologicamente, apresenta três etapas: (a) fixação ou registro; (b) conservação; (c) evocação. Elas correspondem aos atos de percepção, consolidação e recuperação do traço mnêmico, respectivamente.[4]

Tipos de memória

A memória *recente* representa um momento em que os traços mnêmicos ainda não estão consolidados. Assim, eles estão sujeitos a alterações em sua formação e mesmo a impedimento de sua conservação. Contudo, a memória propriamente dita é constituída apenas por aqueles traços que se estabeleceram a ponto de serem mantidos no cérebro a *longo prazo*. Além disso, Schacter e Tulving[30] propõem que a memória de longo prazo, na verdade, é composta de vários subsistemas distintos que têm como características: (a) depender de regiões diferentes do cérebro; (b) ser responsável por tipos específicos de informação; (c) apresentar origens filogenéticas e ontogenéticas próprias; (d) representar as informações em formatos diferentes.

As memórias de longo prazo podem ser divididas em *não declarativas*, mais relacionadas com o aprendizado motor e implícito e menos associadas à capacidade de processamento consciente de informações, e *declarativas*, as quais apresentam relação direta com as habilidades cognitivas e, em geral, podem ser expressas por meio da linguagem. As declarativas são de dois tipos: a *episódica* (registro de fatos e eventos, com riqueza de elementos contextuais) e a *semântica* (registro de conceitos, definições e conhecimentos genéricos).

Existe ainda a *memória de trabalho*, que pode ser definida como um tipo de memória imediata ou muito recente. Sua função é gerenciar informações em tempo real, guardando elementos úteis para a execução de tarefas por um período curto de tempo. Um exemplo seria quando alguém memoriza brevemente um número de telefone. Ou seja, não há formação de traços mnêmicos duradouros.[31]

Alterações quantitativas da memória

Pode ocorrer exacerbação da capacidade de memória (*hipermnésia*) ou sua redução e abolição (*hipomnésia* e *amnésia*, respectivamente). Podem ser classificadas com relação ao tempo a que pertencem as lembranças (anterógradas, retrógradas, retroanterógradas) (Tabela 14.4) ou com relação à extensão e ao conteúdo comprometido (lacunares, generalizadas e seletivas).[15] Hipomnésia e amnésia são sintomas frequentes em morbidades neurológicas, como quadros demenciais. Na *síndrome de Korsakoff*, por exemplo, ocorre prejuízo na fixação imediata, sendo, portanto, considerado *anterógrado* com relação ao início da morbidade, frequentemente associada à desorientação e a confabulações. Outro exemplo de prejuízo de fixação é a amnésia lacunar (a perda de memória é circunscrita, delimitada pela duração do evento precipitante) em pacientes que fizeram uso de benzodiazepínicos, hipnóticos ou uso exagerado

Tabela 14.4 Classificação das amnésias de acordo com a temporalidade.

Amnésia anterógrada
O paciente não consegue fixar novas memórias a partir do incidente que causou a lesão

Amnésia retrógrada
Ocorre perda de conteúdos mnêmicos prévios ao adoecimento. Pode ser observada em quadros dissociativos, principalmente se não houver amnésia anterógrada associada

Amnésia retroanterógrada
Comum após traumatismo cranioencefálico. Consiste em déficits de fixação para conteúdos anteriores e posteriores ao evento lesivo

Adaptada de Dalgalarrondo, 2018;[4] Cheniaux, 2015.[15]

de bebidas alcoólicas. Em outros quadros, pode haver uma alteração mais marcante da *evocação*, fazendo com que seja difícil recordar eventos do passado, o que é conhecido como um prejuízo *retrógrado*.[23]

Principais alterações qualitativas da memória

Ilusões mnêmicas (alomnésias). Consistem em uma distorção involuntária de uma memória verdadeira. Podem ocorrer em pessoas saudáveis por influência de estados afetivos ou por alterações patológicas como *delirium* e esquizofrenia.[4]

Alucinações mnêmicas (paramnésias). Memória de evento que não aconteceu. O paciente vivencia a lembrança falsa como uma verdade de sua história de vida. Pode ocorrer como parte da sistematização delirante.[15]

Ecmnésia. Recordação extremamente vívida e súbita, beira a alucinação, a qual dificulta a separação entre passado e presente. O paciente revive de maneira intensa eventos do passado.[15] Pode constituir uma recapitulação da vida e ocorrer minutos antes de um evento de grande periculosidade para a integridade física da pessoa ou na iminência da morte (p. ex., "minha vida toda passou diante dos meus olhos").[4]

Criptomnésias. Lembranças evocadas que são percebidas como se fossem um conteúdo novo. A pessoa tem a impressão de que está tendo aquele pensamento pela primeira vez. Um exemplo seria nos casos de plágio involuntário, quando a pessoa tem a impressão de que a ideia originalmente é sua quando, na realidade, já havia sido exposta a conteúdo semelhante.[15]

Alterações do reconhecimento

As alterações do reconhecimento referem-se, de maneira mais específica, a um grupo de fenômenos em que ocorrem crenças delirantes associadas à identificação equivocada dos outros indivíduos. Pacientes que apresentam *falso desconhecimento* não conseguem reconhecer pessoas próximas (familiares, amigos). Em contrapartida, alguns indivíduos podem identificar uma pessoa desconhecida como sendo alguém de seu círculo de amizades.

Assim, há um *falso reconhecimento*. Esse falso reconhecimento delirante que pode ocorrer em pacientes psicóticos é chamado de *síndrome de Frégoli*. Pode ocorrer, ainda, a *síndrome de Frégoli inversa*, na qual o paciente passa a não reconhecer sua própria identidade. A *síndrome de Capgras* é a situação clínica na qual o paciente reconhece um familiar como um "clone" ou um "impostor". O indivíduo reconhece que a aparência é idêntica à de seu familiar, mas tem certeza de que se trata de um farsante. A *síndrome do duplo subjetivo* (*Capgras inverso*) é análoga à síndrome de Capgras, mas, nesse caso, o sósia é o próprio paciente.[4]

PENSAMENTO, LINGUAGEM E FALA

O processo cognitivo que denominamos *pensamento* abrange uma série de fenômenos que vão desde vivências marcadamente sensoriais, pouco estruturadas, até aquelas de caráter propriamente intelectivo, com a formação de associações, abstrações e conceitos que se distanciam das experiências concretas e aproximam-se da vida simbólica.[7,12] O pensamento normal caracteriza-se pelo respeito à lógica formal, orientando-se segundo a realidade e os princípios de racionalidade da cultura na qual o indivíduo se insere.[4] É provido de constância, organização e continuidade.[28]

A linguagem é um tipo de processamento simbólico fundamentado em signos fonéticos e gráficos (geralmente culturalmente definidos) que serve de veículo para a expressão do pensamento. O discurso do paciente é a principal via de acesso a seu modo de pensar.[24] A linguagem também participa da elaboração do pensamento, e essas duas funções estão indissoluvelmente relacionadas.[15,17] Já a fala é o componente motor da expressão linguística verbal, ou seja, a capacidade de articulação de sons pela fonação.[26]

Alterações do pensamento

Os principais aspectos a serem avaliados são o *estilo*, o *curso*, a *forma* e o *conteúdo* do pensamento. As alterações do conteúdo do pensamento serão apresentadas no tópico "Juízo de realidade".

Estilos de pensamento associados a transtornos mentais

Pensamento mágico. Atribuição de uma relação causal sem justificativa lógica. Por exemplo, um indivíduo com transtorno obsessivo-compulsivo acredita que, caso ele não realize determinada ação (compulsão) em resposta a um pensamento obsessivo, algo de muito ruim irá acontecer, como a morte de um ente querido. Pode-se acreditar que características de um objeto são transmitidas por aproximação ou contiguidade. É comum em crianças.[4]

Pensamento dereístico. Semelhante ao pensamento mágico, opõe-se ao pensamento lógico. O pensar volta-se ao mundo interno no qual tudo é possível e favorável, com uma forte influência da vontade sobre as crenças do indivíduo, fazendo-o construir um mundo mais dependente da fantasia do que dos fatos. Há quadros de mentira patológica (pseudologia fantástica e mitomania), transtornos de personalidade e esquizofrenia.[4,17]

Pensamento concreto ou déficit de abstração. Existe pouca diferenciação entre a dimensão abstrata/simbólica e a concreta/empírica dos fatos.[28] O indivíduo não consegue entender ou utilizar metáforas, e o pensamento aproxima-se das vivências sensoperceptivas puras. Ocorre no déficit intelectual, nas demências e na esquizofrenia.[4,15]

Pensamento vago. O discurso é marcado por ausência de hierarquia entre os assuntos, com uma horizontalização excessiva dos objetivos da comunicação: perde-se a capacidade de separar o essencial do supérfluo; o principal do secundário.[24] Os raciocínios são genéricos e imprecisos. Observado na esquizofrenia, em quadros demenciais iniciais, transtornos da personalidade e neuroses graves.[4]

Prolixidade. O paciente prolonga-se desnecessariamente, sem conseguir chegar a uma conclusão, demonstrando grande dificuldade de síntese. A tangencialidade e a circunstancialidade são tipos de pensamento prolixo. Na tangencialidade, o paciente responde às perguntas de maneira oblíqua e irrelevante, às vezes "passando perto" de chegar à conclusão, mas nunca alcança o objetivo final de sua colocação. Já na circunstancialidade, tem-se um raciocínio que se demora muito em torno do assunto principal, que falha em entrar rapidamente em suas questões essenciais, apesar de eventualmente chegar à conclusão desejada.[28,32]

Pensamento obsessivo. Obsessões são pensamentos, lembranças ou imagens de natureza intrusiva ("invadem" a consciência), de conteúdo frequentemente desagradável (egodistônico), muitas vezes recorrentes. De modo geral, a crítica está preservada e existe esforço para evitar essas vivências incômodas, o que pode levar a atos físicos ou mentais ritualizados na esperança de diminuir o desconforto (compulsões). Contudo, em alguns casos, a crítica pode estar comprometida – é o achado indicativo de maior gravidade. Como sintoma, é frequente em vários transtornos, mas consiste em uma característica central do transtorno obsessivo-compulsivo.[17,33]

Alterações do curso do pensamento

O *curso* ou *fluxo* do pensamento é o modo como o pensamento se conduz, de acordo com sua velocidade e seu ritmo ao longo do tempo.[15,28]

Aceleração do pensamento (taquipsiquismo). Fala rápida, com maior produção de ideias e riqueza associativa. Típica dos estados de elevação do humor, pode também se apresentar na esquizofrenia, nos estados de ansiedade e na intoxicação por psicoestimulantes.[4,28]

Alentecimento ou inibição do pensamento (bradipsiquismo). O pensamento progride lentamente, de maneira dificultosa, com poucas associações e um aumento no tempo de latência entre as perguntas e respostas. É comum na depressão.[28]

Bloqueio ou interceptação do pensamento. O paciente interrompe seu pensamento de maneira repentina, sem qualquer motivo aparente, deixando de completar uma ideia e acabando uma frase pela metade. Depois, retoma por outro assunto, sem relação com o anterior. Pode apontar que o pensamento foi de algum modo bloqueado ou mesmo roubado de sua mente por uma força estranha (*roubo do pensamento*).[4,28]

Alterações da forma do pensamento

A *forma* do pensamento é sua estrutura básica, sua "arquitetura" – a maneira como as ideias relacionam-se.[15]

Fuga de ideias. As ideias sucedem-se de modo muito rápido, a ponto de prejudicar o encadeamento associativo lógico. Verifica-se distratibilidade, com perda da capacidade de inibir a influência de estímulos externos banais (pode-se começar a associar as palavras por rima, assonância, categoria semântica etc.), além de certo preenchimento afetivo entusiasmado. É um sintoma típico dos quadros maníacos.[7,34]

Afrouxamento das associações. Não fica claro para o examinador o nexo entre as ideias relatadas pelo paciente – segue-se uma linha de raciocínio e, de repente, passa-se para outra que parece ter pouco a ver com a original. Contudo, não quebra totalmente com a lógica. É possível caracterizar as alterações desse tipo como um crescente em termos de gravidade que inclui, na sequência, os quadros de descarrilhamento, desagregação e esquizofasia. Esse grupo de sintomas é frequente nas psicoses esquizofrênicas e em quadros demenciais.[4,34]

Descarrilhamento. O pensamento extravia-se do curso que o levaria à meta original do discurso, rumando por outros assuntos e temas, para mais tarde retornar à linha de raciocínio inicial.[4,28]

Desagregação. É a perda radical dos enlaces associativos, verificando-se um discurso incoerente, com associações disparatadas no nível de palavras e frases.[4,28]

Esquizofasia ou jargonofasia. Um tipo extremo de alteração formal. Verifica-se uma mistura incompreensível de palavras e sílabas desprovidas de qualquer sentido comunicativo ("salada de palavras").[15,28]

Alterações da linguagem e da fala por lesão orgânica localizável

Alterações da linguagem podem ser secundárias a lesão neuronal identificável (acidentes vasculares encefálicos, lesões expansivas, malformações arteriovenosas etc.), principalmente quando envolvem o hemisfério dominante e certas regiões associadas à produção e à compreensão da linguagem. Conforme a etiologia, podem ser acompanhadas de outros comemorativos clínicos, como déficits motores no hemicorpo contralateral ao insulto neurológico.[26,28]

Afasia. Transtornos adquiridos da linguagem decorrente de lesão do sistema nervoso central. O comprometimento pode ocorrer em diferentes níveis de organização das linguagens oral e escrita – fonológico, lexical, morfossintático e discursivo. Isso se dá em diferentes combinações de sintomas e em variados graus de intensidade. Sintomas como a agrafia (perda da habilidade de linguagem escrita, sem qualquer déficit motor ou perda cognitiva global) e a alexia (perda da capacidade previamente adquirida para a leitura) podem ocorrer em conjunto com a afasia ou como quadros independentes.[35] Embora o quadro clínico varie bastante, as formas mais relevantes envolvem de modo predominante os componentes motor-expressivo (afasia de Broca) e o receptor-compreensivo (afasia de Wernicke) ou um déficit na atribuição de nomes e no uso de conceitos e definições (afasia anômica ou amnéstica).[28,35]

Parafasias. Ocorrem, muitas vezes, no início das síndromes demenciais. Nelas, o indivíduo deforma, de maneira discreta, determinadas palavras, como chamar de "*cameila*" a cadeira, de "*ibro*" o livro.[28]

Disartria. É a incapacidade de articular corretamente as palavras. Decorrente de alterações neuronais do aparelho fonador (paresias, paralisias ou ataxias da musculatura da fonação) ou de efeitos colaterais de alguns psicofármacos. A fala é pastosa, "embriagada", e pode assumir características diferentes conforme a etiologia.[26,28]

Disfonia. Alteração do timbre e da intensidade do som produzido. Em casos extremos, em que não há emissão de qualquer som ou palavra, usa-se o termo afonia. Causada principalmente por uma disfunção das pregas vocais ou um defeito da respiração durante a fala.[26]

Dislalia. Deformação, omissão ou substituição dos fonemas. Pode ter origem orgânica associada a defeitos da língua, dos lábios, da abóbada palatina ou de qualquer outro componente do aparelho fonador. As dislalias funcionais apresentam origem psicogênica, por conflitos emocionais ou mesmo imitação.[4]

Alterações da linguagem nos transtornos psiquiátricos

Logorreia ou verborreia. Produção aumentada e acelerada (*taquifasia*) da expressão verbal. Tem-se um fluxo excessivo e incessante de palavras e frases, expresso com uma necessidade compulsiva de fala, podendo haver perda da lógica do discurso. Está presente em pacientes com síndromes maniatiformes, frequentemente em conjunto com uma vontade incoercível de prolongar-se falando (*pressão para falar*). A *loquacidade* define a situação em que há aumento do débito verbal, mas sem prejuízo à lógica do discurso.[4,28]

Bradifasia (ou bradilalia). Fala vagarosa, característica de processos nos quais ocorre o alentecimento do curso do pensamento. Presente em quadros depressivos, estados demenciais e esquizofrenia.[4]

Mutismo ou emudecimento. Ausência da linguagem verbal. Pode decorrer de inibição psíquica extrema (estupor, *delirium*) ou de um negativismo verbal (tendência automática de oposição às solicitações do ambiente).[15,28]

Estereotipia verbal. Repetição monótona e sem sentido comunicativo de palavras ou trechos de frases. Encontrada nas síndromes catatônicas e demenciais (quando são indicativas de lesões orgânicas em áreas cerebrais pré-frontais). A *verbigeração* é uma produção verbal estereotipada que tende a se estender por longos períodos. São fenômenos iterativos geralmente automáticos, espontâneos, não direcionados a um interlocutor, de conteúdo relativamente simples.[36] Devem ser diferenciados daqueles decorrentes de estados afetivos intensos (verbigeração ansiosa), como quando se repete várias vezes uma frase diante de um evento angustiante ou catastrófico ("meu Deus, meu Deus, que desastre... meu Deus, meu Deus, que desastre..." etc.).[12,28]

Ecolalia. É a repetição em forma de eco de palavras ou parte de palavras que o paciente ouve em torno de si ou que lhe são direcionadas por um examinador. Trata-se de um fenômeno involuntário e, às vezes, reproduz, inclusive, a entonação do enunciado. Ao ser questionado "Qual seu nome?", o paciente responde igualmente "Qual seu nome?" ou apenas "Nome, nome, nome". É encontrada nos casos de síndrome catatônica, déficit intelectual, autismo e quadros orgânicos (como demências e afasias).[4,15,24]

Palilalia. Repetição automática e estereotipada produzida pelo paciente da parte final de seu próprio discurso. Quando a repetição automática e involuntária é das últimas sílabas, usa-se o termo *logoclonia*. Ocorrem em quadros demenciais (especialmente nas demências de Pick e de Alzheimer).[4]

Tiques verbais e coprolalia. Tiques verbais são produções de fonemas ou palavras (sons guturais, abruptos e espasmódicos) de maneira inadequada que fogem ao controle voluntário imediato. Já na coprolalia existe emissão involuntária e repetitiva de palavras obscenas, vulgares ou relativas a excrementos. Ambos são fenômenos característicos do transtorno de tiques, que inclui o quadro da síndrome de Gilles de la Tourette.[4]

Mussitação. Produção de uma voz muito baixa (murmurada), ininteligível, sem significado comunicativo. O paciente fala como que "para si" (movendo discretamente os lábios). É um tipo de automatismo verbal encontrado em quadros psicóticos e catatônicos.[17,28]

Glossolalia. Expressão verbal incompreensível, às vezes estilizada e com maneirismos, ou emitida em tom gutural, a qual faz parecer como se o paciente estivesse falando outra língua. Mantêm-se cadência e entonação próximas ao normal, dando a impressão de existirem palavras e frases reais que se articulam. Contudo, não há sintaxe real; e o fenômeno ocorre em um contexto sociocultural inadequado. Pode ocorrer no sonambulismo, na esquizofrenia e em quadros dissociativos. Em contextos religiosos (fenômeno de "orar em línguas"), é considerada uma expressão cultural normal.[4,28]

Pararrespostas. Respostas totalmente disparatadas com relação às perguntas. Por exemplo, para a pergunta "Qual seu nome?", o paciente responde: "Acho que vai chover". São encontradas na esquizofrenia e na demência. É importante diferenciar de uma atitude voluntária (birra, ironia ou escárnio) por parte do paciente.[4]

JUÍZO DE REALIDADE

Produzir juízos significa elaborar julgamentos, como separar a verdade do erro, identificar a existência de um objeto e, de modo geral, atribuir qualidades aos fatos. Todo juízo está sujeito à subjetividade individual e à influência do contexto sociocultural, sendo um fenômeno caracteristicamente humano.[4,37] Para Jaspers,[12] as vivências humanas naturalmente apresentam alguma característica que as classifiquem como sendo realidade ou não. É função do juízo de realidade qualificar nossas vivências quanto à sua realidade. Os juízos falsos apresentam diferentes causas e podem ser patológicos ou não.

Alterações de juízo de realidade não delirantes

Erro simples. Alteração não patológica do juízo de realidade secundária a falta de informações ou raciocínio falho. Pode estar associado a forte influência afetiva, o que leva à dificuldade de ver o tema de maneira objetiva (p. ex., preconceitos, superstições).[4]

Ideia prevalente. A ideia sofre uma forte valorização afetiva e passa a ser frequente e tomar espaço na vida do indivíduo em detrimento de outros pensamentos. Normalmente, está de acordo com a visão de mundo do indivíduo (egossintônica), ao menos durante aquele momento. Costuma ser uma alteração compreensível de acordo com o contexto e a história de vida do paciente e contempla convicções menos intensas que as delirantes.[4] Um fenômeno que vem tomando proporções gigantes nos últimos anos é o das *fake news* (notícias falsas). São informações inverídicas, muitas vezes elaboradas de modo a mimetizar notícias, que "viralizam" nas redes sociais e outros meios de comunicação. As *fake news* podem ter um impacto extremamente prejudicial para Saúde Pública, uma vez que podem ser utilizadas para desacreditar medidas necessárias para promoção de cuidado e prevenção de adoecimento, como foi o caso da disseminação de notícias falsas a respeito da vacina contra covid-19. Chama atenção, do ponto de vista da psicopatologia, como algumas pessoas continuam acreditando nessas informações mesmo confrontadas com evidências de sua inverdade. Em alguns cenários, a crença em *fake news* se assemelha ao que entendemos como ideia prevalente, em que a ideia apresenta grande valorização afetiva e é egossintônica. Somado a isso, há uma série de fatores que favorecem e perpetuam a crença em *fake news*. Alguns fatores externos são a existência de nichos de mídia e plataformas de mídia social, elevada disponibilidade de notícias falsas em plataformas *mainstream* de comunicação, fácil e rápida disseminação de notícias falsas, fragilidade da mídia tradicional, clima de incerteza e competição entre informações verdadeiras e falsas. Além disso, existem fatores cognitivos que estão associados à crença em *fake news*, conforme explicado na Tabela 14.5.[38]

Delírio

O delírio pode ser definido como alteração do juízo de realidade que resulta na elaboração de *juízos patologicamente falsos*.[12]

Tabela 14.5 Fatores associados à crença em *fake news*.

Fatores individuais	
Cognitivos/intelectuais	Falta de conhecimento de metodologias científicas Falta de pensamento crítico Viés político-partidário Viés de confirmação Pouco consumo de informação via imprensa tradicional Câmaras de eco (grupos de pessoas que acreditam nas mesmas coisas) Pouco conhecimento a respeito de tecnologias e dispositivos de informação Pouco conhecimento sobre ciência da Saúde
Fatores de personalidade	Interesse por novidade Baixa inteligência emocional Impulsividade Estado de humor elevado Alta sugestionabilidade Gostar de sentir que tem acesso a informações privilegiadas ou exclusivas
Fatores mistos externos-internos	Câmaras de eco Exposição seletiva Ambiente estressante

Adaptada de Beauvais, 2022.[38]

O delírio não é uma dúvida; não é uma impressão. Consiste em um falso juízo repleto de extrema convicção interior.[20] A palavra divide-se em *de* ("desvio") e *liro* ("sulco", "trilha"): *desvio de uma trilha*. A trilha é a realidade exterior, da qual o paciente se afasta para mergulhar na realidade interna delirante.[39]

A manifestação do delírio ocorre por meio de conteúdos falsos do pensamento que são incorporados à realidade, com forte convicção. Após sua instalação, geralmente afeta as demais funções psíquicas, influenciando o comportamento do paciente e levando a uma alteração significativa em sua personalidade (quebra da curva de vida).[4,39] A seguir, estão descritas algumas características fundamentais para a identificação do delírio e sua diferenciação de outras alterações do juízo de realidade e de crenças não patológicas:[4,12,39]

- **Convicção extraordinária (certeza subjetiva absoluta):** não existe dúvida sobre a veracidade da crença. Ao contrário, o paciente defende sua crença delirante com afinco. A certeza nas crenças pode diminuir e até deixar de existir em períodos de remissão
- **Ininfluenciável pela experiência ou por argumentos sensatos:** o delirante pode ser convencido por dados inquestionáveis ou argumentos lógicos. O delírio é considerado irredutível
- **Impossibilidade do conteúdo:** é frequente que o conteúdo do delírio seja impossível ou extremamente improvável ("os alienígenas me observam por câmeras instaladas em meu banheiro"). Entretanto, é possível que ocorram delírios verdadeiros em que as crenças, além de possíveis, sejam reais.

Um exemplo clássico é o caso do delírio de ciúme, no qual o paciente pode, de fato, estar sofrendo infidelidade. O que caracteriza o delírio, nesse caso, são as vivências relacionadas com o surgimento e a manutenção da crença: a certeza de ser traído, pois um dia viu sua esposa vestindo uma blusa amarela (percepção delirante)
- **Produção associal**: em geral, o delírio é uma crença limitada a apenas uma pessoa (a qual destoa fortemente se comparada com seu meio cultural) e não costuma aproximá-la a um grupo ou uma comunidade. No entanto, existem indivíduos que podem apresentar ideias bem distantes de seu grupo, sendo esse único critério insuficiente identificar o delírio. Em alguns casos, inclusive, o delírio pode ser compartilhado, como na *folie à deux* ("loucura a dois", em francês).

Delírio primário e secundário

O *delírio primário* é considerado autóctone, ou seja, não deriva de outra manifestação psicopatológica. Sua instalação é incompreensível quando posta em comparação com o restante das vivências psíquicas atuais ou passadas. Classicamente, o delírio é descrito na esquizofrenia e em outros transtornos psicóticos e está associado a uma profunda modificação da personalidade e a uma quebra na curva de vida do paciente.[12,39]

Na prática clínica, muitos quadros apresentam sintomatologia bem próxima ao delírio verdadeiro, como intoxicações, abstinências, rebaixamento do nível da consciência e transtornos do humor. Diferenciam-se do delírio verdadeiro pela maior compreensibilidade e pela importância da influência do afeto. Nesse caso, fala-se em *delírio secundário* ou *ideia deliroide*.[15] Outro exemplo de delírio secundário ocorre em casos de *folie à deux*, quadro em que há um paciente delirante primário que influencia um delírio parecido com o seu em outro indivíduo, geralmente alguém próximo e sugestionável.

Fases de evolução do delírio

Com relação à evolução, os delírios podem manifestar-se de maneira *aguda* ou *crônica*, com graus bastante variáveis de sistematização e complexidade (geralmente em função da inteligência). A crença delirante crônica pode também existir paralelamente a um funcionamento aparentemente normal (*dupla contabilidade*). Klaus Conrad, psiquiatra alemão, elaborou o modelo a seguir sobre as diferentes fases do delírio.[39,40]

Trema. É o *humor* ou a *atmosfera delirante*. Consiste na fase anterior ao surgimento do delírio. O paciente sente uma estranheza com relação ao mundo, percebe o clima ameaçador e tem a sensação de que alguma coisa está para acontecer, que não há escapatória (mas não sabe ao certo do quê).

Apofania. Significa "revelar-se". Representa o surgimento do delírio experimentado pelo paciente como uma grande revelação. A ansiedade e a tensão da fase do trema são resolvidas e dão espaço às vivências psicóticas (percepção delirante, falsos reconhecimentos, sonorização do pensamento e vivências corporais delirantes). Ocorre a *anástrofe*: o paciente passa a ocupar o centro dos acontecimentos. Tudo parece fazer-lhe referência: perseguem-no, fazem comentários sobre sua pessoa, as coisas têm significados que só ele compreende. A revelação do delírio (apofania) e a ideia de que o mundo se volta para o delirante (anástrofe) constituem o centro da experiência esquizofrênica.

Fase apocalíptica. Estágio da psicose em que há predomínio da desorganização e sintomas deficitários (negativos). Há marcante perda da ideia de sentido na vida e no mundo.

Vivências e sistemas delirantes

Existem fenômenos frequentes na instalação e na manutenção dos quadros delirantes, conhecidos como *vivências delirantes primárias*. Tais experiências podem estar relacionadas com a origem do delírio ou ocorrer posteriormente, participando do processo de ressignificação da realidade que tende a envolver a totalidade do paciente (*sistematização delirante*).[12,39]

Percepção delirante. Atribuição de um significado anormal a uma experiência sensoperceptiva normal ("quando vi meu vizinho ligar a televisão, percebi que estava sendo perseguido"). Nesse caso, a significação ocorre simultaneamente à percepção.[12]

Cognição delirante. Quando a alteração de juízo de realidade ocorre sem qualquer estímulo sensoperceptivo, surge de maneira súbita, como uma intuição.[12]

Representação delirante. Consiste em novas interpretações de eventos do passado ("Lembro-me de que, quando eu era criança, ganhei uma Bíblia. Por isso, sou Jesus").[4]

Temática do delírio

O conteúdo do delírio envolve temas que incorporam sua história de vida e o contexto cultural. Por exemplo, uma paciente religiosa que vive em zona rural terá seu delírio místico; e uma jovem que vive em um centro urbano poderá delirar com temas tecnológicos.[39] Contudo, existem temas mais recorrentes:

- **Persecutório**: é o tema mais frequente. O paciente pode sentir-se em situação de risco, assustado, incomodado, acreditar que planejam prejudicá-lo e até matá-lo. Durante a avaliação, podemos perceber atitude suspicaz, resultado de uma desconfiança excessiva[39]
- **De autorreferência**: o paciente acredita que acontecimentos rotineiros são referentes a ele. Tudo o que acontece é para atingi-lo. Pessoas desconhecidas comentam sobre sua vida, e seus atos são temas dignos de jornais e propagandas. Não existem acasos. Uma pessoa esbarra nele na rua de propositalmente para atingi-lo[12]
- **De grandeza**: exacerbação de poder. O paciente relata força, influência e riqueza superior: "Esse hospital é meu. Eu comprei essa casa aqui, e aquele prédio ali na frente." Às vezes, afirma relação pessoal ou familiar com pessoas influentes, famosas ou poderosas. Alguns pacientes acreditam ser geniais ou extremamente talentosos: "Eu estou perto de descobrir a cura da AIDS"
- **Místico/religioso**: tema frequente em síndromes psicóticas e maníacas. O paciente relata ter uma relação privilegiada com as divindades e, às vezes, ele próprio assume um papel de santo ou salvador: "Eu sou o profeta. Sou a santidade"

- **Passional**: existe uma convicção sobre a infidelidade do parceiro. Existe ainda a *erotomania*, em que o paciente acredita ser fonte de desejo de uma pessoa, em geral influente (apresentador de televisão, presidente)
- **De reivindicação (querelância)**: o paciente acredita ser vítima de injustiças e discriminações. Procura recursos legais com muita frequência e envolve-se em constantes conflitos. É mais frequente em transtornos delirantes persistentes e na personalidade paranoide
- **De negação**: o indivíduo nega sua existência. Na síndrome de Cotard, pode estar associado a delírio de imortalidade. Pode ocorrer *negação da existência ou integridade dos órgãos*: o paciente acredita que seus órgãos estão podres ou que está oco por dentro[41]
- **De ruína**: o paciente acredita estar arruinado, destruído, sem capacidade de sobreviver. É comum em depressão psicótica
- **De culpa**: o paciente acredita ter culpa em tudo de negativo que acontece em seu entorno. Pode confessar crimes e desejar punição pelos pecados. Pode ocorrer em pacientes deprimidos.[4]

AFETIVIDADE

A afetividade é um termo psicopatológico pouco específico que engloba conceitos como as emoções, os sentimentos e os estados de humor. Está relacionada com vários tipos de vivências psíquicas como as sensações, os impulsos e as volições. Também apresenta relação estreita com fenômenos somáticos, especialmente os relacionados com as funções vegetativas e autonômicas, como digestão, sono, sudorese, pressão arterial e ritmos cardíaco e respiratório, entre outras.[42]

Vivências afetivas normais

O *humor* é o tônus afetivo em que o indivíduo se encontra em determinado instante. Sua existência modifica a natureza e o sentido das experiências vivenciadas.[27] A *emoção* pode ser definida como uma reação afetiva aguda, instantânea, intensa e de curta duração, enquanto o *sentimento* é um estado afetivo mais estável, menos intenso e reativo com relação a estímulos, além de ter componentes cognitivos mais desenvolvidos.[42] A *catatimia* é um termo que descreve a influência da afetividade sobre as demais funções psíquicas – o humor, os sentimentos e as emoções podem alcançar tal intensidade que se tornam os principais determinantes para o funcionamento psíquico como um todo, inclusive ocasionando o surgimento de transtornos. Bleuler[10] afirma que as causas que chamamos psicogênicas, na verdade, seriam "timogênicas", ou seja, derivadas primariamente do estado de humor.

Reação ou resposta afetiva

Podem ser definidas duas formas de resposta afetiva: a sintonização afetiva e a irradiação afetiva. A *sintonização afetiva* ocorre quando um indivíduo é fortemente influenciado afetivamente por algum estímulo externo. A *irradiação afetiva* ocorre quando um indivíduo é capaz de influenciar afetivamente outros indivíduos, irradiando seu estado afetivo momentâneo para o ambiente a seu redor. A função afetiva que avalia tal influência entre o indivíduo e o ambiente também pode ser chamada de *ressonância afetiva*, que engloba tanto a sintonização quanto a irradiação afetiva. Denomina-se rigidez afetiva quando existe prejuízo da sintonização e da irradiação afetiva.[4]

Alterações patológicas do humor

O humor pode ser entendido quantitativamente como um espectro que oscila abaixo e acima do estado de ânimo normal ou *eutimia*. *Distimia* é o termo utilizado em psicopatologia para as oscilações patológicas do humor. Nos manuais de classificação diagnóstica, o termo distimia pode ser usado com outro sentido, com o significado de transtorno depressivo leve e crônico (transtorno distímico). Atualmente, o quadro consta na 5ª edição do *Manual Diagnóstico e Estatístico de Transtornos Mentais* como transtorno depressivo persistente.[4,22]

As alterações do humor podem ser classificadas de várias maneiras. A seguir, elas estão apresentadas principalmente de acordo com Dalgalarrondo, Cheniaux e Correia et al.[4,15,28]

Alterações quantitativas do humor

Hipotimia. Rebaixamento patológico do humor – existente nos quadros de humor depressivo. Diferente da tristeza e do luto – que são rebaixamentos do humor dentro da normalidade.

Hipertimia. Elevação do humor – existente nos quadros maníacos. A alegria é um exemplo de elevação normal do humor.

Outros termos utilizados no espectro maníaco:

Euforia (ou alegria patológica). Estado de alegria intensa, exagerada e desproporcional à realidade.

Expansão do Eu. Sensação subjetiva de grandeza e de poder. O Eu vai além de seus limites habituais.

Estado de elação. Alegria patológica associada à expansão do Eu.

Estado de êxtase. Sensação subjetiva de beatitude e de dissolução do Eu no mundo (além de quadros maníacos, pode ser associado a experiências religiosas e místicas, quadros psicóticos e dissociativos).

Estados mistos. Existência simultânea de expressões de humor hipo e hipertímicos.

Outras alterações da afetividade

Disforia. Descreve um estado distímico (tanto de humor depressivo quanto maníaco) associado a um forte componente de irritação, amargura, desgosto ou agressividade.

Irritabilidade patológica. Conjunto de reações exageradamente desagradáveis e agressivas em resposta a frustrações banais. Pode ocorrer em quadros orgânicos e em diversos transtornos mentais.

Puerilidade. Estado afetivo infantilizado. Existente na esquizofrenia hebefrênica, nos transtornos de personalidade e no déficit intelectual.

Moria. Tipo persistente de alegria pueril, ingênua e boba. Ocorre no déficit intelectual e em quadros orgânicos (lesões de lobo frontal, quadros demenciais).

Hipomodulação do afeto. Incapacidade de sintonizar as emoções com as ocorrências do momento.

Embotamento afetivo. Redução marcante do modo de expressar as emoções. É característico da esquizofrenia.

Indiferença ou frieza afetiva. Falta de expressividade emocional em situações em que se espera uma reatividade afetiva. É classicamente chamada de bela indiferença, na histeria; pálida indiferença, na esquizofrenia; e triste indiferença, na depressão.

Apatia. Diminuição da excitabilidade das emoções, com redução das atividades e falta de interesse.

Sentimento de falta de sentimento. Sensação desconfortável de incapacidade para vivenciar os sentimentos.

Inadequação do afeto (paratimia). Vivências emocionais estão fora de contexto, havendo incongruência com relação à situação (p. ex., rir ao falar de algo triste). Encontra-se na esquizofrenia e em quadros orgânicos.

Ambivalência afetiva. Coexistência de sentimentos contraditórios direcionados a um mesmo estímulo ou objeto. É patológica quando ocorre de maneira muito intensa e disfuncional. Encontra-se na esquizofrenia, nos transtornos de personalidade e em quadros depressivos e obsessivos.

Neotimia. Experiência afetiva inteiramente nova e peculiar, ocorre em pacientes psicóticos.

Labilidade e incontinência. Oscilação inesperada e repentina do estado afetivo. Na incontinência, identifica-se uma causa apropriada, mas a resposta afetiva é desproporcional.

Anedonia. Pode ser definida como dificuldade ou incapacidade de sentir prazer. Estudos de neurociências compreendem que esse sintoma pode se manifestar de diversas formas, visto que o processo hedônico é complexo e multifacetado. Além da dificuldade de sentir prazer, os pacientes podem apresentar dificuldade de desejar se engajar em tais atividades. Pode ocorrer ainda dificuldade de memorizar ou aprender a respeito de prazer durante realização de uma atividade. De fato, pacientes deprimidos muitas vezes referem que até conseguem experienciar prazer com algumas atividades, mas que não conseguem antecipar, planejar ou até ter a motivação necessária para desempenhá-las.[43]

VOLIÇÃO, IMPULSIVIDADE E AGRESSIVIDADE

A *volição*, também denominada *conação*, agrega uma série de atividades psíquicas que são direcionadas para a realização das ações.[7,15] As vivências volitivas ocorrem em várias etapas, indo desde o *desejo* (etapa afetiva, às vezes sem uma meta bem definida) e a *intenção* ("propósito", etapa afetivo-cognitiva), até a *deliberação* (apreciação cognitiva) e a *execução* (etapa psicomotora).[7,17] Podemos distinguir três aspectos da volição mais relevantes para a psicopatologia: (a) *energia vital*, força básica, independente da vontade, que comanda a velocidade e a intensidade das iniciativas psíquicas; (b) *motivação*, estado de ânimo mais ou menos consciente que impele à satisfação das necessidades; e (c) *vontade*, intenção ou ação dirigidas a um objetivo derivado da tomada de consciência sobre uma motivação.[24,28]

Alterações quantitativas da volição

Chama-se de *hipobulia* a redução da vontade e da iniciativa de realizar atividades cotidianas, principalmente no sentido de transformar planos em ações. A *abulia* consiste na ausência completa da iniciativa. Ambas podem ocorrer no transtorno depressivo, na esquizofrenia e nos quadros demenciais, por exemplo. A *hiperbulia*, que consiste no aumento patológico do impulso volitivo, muitas vezes gera comportamentos de risco ou persistência exagerados. Manifesta-se, principalmente, em quadros maníacos.[15,28]

Alterações qualitativas da volição

O *negativismo* consiste na recusa ou na reticência por parte do paciente em cooperar, podendo ser *passivo*, quando simplesmente não há resposta, ou *ativo*, quando o paciente realiza o oposto do que lhe é solicitado. É visto com frequência em diversas situações clínicas, mas, junto com a obediência automática, consiste em um dos sintomas característicos da catatonia.[15] A *sugestionabilidade* refere-se à predisposição de determinada pessoa em ser influenciada por outra, sendo seu comportamento guiado, principalmente, por fatores externos que se impõem, não tanto por vontade própria. É por meio da sugestionabilidade que se operam as técnicas de hipnose.[5] Na *obediência automática*, o paciente executa todos os comandos que lhe são dados de modo literal e concreto, como um autômato e, de certa maneira, representa um exemplo extremo da sugestionabilidade patológica. É típica da catatonia.[15]

Impulsividade e agressividade

A *impulsividade* caracteriza-se por meio de diferentes padrões cognitivos e comportamentais que levam a consequências disfuncionais imediatas e a médio/longo prazos.[44] O ato impulsivo é impensado, pouco planejado, muitas vezes súbito e incoercível.[24] Também se pode conceituar a impulsividade como um traço de personalidade que inclui componentes como desejo de experimentação, capacidade reduzida de reflexão, precipitação ao ato, intolerância a frustração e incapacidade de postergar gratificação.[44] Pode ser verificada frequentemente em transtornos da personalidade, no transtorno do déficit de atenção/hiperatividade e no transtorno por uso de substâncias.[22]

A *agressividade impulsiva* é um tipo de comportamento agressivo ou violento que surge de uma incapacidade de controle dos impulsos, como no déficit intelectual. Contrapõe-se ao conceito de *agressividade planejada* – modo organizado e premeditado de violência, verificada, por exemplo, no transtorno de personalidade antissocial.[45] É possível também falar em *agressividade latente*, pois se pode reconhecer o intuito agressivo mesmo que contido ou velado, mas ainda assim existente. Os *impulsos agressivo-destrutivos* são episódios de violência física ou de destruição de propriedade totalmente desproporcionais aos eventos que, supostamente, motivaram o agressor a cometer esses atos. Ocorre no transtorno explosivo intermitente.[28] Outros fenômenos impulsivos específicos estão resumidos na Tabela 14.6.

PSICOMOTRICIDADE

O estudo da psicomotricidade diz respeito, principalmente, aos movimentos voluntários, os quais representam não apenas um fenômeno motor, mas uma expressão do psiquismo. Em essência, a psicomotricidade é a quarta e última fase do ato volitivo: a execução.[15]

Alterações da psicomotricidade

A *hipercinesia*, exaltação global de atividade motora, pode oferecer risco grave ao paciente e às outras pessoas. Ocorre mais frequentemente durante a fase maníaca do transtorno bipolar, mas também em pacientes esquizofrênicos, na intoxicação por estimulantes e nos estados de ansiedade. O *alentecimento psicomotor* (ou *inibição psicomotora*) ocorre quando a movimentação voluntária está retardada, lenta, contida. Pode apresentar-se em quadros depressivos, síndromes demenciais e esquizofrenia. Os *tiques* são contrações musculares involuntárias, habitualmente reminiscentes de movimentos expressivos ou reflexos, que podem ter etiologia tanto funcional quanto orgânica. As *apraxias* são quadros neurológicos que consistem na incapacidade de concretizar sequências motoras intencionais mesmo sem déficits motores, sensitivos ou da coordenação. A forma ideomotora da apraxia ocorre quando o paciente não consegue realizar um ato motor sob demanda do examinador, mas é capaz de realizá-lo espontaneamente. Na apraxia ideativa, existe a perda da capacidade de executar uma sequência motora previamente adquirida (p. ex., dobrar um papel, colocar no envelope e selar), embora ainda se realizem as etapas individuais que integram a sequência.[15] Outras alterações estão resumidas na Tabela 14.7.

Tabela 14.6 Fenômenos impulsivos relacionados com os transtornos mentais.

Frangofilia Impulso patológico de quebrar objetos	**Cleptomania** Roubo patológico – consiste em realizar pequenos furtos, normalmente sem grande significado financeiro
Poriomania ou dromomania Impulso de andar grandes distâncias sem destino	**Jogo patológico** Repetição de prática de jogos de aposta, recorrente a despeito do prejuízo financeiro
Automutilação Consiste em escoriações provocadas pelo próprio paciente, não objetivando suicídio. Pode ocorrer como ato impulsivo ou devido à repetição de algumas formas de movimentos estereotipados (lesão por traumatismo repetitivo)	**Potomania** Ingesta descontrolada de água, mesmo sem que haja sede **Dipsomania** Ingestão de bebida alcoólica em grandes quantidades e de modo compulsivo

Adaptada de Dalgalarrondo, 2018;[4] Correia et al., 2013;[28] Bastos, 2002.[17]

Tabela 14.7 Alterações da psicomotricidade.

Sintomas	Descrição dos sintomas	Casos em que os sintomas ocorrem
Catalepsia	Aumento do tônus postural associado a redução da mobilidade passiva, "rigidez em tábua"	Catatonia
Cataplexia	Perda repentina do tônus muscular	Epilepsia, narcolepsia
Maneirismos	Movimentação e atitudes extravagantes, afetadas	Esquizofrenia
Estereotipias motoras	Repetição imotivada e frequente de atos, atitudes posturais ou movimentos sem finalidade aparente	Esquizofrenia
Perseveração motora	Repetição sem sentido de um ato motor inicialmente executado de forma adequada	Déficit intelectual, demências
Estupor	Ausência de atividade espontânea e baixíssima reatividade ao ambiente, com preservação aparente do nível da consciência	Catatonia, depressão, transtorno conversivo
Ecopraxia	Repetição de gestos de terceiros	Catatonia
Flexibilidade cerácea	Resistência parcial à movimentação passiva, com manutenção das posições impostas por períodos prolongados (como moldar cera)	Catatonia

Adaptada de Cheniaux, 2015;[15] Correia et al., 2013;[28] Dalgalarrondo, 2018.[4]

Quadros psiquiátricos associados a alterações da psicomotricidade

Transtorno conversivo. Pode mimetizar diversas entidades clínicas que cursam com alterações da motricidade voluntária, como paraplegia, alterações da marcha e perda de tônus muscular, entre outras, assemelhando-se a síndromes neurológicas, porém sem achados somáticos correspondentes. Devido a essa característica, alguns autores preferem a designação "transtorno neurológico funcional".[46]

Catatonia. É um conjunto de sintomas que inclui várias anormalidades da volição, como negativismo (ativo e/ou passivo) e tendência a ficar no mesmo lugar (frequentemente deitado no leito – *clinofilia*) e obediência automática, além de alterações psicomotoras relacionadas com o tônus muscular (atonia, catalepsia, flexibilidade cérea), mímica facial (como protrusão dos lábios) e movimentos estereotipados. Um mesmo paciente pode manifestar extremos da atividade motora. Atualmente, entende-se que a catatonia pode decorrer de diversas etiologias, sendo considerada um quadro sindrômico.[22,47]

PERSONALIDADE

A personalidade consiste em padrões duradouros de percepção, relação e pensamento sobre o meio e sobre si mesmo que são exibidos em vários contextos sociais e pessoais.[48] São aspectos importantes da personalidade o *temperamento* (relaciona-se com fatores inatos e com o predomínio de padrões afetivos específicos ao indivíduo – hipertímico, depressivo, irritável etc.) e o *caráter* (tendências adquiridas pela experiência de vida, de natureza mais flexível e adaptável, que podem moldar o temperamento por meio do aprendizado.[4]

Um exemplo do uso desses conceitos é a teoria biopsicológica da personalidade desenvolvida por Kedia e Cloninger.[49] Estes autores descrevem quatro temperamentos constitucionalmente determinados (busca por novidade, prevenção de dano, dependência de recompensas/aprovação social e persistência), além de três dimensões de caráter predominantemente influenciadas pelo aprendizado sociocultural (autodirecionamento, cooperativada e autotranscendência). Tais características expressam-se em diferentes proporções para formar a estrutura singular de cada personalidade.

Alterações da personalidade

As anormalidades da personalidade são padrões persistentes de funcionamentos desadaptativos, que classicamente fazem o indivíduo e/ou a sociedade sofrerem.[50] Um transtorno de personalidade é diagnosticado quando os traços de personalidade são tão inflexíveis e desadaptativos em várias situações que causam angústia significativa e comprometimento do funcionamento social, ocupacional e de função.[48] O pensamento, as demonstrações de emoção, a impulsividade e o comportamento interpessoal do indivíduo desviam-se notavelmente das expectativas da cultura do indivíduo para se qualificarem como transtorno de personalidade.

O DSM-5-TR[22] descreve dez transtornos de personalidade agrupados de acordo com suas similaridades em três agrupamentos (*clusters*):

- **Agrupamento A**: os indivíduos podem parecer estranhos e excêntricos (transtornos da personalidade paranoide, esquizoide e esquizotípica)
- **Agrupamento B**: geralmente parecem dramáticos, excessivamente autocentrados, impulsivos e de comportamento errático (transtornos da personalidade antissocial, *borderline*, histriônica e narcisista)
- **Agrupamento C**: ansiosos, temerosos, exercem pouca autonomia (transtornos da personalidade evitativa, dependente e obsessivo-compulsiva).

Para mais detalhes, ver Capítulo 29, *Transtornos de Personalidade*.

INTELIGÊNCIA

A inteligência é um conceito complexo, e várias tentativas já foram feitas no sentido de defini-la. Não é simplesmente sinônimo da capacidade de acumular conhecimentos, conforme exemplificado nos casos dos chamados idiotas sábios (*idiots savants*). São indivíduos que, mesmo apresentando grande capacidade de aquisição de conhecimento, não conseguem utilizá-lo de modo prático e articulado, tendo uma inteligência abaixo da média.[4]

Os processos intelectuais são complexos e sofrem influência de fatores biológicos, psicológicos, da própria personalidade e socioculturais. Deve haver um entendimento multifacetado da inteligência, levando em consideração não só os recursos cognitivos propriamente ditos, mas a capacidade de adaptação ao ambiente, o desenvolvimento de potencialidades e a criatividade.[51]

Um conceito importante no estudo na inteligência é o quociente de inteligência (QI). Nesta concepção, a inteligência é mensurada por testes de habilidades intelectuais. São utilizados testes individuais padronizados como o *Wechsler Adult Intelligence Scale-Revised* (WAIS-R), o *Wechsler Intelligence Scale for Children-Revised* (WISC-R) e o *Stanford-Binet Intelligence Scale* (SBIS), entre outros. Com a pontuação obtida nesses testes, é possível traçar uma média do QI da população, a qual apresenta a distribuição de uma curva de normalidade. Aproximadamente 68% da população pertencem à faixa de 85 a 115.[4,51]

Alterações da inteligência

Em termos psicopatológicos, a inteligência relaciona-se com os contornos e a profundidade dos sintomas psíquicos em geral. Por exemplo, os pacientes psicóticos muito inteligentes tendem a produzir delírios ricos e complexos. São capazes de interpretar e desenvolver dimensões conceituais relacionadas com suas vivências. Sujeitos com inteligência reduzida criam quadros pouco detalhados, superficiais e pueris.[4]

As alterações da inteligência são divididas entre quadros que tiverem origem no neurodesenvolvimento (déficit intelectual) ou na deterioração intelectual ao longo da vida (como em quadros demenciais e na esquizofrenia).[4] O *déficit intelectual* é considerado um transtorno do neurodesenvolvimento que tem início na infância e caracteriza-se em limitações tanto na inteligência quanto nas habilidades em, pelo menos, um dos três domínios adaptativos (conceitual, social e prático). As testagens de quociente de inteligência (QI), por serem medidas limitadas, estão sendo cada vez menos utilizadas para quantificar a gravidade do prejuízo cognitivo.[52] No entanto, a faixa de pontuação do QI, em conjunto com a avaliação clínica, ainda é utilizada para se estimar a gravidade do quadro, sendo 70 geralmente o valor considerado como ponto de corte para se estabelecer o diagnóstico.[52,53]

CONCLUSÃO

A psicopatologia é a principal ferramenta diagnóstica em Psiquiatria e é de extrema importância para a prática de Saúde. Por mais que a separação das funções psíquicas seja, em alguma medida, artificial e com fins didáticos, o exercício da avaliação das funções psíquicas em separado é fundamental para a compreensão inicial do exame mental. A observação e a capacidade de identificar os sintomas predominantes podem servir de base para nortear hipóteses diagnósticas sindrômicas e conduzir a tomada de decisão de condutas iniciais. Ou seja, apenas com a compreensão dos aspectos psicopatológicos essenciais é possível reconhecer e conduzir adequadamente as alterações do funcionamento psíquico.

REFERÊNCIAS BIBLIOGRÁFICAS

1. Arciniegas DB. Mental status examination. In: Arciniegas DB, Anderson CA, Filley CM et al. (Eds.). Behavioral neurology and neuropsychiatry. Cambridge: Cambridge University Press; 2013.
2. Elkis H, Dalgalarrondo P. Exame psíquico. In: Psiquiatria básica. Porto Alegre: Artmed; 2007.
3. Delgado H. Curso de psiquiatría. Lima: Imprenta Santa Maria; 1953.
4. Dalgalarrondo P. Psicopatologia e semiologia dos transtornos mentais. 3. ed. Porto Alegre: Artmed; 2018.
5. Monedero C. Psicopatologia general. Madrid: Biblioteca Nueva; 1973.
6. Alonso-Fernandez F. Fundamentos de la psiquiatría actual. Tomo I – psiquiatría general. Madrid: Editorial Paz Montalvo; 1968.
7. Oyebode F. Sims – Sintomas da mente: introdução à psicopatologia descritiva. 5. ed. Rio de Janeiro: Elsevier; 2017.
8. Berríos GE. Psicopatologia descritiva: aspectos históricos e conceituais. Rev Latinoam Psicopat Fund. 2012;15(1):171-96.
9. Berríos GE. Psiquiatría y sus objetos. Rev Psiquiatr Salud Ment. 2011; 4:179-82.
10. Bleuler E. The prognosis of dementia praecox: the group of schizophrenias (Die prognose der dementi praecox: schizophreniegruppe. Algemeine Zeitschrift fur Psychiatrie. 1908; 65:436-64). In: Shepperd JCM (Ed.). The clinical roots of the schizophrenia concept: translations of the seminal contributions on schizophrenia. Cambridge: Cambridge University Press; 1967.
11. Messas G. A noção de estrutura na psicopatologia/psicologia fenomenológica – uma perspectiva epistemológica. In: Rodrigues ACT, Streb LG, Daker MV et al. (Eds.). Psicopatologia conceitual. São Paulo: Roca; 2012.
12. Jaspers K. General psychopathology. 7. ed. Baltimore: John Hopkins; 1963.
13. Broome MR, Harland R, Owen GS et al. The Maudsley reader in phenomenological psychiatry. Cambridge: Cambridge University Press; 2012.
14. Martins F. Psicopatologia II – semiologia clínica. Brasília: Abrafipp/Laboratório de psicanálise e psicopatologia, Universidade de Brasília (UnB); 2003.
15. Cheniaux E. Manual de psicopatologia. 5. ed. Rio de Janeiro: Guanabara Koogan; 2015.
16. Delay J, Pichot P. Abrégé de psychologie. Paris: Masson & Cie; 1962.
17. Bastos O. O explicar, o compreender e o interpretar em psicopatologia e psiquiatria. Neurobiologia. 2002;69-72.
18. Menegon GL, Piccin J, Caldieraro MA et al. Avaliação do paciente na emergência. In: Quevedo J, Carvalho AF (Eds.). Emergências psiquiátricas. Porto Alegre: Artmed; 2014.
19. Minkowski E. Traité de psychopathologie. Paris: Presses Universitaires de France; 1966.
20. Rosas I. Temas de psicopatologia. 2. ed. Recife: Nossa Livraria; 2017.
21. National Clinical Guideline Centre (UK). Delirium: prevention, diagnosis and management. National Institute for Health and Clinical Excellence: Guidance. 2010.
22. American Psychiatric Association. Manual diagnóstico e estatístico de transtornos mentais, DSM-5-TR. 5. ed. Porto Alegre: Artmed; 2023.
23. Miranda de Sá Jr LS. Fundamentos de psicopatologia: bases do exame psíquico. Rio de Janeiro: Atheneu; 1988.
24. Scharfetter C. Introdução à psicopatologia geral. 2. ed. Lisboa: Climepsi; 1999.
25. Marques RC, Interaminense LL, Braga CM. Principais conceitos em psicopatologia. In: Cantilino A, Monteiro DC (Eds.). Psiquiatria clínica. Rio de Janeiro: MedBook; 2017.
26. Sanvito WL. Propedêutica neurológica básica. 2. ed. Rio de Janeiro: Atheneu; 2010.
27. Paim I. Curso de psicopatologia. São Paulo: EPU; 1993.
28. Correia DT, Guerreiro DF, Barbosa A. Semiologia psiquiátrica. In: Correia DT (Ed.). Manual de psicopatologia. Lisboa: LIDEL; 2013.
29. Paim I. Fenomenologia da atividade representativa. São Paulo: Grijalbo; 1972.
30. Schacter DL, Tulving E. What are the memory systems 1994? In: Schacter DL, Tulving E (Eds.). Memory systems 1994. Cambridge: MIT Press; 1994.
31. Baddeley A. Working memory. Curr Biol. 2010;20:R136-40.
32. Dalgalarrondo P. Psicopatologia e semiologia dos transtornos mentais. Porto Alegre: Artmed; 2008.
33. Catapano F, Sperandeo R, Perris F et al. Insight and resistance in patients with obsessive-compulsive disorder. Psychopathology. 2001;34:62-8.
34. Bleuler EP, Brill AA. Textbook of psychiatry. United States of America: Literary Licensing; 1951.
35. Senaha MLH, Machado TH. Afasias, dislexias e agrafias. In: Teixeira AL, Caramelli P (Eds.). Neurologia cognitiva e do comportamento. Rio de Janeiro: Revinter; 2012.
36. Mason DP, Tan M, Lee J et al. Verbigeration: an overlooked symptom of a "forgotten syndrome"? Bipolar Disord. 2017;19:710-2.
37. Nobre de Melo AL. Psiquiatria. Psicologia geral e psicopatologia, vol. I. Rio de Janeiro: Civilização Brasileira; 1979.
38. Beauvais C. Fake news: Why do we believe it? Joint Bone Spine. 2022;89(4):105371. doi:10.1016/j.jbspin.2022.105371.
39. Bastos O. Curso sobre delírios: enfoque atual; plano de curso. J Bras Psiquiatr. 1986;1:45-52.
40. Mishara AL. Klaus Conrad (1905-1961): delusional mood, psychosis, and beginning schizophrenia. Schizophr Bull. 2010;36:9-13.
41. Machado L, Peregrino A, Azoubel S et al. Cotard's syndrome and major depression with psychotic symptoms. Rev Bras Psiquiatr. 2013;35:212.

42. Nakata ACG, Teng CT. Afetividade. In: Miguel EC, Gentil V, Gattaz WF (Eds.). Clínica psiquiátrica. São Paulo: Manole; 2012.
43. Thomsen KR, Whybrow PC, Kringelbach ML. Reconceptualizing anhedonia: novel perspectives on balancing the pleasure networks in the human brain. Front Behav Neurosci. 2015;9:49. doi: 10.3389/fnbeh.2015.00049.
44. Malloy-Diniz LF, Fuentes D, Mattos P et al. Avaliação neuropsicológica. Porto Alegre: Artmed; 2010.
45. Meyer JM, Cummings MA, Proctor G et al. Psychopharmacology of persistent violence and aggression. Psychiatr Clin North Am. 2016; 39:541-56.
46. Stone J, Carson A. Functional neurologic disorders. Contin Lifelong Learn Neurol. 2015;21:818-37.
47. Nunes ALS, Cheniaux E. Síndrome catatônica, características clínicas e status nosológico. In: Rodrigues ACT, Streb LG, Daker MV et al. (Eds.). Psicopatologia conceitual. São Paulo: Roca; 2012.
48. Skodol A. Overview of personality disorders. UpToDate. 2022. Disponível em: https://www.uptodate.com/contents/overview-of-personality-disorders. Acesso em: 18/09/23.
49. Kedia S, Cloninger CR. Personality. In: Arciniegas DB, Anderson CA, Filley CM et al. (Eds.). Behavioral neurology and neuropsychiatry. Cambridge: Cambridge University Press; 2013.
50. Schneider K. Psicopatologia clínica. 3. ed. São Paulo: Mestre Jou; 1978.
51. Teng CT, Falcão IM, Taveira A. Alterações das funções cognitivas: memória e inteligência. In: Clínica psiquiátrica. São Paulo: Manole; 2012.
52. Post TW. Intellectual disability in children: definition, diagnosis, and assessment of need. UpToDate. 2018. Disponível em: www.uptodate.com. Acesso em: 29/1/18.
53. Ke X. Intellectual disability. In: Rey JM (Ed.). Iacapap E-textbook of child and adolescent mental health. Geneva: International Association for Child and Adolescent Psychiatry and Allied Professions; 2012.

Parte 3

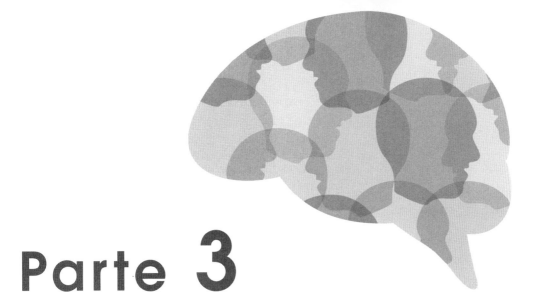

TRANSTORNOS PSIQUIÁTRICOS

- **15** Síndromes Mentais ou Comportamentais Secundárias a Condições Médicas Gerais, *159*
- **16** Esquizofrenia e Outros Transtornos Psicóticos, *173*
- **17** Transtorno Bipolar, *193*
- **18** Transtorno Depressivo, *207*
- **19** Transtornos de Ansiedade, *223*
- **20** Transtornos por Uso de Substâncias Psicoativas, *241*
- **21** Transtorno de Sintomas Somáticos e Transtornos Relacionados, *263*
- **22** Transtorno Obsessivo-Compulsivo e Transtornos Relacionados, *272*
- **23** Transtorno de Estresse Pós-Traumático, *283*
- **24** Transtornos Alimentares, *294*
- **25** Sexualidade Humana e Disfunções Sexuais, *304*
- **26** Transtornos Parafílicos e Disforia de Gênero, *322*
- **27** Transtornos do Sono, *341*
- **28** Transtornos Dolorosos, *362*
- **29** Transtornos de Personalidade, *378*

15 Síndromes Mentais ou Comportamentais Secundárias a Condições Médicas Gerais

Vitor Almeida • José Edson O. Araújo Filho •
Gustavo Carneiro Gomes Leal • Lucas de Castro Quarantini •
Alexandrina Maria Augusto da Silva Meleiro

INTRODUÇÃO

A clássica visão dicotômica dos transtornos psiquiátricos, na qual haveria divisão nítida entre quadros considerados *funcionais*, de origem psicológica e que afetam a mente, como depressão, esquizofrenia entre outros, e quadros *orgânicos*, decorrentes de alterações anatomopatológicas no cérebro, é cada vez mais questionada e provavelmente inadequada para agrupar os transtornos mentais. Essa separação é, de certo modo, derivada de análise simplista da visão do filósofo René Descartes, na qual corpo e mente seriam "substâncias" distintas (*res extensa* e *res cogitans*), em teoria conhecida como dualismo cartesiano.[1]

Do século XVIII ao início do século XX, houve grande expansão do conhecimento das bases anatomofisiopatológicas de diversas doenças neurológicas, mas não dos transtornos mentais clássicos, ao passo que se expandiram novas abordagens psicodinâmicas como a psicanálise, o que aprofundou a cisão *funcional-orgânico*, bem como o reconhecimento da Psiquiatria e da Neurologia como especialidades distintas.[2,3]

Somente ao fim do século XX, com o avanço de novas tecnologias, as bases biológicas de muitos transtornos mentais começam a ser compreendidas, e surgem modelos etiológicos mais fundamentados. Apesar de os atuais modelos biológicos ainda não estarem completamente elucidados, é inquestionável que alterações cerebrais desempenham papel significativo no desencadeamento dessas doenças.

Atualmente tem sido proposta a terminologia *transtornos mentais secundários ou em razão de condição médica*,[4,5] para designar transtornos psiquiátricos que apresentam etiologia demonstrável por lesão cerebral ou claramente secundária a uma doença médica geral, ou outros comprometimentos, como uso de substâncias ou medicações.

No transtorno mental secundário, o impacto da doença de base no funcionamento psíquico pode ocorrer diretamente no cérebro, como os traumatismos cranioencefálicos (TCE) ou doenças degenerativas no sistema nervoso central (SNC), como as demências; ou indiretamente, na qual o cérebro é afetado concomitantemente a múltiplos órgãos, como é o caso da encefalopatia hepática ou do lúpus eritematoso sistêmico (LES). Devido à relevância clínica e epidemiológica, a descrição das principais síndromes psiquiátricas associadas à infecção pelo coronavírus (covid-19) foram incluídas nesta edição. É válido frisar que reações psicológicas a uma doença ou incapacidade física, mas sem alteração cerebral demonstrável, não são entendidas como transtornos mentais orgânicos.

Muitas doenças sistêmicas e neurológicas podem cursar com alterações psíquicas e, neste capítulo, serão abordadas as mais frequentes na prática clínica psiquiátrica. Aspectos sobre diagnóstico diferencial, investigação complementar inicial e bases gerais de tratamento também serão abordados neste capítulo.

CLASSIFICAÇÃO*

A 11ª Classificação Internacional das Doenças (CID-11) distribuiu essas doenças em dois grupos distintos: "síndromes mentais ou comportamentais secundárias associadas a distúrbios ou doenças classificadas em outra parte" e "transtornos neurocognitivos". No primeiro grupo, as doenças são definidas como "síndromes caracterizadas por sintomas predominantemente psicológicos ou comportamentais considerados consequências fisiopatológicas diretas de uma condição médica". O segundo grupo corresponde aos "transtornos neurocognitivos" e nele estão incluídas as demências e o *delirium*.[6]

Desde sua quarta edição, o DSM deixou de utilizar a terminologia "transtorno mental orgânico" para usar "transtorno mental ocasionado por condição médica geral".[7] Em sua mais

---

*Esta edição de *Psiquiatria | Estudos Fundamentais* está atualizada conforme a 11ª *Classificação Internacional das Doenças* (CID-11) e a 5ª edição revisada do *Manual Diagnóstico e Estatístico de Transtornos Mentais* (DSM-5-TR). As doenças referidas nesta obra eram anteriormente agrupadas na mesma seção da CID-10, em "Transtornos Mentais Orgânicos, inclusive Somáticos".

recente versão (DSM-5-TR), os transtornos mentais orgânicos deixam de ser classificados como um capítulo à parte e passam a compor uma subdivisão dos principais transtornos mentais. Por exemplo, no capítulo sobre transtorno depressivo, são encontrados o diagnóstico de transtorno depressivo maior (*funcional*), mas também os de transtornos depressivos provocados por outra condição médica e transtorno depressivo induzido por substância/medicamento (*secundários*).[8] A classificação da CID-11 para as "síndromes mentais ou comportamentais secundárias a condições médicas gerais" e as "síndromes neurocognitivas" está disposta nas Tabelas 15.1 e 15.2.[9]

Tabela 15.1 CID-11 | Síndromes mentais ou comportamentais secundárias associadas a transtornos ou doenças classificadas em outra parte (6E60-6E69 e 6E6Y e 6E6Z).

Síndrome psicótica secundária: 6E61
- Com alucinações: 6E61.0
- Com delírios: 6E61.1
- Com alucinações e delírios: 6E61.2
- Com sintomas inespecíficos: 6E61.3

Síndrome do humor secundária: 6E62
- Com sintomas depressivos: 6E62.0
- Com sintomas maníacos: 6E62.1
- Com sintomas mistos: 6E62.2
- Com sintomas inespecíficos: 6E62.3

Síndrome de ansiedade secundária: 6E63

Síndrome obsessivo-compulsiva ou relacionada secundária: 6E64

Síndrome dissociativa secundária: 6E65

Síndrome de controle de impulso secundário: 6E66

Mudança de personalidade secundária: 6E68

Síndrome de catatonia secundária: 6E69

Outra síndrome mental ou comportamental secundária especificada: 6E6Y

Síndrome mental ou comportamental secundária não especificada: 6E6Z

Tabela 15.2 CID-11 | Transtornos neurocognitivos (6D70-6D86 e 6D8Y e 6D8Z).

Demências:
- Associada à doença de Alzheimer: 6D80
- Cerebrovascular: 6D81
- Por corpúsculos de Lewi: 6D82
- Frontotemporal: 6D83
- Por uso de substância psicoativas, incluindo medicações: 6D84
- Distúrbios psicológicos e comportamentais na demência: 6D86
- Por outra causa especificada: 6D8Y
- De causa incerta ou inespecífica: 6D8Z

Síndrome neurocognitiva secundária: 6E67
- *Delirium*: 6D70
  - Devido à doença classificada em outra parte: 6D70.0
  - Devido ao uso de substâncias psicoativas, incluindo medicações: 6D70.1
  - Devido a múltiplos fatores etiológicos: 6D70.2
  - Por outra causa específica: 6D70.Y
  - Causa inespecífica ou desconhecida: 6D70.Z

EPIDEMIOLOGIA

É muito comum o médico psiquiatra ter dificuldades em identificar quando um transtorno mental é de etiologia secundária, principalmente quando não há história prévia de comorbidades clínicas e/ou os achados no exame clínico são discretos ou inexistentes.

Não existem estudos epidemiológicos que determinem a prevalência de transtorno bipolar induzido por outra condição médica ou uso de substâncias psicoativas. A prevalência de transtorno depressivo induzido por medicamentos e substâncias pode acometer 0,26% da população, e quadros de ansiedade são descritos em aproximadamente 0,002% dos indivíduos. Muitas doenças sistêmicas ou estruturais podem cursar com psicose e sua prevalência ao longo da vida é calculada entre 0,21 e 0,54%. Quando observada de acordo com a faixa etária, pode-se verificar maior prevalência em idosos, podendo alcançar 0,74% da população.[8] Quanto ao ambiente, encontrou-se uma prevalência de 6,1% de transtornos mentais secundários em ambulatório de Psiquiatria geral em um centro de cuidados terciários, sendo a demência a doença mais comum (49,2%) e depois o *delirium* (9,8%).[9]

ABORDAGEM DIAGNÓSTICA INICIAL

Indícios de transtorno mental secundário

Muitas vezes, o paciente já é encaminhado ao psiquiatra com história de alteração mental causada por doença clínica/estrutural. É o caso, por exemplo, de pacientes com lesões por TCE, pelo qual já se tem conhecimento de que o distúrbio psíquico teve início por causa do dano cerebral. Nesses casos, não é necessária uma abordagem investigativa profunda para proceder ao tratamento das alterações psiquiátricas. Em outras situações, as alterações psíquica e comportamental são a primeira manifestação percebida de uma doença não identificada, e o primeiro profissional consultado pode ser o psiquiatra, por isso é importante estar alerta a essa possibilidade. Algumas especificidades na história clínica e no exame psíquico são indícios para um quadro de origem secundária. Sintoma psiquiátrico sem história prévia ou fator ambiental desencadeante deve sempre chamar a atenção do profissional, sugerindo origem secundária, assim como discrepâncias na epidemiologia da doença (idade de início, grupos de risco, antecedente familiar, história pré-mórbida). Outras características que podem ressaltar a hipótese de etiologia secundária são predominância de alterações cognitivas (memória, concentração), mudanças do nível de consciência e alucinações predominantemente visuais e táteis. Também, quando há crises epilépticas ou sintomas neurológicos focais, deve-se considerar possível correlação etiológica entre esses sintomas neurológicos e o quadro psiquiátrico.[10]

Não se pode esquecer que pacientes com transtornos mentais primários também podem ter doenças sistêmicas, mas ambos nem sempre estarão relacionados. Por isso, outro passo fundamental diante de alguém com alterações comportamentais e sinais de doença sistêmica é verificar se os sintomas da doença psiquiátrica são realmente consequência fisiológica direta desse fator sistêmico ou se a doença mental coexiste com ele. Para isso, devem-se avaliar aspectos como correlação temporal e se há uma relação plausível entre a doença clínica e a mental.[11]

Um guia de raciocínio e conduta é: sempre que avaliar um paciente com queixa psiquiátrica, as seguintes perguntas devem ser feitas:[11]

- A apresentação psiquiátrica é atípica? Se os sintomas são pouco comuns, há predomínio de confusão mental e desorientação? O início das manifestações clínicas é fora da faixa etária esperada? Os sintomas físicos são desproporcionais, como grande perda ponderal? Em caso positivo, considerar etiologia secundária
- A doença clínica ou o uso de substância tem relação temporal com a manifestação psíquica? Os sintomas clínicos precederam os sintomas psíquicos ou se agravaram por conta deles? Com a atenuação da doença clínica, houve melhora também no quadro psiquiátrico? Em caso positivo, considerar etiologia secundária
- O distúrbio psíquico não é mais bem explicado por transtorno psiquiátrico primário? Avaliar novamente as características da doença, considerar antecedente familiar de transtorno mental e observar o curso da doença ao longo do tempo
- A alteração comportamental é consequência fisiológica direta de doença clínica? Ter uma doença clínica não significa que esta é com certeza a causa do transtorno psiquiátrico apresentado? Lembrar que uma doença física pode ser apenas um fator estressor que agrave uma doença psiquiátrica subjacente, e não necessariamente a causa dela. Por vezes, só é possível avaliar a situação após a doença clínica ser tratada para se verificar a resolução ou não do quadro psiquiátrico.

Investigação complementar

Não existe protocolo de recomendação para exames complementares de rotina para todos os pacientes com queixa psiquiátrica. Essas investigações podem elevar custos, além de causar desconforto para o paciente e postergar o tratamento adequado. Além do mais, a avaliação clínica criteriosa com história da doença e exames psíquico e físico adequados são suficientes para excluir causa secundária na maioria das vezes.[12,13] Caso haja sinais de doença física, esta deve ser devidamente investigada de acordo com a suspeita. O uso rotineiro de exames pode ser considerado quando não for possível a obtenção de história e exame físico adequados, em casos de início recente dos sintomas psiquiátricos e nos quais a alteração comportamental não seja totalmente compatível com um transtorno mental primário conhecido.[14] Na Tabela 15.3, foram listadas algumas possíveis causas de síndromes mentais ou comportamentais secundárias a condições médicas gerais, alguns exemplos de etiologia e os principais exames solicitados.

Tabela 15.3 Principais exames indicados na investigação de causas de transtorno mentais secundários.

Causa	Exemplos	Exames complementares
Doença cerebrovascular	AVE isquêmico, hemorragias intracranianas	RM e/ou TC de crânio, Doppler de carótidas
Traumas	TCE	RM e/ou TC de crânio
Infecções	Neurossífilis, toxoplasmose, HIV, sepse	RM de crânio, avaliação do liquor, sorologias virais, VDRL, leucograma, radiografia de tórax, análise de urina com urinocultura
Autoimunes	Lúpus eritematoso sistêmico, encefalite anti-NMDA	Dosagem de anticorpos específicos (p. ex., FAN, anti-DNA, anti-Sm, antifosfolipídios)
Endocrinológicas	Hipo/hipertireoidismo, hiperparatireoidismo, doença de Cushing	TSH, T4 livre, PTH, cálcio, cortisol
Lesões expansivas	Tumores cerebrais, cistos intracranianos	TC e/ou RM de crânio
Metabólicas	Feocromocitoma, doença de Wilson	Catecolaminas urinárias, cobre sérico, ceruloplasmina, RM de crânio
Nutricionais	Anemia ferropriva, deficiência de B_{12}, pelagra	Hemograma, cinética do ferro, dosagem de vitamina B_{12}, ácido fólico
Intoxicações agudas ou crônicas	Uso abusivo de drogas como *cannabis*, álcool, cocaína, *crack*, LSD, *ecstasy* Intoxicação por mercúrio, chumbo, arsênico	Toxicológico sérico ou urinário
Doenças neurodegenerativas	Doença de Parkinson, demência por corpúsculos de Lewy, doença de Huntington, esclerose múltipla	RM de crânio, EEG, testagem genética
Outras doenças neurológicas	Epilepsia	RM de crânio, EEG, vídeo-EEG
Doenças genéticas/congênitas	Síndrome de Prader-Willi, neurofibromatose, esclerose tuberosa, síndrome de Down	Testagem genética, cariótipo, RM de crânio

AVE: acidente vascular encefálico; EEG: eletroencefalograma; FAN: fator antinuclear; HIV: vírus da imunodeficiência humana; LSD: dietilamida do ácido lisérgico; NMDA: N-metil-D-aspartato; PTH: paratormônio; RM: ressonância magnética; TC: tomografia computadorizada; TCE: traumatismo cranioencefálico; TSH: hormônio tireoestimulante; T4: tiroxina; VDRL (do inglês *venereal disease research laboratory*): estudo laboratorial de doenças venéreas.

PRINCIPAIS APRESENTAÇÕES CLÍNICAS

Delirium

Também descrito como estado confusional agudo, caracteriza-se por disfunções neuropsicológicas secundárias a variados processos patológicos sistêmicos ou localizados no cérebro, como infecções, resposta inflamatória, distúrbios hidreletrolíticos, intoxicações e alterações metabólicas. Desse modo, não configura doença isolada, devendo ser compreendido como sinal de gravidade de doença secundária.

O quadro clínico pode incluir déficit de memória, atenção, cognição geral, orientação, consciência, sensopercepção, alterações de pensamento, comportamento e instabilidade emocional. O déficit de atenção é caracterizado pela incapacidade de concentração e foco em determinada atividade. O paciente não consegue concentrar-se na entrevista, tem dificuldade de repetir números e palavras. As alterações de sensopercepção mais comuns são ilusões e alucinações visuais. Pode haver desorganização do pensamento, pararrespostas, pensamentos de conteúdo deliroide, estados de ansiedade e humor deprimido. Pode ser classificado em hipoativo, hiperativo ou misto, variando de sonolência e inversão do ciclo sono-vigília a quadros de psicose e agitação psicomotora. A gravidade tende a progredir com o avanço da idade, há déficit cognitivo prévio, baixa reserva funcional e aumento de comorbidades. O curso da doença é agudo, flutuante, ou seja, o quadro clínico pode modificar-se em poucas horas ou períodos específicos do dia (p. ex., pacientes costumam apresentar leve déficit de atenção ao entardecer e permanecem alertas durante outros períodos do dia). Logo, é de extrema importância garantir avaliações subsequentes e validar informações da equipe e familiares. É comum ainda a persistência dos sintomas por dias ou semanas após o tratamento satisfatório da doença de base, e essa persistência do quadro deve-se ao nível de comprometimento neurológico prévio do paciente, o que marca um fator de risco para quadros demenciais em pacientes idosos.[15]

Etiologia

A fisiopatologia do *delirium* é pouco compreendida até o momento. Em 2014, Inouye et al. relataram que se tratava provavelmente da via final de diferentes mecanismos patogênicos, culminando na redução global do metabolismo oxidativo cerebral e na falência da transmissão colinérgica.[16] Qualquer estado inflamatório secundário a doença clínica, trauma, pós-operatório e uso de substâncias psicoativas e medicamentos pode evoluir para um quadro de *delirium*. Sobre o uso de medicamentos, a polifarmácia é o principal fator de risco.

Avaliação

O diagnóstico é clínico, e são necessários anamnese bem estruturada, exames físico e neurológico buscando correlação do quadro clínico com a doença de base. Algumas escalas podem ser utilizadas como instrumento diagnóstico, como *Confusion Assessment Method* (CAM) e Miniexame do Estado Mental (*Delirium Rating Scale – Revised* – [DRS]).[17]

É interessante fazer a distinção entre *delirium* e demência. Sabe-se que, além de a demência ser um fator de risco para desenvolvimento de *delirium*, este, por sua vez, provoca maior comprometimento cognitivo, diminuição global da funcionalidade, redução da independência e predispõe ao desenvolvimento de demências, ou seja, apesar de serem condições diferentes, há correlação e possível comorbidade. Enquanto a demência tem início lento e gradual, curso progressivo, com duração de meses a anos, com preservação do estado de consciência e atenção, o *delirium* segue um início agudo, curso flutuante, duração de dias a semanas, associado a fatores desencadeantes e frequente prejuízo na atenção e no nível de consciência. É de extrema importância o conhecimento do estado neurológico prévio do paciente em estados demenciais, na tentativa de abordar o mais precocemente possível mudanças agudas desse estado basal e instituir terapêutica adequada.[16]

Tratamento

Inicialmente medidas não farmacológicas auxiliam na prevenção e no tratamento de quadros de *delirium*, entre elas, estimular a presença de um familiar nos cuidados, promover ambiente calmo e agradável, oferecer informações que apoiem a orientação no tempo e no espaço, estimular mobilização e garantir bom padrão de sono. Quando medidas farmacológicas são necessárias, o uso de antipsicóticos é a indicação de primeira linha, pois é bem tolerado e apresenta respostas em baixas doses ao haloperidol. Os benzodiazepínicos são agentes de segunda linha, indicados apenas quando o *delirium* é secundário à abstinência de álcool.[16]

Psicose

Alguns indícios podem guiar o profissional na busca pela etiologia do quadro psicótico. Alucinações não auditivas são pouco comuns em quadros psiquiátricos primários, assim como aquelas que combinem mais de um sentido (p. ex., ver e tocar um objeto). Uma exceção são os quadros conversivos/dissociativos, nos quais é comum o relato de alucinações combinadas e complexas. Já nas alterações sensoperceptivas secundárias à doença médica geral ou ao uso de substâncias psicoativas, alucinações visuais podem ser frequentes. Alucinações visuais simples, caracterizadas pela percepção de cores, bolas e pontos brilhantes, são descritas na enxaqueca, em doenças oftalmológicas e nas epilepsias. As alucinações visuais complexas são comuns tanto na narcolepsia como em outros quadros, por exemplo, demência por corpúsculos de Lewy (DCL), doença de Parkinson (DP; mesmo sem demência), *delirium* (principalmente *delirium tremens*) e intoxicações por alucinógenos. Alucinações visuais também podem ocorrer em alguns estados normais, como no adormecimento (alucinações hipnagógicas) ou no despertar do sono (alucinações hipnopômpicas). As alucinoses são caracterizadas por uma crítica do paciente de que o fenômeno não parece real ou não pertence a ele. Nesses casos, sempre se deve pensar em etiologia secundária.[18]

As alucinações táteis podem estar presentes na esquizofrenia, porém são mais comuns em quadros histéricos, *delirium tremens* e intoxicação por substâncias psicoativas, especialmente a cocaína.

O paciente relata a sensação de insetos caminhando pela pele. As alucinações olfatórias são muito comuns em epilepsia do lobo temporal.[8]

No curso da esquizofrenia, a idade de início do primeiro quadro psicótico é semelhante entre homens e mulheres, isto é, no início da idade adulta. As mulheres ainda têm apresentação bimodal com outro pico na meia-idade. Assim, não é comum o início da doença antes dos 10 e após os 60 anos.[19] Alguns específicos tipos de delírio parecem estar mais associados a etiologias secundárias, como o de Capgras, isto é, o delírio de que alguém conhecido foi substituído por um sósia, principalmente se estiver isolado, e não em um contexto paranoide mais amplo, como é esperado na esquizofrenia ou no transtorno delirante persistente.[11]

Condições clínicas que podem eventualmente apresentar-se com quadro psicótico incluem hipertireoidismo, hipotireoidismo, doença de Cushing, distúrbios hidreletrolíticos como hiponatremia, hipocalcemia, hipercalcemia, desidratação, hipoglicemia, erros inatos do metabolismo, deficiência de vitamina B_{12}, doença de Wilson, encefalopatia hepática, uremia, feocromocitoma, LES, síndrome da imunodeficiência adquirida (AIDS), processos expansivos no SNC, TCE, demências, epilepsia e algumas medicações e substâncias psicoativas.[11] Infecções virais agudas podem também se manifestar com sintomas psicóticos; nesse sentido, estudos comparativos entre covid-19 e *influenza* afirmam que pacientes que tiveram a primeira apresentaram maiores taxas de quadro psicótico.[20] Em outro estudo, a psicose relacionou-se com maior mortalidade no contexto da forma grave de covid-19.[21] Em algumas situações, os transtornos psicóticos secundários podem apresentar-se de modo isolado e breve; em outras situações, de modo persistente ou cíclico na remissão e na recaída da doença de base.[8]

Transtornos do humor

Depressão

Talvez seja a manifestação psiquiátrica mais frequente entre os transtornos mentais secundários. Às vezes se manifesta por sintomas isolados, mas também pode se apresentar como uma síndrome depressiva completa, com humor deprimido, diminuição de interesse ou prazer relacionado com quase todas as atividades, apatia, energia, dificuldade de concentração, insônia, diminuição da autoestima e da libido, pessimismo, ideias de culpa ou ruína e ideação suicida. Para diagnosticar um transtorno de humor como secundário, é necessário que a alteração seja decorrente dos efeitos fisiológicos diretos de uma condição médica geral. O médico deve, por meio da história e de exames físico e laboratoriais, estabelecer que a alteração do humor esteja relacionada etiologicamente com a doença secundária por um mecanismo fisiológico. A existência de correlação temporal entre a doença secundária e o início da alteração do humor, e a ausência de história prévia ou de antecedente familiar de transtorno primário de humor e resposta inadequada ao tratamento antidepressivo são dados que sugerem esse diagnóstico.

Em geral, pacientes com doenças neurodegenerativas (doenças de Huntington, Parkinson, Alzheimer e esclerose múltipla [EM]) apresentam também sintomas depressivos em alguma fase da doença. Em lesões cerebrais de origem vascular ou traumática, também é comum o desenvolvimento de transtorno depressivo. Doenças não primariamente neurológicas que podem cursar com depressão incluem disfunções tireoidianas e LES.[22] Estudos evidenciam que adultos e idosos (mas não crianças) que evoluíram com covid-19 têm um risco maior de desenvolver depressão.[23,24] Quando se compara a covid-19 com outras infecções respiratórias, existe um risco maior para o desenvolvimento de depressão durante os 6 meses posteriores à infecção; após esse período, o risco é o mesmo para as doenças mencionadas.[23]

O transtorno depressivo induzido por substâncias psicoativas caracteriza-se por sintomas depressivos após exposição a medicações prescritas, uso abusivo de drogas lícitas e ilícitas e toxinas, com persistência dos sintomas durante o tempo de efeito fisiológico da substância ou da abstinência. Isso não deve ocorrer no curso de um quadro de *delirium*. Caso os sintomas persistam além do tempo esperado da substância psicoativa, outros diagnósticos devem ser investigados.[8] Muitas medicações são frequentemente atribuídas como possível causa de transtorno depressivo, porém Patten e Barbui, em revisão sistemática em 2004, encontraram evidência somente para corticosteroides, interferona-alfa, interleucina-2, agonistas do hormônio liberador de gonadotrofinas (GnRH), mefloquina, implantes anticoncepcionais de progesterona e propranolol.[25]

Mania/transtorno bipolar

Os sinais e sintomas de hipomania podem ser atribuídos a efeitos de uma substância psicoativa, medicamentos ou outra condição médica. O uso de substâncias como cocaína, anfetamina, anabolizantes esteroides, levodopa, antidepressivos ou psicoestimulantes pode associar-se ao desenvolvimento desses sintomas. Uma das condições médicas mais relacionadas com quadros de mania é o hipertireoidismo, mas também podem-se citar hipotireoidismo, doença de Wilson, tumores cerebrais, EM, encefalites, demências, infecções virais agudas como a covid-19,[23,26] entre outras.[27] Quanto ao uso de substâncias, pode ser difícil distinguir o simples efeito da intoxicação aguda, podendo ainda coexistir a sobreposição de um quadro de mania associado ao uso de substâncias que intensifiquem ainda mais os sintomas. Geralmente o quadro de mania ou hipomania relacionado com outra condição médica tem início de maneira aguda ou subaguda e, após alguns dias do curso da doença, evolui com remissão antes ou durante o controle da doença de base.

É sempre importante estar atento e diferenciar os sintomas de excitação do quadro maniatiforme de *delirium*, catatonia ou furor catatônico e ansiedade aguda. Outro detalhe que merece atenção especial são os episódios de mania ou hipomania provocados por uso de antidepressivos, o que, nesses casos, é indicativo de transtorno bipolar primário, e não induzido por medicações.[19]

Síndrome da ansiedade secundária

A ansiedade é um fenômeno inespecífico e, com muita frequência, associado a doenças físicas. Em muitos casos, tem reação compreensível. Causas secundárias de ansiedade incluem doenças endócrinas e uso e/ou abstinência de substâncias psicoativas.

O quadro clínico manifesta-se por crises de pânico ou ansiedade generalizada, e é comum a ocorrência de apresentações mistas. As substâncias psicoativas implicadas incluem álcool, estimulantes e alguns medicamentos, como a hidrazida e os hormônios tireoidianos. Entre as patologias que podem causar ansiedade secundária estão hipotireoidismo, feocromocitoma, insulinomas, tumores carcinoides, infecções virais agudas (notadamente covid-19, principalmente a variante delta, em adultos e idosos),[23,24] problemas cardíacos, como infarto agudo do miocárdio, e doenças respiratórias, como broncospasmo.

Catatonia

Condição médica de urgência. O paciente pode evoluir com desidratação, alteração hidreletrolítica, e o risco de apresentar complicações médicas e óbito é alto. A taxa de mortalidade pode chegar a 20% nos casos de catatonia decorrente de síndrome neuroléptica maligna.[28]

Estados catatônicos representam extremos da alteração de psicomotricidade tanto para o polo hipoativo, representado pelo estupor, quanto para a agitação, o furor catatônico. Outros sintomas da catatonia são mutismo, negativismo, rigidez muscular, flexibilidade cérea, ecolalia, ecopraxia, estereotipias e verbigeração.

A catatonia pode existir em um contexto de instabilidade de várias doenças psiquiátricas, principalmente esquizofrenia, mas também do transtorno bipolar e da depressão, porém doenças clínicas podem corresponder a até 41% dos casos de catatonia. As etiologias mais comuns de catatonia decorrente de condição médica geral são doenças que acometem os núcleos da base, o sistema límbico e os lobos frontal e temporal, além de distúrbios endocrinológicos, TCE, acidente vascular encefálico (AVE), encefalites, epilepsia (como no *status epilepticus* não convulsivo), distúrbios hidreletrolíticos, além de intoxicação por uso abusivo de substâncias e abstinência delas.[28] Medicações também podem ser a causa, como corticosteroides, imunossupressores e mesmo antipsicóticos, principalmente os de primeira geração, que podem provocar ou agravar a catatonia. A hipercalcemia também pode ser causa. Um estudo recente investigou a infecção pelo SARS-COV-2 (covid-19) como uma possível causa de catatonia. Embora raros, os quadros de catatonia parecem estar mais relacionados com a fase aguda da doença, porém, pode ocorrer também nas fases subaguda e tardia da doença.[29]

Pode ser muito difícil diferenciar catatonia de origem primariamente psiquiátrica de uma de etiologia secundária. Nesse caso, avaliar história de doença psiquiátrica prévia é fundamental. Um primeiro episódio de catatonia deve ser investigado por meio de relato minucioso e exame físico detalhado, além da solicitação de exames complementares. Em uma revisão de literatura, Carroll et al. não encontraram sinais que pudessem diferenciar de maneira segura catatonias secundárias das psiquiátricas, porém os dados eram escassos.[30]

A princípio é necessário o tratamento da doença de base. Os benzodiazepínicos podem proporcionar melhora temporária dos sintomas, e a eletroconvulsoterapia também garante bons resultados, independentemente da etiologia.

Espectro obsessivo-compulsivo

Distúrbios que causam lesão estriatal, como infarto cerebral e DP, uso de cocaína e outros estimulantes, metais pesados e outras substâncias podem desencadear comportamentos compulsivos. Pacientes com transtorno obsessivo-compulsivo (TOC) provocado por alguma enfermidade parecem ter um padrão mais marcado por baixa crítica, indiferença aos sintomas e pior resposta tanto à psicoterapia comportamental quanto à farmacoterapia.[31]

O TOC secundário também pode ocorrer no contexto de encefalite autoimune e se associa a doenças autoimunes estabelecidas do SNC, como EM, LES, dermatomiosite e síndrome de Sjögren, além do transtorno neuropsiquiátrico autoimune pediátrico associado à infecção estreptocócica (PANDAS) e da síndrome neuropsiquiátrica de início agudo pediátrico (PANS). Nessas doenças, há um claro acometimento dos núcleos da base, evidenciado em vários estudos. Existem sintomas denominados *red flags* que indicam potencial TOC autoimune: início inferior a 3 meses, resistência à terapia, idade atípica de início (primeira infância ou idade adulta tardia), apresentação atípica de TOC (p. ex., combinação com hipersonia grave ou perda de função devido a déficits cognitivos desproporcionais), distúrbios do movimento (catatonia, movimentos coreiformes, discinesia etc.), déficits neurológicos focais, convulsão, mudança de padrão da cefaleia, hipertermia, taquicardia, pressão arterial flutuante, associação temporal a infecções, doenças comórbidas (p. ex., LES), malignidades comórbidas, alterações em exames de imagem (ressonância magnética [RM], eletroencefalograma) ou laboratoriais.[32]

A sigla "PANDAS" é usada para descrever um subgrupo de crianças e adolescentes que apresentam repentinamente um início súbito de TOC e/ou distúrbios de tiques, após infecção por estreptococos do grupo A, e "PANS" refere-se a esses quadros causados por outros patógenos, como *Mycoplasma pneumoniae*, *Borrelia burgdorferi*, vírus da doença de Borna e *Toxoplasma gondii*, mas também em populações pediátricas.[32]

Considera-se que o transtorno por controle de impulsos observado na DP pertence ao espectro obsessivo-compulsivo. Nele estão inclusos comportamentos como jogo patológico, hipersexualidade, hiperfagia/compulsão alimentar, condução imprudente, compras compulsivas, *punding* (realização repetitiva de tarefas sem objetivo, como a utilização excessiva do computador, dedicação de tempo desmedido a atividades de limpeza, jardinagem, montagem e desmontagem de eletrodomésticos), *hobbismo* (procura exagerada de *hobbies* específicos) e consumo exagerado de medicações dopaminérgicas. O *punding* e o *hobbismo* caracterizam-se pela repetição automática de comportamentos, distinguindo-se do restante dos sintomas obsessivo-compulsivos pela aparente ausência de objetivo ou recompensa óbvia na sua realização.[33,34] A impulsividade motora foi a dimensão que mais se correlacionou com os sintomas do espectro obsessivo-compulsivo de sujeitos com DP. Enquanto a tendência para focar a atenção em informação irrelevante (impulsividade atencional) se relaciona com os sintomas obsessivo-compulsivos no TOC primário, na DP, é a tendência para agir irrefletidamente que promove a perseveração em comportamentos repetitivos do espectro obsessivo-compulsivo, evidenciando assim uma impulsividade predominantemente motora.[34] O uso de medicações à base de levodopa e de agonistas dopaminérgicos aumenta a incidência da maioria dos comportamentos obsessivo-compulsivos.[34,35] Foi encontrada uma prevalência de sintomas obsessivo-compulsivos clinicamente significativos em 49% dos pacientes com DP.[35]

Mudança de personalidade secundária

O comprometimento do SNC pode produzir transtorno da personalidade, que se traduz por mudança ou acentuação de traços pré-mórbidos, caracterizando a mudança de personalidade secundária. Apatia, indiferença, instabilidade afetiva, viscosidade, irritabilidade, comportamento explosivo, desconfiança, isolamento e diminuição da iniciativa são características triviais. As manifestações clínicas dependem da região comprometida. Por exemplo, apatia, desinibição e perda do senso ético-moral são comuns em pacientes com lesão do lobo frontal, ao passo que prolixidade, viscosidade (indivíduo "grudento"), irritabilidade e comportamento explosivo aparecem com mais frequência em indivíduos com lesão do lobo temporal. As causas mais comuns são TCE, doenças vasculares e tumores. As lesões que mais frequentemente produzem alterações de personalidade são aquelas que comprometem a região frontal ou temporal e dependem da gravidade e da extensão do trauma. A epilepsia é outra condição que geralmente se associa à alteração de personalidade, cuja expressão particular é: personalidade epiléptica que se caracteriza por viscosidade, comportamento explosivo, prolixidade, detalhismo, rigidez e religiosidade.

A personalidade epiléptica não é inata, tampouco é decorrente de disfunção elétrica focal. Vários fatores contribuem para o desenvolvimento da personalidade epiléptica, como a extensão da lesão cerebral, a reação adaptativa à doença crônica, limitante, estigmatizante e que se caracteriza pela imprevisibilidade das crises, e o comportamento social e familiar relacionado com o paciente. Ver Capítulo 29, *Transtornos de Personalidade,* para mais informações.

PRINCIPAIS ETIOLOGIAS

Demências

Podem ser consideradas o protótipo do transtorno mental secundário, já que a manifestação clínica habitual é predominantemente psíquica e comportamental, consequência de um processo de degeneração cerebral. Esse dano pode ser irreversível, como ocorre em doenças neurodegenerativas (p. ex., as doenças de Alzheimer e DCL) ou nas lesões cerebrovasculares, mas também existem causas reversíveis, como a hidrocefalia de pressão normal e os estados carenciais. Cabe aqui ressaltar a influência de doenças infecciosas no surgimento das demências, como foi observado nos casos de covid-19, principalmente a variante delta, que aumentou a probabilidade de déficit cognitivo e demência, em particular, de populações idosas.[26]

Como esses quadros estão muitas vezes associados à idade avançada, serão mais bem abordados no Capítulo 36, *Psiquiatria Geriátrica*, mas, neste capítulo, serão tratados alguns dos aspectos principais.

Doença de Alzheimer

Sintomas de ansiedade, depressão e outras alterações do comportamento são comuns na doença de Alzheimer, podendo preceder o déficit cognitivo. Com o avanço da doença, até 50% dos acometidos podem manifestar sintomas psicóticos, principalmente delírios como de perseguição, de infidelidade ou de que parentes são impostores, mas também ocorrem alucinações, embora mais raras.[36]

Demência por corpúsculos de Lewy e demência da doença de Parkinson

Ambas as enfermidades decorrem de uma mesma etiologia: a formação de agregados proteicos anormais denominados corpúsculos de Lewy, que diferem no local de deposição destes. As duas cursam com sintomas motores (rigidez, tremor e bradicinesia) e déficit cognitivo – este geralmente se manifesta desde o início do quadro na DCL –, ao passo que na DP o quadro demencial instala-se, pelo menos, 1 ano após os sintomas motores. Sintomas psicóticos são marca da DCL, mas também são frequentes na DP mesmo antes de o indivíduo apresentar demência perceptível. Há predomínio de alucinações visuais, desde as mais simples, como pontos de luz, a imagens complexas, como pessoas e animais se movendo. Muitas vezes, a crítica é pobre e a reação afetiva pode ser de indiferença e até mesmo prazer. Podem ocorrer alucinações de outras modalidades sensoriais e delírios, principalmente persecutórios (bastante comuns).[37]

Na DP, os sintomas psicóticos originam-se também de medicações usadas para o tratamento do distúrbio motor; portanto, a substituição do fármaco, em alguns casos, pode resolver o quadro. O tratamento base na DCL fundamenta-se no uso de anticolinesterásicos, mesmo para os sintomas psicóticos. Em ambas as enfermidades, em caso de refratariedade a essas primeiras medidas, pode ser indicado o uso de neurolépticos, preferindo-se sempre aqueles com menor potencial de bloqueio dopaminérgico, como a quetiapina e a clozapina.[38]

Demência frontotemporal

Existem alguns tipos de demência frontotemporal, porém a mais comum é a variante comportamental, em que, como é possível deduzir pelo nome, predominam alterações do comportamento e pode ser confundida como um transtorno psiquiátrico funcional. O marco é a mudança progressiva da personalidade e das atitudes, além de: desinibição, apatia, frieza emocional, hiperoralidade, isto é, comer e beber muito e de maneira inadequada, e também impulsividade. Em geral, inicia-se na sexta década de vida, mas pode ocorrer antes, e não existe tratamento modificador de doença. Medicamentos serotoninérgicos, como inibidores seletivos de recaptação de serotonina (ISRS), podem ajudar nos sintomas comportamentais e são considerados primeira linha no tratamento farmacológico; neurolépticos podem reduzir a agressividade e anticolinesterásicos não parecem proporcionar benefícios.[39]

Outras doenças neurodegenerativas

Na EM, 80% dos pacientes apresentam fadiga e 25 a 50%, depressão maior. Como a depressão é mais comum na EM que em outras doenças que causam debilidade física semelhante, parece haver um componente biológico mais específico na EM. A resposta ao tratamento com antidepressivos parece ser pequena, principalmente em relação à fadiga, entretanto, costuma-se prescrevê-los. Mania e psicose não têm correlação significativa com EM.[37]

A doença de Huntington é hereditária, caracterizada por distúrbios do movimento (inicia-se com abalos ou espasmos ocasionais e, depois, evolui para movimentos involuntários mais pronunciados, denominados coreia e atetose) e perda cognitiva que geralmente se iniciam na 4ª ou 5ª década de vida. Quase todos os indivíduos acometidos por essa doença apresentam sintomas psiquiátricos em algum momento, e estes muitas vezes precedem os distúrbios motores. Mudanças de personalidade são comuns, como irritabilidade, apatia, inadequação social, além de hiper ou hipossexualidade. Depressão é também bastante comum e pode preceder em muitos anos o quadro motor; a taxa de suicídio pode chegar a 12,7%. Psicose é descrita em até 11% dos pacientes, mania em 5% e sintomas obsessivos em até 50% dos pacientes. A história familiar geralmente sugere o diagnóstico, que é confirmado com testagem genética. Não há cura ou tratamento modificador para a doença de Huntington; sintomas psiquiátricos devem ser tratados como seus correlatos funcionais, e sintomas depressivos respondem bem a ISRS.[40]

Doença cerebrovascular

Atualmente já é bem estabelecida a ocorrência de quadros depressivos após AVE. Os sintomas de rebaixamento do humor podem surgir seguidamente ao episódio isquêmico ou depois de vários meses, e nesse caso é mais difícil estabelecer relação causal. Há prevalência de 50,4% de sintomas depressivos em idosos após AVE, em comparação a 34,3% em pacientes idosos sem a mesma comorbidade.[41]

A correlação entre a localização da lesão cerebral e o desenvolvimento de depressão é tema ainda de muito debate. Embora alguns estudos sugiram que isquemias de lobo esquerdo e mais frontais aumentem a chance de depressão pós-AVE, grandes revisões como as de Carson et al., em 2000, e Wei et al., em 2014,[42,43] não demonstraram essa correlação. Os principais fatores de risco para depressão pós-AVE são história pessoal ou familiar de depressão, prejuízo funcional prévio, gravidade da lesão, nível de dependência após o AVE e, possivelmente, sexo feminino.[44] Sintomas de mania após AVE devem ser considerados se o quadro for compatível e associa-se a idosos com déficit focal. Nesses casos, devem-se solicitar exames de imagem para investigação.[45]

Traumatismo cranioencefálico

O TCE é um problema mundial de Saúde Pública. Pelo menos 1,4 milhão de casos ocorre todos os anos nos EUA.[36] A lesão cerebral no TCE pode ocorrer por vários mecanismos, como trauma direto, e provocar as lesões de golpe e contragolpe; lesão axonal difusa gerada por forças rotacionais ou de desaceleração; sangramentos intracranianos, que podem ser epidural, subdural e subaracnóideo. Em relação à gravidade, geralmente o TCE é dividido em leve, quando a alteração mental consiste apenas em confusão e amnésia discretas, e dura de segundos a minutos, e profunda, quando há alteração da consciência prolongada com sinais radiológicos de lesão estrutural.[37]

Além de quadros neuropsiquiátricos agudos, como *delirium* e coma, o TCE também pode provocar repercussões duradouras. Perda cognitiva é a alteração mental mais comum após TCE e se correlaciona diretamente com o tempo de coma e de amnésia pós-traumática, com perdas não somente no campo mnêmico, mas também velocidade de processamento, planejamento, atenção, controle de impulso e linguagem. Geralmente a recuperação de habilidades motoras e de linguagem alcança seu pico em torno de 6 meses, mas a recuperação intelectual pode demorar um pouco mais (até 18 meses).[37]

Alterações de humor também podem ocorrer, e sintomas depressivos são os mais comuns, podendo variar entre 15,3 e 33% dos sintomas psiquiátricos após TCE, em alguns casos acompanhado de quadros de ansiedade. Sintomas de mania podem ser desencadeados após trauma e devem ser suspeitados ante a ausência de história familiar e idade de início incompatível com epidemiologia. Irritabilidade e disforia são os mais comuns; euforia, menos comum. Sintomas psicóticos também são relatados, mas não são habituais, podendo ocorrer de 12 a 50 meses após trauma. Sintomas negativos, desorganização e catatonia não são comuns, mas é importante lembrar que a perda cognitiva pelo TCE pode ser confundida com sintomatologia negativa psicótica. Mudanças de personalidade estão relacionadas com lesões em lobos frontal e temporal, e podem ocorrer em até 23% das vítimas de TCE. As alterações mais comuns são exacerbação da impulsividade, agressividade, labilidade afetiva, além de desconfiança, retraimento e inadequação social.[46] Sintomas obsessivo-compulsivos não são prevalentes, atingindo média de 1,6%, semelhante à população geral.[47]

Epilepsia

Pelo menos metade dos portadores de epilepsia apresenta também algum tipo de quadro psiquiátrico,[48] que vai depender da etiologia da doença de base e dos tipos de crise apresentada. Para melhor compreensão, as manifestações psíquicas associadas à epilepsia podem ser divididas de acordo com sua relação temporal com as crises epilépticas em:

- Ictais: manifestações psíquicas e do comportamento que ocorrem durante a descarga elétrica anormal e mais frequentemente nas crises parciais, também denominadas focais. Ansiedade ou medo, ambos podem ser as manifestações de até 1/3 das crises parciais simples, muito conhecidas como aura, e são muitas vezes confundidos com ataques de pânico.[49] Sintomas psicóticos breves também podem ocorrer, com alucinações predominantemente olfatórias, táteis e gustativas e sem delírios paranoides proeminentes. Rompantes de agressividade podem ocorrer, entretanto, são incomuns (menos de 0,5% dos casos);⁵⁰ em geral são pouco direcionados, desorganizados e sem interação direta com o alvo da agressão. De maneira global, manifestações psíquicas ictais podem ser diferenciadas de alterações mentais primárias pelas seguintes características: têm início e fim mais abruptos, são estereotipadas, o nível de consciência muitas vezes se altera, e podem ocorrer fenômenos motores epilépticos observáveis, como automatismos e mioclonias⁴⁹

- Peri-ictais: podem ser pré ou pós-ictais; essa última é a mais comum. Estados confusionais são comuns após uma crise epiléptica, com duração bastante variável, mas, em geral, são mais fáceis de identificar como manifestação associada à epilepsia. Os estados pós-ictais com preservação do sensório podem ser facilmente confundidos com síndromes psiquiátricas primárias. A psicose e a depressão pós-ictais iniciam-se de horas a dias após o término da crise convulsiva e podem durar de horas a semanas, ser indistinguíveis de seus correlatos funcionais e aumentar o risco de suicídio e heteroagressividade; entretanto, a mania é uma apresentação rara nesse contexto.⁴⁸ Características que ajudam a diferenciar um quadro primário são: a raridade dos sintomas de primeira ordem de Schneider na psicose pós-ictal e, na depressão pós-ictal, a predominância de anedonia, perda cognitiva e afeto aplainado em vez do sentimento de tristeza da depressão funcional, além, é claro, da história de crise convulsiva, em geral parcial complexa com generalização secundária e ocorrida nos dias que antecedem o início do quadro.³⁷ Os sintomas psiquiátricos pré-ictais costumam caracterizar-se por estados de apreensão, irritabilidade e labilidade afetiva, e precedem em horas e dias a ocorrência da crise epiléptica
- Interictais: são quadros psiquiátricos crônicos que não apresentam correlação temporal com as crises epilépticas, mas têm associação etiológica com a epilepsia. A mais comum é a depressão, presente em 22 a 77% dos pacientes, cuja etiologia é multifatorial e envolve aspectos cerebrais da epilepsia, mas também seus impactos sociais (preconceito, limitação funcional, cerceamento de atividades), bem como iatrogênicos por efeitos adversos de anticonvulsivantes. Características de depressão atípica ou padrão distímico são mais comuns. A psicose interictal ocorre em cerca de 7% dos pacientes e relaciona-se com a localização temporal do foco epiléptico, podendo ser indistinguível de uma esquizofrenia funcional, incluindo sintomas de Schneider, embora em geral com menor prejuízo afetivo do que nos pacientes esquizofrênicos. Transtorno bipolar raramente é descrito como diretamente relacionado com epilepsia.³⁷

Além dos quadros apresentados, a epilepsia também se correlaciona com mudanças patológicas de personalidade, como na síndrome de Gastaut-Geschwind, caracterizada por rigidez moral, hiper-religiosidade, hipergrafia e viscosidade ou gliscroidia, embora alguns autores não aceitem a validade desse quadro.⁵¹

Aspectos fundamentais do tratamento: quadros psiquiátricos ictais são controlados com o tratamento adequado da epilepsia e a redução das crises. Os transtornos pós-ictais envolvem também o controle das crises, mas o uso temporário de antipsicóticos como medida sintomática pode ser considerado.⁵²

Não há indicação de antidepressivos na depressão pós-ictal, mas na interictal esses medicamentos devem ser administrados, evitando-se aqueles que reduzam o limiar convulsivo, como bupropiona e tricíclicos. A psicose interictal deve ser tratada com antipsicóticos, segundo os mesmos princípios do tratamento da esquizofrenia, observando-se a interação de anticonvulsivantes e seu impacto no limiar convulsivo. Outra medida importante é discutir com o neurologista o tratamento da própria epilepsia, já que alguns antiepilépticos, como o levatiracetam, parecem aumentar o risco de psicose.⁵³

Neoplasias

Neoplasias intracranianas

Podem ser tanto primárias, sendo o glioma o principal, quanto metastáticas, representando 15 a 25% das neoplasias cerebrais. A manifestação dependerá do local da lesão, e as metastáticas, por poderem se implantar em diferentes áreas do cérebro ao mesmo tempo, estão mais frequentemente associadas a alterações psiquiátricas. Apesar de quase 80% dos pacientes com tumor cerebral em algum momento do curso da doença apresentarem sintomas psíquicos, a maioria deles tem manifestação inicial neurológica focal. Apesar desse alto percentual, Keschner et al. observaram que 18% de 530 pacientes apresentavam somente sintomas psiquiátricos como primeira manifestação do tumor.⁵⁴

Depressão é o quadro mais comum, porém, quando o diagnóstico do tumor já é conhecido, é difícil definir que o quadro depressivo é consequência biológica direta do neoplasia, e não uma reação ao diagnóstico e ao prognóstico, muitas vezes reservado. Apatia pura também pode ser encontrada, assim como mania, embora menos comum. Há relatos de que sintomas de depressão estariam mais relacionados com tumores frontais esquerdos e mania, com frontais direitos. Psicose pode ocorrer e aparentemente é mais frequente em tumores mais posteriores, pituitários e temporais.⁵⁵ Lesões frontais causam muitas vezes mudanças de personalidade, que pode ser tanto para um polo hipoativo com desinteresse e baixa iniciativa, quanto para um polo de extroversão e agressividade.

O tratamento consiste na remoção do tumor ou de parte dele, quando possível. Sintomas psiquiátricos podem ser tratados com as medicações convencionais, que parecem ser eficazes, e, em tumores que não causem hipertensão intracraniana, a eletroconvulsoterapia pode ser usada.⁵⁵ Ver Capítulo 32, *Tratamentos Biológicos em Psiquiatria*, para informações adicionais.

Neoplasias extracranianas (síndromes paraneoplásicas)

Não somente tumores dentro do crânio podem causar sintomas psiquiátricos, já que muitos tipos de neoplasia provocam sintomas sistêmicos, ou paraneoplásicos, que podem incluir alterações neuropsiquiátricas. O exemplo mais significativo é a encefalite límbica, para a qual uma das causas pode ser a síndrome paraneoplásica. O quadro caracteriza-se por um desenvolvimento entre dias e semanas de déficit de memória e alterações do comportamento, como irritabilidade ou apatia e psicose, evoluindo para movimentos involuntários e epilepsia. Pode ser causado por carcinoma de pequenas células no pulmão, câncer testicular e teratoma ovariano; esse último associado à encefalite por anticorpos antirreceptor N-metil-D-aspartato (NMDA), o mais conhecido dos tipos de encefalite límbica e que acomete principalmente mulheres jovens. Outra neoplasia que muitas vezes pode provocar sintomas psíquicos é o câncer pancreático, no qual sintomas de depressão e ansiedade, e até mesmo episódios maníacos, podem ocorrer precedendo o diagnóstico do câncer.[56]

Uso de substâncias psicoativas

As substâncias psicoativas podem provocar, além do próprio quadro comportamental da dependência à substância, grande variedade de manifestações psíquicas e comportamentais, semelhantes ou idênticas a doenças psiquiátricas primárias. Como nesse caso existe um conhecido agente causador de lesão cerebral, as repercussões psíquicas causadas por uso abusivo de substâncias psicoativas são geralmente consideradas transtornos mentais secundários.

Álcool

O alcoolismo é um mal que afeta 18,3 milhões de brasileiros, 10% da população total.[57] Em quadros graves de abstinência ao álcool, como *delirium tremens*, o paciente pode apresentar alucinações auditivas, visuais, táteis, delírios, alterações de humor acompanhadas por déficit da atenção, rebaixamento do nível de consciência, desorientação no tempo e no espaço, comportamento desorganizado, caracterizado por agressividade e impulsividade. É uma condição grave, potencialmente fatal, que evolui com melhora em aproximadamente 1 a 4 dias. A alucinose secundária ao álcool ocorre após redução abrupta do consumo, e o paciente apresenta alucinações auditivas e visuais, com *insight* preservado. A maioria dos quadros remite em horas; outros podem evoluir com caráter persistente durante anos.[58]

Outras substâncias psicoativas

Segundo Sewell et al.,[59] a *cannabis* e os canabinoides naturais e sintéticos ministrados por diferentes vias podem produzir um conjunto de sintomas positivos como: delírios, alucinações, desorganização do pensamento, desrealização, despersonalização, além de sintomas negativos e déficits cognitivos em indivíduos saudáveis que se assemelham aos sintomas da esquizofrenia. Esses efeitos são relacionados com a dose, não perturbam a orientação e perduram de minutos a horas. Uma pequena quantidade de indivíduos vulneráveis vivencia efeitos psicotomiméticos robustos, mas não está claro o que produz essa suscetibilidade. Em pacientes com esquizofrenia, a exposição aos canabinoides exacerba temporariamente os sintomas. Crescentes evidências sugerem que a exposição precoce e a grandes quantidades de *cannabis* pode aumentar o risco de se desenvolver um transtorno psicótico como a esquizofrenia. A relação entre o uso de *cannabis* e a esquizofrenia preenche alguns, mas não todos, os critérios usuais de causalidade; logo, o consumo de *cannabis* não mostrou evidência suficiente que justifique relação de causalidade direta, representando um fator de risco, entre outros, como ambientais e genéticos, para o desenvolvimento de psicose permanente.

A cocaína é caracterizada por ser uma substância psicoativa capaz de bloquear a recaptação da dopamina na fenda sináptica e promover uma neurotransmissão dopaminérgica aumentada e a condução de distúrbios psíquicos. Com o uso crônico, o indivíduo pode apresentar sintomas psicóticos e agitação psicomotora durante o consumo da substância. Também em casos de abstinência, ocorrem fenômenos como agitação psicomotora e flutuações do humor, devido à ansiedade intensa e aos sintomas de depressão.[60]

Doenças endocrinometabólicas

Doenças da tireoide

Sabe-se que o hipotireoidismo pode cursar com sintomas similares aos da depressão, principalmente lentidão cognitiva e fadiga, mas também com anedonia, hipersonia, perdas de apetite e da libido; casos mais graves podem cursar com quadros catatoniformes. Além de sintomas leves de depressão, pacientes com hipotireoidismo raramente também podem apresentar agitação e franca psicose, a "loucura mixedematosa", descrita por Asher em 1949.[61,62] Essa associação está clara quando se trata de hipotireoidismo clínico, ou seja, níveis elevados de hormônio tireoestimulante (TSH) e reduzidos de tiroxina (T4) livre. Nos casos de TSH leve a moderadamente elevado com T4 livre normal, a maioria dos estudos não demonstrou correlação consistente entre o achado laboratorial e os sintomas de cunho depressivo, assim como também não parece haver benefício do ponto de vista psiquiátrico de tratamento com levotiroxina. No hipotireoidismo clínico estabelecido, a reposição do hormônio tireoidiano é o tratamento de base.[63] A ocorrência de edema duro e intolerância ao frio pode auxiliar na suspeita diagnóstica na avaliação inicial.

No hipertireoidismo, definido pelo achado laboratorial de níveis baixos de TSH e elevados de T4 livre, ao contrário do que se poderia imaginar, a apresentação psiquiátrica mais comum não é mania ou agitação, e sim depressão e ansiedade, porém com marcada irritabilidade e inquietação. Quadro de mania pode ocorrer, incluindo sintomas psicóticos, com humor mais caracteristicamente disfórico que eufórico. Achados do exame físico que podem contribuir para a suspeita são perda ponderal importante, taquicardia, sudorese aumentada e, nos casos da etiologia como doença de Graves, exoftalmia. O tratamento consiste em medicações antitireoidianas.[62]

Doença de Wilson

Os sintomas psiquiátricos são descritos em 30 a 64% dos casos de doença de Wilson, com manifestação desde o início da doença. Em aproximadamente 2 anos de evolução dessa patologia, os sintomas psiquiátricos não manifestos começam a aparecer, podendo preceder outros quadros clínicos, como os hepáticos e neurológicos. São descritos sintomas de depressão, maniatiformes, psicose, ansiedade, pensamentos obsessivos, compulsões, hipersexualidade, impulsividade e agressividade.[64]

Doenças infecciosas

Neurossífilis

Há comprometimento neurológico secundário à infecção pelo *Treponema pallidum*. Desde o início da infecção, a bactéria acomete o SNC, acarretando leves sintomas neurológicos, na maioria das vezes sem comprometimento grave. Em aproximadamente 10% dos pacientes, a infecção do SNC evolui com remissão mesmo na ausência de tratamento. A apresentação do quadro clínico é muito variada e pode ter semelhança com qualquer sintoma neurológico e psiquiátrico, como doença de Alzheimer, EM, tumores, DP, AVE por arteriosclerose, esquizofrenia, depressão, entre outras. As apresentações psiquiátricas típicas são quadro demencial simples, mania, depressão, episódios esquizofreniforme ou confusionais. Na apresentação demencial, o paciente exibe comprometimento global das funções cognitivas de maneira insidiosa e rapidamente progressiva. Na forma bipolar, o paciente apresenta sintomas de mania, como aumento da energia, ausência de crítica, euforia, e sintomas de depressão. A apresentação esquizofreniforme é menos comum comparada às demais, com delírios e alucinações auditivas e visuais. Na apresentação confusional, o paciente apresenta episódios intermitentes de alterações da consciência e desorientação. Outros tipos de apresentação têm maior prevalência de sintomas neurológicos, como déficits focais e convulsões.[65]

Sintomas demenciais acompanhados de apatia e alterações do comportamento são muito comuns. A associação a sintomas neurológicos, como paresia, paralisias, afasia, agnosia, apraxia, cefaleia, rigidez de nuca, febre, episódios convulsivos, alterações do reflexo pupilar, redução da acuidade visual, indica necessidade de investigação de etiologia secundária.[66]

HIV/AIDS

O vírus da imunodeficiência humana (HIV), causador da AIDS, é um retrovírus neurotrópico que acomete precocemente o SNC. A investigação laboratorial é feita por meio da pesquisa sorológica do anticorpo HIV, inicialmente pelo método ELISA (do inglês *enzyme linked immunosorbent assay*) – resultados positivos para o vírus devem ser confirmados pelo *Western blot*. Aproximadamente 95% dos portadores do HIV apresentam conversão sorológica em 10 a 12 meses. O líquido cerebrospinal indica aumento de proteínas e pleiocitose mononuclear, e muitas síndromes mentais secundárias podem ocorrer nos pacientes com AIDS.

Sintomas de depressão são mais comumente descritos em pacientes HIV-positivos se comparados com a população soronegativa. Algumas pesquisas demonstram aumento de 5 a 20% de prevalência ao se relacionarem os dois grupos. Pacientes podem apresentar desde um quadro de ajustamento com rebaixamento do humor e evolução favorável até quadros graves de depressão com ideação e planejamento suicida,[67] com fatores de risco para sexo feminino, idosos, usuários de substâncias psicoativas, carga viral elevada, menor suporte social e homossexuais.[68] É interessante observar que a depressão em pacientes HIV-positivos é subdiagnosticada porque não é uma queixa investigada ativamente pelo clínico e tolerada como natural ante o diagnóstico. Muitos desses sintomas também estão presentes no quadro infeccioso, como redução do apetite e da concentração, e fadiga.

É importante estar atento e manter uma investigação constante, valorizando a queixa do paciente, uma vez que sintomas de depressão estão diretamente relacionados com a baixa adesão terapêutica e a consequente redução das células de defesa. Sintomas de ansiedade também são muito relatados, relacionados com os fatores estressores do processo de adoecimento.[67]

Quadros psicóticos isolados não são comuns em pacientes HIV-positivos e estão mais associados a *delirium*, quadros demenciais e uso de medicações, como efavirenz e ganciclovir. Maior prevalência de sintomas maniatiformes é demonstrada com o processo evolutivo da infecção pelo HIV, variando de 1 a 2% no início do quadro, e de 7 a 8%, quando instalada a AIDS, sendo mais comuns manifestações de irritabilidade.[69]

Desde o início da infecção pelo HIV, o vírus pode ser identificado no SNC, no liquor e no tecido cerebral, e permanece durante toda sua evolução, mesmo na ausência de sintomas neurológicos. No curso de sua evolução, ele pode provocar transtornos da função cognitiva e causar déficits dos processos mentais, como atenção, aprendizado, memória, rapidez do processamento de informações, capacidade de resolução de problemas e sintomas sensoriais e motores. As manifestações neurológicas mais comuns, relacionadas diretamente com o HIV, são os transtornos cognitivo e motor menor, e a demência associada ao HIV. As sequelas relacionadas com as doenças oportunistas do SNC, como neurotoxoplasmose, meningite tuberculosa e neurocriptococose, também são importantes causas de danos cognitivos e psiquiátricos. Com o advento da terapia antirretroviral, é possível reduzir a incidência de quadros demenciais secundários ao HIV; por outro lado, há aumento da prevalência em virtude da ampliação da sobrevida da população e do aparecimento de lesões cognitivas leves.[70] A tomografia computadorizada do encéfalo mostra sinais de atrofia cortical. Na RM, que é mais sensível, pode-se observar o comprometimento da substância branca. O tratamento consiste em medidas gerais, apoio psicossocial e prescrição de medicamentos para o controle da AIDS.

Doenças autoimunes

Lúpus eritematoso sistêmico e outras

O comprometimento cognitivo inicialmente caracterizado por redução de atenção, raciocínio, funções executivas, memória e alentecimento psicomotor é comum em pacientes com LES, e geralmente a intensidade do dano é leve. A psicose pode ser desencadeada por processo de desregulação autoimune, o que representa um fator de gravidade da doença (mostrando a necessidade de sempre ser feito o diagnóstico diferencial com uso de drogas, medicamentos e infecções), evoluindo com remissão após controle do quadro clínico. Nesse caso, é interessante observar que o quadro psicótico pode ser desencadeado pela reação imunológica ou pela exposição ao corticosteroide, medicação geralmente administrada para tratamento em altas doses. Apesar disso, essa diferenciação não deve atrasar a instituição de terapia precoce. Estima-se que 20% dos pacientes com LES apresentam sintomas de depressão, o que diminui a adesão terapêutica e o controle do quadro.[71]

Sabe-se que há maior prevalência de sintomas de depressão em pacientes com fibromialgia. Apesar de a etiologia dessa relação não estar claramente estabelecida na literatura, o impacto causado na qualidade de vida desses indivíduos é suficiente para uma investigação ativa e otimização terapêutica.[72] Para mais informações, ver Capítulo 28, *Transtornos Dolorosos*.

A alta prevalência de depressão, associada à artrite reumatoide, está diretamente relacionada com aumento das dores, comprometimento da funcionalidade e prejuízo na qualidade de vida do indivíduo, promovendo a progressão da doença e reduzindo a resposta farmacológica.[73]

Medicamentosas

Corticosteroides

Os glicocorticoides são indicados como tratamento em variadas doenças por seu efeito anti-inflamatório e imunossupressor; apesar disso, também apresentam muitos efeitos colaterais, e, por esse motivo, convém a ponderação entre o risco e o benefício de seu uso. Entre os sintomas neuropsiquiátricos mais comuns dos glicocorticoides estão mania, hipomania, psicose, pensamentos suicidas, irritabilidade, agressividade, ansiedade e depressão. Até 75% dos pacientes tratados com corticosteroides podem desenvolver sintomas psiquiátricos leves. O risco é dose-dependente, aumentando de maneira mais significativa a partir da dose equivalente a 40 mg/dia de prednisona. Os sintomas têm correlação temporal com a exposição, geralmente são relatados horas ou semanas após o uso e tendem a remitir após a retirada. Pacientes que fazem uso crônico também podem apresentar sintomas de agressividade e psicose ou relacionados com a memória, quando da descontinuação súbita ou da redução da concentração medicamentosa. Nesses casos, orientam-se a reintrodução da dose habitual e a retirada gradual. Entre os fatores de risco estão sexo feminino, comorbidades em que seja necessário uso constante de corticosteroide, como LES, fármacos inibidores de citocromo P450, como claritromicina, hipoalbuminemia, hipoalbuminúria e redução da albumina no liquor.[74] A suspensão do medicamento deve ser indicada em quadros de manifestações psiquiátricas secundárias, sempre que possível; no entanto, alguns pacientes necessitam de tratamento crônico com corticosteroides e, por isso, deve-se considerar a associação farmacológica a antipsicóticos, estabilizadores de humor e antidepressivos.[75]

Outras medicações que causam transtornos mentais frequentes na prática médica

Outros medicamentos também podem causar sintomas psiquiátricos e seu uso deve ser avaliado comparativamente ao benefício. Vários agentes antiparkinsonianos, como amantadina, selegilina, agonistas dopaminérgicos e anticolinérgicos, podem desencadear sintomas psicóticos ao longo do uso, proporcionais à dose administrada. Alguns antirretrovirais, como o efavirenz, podem causar psicose, mania, depressão e insônia.[76] É bem estabelecida a relação da interferona, agente imunomodulador indicado para o tratamento de hepatite C, com sintomas de depressão após a exposição ao medicamento. Nesses casos, orienta-se o tratamento conjunto com antidepressivos. Agentes imunossupressores como tacrolimo podem causar depressão, insônia e psicose. A ciclosporina relaciona-se com agitação, insônia, ansiedade, psicose; e o infliximabe, com sintomas de depressão, ansiedade, agitação e psicose.[26]

BASES DO TRATAMENTO

Encaminhamento para o especialista

Uma dúvida que provoca angústia ao psiquiatra é quando encaminhar e quando acompanhar esse paciente isoladamente. Esse é um questionamento difícil, pois envolve particularidades de cada caso; porém, em uma generalização, pode-se afirmar que a maioria dos quadros necessita de acompanhamento de outras especialidades, tendo em vista que a apresentação psiquiátrica é a consequência de uma instabilidade clínica, ou seja, é necessário o controle da doença de base para resolução satisfatória do quadro. Muitas vezes, a condução psiquiátrica é meramente sintomática. Um exemplo é a psicose causada pelo hipertireoidismo, quando, apesar de um controle com antipsicótico ser necessário, apenas a estabilização dos hormônios tireoidianos, estando o paciente em eutimia, pode assegurar controle definitivo. Em outras situações, como lesões estruturais do cérebro, há comprometimento definitivo; o especialista é incapaz de reverter o dano. Nesses casos, além de prevenir novos eventos, o paciente pode ser acompanhado isoladamente pelo psiquiatra, que deve estar atento a possíveis evoluções do quadro.

Logo, a observação individual, em busca de uma resolução satisfatória global do caso, é a principal ferramenta da condução clínica e do acompanhamento psiquiátrico.

CONCLUSÃO

Hoje em dia se sabe que qualquer processo inflamatório, seja de origem infecciosa, metabólica, traumática, pós-cirúrgica, e a exposição a medicamentos e substâncias pode desencadear sintomas psiquiátricos. Nesses casos, apesar de ser importante estabelecer uma lógica causal, não é necessária a confirmação por meio de exames laboratoriais ou de imagem, tendo em vista que a avaliação clínica com base na fenomenologia do quadro é o instrumento soberano para definir intervenção terapêutica associada ao tratamento da doença de base e à prevenção de novos episódios. Uma mesma doença clínica pode manifestar-se com várias apresentações psiquiátricas, como as deficiências de vitamina B_{12} e ácido fólico, que podem provocar deterioração intelectual, principalmente em idosos. O quadro demencial pode preceder as manifestações físicas e as alterações sanguíneas características da hipovitaminose. Devem-se sempre buscar alterações na história e no exame físico que apoiem etiologia secundária como relato de alucinações visuais, sintomas focais ou redução do nível de consciência.

Na maioria das situações, tratam-se os sintomas psiquiátricos e a causa de base para controle eficaz, seguro e satisfatório do transtorno. O psiquiatra deve suspeitar e excluir doenças secundárias como parte de sua rotina médica, otimizando o tratamento do paciente e proporcionando o melhor prognóstico possível.

REFERÊNCIAS BIBLIOGRÁFICAS

1. Ramozzi-Chiarottino Z, Freire J. O dualismo de Descartes como princípio de sua Filosofia Natural. Estudos Avançados. 2013; 27(79):157-70.
2. Kendler K. The dappled nature of causes of psychiatric illness: replacing the organic-functional/hardware-software dichotomy with empirically based pluralism. Mol Psychiatry. 2012; 17(4):377-88.
3. Hansotia P. A neurologist looks at mind and brain: "the enchanted loom". Clin Med Res. 2003;1(4):327-32.
4. Spitzer R, First M, Williams J et al. Now is the time to retire the term "organic mental disorders". Am J Psychiatry. 1992; 149(2):240-4.
5. Sachdev P. A critique of "organic" and its proposed alternatives. Aust N Z J Psychiatry. 1996;30(2):165-70.
6. World Health Organization. International Classification of Diseases 11th Revision. Available from: https://icd.who.int/browse11/l-m/en. Accessed on 13/04/2023.
7. American Psychiatric Association. Diagnostic and statistical manual of mental disorders. 4. ed. Text Revision. Washington, DC: APA, 2000.
8. American Psychiatric Association. Manual diagnóstico e estatístico de transtornos mentais: DSM-5-TR. Porto Alegre: Artmed; 2023.
9. Prasad S, Rohit BK, Das A et al. Psychiatric morbidity: a retrospective study from a tertiary care center. Cureus. 2023;15(3):e36687.
10. Botega N. Prática Psiquiátrica no Hospital Geral. 3. ed. Porto Alegre: Artmed; 2012.
11. Keshavan M, Kaneko Y. Secondary psychoses: an update. World Psychiatry. 2013;12(1):4-15.
12. Amin M, Wang J. Routine laboratory testing to evaluate for medical illness in psychiatric patients in the emergency department is largely unrevealing. West J Emerg Med. 2009;10(2):97-100.
13. Janiak B, Atteberry S. Medical clearance of the psychiatric patient in the emergency department. J Emerg Med. 2012;43(5):866-70.
14. Zun L. Evidence-based evaluation of psychiatric patients. J Emerg Med. 2005;28(1):35-9.
15. Lôbo R, da Silva Filho S, Lima N et al. Delirium. Medicina (Ribeirão Preto). 2010;43(3):249-57.
16. Inouye S, Westendorp R, Saczynski J. Delirium in elderly people. The Lancet. 2014;383(9920):911-22.
17. Negreiros DP, Meleiro AMAS, Furlanetto LM et al. Portuguese version of the Delirium Rating Scale-Revised-98: reliability and validity. Int J Geriatr Psychiatry. 2008;23:472-7.
18. Dalgalarrondo P. Psicopatologia e semiologia dos transtornos mentais. 2. ed. Porto Alegre: Artmed; 2000.
19. Sadock B, Sadock VA, Ruiz P. Compêndio de psiquiatria: ciência do comportamento e psiquiatria clínica. 11. ed. Porto Alegre: Artmed; 2017.
20. Rogers JP, Chesney E, Oliver D et al. Psychiatric and neuropsychiatric presentations associated with severe coronavirus infections: a systematic review and meta-analysis with comparison to the COVID-19 pandemic. Lancet Psychiatry. 2020;7:611-27.
21. Fond G, Nemani K, Etchecopar-Etchart D et al. Association between mental health disorders and mortality among patients with COVID-19 in 7 countries: a systematic review and meta-analysis. JAMA Psychiatry. 2021;78(11):1208-17.
22. Rundell JR, Wise MG. Causes of organic mood disorder. J Neuropsychiatry Clin Neurosci. 1989;1(4):398-400.
23. Taquet M, Sillet R, Zhu L et al. Neurological and psychiatric risk trajectories after SARS-CoV-2 infection: an analysis of 2-year retrospective cohort studies including 1 284 437 patients. Lancet Psychiatry. 2022;9:815-27.
24. Deng J, Zhou F, Hou W et al. The prevalence of depression, anxiety, and sleep disturbances in COVID-19 patients: a meta-analysis. Ann N Y Acad Sci. 2021;1486(1):90-111.
25. Patten SB, Barbui C. Drug-induced depression: a systematic review to inform clinical practice. Psychother Psychosom. 2004;73(4):207-15.
26. Chiappe MV, Scublinsky D. Efectos adversos neuropsiquiátricos de drogas inmunosupresoras utilizadas en Reumatología. Rev Arg Reumatol. 2013;24(4):38-44.
27. Cosci F, Fava GA, Sonino N. Mood and anxiety disorders as early manifestations of medical illness: a systematic review. Psychother Psychosom. 2015;84(1):22-9.
28. Weder N, Muralee S, Penland H et al. Catatonia: a review. Ann Clin Psychiatry. 2008;20(2):97-107.
29. Dawood A, Dawood A, Dawood S. Catatonia after COVID-19 infection: scoping review. BJPsych Bulletin. 2023;47(4):208-19.
30. Carroll BT, Kennedy JC, Goforth HW. Catatonic signs in medical and psychiatric catatonias. CNS Spectr. 2000;5(7):66-9.
31. Yaryura-Tobias JA, Anderson MC, Neziroglu FA. Organicity in obsessive-compulsive disorder. Behav Modif. 2000;24(4):553-65.
32. Endres D, Pollak TA, Bechter K et al. Immunological causes of obsessive-compulsive disorder: is it time for the concept of an "autoimmune OCD" subtype? Transl Psychiatry. 2022;12(1):5.
33. Bugalho P, Oliveira-Maia AJ. Impulse control disorders in Parkinson's disease: crossroads between neurology, psychiatry and neuroscience. Behav Neurol. 2013;27(4):547-57.
34. Fernandes MBVB. Perturbação obsessivo-compulsiva na doença de Parkinson. Faculdade de Medicina Universidade de Coimbra. Abril 2022.
35. Siri C, Cilia R, Gaspari D et al. Psychiatric symptoms in Parkinson's disease assessed with the SCL-90R self-reported questionnaire. Neurol Sci. 2010;31(1):35-40.
36. Murray P, Kumar S, DeMichele-Sweet M et al. Psychosis in Alzheimer's Disease. Biol Psychiatry. 2014;75(7):542-52.
37. Kaufman D, Geyer H, Milstein M. Kaufman's clinical neurology for psychiatrists. 8. ed. Ontario: Elsevier Canada; 2018.
38. McKeith IG, Burn DJ, Ballard CG et al. Dementia with Lewy bodies. Semin Clin Neuropsychiatry. 2003;8(1):46-57.
39. Bott NT, Radke A, Stephens ML et al. Frontotemporal dementia: diagnosis, deficits and management. Neurodegener Dis Manag. 2014;4(6):439-54.
40. Jauhar S, Ritchie S. Psychiatric and behavioural manifestations of Huntington's disease. Adv Psychiatr Treatment. 2010;16(3):168-75.
41. Hornsten C, Molander L, Gustafson Y. The prevalence of stroke and the association between stroke and depression among a very old population. Arch Gerontol Geriatr. 2012;55(3):555-9.
42. Wei N, Yong W, Li X et al. Post-stroke depression and lesion location: a systematic review. J Neurol. 2014;262(1):81-90.
43. Carson A, MacHale S, Allen K et al. Depression after stroke and lesion location: a systematic review. Lancet. 2000;356(9224):122-6.
44. Shi Y, Yang D, Zeng Y et al. Risk factors for post-stroke depression: a meta-analysis. Front Aging Neurosci. 2017;9:218.
45. Melo RC, Lopes R, Alves JC. Bipolar disorder after stroke in an elderly patient. Case Rep Psychiatry. 2014;2014:741934.
46. Koponen S, Taiminen T, Portin R et al. Axis I and II psychiatric disorders after traumatic brain injury: a 30-year follow-up study. Am J Psychiatry 2002;159(8):1315-21.
47. Schwarzbold M, Diaz A, Martins ET et al. Psychiatric disorders and traumatic brain injury. Neuropsychiatr Dis Treat. 2008; 4(4):797-816.
48. Marsh L, Rao V. Psychiatric complications in patients with epilepsy: a review. Epilepsy Research. 2002;49(1):11-33.
49. Stern T. Massachusetts General Hospital handbook of general hospital psychiatry. Philadelphia: Saunders/Elsevier; 2010.
50. Delgado-Escueta AV, Mattson RH, King L et al. The nature of aggression during epileptic seizures. Epilepsy Behav. 2002;3(6):550-6.
51. Devinsky O, Najjar S. Evidence against the existence of a temporal lobe epilepsy personality syndrome. Neurology. 1999;53(5 Suppl 2):13-25.

52. Krauss G, Theodore W. Treatment strategies in the postictal state. Epilepsy Behav. 2010;19(2):188-90.
53. Chen Z, Lusicic A, O'Brien T et al. Psychotic disorders induced by antiepileptic drugs in people with epilepsy. Brain. 2016;139(10):2668-78.
54. Keschner M, Bender MB, Strauss I. Mental symptoms associated with brain tumor: a study of 530 verified cases. JAMA. 1933;110(10):714-8.
55. Madhusoodanan S, Ting MB, Farah T et al. Psychiatric aspects of brain tumors: a review. World J Psychiatry. 2015;5(3):273-85.
56. Kayser MS, Kohler CG, Dalmau J. Psychiatric manifestations of paraneoplastic disorders. Am J Psychiatry. 2010;167(9):1039-50.
57. Pereira RC. Presença de sintomas de transtornos mentais comuns entre consumidores de álcool. Neurobiologia. 2014;77(1-2).
58. Diehl A, Cordeiro D, Laranjeira R. Dependência química. Porto Alegre: Artmed; 2000.
59. Sewell R, Skosnik P, Garcia-Sosa I et al. Efeitos comportamentais, cognitivos e psicofisiológicos dos canabinoides: relevância para a psicose e a esquizofrenia. Rev Bras Psiquiatr. 2010;32(Supl 1):515-30.
60. Daltro MSL, Marinho LO, Xavier EL et al. Body perception of cocaine users. Int Arch Med. 2016; Citation: O'Hagan A, Poxon AJ. Cocaine trafficking and the social impact of cocaine on uk society. Forensic Res Criminol Int J. 2016;2(2):00048.
61. Asher R. Myxoedematous madness. Br Med J. 2016; 1949; 2(4627):555-62.
62. Feldman AZ, Shrestha RT, Hennessey JV. Neuropsychiatric manifestations of thyroid disease. Endocrinol Metab Clin North Am. 2013;42(3):453-76.
63. Samuels MH. Psychiatric and cognitive manifestations of hypothyroidism. Curr Opin Endocrinol Diabetes Obes. 2014;21(5):377-83.
64. Zimbrean P, Schilsky M. Psychiatric aspects of Wilson disease: a review. Gen Hosp Psychiatry. 2014;36(1):53-62.
65. Caixeta L. Neurossífilis: uma breve revisão. Rev Patol Trop. 2014;43(2):121-9.
66. O'Donnell JA. Neurosyphilis: a current review. Curr Infect Dis Rep. 2005;7:277-84.
67. Chandra PS. HIV & psychiatric disorders. Indian J Med Res. 2005;121:451-67.
68. Nanni M, Caruso R, Mitchell A et al. Depression in HIV infected patients: a review. Curr Psychiatry Rep. 2014;17(1):530.
69. Dubé B, Benton T, Cruess DG et al. Neuropsychiatric manifestations of HIV infection and AIDS. J Psychiatry Neurosci. 2005;30(4):237-46.
70. Christo P. Alterações cognitivas na infecção pelo HIV e AIDS. Rev Assoc Med Bras. 2010;56(2):242-7.
71. Díaz-Cortés D, Correa-González N, Díaz M et al. Compromiso del sistema nervioso central en el lupus eritematoso sistémico. Rev Colomb Reumatol. 2015;22(1):16-30.
72. Souza AO. Fibromyalgia and depression: an imprecise link. Rev Med Sau Bras. 2014;3(2).
73. Fiest K, Hitchon C, Bernstein C et al. Systematic review and meta-analysis of interventions for depression and anxiety in persons with rheumatoid arthritis. J Clin Rheumatol. 2017;23(8):425-34.
74. García MS, Esquerdo BP, Martínez EP. Manía inducida por el tratamiento con corticoesteroides: revisión a partir de un caso clínico. Rev Asoc Esp Neuropsiquiatr. 2015;35(126):323-40.
75. Alheira FV, Brasil MAA. O papel dos glicocorticoides na expressão dos sintomas de humor: uma revisão. Rev Psiquiatr Rio Grande do Sul. 2005;27(2):177-86.
76. Testa EC. Análise das reações adversas ao efavirenz em pacientes do Instituto de Pesquisa Clínica Evandro Chagas/Fiocruz. Rev Bras Farm. 2009;90(1):81-5.

16 Esquizofrenia e Outros Transtornos Psicóticos

Antonio Peregrino • Luciana Valença Garcia •
Rodrigo C. Marques •
Alexandrina Maria Augusto da Silva Meleiro

CONCEITOS BÁSICOS E HISTÓRIA DA PSICOSE

Antes da descrição clínica dos transtornos psicóticos propriamente ditos, apresentamos um histórico e bases conceituais da psicose desde seus primórdios na Antiguidade Clássica até as concepções dos psiquiatras no século XIX, que constituem o grande esteio para o entendimento atual da questão.

Surge na Alemanha, na década de 1840, o termo psicose: como "doença da psique", encerrando em seu sufixo "ose" a ideia de doença crônica e/ou degenerativa. Tornou-se oposição ao conceito de neurose: "doença dos nervos", e carrega em si a ideia de maior gravidade.[1]

Atualmente, o termo psicose é considerado uma síndrome clínica que inclui, como característica principal, vivências patológicas de alheamento e distorção da realidade, principalmente na forma de alterações das crenças e julgamentos (delírios) e da sensopercepção (alucinações). Constitui os quadros que mais se aproximam do conceito coloquial de "loucura".

Embora os transtornos psicóticos, representados principalmente pela esquizofrenia, tenham recebido elaboração teórica mais significativa apenas a partir do século XIX, os sintomas psicóticos e sua relação com diversas morbidades são fatos conhecidos desde a Antiguidade Clássica.

ESQUIZOFRENIA

A esquizofrenia constitui um dos transtornos mentais mais graves e debilitantes. Trata-se de doença que se inicia na fase de adolescência/adulto jovem, evolui de modo crônico e, em seu desfecho clínico, modifica sobremaneira o funcionamento psicossocial do indivíduo acometido. Apesar de descrita como uma "doença única", parece encampar um grupo com fisiopatologia e etiopatogenia heterogêneas, incluindo pacientes com diversas apresentações sintomatológicas, diferentes respostas terapêuticas e desfecho clínico variável. Observa-se comumente uma mescla de sintomas que envolvem alterações da sensopercepção, do pensamento (sobretudo em seu conteúdo: delírios), na cognição como um todo, nas emoções, no comportamento global e na funcionalidade psicossocial.

Histórico

Na quarta edição de seu tratado, de 1893, Emil Kraepelin define uma entidade denominada *dementia praecox*. Esse diagnóstico remonta ao termo *démence précoce* usado por Morel e inclui quadros clínicos até então considerados apresentações de patologias diferentes, como a hebefrenia (de Hecker) e a catatonia (de Kahlbaum). A ênfase de Kraepelin na avaliação longitudinal e em um exame voltado para o tipo dos sintomas acompanhou o raciocínio clínico inaugurado por Kahlbaum.[1]

O termo *dementia praecox* reflete a ideia central da doença descrita por Kraepelin: um processo de deterioração intelectual após o início de sintomas psicóticos em pacientes jovens. Ele aponta os sintomas psicóticos, porém destaca o processo deteriorante como elemento essencial para o diagnóstico (Tabela 16.1). Distinguia-os, portanto, dos pacientes que apresentavam quadros de episódios (fases) de doença mental com períodos de normalidade (que denominou de insanidade maníaco-depressiva) e daqueles com delírios persistentes (paranoicos).[1,2]

Ainda no início do século XX, em 1911, Eugen Bleuler,[3] psiquiatra suíço, substituiu o termo "demência precoce" por esquizofrenia, a fim de enfatizar a desagregação, a cisão e a quebra (que estariam resumidas no radical "esquizo") do funcionamento mental (incorporado no sufixo "frenos", cuja ideia é de mente, "espírito"). A ideia central de Bleuler era descrever clinicamente que esses pacientes nem sempre evoluíam com deterioração cognitiva.[4,5] A criação do termo "esquizofrenia" também afasta o diagnóstico de conceitos relacionados com a teoria da degenerescência, ideia que marcou o mundo intelectual do século XIX e que esteve fortemente presente no pensamento de Morel.[1] Bleuler relatou o que considerava fundamental para o diagnóstico (sintomas básicos da esquizofrenia), hoje conhecidos como os "A" de Bleuler (ver Tabela 16.1).[4,6,7]

A publicação da primeira edição da *Psicopatologia Geral*, de Karl Jaspers, em 1913, reforçou o interesse pelos aspectos subjetivos da psicose, ou seja, como seriam os sintomas psicóticos vivenciados pelos próprios pacientes.[1] Contudo, a tradução desse desenvolvimento psicopatológico para a prática clínica coube ao também psiquiatra alemão Kurt Schneider. Em 1938, Schneider descreveu o que considerava sintomas de primeira ordem para o diagnóstico de esquizofrenia (ver Tabela 16.1). Trata-se de um conjunto de sintomas que estariam fortemente

Tabela 16.1 Evolução conceitual do diagnóstico de esquizofrenia – autores clássicos.

Kraepelin	Bleuler	Schneider
Síndrome avolicional "Enfraquecimento das atividades emocionais que formam as molas propulsoras da volição"	**Sintomas fundamentais (os 4 A)** • Afrouxamento das associações ideativas • Autismo • Ambivalência • Afeto embotado	**Sintomas de 1ª ordem** • Percepção delirante • Vozes que dialogam entre si ou comentam as ações • Eco ou sonorização do pensamento • Difusão do pensamento • Roubo ou inserção do pensamento • Vivências de influência
Perda da unidade "A perda de unidade interna das atividades do intelecto, da emoção e da volição"	**Sintomas acessórios** • Delírios • Alucinações • Sintomas do humor • Sintomas catatônicos	**Sintomas de 2ª ordem** • Perplexidade • Outras alterações sensoperceptivas • Outras vivências de influência • Intuição delirante • Sintomas do humor

Adaptada de Charney et al., 2013;[6] Dalgalarrondo, 2008;[7] Noto e Bressan, 2012.[4]

associados à doença, embora não devam ser vistos como patognomônicos, assim como sua ausência não deve descartar o diagnóstico de esquizofrenia.[6,8]

Evolução na classificação diagnóstica internacional da esquizofrenia

Em 1952, foi publicada a primeira edição do *Manual Diagnóstico e Estatístico de Transtornos Mentais* (DSM) da American Psychiatric Association (APA). Junto com a sexta edição da *Classificação Internacional de Doenças* (CID-6), lançada um pouco antes (1949), iniciaram-se as tentativas internacionais contemporâneas para sistematizar e operacionalizar o diagnóstico psiquiátrico. Seguindo essa proposta, os Critérios Feighner (1972) alcançaram grande influência, com classificações diagnósticas baseadas em apresentação clínica, estudos de *follow-up* e investigação com familiares. Os Critérios contemplaram 15 transtornos mentais e respeitaram a dicotomia prevista por Kraepelin. Assim, classificam a mania como um transtorno afetivo e a esquizofrenia como uma psicose funcional primária, caracterizada por evolução crônica (mínimo de 6 meses) e sintomas psicóticos (quadro delirante-alucinatório e/ou desorganizado).[4,6]

Os Critérios Feighner serviriam de base para os desenvolvimentos nosológicos subsequentes, sobretudo por terem influenciado os *Research Diagnostic Criteria* (RDC).[9] Por sua vez, estes seriam determinantes para os critérios definidos na terceira edição do DSM (DSM-III) e nas edições posteriores da CID. Com relação à esquizofrenia, os RDC colocam os sintomas de primeira ordem de Schneider como essenciais (critérios "A"), estabelecem o tempo mínimo para diagnóstico em 2 semanas, introduzem formalmente os subtipos da esquizofrenia e incluem o transtorno esquizoafetivo como entidade nosológica à parte.[6]

Embora a distinção entre sintomas positivos e negativos remonte ao pensamento do neurologista britânico John Hughlings-Jackson (1835-1911), esse conceito começou a ser desenvolvido, de fato, na Psiquiatria, a partir do *International Pilot Study for Schizophrenia* (IPSS) da Organização Mundial da Saúde (OMS), o qual sugeriu a existência das duas dimensões: a positiva, representada principalmente por delírios e alucinações, e a negativa, tendo como marca os déficits cognitivos, volitivos e afetivos.[6] No início da década de 1980, autores como Crow (1980) e Andreasen e Olsen (1982) desenvolveram e validaram diferentes conceitos de síndromes positiva/negativa. Em 1990, Liddle e Barnes definiram três grandes síndromes na esquizofrenia: positiva (psicótica), negativa (deficitária) e desorganizada.[4,6] A divisão da esquizofrenia em várias síndromes ou grupos de sintomas é uma tendência da prática clínica que tende a se confirmar em pesquisa e em estudos de análise fatorial, como a *Positive and Negative Syndrome Scale* (PANSS).[4] Os autores clássicos consideravam que o diagnóstico se referia a um grupo heterogêneo – Bleuler chamou de "o grupo das esquizofrenias" e Kraepelin caracterizou como vários "subtipos" da *dementia praecox*.[5,10]

O DSM-IV e sua versão revisada (DSM-IV-TR) mantiveram a lógica preconizada pelo DSM-III para o diagnóstico da esquizofrenia, tendo como critérios de inclusão a existência de sintomas característicos, disfunção sócio-ocupacional e duração de, no mínimo, 6 meses.[11] O DSM-5, de 2013,[12] segue esse raciocínio, mas instaura algumas mudanças,[13,14] resumidas na Tabela 16.2, as quais foram preservadas na sua edição revisada (DSM-5-TR) de 2022.[15] A CID-11, divulgada em 2018[16] para aprovação e implementação, aproximou alguns critérios diagnósticos entre as duas classificações, embora ainda esteja alinhada a sua antecessora (CID-10)[17] em pontos essenciais, como a ênfase na presença de sintomas de primeira ordem, tempo de apenas 1 mês para o diagnóstico e ausência de um item sobre disfunção. Em geral, esses critérios podem ser interpretados como proporcionalmente menos rigorosos, em função do maior foco em aspectos transversais/sintomáticos e o pouco tempo de evolução necessário para o diagnóstico.[11,17] Algumas das mudanças da CID-11 também podem ser verificadas na Tabela 16.2.[16]

Historicamente, a doença que hoje compreendemos como esquizofrenia passou por períodos de desenvolvimento conceitual em que houve maior atenção a um ou outro de seus aspectos (apresentação clínica *versus* evolução; dimensões psicopatológicas *versus* subtipos; sintomas psicóticos *versus* deficitários), assim como propostas diagnósticas ora mais restritivas, ora mais abrangentes, e uso de critérios categoriais e dimensionais.

Tabela 16.2 Principais características do diagnóstico de esquizofrenia no DSM-5-TR e na CID-11.

DSM-5-TR (APA, 2022)[15]	CID-11 (OMS, 2023)[16]
Título do capítulo: "Espectro da Esquizofrenia e outros Transtornos Psicóticos"	Título do capítulo: "Esquizofrenia e outros Transtornos Psicóticos Primários"
Elimina diagnóstico de subtipos	Elimina diagnóstico de subtipos
Elimina o valor diagnóstico de sintomas bizarros e alucinações schneiderianas	Menciona alterações da consciência do Eu como alguns dos sintomas típicos
Indica necessidade de dois sintomas, dos quais um é "positivo": delírio, alucinação ou desorganização do discurso	Indica necessidade de dois sintomas, dos quais um é fundamental (*core symptom*): delírios ou alucinações persistentes, alterações formais do pensamento, vivências de influência
Sintomas acessórios: "negativos" (redução na expressividade afetiva, abulia) ou psicomotores (comportamento desorganizado ou catatonia)	Sintomas acessórios: cognitivos (déficit da atenção, memória verbal ou cognição social); volitivos (déficit motivacional) e afetivos (embotamento da expressividade)
Duração mínima de 6 meses	Duração mínima de 1 mês
Critério de perda funcional	Não há critério de perda funcional
Descritores para dimensões psicopatológicas: • Alucinações • Delírios • Discurso desorganizado • Comportamento psicomotor anormal • Sintomas negativos • Cognição prejudicada • Depressão • Mania	Descritores para dimensões psicopatológicas: • Sintomas positivos • Sintomas negativos • Sintomas depressivos • Sintomas maníacos • Sintomas psicomotores • Sintomas cognitivos
Especificadores de curso: primeiro episódio, episódios múltiplos ou contínuos	Especificadores de curso: primeiro episódio, episódios múltiplos ou contínuos

Adaptada de Biedermann e Fleischhacker, 2016;[13] American Psychiatric Association, 2014;[12] American Psychiatric Association, 2022;[15] Organização Mundial da Saúde, 2023;[16] Tandon, 2012.[14]

A partir dos anos 1980, as principais referências nosológicas caracterizam a esquizofrenia por critérios operacionais politéticos que envolvem uma mescla de determinados sintomas em associação a preceitos temporais – proposta ainda vigente – atualmente havendo foco também na descrição das várias dimensões psicopatológicas da doença para melhor avaliação longitudinal.

EPIDEMIOLOGIA

Tradicionalmente, se aceita uma cifra global de 1% para prevalência da esquizofrenia ao longo da vida. Contudo, novas pesquisas têm apontado para prevalência um pouco inferior (0,7 a 0,87%), com taxa de incidência ao ano de 15/100.000 homens e 10/100.000 mulheres.[18,19] Outro ponto importante da literatura científica mais recente é a existência de variações de até cinco vezes para os valores de prevalência, conforme a região geográfica. Tal diferença é, apenas em parte, explicada por variabilidade metodológica ou dificuldades diagnósticas e revela possível existência de diferentes fatores de risco nas populações investigadas, tanto em termos de exposição ambiental quanto com relação à predominância de certos perfis genéticos.[14,20]

A faixa etária de acometimento inicial do transtorno está situada entre 15 e 25 anos, com início um pouco mais tardio no sexo feminino. Raramente encontramos surgimento na infância. Sua observação abaixo de 15 anos é considerada de início bastante precoce.[21,22]

Pacientes com esquizofrenia têm expectativa de vida menor e taxa de mortalidade mais de duas vezes superior à da população geral. Isso se deve, principalmente, a mortes por suicídio, na fase inicial da doença, e por complicações cardiometabólicas em fase mais tardia de evolução.[21,22]

Etiopatogenia e mecanismos fisiopatológicos

Fatores genéticos

Estudos com familiares, desde Ernst Rüdin, em 1916, apontam para uma participação importante de fatores genéticos/hereditários na etiopatogenia da esquizofrenia. Várias evidências respaldam essa observação:[6,23]

- A taxa de concordância entre gêmeos monozigóticos é de cerca de 50% e, entre dizigóticos, em torno de 15%
- A taxa de herdabilidade (concordância entre determinado genótipo e um fenótipo específico) é estimada em 80%
- O risco relativo para um familiar de primeiro grau é de, aproximadamente, 10%
- A chance de um filho de pais esquizofrênicos ter a doença é de quase 50%.

Estudos genômicos sofisticados começam a delinear um cenário complexo de interação de grande quantidade de genes (na casa das centenas) para se chegar até o desenvolvimento da patologia. Isso indica quadro fortemente marcado por características poligênicas e por alta pleiotropia (um mesmo gene ou conjunto de genes responsável por mais de um desfecho fenotípico).[21]

Os principais achados de estudos de associação de varredura genômica (GWAS, do inglês *genome-wide associaton study*) demonstram que os fatores de risco genéticos se relacionam com maior variação no número de cópias (CNV, do inglês *copy number variants*) de certos *loci* genéticos comuns. Apesar disso, individualmente, a maioria dessas CNV confere um aumento apenas marginal do risco. A combinação dessas CNV na forma de arquiteturas genéticas de risco passa a ter impacto significativo. Por outro lado, um GWAS verificou 11 CNV raras que individualmente já têm relevância e outros achados envolvendo mutações nucleotídicas raras, tanto hereditárias quanto *de novo*, que também se mostraram de alto risco.[21,24]

Embora ainda não se conheça completamente os desdobramentos moleculares desses genótipos, a maior parte dos genes identificados codifica proteínas componentes de receptores pós-sinápticos, como o receptor dopaminérgico D2 (gene *DRD2*) e os receptores glutamatérgicos (genes *GRM3*, *GRIN2A*, *GRIA1*). Outra família de proteínas afetada é a dos canais de cálcio dependentes de voltagem. Uma grande região do cromossomo 6 também parece ser significativa, a qual inclui o complexo principal de histocompatibilidade.[21,22]

Estudos mais recentes realizados por consórcios internacionais de pesquisa usando grande número de participantes (76.755 portadores de esquizofrenia e 243.649 controles) reforçam a associação de neurônios glutamatérgicos corticais e hipocampais com a fisiopatologia da esquizofrenia, assim como de interneurônios gabaérgicos corticais parvalbumina-positivos. Nessa pesquisa, o maior GWAS realizado até o momento, cerca de 120 genes de risco foram identificados, 106 deles codificadores de proteínas e todos relacionados a funções neuronais, com particular importância para os atuantes na membrana pós-sináptica. Os genes *GRIN2A*, *SP4*, *STAG1* e *FAM120A* foram os mais fortemente relacionados com a patogênese da esquizofrenia.[25]

Essas evidências genéticas sugerem ainda a existência de fatores de risco compartilhados entre a esquizofrenia e outros quadros clínicos, especialmente o transtorno bipolar, mas também a depressão maior, os transtornos do neurodesenvolvimento e a epilepsia.[6,18]

Em síntese, o conhecimento científico acumulado com relação ao risco genético da esquizofrenia parece convergir para um modelo poligênico que envolve aspectos da biologia molecular neuronal, da função sináptica, de processos do neurodesenvolvimento e da resposta imune.

Fatores ambientais

Os impactos ambientais negativos sobre o neurodesenvolvimento precoce no período pré e perinatal são relatados já há várias décadas como associados à esquizofrenia, sobretudo estresse e infecções maternas, deficiências nutricionais, restrição do crescimento intrauterino e complicações na gestação e no parto. Outros desfechos clínicos, como transtorno bipolar, transtornos do neurodesenvolvimento e epilepsia, também estão associados a essas exposições precoces. O risco é maior, ainda, em indivíduos nascidos no fim do inverno ou no começo da primavera, criados em ambiente com alta urbanicidade e baixa coesão social, expostos a adversidades na infância e em imigrantes de primeira e segunda gerações. Idade paterna avançada também é fator de risco já descrito.[4,21,22]

Os transtornos por uso de substâncias (TUS) são comuns na esquizofrenia e em indivíduos com alto risco para psicose. O tabagismo é o TUS mais frequentemente comórbido nessa população, o que agrava o risco cardiovascular já elevado desses pacientes. Apesar de a relação entre o tabagismo e a esquizofrenia exigir maior elucidação, algumas evidências apontam para o aumento do risco de psicose em virtude do uso abusivo precoce de nicotina.[26] Além disso, os TUS decorrentes do uso de outras substâncias, sobretudo estimulantes (anfetamínicos e cocaína) e canabinoides (em especial o delta-9-tetra-hidrocanabinol [THC]), podem desencadear episódios psicóticos com características esquizofrênicas. Há cada vez mais evidências vinculando de modo dose-dependente o uso do THC com o aumento do risco da esquizofrenia propriamente dita, especialmente em populações de alto risco genético, indivíduos adolescentes e usuários pesados de *Cannabis* ou derivados da *Cannabis* com altas concentrações de THC.[27]

Embora os fatores de risco ambientais para esquizofrenia sejam bem documentados e tenham impacto significativo (*odds ratio* geralmente na faixa de 1,5 a 3,0), vale ressaltar que não é possível estabelecer com certeza uma relação de causalidade. Isso porque, atualmente, não são dados suficientemente livres de vieses ou metodologicamente adequados para uma afirmação do tipo.[21]

Neurodesenvolvimento

Muitos dos fatores de risco genéticos e ambientais associados à esquizofrenia têm impacto sobre o neurodesenvolvimento precoce. Contudo, é incerto o motivo desse processo, o qual pode ocasionar alterações cognitivas e socioafetivas já na infância e evoluir para transtorno psicótico crônico debilitante em uma faixa etária mais tardia. Acredita-se que os fenômenos de maturação neural ocorridos nas segunda e terceira décadas de vida, principalmente o processo de reorganização sináptica cortical conhecido como poda neuronal, estejam envolvidos no desencadear da doença esquizofrênica. Cascatas de eventos moleculares associadas a processos inflamatórios e ao estresse oxidativo podem influenciar a maturação neural. Além disso, existem evidências para o envolvimento de elementos imunológicos como a micróglia, o complexo principal de histocompatibilidade classe I e o sistema complemento.[6,21,22]

Achados de neuroimagem

Estudos volumétricos e outros métodos de neuroimagem estrutural têm demonstrado resultados significativos, mas heterogêneos. Um achado clássico é o alargamento dos ventrículos, associado a quadros crônicos, com predomínio de sintomas negativos e pior prognóstico, embora não tenha valor diagnóstico. Outros achados frequentes são reduções de áreas do córtex pré-frontal (CPF) medial e de estruturas como a ínsula anterior, o tálamo e a amígdala, assim como partes do lobo temporal, sobretudo a formação hipocampal e o giro temporal superior. Contudo, entende-se que a atrofia cortical é generalizada, mais intensa em pacientes em uso crônico de antipsicóticos (AP), mas com ocorrência também em populações não expostas ao tratamento farmacológico.[6,28]

Estudos de neuroimagem funcional consistentemente demonstram falhas na ativação do CPF ("hipofrontalidade"). O avançar da qualidade desses métodos tem distinguido alterações mais específicas no CPF medial e dorsolateral e nas regiões temporoparietais. Anormalidades na ativação das vias dopaminérgicas mesocorticolímbicas, representadas, em especial, por regiões de interesse no estriado ventral, também costumam ser relatadas. Investigações de conectividade funcional de pacientes esquizofrênicos revelam padrões anormais de ativação entre essas regiões, o que indica alterações de redes neurais, como a rede executiva frontoparietal, a rede de saliência (principalmente vias de gratificação) e a rede de modo padrão (DMN, do inglês *default-mode network*), que é uma rede em grande escala de regiões cerebrais cujas interações são conhecidas por terem atividade altamente correlacionada entre si e distintas de outras redes no cérebro. Experimentos com paradigmas comportamentais associam esses padrões anômalos de atividade a déficits da memória de trabalho, memória episódica, funções executivas e cognição social.[6,28]

A espectroscopia por ressonância magnética tem produzido resultados interessantes acerca do metabolismo glutamatérgico, apesar de não ter boa especificidade anatômica. De modo geral, evidencia excesso de atividade desse sistema no início da doença, com aumento dos níveis de glutamina – um metabólito do glutamato – e redução do glutamato. Posteriormente, no avançar da doença, flagra-se uma queda global na disponibilidade de ambas as moléculas, redução tanto do glutamato quanto da glutamina.[6]

Função sináptica e neurotransmissão

O desenvolvimento e a manutenção de uma função sináptica normal exigem a interação de diversos fatores genéticos e ambientais, muitos dos quais citados nos parágrafos anteriores. Além disso, algumas vias de neurotransmissão parecem estar mais intimamente relacionadas com os quadros psicóticos e a esquizofrenia em especial. As vias ligadas à dopamina, ao glutamato e ao ácido gama-aminobutírico (GABA) têm sido frequentemente implicadas.[23,29]

A mais duradoura hipótese explicativa biológica para os sintomas psicóticos é a chamada "teoria dopaminérgica", várias vezes revisitada e expandida. Essa teoria remonta à constatação de que os primeiros AP tinham como principal mecanismo de ação o antagonismo dopaminérgico, evidenciado inclusive pelos frequentes efeitos colaterais extrapiramidais. Previu-se, portanto, que os sintomas psicóticos seriam provocados pelo excesso de atividade dopaminérgica em regiões subcorticais, vinculadas, sobretudo, ao sistema límbico. Posteriormente, passou-se a abordar os sintomas negativos, associando o quadro à diminuição de atividade dos receptores D1 no CPF. Mais recentemente, os receptores D3 passaram a ser apontados com relevância por seu possível envolvimento na produção do fenômeno da "saliência aberrante": uma atribuição anômala de significado e valoração aplicada a esquemas cognitivos prévios e/ou estímulos ambientais. A saliência aberrante resultaria em vivências psicóticas, como o delírio. Essa última "versão" da teoria também postula que as alterações da regulação dopaminérgica são provenientes de uma sequência de etapas anormais envolvendo a interação de genes e ambiente, que levam a um mesmo estágio final. Isso resulta em várias disfunções desse sistema de neurotransmissão, especialmente dos receptores pré-sinápticos D2.[6,29]

Com relação a outras vias neurotransmissoras, existe crescente interesse pelos interneurônios GABAérgicos parvalbumina-positivos de oscilação rápida. Tais células estão envolvidas na sincronização de diferentes sistemas neurais com o córtex cerebral e encontram-se particularmente afetadas na esquizofrenia. Estudos de biologia molecular revelam redução da capacidade inibitória desses neurônios em virtude da menor produção do GABA e também por hipofunção de receptores excitatórios glutamatérgicos do tipo N-metil-D-aspartato (NMDA) em sua membrana.[6,21,22]

Características clínicas

Fundamentalmente, a clínica da esquizofrenia consiste na observação fenomenológica. Assim, não há elementos laboratoriais ou de imagem que funcionem como marcadores biológicos específicos. A descrição dos sintomas do exame mental de esquizofrênicos é rica, principalmente se o entrevistador estiver atento e observar em detalhes a psicopatologia, sem se prender antecipadamente a critérios diagnósticos que só serão considerados depois de uma avaliação clínica adequada.

A esquizofrenia é uma doença mental que se manifesta com vários sinais e sintomas envolvendo o pensamento, a percepção, a emoção, o movimento e o comportamento. Essas manifestações combinam-se de variadas maneiras, criando uma considerável diversidade de apresentação entre os pacientes, que se caracteriza pela perda do contato com a realidade. A pessoa pode ficar fechada em si mesma, com o olhar perdido, indiferente a tudo o que se passa ao redor ou, os exemplos mais clássicos, ter alucinações e delírios. Ela ouve vozes que ninguém mais escuta e imagina estar sendo vítima de um complô diabólico tramado com o firme propósito de destruí-la. Não há argumento nem bom senso que a convença do contrário. A esquizofrenia é uma síndrome neuropsiquiátrica complexa com aspectos neurodesenvolvimentais definida pelo surgimento da psicose no início da idade adulta e por aspectos neurodegenerativos. Ou seja, o efeito cumulativo da doença é grave e de longa duração.

Os sintomas da esquizofrenia são estudados em cinco grupos: sintomas positivos; sintomas negativos; humor disfórico; ativação/hostilidade; e preocupação autista. Há substancial diversidade na fisiopatologia dos sintomas dentro desses grupos.

Nos sintomas positivos, temos alterações nas esferas da percepção (alucinações), no pensamento inferencial (delírios), no pensamento e na linguagem (discurso desorganizado) e no comportamento bizarro. Em geral, esse tipo está relacionado com antecedente pré-mórbido bom, início agudo, sintomas psicóticos produtivos, cognição intacta, boa resposta ao tratamento com neuroléptico e mecanismo neuroquímico reversível. Nos sintomas negativos, há diminuição nas funções de fluência do discurso e do pensamento (alogia), na expressão emocional (embotamento afetivo), na volição e no impulso (abulia) e na capacidade hedônica (anedonia). Quando o antecedente pré-mórbido é ruim e pobre, tem início insidioso, com sintomas negativos que prejudicam o desempenho na vida cotidiana, cognição diminuída e má resposta ao tratamento, além de alterações estruturais irreversíveis.

Para diagnóstico, de acordo com o DSM-5, são necessários, pelo menos, 6 meses com observação de sintomas prodrômicos e sintomas psicóticos clássicos: delírios, alucinações, agitação psicomotora, discurso desorganizado e comportamento também desorganizado de modo grosseiro, catatonia e sintomas negativos, como embotamento afetivo, retraimento social e avolia.

Até o DSM IV-TR, foram descritos subtipos: paranoide (com delírios persecutórios proeminentes); desorganizado (hebefrênico), com início mais precoce e comprometimento afetivo/cognitivo bastante evidentes; e a forma catatônica (com os clássicos quadros de flexibilidade cerosa, posturas bizarras ou franca agitação motora).

A partir do DSM-5, os subtipos passaram a ser descritos como especificadores de curso, e não mais como formas clínicas estanques.

A CID-11, por sua vez, exige apenas 1 mês de sintomas e já não mantém os subtipos em seus itens taxonômicos.

A Tabela 16.3 apresenta os critérios diagnósticos para o DSM-5-TR, e a Tabela 16.4, para a CID-11.

Comorbidades

Os pacientes com esquizofrenia têm comorbidades somáticas em maior frequência que a população geral. Destacamos algumas de maior importância.[30-32]

Obesidade. O índice de massa corporal (IMC) parece ser mais alto do que os da mesma idade e do mesmo sexo na população geral. Isso se deve, em parte, ao efeito de muitos medicamentos AP, ao desequilíbrio nutricional e à atividade motora diminuída. O ganho ponderal contribui para o aumento do risco de morbidade e mortalidade cardiovascular, bem como do risco de diabetes, hiperlipidemia e apneia obstrutiva do sono.

Diabetes melito. Aumento do risco de diabetes melito tipo II por ganho ponderal e pelas medicações por mecanismo direto.

Doenças cardiovasculares. Diversos AP têm efeito direto sobre a eletrofisiologia cardíaca. Além disso, a obesidade, o diabetes melito, a maior taxa de tabagismo, a hiperlipidemia e o estilo de vida sedentário favorecem o aumento de morbidade e mortalidade cardiovascular.

Doenças sexualmente transmissíveis. Pessoas com esquizofrenia têm risco duas vezes maior do que a população geral de contrair HIV e hepatite C associados ao comportamento de risco, como sexo sem proteção, múltiplos parceiros e uso abusivo de substâncias psicoativas.

Doença pulmonar obstrutiva crônica. A maior prevalência de tabagismo nessa população contribui para tal problema. Entre as comorbidades psiquiátricas mais frequentes, figura a dependência de substâncias psicoativas nos pacientes esquizofrênicos. A nicotina é a substância mais usada por pacientes psicóticos, inclusive esquizofrênicos. Cerca de 60 a 90% dos

Tabela 16.3 Critérios diagnósticos para esquizofrenia segundo o DSM-5-TR.

A. Dois (ou mais) dos itens a seguir, cada um presente por uma quantidade significativa de tempo durante um período de 1 mês (ou menos, se tratados com sucesso). Pelo menos um deles deve ser (1), (2) ou (3):   1. Delírios   2. Alucinações   3. Discurso desorganizado (p. ex., descarrilamento ou incoerência frequentes)   4. Comportamento grosseiramente desorganizado ou catatônico   5. Sintomas negativos (expressão emocional diminuída ou avolia).
B. Por um período significativo de tempo desde o aparecimento da perturbação, o nível de funcionamento em uma ou mais áreas importantes do funcionamento, como trabalho, relações interpessoais ou autocuidado, está acentuadamente abaixo do nível alcançado antes do início (ou, quando o início se dá na infância ou na adolescência, incapacidade de alcançar o nível esperado de funcionamento interpessoal, acadêmico ou profissional).
C. Sinais contínuos de perturbação persistem durante, pelo menos, 6 meses. Esse período deve incluir, no mínimo, 1 mês de sintomas (ou menos, se tratados com sucesso) que precisam satisfazer o critério A (ou seja, sintomas da fase ativa) e pode incluir fases de sintomas prodrômicos ou residuais. Durante esses períodos prodrômicos ou residuais, os sinais da perturbação podem ser manifestados apenas por sintomas negativos ou por dois ou mais sintomas listados no critério A ocorridos de maneira atenuada (p. ex., crenças esquisitas, experiências perceptivas incomuns).
D. Transtorno esquizoafetivo e transtorno depressivo ou transtorno bipolar com características psicóticas são descartados: (1) porque não ocorreram episódios depressivos maiores ou maníacos concomitantes com os sintomas da fase ativa; ou (2) se ocorreram episódios de humor durante os sintomas da fase ativa, sua duração total foi breve com relação aos períodos ativo e residual da doença.
E. A perturbação não pode ser atribuída aos efeitos fisiológicos de uma substância (p. ex., droga de abuso, medicamento) ou a outra condição médica.
F. Se houver história de transtorno do espectro autista ou de um transtorno de comunicação iniciado na infância, realiza-se o diagnóstico adicional de esquizofrenia apenas se existirem também delírios ou alucinações proeminentes, além dos demais sintomas exigidos de esquizofrenia, por, pelo menos, 1 mês (ou menos, se tratados com sucesso).

Adaptada de American Psychiatric Association, 2022.[15]

Tabela 16.4 Critérios diagnósticos da CID-11 para esquizofrenia.

Características essenciais (obrigatórias):
Pelo menos dois dos seguintes sintomas devem estar presentes (pelo relato do indivíduo ou por meio da observação ou de outros informantes) na maior parte do tempo por um período de 1 mês ou mais. Pelo menos um dos sintomas de qualificação deve ser do item (A) até (D) a seguir:
A. Delírios persistentes (p. ex., delírios grandiosos, delírios de referência, delírios persecutórios).
B. Alucinações persistentes (mais comumente auditivas, embora possam ser de qualquer modalidade sensorial).
C. Pensamento desorganizado (transtorno do pensamento formal) (p. ex., tangencialidade e associações frouxas, fala irrelevante, neologismos). Quando grave, a fala da pessoa pode ser tão incoerente que chega a ser incompreensível ("salada de palavras").
D. Experiências de influência, passividade ou controle (ou seja, a experiência de que os sentimentos, impulsos, ações ou pensamentos de alguém não são gerados por si mesmo, estão sendo colocados em sua mente ou retirados de sua mente por outros, ou que seus pensamentos estão sendo transmitidos para outros).
E. Sintomas negativos, como embotamento afetivo, alogia ou escassez de fala, avolição, associalidade e anedonia.
F. Comportamento grosseiramente desorganizado que impede a atividade direcionada a um objetivo (p. ex., comportamento que parece bizarro ou sem propósito, respostas emocionais imprevisíveis ou inapropriadas que interferem na capacidade de organizar o comportamento).
G. Distúrbios psicomotores, como inquietação ou agitação catatônica, postura, flexibilidade cerosa, negativismo, mutismo ou estupor. Nota: Se a síndrome completa de catatonia estiver presente no contexto de esquizofrenia, o diagnóstico de catatonia associada a outro transtorno mental também deve ser atribuído.
H. Os sintomas não são manifestação de outra condição médica (p. ex., tumor cerebral) e não se devem aos efeitos de uma substância ou medicamento (p. ex., corticosteroides) no sistema nervoso central, incluindo efeitos de abstinência (p. ex., do álcool).

Adaptada de Organização Mundial da Saúde, 2023.[16]

indivíduos são tabagistas. A hipótese de que os esquizofrênicos fumem como uma espécie de automedicação para déficits cognitivos foi testada e revelou-se negativa. Portanto, a dependência de nicotina exerce papel mais importante que a automedicação.[33]

A maconha é a droga ilícita mais comumente usada entre esquizofrênicos. Os déficits no processamento da recompensa e dificuldades de motivação podem influenciar a manutenção do consumo de *Cannabis* entre esquizofrênicos, o que pode piorar os sintomas psicóticos e dobrar as chances de aparecimento desses sintomas,[34] bem como limitar a reabilitação psicossocial. Um dos componentes psicoativos da maconha, o delta-9-THC, leva a maior propensão a sensações de despersonalização e de desrealização. Isso pode comprometer ainda mais o funcionamento cognitivo, no que tange a funções executivas complexas, como o planejamento e a realização de atividades laborais. Esse elemento tende a piorar o comprometimento social e laboral frequente em portadores de esquizofrenia.[35] Diversos estudos recentes têm relacionado o consumo de maconha na adolescência com o aparecimento precoce de esquizofrenia. Assim, o papel do sistema endocanabinoide na esquizofrenia tem ganhado atenção.[36]

A cocaína pode induzir ideação paranoide, podendo provocar atos homicidas ou tentativas de homicídio durante os estados tóxicos induzidos por ela.[37] O álcool é uma droga frequentemente consumida por portadores de esquizofrenia e que aumenta consideravelmente o risco de comportamentos violentos entre esses pacientes.[38]

Diagnóstico diferencial

Ao avaliar o paciente com sintomas psicóticos, os médicos devem seguir as diretrizes para a avaliação de condições não psiquiátricas, principalmente se ele exibe sintomas incomuns e raros. Convém levantar a história familiar completa e lembrar que, mesmo em um indivíduo com diagnóstico prévio de esquizofrenia, pode haver doenças outras físicas, e ele não se expressar adequadamente. Uma busca ativa de condição clínica não diagnosticada[39] está relacionada na Tabela 16.5.

Curso e prognóstico

Um padrão pré-mórbido de sintomas pode ser a primeira evidência da doença. Às vezes, só os reconhecemos de maneira retrospectiva. Começam na adolescência e são seguidos pelo desenvolvimento de sintomas prodrômicos em um intervalo de dias a alguns meses. Por vezes, alterações sociais ou ambientais, como mudanças para cursar universidade em outra cidade, o uso de substâncias psicoativas ou a morte de um parente, podem precipitar os sintomas perturbadores. Assim, a síndrome prodrômica pode durar 1 ano ou mais antes do início de sintomas psicóticos manifestos.

Tabela 16.5 Diagnóstico diferencial de sintomas semelhantes aos da esquizofrenia.

Médicos
Porfiria intermitente aguda; AIDS; deficiência de vitamina B_{12}; envenenamento por monóxido de carbono; pelagra; lúpus eritematoso sistêmico; doença de Wilson; envenenamento por metais pesados; homocistinúria; leucodistrofia metacromática

Neurológicos
Epilepsia (lobo temporal); neoplasia, doença cerebrovascular ou traumatismo (frontal e límbico); lipoidose cerebral; hidrocefalia de pressão normal; encefalite herpética; doença de Huntington; doença de Fabry; doença de Creutzfeldt-Jakob; neurossífilis; doença de Wernicke-Korsakoff; doença de Wilson; doença de Fahr; doença de Hallervorden-Spatz

Psiquiátricos
Psicose atípica; transtorno do espectro autista; transtorno psicótico breve; transtorno delirante; transtorno factício com sinais e sintomas psicológicos; simulação; transtornos de humor; adolescência normal; transtorno obsessivo-compulsivo; transtorno de personalidade (esquizoide, esquizotípica, *borderline*, paranoide); transtorno esquizoafetivo; transtorno esquizofreniforme; induzidos por substâncias (anfetamina, alucinógenos, alcaloides da beladona, alucinose alcoólica, abstinência de barbitúrico, cocaína, fenciclidina)

O curso clássico da esquizofrenia é de exacerbações e remissões. Após o primeiro episódio psicótico, o paciente recupera-se gradualmente e funciona de modo relativamente normal por um longo tempo. As recaídas são comuns, e o padrão da doença durante os primeiros 5 anos após o diagnóstico indica o curso da doença no paciente. A deterioração do funcionamento basal é cada vez maior após cada recaída da psicose. A vulnerabilidade ao estresse do paciente com esquizofrenia costuma se manter por toda a vida.[40] Os sintomas positivos tendem a tornar-se menos graves com o tempo, mas a gravidade dos sintomas negativos ou deficitários socialmente debilitantes pode piorar. De todos os indivíduos com esquizofrenia, 1/3 tem alguma existência social, ainda que marginal ou integrada. A maioria tem vida caracterizada por falta de objetivos, inatividade, por vezes com hospitalizações frequentes. No contexto urbano, ocorrem falta de moradia e pobreza, se não houver auxílio dos familiares.

A doença nem sempre tem curso deteriorante. Diversos fatores são associados a bom prognóstico, conforme descrito na Tabela 16.6.

Tratamento

Desde a descoberta da clorpromazina, na década de 1950, o tratamento da esquizofrenia baseia-se, fundamentalmente, no uso de AP. Esse grupo de fármacos é bastante heterogêneo e conta com grande número de moléculas diferentes, habitualmente divididas entre as denominadas de primeira (AP típicos) e de segunda geração (AP atípicos). Apesar da grande variação de perfis farmacodinâmicos, com atuação em inúmeros tipos de receptores e neurotransmissores, acredita-se que o antagonismo dopaminérgico pelo bloqueio de receptores D2 seja a função mais relevante dessas substâncias para a diminuição dos sintomas psicóticos.[4,22,29]

Atualmente, o racional para uso dos AP é orientado por algoritmos e diretrizes clínicas, desenvolvidos por entidades médicas e grupos de especialistas com a finalidade de melhorar o tratamento da esquizofrenia, como o International Psychopharmacology Algorithm Project (IPAP), a Federação Mundial das Sociedades de Psiquiatria Biológica, a American Psychiatric Association e o Schizophrenia Patient Outcomes Research Team (PORT), entre outros.[4,29]

Tabela 16.6 Fatores que influenciam os prognósticos positivo e negativo na esquizofrenia.

Prognóstico positivo
Início tardio; fatores precipitantes evidentes; início agudo; histórias pré-mórbidas social, sexual e profissional boas; sintomas de transtornos de humor (especialmente transtorno depressivo); paciente casado; história familiar de transtorno de humor; bons sistemas de apoio; sintomas positivos

Prognóstico negativo
Início precoce; sem fatores precipitantes; início insidioso; histórias pré-mórbidas social, sexual e profissional ruins; comportamento retraído, autístico; paciente solteiro, divorciado ou viúvo; história familiar de esquizofrenia; sistemas de apoio insatisfatórios; sintomas negativos; sinais e sintomas neurológicos; história de traumatismo perinatal; sem remissões em 3 anos; muitas recaídas; história de agressividade

Sem exceção, as recomendações indicam o uso de AP em monoterapia como tratamento de primeira linha, embora não estabeleçam um fármaco específico de preferência. Algumas diretrizes recomendam que se tente, de início, um AP de segunda geração, se possível. É necessário um período que varia de 4 a 8 semanas para avaliar a resposta terapêutica. Contudo, alguns estudos mais recentes sugerem que esse tempo pode ser mais curto, de até 2 semanas.[6,21]

É consenso entre as diretrizes reservar o uso da clozapina para pacientes identificados como resistentes ou refratários a tratamentos anteriormente ensaiados com outros AP (típicos e atípicos). A falha de duas tentativas com AP em monoterapia, por tempo suficiente e em doses apropriadas, se possível com um deles de segunda geração, geralmente define esquizofrenia refratária e indica o uso da clozapina. Vale esclarecer que o conceito de esquizofrenia refratária está associado ao conceito de resposta, e não de remissão. A associação de mais de um AP em um mesmo esquema, a rigor, deve ser restrita para casos resistentes e é uma decisão clínica a ser ponderada pelo especialista em uma avaliação individualizada. Também é possível tentar a potencialização do AP com outra classe farmacológica, como a combinação de clozapina e lamotrigina em pacientes super-refratários, ou seja, que não respondem à clozapina.[6,21,29] Além disso, uma metanálise também encontrou efeito favorável para a combinação com mirtazapina ou memantina.[41]

A ação dos AP limita-se, sobretudo, ao controle dos sintomas positivos. Embora existam evidências de que algumas medicações de segunda geração tenham melhor perfil de ação sobre os sintomas cognitivos ou negativos, ou de pelo menos não os agravarem, esse efeito não é robusto ou consistente o bastante para guiar a tomada de decisão quanto à farmacoterapia. Um ponto importante a ser considerado na escolha é o perfil de efeitos colaterais, principalmente sintomas motores extrapiramidais, mais frequentes nos fármacos de primeira geração; e o de cardiometabólicos, predominante nos de segunda geração.[4,29]

Ademais, faz-se necessária uma avaliação ampla para identificar e tratar problemas clínicos para além dos sintomas psicóticos propriamente ditos, como risco de suicídio, existência de catatonia, agitação psicomotora, violência impulsiva, sintomas afetivos e uso abusivo de substâncias. Muitas vezes, a adesão ao tratamento é difícil e pede atenção especial, pois é uma das principais causas de falha terapêutica – a taxa de abandono é em torno de 50%. Os efeitos adversos são frequentes e precisam ser abordados apropriadamente, o que confere maior tolerabilidade e adesão ao tratamento. O uso de medicações de depósito, por via intramuscular, pode ser opção benéfica em alguns casos, por facilitar sobremaneira a posologia e garantir a adesão.[4,29]

Outras terapias somáticas, como a estimulação magnética transcraniana (EMT) e a eletroconvulsoterapia (ECT), podem ser indicadas em alguns casos específicos, em que a farmacoterapia oral ou injetável tenha falhado ou por intensa gravidade dos casos, como na catatonia. Em ensaios clínicos, a EMT tem demonstrado efeito interessante sobre sintomas negativos, considerados de difícil tratamento.[42] Já a ECT apresenta eficácia em casos refratários, podendo ser combinada com a clozapina.[41] Ambas compõem o arsenal terapêutico atual.[21,22]

Hospitalização

Indica-se a hospitalização em algumas situações: esclarecimento de diagnóstico; estabilização da medicação; contenção de comportamento muito desorganizado ou inadequado (incluindo a incapacidade de cuidar das necessidades básicas, como alimentação, vestuário e abrigo); caso de comorbidade com uso abusivo de substâncias psicoativas; e segurança do paciente em virtude de ideação suicida ou de terceiros quando há agressividade e/ou ímpeto homicida.[36,38] Também é objetivo da internação estabelecer associação efetiva entre o paciente e os sistemas de apoio da comunidade.

As hospitalizações curtas, de 4 a 6 semanas, são tão eficazes quanto as longas. O ambiente hospitalar com abordagens comportamentais ativas produz melhor resultado. Os planos de tratamento hospitalar devem ser orientados para questões práticas de cuidados pessoais, qualidade de vida, emprego e relações sociais, e não apenas medicamentosos.[43] Articular o contato entre o paciente e as pessoas ou instituições para, após a alta, dar seguimento ao tratamento proporciona a adesão ao tratamento proposto com a finalidade de evitar recaídas e novas internações, melhorando a qualidade de vida do paciente com esquizofrenia e a de sua família.

Abordagem psicossocial

O impacto que a esquizofrenia causa na vida do indivíduo e de sua família é devastador. A melhor estratégia para evitar ou retardar esses efeitos consiste no reconhecimento precoce de sintomas e no tratamento adequado dos surtos psicóticos, com abordagem biológica, social e psicológica que terá a finalidade de evitar maior deterioração.[44]

Além do tratamento medicamentoso, muitos pacientes podem se beneficiar de acompanhamento psicoterápico e intervenções com finalidade vocacional. Deve haver esforço ativo para que o paciente desenvolva e mantenha capacidades psicossociais, visando a melhores resultados funcionais e qualidade de vida.[21,22] A simples adesão ao tratamento medicamentoso não é capaz, por si só, de propiciar a reabilitação. Embora os medicamentos sejam bastante eficazes na redução de sintomas, eles não podem, sozinhos, promover a reintegração do paciente na comunidade. Diversos estudos mostram que o paciente esquizofrênico necessita de uma rede complexa de oferta de cuidados para se manter na comunidade. Esse cuidado deve ser contínuo, coordenado e amplo, a fim de ser clínica e economicamente efetivo.

A maioria dos pacientes com esquizofrenia no Brasil vive com seus familiares, dependendo, pelo menos em parte, de seu apoio emocional e financeiro. A família fica com a responsabilidade de cuidar do paciente e orientar seu dia a dia. Daí a importância do trabalho com parentes para a melhor adaptação do paciente.

Às vezes, o indivíduo recebe alta hospitalar após surto psicótico, em estado de remissão parcial, e a família para a qual retorna pode ser beneficiada por algumas sessões breves de terapia familiar. Convém focalizar a situação imediata, identificando e evitando quadros potencialmente problemáticos. Isso ajuda a compreender e a aprender sobre a esquizofrenia, além de estimular a discussão sobre o episódio psicótico e os fatos que levaram a ele.[45] Os familiares podem ficar assustados, e falar claramente tranquiliza a todos os envolvidos, reduzindo a culpa e a vergonha do que antecedeu o quadro. Deve ser controlada a intensidade emocional das sessões familiares com o paciente com esquizofrenia, pois o excesso pode prejudicar a recuperação. A terapia familiar mostra-se eficaz para reduzir recaídas.

Desfecho clínico

Em termos de morbimortalidade, o diagnóstico de esquizofrenia é associado a pior prognóstico comparando-se com outras entidades, como os transtornos de humor e o transtorno esquizoafetivo. Além disso, os pacientes com esquizofrenia têm expectativa de vida menor e taxa de mortalidade mais de duas vezes superior à da população geral. Isso se deve a um aumento de óbitos por todas as causas, mas especialmente mortes por suicídio, sobretudo na fase inicial da doença e complicações cardiometabólicas na fase mais tardia.[19,21,22]

Contudo, a noção clássica de que o mau prognóstico é inevitável na esquizofrenia tem sido desafiada por resultados de estudos prospectivos.[46] Em termos de psicopatologia e funcionalidade, existe um padrão de evolução claramente heterogêneo, com desfechos relativamente favoráveis em 20 a 50% dos casos. Isso significa que muitos portadores de esquizofrenia conseguirão preservar um grau razoável de autonomia e ser acompanhados em serviços de média e baixa complexidade. Não obstante, é frequente a hospitalização em determinada fase da doença, e alguns pacientes precisam de cuidados constantes de familiares ou cuidadores para a realização de suas atividades cotidianas. Sexo masculino e predomínio de sintomas negativos são marcadores de mau prognóstico.[19,21,22]

TRANSTORNO DELIRANTE E TRANSTORNO PSICÓTICO COMPARTILHADO

Transtorno delirante

Pode-se dizer que o delírio é o tema central da psicopatologia, a base do discurso e do pensamento psicóticos, por excelência. No transtorno delirante, o delírio é o protagonista.[47] Quando um indivíduo exibe delírios que não podem ser atribuídos a outros transtornos psiquiátricos por pelo menos 1 mês segundo o DSM-5-TR e, por pelo menos 3 meses, de acordo com a CID-11, o diagnóstico de transtorno delirante deve ser considerado.

Em geral, como características do próprio transtorno delirante, os indivíduos acometidos apresentam a cognição preservada, não admitindo o adoecimento e, muitas vezes, opondo-se ao tratamento psiquiátrico. Esses indivíduos podem ser vistos na comunidade como reclusos, excêntricos ou estranhos e, comumente, só têm contato com profissionais de Saúde quando obrigados por familiares ou mediante ordem judicial.[48]

Geralmente, os delírios do transtorno delirante não são bizarros. Isso significa dizer que o conteúdo do delírio recai sobre acontecimentos possíveis na vida real, como sentir-se perseguido, ter ciúmes, estar infectado, entre outros.[48] Vários delírios podem ocorrer, mas o tipo predominante deve ser especificado quando se faz o diagnóstico.

Histórico

A palavra *paranoia* tem origem grega (*paranoos: para* ["ao lado", "além de"] e *noos* [mente]), com a ideia de loucura, insanidade.[48] Hipócrates usava o termo como designação para quadros de *delirium* com febre. Kahlbaum[49] foi o primeiro a classificar a paranoia como doença mental específica, baseando-se na evolução natural da doença: a persistência do quadro delirante ao longo da evolução. Kraepelin[50] manteve o termo *paranoia* para definir uma série de casos (19 vistos por ele) relativamente raros, de início insidioso, de caráter crônico, caracterizados por delírio sistematizado (persecutório, grandioso, celotípico [de ciúme] ou hipocondríaco), sem alucinações e deterioração da personalidade. Kraepelin diferenciou a paranoia das *parafrenias*, que surgiriam mais tarde do que a *daementia praecox*, com alucinações, e da *daementia paranoides*, com início precoce e curso deteriorante.[50] Historicamente, o conceito da paranoia é objeto de discussão. As seguintes tendências alternam-se durante o tempo: a paranoia como (1) uma forma branda/variante da esquizofrenia, tendência do DSM-II (1968); (2) uma forma de doença maníaco-depressiva; e (3) uma terceira forma de psicose, distinta da esquizofrenia e dos transtornos de humor.[51]

Outro fator de confusão diz respeito à ambiguidade do termo "paranoia", que pode designar (1) suspicácia, desconfiança; (2) tipo específico de delírio (o delírio persecutório); ou (3) síndrome psiquiátrica cuja característica principal é a existência de delírios, não necessariamente paranoides ou persecutórios.

Com o DSM-III (1980), o transtorno delirante passou a ser visto como entidade nosológica distinta da esquizofrenia e assumiu posição mais próxima do conceito de paranoia de Kraepelin. A partir do DSM-III-R (1987), os critérios diagnósticos foram se tornando mais confiáveis na identificação de casos e na obtenção de dados mais consistentes para pesquisa.[48] O termo "paranoide" (*paranoid*) foi substituído por "delirante" (*delusional*) nos manuais de classificação, com o intuito de evitar a inclusão apenas de casos com delírios persecutórios ou celotípicos.[48]

Epidemiologia

O transtorno delirante é tido como relativamente raro. A prevalência de transtorno delirante nos EUA é estimada em 0,2 a 0,3%, e é mais raro que a esquizofrenia. Estima-se que o transtorno seja subnotificado, justamente pelo comportamento esquivo dos indivíduos portadores. Mesmo com tal limitação, a literatura apoia o fato de que essa condição, embora incomum, tenha prevalência estável ao longo do tempo. A incidência anual de transtorno delirante é de um a três novos casos a cada 100 mil pessoas.[14,48] Embora o diagnóstico seja geralmente estável, uma proporção de indivíduos desenvolve esquizofrenia. Enquanto cerca de 1/3 dos indivíduos com transtorno delirante de 1 a 3 meses de duração recebe posteriormente um diagnóstico de esquizofrenia, o diagnóstico de transtorno delirante é muito menos provável de mudar se a duração do transtorno for maior que 6 a 12 meses.[15]

Estima-se que o transtorno delirante corresponda a cerca de 1 a 2% das internações psiquiátricas – muito menos internamentos que a esquizofrenia, por exemplo. A idade média de início dos sintomas é em torno dos 40 anos, mas varia entre os 18 e os 90 anos.[14,48,52] Estimava-se que existisse leve preponderância em pacientes do sexo feminino; porém, tanto a CID-11 quanto o DSM-5-TR trazem que não há diferença na prevalência entre homens e mulheres. Os homens têm mais probabilidade de desenvolver delírios paranoides do que as mulheres, que tendem a desenvolver delírios erotomaníacos. Muitos portadores do transtorno constituem família e têm emprego, não havendo sempre a característica quebra da curva de vida presente em outros transtornos psicóticos. Pode haver alguma associação com eventos de imigração recente, viuvez e condições socioeconômicas desfavoráveis.[51]

Diagnóstico e características clínicas

Os critérios para transtorno delirante do DSM-5-TR estão listados na Tabela 16.7. Já as diretrizes diagnósticas do transtorno delirante pela CID-11 estão listadas na Tabela 16.8. Além de o tipo de delírio central do transtorno ser importante na

Tabela 16.7 Critérios diagnósticos do DSM-5-TR para transtorno delirante.

A. Existência de um delírio (ou mais) com duração de 1 mês ou mais. B. O critério A para esquizofrenia jamais foi atendido. *Nota*: quando há alucinações, elas não são proeminentes e têm relação com o tema do delírio (p. ex., a sensação de estar infestado de insetos associada a delírios de infestação). C. Exceto pelo impacto do(s) delírio(s) ou de seus desdobramentos, o funcionamento não está acentuadamente prejudicado, e o comportamento não é claramente bizarro ou esquisito. D. Se episódios maníacos ou depressivos ocorreram, eles foram breves em comparação com a duração dos períodos delirantes. E. A perturbação não é atribuível aos efeitos fisiológicos de uma substância ou a outra condição médica, não sendo mais bem explicada por outro transtorno mental, como transtorno dismórfico corporal ou transtorno obsessivo-compulsivo.	*Determinar o subtipo:* • Tipo erotomaníaco: quando o tema central do delírio é o de que outra pessoa está apaixonada pelo indivíduo • Tipo grandioso: quando o tema central do delírio é a convicção de ter algum grande talento (embora não reconhecido), *insight* ou ter feito uma descoberta importante • Tipo ciumento: quando o tema central do delírio do indivíduo é o de que o cônjuge, ou parceiro, é infiel • Tipo persecutório: quando o tema central do delírio envolve a crença de que o próprio indivíduo está sendo vítima de conspiração, sendo enganado, espionado, perseguido, envenenado ou drogado, difamado maliciosamente, assediado ou obstruído na busca de objetivos a longo prazo • Tipo somático: quando o tema central do delírio envolve funções ou sensações corporais

Tabela 16.7 Critérios diagnósticos do DSM-5-TR para transtorno delirante. *(Continuação)*

- Tipo misto: quando não há um tema delirante predominante
- Tipo não especificado: quando a crença delirante dominante não pode ser determinada com clareza ou não está descrita nos tipos específicos (p. ex., delírios referenciais sem um componente persecutório ou grandioso proeminente).

Especificar se:
- Com conteúdo bizarro: os delírios são considerados bizarros se são claramente implausíveis, incompreensíveis e não originados de experiências comuns da vida (p. ex., a crença de um indivíduo de que um estranho retirou seus órgãos internos, substituindo-os pelos de outro sem deixar feridas ou cicatrizes).

Os especificadores de curso a seguir devem ser usados somente após 1 ano de duração do transtorno:
- Primeiro episódio, atualmente em episódio agudo: primeira manifestação do transtorno preenchendo os sintomas diagnósticos definidores e o critério de tempo. Um episódio agudo é um período em que são satisfeitos os critérios de sintomas
- Primeiro episódio, atualmente em remissão parcial: remissão parcial é o período durante o qual uma melhora após episódio prévio é mantida e em que os critérios definidores do transtorno estão preenchidos apenas parcialmente
- Primeiro episódio, atualmente em remissão completa: remissão completa é um período após episódio prévio durante o qual não há sintomas específicos do transtorno
- Episódios múltiplos, atualmente em episódio agudo
- Episódios múltiplos, atualmente em remissão parcial
- Episódios múltiplos, atualmente em remissão completa
- Contínuo: os sintomas que satisfazem os critérios para o diagnóstico do transtorno persistem durante a maior parte do curso da doença, com períodos de sintomas abaixo do limiar muito breves com relação ao curso geral
- Não especificado.

Especificar a gravidade atual:
A gravidade é classificada por avaliação quantitativa dos sintomas primários de psicose, o que inclui delírios, alucinações, discurso desorganizado, comportamento psicomotor anormal e sintomas negativos. Cada um desses sintomas pode ser classificado quanto à gravidade atual (mais graves nos últimos 7 dias) em uma escala com 5 pontos, variando de 0 (não presente) a 4 (presente e grave).

Nota: o diagnóstico de transtorno delirante pode ser feito sem a utilização desse especificador de gravidade.

Adaptada de American Psychiatric Association, 2022.[15]

Tabela 16.8 Diretrizes diagnósticas do transtorno delirante pela CID-11.

Características essenciais (obrigatórias):
- Presença de um delírio ou conjunto de delírios relacionados, tipicamente persistindo por pelo menos 3 meses e muitas vezes por muito mais tempo, na ausência de um episódio depressivo, maníaco ou misto
- Os delírios variam em conteúdo entre os indivíduos, com notável estabilidade dentro dos indivíduos, embora possam evoluir com o tempo. As formas comuns de delírios incluem persecutória, somática (p. ex., a crença de que os órgãos estão apodrecendo ou funcionando mal, apesar de exame médico normal), grandiosa (p. ex., a crença de que alguém descobriu um elixir que dá vida eterna), ciumenta (p. ex., a crença injustificada de que o cônjuge é infiel) e erotomaníaca (ou seja, a crença de que outra pessoa, geralmente alguém famoso ou de alto *status*, está apaixonado pela pessoa delirante)
- Ausência de alucinações claras e persistentes, pensamento gravemente desorganizado, experiências de influência, passividade ou controle ou sintomas negativos característicos da esquizofrenia. No entanto, em alguns casos, alucinações específicas tipicamente relacionadas ao conteúdo dos delírios podem estar presentes (p. ex., alucinações táteis em delírios de infecção por parasitas ou insetos)
- Além das ações e atitudes diretamente relacionadas ao sistema delirante, o afeto, a fala e o comportamento normalmente não são afetados
- Os sintomas não são uma manifestação de outra condição médica (p. ex., um tumor cerebral), não são decorrentes dos efeitos de uma substância ou medicamento no sistema nervoso central (p. ex., corticosteroides), incluindo efeitos de abstinência (p. ex., de álcool), e não são mais bem explicados por outro transtorno mental (p. ex., outro transtorno psicótico primário, um transtorno do humor, um transtorno obsessivo-compulsivo ou relacionado, um transtorno alimentar).

Especificadores do curso para transtorno delirante:
Os seguintes especificadores devem ser aplicados para identificar se o indivíduo atende atualmente aos requisitos diagnósticos de transtorno delirante ou se está em remissão parcial ou total:
- Transtorno delirante, atualmente sintomático
- Todos os requisitos diagnósticos para transtorno delirante em termos de sintomas e duração são atualmente atendidos ou foram atendidos no último mês
- Transtorno delirante, em remissão parcial
- Os requisitos diagnósticos completos para transtorno delirante não foram atendidos no último mês, mas alguns sintomas clinicamente significativos permanecem, os quais podem ou não estar associados a prejuízo funcional
- Transtorno delirante, em remissão total
- Os requisitos diagnósticos completos para transtorno delirante não foram atendidos no último mês e nenhum sintoma clinicamente significativo permanece.

Adaptada de Organização Mundial da Saúde, 2023.[16]

classificação (subtipo), ambos os manuais de classificação colocam especificadores de curso. No DSM-5-TR, o especificador de delírio bizarro deve ser colocado, caso haja.

A característica essencial para o diagnóstico de transtorno delirante é a existência de uma ou mais ideias delirantes por pelo menos 1 mês (DSM-5-TR) ou 3 meses (CID-11), sem que seja cumprido o critério A para esquizofrenia. Pode haver alucinações táteis ou olfatórias, geralmente relacionadas com o tema delirante (p. ex., delírios de infestação acompanhados de sensações táteis ou olfatórias relacionadas). As alucinações visuais e auditivas são menos frequentes e importantes, mas podem acontecer.[14]

De modo geral, as pessoas com transtorno delirante apresentam comportamento e discurso relativamente adequados quando suas ideias não são questionadas. Não há grande deterioração da atividade psicossocial, mas o indivíduo pode isolar-se socialmente em consequência dos delírios. Quando há quebra na curva de vida, não decorre em consequência de sintomas negativos, como na esquizofrenia, mas pelas próprias limitações provenientes das crenças delirantes. A deterioração das relações sociais predomina sobre as consequências cognitivas ou funcionais. As alterações do humor, se simultâneas às ideias delirantes, são breves quando comparadas com a duração total do quadro: o delírio geralmente as antecede e prevalece.[12,52] O delírio não é consequência direta do uso de substâncias ou de alguma condição clínica.[12]

No transtorno delirante, as ideias são tipicamente compreensíveis (embora sejam infundadas ou exageradas) e passíveis de acontecer no cotidiano (ser perseguido, envenenado, amado secretamente, traído), o que diz respeito ao caráter, em geral, não bizarro desses delírios.[12,48,53] O transtorno delirante é classificado de acordo com o tema central do delírio, nos subtipos descritos a seguir.

Erotomaníaco. Também citado como *síndrome de Clérambault* ou *psychose passionnelle*. O indivíduo tem a convicção delirante de que outra pessoa, em geral de condição social superior, está apaixonada por ele e passa a atuar retribuindo esse sentimento, por meio de presentes, cartas e telefonemas ou até perseguindo o objeto de seu delírio. Pode ocorrer *conduta paradoxal*, o fenômeno delirante de interpretar todas as negações de amor, não importa quanto sejam claras, como afirmações secretas de amor. O curso pode ser crônico, recorrente ou breve, e o aparecimento da condição, muitas vezes, é súbito (menos de 7 dias). O delírio erotomaníaco é mais prevalente na população feminina, porém homens acometidos podem ser mais agressivos e possivelmente violentos. Eles predominam nas populações forenses. O objeto da agressividade não necessariamente é o indivíduo amado. Podem ser seus companheiros ou protetores, vistos como empecilhos.[12,47,53]

Grandioso. O indivíduo tem a convicção de ter descoberto algo importante à humanidade, de ter algum dom extraordinário, de ter recebido alguma mensagem especial de uma divindade ou de ser um messias. Também pode acreditar que tem relações sociais com alguém famoso ou mesmo que é aquela pessoa importante (nesse caso, o outro pode ser visto como impostor).[12,47,53]

Celotípico. O transtorno delirante com delírios de ciúme foi denominado *paranoia conjugal* quando limitado ao delírio de que o cônjuge foi infiel. Geralmente, o indivíduo justifica a ideia delirante com base em inferências errôneas e pequenas "provas", o que serve para explicar vários eventos presentes e passados envolvendo o comportamento do cônjuge. O delírio de ciúme pode ter início súbito e afeta mais os homens, muitas vezes sem história psiquiátrica prévia. O ciúme delirante pode ser potencialmente perigoso e tem associação com violência e agressões físicas e verbais, além de suicídio e homicídio. É uma condição de difícil tratamento e pode diminuir apenas com separação, divórcio ou morte do cônjuge. Esse quadro costuma levar a litígios conjugais e atitudes tomadas por parte de quem se sente traído, a fim de evitar possíveis traições (restringir a liberdade do cônjuge, perseguir, agredir). Já o ciúme acentuado (ciúme doentio, patológico ou *mórbido*) é sintoma de muitos transtornos – como esquizofrenia (que acomete mais mulheres que homens), epilepsia, transtornos de humor, uso abusivo de substâncias psicoativas e alcoolismo. Nesses casos, o tratamento deve ser direcionado ao transtorno primário.[53,54]

Somático. O transtorno delirante com delírios somáticos pode ser chamado de *psicose hipocondríaca monossintomática*. A condição é diferente de outros sintomas hipocondríacos, pelo grau de comprometimento da realidade. O delírio somático é fixo, imutável e indiscutível e apresenta-se de maneira intensa, pois o paciente está totalmente convencido de sua natureza física. Muitas vezes, pessoas com sintomas de hipocondria admitem que seu medo da doença é infundado ou exagerado. O conteúdo do delírio somático pode variar muito. Ele se divide em três principais tipos: (1) delírios de infestação, parasitose, muitas vezes acompanhados de fenômenos sensoriais táteis; (2) delírios de dismorfofobia, como deformidade, feiura e tamanho exagerado de partes do corpo (categoria próxima do transtorno dismórfico corporal); e (3) delírios de odores corporais desagradáveis ou halitose (*síndrome de referência olfatória*). O início dos sintomas desse tipo de delírio pode ser gradual ou súbito. Na maioria dos pacientes, a doença é crônica, com gravidade variável. Esses pacientes raramente se apresentam para avaliação psiquiátrica, mas costumam consultar outros médicos especialistas, como dermatologistas, cirurgiões plásticos, urologistas e infectologistas, entre outros.[53,54]

Misto. Não há tema predominante.[14,53]

Não especificado. Quando não se consegue determinar claramente a ideia delirante ou quando ela não está descrita nos tipos específicos.[12,53]

Transtorno psicótico compartilhado

O transtorno psicótico compartilhado foi descrito pela primeira vez por dois psiquiatras franceses, Charles Lasègue e Jules Falret, em 1877,[55] que o chamaram de *folie à deux*. Já foi chamado, ao longo dos anos, de *transtorno paranoide compartilhado*, *transtorno psicótico induzido*, "*folie impose*" e *insanidade dupla*. No DSM-5, esse transtorno é citado como "sintomas delirantes em parceiro de indivíduo com transtorno delirante".

É provável que seja um transtorno raro: não há números sobre incidência e prevalência, e a literatura consiste quase inteiramente em relatos de caso.[53] Caracteriza-se pela transferência de delírios de uma pessoa para outra. Geralmente, tais pessoas têm relacionamento próximo de longo tempo e vivem juntas em relativo isolamento social. Em sua forma mais comum, o indivíduo que começa a ter os delírios (o caso primário) manifesta uma doença crônica e, comumente, é o membro mais influente de uma relação próxima com uma pessoa mais sugestionável que, depois, desenvolve o delírio (o caso secundário). O caso secundário geralmente encontra-se em alguma situação mais desfavorável ou de desvantagem em relação ao caso primário; há relação de poder desigual ou relacionamento com grande componente de dependência afetiva. Se essas pessoas se separam, o caso secundário pode sair do quadro de delírio, mas tal desfecho não é regra. A principal causa do delírio é a forte influência do indivíduo dominante da relação. Idade avançada, baixo quociente intelectual, predisposição genética a psicoses, comprometimento sensorial, doença cerebrovascular e abuso de álcool estão entre os fatores de risco associados a esse transtorno.[14,53]

Existem outras formas de delírio compartilhado relatadas, como a *folie simultanée*, na qual duas pessoas se tornam psicóticas ao mesmo tempo e compartilham o mesmo delírio. Casos em que há mais de dois indivíduos envolvidos (p. ex., *folie à trois*, *quatre*, *cinq* e também *folie à famille*) foram relatados, mas são bem raros. Os relacionamentos mais comuns na *folie à deux* são irmão e irmã, marido e esposa e mãe e filho. Quase todos os casos envolvem membros de uma mesma família.[53]

Tratamento do transtorno delirante e do transtorno psicótico compartilhado

O transtorno delirante é reconhecidamente pouco responsivo ao tratamento medicamentoso e costumava ser considerado resistente a tratamento, em geral.[53] Contudo, uma revisão de 131 casos, realizada por Manschreck e Khan,[56] mostrou que cerca de 50% dos pacientes têm resposta positiva ao tratamento com antipsicóticos. Na prática, tal valor deve ser mais modesto, considerando-se que casos sem resposta satisfatória costumam ser menos relatados e são escassos os estudos randomizados duplos-cegos que avaliam a resposta do transtorno delirante ao tratamento medicamentoso.

Atualmente, pensa-se no manejo do transtorno delirante de maneira menos pessimista ou restrita ao planejamento do tratamento efetivo.[53] Os objetivos do tratamento atual são estabelecer o diagnóstico, decidir sobre as intervenções adequadas e lidar com complicações e comorbidades. Assim, podem ser instituídas as seguintes diretrizes: (1) excluir outras causas dos aspectos paranoides; (2) confirmar a ausência de outras psicopatologias; (3) avaliar as consequências do comportamento relacionado com o delírio (desmoralização, desesperança, raiva, medo, depressão); (4) avaliar o impacto da busca por "diagnóstico médico", "solução legal", "prova de infidelidade" e assim por diante (ou seja, financeiro, legal, pessoal, ocupacional); (5) avaliar a ansiedade e a agitação; (6) avaliar o potencial para violência e/ou suicídio; (7) avaliar a necessidade de hospitalização; (8) instituir terapias farmacológicas e psicológicas; e (9) manter contato durante a recuperação.[53]

A relação médico-paciente é, em particular, de difícil estabelecimento: os psiquiatras podem ser atraídos para as redes delirantes dos pacientes ou ser vistos como inimigos, por não acreditarem no discurso delirante. Os indivíduos com transtorno delirante não se queixam de sintomas psiquiátricos e, muitas vezes, entram em tratamento contra a vontade.

Quanto ao transtorno psicótico compartilhado, as intervenções são específicas e visam à separação dos indivíduos durante a fase aguda do tratamento.[53] Se a hospitalização for indicada, devem ser alocados em unidades diferentes, sem contato. A associação de antipsicóticos com antidepressivos ao longo do tratamento mostra-se frequente, já que a depressão é uma comorbidade comum, ocorrendo em 23% dos casos analisados na revisão de Manschreck e Khan.[56] O uso de mais de um tipo de antipsicótico em associação é frequente. Isso sugere que a monoterapia parece insuficiente em muitos casos.[53]

O tratamento medicamentoso pode ser associado a outras abordagens terapêuticas, como psicoterapias e eletroconvulsoterapia. A terapia individual parece ser mais eficaz do que a de grupo. As terapias visando ao *insight*, de apoio e cognitivo-comportamentais apresentam maior eficácia.[53]

TRANSTORNO ESQUIZOFRENIFORME

Histórico

O termo "esquizofreniforme" foi apresentado ao meio médico pela primeira vez, em 1939, pelo psiquiatra norueguês Gabriel Langfeldt (Oslo, Noruega, 1895-1983), em seu artigo "The Schizophreniform States", publicado em Copenhague, na Dinamarca.[57]

A ideia central era descrever um grupo de pacientes com psicoses semelhantes à esquizofrenia (*schizophrenia-like*), mas apresentando evolução clínica significativamente melhor do que os casos típicos de esquizofrenia.

A descrição primária de Langfeldt era um quadro psicótico em tudo semelhante à esquizofrenia, porém sem observação de início insidioso, curso crônico, autismo, embotamento afetivo e alterações na volição e no controle. Ele não sugeriu critério temporal para o diagnóstico e citou que os pacientes com essa doença constituíam um "grupo com quadros heterogêneos que facilmente poderiam ser inseridos em outros bem conhecidos grupos de transtornos psicóticos". Langfeldt apontou, à época, a instabilidade do diagnóstico.

O conceito passou a adquirir *status* de diagnóstico clínico em 1980, a partir do DSM-III, da APA.

Com a codificação 295.40, o transtorno esquizofreniforme (TE) passou a ser definido, fundamentalmente, como condição em tudo semelhante à esquizofrenia, porém com o critério temporal: duração maior do que 30 e menor do que 180 dias.

Uma vez que chegou a conhecer os critérios diagnósticos propostos para o TE, Langfeldt comentou, em 1982, em carta ao editor do *American Journal of Psychiatry*, que o que estava descrito no DSM-III "não teria nada a ver com os estados psiquiátricos descritos em meus artigos". Era uma alusão ao fato de que ele não acreditava tratar-se de um verdadeiro transtorno mental, no que foi seguido, em 1994, por Strakowski, quando publicou extenso artigo de revisão sobre TE e citou "que este não era um diagnóstico de raça pura". Strakowski propunha estudos de acompanhamento para melhor conhecimento sobre a questão.

Em 2002, Iancu et al.[58] avaliaram um seguimento de 12 anos com 36 pacientes internados, diagnosticados com TE, conforme o DSM-IV. Na avaliação após 12 anos (1983 a 1993), os autores descreveram que 84% dos pacientes apresentaram novos episódios psicóticos e, em revisão diagnóstica, 50% tiveram seu diagnóstico mudado para esquizofrenia, 20% para transtorno esquizoafetivo e 6% para transtorno afetivo bipolar. Apenas 6% estavam sem outro diagnóstico psiquiátrico, ou seja, mantiveram o diagnóstico de TE. Apesar de apontarem para baixa estabilidade e questionável validade do TE, destacaram que 50% dos pacientes com diagnóstico inicial de esquizofrenia tiveram novo internamento entre 2 e 5 anos, enquanto se observava taxa de 50% de nova internação em TE apenas quando se estendia o prazo para 12 anos. Ou seja, estes últimos indivíduos apresentaram prognóstico um pouco melhor.[58]

Em 2003, novo estudo de seguimento comparou 34 pacientes com TE com 128 pacientes com esquizofrenia.[59] Do total, 21,9% daqueles com TE, após 6 meses, mantiveram o diagnóstico. Após 24 meses, 18,8% continuavam com diagnóstico de TE, porém 50% tiveram o diagnóstico mudado para esquizofrenia ou transtorno esquizoafetivo; 12% para transtorno esquizoafetivo puro; e 9,4% para psicose breve. No grupo com diagnóstico primário de esquizofrenia, 92% continuavam com o mesmo diagnóstico após 24 meses.[59]

Em 2011, estudando pacientes com quadros psicóticos não esquizofrênicos, Bromet et al. citam que 1/3 deles tem diagnóstico alterado para esquizofrenia. Essa mudança é observada, principalmente, no segundo ano do diagnóstico.[60]

O TE ainda constitui condição clínica de discutível validade. Desse modo, alguns autores chegaram a considerar que seria melhor diagnosticá-lo como "transtorno psicótico não especificado em outra categoria", como Stravoski sugeriu em 1994. Apesar disso, manteve-se como entidade nosológica na última revisão do DSM-5, da APA.

A CID-10, da OMS, não contempla o diagnóstico, incluindo-o na categoria F20.8 (outras esquizofrenias), especificando que esse item inclui "psicose esquizofreniforme SOE (sem outra especificação)", "transtorno esquizofreniforme SOE" e "ataque esquizofreniforme SOE". A CID-11 manteve o TE dentro do espectro da esquizofrenia e outras psicoses *schizophrenia-like*, porém sem *status* nosológico específico.

Epidemiologia

Ainda não há consenso sobre a prevalência do TE nem sobre sua distribuição de acordo com sexo biológico. Aparentemente, é um transtorno de maior prevalência em adolescentes e adultos jovens (semelhante à esquizofrenia).

Há descrição de prevalência em 1 ano de 0,09% e, ao longo da vida, de 0,11%. Outros dados apontam para prevalência entre metade até a mesma da esquizofrenia.

No DSM-5, aponta-se para a possibilidade de a prevalência de TE ser maior em países em desenvolvimento, sobretudo nos casos com características de bom prognóstico. Outro aspecto epidemiológico importante é o fato de haver maior risco de familiares de pacientes com TE apresentarem outros transtornos psiquiátricos, não necessariamente esquizofrenia (parecem ser mais propensos a desenvolver transtornos de humor).

Etiologia

A etiologia do TE não é conhecida. O fato de que seja um transtorno de curta duração (menor do que 6 meses) e a evolução favorável em seu desfecho clínico tornam ainda mais difícil concluir-se sobre seus fatores etiopatogênicos. Do ponto de vista neuroquímico, é possível que os mesmos sistemas neurotransmissores envolvidos nos demais transtornos psicóticos e em transtornos de humor, como transtorno afetivo bipolar, possam estar desregulados no TE. Não há consenso sobre o porquê de ser uma desregulação apenas temporária, e isso tem feito pressupor uma correlação com transtornos periódicos do humor.

Características clínicas

Os sintomas clássicos do TE são absolutamente idênticos aos da esquizofrenia. A diferença entre ambos os transtornos está relacionada com o tempo de duração e o desfecho clínico (Tabela 16.9).

Tabela 16.9 Critérios diagnósticos para o transtorno esquizofreniforme, de acordo com o DSM-5-TR.

A. Dois (ou mais) dos itens a seguir, cada um presente por uma quantidade significativa de tempo durante período de 1 mês (ou menos, se tratados com sucesso). Pelo menos um deles deve ser (1), (2) ou (3):
  1. Delírios
  2. Alucinações
  3. Discurso desorganizado (p. ex., descarrilamento ou incoerência frequentes)
  4. Comportamento grosseiramente desorganizado ou catatônico
  5. Sintomas negativos (ou seja, expressão emocional diminuída ou avolia).
B. Um episódio de transtorno que dura, pelo menos, 1 mês, porém menos de 6 meses. Quando for preciso fazer um diagnóstico sem aguardar a recuperação, ele deve ser qualificado como "provisório".
C. Transtorno esquizoafetivo e transtorno depressivo ou transtorno bipolar com características psicóticas foram descartados: (1) porque nenhum episódio depressivo maior ou maníaco ocorreu concomitantemente com os sintomas da fase ativa ou (2) se os episódios de humor ocorreram durante os sintomas da fase ativa e estiveram presentes pela menor parte da duração total dos períodos ativo e residual da doença.
D. A perturbação não é atribuível aos efeitos fisiológicos de uma substância (p. ex., droga de abuso, medicamento) ou a outra condição médica.

Especificar se:
- Com características de bom prognóstico: esse especificador exige a existência de, pelo menos, duas das seguintes características: início de sintomas psicóticos proeminentes em 4 semanas da primeira mudança percebida no comportamento ou funcionamento habitual; confusão ou perplexidade; bom funcionamento social e profissional pré-mórbido; e ausência de afeto embotado ou plano
- Sem características de bom prognóstico: esse especificador é aplicado se não houver duas ou mais entre as características anteriores
- Com catatonia: usar o código adicional 293.89 (F06.1) de catatonia associada a transtorno esquizofreniforme para indicar comorbidade com catatonia.

Especificar a gravidade atual:
A gravidade é classificada por avaliação quantitativa dos sintomas primários de psicose, o que inclui delírios, alucinações, desorganização do discurso, comportamento psicomotor anormal e sintomas negativos. Cada um desses sintomas pode ser classificado quanto à gravidade atual (mais grave nos últimos 7 dias) em uma escala com 5 pontos, variando de 0 (não presente) a 4 (presente e grave).

Nota: o diagnóstico de transtorno esquizofreniforme pode ser feito sem a utilização desse especificador de gravidade.

Adaptada de American Psychiatric Association, 2022.[15]

Tratamento

O tratamento do TE segue as mesmas bases da terapêutica para a esquizofrenia. Fundamentalmente, recomenda-se a prescrição de antipsicóticos. Não está bem estabelecido o tempo de duração do tratamento; e muitos dos pacientes com TE terão seu diagnóstico alterado para esquizofrenia (e outros transtornos mentais) em avaliação de seguimento. Em caso de resposta rápida à farmacoterapia, remissão absoluta e tratamento de manutenção adequado (vários meses), não seria inadequado pensar em suspensão da medicação após períodos de 1 a 2 anos e observação rigorosa da evolução.

Não se pode asseverar que, não sendo esquizofrenia, os sintomas atenuem-se. Dessa maneira, o paciente poderá apresentar sintomatologia suficiente para necessitar de hospitalização para controle do quadro agudo.

TRANSTORNO ESQUIZOAFETIVO

Histórico

Em 1893, Emil Kraepelin descreveu casos mistos entre "insanidade maníaco-depressiva" e "demência precoce", conforme denominados à época. Kraepelin descreveu os casos como *cases-in-between*. Ou seja, são casos que estariam entre uma e outra das patologias maiores.[61]

Em 1930, Kurt Schneider também descreveu os "casos intermediários" (Zwischen-Falle é Eugen, e Manfred Bleuler, no mesmo período, relataram as "psicoses mistas"). O termo "esquizoafetivo", todavia, foi descrito pela primeira vez em 1933 pelo psiquiatra norte-americano Jacob Kasanin.

Kasanin publicou o artigo "The Acute Schizoaffective Psychosis" no *American Journal of Psychiatry* com a descrição de nove casos de pacientes jovens com boas condições clínicas gerais e adaptação social que, subitamente, apresentaram quadro psicótico dramático, com sintomas afetivos e esquizofrênicos.[62]

Ao longo do tempo, outros autores, como Jules Angst (1966), investigaram a questão. Em alguns casos, pressupõe-se que se trate de pacientes com transtorno afetivo primário ao qual se associam sintomas psicóticos semelhantes à esquizofrenia. Em outras ocasiões, tem-se pressuposto que se trate de pacientes esquizofrênicos primariamente, aos quais se associam síndromes de humor.

Ainda é terreno em aberto a conclusão quanto aos quadros esquizoafetivos constituírem comorbidade entre esquizofrenia e transtornos afetivos, sobre realmente constituírem uma real "entidade nosológica" ou estarmos diante de um grupo heterogêneo de pacientes com sintomas psicóticos, de humor e várias atipias com diagnóstico pouco claro para o médico durante o exame. Em revisão sobre o tema, Marneros chegou a apontar o transtorno esquizoafetivo como "um incômodo diagnóstico, embora uma realidade clínica".[61]

Epidemiologia

A prevalência do transtorno esquizoafetivo é menor do que a da esquizofrenia (entre metade e 1/3 desta última). A prevalência ao longo da vida está estimada em 0,3%, com incidência mais alta no sexo feminino (sobretudo pelo aumento na incidência da forma depressiva). No entanto, também já têm sido descritas frequências mais elevadas, como 0,5 a 0,8%. A incidência situa-se entre 0,3 e 5,7 casos por 100.000 habitantes.[15,12]

Os dados, todavia, podem estar subestimados, em virtude de mudanças nos critérios diagnósticos ao longo do tempo. Talvez pelo fato da ocorrência de síndromes depressivas ao longo da evolução, o transtorno esquizoafetivo parece elevar as taxas de suicídio com risco ao longo da vida, situando-se em 5%.

Características clínicas

O ponto central para o diagnóstico é a observação de clássicos sintomas esquizofrênicos e de transtornos de humor em um mesmo paciente. Tal observação clínica no seguimento de um mesmo paciente refuta a ideia kraepeliniana de que as psicoses funcionais seriam excludentes, com esquizofrenia em um polo e os transtornos de humor em outro.

De acordo com o DSM-5-TR, o diagnóstico (geralmente suposto quando da observação de síndrome psicótica em paciente com transtorno de humor) baseia-se no fato de que, em algum momento, foi observado o critério A para esquizofrenia. Além disso, houve um episódio depressivo maior ou maníaco.

Para que se faça diagnóstico diferencial com transtorno depressivo ou bipolar com características psicóticas, os delírios ou as alucinações devem ocorrer durante, pelo menos, 2 semanas, sem um episódio de humor. A Tabela 16.10 descreve os critérios diagnósticos básicos para o transtorno esquizoafetivo, de acordo com o DSM-5-TR.[15]

Nas diretrizes diagnósticas da CID-11,[16] o transtorno esquizoafetivo (codificado com 6A25) deve ser registrado apenas quando os sintomas de esquizofrenia e de transtornos de humor são proeminentes simultaneamente ou distam poucos dias uns dos outros dentro do mesmo episódio da doença e não satisfazem os critérios para esquizofrenia ou para transtornos afetivos. O diagnóstico não deve ser usado para pacientes que apresentem sintomas esquizofrênicos e sintomas afetivos apenas em episódios diferentes da doença (Tabela 16.11).

Diagnóstico diferencial

O diagnóstico diferencial refere-se, praticamente, à distinção entre esquizofrenia e transtornos de humor. Não é tarefa fácil na maioria das situações, e a boa acurácia na descrição clínica, associada ao seguimento do caso (observação de sintomas de humor e sintomas psicóticos *schizophrenia-like* em um mesmo paciente, com repetição do padrão ao longo do tempo) facilitará a suposição de uma condição esquizoafetiva (diagnóstico de transtorno esquizoafetivo).

Tratamento

De modo genérico, o tratamento farmacológico do transtorno esquizoafetivo guarda íntima relação com a forma de apresentação clínica da doença. Quando da observação de subtipo depressivo, o uso criterioso de antidepressivos tem sido descrito como

Tabela 16.10 Critérios diagnósticos para transtorno esquizoafetivo de acordo com o DSM-5-TR.

A. Um período ininterrupto de doença durante o qual há um episódio depressivo maior ou maníaco concomitante com o critério A da esquizofrenia.
   Nota: o episódio depressivo maior deve incluir o critério *A1*: humor deprimido.
B. Delírios ou alucinações por 2 semanas ou mais na ausência de episódio depressivo maior ou maníaco durante a duração da doença ao longo da vida.
C. Os sintomas que satisfazem os critérios para um episódio de humor ocorrem na maior parte das fases ativa e residual da doença.
D. A perturbação não pode ser atribuída aos efeitos de uma substância (p. ex., droga de abuso ou medicamento) ou a outra condição médica.

Especificar se:
- 295.70 – Tipo bipolar: este subtipo se aplica se um episódio maníaco fizer parte da apresentação. Episódios depressivos maiores também podem ocorrer
- 295.70 – Tipo depressivo: este subtipo se aplica se apenas episódios depressivos maiores fizerem parte da apresentação.

Especificar se:
- Com catatonia (usar código adicional para catatonia associada ao transtorno esquizoafetivo para indicar a presença da catatonia comórbida).

Especificar se (os seguintes especificadores de curso devem ser usados apenas após 1 ano de duração do transtorno e se não estiverem em contradição com os critérios diagnósticos de curso):
- Primeiro episódio, atualmente em episódio agudo
- Primeiro episódio, atualmente em remissão parcial
- Primeiro episódio, atualmente em remissão completa
- Episódios múltiplos, atualmente em episódio agudo
- Episódios múltiplos, atualmente em remissão parcial
- Episódios múltiplos, atualmente em remissão completa
- Contínuo
- Não especificado.

Especificar gravidade atual: uma avaliação quantitativa dos sintomas primários da psicose, incluindo delírios, alucinações, fala desorganizada, comportamento psicomotor anormal e sintomas negativos. Cada um desses sintomas pode ser classificado por sua gravidade atual (mais grave nos últimos 7 dias) em uma escala de 5 pontos que varia de 0 (ausente) a 4 (presente e grave).

Nota: o diagnóstico de transtorno esquizoafetivo pode ser feito sem usar este especificador de gravidade.

Adaptada de American Psychiatric Association, 2022.[15]

Tabela 16.11 Diretrizes diagnósticas para transtorno esquizoafetivo de acordo com a CID-11.

- Todos os requisitos de diagnóstico para esquizofrenia são atendidos simultaneamente com sintomas de humor que atendem aos requisitos de diagnóstico de um episódio depressivo moderado ou grave, um episódio maníaco ou um episódio misto.
  Nota: ao fazer um diagnóstico de transtorno esquizoafetivo, os episódios depressivos devem incluir humor deprimido, não apenas interesse ou prazer diminuídos
- O início dos sintomas psicóticos e de humor é simultâneo ou ocorre dentro de alguns dias um do outro
- A duração dos episódios sintomáticos é de pelo menos 1 mês para sintomas psicóticos e de humor
- Os sintomas ou comportamentos não são manifestação de outra condição médica (p. ex., tumor cerebral) e não são decorrentes dos efeitos de uma substância ou medicação no sistema nervoso central (p. ex., corticosteroides), incluindo efeitos de abstinência (p. ex., de álcool).

Adaptada de Organização Mundial da Saúde, 2023.[16]

efetivo na literatura (inibidores de recaptação da serotonina, duais, tricíclicos). Os antidepressivos geralmente são associados a estabilizadores do humor (carbonato de lítio e/ou anticonvulsivantes e mesmo antipsicóticos atípicos). No subtipo maníaco, o uso de antipsicóticos (típicos e atípicos) associados a estabilizadores do humor clássicos parece ser a escolha mais adequada.

A associação farmacológica no transtorno esquizoafetivo parece ser a regra. Não raramente, tem sido necessária a politerapia com três fármacos (antipsicótico associado a estabilizadores do humor) para o controle da sintomatologia. Conforme a gravidade, a eletroconvulsoterapia deve ser considerada.

As psicoterapias individuais, a psicoeducação e, apesar de a doença evoluir com menor comprometimento cognitivo do que a esquizofrenia, as técnicas de reabilitação cognitiva podem ter grande valor no tratamento.

TRANSTORNO PSICÓTICO BREVE

Fundamentalmente, a diferença entre o transtorno psicótico breve (TPB) e outros quadros psicóticos, como esquizofrenia e TE, é o tempo de duração, a forma de instalação do quadro e a remissão, geralmente com recuperação do funcionamento pré-mórbido. No TPB, o que se observa é a instalação relativamente súbita de uma síndrome psicótica, sem fase prodrômica e, com frequência, associada a significativo fator estressante psicossocial (não necessário, todavia, para o diagnóstico do transtorno).

No DSM-5-TR, a síndrome psicótica tem duração maior do que 1 dia, porém menor do que 30 dias. É muito comum o médico modificar o diagnóstico no decorrer do tempo, pois vários pacientes têm sintomas durante mais de 1 mês.

A Tabela 16.12 descreve os critérios diagnósticos a serem seguidos conforme o DSM-5-TR.

Epidemiologia

Não está bem estabelecida a prevalência do TPB. Dados epidemiológicos informam que, nos EUA, são diagnosticados em 9% dos casos de primeiro surto psicótico. O quadro é mais prevalente em mulheres (2:1), geralmente observado pela primeira vez em pessoas com menos do que 30 anos (embora passível de

Tabela 16.12 Critérios diagnósticos para transtorno psicótico breve de acordo com o DSM-5-TR.

A. Existência de um (ou mais) dos sintomas a seguir. Pelo menos um deles deve ser (1), (2) ou (3):
   1. Delírios
   2. Alucinações
   3. Discurso desorganizado (p. ex., descarrilamento ou incoerência frequentes)
   4. Comportamento grosseiramente desorganizado ou catatônico.
   Nota: não incluir um sintoma que seja padrão de resposta culturalmente aceito.
B. A duração de um episódio da perturbação é de, pelo menos, 1 dia, mas inferior a 1 mês, com eventual retorno completo a um nível de funcionamento pré-mórbido.
C. A perturbação não é mais bem explicada por transtorno depressivo maior ou transtorno bipolar com características psicóticas, por outro transtorno psicótico, como esquizofrenia ou catatonia, nem se deve aos efeitos fisiológicos de uma substância (p. ex., droga de abuso, medicamento) ou a outra condição médica.

Especificar se:
- Com estressor(es) evidente(s) (psicose reativa breve): se os sintomas ocorrem em resposta a evento que, isoladamente ou em conjunto, seriam notadamente estressantes para quase todos os indivíduos daquela cultura em circunstâncias similares
- Sem estressor(es) evidente(s): se os sintomas não ocorrem em resposta a eventos que, isoladamente ou em conjunto, seriam notadamente estressantes para quase todos os indivíduos daquela cultura em circunstâncias similares
- Com início no periparto: se começa durante a gestação ou no período de 4 semanas após o parto.

Adaptada de American Psychiatric Association, 2022.[15]

ocorrer em qualquer idade) e, sem uma explicação ainda totalmente conhecida, parece ser menos frequente em países desenvolvidos. As alterações de personalidade (esquizotípica, *borderline*, paranoide) seriam alguns dos fatores predisponentes. Classicamente, pela recuperação rápida (menos do que 30 dias) e com bom retorno à funcionalidade pré-mórbida, o transtorno tem sido visto como de bom prognóstico.

Tratamento

Como se trata de quadro súbito, a síndrome psicótica aguda muitas vezes implica necessidade de hospitalização. Têm sido descritas taxas de até 70% de internação para os casos de TPB.

A farmacoterapia com antipsicóticos assemelha-se à usada para o tratamento da esquizofrenia e outros quadros psicóticos (como o TE).

Em caso de absoluta e rápida remissão (menos de 30 dias), confirma-se o diagnóstico de TPB, mas, como manutenção, o tratamento farmacológico deve ser mantido por, no mínimo, 1 ano.

Sem complicações (recaídas ou sintomas residuais) no período, pode-se fazer a retirada gradual e reavaliações para detecção precoce de recaída e necessidade de revisão diagnóstica, o que pode ser relativamente frequente. A Figura 16.1 resume o critério temporal para esquizofrenia, TE e TPB.

TRANSTORNO PSICÓTICO DECORRENTE DE CONDIÇÃO MÉDICA GERAL E TRANSTORNO PSICÓTICO INDUZIDO POR SUBSTÂNCIA OU MEDICAMENTO

Ao se avaliar pela primeira vez um paciente psicótico, convém considerar a possibilidade de que os sintomas apresentados sejam resultado de uma condição médica ou secundários ao uso de substância ou medicamento. Os transtornos psicóticos decorrentes de condições médicas gerais e aqueles induzidos por substância ou medicamento devem ser diferenciados de *delirium*, demência, transtornos psicóticos e transtornos de humor com sintomas psicóticos.[63,64]

Condições físicas, como neoplasias cerebrais, particularmente nas áreas occipital ou temporal, podem causar alucinações. A privação sensorial, como ocorre em pessoas com deficiências visuais ou auditivas, pode resultar em experiências alucinatórias ou delirantes. Lesões que envolvem o lobo temporal e outras regiões cerebrais, em especial o hemisfério direito e o lobo parietal, estão associadas a delírios.[63,64]

O uso de substâncias psicoativas é causa comum de síndromes psicóticas. As envolvidas com mais frequência são álcool, alucinógenos indólicos, como a dietilamida do ácido lisérgico (LSD), anfetaminas, cocaína, mescalina, fenciclidina – *phenylcyclohexylpiperidine* (PCP) – e cetamina. Muitas outras substâncias, como esteroides e tiroxina, também podem produzir alucinações.[65]

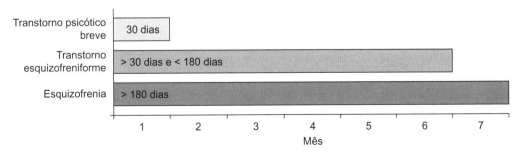

Figura 16.1 Comparação temporal para diagnóstico de transtorno psicótico breve, transtorno esquizofreniforme e esquizofrenia (DSM-5-TR).

Epidemiologia

É desconhecida a prevalência do transtorno psicótico induzido por substância ou medicamento na população em geral. Entre 7 e 25% dos indivíduos que apresentam um primeiro episódio de psicose em diferentes contextos têm transtorno psicótico induzido por substância ou medicamento.[65]

Também é difícil estimar as taxas de prevalência para transtorno psicótico decorrente de outra condição médica, considerando-se que as etiologias médicas subjacentes são inúmeras.[63,64] Calcula-se a prevalência ao longo da vida como variando de 0,21 a 0,54%. Quando os achados da prevalência são estratificados por faixa etária, pessoas com mais de 65 anos têm prevalência mais elevada, de 0,74%, em comparação com pessoas mais jovens.[63,64]

As condições mais comumente associadas à psicose são distúrbios endócrinos e metabólicos não tratados, distúrbios autoimunes (p. ex., lúpus eritematoso sistêmico, encefalite autoimune) ou epilepsia do lobo temporal. A psicose em decorrência de epilepsia é diferenciada em psicose ictal, pós-ictal e interictal. A mais comum consiste na pós-ictal, observada em 2 a 7,8% dos pacientes com epilepsia. A síndrome delirante que pode acompanhar as crises parciais complexas é mais comum em mulheres.[66]

Diagnóstico

Transtorno psicótico devido a uma condição médica geral. Define-se o diagnóstico pela *especificação* dos sintomas apresentados. Ao formular o diagnóstico, a condição médica deve ser incluída junto com o padrão predominante de sintomas (p. ex., transtorno psicótico decorrente de tumor cerebral, com delírios). Para termos diagnósticos, o transtorno não deve ocorrer exclusivamente enquanto o paciente está em *delirium* ou no indivíduo com diagnóstico de demência, e os sintomas não podem ser mais bem explicados por outro transtorno mental.[14,63,67,68]

Transtorno psicótico induzido por substância ou medicamento. A categoria diagnóstica de transtorno psicótico induzido por substâncias é reservada para pacientes com sintomas psicóticos e *juízo de realidade comprometido* – quando a causa para o transtorno é o uso de substâncias ou medicamentos. Pessoas com sintomas psicóticos induzidos por substâncias (p. ex., alucinações), mas com juízo de realidade intacto, devem ser classificadas com transtorno relacionado com substâncias (p. ex., intoxicação por PCP com alterações na sensopercepção). O diagnóstico completo de transtorno psicótico induzido por substância deve incluir o tipo de substância ou medicamento envolvido, o estágio do uso da substância, quando o transtorno começou (p. ex., durante intoxicação ou abstinência) e os fenômenos clínicos (p. ex., alucinações e delírios).[14,65]

Características clínicas

Alucinações. Com frequência, ocorrem em uma ou mais modalidades sensoriais. Alucinações táteis são características do uso de cocaína (infestação, insetos andando sobre a pele). Em geral, as alucinações auditivas estão associadas ao uso de substâncias. As alucinações olfatórias podem ser secundárias à epilepsia do lobo temporal. Alucinações visuais podem ocorrer em pessoas com déficit visual ou após quadro de catarata. Algumas vezes, as alucinações visuais assumem a forma de cenas envolvendo figuras humanas diminutas (liliputianas) ou animais pequenos. As alucinações musicais são raras e, normalmente, assumem a forma de canções religiosas.[14,53,69]

Quando ocorrem, as alucinações são recorrentes ou persistentes e apresentam-se em estado de completa vigília e alerta. O indivíduo não costuma demonstrar alterações significativas nas funções cognitivas.[53,69]

Os indivíduos com transtorno psicótico causado por condição médica geral e transtorno psicótico induzido por substâncias ou medicamentos podem agir de acordo com suas alucinações, acreditando que são reais. Em alucinações relacionadas com o uso de álcool, pode haver vozes de comando, ordenando que o indivíduo machuque a si mesmo ou a outros. Esses casos podem representar risco de suicídio ou homicídio.[53]

Delírios. Delírios secundários e induzidos por substâncias costumam estar presentes em um estado de completa vigília – ou seja, sem que os indivíduos acometidos experimentem alterações no nível de consciência. Os delírios podem ser sistematizados ou fragmentados, com conteúdo variável, mas delírios persecutórios são os mais comuns.[53]

Tratamento

O primeiro passo no tratamento é identificar a condição médica geral ou a substância ou medicamento que causou o quadro psicótico. O tratamento deve ser direcionado para a condição subjacente e para o controle das alterações no comportamento do indivíduo que ofereçam risco para sua vida e/ou a de terceiros. Antipsicóticos podem ser necessários para o controle imediato e a curto prazo do comportamento psicótico ou agressivo.[53] Benzodiazepínicos também podem ser úteis para controlar a agitação e a ansiedade.[53] Depois da cessação dos sintomas, não há benefício comprovado em manter o tratamento com antipsicóticos. Hospitalização pode ser necessária em alguns casos – tanto para avaliar os pacientes de maneira mais completa quanto por questões de segurança.[53]

CONCLUSÃO

A esquizofrenia e outros transtornos psicóticos englobam um grupo de quadros com etiologias heterogêneas, contemplando pacientes com apresentações clínicas, resposta ao tratamento e cursos da doença variáveis. A expressão dessas manifestações varia entre os indivíduos e ao longo do tempo, mas o efeito da doença psicótica é grave, costuma começar antes dos 25 anos, persiste durante toda a vida e afeta pessoas de todas as classes sociais. Muitas vezes, tanto os pacientes com transtorno psicótico quanto suas famílias sofrem com cuidados deficientes e ostracismo social em decorrência da falta de informação sobre os transtornos. O estigma sobre a loucura precisa ser vencido.

Os médicos devem saber realizar o diagnóstico, para encaminhamento adequado. A população geral necessita de informações sobre as possibilidades de reconhecimento e de tratamento. Com todas as dificuldades impostas pela doença, é importante saber que o diagnóstico precoce e o tratamento adequado trazem qualidade de vida ao paciente e à família, com menor custo para a sociedade.

REFERÊNCIAS BIBLIOGRÁFICAS

1. Berrios G, Porter R. Uma história da psiquiatria clínica. Vol. II – As psicoses funcionais. São Paulo: Escuta; 2012.
2. Kraepelin E. Clinical psychiatry. 7. ed. New York: Macmillan; 1907.
3. Bleuler E. Dementia praecox oder Gruppe der Schizophrenien. Franz Deuticke: Leipzig und Wien; 1911.
4. Noto CS, Bressan RA. Esquizofrenia: avanços no tratamento multidisciplinar. Porto Alegre: Artmed; 2012.
5. Bleuler EP, Brill AA. Textbook of psychiatry. USA: Literary Licensing; 1951.
6. Charney DS, Buxbaum JD, Sklar P et al. (eds.). Neurobiology of mental illness. Oxford University Press; 2013.
7. Dalgalarrondo P. Psicopatologia e semiologia dos transtornos mentais. 2. ed. Porto Alegre: Artmed; 2008.
8. Schneider K. Psicopatologia clínica. 3. ed. São Paulo: Mestre Jou; 1978.
9. Spitzer RL, Endicott J, Robins E. Research diagnostic criteria: rationale and reliability. Arch Gen Psychiatry. 1978;35:773-82.
10. Häfner H. Schizophrenia: still Kraepelin's Dementia Praecox? Epidemiol Psychiatr Soc. 2004;13:99-112.
11. American Psychiatric Association. DSM-IV-TR. Manual diagnóstico e estatístico de transtornos mentais. 4. ed. rev. Porto Alegre: Artmed; 2002.
12. American Psychiatric Association. Manual diagnóstico e estatístico de transtornos mentais – DSM-5. 5. ed. Porto Alegre: Artmed; 2014.
13. Biedermann F, Fleischhacker WW. Psychotic disorders in DSM-5 and ICD-11. CNS Spectr. 2016;21:349-54.
14. Tandon R. The nosology of schizophrenia. Psychiatr Clin North Am. 2012;35:557-69.
15. American Psychiatric Association. Diagnostic and Statistical Manual of Mental Disorders. Text Revised – DSM-5-RT. 5. ed. Washington, D.C.: American Psychiatric Association Publishing; 2022.
16. Organização Mundial da Saúde. ICD-11 for Mortality and Morbidity Statistics (ICD-11 MMS) 01/2023 version. Disponível em: <https://icd.who.int/browse11/l-m/en>. Acesso em: 11/03/2023.
17. Organização Mundial da Saúde (OMS). Classificação de transtornos mentais e de comportamento da CID-10. Porto Alegre: Artmed; 1993.
18. Perälä J, Suvisaari J, Saarni SI et al. Lifetime prevalence of psychotic and bipolar disorders in a general population. Arch Gen Psychiatry. 2007;64:19-28.
19. McGrath J, Saha S, Chant D et al. Schizophrenia: a concise overview of incidence, prevalence, and mortality. Epidemiol Rev. 2008;30:67-76.
20. Mari JJ, Leitão RJ. A epidemiologia da esquizofrenia. Rev Bras Psiquiatr. 2000;22(Suppl I):15-7.
21. Kahn RS, Sommer IE, Murray RM et al. Schizophrenia. Nat Rev Dis Primers. 2015;1:15067.
22. Owen MJ, Sawa A, Mortensen PB. Schizophrenia. Lancet. 2016;388:86-97.
23. Vallada Filho HP, Samaia H. Esquizofrenia: aspectos genéticos e estudos de fatores de risco. Rev Bras Psiquiatr. 2000;22(Supl 1):2-4.
24. Ripke S, Neale BM, Corvin A et al. Biological insights from 108 schizophrenia-associated genetic loci. Nature. 2014;511:421-7.
25. Trubetskoy V, Pardiñas AF, Qi T et al. Mapping genomic loci implicates genes and synaptic biology in schizophrenia. Nature. 2022;604:502-8.
26. Gurillo P, Jauhar S, Murray RM et al. Does tobacco use cause psychosis? Systematic review and meta-analysis. Lancet Psychiatry. 2015;2:718-25.
27. Volkow ND, Swanson JM, Evins AE et al. Effects of cannabis use on human behavior, including cognition, motivation, and psychosis: a review. JAMA Psychiatry. 2016;73:292-7.
28. Brugger SP, Howes OD. Heterogeneity and homogeneity of regional brain structure in schizophrenia: a meta-analysis. JAMA Psychiatry. 2017;11:1104-11.
29. Miguel EC, Gentil V, Gattaz WF (eds.). Clínica psiquiátrica. Barueri: Manole; 2011.
30. Meyer JM, Nasrallah HA. Medical illness and schizophrenia. 2. ed. Washington: American Psychiatric Publishing; 2009.
31. Haddad PM, Wieck A. Antipsychotic-induced hyperprolactinaemia: mechanisms, clinical features and management. Drugs. 2004;64:2291-314.
32. Weiss AP, Henderson DC, Weilburg JB et al. Treatment of cardiac risk factors among patients with schizophrenia and diabetes. Psychiatr Serv. 2006;57:1145-52.
33. Hahn B, Harvey AN, Concheiro-Guisan M et al. A test of the cognitive self-medication hypothesis of tobacco smoking in schizophrenia. Biol Psychiatry. 2013;74:436-43.
34. Giordano GN, Ohlsson H, Sundquist K et al. The association between cannabis abuse and subsequent schizophrenia: a Swedish national co-relative control study. Psychol Med. 2014;45:407-14.
35. Rabin RA, Giddens JL, George TP. Relationship between tobacco and cannabis use status in outpatients with schizophrenia. Am J Addict. 2014;23:170-5.
36. Bossong MG, Jansma JM, Bhattacharyya S et al. Role of the endocannabinoid system in brain functions relevant for schizophrenia: an overview of human challenge studies with cannabis or 9-tetrahydrocannabinol (THC). Prog Neuropsychopharmacol Biol Psychiatry. 2014;52:53-69.
37. Ribeiro PL, Andrade AG. Transtornos mentais relacionados ao uso de substâncias psicoativas. In: Louzã Neto MR, Elkis H. Psiquiatria básica. 2. ed. Porto Alegre: Artmed; 2007.
38. Kudumija Slijepcevic M, Jukic V, Novalic D et al. Alcohol abuse as the strongest risk factor for violent offending in patients with paranoid schizophrenia. Croat Med J. 2014;55:156-62.
39. Sadock BJ, Sadock VA, Ruiz P. Transtorno do espectro da esquizofrenia e outros transtornos psicóticos. In: Sadock BJ. Compêndio de psiquiatria: ciência do comportamento e psiquiatria clínica. 11. ed. Porto Alegre: Artmed; 2017.
40. Louzã Neto MR, Elkis H. Esquizofrenia. In: Louzã Neto MR, Elkis H. Psiquiatria básica. 2. ed. Porto Alegre: Artmed; 2007.
41. Yeh TC, Correll CU, Yang FC et al. Pharmacological and nonpharmacological augmentation treatments for clozapine-resistant schizophrenia: a systematic review and network meta-analysis with normalized entropy assessment. Asian J Psychiatr. 2023;79:103375.
42. Tseng PT, Zeng BS, Hung CM et al. Assessment of noninvasive brain stimulation interventions for negative symptoms of schizophrenia: a systematic review and network meta-analysis. JAMA Psychiatry. 2022;79:770-9.
43. Bernard PPN, Esseul EC, Raymond L et al. Counseling and exercise intervention for smoking reduction in patients with schizophrenia: a feasibility study. Arch Psychiatr Nurs. 2013;27:23-31.
44. Kopelowicz A, Liberman RP. Integrating treatment with rehabilitation for personal with major mental illnesses. Psychiatr Serv. 2003;54:1491-8.
45. Glick ID, Stekoll AH, Hays S. The role of family and improvement in treatment maintenance, adherence, and outcome for schizophrenia. J Clin Psychopharmacology. 2011;31:82-5.

46. Meleiro AMAS, Meleiro S. Diminuindo o risco de suicídio. In: Bressan RA, Gadelha A, Grohs G. Casos de superação em esquizofrenia. Porto Alegre: Artmed; 2017.
47. Bastos O. Curso sobre delírios: enfoque atual. J Bras Psiquiatr. 1986;35:45-52.
48. Sallet PC, Fritzen FM, Fukuda LE. Síndromes psicopatológicas: transtornos psicóticos breves, transtorno esquizoafetivo e transtorno delirante. In: Miguel EC, Gentil V, Gattaz WF (orgs.). Clínica psiquiátrica. Barueri: Manole; 2011.
49. Kahlbaum KL. Die Gruppierung der psychischen Krankheiten und die Einteilung der Seelenstorungen. Danzig: Kafemann; 1863.
50. Kraepelin E. Manic-depressive insanity and paranoia. In: Robertson GM (ed.). Edinburgh: E & S Livingstone; 1921. [Traduzido da 8. ed. alemã do Psychiatrie Ein Lehrbuch für Studierende und Arzte.]
51. Kendler KS. Demography of paranoid psychosis (delusional disorder): a review and comparison with schizophrenia and affective illness. Arch Gen Psychiatry. 1982;39:890-902.
52. Manschreck TC. Delusional disorder and shared psychotic disorder. In: Kaplan & Sadock's comprehensive textbook of psychiatry. 7. ed. Philadelphia: Lippincott Williams & Wilkins; 2000.
53. Sadock BJ. Compêndio de psiquiatria: ciência do comportamento e psiquiatria clínica. 11. ed. Porto Alegre: Artmed; 2017.
54. Jaspers K. General psychopathology. 7. ed. Baltimore: John Hopkins; 1963.
55. Lasègue CH, Falret J. A loucura a dois (1877). Rev Latinoam Psicopat Fund. 2006;9:714-28.
56. Manschreck TC, Khan NL. Recent advances in the treatment of delusional disorder. Can J Psychiatry. 2006;51:114-9.
57. Strakowski SM. Diagnostic validity of schizophreniform disorder. Am J Psychiatry. 1994;151:815-24.
58. Iancu I, Dannon PN, Ziv R et al. A follow-up study of patients with DSM-IV schizophreniform disorder. Can J Psychiatry. 2002;47:56-60.
59. Naz B, Bromet EJ, Mojtabai R. Distinguishing between first-admission schizophreniform disorder and schizophrenia. Schizophr Res. 2003;62:51-8.
60. Bromet EJ, Kotov R, Focthmann LJ et al. Diagnostic shifts during the decade following first admission for psychosis. Am J Psychiatry. 2011;168:1186-94.
61. Marneros A. The schizoaffective phenomenon: the state of the art. Acta Psychiatr Scand Suppl. 2003;418:29-33.
62. Lake CR, Hurwitz N. Schizoaffective disorders are psychotic mood disorders; there are no schizoaffective disorders. Psychiatry Res. 2006;143:255-87.
63. Jacobson SA. Psychotic disorder due to a general medical condition (secondary psychosis). In: Jacobson SA. Laboratory medicine in psychiatry and behavioral science. Arlington: American Psychiatric Publishing; 2012.
64. Lukens EP, Ogden LP. Psychotic conditions. In: Heller NR, Gitterman A (eds.). Mental health and social problems: a social work perspective. New York: Routledge; 2011.
65. Smith MJ, Thirthalli J, Abdallah AB et al. Prevalence of psychotic symptoms in substance users: a comparison across substances. Compr Psychiatry. 2009;50:245-50.
66. Hasija D, Jadapalle SLK, Badr A. Status epilepticus and psychosis of epilepsy. Psych Ann. 2012;42:11.
67. Fochtmann LJ, Mojtabai R, Bromet EJ. Other psychotic disorders. In: Sadock BJ, Sadock VA, Ruiz P (eds.). Kaplan & Sadock's comprehensive textbook of psychiatry. 9. ed. Philadelphia: Lippincott Williams & Wilkins; 2009.
68. Nykiel SA, Baldessarini RJ, Bower MC et al. Psychosis NOS: search for diagnostic clarity. Harv Rev Psychiatry. 2008;16:55-65.
69. Pierre JM. Hallucinations in nonpsychotic disorders: toward a differential diagnosis of "hearing voices". Harv Rev Psychiatry. 2010;18:22-35.

17 Transtorno Bipolar

Raphael de O. Cerqueira ▪ Juliana Surjan ▪
André Fernandes Silva ▪ Angela Miranda Scippa ▪
Alexandrina Maria Augusto da Silva Meleiro

INTRODUÇÃO

O transtorno bipolar (TB) é uma doença mental de elevado impacto no indivíduo, na família e na sociedade, figurando como uma das principais causas de morbimortalidade no mundo.[1] Caracteriza-se pela alternância de episódios de humor depressivo e maníaco (eufórico ou irritável) com períodos de eutimia (humor relativamente estável). Além do humor, esses episódios também podem afetar o sono, o nível de energia, a atividade psicomotora, o apetite e o processamento das informações sobre si mesmo e o ambiente. Existe uma variabilidade importante na maneira como o TB se apresenta nos pacientes, mas as classificações nosológicas na Psiquiatria reconhecem duas formas principais: o TB tipo I e o TB tipo II. O TB tipo I corresponde às manifestações clássicas da doença, com episódios de mania e de depressão, ou apenas de mania, sucedendo-se ao longo da vida do indivíduo, ao passo que o TB tipo II cursa com episódios de hipomania (episódios maníacos de intensidade leve) e de depressão, com predomínio desta última.[2]

As formas clássicas da mania e da depressão são conhecidas desde a Grécia antiga, mas o grande sistematizador da psicopatologia do TB foi o psiquiatra alemão Emil Kraepelin (1856-1926). Os estudos modernos dão conta de que as manifestações do transtorno, como as que Kraepelin descreveu há mais de um século, estão, na realidade, presentes e são muito comuns. Ao longo da vida, estima-se que tanto o TB tipo I quanto o tipo II, chamados de formas clássicas, acometam, de acordo com alguns estudos,[3] mais de 2% da população geral, e alguns autores apontam que sua prevalência parece estar se elevando ao longo dos anos, ainda que os determinantes desse aumento sejam desconhecidos.[3]

Quanto às causas, trata-se de doença multifatorial e de alta herdabilidade genética.[4] As pesquisas atuais acerca dos fatores envolvidos em sua gênese mostram diferentes mecanismos biológicos subjacentes.[5] De fato, a multiplicidade de sistemas e variáveis envolvidos na expressão do TB faz com que, a despeito do crescimento das pesquisas sobre a sua fisiopatologia, entender a neurobiologia desse transtorno e oferecer tratamento satisfatório sigam como desafios para a Medicina. Atualmente, tornou-se evidente que, além da sua característica cíclica, o TB também apresenta progressão ao longo do tempo em relação a apresentação clínica, resposta ao tratamento, alterações neurobiológicas e incapacidade funcional. Dessa forma, se não for tratado de maneira eficaz, o TB promove, pelo menos em boa parte dos pacientes, trajetória desfavorável, com progressão gradual para dano estrutural cerebral e prejuízo funcional.[6,7]

EPIDEMIOLOGIA

O TB é um transtorno mental que caracteristicamente se manifesta no fim da adolescência e início da vida adulta, com pico de incidência aos 19,5 anos, com metade dos casos principiando até os 33 anos.[8] Em metanálise recente, identificou-se que a prevalência de TB tipos I e II ao longo da vida é de, respectivamente, 1,06% (intervalo de confiança [IC] 95%: 0,81 a 1,31) e 1,57% (IC 95%: 1,15 a 1,99).[3] Alguns autores afirmam ainda que sua prevalência parece estar aumentando ao longo dos anos,[1] o que pode estar relacionado com alterações nos critérios diagnósticos adotados, melhor reconhecimento do transtorno na população ou aumento real de prevalência em razão da exposição a diferentes fatores ambientais, como dieta, estresse, privação de sono etc., via mecanismos epigenéticos.[3] Entre as causas, fatores hereditários e genéticos são de grande importância. Diferentes estudos indicam que indivíduos com história familiar de TB apresentam maior risco de desenvolver a doença, especialmente parentes de primeiro grau, cujo risco ao longo da vida varia de 5 a 10%, bem como há risco elevado para outras condições, como esquizofrenia, transtorno esquizoafetivo e depressão unipolar. A concordância entre gêmeos monozigóticos é de 40 a 70%, com estudos que demonstram herdabilidade de até 93%;[4] entretanto, a discordância na apresentação em gêmeos monozigóticos evidencia que apenas mecanismos genéticos não são responsáveis pela totalidade da determinação do desenvolvimento do TB.

Outro fator importante é o gênero. Diversas linhas de pesquisas têm evidenciado diferenças quanto a epidemiologia, manifestações e comorbidades entre os gêneros.[9,10] As principais diferenças sugeridas estão sintetizadas na Tabela 17.1.

Quanto ao estado civil, o TB tipo I é mais comum em pessoas divorciadas e solteiras do que entre as casadas, mas essa diferença pode refletir o início precoce e as dificuldades conjugais resultantes da convivência com o portador. No que se refere à

Tabela 17.1 Diferenças entre ambos os sexos na apresentação do transtorno bipolar.

Sexo masculino	Sexo feminino
• +/− Transtorno bipolar I • Predomínio de polaridade maníaca ou número semelhante de episódios maníacos e depressivos • Frequência de padrão episódico de mania seguido de depressão • Intercorrências jurídico-legais • Comorbidade com transtorno por uso de substâncias	• Transtorno bipolar II • Predomínio da polaridade depressiva • Risco e incidência de tentativas de suicídio • Frequência de padrão episódico de depressão seguido de mania • Comorbidade com transtornos ansiosos, alimentares; enxaqueca; alteração tireoidiana • Sintomas mistos; ciclagem rápida

Adaptada de Cantilino et al., 2016[9] e Bosaipo et al., 2017.[10]

condição socioeconômica, a incidência mais alta de TB tipo I encontra-se entre grupos de níveis elevados, no entanto é comum em pessoas que não têm curso superior, o que pode ser decorrente do fato de que a idade de início relativamente precoce do transtorno torna mais difícil iniciar e permanecer na carreira acadêmica e laboral.[11] A prevalência de TB não difere entre as raças, contudo existe uma tendência de os examinadores diagnosticarem menos TB e mais esquizofrenia em pacientes cuja base racial ou cultural seja diferente das deles.[12]

QUADRO CLÍNICO

O próprio nome da doença sugere a existência de dois polos de sintomas, entretanto o entendimento clássico do transtorno, chamado por Kraepelin de doença maníaco-depressiva (DMD), pressupõe a existência de duas dimensões de sintomas que, por não serem polos necessariamente opostos, podem coexistir em diferentes combinações. Essas situações são chamadas de estados mistos.[13] A seguir serão apresentadas as características principais dos episódios de mania/hipomania e de depressão, assim como serão descritos os estados mistos, sejam eles entendidos como subtipo das formas de mania, de depressão ou como episódios independentes, conforme o sistema classificatório adotado.[14,15] Seja qual for o critério preferido para a classificação dos estados mistos, é importante salientar que seu tratamento, na prática clínica, torna-se um desafio em virtude da ausência de ensaios clínicos adequados com foco nesse tipo de aglomerado de sintomas.

Mania

Os quadros maníacos são muito frequentes em ambulatórios e prontos-socorros psiquiátricos. As marcas registradas do humor na mania são a euforia (alegria patológica), a expansão e a elação com grandiosidade ou engrandecimento do eu, muitas vezes acompanhado de taquipsiquismo (aumento da atividade mental) manifestado por características como agitação psicomotora, taquilalia e pensamento acelerado com ou sem fuga de ideias. O humor expansivo e eufórico pode alternar-se ou evoluir para irritabilidade ou agressividade com ou sem objetivo preciso. No que se refere aos aspectos cognitivos, a atenção geralmente está prejudicada, com desequilíbrio entre a atenção espontânea (aumentada) e a atenção voluntária (diminuída).

O comportamento se mostra alterado de modo potencialmente prejudicial, incluindo aqueles de risco, que abrangem a hipersexualidade e a desinibição social. Em geral, há envolvimento com atividades perigosas e ações inadequadas, conforme o meio sociocultural em que vive o indivíduo, e esse comportamento destoa do que ele exibe quando não está em pleno episódio maníaco. O paciente pode apresentar-se impulsivo, sendo frequentes gastos e compras excessivas, e pode haver aumento de atividades dirigidas a objetivos específicos, nas quais ele inicia diversas atividades ou projetos, que podem ser completamente incompatíveis com sua situação de vida atual, para abandoná-los em seguida à recuperação da crise.

Quanto aos sintomas somáticos, é comum a sensação de maior energia e disposição, menor necessidade de sono sem prejuízo funcional no dia seguinte ou mesmo marcada agitação psicomotora.

Também se encontram entre os sintomas ideias fixas de grandeza e de poder, que muitas vezes se tornam deliroides ou delírios de grandeza (considerar-se possuidor de algum dom especial, bens ou outro), ou delírios de referência, ou seja, acreditar que algo se refere a ele, como, por exemplo, afirmar que o programa de televisão está falando a seu respeito. Alucinações auditivas também podem ser vivenciadas em quadros maníacos. Nesse sentido, estima-se que os sintomas psicóticos surjam em 40 a 50% dos casos ao longo da vida dos pacientes, conferindo ao transtorno uma característica de maior gravidade, visto que, nesses casos, ocorre a perda do juízo crítico de realidade. Essa característica marcante chamada de anosognosia, que por vezes dificulta a adesão ao tratamento, refere-se à falta de percepção da doença ou de que o indivíduo está vivendo alguma situação que não faz parte de seu funcionamento psíquico habitual. Vale ressaltar que pacientes em fases graves de mania com risco de agressividade física e/ou presença de sintomas psicóticos necessitam de vigilância diuturna em ambientes protegidos e onde possam ser medicados adequadamente, como as unidades de pronto-atendimento inicialmente, seguida de internação em enfermarias psiquiátricas.

Hipomania

A hipomania é uma síndrome caracterizada pela presença de sintomas maníacos, de intensidade mais leve, com exceção dos sintomas psicóticos, que não fazem parte dos critérios diagnósticos dessa fase. Além disso, essa fase do transtorno não causa impacto funcional tão pronunciado como a mania, o que, por vezes, acaba sendo compreendido pelo indivíduo como um período benéfico e fisiológico de maior energia. Por esse motivo, há a probabilidade de os portadores de hipomanias recorrentes não receberem cuidado médico adequado.

Depressão

Os episódios de depressão no TB são muito semelhantes aos encontrados no transtorno depressivo maior (TDM), também chamado de depressão unipolar. De fato, diante de um paciente deprimido, pode ser difícil determinar se se trata de depressão bipolar ou unipolar. Clinicamente, esse é um problema comum dada a própria história natural do TB, que geralmente tem início com depressão e persiste com recorrências de episódios depressivos antes do desenvolvimento da mania/hipomania. Ademais, para dificultar ainda mais o diagnóstico, a maioria dos pacientes com TB demonstra prevalência de episódios depressivos ao longo do curso longitudinal da doença (polaridade predominante negativa) e uma tendência a que os sintomas depressivos permaneçam menos expressivos em sintomatologia (subsindrômicos) ou com intensidades mais leves (residuais) nas fases de remissão da doença. Mesmo assim, todavia, podem comprometer a qualidade de vida (QV), prejudicar a funcionalidade e aumentar o risco de recaídas e recorrências de quaisquer outros episódios do transtorno.[16]

A diferenciação entre as depressões bipolares e as unipolares tem implicações muito importantes para a conduta clínica e o prognóstico dos pacientes, já que o uso de antidepressivos (ADs) isolados, sem a concomitância de estabilizadores do humor (EHs), não só tem pouca eficácia na depressão bipolar, como pode induzir episódios maníacos, estados mistos e piorar a doença em longo prazo. Nesse sentido, alguns dados epidemiológicos mostram que manifestação precoce da doença, recorrências, início no pós-parto, duração breve de episódios depressivos, sintomas atípicos, psicose, depressão com sintomas de mania (depressão mista), depressão atípica, irritabilidade/ataques de raiva e personalidade hipertímica são características mais associadas às depressões bipolares do que às unipolares.[16,17]

Estados mistos

Há uma ampla gama de apresentações clínicas situadas em um *continuum* entre a depressão "pura" e a mania "pura", ou seja, que ocorrem nos estados mistos.[18] Kraepelin já conceituava os episódios mistos como combinações entre sintomas de três dimensões dos quadros maníacos e depressivos: pensamento, humor e atividade; haveria, portanto, a depressão agitada ou o estupor maníaco, a mania com pobreza de pensamento ou a depressão com fuga de ideias.[19] O conceito de espectro bipolar (EB), defendido inicialmente por Akiskal e Koukopoulos, resgata, em parte, a visão kraepeliniana de DMD, diagnóstico substituído na terceira edição do *Manual Diagnóstico e Estatístico de Transtornos Mentais* (DSM-III), em 1980, pela divisão entre o TB e o TDM.[20]

Segundo Koukopoulos, ocorrem, na depressão mista, agitação psicomotora, irritabilidade, labilidade afetiva intensa, aceleração do pensamento, ansiedade acentuada e impulsividade suicida. Esse autor propõe ainda a hipótese da "primazia da mania", conforme a qual a mania seria o "fogo" e a depressão, a "cinza", ou seja, grande parte das apresentações depressivas incluiria a coocorrência ou ocorrência anterior de mania, entendida em um conceito mais amplo, como qualquer forma de excitação (p. ex., agitação, ansiedade ou personalidade hipertímica). Esse estado "depressivo agitado", diferente da clássica melancolia, teria uma piora com ADs e responderia bem a antipsicóticos e EHs.[21]

No DSM-IV (1994),[22] tentou-se atenuar essa dicotomia entre TB e TDM com o acréscimo do diagnóstico do episódio misto, o qual pertenceria apenas aos quadros de TB. Para caracterizá-lo, contudo, seria necessário que o paciente preenchesse, concomitantemente, tanto os critérios para episódio maníaco quanto para episódio depressivo por pelo menos 1 semana. Esse diagnóstico foi considerado, por diversos autores, muito restritivo e "irreal", levando a uma mudança de entendimento no DSM-5 (2013), ratificada pelo recente DSM-5-TR (2023), que foi a criação do especificador "com características mistas", aplicável a episódio depressivo ou maníaco/hipomaníaco, a depender da polaridade dominante do humor.[17]

Desse modo, segundo o DSM-5-TR, no episódio depressivo com características mistas devem ocorrer ao menos três dos seguintes sintomas maníacos: humor elevado ou expansivo, grandiosidade, pressão de fala, pensamento acelerado, aumento de energia, envolvimento excessivo em atividades de risco ou redução da necessidade do sono (e não insônia). Já no episódio maníaco/hipomaníaco com características mistas, ao menos três entre os seguintes sintomas depressivos devem estar presentes: disforia proeminente ou humor deprimido, diminuição do interesse ou do prazer nas atividades, fadiga ou falta de energia, sentimento excessivo de inutilidade/culpa, retardo psicomotor ou ideação suicida (ou tentativa de suicídio).[17]

ASPECTOS CLÍNICOS IMPORTANTES DO TRANSTORNO BIPOLAR

Ciclagem rápida

A ciclagem rápida, cuja prevalência é estimada em 16,3%, é uma variante no curso do TB. De acordo com o DSM-5-TR,[17] é caracterizada pela ocorrência de quatro ou mais fases da doença – mania, hipomania ou depressão – em um período de 12 meses, podendo ser descrita ao longo da vida ou no último ano. Entre os episódios de humor alterado devem existir períodos de remissão dos sintomas por pelo menos 2 meses (se polos iguais) ou troca imediata para episódio de outra polaridade, como um episódio depressivo seguido por hipomania. Trata-se de uma variante no curso da doença com impacto negativo para o indivíduo, pois promove menores taxas de eficiência dos tratamentos. Idade precoce (< 21 anos) de início da doença, sexo feminino, histórico de abuso físico e sexual na infância, uso de ADs, em especial da classe dos tricíclicos, e predomínio da polaridade depressiva parecem ser fatores associados.[23]

Ideação suicida

Estima-se que cerca de 25 a 50% dos indivíduos com TB tentem suicídio pelo menos uma vez em suas vidas e que 8 a 19% o cometam.[24,25] Os sinais de alerta incluem ameaça de se machucarem, procura por meios de se matar, como, por exemplo, medicamentos ou armas, e o desenvolvimento de formas de falar ou escrever sobre morte. Distorções cognitivas são características centrais da depressão que abrangem pensamentos negativos, atitudes e estilos de personalidade disfuncionais. Poletti et al.[26] realizaram pesquisa em que relatam a relação entre as experiências negativas do passado e as distorções cognitivas depressivas em indivíduos afetados pelo TB. Uma associação positiva foi encontrada entre as experiências negativas, sobretudo relacionadas com ambiente familiar e distorções cognitivas da dimensão "generalização". Esse efeito foi especialmente forte para o sexo feminino.

A avaliação do risco de suicídio é obrigatória em portadores de TB, principalmente nas fases de depressão, e deve ser realizada de maneira preventiva e precoce. Fatores de risco para o suicídio no TB incluem: início precoce da doença, histórico de comportamento suicida prévio, histórico de atos suicidas na família, comorbidade com transtornos de personalidade, especialmente o borderline, comorbidade com transtornos por uso abusivo de substâncias lícitas e ilícitas e desesperança. Dessa forma, devem-se fazer um exame psíquico bastante cuidadoso e uma busca ativa de histórico familiar de tentativa de suicídio e suicídio, pois é bem estabelecido em literatura que o tratamento apropriado do TB reduz o risco de o paciente atentar contra sua vida. Nessa linha de tratamento, a medicação que tem maior nível de evidência na redução dos riscos é o lítio, embora outros EHs também tenham demonstrado esse efeito, embora de maneira não tão robusta.[27]

Comorbidades psiquiátricas e não psiquiátricas

O TB é uma doença frequentemente acompanhada por diferentes comorbidades psiquiátricas e não psiquiátricas. O próprio TB é considerado fator de risco para comorbidades tanto por possíveis bases fisiopatológicas, como por hábitos e estilos de vida. Estima-se que mais da metade dos pacientes com TB apresente pelo menos uma condição médica geral,[28] principalmente doenças metabólicas e cardiovasculares, bem como distúrbios respiratórios (asma, doença pulmonar obstrutiva crônica) e neurológicos (enxaqueca, esclerose múltipla e epilepsia).[29] Fatores de risco como sedentarismo, dieta não balanceada, obesidade, uso de substâncias como álcool, tabaco e cocaína são muitas vezes encontrados nesses indivíduos e contribuem para o desenvolvimento e a progressão de comorbidades. Considerando-se que os tratamentos psicofarmacológicos (como os antipsicóticos de segunda geração) por vezes acarretam alterações metabólicas importantes e que o tratamento de doenças clínicas, nesses pacientes, costuma ser menosprezado ou, por vezes, não estabelecido,[29] sugere-se, inicialmente, avaliação clínica de rotina, que deve ser repetida com intervalo de 3 a 6 meses durante o acompanhamento do paciente com TB (Tabela 17.2).[30]

É fundamental que o médico esteja ciente das alterações que ocorrerão no organismo do paciente com o uso crônico da medicação, como risco cardiometabólico com elevação dos níveis plasmáticos de triglicerídeos em jejum ou resistência à insulina.[31] Em conjunto, esses fatores favorecem maior morbimortalidade e, inclusive, aumentam o risco de morte súbita, como se observa nos indivíduos com TB.[32,33] Em estudo de 2013, revelou-se que a expectativa de vida de um paciente com TB chega a ser até 9 anos menor quando em comparação com a da população geral (Figura 17.1).[31,34,35]

Além das doenças médicas gerais, as evidências sugerem também que a maioria dos indivíduos com TB preenche critérios para algum outro transtorno psiquiátrico (Figura 17.2), sendo os mais frequentemente associados os transtornos de ansiedade e o uso abusivo de substâncias lícitas e ilícitas.[36] O impacto do transtorno de estresse pós-traumático, entretanto, deve ser lembrado por influenciar em menores taxas de recuperação e pior QV, bem como maior ocorrência de ciclagem rápida e tentativas de suicídio.[37] Ademais, de acordo com revisão sistemática, 41,2% dos indivíduos durante o período de eutimia podem ser diagnosticados com algum transtorno de personalidade, em especial do grupo B (caracterizados por dramaticidade, baixo limiar de frustração, egocentrismo) e do grupo C (ansiedade, evitação).[38] A presença de transtorno de personalidade subjacente em geral se associa a pior curso da doença, com menor tempo de remissão dos sintomas, duração mais longa dos episódios, maior gravidade dos sintomas residuais, agressividade e risco de suicídio.[23,39]

Tabela 17.2 Avaliação clínica inicial de paciente com transtorno bipolar.

Avaliação de fatores de risco e história de problemas metabólicos
- Avaliar estilo de vida do paciente (dieta, tabagismo, atividade física)
- História pessoal de hipertensão, doença coronariana, dislipidemia, diabetes, obesidade
- História familiar de doença cardiovascular e diabetes

Avaliação física e de risco metabólico
- Medir peso e altura para o cálculo do IMC
- Aferir pressão arterial
- Avaliar circunferência abdominal

Avaliação da necessidade de exames complementares
- Solicitar perfil lipídico e glicemia de jejum nos seguintes casos:
  - Dois ou mais fatores de risco presentes
  - Diagnóstico prévio ou atual de doença metabólica
  - Idade > 35 anos em homens ou > 45 anos em mulheres
  - Pressão arterial > 140/90
  - IMC > 30
  - Circunferência abdominal > 102 cm para homens e > 88 cm para mulheres
  - Uso de antipsicóticos atípicos

IMC: índice de massa corporal. (Adaptada de De Hert et al., 2011.)[30]

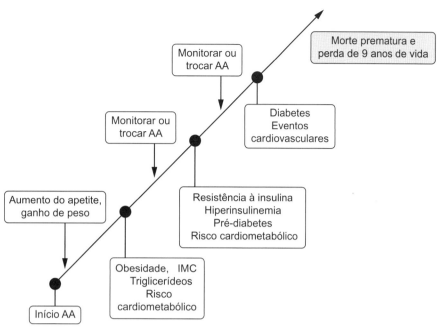

Figura 17.1 Monitoramento das vias metabólicas no tratamento do transtorno bipolar. AA: antipsicóticos atípicos; IMC: índice de massa corporal. (Adaptada de Stahl, 2011.)[35]

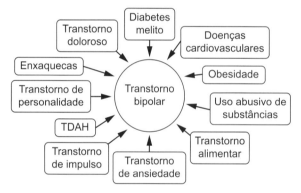

Figura 17.2 Comorbidades mais frequentes nos pacientes bipolares. TDAH: transtorno de déficit de atenção e hiperatividade.

Curso longitudinal do transtorno bipolar

O prejuízo funcional que acompanha a progressão dessa doença tem sido negligenciado. Em muitos casos, seu curso longitudinal e a necessidade de promover a recuperação funcional não são apreciados pelos consensos de tratamento disponíveis, que se concentram principalmente na remissão dos episódios de humor e na prevenção de recaídas/recorrências, a chamada remissão sintomatológica.

Segundo estudo de Duffy et al.,[40] os indivíduos com diagnóstico de TB apresentam uma sequência previsível de sintomas prodrômicos, nos quais, quando crianças, a maioria, em período pré-mórbido, desenvolve transtorno do sono e sintomas de ansiedade que evoluem para sintomas depressivos subsindrômicos e sensibilidade ao estresse aumentada durante a puberdade. Posteriormente, no período da adolescência, esses indivíduos desenvolvem episódios depressivos maiores e, cerca de 3 anos mais tarde, a conversão para TB ocorre com o aparecimento de episódios maníacos e hipomaníacos.

Contudo, após o diagnóstico do TB, sabe-se que o curso se torna extremamente variável. Um estudo, por meio da aplicação de análise de classe latente, identificou dois subtipos de pacientes bipolares: um com "bom" funcionamento e outro com "mau" funcionamento.[41] Sugere-se também que um subgrupo deles poderá desenvolver um prognóstico pernicioso. Os fatores de risco para esse declínio clínico seriam número de episódios de humor prévios, trauma e comorbidades. Nessa linha de investigação, o termo neuroprogressão tem sido utilizado para explicar as alterações fisiopatológicas encontradas no cérebro dos pacientes com TB (p. ex., alterações neuroendócrinas, disfunção mitocondrial e estresse oxidativo, inflamação e redução dos níveis de fatores neuroprotetores)[42] e que ocorrem paralelamente ao declínio clínico.[43] Entre essas modificações são descritas reduções no volume do hipocampo,[44] do córtex frontal,[45] e da substância branca, do cerebelo e do corpo caloso.[46] Além disso, são descritas redução dos fatores neurotróficos do cérebro (proteínas responsáveis pela sobrevivência e crescimento dos neurônios) – como o fator neurotrófico derivado do cérebro (BDNF), fator neurotrófico derivado da glia (GDNF), fator de crescimento neuronal (NGF) e neurotrofinas 3 e 4 (N3 e N4) – e aumento de citocinas proinflamatórias – como interleucina 4 (IL4), IL1beta, IL6, fator de necrose tumoral alfa (TNF-alfa), receptor solúvel de IL2R e receptor solúvel de TNF-alfa 1.[5]

Infelizmente, o curso natural do TB envolve a recorrência de episódios de humor em mais de 90% dos pacientes.[47] No primeiro episódio de mania, os déficits cognitivos e as alterações estruturais podem ser revertidos, desde que não ocorram novas crises no ano subsequente, reforçando a necessidade de diagnóstico precoce e tratamento efetivo, a fim de se prevenirem desfechos desfavoráveis – frequentemente, com a necessidade de combinações farmacológicas.[42] Assim como para as psicoses, postula-se a hipótese do período crítico (i. e., evidências de que os primeiros anos de doença são cruciais, pois é quando a maior deterioração funcional do paciente se instaura),[48] o que reforça a necessidade de intervenção precoce.

Com base na teoria de que o TB é um transtorno com potencial evolutivo desfavorável, foi proposto um modelo de estadiamento que enfatiza a avaliação de pacientes no período entre os episódios e inclui os seguintes estágios: fase latente – indivíduos que apresentam sintomas de humor e ansiedade subsindrômicos e história familiar de TB; estágio I – pacientes com TB que exibem períodos bem estabelecidos de eutimia e ausência de morbidade psiquiátrica entre os episódios; estágio II – pacientes cujos sintomas entre os episódios são principalmente relacionados com comorbidades; estágio III – pacientes que apresentam marcado prejuízo funcional e cognitivo; e estágio IV – pacientes que são incapazes de viver de maneira autônoma em virtude do comprometimento funcional.[49]

De fato, em 2014, uma forte associação linear foi relatada entre o funcionamento aferido pela escala Functioning Assessment Short Test (FAST) e os estágios clínicos descritos, sugerindo um declínio funcional progressivo à medida que se avança para o estágio IV.[50] Dessa forma, caracterizar os estágios prodrômicos e a funcionalidade de pacientes com TB é o primeiro passo para as mudanças de paradigma nas estratégias preventivas e terapêuticas que possam reverter, retardar ou evitar o curso longitudinal deteriorante desse transtorno (Tabela 17.3).

O paradigma atual de compreensão do TB como doença potencialmente progressiva enfatiza a necessidade de a pesquisa buscar melhor conhecimento de seus estágios iniciais, incluindo as fases prodrômicas.[51] Para tal objetivo, é fundamental aumentar a conscientização dos profissionais que trabalham com saúde mental quanto à necessidade do diagnóstico oportuno e preciso de TB e ao reconhecimento dos seus pródromos o mais cedo possível. Além disso, o uso criterioso de ADs ou psicoestimulantes em monoterapia para indivíduos jovens e com aspectos de risco para TB, seja por instabilidade de humor, seja por história familiar, deve ser enfatizado. A migração da atenção da Psiquiatria para a evolução dos transtornos graves do humor, bem como para a prevenção e intervenção precoce no TB, é capaz de mudar o panorama da prática na clínica dos transtornos de humor, trazendo um sopro de otimismo para os profissionais da saúde mental, os portadores de TB e seus familiares/cuidadores.

DIAGNÓSTICO

Os transtornos depressivos unipolares e o TB são classicamente reconhecidos como transtornos de humor e, até o DSM-IV-TR,[52] eles eram descritos em capítulo único. Em 2013, entretanto, com a publicação da sua quinta edição (DSM-5),[53] essas patologias foram colocadas em capítulos distintos (Tabela 17.4). A 11ª revisão da Classificação Estatística Internacional de Doenças e Problemas Relacionados à Saúde (CID-11), divulgada em 2018, já incorpora essa distinção, incluindo o TB no bloco 6A6 e o transtorno depressivo no 6A7.

Como em qualquer doença mental, o diagnóstico do TB é feito por meio de entrevistas clínicas e exame do estado mental em uma ou mais ocasiões, com o próprio paciente e, se necessário, com informantes, sejam eles familiares, amigos ou pessoas do convívio habitual do paciente. Devido à flutuação na psicopatologia, é indicado o acompanhamento longitudinal do paciente a fim de confirmar ou descartar o diagnóstico. Nesse sentido, o critério evolutivo é fundamental, pois as apresentações da doença e as conversões diagnósticas são fenômenos presentes na nosologia psiquiátrica e, uma vez presentes, mudam as estratégias de tratamento.

DIAGNÓSTICO DIFERENCIAL

Os diagnósticos diferenciais dos episódios depressivos são feitos com os próprios episódios dos transtornos depressivos unipolares (Capítulo 18, *Transtorno Depressivo*), pois muitos pacientes que receberam o diagnóstico de transtorno depressivo recorrente revelam, em um exame cuidadoso, que houve episódios prévios de mania ou hipomania não detectados ou ocultados por eles. Ademais, no critério evolutivo, é fundamental acompanhar o paciente por um período maior, a fim de confirmar ou descartar o diagnóstico diferencial de unipolar ou bipolar para o transtorno depressivo. Importa lembrar que a presença de sintomas psicóticos nas fases de mania pode gerar diagnósticos equivocados de esquizofrenia e de transtorno esquizoafetivo, por isso, mais uma vez, ressalta-se a importância de avaliar longitudinalmente cada paciente. Nesse sentido, observa-se também que existem casos de conversão diagnóstica do TB para esses transtornos mentais.[54]

Tabela 17.3 Estadiamento clínico do transtorno bipolar.

Estágio	Características clínicas	Cognição	Tratamento de manutenção	Prognóstico
Latente	Em risco	Sem prejuízo	Redução de exposição a fatores de risco	Bom prognóstico
I	Episódico (intervalos de eutimia)	Sem prejuízo	Monoterapia com estabilizador de humor, psicoeducação	Bom prognóstico com tratamento adequado
II	Sintomas residuais e comorbidades	Prejuízo transitório	Intervenções combinadas	Prognóstico variável, pior que I
III	Marcado prejuízo funcional e de cognição	Prejuízo funcional grave e comprometimento da cognição	Regimes medicamentosos complexos	Prognóstico reservado
IV	Incapaz de viver com autonomia	Prejuízo cognitivo ou sintomas que impedem vida independente	Paliativo	Prognóstico ruim

Tabela 17.4 Classificação diagnóstica do transtorno bipolar.

Transtorno bipolar (DSM-5-TR, 2022)
- Transtorno bipolar I
- Transtorno bipolar II
- Transtorno ciclotímico
- Transtorno bipolar induzido: substâncias/medicamentos
- Transtorno bipolar induzido por outra condição médica
- Outro transtorno bipolar (duração menor, sintomas insuficientes, hipomania sem depressão)
- Transtorno bipolar não especificado (sem conhecimento para afirmar)

Transtorno bipolar (CID-11, 2021)
- Transtorno bipolar tipo I
- Transtorno bipolar tipo II
- Outros transtornos bipolares
- Transtornos bipolares sem especificação

Os principais diagnósticos diferenciais para episódios maníacos/hipomaníacos estão sintetizados na Tabela 17.5.

TRATAMENTO

Como o TB é uma doença crônica e recorrente, o tratamento deve ter como focos a remissão sintomatológica, a prevenção de recaídas (piora do episódio vigente) e recorrências (aparecimento de novos episódios), redução dos déficits cognitivos e, consequentemente, boa recuperação funcional. Além disso, é importante diminuir os impactos sociais e pessoais, parâmetros que influenciam muito a QV, que é considerada um indicador de eficácia das abordagens terapêuticas em geral.[55]

O tratamento do TB envolve as terapias biológicas (farmacológicas e não farmacológicas) e as intervenções psicossociais, como as psicoterapias e a psicoeducação. A psicofarmacoterapia baseia-se principalmente no uso de EHs, representados pelo carbonato de lítio e alguns anticonvulsivantes, como o ácido valproico e a lamotrigina, e nos antipsicóticos atípicos (AAs), que são escolhidos de acordo com a apresentação clínica da doença e a resposta prévia de cada paciente, se houver. Em linhas gerais, esses grupos de fármacos são os mais indicados a todas as fases agudas da doença, assim como aos períodos de manutenção (ou prevenção).

Os ADs podem ser utilizados, porém preconiza-se que só devem ser utilizados depois de esgotadas as principais recomendações com os EHs e os AAs indicados no tratamento do episódio depressivo. Além disso, se usado em segunda linha, deve ser em combinação com EH ou AA. Existem algumas situações em que a manutenção de um AD se faz necessária na prevenção de recorrências, principalmente naqueles pacientes em que há predomínio da polaridade depressiva, nos quais episódios de depressão representam pelo menos 3/4 dos episódios apresentados pelos pacientes. Neste sentido, deve-se ter a cautela de monitorar o risco de virada para mania/hipomania ou de ocorrência de estados mistos.[56]

As terapias biológicas não farmacológicas são representadas por eletroconvulsoterapia (ECT), estimulação magnética transcraniana (EMT) e estimulação vagal. A ECT é o procedimento mais estudado no TB e indicado nos episódios agudos da depressão resistente, nas depressões com risco de suicídio e nas manias refratárias ao tratamento farmacológico. Além disso, ela pode ser indicada como tratamento de manutenção para um pequeno número de pacientes com TB resistente ao tratamento, incluindo as manias e depressões recorrentes e refratárias à farmacoterapia.[56-58]

Tratamento da mania/hipomania

Fase aguda

Pacientes em estado de mania ou hipomania devem ser avaliados considerando o risco de comportamento violento. Um modelo focado inicialmente em medidas não coercivas tem sido frequentemente abordado pelas diretrizes e abrange abordagem verbal,

Tabela 17.5 Diagnósticos diferenciais de episódicos maníacos.

Transtornos do espectro de esquizofrenia (incluindo o transtorno esquizofrênico)	Demência	Doenças médicas	Uso de psicoativos	Uso de medicamentos	Transtorno de personalidade *borderline*
O transtorno bipolar pode cursar com sintomas psicóticos, porém, diferentemente dos transtornos do espectro da esquizofrenia, estes são congruentes com o humor, restritos ao episódio, não são bizarros, tendem a ter maior flutuação no conteúdo	Ambos podem cursar com desinibição comportamental, mas, na demência, não há história de manifestações de comportamento expansivo previamente. Avaliação neurológica é essencial. População de idosos	Como sintomas maníacos e depressivos podem ser induzidos por doenças médicas gerais, elas devem ser descartadas por avaliação clínica e laboratorial. Pesquisar sinais das doenças, como hipertireoidismo, e fazer dosagem de hormônios tireoidianos	Sintomas maníacos e psicóticos podem ser induzidos por substâncias como cocaína e seus derivados alucinógenos e psicoestimulantes	Medicações associadas à indução de quadros de humor alterado incluem corticosteroides e imunomoduladores. Deve-se suspeitar de que sintomas maníacos sejam induzidos por medicamentos quando o quadro surge no curso do tratamento agudo com corticosteroides em doenças como a retocolite ulcerativa e a asma aguda	Flutuações de humor costumam ser mais rápidas e estão frequentemente associadas a estressores psicossociais. A princípio, pode haver melhora dos sintomas com o progredir da idade

sempre que possível, para estabelecer relação de confiança e tranquilização.[59] A capacidade de colaborar com o tratamento, o grau de crítica e a necessidade de internação precisam ser avaliados nesse primeiro momento. O manejo desses estados deve seguir alguns princípios gerais: (1) intervenção comportamental/ambiental; (2) definição do local de tratamento: emergência, ambulatório ou internação; (3) descontinuação do AD ou do psicoestimulante, se estiver em uso; (4) investigação de desencadeadores/perpetuadores do episódio, como cafeína, álcool, substâncias psicoativas, corticosteroides e doenças clínicas, como o hipertireoidismo.[27,57,59]

No mesmo momento, ou logo após as medidas de contenção, o tratamento farmacológico deve ser iniciado. Nele, os grupos de medicações mais indicados para as fases da mania/hipomania são os AAs e os EHs, que, por sua vez, podem ser utilizados em monoterapia ou em combinação entre si, a depender da gravidade do quadro.

Na fase aguda da mania, na qual há emergência dos sintomas, praticamente todos os AAs são indicados pelo protocolo de tratamento canadense feito em colaboração com International Society for Bipolar Disorders (ISBD) e Canadian Network for Mood and Anxiety Treatments (CANMAT).[56] A exceção entre os AAs é a clozapina, que só deve ser prescrita com escalonamento lento de dose, em razão do risco de agranulocitose e, por isso, deve ser utilizada em casos de difícil controle. Quanto aos EHs, os mais estudados nessa fase são o lítio e o divalproato de sódio em monoterapia (casos mais leves) ou em combinação com um AA, aprovado nessa fase, seguidos de carbamazepina e oxcarbazepina. No caso do lítio, atentar para o ajuste da dose ótima. Na fase aguda, as concentrações séricas de lítio devem estar em torno de 0,8 e 1,2 mmol/ℓ e, na fase de manutenção, entre 0,6 e 0,8 mmol/ℓ, com maior cautela quanto a pacientes idosos e com algum grau de disfunção renal (Figura 17.3 e Tabela 17.6).[27,56]

O tratamento farmacológico deve ser feito preferencialmente em monoterapia, mas, na maior parte das vezes, ele é mais eficaz e mais rápido quando combinado. A decisão deve se basear na terapêutica atual (se em uso), na resposta prévia e na tolerabilidade do paciente. Desse modo, no caso de pacientes que já estão em uso de lítio ou divalproato, deve-se trocar ou adicionar um AA ao esquema. A adição de AA muitas vezes se faz necessária quando se deseja um rápido controle do estado maníaco, principalmente em pacientes com grave agitação psicomotora, sintomas psicóticos, pouca colaboração ou baixa adesão.[56]

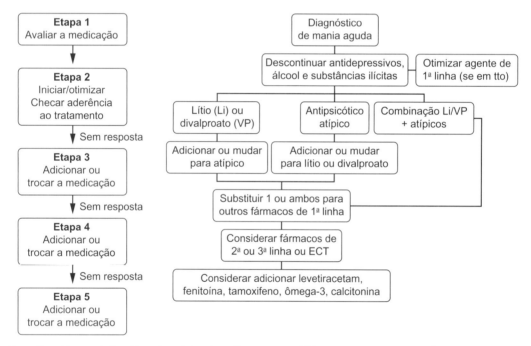

Figura 17.3 Canadian Network for Mood and Anxiety Treatments (CANMAT) – mania aguda. ECT: eletroconvulsoterapia; tto: tratamento.

Tabela 17.6 Recomendações para o tratamento farmacológico da mania.

Primeira linha	Segunda linha	Terceira linha
Monoterapia: lítio, divalproato (liberação imediata ou XR), olanzapina, risperidona, quetiapina (liberação imediata ou XR), aripiprazol, ziprasidona, paliperidona ER **Associação**: lítio ou divalproato + risperidona, quetiapina, olanzapina ou aripiprazol	**Monoterapia**: carbamazepina (liberação imediata ou CR), eletroconvulsoterapia, haloperidol **Combinação**: lítio + divalproato	**Monoterapia**: clorpromazina, clozapina, oxcarbazepina, tamoxifeno

XR/ER: *extended-release*; CR: *controlled-release*. (Adaptada de Yatham et al., 2018.)[56]

No geral, protocolos de tratamento orientam também a associação com benzodiazepínicos (BZD) na menor dose possível quando a tranquilização for prioridade em um ambiente de emergência, por exemplo. O uso dessas substâncias evita a dosagem excessiva de antipsicóticos, reduzindo os riscos de efeitos colaterais como os cardiovasculares, as distonias e a síndrome neuroléptica maligna.[57]

Para pacientes com baixa adesão e polaridade predominantemente maníaca, nos quais os episódios de mania/hipomania representam pelo menos 3/4 dos episódios totais apresentados, deve-se considerar o uso de antipsicótico injetável de longa ação, como a risperidona.[56-58]

Tratamento da depressão bipolar

Fase aguda

No tratamento da depressão bipolar dos tipos I e II de TB, poucas são as medicações disponíveis; algumas delas, como os próprios ADs e os agonistas dopaminérgicos, contribuem, inclusive, para o risco de desenvolvimento de sintomas hipomaníacos/maníacos e estados mistos.[57] Do mesmo modo que na mania, no episódio agudo de depressão bipolar em pacientes que não fazem uso de medicações, um teste com monoterapia é necessário, a fim de avaliar se o indivíduo responde bem a essa estratégia. Nessa situação, o lítio permanece como primeira escolha em níveis mais altos, pois tem eficácia aguda, propriedades antissuicidas e não induz à virada maníaca.[27,56]

Ensaios clínicos com a lamotrigina também demonstraram resposta favorável na depressão bipolar dos tipos I e II; contudo, apesar de ser considerada medicação de primeira linha na fase aguda, na prática clínica o ajuste da dose deve ser gradual, a fim de minimizar o risco de reações dermatológicas graves, como a síndrome de Stevens-Johnson. É necessário atentar que, em decorrência desse possível efeito colateral, preconiza-se o escalonamento da dose da lamotrigina: 25 mg por 15 dias; a seguir, 50 mg por mais 15 dias; em seguida, aumentar para 100 mg dia. Ainda se necessário, doses maiores poderão ser alcançadas no curso do tratamento. Quanto ao divalproato, embora CANMAT o considere fármaco de segunda linha na depressão bipolar, por conta das evidências limitadas nessa fase, ele é indicado como monoterapia de primeira linha pela Royal Australian and New Zealand College of Psychiatrists (RANZCP) no Clinical Practice Guidelines for Mood Disorders, outro protocolo de tratamento desenvolvido na Austrália e Nova Zelândia para a condução de pacientes com transtornos de humor.[57]

Sobre os AAs, ensaios clínicos com monoterapia demonstraram a eficácia da quetiapina para a depressão bipolar nos tipos I e II de TB, com dose alvo de 300 mg, uma vez que doses maiores não tiveram eficácia superior na ação antidepressiva; e da lurasidona, aprovada para a depressão do TB tipo I na dose de 20 a 120 mg/dia (Tabela 17.7).[56-58]

Mais recentemente a lumateperona, um outro AA, foi também aprovada em primeira linha, embora ainda não seja comercializada no Brasil.[60]

No tratamento de combinação, os AAs citados podem ser associados aos EHs ou a algum AD, preferencialmente os inibidores seletivos da recaptação da serotonina (ISRS), exceto a paroxetina. O lítio pode ser combinado com todas as opções de monoterapia citadas, assim como o divalproato, mas vale ressaltar que essa substância deve ser usada com cautela em mulheres em idade fértil pelo risco de teratogenicidade.[56]

Embora o uso dos ADs na depressão bipolar ainda seja controverso, eles são adicionados a todas as opções de monoterapia, porém um risco maior de virada pode ocorrer se associados à lamotrigina em pacientes com TB tipo I e polaridade predominante maníaca. De fato, apesar da falta de evidências contundentes sobre sua eficácia e segurança, os ADs continuam sendo os mais prescritos pelos clínicos. O risco de virada maníaca não parece, contudo, ser tão importante quando se associam ISRS e EH ou AA, pelo menos durante curto período, como demonstrado em revisão recente. A utilização dos ADs na depressão bipolar, portanto, deve ser avaliada caso a caso, evitando-os se houver história de elevação do humor induzido por eles ou uso concomitante de psicoestimulante. Caso o clínico opte por essa estratégia, o paciente deve ser monitorado de perto. Se houver suspeita de sintomas maníacos, os ADs devem ser descontinuados.[27,57]

O uso de ADs duais e tricíclicos ainda deve ser desencorajado pela falta de evidências científicas de eficácia e efetividade. Vale ressaltar que, segundo CANMAT, a depressão bipolar do TB tipo II é geralmente conduzida com as mesmas orientações da depressão do tipo I[56] (Tabela 17.8).

Tratamento de estados mistos

Se considerássemos os estados mistos simplisticamente como uma combinação de sintomas maníacos e depressivos, o uso de uma associação de EH/AA com AD pareceria uma boa opção; porém os focos do tratamento devem ser a regulação do humor e a correção da instabilidade; dessa forma, tão importante quanto

Tabela 17.7 Recomendações para o tratamento da depressão do transtorno bipolar tipo I.

Primeira linha	Segunda linha	Terceira linha
Monoterapia: lítio, lamotrigina, quetiapina (liberação imediata ou XR), lurasidona em monoterapia ou combinada (lítio ou valproato) **Combinação**: lítio ou divalproato mais ISRS ou bupropiona; olanzapina + ISRS; lítio + divalproato	**Monoterapia**: divalproato **Combinação**: quetiapina + ISRS; modafinila associada; lítio ou divalproato + lamotrigina; lítio ou divalproato + lurasidona; lítio + divalproato	**Monoterapia**: carbamazepina, olanzapina, ECT **Combinação**: lítio + carbamazepina; lítio + pramipexol; lítio ou divalproato + venlafaxina, lítio + IMAO; lítio ou divalproato ou AA + tricíclico; lítio ou divalproato ou carbamazepina + ISRS; lamotrigina, quetiapina + lamotrigina

ISRS: inibidor seletivo da recaptação de serotonina; ECT: eletroconvulsoterapia; IMAO: inibidor da monoamina oxidase; AA: antipsicótico atípico. (Adaptada de Yatham et al., 2018.)[56]

Tabela 17.8 Recomendações para o tratamento da depressão do transtorno bipolar tipo II.

Primeira linha	Segunda linha	Terceira linha
Lítio, lamotrigina, quetiapina	Divalproato; lítio ou divalproato ou AA + ADT **Associação:** quetiapina ou lamotrigina **Combinação de dois:** lítio, divalproato ou AA	Carbamazepina, oxcarbazepina, AA, ECT, fluoxetina

AA: antipsicótico atípico; ADT: antidepressivo tricíclico; ECT: eletroconvulsoterapia. (Adaptada de Yatham et al., 2018.)[56]

quais medicações escolher é quais medicações devemos evitar. Segundo dados do Systematic Treatment Enhancement Program for Bipolar Disorder (STEP-BD), os ADs não aceleram a resposta terapêutica nos estados mistos.[61] ISBD recomenda que os ADs não sejam usados durante episódios de humor com características mistas e que sejam evitados em pacientes bipolares em cuja história os estados mistos sejam predominantes.[62] Stahl et al. recomendam que os ADs não devem ser utilizados nos estados mistos de qualquer tipo (depressão unipolar, TB tipo I ou II) devido ao risco de desestabilização do humor associado à falta de evidência de eficácia nesses casos.[63]

Em função das evidências insuficientes, o lítio não é indicado como agente de primeira linha no tratamento dos estados mistos. A resposta ao lítio nesses pacientes parece ser menor do que nas apresentações clássicas do TB, sendo considerada menor do que a encontrada com o valproato.[64] Na prevenção de recorrência, o lítio não foi tão efetivo quanto a olanzapina, especialmente em fases iniciais da doença.[65] Apesar desses dados, diversos autores sugerem que o lítio seja considerado uma opção terapêutica nos estados mistos, principalmente pela sua propriedade antissuicida, tendo-se em vista as altas taxas de suicídio durante os episódios mistos.[66,67]

Estudos avaliados em metanálise indicam a eficácia de alguns AAs nos episódios mistos,[68] como a associação de olanzapina e valproato, que se mostrou eficaz na redução tanto de sintomas depressivos quanto maníacos quando em comparação com o valproato em monoterapia. Além disso, houve 50% de redução do tempo até a resposta.[69]

Em outra revisão, todos os agentes de primeira linha são AAs: lurasidona, asenapina, quetiapina, aripiprazol e ziprasidona.[63] Outra revisão sistemática de diretrizes de tratamento de estados mistos publicada em 2018 preconiza que se deve interromper a monoterapia com AD ou adicionar EH. Ainda segundo essa revisão, clozapina e ECT foram efetivas nos episódios mistos refratários.[70]

Em 2021, CANMAT e ISBD lançaram um guia de recomendações para o tratamento de pacientes com TB de apresentações mistas.[71] Nenhum agente preencheu os critérios para ser classificado como de primeira linha nas manias mistas nem nas depressões mistas (Tabela 17.9); contudo, em segunda linha, foram sugeridas a lurasidona e a cariprazina nas depressões mistas e aripiprazol, cariprazina, divalproato e asenapina nas manias mistas. As recomendações para manutenção seguindo episódios mistos classificados pelo DSM-5 baseiam-se apenas na opinião de especialistas em decorrência da escassez de estudos.

Tratamento de manutenção

A fase de continuação começa imediatamente após a remissão dos sintomas agudos e tem como principais objetivos manter a estabilidade do humor e evitar a recaída (piora do episódio vigente). Nesse período transitório, os sintomas mais intensos já cederam, mas ajustes terapêuticos ainda podem ser necessários para controle de algum sintoma persistente, como alteração do ciclo de sono-vigília, ou também para controle de efeitos colaterais. Logo a seguir, mantida a eutimia, inicia-se o tratamento de manutenção ou profilático (Tabelas 17.9 e 17.10), que inclui o uso de um ou mais fármacos que serão mantidos indefinidamente com o objetivo de evitar recorrências (novos episódios) de quaisquer episódios.

As exceções podem ser aplicadas a pacientes após um único episódio de hipomania e nos quais uma história de poucas recorrências justifique a suspensão dos medicamentos em virtude

Tabela 17.9 Recomendações para o tratamento de apresentações mistas no transtorno bipolar.

Mania com características mistas			
Primeira linha	Segunda linha	Terceira linha	Não recomendado
–	Asenapina, cariprazina, divalproato e aripiprazol	Ziprasizona, olanzapina, olanzapina + lítio/divalproato, quetiapina, carbamazepina ER e ECT	Antipsicóticos de primeira geração
Depressão com características mistas			
Primeira linha	Segunda linha	Terceira linha	Não recomendado
–	Cariprazina e lurasidona	Olanzapina, olanzapina + fluoxetina; quetiapina, divalproato, lamotrigina, ziprasidona e ECT	AD em monoterapia ou combinação

Tabela 17.9 Recomendações para o tratamento de apresentações mistas no transtorno bipolar. (Continuação)

Estado misto segundo o DSM-IV			
Primeira linha	**Segunda linha**	**Terceira linha**	**Não recomendado**
Aripiprazol e asenapina	Olanzapina em monoterapia ou combinação, carbamazepina ER e divalproato	Ziprasidona, divalproato + carbamazepina, cariprazina, lítio + divalproato, ECT	Zonasamida, topiramato
Manutenção seguindo episódios mistos do DSM-IV			
Quetiapina em monoterapia ou combinação	Lítio ou olanzapina	Asenapina, combinação de olanzapina, carbamazepina ER, divalproato, divalproato + carbamazepina, cariprazina, lítio + divalproato e ECT	–
Manutenção seguindo episódios mistos do DSM-5			
• **Mania com características mistas**			
Primeira linha	**Segunda linha**	**Terceira linha**	**Não recomendado**
–	–	Asenapina, cariprazina, divalproato, Olanzapina em monoterapia ou combinação, quetiapina, carbamazepina ER, ECT e lítio	–
• **Depressão com características mistas**			
Primeira linha	**Segunda linha**	**Terceira linha**	**Não recomendado**
–	–	Cariprazina, lurasidona, olanzapina, quetiapina, divalproato, ECT, asenapina e lítio	–

ECT: eletroconvulsoterapia; ER: *extended-release*. (Adaptada de Yatham et al., 2021.)[71]

Tabela 17.10 Recomendações para o tratamento de manutenção do transtorno bipolar.

Primeira linha	Segunda linha	Terceira linha	Não recomendado
Monoterapia: lítio, lamotrigina (eficácia limitada na mania), divalproato, olanzapina, quetiapina, risperidona de longa ação, aripiprazol **Associação**: lítio, divalproato, quetiapina, risperidona de longa ação, aripiprazol ou ziprasidona	**Monoterapia**: carbamazepina, palideridona ER **Combinação**: lítio + divalproato ou carbamazepina; lítio ou divalproato + olanzapina; lítio + risperidona ou lamotrigina ou olanzapina + fluoxetina	**Monoterapia**: asenapina (retirada do Brasil) **Associação**: fenitoína, clozapina, ECT, topiramato, ômega-3, oxcarbazepina, gabapentina ou asenapina (retirada do Brasil)	Flupentixol adjuvante, monoterapia com gabapentina, topiramato ou AD

ER: *extended-release*; ECT: eletroconvulsoterapia; AD: antidepressivo. (Adaptada de Yatham et al., 2018.)[56]

dos efeitos colaterais que prejudicam a QV do paciente. É senso comum que o tratamento efetivo para a fase aguda seja o mesmo utilizado na fase de continuação e manutenção, porém nem sempre isso é possível.[56,58]

Indivíduos com TB muitas vezes recebem regimes de combinação farmacológica complexa como parte do tratamento. Weinstock et al.[72] examinaram, em estudo retrospectivo, taxas de polifarmácia complexa (≥ 4 psicofármacos) e seus correlatos demográficos em amostra naturalística dos adultos com TB tipo I ($n = 230$) que se apresentaram para internação psiquiátrica.

Os pacientes relataram tomar, em média 3,31 (desvio padrão [DP] de 1,46) psicofármacos e 5,94 (DP = 3,78) medicamentos no total. No geral, 82 pacientes (36%) preencheram os critérios para a polifarmácia complexa.

Intervenções psicossociais: psicoterapias

As psicoterapias podem ser utilizadas em combinação com a farmacoterapia e agregar benefícios ao controle dos episódios agudos da depressão e à fase de manutenção em longo prazo, promovendo a redução das taxas de recaída e recorrências. Essas intervenções devem ser realizadas preferencialmente por profissional que tenha amplo conhecimento do que é o TB em relação aos principais fatores a seguir listados.

- **Genética**: se há história na família e qual é a evolução dos indivíduos afetados
- **Neurobiologia**: pequenas mudanças na neuroquímica cerebral podem favorecer quadro agudo de mania, depressão, ciclagem rápida e risco de suicídio
- **Estilo de vida**: estressores da vida cotidiana podem desencadear ou agravar as oscilações de humor no TB
- **Sazonalidade**: variações em determinados períodos (mania mais comum na primavera e depressão, no inverno).

O terapeuta precisa ter conhecimentos de psicofarmacologia, eventos benéficos e adversos e interação medicamentosa e não deve encorajar a interrupção do tratamento. É necessário que tenha habilidade no processo de gestão, pois, dependendo da gravidade dos sintomas, pode-lhe ser exigida uma estratégia de gestão coordenadora, reabilitação para promover o potencial de habilidades na vida diária e mudança de padrões de pensamentos e comportamentos a fim de auxiliar o paciente sintomático a, por exemplo, reduzir o estresse, ganhar controle sobre a vida, obter uma rotina consistente, melhorar o sono, escolher atividades de trabalho e lazer, adquirir cuidados alimentares e de hidratação para não alterar o nível do lítio, prevenir intoxicação ou baixo nível sérico de lítio. É fundamental um canal de comunicação entre o psicoterapeuta e o psiquiatra para benefício do paciente.

Hoje existem várias abordagens, como a terapia cognitivo-comportamental (TCC), a terapia de ritmo interpessoal e social (TRIS), a análise do comportamento e as psicoterapias breves. Técnicas como a TCC e a comportamental desenvolvem as habilidades de resposta ao estresse e à regulação emocional, especialmente em torno de metas e ativação de recompensa. Além disso, identificam e trabalham em relação a pensamentos e crenças inapropriadas, muito presentes nos quadros depressivos.[57]

A psicoeducação ajuda o paciente a reconhecer e controlar as flutuações do humor, e, dessa forma, ele percebe os sinais precoces de descompensação da doença (sintomas emergentes), diminuindo a necessidade de medicamentos e hospitalização e elevando o nível de funcionalidade e a adesão à medicação.[55,56,59] Contribui também para o conhecimento e a aceitação do TB, melhorando a comunicação interpessoal, particularmente com a família. Além de estabelecer proativamente o ciclo de sono-vigília, a psicoeducação ensina os riscos do uso indevido de substâncias lícitas e ilícitas ou de outras práticas nocivas à saúde e, particularmente, ao TB.[59]

Em todas essas intervenções, existe um aspecto comum, que é o melhor resultado em pacientes no início do curso de doença. Outras técnicas de intervenção, como a atenção plena (*mindfulness*), a psicoeducação em grupo, a terapia com foco na família (uma abordagem centrada nos familiares e projetada para ajudar os cuidadores a melhorar as habilidades de gerenciamento da doença e seu próprio autocuidado) e as estratégias com base na internet também têm sido utilizadas com bons resultados nessa população.[27,57,59]

Tratamento dos casos refratários

Nos casos de mania refratária, deve-se considerar a adição de clozapina ao esquema usual com lítio ou anticonvulsivantes. A ECT também é uma estratégia a ser lançada nesses casos, em pacientes com apresentações mais graves ou gestantes em mania com exposição a riscos.[58]

Na depressão bipolar resistente, estudos com pramipexol têm exibido bons resultados. Agonistas dopaminérgicos totais e parciais têm apresentado algum papel na ação antidepressiva,[58] assim como o riluzol, um modulador glutamatérgico que também pode ativar fatores neurotróficos, estimular o crescimento celular e potencializar a ação de outros ADs.[73] Nos últimos anos, a cetamina emergiu como potencial AD de ação rápida nas depressões unipolares resistentes. Evidências têm surgido também para seu uso na depressão bipolar, com estudos recentes mostrando seu potencial terapêutico,[74,75] com possível eficácia similar no TB e na depressão unipolar em dimensões sintomáticas como anedonia e tendências suicidas.[76,77]

Vale ressaltar, entretanto, que, quando todos os artifícios fundamentados em evidências científicas para o tratamento da depressão bipolar forem esgotados, estratégias da experiência com pacientes de depressão unipolar podem ser extrapoladas para esse contexto.

CONCLUSÃO

O diagnóstico precoce e o controle adequado do TB permanecem desafiadores. Em comparação com o TDM, o TB é mais complexo e difícil de tratar. Além de ser bastante heterogêneo em suas manifestações clínicas, ele apresenta alta comorbidade com outros transtornos mentais, o que dificulta ainda mais seu reconhecimento. No tratamento, a polifarmácia é o panorama mais comum. Não há evidências de que as psicoterapias monoterápicas sejam eficazes, por isso devem ser indicadas em associação aos psicofármacos, principalmente durante a fase de manutenção do tratamento.

Em linhas gerais, as fases agudas das manias e das hipomanias respondem bem ao tratamento em monoterapia com AA e, nos casos mais leves, com EH ou com a combinação entre eles, porém o tratamento do episódio agudo da depressão bipolar e a terapia de manutenção que atendam a todas as necessidades dos diversos perfis de pacientes necessitam de um arsenal terapêutico ainda não disponível na prática clínica.

Atualmente, existe um campo aberto para o desenvolvimento de novos fármacos com mecanismos de ação não contemplados pelos medicamentos atuais, como por vias inflamatórias, pelos sistemas purinérgicos e colinérgicos. Muitos ainda estão em fase experimental e com dados de eficácia limitados, mas o melhor entendimento desses mecanismos possibilitará intervenções farmacológicas mais eficazes e diferentes das até então aprovadas, principalmente no contexto dos quadros refratários.

Devem-se destacar também o estigma associado à doença mental, a relutância em procurar ajuda médica para as condições psiquiátricas, o incremento da consciência pública, a aceitação das causas e o reconhecimento de sintomas e do tratamento do TB. É fundamental enfatizar que existe tratamento e ele deve ser acessível e de fácil entendimento.

REFERÊNCIAS BIBLIOGRÁFICAS

1. GBD 2019 Mental Disorders Collaborators. Global, regional, and national burden of 12 mental disorders in 204 countries and territories, 1990-2019: a systematic analysis for the Global Burden of Disease Study 2019. The Lancet Psychiatry. 2022;9(2):137-50.
2. Grande I, Berk M, Birmaher B et al. Bipolar disorder. Lancet. 2016; 387(10027):1561-72.
3. Clemente AS, Diniz BS, Nicolato R et al. Bipolar disorder prevalence: a systematic review and meta-analysis of the literature. Rev Bras Psiquiatr. 2015;37(2):155-61.
4. Craddock N, Sklar P. Bipolar disorder 1: genetics of bipolar disorder. Lancet. 2013;381(9878):1654-62.
5. Scaini G, Valvassori SS, Diaz AP et al. Neurobiology of bipolar disorders: a review of genetic components, signaling pathways, biochemical changes, and neuroimaging findings. Braz J Psychiatry. 2020;42(5):536-51.
6. Kapczinski F, Magalhães PV, Balanzá-Martinez V et al. Staging systems in bipolar disorder: an International Society for Bipolar Disorders Task Force Report. Acta Psychiatr Scand. 2014;130:354-63.
7. Léda-Rêgo G, Bezerra-Filho S, Miranda-Scippa Â. Functioning in euthymic patients with bipolar dis-order: A systematic review and meta-analysis using the Functioning Assessment Short Test. Bipolar Disord. 2020 Sep;22(6):569-81.
8. Solmi M, Radua J, Olivola M et al. Age at onset of mental disorders worldwide: large-scale meta-analysis of 192 epidemiological studies. Mol Psychiatry. 2022;27(1):281-95.
9. Cantilino A, Rennó JR, Ribeiro HL et al. Transtorno bipolar e gênero: quais as novidades? Rev Bras Psiquiatr. 2016;6(5):10-8.
10. Bosaipo NB, Borges VF, Juruena MF. Transtorno bipolar: uma revisão dos aspectos conceituais e clínicos. Medicina [Ribeirão Preto, Online]. 2017;50(Supl 1):72-84.
11. Ketter TA. Diagnostic features, prevalence, and impact of bipolar disorder. J Clin Psychiatry. 2010;71(6):e14.
12. Kroon JS, Wohlfarth TD, Dielerman J et al. Incidence rates and risk factors of bipolar disorder in the general population: a population-based cohort study. Bipolar Disord. 2013;15(3):306-13.
13. Malhi GS. Diagnosis of bipolar disorder: who is in a mixed state? Lancet. 2013;381(9878):1599-600.
14. Dalgalarrondo P. Psicopatologia e semiologia dos transtornos mentais. Porto Alegre: Artmed; 2009.
15. Cheniaux E. Manual de psicopatologia. São Paulo: Guanabara Koogan; 2011.
16. Hirschfeld RM. Differential diagnosis of bipolar disorder and major depressive disorder. J Affect Disord. 2014;169(Suppl):S12-6.
17. American Psychiatric Association. Diagnostic and Statistical Manual of Mental Disorders, Fifth Edition, Text Revision. Washington, DC: American Psychiatric Association, 2022.
18. Angst J, Merikangas KR, Cui L et al. Bipolar spectrum in major depressive disorders. Eur Arch Psychiatry Clin Neurosci. 2018 Dec;268(8):741-8.
19. No authors listed. Manic-depressive illness: bipolar disorders and recurrent depression, second edition. Am J Psychiatry. 2008 Apr 1;165(4):541-2. doi: 10.1176/appi.ajp. 2007.07121846. PMID: 22706590.
20. Ghaemi SN. Bipolar spectrum: a review of the concept and a vision for the future. Psychiatry Investig. 2013 Sep;10(3):218-24.
21. Sani G, Vöhringer PA, Napoletano F et al. Koukopoulos' diagnostic criteria for mixed depression: a validation study. J Affect Disord. 2014 Aug;164:14-8.
22. American Psychiatric Association. Diagnostic and statistical manual of mental disorders. 4. ed. DSM-IV. Washington, DC: APA; 1994.
23. Bauer M, Beaulieu S, Dunner DL et al. Rapid cycling bipolar disorder-diagnostic concepts. Bipolar Disorders. 2008;10(1 Pt 2):153-62.
24. Latalova K, Kamaradova D, Prasko J. Suicide in bipolar disorder: a review. Psychiatr Danub. 2014;26(2):108-14.
25. Costa LDAS, Alencar AP, Nascimento Neto PJ et al. Risk factors for suicide in bipolar disorder: a systematic review. J Affect Disord. 2015;170:237-54.
26. Poletti S, Colombo C, Benedetti F. Adverse childhood experiences worsen cognitive distortion during adult bipolar depression. Compr Psychiatry. 2014;55:1803-8.
27. Sani G, Perugi G, Tondo L. Treatment of bipolar disorder in a lifetime perspective: is lithium still the best choice? Clin Drug Investigation. 2017;37(8):713-27.
28. Moreira CLRL, Brietzke E, Lafer B. General medical comorbidities in Brazilian outpatients with bipolar disorder type I. Rev Psiq Clín. 2011;38(6):227-30.
29. Gomes FA. Transtorno bipolar e comorbidades clínicas. Rev Bras Psiquiatr. 2016;6(5).
30. De Hert M, Cohen D, Bobes J et al. Physical illness in patients with severe mental disorders. II. Barriers to care, monitoring and treatment guidelines, plus recommendations at the system and individual level. World Psychiatry. 2011;10:138-51.
31. American Pharmacists Association (APhA). Drug information handbook. 24. ed. Hudson: Lexicomp; 2015-2016. p. 2263.
32. Sylvia LG, Shelton RC, Kemp DE et al. Medical burden in bipolar disorder: findings from the Clinical and Health Outcomes Initiative in Comparative Effectiveness for Bipolar Disorder study (Bipolar CHOICE). Bipolar Disord. 2015;17:212-23.
33. Scorza FA, Mansur RB, Cerqueira RO et al. Sudden unexpected death in bipolar disorder. J Affect Disord. 2017;223:8-9.
34. Crump C, Sundquist K, Winkleby MA et al. Comorbidities and mortality in bipolar disorder: a Swedish national cohort study. JAMA Psychiatry. 2013;70(9):931-9.
35. Stahl SM. Psicofarmacologia: bases neurocientíficas e aplicações práticas. 3. ed. Rio de Janeiro: Guanabara Koogan; 2011.
36. McElroy SL, Altshuler LL, Suppes T et al. Axis I psychiatric comorbidity and its relationship to historical illness variables in 288 patients with bipolar disorder. Am J Psychiatry. 2001;158(3):420-6.
37. Quarantini LC, Miranda-Scippa A, Nery-Fernandes F et al. The impact of comorbid posttraumatic stress disorder on bipolar disorder patients. J Affect Disord. 2010;123:71-6.
38. Bezerra-Filho, Galvão-de-Almeida A, Studart P et al. Personality disorders in euthymic bipolar patients: a systematic review. Rev Bras Psiquiatr. 2015;37:162-7.
39. Bezerra-Filho, Galvão-de-Almeida A, Studart P et al. Suicide attempts in bipolar I patients: impact of comorbid personality disorders. Rev Bras Psiquiatr. 2017;39:133-9.
40. Duffy A, Alda M, Hajek T et al. Early stages in the development of bipolar disorder. J Affect Disord. 2010;121(1-2):127-35.
41. Reinares M, Papachristou E, Harvey P et al. Towards a clinical staging for bipolar disorder: defining patient subtypes based on functional outcome. J Affect Disord. 2013;144:65-71.
42. Post RM. How to prevent the malignant progression of bipolar disorder. Braz J Psychiatry. 2020;42(5):552-7.
43. Passos IC, Mwangi B, Vieta E et al. Areas of controversy in neuroprogression in bipolar disorder. Acta Psychiatr Scand. 2016;134:91-103.
44. Cao B, Passos IC, Mwangi B et al. Hippocampal volume and verbal memory performance in late-stage bipolar disorder. J Psychiatr Res. 2016;73:102-7.
45. Abé C, Ekman CJ, Sellgren C et al. Manic episodes are related to changes in frontal cortex: a longitudinal neuroimaging study of bipolar disorder 1. Brain. 2015;138:3440-8.
46. Mwangi B, Wu MJ, Cao B et al. Individualized prediction and clinical staging of bipolar disorders using neuroanatomical biomarkers. Biol Psychiatry Cogn Neurosci Neuroimaging. 2016;1:186-94.
47. Solomon DA, Keitner GI, Miller IW et al. Course of illness and maintenance treatments for patients with bipolar disorder. J Clin Psychiatry. 1995;56:5-13.

48. Birchwood M, Todd P, Jackson C. Early intervention in psychosis. The critical period hypothesis. Br J Psychiatry Suppl. 1998;172(33):53-9. PMID: 9764127.
49. Kapczinski F, Dias VV, Kauer-Sant'anna M et al. Clinical implications of a staging model for bipolar disorders. Expert Rev Neurother. 2009;9:957-66.
50. Rosa AR, Magalhães PV, Czepielewski L et al. Clinical staging in bipolar disorder: focus on cognition and functioning. J Clin Psychiatry. 2014;75:e450-6.
51. Noto MN, Rios A, Pedrini M et al. Pródromos e estados de risco para transtorno bipolar: oportunidades para prevenção. Rev Debates em Psiquiatria. 2016;6(5):32-7.
52. American Psychiatric Association. Diagnostic and statistical manual of mental disorders. 4. ed. Text revision. DSM-IV-TR. Washington, DC: APA; 2000.
53. American Psychiatric Association. Diagnostic and statistical manual of mental disorders. 5. ed. DSM-5. Washington, DC: APA; 2013.
54. Argolo L, Batista F, Bezerra-Filho S et al. Case series of diagnostic shift from bipolar disorder to schizoaffective disorder. Nord J Psychiatry. 2018 Apr;72(3):232-5.
55. Geddes JR, Miklowitz DJ. Treatment of bipolar disorder. Lancet. 2013;381(9878):1672-82.
56. Yatham LN, Kennedy SH, Parikh SV et al. Canadian Network for Mood and Anxiety Treatments (CANMAT) and International Society for Bipolar Disorders (ISBD) 2018 guidelines for the management of patients with bipolar disorder. Bipolar Disord. 2018;20(2):97-170.
57. Malhi GS, Bell E, Bassett D et al. The 2020 Royal Australian and New Zealand College of Psychiatrists clinical practice guidelines for mood disorders. Aust N Z J Psychiatry. 2021;55(1):7-117.
58. Fountoulakis KN, Yatham LN, Grunze H et al. The CINP Guidelines on the Definition and Evidence-Based Interventions for Treatment-Resistant Bipolar Disorder. Int J Neuropsychopharmacol. 2020 Apr 23;23(4):230-56.
59. Richmond JS, Berlin JS, Fishkind AB et al. Verbal de-escalation of the agitated patient: consensus statement of the American Association for Emergency Psychiatry Project BETA de-escalation workgroup. West J Emerg Med. 2012;13(1):17-25.
60. DePietro T. Lumateperone: A truly innovative antipsychotic medication? Am J Psychiatry Residents' J. 2023; 18(3):18-20.
61. Goldberg JF, Perlis RH, Bowden CL et al. Manic symptoms during depressive episodes in 1,380 patients with bipolar disorder: findings from the STEP-BD. Am J Psychiatry. 2009;166(2):173-81.
62. Pacchiarotti I, Bond DJ, Baldessarini RJ et al. The International Society for Bipolar Disorders (ISBD) task force report on antidepressant use in bipolar disorders. Am J Psychiatry. 2013;170(11):1249-62.
63. Stahl S, Morrissette D, Faedda G et al. Guidelines for the recognition and management of mixed depression. CNS Spectrums. 2017;22(2):203-19.
64. Swann AC, Bowden CL, Morris D et al. Depression during mania: treatment response to lithium or divalproex. Arch Gen Psychiatry. 1997;54(1):37-42.
65. Ketter TA, Houston JP, Adams DH et al. Differential efficacy of olanzapine and lithium in preventing manic or mixed recurrence in patients with bipolar I disorder based on number of previous manic or mixed episodes. J Clin Psychiatry. 2006;67(1):95-101.
66. Sani G, Fiorillo A. The use of lithium in mixed states. CNS Spectr. 2020;25(4):449-51.
67. Volkmann C, Bschor T, Köhler S. Lithium treatment over the lifespan in bipolar disorders. Front Psychiatry. 2020;11:377.
68. Muralidharan K, Ali M, Silveira LE et al. Efficacy of second-generation antipsychotics in treating acute mixed episodes in bipolar disorder: A meta-analysis of placebo-controlled trials. Journal of Affective Disorders. 2013;150(2):408-14.
69. Houston JP, Tohen M, Degenhardt EK et al. Olanzapine-divalproex combination versus divalproex monotherapy in the treatment of bipolar mixed episodes: a double-blind, placebo-controlled study. J Clin Psychiatry. 2009;70(11):1540-7. Erratum in: J Clin Psychiatry. 2010;71(1):93. Erratum in: J Clin Psychiatry. 2011 Aug;72(8):1157.
70. Verdolini N, D Hidalgo-Mazzei, Murru A et al. Mixed states in bipolar and major depressive disorders: systematic review and quality appraisal of guidelines. Acta Psychiatrica Scandinavica. 2018;138(3):196-222.
71. Yatham L, Chakrabarty T, Bond DJ et al. Canadian Network for Mood and Anxiety Treatments (CANMAT) and International Society for Bipolar Disorders (ISBD) recommendations for the management of patients with bipolar disorder with mixed presentations. Bipolar Disorders. 2021;23:767-88.
72. Weinstock LM, Gaudiano BA, Epstein-Lubow G et al. Medication burden in bipolar disorder: a chart review of patients at psychiatric hospital admission. Psychiatry Res. 2014;216:24-30.
73. El-Mallakh RS, Elmaadawi AZ, Gao Y et al. Current and emerging therapies for the management of bipolar disorders. J Central Nervous System Disease. 2011;3:189-97.
74. Rybakowski JK, Permoda-Osip A, Bartkowska-Sniatkowska A. Ketamine augmentation rapidly improves depression scores in inpatients with treatment-resistant bipolar depression. Int J Psychiatry Clin Pract. 2017;21(2):99-103.
75. Dodd S, Fernandes BS, Dean OM. Future directions for pharmacotherapies for treatment-resistant bipolar disorder. Curr Neuropharmacol. 2015;13(5):656-62.
76. Delfino RS, Del-Porto JA, Surjan J et al. Comparative effectiveness of esketamine in the treatment of anhedonia in bipolar and unipolar depression. J Affect Disord. 2021;278:515-8.
77. Surjan J, Grossi JD, Del Porto JA et al. Efficacy and safety of subcutaneous esketamine in the treatment of suicidality in major depressive disorder and bipolar depression. Clin Drug Investig. 2022; 42(10):865-73.

18 Transtorno Depressivo

Nicolas Lauxen Konrad ▪ Maicon Bonaldo Dias ▪ Tássia Callai ▪ Cassiano Lopes de Castro ▪ Flavio Milman Shansis

INTRODUÇÃO

Empregado de modo amplo na Medicina, o termo "depressão" significa "redução do funcionamento" e é usado em várias disciplinas médicas. No entanto, hoje se tornou um termo mais comumente associado à depressão mental. Emil Kraepelin, no século XIX, popularizou e disseminou o conceito ao descrever os estados depressivos.[1]

Estudos em diversos países demonstram que a prevalência da depressão unipolar é estimada em 12%, sendo o transtorno psiquiátrico mais comum na população em geral.[2]

Entretanto, apesar de ser um transtorno bastante prevalente, uma metanálise realizada a partir de 41 estudos (que resultaram em um n > 50.000 pacientes, oriundos da atenção básica) demonstrou que a depressão era diagnosticada em apenas 50% dos casos.[3] A esse dado, pode-se adicionar o fato de que muitos dos indivíduos diagnosticados com depressão acabam por não receber o tratamento adequado ou, ainda, aderem de modo incorreto ao que foi prescrito.[4]

É comum, também, a dificuldade do paciente em falar sobre seus sintomas depressivos. A causa dessa dificuldade se deve a vários fatores, como a crença de que a depressão não é uma doença "real", o medo de estigmatização, a preocupação com a quebra de sigilo e o receio em se tornar "dependente" de antidepressivos, entre outros.[5] Somados, todos esses fatores corroboram para o subdiagnóstico da depressão.

Outro ponto importante com relação ao transtorno depressivo maior é sua recorrência. Estimativas apontam para 40% de recorrência em um período de até 2 anos e, após dois episódios, o risco de recorrência passa para aproximadamente 75%.[6] Um aspecto fundamental é de que a depressão figura como um dos transtornos psiquiátricos mais comumente associados ao suicídio.[7]

Estando a depressão correlacionada com altos níveis de mortalidade e morbidade, bem como com importante comprometimento funcional, o custo econômico que causa, apenas nos EUA, fica estimado em cerca de US$ 83 bilhões.[8] Ainda, com relação à morbimortalidade, cabe ressaltar que a depressão é uma frequente comorbidade do uso abusivo de substâncias.[9]

Pode-se afirmar, portanto, que a depressão é um transtorno com alto impacto social, com importante mortalidade e morbidade e, infelizmente, ainda hoje, subdiagnosticado e subtratado.

HISTÓRICO

Os primeiros escritos de Hipócrates datam de, aproximadamente, 400 a.C. e já apresentavam definições não muito distintas das atuais para a depressão, valendo-se, inclusive, do uso do contexto para diferenciar o transtorno depressivo de tristeza comum. A indicação de um transtorno ocorria somente quando não fosse passível de relação com um gatilho identificável ou, caso esse existisse, com intensidade e duração não condizentes com o gatilho, enquanto a tristeza era entendida como uma reação normal à perda. O médico romano Celso, por volta de 30 d.C., descreveu a melancolia como um tipo de depressão que seria causada pela bile negra. Essa bile negra, em certas pessoas vulneráveis – e sob a ação de Saturno –, enegreceria o cérebro, levando ao surgimento de sintomatologia depressiva.[4,10]

Apenas no século XVII surgiriam as primeiras abordagens para subcategorizar os diferentes tipos de transtornos depressivos. Mais adiante, embora já existisse certo consenso quanto aos casos de depressão melancólica ou psicótica, a categorização de depressões não psicóticas ou neuróticas era motivo de polêmica entre os pesquisadores e clínicos, em especial durante a primeira metade do século XX em função da importância, à época, do referencial psicanalítico. Essa abordagem sofreu importante mudança, em 1980, quando da publicação da 3ª edição do *Manual Diagnóstico e Estatístico de Transtornos Mentais* (DSM-III) e, com ele, a introdução da depressão maior (DM) como categoria unitária. A partir do DSM-III, tenta-se fazer uma classificação fundamentada em diagnóstico que não considerasse o contexto em que surgiam os sintomas. Isso passou a influenciar o diagnóstico de DM.[10]

EVOLUÇÃO DO CONCEITO

Quando lançado, o DSM-III unificou as condições depressivas em apenas uma categoria, rompendo, assim, com os conceitos diagnósticos dos 250 anos precedentes. A depressão melancólica, tida como forma central da condição depressiva, passou a ser uma subdivisão do transtorno depressivo maior. A distinção acentuada entre a depressão psicótica e a psiconeurótica, que marcou o DSM-I e o DSM-II, passou a ser compreendida dentro do domínio da depressão maior no DSM-III.[11]

O estabelecimento e a larga aplicação do DSM-III, no que concerne ao diagnóstico dos transtornos depressivos, permitiram que fosse estabelecida uma unificação sobre o conceito de depressão, o que foi, por um lado, um grande passo para a pesquisa psiquiátrica.[12] Em manuais subsequentes, como o DSM-III-R, o DSM-IV e o DSM-IV-TR, os critérios permaneceram muito semelhantes.[13-15] Contudo, com o advento do DSM-5, ocorreu a retirada do luto como critério de exclusão para o transtorno depressivo maior, uma modificação que tem causado importante polêmica, tanto nos meios acadêmicos quanto nos leigos.

Há certa confiabilidade na definição de depressão a partir de sintomas. No entanto, existe uma perda de validade no intuito de distinguir o transtorno depressivo de demonstrações normais de tristeza frente a eventos adversos contextuais.[16]

EPIDEMIOLOGIA

A depressão é altamente prevalente ao redor do mundo e parece estar aumentando com o passar do tempo. Contudo, dados de prevalência apontam discrepâncias, variando de 3% no Japão até 17% nos EUA. O Brasil tem uma prevalência de 12,6%.[17] A prevalência de depressão em pacientes com doenças crônicas pode chegar a 25%.[18]

Considerando os dados sociodemográficos, temos os fatores descritos a seguir.

Idade. Cerca de 50% dos pacientes com transtorno depressivo maior têm início do quadro entre os 20 e os 50 anos, e a média de idade para o aparecimento dos sintomas é em torno dos 20 anos.[4] Embora a prevalência da depressão seja menor em adultos mais velhos,[19] algumas populações de idosos se mostram mais suscetíveis, como os pacientes que sofrem de várias doenças agudas ou crônicas.[20] O uso abusivo de álcool e substâncias psicoativas na faixa etária de pessoas com menos de 20 anos pode estar corroborando o aumento da incidência do transtorno depressivo maior em jovens.[4] Em crianças, existem diferenças de prevalência: entre os 3 e os 5 anos, acomete 0,5%; entre os 6 e os 11 anos, 1,4%; e, entre os 12 e os 17 anos, 3,5%.[21]

Estado civil. Pessoas divorciadas ou sem relacionamentos interpessoais de caráter íntimo apresentam mais propensão a apresentar DM do que pessoas com relacionamentos íntimos duradouros.[4]

Fatores socioeconômicos e culturais. Embora a depressão ocorra mais em áreas rurais do que em áreas urbanas, não foi constatada correlação entre a condição socioeconômica e o transtorno depressivo.[4]

Sexo. Em um estudo realizado em 15 diferentes países, que envolveu 72.000 pessoas, observou-se que a taxa de depressão ao longo da vida é cerca de 1,9 vez maior em mulheres do que em homens.[22] Para justificar tal diferença, as hipóteses são estressores psicossociais distintos para homens e mulheres, efeitos do parto e etiologia hormonal.[4] Em adolescentes, a proporção é semelhante à dos adultos.[23] No entanto, em crianças pré-púberes, ocorre o inverso, sendo mais comum o acometimento de meninos do que de meninas.[24]

ETIOPATOGENIA

Embora a compreensão da etiologia da depressão não tenha sido totalmente desvendada, é provável que ela seja o resultado da interação de fatores biológicos, psicológicos e sociais, os quais culminam na manifestação do transtorno.[1] Estressores psicossociais podem atuar tanto como fatores precipitantes quanto como fatores de perpetuação.[1]

Fatores genéticos

Contrastando com as condições que decorrem da perda ou do ganho de função biológica dentro de apenas um gene, a depressão relaciona-se com pequenos e múltiplos efeitos genéticos.[25] Métodos genéticos moleculares têm sido cada vez mais usados nos estudos genéticos no intuito de identificar genes específicos de suscetibilidade para a depressão.[4] Estudos de gêmeos, de adoção e de famílias corroboram a hereditariedade do transtorno depressivo.[4]

Os fatores ambientais e genéticos podem ser de difícil distinção, e os estudos de gêmeos são especialmente válidos para essa tarefa. Uma metanálise composta por estudos de gêmeos com cerca de 21.000 pessoas apontou concordância de 37%.[4,26] Pode-se observar que, nas mulheres, o fator genético é ainda mais significativo. Em um estudo com quase 15.000 pessoas, demonstrou-se que a hereditariedade tem maiores percentuais de concordância em gêmeas (42%) do que em gêmeos (29%).[27]

Quanto ao mapeamento genético da depressão unipolar, as evidências mostram-se conflitantes. Enquanto uma metanálise de três estudos de associação ampla do genoma (GWAS, do inglês *genome-wide association study*), com 3.428 controles e 3.957 casos, não encontrou, em nenhum *locus*, associação significativa com o transtorno depressivo unipolar,[28] outro estudo encontrou relevante evidência de ligação ao *locus* para a proteína ligadora do elemento de resposta ao monofosfato de adenosina (AMP) cíclico (CREB1) no cromossomo 2.[4]

Ainda nos domínios da incerteza, podemos encontrar evidência da associação entre eventos de vida adversos e variantes do gene transportador de serotonina culminando com o aumento do risco para desenvolver depressão.[29] No entanto, tal estudo encontra pouco subsídio de confirmação quando comparado com uma metanálise com mais de 14.000 participantes em que houve falha em confirmar a associação de maior risco de depressão e genótipo do transportador de serotonina.[30]

Os estudos de famílias mostram que, em famílias de probandos bipolares, o tipo mais comum de transtorno do humor é o transtorno depressivo unipolar. Isso sugere que essas duas formas de transtorno do humor apresentam bases genéticas em comum.[4]

Fatores biológicos

Os modelos teóricos iniciais sobre a depressão declaravam que as aminas biogênicas em quantidades insuficientes eram as grandes responsáveis pela depressão, particularmente a serotonina e a norepinefrina. Atualmente, o foco parece ter se direcionado para a inclusão de sistemas mais complexos, como as cascatas intracelulares desencadeadas pelas monoaminas.[31]

A importância do sistema serotoninérgico já é evidente pelo importante efeito que os inibidores seletivos da recaptação de serotonina (ISRS) demonstram no tratamento da depressão.[4] Além disso, quando o triptofano, aminoácido precursor da serotonina, é esgotado rapidamente, podemos observar que ocorre a recaída grave de pacientes previamente em remissão pelo tratamento com ISRS.[32]

Concentrações baixas de metabólitos da serotonina no líquido cerebrospinal e de zonas de captação de serotonina nas plaquetas são encontradas em alguns pacientes com impulsos suicidas. O desenvolvimento de tratamentos ainda mais específicos para depressão pode ser uma realidade futuramente, com a identificação de múltiplos subtipos de receptores serotoninérgicos.[4]

As catecolaminas (dopamina e norepinefrina) também têm atuação importante. Observou-se que pacientes previamente em uso de inibidor de recaptação de norepinefrina tiveram piora rápida nas escalas de depressão quando fizeram uso de alfametilparatirosina, que inibe a síntese de catecolaminas.[33] A relação da resposta clínica aos antidepressivos e a *downregulation* dos receptores beta-adrenérgicos, bem como a resposta clínica positiva advinda do uso dos antidepressivos de efeito noradrenérgico, corroboram, também, o importante papel do sistema noradrenérgico.[4]

Sobre a dopamina, sabemos que sua diminuição está associada à depressão em estudos neuroquímicos, genéticos, animais e de neuroimagem.[34] Em teorias recentes, presume-se que o receptor D1 seja hipoativo e a via mesolímbica esteja acometida em pacientes depressivos.[32]

Foram encontrados níveis reduzidos de glutamina e ácido gama-aminobutírico (GABA) no córtex pré-frontal de pacientes depressivos não medicados.[35] O estresse crônico foi responsável por reduzir e esgotar os níveis de GABA em estudos realizados com animais. Os receptores GABA sofrem aumento quando se administram antidepressivos.[33]

Alguns pacientes deprimidos obtiveram níveis anormais de colina, precursor da acetilcolina, quando realizada a necropsia de cérebros, o que pode se refletir em anormalidades na composição celular de fosfolipídios.[34] No que tange às cascatas intracelulares, um receptor pós-sináptico liga-se a um neurotransmissor e aciona a cascata de processos relacionados com a membrana e, também, intracelulares por uso de segundos mensageiros. Por meio de proteínas ligantes do nucleotídio guanina (proteínas G), os receptores nas membranas podem interagir com o ambiente intracelular. Por sua vez, as proteínas G conectam-se com enzimas também intracelulares que irão regular a formação de segundos mensageiros, como AMP cíclico (cAMP). A função dos canais iônicos da membrana neuronal será regulada por esses segundos mensageiros. A associação entre estabilizadores de humor e proteínas G ou outros segundos mensageiros está ficando cada vez mais em evidência sob a luz de novos estudos.[35]

Em pacientes deprimidos, supõe-se que a superprodução de hormônio liberador de corticotrofina (CRH) cause o excesso de atividade do eixo hipotalâmico-hipofisário-suprarrenal (HHS).[36]

Um fato que demonstra a ligação entre depressão e biologia do estresse crônico é a atividade do eixo HHS elevada. Cerca de 40 a 60% dos internados deprimidos apresentam-se com maior atividade do eixo HHS.[4]

O teste de supressão pelo uso de dexametasona (que geralmente suprime a atividade do eixo HHS por meio de *feedback*) para diagnosticar depressão maior foi desenvolvido justamente pela hipercortisolemia apresentada em pacientes depressivos.[37] No entanto, o teste tem apenas cerca de 60% de concordância para a hipersecreção de cortisol e a não supressão pela dexametasona.[4] Portanto, não costuma ser utilizado.

A depressão cursa comumente com insônia inicial e sono insatisfatório.[1] As alterações no ritmo circadiano também se associam à depressão. Os distúrbios no ritmo circadiano alteram a temperatura corporal, a pressão sanguínea, a norepinefrina, o hormônio tireoestimulante (TSH) e a melatonina.[38] O ritmo circadiano costuma retornar ao normal com o tratamento via antidepressivos.[39] Os transtornos do sono geralmente se resolvem com a remissão da depressão. Já o novo acometimento de transtornos do sono pode ser um preditor de recaída.

Os resultados positivos de testes randomizados de agentes anti-inflamatórios, em pacientes depressivos, favorecem a hipótese de que a inflamação possa estar associada à depressão.[40] Os estudos de imagem possibilitam observar a relação entre a depressão e as mudanças estruturais no cérebro. O aumento do ventrículo lateral e do volume de líquido cerebrospinal e a redução do hipocampo, do tálamo, do córtex orbitofrontal, do giro reto, do lóbulo frontal e dos núcleos da base, além das maiores taxas de hiperintensidades de matéria cinzenta subcortical e periventricular, foram constatados em pacientes com transtorno depressivo maior, quando comparados com casos-controle.[41]

Estudos relatam o aumento na perfusão nos córtices frontal e cingulado (em pacientes mais novos e com boa resposta ao tratamento) e hipoperfusão nas áreas frontais, temporais e parietais (principalmente em pacientes mais velhos).

Fatores psicossociais

O convívio familiar conflituoso pode contribuir tanto para a persistência da depressão quanto para seu início, devido a comentários críticos negativos e excesso de envolvimento emocional.[42] Um estudo com n > 12.000 mostrou que o transtorno depressivo maior tem maior tendência de ocorrer em pessoas que percebem seu suporte social como ruim ou insuficiente.[43] Isolamento e criticismo de amigos e vizinhos também são fatores contribuintes.[44]

Estudos demonstram que pode existir associação entre o estresse sofrido no início da vida e uma alta plasticidade neuronal. Isso resulta em uma sensibilização do eixo HHS até mesmo a estresses moderados em períodos mais tardios, de modo a atuar no desenvolvimento e na persistência da depressão.[45] Tais efeitos podem ser transmitidos de modo epigenético, ao modificar a ativação de certos genes mesmo sem alterar a sequência do DNA, para gerações futuras.[46]

Eventos estressantes durante a vida têm mostrado forte associação com o aumento do risco de desenvolver transtorno depressivo.[47] Apesar de os eventos estressantes frequentemente ocorrerem antes dos primeiros episódios, eles perdem força de correlação com episódios futuros. Para explicar tal fato, existem teorias que relacionam o primeiro episódio advindo do fator estressante com mudanças permanentes na biologia do sistema nervoso central.

De maneira empírica, a psicologia cognitiva tem apontado para a relação entre pessoas vulneráveis à depressão e padrões negativos de pensamento, ocorrendo significativa piora das distorções cognitivas em estados depressivos.[48] A tríade cognitiva desenvolvida por Beck consiste em três elementos. Primeiro, a percepção negativa que a pessoa tem dela mesma, acreditando ser inapta ou inadequada. Segundo, a visão negativa do mundo, incluindo neste fator o trabalho e as relações. O terceiro consiste na visão negativa do futuro, que confere desesperança.[49] A terapia tem como tarefa modificar tais distorções na vida do paciente.

CLASSIFICAÇÕES E SUBTIPOS DE DEPRESSÃO

Sugere-se diagnosticar transtornos depressivos unipolares de acordo com os critérios do DSM-5,[50] segundo o qual os transtornos depressivos podem ser diagnosticados da seguinte maneira:

- Depressão maior unipolar – episódio único ou recorrente (transtorno depressivo maior)
- Transtorno depressivo persistente (distimia)
- Transtorno disruptivo da desregulação do humor
- Transtorno disfórico pré-menstrual
- Transtorno depressivo induzido por substância/medicação
- Transtorno depressivo devido a outra condição médica
- Outro transtorno depressivo especificado (p. ex., depressão menor)
- Transtorno depressivo não especificado.

Cada um dos transtornos é caracterizado por disforia (humor triste ou irritável).[50] Tal como acontece com outros transtornos psiquiátricos definidos por síndromes, cada transtorno depressivo provavelmente representa um grupo etiologicamente heterogêneo de condições, com manifestações clínicas similares, que atualmente não são distinguíveis e ainda não têm tratamentos diferencialmente direcionados.[51]

Uma alternativa razoável ao DSM-5 para o diagnóstico de transtornos depressivos é a 10ª revisão da *Classificação Internacional de Doenças* (CID-10) da Organização Mundial da Saúde.[52] Para a depressão maior, os dois conjuntos de critérios são, em grande parte, os mesmos. Enquanto isso, para outros distúrbios, como a distimia, os critérios diferem substancialmente. A CID-10 menciona a síndrome de tensão pré-menstrual (chamada transtorno disfórico pré-menstrual no DSM-5) como diagnóstico, mas não fornece critérios diagnósticos. O transtorno disruptivo da desregulação do humor não está incluído na CID-10. A CID-11, divulgada em 2018 para aprovação e implementação, apenas inclui os transtornos depressivos episódicos e recorrentes, o transtorno distímico, o transtorno depressivo e a ansiedade mista.

Depressão maior unipolar. A depressão maior unipolar (transtorno depressivo maior) caracteriza-se por história de um ou mais episódios depressivos maiores e sem história de mania ou hipomania.[50]

Além disso, os sintomas causam transtorno significativo ou comprometimento psicossocial e não são o resultado direto de uma substância ou condição médica geral. O luto não exclui o diagnóstico de um episódio depressivo maior.[50]

Subtipos de episódios depressivos (especificadores)

O DSM-5 especifica vários subtipos de episódios depressivos.[50] Os critérios de diagnóstico para esses subtipos são os seguintes:

Dor angustiante. O sofrimento ansioso caracteriza-se pela existência de dois ou mais dos seguintes sintomas durante a maioria dos dias do episódio depressivo:[50]

- Tensão
- Inquietude
- Concentração comprometida devido à preocupação
- Temor de que algo horrível possa acontecer
- Medo de perder o autocontrole.

Características atípicas. As características atípicas são, pelo menos, três dos seguintes sintomas durante o episódio depressivo. Pelo menos um dos sintomas é a reatividade do humor para estímulos prazerosos:[50]

- Reatividade aos estímulos prazerosos (ou seja, sente-se melhor em resposta a eventos positivos)
- Aumento do apetite ou ganho de peso
- Hipersonia (p. ex., dormir, pelo menos, 10 horas por dia ou, pelo menos, 2 horas mais do que o habitual quando não deprimido)
- Sensação de membros pesados
- Padrão de longa data de sensibilidade de rejeição interpessoal (ou seja, sentir profunda ansiedade, humilhação ou raiva com a menor rejeição de outros), que não se limita aos episódios de humor e causa conflitos sociais ou ocupacionais.

Catatonia. As características catatônicas são distúrbios psicomotores proeminentes (aumento ou diminuição da atividade), que ocorrem durante a maior parte do episódio depressivo.

Recursos melancólicos. As características melancólicas são, pelo menos, quatro dos seguintes sintomas durante um episódio depressivo. Pelo menos um dos sintomas é perda de prazer ou falta de reatividade a estímulos agradáveis:[50]

- Perda de prazer na maioria das atividades
- Estágios não reativos geralmente prazerosos (ou seja, não se sente melhor em resposta a eventos positivos)
- Humor deprimido marcado por desespero profundo, desespero ou melancolia
- Despertar no início da manhã (p. ex., 2 horas antes da hora normal de despertar)
- Retardo ou agitação psicomotora
- Anorexia ou perda de peso
- Culpa excessiva.

Características mistas. A depressão maior unipolar e o transtorno depressivo persistente (distimia) podem ser acompanhados por sintomas subliminares (não cumprem critérios completos) de hipomania ou mania e são chamados de depressão maior com características mistas e transtorno depressivo persistente com características variadas, respectivamente. Os episódios depressivos com características mistas têm critérios completos para o quadro da doença e, pelo menos, três dos seguintes sintomas durante a maioria dos dias do episódio:[50]

- Humor elevado ou expansivo
- Autoestima inflamada ou grandiosidade
- Mais falante do que o habitual ou discurso pressionado (maior eloquência, acelerada e difícil de interromper; o paciente pode continuar falando, mesmo que ninguém esteja ouvindo)
- Voo de ideias (mudanças abruptas de um tópico para outro, com base em associações compreensíveis) ou pensamentos acelerados
- Aumento de energia ou atividade direcionada a objetivos
- Diminuição da necessidade de dormir. Dormir menos do que o habitual e ainda sentir-se descansado e enérgico. A diminuição da necessidade de sono difere da insônia, que é marcada por dificuldade de adormecer ou se manter dormindo e má qualidade do sono
- Envolvimento excessivo em atividades prazerosas que têm alto potencial para consequências dolorosas (p. ex., excesso de compras ou indiscrições sexuais).

Se forem cumpridos os critérios completos para a hipomania ou a mania, o diagnóstico é transtorno bipolar em fase de hipomania ou transtorno bipolar em fase de mania com características mistas, em vez de depressão unipolar com características mistas.

Depressão periparto. Refere-se ao aparecimento de episódios de humor deprimido durante a gravidez ou nas 4 semanas após o parto. A depressão periparto é um subtipo altamente prevalente e subdiagnosticado do transtorno depressivo maior e causa um importante sofrimento à mulher, à sua família e ao seu filho.

Características psicóticas. As características psicóticas são delírios (crenças falsas, fixas) e alucinações (percepções falsas sensoriais), que podem ocorrer a qualquer momento durante um episódio depressivo.

Padrão sazonal. Refere-se a uma relação temporal regular entre o início de episódios depressivos maiores e determinada época do ano, nos últimos 2 anos. A remissão também ocorre em uma época específica do ano. Como exemplo, os episódios podem começar no inverno e cessar no verão. Além disso, o número de episódios sazonais da vida excede substancialmente os episódios não sazonais.

Transtorno depressivo persistente (distimia)

Os critérios de diagnóstico do DSM-5 para transtorno depressivo persistente (distimia)[50] são quase idênticos aos critérios para transtorno distímico no DSM-4-TR. A principal diferença é que o transtorno depressivo persistente também envolve pacientes com depressão maior unipolar que dura, pelo menos, 2 anos (denominada "depressão maior unipolar crônica" no DSM-4-TR).

O DSM-5 consolidou o transtorno distímico e a depressão maior crônica no termo transtorno depressivo persistente. Isso porque houve pouca diferença entre transtorno distímico e depressão maior crônica com relação a demografia, padrões de sintomas, resposta ao tratamento e história familiar.

O transtorno depressivo persistente manifesta-se com três ou mais dos seguintes sintomas durante, no mínimo, 2 anos consecutivos. Pelo menos um sintoma deve ser um humor deprimido:[50]

- Humor deprimido na maior parte do dia, na maioria dos dias
- Diminuição ou aumento do apetite
- Insônia ou hipersonia
- Baixa energia ou fadiga
- Baixa autoestima
- Concentração ou tomada de decisão comprometidas
- Falta de esperança.

Assim, os sintomas não são tão numerosos quanto na depressão maior. Períodos sem sintomas durante o transtorno depressivo persistente podem ocorrer, mas não podem exceder 2 meses consecutivos durante o período de 2 anos (ou mais).

O DSM-5 usa termos para descrever se o episódio de transtorno depressivo persistente é uma síndrome distímica pura ou um episódio depressivo maior persistente, ou inclui episódios depressivos maiores intermitentes.[50] Além disso, o DSM-5 especifica vários subtipos para episódios de transtorno depressivo persistente, como angústia ansiosa, características atípicas, características melancólicas, características mistas, características psicóticas e depressão periparto.

Transtorno disfórico pré-menstrual. É marcado por sintomas emocionais e comportamentais que ocorrem repetidamente durante a semana anterior ao início da menstruação e remissão com o início da menstruação ou alguns dias depois, interferindo em algum aspecto da vida da paciente.

Transtorno depressivo induzido por medicação/ substância. Consiste em um transtorno de humor que se caracteriza por um humor persistentemente deprimido ou irritado, ou interesse ou prazer diminuídos na maioria das atividades.[50] O transtorno de humor desenvolve-se durante ou logo após o uso de substâncias para fins recreativos ou usando medicamentos prescritos. As substâncias/medicamentos são julgados capazes de causar o transtorno de humor. Além disso, o transtorno causa grande desconforto ou prejudica o funcionamento psicossocial.

O transtorno depressivo induzido por medicação/substância não é diagnosticado nas seguintes situações:

- O transtorno de humor precede o início da intoxicação ou da retirada da substância, ou da exposição a medicamentos
- O transtorno persiste por um longo período (p. ex., 1 mês) após o término da intoxicação aguda ou da retirada
- Há um histórico prévio de episódios depressivos recorrentes
- O transtorno ocorre unicamente durante um episódio de *delirium*.

As síndromes depressivas podem ser causadas por intoxicação ou retirada de várias substâncias e medicamentos, como álcool, anfetaminas, agentes anti-hipertensivos (p. ex., betabloqueadores e metildopa), cocaína, agentes bloqueadores da dopamina (p. ex., haloperidol, metoclopramida e proclorperazina), interferona alfa, sedativos hipnóticos, estimulantes e glicocorticoides sistêmicos. Muitas vezes, o transtorno depressivo induzido por medicação/substância é mencionado como "depressão secundária".

Transtorno depressivo devido a outra condição médica. Consiste em um transtorno de humor que se caracteriza por humor persistentemente deprimido ou irritável, ou interesse ou prazer diminuído na maioria das atividades.[50] Os achados da história, o exame físico ou os testes laboratoriais indicam que o transtorno é causado por outra condição médica (p. ex., insuficiência suprarrenal, doença de Huntington, hipercortisolismo, hipotireoidismo, mononucleose, esclerose múltipla, apneia obstrutiva do sono, doença de Parkinson, acidente vascular encefálico, lúpus sistêmico eritematoso, câncer de pâncreas, lesão cerebral traumática ou insuficiência de vitamina B_{12}) – por isso a importância dos exames físicos e laboratoriais para o diagnóstico. Além disso, a perturbação resulta em transtornos significativos ou prejudica o funcionamento psicossocial. O início do transtorno de humor geralmente ocorre durante o primeiro mês do início da outra condição médica. A depressão que resulta do tratamento de doenças crônicas, como corticosteroides ou interferona, é diagnosticada como transtorno depressivo induzido por medicação/substância.

Enquanto os médicos devem sempre estar atentos à existência de outras doenças médicas que causem ou contribuam para um episódio depressivo, as seguintes circunstâncias aumentam a possibilidade de uma condição clinicamente oculta que contribui para a apresentação depressiva:

- Depressão grave de início recente, incluindo melancolia e depressão psicótica
- Depressão de início recente em um adulto mais velho ou em um adulto mais jovem com condições médicas crônicas ou agudas significativas
- Nova aparência ou depressão recorrente que não é prontamente entendida no contexto dos estressores e circunstâncias psicossociais do paciente
- Depressão que não respondeu às tentativas de tratamento
- Depressão com comprometimento neurocognitivo coexistente significativo ou ansiedade

As síndromes depressivas podem ser causadas por diversas doenças médicas ou neurológicas gerais. Estes episódios depressivos são frequentemente citados como depressão secundária.

O transtorno depressivo devido a outra condição médica não é diagnosticado se o transtorno de humor preceder o início da condição médica ou ocorrer apenas durante um episódio de *delirium*, ou se a doença física for uma comorbidade.

Outro transtorno depressivo especificado. Outro transtorno depressivo especificado aplica-se a pacientes com sintomas depressivos que causam angústia significativa ou prejudicam o funcionamento psicossocial, mas não atendem aos critérios completos para um transtorno depressivo específico.[50] Por exemplo, "outro transtorno depressivo específico, depressão breve recorrente" é diagnosticado em paciente que apresenta períodos recorrentes com duração inferior a 2 semanas caracterizados por humor deprimido ou irritável e, pelo menos, outros quatro sintomas depressivos.

Depressão menor. Os episódios depressivos menores consistem em humor deprimido, além de um a três outros sintomas de depressão maior; duram, no mínimo, 2 semanas; e causam comprometimento clinicamente significativo ou sofrimento. No DSM-5, a depressão menor é classificada como "outro transtorno depressivo especificado, episódio depressivo com sintomas insuficientes".[50]

Transtorno depressivo não especificado. Aplica-se a pacientes com sintomas depressivos que causam angústia significativa ou prejudicam o funcionamento psicossocial, mas não atendem aos critérios completos para um transtorno depressivo específico.[50] Este diagnóstico é usado quando os médicos decidem não especificar o motivo pelo qual a síndrome de apresentação não atende aos critérios completos para um transtorno depressivo específico. Pode incluir situações em que não há informações suficientes para fazer um diagnóstico mais específico (p. ex., no setor de emergência).

QUADRO CLÍNICO E DIAGNÓSTICO

O transtorno depressivo maior (TDM) é marcado por um ou mais quadros depressivos sem episódios de mania ou hipomania prévios. Para critérios diagnósticos, com base no DSM-5, o quadro caracteriza-se pela existência de cinco ou mais dos seguintes sintomas a seguir, com duração contínua de, no mínimo, 2 semanas e mudança com relação ao *status* físico e mental prévio. Pelo menos um dos sintomas deve ser humor deprimido ou perda do interesse ou prazer:

- Humor deprimido na maior parte do dia, quase todos os dias
- Perda ou diminuição significativa do interesse ou do prazer em todas ou quase todas as atividades diárias, quase todos os dias
- Perda ou ganho significativo de peso sem causa explícita e/ou redução ou aumento do apetite diário
- Insônia ou hipersonia, quase todos os dias
- Retardo psicomotor ou agitação, quase todos os dias, observáveis por outras pessoas
- Fadiga e/ou perda de energia, quase todos os dias
- Sentimentos de culpa e inutilidade excessivas ou inapropriadas, que podem ser delirantes, quase todos os dias
- Diminuição na capacidade de concentração ou de pensamento, ou indecisão, quase todos os dias
- Pensamentos recorrentes de morte (não somente medo de morrer), ideação suicida, plano específico para realização ou tentativa de suicídio.

Adicionam-se, aos critérios citados, a necessidade de excluir a presença de outra condição clínica ou efeitos fisiológicos devido ao uso de substâncias e, do mesmo modo, condições psiquiátricas que expliquem de melhor maneira a sintomatologia depressiva. Não deve haver quadros de mania e/ou hipomania anteriores. Além disso, o quadro atual deve representar um aspecto de sofrimento e prejuízo significativo na vida social e/ou profissional do paciente. Por fim, para classificar um segundo episódio como recorrente, é necessário um intervalo de, pelo menos, 2 meses consecutivos entre episódios separados, durante o qual não haja sintomatologia significativa de depressão.[50]

A apresentação clínica do TDM é heterogênea, podendo variar desde a sintomatologia apresentada até a etiologia, a gravidade, o subtipo e a recorrência. Por exemplo, dois pacientes podem apresentar nenhum sintoma em comum e, mesmo assim, contemplar o mesmo diagnóstico para TDM.[53]

Em um episódio depressivo, geralmente o humor do paciente é relatado como deprimido, com desesperança, "na fossa". Alguns mencionam um sentimento de "vazio", inutilidade, sintomatologia ansiosa ou queixas somáticas. A ansiedade é altamente prevalente em pacientes depressivos, e as queixas somáticas apresentam-se com mais frequência em pacientes idosos do que na população mais jovem.[4] Em crianças e adolescentes, o humor pode ser irritável, em vez de deprimido.[50]

Há fadiga e perturbação do sono na maioria dos casos, frequentemente sendo a queixa principal. As alterações do sono podem cursar com hipersonia ou insônia, geralmente com despertares noturnos ou precoces. A fadiga pode ser relatada como persistente, sem ao menos a realização de esforço físico. O paciente pode ainda citar diminuição na eficiência para realizar tarefas. Por outro lado, os distúrbios psicomotores (agitação ou retardo psicomotor) são bem menos comuns, mas representam maior gravidade do quadro, assim como culpa delirante. Tal sentimento de desvalia geralmente cursa com percepções negativas equivocadas e exageradas sobre seu próprio valor. Também pode haver sentimentos de autorrecriminação por sua doença e elucubrações sobre fracassos do passado.[50] Cabe ressaltar que retardo motor significativo, sintomas psicóticos e hipersonia, assim como relatos de "incapacidade generalizada", são mais sugestivos de transtorno bipolar, mas não excludentes de TDM.[54]

A perda do interesse ou prazer quase sempre está presente, em grau variado. Os pacientes normalmente apresentam-se com menor interesse e/ou prazer em atividades que antes lhes satisfaziam, algo geralmente percebido por pessoas próximas. Tal sintoma pode também incluir alterações na libido. O apetite pode apresentar-se aumentado ou diminuído, acompanhado em casos mais graves com alterações significativas de peso.[50]

Costuma haver a redução da capacidade cognitiva em pacientes com quadros depressivos. Alguns estudos citam uma prevalência de 2/3, associada a uma pior resposta ao tratamento nesses pacientes. Geralmente, a sintomatologia apresenta-se com diminuição na capacidade de pensamento, concentração e tomada de decisões. Além disso, tal redução foi descrita como persistente mesmo após quadros agudos de depressão.[55]

O suicídio é um tema que merece cuidado nos pacientes deprimidos. Estudos de necropsia psicológica demonstraram que a depressão é o transtorno psiquiátrico mais comum em pessoas que morrem por suicídio.[56] Os pensamentos sobre a morte podem variar desde uma ideia vaga até ideação suicida, plano específico e tentativa de suicídio. Queixas de desesperança, sensação de inutilidade e desejo de não ser uma "carga" para os outros podem ser alguns dos sintomas.[50] Alguns fatores de risco relatados foram: sexo masculino, história familiar de transtorno psiquiátrico, tentativa de suicídio prévio, depressão grave, desesperança e existência de outras comorbidades psiquiátricas.[56]

Estudos recentes sugeriram que os homens apresentam mais sintomas como agressividade, raiva, uso abusivo de substâncias e comportamentos de risco – caracterizados pelos autores como sintomas "alternativos" de depressão – quando comparados com mulheres.[57] Com isso, atualmente encontram-se em discussão diferenças associadas a ambos os sexos e como isso implica a real proporção epidemiológica de diagnóstico de TDM entre eles.

Evitar o subdiagnóstico ou o superdiagnóstico ainda é um desafio hoje em dia. Devido à alta prevalência do TDM, muitos pacientes encontram como porta de entrada ao serviço de Saúde a atenção primária, normalmente praticada por médicos generalistas no Brasil. Uma metanálise com mais de 50.000 pacientes concluiu que o diagnóstico de TDM foi realizado corretamente em atendimento primário em 47,3% dos casos. Ao se avaliar a acurácia, detectou-se uma sensibilidade de 50,1% e especificidade de 81,3%.[58] Com isso, fica evidente a necessidade de uma educação médica de qualidade e contínua voltada à saúde mental, principalmente para com os profissionais que atuam nos serviços básicos de Saúde.

CURSO E PROGNÓSTICO

A depressão e o transtorno bipolar tendem a ser condições crônicas e recidivantes e são uma grande carga de estresse aos pacientes e seus familiares, apresentando alto custo social e pessoal.[59] O primeiro episódio depressivo surge em 50% dos pacientes antes dos 40 anos. Alguns autores sugerem uma apresentação subclínica do TDM, com sintomas que não contemplam os critérios diagnósticos e que, de certa maneira, são um significante problema ao *status* físico e mental do paciente. Estima-se que cerca de metade dos pacientes apresente esta sintomatologia depressiva significativa antes mesmo do episódio índice, tornando importante a identificação e o manejo do quadro inicial e, de certa maneira, buscando a prevenção de um episódio depressivo completo.[60]

A maioria dos quadros de episódio depressivo permanece, em média, cerca de 20 semanas, e aqueles sem tratamento podem apresentar uma duração de até 13 meses. É importante ressaltar que a retirada precoce de terapia farmacológica frequentemente resulta na retomada dos sintomas depressivos.[61] No decorrer do curso da depressão, os episódios costumam surgir de maneira mais frequente, sendo estimado que, ao longo de 20 anos de transtorno depressivo, haja, em média, 5 a 6 episódios. Pacientes inicialmente diagnosticados com TDM podem eventualmente apresentar sintomas maníacos e alterar seu diagnóstico inicial para transtorno bipolar tipo I ou II. Estima-se que tal alteração possa ocorrer em até 20% dos pacientes, geralmente cerca de 6 a 10 anos após o episódio inicial.[62]

Quanto ao prognóstico, é importante ter em mente que se trata de um transtorno crônico e recidivante. Um dos principais fatores de risco de pior prognóstico é o número de episódios depressivos prévios.[63] Em geral, quanto mais episódios depressivos o paciente apresenta, com menor período de eutimia entre eles, pior será o desfecho. Por isso, o número de indivíduos que se recuperam após hospitalizações frequentes é menor com o passar do tempo – e muitos destes indivíduos apresentam um caráter distímico após alta hospitalar, o que passa a ser um forte preditor de recorrência.[50] Com isso, a manutenção crônica residual da sintomatologia depressiva aumenta de modo significativo a probabilidade da ocorrência de outras comorbidades subjacentes e diminui a probabilidade de resolução do quadro depressivo após o tratamento.[50,64] Além disso, podem-se citar, como marcadores de pior prognóstico, a comorbidade com transtorno de uso abusivo de álcool ou outras substâncias, a existência de um dos transtornos de ansiedade associados e o histórico de traumas e/ou abusos na infância.[59]

O risco de apresentar um transtorno de personalidade comórbido à depressão deve ser considerado. Essa comorbidade contribui para o surgimento de episódios depressivos, assim como impacta, de maneira negativa, o seguimento e o prognóstico desses pacientes.[65]

Por outro lado, alguns fatores indicam melhor prognóstico, como: idade de início avançada, boa rede de apoio social e familiar, ausência de transtorno psiquiátrico comórbido, ausência de episódios psicóticos, episódios de internações curtos e sintomatologia de grau leve.[4]

Estima-se que cerca de 50% dos pacientes irão recidivar após o primeiro episódio. Após dois ou mais episódios, a taxa de recorrência aumenta para 80 a 90%. Dados prospectivos demonstram que 13,2% dos pacientes irão apresentar recidiva nos 5 anos subsequentes ao episódio, 23,2% em 10 anos e 42% em 20 anos.[63] Cabe salientar que quadros com característica recidivante tendem a ocorrer menos frequentemente nos pacientes que se mantêm usando terapia antidepressiva para além do episódio depressivo.

COMORBIDADES

Estudos sugerem que indivíduos diagnosticados com TDM apresentam maior risco de desenvolver um ou mais transtornos comórbidos e tais condições são mais prevalentes em pacientes com TDM do que na população em geral.[50,66] Cabe destacar, entre eles, transtornos de ansiedade, transtorno de uso abusivo de álcool ou outras substâncias, transtorno de pânico, transtorno obsessivo-compulsivo (TOC), anorexia e bulimia nervosa. O diagnóstico da comorbidade psiquiátrica, especialmente o de transtorno de uso abusivo de álcool ou outras substâncias e o de transtorno de ansiedade, piora o prognóstico da doença e aumenta o risco de suicídio nesses pacientes.

Os transtornos de personalidade comórbidos são comuns no TDM. A comorbidade afeta a adesão ao tratamento e eleva o risco de abandono deste, além de piorar o prognóstico e reduzir a motivação e as expectativas positivas quanto à terapia, entre outras complicações.[65]

A sintomatologia ansiosa pode e costuma coexistir junto com os sintomas do transtorno depressivo. No entanto, ainda não há consenso se o mecanismo etiopatogênico é comum ou independente entre as comorbidades. Cabe ressaltar que no DSM-5 consta a existência de um transtorno misto de ansiedade e depressão. Há estudos, assim como evidências clínicas, sugerindo que a comorbidade ansiosa e depressiva é a regra, e não a exceção.[66] Outro aspecto clínico relevante é a relação da depressão com alterações da neurofisiologia do sono, marcada por perda prematura do sono profundo e aumento no despertar noturno.

Encontra-se o transtorno por uso abusivo de álcool ou outras substâncias com frequência em pacientes com TDM e transtorno bipolar (TB), o que pode ser um gatilho para o episódio inicial do transtorno ou, de outro modo, ser visto pelo paciente como uma maneira de tratar sua condição. Além disso, pacientes deprimidos costumam usar estimulantes (especialmente cocaína e anfetaminas) para aliviar a sintomatologia depressiva.

Os pacientes com TDM apresentam maior risco para o desenvolvimento de doença clínica, em comparação com aqueles não depressivos, e estudos sugerem que cerca de 70% dos pacientes com TDM apresentam uma condição clínica associada.[67,68] Doenças prevalentes e crônicas, como diabetes, obesidade mórbida e doenças cardiovasculares, já previamente diagnosticadas, sofrem complicações devido a um episódio depressivo.[50] Isso confirma o fato de que os transtornos psiquiátricos apresentam efeitos deletérios e comumente pioram o curso de uma condição clínica.[67] Cabe destacar a importância de um diagnóstico preciso de TDM e TB, observando se há relação entre a comorbidade clínica e a psiquiátrica. Estudos sugerem que o tratamento do TDM melhora a condição clínica associada.[4]

DIAGNÓSTICOS DIFERENCIAIS

Condições clínicas

Doenças clínicas devem ser consideradas ao se avaliar um paciente com possível quadro de TDM ou TB. Assim, o quadro depressivo pode ser secundário a uma doença de base. Tendo como ponto-chave da atuação médica o exame clínico, pautado pela anamnese e pelo exame físico minucioso, é importante obter informações sobre o contexto familiar e social do paciente, possíveis disfunções hormonais (principalmente disfunção de tireoide e suprarrenal), presença do vírus HIV, neoplasias, doenças neurológicas e uso de medicações, entre outros fatores.

Sabe-se que muitas doenças clínicas e neurológicas podem produzir sintomatologia depressiva e, sob outro ângulo, um paciente com depressão pode apresentar queixas somáticas como o principal sintoma de um quadro depressivo. A avaliação laboratorial básica, contemplando funções hormonais, torna-se importante na avaliação desses pacientes.

Algumas condições neurológicas têm importante associação com quadros depressivos, como doença de Parkinson, casos demenciais (inclusive Alzheimer), epilepsia, tumores e doenças cerebrovasculares. Estudos demonstram que a probabilidade de desenvolver Parkinson é maior em pacientes com TDM do que na população geral, e 50 a 75% dos indivíduos com Parkinson apresentam sintomas depressivos – podendo ser considerado um fator de risco independente para o desenvolvimento da doença.[69,70]

Transtornos psiquiátricos

A depressão pode ser manifestação de praticamente qualquer transtorno mental. Entre os principais transtornos que comumente apresentam manifestações depressivas estão os transtornos por uso abusivo de álcool ou outras substâncias, transtornos de ansiedade, transtornos alimentares, transtorno de ajustamento com humor deprimido, esquizofrenia, transtorno esquizofreniforme e transtorno de somatização, assim como vários subtipos dentro do espectro dos transtornos depressivos e do transtorno bipolar. Todos estes devem ser considerados como um possível diagnóstico diferencial em um paciente com depressão maior. O transtorno de déficit de atenção e hiperatividade pode cursar ainda com distração e baixa tolerância à frustração, como no transtorno depressivo. Apesar de toda a cautela necessária para não ser realizado um diagnóstico errôneo, ambos podem coexistir se satisfizerem seus critérios diagnósticos.[50]

Na primeira avaliação de um paciente com episódio depressivo, torna-se necessária a investigação de sua história pregressa em busca de sintomas semelhantes aos de hipomania ou mania, sugerindo possível transtorno bipolar tipo I ou tipo II, que devem ser excluídos. Os pacientes com TB, quando sintomáticos, são mais propensos a apresentar sintomas de depressão do que sintomas de mania.[71] No entanto, alguns aspectos clínicos preditivos de TB podem ajudar a elucidar o diagnóstico, entre eles: sintomas psicóticos, depressão com sintomatologia atípica (hipersonia, hiperfagia), primeiro quadro depressivo precoce, história familiar de TB, múltiplas recorrências de depressão em curtos períodos de tempo, falha terapêutica com antidepressivos e existência de comorbidades psiquiátricas – inclusive aspectos como agressividade e impulsividade (mais comuns em TB do que em TDM).[72,73]

Cabe ainda, por fim, diferenciar depressão de situações ou sensações que são inerentes à vida humana, como o luto e a tristeza. Tais condições apresentam-se no cotidiano pessoal e só devem ser classificadas como transtornos depressivos se contemplarem os itens diagnósticos.[50] De modo geral, essa diferenciação baseia-se na duração e na gravidade dos sintomas.

EXAMES COMPLEMENTARES

Apesar de o diagnóstico de transtorno depressivo ser clínico, fundamentado na história clínica e no exame do estado mental, quando houver suspeita de doença subjacente, que provoque sintomatologia depressiva, é necessário solicitar exames complementares a fim de confirmar ou excluir a hipótese diagnóstica,[74] como:

- Hemograma
- TSH
- Vitamina B_{12}
- Ácido fólico
- Eletrólitos (cálcio, fósforo, magnésio)
- Teste rápido de HIV
- Creatinina e ureia
- Testes de função hepática
- Testes toxicológicos de sangue e urina
- Gasometria arterial
- Cortisol livre em urina de 24 horas
- Hormônio adrenocorticotrófico (ACTH).

Exames de imagem

Com relação às doenças cerebrais orgânicas, a neuroimagem ajuda a esclarecer a natureza da doença neurológica que pode estar produzindo sintomas psiquiátricos.[4] Os exames mais usados são a tomografia computadorizada cerebral e a ressonância magnética do crânio, solicitados principalmente quando há sintomas depressivos associados a déficit neurológico focal, como nos casos de transtorno neurocognitivo, acidente vascular encefálico, tumores ou hipopituitarismo.[4]

Diversos estudos mostram que os exames de imagem podem auxiliar na diferenciação da depressão de outros transtornos psiquiátricos, como bipolaridade e esquizofrenia, porém mais pesquisas são necessárias para definir sua aplicabilidade.[74,75]

TRATAMENTO FARMACOLÓGICO

A psicoterapia, a farmacoterapia e uma combinação de psicoterapia e farmacoterapia são métodos de tratamento eficazes para a depressão.[76] Recomenda-se o tratamento farmacológico como escolha terapêutica inicial para pacientes com transtorno depressivo maior leve e moderado. Ele deve ser administrado aos pacientes com transtorno depressivo maior grave.[77] O objetivo desse tratamento é o restabelecimento funcional e a remissão total dos sintomas depressivos, o que gera taxas de suicídio mais baixas. Os pacientes são menos propensos a recaídas do que aqueles que mantêm sintomas residuais.[78,79] Para a depressão maior leve de curta duração em adultos com história prévia de depressão recorrente moderada a grave ou depressão que persiste por mais de 2 a 3 meses, os antidepressivos são uma opção.[79]

Alguns cuidados devem ser adotados após a prescrição da farmacoterapia, como evitar prescrever medicamentos em subdoses e por um período muito curto e não aumentar a dose da medicação se uma dosagem baixa resultar em não melhora clínica do paciente.[80] Outra consideração importante é que alguns antidepressivos, após o início de seu uso, podem induzir ou agravar ideias e comportamentos suicidas e agitação.[81] O tempo médio de início da resposta terapêutica eficaz dos antidepressivos é de 3 a 4 semanas.[4] Apesar de a duração ideal para um teste antidepressivo não estar bem definida, tende-se a elevar a dosagem ao valor máximo recomendado e mantê-la por 4 a 6 semanas antes de considerar falha terapêutica.[82] Após esse período, se os pacientes apresentarem pouca melhora, recomenda-se planejar o próximo passo do tratamento.[80,83]

As causas mais comuns de falha do tratamento são intolerância aos efeitos colaterais, resposta clínica inadequada, erro diagnóstico e má adesão aos fármacos. Testes de concentração plasmática do medicamento podem ser pedidos, se disponíveis, para avaliar a adesão do paciente e tentar definir a causa de não resposta ao tratamento, mesmo em doses adequadas.[80] Na prática clínica, muitos pacientes necessitam de dois ou mais testes de diferentes medicamentos antes de obter a remissão de seus sintomas. Assim, é frequente a alteração para outro tratamento alternativo ou um reforço à medicação em uso.[84]

O tratamento do transtorno depressivo maior dura em torno de 6 a 12 meses e, para interromper a medicação usada, deve-se diminuir gradualmente a dose ao longo de 2 semanas, pelo maior risco de reação de descontinuação se houver interrupção abrupta. Eventos adversos graves podem justificar a descontinuação rápida.[4,79]

Há um alto risco de recaída após um episódio depressivo, especialmente nos primeiros 6 meses, mas esse risco declina com o tempo de remissão.[79] Fatores relacionados a isso são existência de sintomas residuais, número de episódios anteriores, gravidade, duração e grau de resistência ao tratamento. A terapia cognitivo-comportamental pode ser indicada em pacientes com sintomas residuais ou com alto risco de remissão da doença. Assim, a medicação só deve ser continuada em pacientes instáveis ou com remissão parcial.[79,85] Existem variáveis que podem predizer diferentes padrões de resultados terapêuticos e definir prognósticos. Isso ajuda a identificar pacientes que são resistentes ao tratamento, independentemente de sua modalidade terapêutica.[86] Hoje em dia, há poucas evidências sobre quais variáveis podem ser usadas como variáveis prescritivas, prognósticas e/ou moderadoras em diferentes tratamentos para depressão.[87] Alguns estudos associaram a gravidade de depressão negativamente em pacientes internados à alta do paciente, enquanto o estado de saúde física e o nível de escolaridade estavam positivamente relacionados com a alta.[88,89] A idade foi relacionada com resposta mais lenta ao tratamento.[90] A aliança terapêutica foi associada à alteração dos sintomas ao fim do tratamento,[91] e o pessimismo e a falta de energia ajudaram a identificar pacientes que precisavam de métodos terapêuticos adicionais ou alternativos.[92] Os preditores do resultado do tratamento são gênero, estado civil, história familiar de resposta à terapia e nível socioeconômico.[93] Além disso, contemplam-se sintomas, preferência de tratamento do paciente, estresse diário, características de personalidade e tratamento prévio.[94] Pacientes com menor prejuízo em funções como memória de trabalho e atenção e melhor desempenho de linha de base nas funções executivas têm melhor prognóstico, independentemente do tipo de tratamento que estão recebendo, assim como maior pontuação basal no raciocínio abstrato verbal.[87] Os estudos de neuroimagem possibilitam a identificação de regiões do cérebro que estão potencialmente envolvidas em mecanismos de melhora clínica. Assim, as alterações na região límbica pré-frontal, bem como alterações em algumas regiões corticais (pré-frontal, cíngulo anterior e ínsula), podem ser consideradas marcadores biológicos para a resposta ao tratamento e preditores de resultado do tratamento em pacientes com depressão.[95]

Escolha da medicação

As medicações antidepressivas não apresentaram diferenças significativas nas taxas de remissão e na eficácia geral ao serem comparadas no mesmo nível de tratamento. No entanto, certas opções terapêuticas apresentaram vantagens com relação a outras em termos de perfil de efeitos colaterais, interações medicamentosas e sintomas decorrentes da descontinuação do uso.[81,96,97]

Para orientar a escolha do tratamento farmacológico, devemos considerar a duração, o curso, a gravidade, o perfil de sintomas da depressão, as condições clínicas gerais, outras condições psiquiátricas associadas, a resposta a tratamentos prévios, as medicações em uso e a preferência do paciente, assim como a tolerabilidade e os prováveis efeitos colaterais do fármaco indicado, o custo e a facilidade do uso.[79,98,99]

No tratamento da depressão maior unipolar, recomendam-se como tratamento inicial farmacológico os ISRS ou outros antidepressivos novos, como os inibidores seletivos da recaptação da serotonina e da norepinefrina (ISRSN), a mirtazapina e a bupropiona, por serem mais bem tolerados e se mostrarem tão eficientes quanto os antidepressivos tricíclicos. Isso facilita a adesão do paciente,[96,100] mas tal esquema deve ser reservado para casos de falha da primeira linha de escolha. Um dos ISRS mais prescritos é a sertralina,[101] porém há evidências de que o escitalopram e a sertralina proporcionam a melhor combinação de eficácia e aceitabilidade.[102] Os ISRS também são os fármacos de escolha para crianças e adolescentes, como sertralina e fluoxetina.[79,103] Para os idosos, sertralina, citalopram, reboxetina e nortriptilina são os fármacos mais adequados de escolha.[103] Na depressão maior leve acompanhada de ansiedade ou insônia, podem ser indicadas baixas doses de benzodiazepínicos por um período breve, como 1 ou 2 semanas. Após, deve-se avaliar resposta terapêutica.[103]

Geralmente, reservam-se os inibidores da monoamina oxidase (IMAO) para pacientes nos quais a terapia antidepressiva de primeira linha não tenha sido eficaz e para aqueles com sintomas atípicos, para os quais os ISRS e a bupropiona também são úteis.[4,79]

A bupropiona também é eficaz para pacientes que querem evitar disfunções sexuais ou querem tratamento para a dependência de tabaco, mas é menos eficaz para indivíduos com ansiedade associada.[104] Nos episódios de depressão maior associada a sintomas psicóticos, é necessário combinar um antidepressivo a um antipsicótico atípico inicialmente.[4,79]

O tratamento inicial de episódios depressivos maiores, como sintomas de ansiedade, insônia ou agitação psicomotora, costuma ser com o uso maior de antidepressivos associado ao uso de ansiolíticos.[105] Geralmente, o tratamento da depressão maior grave necessita de terapia combinada (farmacoterapia mais psicoterapia), farmacoterapia isolada ou eletroconvulsoterapia e, por vezes, hospitalização, em vista de sua gravidade.[106,107] As classes de antidepressivos usados são os ISRSN ou os ISRS.[108] Frequentemente, inicia-se com os ISRSN, que geram melhores respostas no tratamento da depressão unipolar grave do que os ISRS.[109] Alternativas a esses medicamentos são os antidepressivos tricíclicos, mais eficazes do que outros antidepressivos para pacientes gravemente deprimidos.[110]

Para o tratamento de transtorno depressivo persistente, os ISRS são o fármaco de escolha em associação à terapia cognitivo-comportamental.[111]

No caso de falha terapêutica, a dose terapêutica pode ser aumentada, se houver alguma melhora dos sintomas com seu uso e se os efeitos colaterais forem mínimos.[79,112,113] O melhor passo é mudar para outro antidepressivo, sobretudo quando houver problemas secundários, como dose-limite, sem resultados positivos e com efeitos colaterais significativos.[79,114] Deve-se considerar uma classe de antidepressivos diferente depois de mais de uma falha com uma classe específica e a adição de um segundo antidepressivo, quando houver resposta parcial com a medicação atual e boa tolerabilidade a ela.[79,115] As medicações que podem ser adicionadas a fim de potencializar a ação antidepressiva são a quetiapina ou o lítio, como tratamentos de primeira linha; e risperidona, olanzapina ou mirtazapina como tratamentos de segunda linha, priorizando a associação de fármacos com perfis bioquímicos distintos.[79] Outras adições consideradas são bupropiona, buspirona, lamotrigina e triptofano.

Importante frisar que, na publicação da diretriz canadense *Canadian Network for Mood and Anxiety Treatments* (CANMAT) em associação com a International Society for Bipolar Disorders (ISBD) (2018), foi reforçada a orientação do uso de um estabilizador junto com um antidepressivo mesmo para o transtorno depressivo unipolar.[116]

Efeitos colaterais dos antidepressivos

Os efeitos adversos mais comuns são:[117,118]

- Diarreia
- Vômitos
- Disfunção sexual
- Insônia
- Náuseas
- Sonolência
- Aumento de peso
- Agitação.

Para efeitos persistentes, graves ou aflitivos, as opções são:[79]

- Redução da dose e retirada, se possível, mudando para um antidepressivo com menor propensão de causar esse efeito colateral
- Manejo não farmacológico do efeito colateral, como dieta e exercício para ganho de peso
- Tratamento sintomático com um segundo fármaco.

TRATAMENTO COM ELETROCONVULSOTERAPIA

A eletroconvulsoterapia (ECT), em geral, é destinada ao tratamento de depressão grave, resistente a outros métodos terapêuticos ou em pacientes intolerantes à psicofarmacoterapia.[119] Nos casos de depressão resistente, observa-se uma taxa de resposta de 50 a 70%.[120] Em casos de depressão moderada, a ECT tende a ser uma das últimas opções terapêuticas, após falha da troca de medicação antidepressiva, do aumento da dose e da combinação de fármacos.[121]

A ECT é útil para tratar a depressão maior, principalmente unipolar, grave ou para os pacientes que necessitam de resposta rápida. Esse método terapêutico é a primeira escolha nas situações de emergência e urgência, como estupor depressivo, níveis extremos de angústia, desnutrição, perda de peso grave e desidratação secundária a recusa de líquidos e alimentos e aqueles com ideação suicida ou comportamentos com risco à vida.[4,79,122] Nessas situações, a ECT bilateral é mais indicada.[79] Não se indica como um tratamento de primeira linha para depressão maior em condições não urgentes, mas pode ser avaliada se o paciente apresentou recaída ou expressou uma escolha clara, ou se houve resposta anterior à ECT ou características psicóticas.[79]

A falta de resposta à ECT foi associada a subtipo bipolar, sintomas maníacos durante a depressão, sintomatologia depressiva menos grave e duração prolongada do episódio depressivo.[123]

Antes de iniciar a ECT, recomenda-se realizar novamente a história médica do paciente, o exame físico, os exames laboratoriais e a confirmação diagnóstica, a fim de excluir causas de complicação do tratamento, como doenças orgânicas, efeitos da medicação em uso e conflitos psicológicos.[124] Os exames laboratoriais mais comumente solicitados são hemograma completo, eletrólitos séricos, análise urinária, eletrocardiograma e testes de função hepática.[4] Além disso, é necessário orientar quanto a higiene do sono e prática de exercícios físicos regularmente.[124]

Os efeitos adversos relacionados com esse tratamento são, a curto prazo, dor de cabeça, náuseas, vômito e, mais raramente, breve confusão.[125] No entanto, o efeito colateral de maior preocupação é o comprometimento cognitivo relacionado à memória para eventos passados (amnésia retrógrada) e eventos atuais (amnésia anterógrada), que pode durar meses após um curso de tratamento com ECT.[125] A gravidade dos efeitos adversos cognitivos depende de diversos fatores, como o número total e a frequência das aplicações, o tipo de anestesia e a comorbidade prévia do paciente.[126]

Para minimizar os efeitos colaterais desse tratamento, sugeriu-se a realização de ECT unilateral direita, que parece reduzir principalmente o comprometimento da memória com relação à ECT bilateral, apresentando vantagem sobre o acometimento cognitivo.[127] Apesar da eficácia semelhante entre os dois métodos, a prática atual ainda favorece tratamentos bilaterais, mas a ECT unilateral direita de alta dose pode representar uma alternativa para muitos pacientes.[128] As taxas de recaída após a instituição da ECT são altas, especialmente nos primeiros meses de tratamento, devendo este ser seguido de farmacoterapia ou realização de ECT de manutenção para reduzir o risco de recorrência.[129]

É fundamental avaliar o risco-benefício desse tratamento antes de ele ser prescrito, levando-se em consideração a gravidade da depressão, a existência de características psicóticas e o grau de incapacidade.[79]

TRATAMENTO PSICOTERÁPICO: DIFERENTES ABORDAGENS E TCC

A psicoterapia é uma boa alternativa de tratamento para o transtorno depressivo maior, podendo ser usada de maneira isolada ou associada a outros métodos terapêuticos. Essa abordagem psicoterápica visa ajudar os indivíduos a desenvolverem mecanismos adaptativos para serem mais funcionais em suas vidas e enfrentarem efetivamente a depressão, aliviando os sintomas de fase ativa.[130] Esse tipo de tratamento deve ser conduzido por profissionais adequadamente treinados com fidelidade a técnicas com eficácia comprovada.[79] Uma vantagem desse tratamento, que difere da farmacoterapia, é que seus benefícios frequentemente persistem. Assim, melhora a qualidade de vida dos pacientes, principalmente após terapia interpessoal e terapia cognitivo-comportamental (TCC). Portanto, ajuda a evitar futuras recidivas e a manter a resposta de tratamento favorável durante um longo período.[110,130,131]

A combinação da psicoterapia e da farmacoterapia está indicada para o tratamento inicial da depressão maior unipolar e em casos de depressão resistente, pois o tratamento combinado foi mais efetivo que qualquer uma dessas terapêuticas sozinhas,[132] sem superioridade entre combinações específicas de medicação/psicoterapia.[130] Por outro lado, a psicoterapia isolada está indicada para o tratamento inicial de pacientes com depressão leve, quando a relação risco-benefício não justifica o uso de medicamentos para sintomas relativamente leves.[106] O tratamento antidepressivo será preferível à psicoterapia em pacientes com depressão acompanhada de transtornos de personalidade e instabilidade emocional.[133]

Existem diversos tipos de abordagens psicoterápicas, que diferem entre si de acordo com o papel do terapeuta, os objetivos e o desfecho da terapia a curto prazo. Entre esses métodos, não existe evidência de uma terapia superior. Então, a escolha deve se basear na disponibilidade, nas preferências do paciente e em suas características clínicas.[134] Algumas delas são exemplificadas a seguir.[135]

As mais usadas no tratamento inicial de depressão maior e no tratamento agudo de depressão maior de gravidade leve a moderada como alternativas aos antidepressivos são a TCC e a terapia interpessoal.[130] Quando a depressão maior é acompanhada de disfunção executiva, a terapia de resolução de problemas pode ser a escolha adequada.[79]

A TCC é a terapia mais amplamente praticada e se destina a pacientes com baixa disfunção cognitiva, atenção seletiva a aspectos negativos e com expectativas mórbidas não realistas, e quando o tratamento psicológico é usado como monoterapia para depressão recorrente.[4,79] São empregadas técnicas que ajudam a identificar pensamentos disfuncionais, emoções e comportamentos derivados desses pensamentos e a gerenciar os sintomas. Além disso, há uso de reforços positivos para mudar padrões comportamentais mal-adaptativos, por meio do maior envolvimento de pacientes deprimidos em atividades que resultem em reforço positivo e interação social.[4,135] Seu objetivo é minimizar os episódios depressivos e evitar sua reincidência, desenvolvendo formas de pensar alternativas, flexíveis e positivas.[4,137] Apresenta como vantagem estar relacionada a menos efeitos colaterais do que a farmacoterapia.[137]

Outra possível escolha de terapia é a interpessoal, que se foca um ou dois dos conflitos interpessoais do paciente, avaliando sua rede de relacionamentos e incentivando o indivíduo a analisar ativamente a contribuição destes para seus sintomas depressivos.[4,138] Baseia-se na convicção de que o progresso para o fim de sintomas é facilitado quando se resolvem os problemas interpessoais. Além disso, objetiva reduzir sintomas depressivos e melhorar o funcionamento social.[139] É indicada para o tratamento agudo da depressão, para episódios depressivos maiores graves e pode ser eficaz na prevenção de novos transtornos depressivos e na prevenção da recaída.[139]

CONCLUSÃO

Este capítulo aborda questões essenciais, relativas ao transtorno depressivo maior, um grave problema mental de Saúde Pública, considerado o "mal do século" pela Organização Mundial da Saúde. A depressão é um transtorno de humor comum, caracterizado por períodos prolongados de tristeza excessiva, que incapacita o indivíduo e prejudica seu funcionamento social e ocupacional. Além dos sintomas relacionados ao humor, o indivíduo pode apresentar distúrbios cognitivos, neurovegetativos ou somáticos. O diagnóstico dessa condição é basicamente clínico, fundamentado nos critérios do DSM, acompanhado pelo exame do estado mental e pela exclusão de possíveis causas orgânicas.

Existe uma gama de tratamentos efetivos disponíveis para o transtorno depressivo maior, sendo os mais usados a farmacoterapia e a psicoterapia. A escolha do melhor método terapêutico deve ser realizada de modo individualizado e personalizado para cada paciente.

Um obstáculo a ser destacado é que essa comorbidade costuma não ser muito reconhecida e passa despercebida pelos profissionais de Saúde, principalmente quando o indivíduo apresenta sintomas somáticos, o que acarreta um tratamento inadequado. Outra ocorrência comum é o tratamento realizado com subdoses de medicamentos, o que leva à permanência de sintomas residuais e comprometimento da qualidade de vida.

A consequência mais grave de não tratar ou subtratar essa condição consiste na ocorrência de suicídio, o qual tem a depressão maior como um dos principais diagnósticos psiquiátricos. Em vista das significativas morbidade e mortalidade dessa enfermidade, são de suma importância o diagnóstico precoce e o tratamento adequado do transtorno depressivo maior, o qual ainda representa um desafio para médicos, pacientes e seus familiares.

REFERÊNCIAS BIBLIOGRÁFICAS

1 Sadock BJ, Sadock VA. Kaplan & Sadock compêndio de psiquiatria: ciência do comportamento e psiquiatria clínica. 9. ed. Porto Alegre: Artmed; 2007.

2 Kessler RC, Ormel J, Petukhova M et al. Development of lifetime comorbidity in the World Health Organization world mental health surveys. Arch Gen Psychiatry. 2011;68(1):90-100.

3 Mitchell AJ, Vaze A, Rao S. Clinical diagnosis of depression in primary care: a meta-analysis. Lancet. 2009;374(9690):609-19.

4 Kaplan HI, Sadock BJ, Greeb JA. Compêndio de psiquiatria: ciências do comportamento e psiquiatria clínica. 7. ed. Porto Alegre: Artmed; 2003.

5. Bell RA, Franks P, Duberstein PR et al. Suffering in silence: reasons for not disclosing depression in primary care. Ann Fam Med. 2011; 9(5):439-46.
6. Solomon DA, Keller MB, Leon AC et al. Multiple recurrences of major depressive disorder. Am J Psychiatry. 2000;157(2):229-33.
7. Palmer BA, Pankratz VS, Bostwick JM. The lifetime risk of suicide in schizophrenia: a reexamination. Arch Gen Psychiatry. 2005; 62(3):247-53.
8. Donohue JM, Pincus HA. Reducing the societal burden of depression: a review of economic costs, quality of care and effects of treatment. Pharmacoeconomics. 2007;25(1):7-24.
9. Sundararajan V, Henderson T, Perry C et al. New ICD-10 version of the Charlson comorbidity index predicted in-hospital mortality. J Clin Epidemiol. 2004;57(12):1288-94.
10. DeRubeis RJ, Strunk DR (Eds.). History of depression chapter. In: The Oxford handbook of mood disorders. Oxford: Oxford University Press; 2016.
11. American Psychiatric Association. Diagnostic and statistical manual of mental disorders. 3. ed. Washington: American Psychiatric Association; 1980.
12. McPherson S, Armstrong D. Social determinants of diagnostic labels in depression. Social Science and Medicine. 2006;62(1):50-8.
13. American Psychiatric Association. Diagnostic and statistical manual of mental disorders. 3. ed, revised. Washington, DC: APA; 1987.
14. American Psychiatric Association. Diagnostic and statistical manual of mental disorders. 4. ed. Washington, DC: APA; 1995.
15. American Psychiatric Association. Diagnostic and statistical manual of mental disorders. 4. ed, Text Revision. Washington, DC: APA; 2000.
16. Horwitz AV, Wakefield JC, Lorenzo-Luaces L. History of depression. In: DeRubeis RJ, Strunk DR (Eds.). The Oxford handbook of mood disorders. Oxford: Oxford University Press; 2016.
17. Andrade L, Caraveo-Anduaga JJ, Berglund P et al. The epidemiology of major depressive episodes: results from the International Consortium of Psychiatric Epidemiology (ICPE) Surveys. Int J Methods Psychiatr Res. 2003;12(1):3-21.
18. Meader N, Mitchell AJ, Chew-Graham C et al. Case identification of depression in patients with chronic physical health problems: a diagnostic accuracy meta-analysis of 113 studies. Br J Gen Pract. 2011;61(593):e808.
19. Byers AL, Yaffe K, Covinsky KE et al. High occurrence of mood and anxiety disorders among older adults: the National Comorbidity Survey Replication. Arch Gen Psychiatry. 2010;67(5):489-96.
20. Lyness JM, Niculescu A, Tu X et al. The relationship of medical comorbidity and depression in older, primary care patients. Psychosomatics. 2006;47(5):435-9.
21. Perou R, Bitsko RH, Blumberg SJ et al. Mental health surveillance among children – United States, 2005-2011. MMWR Suppl. 2013; 62:1.
22. Seedat S, Scott KM, Angermeyer MC et al. Cross-national associations between gender and mental disorders in the World Health Organization World Mental Health Surveys. Arch Gen Psychiatry. 2009;66(7):785-95.
23. Avenevoli S, Swendsen J, He JP et al. Major depression in the national comorbidity survey-adolescent supplement: prevalence, correlates, and treatment. J Am Acad Child Adolesc Psychiatry. 2015;54(1):37-44.e2.
24. Douglas J, Scott J. A systematic review of gender-specific rates of unipolar and bipolar disorders in community studies of pre-pubertal children. Bipolar Disord. 2014;16(1):5-15.
25. Belmaker RH, Agam G. Major depressive disorder. N Engl J Med. 2008;358(1):55-68.
26. Sullivan PF, Neale MC, Kendler KS. Genetic epidemiology of major depression: review and meta-analysis. Am J Psychiatry. 2000; 157(10):1552-62.
27. Kendler KS, Gatz M, Gardner CO et al. A Swedish national twin study of lifetime major depression. Am J Psychiatry. 2006;163(1):109-14.
28. Shyn SI, Shi J, Kraft JB et al. Novel loci for major depression identified by genome-wide association study of sequenced treatment alternatives to relieve depression and meta-analysis of three studies. Mol Psychiatry. 2011;16(2):202-15.
29. Kilpatrick DG, Koenen KC, Ruggiero KJ et al. The serotonin transporter genotype and social support and moderation of posttraumatic stress disorder and depression in hurricane-exposed adults. Am J Psychiatry. 2007;164(11):1693-9.
30. Risch N, Herrell R, Lehner T et al. Interaction between the serotonin transporter gene (5-HTTLPR), stressful life events, and risk of depression: a meta-analysis. JAMA. 2009;301(23):2462-71.
31. Nutt DJ, Baldwin DS, Clayton AH et al. Consensus statement and research needs: the role of dopamine and norepinephrine in depression and antidepressant treatment. J Clin Psychiatry. 2006;67(Suppl 6):46.
32. Booij L, van der Does AJ, Haffmans PM et al. Acute tryptophan depletion as a model of depressive relapse: behavioural specificity and ethical considerations. Br J Psychiatry. 2005;187:148.
33. Delgado PL, Miller HL, Salomon RM et al. Monoamines and the mechanism of antidepressant action: effects of catecholamine depletion on mood of patients treated with antidepressants. Psychopharmacol Bull. 1993;29(3):389-96.
34. Dunlop BW, Nemeroff CB. The role of dopamine in the pathophysiology of depression. Arch Gen Psychiatry. 2007;64(3):327-37.
35. Hasler G, van der Veen JW, Tumonis T et al. Reduced prefrontal glutamate/glutamine and gamma-aminobutyric acid levels in major depression determined using proton magnetic resonance spectroscopy. Arch Gen Psychiatry. 2007;64(2):193-200.
36. Vreeburg SA, Hoogendijk WJ, van Pelt J et al. Major depressive disorder and hypothalamic-pituitary-adrenal axis activity: results from a large cohort study. Arch Gen Psychiatry. 2009;66(6):617-26.
37. The dexamethasone suppression test: an overview of its current status in psychiatry. The APA Task Force on Laboratory Tests in Psychiatry. Am J Psychiatry. 1987;44(10):1253-62.
38. Souêtre E, Salvati E, Belugou JL et al. Circadian rhythms in depression and recovery: evidence for blunted amplitude as the main chronobiological abnormality. Psychiatry Res. 1989;28(3):263-78.
39. Johansson C, Willeit M, Smedh C et al. Circadian clock-related polymorphisms in seasonal affective disorder and their relevance to diurnal preference. Neuropsychopharmacology. 2003;28(4):734-9.
40. Raison CL, Rutherford RE, Woolwine BJ et al. A randomized controlled trial of the tumor necrosis factor antagonist infliximab for treatment-resistant depression: the role of baseline inflammatory biomarkers. JAMA Psychiatry. 2013;70(1):31-41.
41. Kempton MJ, Salvador Z, Munafò MR et al. Structural neuroimaging studies in major depressive disorder: meta-analysis and comparison with bipolar disorder. Arch Gen Psychiatry. 2011;68(7):675-90.
42. Hooley JM, Teasdale JD. Predictors of relapse in unipolar depressives: expressed emotion, marital distress, and perceived criticism. J Abnorm Psychol. 1989;98(3):229-35.
43. Patten SB, Williams JV, Lavorato DH et al. Reciprocal effects of social support in major depression epidemiology. Clin Pract Epidemiol Ment Health. 2010;6:126-31.
44. Teo AR, Choi H, Valenstein M. Social relationships and depression: ten-year follow-up from a nationally representative study. PLoS One. 2013;8(4):e62396.
45. Rao U, Hammen C, Ortiz LR et al. Effects of early and recent adverse experiences on adrenal response to psychosocial stress in depressed adolescents. Biol Psychiatry. 2008;64(6):521-6.
46. McGowan PO, Sasaki A, D'Alessio AC et al. Epigenetic regulation of the glucocorticoid receptor in human brain associates with childhood abuse. Nat Neurosci. 2009;12(3):342-8.

47. Booth J, Connelly L, Lawrence M et al. Evidence of perceived psychosocial stress as a risk factor for stroke in adults: a meta-analysis. BMC Neurol. 2015;15(1):233.
48. Butler AC, Chapman JE, Forman EM et al. The empirical status of cognitive-behavioral therapy: a review of meta-analyses. Clin Psychol Rev. 2006;26(1):17-31.
49. Beck AT. Cognitive therapy and the emotional disorders. Boston: International University Press; 1976.
50. American Psychiatric Association. Diagnostic and statistical manual of mental disorders, Fifth Edition (DSM-5). Arlington: American Psychiatric Association; 2013.
51. Lacerda ALT, Quarantini LC, Scippa AMAM, Del Porto JA. Depressão: do neurônio ao funcionamento social. Porto Alegre: Artmed; 2009.
52. CID-10. Classificação de transtornos mentais e de comportamento da CID-10. Descrições clínicas e diretrizes diagnósticas. WHO. Artmed: Porto Alegre; 1993.
53. Thase ME. The multifactorial presentation of depression in acute care. J Clin Psychiatry. 2013;74(Suppl 2):3-8.
54. Leonpacher AK, Liebers D, Pirooznia M et al. Distinguishing bipolar from unipolar depression: the importance of clinical symptoms and illness features. Psychol Med. 2015;45(11):2437-46.
55. Rock PL, Roiser JP, Riedel WJ et al. Cognitive impairment in depression: a systematic review and meta-analysis. Psychol Med. 2014; 44:2029-40.
56. Hawton K, Casañas I Comabella C et al. Risk factors for suicide in individuals with depression: a systematic review. J Affect Disord. 2013;147(1-3):17-28.
57. Martin LA, Neighbors HW, Griffith DM. The experience of symptoms of depression in men vs women: analysis of the National Comorbidity Survey Replication. JAMA Psychiatry. 2013;70(10): 1100-6.
58. Mitchell AJ, Vaze A, Rao S. Clinical diagnosis of depression in primary care: a meta-analysis. Lancet. 2009;374(9690):609-19.
59. Garcia-Toro M, Rubio JM, Gili M et al. Persistence of chronic major depression: a national prospective study. J Affect Disord. 2013; 151(1):306-12.
60. Ayuso-Mateos JL, Nuevo R, Verdes E et al. From depressive symptoms to depressive disorders: the relevance of thresholds. Br J Psychiatry. 2010;196(5):365-71.
61. Solomon DA, Keller MB, Leon AC et al. Recovery from major depression. A 10-year prospective follow-up across multiple episodes. Arch Gen Psychiatry. 1997;54(11):1001-6.
62. Fiedorowicz JG, Endicott J, Leon AC et al. Subthreshold hypomanic symptoms in progression from unipolar major depression to bipolar disorder. Am J Psychiatry. 2011;168(1):40-8.
63. Hardeveld F, Spijker J, De Graaf R et al. Recurrence of major depressive disorder and its predictors in the general population: results from The Netherlands Mental Health Survey and Incidence Study (NEMESIS). Psychol Med. 2013;43(1):39-48.
64. ten Doesschate MC, Bockting CL, Koeter MW et al. Prediction of recurrence in recurrent depression: a 5.5-year prospective study. J Clin Psychiatry. 2010;71(8):984-91.
65. Friborg O, Martinsen EW, Martinussen M et al. Comorbidity of personality disorders in mood disorders: a meta-analytic review of 122 studies from 1988 to 2010. J Affect Disord. 2014; 152-154:1-11.
66. Lamers F, van Oppen P, Comijs HC et al. Comorbidity patterns of anxiety and depressive disorders in a large cohort study: the Netherlands Study of Depression and Anxiety (NESDA). J Clin Psychiatry. 2011;72(3):341-8.
67. Scott KM, Lim C, Al-Hamzawi A et al. Association of mental disorders with subsequent chronic physical conditions: world mental health surveys from 17 countries. JAMA Psychiatry. 2016;73(2):150-8.
68. Smith DJ, Court H, McLean G et al. Depression and multimorbidity: a cross-sectional study of 1,751,841 patients in primary care. J Clin Psychiatry. 2014;75(11):1202-8.
69. Shen CC, Tsai SJ, Perng CL et al. Risk of Parkinson disease after depression: a nationwide population based study. Neurology. 2013;81(17):1538-44.
70. Gustafsson H, Nordström A, Nordström P. Depression and subsequent risk of Parkinson disease: a nationwide cohort study. Neurology. 2015;84(24):2422-9.
71. Zimmerman M, Ruggero CJ, Chelminski I et al. Clinical characteristics of depressed outpatients previously overdiagnosed with bipolar disorder. Compr Psychiatry. 2010;51(2):99-105.
72. Moreno C, Hasin DS, Arango C et al. Depression in bipolar disorder versus major depressive disorder: results from the National Epidemiologic Survey on Alcohol and Related Conditions. Bipolar Disord. 2012;14(3):271-82.
73. Dervic K, Garcia-Amador M, Sudol K et al. Bipolar I and II versus unipolar depression: clinical differences and impulsivity/aggression traits. Eur Psychiatry. 2015;30(1):106-13.
74. Takizawa R, Fukuda M, Kawasaki S et al. Neuroimaging-aided differential diagnosis of the depressive state. Neuroimage. 2014;85(Pt 1):498-507.
75. Zimmermann P, Brückl T, Nocon A et al. Heterogeneity of DSM-IV major depressive disorder as a consequence of subthreshold bipolarity. Arch Gen Psychiatry. 2009;66(12):1341-52.
76. Leichsenring F, Rabung S. Effectiveness of long-term psychodynamic psychotherapy: a meta-analysis. JAMA. 2008;300(13):1551-65.
77. Institute of Medicine (IOF). Conflict of interest in medical research, education, and practice. Washington: National Academies Press; 2009.
78. Judd LL. Major depressive disorder: longitudinal symptomatic structure, relapse and recovery. Acta Psychiatr Scand. 2001;104(2):81-3.
79. Cleare A, Pariante CM, Young AH et al. Evidence-based guidelines for treating depressive disorders with antidepressants: a revision of the 2008 British Association for Psychopharmacology guidelines. J Psychopharmacol. 2015;29(5):459-525.
80. Sadock BJ, Sadock VA, Ruiz P. Kaplan & Sadock compêndio de psiquiatria: ciência do comportamento e psiquiatria clínica. 11. ed. Porto Alegre: Artmed; 2017.
81. Cipriani A, Barbui C, Butler R et al. Depression in adults: drug and physical treatments. BMJ Clin Evid. 2011;2011:1003.
82. Quitkin FM, Petkova E, McGrath PJ et al. When should a trial of fluoxetine for major depression be declared failed? Am J Psychiatry. 2003;160(4):734-40.
83. McIntyre RS. When should you move beyond first-line therapy for depression? J Clin Psychiatry. 2010;71(Suppl 1):16.
84. Fava GA, Ruini C, Rafanelli C. Sequential treatment of mood and anxiety disorders. J Clin Psychiatry. 2005;66(11):1392-400.
85. Oliveira IR, Schwartz T, Stahl SM. Integrando psicoterapia e psicofarmacologia. Manual para clínicos. Porto Alegre: Artmed; 2015.
86. Kazdin AE. Mediators and mechanisms of change in psychotherapy research. Annu Rev Clin Psychol. 2007;3:1-27.
87. Bastos AG, Guimaraes LS, Trentini CM. Predictors of response in the treatment of moderate depression. Rev Bras Psiquiatr. 2017; 39(1):12-20.
88. Harbeck S, Kliem S, Wollburg E et al. Remission, response, and its prediction in depressive inpatients. Psychother Psychosom Med Psychol. 2013;63:272-9.
89. Szadoczky E, Rozsa S, Zambori J et al. Predictors for 2-year outcome of major depressive episode. J Affect Disord. 2004;83(1):49-57.
90. Lezak M, Howieson D, Loring D. Neuropsychological assessment. 4. ed. Oxford: University Press; 2004.
91. Barber JP, Connoly MB, Crits-Christoph P et al. Alliance predicts patient's outcome beyond in-treatment change in symptom. J Consul Clin Psychol. 2000;68(6):1027-32.

92 van Noorden MS, van Fenema EM, van der Wee NJ et al. Predicting outcome of depression using the depressive symptom profile: the Leiden Routine Outcome Monitoring Study. Depress Anxiety. 2012;29(6):523-30.

93 Trivedi MH, Rush AJ, Wisniewski SR et al. Evaluation of outcomes with citalopram for depression using measurement-based care in STAR*D: implications for clinical practice. Am J Psychiatry. 2006; 163(1):28-40.

94 Harbeck S, Kliem S, Wollburg E et al. Remission, response, and its prediction in depressive in patients. Psychother Psychosom Med Psychol. 2013;63:272-9.

95 Wang Y, Xu C, Cao X et al. Effects of an antidepressant on neural correlates of emotional processing in patients with major depression. Neurosci Lett. 2012;527(1):55-9.

96 Arroll B, Elley CR, Fishman T et al. Antidepressants versus placebo for depression in primary care. Cochrane Database Syst Rev. 2009; (3):CD007954.

97 Sinyor M, Schaffer A, Levitt A. The Sequenced Treatment Alternatives to Relieve Depression (STAR*D) Trial: a review. Can J Psychiatry. 2010;55(3):126-35.

98 Silva JL, Galdino C. Antidepressivos. In: Cantilino A, Monteiro DC. Psiquiatria clínica: um guia para médicos e profissionais de saúde mental. Rio de Janeiro: MedBook; 2017.

99 Gartlehner G, Thaler K, Hill S et al. How should primary care doctors select which antidepressants to administer? Curr Psychiatry Rep. 2012;14(4):360-9.

100 Machado M, Iskedjian M, Ruiz I et al. Remission, dropouts, and adverse drug reaction rates in major depressive disorder: a meta-analysis of head-to-head trials. Curr Med Res Opinions. 2006; 22(9):1825-37.

101 Mojtabai R, Olfson M. National patterns in antidepressant treatment by psychiatrists and general medical providers: results from the national comorbidity survey replication. J Clin Psychiatry. 2008; 69(7):1064-74.

102 Cipriani A, Furukawa TA, Salanti G et al. Comparative efficacy and acceptability of 12 new-generation antidepressants: a multiple-treatments meta-analysis. Lancet. 2009;373(9665):746-58.

103 Cordioli AV, Gallois CB, Isolan L. Psicofármacos: consulta rápida. 5. ed. Porto Alegre: Artmed; 2015.

104 Papakostas GI, Stahl SM, Krishen A et al. Efficacy of bupropion and the selective serotonin reuptake inhibitors in the treatment of major depressive disorder with high levels of anxiety (anxious depression): a pooled analysis of 10 studies. J Clin Psychiatry. 2008; 69(8):1287-92.

105 Thaler KJ, Morgan LC, Van Noord M et al. Comparative effectiveness of second-generation antidepressants for accompanying anxiety, insomnia, and pain in depressed patients: a systematic review. Depress Anxiety. 2012;29(6):495-505.

106 National Collaborating Centre for Mental Health. Depression: the nice guideline on the treatment and management of depression in adults. Updated edition. Leicester (UK): British Psychological Society, 2010.

107 Kennedy SH, Milev R, Giacobbe P et al. Canadian Network for Mood and Anxiety Treatments (CANMAT) Clinical guidelines for the management of major depressive disorder in adults. IV. Neurostimulation therapies. J Affect Disord. 2009;117 (Suppl 1):S44.

108 Nemeroff CB. The burden of severe depression: a review of diagnostic challenges and treatment alternatives. J Psychiatr Res. 2007; 41(3-4):189-206.

109 Bradley AJ, Lenox-Smith AJ. Does adding noradrenaline reuptake inhibition to selective serotonin reuptake inhibition improve efficacy in patients with depression? A systematic review of meta-analyses and large randomised pragmatic trials. J Psychopharmacol. 2013;27(8):740-58.

110 American Psychiatric Association. Practice guideline for the treatment of patients with major depressive disorder. 3. ed. Washington, DC: APA; 2010. 152p.

111 Kriston L, von Wolff A, Westphal A et al. Efficacy and acceptability of acute treatments for persistent depressive disorder: a network meta-analysis. Depress Anxiety. 2014;31(8):621-30.

112 Fredman SJ, Fava M, Kienke AS et al. Partial response, nonresponse and relapse with selective serotonin reuptake inhibitors in major depression: a survey of current nextstep practices. J Clin Psychiatry. 2006;61(6):403-8.

113 Ros S, Aguera L, de la Gandara J et al. Potentiating strategies for treatment-resistant depression. Acta Psychiatr Scand. 2005; 112(Suppl 428):14-24.

114 Spijker J, Nolen WA. An algorithm for the pharmacological treatment of depression. Acta Psychiatr Scand. 2010;121(3):180-9.

115 DeBattista C. Augmentation and combination strategies for depression. J Psychopharmacol. 2006;20(3 Suppl):11-8.

116 Yatham LN, Kennedy SH, Parikh SV et al. Canadian Network for Mood and Anxiety Treatments (CANMAT) and International Society for Bipolar Disorders (ISBD) 2018 guidelines for the management of patients with bipolar disorder. Bipolar Disord. 2018; 20(2):97-170.

117 Gartlehner G, Hansen RA, Morgan LC et al. Second-generation antidepressants in the pharmacologic treatment of adult depression: an update of the 2007 comparative effectiveness review [internet]. Rockville (MD): Agency for Healthcare Research and Quality (US); 2011.

118 Gartlehner G, Hansen RA, Morgan LC et al. Comparative benefits and harms of second-generation antidepressants for treating major depressive disorder: an updated meta-analysis. Ann Intern Med. 2011;155(11):772-85.

119 Husain SS, Kevan IM, Linnell R et al. What do psychiatrists mean by medication resistance as an indication for electroconvulsive therapy? J ECT. 2005;21(4):211-3.

120 Shelton RC, Osuntokun O, Heinloth NA et al. Therapeutic options for treatment-resistant depression. CNS Drugs. 2010;24(2):131-61.

121 Cordioli AV. Psicofármacos: consulta rápida. 3. ed. Porto Alegre: Artmed; 2000.

122 Perugi G, Medda P, Zanello S et al. Episode length and mixed features as predictors of ECT nonresponse in patients with medication-resistant major depression. Brain Stimul. 2012; 5(1):18-24.

123 Dragovic M, Allet L, Janca A. Electroconvulsive therapy and determination of cerebral dominance. Ann Gen Hosp Psychiatry. 2004; 3(1):14.

124 Al-Harbi KS. Treatment-resistant depression: therapeutic trends, challenges, and future directions. Patient Prefer Adherence. 2012;6:369-88.

125 Sackeim HA, Prudic J, Fuller R et al. The cognitive effects of electroconvulsive therapy in community settings. Neuropsychopharmacology. 2007;32(1):244-54.

126 Leiknes KA, Jarosh-von Schweder L, Hoie B. Contemporary use and practice of electroconvulsive therapy worldwide. Brain Behav. 2012;2(3):283-344.

127 Kolshus E, Jelovac A, McLoughlin DM. Bitemporal v. high-dose right unilateral electroconvulsive therapy for depression: a systematic review and meta-analysis of randomized controlled trials. Psychol Med. 2017;47(3):518-30.

128 Wijkstra J, Nolen WA, Algra A et al. Relapse prevention in major depressive disorder after successful ECT: a literature review and a naturalistic case series. Acta Psychiatr Scand. 2000;102(6): 454-60.

129 Karyotaki E, Smit Y, de Beurs DP et al. The long-term efficacy of acute-phase psychotherapy for depression: a meta-analysis of randomized trials. Depress Anxiety. 2016;33(5):370-83.

130 Parikh SV, Segal ZV, Grigoriadis S et al. Canadian Network for Mood and Anxiety Treatments (CANMAT) clinical guidelines for the management of major depressive disorder in adults. II. Psychotherapy alone or in combination with antidepressant medication. J Affect Disord. 2009;117(Suppl 1):S15.

131 Cuijpers P, Dekker J, Hollon SD et al. Adding psychotherapy to pharmacotherapy in the treatment of depressive disorders in adults: a meta-analysis. J Clin Psychiatry. 2009;70(9):1219-29.

132 Phillips ML, Chase HW, Sheline YI et al. Identifying predictors, moderators, and mediators of antidepressant response in major depressive disorder: neuroimaging approaches. Am J Psychiatry. 2015;172(2):124-38.

133 Cuijpers P, Karyotaki E, Weitz E et al. The effects of psychotherapies for major depression in adults on remission, recovery and improvement: a meta-analysis. J Affect Disord. 2014;159:118.

134 Shinohara K, Honyashiki M, Imai H et al. Behavioural therapies versus other psychological therapies for depression. Cochrane Database Syst Rev. 2013;(10)CD008696.

135 Powell VB, Abreu N, Oliveira IR et al. Cognitive-behavioral therapy for depression. Rev Bras Psiquiatr. 2008;30(Suppl 2):s73-s80.

136 Driessen E, Hollon SD. Cognitive behavioral therapy for mood disorders: efficacy, moderators and mediators. Psychiatr Clin North Am. 2010;33(3):537-55.

137 Thase ME, Friedman ES, Biggs MM et al. Cognitive therapy versus medication in augmentation and switch strategies as second-step treatments: a STAR*D report. Am J Psychiatry. 2007;164(5):739-52.

138 Law R. Interpersonal psychotherapy for depression. Advances in Psychiatric Treatment. 2011;17(1):23-31.

139 Cuijpers P, Donker T, Weissman MM et al. Interpersonal psychotherapy for mental health problems: a comprehensive meta-analysis. Am J Psychiatry. 2016;173(7):680-7.

19 Transtornos de Ansiedade

Alan Campos Luciano ▪ Antonio E. Nardi ▪ Márcio Bernik ▪
Alexandrina Maria Augusto da Silva Meleiro

INTRODUÇÃO

Podemos facilmente inferir que, durante a evolução, os mais ansiosos tomaram mais cuidados para que não fossem atacados por outras espécies e garantissem, de maneira cuidadosa, alimento para si. Os menos ansiosos, provavelmente, ficaram mais expostos à predação e à privação de alimento, o que comprometeu sua sobrevivência. Logo, ao falarmos de ansiedade, estamos tratando de uma característica humana que foi selecionada durante a evolução da espécie e adaptada em níveis moderados.

Em 1908, Yerkes e Dodson[1] descreveram um modelo que demonstra a relação entre ansiedade e desempenho. Inicialmente, o aumento do nível de ansiedade (excitação) provoca aumento correspondente do desempenho do indivíduo. Essa correlação positiva atinge um platô quando um incremento de ansiedade resulta em piora de percepção de novas informações, redução da capacidade de seu processamento e redução das habilidades motoras, ou seja, prejuízo no desempenho geral. Podemos entender que, ao ultrapassar esse platô, a ansiedade torna-se patológica, como demonstra a Figura 19.1.

Diante de ameaças próximas ou distantes, podemos apresentar tipos diferentes de respostas, as quais se agrupam em duas categorias: ansiedade e medo. Ansiedade é a resposta emocional à antecipação de uma ameaça futura, já o medo é a resposta emocional a uma ameaça iminente, real ou percebida. A reação de pânico (fuga ou luta nos animais) é entendida como um tipo específico e intenso de medo.

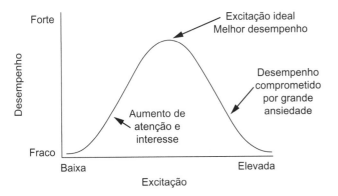

Figura 19.1 Gráfico de desempenho *versus* excitação com base na proposta de Yerkes e Dodson.

O conceito de transtorno de ansiedade é diferenciado do medo ou da ansiedade normais por apresentar-se em níveis excessivos, por persistir além de períodos apropriados e, finalmente, por causar sofrimento excessivo ou prejuízo funcional.[2]

MODELOS NEUROPSICOLÓGICOS DE ANSIEDADE

Podemos compreender o sistema nervoso central humano também à luz da evolução: a parte mais primitiva concentra respostas mais instintivas (derivada do rombencéfalo embrionário), a segunda parte concentra as reações emocionais (derivada do diencéfalo embrionário) e a terceira parte é responsável pela cognição e pela tomada de decisões conscientes (derivada do telencéfalo embrionário). Com base nisso, dispomos de dois modelos que tentam organizar as bases neuroanatômicas dos comportamentos de defesa: o sistema de inibição comportamental e o sistema cerebral aversivo. Estes são modelos complementares e não mutuamente exclusivos.

Sistema de inibição comportamental

O sistema de inibição comportamental é formado pelo circuito de Papez (septo-hipocampal, corpo mamilar, tálamo anteroventral e córtex do cíngulo), pelo córtex pré-frontal e pelas vias noradrenérgicas, dopaminérgicas e serotoninérgicas ascendentes. Sua ativação desencadeia o processo de ansiedade após contato com estímulos ambientais ameaçadores ou aversivos, o que resulta em inibição do comportamento motor, exacerbação da sensopercepção do ambiente (hipervigília) e preparo para ação física intensa.[3]

Sistema cerebral aversivo

Diversos estudos de estimulação elétrica de estruturas subcorticais, como a substância cinzenta periaquedutal, o hipotálamo medial e a amígdala, demonstraram desencadear comportamentos defensivos e mudanças neurovegetativas em animais de diversas espécies, semelhantes ao comportamento que ocorre em circunstâncias ameaçadoras do ambiente. Essas evidências foram corroboradas por relatos de pacientes submetidos à neurocirurgia que, quando estimulados nessas áreas encefálicas, revelaram sentimentos de medo intenso ou pânico, além de sensação de dor não localizada, associada à ativação de resposta autonômica simpática (vasodilatação, sudorese, taquicardia e taquipneia). Essas três estruturas – substância cinzenta periaquedutal, hipotálamo medial e amígdala – compõem o sistema cerebral aversivo, responsável pela elaboração das manifestações psicológicas e fisiológicas de estados motivacionais negativos quando recebem informações sensoriais ameaçadoras do ambiente externo ou interno.

O córtex pré-frontal inibe ou estimula o acionamento dessas estruturas do sistema límbico ao reconhecer e interpretar os estímulos sensoriais oriundos do núcleo dorsomedial do tálamo. Especificamente, o córtex pré-frontal dorsolateral tem acesso a informações somáticas, visuais e auditivas, já processadas pelas áreas sensoriais primárias e secundárias do córtex, projetando-se para o córtex do cíngulo, onde essas informações contribuem para a formação de predições sobre o próximo evento esperado. Projeta-se também para o córtex entorrinal, quando, então, essas informações são utilizadas na descrição da percepção sensória do indivíduo. Além da parte dorsolateral, o córtex pré-frontal orbitofrontal também participa desse sistema, apresentando intensa conexão de fibras nervosas com o hipotálamo e a amígdala, que fazem parte do sistema cerebral aversivo. Essas estruturas podem ser observadas na Figura 19.2.

NÍVEIS DE DEFESA, ANSIEDADE OU MEDO?

As estruturas que compõem os dois sistemas anteriormente descritos podem ser organizadas funcionalmente de acordo com diferentes respostas acionadas a estímulos diversos do ambiente, ou seja, organizadas em níveis de defesa distintos.[4] O primeiro nível seria ativado por situações potencialmente perigosas, isto é, situações novas ou similares às ameaças anteriormente experienciadas. Nessas circunstâncias, o indivíduo apresenta comportamento exploratório cauteloso, denominado *comportamento de avaliação de risco*. O sistema septo-hipocampal parece ser a principal estrutura envolvida nesse nível de defesa, o qual compara as informações provenientes do ambiente, via córtex entorrinal (porção anterior do giro parahipocampal), com a predição provocada pelo circuito de Papez, levando em consideração as memórias armazenadas no lobo temporal e o planejamento elaborado pelo córtex pré-frontal. Se houver acordo entre os estímulos percebidos e as predições, o comportamento será mantido; porém, se for detectada discordância entre o estímulo real e o esperado, ou se houver antecipação de evento aversivo, haverá mudança no modo de funcionamento do sistema, que passa de comparador para controlador, provocando inibição do comportamento.[5]

O segundo nível de defesa é ativado quando os sinais de perigo são explícitos, mas ainda distantes, provocando reação de imobilidade tensa ou congelamento, que ocorre quando o indivíduo não tem como escapar da situação. Estudos de reação de congelamento induzido por estimulação cerebral elétrica sugerem que o circuito constituído por substância cinzenta periaquedutal, núcleo mediano da rafe e sistema septo-hipocampal seja o responsável por essa reação.

O terceiro nível de defesa ocorre quando o estímulo ameaçador está muito próximo, ou em contato direto, desencadeando o comportamento de luta ou fuga. Essa defesa é mediada pelo sistema cerebral aversivo, no qual a amígdala, que tem conexões tanto com o neocórtex quanto com estruturas límbicas mais profundas, funciona como uma interface sensório-emocional, dando um colorido afetivo-motivacional às informações sensoriais provenientes do meio externo por intermédio das áreas associativas do neocórtex. Uma presumível relação dos níveis de defesa observados em animais com algumas reações humanas é apresentada na Tabela 19.1.

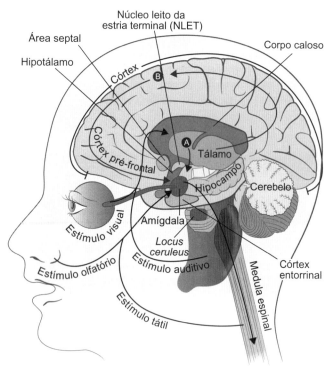

Figura 19.2 Neuroanatomia das estruturas relacionadas com a ansiedade. **A.** Alça de resposta curta: o centro encefálico do medo, a amígdala, ao receber estímulo direto das vias sensoperceptivas, imediatamente dispara, estimulando o sistema simpático e a liberação de epinefrina. **B.** Após a resposta de medo inicial, o sinal de algumas vias sensoperceptivas chega ao tálamo e, deste, parte para o córtex. Só então a informação pode se tornar consciente e a resposta amigdaliana fica passível de regulação pelo córtex.

Tabela 19.1 Relação dos níveis de defesa observados em animais.

Ameaça	Comportamento	Estruturas encefálicas	Emoção
Potencial	Investigação cautelosa	Amígdala e septo hipocampal	Ansiedade
Distante	Imobilidade tensa	Núcleo mediano da rafe	Medo
Próxima	Fuga ou luta	Hipotálamo medial e substância cinzenta periaquedutal	Pânico

INFORMAÇÕES ALÉM DA NEUROBIOLOGIA: MODELO GERAL DA ANSIEDADE

Andrews et al.[6] propõem um modelo hipotético que relaciona adversidades, personalidade, resposta de hiperexcitação, estratégias de enfrentamento de problemas (*coping*) e geração de sintomas ansiosos que podem ser vistos na Figura 19.3. Neste, o evento inicial pode ser algum estímulo interno ou externo, que então é percebido pelo sujeito e avaliado como ameaçador. Essa avaliação aciona um mecanismo de hiperexcitação, com descarga adrenérgica e ativação simpática, com o experimento de sensação de luta e fuga. Este, se crônico, pode dar origem a medos irracionais. Dois fatores vão predominantemente modular esse processo de identificação da ameaça e resposta de hiperexcitação: o nível de neuroticismo do indivíduo e suas habilidades de enfrentamento de problemas (*coping*).

O neuroticismo é um traço da personalidade em que o indivíduo sente as experiências sensoriais de modo mais negativo, mostrando-se característica estável do indivíduo ao longo do tempo.[7] Barlow[8] usa o termo "afeto negativo" para descrever essa característica com base no modelo de Clark e Watson.[9] Essa característica influencia a percepção e a avaliação do sujeito sobre os eventos de sua vida, determinando o tipo de comportamento em resposta, com forte relação entre neuroticismo e os transtornos ansiosos.[10]

Essa avaliação negativa de eventos adversos provoca sensação de falta de controle sobre a situação, o que se relaciona com a habilidade de enfrentamento de problemas (*coping*) nos sintomas ansiosos. Em 1984, Craig et al.[11] demonstraram maior escore na escala de lócus de controle do comportamento, ou seja, maior orientação externalizante e empoderamento do controle da situação, com maior incidência de transtornos ansiosos e de recaída após tratamento eficaz.

Em 1990, Duncan-Jones et al.[12] estimaram que o neuroticismo sozinho corresponde a 44% da flutuação de sintomas ansiosos e depressivos, ao passo que Andrews encontrou uma atribuição de 60% dessa flutuação ao neuroticismo e ao lócus de controle do comportamento juntos. Estes se demonstram, então, como os principais fatores de vulnerabilidade individual para os transtornos ansiosos, o que justifica também a alta comorbidade entre os diversos transtornos ansiosos e seu curso crônico recorrente.

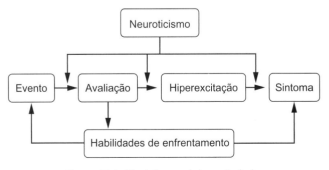

Figura 19.3 Modelo geral da ansiedade.

IMPACTO SOCIAL E EPIDEMIOLOGIA DOS TRANSTORNOS ANSIOSOS

Os transtornos de ansiedade são sempre encontrados como a classe mais comum de transtornos mentais, em qualquer faixa etária, porém tipicamente têm idade de início muito mais precoce que a maioria dos outros transtornos mentais. Por esses motivos, apresentam maior impacto econômico entre todos os transtornos mentais.[13,14]

O início precoce da ansiedade a torna um forte preditor de instalação de outros transtornos mentais e do uso de substâncias. Além disso, estes se associam com outras complicações clínicas, inclusive doenças cardiovasculares, como alto risco de mortalidade cardiovascular, doença arterial coronariana, acidente vascular encefálico e insuficiência cardíaca.[15]

Os transtornos de ansiedade também apresentam alto custo social como: redução da escolaridade, casamento precoce, instabilidade conjugal, baixo nível de emprego e pior situação financeira.[16] Apesar de todas essas consequências, a maior parte dos indivíduos apresenta intervalo de 10 anos ou mais após início dos sintomas para ter acesso ao tratamento.

Há também interesse na possibilidade de rastreio no local de trabalho, já que o tratamento de alguns transtornos de ansiedade pode ter retorno de investimento positivo para empregadores em virtude do aumento do desempenho no local de trabalho com consequente redução dos custos de saúde associados a outros distúrbios que são parcialmente causados ou exacerbados por distúrbios de ansiedade. Esse tipo de estudo já demonstrou vantagens ao realizar rastreio de trabalhadores deprimidos, mas ainda são necessários para os transtornos de ansiedade.[17]

Quanto às prevalências de cada distúrbio, a *fobia específica* é consistentemente estimada como o transtorno mais prevalente, variando de 6 a 12% da população. O transtorno de ansiedade social tipicamente segue a fobia específica, com prevalência de cerca de 10% da população. Agorafobia sem história de transtorno de pânico geralmente é estimada em cerca de 2%; distúrbio de ansiedade por separação da infância, em 2 a 3%. Existe maior variabilidade no transtorno de pânico (2 a 5%) e transtorno de ansiedade generalizada (3 a 5%).[18]

MUDANÇAS NA CLASSIFICAÇÃO DOS TRANSTORNOS DE ANSIEDADE SEGUNDO O DSM-5-TR

O DSM é um manual de diagnóstico categorial de transtornos psiquiátricos, isto é, baseia-se no agrupamento de sinais e sintomas para estabelecer uma categoria diagnóstica. Na sua última versão de 2022, o manual não apresentou alterações significativas quanto ao capítulo que aborda transtornos de ansiedade,[19] porém atualizações importantes foram feitas na versão anterior, de 2013, que se mantêm na versão de 2022 e valem ser destacadas: (1) exclusão do capítulo sobre transtorno obsessivo-compulsivo; (2) exclusão do capítulo sobre transtorno do estresse pós-traumático e do transtorno agudo ao estresse; (3) separação dos diagnósticos de transtorno de pânico e agorafobia; (4) ataques de pânico como especificadores para qualquer transtorno; (5) fobia social renomeada transtorno de ansiedade social; e (6) exclusão do critério de julgamento da fobia excessiva ou irracional para o diagnóstico das fobias específicas e do transtorno de ansiedade social.[2]

O capítulo de transtornos de ansiedade do DSM-5-TR contempla os seguintes diagnósticos: transtorno de ansiedade de separação, mutismo seletivo, fobia específica, transtorno de ansiedade social (fobia social), transtorno de pânico, agorafobia e transtorno de ansiedade generalizada. Além desses, contempla ainda o transtorno de ansiedade induzida por substância ou medicamento, transtorno de ansiedade causado por condição médica, outro transtorno de ansiedade especificado e transtorno de ansiedade não especificado. Os transtornos de ansiedade, segundo DSM-5-TR, serão abordados de maneira individual.

TRANSTORNOS DE ANSIEDADE SEGUNDO O DSM-5-TR

Os transtornos de ansiedade reúnem um grupo de apresentações nas quais a ansiedade, o medo e a esquiva são proeminentes. Além de serem os diagnósticos mais prevalentes, os transtornos de ansiedade podem estar entre os mais difíceis de diagnosticar definitivamente. Um dos fatores complicadores é que a ansiedade, o medo e a esquiva são respostas normais e adaptativas que levam a uma ambiguidade inevitável na avaliação de indivíduos com sintomas leves.[2]

Outro fator é que as emoções relacionadas com a ansiedade podem ser vivenciadas mais proeminentemente como sintomas somáticos. O medo, uma reação normal a uma ameaça iminente real ou percebida, está quase sempre associado com a hiperexcitabilidade do sistema autônomo. Esta pode ser difícil de ser identificada ou descrita pelos pacientes, especialmente quando é crônica. De modo similar, a ansiedade, experiência emocional de medo não acompanhado por uma ameaça evidente, pode ser sentida como uma tensão muscular e um estado de alerta, os quais podem se integrar imperceptivelmente ao pano de fundo da situação em que se encontra alguém com níveis de ansiedade cronicamente elevados.

Uma terceira complicação é que os transtornos de ansiedade costumam ser comórbidos uns com outros e/ou também com transtorno de humor e da personalidade. Tudo isso pode dificultar a observação adequada das manifestações de cada diagnóstico. Uma queixa principal de ansiedade não estabelece o diagnóstico,[20] ao contrário, é o início de um processo de pensamento clínico que pode abranger todo o DSM-5-TR.

Transtorno de ansiedade de separação

Caracterizado por ansiedade ou medo excessivo de separar-se de casa ou de figuras de apego, inapropriados para a fase de desenvolvimento, tem seus critérios diagnósticos demonstrados na Tabela 19.2.[2]

Tabela 19.2 Critérios diagnósticos para transtorno de ansiedade de separação.

A. Medo ou ansiedade impróprios e excessivos em relação ao estágio de desenvolvimento, e que envolve a separação daqueles com quem o indivíduo tem apego, evidenciados por 3 ou mais dos seguintes aspectos:
- Sofrimento excessivo e recorrente ante a ocorrência ou previsão de afastamento de casa ou de figuras importantes de apego
- Preocupação persistente e excessiva acerca da possível perda ou de perigos que envolvem figuras importantes de apego, como doença, ferimentos, desastres ou morte
- Preocupação persistente e excessiva de que um evento indesejado leve à separação de uma figura importante de apego (p. ex., perder-se, ser sequestrado, sofrer um acidente, ficar doente)
- Relutância persistente ou recusa a sair, afastar-se de casa, ir para a escola, o trabalho ou a qualquer outro lugar, em virtude do medo da separação
- Temor persistente e excessivo ou relutância em ficar sozinho ou sem as figuras importantes de apego em casa ou em outros contextos
- Relutância ou recusa persistente em dormir longe de casa ou dormir sem estar próximo a uma figura importante de apego
- Pesadelos repetidos envolvendo o tema separação
- Repetidas queixas de sintomas somáticos (p. ex., cefaleias, dores abdominais, náuseas ou vômito) quando a separação de figuras importantes de apego ocorre ou é prevista

B. O medo, a ansiedade ou a esquiva são persistentes, durando pelo menos 4 semanas em crianças e adolescentes e geralmente 6 meses ou mais em adultos.

C. A perturbação causa sofrimento clinicamente significativo ou prejuízo no funcionamento social, acadêmico, profissional ou em outras áreas importantes da vida.

D. A perturbação não é mais bem explicada por outro transtorno mental, como a recusa em sair de casa em razão da resistência excessiva à mudança no transtorno do espectro autista; delírios ou alucinações envolvendo a separação em transtornos psicóticos; recusa em sair sem um acompanhante confiável na agorafobia; preocupações com doença ou outros danos que afetam pessoas significativas no transtorno de ansiedade generalizada; ou preocupações envolvendo doença no transtorno de ansiedade de doença.

Adaptada de American Psychiatric Association, 2022.[2]

Entre todos os transtornos de ansiedade na infância, o transtorno de ansiedade de separação é o mais comum, correspondendo a até 50% destes. Apesar de ter sido classificada como condição de início na infância e adolescência, o DSM-5-TR possibilita o diagnóstico de transtorno de ansiedade de separação desde a infância até a vida adulta.

O transtorno de ansiedade não deve ser confundido com a ansiedade de separação, um estágio normal do desenvolvimento em bebê saudável e seguro. A ansiedade de separação geralmente se inicia aos 8 meses e aumenta até os 13 a 15 meses, quando começa a reduzir. Os transtornos de ansiedade na infância podem apresentar curso autolimitado, porém muitos persistem com essa condição ou desenvolvem outro distúrbio ansioso na vida adulta.[21,22] Embora cerca de 1/3 terço dos adultos com transtorno de ansiedade de separação tenha apresentado a perturbação na infância, a maioria teve início na fase adulta. Em criança, o forte apego emocional se dá, provavelmente, em relação a um dos pais; nos adultos, o apego pode ser ao cônjuge ou a um amigo.

Estudos de análise multivariada em vários tempos distintos durante o curso do transtorno demonstraram que esses pacientes apresentam maior internalização do comportamento, maior prevalência de mães com crises de pânico e agorafobia, pior desempenho acadêmico e maior incidência de doenças orgânicas, como 2 vezes mais incidência de cefaleias e asma (estas mais evidentes nos transtornos persistentes comparados com os de curta evolução). Esse dado pode indicar a realização de tratamento precoce, com o objetivo de evitar outras manifestações mais prejudiciais.[23]

Tratamento

O tratamento baseia-se em técnicas de análise do comportamento. Uma abordagem originalmente desenvolvida para tratar transtornos de comportamento disruptivo em crianças foi adaptada para tratar o transtorno de ansiedade de separação: a terapia de interação pai/filho, na qual os terapeutas ensinam aos cuidadores estratégias para reforçar comportamentos desejados e extinguir comportamentos indesejáveis enquanto interagem com seus filhos. Essa abordagem demonstrou ótima taxa de remissão quando comparada ao placebo (73% e 0%, respectivamente).[24]

Mutismo seletivo

Caracteriza-se por fracasso da fala mais comumente em situações de maior demanda social, na presença de crianças ou adultos, mas não em todos os ambientes. É comum a criança apresentar esse comportamento na escola ou com familiares mais distantes, porém conseguir falar dentro de casa ou com familiares próximos. Em algumas situações, as crianças podem se comunicar por meios não verbais, como grunhidos e gestos. Os critérios diagnósticos segundo o DSM-5-TR podem ser vistos na Tabela 19.3.[2]

Tabela 19.3 Critérios diagnósticos para mutismo seletivo.

A. Fracasso persistente para falar em situações sociais específicas, nas quais existe a expectativa para tal (p. ex., na escola), apesar de falar em outras situações.
B. A perturbação interfere na realização educacional ou profissional ou na comunicação social.
C. Duração mínima da perturbação de 1 mês (não limitada ao primeiro mês de escola).
D. O fracasso para falar não se deve a desconhecimento ou desconforto com o idioma exigido pela situação social.
E. A perturbação não é mais bem explicada por um transtorno da comunicação (p. ex., transtorno da fluência com início na infância) nem ocorre exclusivamente durante o curso de transtorno do espectro autista, esquizofrenia ou outro transtorno psicótico.

Adaptada de American Psychiatric Association, 2022.[2]

A prevalência do mutismo seletivo varia de 0,47 a 0,76% da população, com início geralmente entre os 3 e 6 anos, porém com diagnóstico entre 5 e 8 anos, normalmente após a criança entrar na escola.[25] É um pouco mais comum no sexo feminino. O transtorno pode ocorrer ao longo de alguns meses ou persistir por vários anos, embora a maioria remita espontaneamente por motivos desconhecidos. A perturbação é marcada por acentuada ansiedade social, traço que pode persistir apesar da remissão aparente do quadro, podendo levar a desempenho social inferior ao esperado ao longo da vida.[26]

Tratamento

Psicoterapia comportamental

O tratamento com foco em análise de contingência, extinção do comportamento de mutismo e reforçamento diferencial apresenta os melhores resultados.[27] A modelagem automática envolve a visualização de fitas de vídeo editadas nas quais a criança se vê recebendo recompensa desejada por falar de modo apropriado na frente da classe. Variações dessa técnica, nas quais há a realização de vídeos da criança falando fluentemente em contextos familiares e depois edição do vídeo para mostrar a criança falando fluentemente entre estranhos ou na escola, mostram-se eficazes para a iniciação da fala.[28]

Farmacoterapêutico

Os antidepressivos são as medicações mais usadas para tratar mutismo seletivo, destacando-se os inibidores seletivos da recaptação da serotonina (fluvoxamina e fluoxetina). No entanto, nenhum estudo mostrou diferença entre o uso exclusivo de inibidores da recaptação da serotonina comparado com o uso de inibidores da serotonina e norepinefrina.[29]

Ainda, alguns estudos sugerem benefício na combinação de psicoterapia com farmacoterapia.[30]

Fobia específica

Fobia específica é definida como medo excessivo ou irracional circunscrito a uma situação ou objeto particular, ocasionando impacto negativo significativo no dia a dia. Os critérios diagnósticos do transtorno segundo o DSM-5-TR são apresentados na Tabela 19.4.[2]

Epidemiologia

Estima-se que mais de 40% da população em geral sofra de um ou mais medos de objeto ou situação específica algumas vezes ao longo da vida. A prevalência do transtorno é de mais de 10%, caracterizando o grupo mais prevalente de transtornos mentais.[31] Seu curso crônico é persistente e associado com grave prejuízo no dia a dia, representando importante problema de Saúde Pública com considerável impacto econômico.[32]

Divide-se em 5 categorias, de acordo com o estímulo fóbico: animal, ambiente natural, sangue-injeção-ferimentos, situacional e outros. Os subtipos diferem em termos de prevalência, distribuição sexual e idade de início. É comum que os indivíduos apresentem múltiplas fobias específicas, representando até 75% com esse transtorno. Quanto ao gênero, as mulheres apresentam maior

Tabela 19.4 Critérios diagnósticos para fobia específica.

A. Medo ou ansiedade acentuado acerca de um objeto ou situação (p. ex., voar, alturas, animais, tomar uma injeção, ver sangue). *Nota*: em crianças, o medo ou ansiedade pode ser expresso por choro, ataques de raiva, imobilidade ou comportamento de agarrar-se.

B. O objeto ou situação fóbica quase invariavelmente provoca uma resposta imediata de medo ou ansiedade.

C. O objeto ou situação fóbica é ativamente evitado ou suportado com intensa ansiedade ou sofrimento.

D. O medo ou ansiedade é desproporcional em relação ao perigo real imposto pelo objeto ou situação específica e ao contexto sociocultural.

E. O medo, ansiedade ou esquiva é persistente, geralmente com duração mínima de 6 meses.

F. O medo, ansiedade ou esquiva causa sofrimento clinicamente significativo ou prejuízo no funcionamento social, profissional ou em outras áreas importantes da vida do indivíduo.

G. A perturbação não é mais bem explicada pelos sintomas de outro transtorno mental, incluindo medo, ansiedade e esquiva de situações associadas a sintomas do tipo pânico ou outros sintomas incapacitantes (como na agorafobia); objetos ou situações relacionados a obsessões (como no transtorno obsessivo-compulsivo); evocação de eventos traumáticos (como nos transtornos de ansiedade de estresse pós-traumático); separação de casa ou de figuras de apego (como no transtorno de ansiedade de separação); ou situações sociais (como no transtorno de ansiedade social).

Especificar se:
- Animal (p. ex., aranhas, insetos, cães)
- Ambiente natural (p. ex., alturas, tempestades, água)
- Sangue-injeção-ferimentos (p. ex., agulhas, procedimentos médicos invasivos). Especificar se:
  - Medo de sangue
  - Medo de injeções e transfusões
  - Medo de outros cuidados médicos
  - Medo de ferimentos
- Situacional (p. ex., aviões, elevadores, locais fechados)
- Outro (p. ex., situações que podem levar a asfixia ou vômitos; em crianças, sons altos ou personagens vestidos com trajes de fantasia).

Nota para codificação: quando está presente mais de um estímulo fóbico, codificar todos os códigos da CID-10-MC que se aplicam (p. ex., para medo de cobras e de voar, F40.218 fobia específica, animal e F40.248 fobia específica, situacional).

Adaptada de American Psychiatric Association, 2022.[2]

prevalência geral de fobias. O subtipo situacional parece apresentar idade de início mais tardio, entre 14 e 15 anos, ao passo que outros subtipos costumam se iniciar entre os 8 e 13 anos.[33]

Etiologia

Quanto à etiologia, as teorias de condicionamento clássico, em que um estímulo condicionado é pareado com um estímulo incondicionado, afirmam que objetos e situações que são irracionalmente temidos parecem experiências desagradáveis prévias. No entanto, nem todos os subtipos de fobia apresentam história de eventos traumáticos prévios, mais comumente nas fobias animais e nas fobias do tipo ambiente natural. Estes, na verdade, estão presentes em menos de 50% dos casos.[32] Emerge-se, então, a teoria de desenvolvimento de medos por transmissão de informações e aprendizagem observacional e a hereditariedade genética.[34]

O modelo de doença de diátese e estresse de Monroe e Simons[35] descreve uma combinação de influências genéticas com eventos ambientais. Essa teoria supõe que um número de medos tem histórico evolutivo e pertence a estímulos que uma vez representaram um desafio para a sobrevivência da humanidade, havendo relação inversa entre a carga genética e a vivência de estressores ambientais.

Metanálise realizada em 2001 por Hettema et al.[36] sugeriu que as fobias têm hereditariedade moderada, variando de 20 a 40%. Mais recentemente, Van Houtem et al.[37] realizaram outra metanálise, encontrando taxas de hereditariedade entre 0 e 71%, que variam de acordo com os subtipos: 0% para a classe outros e 71% quando considerado medo, 63% quando considerado fobia para a classe sangue-injeção-ferimentos.

Características clínicas

As fobias são caracterizadas pelo desencadeamento de ansiedade grave quando as pessoas são expostas a situações ou objetos específicos ou mesmo quando antecipam a exposição às situações ou aos objetos. A exposição ao estímulo fóbico ou sua antecipação quase invariavelmente resultam em ataque de pânico em indivíduos suscetíveis.

Pessoas com fobia, por definição, tentam evitar o estímulo fóbico: algumas passam por muito trabalho para evitar situações que provocam ansiedade. Por exemplo, um paciente fóbico pode percorrer longas distâncias de ônibus ou carro em vez de optar por voar, a fim de não entrar em contato com seu objeto da fobia, o avião. Muitos deixam de obter promoções em seus trabalhos por recusarem determinadas tarefas por medos fóbicos.

O principal achado do exame do estado mental é o medo irracional e egodistônico de uma situação, uma atividade ou um objeto específico. Os pacientes são capazes de descrever como evitam o contato com a fobia. Com frequência, é encontrada depressão no exame do estado mental.

Comorbidades

Muitos indivíduos têm transtornos relacionados com substâncias, em particular o transtorno por uso de álcool, como meio de evitar o estresse do estímulo fóbico. Estima-se que 1/3 terço dos pacientes com transtorno fóbico tenha o transtorno depressivo maior associado.

Diagnóstico diferencial

No diagnóstico diferencial, deve-se considerar o transtorno de pânico, agorafobia, transtorno de personalidade de esquiva. O paciente fóbico tende a experimentar ansiedade assim que defronta o estímulo fóbico. Também deve-se incluir no diferencial a hipocondria, o transtorno obsessivo-compulsivo (TOC) e o transtorno de personalidade paranoide. A hipocondria é o medo de ter uma doença; a fobia específica do tipo doença é o medo de contrair uma doença. No TOC, as facas são evitadas pelos pensamentos compulsivos de matar os filhos. Os com fobia específica de faca podem evitá-las pelo medo de se cortarem.

A esquizofrenia está entre os diagnósticos diferenciais; entretanto, difere dos pacientes fóbicos, que têm consciência da irracionalidade de seus medos e não apresentam a qualidade bizarra e os outros sintomas psicóticos que acompanham a esquizofrenia.

Curso e prognóstico

A fobia específica exibe uma idade de início bimodal, com pico na infância para fobia de animais, fobia de ambiente natural e fobia de sangue-injeção-ferimento; e um pico no início da idade adulta para outras fobias, como a do tipo situacional. Os dados epidemiológicos são limitados, pois os pacientes com essas condições raramente se apresentam para tratamento, e a pesquisa acaba limitada. Acredita-se que a gravidade da condição permaneça relativamente constante, sem o curso oscilante observado em outros transtornos de ansiedade.

Tratamento

Existem apenas estudos com terapia comportamental, com base em terapia de exposição. Nesta apenas algumas sessões já podem ser o suficiente para o tratamento efetivo das fobias específicas. Por outro lado, algumas vezes a exposição pode ser muito aversiva para o paciente, dificultando a adesão ao tratamento. Nesse contexto, técnicas como o *mindfulness* aparecem como possíveis adjuvantes para diminuir a aversão à exposição e aumentar adesão ao tratamento. Outra opção promissora para fobias específicas são os tratamentos com exposição em realidade virtual, ainda com estudos em desenvolvimento.

Transtorno de ansiedade social: fobia social

Podemos dividir esse transtorno em dois subtipos: o primeiro, conhecido como transtorno de ansiedade social tipo generalizado, caracterizado por ansiedade e medo de receber avaliação negativa ou ser ridicularizado em situações sociais com pessoas não próximas. Este apresenta maior história de comportamento inibitório durante a infância, maior agrupamento familiar do transtorno, além de incidência de até 20% de transtorno de personalidade esquiva em familiares. O segundo subtipo é conhecido como transtorno de ansiedade social tipo desempenho, caracterizado por medo em situações específicas, como falar em público, dar uma aula ou realizar apresentação musical. Esse subtipo apresenta menor herdabilidade, início mais tardio, menor impacto funcional e boa resposta ao tratamento com betabloqueadores.[38] Os critérios diagnósticos segundo o DSM-5-TR são apresentados na Tabela 19.5.[2]

Epidemiologia

O transtorno de ansiedade social é um dos transtornos mentais mais prevalentes; 10 a 13% de toda população preencherão critérios diagnósticos ao longo da vida, com prevalência de 8% em 1 ano. O transtorno é mais prevalente na América do Norte que na Europa Ocidental e exibe variabilidade no perfil de apresentação nos países asiáticos, caracterizado por medo de envergonhar outras pessoas em vez de se envergonhar, síndrome conhecida pelo epônimo Taijin Kyofusho.[39,40]

Tabela 19.5 Critérios diagnósticos para transtorno de ansiedade social.

A. Medo ou ansiedade acentuada acerca de uma ou mais situações sociais em que o indivíduo é exposto a possível avaliação por outras pessoas. Exemplos incluem interações sociais (p. ex., manter uma conversa, encontrar pessoas que não são familiares), ser observado (p. ex., comendo ou bebendo) e situações de desempenho diante de outros (p. ex., proferir palestras).
Nota: em crianças, a ansiedade deve ocorrer em contextos que envolvem seus pares, e não apenas em interações com adultos.

B. O indivíduo teme agir de forma a demonstrar sintomas de ansiedade que serão avaliados negativamente (*i. e.*, será humilhante ou constrangedor; provocará a rejeição ou ofenderá a outros).

C. As situações sociais quase sempre provocam medo ou ansiedade.
Nota: em crianças, o medo ou ansiedade pode ser expresso chorando, com ataques de raiva, imobilidade, comportamento de agarrar-se, encolhendo-se ou fracassando em falar em situações sociais.

D. As situações sociais são evitadas ou suportadas com intenso medo ou ansiedade.

E. O medo ou ansiedade é desproporcional à ameaça real apresentada pela situação social e o contexto sociocultural.

F. O medo, ansiedade ou esquiva é persistente, geralmente durando mais de 6 meses.

G. O medo, ansiedade ou esquiva causa sofrimento clinicamente significativo ou prejuízo no funcionamento social, profissional ou em outras áreas importantes da vida do indivíduo.

H. O medo, ansiedade ou esquiva não é consequência dos efeitos fisiológicos de uma substância (p. ex., substâncias psicoativas, medicamento) ou de outra condição médica.

I. O medo, ansiedade ou esquiva não é mais bem explicado pelos sintomas de outro transtorno mental, como transtorno de pânico, transtorno dismórfico corporal ou transtorno do espectro autista.

J. Se outra condição médica (p. ex., doença de Parkinson, obesidade, desfiguração por queimaduras ou ferimentos) estiver presente, o medo, ansiedade ou esquiva é claramente não relacionado ou é excessivo.

Adaptada de American Psychiatric Association, 2022.[2]

Comorbidades

Está associado a risco aumentado de transtornos depressivos, distúrbios do uso de substâncias, doenças cardiovasculares e suicídio.

Etiologia

Pesquisas com gêmeos pressupõem vulnerabilidade genética ao transtorno, mas fatores adicionais são necessários para seu desenvolvimento, como o condicionamento aversivo, a aprendizagem observacional por modelação e o trato parental com a criança. Com relação a esse último, o comportamento desafiador paterno, curiosamente não o materno, por exemplo, encorajando o comportamento de risco de maneira divertida, foi associado a risco diminuído de desenvolver o transtorno. Por outro lado, pais que apresentam transtorno de ansiedade social predispõem ao desenvolvimento de inibição comportamental, medo, esquiva fóbica e hiperatividade autonômica em crianças.[41]

Metanálise recente mostrou que 50% das crianças que apresentam elevada inibição comportamental no início da vida vão apresentar o transtorno ao longo do desenvolvimento, e este é o maior preditor para desenvolvimento de transtorno de ansiedade social.[42] Além disso, pesquisas de neuroimagem encontraram alterações em várias regiões cerebrais, incluindo as relacionadas com o sistema de inibição comportamental, entre elas amígdala, ínsula, hipocampo e regiões frontais orbitais.[43,44]

Características clínicas

O paciente apresenta comprometimento do funcionamento em papéis sociais, como produtividade no trabalho, comprometimento do funcionamento em relacionamentos sociais e românticos e tendência reduzida a procurar ajuda. Uma das razões é que muitas vezes isso é confundido com timidez e traços da personalidade da pessoa, já que costuma ter início precoce, isto é, idade média de 13 anos, e coincidir com aumento das exigências sociais do adolescente. Entretanto, seu caráter é duradouro[45] e apenas 35% das pessoas com transtorno de ansiedade social ao longo da vida recebem tratamento específico.

Diagnóstico diferencial

Deve ser diferenciado do medo adequado e da timidez normal, que são passageiros. Os transtornos de pânico, de agorafobia, de personalidade esquiva, além de transtorno depressivo maior e transtorno de personalidade esquizoide são os mais frequentes no diferencial. Uma pessoa com agorafobia sente-se confortável pela presença de outra pessoa. No transtorno de pânico, são comuns falta de ar, tontura, sensação de sufocação e medo de morrer, ao passo que o transtorno de ansiedade social envolve rubor, tensão muscular e ansiedade em relação a escrutínio. A diferenciação entre transtorno de ansiedade social e transtorno de personalidade esquiva pode ser difícil e exigir entrevistas e histórias psiquiátricas extensivas.

A esquiva de situações sociais muitas vezes pode ser um sintoma na depressão, mas uma entrevista psiquiátrica revelará ampla constelação de sintomas depressivos. Na personalidade esquizoide, a falta de interesse em socializar, não o medo de socializar, leva ao comportamento social esquivo.

Curso e prognóstico

O transtorno de ansiedade social tende a começar no fim da infância ou início da adolescência. Achados epidemiológicos prospectivos existentes indicam que costuma ser crônico, embora os pacientes cujos sintomas sofram remissão tendam a permanecer bem. O transtorno pode perturbar profundamente a vida de um indivíduo ao longo de muitos anos. Isso pode incluir problemas nas realizações acadêmicas e interferência no desempenho profissional e desenvolvimento social. Essas pessoas costumam ser escolhidas como vítimas de *bullying*, se elas não aprenderem estratégias de defesa. Esse padrão pode levar adolescentes propensos à ansiedade a tornar-se grupo de alto risco de ficarem traumatizados.[20] A intensidade dos sintomas de ansiedade e isolamento social podem se combinar para aumentar o risco de pensamentos e comportamentos suicidas.

Tratamento

Tratamento psicoterápico

A terapia cognitivo-comportamental (TCC) é atualmente considerada o tratamento de primeira linha. Vários estudos mostram taxa de resposta entre 50 e 65%, superior ao placebo (32%) e aos grupos de controle em lista de espera (7 e 15%). Já as taxas de remissão ficam entre 8,8 e 36%. Outras psicoterapias avaliadas com ensaios clínicos são apresentadas a seguir: psicoterapia interpessoal apresentou maior taxa de resposta que um grupo de lista de espera (42% *versus* 7%), porém semelhante ao da terapia de suporte (47%) e inferior à da TCC (66%). Psicoterapia baseada na atenção plena em grupo resultou em menores taxas de resposta do que a TCC (39% *versus* 67%). Terapia psicodinâmica em grupo guiada manualmente e a curto prazo foi superior àqueles em grupos de espera ou grupos de placebo e semelhantes às dos grupos TCC, tanto a curto prazo (52 a 63% para terapia psicodinâmica contra 60 a 64% para TCC) quanto no acompanhamento após 1 e 2 anos.[46-48]

Tratamento farmacológico

Farmacoterapia e TCC parecem ter eficácia semelhante para o tratamento a curto prazo de transtorno de ansiedade social. Contudo, o tratamento farmacológico parece apresentar efeito mais imediato, ao passo que o psicoterápico é mais duradouro. Inibidores seletivos da recaptação da serotonina (ISRS) são considerados primeira linha de tratamento. Os inibidores da recaptação de serotonina e norepinefrina têm apresentando resultados semelhantes aos inibidores seletivos.[49,50]

Metanálises demonstram taxa média de resposta a curto prazo de 55% para ISRS contra 32% para placebo. A pregabalina mostrou ser superior ao placebo (30 a 43% contra 20 a 22%) e é recomendada como tratamento de primeira linha pela *guideline* canadense. Gabapentina também mostrou resultados semelhantes (38% para gabapentina contra 14% para o placebo). Os benzodiazepínicos podem ser indicados como terapia inicial ou adjuvante em pacientes com sintomas incapacitantes que requerem alívio rápido ou para pacientes que não responderam ao tratamento inicial. Embora não seja considerada primeira linha em razão de seus efeitos colaterais e riscos cardiovasculares, estudos com inibidores da monoaminoxidase como fenelzina, tranilcipromina e moclobemida apresentam as melhores taxas de resposta entre todos os fármacos (em torno de 60% de remissão), devendo ser reservados para situações mais graves.[38]

As evidências disponíveis sugerem que o tratamento deve ser mantido por pelo menos 3 a 6 meses após remissão do quadro, quando pode-se iniciar redução gradual da dose.

Quanto à *ansiedade de desempenho*, os betabloqueadores são úteis para redução dos sintomas autonômicos, que podem exercer retroalimentação positiva nos sintomas cognitivos de ansiedade, recomendando-se tomada aproximadamente 1 hora antes da tarefa de *performance*. Outra opção são os benzodiazepínicos, mas estes podem causar sedação. Em ambos os casos é conveniente realizar uma dose de teste antes de serem expostos a uma situação temida para verificar os efeitos colaterais.[49]

Transtorno de pânico

O transtorno de pânico (TP) é caracterizado pela ocorrência repetida de crises de pânico, não relacionado a uma fobia específica. Os critérios diagnósticos para o transtorno, segundo o DSM-5-TR, são apresentados na Tabela 19.6.[2]

Tabela 19.6 Critérios diagnósticos para transtorno de pânico.

A. Ataques de pânico recorrentes e inesperados. Um ataque de pânico é um surto abrupto de medo intenso ou desconforto intenso que alcança um pico em minutos e durante o qual ocorrem quatro (ou mais) dos seguintes sintomas:
(*Nota*: o surto abrupto pode ocorrer a partir de um estado calmo ou de um estado ansioso.)
- Palpitações, coração acelerado, taquicardia
- Sudorese
- Tremores ou abalos
- Sensações de falta de ar ou sufocamento
- Sensações de asfixia
- Dor ou desconforto torácico
- Náusea ou desconforto abdominal
- Sensação de tontura, instabilidade, vertigem ou desmaio
- Calafrios ou ondas de calor
- Parestesias (anestesia ou sensações de formigamento)
- Desrealização (sensações de irrealidade) ou despersonalização (sensação de estar distanciado de si mesmo)
- Medo de perder o controle ou "enlouquecer"
- Medo de morrer.
Nota: podem ser vistos sintomas específicos da cultura (p. ex., tinido, dor na nuca, cefaleia, gritos ou choro incontrolável). Esses sintomas não devem contar como um dos quatro sintomas exigidos.

B. Pelo menos um dos ataques foi seguido de 1 mês (ou mais) de uma ou de ambas as seguintes características:
- Apreensão ou preocupação persistente acerca de ataques de pânico adicionais ou sobre suas consequências (p. ex., perder o controle, ter um ataque cardíaco, "enlouquecer")
- Mudança desadaptativa significativa no comportamento relacionado aos ataques (p. ex., comportamentos que têm por finalidade evitar ter ataques de pânico, como a esquiva de exercícios ou situações desconhecidas).

C. A perturbação não é consequência dos efeitos psicológicos de uma substância (p. ex., substâncias psicoativas, medicamento) ou de outra condição médica (p. ex., hipertireoidismo, doenças cardiopulmonares).

D. A perturbação não é mais bem explicada por outro transtorno mental (p. ex., os ataques de pânico não ocorrem apenas em resposta a situações sociais temidas, como no transtorno de ansiedade social; em resposta a objetos ou situações fóbicas circunscritas, como na fobia específica; em resposta a obsessões, como no transtorno obsessivo-compulsivo; em resposta à evocação de eventos traumáticos, como no transtorno de estresse pós-traumático; ou em resposta à separação de figuras de apego, como no transtorno de ansiedade de separação).

Adaptada de American Psychiatric Association, 2022.[2]

Epidemiologia

O transtorno apresenta prevalência de 1 a 4% ao longo da vida, e é mais comum no sexo feminino, na proporção 3:1; entretanto, há subdiagnósticos de transtorno de pânico em homens, o que contribui para essa distorção. São poucas as diferenças entre hispânicos, brancos e negros. O único fator social identificado como contribuinte para o desenvolvimento desse transtorno é história recente de divórcio ou separação.

O pânico tem uma apresentação bimodal; o primeiro ataque de pânico geralmente ocorre no fim da adolescência ou início da vida adulta, com outro pico de incidência na quarta década de vida. A idade média de apresentação é em torno dos 25 anos, mas pode ocorrer em qualquer idade. Tem sido relatado em crianças e adolescentes, embora seja provavelmente subdiagnosticado nesses grupos.

Comorbidades

Dos pacientes com transtornos de pânico, 91% têm pelo menos outro transtorno psiquiátrico. Cerca de 1/3 das pessoas com TP já tinham transtorno depressivo maior antes de seu início; e em torno de 2/3 experimentam TP pela primeira vez durante ou após o início de depressão maior. Outros transtornos também são frequentes com TP: 15 a 30% têm transtorno de ansiedade social; 2 a 20% têm fobia específica; 15 a 30% têm transtorno de ansiedade generalizada; 2 a 10% têm transtorno de estresse pós-traumático (TEPT) e até 30% têm transtorno obsessivo-compulsivo (TOC). Outros apresentam hipocondria ou transtorno de ansiedade relacionado com doenças, transtorno de personalidade e transtorno relacionado com substâncias.

Etiologia

Fatores biológicos

As pesquisas sobre as bases biológicas do TP produziram uma variedade de achados relacionados com uma série de anormalidades biológicas na estrutura e na função do cérebro.

Propõe-se que os indivíduos que apresentam crises de pânico tenham redes neuronais de medo anormalmente sensíveis. Nessa rede, o núcleo central da amígdala reúne informações de diferentes regiões cerebrais e coordena respostas autonômicas e comportamentais. Se houver deficiência na coordenação de estímulos do córtex e do tronco encefálico, isso pode levar a uma ativação anormal da amígdala, com ativação comportamental, autonômica e neuroendócrina. Os compostos que aumentam a transmissão nos sistemas de serotonina ou ácido gama-aminobutírico (GABA) têm efeito inibitório na amígdala e nas estruturas relacionadas com o medo. Alguns antidepressivos aumentam a atividade noradrenérgica e modulam os lançamentos de norepinefrina relacionados com situações estressantes. Essas substâncias provavelmente atuam no núcleo central da amígdala e suas projeções, diminuindo a sensibilidade da rede de medo e, assim, reduzindo a gravidade e a frequência dos ataques de pânico.[51,52]

Os dados biológicos conduziram a um foco no tronco cerebral, em particular nos neurônios noradrenérgicos do *locus ceruleus* e nos neurônios serotoninérgicos dos núcleos da rafe mediana, no sistema límbico, possivelmente responsável pela geração da ansiedade antecipatória; e no córtex pré-frontal, possível responsável pela geração de esquiva fóbica.

Imagens cerebrais

Estudos de imagens cerebrais estruturais, como ressonância magnética (RM), em pacientes com TP implicaram o envolvimento patológico dos lobos temporais, em particular o hipocampo e a amígdala. Estudo com RM relatou anormalidades como atrofia cortical no lobo temporal direito desses pacientes. Estudos de imagens cerebrais funcionais como tomografia por emissão de pósitrons (PET) implicaram desregulação do fluxo sanguíneo cerebral (FSC), aumento menor ou diminuição real no FSC. Os TP e transtorno de ansiedade estão associados com vasoconstrição cerebral, que resulta em sintomas do sistema nervoso central, como tonturas, e sintomas de sistema nervoso periférico que podem ser induzidos por hiperventilação e por hipcapnia. Foram utilizadas substâncias como lactato, cafeína ou ioimbina em combinação com PET ou tomografia computadorizada por emissão de fóton único (SPECT) para avaliações de TP.

Fatores genéticos

Diversos estudos verificaram que os parentes em primeiro grau de pacientes com TP têm risco 4 a 8 vezes maior. Estudos de gêmeos conduzidos até o momento relataram que os monozigóticos têm mais probabilidade de ser concordantes para o TP que os dizigóticos. Entretanto, ainda não há localização específica nos cromossomos ou um modo de transmissão desse transtorno.

Fatores psicossociais

Teorias psicanalíticas foram desenvolvidas para explicar a patogênese do transtorno de pânico.[53] Elas conceituam os ataques de pânico com origem em uma defesa malsucedida contra impulsos provocadores de ansiedade.[54] O que era anteriormente uma leve ansiedade-sinal, torna-se um sentimento esmagador de apreensão, junto com sintomas somáticos.

Muitos pacientes descrevem o surgimento dos ataques de pânico do nada, como se não houvesse fatores psicológicos envolvidos, mas a exploração psicodinâmica com frequência revela um gatilho psicológico claro para o ataque de pânico.[55] Embora os ataques de pânico sejam neurofisiologicamente correlacionados com o *locus ceruleus*, seu início costuma estar associado com fatores ambientais ou psicológicos. Os pacientes têm incidência mais alta de acontecimentos de vida estressantes, sobretudo perdas, nos meses anteriores ao início do transtorno do pânico que o indivíduo-controle, além de os pacientes experimentarem mais tensão sobre acontecimentos da vida que os controles.[56] Pesquisa indicou que a causa dos ataques de pânico provavelmente envolva um significado inconsciente de acontecimentos estressantes e que sua patogenia pode estar relacionada com fatores neurofisiológicos desencadeados por reações psicológicas.[53] Os médicos psicodinâmicos devem fazer uma investigação sobre possíveis gatilhos quando avaliarem um paciente com transtorno do pânico (Tabela 19.7).

Características clínicas

Um ataque de pânico é caracterizado por uma crise aguda de ansiedade que ocorre muitas vezes dentro de 1 minuto, com pico rápido dos sintomas. A ansiedade é tipicamente grave, e os pacientes podem relatar sensação de morte iminente, alguns temem um ataque cardíaco, outros podem ter a sensação de que estão prestes a enlouquecer.

Tabela 19.7 Temas psicodinâmicos no transtorno de pânico.

- Dificuldade de tolerar raiva
- Separação física ou emocional de pessoa significativa tanto na infância como na vida adulta
- Situações de aumento de responsabilidade no trabalho
- Percepção dos pais como controladores, assustadores, críticos e exigentes
- Representações internas de relacionamentos que envolvam abuso sexual ou físico
- Sensação crônica de se sentir em uma armadilha
- Círculo vicioso de raiva relacionada com comportamento de rejeição dos pais seguida pela ansiedade de que a fantasia destruirá o elo com os pais
- Falha da função da ansiedade-sinal no ego relacionada com fragmentação do *self* e confusão dos limites *self*-outro
- Mecanismos de defesa típicos: formação de reação, anulação, somatização, exteriorização.

Adaptada de Sadock e Kaplan, 2017.[57]

Muitas vezes o primeiro ataque de pânico é completamente espontâneo, embora muitos possam estar relacionados com excitação, esforço físico ou trauma emocional moderado. Os médicos devem tentar avaliar hábito ou situação que costuma preceder os ataques de um paciente. Essas atividades podem incluir uso de cafeína, álcool, nicotina ou outras substâncias; padrões incomuns de sono e de alimentação; e situações ambientais específicas.

O ataque com frequência começa com um período de 10 minutos de sintomas rapidamente crescentes. Os principais sintomas mentais são medo extremo e sensação de morte e tragédia iminentes. Os pacientes em geral não podem designar a fonte de seu medo, podem se sentir confusos e com problemas na concentração. Os sintomas físicos incluem tremor, taquicardia, palpitações, dor torácica, dispneia, tonturas, náuseas, sudorese, diaforese e parestesia de extremidades; raramente, pode-se ver hemianestesia, macropsia ou micropsia.[50] O ataque em si tem duração média de 5 a 15 minutos, geralmente, mas pode persistir por até 1 hora. Esses ataques podem surgir espontaneamente ou no contexto de outros transtornos ansiosos. Os pacientes tentam sair de qualquer situação em que estejam e procurar auxílio.

O exame formal do estado mental durante o ataque de pânico pode revelar ruminação, dificuldade de fala (gagueira) e comprometimento da memória. É possível experimentar depressão ou despersonalização durante um ataque. Os sintomas podem desaparecer de maneira rápida ou gradual. Entre os ataques, podem manifestar ansiedade antecipatória de terem um novo ataque. A distinção entre ansiedade antecipatória e transtorno de ansiedade generalizada pode ser difícil, embora aqueles com transtorno de pânico com ansiedade antecipatória possam apontar o foco de sua ansiedade.

Preocupações somáticas de morte por problemas cardíacos ou respiratórios podem ser o principal foco de atenção durante o ataque. Eles podem acreditar que as palpitações e a dor no peito indicam que estão para morrer. Até 20% deles de fato têm episódio de síncope durante os ataques de pânico.

É possível ver jovens fisicamente sadios e mesmo assim insistindo que podem morrer de ataque cardíaco. O diagnóstico de transtorno de pânico deve ser considerado.

As consequências psicossociais do transtorno de pânico, além da discórdia conjugal, podem incluir tempo perdido no trabalho, dificuldades financeiras relacionadas com essa perda e abuso de álcool e outras substâncias. Os médicos devem estar atentos para o risco de suicídio.

Diagnóstico diferencial

O diagnóstico diferencial para um paciente com transtorno de pânico inclui vários distúrbios médicos (Tabela 19.8), bem como outros transtornos mentais.[57]

Indícios de uma etiologia médica subjacente aos sintomas de pânico incluem a presença de características atípicas durante os ataques de pânico, como ataxia, alterações de consciência ou descontrole da bexiga; início de transtorno de pânico relativamente tarde na vida; e sinais e sintomas físicos indicativos de um problema clínico.[57]

Quanto aos transtornos mentais, deve ser diferenciado com outros transtornos de ansiedade, fobia social e específica, TEPT e TOC.

Curso e prognóstico

O transtorno de pânico geralmente tem início no fim da adolescência ou início da vida adulta, embora possa ocorrer na infância, início da adolescência ou meia-idade. Geralmente é crônico, mas pode ter o curso variado. Alguns podem ficar despreocupados em relação a essa condição, mas os ataques repetidos podem se tornar a principal preocupação. A frequência e a gravidade dos ataques podem oscilar e eles podem ocorrer várias vezes por dia ou por mês.

A frequência dos ataques pode variar ao longo dos anos ou décadas, com o paciente nunca experimentando qualquer intervalo livre de ataque. No outro extremo, veem-se prolongados intervalos sem ataque, e em pacientes com esse padrão pode-se falar de transtorno de pânico com episódio curto; os "episódios", caracterizados por ataques recorrentes, são separados uns dos outros por intervalos prolongados em que não ocorrem ataques espontâneos. Ao longo do tempo, e com ataques repetidos, a maioria dos pacientes começa a desenvolver apreensão crônica de que o próximo ataque ocorra a qualquer momento. Essa ansiedade antecipatória pode induzir o paciente a evitar situações nas quais ele pode não conseguir encontrar ajuda imediatamente, culminando na síndrome de agorafobia.[58]

A depressão pode complicar o quadro de sintomas em 40 a 80% de todos os pacientes, como estimado por vários estudos. Embora não sejam propensos a falar sobre ideação suicida, os pacientes apresentam maior risco para cometer suicídio. A dependência de álcool e de outras substâncias ocorre em cerca de 20 a 40% dos pacientes, e também pode se desenvolver um transtorno obsessivo-compulsivo. As intenções na família e o desempenho na escola e no trabalho costumam ser afetados. Aqueles com bom desempenho pré-mórbido e sintomas de duração breve tendem a ter bom prognóstico.

Tratamento

O tratamento inclui TCC e medicamentos.

Psicoterapia

Na TCC, seus dois focos principais são a instrução sobre falsas crenças do paciente e a informação sobre os ataques de pânico. O primeiro ponto é a interpretação equivocada de sensações corporais leves como sendo indícios de ataques de pânico, tragédia ou morte. O segundo inclui explicações sobre quando os ataques de pânico acontecem e sobre o fato de ocorrerem por tempo limitado e sem ameaça à vida.

As terapias familiares e de grupo podem ajudar os indivíduos afetados e suas famílias a ajustarem-se ao transtorno e às dificuldades psicossociais que ele possa ter precipitado.

Psicofarmacoterapia

Todos os ISRS são eficientes para o transtorno de pânico. A paroxetina e a paroxetina CR têm efeitos sedativos e tendem a acalmar os pacientes de imediato, o que leva a maior adesão e a menos interrupções, mas isso deve ser contrabalançado com seu potencial de ganho de peso.[59] O citalopram, o escitalopram, a fluvoxamina e a sertralina são também os mais bem tolerados.

Os benzodiazepínicos são agentes que têm início de ação mais rápido contra o pânico, por vezes na primeira semana, e podem ser utilizados por períodos longos sem o desenvolvimento de tolerância aos efeitos antipânico. O alprazolam tem

Tabela 19.8 Diagnóstico diferencial orgânico para o transtorno de pânico.

Doenças cardiovasculares Anemia, angina, insuficiência cardíaca congestiva, estados beta-adrenérgicos hiperativos, hipertensão, prolapso da valva mitral, infarto do miocárdio, taquicardia atrial paradoxal
Doenças pulmonares Asma, hiperventilação, embolia pulmonar
Doenças neurológicas Doença cerebrovascular, epilepsia, doença de Huntington, infecção, doença de Ménière, enxaqueca, esclerose múltipla, acidente vascular isquêmico
Doenças endócrinas Doença de Addison, síndrome carcinoide, síndrome de Cushing, diabetes, hipertireoidismo, hipoglicemia, hipoparatireoidismo, distúrbios da menopausa, feocromocitoma, síndrome pré-menstrual
Intoxicações por substâncias Anfetamina, nitrito de amido, anticolinérgicos, cocaína, alucinógenos, maconha, nicotina, teofilina
Abstinência de substâncias Álcool, anti-hipertensivos, opiáceos e opioides, sedativo-hipnóticos
Outras condições Anafilaxia, deficiência de B_{12}, desequilíbrios eletrolíticos, intoxicação por metais pesados, infecções sistêmicas, lúpus eritematoso sistêmico, artrite temporal, uremia

Adaptada de Sadock e Kaplan, 2017.[57]

sido o mais utilizado para o transtorno de pânico, mas estudos controlados demonstraram eficácia igual para o lorazepam, e relatos de caso também indicaram que o clonazepam pode ser eficaz.[59] Alguns pacientes utilizam benzodiazepínicos quando se defrontam com estimulo fóbico. Eles podem ser razoavelmente empregados como primeiro agente para o tratamento do transtorno de pânico enquanto a dose de um medicamento serotoninérgico estiver sendo titulada lentamente para uma dose terapêutica. Após 4 a 12 semanas, o uso dos benzodiazepínicos pode ser reduzido pouco a pouco, ao longo de 4 a 10 semanas, ao passo que o medicamento serotoninérgico é continuado.[60] A maior reserva entre os médicos relativa ao uso dos benzodiazepínicos para os transtornos de pânico é o potencial para dependência, comprometimento cognitivo e abuso, em especial após a utilização a longo prazo. Os pacientes devem ser instruídos a não dirigir ou operar equipamentos perigosos enquanto estiverem utilizando esses agentes. Embora provoquem sensação de bem-estar, sua interrupção provoca uma síndrome de abstinência bem documentada e desagradável. Relatos empíricos e pequenas séries de casos indicaram que a adição de alprazolam é uma das mais difíceis de superar, podendo requerer um programa abrangente de desintoxicação. A dose do benzodiazepínico deve ser reduzida lenta e gradativamente, e os efeitos esperados da retirada devem ser detalhados para o paciente.

É importante começar com uma dose baixa de antidepressivo, visto que doses iniciais altas podem precipitar piora das crises no primeiro momento. Uma vez atingida uma dose ótima, pode levar até 3 meses para se atingir um bom efeito profilático de novas crises. Os benzodiazepínicos têm ação rápida sobre o transtorno e podem ser auxiliares em casos graves ou no início do tratamento.[59,60]

Ainda pouco empregado clinicamente, o inositol é um isômero natural de glicose que é normalmente convertido em inositol 1,4,5-trifosfato que, por sua vez, funciona como um segundo mensageiro intracelular. Doses de 6.000 a 9.000 mg foram consideradas superiores ao placebo e comparáveis à fluvoxamina na prevenção a crises de pânico.[60]

A duração da farmacoterapia, uma vez eficaz, deve continuar por 8 a 12 meses. Como o transtorno de pânico é crônico, talvez para a vida toda, há recorrência quando o tratamento é interrompido. Estudos relataram que 30 a 90% dos indivíduos com a condição, e que receberam tratamento bem-sucedido, têm recaída quando a medicação é interrompida. Os pacientes podem ter mais probabilidade de recaída se estiverem recebendo benzodiazepínicos e se esse tratamento for interrompido de maneira a causar sintomas de abstinência.

Agorafobia

A palavra agorafobia é derivada de palavras gregas que significam "medo do mercado", o que sugere o medo de estar em áreas abertas e ocupadas. Pessoas com agorafobia desenvolvem o medo de lugares e situações das quais pode ser difícil ou constrangedor escapar no caso de sintomas de pânico ou ataque de pânico, de situações em que a ajuda pode não estar disponível se esses problemas ocorrerem. Pessoas com agorafobia podem ter medo de fazer compras em lojas lotadas; passar por ruas lotadas; cruzar uma ponte; viajar de ônibus, trem ou carro; comer em restaurantes; ou mesmo sair da casa. Os critérios diagnósticos para o transtorno, segundo o DSM-5-TR, são apresentados na Tabela 19.9.[2]

Epidemiologia

A agorafobia é 2 a 4 vezes mais comum em mulheres que em homens. Frequentemente, começa no fim da adolescência ou no início da vida adulta. Pode acompanhar o transtorno de

Tabela 19.9 Critérios diagnósticos para agorafobia.

A. Medo ou ansiedade marcante acerca de duas (ou mais) das cinco situações seguintes:
- Uso de transporte público (p. ex., automóveis, ônibus, trens, navios, aviões)
- Permanecer em espaços abertos (p. ex., áreas de estacionamentos, mercados, pontes)
- Permanecer em locais fechados (p. ex., lojas, teatros, cinemas)
- Permanecer em uma fila ou ficar em meio a uma multidão
- Sair de casa sozinho.

B. O indivíduo tem medo ou evita essas situações devido a pensamentos de que pode ser difícil escapar ou de que o auxílio pode não estar disponível no caso de desenvolver sintomas do tipo pânico ou outros sintomas incapacitantes ou constrangedores (p. ex., medo de cair nos idosos; medo de incontinência).

C. As situações agorafóbicas quase sempre provocam medo ou ansiedade.

D. As situações agorafóbicas são ativamente evitadas, requerem a presença de uma companhia ou são suportadas com intenso medo ou ansiedade.

E. O medo ou ansiedade é desproporcional ao perigo real apresentado pelas situações agorafóbicas e ao contexto sociocultural.

F. O medo, ansiedade ou esquiva é persistente, geralmente durante mais de 6 meses.

G. O medo, ansiedade ou esquiva causa sofrimento clinicamente significativo ou prejuízo no funcionamento social, profissional ou em outras áreas importantes da vida do indivíduo.

H. Se outra condição médica (p. ex., doença inflamatória intestinal, doença de Parkinson) está presente, o medo, ansiedade ou esquiva é claramente excessivo.

I. O medo, ansiedade ou esquiva não é mais bem explicado pelos sintomas de outro transtorno mental – por exemplo, os sintomas não estão restritos a fobia específica, tipo situacional; não envolvem apenas situações sociais (como no transtorno de ansiedade social); e não estão relacionados exclusivamente a obsessões (como no transtorno obsessivo-compulsivo), percepção de defeitos ou falhas na aparência física (como no transtorno dismórfico corporal) ou medo de separação (como no transtorno de ansiedade de separação).

Nota: a agorafobia é diagnosticada independentemente da presença de transtorno de pânico. Se a apresentação de um indivíduo satisfaz os critérios para transtorno de pânico e agorafobia, ambos os diagnósticos devem ser dados.

Adaptada de American Psychiatric Association, 2022.[2]

pânico ou não. O transtorno de pânico com agorafobia afeta cerca de 1,1% dos adultos americanos em algum momento de suas vidas.[61]

Características clínicas

Indivíduos com agorafobia evitam situações nas quais seria difícil obter ajuda. Eles preferem estar acompanhados por um amigo ou um familiar em ruas movimentadas, lojas superlotadas, espaços fechados como túneis, elevadores e veículos fechados como metrô, ônibus, avião. Podem insistir em ser acompanhados toda vez que saem de casa. O comportamento pode resultar em conflito conjugal, que pode ser mal diagnosticado como principal problema. Pessoas gravemente afetadas podem se recusar a sair de casa. Em especial, antes de um diagnóstico correto ser feito, elas podem ficar aterrorizadas por achar que estão ficando loucas.

Há dois tipos de agorafobia. No primeiro, visto na maioria dos casos, agorafobia representa uma complicação do transtorno de pânico, quando os pacientes desenvolvem medo de apresentar um ataque de pânico longe de casa ou sem condições de receberem ajuda imediata. Estes representam cerca de 30% nas amostras da comunidade e mais de 50% nas amostras clínicas. A maioria das pessoas com transtorno de pânico apresenta sinais de ansiedade e agorafobia antes do início do transtorno. No outro tipo, não há história de transtorno de pânico e os pacientes parecem incapazes de delimitar claramente o que eles temem que possa acontecer. Em muitos casos, os pacientes são capazes de superar sua insegurança se forem acompanhados por alguém em quem confiem.[62]

Diagnóstico diferencial

O diagnóstico diferencial para agorafobia inclui todos os transtornos clínicos que possam causar ansiedade ou depressão. Inclui também transtorno depressivo maior, esquizofrenia, transtorno de personalidade paranoide, transtorno da personalidade esquiva e transtorno de personalidade dependente.

Curso e prognóstico

A idade média geral de início para agorafobia é 17 anos, embora a idade de início sem ataques de pânico anterior seja de 25 a 29 anos. O curso é persistente e crônico, e a remissão completa sem tratamento é muito rara (10%). Acredita-se que a maioria dos casos de agorafobia seja provocada por transtorno de pânico. Quando este é tratado, a agorafobia melhora com o tempo. Para uma redução rápida e completa dessa condição, a terapia comportamental é indicada. Agorafobia sem história de transtorno do pânico é incapacitante e crônica, e os transtornos depressivos e a dependência de álcool muitas vezes complicam seu curso.

Tratamento

Psicoterapia

A psicoterapia de apoio envolve o uso de conceitos psicodinâmicos e uma aliança terapêutica para promover o enfrentamento adaptativo. As defesas adaptativas são encorajadas e fortalecidas e as mal-adaptativas são desencorajadas. O terapeuta auxilia no teste de realidade e pode oferecer conselho em relação ao comportamento. Na psicoterapia orientada ao *insight* o objetivo é aumentar o desenvolvimento de *insight* do paciente a respeito de conflitos psicológicos, que se não resolvidos podem se manifestar como sintomas comportamentais. Na terapia comportamental, o pressuposto básico é o de que a mudança pode ocorrer sem o desenvolvimento de *insight* psicológico das causas subjacentes. As técnicas incluem reforço positivo e negativo, dessensibilização sistemática, inundação, implosão, exposição gradual, prevenção de resposta, interrupção de pensamento, técnicas de relaxamento, terapia de controle do pânico, automonitoramento e hipnose. A terapia cognitiva é baseada na premissa de que o comportamento mal-adaptativo é secundário a distorções em como as pessoas se percebem e em como os outros as percebem. O tratamento é de curto prazo e interativo, com atribuição de lição de casa e tarefas a serem realizadas entre as sessões que enfocam a correção de suposições e cognições distorcidas. A ênfase é em confrontar e examinar situações que evocam ansiedade interpessoal e depressão leve associada. Importante enfatizar que foram desenvolvidos programas de computador para terapia virtual que possibilitam que os pacientes se vejam como avatares que são, então, colocados em espaços abertos ou superlotados como um supermercado. À medida que se identificam com os avatares em sessões virtuais repetidas, eles são capazes de dominar sua ansiedade por meio de descondicionamento.

A agorafobia pode ser tratada com terapia cognitivo-comportamental ou um programa comportamental de exposição gradual em direção à situação temida. No entanto, nos casos em que a agorafobia é secundária ao transtorno de pânico, primeiro devemos tratar o transtorno de pânico, até a remissão completa das crises, evitando que uma crise durante o trabalho de exposição ressensibilize o paciente.

Farmacoterapia

Os benzodiazepínicos são os agentes com início de ação mais rápido contra o ataque de pânico. Alguns pacientes os utilizam conforme necessário quando se defrontam com um estímulo fóbico. Alprazolam e lorazepam são os mais frequentemente prescritos. O clonazepam também demonstrou ser eficaz.[59] As maiores reservas entre os médicos relacionadas com a administração de benzodiazepínicos são o potencial para dependência, comprometimento cognitivo e abuso, sobretudo com uso a longo prazo. Entretanto, quando usados de maneira apropriada com supervisão médica, esses medicamentos são eficazes e, em geral, bem tolerados. Os efeitos colaterais mais comuns são tontura e sedação leves, que costumam ser atenuados pelo tempo ou pela mudança da dose. Deve-se ter cautela ao usar maquinário pesado ou perigoso ou ao dirigir, especialmente no início do tratamento ou quando a dose é mudada. Os benzodiazepínicos não devem ser utilizados em combinação com álcool porque podem intensificar seus efeitos. É melhor evitá-los também em indivíduos com histórias de abuso de álcool ou substâncias, a menos que existam razões inevitáveis para seu uso, como falha em responder a outras classes de medicamentos.

Foi demonstrado que os ISRS ajudam a reduzir ou prevenir recaídas de vários tipos de ansiedade, incluindo agorafobia. As doses efetivas são essencialmente as mesmas para o tratamento de depressão, embora seja costumeiro iniciar com doses mais baixas que na depressão para minimizar um efeito ansiolítico inicial, que é quase sempre de curta duração, e elevá-las de modo gradual até uma dose terapêutica. As principais vantagens dos antidepressivos ISRS incluem seu melhor perfil de segurança na superdosagem e carga de efeitos colaterais mais toleráveis. Os efeitos colaterais comuns da maioria dos ISRS são distúrbios do sono, sedação, vertigem, náuseas e diarreia; muitos desses efeitos adversos melhoram com o uso continuado. Outro efeito colateral bastante relatado dos ISRS é disfunção sexual, como diminuição da libido, ejaculação retardada em homens, orgasmos retardados em mulheres, que raramente melhora com o tempo ou com uma mudança para outro ISRS ou de um ISRS para um inibidor da recaptação de serotonina-norepinefrina (IRSN). As estratégias propostas para combater as disfunções sexuais em pacientes que recebam ISRS incluem uso adjuvante de ioimbina, bupropiona ou mirtazapina; redução da dose; ou uso adjuvante de sildenafila para os homens. Outra questão a ser considerada ao prescrever um ISRS é a possibilidade de uma síndrome de descontinuação se esses medicamentos forem interrompidos de forma repentina. Os sintomas dessa condição comumente relatados, que tendem a ocorrer 2 a 4 dias após a cessação do medicamento, incluem aumento da ansiedade, irritabilidade, tristeza, tontura ou vertigem, mal-estar, distúrbio do sono e dificuldade de concentração. Essa síndrome de descontinuação é mais comum entre ISRS com meias-vidas mais curtas, como a paroxetina.

Transtorno de ansiedade generalizada

O TAG é definido por níveis excessivos de ansiedade livre e flutuante, podendo ser direcionada para várias situações com impossibilidade de controle pelo paciente. Os critérios diagnósticos segundo o DSM-5-TR são apresentados na Tabela 19.10.[2]

Prevalência

O TAG é uma condição comum; a prevalência ao longo da vida varia de 2 a 6%. A proporção de mulheres para homens com TAG é de aproximadamente 2 para 1; entretanto, a proporção de mulheres para homens que estão recebendo tratamento hospitalar é de 1 para 1. Em clínicas de transtorno de ansiedade, 25% dos pacientes têm TAG. Alguma evidência indica que a prevalência de TAG é particularmente alta em contextos de cuidados primários.

Sua presença em parentes de primeiro grau dobra a prevalência de ansiedade ou transtornos internalizantes e um aumento de 5 a 6 vezes na prevalência de TAG em outros membros da família. Esse fato leva-nos a considerar componentes genéticos e ambientais na gênese do transtorno. Estudos mostram que herança genética é responsável por moderada parte da variância de TAG entre pais e filhos (0,30 a 0,38). Quanto às influências, supõe-se que os pais com TAG possam prejudicar o processamento de potenciais ameaças do ambiente de seus filhos, transmitindo a mensagem de que o mundo não é seguro, que não é possível suportar a incerteza, que emoções fortes devem ser evitadas, e que a preocupação ajuda a lidar com a incerteza, transmitindo assim estilos cognitivos que caracterizam o TAG.[63]

Tabela 19.10 Critérios diagnósticos para transtorno de ansiedade generalizada.

A. Ansiedade e preocupação excessivas (expectativa apreensiva), ocorrendo na maioria dos dias por pelo menos 6 meses, com diversos eventos ou atividades (como desempenho escolar ou profissional).

B. O indivíduo considera difícil controlar a preocupação.

C. A ansiedade e a preocupação estão associadas com três (ou mais) dos seguintes seis sintomas (com pelo menos alguns deles presentes na maioria dos dias nos últimos 6 meses): (*Nota*: apenas um item é exigido para crianças.)
- Inquietação ou sensação de estar com os nervos à flor da pele
- Fatigabilidade
- Dificuldade em concentrar-se ou sensações de "branco" na mente
- Irritabilidade
- Tensão muscular
- Perturbação do sono (dificuldade em conciliar ou manter o sono, ou sono insatisfatório e inquieto).

D. A ansiedade, a preocupação ou os sintomas físicos causam sofrimento clinicamente significativo ou prejuízo no funcionamento social, profissional ou em outras áreas importantes da vida do indivíduo.

E. A perturbação não se deve aos efeitos fisiológicos de uma substância (p. ex., substâncias psicoativas, medicamento) ou a outra condição médica (p. ex., hipertireoidismo).

F. A perturbação não é mais bem explicada por outro transtorno mental (p. ex., ansiedade ou preocupação quanto a ter ataques de pânico no transtorno de pânico, avaliação negativa no transtorno de ansiedade social [fobia social], contaminação ou outras obsessões no transtorno obsessivo-compulsivo, separação das figuras de apego no transtorno de ansiedade de separação, lembranças de eventos traumáticos no transtorno de estresse pós-traumático, ganho de peso na anorexia nervosa, queixas físicas no transtorno de sintomas somáticos, percepção de problemas na aparência no transtorno dismórfico corporal, ter uma doença séria no transtorno de ansiedade de doença ou o conteúdo de crenças delirantes na esquizofrenia ou transtorno delirante).

Adaptada de American Psychiatric Association, 2022.[2]

Comorbidade

É provável que TAG coexista com mais frequência com outro transtorno mental, talvez 50 a 90% dos pacientes, em geral, com fobia social, fobia específica, transtorno de pânico, transtorno depressivo, abuso de substância e distimia.

Etiologia

A causa do TAG não é conhecida; afeta um grupo heterogêneo de pessoas. Pelo fato de que certo grau de ansiedade seja normal e adaptativo, é difícil diferenciar a ansiedade normal da patológica, bem como fatores causadores biológicos de fatores psicossociais. Provavelmente ambos os fatores atuem em conjunto.

Fatores biológicos

As pesquisas têm focalizado os sistemas neurotransmissores do GABA e da serotonina. Embora se saiba que os benzodiazepínicos, que são agonistas de receptores benzodiazepínicos, reduzam a ansiedade, o flumazenil, um antagonista dos receptores benzodiazepínicos, e as β-carbolinas, agonistas reversos dos receptores de benzodiazepínicos, induzem-na.[64] Ainda não há dados convincentes, entretanto alguns pesquisadores se concentram no lobo occipital, que tem a concentração mais alta de receptores benzodiazepínicos no cérebro. Outras áreas do cérebro que têm sido, por hipótese, envolvidas nesse transtorno são os núcleos da base, o sistema límbico e o córtex frontal.[65] Diversos sistemas de neurotransmissores além da serotonina, que têm sido objeto de pesquisa, incluem a norepinefrina, o glutamato e os sistemas da colecistocinina. Evidências apontam menor sensibilidade de receptores α_2-adrenérgicos, como indicado pela liberação embotada do hormônio do crescimento após infusão de clonidina.

Estudos de imagens cerebrais em pacientes com TAG por PET relataram taxa metabólica mais baixa nos núcleos da base e na substância branca de pacientes com TAG que em controles normais. Em estudos genéticos verificou-se uma relação entre TAG e transtorno depressivo em mulheres. Cerca de 25% dos parentes em primeiro grau de pacientes com TAG também são afetados.[57] Os parentes masculinos têm probabilidade de desenvolver um transtorno por uso de álcool. Estudos com gêmeos relatam taxa de concordância de 50% em gêmeos monozigóticos e de 15% nos dizigóticos. Os riscos genéticos relativos em transtornos de ansiedade selecionados são apresentados na Tabela 19.11.

Anormalidades no eletroencefalograma (EEG) foram observadas no ritmo alfa e nos potenciais evocados. EEG do sono mostraram aumento da descontinuidade do sono, redução do sono delta, redução do estágio 1 e diminuição do sono de movimentos oculares rápidos (REM). Essas alterações em sua arquitetura são diferentes das observadas em pacientes com transtornos depressivos.

Fatores psicossociais

As principais escolas sobre o TAG são a cognitivo-comportamental e a psicanalítica. De acordo com a visão cognitivo-comportamental, os pacientes com TAG respondem de maneira incorreta e imprecisa aos perigos percebidos. Atribui-se que isso seja provocado pela atenção seletiva a detalhes negativos no ambiente, por distorções no processamento de informações e por uma visão global negativa sobre a própria capacidade de enfrentar os problemas. Na visão psicanalítica, postula-se a hipótese de que a ansiedade seja um sintoma de conflitos inconscientes não resolvidos.

Características clínicas

O TAG é caracterizado por preocupação e ansiedade frequentes, persistentes, desproporcionais ao impacto do acontecimento ou da circunstância que é o foco da preocupação excessiva. O início é gradual e pode ocorrer em adolescentes ou adultos jovens. Os pacientes experimentam uma sensação crônica e generalizada de ansiedade excessiva, apreensão, tensão, inquietação motora. Eles frequentemente se preocupam com o futuro e são facilmente assustados. Pode ocorrer sensação de tremor, taquicardia e suor frio. Insônia e alguns sintomas somáticos, como náuseas e cefaleia, são comuns. Apresenta curso crônico, porém pode diminuir de intensidade ao longo dos anos ou décadas e, em alguns casos, apresenta remissão espontânea.

A preocupação excessiva é o critério central do TAG e esta pode se relacionar com outras alterações cognitivas. Vários estudos vêm demonstrando alterações no processamento das informações em pacientes com TAG, entre eles foco aumentado em situações potencialmente ameaçadoras, dificuldade de desengajar a atenção destes, ocasionando prejuízo da atenção para outros estímulos do ambiente. Isso pode provocar queixa de dificuldade de evocar memórias pelos pacientes com o transtorno, porém esta tipicamente não está comprometida, mas sim, o foco atencional para o registro da memória.[38]

Além disso, estudos apontam para um viés de interpretação dos estímulos do ambiente desses pacientes, considerando ameaçadoras situações que normalmente não seriam. Situações ambíguas também são comumente interpretadas como ameaçadoras.[66]

Os correlatos neurais de preocupação incluem a ativação das regiões medulares pré-frontais e cinguladas anteriores, bem como o núcleo leito da estria terminal (NLET). Este está rapidamente se tornando uma região relevante de interesse na doença psiquiátrica relacionada com o estresse humano. Isso é resultado de seu papel estabelecido em estados de medo sustentado e comportamentos de apego social, que compreendem comportamentos agressivos, iniciação de prole e vínculo parental, mas, adicionalmente, de sua diversas anatomia, conectividade e recepção de subpopulações neuronais. As doenças psiquiátricas relacionadas com o estresse humano, como a ansiedade, o transtorno de estresse pós-traumático (TEPT) e as disfunções sociais, exibem mudanças de humor a longo prazo, excitação, alteração de sono, de apetite e interesse em interações sociais. O NLET processa informações e prontidão para responder a uma ameaça, mantendo informações *online* de uma vasta rede de conectividade.

Do mesmo modo, o circuito amígdala-córtex pré-frontal é provavelmente responsável pelos picos de ansiedade, característicos do curso livre e flutuante da doença. A localização e as vias exatas ainda não são bem definidas, porém as regiões do córtex pré-frontal dorsolateral parecem mediar o processamento de estímulos positivos, ao passo que o giro frontal inferior parece

Tabela 19.11 Riscos familiares em transtornos de ansiedade selecionados.

Transtorno	Prevalência na população (%)	Risco familiar relativo*
Transtorno de pânico	1 a 3	2 a 20
Transtorno de ansiedade generalizada	3 a 5	6
Transtorno obsessivo-compulsivo	1 a 3	3 a 5

*Razão de risco para parentes de casos *versus* risco para parentes de controles.
(Adaptada de Sadock e Kaplan, 2017.)[57]

ser mais específico para processamento de estímulos ameaçadores. Além disso, o córtex pré-frontal dorsolateral esquerdo parece modular o viés atencional a situações ameaçadoras.[67]

Diagnóstico diferencial

O TAG deve ser diferenciado de transtornos clínicos e de outros transtornos psiquiátricos. Transtornos neurológicos, endocrinológicos, metabólicos e relacionados com medicamentos e outras substâncias, muito semelhantes aos diferenciais do transtorno do pânico, podem ser distinguidos ou apresentar comorbidades com outros transtornos psiquiátricos, incluindo transtorno de pânico, fobias, TOC e TEPT, além de transtorno depressivo e abuso de substâncias médicas ou ilícitas.

Curso e prognóstico

Especificar a idade de início é difícil. A maioria relata apresentar estados ansiosos desde que pode se lembrar. Em geral, as pessoas procuram o médico por volta da faixa de 20 anos, como um primeiro contato. Entretanto, apenas 1/3 dos pacientes com TAG procura tratamento psiquiátrico. Muitos frequentam clínicos gerais, cardiologistas, pneumologistas, gastroenterologistas, em busca de tratamento para os componentes somáticos do transtorno. O início ocorre entre o fim da adolescência e o início da idade adulta. Os tipos de instalação precoce apresentam curso crônico e são resistentes a tratamento; podem durar a vida toda, além do risco de comportamento suicida.[68] A ocorrência de vários acontecimentos negativos aumenta a probabilidade de desenvolvimento e agravo do transtorno.

Tratamento

Tanto a terapia cognitivo-comportamental como os numerosos medicamentos parecem ser eficazes. Vários antidepressivos são eficazes, devendo ser administrados em doses comparáveis àqueles usados na depressão.

A pregabalina mostra-se útil no tratamento do TAG, podendo ser indicada como tratamento de primeira ou segunda linha.[69]

ASPECTOS GERAIS NO TRATAMENTO DOS TRANSTORNOS DE ANSIEDADE

Farmacoterapia

O tratamento farmacológico dos transtornos ansiosos (de pânico, de ansiedade generalizada, de ansiedade social e obsessivo-compulsivo) baseia-se no uso de antidepressivos e benzodiazepínicos, normalmente com os inibidores seletivos da recaptação da serotonina como a primeira escolha para a maior parte deles. Em metanálise de 2017 com 234 ensaios clínicos controlados e randomizados, Bandelow et al.[70] avaliaram o tamanho de efeito antes e após tratamento, comparado com controles, em um total de 37.333 pacientes. Os tratamentos farmacológicos apresentaram maior tamanho de efeito quando comparados com as psicoterapias [d de Cohen = 2,02 (1,90 a 2,15) contra 1,22 (1,14 a 1,30); P < 0,0001]. Comparando as diversas classes de fármacos, encontraram os seguintes tamanhos de efeito: 2,25 para os inibidores da recaptação da serotonina-norepinefrina (n = 23), 2,15 para os benzodiazepínicos (n = 42), 2,09 para os inibidores seletivos da recaptação da serotonina (n = 62) e 1,83 para os antidepressivos tricíclicos (n = 15). Em comparações diretas com grupos-controle, todos os medicamentos investigados, com exceção de citalopram, opipramol[71] e moclobemida, foram significativamente mais eficazes que o placebo.[72]

Em geral, o tratamento medicamentoso deve continuar por 12 meses ou mais após a remissão do quadro. Para evitar síndromes de abstinência, a dose deve diminuir lentamente durante um período de 2 semanas no término do tratamento. É comum que os pacientes tratados com medicamentos tenham recaída imediata após a interrupção da medicação, enquanto os ganhos das psicoterapias são mantidos por meses ou anos após o término do tratamento. No entanto, taxas substanciais de recaída também foram encontradas anos após o tratamento com TCC.[73]

Se após o tratamento com dose adequada durante 4 a 6 semanas não houver resposta, a medicação deve ser alterada. Uma análise mostrou que a chance de responder além da quarta semana foi de 20% ou menos se nenhum efeito tivesse ocorrido na segunda semana de tratamento, sugerindo troca de medicamentos ainda mais precoce.[72] Muitos pacientes que não responderam ao primeiro tratamento respondem quando uma classe diferente de antidepressivos é tentada (p. ex., mudança de um ISRS para outro ISRS, ou para um IRSN, ou vice-versa). Se a resposta parcial for observada após esse período, ainda existe a chance de o paciente responder depois de 4 a 6 semanas de terapia com doses aumentadas. Pacientes idosos podem levar mais tempo para mostrar resposta. Em pacientes que não respondem a substâncias psicotrópicas, geralmente é recomendada a adição de TCC. Uma combinação de antidepressivos e benzodiazepínicos às vezes é usada em casos refratários ao tratamento, porém esses últimos devem ser desencorajados por seu risco de dependência e por prejudicarem o processo de extinção em terapias de exposição.[74]

Tratamentos não farmacológicos

A psicoeducação deve ser oferecida para todos os pacientes, incluindo informações sobre a fisiologia dos sintomas ansiedade e das possibilidades de tratamento. Estudos mostram evidências iniciais de benefícios, como redução de cafeína, álcool e nicotina, acrescentando também a prática de meditação (*mindfulness*), exercícios físicos e respiratórios como ioga kundaliana e tai-chi, e acupuntura.

A TCC tem eficácia demonstrada para todos os transtornos de ansiedade, em uma grande quantidade de estudos controlados. Técnicas de exposição são o tratamento de primeira linha para os transtornos fóbicos ou quando há esquiva fóbica nos quadros ansiosos.[75]

Barlow et al.[76] recentemente publicaram dados de um protocolo de TCC transdiagnóstico, demonstrando resultados equivalentes aos protocolos específicos de TCC previamente validados para os transtornos de ansiedade (transtorno de pânico, transtorno de ansiedade generalizada, transtorno de ansiedade social e transtorno obsessivo-compulsivo). Houve pouca diferença nos resultados entre os dois protocolos, com taxa de abandono menor no protocolo unificado. Contudo, ainda são necessários outros estudos para comprovar esses dados.

CONCLUSÃO

Os transtornos de ansiedade são a classe mais prevalente de transtornos mentais, levando a alto impacto na qualidade de vida dos pacientes e elevados custos sociais, com prejuízos pessoais e ocupacionais. O conhecimento sobre a fisiopsicopatologia da ansiedade está evoluindo, e pode propiciar novas propostas terapêuticas, visando à eficiência no combate dos desfechos negativos que a ansiedade persistente pode causar. Ainda hoje, há um longo tempo entre o início dos sintomas e o início do tratamento na maioria dos casos. Precisamos estar aptos para um diagnóstico precoce, sobretudo em crianças e adolescentes, para evitar transtornos mais graves na vida adulta. Programas de prevenção incluem intervenções em grupo nas escolas, para aumentar a resiliência e favorecer a maneira como lidar com o estresse e as dificuldades do cotidiano, ensinar técnicas de relaxamento e a praticar estratégias de resolução de conflitos. Essas características poderiam sugerir políticas públicas de psicoeducação e tratamento precoce desses transtornos.

REFERÊNCIAS BIBLIOGRÁFICAS

1. Yerkes RM, Dodson JD. The relation of strength of stimulus to rapidity of habit-formation. J Comp Neurol Psychol. 1908;18:459-82.
2. American Psychiatric Association. Diagnostic and statistical manual of mental disorders, fifth edition, text revision. Washington: American Psychiatric Association; 2022.
3. Gray JA, McNaughton N. The neuropsychology of anxiety: an enquiry into the functions of the septo-hippocampal system. Oxford: Oxford University Press; 2000.
4. Blanchard DC. Translating dynamic defense patterns from rodents to people. Neurosci Biobehav Rev. 2017;76(Pt A):22-8.
5. Blanchard DC, Hynd AL, Minke KA et al. Human defensive behaviors to threat scenarios show parallels to fear- and anxiety-related defense patterns of non-human mammals. Neurosci Biobehav Rev. 2001;25(7-8):761-70.
6. Andrews G, Creamer M, Crino R et al. The treatment of anxiety disorders: clinician guides and patient manuals, second edition Cambridge: Cambridge University Press; 2003.
7. Mackinnon AJ, Henderson AS, Andrews G. Genetic and environmental determinants of the lability of trait neuroticism and the symptoms of anxiety and depression. Psychol Med. 1990;0(3):581-90.
8. Barlow DH. True alarms, false alarms, and learned anxiety. In: Barlow DH (Ed.). Anxiety and its disorders: the nature and treatment of anxiety and panic. 2. ed. New York: Guilford Press; 2002. p. 219-51.
9. Clark LA, Watson D. Tripartite model of anxiety and depression: psychometric evidence and taxonomic implications. J Abnorm Psychol. 1991;100(3):316-36.
10. Brown TA, Chorpita BF, Barlow DH. Structural relationships among dimensions of the DSM-IV anxiety and mood disorders and dimensions of negative affect, positive affect, and autonomic arousal. J Abnorm Psychol. 1998;107(2):179-92.
11. Craig AR, Franklin JA, Andrews G. A scale to measure locus of control of behaviour. Br J Med Psychol. 1984;57(Pt 2):173-80.
12. Duncan-Jones P, Fergusson DM, Ormel J et al. A model of stability and change in minor psychiatric symptoms: results from three longitudinal studies. Psychol Med Monogr Suppl. 1990;18:1-28.
13. Sylvester CM, Pine D. Anxiety disorders. In: Luby JL (Ed.). Handbook of preschool mental health: development, disorders, and treatment. 2. ed. New York: Guilford; 2016.
14. DuPont RL, DuPont CM, Rice DP. Economic costs of anxiety disorders. In: Stein, Hollander DJ (Eds.). Textbook of anxiety disorders. Washington: American Psychiatric Publishing; 2002.
15. Emdin CA, Odutayo A, Wong CX et al. Meta-analysis of anxiety as a risk factor for cardiovascular disease. Am J Cardiol. 2016;118:511-9.
16. Le'pine JP. The epidemiology of anxiety disorders: prevalence and societal costs. J Clin Psychiatry. 2002;63(Suppl 14):4-8.
17. Wang PS, Simon GE, Avorn J et al. Telephone screening, outreach, and care management for depressed workers and impact on clinical and work productivity outcomes: a randomized controlled trial. JAMA. 2007;298:1401-11.
18. Kessler RC, Ruscio AM, Shear K et al. Epidemiology of anxiety disorders. Curr Top Behav Neurosci. 2010;2:21-35.
19. First MB, Yousif LH, Clarke DE et al. DSM-5-TR: overview of what's new and what's changed. World Psychiatry. 2022 Jun;21(2):218-9.
20. Milrod B. The Gordian knot of clinical research in anxiety disorders: some answers, more questions. Am J Psychiatry. 2013;170(7):703-6.
21. Ginsburg GS, Becker EM, Keeton CP et al. Naturalistic follow-up of youths treated for pediatric anxiety disorders. JAMA Psychiatry. 2014;71:310-8.
22. Milrod B, Markowitz JC, Gerber AJ et al. Childhood separation anxiety and the pathogenesis and treatment of adult anxiety. Am J Psychiatry. 2014;171:34-43.
23. Battaglia M, Garon-Carrier G, Côté SM et al. Depress anxiety. Early childhood trajectories of separation anxiety: bearing on mental health, academic achievement, and physical health from mid-childhood to preadolescence. Depress Anxiety. 2017;34(10):918-27.
24. Pincus DB, Chase R, Chow CW et al. Efficacy of modified Parent-Child Interaction Therapy for young children with separation anxiety disorder. Paper presented at the the 44th annual meeting of the Association for Behavioral and Cognitive Therapies. San Francisco; 2010.
25. Viana AG, Beidel DC, Rabian B. Selective mutism: a review and integration of the last 15 years. Clin Psychol Rev. 2009;29:57-67.
26. Steinhausen HC, Juzi C. Elective mutism: an analysis of 100 cases. J Am Acad Child Adolesc Psychiatry. 1996;35(5):606-14.
27. Krysanski VL. A brief review of selective mutism literature. J Psychol. 2003;137(1):29-40.
28. Bray MA, Kehle TJ, Lawless KA et al. The relationship of self-efficacy and depression to stuttering. Am J Speech Lang Pathol. 2003; 12(4):425-31.
29. Black B, Uhde TW. Psychiatric characteristics of children with selective mutism: a pilot study. J Am Acad Child Adolesc Psychiatry. 1995; 34(7):847-56.
30. Wright HH, Cuccaro ML, Leonhardt TV et al. Case study: fluoxetine in the multimodal treatment of a preschool child with selective mutism. J Am Acad Child Adolesc Psychiatry. 1995;34(7):857-62.
31. Kessler RC, Chiu WT, Demler O et al. Prevalence, severity, and comorbidity of 12-month DSM-IV disorders in the National Comorbidity Survey Replication. Arch Gen Psychiatry. 2005;62:617-27.
32. Oosterink FMD, De Jongh A, Hoogstraten J. Prevalence of dental fear and phobia relative to other fear and phobia subtypes. Eur J Oral Sci. 2009;117:135-43.
33. Czajkowski N, Kendler KS, Tambs K et al. The structure of genetic and environmental risk factors for phobias in women. Psychol Med. 2011;41:1987-95.

34. Rachman S. The conditioning theory of fear-acquisition: a critical examination. Behav Res Ther. 1977;15:375-87.
35. Monroe SM, Simons AD. Diathesis-stress theories in the context of life stress research: implications for the depressive disorders. Psychol Bull. 1991;110:406-25.
36. Hettema JM, Neale MC, Kendler KS. A review and meta-analysis of the genetic epidemiology of anxiety disorders. Am J Psychiatry. 2001;158:1568-78.
37. Van Houtem CMHH, Laine ML, Boomsma DI et al. A review and meta-analysis of the heritability of specific phobia subtypes and corresponding fears. J Anxiety Disord. 2013;27:379-88.
38. Stein DJ, Hollander E, Rothbaum BO. Textbook of anxiety disorders. 2. ed. London: England American Psychiatric Publishing; 2009.
39. Stein MB, Stein DJ. Social anxiety disorder. Lancet. 2008;371:1115-25.
40. Steinert C, Hofmann M, Leichsenring F et al. What do we know today about the prospective long-term course of social anxiety disorder? A systematic literature review. J Anxiety Disord. 2013;27:692-702.
41. Majdandžić M, Möller EL, de Vente W et al. Fathers' challenging parenting behavior prevents social anxiety development in their 4-yearold children: a longitudinal observational study. J Abnorm Child Psychol. 2014;42:301-10.
42. Clauss JA, Blackford JU. Behavioral inhibition and risk for developing social anxiety disorder: a meta-analytic study. J Am Acad Child Adolesc Psychiatry. 2012;51:1066-75.e1.
43. Nikolić M, de Vente W, Colonnesi C et al. Autonomic arousal in children of parents with and without social anxiety disorder: a high-risk study. J Child Psychol Psychiatry. 2016;57:1047-55.
44. Fox AS, Kalin NH. A translational neuroscience approach to understanding the development of social anxiety disorder and its pathophysiology. Am J Psychiatry. 2014;171:1162-73.
45. Beidel DC, Turner SM. Shy children, phobic adults: nature and treatment of social phobia. 2. ed. Washington: American Psychological Association; 2007.
46. Stangier U, Schramm E, Heidenreich T et al. Cognitive therapy vs interpersonal psychotherapy in social anxiety disorder: a randomized controlled trial. Arch Gen Psychiatry. 2011;68:692-700.
47. Leichsenring F, Salzer S, Beutel ME et al. Psychodynamic therapy and cognitive-behavioral therapy in social anxiety disorder: a multicenter randomized controlled trial. Am J Psychiatry. 2013;170:759-67.
48. Bögels SM, Wijts P, Oort FJ et al. Psychodynamic psychotherapy versus cognitive behavior therapy for social anxiety disorder: an efficacy and partial effectiveness trial. Depress Anxiety. 2014;31:363-73.
49. Blanco C, Bragdon LB, Schneier FR et al. The evidence-based pharmacotherapy of social anxiety disorder. Int J Neuropsychopharmacol. 2013;16:235-49.
50. Canton J, Scott KM, Glue P. Optimal treatment of social phobia: systematic review and meta-analysis. Neuropsychiatr Dis Treat. 2012;8:203-15.
51. Gorman JM, Kent JM, Sullivan GM et al. Neuroanatomical hypothesis of panic disorder, revised. Am J Psychiatry. 2000;157(4):493-505.
52. Nardi AE, Freire RC, Zin WA. Panic disorder and control of breathing. Respir Physiol Neurobiol. 2009;167(1):133-43.
53. Onur E, Alkin T, Sheridan MJ et al. Alexithymia and emotional intelligence in patient with panic disorder, generalized anxiety disorder and major depressive disorder. Psych Quart. 2013;84:303.
54. Pilecki B, Arentofi A, McKay D. An evidence-based causal model of panic disorder. J Anxiety Disord. 2011;25:381.
55. Imai H, Tajika A, Chen P et al. Psychological therapies versus pharmacological interventions for panic disorder with or without agoraphobia in adults. Cochrane Database Syst Rev. 2016;10:CD011170.
56. Spatola CAM, Scaini S, Pesenti-Gritti P et al. Gene-environment interaction in panic disorder and CO2 sensitivity: effects of events occurring early in life. Am J Med Gen. 2011;156:79.
57. Sadock BJ, Kaplan VA. Compêndio de psiquiatria clínica. Sadock BJ, Sadock VA, Ruiz P (Coords.). 11. ed. Porto Alegre: Artmed; 2017.
58. Asmundson GJG, Taylor, S. Panic disorder with and without agoraphobia. In: Tasman A, Kay J, Lieberman J et al. (Eds.). Psychiatry. 3. ed. New York: Wiley; 2008.
59. Nardi AE, Valença AM, Freire RC et al. Randomized, open naturalistic, acute treatment of panic disorder with clonazepam or paroxetine. J Clin Psychopharmacol. 2011;31:259.
60. Bighelli I, Trespidi C, Castellazzi M et al. Antidepressants and benzodiazepines for panic disorder in adults. Cochrane Database Syst Rev. 2016;9:CD011567.
61. Grant BF, Hasin DS, Stinson FS et al. The epidemiology of DSM-IV panic disorder and agoraphobia in the United States: results from the National Epidemiologic Survey on Alcohol and Related Conditions. J Clin Psychiatry. 2006;67(3):363-74.
62. Lelliott P, Marks I, McNamee G et al. Onset of panic disorder with agoraphobia. Toward an integrated model. Arch Gen Psychiatry. 1989;46(11):1000-4.
63. Aktar E, Nikolić M, Bögels SM. Environmental transmission of generalized anxiety disorder from parents to children: worries, experiential avoidance, and intolerance of uncertainty. Dialogues Clin Neurosci. 2017;19(2):137-47.
64. Goodwin RD, Stein DJ. Anxiety disorders and drug dependence: evidence on sequence and specifity among adults. Psych Clin Neurosci. 2013;67:167.
65. Etkin A, Prater KE, Hoeft F et al. Failure of anterior cingulate activation and connectivity with the amygdala during implicit regulation of emotional processing in generalized anxiety disorder. Am J Psychiatry. 2010;167:545.
66. Mathews A, May J, Mogg K et al. Attentional bias in anxiety: selective search or defective filtering? J Abnorm Psychol. 1990;99(2):166-73.
67. Goodwin H, Yiend J, Hirsch CR. Generalized anxiety disorder, worry and attention to threat: a systematic review. Clin Psychol Rev. 2017;54:107-22.
68. Uebelacker L, Weisberg R, Lillman M et al. Prospective study on risk factors for suicidal behavior in individuals with anxiety disorders. Psychol Med. 2013;43:1465.
69. Generoso MB, Trevizol AP, Kasper S et al. Pregabalina for generalized anxiety disorder: an updated systematic review and meta-analysis. Int Clin Psychopharmacol. 2017;32(1):49-55.
70. Bandelow B, Michaelis S, Wedekind D. Treatment of anxiety disorders. Dialogues Clin Neurosci. 2017;19(2):93-107.
71. Gönüllü Ü, Üner M, Yener G et al. Introduction of sustained release opipramol dihydrochloride matrix tablets as a new approach in the treatment of depressive disorders. Int J Biomed Sci. 2006;2(4):337-43.
72. Baldwin DS, Stein DJ, Dolberg OT et al. How long should a trial of escitalopram treatment be in patients with major depressive disorder, generalised anxiety disorder or social anxiety disorder? An exploration of the randomised controlled trial database. Hum Psychopharmacol. 2009;24(4):269-75.
73. Durham RC, Chambers JA, Power KG et al. Long-term outcome of cognitive behaviour therapy clinical trials in central Scotland. Health Technol Assess. 2005;9(42):1-174.
74. Bandelow B, Michaelis S, Wedekind D. Treatment of anxiety disorders. Dialogues Clin Neurosci. 2017;19(2):93-107.
75. Bandelow B, Reitt M, Röver C et al. Efficacy of treatments for anxiety disorders: a meta-analysis. International Clinical Psychopharmacology. 2015;30(4):183-92.
76. Barlow DH, Farchione TJ, Bullis JR et al. The unified protocol for transdiagnostic treatment of emotional disorders compared with diagnosis-specific protocols for anxiety disorders: a randomized clinical trial. JAMA Psychiatry. 2017;74(9):875-84.

20 Transtornos por Uso de Substâncias Psicoativas

Ana Cecilia Petta Roselli Marques • Carla Bicca •
Carlos Alberto Iglesias Salgado •
Alexandrina Maria Augusto da Silva Meleiro

INTRODUÇÃO

O uso de substâncias que alteram o estado mental – as *substâncias psicoativas* (SPA) – insere-se nas várias culturas, acompanhando a história da humanidade.[1] Existem registros desde a Antiguidade sobre o uso voluntário de SPA com o objetivo de provocar alterações na percepção, de maneira a modificar a interação do homem com o mundo que o cerca e, portanto, o seu comportamento. Muito comumente, o uso de SPA faz parte de rituais ou envolve diferentes culturas, muitas vezes com fins recreativos, mas não raramente esse uso pode ser caracterizado como patológico.

A complexidade da diversidade cultural e das comunicações tem possibilitado a expansão e a generalização mundial de variados hábitos, entre eles o uso de SPA. Inadvertidamente, apesar da quantidade crescente de informações sobre os riscos, o homem se tem inclinado cada vez mais a usar variados diferentes meios para alterar seu estado mental. As consequências são, muitas vezes, mal avaliadas, e os resultados patológicos pesam na qualidade de vida dos usuários e de seus circunstantes, além de sobrecarregar sistemas de atenção à saúde. É enganoso associar o uso abusivo de SPA apenas às drogas ilícitas (de produção, comercialização e uso criminosos). De fato, o uso abusivo pode ocorrer com muitas drogas lícitas, cujo consumo é socialmente aceito, e pode provocar dependência e prejuízos econômicos, sociais, morais e emocionais.

No mundo ocidental, tabaco, álcool, maconha, anfetaminas, cocaína, heroína, benzodiazepínicos e opioides de uso oral ocupam papel de destaque epidemiológico,[2] com grande impacto nas comunidades.

A experiência de prazer provocada pelo consumo de uma SPA é intensa e única. Seu uso costuma iniciar-se por curiosidade ou pressão do grupo, de modo recreativo, mas pode tornar-se mais frequente ou intenso. Os fenômenos de neuroplasticidade desenvolvem-se ao longo do tempo. O sistema de recompensa passa a produzir secundariamente intensa fissura (*craving*) quando da falta dessa substância no organismo, o que desencadeia comportamentos exagerados de busca da droga. Nesse ponto, em geral, o indivíduo já se encontra em estado de dependência, e há prejuízos sociais, com redução da variedade de atividades, isto é, o indivíduo privilegia o uso da substância em detrimento de outras atividades. Forma-se, então, uma espiral de intensificação. Mais droga é buscada e consumida, porém a sensação de prazer não é mais a mesma, o que impõe a procura e o aumento das doses ou da frequência de uso. A tendência liberalizante que se vai implantando, a partir da maconha, desconsidera que ampliar a quantidade de novos usuários, em especial jovens, longe de trazer benefícios econômicos, implicará custo social, este sempre desproporcional e desvantajoso. Vale salientar que isso já ocorreu com relação ao álcool e ao tabaco. O mundo vive certa aversão a medidas restritivas, mas a simples liberação não parece ser claramente vantajosa quanto à tradicional criminalização das várias substâncias ilícitas.[3,4]

CLASSIFICAÇÃO DAS SUBSTÂNCIAS PSICOATIVAS

As SPA compõem um grupo heterogêneo organizado em função de sua ação preponderante. A Tabela 20.1 mostra as SPA epidemiologicamente mais relevantes. É importante considerar que o usuário contemporâneo se envolve comumente com várias substâncias, tornando sua avaliação e seu tratamento mais complexos. Ademais, comorbidades muito frequentes contribuem com patoplastia peculiar para cada caso. Esse fato sugere um universo psicopatológico específico dos dependentes químicos.[5,6]

Habitualmente ocorre aumento de dopamina com estímulos prazerosos, como consumo de alguns alimentos, atividade sexual, e aqueles provocados quando se olha para uma paisagem bonita ou se escuta uma música. As SPA, afora suas ações específicas de cada categoria, agem também nos neurônios dopaminérgicos.[7]

Tabela 20.1 Classificação das substâncias psicoativas epidemiologicamente relevantes.

Analgésicos	Codeína, fentanila, meperidina, metadona, morfina
Depressores	Álcool, barbitúricos, benzodiazepínicos, imidazopiridinas
Estimulantes	Anfetaminas, cafeína, cocaína, metanfetaminas, nicotina
Perturbadores	Alcaloides naturais, LSD, maconha, quetamina
Outros	Anabolizantes

LSD: dietilamida do ácido lisérgico.

CRITÉRIOS DIAGNÓSTICOS

O entendimento da dependência química ou transtorno por uso de SPA (TUS) como uma doença é algo relativamente recente. Seu registro formal, por meio de categorização, como a *Classificação Internacional de Doenças* (CID) da Organização Mundial da Saúde (OMS),[8] e o *Manual Diagnóstico e Estatístico de Transtornos Mentais* (DSM) da American Psychiatric Association[9] muito têm contribuído para aprimorar a qualificação geral da condição, sua epidemiologia, a abordagem clínica e o estabelecimento de políticas públicas específicas. Os critérios clínicos para dependência química utilizados nos manuais têm sido bastante estáveis. Correspondem em muito àqueles originalmente descritos por Edwards e Gross, em 1976, para identificação da dependência de álcool.[10] Esses autores apresentam sete critérios clínicos, abrangendo comportamento, neurobiologia e sociologia da dependência do álcool (Tabela 20.2).

Esse modelo, com ajustes a cada edição, vem sendo expandido a todas as SPA em ambos os manuais, o que enfatiza a sua importância. A OMS define uso nocivo como "um padrão de uso abusivo de substâncias psicoativas que está causando dano à saúde", o qual pode ser de natureza física, mental ou social. A intoxicação aguda ou "ressaca", por si só, não é considerada prejuízo à saúde. A existência da síndrome de abstinência ou de transtornos mentais relacionados com o consumo (p. ex., demência alcoólica) exclui esse diagnóstico. Os critérios para identificação de uso abusivo de substância estão relacionados nas Tabelas 20.3 e 20.4.

Tabela 20.2 Os sete critérios de Edwards e Gross para o diagnóstico de alcoolismo.[10]

- Estreitamento do repertório
- Saliência do comportamento de busca do álcool
- Aumento da tolerância ao álcool
- Sintomas repetidos de abstinência
- Alívio ou evitação dos sintomas de abstinência pelo aumento da ingestão da bebida
- Percepção subjetiva da necessidade de beber
- Reinstalação após a abstinência

Tabela 20.3 Critérios da 11ª *Classificação Estatística Internacional de Doenças e Problemas Relacionados à Saúde* (CID-11) para uso nocivo (uso abusivo) de substância.

- O diagnóstico requer que um dano real tenha sido causado à saúde física e mental do usuário
- Padrões nocivos de uso são frequentemente criticados por outras pessoas e estão associados a consequências sociais de vários tipos. O fato de um padrão de uso ou uma substância em particular não ser aprovado por outra pessoa/cultura ou esse consumo ter causado consequências socialmente negativas, como prisão ou brigas conjugais, não é, por si só, evidência de uso nocivo
- A intoxicação aguda ou a "ressaca" não se enquadra como evidência suficiente de dano à saúde requerido para a classificação como uso nocivo
- O uso nocivo não deve ser diagnosticado se houver síndrome de dependência, transtorno psicótico ou outro transtorno relacionado com o uso de drogas ou álcool

Tabela 20.4 Critérios diagnósticos para dependência de substância ou transtorno por uso de substância de acordo com a 4ª e a 5ª edições do *Manual Diagnóstico e Estatístico de Transtornos Mentais* (DSM-IV/DSM-5) e a 10ª e a 11ª revisões da *Classificação Estatística Internacional de Doenças e Problemas Relacionados à Saúde* (CID-10/CID-11).

DSM-IV (dependência)	DSM-5 (transtorno por uso de substância)	CID-10 (dependência)	CID-11 (dependência)
Bases do diagnóstico			
Padrão desadaptativo, com 3 ou mais critérios em 12 meses	Padrão problemático, com 2 ou mais critérios em 12 meses	Três em cinco manifestações simultâneas por 1 mês ou repetindo-se em 12 meses	Dois ou três achados centrais juntos repetindo-se em 12 meses ou contínuos em 1 mês
Critérios			
1. Desejo persistente ou fracasso em reduzir ou abster-se	1. Fissura pela substância	1. Fissura pela substância	1. Perda de controle sobre o uso da substância
	2. Desejo persistente ou fracasso em reduzir ou abster-se		
2. Uso prolonga-se por mais tempo do que o desejado	3. Uso prolonga-se por mais tempo do que o desejado	2. Perda do controle	
3. Abandono de atividades relevantes	4. Uso ocasiona fracasso em atividades relevantes	3. Abandono de prazeres ou responsabilidades por uso ou recuperação	2. O uso é prioridade, com prejuízo de atividades relevantes, apesar de problemas resultantes
4. Muito tempo gasto em obtenção, uso e recuperação	5. Muito tempo gasto em obtenção, uso e recuperação		
5. Tolerância	6. Tolerância	4. Tolerância	3. Neuroadaptação: tolerância, privação, alívio com o uso

Tabela 20.4 Critérios diagnósticos para dependência de substância ou transtorno por uso de substância de acordo com a 4ª e a 5ª edições do *Manual Diagnóstico e Estatístico de Transtornos Mentais* (DSM-IV/DSM-5) e a 10ª e a 11ª revisões da *Classificação Estatística Internacional de Doenças e Problemas Relacionados à Saúde* (CID-10/CID-11). *(Continuação)*

DSM-IV (dependência)	DSM-5 (transtorno por uso de substância)	CID-10 (dependência)	CID-11 (dependência)
6. Síndrome de privação	7. Síndrome de privação	5. Síndrome de privação	
7. Uso continuado, apesar de problemas sociais recorrentes*	8. Uso continuado, apesar de problemas físicos ou sociais	(Parcialmente coberto no critério 3)	(Parcialmente coberto no critério 2)
8. Uso nocivo recorrente, como dirigir intoxicado*	9. Uso recorrente com risco físico	–	–
9. Uso recorrente com prejuízo relevante em obrigações*	10. Abandono de atividades relevantes	(Parcialmente coberto no critério 3)	(Parcialmente coberto no critério 2)
10. Problemas legais recorrentes*	–	–	–

No DSM-5, varia a gravidade: com 2 ou 3 critérios, é leve; com 4 a 5, moderada; e, com 6 ou mais, grave. Os sete critérios de Edwards e Gross[10] também estão bem representados. *Esses critérios configuram uso abusivo no DSM-IV.

A intoxicação aguda (ou "ressaca"), por si só, não era considerada situação causadora de dano à saúde até a 4ª revisão do DSM. No DSM-5-TR, publicado, no Brasil, em 2023, a dependência é descrita como um transtorno decorrente da interação de aspectos genéticos, neurobiológicos e psicossociais.[9]

Ocorre um agrupamento de sintomas cognitivos, comportamentais e fisiológicos que alteram os circuitos cerebrais. O indivíduo continua usando a substância, a despeito de problemas significativos. O transtorno cursa com fissura e recaídas. O DSM-5-TR reclassificou o transtorno relacionado com o uso abusivo como TUS grau leve ou inicial. Isso inclui indivíduos, antes considerados sem transtorno, agora como dependentes.[9]

O TUS abrange 10 classes de SPA: (1) álcool; (2) cafeína; (3) *cannabis*; (4) alucinógenos (com categorias distintas para fenciclidina ou arilciclo-hexilaminas de ação similar e outros alucinógenos); (5) inalantes; (6) opioides; (7) sedativos, hipnóticos e ansiolíticos; (8) estimulantes (substâncias como anfetamina e cocaína); (9) tabaco; e (10) outras substâncias. Todas, direta ou indiretamente, ativam o sistema de recompensa do cérebro (Figura 20.1), reforçando os comportamentos de uso e alterando a avaliação de riscos, a ponto de favorecerem a ocorrência de atividades disfuncionais em detrimento das funcionais, ou seja, normais.

No DSM-5-TR, são propostos quatro grupos de critérios diagnósticos, sendo necessária a identificação e apenas dois critérios de qualquer um dos quatro grupos para o indivíduo receber o diagnóstico de dependência. O que varia, em um contínuo, é sua gravidade: leve (2 ou 3 critérios), moderada (4 ou 5) ou grave (6 ou mais). Seu curso pode ser classificado como um transtorno em remissão inicial, sustentada, em terapia de manutenção, em ambiente protegido.

O primeiro grupo de critérios (*A*) avalia o controle sobre o uso da substância. O indivíduo pode consumir a substância em quantidades maiores ou ao longo de um período maior do que pretendido originalmente. Pode expressar um desejo persistente de reduzir ou regular o uso da substância e relatar vários esforços malsucedidos para diminuir ou descontinuar esse consumo.

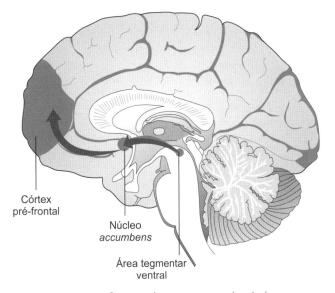

Figura 20.1 Sistema de recompensa do cérebro.

Pode gastar muito tempo para obter a substância, usá-la ou recuperar-se de seus efeitos. Em alguns casos de transtornos mais graves por uso de substância, praticamente todas as atividades diárias do indivíduo relacionam-se com a substância.

A fissura manifesta-se por meio de um desejo ou necessidade intensa de usá-la, o que pode ocorrer a qualquer momento, mas com maior probabilidade em um ambiente onde ela foi obtida ou usada anteriormente.

O segundo grupo (*B*) avalia o prejuízo social causado e é composto pelos três critérios a seguir:

- O uso recorrente de substâncias pode resultar no fracasso em cumprir as principais obrigações no trabalho, na escola ou no lar
- O indivíduo pode continuar o uso da substância apesar de apresentar problemas sociais ou interpessoais persistentes ou recorrentes causados ou exacerbados por seus efeitos

- Atividades importantes de natureza social, profissional ou recreativa podem ser abandonadas ou reduzidas devido ao uso da substância. O indivíduo pode afastar-se da família ou de atividades para usar a substância.

O uso arriscado da substância, mesmo sem dano, constitui o terceiro grupo de critérios (C) e compreende:

- Uso recorrente da substância em situações que envolvam risco à integridade física
- O indivíduo continua com o consumo da substância apesar de estar ciente de apresentar problemas físicos e/ou psicológicos persistentes ou recorrentes causados pelo uso
- Fracasso em abster-se mesmo diante da constatação do problema.

O grupo D abrange os seguintes critérios farmacológicos:

- Instala-se a tolerância quando uma dose acentuadamente maior da substância é necessária para obter o efeito desejado ou quando se obtém um efeito acentuadamente reduzido após o consumo da dose habitual. Pode variar de acordo com a substância e de um indivíduo para o outro
- Abstinência é uma síndrome que ocorre quando as concentrações de uma substância no sangue ou nos tecidos diminuem em um indivíduo que manteve uso intenso prolongado. Após desenvolver sintomas de abstinência, o indivíduo tende a consumir a substância para aliviá-los.

Não foi registrada abstinência significativa em seres humanos após o uso repetido de fenciclidina, de outros alucinógenos e de inalantes, portanto, esse critério não foi incluído no caso dessas substâncias. A tolerância e as manifestações de abstinência não são necessárias para o diagnóstico de TUS. Os transtornos induzidos por substâncias podem se apresentar em quadros de intoxicação ou abstinência. A intoxicação (não se aplica ao tabaco) caracteriza-se por: (1) uso recente da SPA em maior quantidade do que o organismo pode suportar; (2) vários sintomas e sinais físicos e psíquicos; (3) nenhuma condição médica ou transtorno mental agudo ou crônico que possa explicar esses sinais e sintomas. A abstinência refere-se a: (1) quadros que se instalam quando o uso da substância é reduzido ou interrompido; (2) sofrimento; e (3) inexistência de qualquer outra condição médica.

Os critérios atuais e da CID-11, divulgados pela OMS em 2018, apresentados na Tabela 20.4, estão sendo implantados em 2023 no Brasil. A comparação dos manuais reforça a percepção do valor dos critérios descritos por Edwards e Gross.[10] Os sete critérios permanecem como um guia relevante também para o clínico.

No capítulo sobre os TUS do DSM-5-TR, adicionou-se um quadro clínico de alteração cognitiva moderada induzida por estimulantes (*stimulant-induced mild neurocognitive disorder*), com sintomas como dificuldade na aprendizagem e na memória, e também disfunção executiva, atualizando o DSM-5.[11] Da mesma maneira, no DSM-5-TR a síndrome de privação para *Cannabis* e a relevância da fissura como sintoma de dependência são fenômenos muito mais destacados do que na versão anterior.

NEUROBIOLOGIA DO TRANSTORNO POR USO DE SUBSTÂNCIAS PSICOATIVAS – DEPENDÊNCIA QUÍMICA

Indivíduos com baixo nível de autocontrole, ou seja, reflexo de deficiências nos mecanismos cerebrais de inibição, podem ser particularmente predispostos a desenvolver TUS. Esses indivíduos suscetíveis e expostos ao uso repetido e tipicamente intenso de SPA desenvolvem a dependência química.[12,13] O fenômeno descrito na CID-11 e no DSM-5-TR é associado a alterações cerebrais que tendem a se perpetuar, o que justifica as recaídas, apesar de esforços quanto a mudanças significativas no estilo de vida dos usuários de várias substâncias. Os circuitos cerebrais relacionados com o reconhecimento e a procura por gratificação são alterados pelo uso de SPA. Sua regulação e o consequente limiar para a percepção de gratificação são alterados em um novo equilíbrio disfuncional de difícil reversão. A reintrodução do uso contribui para reconsolidar memórias prazerosas relacionadas com resultados favoráveis. Por esse motivo, é frágil o registro de lembranças aversivas clinicamente associáveis aos problemas decorrentes do uso. Um ciclo patológico acompanha a história natural da dependência química. Esse sistema de gratificação parece responder à liberação de dopamina associada ao uso das substâncias da preferência de cada indivíduo. A combinação de resposta peculiar ao estresse e o reforço decorrente da alteração de vias dopaminérgicas contribuíram para o entendimento do fenômeno. As vias dopaminérgicas disfuncionais, pela escassez de função, por um lado, e por reatividade intensa à ativação dopaminérgica pela administração de substâncias, por outro, podem explicar melhor ainda a perpetuação do uso de SPA. As SPA agem nos neurônios dopaminérgicos, ou seja, as células nervosas cujo principal neurotransmissor é a dopamina.[7]

Induzem um aumento brusco e exacerbado de dopamina no núcleo *accumbens*, mecanismo reforçador compartilhado por SPA e comportamentos aditivos. Esse sinal reforçador, associado a sensações de prazer, estimula a busca pela droga. Ambos os sistemas, mesolímbico e mesocortical, funcionam paralelamente entre si e com as demais estruturas cerebrais, configurando o sistema de recompensa cerebral. A dopamina é o principal neurotransmissor desse sistema, porém não o único. A serotonina, a norepinefrina, o glutamato e o ácido gama-aminobutírico (GABA) são neurotransmissores responsáveis pela modulação do sistema nervoso central (SNC) e atuam no sistema de recompensa (Figura 20.2).

Indivíduos suscetíveis experimentam SPA e podem evoluir desde o desejo por seus efeitos à contingência da necessidade de repetir o uso, de modo típico, independentemente do prazer ou do desejo originalmente envolvido.

Cabe atenção à variabilidade da suscetibilidade relacionável com idade de uso, pois indivíduos de mais idade, com resposta atenuada dos sistemas dopaminérgicos, são menos propensos a desenvolver adição ou dependência. Esse fato reforça a relevância de ações precoces em prevenção que possibilitem, no mínimo retardar a experimentação de SPA.[14]

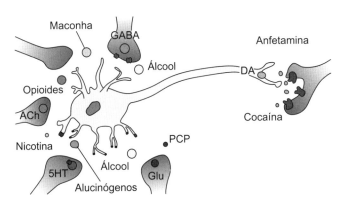

Figura 20.2 Neurônio dopaminérgico da via mesolímbica, que parte da área tegmentar ventral (à esquerda) e inerva o núcleo accumbens (à direita). GABA: ácido gama-aminobutírico; DA: dopamina; ACh: acetilcolina; 5HT: serotonina; Glu: glutamato; PCP: fenciclidina.

O modelo dopaminérgico é clinicamente representativo do que se passa nas adições ou adicções. Esse processo é esquematizado didaticamente na Figura 20.3.[15]

EPIDEMIOLOGIA

Pesquisas epidemiológicas sobre o consumo de álcool e outras SPA entre os jovens, no Brasil e no mundo, mostram que a experimentação acontece na passagem da infância para a adolescência. Até os 10 anos, as crianças não fumam nem demonstram intenção de fumar, diferentemente do que acontece com a bebida alcoólica. Esta já parece estar no imaginário de crianças e adolescentes, que dizem que "em algum momento na vida" irão beber. Parece relevante investigar também o impacto dos anúncios, para além de seu conteúdo que documenta estratégias dos produtores.[16,17] Em geral, o uso de SPA inicia-se na adolescência, aproximadamente aos 13 anos, por meio das drogas lícitas para adultos (álcool e tabaco têm venda proibida para menores de 18 anos). Seu impacto cognitivo é significativo.[18]

Até o início da década de 1980, os estudos epidemiológicos não encontravam taxas de consumo alarmantes entre estudantes. A partir de 1987, pesquisas realizadas pelo Centro Brasileiro de Informações sobre Drogas Psicotrópicas (Cebrid), da Universidade Federal de São Paulo, em escolas públicas em dez capitais brasileiras registraram uma tendência ao crescimento do consumo de SPA por estudantes. O álcool e o tabaco são as substâncias mais usadas, tanto no momento atual, quanto ao longo da vida. São também aquelas com a maior taxa de consequências.[19]

Uma pesquisa entre estudantes mostrou que, entre os alunos do 9º ano, 5,8% dos meninos admitiram ter fumado nos últimos 30 dias, contra 5,4% das meninas; na estratificação por idade, o uso de tabaco foi maior entre os meninos mais velhos (16 a 17 anos, 10,1% versus 13 a 15 anos, 5,3%), e a diferença foi menor entre as meninas (6,7% versus 5,6%). Nessa pesquisa, o uso de maconha foi de 4,1% entre os meninos e 3,5% entre as meninas. Esse uso também foi maior em indivíduos mais velhos – 4,2% (13 a 15 anos) e 7,4% (16 a 17 anos) –, e entre os meninos (4,2% e 8,6%) comparativamente às meninas (4,2% e 5,8%).[20]

Mais de 50% dos adolescentes em diferentes países no mundo ingerem álcool regularmente, e pelo menos 1% deles faz uso abusivo ou apresenta dependência. O perfil dos usuários é de homens mais velhos, moradores das grandes cidades, que fumam e usam outras drogas, e estão mais envolvidos com a violência doméstica. Estudos com adultos jovens revelam que o uso de múltiplas substâncias é um fenômeno generalizado e multifacetado que normalmente surge durante a adolescência.[21,22]

O estudo do Instituto Brasileiro de Geografia e Estatística (IBGE), em 2019, mostrou que mais da metade (55,9%) dos jovens, entre 13 e 15 anos, e 76,8%, entre 1 e 17 anos, já consumiu

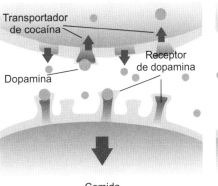

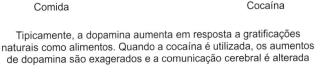

Figura 20.3 Modelo cerebral da dependência química: as vias dopaminérgicas são muito relevantes para explicar alterações persistentes no sistema cerebral de gratificação.[15]

ao menos uma dose de bebida alcoólica. Isso corresponde a uma lata de cerveja, uma taça de vinho ou uma dose de cachaça ou uísque.[23] No mesmo estudo, 12,1% já usaram alguma droga ilícita. A participação dos meninos foi menor (11%) do que a das meninas (13,1%).

Estudos populacionais recentes, realizados no Brasil em 2006 e 2012, confirmam a iniciação precoce abaixo dos 13 anos para drogas que só eram experimentadas em fase da vida mais tardia e também descrevem um padrão compulsivo de consumo (*binge*).[24,25]

A edição de 2023 do relatório do European Monitoring Centre for Drugs and Drug Addiction (EMCDDA)[26] destaca que os jovens europeus estão frequentemente na vanguarda da mudança social, e as tendências ascendentes ao consumo de álcool e drogas ilícitas por eles constituem um importante desenvolvimento social na União Europeia (UE). Os jovens agora têm acesso a uma gama cada vez maior de substâncias e as usam em combinação com o álcool. Padrões novos e mutáveis de uso de SPA representam um desafio particular para os formuladores de políticas públicas desenvolverem ações apropriadas e efetivas.

A maioria dos jovens na UE nunca consumiu drogas ilícitas, mas, entre os que o consumiram, a *Cannabis* é a mais consumida. Em geral, a probabilidade de os jovens se embriagarem ou adquirirem maconha ou outras drogas ilícitas, bem como sua vontade de experimentar essas substâncias, aumenta acentuadamente com a idade. A "curiosidade" costuma ser apontada como o principal motivo para experimentá-las. Em geral, homens usam mais drogas e álcool do que as mulheres, mas essa diferença está diminuindo em relação ao consumo excessivo de álcool.

A evolução do uso experimental para o dependente varia de 10 a 30%.[24,27] Um estudo brasileiro de 2005 que avaliou 183 dependentes de SPA que procuraram tratamento já mostrava que 45,3% dos entrevistados usavam três ou mais drogas. Deles, 19,6% apresentavam critérios para dependência de três substâncias.[28] Muitas vezes, o uso de solventes introduz a história de consumo de drogas psicotrópicas ilícitas, iniciado na adolescência, em contexto grupal, e associa-se a um padrão de comportamento desviante em adolescentes e à dependência, na idade adulta, de álcool, cocaína, *crack* e opioides.[27] No Brasil, 6,1% da população já fez uso de solventes, e a dependência química alcança 0,2% desse contingente.[29] Estudo de 2003[30] já estimava que entre 60 e 90% dos dependentes de cocaína tinham diagnóstico de uso abusivo ou dependência de álcool.

Um estudo da evolução de uso de álcool e tabaco entre jovens brasileiros mostra que é possível mudar tendências.[31] Entre 1989 e 2010, o uso de álcool entre adolescentes no Brasil decaiu de 62,2% para 42%, e o de tabaco, de 16,8% para 10,4%. Mesmo com redução de prevalência em 21 anos, o consumo de álcool manteve-se mais expressivo do que o de tabaco.

Estudo brasileiro entre estudantes[32] verificou que o sexo feminino associa-se a menor consumo de álcool no período analisado, mas em maiores quantidades (cinco ou mais doses). A condição econômica e a remuneração estão positivamente relacionadas com o consumo de álcool, que aumenta com a idade do aluno. Ter amigos que usam álcool, tabaco e drogas ilícitas prediz uso de álcool pelos estudantes. A prática de atividades físicas aumentou a chance de os estudantes do sexo masculino consumirem álcool.

O polisuso de drogas parece ser epifenômeno de histórias de vida que envolvem experiências precoces desfavoráveis. Estudo brasileiro em três cidades[33] avaliou 5.213 jovens com idade média de 13,2 anos. Os autores identificaram três categorias latentes: abstinentes (63,4%), usuários de álcool (29,5%) e poliusuários de drogas (7,1%). Aqueles com atitudes negativas associadas a experiências desfavoráveis cedo na vida compunham o grupo de poliusuários.

Há, portanto, numerosas evidências de que, quanto mais avançada a idade do experimentador, menor a chance de ele desenvolver o TUS, que causa implicações significativas na regulação da promoção de produtos como o álcool e tabaco. O papel da sociedade em propiciar o desenvolvimento saudável também ganha destaque na prevenção, em especial ao polisuso de drogas (nos casos mais graves), dentre os usuários que vão procurar o sistema de Saúde.

ABORDAGENS TERAPÊUTICAS

Identificação, triagem e intervenção mínima

O sucesso do tratamento da dependência de álcool, tabaco e outros psicotrópicos depende de uma investigação ampla, finalizando-se com uma pesquisa específica sobre a relação do indivíduo com as drogas.[34] A triagem ou o rastreamento do consumo de SPA deve incluir investigação da história do uso, do padrão, da quantidade e do uso mais recente, assim como avaliação das consequências.[35]

Um conceito clínico interessante é o de "pré-adição", análogo ao pré-diabetes, para o qual uma abordagem precoce é recomendada. Parece coerente com relação àqueles que apresentam o TUS leve, segundo critérios do DSM-5-TR.[36]

O estado motivacional[37] é outro aspecto que deve ser observado na avaliação inicial, mas também no acompanhamento. Isso porque dele dependem a construção do vínculo, do diagnóstico multidimensional, do pareamento com a intervenção mais ajustada do indivíduo e o controle. Cabe lembrar também que motivação é flutuante, variando muito entre cada contato do usuário com o atendimento.

Qualquer avaliação inicial em saúde tem como objetivo coletar dados do indivíduo para identificá-lo social, demográfica e economicamente. Devem-se: pesquisar seu estado de saúde e possíveis alterações, investigar sua história clínica e seus antecedentes familiares, desenvolver a hipótese diagnóstica e planejar seu cuidado. Isso vale também para usuários de SPA.[35]

Algumas justificativas devem ser consideradas para o desenvolvimento de uma avaliação, com triagem específica quanto a uso, uso abusivo e dependência de SPA por profissionais de Saúde, conforme a Tabela 20.5.

Com o objetivo de detectar usuários problemáticos, nocivos ou de risco para álcool, tabaco e outras substâncias, a entrevista inicial deve ser conduzida de maneira clara, simples, breve, flexível,

Tabela 20.5 Justificativas para a avaliação em saúde com triagem específica.

- Não existe uso seguro de drogas[38]
- O uso problemático e a dependência de drogas são pouco diagnosticados[39-41]
- O que ocorre mais frequentemente é a abordagem das complicações clínicas[42]
- A demora em fazer o diagnóstico piora o prognóstico[43]
- Existe deficiência dos profissionais sobre o conhecimento do tema[44]

mas ampla para, ao fim, focalizar os hábitos do indivíduo quanto a seu padrão de consumo. Na entrevista inicial, é possível empregar questionários e escalas que corroborem o diagnóstico clínico, proporcionando mais consistência à intervenção e melhora na adesão.[34] Essas escalas são simples e rápidas, com uma triagem mínima, e podem ser aplicadas também nas unidades básicas ou em outras situações de contato com os usuários de SPA, por qualquer membro de uma equipe multiprofissional.[35]

Alguns sintomas mais frequentes são considerados sinalizadores de uso problemático de SPA, como os descritos na Tabela 20.6. Eles podem ser detectados ao longo da coleta da história do problema atual e durante o exame do estado mental.[35] Após a história do problema até a queixa atual, ou seja, a anamnese completa, processa-se também o exame físico. É muito importante pesquisar o início do consumo e outros eventos relacionados, como último uso, via de administração, quantidade e ambiente, entre outros. Os sinais comuns do uso de SPA que podem ser detectados ao exame físico também estão relacionados na Tabela 20.6.

Não existem análises bioquímicas específicas, patognomônicas para o uso de SPA, contudo, algumas dosagens enzimáticas sanguíneas, para avaliar o funcionamento hepático e o risco cardiovascular, bem como exames complementares relacionados com as complicações, podem contribuir para o diagnóstico. Planejamento terapêutico individualizado deve ser instituído com ações médicas compatíveis com a gravidade do problema.[35]

Com a colaboração do indivíduo e a percepção de que naquele momento se inicia um novo processo, é mais fácil fechar o diagnóstico relacionado com o uso de SPA. Para apresentar o primeiro diagnóstico para o usuário, qualquer que seja sua relação com a droga, sete etapas devem ser seguidas,[45] conforme exposto na Tabela 20.7.

Ao fim da avaliação, realizada triagem ou rastreamento dos problemas relacionados com o uso de drogas quanto à sua repercussão, pode-se fazer a classificação em:[46]

- Uso sem problemas: nesse caso, recomenda-se informar que não existe uso seguro de SPA, além de investigar melhor se há história familiar
- Uso com problemas, mas sem dependência: é necessário reduzir o consumo e, para isso, o paciente deve assumir a responsabilidade em mudar o comportamento e retornar para nova avaliação
- Uso dependente: são detectados sinais e sintomas de tolerância e problemas em função do uso; uma investigação aprofundada realizada por um especialista revelará o diagnóstico.

Usa-se a CID-11 para classificar o comportamento do indivíduo como uso nocivo ou dependência.[8]

Em resumo, a avaliação inicial em qualquer ambiente, ou seja, hospital geral ou psiquiátrico, ambulatório geral ou psiquiátrico e consultório, direcionada para o uso de álcool, tabaco e outras substâncias, deve incluir as premissas relacionadas na Tabela 20.8.[35,47,48]

Nos serviços especializados, a avaliação deverá ser mais aprofundada para que se apliquem intervenções mais complexas, como o tratamento das comorbidades psiquiátricas (Tabela 20.9).

Tabela 20.6 Sintomas e sinais sinalizadores (*red flags*) de uso problemático de substâncias psicoativas.

Sintomas	Transtorno do sono, depressão, ansiedade, humor instável, irritabilidade exagerada, alterações da memória e da percepção da realidade, faltas frequentes no trabalho, na escola ou em compromissos sociais, alterações da pressão arterial, problemas gastrintestinais, história de traumas e acidentes frequentes, disfunção sexual
Sinais	Tremor leve (sugestivo de uso de diferentes substâncias), pressão arterial lábil (sugestiva de síndrome de abstinência), hipertensão arterial sistêmica, taquicardia e/ou arritmia cardíaca (sugestivas de uso de estimulantes ou síndrome de abstinência), aumento do fígado, irritação nasal (sugestiva de tabagismo ou inalação de cocaína), irritação das conjuntivas (pressuposição de uso de maconha, álcool, nicotina ou *crack*); odores de álcool, maconha ou nicotina nas roupas, síndrome da higiene bucal (que mascara o cheiro de álcool ou tabaco), uso frequente de colírio

Tabela 20.7 Etapas a serem seguidas para o diagnóstico de uso problemático de substâncias psicoativas.

1. Ter clareza dos critérios positivos e negativos para uso problemático
2. Explicar qual foi o método adotado
3. Afirmar que estar com o problema não é culpa do paciente
4. Definir que, a partir de agora, o paciente será responsável pela etapa subsequente
5. Apresentar o plano de intervenção mínima ou encaminhar o paciente para um serviço especializado em função da necessidade de aprofundamento da investigação
6. Sugerir a participação de um familiar ou amigo e, no caso dos adolescentes, explicar sobre a necessidade da participação de um responsável
7. Planejar o retorno de avaliação

Tabela 20.8 Premissas da avaliação inicial em qualquer ambiente direcionada para substâncias psicoativas (SPA).[35,47,48]

1. Todos os indivíduos devem ser questionados sobre o uso de SPA e um amplo espectro de problemas relacionados a isso por meio de:
   - Anamnese geral detalhada
   - Anamnese focal, breve, empática e flexível sobre o uso de drogas e problemas
   - Frequência de uso
   - Quantidade
   - Via de administração
   - Último uso e sinais e sintomas de intoxicação ou possível síndrome de abstinência
2. Avaliação da motivação e intervenção mínima para mantê-la
3. Diagnóstico claro do uso nocivo ou necessidade de aprofundar o diagnóstico em um serviço especializado com investigação de outras morbidades associadas
4. Exames psíquico e físico
5. Devolutiva dos resultados das escalas aplicadas
6. Definição do acompanhamento:
   - Se orientado e encaminhado para outro serviço, agendar a contrarreferência, ou seja, ele deve voltar para reavaliar a intervenção mínima pessoalmente, e por meio de contato com o serviço para o qual o paciente foi referendado
   - Se aplicada somente a intervenção mínima, ou seja, se não houve necessidade de avaliação especializada, agendar as sessões seguintes para continuar a análise de metas, motivação e outras necessidades

Tabela 20.9 Recomendações gerais sobre a avaliação inicial de uso abusivo ou dependência de substância psicoativa (SPA) em qualquer serviço de Saúde.

- Todo profissional de Saúde deve investigar o uso de SPA nos indivíduos que busquem assistência, com atenção especial para crianças e adolescentes
- Os indivíduos que fazem uso problemático de SPA devem receber informações básicas sobre os conceitos de uso abusivo e dependência, e orientações para diminuir seu consumo
- Intervenções breves, como a entrevista motivacional, podem ser eficazes
- Técnicas de confronto devem ser evitadas
- Caso o profissional não se sinta apto a intervir, ele deve motivar o paciente a procurar ajuda especializada, realizando o encaminhamento
- A seguir, deve estabelecer um sistema de referência e contrarreferência para cada caso

Para melhor entendimento, convém observar atentamente as Figuras 20.4 a 20.6, que mostram o trajeto que deve ser realizado com os pacientes com TUS. As etapas são dinâmicas: pode-se voltar para passos anteriores conforme a evolução e a recaída do indivíduo.

SUBSTÂNCIAS EPIDEMIOLOGICAMENTE MAIS SIGNIFICATIVAS NO BRASIL

Estimulantes do SNC

A cocaína na forma inalada, fumada ou injetada, bem como outros psicotrópicos da mesma classe farmacológica, como a nicotina, a cafeína e os derivados anfetamínicos como *ecstasy* (metilenodioximetanfetamina [MDMA]) e similares, apresentam múltiplas ações periféricas e centrais, desde propriedades vasoconstritoras e anestésicas, e até de estimulação.[49,50] Agudamente produzem um quadro de euforia, vigília e anorexia, com sintomas físicos de natureza autonômica.[51]

Particularidades sobre cada substância, como a dose de cocaína ou a quantidade de comprimidos de anfetaminas necessária para desencadear graves danos à saúde, ainda estão pouco elucidadas. Acredita-se que o consumo aproximado de 2 a 4 mg/kg de cocaína reduza significativamente o fluxo coronariano e aumente a frequência cardíaca e a pressão arterial.[52] Além da toxicidade inerente a cada substância, a concomitância de acometimentos nos órgãos mais afetados pela ação simpatomimética torna seus portadores ainda mais suscetíveis a complicações, como coronariopatias, hipertensão arterial sistêmica, aneurismas, epilepsias e doenças pulmonares crônicas.[53] O United Nations Office on Drugs and Crime relatou aumento na produção mundial dessa droga, após queda relativa, por volta de 2013 e 2014. No Brasil (Figura 20.7),[54] as apreensões e os transtornos relacionados com o uso de cocaína seguiram tendência de crescimento, em especial em 2020 e 2021.[2] No Brasil, as mortes relacionadas com transtornos pelo uso de cocaína, assim como as apreensões, possibilitam estimar a relevância epidemiológica do uso dessa substância. No cenário da América Latina, o impacto decorrente do uso de cocaína, medido em anos de vida ajustados por incapacidade, é especialmente elevado no Brasil.[55]

Peculiaridades no tratamento da dependência de estimulantes

As complicações psiquiátricas são o principal motivo da busca de usuários de estimulantes por atenção médica.[56] Quadros agudos de pânico, psicoses com delírios paranoides, alucinações e transtornos depressivos são os mais registrados.[57] Se houver outra morbidade psiquiátrica, além do uso de estimulantes, a fissura (ou *craving*) costuma mostrar-se especialmente intensa, ampliando os índices de busca por tratamento.[57,58]

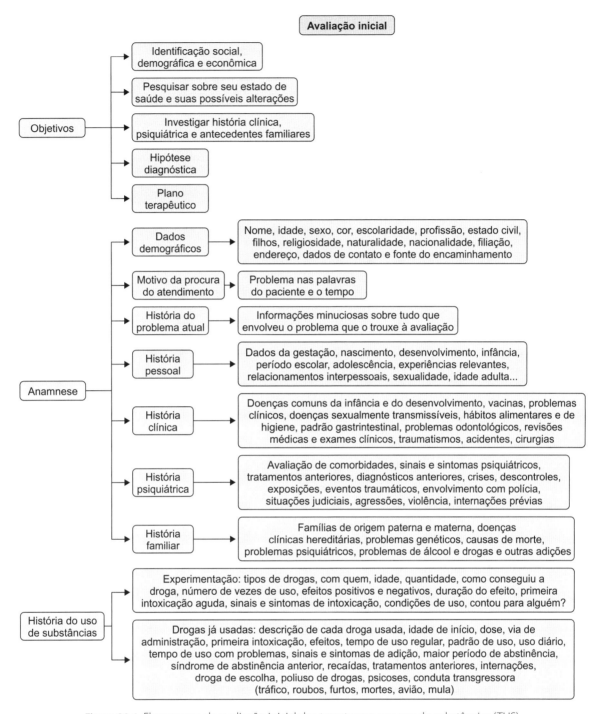

Figura 20.4 Fluxograma da avaliação inicial dos transtornos por uso de substâncias (TUS).

A ansiedade apresenta boa resposta à administração de benzodiazepínicos (BZD) por via oral. Os sintomas psicóticos podem desaparecer espontaneamente após algumas horas da administração da medicação, ao fim da ação da substância, mas agitações extremas podem requerer sedação com BZD intramusculares (midazolam). Quetiapina, aripiprazol e haloperidol podem ser também utilizados para manejo de ansiedade intensa ou agitação; entretanto, neurolépticos fenotiazínicos, como a clorpromazina e a levomepromazina, devem ser evitados, por reduzirem marcadamente o limiar para convulsões.[59] Fármacos dopaminérgicos e noradrenérgicos têm sido tentados a longo prazo, mas com resultados inconsistentes.[60] Mesmo quando os sintomas psíquicos sobressaem, há sempre a possibilidade de estarem relacionados com alterações clínicas, como hipoglicemia e distúrbios metabólicos, e quadros confusionais desencadeados por infecções. Complicações podem decorrer tanto de episódios de intoxicação aguda quanto da síndrome de abstinência. Por esses motivos, uma avaliação detalhada é imprescindível.[56] Intervir sintomaticamente, dar suporte clínico monitorando os sinais vitais e controlar eventual combatividade e tranquilizar o paciente são as melhores condutas.[58]

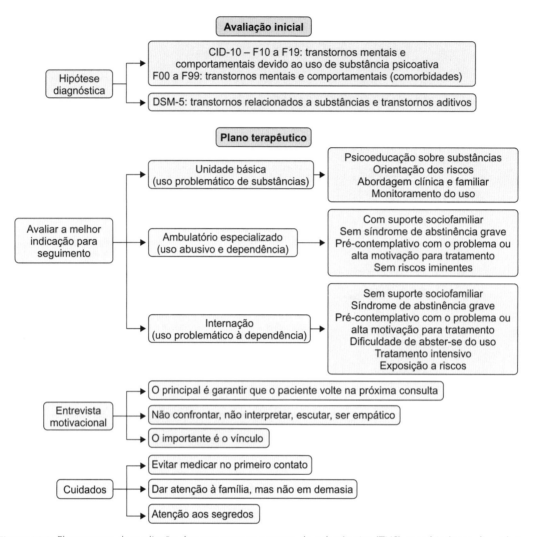

Figura 20.5 Fluxograma da avaliação dos transtornos por uso de substâncias (TUS) com hipótese diagnóstica.

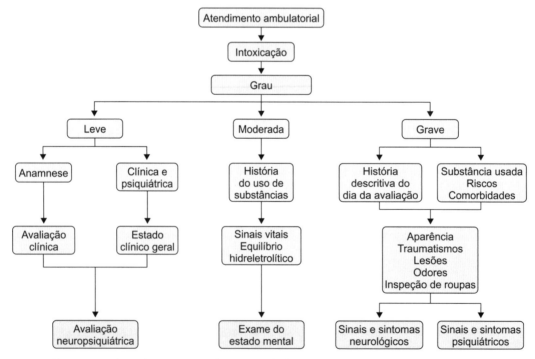

Figura 20.6 Fluxograma da avaliação no atendimento ambulatorial dos transtornos por uso de substâncias (TUS).

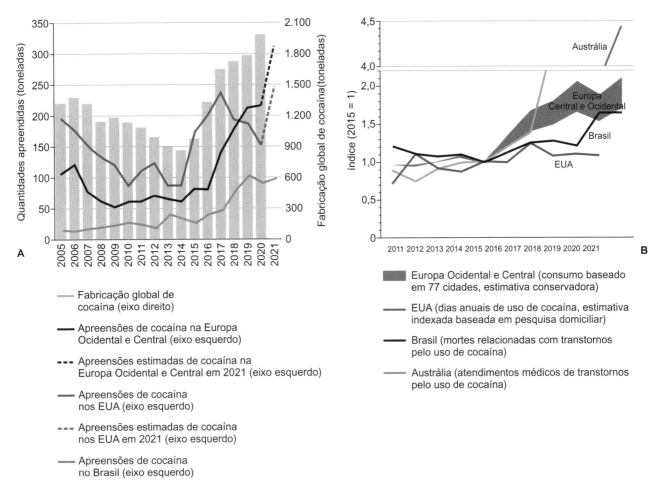

Figura 20.7 A. História de apreensões de cocaína no Brasil, entre 2005 e 2021, em comparação com a Europa e os EUA. **B.** Registro de mortes por transtornos pelo uso de cocaína no Brasil, como estimativa da relevância do consumo dessa droga, em comparação com indicadores de consumo europeus, americanos e australianos.[54]

Entre as complicações agudas relacionadas com o consumo de cocaína e outros estimulantes, a superdosagem é a mais conhecida. Esta pode ser definida como o uso agudo de grandes quantidades da substância, que promove um excesso de estimulação central e simpática com falência de um ou mais órgãos.[61] As cardiovasculares são as mais frequentes entre as complicações não psiquiátricas, sendo a angina de peito a mais recorrente, atingindo 10% dos pacientes admitidos para tratamento.[62,63] Investigar o consumo de cocaína entre indivíduos jovens que procuram emergências com sintomas cardíacos é extremamente importante. Os casos de infarto agudo do miocárdio são pouco prevalentes entre esses indivíduos, mas representam 10% dos casos de angina nas salas de emergência. Os acometidos costumam apresentar tabagismo associado, são coronariopatas e consumiram cocaína nas últimas horas. As investigações laboratorial e eletrocardiográfica da angina de peito induzida pela cocaína produzem habitualmente resultados que podem confundir o diagnóstico e a intervenção farmacológica. São contraindicados os betabloqueadores, por reduzirem o fluxo sanguíneo e aumentarem a resistência coronariana.

Cerca de 1/3 dos acidentes vasculares encefálicos em adultos jovens relaciona-se com o consumo de drogas, principalmente de cocaína. Entre os indivíduos de 20 a 30 anos, esse índice chega a 90%.[62] A convulsão atinge uma pequena parte dos usuários de cocaína que procuram as salas de emergência, apesar de ser a complicação neurológica mais comum. As imagens cerebrais e o eletroencefalograma costumam ser normais. Episódios isolados são considerados inofensivos e não requerem farmacoterapia de manutenção.

Até o momento, nenhum medicamento mostrou-se eficaz para proporcionar alívio desses sintomas ou atuar no comportamento de fissura pela substância. O dissulfiram tem sido usado no tratamento da dependência de cocaína em função de sua ação inibitória da enzima dopamina-hidroxilase, que causa inibição da conversão da dopamina em norepinefrina, produzindo aumento da ansiedade e sintomas desagradáveis, como paranoia. Antidepressivos como a mirtazapina e a desipramina, além dos agonistas do glutamato, como a modafinila, estão sendo estudados. Vacinas contra a dependência de cocaína vêm sendo testadas, mas ainda precisam ser bastante aperfeiçoadas.[58,64,65]

O *ecstasy*, êxtase ou MDMA tem grande afinidade pelos receptores serotoninérgicos (5HT e 5HT2) e atua como agonista no sistema serotoninérgico, produz euforia e altera a sensopercepção.[66]

A intoxicação aguda e a superdosagem apresentam desde sintomas como paranoia, pânico e inquietação, irritabilidade, tremor, bruxismo, tiques, anorexia, ansiedade, labilidade do humor, verborragia, sudorese, cefaleia, calafrios, vômito, crises hipertensivas e precordialgias, até arritmias cardíacas, hepatites tóxicas, hipertermia, convulsões, rabdomiólise e morte. BZD podem ser prescritos com parcimônia, na fase inicial da desintoxicação.[67]

Apesar de o consumo de *crack* não apresentar por si só risco de infecção para o usuário, este acaba exposto às infecções sexualmente transmissíveis, inclusive à síndrome da imunodeficiência adquirida (AIDS), devido ao seu maior envolvimento com a prostituição para obter dinheiro ou droga.[68]

Depressores do SNC

Álcool

O álcool etílico, ou etanol, age, principalmente, como depressor do SNC. O consumo desenfreado dessa substância tem alto custo para a sociedade, e continua a aumentar. E, como consequência, a intoxicação ou o uso continuado (dependência). Os primeiros sintomas e sinais de intoxicação incluem desinibição e excitação comportamental, seguidos pelos efeitos sedativos conforme o nível de álcool no sangue aumenta.

Os métodos utilizados para avaliar o grau de intoxicação pelo álcool são imprecisos e não há boa correlação entre comportamento, cognição e alcoolemia medida pelo alcoolímetro (bafômetro). Os sinais e sintomas mais comuns dessa intoxicação incluem memória e atenção prejudicadas, mudança de personalidade e comportamento, humor lábil, avaliação prejudicada, vermelhidão das conjuntivas, odor de álcool, alteração da fala, do equilíbrio e da marcha, e nistagmo.[69] Cabe lembrar que a investigação da síndrome de Wernicke-Korsakoff pode ser obscurecida em meio à intoxicação aguda.[70] Há indivíduos intoxicados que apresentam comportamentos prejudiciais ou perigosos para a comunidade, como dirigir alcoolizado, fazer sexo sem proteção ou cometer crimes. Compreender melhor como o álcool afeta os processos cognitivos e afetivos pode auxiliar na mudança desses comportamentos, evitando situações que os precedem ou influenciam. Informar que o álcool afeta as emoções, a atenção e suas funções neurais ajudará nos esforços de prevenção e intervenção para diminuir os riscos e os custos da intoxicação, como contas médicas de ferimentos evitáveis.

A intoxicação alcoólica mostrou reduzir a capacidade defensiva e a ansiedade subjetiva durante situações de insegurança. O álcool pode interromper a resposta afetiva e o processamento atencional, tornando os indivíduos intoxicados menos capazes de evitar comportamentos prejudiciais.[71] Para o indivíduo sóbrio, ameaças ou outros estímulos emocionalmente relevantes exigem atenção, um processo adaptativo a serviço da sobrevivência.

Evidências significativas sugerem que o álcool no indivíduo em estado de intoxicação leve a moderada é mais propenso a reduzir o juízo do efeito negativo em contextos sociais (teoria da atribuição social), além de atenuar sentimentos como tristeza, desprezo e desgosto, independentemente de gênero. Também aumenta a animação e a expressão, diminui momentos de silêncio e proporciona maior interação social. Seu consumo em nível moderado, no entanto, promoverá oscilações, momento a momento, nas respostas emocionais.[72]

A intoxicação grave associa-se à piora do nível de consciência, podendo evoluir para estado comatoso e aumento do risco de morte.[73]

Os bebedores crônicos, que mantêm um nível de alcoolemia contínuo, apresentam maior risco de problemas clínicos graves, como dislipidemia, hepatite, cirrose, câncer, traumatismos e alterações neuropsiquiátricas (p. ex., transtorno cognitivo, demência e doenças degenerativas).[70,74]

O transtorno por uso de álcool (TUA) afeta o organismo de diferentes maneiras em:

- Sistema digestivo: por ação direta nas células, o álcool pode causar cirrose hepática, secundariamente à hipertensão portal e às varizes de esôfago, bem como aumento na incidência de cânceres de esôfago e de fígado
- Sistema cardiovascular: o uso de álcool está relacionado com a incidência de insuficiência cardíaca congestiva
- Orofaringe: aumento da incidência de câncer nessa região
- Sistema nervoso periférico: no dependente de álcool, ocorre neuropatia periférica caracterizada por alterações de sensibilidade ou força
- Deficiência das vitaminas: o dependente de álcool desenvolve cronicamente deficiência de vitaminas do complexo B, sobretudo de tiamina.

Em quadro de abstinência, é fundamental que a tiamina seja reposta por via intramuscular para se evitar agravamento da condição.[75] Além do quadro do uso nocivo e da dependência, outros transtornos mentais devem ser especificados, pois são de grande importância nos problemas relacionados com o álcool.

O relatório da OMS sobre doenças não transmissíveis – como diabetes, câncer e doenças respiratórias e cardíacas – informa que um grande percentual dessas condições poderia ser prevenido por meio de redução do consumo de tabaco e álcool, dieta saudável e mais atividades físicas.[76]

Peculiaridades no tratamento do alcoolismo

Sobre o tratamento do alcoolismo, deve-se considerar que:

- Não há medicação com evidências científicas que neutralizem a vontade de beber[77,78]
- Baclofeno e topiramato apresentam poucas evidências de suporte no tratamento
- O uso de dissulfiram, fármaco aversivo, continua sendo uma opção no tratamento da dependência de álcool. Importante ressaltar a indicação para indivíduos sem prejuízo da memória ou quadros demenciais. Quem usa a medicação deve ter plena consciência dos riscos em caso de associação ao álcool. Sugere-se que, ao prescrever, seja assinado pelo paciente um termo de consentimento informado
- Fármacos *anticraving* (antifissura), como naltrexona (antagonista opioide inespecífico) e acamprosato (análogo sintético do GABA), auxiliam a reduzir o consumo exagerado de bebidas alcoólicas

- O nalmefeno, antagonista opioide assemelhado à naltrexona, é o primeiro medicamento a ser aprovado especificamente para pacientes que consomem o álcool ou apresentam dependência física bastante baixa, que não requerem desintoxicação imediata ou internação
- O uso de medicamentos como carbamazepina, oxcarbazepina (alterações hepáticas), carbonato de lítio (alterações renais e de tireoide) e alguns antipsicóticos atípicos deve ser precedido por exames clínicos detalhados. Os alcoolistas podem apresentar condições clínicas deterioradas
- Entrevista motivacional, terapia cognitivo-comportamental (TCC) e *mindfulness* acumulam evidências na abordagem e no tratamento do alcoolismo[79,80]
- O treinamento de automanejo da recaída e terapia de grupos com técnicas da TCC está em fase crescente de aplicação
- Os Alcoólicos Anônimos apresentam evidências significativas de efetividade, especialmente por serem uma entidade gratuita e com um programa de fácil acesso e ampla disponibilidade mundial[81]
- Programas baseados em 12 passos (Alcoólicos Anônimos) e residências terapêuticas (reabilitação a longo prazo) apresentam evidências significativas, embora controversas.

O tratamento do TUA necessita de abordagem em múltiplos níveis, e não apenas no âmbito médico. Avaliações sociais e terapias em família, muitas vezes uma verdadeira rede de apoio, devem ser oferecidas ao dependente até que ele consiga se firmar no tratamento e se manter abstinente da substância. A taxa de adesão terapêutica desses pacientes é extremamente baixa. Nos melhores serviços, registra-se em torno de 20 a 25%.

O modelo de preparação de mudança comportamental é de grande valia na compreensão desses pacientes.[82] Esse modelo descreve fases distintas do ciclo pelas quais os pacientes podem passar durante seu tratamento (Figura 20.8). São elas: pré-contemplação, contemplação, determinação, ação e manutenção.

As fases indicam desde estado de negação do problema (pré-contemplação), passando pela percepção do paciente de que ele "pode ter algum problema relacionado com drogas", o que o incita a imaginar alguma mudança (contemplação) até a ação propriamente dita, quando decide adotar medidas efetivas para lidar com sua dependência. Cabe salientar que esses estágios não são estáticos, e é frequente que o paciente avance, retroceda à fase anterior, oscile e apresente alguma recaída durante o processo e retorne à fase contemplativa. Os modelos de prevenção de recaída são fundamentais na manutenção da abstinência. O importante é não desistir.

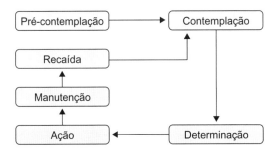

Figura 20.8 Fases distintas do ciclo de preparação de mudança comportamental.[82]

Sedativos

Amplamente prescritos e compartilhados por seus usuários. Necessitam de prescrição médica controlada, mas o acesso informal tem sido muito frequente. Os mais utilizados por seus efeitos sedativos são os BZD. Os indutores do sono, como zolpidem, zopiclona e eszopiclona, são medicamentos semelhantes aos BZD. Os barbitúricos são de uso menos frequente como sedativos. Os sinais e sintomas de intoxicação são semelhantes aos da intoxicação alcoólica, como fala arrastada, incoordenação, marcha instável, nistagmo, comprometimento de memória e atenção, e sedação.[9] Os prescritores devem estar particularmente conscientes do potencial de intoxicação e superdosagem do uso de sedativos. Essa condição pode resultar de uso abusivo intencional dos fármacos ou de tratamento de comorbidades. É importante que a prescrição seja feita com um programa de monitoramento associado.[80]

Ao se lidar com BZD e indutores de sono, como zolpidem, zaleplona, zopiclona e eszopiclona (drogas Z), é fundamental fazer a separação entre o uso médico e o não médico. Os registros de uso abusivo e dependência vêm derrubando a impressão inicial de que não desenvolveriam tolerância e dependência. Eles podem produzir estados mentais peculiares, com comportamento automático, amnésia ou sonambulismo complexo. Algumas características auxiliam nessa tarefa, conforme mostrado na Tabela 20.10.[83]

Os BZD são amplamente usados para transtornos de ansiedade, insônia, depressão e outros diagnósticos psiquiátricos. Há décadas, têm sido relacionados com problemas de tolerância, dependência, sintomas de abstinência e perdas cognitivas, em especial de memória. As diretrizes, baseadas em evidências, orientam que essa classe de medicamentos seja utilizada por poucos dias e com responsabilidade,[83] no entanto, o risco de adição após seu uso breve é pouco estudado. O uso de BZD associa-se a acidentes de trânsito, aumento da mortalidade e quadros de demência. Em geral, sedativos reduzem a capacidade defensiva e a ansiedade subjetiva durante situações de insegurança.[83]

A elevada taxa de dependência de BZD em altas doses representa um fenômeno crescente e pouco relatado e relaciona-se com a redução da qualidade de vida. Não há diretrizes estabelecidas para o tratamento da retirada de doses elevadas de BZD. A infusão subcutânea lenta de flumazenil e em dose baixa foi relatada como eficaz para a desintoxicação de altas quantidades de BZD, mas há preocupação com o risco de convulsões durante o tratamento. Nesse caso, a associação da infusão à profilaxia

Tabela 20.10 Distinção entre o uso médico e o não médico de benzodiazepínicos e drogas Z.

Características	Uso médico	Uso não médico
Intenção	Tratar o sintoma	Alterar o humor (*high*)
Efeito	Melhora da vida do paciente	Deterioração da vida do indivíduo
Controle	Médico e paciente	Só pelo indivíduo
Legalidade	Legal	Ilegal
Padrão	Ocorre dentro de padrão normal	Ocorre em festas ou outros locais

anticonvulsivante convencional, como valproato de sódio 1.000 mg, é um procedimento seguro, com baixo risco de ocorrência de convulsão.[84]

O uso prolongado de BZD causa prejuízos, como dependência, declínio cognitivo e piora na psicomotricidade, na condução de veículos e na morbimortalidade por abstinência ou superdosagem, e está associado a aumento da mortalidade. Por isso, é importante reconhecer a dependência e conter sua evolução.[59]

Uma avaliação de risco completa orienta o gerenciamento e a necessidade de encaminhamento. O gerenciamento da dependência envolve a retirada gradual do BZD ou o tratamento de manutenção. As intervenções de prescrição de fármacos, a substituição e a psicoterapia podem contribuir. A menos que o paciente seja idoso, é útil mudar para um BZD de ação prolongada na terapia de abstinência e manutenção. A dose deve ser gradualmente reduzida ao longo de semanas, para diminuir o risco de convulsões. Os danos causados por fármacos Zs vêm sendo mais bem caracterizados. A dependência é gerenciada da mesma maneira que a dependência de BZD.[85,86]

Peculiaridades no tratamento da dependência de sedativos

Sobre o tratamento da dependência de sedativos, deve-se considerar (que):

- É importante avaliar o uso indevido e a gravidade da dependência
- É necessária uma anamnese detalhada que descreva a indicação de prescrição inicial, dose, tempo de uso, idade de início, comorbidades clínicas e psiquiátricas e uso atual ou remoto de outras SPA
- Comportamentos bizarros ou alterados relacionados com SPA podem existir
- O momento motivacional do paciente devido à dificuldade cognitiva que acompanha o uso crônico
- O paciente, os familiares e a rede de apoio devem ser informados sobre o elevado risco de recaída e dos prejuízos do uso
- O suporte sociofamiliar e o uso de baixas doses sem história de abstinência anterior ou consumo de álcool são sinais de bom prognóstico
- A intervenção inicial é substituir o BZD de meia-vida curta ou média para um de meia-vida longa (p. ex., diazepam) (Tabela 20.11)
- A retirada gradual em usuários crônicos pode demorar em torno de 12 meses. As taxas de recaída são elevadas, e a síndrome de abstinência pode ser de 10 semanas
- A cessação abrupta dos BZD, mesmo com tempo de uso de 1 a 6 meses, pode causar convulsões
- O exame de urina para detecção de BZD é um parâmetro de monitoramento eficaz após desintoxicação total dos BZD (7 dias)
- Os anticonvulsivantes têm alguma eficácia na retirada de BZD se o paciente não for dependente de outras drogas. A carbamazepina tem um pequeno benefício, e a pregabalina parece efetiva. Antidepressivos e betabloqueadores não apresentam evidência positiva
- A associação da retirada gradual à psicoterapia amplia significativamente os resultados de longo acompanhamento
- A TCC tem eficácia moderada
- A entrevista motivacional não apresentou evidências suficientes
- As técnicas de relaxamento, as entrevistas padronizadas e a terapia de grupo com monitoramento são intervenções que podem reduzir o uso ou mesmo seu início.

Opioides

Esses medicamentos ligam-se aos receptores dos opioides endógenos nos sistemas nervoso central e periférico (*delta*, *kappa*, *mu*, principalmente). Promovem alívio da dor, da tosse e da diarreia, e uma euforia intensa que, muitas vezes, aciona a vontade de manter a sensação de bem-estar (Tabela 20.12).

Tabela 20.11 Tabela de conversão de doses para benzodiazepínicos (BZD) e drogas Z.

Fármaco	Meia-vida aproximada (h)	Dose oral equivalente ao diazepam 5 mg
BZD de meia-vida curta e média		
Triazolam	1 a 3	0,25 mg
Lorazepam	12 a 16	1 mg
Bromazepam	20	3 mg
Alprazolam	6 a 25	0,5 mg
Flunitrazepam	20 a 30	0,5 mg
BZD de meia-vida longa		
Clonazepam	22 a 54	0,5 mg
Diazepam	20 a 80	5 mg
Drogas Z		
Zolpidem	2,4	10 mg
Zopiclona	5,2	7,5 mg

Tabela 20.12 Efeitos fisiológicos dos receptores periféricos.

Delta	Analgésico, antidepressivo, anticonvulsivante, dependência física, modulação da depressão respiratória
Kappa	Analgésico, anticonvulsivante, antidepressivo; alucinógeno, diurético; disfórico; miótico; neuroprotetivo, sedativo
Mu	Analgésico, dependência física, modulação da depressão respiratória, miótico; eufórico; redutor da motilidade gastrintestinal, vasodilatador

Evidências não indicam que os opioides sejam analgésicos efetivos a longo prazo.[87] O início do uso de opioides costuma ser por prescrição para alívio da dor, em sua maioria, além de tosse ou diarreia, ou por uso indevido por pessoas com acesso facilitado ao medicamento. Têm risco elevado de adição com uso continuado.

Há possíveis preditores de risco para adição a opioides prescritos e inconsistência na capacidade de variáveis individuais preverem o resultado, pois há um comportamento aberrante relacionado com o uso de drogas.[88,89] Apesar disso, algumas variáveis foram significativas: associação positiva entre o grau de uso abusivo/dependência de nicotina e uso indevido de opiáceos, história de uso abusivo de álcool, gênero, número de prescrições, prescrições antecipadas, dias de internação hospitalar, dias de cuidados físicos (fisioterapia) e uso abusivo/dependência de substâncias não tóxicas. Outras variáveis, como idade (grupos mais velhos) e uso de tramadol, foram consistentemente relatadas como variáveis de proteção. O uso de metadona para o tratamento do transtorno por uso de opiáceos foi fator de risco em dois modelos testados e fator de proteção em um deles.[90]

Os opioides têm meia-vida de minutos (heroína) a horas (metadona). Seu uso crônico causa alterações na sensibilidade do receptor, ocasionando tolerância à medicação e à percepção da dor. Além disso, a hiperalgesia contínua provoca perda da capacidade de graduar a intensidade da dor. A Tabela 20.13 mostra os opioides e suas diferentes origens.

Os sintomas de abstinência podem ser divididos em fases aguda, subaguda e crônica. A maioria dos profissionais de Saúde tem conhecimento dos sintomas de abstinência aguda, como: vermelhidão no rosto (*rash* cutâneo), vômito, transpiração, lacrimejamento, insônia, ansiedade e desidratação.[91] A história e o exame físico em pacientes com transtorno de uso de opioides variam dependendo da duração e da intensidade de uso. Os pacientes que consomem esporadicamente pequenas doses podem apresentar um exame físico completamente normal, e não há resultados históricos claros. Os efeitos do uso crônico de opiáceos orais podem ser sedação, miose e resposta hiperativa à dor.[92,93]

Quando houver suspeita de uso de opiáceos (ver Tabela 20.13) em um paciente, o primeiro passo é obter a história detalhada e realizar o exame físico. Inicialmente o usuário pode ser desonesto ou manipulador, dependendo da razão de procurar o atendimento médico. Durante o acompanhamento, tende a omitir informações na fase inicial.

Peculiaridades no tratamento da dependência de opioides

Sobre o tratamento da dependência de opioides, deve-se considerar que:

- Os prescritores devem pensar na responsabilidade ao indicar essas substâncias. Um estudo mostrou que o uso de opioides por mais de 3 meses reduz à metade a probabilidade de interromper seu uso em menos de 3 meses[94]
- A associação de maior chance de adição e a dificuldade de prever quais indivíduos têm elevado potencial de dependência tornam necessário um programa de controle do uso desses medicamentos
- Os usuários têm dificuldade de discutir seu padrão de uso da substância, o que pode tornar a anamnese bastante limitada. Apesar disso, é fundamental obter uma história detalhada do uso e de possíveis prejuízos para delimitar grau de dependência, risco de abstinência e necessidade de suporte para diminuição da dosagem e cessação do uso
- Quando tomados em conjunto, opioides e sedativos apresentam mais efeitos na depressão respiratória
- Os fatores de risco mais prováveis para síndrome de abstinência são a dose cumulativa e a duração da exposição contínua a opioides (a Tabela 20.14 apresenta os principais sinais e sintomas de intoxicação[9]
- Os médicos devem ter mais atenção em suas prescrições, ao receberem pacientes que usam doses altas de opioides. É importante investir em programas de gerenciamento do uso de opiáceos
- O tratamento precisa ser mais acessível, de início rápido da desintoxicação, com uso de medicamentos como agonistas opioides (metadona, buprenorfina, oxicodona), antagonistas opioides (naltrexona, naloxona), e combinação agonista-antagonista (buprenorfina, naloxona), com base em evidências e cuidados a longo prazo[95]
- A terapia de substituição com metadona levo-a-acetilmetadol (LAMM) reduz o risco de doenças transmissíveis em usuários de opioides injetáveis (p. ex., heroína) e, quando associada à troca de seringas, potencializa esse benefício. O programa de troca de seringas isoladamente tem pior resultado[96]
- As diretrizes internacionais recomendam a substituição desses medicamentos por agonistas opioides como metadona (opioide de ação prolongada) e buprenorfina, como tratamento de primeira linha para a dependência. A administração deve ser

Tabela 20.13 Opioides e suas origens.

Origem	Substâncias derivadas
Substâncias naturais	Morfina, codeína, tebaína
Ópio diretamente endógeno	Dinorfinas, endorfinas, endomorfinas
Semissintéticos	Oxicodona, hidrocodona, hidromorfona, oximorfina, diacetilmorfina, heroína, buprenorfina
Sintéticos	Fentanila, petidina, tramadol, dextropropoxifeno, metadona

Tabela 20.14 Sinais e sintomas de intoxicação por opioides. (Adaptada de APA, 2023.)[9]

Álcool e benzodiazepínicos	Opioides
Sintomas	
Desinibição, excitação comportamental, concentração prejudicada, prejuízo de memória, humor lábil	Euforia, disforia, apatia, agitação psicomotora, retardo psicomotor, sonolência, atenção e memória prejudicadas
Sinais	
Sedação, conjuntivas ejetadas, odor de álcool, alteração da fala, equilíbrio prejudicado, nistagmo	Sedação, miose, padrão respiratório diminuído, marcas de picadas

feita sob supervisão, o que possibilita um contato mais frequente com o paciente, melhorando sua adesão. Poder ficar sem supervisão é uma recompensa e um auxílio motivacional[97]
- Em maio de 2016, foi aprovado pela Food and Drug Administration (FDA) o Probuphine®, um implante intradérmico que libera níveis constantes de buprenorfina ao longo de 6 meses. Os riscos do implante são irritação no local da incisão, movimentação e protrusão do implante na pele[98]
- A clonidina pode ajudar a reduzir a intensidade dos sintomas de abstinência, como ansiedade, cólicas, dores musculares, inquietação, sudorese e lacrimejamento e coriza, em 50 a 75%.

Síndrome de abstinência iatrogênica

Ocorre em pacientes expostos a opioides e benzodiazepínicos (Tabela 20.15), que permaneceram durante muito tempo sob ventilação mecânica, em unidade de terapia intensiva pediátrica, com longas estadas no hospital e período extenso para que os fármacos fossem interrompidos.[90,93] Embora o período de sedação ou analgesia proposto para monitoramento da síndrome de abstinência iatrogênica seja de 5 dias, os dados sugerem que iniciar o monitoramento após 3 dias de sedação é altamente recomendado.

Perturbadores do sistema nervoso central

Esta categoria de SPA apresenta em comum a potencial produção de alterações sensoperceptivas variáveis. Sua busca é comumente relacionada com o desfrute puro e simples do prazer de alterar o estado mental, em especial no tocante à sensopercepção.[99,100] Maconha, *ayahuasca*, dietilamida do ácido lisérgico (LSD), alcaloides naturais contidos em vegetais como peiote (mescalina) e 4-fosforiloxi-N, e N-dimetiltriptamina (psilocibina) são algumas das substâncias perturbadoras mais usadas em todo o mundo. A percepção do fluxo do tempo, da intensidade das cores, da luz e dos sons é facilmente alterada pelo uso de maconha, chás com anticolinérgicos, ingestão ou infusão com cogumelos, LSD e similares. Nos efeitos extremos ou em indivíduos especialmente

Tabela 20.15 Sinais e sintomas da síndrome de abstinência iatrogênica.

Opioides e benzodiazepínicos	Tempo de abstinência	Opioides
Gerais		
Cefaleia, palpitações, sudorese, alterações musculoesqueléticas, tremores e fasciculações, dores musculares, rigidez e dores em membros, costas, pescoço e maxilar	Primeiras 24 h de interrupção	Dores musculares, inquietação, ansiedade, lacrimejamento, coriza, suor excessivo, incapacidade de dormir, bocejos frequentes
Neurológicos		
Tonturas, parestesias, neurite periférica, ataxia cerebelar, distúrbios visuais (visão turva, diplopia, fotofobia, movimentos oculares lentos), zumbido, fraqueza, sensação de insegurança, confusão, desorientação (pode ser intermitente), *delirium* (na ausência de hiperatividade autonômica), delírios, paranoia, alucinações (visual, auditiva), convulsões "grande mal" 1 a 12 dias após a interrupção dos BZD	2º ao 5º dia após interrupção	Diarreia, cólica abdominal, pele eriçada, náuseas e vômito, pupilas dilatadas e, possivelmente, visão embaçada, batimento cardíaco acelerado, pressão arterial elevada
Gastrintestinais		
Náuseas e vômito, anorexia, diarreia (semelhante ao intestino irritável)	Recém-nascidos de mãe usuárias de opioides	Problemas digestivos, má alimentação, desidratação, vômito, convulsões
Psicológicos		
Insônia, pesadelos, ansiedade, ataques de pânico, irritabilidade, inquietação, agitação, memória e concentração prejudicadas, distorções perceptivas (hipersensibilidade sensorial), gosto metálico, distorções da imagem corporal, sentimentos de irrealidade, despersonalização, desrealização, depressão, disforia	-	-

sensíveis, as alucinações visuais, auditivas e olfatórias podem ser divertidas ou assustadoras, o que, muitas vezes, demanda o atendimento em emergências. A combinação de substâncias, comum entre usuários recreativos, pode tornar mais complexo o manejo de reações desagradáveis.

O uso corrente de anfetamínicos variados, sob a denominação de *ecstasy* (MDMA), e concomitante de potenciais alucinógenos também diversificados, sob o nome genérico de LSD, tem se sistematizado em contextos festivos. Eventualmente, produz problemas clínicos como desidratação ou até uma complexa síndrome serotoninérgica, com risco relevante para a saúde dos usuários. Maconha e LSD são apresentados em detalhes a seguir, em virtude de seu maior peso epidemiológico e clínico, e servem como modelos clínicos para as demais substâncias perturbadoras de uso menos relevante.

Maconha

Desde há muito, é a SPA ilícita mais usada em todo o mundo.[2,101,102] A percepção de risco relacionada com seu uso tem se diluído em uma cultura crescentemente permissiva, e devido à supervalorização do eventual potencial terapêutico de certos canabinoides, além da avaliação errônea de uma intoxicação benigna. Paradoxalmente, o principal princípio ativo da maconha, o tetraidrocanabinol (THC), tem sido encontrado em concentrações crescentes nas amostras apreendidas.

A maconha vem se tornando etiologia de quadros psiquiátricos variados. Os mais preocupantes são aqueles com manifestação psicótica de difícil reversão, mesmo em ambiente protegido e com uso de neurolépticos potentes como a clozapina.[103,104]

Insidiosamente o funcionamento geral afetivo e cognitivo dos usuários extensivos ocorre muito abaixo de seu potencial, mas ocasionando uma disposição anímica de acomodação a resultados inferiores aos de seus pares não usuários. Estudos amplos de acompanhamento têm demonstrado esse fato de modo cada vez mais evidente. O custo social é notório, e o indivíduo não se percebe em prejuízo, até que, abstinente, avalia em perspectiva sua evolução amorosa, acadêmica e laboral.[105-107]

Medidas liberalizantes mundiais parecem amplamente previsíveis e mesmo inevitáveis. Nos piores prognósticos, a expansão do número de usuários de maconha sugere um fenômeno semelhante àquele do tabaco, com a análise de risco sendo aperfeiçoada ao longo do tempo. Tal fato resulta futuramente em medidas de contenção e educação, como na história do tabaco, atualmente objeto de avaliação social mais próxima do que a ciência informa. Os médicos devem preparar-se para o crescimento da demanda por atendimento de usuários de maconha e seus derivados.[108,109] Apresentações mais potentes podem produzir quadros clínicos mais complexos do que o esperado para uma substância tradicionalmente considerada inofensiva.[110,111]

Peculiaridades no tratamento da dependência de maconha

A abordagem clínica ao dependente de maconha consiste em desafio cada vez maior, tanto pela epidemiologia em franca expansão quanto pelas características sintônicas do usuário, tipicamente pré-contemplativo em termos motivacionais.[108,109]

O médico não costuma encontrar dissonância significativa na avaliação que o usuário faz de sua condição pessoal. Produzir dissonância cognitiva e promover o movimento motivacional no sentido de ação em prol da mudança serão tarefas persistentes ao longo de todo o atendimento.[112,113] A crescente aceitação de que o uso da maconha é benéfico impõe mais dificuldades ainda.

Conectar, na mente do usuário, a relação entre problemas recorrentes em sua vida e o uso persistente de maconha será produto de laboriosa construção informacional ou psicoeducacional (Figura 20.9). Convém evitar sempre a confrontação que costuma levar à retração e à fragilização do vínculo terapêutico. É comum que o paciente pense que sabe tudo sobre as ações da maconha e se surpreenda ao lhe ser apresentada informação de boa qualidade, como aquela oferecida pelo National Institute on Drug Abuse (NIDA) e pelo Substance Abuse and Mental Health Services Administration (SAMHSA), em linguagem didática e muito convincente.[38,114]

A rede social, plena de informações bem ao gosto do usuário, deverá ser utilizada com um filtro adequado adicionado pelo clínico. O clima ideológico envolvido no uso impõe barreiras peculiares para o acesso ao dependente de maconha, especialmente sendo ele usuário precoce desde a adolescência. Estratégias devem ser pensadas para convencer o jovem usuário.[115,116] Grupos de usuários razoavelmente pareados em idade e interesses podem facilitar o processo motivacional para a mudança e a manutenção de conquistas da abstinência. A pressão dos hábitos de pais e de pares do jovem pode tanto ampliar o uso quanto extingui-lo.[117,118] Em nosso meio, os grupos de autoajuda ainda pouco contribuem para esse processo, tendendo seus componentes a considerar o uso de maconha um problema menor.

LSD e alcaloides naturais

A dietilamida do ácido lisérgico (LSD) é uma molécula produzida industrialmente desde 1943, quando o químico suíço Albert Hofmann experimentou pessoalmente seus efeitos.[119] Nos anos

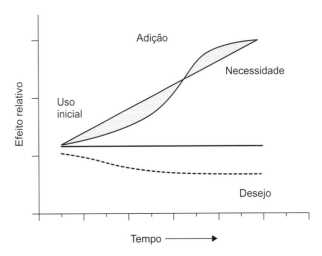

Figura 20.9 Evolução da adição como resultado da progressão de desejo à necessidade. Com o passar do tempo, em indivíduos suscetíveis à dependência química, o processo aditivo substitui a escolha prazerosa pela contingência compulsiva da necessidade, por vezes contra o desejo do usuário.

1960 e 1970, ganhou prestígio no movimento *hippie*. Desfrutou também de certo *status* de "droga limpa", graças ao entusiasmo do psicólogo norte-americano Timothy Leary.[120] Nos anos 2000, o LSD voltou à moda, atualmente como *club drug* (droga para festas), muitas vezes em uso associado ao *ecstasy* (MDMA), novamente aparentando ser inofensivo.[121] Essa droga produz intensa alteração de atividade serotoninérgica, facilitando mudanças sensoperceptivas. Tal efeito de elação é igual ao ocorrido com anfetamínicos. Após o uso, podem ressurgir vivências alteradas sensoperceptivas, por vezes assustadoras e associadas a eventuais crises de ansiedade, relacionadas com temor de descontrole mental ou psicose persistente. A intoxicação com múltiplas substâncias sempre pode tornar o quadro complexo para o clínico.

O uso de cogumelos, cactos e flores alucinógenas também ganhou espaço nos anos 1960 e 1970, em consonância com a cultura natural e de liberalidade com as drogas, no movimento *hippie*. A expectativa de ampliar a percepção do mundo interno e do universo motivava seu uso. Este uso, aliás, conduzido em rituais, entre pessoas conhecidas e confiáveis, trazia alguma contenção do risco de desorganização psicótica por parte de indivíduos vulneráveis. O desfecho em um surto psicótico franco, embora raro, costuma apresentar danos irreparáveis, por vezes desencadeando quadros psicóticos insidiosos.

Princípios ativos no LSD, na maconha ou em outras substâncias perturbadoras associam-se à suscetibilidade do usuário para produzir quadros de ansiedade ou psicóticos. É fundamental revisar as histórias familiar e pessoal prévias à psicose. A abordagem habitualmente consiste em proteger o indivíduo de exposição moral, autoagressão ou imprudência na conduta geral.

O risco de suicídio, embora ocorra, parece ser mais produto de desorganização mental do que de fato um desejo direcionado e organizado contra a vida. A desorganização psicótica costuma esvanecer em menos de 24 horas, mas isso pode variar caso haja recorrência espontânea de sintomas (*flashbacks*).[111]

O uso de antipsicóticos deve ser conduzido com cuidado e extrema parcimônia. Infelizmente, contudo, com a evidente e ainda maior concentração de THC nas amostras de maconha,[122] quadros psicóticos agudos ou súbitos têm acarretado internações e imposto o uso de clozapina para sua reversão. A pressa em reverter esses quadros, porém, não deve estimular o médico a prescrever uma dose elevada imediata, mas sempre cautelosa, tendo em vista o risco de discrasias sanguíneas, característico da clozapina.[123] Há casos de psicose persistente e de resposta fraca ou nula a outros fármacos.[103,104]

POLÍTICAS PÚBLICAS OU AÇÕES DE REDUÇÃO DE DANOS

A redução de danos refere-se a práticas clínicas, programas e políticas que visam diminuir os problemas associados ao uso de SPA, em pessoas incapazes de parar ou sem motivação de fazê-lo.[124] Abrange medidas preventivas para a maioria dos usuários que não apresentam demanda de atenção, mas pode reduzir danos eventuais. A abordagem de redução de danos é mais relevante para usuários de substâncias em contextos de franca desorganização social e clínica.[124,125]

Algumas ações modelares apontam para a intervenção. Procura-se aproximar o usuário extremo de SPA do sistema de Saúde, a partir de uma abordagem no local de reunião e de uso, tipicamente degradado. A ambivalência do indivíduo sistematicamente intoxicado e incapaz de se conter diante da fissura é enfrentada, oferecendo-se proteção mais para as consequências do uso do que se propondo a parada da intoxicação. Para usuários de substâncias intravenosas, trocam-se suas seringas por descartáveis, garantindo a eles o acesso a condições higiênicas de administração.[96] Preservativos também são disponibilizados para que a vida sexual inclua menor risco de contaminação por esse meio. O pernoite em ambiente protegido de violência, a higienização e a troca de roupas, associados à avaliação e ao tratamento de condições clínicas associadas, como tuberculose e desnutrição, são também oferecidos.

Os agentes de abordagem habitualmente são outros usuários abstinentes treinados para uma conversa atenciosa e nada impositiva. A oferta de retaguarda ambulatorial e hospitalar tem sido introduzida, vencendo gradualmente a ambivalência do usuário. Eventualmente há ajuda financeira, muitas vezes em troca de resultados negativos em exames de urina ou como alternativa à prostituição, ao tráfico e à transgressão para obtenção de substâncias.

O uso desse conceito pode ser ampliado. Em contextos mais amenos, como o de festas com grandes grupos sociais, nas quais se espera haver uso de *ecstasy* e LSD, além de uso abusivo de álcool, quando há ampla orientação relacionada com a hidratação criteriosa e a assistência imediata, cria-se oportunidade para ações de redução de danos.[126] Contudo, quando se generalizam medidas de preservação da saúde, não se pode desconsiderar o objetivo de conduzir o dependente químico à abstinência. O mesmo quando se incluem jovens em momentos de experimentação como objeto de redução de danos, não se deve considerar como inevitáveis os usos ao longo da vida, e caracteriza-se o procedimento protetor para se reforçar a liberalidade social. Tudo isso contribuirá mais para uma percepção de baixo risco do uso de SPA.

Uma política de redução de danos, com abordagem pública e ampla dos problemas decorrentes do uso de SPA na grande sociedade, não tem sentido ou respaldo técnico para se sustentar. A redução de danos é apenas uma abordagem clínica relevante para situações extremas de uso, não sendo medida preventiva básica em populações saudáveis.

CONCLUSÃO

O uso de SPA faz parte da história da humanidade. O ópio é de emprego milenar, assim como o álcool, há mais de 4.000 anos. Contemporaneamente houve desvinculação de contexto cultural e religioso para um consumo mais ligado à diversão. Por outro lado, a sociedade tem cobrado e exigido muito (a Sociedade Medieval não era menos algoz dos cidadãos), e o tempo é preenchido por atividades desprazerosas que devem proporcionar algum retorno social, favorecendo uma situação de franca opressão em que o uso de drogas funciona como um facilitador de prazer momentâneo. Ademais, drogas novas são desenvolvidas com velocidade notável e provocam uma microepidemia, prometendo prazer intenso sem dano ou risco de dependência. São falsas promessas. Um dos marcos importantes na história das SPA é a caracterização da dependência química como doença mental. Isso possibilita, além do tratamento adequado, a desestigmatização. O dependente químico, como portador de doença multicausal, necessita, no curso de seu tratamento, de intervenções em diferentes níveis para sua melhora e sua estabilização: físico, psíquico, familiar, medicamentoso, psicoterápico e social.

Espera-se o surgimento de novas abordagens nas próximas décadas, tanto no campo medicamentoso quanto no estrategista, com o desenvolvimento de recursos capazes de modular controle emocional e fissura de maneira efetiva, além de possibilitar abstinências prolongadas. Entretanto, na delicada relação do ser humano e suas necessidades, percebe-se que a busca incessante por novidades e prazer são traços inerentes ao ser humano.[127]

REFERÊNCIAS BIBLIOGRÁFICAS

1. Wadley G. How psychoactive drugs shape human culture: A multidisciplinary perspective. Brain Research Bulletin. 2016; 126:138-51.
2. United Nations Office on Drugs and Crime (UNODC). World Drug Report 2023. Available from: https://www.unodc.org/unodc/data-and-analysis/world-drug-report-2023.html. Accessed on: 02/11/2023.
3. Sznitman SR, Taubman DS. Drug use normalization: a systematic and critical mixed-methods review. J Stud Alcohol Drugs. 2016; 77(5):700-9.
4. Zuckermann AME, Battista KV, Bélanger RE et al. Trends in youth cannabis use across cannabis legalization: data from the COMPASS prospective cohort study. Prev Med Rep. 2021;22:101351.
5. Maremmani AGI, Pani PP, Rovai L et al. Toward the identification of a specific psychopathology of substance use disorders. Front Psychiatry. 2017;8:68.
6. Pani P, Maremmani A, Pacini M et al. Delineating the psychic structure of substance use and addictions, from neurobiology to clinical implications: ten years later. J Clin Med. 2020;9(6):1913.
7. Compton WM, Wargo EM, Volkow ND. Neuropsychiatric model of addiction simplified. Psychiatr Clin North Am. 2022;45(3):321-34.
8. World Health Organization (WHO). (n.d.). International Classification of Diseases (ICD). Retrieved June 21, 2023, from: www.who.int/standards/classifications/classification-of-diseases.
9. American Psychiatric Association (APA). Manual diagnóstico e estatístico de transtornos mentais: DSM-5-TR. Porto Alegre: Artmed; 2023.
10. Edwards G, Gross MM. Alcohol dependence: provisional description of a clinical syndrome. Br Med J. 1976;1(6017):1058-61.
11. Spronk DB, van Wel JHP, Ramaekers JG et al. Characterizing the cognitive effects of cocaine: a comprehensive review. Neurosci Biobehav ver. 2013;37(8):1838-59.
12. Balhara YPS, Kuppili PP, Gupta R. Neurobiology of comorbid substance use disorders and psychiatric disorders. J Addic Nurs. 2017;28(1):11-26.
13. Henricks AM, Sullivan EDK, Dwiel LL et al. Maternal immune activation and adolescent alcohol exposure increase alcohol drinking and disrupt cortical-striatal-hippocampal oscillations in adult offspring. Transl Psychiatry. 2022;12(1):288.
14. Manza P, Shokri-Kojori E, Demiral ŞB et al. Age-related differences in striatal dopamine D1 receptors mediate subjective drug effects. J Clin Inv. 2023;133(1).
15. National Institute on Drug Abuse (NIDA). (n.d.). Cannabis (Marijuana). Retrieved June 28, 2023, from: https://nida.nih.gov/research-topics/cannabis-marijuana.
16. Pinsky I, Silva MT. A frequency and content analysis of alcohol advertising on Brazilian television. J Stud Alcohol. 1999;60(3):394-9.
17. Rowbotham S, Astell-Burt T, Barakat T et al. 30+ years of media analysis of relevance to chronic disease: a scoping review. BMC Public Health. 2020;20(1):364.
18. Kluwe-Schiavon B, Viola TW, Grassi-Oliveira R et al. Editorial: polysubstance abuse and cognitive dysfunction. Front Behav Neurosci. 2022;16:916921.
19. Galduróz JCF, Noto AR, Nappo SA et al. Trends in drug use among students in Brazil: analysis of four surveys in 1987, 1989, 1993 and 1997. Braz J Med Biol Res. 2004;37(4):523-31.
20. Vellozo EP, Vitalle MSS, Passos MAZ et al. Prevalence of psychoactive substance use by adolescents in public schools in a municipality in the São Paulo Metropolitan Area, Brazil. Cadernos de Saúde Pública. 2023;39(2).
21. Font-Mayolas S, Calvo F. Polydrug definition and assessment: the state of the art. Int J Environ Res Public Health. 2022;19(20):13542.
22. Steinhoff A, Bechtiger L, Ribeaud D et al. Polysubstance use in early adulthood: patterns and developmental precursors in an urban cohort. Front Behav Neurosci. 2022;15:797473.
23. Brasil. Instituto Brasileiro de Geografia e Estatística (IBGE). Pesquisa nacional de saúde escolar e o uso de tabaco, álcool e outras drogas de abuso (PeNSE). Pesquisa Nacional de Saúde Escolar e o Uso de Tabaco, Álcool e Outras Drogas de Abuso (PeNSE). 2019. Disponível em: https://www.ibge.gov.br/estatisticas/sociais/educacao/9134-pesquisa-nacional-de-saude-do-escolar.html?=&t=o-que-e. Acesso em: 02/11/2023.
24. Madruga CS, Laranjeira R, Caetano R et al. Use of licit and illicit substances among adolescents in Brazil – a national survey. Addict Behav. 2012;37(10):1171-5.
25. Unidade de Pesquisa em Álcool e Drogas (UNIAD). II Levantamento Nacional de Álcool e Drogas (LENAD). 2012. Disponível em: https://inpad.org.br/wp-content/uploads/2014/03/Lenad-II-Relatório.pdf. Acesso em: 02/12/2023.
26. European Monitoring Centre for Drugs and Drug Addiction (EMCDDA). Young people and drugs. 2023. Available from: https://www.emcdda.europa.eu/topics/young-people_en. Accessed on: 02/11/2023.
27. Smith GW, Farrell M, Bunting BP et al. Patterns of polydrug use in Great Britain: findings from a national household population survey. Drug Alcohol Depend. 2011;113(2-3):222-8.
28. Carlini E. II Levantamento domiciliar sobre o uso de drogas psicotrópicas no Brasil. 2005. Unifesp – Universidade Federal de São Paulo. Disponível em: https://www.cebrid.com.br/wp-content/uploads/2014/10/II-Levantamento-Domiciliar-sobreo-Uso-de-Drogas-Psicotr%C3%B3picas-no-Brasil.pdf. Acesso em: 02/11/2023.
29. Oliveira K. Perfil sociodemográfico, padrão de consumo e comportamento criminoso em usuários de substâncias psicoativas que iniciaram tratamento. [Master]. 2010. Universidade Estadual de Campinas.
30. Ferreira Filho OF, Turchi MD, Laranjeira R et al. Perfil sociodemográfico e de padrões de uso entre dependentes de cocaína hospitalizados. Revista de Saúde Pública. 2003;37(6):751-9.
31. Sanchez ZM, Prado MCO, Sanudo A et al. Trends in alcohol and tobacco use among Brazilian students: 1989 to 2010. Revista de Saúde Pública. 2015;49(0).
32. Bianchi LL, Silva C, Lazaretti LR et al. What factors matter in the amount of alcohol consumed? An analysis among Brazilian adolescents. PLoS One. 2023;18(2):e0281065.

33. Garcia-Cerde R, Valente JY, Sanchez ZM. Attitudes are associated with the drug use profiles of middle school adolescents: a latent class analysis. Psychiatry Research. 2021;295:113592.
34. Reilly J, Meurk C, Heffernan E et al. Substance use disorder screening and brief intervention in routine clinical practice in specialist adult mental health services: a systematic review. Aust N Z J Psychiatry. 2023;57(6):793-810.
35. Massey SH. Diagnosis, assessment an early intervention. In: Miller SC, Fiellin DA, Rosenthal RN et al. (Eds.). The ASAM Principles of Addiction Medicine. vol. I. 6th ed. Lippincott Williams & Wilkins (LWW); 2018. p. 794-868.
36. McLellan AT, Koob GF, Volkow ND. Preaddiction–a missing concept for treating substance use disorders. JAMA Psychiatry. 2022; 79(8):749.
37. DiClemente CC, Corno CM, Graydon MM et al. Motivational interviewing, enhancement, and brief interventions over the last decade: a review of reviews of efficacy and effectiveness. 2017a. Psychology of Addict Behav. 2017;31(8):862-87.
38. National Institute on Drug Abuse (NIDA). National Institutes of Health (US). Department of Health and Human Services. Principles of drug addiction treatment: a research-based guide (Second Edition). NIH Publication No. 09-4180. 1999.
39. Clark WD. Alcoholism: blocks to diagnosis and treatment. Am J Med. 1981;71:285-6.
40. Bradley KA. The primary care practitioner's role in the prevention and management of alcohol problems. Alcohol Health Res World. 1994;18:97-104.
41. Donovan DM. Assessment strategies and measures in addictive behaviors. In: Donovan DM, Marlatt GA. Assessment of Addictive Behaviors. New York: Guilford; 1998.
42. Lubin B, Brady K, Woodward L et al. Graduate professional training in alcoholism and substance abuse: 1984. Professional Psychology: Research and Practice. 1986;17:151-4.
43. Institute of Medicine (US). Broadening the Base of Treatment for Alcohol Problems. Washington: National Academy Press; 1990.
44. Sobell LC, Sobell MB, Nirrenberg TD. Behavioral assessment and treatment planning with alcohol and drug abusers: a review with an emphasis on clinical application. Clin Psychol Rev. 1988; 8:19-54.
45. Fingerhood MI. Alcoholism and associated problems. In: Barker LR, Zieve PD, Fiebach NH et al. (Eds.), Principles of ambulatory medicine. 7. ed. Lippincott Williams & Wilkins; 2016. vol. I. p. 382-410.
46. National Institute on Drug Abuse (NIDA). Principles of drug addiction treatment: a research-based guide. Available from: https://nida.nih.gov/sites/default/files/podat-3rdEd-508.pdf. Accessed on: 02/11/2023.
47. Associação Brasileira de Psiquiatria; Gigliotti A, Malbergier A, Marques R et al. Abuso e dependência da cocaína. 2016. Projeto Diretrizes. Disponível em: https://amb.org.br/wp-content/uploads/2021/09/ABUSO-E-DEPENDENCIA-DE-COCAINA-FINAL-2016.pdf. Acesso em: 02/11/2023.
48. World Health Organization (WHO) and United Nations Office on Drugs and Crime (UNODC). International standards for the treatment of drug use disorders revised edition incorporating results of field-testing. Available from: https://www.who.int/publications/i/item/international-standards-for-the-treatment-of-drug-use-disorders. Accessed on: 02/11/2023.
49. NIDA. (n.d.). Drugs-brains-behavior-science-addiction/preface. Retrieved June 22, 2023, from: https://nida.nih.gov/research-topics/addiction-science/drugs-brain-behavior-science-of-addiction.
50. Dang J, Tao Q, Niu X et al. Meta-analysis of structural and functional brain abnormalities in cocaine addiction. Front Psychiatry. 2022;13.
51. Richards JR, Cocaine. StatPearls [Internet]. Available from: https://www.ncbi.nlm.nih.gov/books/NBK430769/. Accessed on: 02/11/2023.
52. Clergue-Duval V, Nicolas-Sacy L, Karsinti E et al. Risk and protective factors of lifetime cocaine-associated chest pain. Front Psychiatry. 2021;12:704276.
53. Sami F, Chan W, Acharya P et al. Outcomes in patients with history of cocaine use presenting with chest pain to the emergency department: insights from the Nationwide Emergency Department Sample 2016–2018. J Am Coll Emerg Physicians Open. 2022; 3(1):e12618.
54. United Nations. Office on Drugs and Crime. World Drug Report 2022. Vienna: UNODC, 2022. Available from: https://www.unodc.org/unodc/en/data-and-analysis/world-drug.report-2022.html. Accessed on: Nov 16, 2023.
55. Castaldelli-Maia JM, Wang YP, Brunoni AR et al. Burden of disease due to amphetamines, cannabis, cocaine, and opioid use disorders in South America, 1990–2019: a systematic analysis of the Global Burden of Disease Study 2019. Lancet Psychiatry. 2023; 10(2):85-97.
56. Ellis JD, Rabinowitz JA, Ware OD et al. Patterns of polysubstance use and clinical comorbidity among persons seeking substance use treatment: an observational study. J Subst Use Addict Treat. 2023;146:208932.
57. Schieber LZ, Dunphy C, Schieber RA et al. Hospitalization associated with comorbid psychiatric and substance use disorders among adults with COVID-19 treated in us emergency departments from april 2020 to august 2021. JAMA Psychiatry. 2023;80(4):331.
58. Lassi DLS, Malbergier A, Negrão AB et al. Pharmacological treatments for cocaine craving: what is the way forward? a systematic review. Brain Sciences. 2022;12(11):1546.
59. Brandt J Janzen D, Alessi-Severini S et al. Risk of long-term benzodiazepine and Z-drug use following the first prescription among community-dwelling adults with anxiety/mood and sleep disorders: a retrospective cohort study. BMJ Open. 2021;11(11):e046916.
60. Tardelli VS, Berro LF, Gerra G et al. Prescription psychostimulants for cocaine use disorder: a review from molecular basis to clinical approach. Addict Biol. 2023;28(4).
61. Peacock A, Tran LT, Larney S et al. All-cause and cause-specific mortality among people with regular or problematic cocaine use: a systematic review and meta-analysis. Addiction. 2021;116(4):725-42.
62. Chelikam N, Mohammad Z, Tavrawala K et al. Prevalence of cerebrovascular accidents among the us population with substance use disorders: a nationwide study. Cureus. 2022;14(11):e31826.
63. Kim S, Park T. Acute and chronic effects of cocaine on cardiovascular health. Int J Mol Sci. 2019;20(3):584:
64. Brandt L, Chao T, Comer SD et al. Pharmacotherapeutic strategies for treating cocaine use disorder–what do we have to offer? Addiction. 2021;116(4):694-710.
65. Dellazizzo L, Potvin S, Giguère S et al. Meta-review on the efficacy of psychological therapies for the treatment of substance use disorders. Psychiatr Res. 2023;326:115318.
66. Doss MK, Wit H, Gallo DA. The acute effects of psychoactive drugs on emotional episodic memory encoding, consolidation, and retrieval: a comprehensive review. Neurosci Biobehav Rev. 2023; 150:105188.
67. Dragomir L, Marina V, Anghele M et al. Incidence of intoxications in the emergency department of Galati Hospital with examples of cardiovascular effects of MDMA intoxication. Diagnostics. 2023; 13(5):940.
68. Feelemyer JP, Richard E, Khan MR et al. Does the association between stimulant use and high risk sexual behavior vary by injection drug use, sexual minority status, or HIV infection status? A meta-analysis. AIDS Behav. 2023;27(9):2883-90.
69. Donroe JH, Tetrault JM. Recognizing and caring for the intoxicated patient in an outpatient clinic. Med Clin North Am. 2017; 101(3):573-86.
70. Wijnia JW. A clinician's view of Wernicke-Korsakoff syndrome. J Clin Med. 2022;11(22):6755.

71. Bradford DE, Shireman JM, Sant'Ana SJ et al. Alcohol's effects during uncertain and uncontrollable stressors in the laboratory. Clin Psychol Sci. 2022;10(5):885-900.
72. Ariss T, Fairbairn CE, Sayette MA et al. Where to look? Alcohol, affect, and gaze behavior during a virtual social interaction. Clin Psychol Sci. 2023;11(2):239-52.
73. Maleki N, Yunusa I, Karaye IM. Alcohol-induced mortality in the EUA: trends from 1999 to 2020. Int J Mental Health Addict. 2023; 1-13.
74. Sun JK, Wu D, Wong GC et al. Chronic alcohol metabolism results in DNA repair infidelity and cell cycle-induced senescence in neurons. Aging Cell. 2023;22(2).
75. Butts M, Sundaram VL, Murughiyan U et al. The influence of alcohol consumption on intestinal nutrient absorption: a comprehensive review. Nutrients. 2023;15(7):1571.
76. González-Reimers E. Alcoholism: a systemic proinflammatory condition. World J Gastroenterol. 2014;20(40):14660.
77. Burnette EM, Nieto SJ, Grodin EN et al. Novel agents for the pharmacological treatment of alcohol use disorder. Drugs. 2022; 82(3):251-74.
78. Fischler PV, Soyka M, Seifritz E et al. Off-label and investigational drugs in the treatment of alcohol use disorder: a critical review. Front Pharmacol. 2022;13.
79. Botwright S, Sutawong J, Kingkaew P et al. Which interventions for alcohol use should be included in a universal healthcare benefit package? An umbrella review of targeted interventions to address harmful drinking and dependence. BMC Public Health. 2023; 23(1):382.
80. Stokłosa I, Więckiewicz G, Stokłosa M et al. Medications for the treatment of alcohol dependence–current state of knowledge and future perspectives from a public health perspective. Int J Environ Res Public Health. 2023;20(3):1870.
81. Kelly JF, Humphreys K, Ferri M. Alcoholics anonymous and other 12-step programs for alcohol use disorder. Cochrane Database Syst Rev. 2020; 3(3):CD012880.
82. DiClemente CC, Corno CM, Graydon MM et al. Motivational interviewing, enhancement, and brief interventions over the last decade: a review of reviews of efficacy and effectiveness. 2017b. Psychol Addict Behav. 2017;31(8):862-87.
83. Watson NF, Benca RM, Krystal AD et al. Alliance for sleep clinical practice guideline on switching or deprescribing hypnotic medications for insomnia. J Clin Med. 2023;12(7):2493.
84. Casari R, Metastasio A, Zamboni L et al. Addiction of high dose of benzodiazepine: verona detox approach with flumazenil. Front Psychiatry. 2022;13.
85. Keller MS, Carrascoza-Bolanos J, Breda K et al. Identifying barriers and facilitators to deprescribing benzodiazepines and sedative hypnotics in the hospital setting using the Theoretical Domains Framework and the Capability, Opportunity, Motivation and Behaviour (COM-B) model: a qualitative study. BMJ Open. 2023; 13(2):e066234.
86. Soni A, Thiyagarajan A, Reeve J. Feasibility and effectiveness of deprescribing benzodiazepines and Z-drugs: systematic review and meta-analysis. Addiction. 2023;118(1):7-16.
87. Jones CMP, Lin CWC, Jamshidi M et al. Effectiveness of opioid analgesic medicines prescribed in or at discharge from Emergency Departments for Musculoskeletal Pain. Ann Internal Med. 2022; 175(11):1572-81.
88. Daoust R, Paquet J, Williamson D et al. Accuracy of a self-report prescription opioid use diary for patients discharge from the emergency department with acute pain: a multicentre prospective cohort study. BMJ Open. 2022;12(10):e062984.
89. Punches BE, Stolz U, Freiermuth CE et al. Predicting at-risk opioid use three months after ed visit for trauma: results from the AURORA study. PLoS One. 2022;17(9):e0273378.
90. Alzeer AH, Jones J, Bair MJ. Review of factors, methods, and outcome definition in designing opioid abuse predictive models. Pain Medicine. 2018;19(5):997-1009.
91. Gowing L, Ali R, White JM. Opioid antagonists with minimal sedation for opioid withdrawal. Cochrane Database Syst Rev. 2017; 5(5):CD002021.
92. Carney T, van Hout MC, Norman I et al. Dihydrocodeine for detoxification and maintenance treatment in individuals with opiate use disorders. Cochrane Database Syst Rev. 2020;2(2):CD012254.
93. Dowell D, Ragan KR, Jones CM et al. CDC Clinical Practice Guideline for Prescribing Opioids for Pain – United States, 2022. MMWR Recomm Rep. 2022;71(3):1-95.
94. Hasin DS, Shmulewitz D, Stohl M et al. diagnosing prescription opioid use disorder in patients using prescribed opioids for chronic pain. Am J Psychiatry. 2022;179(10):715-25.
95. Bailey A, Harrington C, Evans EA. A scoping review of community-based post-opioid overdose intervention programs: implications of program structure and outcomes. Health Justice. 2023;11(1):3.
96. Platt L, Minozzi S, Reed J et al. Needle and syringe programmes and opioid substitution therapy for preventing HCV transmission among people who inject drugs: findings from a Cochrane Review and meta-analysis. Addiction. 2018;113(3):545-63.
97. Saulle R, Vecchi S, Gowing L. Supervised dosing with a long-acting opioid medication in the management of opioid dependence. Cochrane Database Syst Rev. 2017;4(4):CD011983.
98. Soyka M, Franke AG. Recent advances in the treatment of opioid use disorders–focus on long-acting buprenorphine formulations. World J Psychiatry. 2021;11(9):543-52.
99. Bøhling F. Psychedelic pleasures: an affective understanding of the joys of tripping. Int J Drug Policy. 2017;49:133-43.
100. Palmer M, Maynard OM. Are you tripping comfortably? Investigating the relationship between harm reduction and the psychedelic experience. Harm Reduct J. 2022;19(1):81.
101. Crocq MA. History of cannabis and the endocannabinoid system. Dial Clin Neurosci. 2020;22(3):223-8.
102. Pain S. A potted history. Nature. 2015;525(7570):S10-1.
103. Martinotti G, Chiappini S, Mosca A et al. Atypical antipsychotic drugs in dual disorders: current evidence for clinical practice. Curr Pharm Design. 2022;28(27):2241-59.
104. Tang SM, Ansarian A, Courtney DB. Clozapine treatment and cannabis use in adolescents with psychotic disorders – a retrospective cohort chart review. J Can Acad Child Adolescent Psychiatry. 2027;26(1):51-8.
105. Boden JM, Dhakal B, Foulds JA et al. Life-course trajectories of cannabis use: a latent class analysis of a New Zealand birth cohort. Addiction. 2020;115(2):279-90.
106. Fergusson DM, Boden JM, Horwood LJ. Psychosocial sequelae of cannabis use and implications for policy: findings from the Christchurch Health and Development Study. Soc Psychiatr Psychiatr Epidemiol. 2015;50(9):1317-26.
107. Lansford JE, Goulter N, Godwin J et al. Predictors of problematic adult alcohol, cannabis, and other substance use: a longitudinal study of two samples. Development Psychopathol. 2022;1-16.
108. Brooks E, Gundersen DC, Flynn E et al. The clinical implications of legalizing marijuana: Are physician and non-physician providers prepared? Addict Behav. 2017;72:1-7.
109. Myran DT, Imtiaz S, Konikoff L et al. Changes in health harms due to cannabis following legalisation of non-medical cannabis in Canada in context of cannabis commercialisation: a scoping review. Drug Alcohol ver. 2022;42(2):277-98.
110. Lerner AG, Goodman C, Rudinski D et al. Benign and time-limited visual disturbances (flashbacks) in recent abstinent high-potency heavy cannabis smokers: a case series study. Israel J Psychiatr Related Sci. 2011;48(1):25-9.

111. Skryabin VY, Vinnikova M, Nenastieva A et al. Hallucinogen persisting perception disorder: a literature review and three case reports. J Addict Dis. 2018;37(3-4):268-78.
112. Dupont HB, Candel MJJM, Lemmens P et al. Stages of change model has limited value in explaining the change in use of Cannabis among adolescent participants in an efficacious motivational interviewing intervention. J Psychoact Drugs. 2017;49(5):363-72.
113. Schwebel FJ, Chavez JG, Pearson MR. Measuring readiness to change substance use, alcohol use, and cannabis use: an experimental manipulation of cognitive effort. Subst Use Misuse. 2023; 58(8):1062-8.
114. Substance Abuse and Mental Health Services Administration (SAMHSA). (n.d.). Know the risks of Marijuana. Retrieved June 28, 2023, from: https://www.samhsa.gov/marijuana.
115. Bravo AJ, Prince MA, Pearson MR. Can I use Marijuana safely? An examination of distal antecedents, marijuana protective behavioral strategies, and marijuana outcomes. J Stud Alcohol Drugs. 2017;78(2):203-12.
116. Grigsby TJ, Lopez A, Albers L et al. A Scoping review of risk and protective factors for negative Cannabis use consequences. Subst Abuse Res Treat. 2023;17:117822182311666.
117. Defoe IN, Dubas JS, van Aken MAG. A cross-national study on adolescent substance use: intentions, peer substance use, and parent-adolescent communication. J Res Adolescence. 2023;33(2):641-55.
118. Mason MJ, Zaharakis NM, Rusby JC et al. A longitudinal study predicting adolescent tobacco, alcohol, and cannabis use by behavioral characteristics of close friends. Psychol Addict Behav. 2017;31(6):712-20.
119. Montagne M. LSD at 50: Albert Hofmann and his discovery. Pharm History. 1993;35(2):70-3.
120. Smith DE, Raswyck GE, Dickerson DL. From Hofmann to the Haight Ashbury, and into the future: the past and potential of lysergic acid diethylamide. J Psychoact Drugs. 2014;46(1):3-10.
121. Johansen PØ, Krebs TS. Psychedelics not linked to mental health problems or suicidal behavior: a population study. J Psychopharmacol. 2015;29(3):270-9.
122. Murray RM, Quigley H, Quattrone D et al. Traditional marijuana, high-potency cannabis and synthetic cannabinoids: increasing risk for psychosis. World Psychiatry. 2016;15(3):195-204.
123. Las Cuevas C, Sanz EJ, Leon J. Adverse drug reactions and their fatal outcomes in clozapine patients in VigiBase: comparing the top four reporting countries (US, UK, Canada and Australia). Schizophrenia Research. 2023;S0920-9964(23)00184-6.
124. Csák R, Shirley-Beavan S, McHenry AE et al. Harm reduction must be recognised an essential public health intervention during crises. Harm Reduct J. 2021;18(1):128.
125. Stockings E, Hall WD, Lynskey M et al. Prevention, early intervention, harm reduction, and treatment of substance use in young people. Lancet Psychiatry. 2016;3(3):280-96.
126. Measham F, Turnbull G. Intentions, actions and outcomes: a follow up survey on harm reduction practices after using an English festival drug checking service. Int J Drug Policy. 2021; 95:103270.
127. Rosenthal A, Ebrahimi C, Wedemeyer F et al. The treatment of substance use disorders: recent developments and new perspectives. Neuropsychobiology. 2022;81(5):451-72.

21 Transtorno de Sintomas Somáticos e Transtornos Relacionados

Thiago Viegas Gomes Lins • José Gallucci Neto • Renato Luiz Marchetti

INTRODUÇÃO

No texto revisado da 5ª edição do *Manual Diagnóstico e Estatístico de Transtornos Mentais* (DSM-5-TR), o capítulo "Transtorno de sintomas somáticos e transtornos relacionados" aborda uma série de desordens caracterizadas pela proeminência de sintomas somáticos associados a sofrimento e prejuízo significativos.[1,2] Aqui, abordaremos o transtorno de sintomas somáticos e o transtorno conversivo, duas das mais relevantes patologias em clínica psiquiátrica, haja vista suas dificuldades diagnósticas e terapêuticas.

TRANSTORNO DE SINTOMAS SOMÁTICOS

O transtorno de sintomas somáticos é uma classe diagnóstica inaugurada no DSM-5.[1] Ele se caracteriza pela persistência de um ou mais sintomas somáticos que provocam alterações nas esferas cognitiva, afetiva e/ou comportamental, podendo ou não haver associação a outra condição médica. Nesse transtorno, o mais importante não é o sintoma somático em si ou a ausência de compreensão médica para tal, mas a experimentação dele pelo indivíduo.

Adiante, partiremos de uma perspectiva histórica caracterizando o termo *somatização*, com posterior caminhada pelas diferentes nuances do tema.

Perspectiva histórica

O termo *somatização*, cunhado em 1943 por Wilhelm Stekel para definir um "distúrbio corporal que surge como expressão de uma neurose profundamente assentada, uma doença do inconsciente", é cercado de confusões.[3-5] Na literatura médica, diversos autores utilizam esse conceito com significados distintos, muitos chegando a citá-lo como sinônimo de histeria. De maneira didática, é possível operacionalizar e entender o termo somatização de quatro modos:

- Sintomas somáticos ou queixas físicas pouco explicáveis
- Preocupação somática excessiva ou hipocondríaca
- Apresentação somática clínica de um transtorno de humor, de ansiedade ou de outro transtorno mental
- Sintomas somáticos no contexto de uma síndrome clínica funcional (fibromialgia, cólon irritável, fadiga crônica).

Diversas doenças clínicas, muitas vezes com etiologia clara ou parcialmente conhecida, têm sido estudadas no que concerne à influência de fatores psicológicos, como estresse, ansiedade, estado de humor ou traços de personalidade, na gênese ou na exacerbação de seus sintomas. Essas afecções são historicamente denominadas *doenças psicossomáticas* em virtude da clara aproximação entre seu aparecimento ou sua piora e a ocorrência de estressores psicológicos ou psicossociais. As doenças psicossomáticas (p. ex., asma, úlcera péptica, retocolite ulcerativa, hipertensão arterial sistêmica, artrite reumatoide, psoríase, lúpus eritematoso sistêmico) diferem da somatização pelo conhecimento dos mecanismos fisiopatológicos que explicam os sintomas apresentados. Além disso, na somatização, encontramos uma psicopatologia específica, na qual o sintoma somático apresenta valor simbólico característico, algo não encontrado nas doenças psicossomáticas.[6]

Esse tradicional conceito de somatização, definido como a ocorrência de múltiplos sintomas físicos não validados objetivamente (p. ex., pelo exame físico ou por exames subsidiários), nem completamente justificados por uma condição médica conhecida, foi incorporado nos manuais diagnósticos de Psiquiatria até o DSM-5-TR,[1,6] quando se reduziu a centralidade na falta de explicação clínica e se aumentou a importância da vivência subjetiva do indivíduo.

Relevância do problema

Presume-se que a prevalência do transtorno de sintomas somáticos na população adulta em geral encontre-se entre 6,7 e 17,4%.[7] Mulheres tendem a se queixar mais de sintomas somáticos que os homens, e espera-se que a ocorrência da patologia seja maior nelas.[8]

O transtorno de somatização acarreta variados problemas psicológicos e sociais, acometendo indivíduos jovens que podem se tornar disfuncionais. Em muitos casos, os pacientes não recebem o tratamento adequado e ficam expostos a procedimentos iatrogênicos, com uma clara deterioração da qualidade de vida.[7]

História clínica

O transtorno de sintomas somáticos se manifesta como múltiplos sintomas somáticos provocadores de aflição e perturbação significativas, embora, em algumas situações, apenas um sintoma grave apareça – geralmente a dor. A preocupação a respeito de doenças é elevada, e os indivíduos acometidos tendem a avaliar suas queixas físicas como nocivas e ameaçadoras, o que pode interferir diretamente nas relações consigo e com os outros.

É importante ratificar que os sintomas somáticos podem ou não estar associados a uma patologia clínica, já que não são mutuamente excludentes e, muitas vezes, aparecem em conjunto. Se houver uma condição médica, as reações cognitiva, afetiva e/ou comportamental em resposta a ela serão excessivas e desproporcionais.

Frequentemente, os sintomas somáticos têm início na adolescência e, nas mulheres, queixas menstruais podem representar um dos sinais mais precoces.[7,8] Em idosos, o transtorno tende a ser subdiagnosticado, especialmente por ser considerar compreensível a existência de queixas físicas e de preocupações com a saúde nessa população.

Os pacientes com transtorno de sintomas somáticos apresentam histórias clínicas de múltiplas investigações, internações e terapêuticas invasivas e iatrogênicas, como cirurgias, com achados negativos, inconsistentes ou contraditórios. Respondem de maneira negativa ou frustrada aos tratamentos propostos e, comumente, demonstram bastante sensibilidade aos efeitos colaterais dos medicamentos, com exceção dos analgésicos. A relação com os médicos é insatisfatória e conflituosa.

Embora seja negada com frequência, é possível observar associação entre sintomas somáticos e problemas ou estressores psicológicos, revelando grande vulnerabilidade emocional e física ao estresse.

Experiências traumáticas em fases precoces da vida (infância ou início da adolescência) têm sido implicadas na gênese de um padrão somatizador de comportamento. Mais frequentemente, adultos com transtorno de sintomas somáticos têm história pregressa de algum tipo de trauma ou doença clínica grave na infância em comparação com adultos com outros transtornos mentais. O antecedente de abusos físicos e/ou sexuais também é comum, e é considerado por alguns autores como o mais preditor de somatização. A ocorrência de comorbidades psiquiátricas é elevada, especialmente transtornos de humor e de ansiedade.

Exame do estado mental

Os pacientes com transtorno de sintomas somáticos, assim como outros de padrão somatizador, descrevem suas queixas de modo dramático e exagerado. Eles frequentemente contam histórias vagas e inconsistentes, nas quais faltam informações factuais específicas, o que dificulta a coleta de dados na anamnese. Apresentam labilidade emocional, são sugestionáveis e têm dificuldade de se concentrar em detalhes específicos da própria história. Ao se sentirem incompreendidos e/ou rejeitados, os sintomas relatados podem ser expostos nas consultas.

Os indivíduos somatizadores também tendem a negar qualquer associação de seus sintomas com estressores psicológicos. Rotineiramente, recusam-se a abordar os problemas pessoais, a não ser sob a perspectiva da queixa física. Sentem-se acusados por familiares e médicos de forjarem os sintomas, estando à procura constante de aceitação. Por parte do examinador, esses sujeitos geralmente provocam reações de irritação e rejeição, muito em decorrência da inconsistência e do exagero das queixas, o que leva a um deterioramento da relação médico-paciente.

Exame físico

Apesar de muitas vezes não haver qualquer alteração no exame físico desses pacientes, ele deve ser o mais completo possível, porém enfatizando sinais potencialmente associados a um quadro orgânico subjacente. Como já mencionado, a concomitância do transtorno de sintomas somáticos e uma patologia clínica é admissível.

Critérios diagnósticos

Os critérios diagnósticos segundo o DSM-5-TR estão apresentados na Tabela 21.1.

Diagnóstico diferencial

Ao avaliar um paciente com queixas somáticas múltiplas sem alterações no exame físico ou cujos sintomas relatados são

Tabela 21.1 Critérios diagnósticos para o transtorno de sintomas somáticos segundo o DSM-5-TR.

A. Um ou mais sintomas somáticos que causam aflição ou resultam em perturbação significativa da vida diária.
B. Pensamentos, sentimentos ou comportamentos excessivos relacionados com os sintomas somáticos ou associados a preocupações com a saúde manifestados por, pelo menos, um dos seguintes:
- Pensamentos desproporcionais e persistentes acerca da gravidade dos próprios sintomas
- Nível de ansiedade persistentemente elevado acerca da saúde e dos sintomas
- Tempo e energia excessivos dedicados a esses sintomas ou a preocupações a respeito da saúde

C. Embora algum dos sintomas somáticos possa não estar continuamente presente, a condição de estar sintomático é persistente (em geral, mais de 6 meses).

Especificar se:
- Com dor predominante (anteriormente, transtorno doloroso): este especificador é para indivíduos cujos sintomas somáticos envolvem predominantemente a dor
- Persistente: um curso persistente é caracterizado por sintomas graves, prejuízo marcante e longa duração (mais de 6 meses).

Especificar a gravidade atual:
- Leve: apenas um dos sintomas especificados no critério *B* é satisfeito
- Moderada: dois ou mais sintomas especificados no critério *B* são satisfeitos
- Grave: dois ou mais sintomas especificados no critério *B* são satisfeitos, além da presença de múltiplas queixas somáticas (ou um sintoma somático muito grave).

Adaptada de American Psychiatric Association, 2023.[1]

desproporcionais a qualquer alteração encontrada, devemos responder a algumas questões básicas antes de pensarmos em um quadro de somatização.

Qual doença orgânica pode contemplar os sintomas relatados? Pelo menos três doenças médicas com substrato orgânico conhecido se apresentam com queixas flutuantes em diferentes órgãos ou sistemas, que podem mimetizar um quadro de somatização: esclerose múltipla, lúpus eritematoso sistêmico e porfiria aguda intermitente. Outras condições que podem se apresentar com sintomas vagos e confusos, como hiperparatireoidismo, doença de Lyme, hemocromatose e doença parasítica crônica, também devem ser afastadas.

Trata-se de uma síndrome clínica funcional? As síndromes clínicas chamadas funcionais são definidas por um conjunto de sintomas físicos sem alterações laboratoriais. Portanto, seu diagnóstico é feito mediante agrupamento de critérios, que se baseiam na descrição dos sintomas e no curso natural da doença, algo semelhante ao realizado nos transtornos mentais.

As três síndromes clínicas funcionais mais importantes no que concerne ao diagnóstico diferencial do transtorno de sintomas somáticos são: síndrome da fadiga crônica, fibromialgia e síndrome do cólon irritável.

Existe outro transtorno mental que explique os sintomas somáticos? Cerca de 50% de todos os pacientes que procuram atendimento psiquiátrico em unidade básica de saúde e recebem algum diagnóstico se apresentam, inicialmente, com queixas exclusivamente somáticas.[5] Já com relação aos indivíduos que recebem o diagnóstico de transtorno depressivo maior ou transtorno de pânico, aproximadamente 75% demonstram apenas queixas somáticas em uma primeira entrevista.[5,8]

O uso abusivo de álcool também deve ser sempre considerado em indivíduos com queixas físicas múltiplas, crônicas e vagas. Seu uso crônico favorece o aparecimento de transtornos do sono, traumatismos por queda, alterações nutricionais e desarranjos metabólicos, os quais podem cursar com inúmeros sintomas somáticos, como cefaleia, parestesias, fraqueza, fadiga, palpitações, dor em extremidades, náuseas e diarreia.

Assim, é comum observar sintomas somáticos em pessoas com algum transtorno mental; o exame do estado mental é o instrumento primordial para diferenciação diagnóstica.

Os sintomas são produzidos intencionalmente? Se houver suspeitas de que os sintomas possam ser intencionalmente produzidos, deve-se investigar a existência de duas situações:

- Transtorno factício, em que o paciente produz o sintoma de modo intencional com o propósito de estar no "papel" de doente e sem nenhum benefício secundário claro (aposentadoria, pensão, redução de pena judicial)
- Simulação (*malingering*), em que os sintomas (somáticos ou psicológicos) são intencionalmente produzidos com o objetivo de ganho secundário claro.

Exames complementares

O diagnóstico do transtorno de sintomas somáticos é eminentemente clínico, fundamentado em anamnese psiquiátrica minuciosa e nos critérios diagnósticos específicos. Exames complementares devem ser solicitados quando suspeitas clínicas implicarem um diagnóstico diferencial. A solicitação de exames de modo indiscriminado pode contribuir para a ideia da existência de uma "doença obscura", ocasionando manutenção ou piora das queixas, além de expor o paciente a procedimentos invasivos e iatrogênicos.

Achados de anormalidades nos exames complementares devem ser interpretados cuidadosamente, sempre à luz do quadro clínico. Não raramente, causam confusão diagnóstica significativa e contribuem para o agravamento da somatização.

Tratamento

Tratar os pacientes com transtorno de sintomas somáticos pode ser considerado um desafio na prática médica.[5,7,8] Em geral, eles tendem a negar a existência de problemas psicológicos ou sociais relacionados à gênese de suas queixas. Muitas vezes, ao serem encaminhados ao psiquiatra após a comunicação de que "o problema está na cabeça", desenvolvem sentimentos de rejeição e raiva, abandonando a terapêutica. Procuram, então, outros especialistas, iniciando um círculo vicioso que só será interrompido na vigência de comunicação diagnóstica adequada e formação de uma aliança terapêutica com o médico.

O objetivo principal do tratamento não deve ser a remissão dos sintomas somáticos, mas a redução de danos (busca por diferentes médicos, excesso de medicações, exames complementares e procedimentos diagnósticos), o desenvolvimento da consciência da associação dos sintomas somáticos com problemas psicológicos (com a construção de estratégias alternativas de adaptação a estressores psicossociais) e a melhora da qualidade de vida. Desse modo, o tratamento será fundamentado nos pontos descritos a seguir.

Estabelecimento de relação terapêutica. O estabelecimento de uma relação terapêutica em que o vínculo empático predomine é a base fundamental do diagnóstico e do tratamento dos quadros de somatização. Demonstrar interesse pelos sintomas, expressar compaixão pelo sofrimento imposto por eles e pela "incompreensão" dos outros e "validar" os sintomas somáticos como símbolos de sofrimento, aceitando e confirmando sua importância clínica, são tarefas fundamentais. Deve-se ficar especialmente atento ao surgimento de irritação ou rejeição por parte do examinador, o que pode deteriorar o vínculo.

Comunicação diagnóstica terapêutica. A segunda etapa fundamental após o estabelecimento de uma relação terapêutica é o que chamamos de comunicação diagnóstica "terapêutica". É assim chamada por ser instrumento fundamental que impede o abandono do tratamento pelo paciente e a procura por outro especialista, o que reiniciaria o círculo vicioso de manutenção e piora do problema. O objetivo dessa comunicação é prover um diagnóstico médico aceitável para o paciente (que se recusa a acolher a perspectiva psicogênica), evitar a desmoralização, estabelecer uma base para a compreensão das queixas e prepará-lo para a identificação dos estressores e problemas psicológicos agravantes dos sintomas. Os seguintes passos devem ser adotados:

- Não afirmar que não há problemas físicos
- Apresentar o transtorno de sintomas somáticos como problema médico, não como problema psicológico ou psiquiátrico
- Conceituar a somatização como problema do sistema nervoso
- Evitar sugerir ou indicar estressores/problemas psicológicos como causa da somatização
- Apresentar estresse psicológico como causa de possível piora das somatizações.

Manejo de investigações e tratamentos clínicos. O paciente deve ser orientado a manter acompanhamento clínico de seus problemas com apenas um médico, de preferência generalista, que detenha conhecimento de seu diagnóstico e das consequentes implicações. É necessária a comunicação constante entre esse médico e o psiquiatra de referência. Investigações, exames e tratamentos devem ser criteriosos e parcimoniosos, embora não se deva jamais desprezar a possibilidade do surgimento e da concomitância de doenças somáticas.

Tratamento farmacológico de comorbidades psiquiátricas. O uso de psicofármacos está indicado apenas quando há outras desordens mentais comórbidas ao transtorno de sintomas somáticos. Mesmo nessa situação, a prudência deve ser a regra em razão da maior sensibilidade desses pacientes a efeitos colaterais, além dos riscos de má resposta e abuso de medicações.

Manejo de problemas psicossociais. Por meio de orientação e técnicas de intervenção ambiental, os pacientes com transtorno de sintomas somáticos podem ser ajudados a resolver seus frequentes problemas psicossociais (profissionais, familiares e outros), que muitas vezes são agravantes ou consequências da patologia.

Psicoterapia. Pacientes com transtorno de sintomas somáticos costumam ser refratários à abordagem psicológica de seus problemas. Caso aceitem a perspectiva proposta na comunicação terapêutica, estarão razoavelmente preparados para uma psicoterapia centrada nos aspectos descritos na Tabela 21.2.

Conclusão

O transtorno de sintomas somáticos é um transtorno psiquiátrico crônico e de curso flutuante; raramente, há remissão completa das queixas somáticas. É mais comum em mulheres jovens, com início frequente na adolescência; é comum a história de abuso físico ou sexual durante a infância.

Apresenta-se com um ou mais sintomas somáticos que provocam alterações cognitivas, afetivas e/ou comportamentais, causando perturbação significativa na vida diária. Embora geralmente não haja uma patologia clínica associada à produção dos sintomas, sua ocorrência não exclui o diagnóstico de transtorno

Tabela 21.2 Psicoterapia para pacientes somatizadores.

Objetivos terapêuticos	Técnicas
Conhecimento geral sobre a doença	Discussão de material educativo
Aumento da autoestima	Qualificação
Consciência da natureza psicogênica e respostas alternativas	Diários de eventos e técnicas de relaxamento e assertividade
Crenças terapêuticas	Técnicas de sugestão e desafio
Redução do ganho secundário	Orientações aos familiares e técnicas de extinção
Prevenção e/ou redução de hostilidade familiar	Orientações aos familiares
Estimulação de comportamentos saudáveis	Lições de casa

de sintomas somáticos. Nele, o que se leva em consideração é o sofrimento relacionado aos sintomas físicos, desproporcional e intenso.

Os sintomas não são voluntariamente produzidos pelo paciente. A relação dos sintomas físicos com problemas e/ou estressores psicológicos pode ser percebida pelo entrevistador, mas não pelo paciente. A procura por diferentes especialistas e a realização de procedimentos invasivos e iatrogênicos são comuns e devem ser evitadas.

O objetivo principal do tratamento não deve ser a remissão dos sintomas somáticos, mas a redução de danos. Ele está embasado nas seguintes estratégias:

- Estabelecimento de relação terapêutica
- Comunicação diagnóstica terapêutica
- Manejo de investigações e tratamentos clínicos
- Tratamento farmacológico de comorbidades psiquiátricas
- Manejo de problemas psicossociais
- Psicoterapia.

TRANSTORNO CONVERSIVO

O transtorno conversivo, também chamado de transtorno de sintomas neurológicos funcionais,[1] se expressa com a identificação de um ou mais sintomas motores ou sensoriais sem justificativa física.[1,9] O paciente pode se queixar de fraqueza, tremores, prejuízos sensoriais e convulsões, entre outros. A inconsistência do exame físico é uma maneira de demonstrar a incompatibilidade de doença neurológica, não devendo se acomodar apenas com provas diagnósticas normais. A seguir, descreveremos esse intrigante transtorno em seus diferentes aspectos.

Perspectiva histórica

A investigação da conversão se iniciou com os estudos originais de histeria datados de 1859, ano da publicação do *Tratado Clínico e Terapêutico em Histeria* de Pierre Briquet. A histeria seria uma "disfunção do sistema nervoso" resultante de um evento estressor, o qual atuaria na parte "afetiva do cérebro" de indivíduos vulneráveis. Além de Briquet, o neurologista francês Jean-Martin Charcot (1889) também deu importantes contribuições para o avanço do estudo do que chamava de "paralisias e distúrbios das sensações dependentes da ideia".[6,9,10]

Entretanto, o uso do termo *conversão* surgiu pela primeira vez nos trabalhos de Sigmund Freud e Josef Breuer, em 1894, para designar um sintoma motor que substituiria uma ideia reprimida. Freud, influenciado pelo trabalho e pelo contato pessoal com Charcot, postulava que tais informações ou conflitos mantidos fora da consciência poderiam ser acessados pela técnica de hipnose.[4,10] Mais tarde, ele mesmo se utilizaria dessa técnica com finalidades terapêuticas.[11]

Atualmente, define-se conversão como a existência de um ou mais sintomas de função motora ou sensorial alterada, o que sugere uma doença neurológica ou outra condição médica, a qual não pode ser comprovada objetivamente.[1,9,12] Como gênese dos sintomas, admite-se a participação de mecanismos psicológicos inconscientes, sendo algo involuntário e, muitas vezes, incompreensível ao paciente.

Relevância do problema

Como o diagnóstico de conversão só pode ser realizado após a exclusão de problemas neurológicos que justifiquem os sintomas relatados, os estudos epidemiológicos populacionais são escassos e discutíveis. Uma ideia aproximada de prevalência pode ser obtida a partir de populações mais específicas em ambientes clínico ou neurológico. Um exemplo é a prevalência de crises não epilépticas psicogênicas, em sua maioria de natureza conversiva/dissociativa, estimada em até 5% dos pacientes em ambulatórios de epilepsia e em até 20% dos casos avaliados em centros de epilepsia de difícil controle.[2,3]

Em um ambiente hospitalar, 5 a 15% das consultas psiquiátricas envolvem a ocorrência de sintomas conversivos. A incidência de sintomas conversivos persistentes individuais é estimada em 2 a 5/100.000 por ano, e é de duas a cinco vezes mais comum em mulheres.[3,9]

História clínica

Os sintomas conversivos têm, em geral, início abrupto e curso variado. Frequentemente, o despertar das queixas acontece na adolescência ou no começo da fase adulta, estando associado a eventos estressores significativos. A ocorrência antes dos 10 anos e após os 80 é rara.[3,4]

A duração dos sintomas tende a ser curta, mas não sempre, com remissão dentro de 2 semanas após a resolução do conflito ou da situação estressora desencadeante. O quadro geralmente mimetiza doenças neurológicas agudas e pode ter apresentações motoras (movimentos involuntários, tiques, blefarospasmo, afonia, opistótono, convulsões, quedas, abasia, ataxia, distonias, paralisias) ou sensitivas (alucinações, cegueira, surdez, anestesias); raramente, sintomas viscerais ou autonômicos (síncope, *globus hystericus*, diarreia, vômitos, pseudociese, retenção vesical) são relatados.

A suspeita de que um sintoma seja de natureza conversiva exige a elaboração minuciosa de anamnese biográfica, além da história clínica de rotina, já que a identificação de traumas remotos, como abusos físico e sexual, associados a fatores psicológicos estressores recentes ou dilemas emocionais insuperáveis, pode auxiliar a compreender o quadro como um todo.

O convívio com outras pessoas que tiveram problemas neurológicos ou outras doenças médicas graves pode predispor ao aparecimento de sintomas conversivos em pacientes sugestionáveis. O testemunho de experiências de transe de natureza social ou religiosa, ou mesmo a ocorrência recente de alguma doença somática, é capaz de exercer efeito semelhante. Assim é o exemplo da adolescente que, abusada sexualmente pelo padrasto durante a infância, desenvolve súbita paralisia de membros inferiores após a primeira relação sexual com o namorado, a qual ocorrera a contragosto.

Exame do estado mental

Os pacientes conversivos podem descrever suas queixas de maneira calma e tranquila, demonstrando certa indiferença com relação à gravidade presumida do sintoma, ou apresentá-las de modo dramático e histriônico. Tendem a contar histórias vagas e inconsistentes, nas quais detalhes importantes são omitidos. Seguindo o "perfil somatizador", não é incomum a emergência dos sintomas em consulta, especialmente quando se sentem incompreendidos ou rejeitados.[13]

Esses indivíduos se veem como vítimas de seu quadro, já que o mecanismo responsável pelo aparecimento dos sintomas não é consciente. Em geral, negam qualquer associação desses com problemas ou estressores psicológicos. Sentem-se incompreendidos pelos médicos, os quais não conseguem encontrar a "causa" de suas queixas.

A hipnotizabilidade é uma capacidade reconhecida desses pacientes.[4] Muitas vezes, sob efeito de hipnose ou de sugestão simples, podem apresentar o surgimento, a exacerbação ou a remissão completa de um sintoma, algo a ser computado no esclarecimento diagnóstico.

Sob a ótica do examinador, esses pacientes frequentemente provocam reações de raiva e rejeição, muito por conta da interpretação equivocada de que fingem ou simulam seus sintomas. Isso pode se acentuar nos casos em que há algum transtorno de personalidade associado.

Exame físico

O exame físico de um paciente com suspeita de conversão deve ser realizado de maneira atenta e integral na busca de alterações que possam identificar ou descartar um quadro neurológico subjacente. Entretanto, alguns achados de exame físico podem reforçar a suspeita de conversão: perda sensitiva que não segue um dermátomo conhecido; déficit motor que se modifica de acordo com a sugestão do examinador; fraqueza da extensão do quadril que retorna ao normal com a flexão do quadril contralateral contra a resistência (sinal de Hoover); fraqueza acentuada da flexão plantar do tornozelo quando testada no leito em um indivíduo capaz de caminhar na ponta dos pés; movimentação involuntária que se intensifica e resiste ao examinador; tosse, que indica o fechamento das cordas vocais, em paciente com afonia; e visão em "túnel", a qual muda de padrão após campimetrias seriadas.[9,12]

É importante ressaltar que a ausência de achados positivos e congruentes no exame físico que sugira uma condição médica não implica conversão. A falta de justificativa clínica é necessária, mas não suficiente para o diagnóstico desse transtorno.

Critérios diagnósticos

Os critérios diagnósticos de acordo com o DSM-5-TR estão apresentados na Tabela 21.3.

Diagnóstico diferencial

Ao avaliar um paciente com suspeita de conversão, convém considerar, a partir dos dados de anamnese e exame físico, quais condições devem ser relevadas no diagnóstico diferencial. Cumpre estabelecer uma sequência lógica de raciocínio clínico que vise detectar se o sintoma apresentado não faz parte de uma condição médica geral ou neurológica, não é mais bem explicado por outra síndrome psiquiátrica ou não é produzido de modo voluntário.[11] Assim, devemos responder a algumas questões básicas, conforme descrito a seguir.

Qual doença neurológica ou condição médica geral pode contemplar os sintomas relatados? Diversas condições neurológicas devem ser consideradas no diagnóstico diferencial de um sintoma conversivo (Tabela 21.4).

Tabela 21.3 Critérios diagnósticos para o transtorno conversivo segundo o DSM-5-TR.

A. Um ou mais sintomas de função motora ou sensorial alterada.
B. Achados físicos evidenciam incompatibilidade entre o sintoma e as condições médicas ou neurológicas encontradas.
C. O sintoma ou déficit não é mais bem explicado por outro transtorno mental ou médico.
D. O sintoma ou déficit causa sofrimento clinicamente significativo ou prejuízo no funcionamento social, profissional ou em outras áreas importantes da vida do indivíduo ou requer avaliação médica.

Especificar o tipo de sintoma:
- Com fraqueza ou paralisia
- Com movimento anormal (p. ex., tremor, movimento distônico, mioclonia, distúrbio da marcha)
- Com sintomas de deglutição
- Com sintoma de fala (p. ex., disfonia, fala arrastada)
- Com ataques ou convulsões
- Com anestesia ou perda sensorial
- Com sintoma sensorial especial (p. ex., perturbação visual, olfatória ou auditiva)
- Com sintomas mistos.

Especificar se:
- Episódio agudo: sintomas presentes por menos de 6 meses
- Persistente: sintomas ocorrendo há 6 meses ou mais
- Com estressor psicológico (especificar estressor)
- Sem estressor psicológico.

Adaptada de American Psychiatric Association, 2023.[1]

Tabela 21.4 Condições neurológicas que devem ser consideradas no diagnóstico diferencial de sintomas conversivos.

- Miopatias adquiridas
- Síndrome *on-off* na doença de Parkinson
- Paralisia parcial das cordas vocais
- Neurite óptica
- Epilepsia
- HIV
- Paralisia periódica
- Doenças degenerativas dos núcleos da base
- Distonias hereditárias e adquiridas
- Esclerose múltipla
- Hematoma subdural
- Ataque isquêmico transitório
- Miastenia *gravis*
- Doenças degenerativas dos nervos periféricos
- Doença de Creutzfeldt-Jakob
- Síndrome de Guillain-Barré
- Tumores do sistema nervoso central
- Demências

A distinção entre um sintoma conversivo e a existência de uma condição neurológica pode ser trabalhosa e, muitas vezes, complexa, mas de extrema importância.[13] Decisões diagnósticas precipitadas ou com base em critérios subjetivos podem ocasionar erros graves. Um exemplo típico é o de um paciente com epilepsia que recebe o diagnóstico prematuro de crises não epilépticas psicogênicas a partir de uma semiologia de crise pouco característica, tem seus agentes antiepilépticos retirados e entra em estado de mal epiléptico.

Não menos grave e problemático é o caso do paciente que, sabidamente portador de crises não epilépticas psicogênicas, recebe sucessivas hidantalizações ao procurar um pronto-socorro por crises recorrentes. Dessa maneira, a exatidão na investigação diagnóstica diferencial deve ser o objetivo primordial quando houver qualquer desconfiança de sintoma conversivo. Isso evita que doenças graves e potencialmente fatais passem despercebidas ou que o paciente seja submetido a tratamentos iatrogênicos quando não há patologia orgânica.

Além disso, há a necessidade de se descartar um quadro de *delirium* quando possíveis sintomas conversivos são acompanhados de flutuação do nível de consciência ao longo do dia, tendência à inversão do ciclo sono-vigília, incapacidade de manter a atenção, desorientação temporal e espacial, agitação psicomotora, alucinações ou desorganização do pensamento.

Existe outro transtorno mental que explique os sintomas conversivos? Descartada a possibilidade de que uma condição neurológica ou médica geral seja responsável pelo sintoma conversivo, deve-se, então, definir se as queixas atuais são secundárias a algum transtorno psiquiátrico. Com frequência, sintomas conversivos ocorrem no contexto de outra doença psiquiátrica (Tabela 21.5) sem configurarem necessariamente um transtorno.

O consumo abusivo de álcool, drogas e psicotrópicos também deve ser sempre considerado nesses pacientes. O uso crônico do álcool, por exemplo, favorece o aparecimento de transtornos

Tabela 21.5 Transtornos psiquiátricos que podem cursar com sintomas conversivos.

Transtorno depressivo
Transtorno caracterizado por humor depressivo, diminuição no interesse pelas atividades habituais, alterações do apetite e do padrão de sono, prejuízo na concentração e redução da libido e da capacidade de sentir prazer. Os sintomas conversivos podem ser frequentes, mas ocorrem no contexto da alteração do humor.

Transtorno de pânico
Transtorno marcado por ataques paroxísticos de ansiedade acompanhados de sinais e sintomas autonômicos. Preocupações excessivas com a possibilidade de doenças graves podem ocorrer, bem como hipervigilância em relação ao corpo.

Transtorno da personalidade histriônica
Padrão persistente de funcionamento em que ocorrem busca constante de atenção, excessiva emotividade, superficialidade na expressão emocional, sugestionabilidade e desconforto em situações nas quais não se é o centro das atenções. É comum que esses pacientes desenvolvam sintomas conversivos.

do sono, alterações nutricionais (principalmente deficiência de tiamina) e desequilíbrios metabólicos, os quais podem cursar com diversas queixas somáticas.

Os sintomas são produzidos intencionalmente? Se houver suspeitas de que os sintomas possam ser intencionalmente produzidos, devemos investigar a existência de duas condições distintas: simulação (*malingering*) e transtorno factício.[7]

A simulação é uma condição que surge por meio da vontade do indivíduo de produzir um sintoma motivado por um objetivo externo evidente, o qual trará algum benefício a ele. O sintoma simulado pode se apresentar sob a forma de queixas físicas ou psicológicas. A elaboração e a descrição da queixa podem variar de acordo com a capacidade intelectual do simulador, o grau de instrução e o conhecimento específico sobre doenças médicas. Por conta disso, o nível de dificuldade na detecção de uma simulação é imprevisível.

Do ponto de vista psiquiátrico, o sintoma simulado ocorre em variados formatos, como delírios, alucinações, retardo metal, declínio cognitivo, conversão (paralisias, convulsões, anestesias, ataxias), dissociação (amnésia, fuga, possessão, despersonalização), somatização e depressão, entre outros. Além de observar se existe um incentivo externo evidente, a caracterização minuciosa da queixa psiquiátrica pode revelar inconsistências e contradições do fenômeno psicopatológico, o que reforça a suspeita de simulação.[9] Já no transtorno factício, embora também haja produção intencional do sintoma, não há nenhum benefício material claro, mas apenas o propósito de atrair cuidados por estar na posição de paciente.[12,14]

Exames complementares

O diagnóstico de conversão é eminentemente clínico e independe de resultados de exames complementares para sua confirmação. Entretanto, a solicitação desses exames está indicada quando os dados de anamnese e exame físico levarem a suspeita de causa neurológica ou de outra condição médica geral.

Os exames complementares deverão ser solicitados de maneira individualizada, seguindo uma sequência lógica de raciocínio investigativo.

A importância da propedêutica armada se encontra não só na detecção de afecções orgânicas, mas também na pronta identificação de causas médicas potencialmente tratáveis (p. ex., *delirium*, encefalite herpética e demências reversíveis), o que pode selar o prognóstico do doente. Deve-se iniciar a investigação pelos exames de bioquímica, sorologias, dosagem hormonal, função renal e hepática, análise toxicológica de sangue e urina e níveis séricos de vitamina B_{12} e ácido fólico. Esses exames gerais podem encontrar potenciais causas metabólicas e infecciosas de afecções, como o *delirium* e as demências reversíveis, bem como diagnosticar outras condições (HIV, sífilis) associadas aos sintomas. A investigação complementar deverá ser prosseguida com exames de maior complexidade de acordo com a síndrome clínica ou neurológica suspeitada e segundo orientação do especialista em questão.

Investigações especiais e específicas

É importante lembrar que a exclusão pura e simples de condição médica geral ou neurológica, de outros transtornos mentais e de simulação ou comportamento factício não é suficiente para se firmar o diagnóstico de sintoma conversivo. Aqui, há duas especificidades em questão: associação dos sintomas com estressores (situações insuportáveis ou dilemas psicológicos) e participação de mecanismos de autossugestão em seu desencadeamento, manutenção, piora ou remissão. Portanto, o diagnóstico só se confirma quando esses dois elementos puderem ser verificados, o que nem sempre é fácil, dadas as dificuldades encontradas na entrevista e no exame do estado mental desses pacientes. Desse modo, assume papel especial a entrevista com familiares e pessoas próximas ao paciente. Na entrevista com os familiares, de preferência sem a presença do paciente, podem ser acessados aspectos do comportamento, sintomas, estressores e conflitos negados ou desconhecidos.

As investigações especiais têm como objetivo facilitar o acesso a informações e provocar a ocorrência, a exacerbação ou a remissão dos sintomas conversivos com o concomitante registro visual e de outros parâmetros fisiológicos. Elas se basearão na capacidade desses indivíduos para a hipnotizabilidade. Embora o detalhamento desses procedimentos esteja fora do escopo deste capítulo, já que são normalmente realizados por especialistas, eles serão aqui citados para o conhecimento preliminar.

Apesar de, por si só, a hipnotizabilidade não ser suficiente para o surgimento do transtorno conversivo, sua existência reforça essa possibilidade. Pode-se avaliar essa capacidade por meio de alguns testes, como o do balanço, o dos olhos, o do pêndulo e o do desafio. Uma vez definido que o paciente é hipnotizável, pode-se fazer uso da hipnose em uma das suas várias vertentes com diferentes objetivos diagnósticos.

Tratamento

Em geral, tais pacientes, assim como os somatizadores, tendem a negar a existência de problemas psicológicos ou sociais relacionados com a gênese de suas queixas. Ao serem encaminhados ao psiquiatra após a comunicação de que "não têm nada físico", desenvolvem sentimentos de rejeição e raiva, eventualmente abandonando o tratamento.[14] Desse modo, boa parte do sucesso do tratamento se baseia no desenvolvimento da consciência das relações entre os sintomas e os problemas psicológicos apresentados, o que só é possível após o estabelecimento de relação terapêutica e de comunicação diagnóstica terapêutica. O tratamento deve ser considerado como um conjunto abrangente de procedimentos. Eles estão relacionados a seguir.

Estabelecimento de relação terapêutica. Os pacientes com transtorno conversivo se sentem incompreendidos por médicos, familiares e amigos, costumam estar em constante procura de aceitação e não raramente são hostilizados por essas pessoas. O estabelecimento de uma relação terapêutica na qual predominem relaxamento, autenticidade e empatia é a base do tratamento. Deve-se demonstrar interesse pela pessoa e pelos sintomas e expressar compaixão com o sofrimento imposto pelas queixas e pela "incompreensão" dos outros. Convém atenção especial às flutuações do vínculo e à possibilidade de indução de sintomas conversivos, especialmente quando questionados sobre a natureza psicogênica do quadro, o que deve ser abordado sempre de maneira indireta e não inquisidora.

Comunicação diagnóstica terapêutica. Após o estabelecimento de uma relação terapêutica, o próximo passo é a comunicação diagnóstica "terapêutica". O objetivo é proporcionar diagnóstico médico aceitável para o paciente (que eventualmente se recusa a acolher a perspectiva psicogênica), evitar a desmoralização, estabelecer uma base para o entendimento dos sintomas e prepará-lo para a compreensão dos estressores e problemas psicológicos como causadores dos sintomas. Devem-se percorrer os seguintes degraus:

- Comunicar a ausência de problema neurológico
- Não afirmar que não há problemas físicos
- Apresentar o transtorno conversivo como um problema médico, do sistema nervoso
- Salientar aspectos positivos do problema
- Ajudar a elaborar as emoções relacionadas ao diagnóstico
- Prover informações sobre o problema
- Apresentar o controle do estresse psicológico como fator importante no tratamento
- Usar a repetição de sugestões simples de melhora como elemento terapêutico durante a comunicação.

Tratamento farmacológico de comorbidades psiquiátricas. O uso de psicofármacos é indicado apenas quando há outros transtornos mentais em comorbidade.

Manejo de problemas psicossociais. Por meio de orientação e técnicas de intervenção em crise, os pacientes conversivos podem ser ajudados a resolver os problemas psicossociais significativos com que se defrontam.

Psicoterapia. Se o paciente aceitar a perspectiva proposta na comunicação terapêutica, estará, então, razoavelmente preparado para uma psicoterapia centrada nos aspectos descritos na Tabela 21.6, ou mesmo outras.

Tabela 21.6 Psicoterapia para pacientes conversivos.

Objetivos terapêuticos	Técnicas
Conhecimento geral sobre a doença	Discussão de material educativo
Aumento da autoestima	Qualificação
Consciência da natureza psicogênica e respostas alternativas	Diários de eventos e técnicas de relaxamento e assertividade
Crenças terapêuticas	Técnicas de sugestão e desafio
Redução do ganho secundário	Orientações aos familiares e técnicas de extinção
Prevenção e/ou redução de hostilidade familiar	Orientações aos familiares
Estimulação de comportamentos saudáveis	Lições de casa

Conclusão

Os sintomas conversivos geralmente mimetizam doenças neurológicas agudas e podem ter apresentações motoras ou sensitivas dos mais variados tipos. Fatores psicológicos importantes, como conflitos ou dilemas insuperáveis, estão associados à gênese dos sintomas conversivos.

A avaliação de um paciente com suspeita de conversão passa pelo desafio de estabelecer se existe condição médica geral, doença neurológica ou outro transtorno mental que justifique a existência dos sintomas. Sintomas conversivos ocorrem, com frequência, no contexto de outra doença psiquiátrica sem configurarem necessariamente um transtorno.

O diagnóstico de conversão é eminentemente clínico e independe de resultados de exames para sua confirmação. Entretanto, a solicitação de exames complementares está indicada quando os dados da anamnese e do exame físico levarem à suspeita de causa neurológica ou outra condição médica geral.

A ausência de achados positivos e congruentes no exame físico que sugiram condição médica, no entanto, não implica diagnóstico de conversão. Investigações específicas, como a hipnose, podem facilitar o acesso a informações sobre problemas e conflitos psicológicos e provocar a ocorrência, a exacerbação ou a remissão dos sintomas.

O tratamento do transtorno conversivo se baseia nas seguintes estratégias:

- Estabelecimento de relação terapêutica
- Comunicação diagnóstica terapêutica
- Uso de técnicas hipnóticas
- Tratamento farmacológico de comorbidades psiquiátricas
- Manejo de problemas psicossociais
- Psicoterapia.

REFERÊNCIAS BIBLIOGRÁFICAS

1 American Psychiatric Association. Manual diagnóstico e estatístico de transtornos mentais - DSM-5-TR: Texto revisado. 5. ed. Porto Alegre: Artmed; 2023.

2. Folks DG, Ford CV, Regan WM. Conversion symptoms in general hospital. Psychosomatics. 1984;25:285-95.
3. Ford CV, Folks DG. Conversion disorders: an overview. Psychosomatics. 1985;26:371-83.
4. Gauld A. A history of hypnotism. Cambridge: Cambridge University Press; 1992.
5. Kellner R. Functional somatic symptoms and hypochondriasis. Arch Gen Psychiatry. 1986;48:821-33.
6. Lipowski ZJ. Somatization: the concept and its clinical application. Am J Psychiatry. 1988;145:1358-68.
7. Kirmayer LJ, Robbins JM. Three forms of somatization in primary care: prevalence, cooccurrence and sociodemographic characteristics. J Nerv Ment Dis. 1991;179:647-55.
8. Kellner R. Psychosomatic syndromes and somatic symptoms. Washington, D.C.: American Psychiatric Press; 1991.
9. Lazare A. Conversion symptoms. N Engl J Med. 1981;305:745-8.
10. Mesulam MM. Dissociative states with abnormal temporal lobe EEG. Arch Neurol. 1981;38:176-81.
11. Othmer E, DeSouza C. A screening test for somatization disorder (hysteria). Am J Psychiatry. 1985;142:1146-9.
12. Ross CA. Epidemiology of multiple personality disorder and dissociation. Psychiatr Clin North Am. 1991;14:503-17.
13. Othmer E, Othmer SC. The clinical interview using DSM-IV-TR, vol. 2 – The difficult patient. Washington, D.C.: American Psychiatric Publishing; 2002.
14. Phillips KA (ed.). Somatoform and factitious disorders. Review of Psychiatry Series. vol. 3. n. 3. Oldham JM, Riba MB (series eds).Washington, D.C.: American Psychiatric Publishing; 2001.

22 Transtorno Obsessivo-Compulsivo e Transtornos Relacionados

João Felício Abrahão Neto ▪ Ana Gabriela Hounie ▪
Renata de Melo Felipe da Silva ▪
Daniel Lucas da Conceição Costa ▪ Roseli Gedanke Shavitt

INTRODUÇÃO

O transtorno obsessivo-compulsivo (TOC) é um transtorno neuropsiquiátrico que tem como principais características as obsessões e as compulsões. As obsessões são pensamentos, impulsos ou imagens mentais recorrentes, intrusivas e desagradáveis para o indivíduo, enquanto as compulsões são comportamentos observáveis, ritualizados ou atos mentais repetitivos que o paciente realiza visando aliviar o desconforto trazido pelas obsessões.[1] Por exemplo, uma pessoa tem pensamentos repetitivos de que um evento ruim possa acontecer a ela ou seus familiares e repete alguma palavra determinado número de vezes para anular ou evitar que esse evento ocorra. Desse modo, obtém alívio momentâneo do desconforto, em geral experimentado como ansiedade.

Esse ciclo de obsessões e compulsões pode ocupar tempo considerável da vida do paciente e prejudicar suas atividades e seus relacionamentos, além de trazer bastante sofrimento e angústia. Apesar de ser considerada uma doença rara, estima-se que a prevalência do TOC entre indivíduos adultos varie de 1% até 2 a 2,5%.[2] É uma condição bastante debilitante que prejudica a qualidade de vida em um grau similar ao observado em outros transtornos, como esquizofrenia e transtornos de humor.[3-6]

HISTÓRIA E EVOLUÇÃO DO CONCEITO

O transtorno neuropsiquiátrico que atualmente denominamos TOC e os principais sintomas que o caracterizam, as obsessões e compulsões, tiveram outras denominações durante a história. Inicialmente, as obsessões faziam parte das psicoses, e termos como *loucura da dúvida*, *loucura obsessiva*, *delírio de contato* e *loucura lúcida* eram usados para se referir a esse fenômeno[7] e os pacientes eram situados no campo da "loucura".

Posteriormente, a clínica psicanalítica estabeleceu o termo *neurose obsessiva* e tentou explicar as manifestações, a origem e o funcionamento obsessivo. Chama a atenção que, nesse momento, a doença foi retirada do campo das psicoses e passou a ser vista como uma neurose cujos sintomas atingem, principalmente, os pensamentos do indivíduo.[8] No emblemático caso clínico "O Homem dos Ratos", de Sigmund Freud,[9] são descritas questões envolvendo a neurose obsessiva. Nesse caso, o paciente tinha ideias de que uma tragédia aconteceria a pessoas estimadas por ele e desenvolveu rituais envolvendo submeter-se a proibições para evitar a concretização de suas obsessões.

Com o advento dos *Manuais Diagnósticos e Estatísticos de Transtornos Mentais* (DSM), o termo *neurose obsessiva* foi substituído, inicialmente, por *distúrbio obsessivo-compulsivo* (DOC); em seguida, por *transtorno obsessivo-compulsivo* (TOC); e, com o decorrer do tempo, dentro dos próprios manuais vêm ocorrendo mudanças na forma de entender e classificar o transtorno. Na 10ª edição da Classificação Internacional de Doenças (CID-10), o TOC é categorizado junto aos "transtornos neuróticos, relacionados ao estresse e somatoformes", separado dos transtornos ansiosos e fóbicos.[10] No DSM-IV, no entanto, o TOC ainda estava incluído no capítulo dos "transtornos de ansiedade".[11] Já em sua 5ª edição (DSM-5), o manual destinou um capítulo específico para o TOC e outros transtornos a ele relacionados, como o transtorno de escoriação, a tricotilomania, o transtorno de acumulação e o transtorno dismórfico corporal.[12] O DSM-5-TR, publicado em 2022, adicionou o transtorno de referência olfatória à categoria "outros transtornos obsessivo-compulsivos especificados".[13] A CID-11, divulgada pela Organização Mundial da Saúde (OMS) em 2018, acompanha parcialmente o DSM-5-TR. Essas mudanças no modo de se classificar o transtorno, tanto do ponto de vista histórico quanto dentro dos próprios manuais, revelam sua heterogeneidade e sua complexidade que, de certa maneira, desafiam as tentativas de categorização.

EPIDEMIOLOGIA

Antes dos anos 1980, o TOC era considerado raro, com prevalência estimada de 0,05%.[14] Isso se deveu tanto à dificuldade dos profissionais de Saúde Mental em investigar, reconhecer e diagnosticar a doença quanto por certo desconhecimento dos próprios pacientes e de sua relutância em informar os sintomas, dada a consciência crítica e o caráter "proibido, secreto ou vergonhoso" de alguns sintomas.[15] Com o decorrer do tempo, houve mais divulgação e conhecimento acerca do problema, e os estudos epidemiológicos posteriores vêm observando uma prevalência maior. De modo geral, há uma estimativa de que, entre indivíduos adultos, o TOC tenha uma prevalência de 1 até 2,5% ao longo da vida. Os dados brasileiros de um estudo epidemiológico verificaram a prevalência de 0,7 a 2,1% de TOC,[16] enquanto, nos EUA, o DSM-5-TR indica 1,2% de prevalência.[12]

Uma metanálise de 34 estudos epidemiológicos revelou que as mulheres têm 1,6 vez mais chance de desenvolver o transtorno, porém os homens tendem a apresentar início dos sintomas mais precocemente.[17] Sabe-se que, de acordo com dados norte-americanos,[12] habitualmente os sintomas começam na adolescência e início da idade adulta, com média de 19,5 anos e 25% dos casos começando antes dos 14 anos. Apesar disso, é possível que a doença se inicie em idades posteriores, embora seja menos comum. Em geral, os estudos demonstram que o curso do TOC é crônico e que as taxas de remissão completa são raras.[18]

ETIOPATOGENIA

As bases neurobiológicas e os circuitos cerebrais envolvidos no TOC têm sido estabelecidos conforme os crescentes avanços nas pesquisas de neuroimagem. Os estudos de neuroimagem estrutural de pacientes com TOC evidenciaram alterações volumétricas nas seguintes regiões: giro do cíngulo anterior, estriado, tálamo e córtex orbitofrontal.[19-24] Já os estudos com ressonância magnética (RM) funcional, utilizando paradigmas de provocação de sintomas, demonstraram que diferentes dimensões de sintomas estão associadas à ativação de circuitos neuronais distintos, apesar de ocorrer sobreposição de ativação em algumas regiões.[24] Os sintomas de contaminação e limpeza foram associados à ativação do giro do cíngulo anterior, do giro orbitofrontal e da amígdala.[25-27] Essas áreas estão associadas às respostas a estímulos aversivos e são ativadas pela provocação de sintomas nos pacientes com fobias simples.[26] Um estudo de neuroimagem funcional com tomografia computadorizada por emissão de pósitrons (PET-TC) também encontrou relação entre a ativação da amígdala e a provocação de sintomas de contaminação.[27] A provocação de sintomas de verificação associou-se à ativação das regiões do estriado, do tálamo e do córtex dorsolateral.[25,26] Essas regiões, diferentemente das associadas a sintomas de contaminação, estão predominantemente envolvidas com funcionamento motor, atenção e controle inibitório,[25,27] entretanto, em pacientes com acumulação, observou-se ativação dos giros frontal pré-central esquerdo, fusiforme e orbitofrontal direito. Essas áreas, assim como na dimensão de contaminação, estão associadas às respostas emocionais.[25,27] Shephard et al. publicaram, em 2021, um modelo teórico que correlaciona cinco neurocircuitos com perfis clínicos específicos do TOC, assim como tratamentos potencialmente mais adequados para cada perfil.[28] Também em busca de desenvolver uma abordagem baseada em circuitos para o TOC, o consórcio internacional de pesquisa ENIGMA-OCD, voltado ao estudo de neuroimagem e genômica para a compreensão da estrutura e do funcionamento do cérebro, analisou, de forma transversal, neuroimagens de pacientes com TOC de 15 países e 34 institutos, com um total de 2.323 pacientes e 2.325 controles. Múltiplas diferenças foram encontradas nas estruturas cerebrais dos pacientes com TOC em comparação com os controles. Quanto às análises de estruturas subcorticais, crianças apresentaram tálamos maiores do que controles não medicados, sugerindo uma possível alteração de neurodesenvolvimento que precederia o TOC. Adultos apresentaram hipocampo reduzido, o que é comum a múltiplos transtornos psiquiátricos, como depressão e esquizofrenia. Esses pacientes também exibiram globos pálidos aumentados em relação a controles, em especial aqueles em uso de antipsicóticos. Nas análises de estruturas corticais, crianças demonstraram córtex parietal inferior bilateral, parietal superior e occipital lateral mais finos do que pacientes do grupo controle. Adultos, quando comparados com o grupo controle, apresentaram menor superfície do córtex transverso temporal e córtex parietal bilateral mais fino. O uso de medicações foi uma variável de confusão importante, a exemplo do achado de que o córtex de pacientes não medicados não diferiu dos pacientes do grupo controle. Em virtude do caráter transversal desse estudo, não é possível estabelecer causalidade entre o uso de medicação e essas alterações, sendo necessários mais estudos longitudinais para essa avaliação.[29]

MODELOS PSICOLÓGICOS DE COMPREENSÃO DO TRANSTORNO OBSESSIVO-COMPULSIVO

Entre os modelos psicológicos para a compreensão do TOC, destacam-se o *modelo psicodinâmico* e o modelo fundamentado na *teoria cognitivo-comportamental* (TCC). Historicamente, os sintomas do TOC foram primeiramente abordados pela perspectiva da teoria psicodinâmica. Com base no caso "O Homem dos Ratos", de Freud,[9] compreendia-se que as obsessões e compulsões seriam manifestações de conflitos de natureza inconsciente nos primeiros anos do desenvolvimento psicológico do indivíduo. Assim, seriam utilizados alguns mecanismos de defesa, como o isolamento, a anulação e a formação reativa, para controlar impulsos considerados inaceitáveis.[30,31] Com o decorrer do tempo, entretanto, observou-se que a terapia psicodinâmica não apresentava evidências de eficácia para o TOC e, atualmente, estuda-se mais a teoria cognitivo-comportamental como modelo para a compreensão da doença.

A TCC baseia-se em dois princípios: primeiro, que as nossas cognições exercem uma influência controladora sobre as nossas emoções e comportamentos; e, segundo, que o modo como nos comportamos pode afetar profundamente nossos padrões de pensamentos e emoções.[32] No contexto do TOC, a TCC como base para a compreensão da doença surgiu com estudos que observaram pacientes voluntários com TOC. Quando eram privados de realizar seus rituais, havia um aumento da ansiedade, a qual era prontamente aliviada quando lhes era permitido realizar seu ritual.[33]

Dessa maneira, observou-se uma relação direta entre os pensamentos obsessivos ou estímulos aversivos e os rituais; ou seja, as compulsões aliviariam o desconforto ou o medo que acompanham as obsessões. Surgiu, então, a noção de que o TOC se organiza, fundamentalmente, por meio de um ciclo "obsessão-desconforto-compulsão", sendo o alívio final gerado pela compulsão um reforço negativo para que esse ciclo se perpetue. Observou-se ainda, com esses experimentos, o fenômeno de habituação: os pacientes expostos a estímulos que temiam e eram privados de realizar o ritual apresentavam, após um período variável, redução da ansiedade e da necessidade de fazer o ritual.[33] E, quanto mais se repetia esse exercício, menor a necessidade de realização do ritual e de evitar os estímulos aversivos. Isso foi uma das bases da terapia de exposição e prevenção de respostas (EPR, que será descrita adiante) utilizada no TOC, partindo-se de pressupostos comportamentais.

Por outro lado, os pressupostos cognitivos parecem também ter importância na compreensão do TOC, como indicado por Salkovskis et al.[34] Segundo os autores, pensamentos tidos como normais em indivíduos saudáveis transformam-se em obsessões em pacientes com TOC, pois haveria uma interpretação negativa ou distorcida desses pensamentos. Há, ainda, a crença de que os pensamentos podem se concretizar, provocando ansiedade, medo e mal-estar, podendo chegar ao pânico. Os rituais, sejam eles compulsões mentais ou comportamentos de esquiva, aliviam a ansiedade e reforçam as crenças. Tanto os pressupostos comportamentais quanto os cognitivos expostos para a compreensão da doença têm aplicabilidade na realização da TCC.

CLASSIFICAÇÕES E DIAGNÓSTICO

As duas principais classificações utilizadas para se estabelecer o diagnóstico de TOC são o DSM, da American Psychiatric Association, e a CID, da Organização Mundial da Saúde. Com a publicação do DSM-5-TR, o TOC e os transtornos relacionados, como os transtornos dismórfico corporal e de colecionamento, a tricotilomania e o transtorno de escoriação, foram agrupados em um capítulo específico.[12] Na CID-10, o TOC encontra-se listado entre os transtornos neuróticos, relacionados ao estresse e somatoformes. A CID-11 acompanha parcialmente o DSM-5-TR, apenas incluindo transtornos dismórfico corporal, de referência olfatória, de acumulação e hipocondria.[12]

O DSM-5-TR prevê a utilização de dois especificadores ao se diagnosticar um indivíduo com TOC: o primeiro refere-se à existência de associação com transtorno de tiques; e o segundo, ao grau de crítica sobre os sintomas: (1) *insight* bom ou moderado; (2) pouco ou nenhum *insight*. A CID-11 acompanha o mesmo grau da crítica. Enquanto isso, de acordo com a CID-10, é possível estabelecer diagnóstico de TOC com predominância de obsessões, de compulsões ou forma mista.[12]

Os critérios diagnósticos do TOC no DSM-5-TR e na CID-11 encontram-se listados na Tabela 22.1.

O quadro clínico do TOC caracteriza-se, fundamentalmente, pelas obsessões e/ou compulsões (Figura 22.1). As obsessões são pensamentos, ideias ou imagens de caráter repetitivo e intrusivo associados a angústia, ansiedade e/ou desconforto, enquanto as compulsões são comportamentos repetitivos ou rituais mentais realizados de modo rígido e estereotipado a fim de diminuir o desconforto causado pelas obsessões.[1,35]

O conteúdo dos sintomas do TOC pode ser bem variado,[36] e os mais comuns são:

- **Obsessões de agressão**: medo de que algum familiar venha a falecer ou sofrer um acidente, medo de que a casa seja assaltada ou pegue fogo, medo de ter um impulso violento e empurrar ou machucar alguém, medo de se ferir por não ser suficientemente cuidadoso etc.
- **Rituais de checagem**: verificar portas, janelas, fechaduras, saída de gás, certificar-se de que os familiares estão bem, verificar mentalmente se não se esqueceu de alguma medida de segurança etc.
- **Obsessões com perfeccionismo, ordenação e simetria**: necessidade de que objetos estejam perfeitamente posicionados e alinhados, de que a escrita esteja perfeita etc.
- **Rituais de arrumação e arranjo**: perda de muito tempo organizando minuciosamente as roupas no armário; reescrever muitas vezes a mesma frase para ter certeza de que esteja perfeita etc.
- **Obsessões de contaminação e sujeira**: medo de contrair uma doença por contaminação ao sentar-se em bancos ou ao tocar em maçanetas; preocupação excessiva com sujeira etc.

Tabela 22.1 Resumo dos critérios diagnósticos do TOC de acordo com o DSM-5-TR e a CID-11.

DSM-5-TR	CID-11
A. Existência de obsessões e/ou compulsões. B. As obsessões e/ou compulsões tomam tempo (p. ex., tomam mais de 1 hora por dia) ou causam sofrimento clinicamente significativo ou prejuízo do funcionamento social, profissional ou em outras áreas importantes da vida do indivíduo. C. Os sintomas obsessivo-compulsivos não se devem aos efeitos fisiológicos de uma substância (p. ex., substância psicoativa ou medicamento) ou a outra condição médica. D. A perturbação não é mais bem explicada pelos sintomas de outro transtorno psiquiátrico. *Especificar se:* • TOC com *insight* bom ou moderado, com pouco ou nenhum *insight* • TOC relacionado com transtorno de tiques.	• Existência de obsessões e/ou compulsões • Os sintomas precisam consumir, pelo menos, 1 hora por dia ou causar sofrimento ao paciente e/ou seus familiares; ou interferir na rotina do indivíduo • Os sintomas obsessivo-compulsivos não se devem ao efeito direto de uma substância ou outra condição médica geral • O transtorno não é mais bem explicado por outro transtorno psiquiátrico • As obsessões e/ou compulsões ocorrem na maioria dos dias, por um período de, no mínimo, 2 semanas.

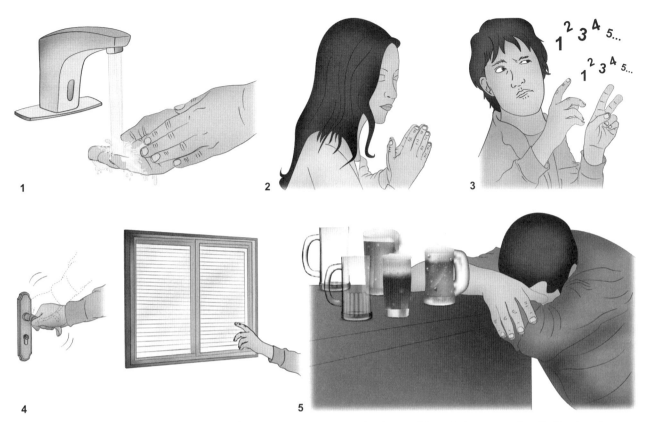

Figura 22.1 Compulsões – tipos mais comuns de comportamentos ou rituais repetitivos: **1.** Lavar as mãos. **2.** Rezar ou benzer-se. **3.** Contar. **4.** Verificar se fechou portas e janelas. **5.** Beber (compulsivamente e sem prazer).

- **Rituais de limpeza e lavagem**: banhos excessivos e ritualizados, limpeza excessiva de móveis, lavagem de roupas que não foram usadas etc.
- **Obsessões sexuais e religiosas**: medo de blasfemar contra Deus, medo de ser homossexual etc.
- **Rituais religiosos**: rezar de maneira ritualizada e excessiva, checar repetidamente com o padre ou pastor se fez algo que pode ser considerado pecaminoso, fazer o sinal da cruz certo número de vezes etc.
- **Obsessões de colecionamento**: medo de jogar coisas fora, pois pode precisar delas no futuro etc.
- **Rituais de acumulação**: acumular objetos inúteis sem valor sentimental etc.[37]

Alguns aspectos relacionados com a apresentação clínica do TOC permanecem em debate. Em particular, a existência de pacientes com obsessões puras, ou seja, não acompanhadas por compulsões, ainda é controversa. Alguns autores consideram esse subtipo de TOC questionável, já que tanto as obsessões como as compulsões podem ser vividas como atos mentais. Quando foi investigado o subtipo de obsessões puras, encontraram-se evidências de que esses pacientes apresentavam compulsões mentais ou compulsões de reafirmação.[38] Sob uma perspectiva comportamental, o TOC é perpetuado pelo "alívio", o reforço negativo da compulsão. Um subtipo apenas obsessivo não teria esse reforço negativo, dificultando ou impossibilitando a manutenção das vias do TOC. Os critérios operacionais do DSM-5-TR para o diagnóstico de TOC presumem a existência de uma relação funcional entre obsessões e compulsões ("tentativas de ignorar ou suprimir os pensamentos, impulsos e imagens ou neutralizá-los com outro pensamento ou ação"), mas, de maneira contraditória, o manual permite que o diagnóstico de TOC seja feito caso o paciente apresente apenas obsessões ou compulsões. Estudos epidemiológicos sobre a fenomenologia do TOC demonstraram que 96 a 99% dos adultos com TOC, ao serem avaliados por entrevistadores treinados utilizando instrumentos confiáveis, relatavam tanto obsessões quanto compulsões.[1,39] Além disso, a teoria comportamental, que fornece a lógica para um dos tratamentos de primeira linha do TOC, ou seja, exposição e prevenção de respostas, corrobora a existência da associação entre obsessões e compulsões.[40]

A literatura a respeito da fenomenologia do TOC indica que alguns de seus portadores apresentam experiências subjetivas que precedem a realização dos rituais e denominam-se *fenômenos sensoriais*,[41] os quais podem ser:

- **Sensações físicas**: sensações desconfortáveis na pele, músculos ou outras partes do corpo, como coceira ou queimação, que levam o paciente a uma compulsão até sentir alívio
- **Percepções *just right***: alguns pacientes descrevem não se sentir bem, em equilíbrio ou do "jeito certo", o que os leva a comportamentos repetitivos até se sentirem "normais"
- **Sensação de incompletude**: sentimento interno ou percepção de desconforto que leva o paciente a ritualizar até se sentir aliviado

- **Energia**: tensão interna generalizada ou energia que vai crescendo e precisa ser liberada por meio de determinada ação ou movimento repetitivo
- **"Ter que"**: necessidade de realizar um comportamento repetitivo na ausência de obsessão, medo, preocupação ou sensação corporal.

CURSO E PROGNÓSTICO

Muito frequentemente, o TOC apresenta evolução crônica e oscilante, em que se intercalam períodos de melhora e piora.[42] O início dos sintomas pode ser agudo ou insidioso, não havendo um padrão de evolução determinado. É bastante comum surgirem sintomas brandos e que não trazem sofrimento nem interferem na vida do indivíduo antes do aparecimento do quadro clínico completo. Dificilmente, existem períodos em que os pacientes se encontram completamente assintomáticos.[43] As taxas de remissão completa descritas em estudos de seguimento são baixas, ocorrendo em apenas 10 a 20% dos casos.[42,44,45]

COMORBIDADES E DIAGNÓSTICOS DIFERENCIAIS

As comorbidades são a regra no TOC. Estima-se que até 90% dos pacientes com TOC apresentem pelo menos um diagnóstico psiquiátrico adicional.[23-27,30,46-51] Como grupo, os transtornos ansiosos são os mais frequentemente associados ao TOC,[48,50,52] sendo a fobia social o mais prevalente.[49,53,54] Estudos em amostras comunitárias e clínicas demonstraram que sua prevalência em portadores de TOC variou de 14 a 40%.[51,55] Também é alta a frequência dos demais transtornos ansiosos: fobia específica (15,1 a 27%), agorafobia (9%), transtorno de pânico (11,7 a 22,1%), transtorno de ansiedade generalizada (19,5 a 31,4%), transtorno de ansiedade de separação (18%) e transtorno de estresse pós-traumático (19%).[50,54,56-58]

Especificamente, o transtorno psiquiátrico encontrado com mais frequência em indivíduos com TOC é a depressão. Estima-se que entre um e dois terços dos portadores de TOC apresentem pelo menos um episódio depressivo ao longo da evolução da doença.[46,59]

Outros transtornos comumente associados ao TOC são aqueles que compõem o chamado *espectro obsessivo-compulsivo*, embora o conceito de espectro do TOC ainda seja tema de debate.[60] No DSM-5-TR, fazem parte do capítulo dedicado ao TOC os transtornos dismórfico corporal, de arrancar pelos e/ou cabelos (tricotilomania), de cutucar a pele (*skin-picking*) e o de acumulação. A lógica que guiou essa decisão foi a existência de semelhanças fenomenológicas e supostos substratos neurobiológicos comuns a todos eles, assim como resposta a tratamento e necessidade de abordagens diferenciadas quando há comorbidades.[12,61,62]

Para se estabelecer o diagnóstico de TOC é necessário excluir a possibilidade de que os sintomas sejam decorrentes de outro transtorno psiquiátrico ou de uma condição médica geral, embora, na CID-11, a hipocondria e os transtornos dismórfico corporal e de referência olfatória estejam incluídos entre os TOCs e correlacionados. Para que os dois últimos critérios da CID-10 e do DSM-5-TR sejam satisfeitos, espera-se que as condições descritas a seguir sejam descartadas.

Transtorno de personalidade anancástica. Caracterizado por perfeccionismo; preocupação excessiva com detalhes, cumprimento de regras, organização e horários; rigidez moral; devoção excessiva ao trabalho e à produtividade com prejuízo de atividades de lazer e das amizades; necessidade exagerada de controle e responsabilidade; dificuldade de ouvir críticas e aceitar falhas; acumulação de objetos. Muitas dessas características também podem ser observadas em pacientes com TOC, mas a diferença fundamental entre esses transtornos reside no fato de que os sintomas no transtorno de personalidade anancástica são vividos como egossintônicos (ou seja, reconhecidos como aceitáveis), enquanto no TOC eles são egodistônicos (estranhos à natureza do indivíduo).[13,63,64]

Transtorno de ansiedade de doença. Tem como característica a crença ou preocupação persistente e exagerada em relação a ter ou estar desenvolvendo uma doença grave. Sintomatologia física pode estar presente ou não, e, quando está, tende a ser leve. O mesmo sintoma pode ser observado em pacientes com TOC, apesar de, neles, ser mais frequente o medo de ter-se contaminado com alguma doença grave. A diferença fundamental entre esses transtornos é que a crítica em relação às crenças do transtorno de ansiedade de doença é muito fraca (ideias prevalentes ou supervalorizadas), diferentemente do que ocorre no TOC, no qual as obsessões caracterizam-se fundamentalmente pela dúvida. Em outras palavras, os pacientes com TOC receiam adoecer ou têm dúvidas sobre estarem doentes, apresentando obsessões de contaminação e rituais de limpeza, assim como esquivas de locais que possam ativar os pensamentos obsessivos. Os pacientes com transtorno de ansiedade de doença suspeitam ser portadores de alguma doença grave a partir da interpretação equivocada de queixas físicas ou possibilidade de ter uma doença física, como ter preocupação excessiva com uma história familiar de câncer. Essas preocupações são sempre claramente excessivas. Além disso, esses pacientes procuram frequentemente intervenções médicas não psiquiátricas em busca de diagnóstico e tratamento para a sua suposta doença. Na CID-11, em que a nomenclatura é hipocondria, há separação entre os quadros com muito *insight* ou com pouco *insight*. A relação médico-paciente costuma ser difícil e frustrante bilateralmente, pois os indivíduos não obtêm do médico a confirmação de um diagnóstico. Por sua vez, o médico não obtém sucesso em orientar e esclarecer o paciente, que tende a buscar outro profissional que lhe confirme um diagnóstico.[13,65,66]

Transtorno dismórfico corporal (TDC). Tem como característica a preocupação exagerada com alguma assimetria ou suposto defeito na aparência pessoal. As queixas podem envolver qualquer parte do corpo, sendo mais comuns em relação ao rosto, às orelhas, às mamas, ao nariz, aos cabelos, a manchas e sinais ou à quantidade de pelos no tórax ou nas costas. A maioria dos pacientes apresenta um ou mais comportamentos repetitivos que se assemelham às compulsões, sendo os mais comuns os rituais de verificação no espelho (ou, contemporaneamente, na câmera do celular) e camuflagem (encobrir a suposta imperfeição com roupas, maquiagem, acessórios). A principal diferença com relação ao TOC refere-se ao baixo grau de crítica dos portadores de TDC sobre as preocupações com a aparência – a literatura aponta que pelo menos um terço desses pacientes é delirante.[13,61,67] A CID-11 faz distinção entre pouco e muito *insight* e exclui anorexia nervosa.

Transtorno de tiques e síndrome de Tourette. Tiques são movimentos ou vocalizações súbitos, rápidos, recorrentes, estereotipados e não rítmicos. Podem envolver apenas um grupamento muscular (tiques simples), como piscar os olhos, torcer o nariz, contrair o pescoço, encolher os ombros, contrair os lábios ou a testa, grunhir, tossir, fungar, pigarrear; ou ações complexas (o que envolve vários grupos musculares), como chutar, virar a cabeça, jogar o pescoço, fazer gestos, pular, tocar, bater com os pés, dobrar os joelhos ou imitar involuntária e espontaneamente o comportamento de outra pessoa (ecopraxia). Comumente precedidos ou acompanhados por fenômenos sensoriais, experiências subjetivas desconfortáveis,[41] são encontrados nos indivíduos tanto com tiques quanto com TOC. Na síndrome de Tourette, além dos tiques motores, há também os tiques vocais. Tanto os tiques quanto as compulsões são atos os quais o indivíduo se sente compelido a executar e pode resistir ao custo de aumento da tensão interna. A principal diferença entre eles é que os tiques são movimentos involuntários (ou quase involuntários), enquanto as compulsões são atos voluntários.[65] A distinção entre os dois tipos de sintomas é importante devido às implicações terapêuticas. A técnica da terapia comportamental preferencial para o tratamento dos tiques é a terapia de reversão de hábito, que se caracteriza por estratégias que aumentam a consciência, por parte do paciente, de que os tiques vão acontecer e o incentivam a buscar um comportamento substitutivo, que não o machuque ou que seja socialmente aceitável. Os tratamentos farmacológicos de primeira escolha para os tiques são os agonistas alfa-adrenérgicos (clonidina e guanfacina [esta não disponível no Brasil]) e os antipsicóticos.[13,68]

Transtornos do espectro do autismo. Caracterizam-se por dificuldades na interação social e na comunicação decorrentes de grave comprometimento de diversas áreas responsáveis por essas habilidades. Ocorrem também movimentos repetitivos estereotipados, bem como um grupo restrito de interesses e atividades. Os sintomas motores lembram compulsões e, por esse motivo, podem ser confundidos com o TOC.[69] No DSM-5-TR, autismo, síndrome de Asperger e transtorno global do desenvolvimento sem outra especificação, entidades reconhecidas em edições anteriores do manual, foram agrupados na categoria "transtornos do espectro do autismo".[12,13]

Transtornos do controle dos impulsos. Caracterizam-se por: (a) envolvimento do indivíduo em comportamentos repetitivos ou compulsivos apesar das consequências adversas ou prejudiciais para si próprio ou para terceiros; (b) dificuldade de controlar esses atos e de resistir ao impulso ou à tentação de executá-los; (c) crescente tensão, excitação ou impulso para executar os atos; (d) sensação de prazer ou alívio ao executá-los, podendo ou não haver arrependimento, autorrecriminação ou culpa. Contemplam vários comportamentos compulsivos, como arrancar pelos e cabelos do corpo, roer as unhas, cutucar a pele, automutilar-se, compras compulsivas, jogo patológico, cleptomania e piromania. Os portadores desses transtornos agem impulsivamente, movidos por uma antecipação de que sentirão prazer ou excitação, e não se preocupam com as consequências, diferentemente do que ocorre no TOC, em que as compulsões são realizadas para aliviar medo ou desconforto causado pelas obsessões e para afastar ameaças ou a possibilidade de falhas.[13,70,71]

EXAMES COMPLEMENTARES

O diagnóstico do TOC é fundamentalmente clínico, ou seja, feito por meio da anamnese e do exame psíquico. Exames laboratoriais ou de imagem devem ser solicitados apenas para descartar que os sintomas obsessivo-compulsivos (SOCs) sejam secundários a uma condição médica geral ou ao uso de substâncias psicoativas.

TRATAMENTO FARMACOLÓGICO

A história do tratamento farmacológico do TOC é relativamente recente. Os primeiros relatos sobre a eficácia da clomipramina no tratamento do TOC, independentemente do seu impacto sobre os sintomas depressivos, foram publicados no início na década de 1970.[72,73] A clomipramina, um antidepressivo tricíclico inibidor semisseletivo da recaptação de serotonina,[74] foi testada em estudos duplos-cegos e controlados com placebo ou com outros fármacos não seletivos ou seletivos para o sistema noradrenérgico,[75,76] mostrando-se superior não só ao placebo, mas também a outras substâncias sem ação preferencial no sistema serotoninérgico.[74]

A clomipramina deixou de ser o único tratamento farmacológico disponível para o tratamento do TOC na década de 1980, quando surgiram os inibidores seletivos da recaptação da serotonina (ISRSs).[77] Todos os ISRSs (fluvoxamina, sertralina, fluoxetina, citalopram, paroxetina e escitalopram) foram mais eficazes do que o placebo para o tratamento do TOC em estudos duplos-cegos.[78-83] A fluoxetina, a paroxetina e a sertralina, em comparação direta com a clomipramina, mostraram-se igualmente eficazes e mais bem toleradas,[84-86] entretanto algumas metanálises que compararam a clomipramina com os outros ISRSs disponíveis demonstraram sua superioridade com relação aos últimos, tanto em adultos quanto em crianças e adolescentes.[87,88]

Segundo as diretrizes internacionais de tratamento do TOC, os ISRSs são os medicamentos de primeira escolha, ficando a clomipramina reservada para a situação de ausência de resposta a eles.[89,90] Essa determinação baseia-se principalmente na maior tolerabilidade e na segurança dos ISRSs. Segundo as evidências atuais, não existe diferença de eficácia entre os diferentes ISRSs, e a escolha de determinado ISRS baseia-se em seu perfil de efeitos colaterais e história prévia de resposta ao tratamento com esse fármaco.[90] Uma metanálise demonstrou que doses mais altas de ISRS, em comparação com doses baixas ou médias, associaram-se a maior eficácia no tratamento do TOC.[91]

Estima-se que até metade dos pacientes com TOC não apresente resposta adequada ao tratamento com ISRS e continue a exibir sintomas significativos.[92-94] Nos casos de ausência de resposta à primeira tentativa de tratamento com um ISRS, existem evidências a favor das seguintes estratégias: troca por outro ISRS (caso não tenha sido possível alcançar a dose máxima recomendada por causa de efeitos colaterais),[95] uso de ISRS em doses acima das previstas em bula,[96-98] troca por clomipramina[99] e substituição por um inibidor dual.[100]

São estratégias de potencialização dos ISRSs sua associação a antipsicóticos,[101] antidepressivos tricíclicos (ADTs), doses baixas de clomipramina[102] ou agentes moduladores da atividade glutamatérgica.[103] Uma metanálise de rede com 34 ensaios clínicos feita em 2018 encontrou benefícios no uso de topiramato, lamotrigina, aripiprazol, olanzapina, risperidona, memantina e quetiapina, mas não foi possível definir quais seriam as melhores medicações devido à heterogeneidade dos estudos e ao número limitado de ensaios para cada fármaco.[104,105] As três classes de tratamentos adjuvantes citadas apresentam efeitos colaterais relacionados tanto com a classe quanto com a medicação específica. Os efeitos colaterais em longo prazo, como distúrbios do movimento e alterações metabólicas, representam a maior limitação ao uso de antipsicóticos.[104,106]

OUTRAS MODALIDADES DE TRATAMENTO

Os tratamentos de primeira linha para o TOC são os ISRSs e a TCC, no entanto aproximadamente um terço dos pacientes não apresenta resposta satisfatória, apesar de receberem esses tratamentos adequadamente,[107] e segue com prejuízos da doença. Mesmo com o uso de estratégias para potencializar esses tratamentos, um número considerável de pacientes continua doente.[105]

Com essas limitações dos tratamentos de primeira escolha, algumas estratégias fundamentadas em neuromodulação vêm sendo estudadas com base na hipótese de que os pacientes com TOC teriam alterações no circuito corticoestriado-tálamo-cortical, conforme comentado previamente neste capítulo. Entre as modalidades de neuromodulação não invasivas que vêm sendo estudadas para o TOC destacam-se a estimulação magnética transcraniana (EMT) e a estimulação elétrica transcraniana (EETC). Embora existam diversos ensaios clínicos utilizando a EMT, os resultados ainda são conflitantes e pouco comparáveis, tendo-se em vista a amostragem e os parâmetros usados nas sessões, entre outros. Dessa maneira, não é um tratamento indicado rotineiramente. A EETC apresentou resultados para o tratamento de esquizofrenia e depressão e boa tolerabilidade.[108,109] Para o TOC, não existem ensaios clínicos randomizados, apenas relatos de caso,[110] não havendo, ainda, evidências para sua indicação como tratamento.

No que concerne às neuromodulações invasivas, a estimulação cerebral profunda (DBS, do inglês *deep brain stimulation*) é uma intervenção promissora, assim como as cirurgias ablativas por raios gama, apresentando eficácia similar, com taxas de resposta de 48% e 53% em 12 a 16 meses. Essas intervenções, ainda em fase de estudos e otimização da eficácia e da segurança, no momento têm seu uso limitado, na maioria das situações, a pacientes refratários participantes de estudos científicos.[111]

Uma opção que ainda necessita de estudos para prover bom nível de evidência é o tratamento com canabinoides, que está em fase inicial de pesquisa. A função do sistema endocanabinoide na modulação da liberação de neurotransmissores está bem estabelecida, assim como o papel dos canabinoides na ansiedade. Existem relatos anedóticos de pacientes com TOC cujos sintomas obsessivos melhoram quando fazem uso de *Cannabis* fumada, tanto com cepas ricas em tetra-hidrocanabinol (THC) como em canabidiol (CBD).[112,113] Dada a alta taxa de refratariedade do TOC aos tratamentos habituais, novas opções terapêuticas permanecem necessárias. Embora a pesquisa dos canabinoides venha se firmando nas últimas décadas, produzindo evidências crescentes de sua utilidade em transtornos variados na Medicina, ainda existe pouca pesquisa de qualidade sobre o papel dos canabinoides no tratamento do TOC. Há relatos de caso de pacientes com TOC refratário que responderam a dronabinol (um THC semissintético) em doses entre 20 e 30 mg/dia.[114,115] O relato de caso de Szejko et al. (2020) é semelhante, porém foi utilizado o Bedrocan®, nome comercial da variedade de *Cannabis sativa* L. 'Afina', na forma de inflorescências (*buds*) com THC a 22% e CBD < 1%, em uma dose de até 0,3 g/dia, com melhora imediata de 70% dos SOCs, além de relaxamento geral, melhora do sono e do desempenho escolar, profissional e social.[116]

O único estudo controlado publicado até o momento é um ensaio piloto que testou nabilona (Cesamet® – THC sintético 10 vezes mais potente que o THC natural) em monoterapia *versus* nabilona combinada com a exposição e prevenção de resposta (EPR) em adultos com TOC. Onze pacientes não medicados foram incluídos, tratados por quatro semanas e avaliados por pesquisadores cegos nos tempos 0 (linha de base), 2 e 4 de tratamento. Em seguida, foram orientados a interromper os tratamentos medicamentoso e psicoterápico e reavaliados na oitava semana (*follow-up*). A EPR foi aplicada de acordo com o protocolo de Foa et al.[117] Três participantes abandonaram o uso de nabilona após a primeira dose de 1 mg por aumento de ansiedade, que durou de 12 a 24 horas. Depois disso, os participantes foram orientados a iniciar nabilona na dose de 0,25 mg a 0,5 mg 2 vezes/dia, gradualmente aumentada até 2 mg/dia, sem mais abandono. A melhora média do escore da Y-BOCS em quatro semanas no grupo de nabilona + EPR foi de 11,3, enquanto no grupo de nabilona isolada foi de 2,7. Após terem parado o tratamento na quarta semana, foram reavaliados na oitava semana, quando foi verificada a manutenção da melhora de 9,6 e 2,3 pontos, respectivamente. Comparando esses resultados com os de uma amostra de 21 participantes, dos mesmos autores, que não foram randomizados para esse estudo, mas que receberam EPR, a melhora nos tempos 4 e 8 foram inferiores às obtidas pelo grupo nabilona isoladamente.

Somente nabilona ou somente EPR não diminuíram muito, portanto, os SOCs nesse período, mas a nabilona combinada com EPR levou a reduções de sintomas que se mantiveram por um mês após o término do tratamento. Os autores discutem que a provável hipótese que explica essa melhora é que os canabinoides (em especial o THC) auxiliaram na EPR porque facilitaram o processo da extinção do medo.[118] Concluindo, há suporte para o desenvolvimento de mais pesquisas na área, todavia, com base no conhecimento atual, a terapia com canabinoides deve ser reservada aos casos refratários.

TRATAMENTO PSICOTERÁPICO

A modalidade de terapia com maior grau de evidência de eficácia para o tratamento do TOC atualmente é a TCC, entretanto o paciente com TOC pode ser tratado com outras modalidades terapêuticas, quando se busca o tratamento de comorbidades psiquiátricas bastante prevalentes no TOC, como depressão e ansiedade, ou quando se deseja atender a outras demandas do paciente.

A TCC, na forma como relatada nos artigos científicos, é uma terapia *geralmente breve*, de 10 a 15 sessões, que dura de três a seis meses, em sessões semanais com duração aproximada de 1 hora, as quais podem ser realizadas individualmente ou em grupo.[119] Um modelo de tratamento intensivo de ERP para TOC com quatro dias de terapia intensiva se provou muito eficaz em estudos iniciais, e o modelo está em processo de replicação em múltiplos centros.[120] Na prática clínica, os pacientes costumam necessitar de mais sessões durante o tratamento ou de algumas sessões de reforço após seu término. O foco da terapia é aplicar medidas e tarefas cognitivas e comportamentais dirigidas aos sintomas do paciente tendo-se como objetivo sua redução em frequência e intensidade. Espera-se que o paciente possa ser seu próprio terapeuta, aplicando as tarefas e técnicas aprendidas durante o período de tratamento mesmo após seu término.

No caso do TOC, as principais técnicas empregadas do ponto de vista *comportamental* são a *exposição* e a *prevenção de resposta*.[105,121] A exposição consiste no contato programado do paciente com estímulos aversivos, de modo direto, imaginário ou virtual. Por exemplo, um indivíduo com sintomas na dimensão de limpeza e contaminação é convidado a tocar trincos de porta, passar a mão na mesa, tocar o chão. O objetivo dessas tarefas é que, tal como nos experimentos descritos anteriormente, o paciente tenha um aumento inicial da ansiedade seguido por uma diminuição progressiva, até sua cessação. A prevenção de resposta, por outro lado, consiste no esforço do paciente em voluntariamente abster-se de realizar rituais ou quaisquer outros comportamentos e manobras que busquem aliviar a ansiedade trazida por suas obsessões.

Após exercícios repetidos dessa exposição com prevenção de respostas ritualizadas, espera-se a diminuição progressiva do desconforto provocado pelas ideias de contaminação até sua cessação e a eliminação da necessidade de lavagem.

Do ponto de vista *cognitivo*, é importante explicar ao paciente o modelo cognitivo, ou seja, como nossos pensamentos influenciam nossos comportamentos e emoções, e contextualizar esse modelo dentro do quadro clínico do paciente. Essas são apenas algumas das estratégias usadas. Antes mesmo de iniciar essas tarefas, é importante que o paciente seja devidamente avaliado para confirmar o diagnóstico e as comorbidades, e, então, segue-se com cuidadosa psicoeducação e explica-se sobre como funciona essa modalidade de terapia.

Nos últimos anos, as terapias comportamentais passaram para o que é denominado "terceira onda", na qual psicoterapias de base comportamental incorporaram elementos de outros modelos teóricos e de *mindfulness*. Uma dessas, a terapia de aceitação e compromisso (ACT), propõe intervenções no sentido de promover flexibilidade psicológica.[122] Uma metanálise de 2022 avaliou 14 estudos randomizados com 413 participantes com TOC que passaram por intervenções com ACT. Foi encontrado que a ACT é um tratamento possível para TOC, em especial como adjuvante à ERP.[123]

CONCLUSÃO

O TOC é um transtorno neuropsiquiátrico de caráter crônico cujos sintomas centrais são as obsessões (pensamentos, imagens) e compulsões (mentais ou externalizadas), com alta taxa de comorbidades psiquiátricas. Tendo em vista que esse transtorno pode ter uma apresentação bastante heterogênea, é importante a suspeição diagnóstica, considerando-se as diferentes dimensões de sintomas (agressão, contaminação, simetria, sexual/religiosa, entre outras), além da avaliação e do tratamento dos transtornos psiquiátricos associados. Os fármacos de primeira linha para o TOC são os antidepressivos pertencentes ao grupo dos ISRSs e a TCC, incluindo a técnica da ERP. Por vezes são necessários tratamentos farmacológicos adjuvantes. Para os pacientes que não apresentam resposta a essas terapias de primeira escolha, intervenções de neuromodulação, como a estimulação elétrica por corrente contínua e a estimulação magnética transcraniana, são promissoras. A taxa de refratariedade ao tratamento é alta, tendo sido demonstrada a eficácia de técnicas de neuromodulação invasiva (radiocirurgia, estimulação cerebral profunda) para pacientes com TOC de gravidade extrema.

REFERÊNCIAS BIBLIOGRÁFICAS

1. Shavitt RG, de Mathis MA, Oki F et al. Phenomenology of OCD: lessons from a large multicenter study and implications for ICD-11. J Psychiatr Res. 2014;57:141-8.
2. Torres AR, Lima MCP. Epidemiologia do transtorno obsessivo-compulsivo: uma revisão. Rev Bras Psiquiatr. 2005;27(3):237-42.
3. Steketee G. Disability and family burden in obsessive-compulsive disorder. Can J Psychiatry. 1997;42(9):919-28.
4. Fontenelle IS, Fontenelle LF, Borges MC et al. Quality of life and symptom dimensions of patients with obsessive-compulsive disorder. Psychiatry Res. 2010;179(2):198-203.
5. Bystritsky A, Liberman RP, Hwang S et al. Social functioning and quality of life comparisons between obsessive-compulsive and schizophrenic disorders. Depress Anxiety. 2001;14(4):214-8.
6. Vikas A, Avasthi A, Sharan P. Psychological impact of obsessive-compulsive disorder on patients and their caregivers: a comparative study with depressive disorder. Int J Soc Psychiatry. 2011;57(1):45-56.

7. Couto LSRB, Rodriges L, Vivan AS et al. A heterogeneidade do transtorno obsessivo-compulsivo (TOC): uma revisão seletiva da literatura. Revista Contextos Clínicos. 2010;3(2):132-40.
8. Lima JM, Rudge AM. Neurose obsessiva ou TOC? Tempo Psicanal. 2015;47(2).
9. Freud S (1909). Notas sobre um caso de neurose obsessiva. In: Strachey J (Org.). Edição standard brasileira das obras psicológicas completas de Sigmund Freud. Rio de Janeiro: Imago; 1975. Vol. X, p. 159-325.
10. Organização Mundial da Saúde. CID-10 – Classificação estatística internacional de doenças e problemas relacionados à saúde. 10. rev. São Paulo: Universidade de São Paulo; 1997.
11. American Psychiatry Association. DSM-IV. Manual diagnóstico e estatístico de transtornos mentais. 4. ed. Porto Alegre: Artmed; 2002.
12. American Psychiatric Association. DSM-5: manual diagnóstico e estatístico de transtornos mentais. 5. ed. Porto Alegre: Artmed; 2014.
13. American Psychiatric Association. Diagnostic and statistical manual of mental disorders. 5. ed. (text rev.). Washington, DC: Amer Psychiatric Pub Inc.; 2022.
14. Del-Porto JA. Epidemiologia e aspectos transculturais do transtorno obsessivo-compulsivo. Rev Bras Psiquiatr. 2001;23(Supl II):3-5.
15. Cordioli AV (Org.). TOC: manual de terapia cognitivo-comportamental para o transtorno obsessivo-compulsivo. 2. ed. Porto Alegre: Artmed; 2014.
16. Almeida Filho N, Mari JJ, Coutinho E et al. Estudo multicêntrico de morbidade psiquiátrica em áreas urbanas brasileiras (Brasília, São Paulo, Porto Alegre). Revista ABP-APAL. 1992;14(3):93-104.
17. Fawcett EJ, Power H, Fawcett JM. Women Are at Greater Risk of OCD Than Men: A Meta-Analytic Review of OCD Prevalence Worldwide. J Clin Psychiatry. 2020 Jun 23;81(4):19r13085.
18. Miranda MA, Bordim IA. Curso clínico e prognóstico do transtorno obsessivo-compulsivo. Rev Bras Psiquiatr. 2001;23(Suppl 2):10-2.
19. Valente AA, Miguel EC, Castro CC et al. Regional gray matter abnormalities in obsessive-compulsive disorder: a voxel-based morphometry study. Biol Psychiatry. 2005;58(6):479-87.
20. Yoo SY, Roh MS, Choi JS et al. Voxel-based morphometry study of gray matter abnormalities in obsessive-compulsive disorder. J Korean Med Sci. 2008;23(1):24-30.
21. Matsumoto R, Ito H, Takahashi H et al. Reduced gray matter volume of dorsal cingulate cortex in patients with obsessive-compulsive disorder: a voxel-based morphometric study. Psychiatry Clin Neurosci. 2010;64(5):541-7.
22. Pujol J, Soriano-Mas C, Alonso P et al. Mapping structural brain alterations in obsessive-compulsive disorder. Arch Gen Psychiatry. 2004;61(7):720-30.
23. Szeszko PR, Christian C, Macmaster F et al. Gray matter structural alterations in psychotropic drug-naive pediatric obsessive-compulsive disorder: an optimized voxel-based morphometry study. Am J Psychiatry. 2008;165(10):1299-307.
24. Kim JJ, Lee MC, Kim J et al. Grey matter abnormalities in obsessive-compulsive disorder: statistical parametric mapping of segmented magnetic resonance images. Br J Psychiatry. 2001;179:330-4.
25. Mataix-Cols D, Wooderson S, Lawrence N et al. Distinct neural correlates of washing, checking, and hoarding symptom dimensions in obsessive-compulsive disorder. Arch Gen Psychiatry. 2004; 61(6):564-76.
26. Phillips ML, Marks IM, Senior C et al. A differential neural response in obsessive-compulsive disorder patients with washing compared with checking symptoms to disgust. Psychol Med. 2000; 30(5):1037-50.
27. Van den Heuvel OA, Remijnse PL, Mataix-Cols D et al. The major symptom dimensions of obsessive-compulsive disorder are mediated by partially distinct neural systems. Brain. 2009;132(Pt 4):853-68.
28. Shephard E, Stern ER, van den Heuvel OA et al. Toward a neurocircuit-based taxonomy to guide treatment of obsessive-compulsive disorder. Mol Psychiatry. 2021 Sep;26(9):4583-604.
29. Van den Heuvel OA, Boedhoe PSW, Bertolin S et al; ENIGMA-OCD working group. An overview of the first 5 years of the ENIGMA obsessive-compulsive disorder working group: The power of worldwide collaboration. Hum Brain Mapp. 2022 Jan; 43(1):23-36.
30. Van den Heuvel OA, Veltman DJ, Groenewegen HJ et al. Amygdala activity in obsessive-compulsive disorder with contamination fear: a study with oxygen-15 water positron emission tomography. Psychiatry Res. 2004;132(3):225-37.
31. Hales RE, Yudofsky SC, Gabbard GO. Tratado de psiquiatria clínica. 5. ed. Porto Alegre: Artmed; 2012.
32. Wright JH, Basco MR, Thase ME. Aprendendo a terapia cognitivo-comportamental: um guia ilustrado. Porto Alegre: Artmed; 2008.
33. Hogdson R, Rachman SJ. The effects of contamination and washing in obsessional patients. Behav Res Ther. 1972;10:111-7.
34. Salkovskis PM, Forrester E, Richards C. Cognitive-behavioural approach to understanding obsessional thinking. Brit J Psychiatry. 1998;173(Suppl 35):53-63.
35. Insel TR. Obsessive-compulsive disorder. Psychiatr Clin North Am. 1985;8(1):105-17.
36. Rasmussen SA, Tsuang MT. Epidemiologic and clinical findings of significance to the design of neuropharmacologic studies of obsessive-compulsive disorder. Psychopharmacol Bull. 1986; 22(3):723-9.
37. Miguel EC, Rauch SL, Jenike MA. Obsessive-compulsive disorder. Psychiatr Clin North Am. 1997;20(4):863-83.
38. Williams MT, Farris SG, Turkheimer E et al. Myth of the pure obsessional type in obsessive-compulsive disorder. Depress Anxiety. 2011;28(6):495-500.
39. Foa EB, Kozak MJ, Goodman WK et al. DSM-IV field trial: obsessive-compulsive disorder. Am J Psychiatry. 1995;152(1):90-6.
40. Foa EB. Cognitive behavioral therapy of obsessive-compulsive disorder. Dialogues Clin Neurosci. 2010;12(2):199-207.
41. Miguel EC, do Rosário-Campos MC, Prado HS et al. Sensory phenomena in obsessive-compulsive disorder and Tourette's disorder. J Clin Psychiatry. 2000;61(2):150-6.
42. Skoog G, Skoog I. A 40-year follow-up of patients with obsessive-compulsive disorder [see comments]. Arch Gen Psychiatry. 1999; 56(2):121-7.
43. Rasmussen S, Eisen J. Clinical features and phenomenology of obsessive-compulsive disorder. Psychiatric Annals. 1989; 19(2):67-73.
44. Demal U, Lenz G, Mayrhofer A et al. Obsessive-compulsive disorder and depression. A retrospective study on course and interaction. Psychopathology. 1993;26(3-4):145-50.
45. Steketee G, Eisen J, Dyck I et al. Predictors of course in obsessive-compulsive disorder. Psychiatry Res. 1999;89(3):229-38.
46. Pigott TA, L'Heureux F, Dubbert B et al. Obsessive-compulsive disorder: comorbid conditions. J Clin Psychiatry. 1994;55(Suppl):15-27; discussion 28-32.
47. Yaryura-Tobias JA, Grunes MS, Todaro J et al. Nosological insertion of axis I disorders in the etiology of obsessive-compulsive disorder. J Anxiety Disord. 2000;14(1):19-30.
48. Tükel R, Polat A, Ozdemir O et al. Comorbid conditions in obsessive-compulsive disorder. Compr Psychiatry. 2002;43(3):204-9.
49. Denys D, Tenney N, van Megen HJ et al. Axis I and II comorbidity in a large sample of patients with obsessive-compulsive disorder. J Affect Disord. 2004;80(2-3):155-62.
50. Torres AR, Prince MJ, Bebbington PE et al. Obsessive-compulsive disorder: prevalence, comorbidity, impact, and help-seeking in the British National Psychiatric Morbidity Survey of 2000. Am J Psychiatry. 2006;163(11):1978-85.

51. Ruscio AM, Stein DJ, Chiu WT et al. The epidemiology of obsessive-compulsive disorder in the National Comorbidity Survey Replication. Mol Psychiatry. 2010;15(1):53-63.
52. Weissman MM, Bland RC, Canino GJ et al. The cross national epidemiology of obsessive compulsive disorder. The Cross National Collaborative Group. J Clin Psychiatry. 1994;55(Suppl):5-10.
53. Douglass HM, Moffitt TE, Dar R et al. Obsessive-compulsive disorder in a birth cohort of 18-year-olds: prevalence and predictors. J Am Acad Child Adolesc Psychiatry. 1995;34(11):1424-31.
54. Eisen JL, Goodman WK, Keller MB et al. Patterns of remission and relapse in obsessive-compulsive disorder: a 2-year prospective study. J Clin Psychiatry. 1999;60(5):346-51.
55. Austin LS, Lydiard RB, Fossey MD et al. Panic and phobic disorders in patients with obsessive-compulsive disorder. J Clin Psychiatry. 1990;51(11):456-8.
56. Rasmussen SA, Tsuang MT. Clinical characteristics and family history in DSM-III obsessive-compulsive disorder. Am J Psychiatry. 1986;143(3):317-22.
57. Rasmussen SA, Eisen JL. The epidemiology and clinical features of obsessive-compulsive disorder. Psychiatr Clin North Am. 1992;15(4):743-58.
58. Fontenelle LF, Cocchi L, Harrison BJ et al. Towards a post-traumatic subtype of obsessive-compulsive disorder. J Anxiety Disord. 2012;26(2):377-83.
59. Robins LN, Helzer JE, Weissman MM et al. Lifetime prevalence of specific psychiatric disorders in three sites. Arch Gen Psychiatry. 1984;41(10):949-58.
60. Phillips KA. The obsessive-compulsive spectrums. Psychiatr Clin North Am. 2002;25(4):791-809.
61. Conceição Costa DL, Chagas Assunção M, Arzeno Ferrão Y et al. Body dysmorphic disorder in patients with obsessive-compulsive disorder: prevalence and clinical correlates. Depress Anxiety. 2012;29(11):966-75.
62. Costa DL, Diniz JB, Miguel EC. How similar are the disorders included under the umbrella of obsessive-compulsive disorder and related disorders? JAMA Psychiatry. 2016;73(8):877.
63. Mancebo MC, Eisen JL, Grant JE et al. Obsessive-compulsive personality disorder and obsessive compulsive disorder: clinical characteristics, diagnostic difficulties, and treatment. Ann Clin Psychiatry. 2005;17(4):197-204.
64. Eisen JL, Coles ME, Shea MT et al. Clarifying the convergence between obsessive-compulsive personality disorder criteria and obsessive compulsive disorder. J Pers Disord. 2006;20(3):294-305.
65. Fallon BA, Javitch JA, Hollander E et al. Hypochondriasis and obsessive-compulsive disorder: overlaps in diagnosis and treatment. J Clin Psychiatry. 1991;52(11):457-60.
66. Greeven A, van Balkom AJ, van Rood YR et al. The boundary between hypochondriasis and obsessive-compulsive disorder: a cross-sectional study from the Netherlands. J Clin Psychiatry. 2006;67(11):1682-9.
67. Phillips KA, McElroy SL, Keck PE et al. A comparison of delusional and nondelusional body dysmorphic disorder in 100 cases. Psychopharmacol Bull. 1994;30(2):179-86.
68. Miguel EC, Coffey BJ, Baer L et al. Phenomenology of intentional repetitive behaviors in obsessive-compulsive disorder and Tourette's disorder. J Clin Psychiatry. 1995;56(6):246-55.
69. Swedo SE, Rapoport JL, Leonard H et al. Obsessive-compulsive disorder in children and adolescents. Clinical phenomenology of 70 consecutive cases. Arch Gen Psychiatry. 1989;46(4):335-41.
70. Grant JE, Odlaug BL, Kim SW. A clinical comparison of pathologic skin picking and obsessive-compulsive disorder. Compr Psychiatry. 2010;51(4):347-52.
71. Grant JE, Mancebo MC, Eisen JL et al. Impulse-control disorders in children and adolescents with obsessive-compulsive disorder. Psychiatry Res. 2010;175(1-2):109-13.
72. Freeman JB, Choate-Summers ML, Moore PS et al. Cognitive behavioral treatment for young children with obsessive-compulsive disorder. Biol Psychiatry. 2007;61(3):337-43.
73. March JS, Franklin ME, Leonard H et al. Tics moderate treatment outcome with sertraline but not cognitive-behavior therapy in pediatric obsessive-compulsive disorder. Biol Psychiatry. 2007;61(3):344-7.
74. Marchesi C, Tonna M, Maggini C. Obsessive-compulsive disorder followed by psychotic episode in long-term ecstasy misuse. World J Biol Psychiatry. 2009;10(4 Pt 2):599-602.
75. Desarkar P, Das A, Nizamie SH. Aripiprazol-induced obsessive-compulsive disorder: a report of 2 cases. J Clin Psychopharmacol. 2007;27(3):305-6.
76. Kuloğlu M, Atmaca M, Onal S et al. Neopterin levels and dexamethasone suppression test in obsessive-compulsive disorder. Psychiatry Res. 2007;151(3):265-70.
77. Pasquini M, Berardelli I, Biondi M. Amantadine augmentation for refractory obsessive-compulsive disorder: a case report. J Clin Psychopharmacol. 2010;30(1):85-6.
78. Goodman W, Ward H, Kablinger A et al. Fluvoxamine in the treatment of obsessive-compulsive disorder and related conditions. J Clin Psychiatry. 1997;58(Suppl 5):32-49.
79. Chaves MP, Crippa JA, Morais SL et al. Electroconvulsive therapy for coexistent schizophrenia and obsessive-compulsive disorder. J Clin Psychiatry. 2005;66(4):542-3.
80. Nissen JB, Mikkelsen HU, Thomsen PH. The neurobiological basis of obsessive-compulsive disorder. Ugeskr Laeger. 2005;167(1):34-7.
81. Crockett BA, Churchill E, Davidson JR. A double-blind combination study of clonazepam with sertraline in obsessive-compulsive disorder. Ann Clin Psychiatry. 2004;16(3):127-32.
82. Zor R, Keren H, Hermesh H et al. Obsessive-compulsive disorder: a disorder of pessimal (non-functional) motor behavior. Acta Psychiatr Scand. 2009;120(4):288-98.
83. Zhang L, Liu X, Li T et al. Molecular pharmacogenetic studies of drug responses to obsessive-compulsive disorder and six functional genes. Zhonghua Yi Xue Yi Chuan Xue Za Zhi. 2004;21(5):479-81.
84. López-Ibor JJ, Saiz J, Cottraux J et al. Double-blind comparison of fluoxetine versus clomipramine in the treatment of obsessive compulsive disorder. Eur Neuropsychopharmacol. 1996;6(2):111-8.
85. Riemann BC, Braun MM, Greer A et al. Effects of September 11 on patients with obsessive-compulsive disorder. Cogn Behav Ther. 2004;33(2):60-7.
86. Maikandaan CJ, Anand N, Math SB et al. Treatment of obsessive-compulsive disorder in a mentally challenged adult: a case report. Prim Care Companion J Clin Psychiatry. 2009;11(3):126-7.
87. Varigonda AL, Jakubovski E, Bloch MH. Systematic review and meta-analysis: early treatment responses of selective serotonin reuptake inhibitors and clomipramine in pediatric obsessive-compulsive disorder. J Am Acad Child Adolesc Psychiatry. 2016;55(10):851-9.e2.
88. Ackerman DL, Greenland S. Multivariate meta-analysis of controlled drug studies for obsessive-compulsive disorder. J Clin Psychopharmacol. 2002;22(3):309-17.
89. Bandelow B, Sher L, Bunevicius R et al. Guidelines for the pharmacological treatment of anxiety disorders, obsessive-compulsive disorder and posttraumatic stress disorder in primary care. Int J Psychiatry Clin Pract. 2012;16(2):77-84.
90. Soomro GM, Altman D, Rajagopal S et al. Selective serotonin re-uptake inhibitors (SSRIs) versus placebo for obsessive-compulsive disorder (OCD). Cochrane Database Syst Rev. 2008;(1):CD001765.
91. Bloch MH, McGuire J, Landeros-Weisenberger A et al. Meta-analysis of the dose-response relationship of SSRI in obsessive-compulsive disorder. Mol Psychiatry. 2010;15(8):850-5.
92. Ravizza L, Barzega G, Bellino S et al. Predictors of drug treatment response in obsessive-compulsive disorder. J Clin Psychiatry. 1995;56(8):368-73.

93. Erzegovesi S, Cavallini MC, Cavedini P et al. Clinical predictors of drug response in obsessive-compulsive disorder. J Clin Psychopharmacol. 2001;21(5):488-92.
94. Alarcon RD, Libb JW, Spitler D. A predictive study of obsessive-compulsive disorder response to clomipramine. J Clin Psychopharmacol. 1993;13(3):210-3.
95. Bandelow B. The medical treatment of obsessive-compulsive disorder and anxiety. CNS Spectr. 2008;13(9 Suppl 14):37-46.
96. Dougherty DD, Jameson M, Deckersbach T et al. Open-label study of high (30 mg) and moderate (20 mg) dose escitalopram for the treatment of obsessive-compulsive disorder. Int Clin Psychopharmacol. 2009;24(6):306-11.
97. Ninan PT, Koran LM, Kiev A et al. High-dose sertraline strategy for nonresponders to acute treatment for obsessive-compulsive disorder: a multicenter double-blind trial. J Clin Psychiatry. 2006;67(1):15-22.
98. Pampaloni I, Sivakumaran T, Hawley CJ et al. High-dose selective serotonin reuptake inhibitors in OCD: a systematic retrospective case notes survey. J Psychopharmacol. 2010;24(10):1439-45.
99. Koran LM, Hanna GL, Hollander E et al. Practice guideline for the treatment of patients with obsessive-compulsive disorder. Am J Psychiatry. 2007;164(7 Suppl):5-53.
100. Denys D, van Megen HJ, van der Wee N et al. A double-blind switch study of paroxetine and venlafaxine in obsessive-compulsive disorder. J Clin Psychiatry. 2004;65(1):37-43.
101. Bloch MH, Landeros-Weisenberger A, Kelmendi B et al. A systematic review: antipsychotic augmentation with treatment refractory obsessive-compulsive disorder. Mol Psychiatry. 2006;11(7):622-32.
102. Diniz JB, Shavitt RG, Fossaluza V et al. A double-blind, randomized, controlled trial of fluoxetine plus quetiapine or clomipramine *versus* fluoxetine plus placebo for obsessive-compulsive disorder. J Clin Psychopharmacol. 2011;31(6):763-8.
103. Pittenger C. Glutamatergic agents for OCD and related disorders. Curr Treat Options Psychiatry. 2015;2(3):271-83.
104. Zhou D-D, Zhou X-X, Li Y et al. Augmentation agents to serotonin reuptake inhibitors for treatment-resistant obsessive-compulsive disorder: A network meta-analysis Prog Neuropsychopharmacol Biol Psychiatry. 2019 Mar 2;90:277-87.
105. Simpson HB, Foa EB, Liebowitz MR et al. Cognitive-behavioral therapy vs risperidone for augmenting serotonin reuptake inhibitors in obsessive-compulsive disorder: a randomized clinical trial. JAMA Psychiatry. 2013;70(11):1190-9.
106. Matsunaga H, Nagata T, Hayashida K et al. A long-term trial of the effectiveness and safety of atypical antipsychotic agents in augmenting SSRI-refractory obsessive-compulsive disorder. J Clin Psychiatry. 2009;70(6):863-8.
107. Simpson HB, Huppert JD, Petkova E et al. Response versus remission in obsessive-compulsive disorder. J Clin Psychiatry. 2006;67(2):269-76.
108. Brunoni AR, Valiengo L, Baccaro A et al. The sertraline vs. electrical current therapy for treating depression clinical study: results from a factorial, randomized, controlled trial. JAMA Psychiatry. 2013;70(4):383-91.
109. Mondino M, Haesebaert F, Poulet E et al. Frontotemporal transcranial Direct Current Stimulation (tDCS) reduces source-monitoring deficits and auditory hallucinations in patients with schizophrenia. Schizophr Res. 2015;161(2-3):515-6.
110. Silva RM, Brunoni AR, Miguel EC et al. Transcranial direct current stimulation for treatment-resistant obsessive-compulsive disorder: report on two cases and proposal for a randomized, sham-controlled trial. São Paulo Med J. 2016;134(5):446-50.
111. Hageman SB, van Rooijen G, Bergfeld IO et al. Deep brain stimulation versus ablative surgery for treatment-refractory obsessive-compulsive disorder: A meta-analysis. Acta Psychiatr Scand. 2021 Apr;143(4):307-18.
112. Kayser RR, Snorrason I, Haney M et al. The endocannabinoid system: a new treatment target for obsessive compulsive disorder? Cannabis Cannabinoid Res. 2019 Jun 14;4(2):77-87.
113. Mauzay D, LaFrance EM, Cuttler C. Acute effects of Cannabis on symptoms of obsessive-compulsive disorder. J Affect Disord. 2021 Jan 15;279:158-63.
114. Schindler F, Anghelescu I, Regen F et al. Improvement in refractory obsessive compulsive disorder with dronabinol. Am J Psychiatry. 2008 Apr;165(4):536-7.
115. Cooper JJ, Grant J. Refractory OCD due to thalamic infarct with response to dronabinol. J Neuropsychiatry Clin Neurosci. 2017 Winter;29(1):77-8.
116. Szejko N, Fremer C, Müller-Vahl KR. Cannabis improves obsessive-compulsive disorder-case report and review of the literature. Front Psychiatry. 2020 Jul 21;11:681.
117. Foa EB, Lichner TK, Yadin E. Exposure and response (ritual) prevention for obsessive-compulsive disorder: Therapist guide. Oxford: Oxford University Press; 2012.
118. Kayser RR, Raskin M, Snorrason I et al. Cannabinoid augmentation of exposure-based psychotherapy for obsessive-compulsive disorder. J Clin Psychopharmacol. 2020 Mar/Apr; 40(2):207-10.
119. Shah DB, Pesiridou A, Baltuch GH et al. Functional neurosurgery in the treatment of severe obsessive compulsive disorder and major depression: overview of disease circuits and therapeutic targeting for the clinician. Psychiatry (Edgmot). 2008;5(9):24-33.
120. Launes G, Laukvik IL, Sunde T et al. The Bergen 4-day treatment for obsessive-compulsive disorder: does It work in a new clinical setting? Front Psychol. 2019 May 17;10:1069.
121. Skapinakis P, Caldwell D, Hollingworth W et al. A systematic review of the clinical effectiveness and cost-effectiveness of pharmacological and psychological interventions for the management of obsessive-compulsive disorder in children/adolescents and adults. Health Technol Assess. 2016;20(43):1-392.
122. Abramowitz JS, Blakey SM, Reuman L et al. New directions in the cognitive-behavioral treatment of OCD: theory, research, and practice. Behav Ther. 2018 May;49(3):311-22.
123. Soondrum T, Wang X, Gao F et al. The applicability of acceptance and commitment therapy for obsessive-compulsive disorder: A systematic review and meta-analysis. Brain Sci. 2022 May 17;12(5):656.

23 Transtorno de Estresse Pós-Traumático

Andrea Feijó Mello • Marcelo Feijó Mello •
Nina Leão Marques Valente • José Paulo Fiks •
Alexandrina Maria Augusto da Silva Meleiro

PERSPECTIVA HISTÓRICA

Alguns dados indicam que os índices de violência interpessoal diminuíram no decorrer da história humana. É o que assegura o psicólogo canadense Steven Pinker.[1] Esse autor revisitou o pensamento de Thomas Hobbes, filósofo do século XVII, e reiterou que o Estado ainda é o maior responsável pela contenção de focos de violência na sociedade. Pinker também analisa as teorias do sociólogo Norbert Elias, lembrando que desde o século XIX as cidades seriam as maiores promotoras do processo civilizatório, ao conduzir a difusão de conhecimentos a partir da igreja e da nobreza – os grupos mais privilegiados da época – para a classe média ascendente e as menos favorecidas. Ainda segundo Pinker, com o movimento da contracultura na década de 1960, as sociedades urbanas passaram a prestar mais atenção nos focos de violência, especialmente as guerras, e pedir a paz por meio de manifestações públicas que mudaram as leis e a história.

A hipótese de que os índices de violência estão em queda ainda é um dado que provoca espanto, debates inconclusos e certamente não é uma ideia que traz conforto, especialmente no campo da Saúde Mental. Contrariando esses índices, a percepção do medo decorrente de eventos violentos parece ter aumentado entre as populações. Qualquer foco mundial de violência passa rapidamente a ser notícia de fácil acesso, o que pode contribuir para maior atmosfera de insegurança. Talvez a sociedade se sinta mais vulnerável exatamente pelo alcance ao conhecimento de qualquer evento violento.[2]

As associações entre síndromes mentais agudas e eventos traumáticos já são reconhecidas há mais de 200 anos. Observações de síndromes relacionadas com trauma foram documentadas após a Guerra Civil Americana. Os primeiros autores psicanalíticos, incluindo Sigmund Freud, mencionaram relação entre neurose e trauma. Sintomas de transtornos mentais pós-traumáticos foram observados, como "fadiga de batalha", "choque de bombardeios" e "coração de soldado" nas Primeira e Segunda Guerras Mundiais. Além do mais, a crescente documentação de reações mentais ao Holocausto aliou-se às experiências cada vez mais comuns de uma série de desastres naturais, atentados com inspiração política ou religiosa e até o ressurgimento de grandes conflitos mundiais armados como a guerra na Ucrânia. Tudo isso tem contribuído para o reconhecimento crescente de uma íntima relação entre trauma e psicopatologia.

A Psiquiatria está cada vez mais envolvida nas repercussões psíquicas das vivências de exposição à violência, tanto no aspecto preventivo quanto nas pesquisas e, especialmente, no desafio de tratamentos dos quadros decorrentes da experiência com o risco de morte. A associação entre graves transtornos mentais e más condições socioeconômicas, abusos, assédios, negligências, discriminações, ou seja, violência de toda a espécie, já é uma evidência clínica.

Publicado na 3ª edição do *Manual Diagnóstico e Estatístico de Transtornos Mentais* (DSM-III) em 1980,[3] o capítulo sobre transtorno de estresse pós-traumático (TEPT) finalmente forneceu diretrizes diagnósticas para quadros decorrentes de traumas psíquicos. As vivências de guerra passaram a ter um olhar mais específico, o que envolveu aspectos psicológicos e sociais, pela primeira vez com achados de neurociência. Do mesmo modo, violência interpessoal, catástrofes naturais, desastres de toda espécie, abusos contra minorias, terrorismo e violência tipicamente urbana passaram a ser tratados pela Psiquiatria como um capítulo à parte.

CONCEITOS

Violência

Um dos maiores desafios que envolve a violência e a saúde mental relaciona-se com os conceitos, na medida em que muitos desses foram simplesmente adaptados de outros campos do conhecimento. A violência mostrada em noticiários da televisão, jornais, redes sociais ou produtos culturais tem significado bastante diverso da experiência com o risco de morte examinada pelo campo da Saúde Mental.[4]

Embora a palavra "violência" não seja mencionada nas definições para o diagnóstico de transtorno de estresse agudo (TEA) ou TEPT, essa vivência aparece de maneira direta na história clínica dos pacientes que passaram pela experiência traumática.

As primeiras definições de violência no campo da Saúde Mental foram sugeridas pelo psicólogo americano William James, no fim do século XIX, logo após a Guerra Civil Americana.

No século XX, após a Segunda Guerra Mundial, a pensadora Hannah Arendt também estudou o conceito de violência.[5]

James entendeu o ser humano como potencialmente hostil, com conduta administrável por leis e princípios morais; entretanto, Arendt concebeu uma espécie de arquitetura do mal decorrente da luta pelo poder transformada em vontade de aniquilar. Logo após os atentados de 11 de setembro de 2001, o filósofo francês Jean-François Mattéi propôs uma distinção entre violência e barbárie, ampliando o estudo de Arendt. Para Mattéi, a barbárie indica intensão de destruir, implica ignorância por parte do agressor e aversão pelo ser humano.[6]

Para que sejam delimitados os campos da "violência", "trauma" e "saúde mental" em termos históricos e conceituais, são necessárias algumas definições, especialmente "agressividade", "violência" e "barbárie". A articulação desses três termos pode ser apreendida por uma espécie de graduação. A agressividade, conceito bastante comum nesse campo, é muitas vezes tomada como sinônimo da violência, mas tem um matiz mais biológico, elementar e inato ao humano, que indica a demarcação de espaço. A violência, mais grave, pode ser entendida, como sugerido por Hannah Arendt, como resultado da disputa por poder. Um esporte pode ser violento, assim como obras artísticas ou um debate político. A barbárie, de maior graduação, é a força de aniquilação, destruição e possível extinção. Esse último é o campo mais propício ao trauma psíquico.

Estresse

Também é um termo que suscita confusão. Para o biólogo Robert Sapolsky, em alguma medida, o estresse pode beneficiar o ser humano, tornando-o mais forte e resistente.[7] Esse termo talvez seja um dos mais comuns em nosso cotidiano. Muitas vezes é entendido como sinônimo de esgotamento, mas também como decorrência das exigências e da aceleração da vida contemporânea. O conceito de estresse surgiu na ciência apenas na década de 1930, com o pesquisador húngaro-canadense Hans Selye, que arquitetou um modelo de impacto da pressão constante e extenuante para o organismo.[8]

Tanto para Selye quanto para Sapolsky, não existe vida sem pressão. O alarme disparado pelo estresse se transforma cm respostas que podem ser traduzidas em aprendizado e ajustamento; todavia, quando esse sistema de adaptação fracassa, o aspecto patológico do estresse irrompe e exige ajustes imediatos e outros mais finos, prolongados. Um dos exemplos mais frequentes e contemporâneos é a síndrome de *burnout*, quadro decorrente de um estresse crônico mal-adaptado, descrito especialmente para o espaço do esgotamento profissional, com repercussão psíquica, exaustão física e consequências na homeostase.

Trauma

Sua definição configura um desafio para o campo da Saúde Mental, bem como o entendimento da patologia decorrente dele. Para a clínica psiquiátrica, o trauma poderia ser concebido como a expressão do efeito da violência sobre o psiquismo. A Psicanálise estudou o trauma profundamente. Em termos de economia psíquica, Sigmund Freud entendeu o trauma como uma perturbação causada por exagerada excitação psíquica, que pode trazer repercussões duradouras ao funcionamento do psiquismo.[9]

Estudos de Eric Kandel sobre memória e trauma indicam que o percurso fisiológico que envolve aquisição, manutenção e apagamento da memória concebe-a como uma função adaptativa que empurra para o esquecimento aqueles estímulos negativos que aqui entendemos como violência.[10] Pesquisas de Ivan Izquierdo com neuroimagem apontam a tendência de o cérebro tentar esquecer lembranças desagradáveis, especialmente as do medo, como uma estratégia saudável.[11]

O trauma poderia ser entendido como uma disfunção adaptativa após um evento disruptivo com risco de morte, cuja base é o comprometimento da memória, mas com repercussões no pensamento e nas emoções. Isso passa a ser percebido pelo psiquismo como memória da ameaça de extinção.

Bullying, assédio, abuso e importunação

Os conceitos de *bullying*, assédio, abuso e importunação merecem também uma definição mais bem delimitada, pois na prática são bastante utilizados e igualmente confundidos.[12]

O *bullying* refere-se à luta pelo poder diretamente marcada pela intimidação, portanto, é um ato de violência. É evidenciado pela tentativa de demarcação de espaço, e não necessariamente de destruição. Pode causar alto impacto negativo no psiquismo, especialmente em crianças e adolescentes, vítimas mais comuns desse tipo de agressão. O agressor degrada a vítima pela ameaça e pelo temor. Com o crescimento das redes sociais, o *cyberbullying* transformou-se em rotina, o que proporciona um campo de eventos traumáticos cada vez mais frequente.

No assédio, verifica-se a insistência desmedida. Ocorrem situações em que o constrangimento pela repetição é a marca, com a característica especial da tentativa de convencimento ou conquista de maneira agressiva, impositiva, embora não necessariamente ligada à hierarquia. Muitas vezes, o assédio pode passar de forma despercebida pelo agredido, que tende a minimizar a situação, equiparando a experiência com outra vivenciada de mesmo potencial traumático, mas sem julgá-la uma violência explícita.

Sobre o abuso, relaciona-se à ideia de tirania, degradação ou até mesmo destruição de outra pessoa. O efeito mais comum é diminuição da autoestima da vítima, além de possíveis quadros psíquicos mais comuns, como a síndrome de *burnout*, no trabalho, e o TEPT.

Nos últimos anos, o conceito de importunação também tem abrangido situações de agressão que não necessariamente chegam ao contato físico, mas que indicam uma direção violenta. Envolvem o desrespeito e a humilhação em situações constrangedoras, que antes eram toleradas no cotidiano das sociedades. No Brasil, a importunação sexual transformou-se em ato de punição previsto em lei e sua aplicação é cada vez mais comum, o que caracteriza pelo menos uma notificação maior de tais acontecimentos.

É importante lembrar que todas essas vivências podem afetar o indivíduo e desencadear nele uma impressão disruptiva com potencial traumático.

EPIDEMIOLOGIA

Após um evento traumático que coloque em risco a integridade física ou a vida de uma pessoa, até 50% dos indivíduos podem ser diagnosticados com TEA[13] ou com um quadro subsindrômico. A maioria das pessoas, entretanto, se recupera em um período aproximado de 1 mês.[14]

Uma parcela das pessoas, em torno de 10% no máximo, dependendo do nível de vulnerabilidade, do tipo de evento e da gravidade da situação traumática, desenvolve o TEPT. Um diagnóstico de TEA, no entanto, não significa que o indivíduo desenvolverá TEPT obrigatoriamente; aqueles com quadros de TEPT, no entanto, em geral, tiveram sintomas agudos significativos. Indivíduos com quadros agudos mais graves que permanecem com sintomas dissociativos após 1 mês do trauma têm mais chance de apresentar TEPT.[15]

Dados epidemiológicos do Brasil, incluindo as cidades de São Paulo e do Rio de Janeiro, mostraram que 4,6% dos homens e 13,7% das mulheres apresentam TEPT.[16] Embora haja publicações mais recentes sobre epidemiologia do TEPT no Brasil, com menores índices de 3,2% encontrados para cidade de São Paulo,[17] os dados coletados são de avaliações realizadas nos anos 2007-2008. Não há informações atualizadas para confirmar se essa prevalência se mantém diante das mudanças sociais do período.

Dados internacionais estimam uma prevalência, nos EUA, em torno de 6,8%, e estudos feitos nesse país indicam também que a incidência entre mulheres é em torno de 3 vezes maior do que em homens.[18] Em outras regiões do planeta, como na faixa de Gaza, com maiores níveis de violência ambiental, esses percentuais sobem para 17%.[19] Isso é compreensível, pois o critério A do diagnóstico de TEPT exige a experiência de uma situação traumática com ameaça à vida ou integridade física. Em áreas com maiores índices de violência, esses eventos ocorrem com mais frequência.

Em recente revisão sistemática para avaliar o diagnóstico de TEPT em atenção primária nos EUA, para um total de 7.256.826 pacientes, a prevalência média mostrou-se em torno de 12%.[20]

O tipo de violência sofrida influencia o desenvolvimento do TEPT. Na violência intencional, como nos casos de combatentes em guerras, a prevalência pode chegar a 30%, como no caso da Guerra do Vietnã,[18] ou nos casos de estupro, em que 40 a 50% das vítimas desenvolvem o TEPT.[21,22]

Em 11 de setembro de 2001, um atentado terrorista destruiu o World Trade Center, na cidade de Nova York, e causou danos ao Pentágono, em Washington. Isso resultou em mais de 3.500 mortos e feridos, e motivou a intervenção terapêutica em muitos cidadãos. Uma pesquisa sobre o ocorrido registrou uma taxa de prevalência de 11,4% para TEPT e de 9,7% para depressão nos cidadãos norte-americanos 1 mês após o atentado. Estima-se que mais de 25 mil pessoas sofrem de sintomas de TEPT relacionados com os ataques de 11 de setembro além do marco de 1 ano.

A incidência do TEPT aumenta ao longo de 1 ano após um evento intencional, atingindo até 23% daqueles indivíduos que passaram por tal situação, ao passo que, para eventos naturais, como enchentes ou desabamentos, por exemplo, os níveis tendem a diminuir ao longo do tempo para 11%.[23] Isso indica que o risco de desenvolver sintomas de TEPT ao longo de 1 ano após um evento traumático intencional cresce, e para catástrofes naturais, diminui.

MECANISMOS ENVOLVIDOS

Fisiopatologia do estresse

Muito do que se compreende sobre resposta ao estresse deve-se a Hans Seyle. Por meio de seus estudos, ele concebeu um modelo de adaptação a estressores externos, de modo a manter ou restaurar o equilíbrio pré-estresse, isto é, a homeostase.[8] Seyle baseou-se em conceitos da física ao descrever o estresse como "a condição existente em um material elástico quando a pressão de uma força externa age sobre ele" e a resiliência como "a capacidade de um corpo em retornar à sua forma e tamanho após sua deformação".

Com base nessas observações, conceituou a "síndrome geral de adaptação", usada para lidar com os distintos tipos de estresse e, como modo de adaptação, as estratégias ativas de confronto, luta e fuga quando se acredita estar diante de um estressor ou ameaça controlável e/ou passível de escape, ou estratégias passivas, isto é, imobilidade, que são ativadas quando o estressor é incontrolável ou sem possibilidade de escape.[8] Essas estratégias se dividem em três etapas distintas:

- Alerta: o estressor leva o organismo a um estado de prontidão para lutar, fugir ou congelar, porém o corpo não consegue sustentar esse estágio por muito tempo e passa à etapa seguinte
- Resistência: tentativa de ajustar-se ao estressor, mobilizando vários recursos psicológicos, biológicos e sociais
- Exaustão: quando esgotados os recursos, torna-se disfuncional ou colapsa em razão do que Selye chamou de exaustão adrenal (suprarrenal).

Esses padrões de resposta têm grande variação, mas podem ser organizados em duas amplas classes:

- Imobilidade defensiva: na qual ocorrem congelamento, medo, vigilância, deixando o organismo passivo, embora preparado para responder ativamente a estímulos subsequentes
- Ação defensiva: variações da luta/fuga, que são reações diretas ao agressor ou ao ataque iminente.

Todo esse processo é acompanhado por mudanças fisiológicas que preparam o organismo para o confronto: ativa-se o sistema nervoso simpático, reduz-se a atividade parassimpática e, em seguida, aciona-se o eixo hipotalâmico-hipofisário-suprarrenal (HHS). Todos esses ajustes fisiológicos provocam aumento de frequência cardíaca, pressão arterial, taquicardia e alterações na perfusão periférica de modo a facilitar a redistribuição do sangue para regiões com maiores necessidades metabólicas. Em conjunto com o aumento da frequência respiratória e a condutância da pele, de maneira adaptativa o indivíduo mantém-se de prontidão para as respostas de luta ou fuga diante de um agressor. Lidar de maneira eficiente com situações estressantes implica resposta rápida às diferentes demandas, com posterior extinção dessa reposta. Depois disso, a retroalimentação negativa é iniciada pelo cortisol, que restaura o equilíbrio, interrompendo essa resposta ao estresse agudo.

Quando a manutenção de respostas de estresse agudo se mantém por tempo prolongado – produzindo efeitos negativos –, ocorre um desgaste cumulativo fisiológico, que se denomina carga alostática.[24] O cortisol é um importante mediador da alostase e é um fator que contribui para o aumento da carga alostática quando tem sua atividade alterada.[25]

Fisiopatologia

No TEPT, observa-se manutenção do estado de hiperativação, com níveis elevados de catecolaminas e respostas autonômicas devido à atividade específica do eixo HHS. Ao contrário do que é observado nos demais transtornos de ansiedade e de depressão, a atividade do eixo HHS encontra-se reduzida nos indivíduos com TEPT.

Os níveis de hormônio liberador de corticotrofina (CRH) e hormônio adrenocorticotrófico (ACTH) podem estar aumentados no TEPT, mas as taxas de cortisol estão reduzidas ou inesperadamente nos limites da normalidade em comparação com os níveis elevados de CRH.[26]

Como os glicocorticoides atenuam a atividade do sistema nervoso simpático, os baixos níveis de cortisol possibilitam que haja excesso de atividade simpática no TEPT, mimetizando um estado agudo de estresse. Os glicocorticoides também interferem na recuperação de memórias, podendo essa secreção inadequada de glicocorticoide motivar o surgimento e a permanência das memórias intrusivas, produzindo um dos sintomas característicos do TEPT: as revivescências.[26]

A fisiopatologia do TEPT é também caracterizada pela sensibilidade aumentada a estímulos percebidos como ameaçadores, seguidos da incapacidade de extinguir o medo resultante, com má regulação das respostas emocionais negativas (Figura 23.1).

Neurobiologia do TEPT

Os estudos neurobiológicos mostram que, além de alterações no eixo HHS, existem outras estruturas cerebrais que estão envolvidas e são influenciadas por essas transformações, como amígdala, hipocampo, sistema mesolímbico e córtex pré-frontal.[27]

Nos indivíduos com TEPT, observa-se que o hipocampo apresenta redução de seu volume, possivelmente provocada por exposição recorrente a eventos estressantes, o que também é observado no córtex pré-frontal. Na amígdala, observa-se hiperativação a estímulos de medo.[28,29]

O córtex pré-frontal tem importante papel na regulação e extinção do medo por meio de suas conexões com a amígdala.[30] Nos indivíduos com TEPT, alterações funcionais do córtex pré-frontal, especialmente na região medial, mostram correlação negativa entre a atividade do córtex pré-frontal medial e a gravidade de sintomas de TEPT.[31]

Entre os sintomas mais comuns do TEPT, os distúrbios do sono despertam grande interesse. O mecanismo exato da contribuição desses distúrbios no transtorno é ainda pouco conhecido.[32]

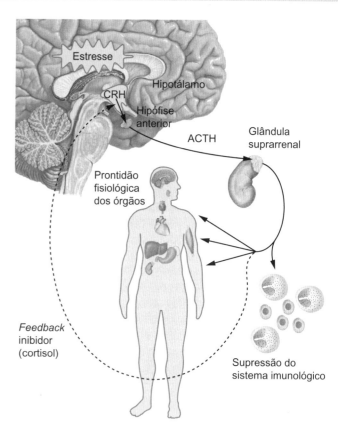

Figura 23.1 Alterações no organismo frente ao estresse pós-traumático. ACTH: hormônio adrenocorticotrófico; CRH: hormônio liberador de corticotrofina.

A atividade noradrenérgica elevada parece estar associada aos distúrbios de sono e aos pesadelos nesse transtorno, provavelmente por meio de estimulação dos receptores $\alpha 1$-adrenérgicos no córtex pré-frontal.[33]

O processamento de medo encontra-se comprometido no TEPT, com maior frequência de despertar do sono REM (*rapid eye movement*) e fragmentação dos padrões de sono.[34] Isso pode influenciar a aquisição e a extinção de memórias traumáticas.[35]

Genética do TEPT e mudanças epigenéticas

Do ponto de vista genético, estudos familiares e em gêmeos sugerem, como um componente hereditário, o risco de 30 a 40% de desenvolver esse transtorno após um evento traumático.[36] Até o momento, estudos genéticos com base em genes candidatos que podem desenvolver esse transtorno são relativamente pequenos, como a identificação de cerca de 15 a 20 genes nos diferentes sistemas neuroendócrinos e de neurotransmissores envolvidos na fisiopatologia do TEPT. Isso proporciona maior vulnerabilidade ao desenvolvimento do transtorno, como demonstram recentes metanálises dos estudos de associação nesse transtorno.[37,38]

Os esforços para identificar fatores genéticos específicos que seriam preditores do TEPT apresentam, portanto, poucos resultados, provavelmente devido a variabilidades de tipo, momento e gravidade do evento traumático, e à provável participação de mais de um gene na vulnerabilidade genética desses indivíduos.

Eventos traumáticos também mostram ser capazes de induzir mudanças epigenéticas que podem apresentar efeitos de curta ou longa duração na função neuronal. Nas mudanças comportamentais adaptativas aos estressores,[39] ocorrem modificações da atividade do gene. A isso denominamos mecanismo epigenético, que resultará em modificações no eixo HHS[40] e no sistema imunológico dos indivíduos com TEPT, devido à neuroplasticidade neuronal.

FATORES DE RISCO E DE PROTEÇÃO

Há fatores de risco associados ao TEPT: as mulheres são quase 3 vezes mais propensas a desenvolver sintomas do que os homens, bem como indivíduos com história de estresse precoce, que é mais ligado ao TEPT para situações de maus-tratos e negligência, em que os abusos físico, emocional e sexual são os mais significativos.[41]

Um fator de proteção ao desenvolvimento do TEPT é um bom suporte social, que proporciona uma rede de preservação em torno do indivíduo no momento de fragilidade. Atualmente também se discutem quais seriam os fatores de resiliência para o desenvolvimento do TEPT. Por essa perspectiva, alguns autores sugerem que há determinado tipo de estresse que ocorre durante o desenvolvimento que faz com que um indivíduo aprenda a lidar com situações estressantes futuras.

Ainda não se sabe qual nível de estresse seria benéfico nem o tipo de situação que promoveria esse aprendizado. Essa linha de pesquisas pode auxiliar futuramente a predizer quem tem mais propensão ao TEPT e desenvolver abordagens de prevenção mais assertivas.[42]

Um indivíduo que sofre um evento traumático grave ou aquele revitimizado deve ser submetido a um tratamento bastante integrado, no qual todos os aspectos de sua saúde física e mental estejam contemplados. O conhecimento do TEPT precisa evoluir para a compreensão dos fatores de risco e de resiliência para que se possa trabalhar com a prevenção desse transtorno de alta prevalência (Tabela 23.1).

Tabela 23.1 Fatores de vulnerabilidade predisponentes ao transtorno de estresse pós-traumático.

- Trauma na infância
- Traços de transtorno de personalidade *borderline*, paranoide, dependente ou antissocial
- Sistema de apoio familiar ou de par inadequados
- Sexo feminino
- Vulnerabilidade genética à doença psiquiátrica
- Mudanças de vida estressantes recentes
- Percepção de um *locus* de controle externo (causa natural) em vez de interno (causa humana)
- Ingestão excessiva de bebida alcoólica recentemente

DIAGNÓSTICO

Transtorno de estresse agudo

Manifestações de sintomas agudos após um evento traumático acarretam sofrimento e prejuízos funcionais ao indivíduo e sugerem um quadro de TEA. O evento traumático é o critério A, sem o qual não se define esse diagnóstico. Pode incluir ser testemunha ou estar envolvido em um acidente ou crime violento, combate militar ou agressão, ser sequestrado, estar envolvido em desastre natural, vivenciar abuso físico ou sexual sistemáticos. Atualmente se estima que cerca de 12,5% das pessoas que passam por eventos traumáticos possam desenvolver TEA.[43] Segundo as diretrizes da 5ª edição do *Manual de Diagnóstico Mental e Estatístico de Transtornos Mentais*, texto revisado (DSM-5-TR), o diagnóstico de TEA preconiza que sejam preenchidos 9 ou mais sintomas de uma lista de 14 itens, divididos em 5 categorias, e que devem persistir de 3 a 30 dias após o evento traumático. As categorias de sintomas são: intrusão, humor negativo, dissociação, evitação e hipervigilância.

Apesar de aparente evolução linear, nem todos os indivíduos que apresentam TEA desenvolvem o TEPT, entretanto, a maioria das pessoas com diagnóstico posterior de TEPT teve sintomas de TEA.

A importância dos fenômenos dissociativos aparece no diagnóstico e no prognóstico tanto do TEA quanto do TEPT. As apresentações dissociativas peritraumáticas (que ocorrem no momento do trauma) são consideradas fator de risco para o TEPT. Os *flashbacks* e a amnésia também são considerados parte dos fenômenos dissociativos, bem como os quadros de despersonalização e desrealização. Estes têm sido mais valorizados como preditores de quadros graves tardios.[44]

Com relação às evidências existentes, contudo, nem todas as pessoas que apresentam o TEA, na realidade uma minoria, desenvolverão o TEPT, não sendo um bom preditor de risco.[45] Esses resultados tiveram provavelmente peso na retirada do quadro de "reação aguda ao estresse" da 11ª *Classificação Estatística Internacional de Doenças e Problemas Relacionados à Saúde* (CID-11) do capítulo de patologias. A reação aguda ao estresse está atualmente no capítulo de condições que requerem atendimento em saúde (QE84), sendo considerada como uma reação esperada que pode necessitar de alguma intervenção (para mais informações, acessar https://icd.who.int/en).

Transtorno de estresse pós-traumático

Diagnóstico cunhado em 1980, no DSM-III, o TEPT praticamente substituiu os dois diagnósticos anteriores amplamente empregados na clínica para quadros decorrentes de experiências traumáticas: neurose de guerra e reações de ajustamentos. Atualmente no DSM-5-TR, está incluído no capítulo específico de "Trauma e Transtornos Relacionados ao Estresse". As estatísticas atuais apontam para o risco de 85% de a população mundial passar por, pelo menos, um evento potencialmente traumático durante a vida.[46]

Quadro clínico

O TEPT é marcado pelo medo de ser novamente agredido ou de relembrar a situação traumática, o que impele o indivíduo a evitar locais, pessoas, situações, assim como pensamentos e emoções, que possam lembrá-lo do evento traumático. Apresenta sintomas de hipervigilância com relação a possíveis perigos, reais ou imaginários, e uma série de sintomas cognitivos e do humor associados ao evento traumático.

Os estressores são considerados devastadores e podem surgir de experiências de guerra, tortura, catástrofes naturais, agressão, estupro e desastres graves, como acidentes automobilísticos e incêndios. As pessoas revivem o evento traumático em seus sonhos e em seus pensamentos diários, são persistentes em evitar qualquer tema que relembre o acontecimento e experimentam um entorpecimento afetivo concomitante a um estado de hipervigilância. Outros sintomas podem ser: os sintomas negativos do humor e dificuldades cognitivas como falta de concentração.

O DSM-5-TR mantém o TEPT no capítulo de transtornos relacionados a traumas e estresse, e a especificação do critério A, com relação às características do evento traumático, deixando claro que este evento deve colocar em risco a integridade física ou a vida do indivíduo. Com isso, diferencia as várias situações que podem ser traumáticas, mas não causariam esses riscos, correlacionando o TEPT como uma resposta patológica do instinto de sobrevivência.[47]

Além desse primeiro critério fundamental, também são necessários sintomas que delimitam quatro grupos distintos, acrescentando o grupo de sintomas negativos de humor e cognição:

- Sintomas intrusivos (revivescência): consideradas as lembranças intrusivas, recordações constantes da cena traumática e/ou pesadelos, *flashbacks* (que são como uma revivescência da situação em tempo real), reações de ansiedade intensas ao ter essas memórias. Necessário pelo menos um sintoma desse grupo
- Evitação: o traumatizado se esforça para evitar situações, locais e pensamentos ou recordações do evento traumático. Necessário pelo menos um sintoma desse grupo
- Hipervigilância: nesse grupo, encontram-se as reações físicas mais comuns de um sujeito acometido pelo TEPT, como hiperalerta (sustos), ataques de raiva, irritabilidade, insônia, comportamentos autodestrutivos, problemas com a concentração e resposta exagerada a possíveis agressões. Necessários pelo menos dois sintomas desse grupo
- Alterações negativas do humor e da cognição relacionadas com a situação traumática: amnésia do evento traumático, crenças negativas, atribuição de culpa persistente e distorcida, estados emocionais negativos (medo, vergonha, raiva, horror), falta de interesse nas atividades, distância ou isolamento, incapacidade para emoções positivas.[18] Necessários pelo menos dois sintomas desse grupo.

Os sintomas negativos do humor e da cognição incluem a capacidade reduzida de lembrar-se de acontecimentos relacionados com o trauma, sentimentos de distanciamento afetivo e uma sensação de futuro abreviado. A inclusão desse novo agrupamento de sintomas foi uma tentativa de distinguir sintomas de depressão devido ao evento traumático; portanto, parte do TEPT, e não uma comorbidade com o transtorno depressivo.

Os sintomas de excitação aumentada incluem insônia, irritabilidade, hipervigilância e sobressalto exagerado. Mais que um sintoma, o distúrbio do sono parece ter papel importante no desenvolvimento e na manutenção do TEPT, e configura exacerbação e provável pior prognóstico no TEPT[32] (Tabela 23.2).

No TEPT, segundo o DSM-5-TR, quando persistem sintomas significativos de despersonalização e desrealização, que costumam ser mais frequentes no estresse agudo, este é classificado como subtipo dissociativo.

A CID-11 manteve o diagnóstico de TEPT somente com os três agrupamentos iniciais de pensamentos intrusivos ou revivência, sintomas evitativos e de hipervigilância. Essa atualização acrescentou o diagnóstico de TEPT complexo (TEPT-C), cujo evento estressor pode apresentar características mais específicas com relação ao tempo e à repetição: a descrição literal da CID-11 descreve o evento traumático do TEPT-C como "Exposição a evento(s) de natureza extremamente ameaçadora ou horrenda, na maioria das vezes são eventos prolongados ou repetitivos nos quais a possibilidade de escapar é remota ou impossível". Alguns eventos são elencados como associados ao TEPT-C, como tortura, escravidão, campanhas genocidas, violência doméstica prolongada, abuso físico ou sexual repetidos durante a infância. Com relação aos critérios diagnósticos para o TEPT-C, além dos sintomas de revivência, evitação e hipervigilância, foi acrescido um grupo de sintomas que diferencia o TEPT-C do TEPT, denominado "distúrbios de auto-organização" (*disturbances of self-organization* [DSO]) que incluem: desregulação dos afetos (hiper-reatividade emocional, ataques de raiva, sentimentos de anestesiamento ou dissociação emocional), prejuízos da autoestima como sentimentos de menos-valia, derrota ou inutilidade, ou sentimentos persistentes de culpa e vergonha. Ainda nesse novo agrupamento, incluem-se as dificuldades nos relacionamentos, o sentimento de estar afastado dos outros e a incapacidade em manter relacionamentos.

Tabela 23.2 **Sintomas comuns do transtorno de estresse pós-traumático.**

- Angústia
- Ansiedade
- Embotamento emocional
- Esquiva (evitar pessoas e lugares)
- Excitabilidade
- Falta de apetite
- Falta de concentração
- Hipervigilância
- Insônia
- Lembranças involuntárias
- Medo de sair à rua
- Fobias
- Respostas de sobressalto
- Revivências
- Pesadelos
- Sonhos de repetição do evento

Percebe-se que o DSM-5-TR e a CID-11 usaram estratégias diferentes para tentar lidar com a grande frequência das comorbidades, distinguindo sintomas de depressão e ansiedade de impulsos e manifestações dissociativas, que surgem pós-trauma como integrantes do TEPT, e não como pertencentes a outras patologias. O DSM-5 cria um novo agrupamento de sintomas negativos do humor e da cognição relacionados com o trauma, e a CID-11 estabelece um novo diagnóstico: o TEPT-C.

Comorbidades e doenças sistêmicas

A presença de comorbidade entre o TEPT e doenças físicas, processos inflamatórios abrangendo doenças cardiovasculares e metabólicas, estimulou investigações acerca das relações entre marcadores inflamatórios específicos. Indivíduos com doenças sistêmicas apresentam sensibilidade alterada das células imunes ao cortisol, o que resulta em aumento da resposta inflamatória.[48]

Não está claro se o processo inflamatório observado nos indivíduos com TEPT é uma consequência à exposição a eventos traumáticos ou se o processo inflamatório prévio aumentaria a vulnerabilidade ao desenvolvimento do TEPT após um episódio traumático. Eventualmente um processo inflamatório pode ser um marcador biológico da vulnerabilidade ao TEPT, uma vez que existem evidências de que os níveis de proteína C reativa (PCR) podem predizer o desenvolvimento de TEPT.[49]

A comorbidade do TEPT também cursa com outras doenças sistêmicas. Pacientes com esse tipo de trauma têm maior risco para o desenvolvimento de doenças cardiovasculares, asma, doenças gastrintestinais e reumáticas. Acredita-se que esse acometimento sistêmico do TEPT esteja relacionado com alterações de respostas inflamatórias desencadeadas pelo estresse, bem como do sistema neuroendócrino e de respostas autonômicas.[50]

Comorbidades e transtornos psiquiátricos

Comorbidades e outros transtornos psiquiátricos são frequentes no TEPT, sobretudo depressão, uso abusivo de substâncias psicoativas e transtornos de ansiedade. Pacientes com transtorno de personalidade *borderline*, que geralmente têm história de abusos na infância, também desenvolvem sintomas de TEPT com maior frequência, assim como pacientes com transtorno afetivo, que se expõem mais ao risco em fases de aceleração e euforia.[51]

Dados de veteranos de guerra americanos apontam para uma prevalência de comorbidade com uso abusivo de álcool e outras substâncias de 46,4%. Mulheres têm chance 2,48 vezes maior de ter esse diagnóstico associado, e os homens, até 4,46 vezes mais oportunidades de serem diagnosticados com transtorno de uso abusivo de álcool e substâncias que indivíduos sem TEPT, com pior prognóstico.[18]

Para a depressão, o diagnóstico considerando os critérios do DSM-IV pode chegar a uma comorbidade em torno de 35% dos casos,[52] entretanto, com a mudança do critério do DSM-5, no qual os sintomas negativos de humor atualmente são parte do quadro de TEPT – e não mais considerados sintomas de depressão associados –, deverá ser reavaliada a prevalência dessa associação diagnóstica após determinado período.

TEPT E DANO OCUPACIONAL

Não há dúvidas sobre o peso dos determinantes sociais na prevalência de TEPT.[53] Indivíduos que residem em áreas mais pobres são mais vulneráveis, porque esses locais concentram os casos de assaltos, agressões físicas e morte por causas externas.[54] No âmbito ocupacional, destaca-se a natureza das tarefas, em especial aquelas desenvolvidas por profissionais de emergências: socorristas em ambulâncias que prestam atendimento pré-hospitalar, policiais que combatem o crime e bombeiros que realizam atividades de busca e resgate.[55,56] Esses profissionais lidam cotidianamente com eventos traumáticos e, por esse motivo, estão sob maior risco de adoecer.[47] Ademais, as tarefas desenvolvidas em serviços de emergência coincidem com a exposição a fatores psicossociais negativos.[57] Entre eles, citam-se a alta demanda, isto é, a necessidade de respostas rápidas e o baixo controle sobre o trabalho, ou seja, os protocolos pouco ou nada flexíveis, pois a eficácia dos atendimentos depende de ações imediatas e integradas, domínio de conhecimento técnico e emprego adequado dos recursos tecnológicos disponíveis.[58,59]

A pandemia de coronavírus (covid-19) foi especialmente estressante para o profissional de Saúde, afetado pelo trauma indireto em virtude do atendimento em situações extenuantes, também conhecido como "trauma vicário". Nesse período, esses profissionais, altamente expostos ao estresse, apresentaram altos índices de reações de ansiedade, insônia e sintomas de estresse pós-traumático e de depressão.[60]

No caso do TEPT em profissionais de emergência, o adoecimento seria resultado da sobreposição dos efeitos: exposição crônica a eventos traumáticos e a fatores psicossociais negativos.[57] Nessas situações, as respostas psicofisiológicas extremas interfeririam tanto no desenvolvimento quanto na mobilização das estratégias de enfrentamento elaboradas pelos profissionais de Saúde.[61]

DIAGNÓSTICO DIFERENCIAL

Os sintomas de TEPT podem ser difíceis de distinguir daqueles dos transtornos de pânico e de ansiedade generalizada, porque as três síndromes estão associadas a ansiedade proeminente e excitação autonômica. O segredo para diagnosticar corretamente TEPT envolve um exame cuidadoso do tempo decorrido entre o evento traumático e o surgimento dos sintomas, isto é, a relação de nexo causal. O TEPT associa-se à revivência e à evitação de um trauma, características que, em geral, não são observadas em transtornos de pânico ou de ansiedade generalizada.

Há pessoas que constatam semelhanças entre o TEPT e a síndrome do pânico, entretanto a diferença é que o primeiro surge em decorrência de um evento externo, ao passo que o segundo pode surgir sem que exista uma causa conhecida.

CURSO E PROGNÓSTICO

O diagnóstico de TEPT pode ser estabelecido quando os sintomas persistem após o período de 30 dias; em alguns casos, eles iniciam-se somente após 6 meses do trauma, quando é classificado como tardio. Os sintomas podem flutuar ao longo do tempo e ser mais intensos durante períodos de estresse. A evolução do TEPT varia de acordo com fatores prognósticos: têm pior progressão pacientes do gênero masculino, com dependência de substâncias, sem suporte social, com doenças comórbidas e chances de revitimização (indivíduos que permanecem em locais perigosos, zonas de guerra e em relacionamentos violentos). Pesquisa realizada no Serviço de Assistência e Pesquisa em Violência e Estresse Pós-Traumático (Prove) que avaliou pacientes após 4 anos de sua entrada no serviço que receberam tratamento especializado constatou que 70% deles apresentaram melhora significativa, sendo 30% com remissão total e 30% mantiveram-se sintomáticos.

O início rápido dos sintomas, sua curta duração (menos de 6 meses), o bom funcionamento pré-mórbido, o forte suporte social, a ausência de outros transtornos psiquiátricos, clínicos ou relacionados com substâncias psicoativas e também a inexistência de outros fatores de risco configuram um bom prognóstico.

Pessoas muito jovens ou idosas têm mais dificuldade com eventos traumáticos do que aqueles na meia-idade. Cerca de 50% das crianças pequenas que sofrem queimaduras apresentam sintomas de TEPT em 1 ou 2 anos após o dano inicial; apenas 30% dos adultos que sofrem esse tipo de dano têm sintomas de TEPT depois de 1 ano. As crianças ainda não têm mecanismos adequados de enfrentamento para lidar com os insultos físicos e emocionais do trauma. O mesmo ocorre com as pessoas idosas, as quais têm mecanismos mais rígidos do que adultos jovens e são menos capazes de formar uma abordagem flexível para lidar com os efeitos do trauma, além de estes poderem ser exacerbados pela incapacidade dos sistemas nervoso e cardiovascular, com redução no fluxo sanguíneo cerebral, dificuldade de visão, palpitação e arritmias.

Uma boa rede de apoio social ajuda a diminuir a probabilidade do transtorno e suas formas mais graves, e propicia mais chance de recuperação com mais rapidez.

TRATAMENTO

Quando um clínico atende a um paciente que vivenciou um trauma significativo, as principais abordagens são psicoeducativas. O indivíduo precisa entender que sua reação é esperada e que não está adoecendo psiquicamente de forma crônica. Os fatores mais importantes são suporte social e educação sobre uma variedade de mecanismos de enfrentamento, como técnicas de relaxamento e meditação. Não é indicado forçar a pessoa a falar sobre o trauma sofrido, isso pode reforçar as memórias traumáticas, nem prescrever benzodiazepínicos, visto que essa classe medicamentosa tem papel negativo no mecanismo de extinção do medo. É imperativo que o clínico possibilite ao paciente avançar na história do evento sofrido de acordo com seu próprio ritmo, e não ter um papel investigativo, mas sim de suporte. Algumas pessoas não estarão dispostas a falar sobre o episódio traumático até criar um vínculo de confiança e isso deve ser considerado; pressionar a pessoa aumenta o risco de desenvolver TEPT em vez de reduzi-lo.

Um indivíduo que sofre um evento traumático grave ou aquele revitimizado deve ser submetido a um tratamento bastante integrado, no qual todos os aspectos de sua saúde física e mental estejam contemplados.

O tratamento do TEPT inclui tanto medicações quanto tratamento em psicoterapia; em geral, essa associação apresenta os melhores resultados.

Psicoterapias

Em uma revisão sistemática da literatura recente,[62] encontraram-se resultados semelhantes entre as metanálises e as várias diretrizes de tratamento publicadas. A terapia cognitivo-comportamental individual com foco no trauma (TCC-FT) apresentou as melhores evidências com relação à eficácia quando comparada com as demais psicoterapias. Dentre as formas de TCC-FT, descrevem-se estudos com a terapia cognitiva (TC), a teoria do processamento emocional, a terapia comportamental dialética (TCD) e a terapia de exposição prolongada (TEP). A terapia de dessensibilização e reprocessamento por meio do movimento dos olhos (EMDR, do inglês *eye movement desensitization and reprocessing*) também apresentou evidências de boa qualidade para o tratamento de TEPT.

Psicoterapias cognitivo-comportamentais

A TEP e a teoria do processamento emocional abordam o evento traumático, trabalham a evitação e as distorções cognitivas, revisitando memórias traumáticas em um contexto protegido.

O terapeuta precisa ser habilitado para concentrar-se nos detalhes do evento traumático e, com a colaboração do paciente, auxiliá-lo a processar cognições, emoções e reações somáticas e memórias relacionadas com o evento. O efeito de melhora ocorre quando o paciente consegue solucionar e integrar a vivência traumática, e mudar de perspectiva quanto ao trauma sofrido. Os sintomas diminuem ou até mesmo remitem por completo.[63]

Eye movement desensitization and reprocessing

A terapia EMDR também tem bom nível de evidências. Por meio dela, o indivíduo relembra imagens traumáticas enquanto faz movimentos oculares horizontais. Essa psicoterapia alivia a tensão e os pensamentos negativos são reformulados, o que diminui a resposta exagerada de ativação diante das memórias do trauma.[64]

Outros tipos de psicoterapia

Mais recentemente, outras psicoterapias têm sido testadas com bons resultados para o tratamento do TEPT. É importante lembrar que, muitas vezes, esses tratamentos são abandonados, sobretudo os de exposição prolongada. A terapia interpessoal e aquelas com foco no indivíduo vêm apresentando resultados positivos e são alternativas para os pacientes que não suportam a abordagem direta da situação traumática.[65]

Naqueles serviços nos quais não exista a possibilidade de oferecer psicoterapias com foco no trauma, outros tratamentos direcionados ao indivíduo podem ser benéficos. Dentre eles, a terapia interpessoal, que pretende primordialmente possibilitar que indivíduo retome a confiança em seus vínculos e novos relacionamentos, sentimento totalmente afetado após o trauma, principalmente nos eventos intencionais. As terapias narrativas e com foco no indivíduo mostraram-se boas alternativas para aqueles pacientes que não suportam reexposição ao trauma, e os tipos individuais mostram superioridade com relação às psicoterapias em grupo.[63]

Psicofarmacologia

As melhores evidências de eficácia medicamentosa no tratamento do TEPT apontam para os antidepressivos inibidores da recaptação da serotonina, seguidos dos inibidores de recaptação de serotonina e norepinefrina (ISRN) e, ainda com poucas evidências, a mirtazapina e os tricíclicos. Estratégias de potencialização com antipsicóticos atípicos e prazosina (agente antiadrenérgico) podem ser recomendadas segundo alguns guias de tratamento, mas não são indicadas em outros, pois não há consenso.[66]

Em ordem de níveis de evidência, uma recente revisão submetida à publicação mostrou que a sertralina, seguida por venlafaxina, paroxetina e antipsicóticos atípicos, principalmente quetiapina, nessa ordem, são as melhores opções farmacológicas.[62]

É importante salientar que as medicações devem ser prescritas nos ambulatórios clínicos que ofereçam o tratamento habitual, pois há melhora com as medicações, mesmo que limitada.

Antidepressivos

Os principais antidepressivos usados no tratamento do TEPT são:

- Inibidores seletivos da recaptação da serotonina (ISRS): os mais estudados são sertralina e paroxetina, com aprovação da Food and Drug Administration (FDA). São seguros e bem tolerados, com melhora global dos sintomas associados de TEPT e depressão. As doses devem ser aumentadas até o máximo de resposta e tolerabilidade[62]
- ISRN: a venlafaxina é o fármaco com melhor nível de evidência após os ISRS. Deve-se ter cuidado, pois existe a possibilidade de induzir sintomas de mania em pacientes que desenvolvem o TEPT e o transtorno afetivo bipolar concomitantemente, após uma situação traumática
- Outros antidepressivos (p. ex., mirtazapina e trazodona): pequenos ensaios mostraram benefício com mirtazapina; entretanto, há efeitos colaterais de ganho ponderal e sonolência. A trazodona mostrou-se benéfica como coadjuvante para controle de insônia quando associada ao ISRS
- Tricíclicos (p. ex., imipramina e amitriptilina): são de pequena eficácia e têm mais efeitos colaterais.

Antiadrenérgicos[67]

Têm se mostrado eficazes para os sintomas de hiperativação adrenérgica, mecanismo fisiopatológico do TEPT. Também melhoram sintomas de revivescência e dissociativos. Entre esses agentes, aquele com mais evidências é o cloridrato de prazosina (indicado no tratamento da hipertensão arterial essencial e secundária), principalmente para alterações de sono, que deve ser usado com cuidado, iniciando-o com doses baixas, pois pode causar hipotensão. Alguns estudos mais atuais, entretanto, não comprovaram esses benefícios; apenas diminuição de pesadelos em pacientes com TEA.

Antipsicóticos atípicos

Alguns ensaios clínicos com quantidade limitada de pacientes mostraram benefício do uso de atípicos, associados com os antidepressivos, para sintomas psicóticos agregados ao trauma, agressividade e isolamento social. O mais recente guia de tratamento do Departamento de Veteranos dos EUA contraindica e não confirma vantagens. O guia do National Institute for Health Excellence (NICE, 2018), da Inglaterra, aceita o uso associado de antipsicóticos. Há que se considerar que a população de veteranos é bem específica e diferente daquela de pacientes vítimas de violência urbana, como no Brasil. Esses dados não parecem ser generalizáveis. A associação do TEPT ao transtorno de personalidade *borderline* pode ser indicação para utilização de antipsicóticos em doses baixas.

Benzodiazepínicos

Contraindicados na fase imediatamente posterior ao trauma, pois estão relacionados com a fixação de memórias traumáticas.[68] Em fases posteriores, não mostraram benefícios em reduzir sintomas de hipervigilância e revivescência, e não devem ser prescritos em associação nos casos em que há comorbidade com transtorno do uso abusivo de substâncias.

CONCLUSÃO

A atuação dos profissionais de Saúde Mental em situações de catástrofe é uma prática que vem sendo estruturada no Brasil há muito pouco tempo. As intervenções devem ser minuciosamente planejadas considerando o impacto que esse tipo de evento pode ter nos indivíduos que o vivenciam. A literatura internacional aponta que existem intervenções que não são efetivas ou que podem ser até prejudiciais. Os primeiros socorros psicológicos parecem ser uma alternativa segura de intervenção preventiva nessas situações. Ressalta-se, ainda, a necessidade de estudos controlados e longitudinais testarem o impacto dessas intervenções no contexto brasileiro.[69] Com o desenvolvimento desses estudos, será possível o estabelecimento de rotinas e protocolos nacionais a serem aplicados nesses casos. Em eventos desse tipo, profissionais técnicos e de Saúde precisam estar prontamente capacitados para que, diante do imprevisível, seja possível reduzir o impacto negativo provocado.

O conhecimento sobre o TEPT precisa evoluir para a compreensão dos fatores de risco e de resiliência para que se possa trabalhar com a prevenção desse transtorno de alta prevalência.

Os guias de tratamento da American Psychiatric Association para TEPT sugerem que é uma boa estratégia associar medicações à psicoterapia, nesses casos, para melhora dos sintomas.

REFERÊNCIAS BIBLIOGRÁFICAS

1. Herrera-Ferrá K, Giordano J. Re-classifyng recurrent violent behavior? Considerations, caveats and neuroethical concerns for psychiatry and social engagement. Acta Psychopathologica. 2016;2(6).
2. Pinker S. Os anjos bons da natureza. Por que a violência diminuiu. São Paulo: Companhia das Letras; 2013.
3. American Psychiatric Association (APA). Diagnostic and Statistical Manual of Mental Disorders – DSM-III. 3rd ed. Washington, DC: American Psychiatric Association; 1980.
4. Braga LL, Fiks JP, Mari JJ et al. The importance of the concepts of disaster, catastrophe, violence, trauma and barbarism in defining posttraumatic stress disorder in clinical practice. BMC Psychiatry. 2008;8:68.
5. Ray LB. Explaining gender differences in anxiety. Science. 2016;354(6310):298-9.
6. Rosenfield DM, Mattéi J-F, Drai R et al. O terror. Filosofia política. Série III – nº 4. Rio de Janeiro: Jorge Zahar Editor; 2002.
7. Sapolsky R. Por que as zebras não têm úlceras? São Paulo: Francis; 2008. 592 p.
8. McEwen BS. The neurobiology of stress: from serendipity to clinical relevance. Brain Res. 2000;886(1-2):172-89.
9. Fiks JM, Melo MF. The live memory of annihilation as a hindrance to existence: a proposal for the A criterion in PTSD psychosocial interventions. Scientific Reports. 2013;2(6).
10. Kandel ER, Dudai Y, Mayford MR. The molecular and systems biology of memory. Cell. 2014;157(1):163-86.
11. Izquierdo I, Furini CR, Myskiw JC. Fear memory. Physiol Rev. 2016;96(2):695-750.
12. Illing JC, Carter M, Thompson NJ et al. Evidence synthesis on the occurrence, causes, consequences, prevention and management of bullying and harassing behaviours to inform decision-making in the NHS. London: Durham University; 2013.
13. Dickstein BD, Weathers FW, Angkaw AC et al. Diagnostic utility of the Posttraumatic Stress Disorder (PTSD) checklist for identifying full and partial PTSD in active-duty military. Assessment. 2015;22(3):289-97.
14. Bryant RA. Acute stress disorder as a predictor of posttraumatic stress disorder: a systematic review. J Clin Psychiatry. 2011;72(2):233-9.
15. Gil S, Weinberg M, Shamai M et al. Risk factors for DSM-5 posttraumatic stress symptoms (PTSS) among Israeli civilians during the 2014 Israel-Hamas war. Psychol Trauma. 2016;8(1):49-54.
16. Ribeiro WS, Mari JJ, Quintana MI et al. The impact of epidemic violence on the prevalence of psychiatric disorders in Sao Paulo and Rio de Janeiro, Brazil. PLoS One. 2013;8(5):e63545.
17. Coêlho BM, Santana GL, Dantas HS et al. Correlates and prevalence of post-traumatic stress disorders in the São Paulo metropolitan area, Brazil, J Psychiatric Res. 2022;156:168-76.
18. Gradus J. Epidemiology of PTSD. U.S. Department of Veterans Affairs 2017. [Internet]. Available from: http://www.ptsd.va.gov/professional/PTSD-overview/epidemiological-facts-ptsd.asp. Accessed on: 01/11/2023.
19. Breslau N, Kessler RC, Chilcoat HD et al. Trauma and posttraumatic stress disorder in the community: the 1996 Detroit Area Survey of Trauma. Arch Gen Psychiatry. 1998;55(7):626-32.
20. Spottswood M, Davydow DS, Huang H. The prevalence of post-traumatic stress disorder in primary care: a systematic review. Harv Rev Psychiatry. 2017;25(4):159-69.
21. Kimerling R, Alvarez J, Pavao J et al. Epidemiology and consequences of women's revictimization. Womens Health Issues. 2007;17(2):101-6.
22. Luz MP, Coutinho ES, Berger W et al. Conditional risk for posttraumatic stress disorder in an epidemiological study of a Brazilian urban population. J Psychiatr Res. 2016;72:51-7.
23. Santiago PN, Ursano RJ, Gray CL et al. A systematic review of PTSD prevalence and trajectories in DSM-5 defined trauma exposed populations: intentional and non-intentional traumatic events. PLoS One. 2013;8(4):e59236.
24. McEwen B, Lasley EN. Allostatic load: when protection gives way to damage. Adv Mind Body Med. 2003;19(1):28-33.
25. Morris MC, Compas BE, Garber J. Relations among posttraumatic stress disorder, comorbid major depression, and HPA function: a systematic review and meta-analysis. Clinical Psychology Review. 2012;32(4):301-15.
26. Yehuda R. Status of glucocorticoid alterations in post-traumatic stress disorder. Ann N Y Acad Sci. 2009;1179:56-69.
27. Mello AF, Mello MF, Carpenter LL et al. Update on stress and depression: the role of the hypothalamic-pituitary-adrenal (HPA) axis. Rev Bras Psiquiatr. 2003;25(4):231-8.
28. Sherin JE, Nemeroff CB. Post-traumatic stress disorder: the neurobiological impact of psychological trauma. Dialogues Clin Neurosci. 2011;13(3):263-78.
29. Gray JD, Milner TA, McEwen BS. Dynamic plasticity: the role of glucocorticoids, brain-derived neurotrophic factor and other trophic factors. Neuroscience. 2013;239:214-27.
30. Quirk GJ, Beer JS. Prefrontal involvement in the regulation of emotion: convergence of rat and human studies. Curr Opin Neurobiol. 2006;16(6):723-7.
31. Williams LM, Kemp AH, Felmingham K et al. Trauma modulates amygdala and medial prefrontal responses to consciously attended fear. Neuroimage. 2006;29(2):347-57.
32. van Liempt S, van Zuiden M, Westenberg H et al. Impact of impaired sleep on the development of PTSD symptoms in combat veterans: a prospective longitudinal cohort study. Depress Anxiety. 2013;30(5):469-74.
33. Berardis D, Marini S, Serroni N et al. Targeting the noradrenergic system in posttraumatic stress disorder: a systematic review and meta-analysis of prazosina trials. Curr Drug Targets. 2015;16(10):1094-106.
34. Breslau N, Roth T, Burduvali E et al. Sleep in lifetime posttraumatic stress disorder: a community-based polysomnographic study. Arch Gen Psychiatry. 2004;61(5):508-16.
35. Marshall AJ, Acheson DT, Risbrough VB et al. Fear conditioning, safety learning, and sleep in humans. J Neurosci. 2014;34(35):11754-60.
36. True WR, Rice J, Eisen SA et al. A twin study of genetic and environmental contributions to liability for posttraumatic stress symptoms. Arch Gen Psychiatry. 1993;50(4):257-64.
37. Digangi J, Guffanti G, McLaughlin KA et al. Considering trauma exposure in the context of genetics studies of posttraumatic stress disorder: a systematic review. Biol Mood Anxiety Disord. 2013;3(1):2.
38. Almli LM, Fani N, Smith AK et al. Genetic approaches to understanding post-traumatic stress disorder. Int J Neuropsychopharmacol. 2014;17(2):355-70.
39. Zannas AS, West AE. Epigenetics and the regulation of stress vulnerability and resilience. Neuroscience. 2014;264:157-70.
40. Yehuda R, Daskalakis NP, Desarnaud F et al. Epigenetic biomarkers as predictors and correlates of symptom improvement following psychotherapy in combat veterans with PTSD. Front Psychiatry. 2013;4:118.
41. Mello MF, Faria AA, Mello AF et al. Childhood maltreatment and adult psychopathology: pathways to hypothalamic-pituitary-adrenal axis dysfunction. Rev Bras Psiquiatr. 2009;31(Suppl 2):S41-8.
42. Teche SP, Barros AJS, Rosa RG et al. Association between resilience and posttraumatic stress disorder among Brazilian victims of urban violence: a cross-sectional case-control study. Trends Psychiatry Psychother. 2017;39(2):116-23.
43. Maercker A, Brewin CR, Bryant RA et al. Diagnosis and classification of disorders specifically associated with stress: proposals for ICD-11. World Psychiatry. 2013;12(3):198-206.

44. Holmes EA, Brown RJ, Mansell W et al. Are there two qualitatively distinct forms of dissociation? A review and some clinical implications. Clin Psychol Rev. 2005;25(1):1-23.
45. Bryant R. acute stress disorder in adults; epidemiology. [Internet]. Available from: https://www.uptodate.com/contents/acute-stress-disorder-in-adults-epidemiology-clinical-features-assessment-and-diagnosis. Accessed on: 02/11/2023.
46. Atwoli L, Stein DJ, Koenen KC et al. Epidemiology of posttraumatic stress disorder: prevalence, correlates and consequences. Curr Opin Psychiatry. 2015;28(4):307-11.
47. American Psychiatric Association (APA). Diagnostic and Statistical Manual of Mental Disorders – DSM-5. Arlington, VA: American Psychiatric Association; 2013.
48. Rohleder N, Wolf JM, Wolf OT. Glucocorticoid sensitivity of cognitive and inflammatory processes in depression and posttraumatic stress disorder. Neurosci Biobehav Rev. 2010;35(1):104-14.
49. Eraly SA, Nievergelt CM, Maihofer AX et al. Assessment of plasma C-reactive protein as a biomarker of posttraumatic stress disorder risk. JAMA Psychiatry. 2014;71(4):423-31.
50. Keyes KM, McLaughlin KA, Demmer RT et al. Potentially traumatic events and the risk of six physical health conditions in a population-based sample. Depress Anxiety. 2013;30(5):451-60.
51. Goldstein RB, Smith SM, Chou SP et al. The epidemiology of DSM-5 posttraumatic stress disorder in the United States: results from the National Epidemiologic Survey on Alcohol and Related Conditions-III. Soc Psychiatry Psychiatr Epidemiol. 2016;51(8):1137-48.
52. Pietrzak RH, Goldstein RB, Southwick SM et al. Prevalence and axis I comorbidity of full and partial posttraumatic stress disorder in the United States: results from Wave 2 of the National Epidemiologic Survey on Alcohol and Related Conditions. J Anxiety Disord. 2011; 25(3):456-65.
53. Anakwenze U, Zuberi D. Mental health and poverty in inner city. Health and Social Work. 2013;38(3):147-57.
54. World Health Organization (WHO). Redução das desigualdades no período de uma geração. Igualdade na saúde através da ação sobre os seus determinantes sociais. Geneva: WHO; 2010.
55. de Boer JC, van't Verlaat E, Duivenvoorden HJ et al. Work-related critical incidents in hospital-based health care providers and the risk of post-traumatic stress symptoms anxiety, and depression: a meta-analysis. Soc Sci Med. 2011;73(2):316-26.
56. Lima EP, Assunção AA, Barreto SM. Transtorno de estresse pós-traumático (TEPT) em bombeiros de Belo Horizonte, Brasil: prevalência e fatores ocupacionais associados. Psicologia: Teoria e Pesquisa. 2015;31(2):279-88.
57. Regehr C, Millar D. Situation critical: high demand, low control, and low support in paramedic organizations. Traumatology. 2007; 13(1):49-58.
58. Adriaenssens J, de Gucht V, van der Doef M et al. Exploring the burden of emergency care: predictors of stress-health outcomes in emergency nurses. J Adv Nurs. 2012;67(6):1317-28.
59. Carey MC, Al-Zaiti SS, Dean GE et al. Sleep problems, depression, substance use, social bonding, and quality of life in professional firefighters. J Occup Environ Med. 2011;53(8):928-33.
60. Chew NWS, Lee GKH, Tan BYQ et al. A multinational, multicentre study on the psychological outcomes and associated physical symptoms amongst healthcare workers during COVID-19 outbreak. Brain Behav Immun. 2020;88:559-65.
61. Karasek RA, Theörell T. Healthy work: stress, productivity, and the reconstruction of working life. New York, US: Basic Books; 1990.
62. Couto HZB, Nascimento CP, Baldaçara LR et al. Revisão sistemática da literatura sobre as abordagens psicoterápicas mais eficientes no tratamento para transtorno do estresse pós-traumático (TEPT). In: Anais do Terceiro Congresso Médico Acadêmico Albert Einstein. SP, Paulo: Faculdade Israelita de Ciências da Saúde Albert Einstein, 2022. Disponível em: https//www.even3.com.br/anais/comaae2022/. Acesso em: 01/11/2023.
63. American Psychological Association (APA). Clinical Practice Guideline for the Treatment of Posttraumatic Stress Disorder (PTSD) in adults [internet]. 2017. Available from: https://www.apa.org/ptsd-guideline. Accessed on: 01/01/2023.
64. Shalev A, Liberzon I, Marmar C. Post-traumatic stress disorder. N Engl J Med. 2017; 376(25):2459-69.
65. Markowitz JC, Petkova E, Neria Y et al. Is exposure necessary? A randomized clinical trial of interpersonal psychotherapy for PTSD. Am J Psychiatry. 2015;172(5):430-40.
66. International Society for Traumatic Stress Studies (ISTSS). Current ISTSS treatment guidelines [internet]. 2017. Available from: https://istss.org/clinical-resources/treating-trauma/new-istss-prevention-and-treatment-guidelines. Accessed on: 01/11/2023.
67. Gu W, Wang C, Li Z et al. Pharmacotherapies for posttraumatic stress disorder: a meta-analysis. J Nerv Ment Dis. 2016;204(5):331-8.
68. Breen A, Blankley K, Fine J. The efficacy of prazosina for the treatment of posttraumatic stress disorder nightmares in U.S. military veterans. J Am Assoc Nurse Pract. 2017; 29(2):65-9.
69. Mellman TA, Bustamante V, David D et al. Hypnotic medication in the aftermath of trauma. J Clin Psychiatry. 2002;63(12):1183-4.

24 Transtornos Alimentares

Michele de Oliveira Gonzalez • Fabio Tapia Salzano • Táki Athanássios Cordás

INTRODUÇÃO

Os transtornos alimentares (TA) caracterizam-se por inadequações no consumo, no padrão e no comportamento alimentares, bem como por diferentes crenças equivocadas sobre a alimentação, o que ocasiona progressiva piora da qualidade nutricional e psicopatológica. Esses transtornos são determinados por uma etiologia multifatorial, sendo que aspectos socioculturais (como preocupações com peso e forma corporal, padrões de beleza) e psicológicos (individuais e familiares), uso de dietas restritivas (que podem dar início a uma cascata de alterações biológicas) e vulnerabilidade biológica (genética e história familiar de transtorno alimentar) têm importante participação no desencadeamento, na manutenção e na perpetuação de seus sintomas.[1]

Os TA são mais comumente observados em países desenvolvidos e industrializados, sendo mais encontrados em mulheres jovens entre 18 e 30 anos (3,2%). Apesar de menos comuns em homens, a gravidade é a mesma, e homens homossexuais têm maior predisposição do que heterossexuais. Os fatores de risco são sexo, etnia, problemas alimentares na infância, preocupações com peso e corpo, autoavaliação negativa, história de abuso sexual e/ou transtornos psiquiátricos.[1]

A mortalidade de pacientes diagnosticados com transtornos alimentares é alta tanto por complicações clínicas quanto por suicídio, e isso mostra a necessidade de aprimoramento diagnóstico, tratamento e abordagem multidisciplinar pelas equipes de Saúde para evitar desfechos negativos.[2] O aprimoramento dos critérios diagnósticos na 5ª edição do *Manual Diagnóstico e Estatístico de Transtornos Mentais* (DSM-5),[3] da American Psychiatric Association, também contribuiu para diagnósticos mais precisos, reduzindo sensivelmente o número de pacientes que se encaixavam na categoria residual de transtornos alimentares atípicos.[4]

ANOREXIA NERVOSA

A anorexia nervosa (AN) é um transtorno alimentar que se caracteriza por perda de peso voluntária e distorção da imagem corporal, acompanhadas de medo ou recusa em ganhar peso. A AN foi o primeiro transtorno alimentar a ser descrito ainda no século XIX e também o primeiro a ser classificado e a ter critérios diagnósticos oficializados já na década de 1970.[5] O termo *anorexia* sabidamente não é o mais adequado do ponto de vista psicopatológico, já que não ocorre uma perda real do apetite, ao menos nos estágios iniciais, e sim uma negação do mesmo e um controle obsessivo sobre o corpo.[5]

Epidemiologia

A prevalência de AN é estimada entre 0,5 e 1% da população. Cerca de 90% dos pacientes são do sexo feminino, e a faixa etária mais atingida é dos 15 aos 25 anos. Em homens, o índice é menor que 0,5 por 100 mil, mas a prevalência do transtorno tem aumentado, em especial entre homossexuais. Algumas profissões apresentam maior chance para o desenvolvimento do quadro, em especial aquelas ligadas à estética e ao corpo, como bailarinas, atletas, profissionais da moda, atrizes e atores, estudantes de Nutrição, Medicina e Psicologia.[1,3,6]

Etiopatogenia

Didaticamente, os principais componentes etiológicos da AN podem ser divididos em três fatores:[1,6,7]

- **Fatores predisponentes**: sexo feminino, história familiar de TA, baixa autoestima, perfeccionismo, problemas de alimentação na infância e dificuldade de expressar emoções
- **Fatores desencadeantes**: dietas rigorosas, alterações na dinâmica familiar, expectativas irreais na escola, no trabalho ou na vida pessoal e proximidade da menarca ou surgimento de caracteres sexuais secundários muito precoces em meninas
- **Fatores mantenedores**: alterações neuroendócrinas decorrentes do estado nutricional alterado, distorção da imagem corporal, distorções cognitivas e práticas purgativas.

Quadro clínico e critérios diagnósticos

O quadro clínico inicia-se quase sempre após uma dieta. Inicialmente, são evitados alimentos considerados "proibidos, engordativos", e progressivamente o paciente passa a restringir sua alimentação, chegando a abolir a ingesta de grupos alimentares e a minimizar a quantidade de refeições.[6] Em geral, o curso é crônico e pode estar associado a graves complicações clínicas decorrentes da desnutrição e dos métodos compensatórios inadequados, conforme descrito a seguir:[1]

- **Pele e anexos**: pele com aspecto amarelado por hipercarotenemia, pele seca, lanugo, cabelos finos e quebradiços, perda de cabelo

- **Sistema digestório**: retardo no esvaziamento gástrico, diminuição de peristaltismo intestinal, pancreatite e constipação intestinal, alterações de enzimas hepáticas, lesões esofágicas causadas por vômitos, perda dentária
- **Sistema circulatório**: bradicardia, diminuição da pressão arterial, arritmias, insuficiência cardíaca, parada cardíaca, hipotensão postural, aumento do intervalo QT, miocardiopatias
- **Sistema excretor**: edema, cálculo renal, aumento de ureia sérica, poliúria, desidratação
- **Sistema hematológico**: anemia, leucopenia, trombocitopenia
- **Sistema genital**: infertilidade, recém-nascidos com baixo peso, partos prematuros, complicações perinatais
- **Distúrbios hidreletrolíticos**: hipopotassemia, hiponatremia, hipofosfatemia, hipomagnesemia
- **Sistema endócrino**: amenorreia, diminuição de gonadotrofinas, hormônio luteinizante (LH) e estrogênios, hipotireoidismo, aumento do hormônio do crescimento (GH), do cortisol e das leptinas
- **Outras alterações**: hipotermia e intolerância ao frio, convulsões, osteopenia/osteoporose, hipoglicemia, atrofia cerebral, alterações neurocomportamentais.

Apesar do emagrecimento, o paciente continua insatisfeito com o peso ou com algumas partes de seu corpo que, segundo ele, ainda precisam ser reduzidas.

Os critérios diagnósticos da 10ª edição da *Classificação Internacional de Doenças* (CID-10)[8] e do DSM-5[3] estão listados nas Tabelas 24.1 e 24.2, respectivamente.

Comparando-se os critérios da CID-10 e da CID-11 com os do DSM-5, ambos reconhecem o baixo peso autoinduzido e perturbações da imagem corporal como critérios necessários ao diagnóstico. No entanto, a necessidade de amenorreia foi abolida no DSM-5, já que se observou que muitas mulheres tinham todas as características para AN, porém com alguma atividade menstrual.[4] Além disso, esse critério não pode ser contemplado no caso de meninas em fase pré-púbere, mulheres em uso de anticoncepcional hormonal ou pós-menopausa e homens. Foi incluída também, no DSM-5, uma referência temporal para a classificação de dois subtipos: subtipo restritivo (AN-R) – nos últimos 3 meses, não houve episódio de compulsão ou prática purgativa; e subtipo purgativo (AN-P) – nos últimos 3 meses, houve episódios de compulsão e/ou purgação.[10]

Com relação aos especificadores de gravidade do DSM-5 com base no índice de massa corporal (IMC) do paciente,[11,12] ainda não está bem estabelecido qual seria o impacto clínico dessa classificação em termos de definição de prognóstico, características psicopatológicas, risco de comorbidades e complicações clínicas, impacto social, prognóstico e desfecho de tratamento. Há limitações nas pesquisas clínicas para que os especificadores forneçam informações clínicas relevantes.[10] Apesar das modificações ocorridas no DSM-5, as recomendações referentes ao tratamento da AN permanecem inalteradas.[10]

Tabela 24.1 Critérios diagnósticos da anorexia nervosa de acordo com a CID-10 e a CID-11.

- Há perda de peso ou, em crianças, falta de ganho de peso. O peso corporal é mantido em, pelo menos, 15% abaixo do esperado (ou índice de massa corporal [IMC] < 17,5 kg/m²)
- A perda de peso é autoinduzida, evitando-se "alimentos que engordam"
- Há distorção na imagem corporal na forma de psicopatologia específica com medo de engordar ou ter o corpo disforme por conta da gordura corporal
- Ocorre um transtorno endócrino generalizado envolvendo o eixo hipotálamo-hipófise-gonadal, manifestado em mulheres como amenorreia e em homens como perda do interesse sexual e disfunção erétil
- Vômitos autoinduzidos, purgação autoinduzida, exercícios excessivos e uso de anorexígenos e/ou diuréticos corroboram o diagnóstico, mas não são elementos essenciais
- Se o início é pré-púbere, a sequência de eventos da puberdade é demorada ou mesmo detida (o crescimento cessa; nas garotas, as mamas não se desenvolvem, e há amenorreia primária; nos garotos, os genitais permanecem juvenis)

Adaptada de Organização Mundial da Saúde, 1993;[8] World Health Organization, 2018.[9]

Tabela 24.2 Critérios diagnósticos da anorexia nervosa de acordo com o DSM-5.

- Restrição da ingesta calórica com relação às necessidades, levando a um peso corporal significativamente baixo no contexto de idade, sexo, trajetória do desenvolvimento e saúde física (peso significativamente baixo é definido como um peso inferior ao peso mínimo normal ou, no caso de crianças e adolescentes, menor do que o minimamente esperado)
- Medo intenso de ganhar peso ou de engordar, ou comportamento persistente que interfere no ganho de peso, mesmo estando com peso significativamente baixo
- Perturbação no modo de vivenciar o peso, o tamanho ou a forma corporais; excessiva influência do peso ou da forma corporais na maneira de se autoavaliar; negação da gravidade do baixo peso

Especificar subtipo:
- Restritivo: nos últimos 3 meses, não houve episódio de compulsão ou prática purgativa
- Purgativo: nos últimos 3 meses, houve episódios de compulsão e/ou purgação

Especificar se:
- Em remissão parcial: depois de todos os critérios diagnósticos para anorexia nervosa terem sido preenchidos durante um período, o primeiro critério (baixo peso corporal) não se manteve mais, porém o segundo critério (medo intenso de ganhar peso ou de se tornar gordo ou comportamento que impede o ganho de peso) ou o terceiro critério (perturbação no modo de vivenciar o peso, o tamanho ou a forma corporais) ainda se mantêm
- Em remissão total: depois de todos os critérios diagnósticos para anorexia nervosa terem sido preenchidos durante um período, nenhum dos critérios se apresenta mais, por um período de tempo

Especificar gravidade atual:
- Leve: índice de massa corporal [IMC] ≥ 17 kg/m²
- Moderada: IMC entre 16 e 16,99 kg/m²
- Grave: IMC entre 15 e 15,99 kg/m²
- Extrema: IMC < 15 kg/m²

Adaptada de American Psychiatric Association, 2014.[3]

Comorbidades

A comorbidade entre os TA é mais regra do que exceção. Algumas dessas comorbidades apresentam início muito precoce na infância e na adolescência, por vezes antecedendo e, em outras, surgindo concomitantemente ao TA. O surgimento precoce e a frequente cronificação de muitos desses quadros tornam mais difícil diferenciar o que é a comorbidade, o que é a doença principal e o que é a personalidade do indivíduo.[6]

Um bom exemplo disso é o crescente reconhecimento do transtorno de déficit de atenção e hiperatividade (TDAH), doença de início precoce e elevada morbidade em pacientes com TA. Estudos diagnosticando TDAH em pacientes com TA mostraram prevalências elevadas: 3 a 16% em AN; 9 a 35% em bulimia nervosa; e cerca de 20% em transtorno de compulsão alimentar (estes últimos descritos mais adiante).[13]

O subtipo purgativo da anorexia nervosa (AN-P) apresenta maior prevalência de comorbidades psiquiátricas, psicopatologia mais grave e pior prognóstico do que o subtipo restritivo (AN-R).[11] Há muito tempo relaciona-se AN com depressão, sendo esta a comorbidade mais prevalente em pacientes anoréxicas, com taxa aproximada de 40% naquelas com AN-R e de 82% naquelas com AN-P. Algumas das alterações encontradas, como cansaço, irritabilidade, humor disfórico, perda de libido, insônia e dificuldade de concentração, podem ser decorrentes do estado nutricional alterado. Com o ganho de peso, a sintomatologia tenderia a desaparecer na ausência de real comorbidade.[6]

Em segundo lugar, aparecem os transtornos de ansiedade, com taxa de 24% para pacientes com AN-R e de 71% para AN-P. Em terceiro lugar, está o transtorno obsessivo-compulsivo (TOC), cuja prevalência ao longo da vida em mulheres com AN varia de 10 a 62%.[6] Por fim, a dependência de álcool e substâncias psicoativas alcança taxas de 27% e aumenta em até duas vezes o risco de mortalidade nos casos de AN.[14]

O diagnóstico da comorbidade ajuda no tratamento e na instituição de terapêutica adequada para o quadro. Artigos originais e diferentes revisões vêm apontando associações entre personalidade e TA, propondo diferentes teorias para compreender sua importância na etiologia, na expressão dos sintomas, na resposta e na adesão aos tratamentos, na comorbidade e na evolução do quadro. Embora seja comum a descrição de traços de personalidade precedendo e contribuindo para o início dos TA, deve-se entender que essa associação pode interagir de várias maneiras: predispondo, sendo fator de risco, tendo uma base genética comum, derivando da restrição alimentar autoimposta ou sendo resultado de alterações neuropsicológicas que se perpetuam com a cronificação.[15] O jejum prolongado leva a profundas modificações na personalidade e no comportamento. Algumas evidências que consideram o tempo de doença e a gravidade do quadro apontam para a persistência de algumas dessas alterações. Da mesma maneira, distorções cognitivas, alterações neuropsicológicas e negação da doença e do tratamento levam a distorções na interpretação das avaliações clínicas, incluindo as de personalidade.[15,16]

Estudos categoriais sugerem que entre 25 e 69% dos pacientes bulímicos têm, pelo menos, um transtorno de personalidade (TP). Os transtornos mais descritos em pacientes com AN-R são os transtornos de personalidade evitativa, personalidade obsessivo-compulsiva e personalidade dependente. Já entre os pacientes com AN-P, o TP mais descrito é o do tipo *borderline*.[17,18]

Curso e evolução

As taxas de recuperação são variáveis, estimando-se recuperação completa em torno de 50% dos pacientes. Outros 30% evoluem com alternância entre períodos de melhora e recidiva. O restante apresenta curso grave e refratário, com complicações físicas e psicológicas mais sérias.[1,6]

É importante ressaltar que alguns fatores são preditivos de má evolução, como peso muito baixo no início do tratamento, aparecimento tardio do transtorno, existência de comorbidades psiquiátricas (inclusive transtorno de personalidade), uso de métodos purgativos, baixo peso na alta hospitalar, relações familiares comprometidas e demora na procura por tratamento.[6]

Entre os transtornos psiquiátricos, a AN apresenta as maiores taxas de morbidade e mortalidade. O índice de mortalidade varia de 5 a 20%, e a principal causa é o suicídio. Aproximadamente 50% dos pacientes adultos relatam ideação suicida e até 26% tentam suicídio. O diagnóstico precoce pode prevenir comportamentos suicidas e reduzir a probabilidade de desenvolver comorbidades psiquiátricas, melhorando o prognóstico e o resultado do tratamento a longo prazo.[19]

Uma parcela dos pacientes com anorexia progride para outros transtornos alimentares, principalmente bulimia nervosa, mas também para transtorno de compulsão alimentar, o que demonstra a relação entre esses transtornos. O movimento contrário é menos comum, porém alguns pacientes com anorexia nervosa têm história de obesidade na infância ou na adolescência.[20]

Tratamento

O tratamento da AN requer profissionais de diversas áreas. A equipe mínima é composta por nutricionista, psicólogo e psiquiatra.[1] Em razão da complexidade do quadro, é importante intervir junto à família para que ela auxilie no programa de acompanhamento.[6]

O tratamento psicoterápico deve abordar diversos fatores, como a recuperação cognitiva, volitiva e afetiva, o medo mórbido de engordar, a insatisfação com a imagem corporal e a recuperação funcional e de autoestima, além de desenvolver responsabilização do paciente sobre o tratamento. Tanto a psicoterapia de orientação cognitivo-comportamental quanto a psicodinâmica têm sido utilizadas, e não há até o momento evidências de superioridade de um modelo com relação ao outro. As alterações na dinâmica familiar são importantes mantenedoras da AN, sendo a terapia familiar o tratamento de escolha para crianças e adolescentes.[21,22]

O tratamento da AN pura (cerca de 16% dos casos) é a renutrição criteriosa. O uso de qualquer medicamento na AN sem comorbidades ainda necessita de estudos controlados, sendo então a escolha da terapêutica adequada fundamentada na existência frequente de comorbidades.[6]

A fluoxetina pode melhorar o prognóstico de pacientes com AN após alcançarem peso adequado, prevenindo recaídas e promovendo a atenuação do humor disfórico e de pensamentos obsessivos. A olanzapina tem demonstrado eficácia em diminuir a ansiedade e melhorar aspectos psicopatológicos e parece contribuir para o ganho de peso (nível B de evidência). Quando indicado o uso de antidepressivos para tratar comorbidades, dá-se preferência aos inibidores seletivos da recaptação de serotonina (ISRS) pela sua boa eficácia associada a baixo risco de cardio/neurotoxicidade. Deve-se evitar o uso de carbonato de lítio, antidepressivos tricíclicos e inibidores da monoamina oxidase, em razão de potencial tóxico, risco de superdosagem (aumentado por perda de peso, desidratação e excesso de atividade física), interação medicamentosa e incompatibilidade com determinados alimentos. A bupropiona também não deve ser usada, por aumentar o risco de convulsões. Os benzodiazepínicos podem ser usados por seu efeito ansiolítico, em especial quando administrados antes das refeições, mas não estão indicados em tratamentos de longo prazo.[6,23,24]

A abordagem na AN deve compreender o tratamento também das complicações e comorbidades clínicas. A Tabela 24.3 sugere os exames para avaliação inicial com as respectivas alterações mais encontradas nesses pacientes.

O tratamento em regime ambulatorial, hospital-dia ou internação depende da gravidade e da cronicidade do quadro clínico e comportamental. A realimentação com ingesta oral é a primeira escolha para a recuperação do peso e é muito mais bem-sucedida na recuperação a longo prazo. Em raras circunstâncias, a nutrição parenteral ou enteral é necessária.

Durante a fase de realimentação, é necessário o monitoramento clínico para combater a síndrome da realimentação, caracterizada por hipofosfatemia, rápida diminuição do potássio e magnésio, intolerância à glicose, disfunção gastrintestinal e arritmias cardíacas. O ritmo recomendado de ganho de peso é de 0,5 a 1,0 kg por semana em pacientes ambulatoriais e de 1,0 a 1,5 kg em pacientes internados. Os critérios de internação devem respeitar, além do baixo peso (20% abaixo do esperado para determinada altura), presença de desnutrição grave (peso 75% menor do que o esperado para peso/altura), desidratação, distúrbios hidreletrolíticos, instabilidade fisiológica, bradicardia, hipotensão postural, hipotermia, estagnação do crescimento e desenvolvimento, recusa alimentar aguda, falha no tratamento ambulatorial e emergências psiquiátricas (ideação suicida, sintomas psicóticos).[1,6]

A recuperação da AN mostra-se longa e, mesmo sem medicação, o suporte psicoterápico é essencial para se sustentar a mudança. O grande receio dos pacientes é alcançar o peso mínimo saudável e não parar de ganhar peso. A atuação do nutricionista é essencial para se instituir uma alimentação equilibrada e balanceada, adequando comportamentos e escolhas alimentares. Além disso, o profissional pode esclarecer e desmistificar crenças inadequadas, estabelecendo uma relação apropriada do paciente com o alimento.[1,6]

BULIMIA NERVOSA

A bulimia nervosa (BN) caracteriza-se pela compulsão alimentar, ou seja, ingestão de grande quantidade de alimentos em um curto período com a sensação de perda de controle e compensações inadequadas para o controle de peso, como vômitos autoinduzidos, dietas compensatórias, uso de medicamentos (laxantes, diuréticos, inibidores de apetite) e exercícios físicos exagerados. Observa-se excessiva preocupação com o peso e a forma corporal, que invariavelmente afeta sentimentos e atitudes do paciente.

O termo *boulimos* já era usado por Hipócrates para descrever uma fome intensa, até mesmo doentia, sem relação com a fome fisiológica. Entre os egípcios, os gregos e os romanos, já havia descrições de pessoas que induziam o vômito como forma de purificação ou apenas para continuar comendo mais.[5]

Gerald Russell usou o termo *bulimia nervosa* a partir dos termos gregos *boul* (boi) ou *bou* (grande quantidade) e *lemos* (fome), que significaria uma fome tão intensa que seria suficiente para devorar um boi. Ele descreveu a BN em pacientes com peso normal que haviam apresentado AN no passado e relatavam episódios bulímicos e vômitos autoinduzidos. Inicialmente, ele julgou que essa apresentação era uma migração da AN, mas depois considerou que os dois transtornos eram quadros únicos e independentes.[5]

Epidemiologia

A incidência de BN é de 1 a 1,5% da população. Esses números podem ser maiores se os chamados quadros parciais forem considerados e também em populações específicas, como jovens universitários.[3]

Tabela 24.3 Exames para avaliação inicial de anorexia nervosa com as respectivas alterações mais encontradas.

Exames	Alterações mais comuns
Hemograma completo	Anemias e alterações hematológicas decorrentes de carências nutricionais específicas e alterações na quantidade de leucócitos
Potássio, cálcio ionizável, magnésio, sódio e fósforo séricos	Desequilíbrios iônicos
Glicose sérica	Hipoglicemia e diabetes
Proteínas totais e frações	Sinais mais graves de desnutrição e desequilíbrio proteico
Ureia e creatinina	Função renal
TSH e T4 livre	Alterações da tireoide
Fosfatase alcalina	Comprometimento pancreático
TGO, TGP e gama-GT	Função hepática
Eletrocardiograma	Arritmias e outras alterações cardiológicas
Densitometria óssea	Osteopenia e osteoporose
Exames de neuroimagem (RM ou TC)	Quadro neurológico associado (quando houver suspeita)

TSH: hormônio tireoestimulante; T4: tiroxina; TGO: transaminase glutâmico-oxalacética; TGP: transaminase glutâmico-pirúvica; gama-GT: gamaglutamiltransferase; RM: ressonância magnética; TC: tomografia computadorizada.

A prevalência é maior no sexo feminino, com cerca de 90 a 95% de mulheres para 5 a 10% de homens. A maioria apresenta peso normal ou está discretamente acima do peso. O início da doença é mais comum ao fim da adolescência ou no início da vida adulta, afetando as diferentes classes sociais. Não é incomum que o transtorno comece após um período de dieta. Alguns segmentos ocupacionais apresentam mais risco para desenvolver o transtorno, como os de modelos e outros profissionais da moda e atletas.[3,6]

Etiopatogenia

A exemplo da AN, não há uma causa única para a BN. A etiopatogenia compreende fatores biológicos, psicológicos, socioculturais, familiares e genéticos:[1,3,7]

- **Fatores biológicos**: já foram detectadas alterações nos neurotransmissores cerebrais, como serotonina e norepinefrina, e nos peptídios YY, na leptina e na colecistoquinina, o que contribui para as alterações do paciente com BN, sobretudo em episódios compulsivos e vômitos autoinduzidos
- **Fatores psicológicos**: com frequência, os indivíduos apresentam pensamento dicotômico, perfeccionismo, aversão a conflitos, medo de abandono, baixa autoestima, autoavaliação negativa, obesidade na infância, provocações e *bullying* relacionados com o peso e dificuldade em verbalizar sentimentos
- **Fatores socioculturais**: a valorização do corpo atrativo como facilitador do sucesso social e profissional, especialmente entre as mulheres, contribui para o aumento da prevalência desse transtorno em países industrializados. A busca desenfreada pela beleza e pela estética corporal é reforçada pela sociedade moderna
- **Fatores familiares**: há relatos de conflitos intrafamiliares, alterações nas relações interpessoais e sistêmicas, falta de coesão no núcleo familiar e suporte social precário. Além disso, é comum história familiar de dietas frequentes ou ingestão excessiva, obesidade e influência parental com comentários frequentes com relação ao peso ou à forma corporal
- **Fatores genéticos**: é importante destacar o crescente conhecimento dos fatores genéticos envolvidos. Há maior prevalência de TA em familiares de primeiro grau afetados pela doença com alta taxa de concordância em gêmeos monozigóticos acometidos pelo transtorno em comparação com dizigóticos. Alguns estudos apontam associação entre a BN e as alterações no cromossomo 10p.

Quadro clínico e critérios diagnósticos

Normalmente, o paciente com BN descreve grande preocupação com seu peso e sua forma corporal antes do início do quadro, embora seu peso esteja normal ou discretamente elevado. De modo geral, relata intenso medo de engordar, mas sem o desejo de emagrecer ou buscar ideais de beleza cada vez mais magros, como observado na AN. Assim, inicia-se uma dieta restritiva, eliminando alimentos que julga como facilitadores do ganho de peso, mas sem haver a restrição desenfreada observada em pacientes anoréxicos.

Em determinado momento, o paciente sente uma vontade grande de comer e apresenta um descontrole, ingerindo uma quantidade maior de comida do que o normal em um tempo curto. Fica culpado e sente-se mal fisicamente por conta da grande quantidade ingerida, induzindo o vômito para evitar engordar e aliviar-se física e psiquicamente. Esse comportamento gera ansiedade e faz com que ele volte à dieta. Estabelece-se um círculo vicioso, com o reinício da dieta, seguido de novos episódios compulsivos e vômitos.[1]

Os mecanismos compensatórios para os episódios compulsivos da BN são o uso de laxantes ou diuréticos, hormônios tireoidianos, inibidores de apetite, orlistate, maconha e cocaína, ou prática excessiva de exercícios físicos.[3,6]

Os critérios diagnósticos, conforme a CID-10,[8] a CID-11[9] e o DSM-5,[3] estão descritos nas Tabelas 24.4 e 24.5, respectivamente.

Comparando-se os critérios da CID-10 e da CID-11 com os do DSM-5, este último reconhece como necessário episódio de compulsão alimentar, no mínimo, 2 vezes/semana nos últimos 3 meses. Enquanto isso, a CID-10 e a CID-11 caracterizam como necessário, ao menos, dois episódios no mesmo intervalo de tempo.[4]

O DSM-5 usa como especificador de gravidade na BN a frequência de comportamentos compensatórios inapropriados praticados pelo paciente.[11,12] Assim como descrito para a anorexia nervosa, os especificadores utilizados necessitam de mais estudos que validem sua importância clínica com relação a tratamento, prognóstico e características psicopatológicas.[10]

Comorbidades

As comorbidades mais observadas em casos de BN são transtornos de humor, uso de substâncias psicoativas, transtornos ansiosos, TOC e transtornos de personalidade (entre 14 e 63%).[6] A comorbidade mais comum na BN é a depressão (50 a 65% ao longo da vida); e os sintomas depressivos são importantes alvos no tratamento, por serem considerados um dos fatores de manutenção do transtorno alimentar, favorecendo o risco de recaída e de desfecho negativo do tratamento.[25]

Tabela 24.4 Critérios diagnósticos da bulimia nervosa de acordo com a CID-10 e a CID-11.

- O paciente sucumbe a episódios de hiperfagia, nos quais grandes quantidades de alimento são consumidas em curtos períodos (pelo menos 2 vezes/semana durante 3 meses)
- Preocupação persistente com o comer e um forte desejo ou um sentimento de compulsão para comer
- O paciente tenta neutralizar os efeitos "de engordar" dos alimentos por meio de um ou mais métodos a seguir: vômitos autoinduzidos, purgação autoinduzida, períodos de alternação de inanição e uso de substâncias, como anorexígenos, preparados tireoidianos ou diuréticos. Quando a bulimia ocorre em pacientes diabéticos, eles podem negligenciar seu tratamento insulínico
- Há uma autopercepção de estar muito gordo(a), com pavor intenso de engordar e com prática de exercícios excessivos ou jejuns

Adaptada de Organização Mundial da Saúde, 1993;[8] World Health Organization, 2018.[9]

Tabela 24.5 Critérios diagnósticos da bulimia nervosa (BN) de acordo com o DSM-5.

- Episódios recorrentes de consumo alimentar compulsivo, tendo as seguintes características:
  - Ingestão em pequeno intervalo de tempo (aproximadamente em 2 h) de uma quantidade de comida claramente maior do que a maioria das pessoas comeria no mesmo tempo e nas mesmas circunstâncias
  - Sensação de perda de controle sobre o comportamento alimentar durante os episódios (sensação de não conseguir parar de comer ou controlar o que e quanto come)
- Comportamentos compensatórios inapropriados para evitar ganho de peso, como vômito autoinduzido, uso abusivo de laxantes, diuréticos ou outras substâncias, dieta restrita ou jejum ou, ainda, exercícios vigorosos
- Os episódios de compulsão e os comportamentos compensatórios ocorrem, pelo menos, 1 vez/semana, por 3 meses
- A autoavaliação é indevidamente influenciada por forma e peso corporais
- O distúrbio não ocorre exclusivamente durante episódios de anorexia nervosa

Especificar se:
- Em remissão parcial: após todos os critérios para BN terem sido preenchidos, alguns, mas não todos, mantiveram-se por um período de tempo
- Em remissão total: após todos os critérios para BN terem sido preenchidos, nenhum é mais encontrado

Especificar gravidade atual:
- Leve: média de 1 a 3 episódios de métodos compensatórios inapropriados por semana
- Moderada: média de 4 a 7 episódios de métodos compensatórios inapropriados por semana
- Grave: média de 8 a 13 episódios de métodos compensatórios inapropriados por semana
- Extrema: média de 14 ou mais episódios de métodos compensatórios inapropriados por semana

Adaptada de American Psychiatric Association, 2014.[3]

Em segundo lugar, estão os transtornos por uso abusivo de substâncias psicoativas (30 a 60%), sendo as taxas para dependência de álcool de 26%. O quadro alimentar precede o uso abusivo de álcool em 68% dos casos.[14]

Taxas mais altas de transtorno afetivo bipolar também têm sido encontradas (14,3%).[26,27] As taxas de prevalência para transtorno de ansiedade generalizada variam de 8 a 12%. Para o transtorno de pânico, a taxa é de 11%; para a fobia social, 17%; e para o TOC, 40%.[6]

Os TP mais encontrados em pacientes com BN são os transtornos de personalidade *borderline* (entre 14 e 83%), personalidade histriônica (até 20%), personalidade dependente (até 21%) e personalidade evitativa (até 19%), embora esses estudos reflitam critérios diagnósticos heterogêneos.[17,18] Assim como ressaltado na AN, o correto diagnóstico das comorbidades psiquiátricas possibilita a escolha terapêutica mais adequada e individualizada.[6,18]

Curso e evolução

O curso da bulimia varia bastante, mas uma recuperação favorável é vista em cerca de 50% dos casos, e cerca de 30% dos pacientes mantêm quadros subsindrômicos.[1] Alguns fatores preditivos de mau prognóstico são: grande frequência de vômitos no início do tratamento, demora até o início do tratamento, tempo de doença, comorbidades associadas (com pior prognóstico se ligadas a transtornos de personalidade *cluster* B), tratamentos anteriores com pouca resposta, maior gravidade sintomatológica, início tardio da doença e relacionamentos interpessoais conturbados.[6,20]

Tratamento

O tratamento da BN, assim como o da AN, deve ser feito por uma equipe multiprofissional com atendimentos psiquiátrico, nutricional e psicológico.[1] Os objetivos são, primeiramente, a regularização do padrão alimentar, a suspensão de purgação e da restrição e a orientação nutricional.[1,28]

A psicoterapia com enfoque cognitivo-comportamental é a que tem demonstrado melhores resultados, havendo também boa resposta com a psicoterapia interpessoal.[25,29] A terapia familiar é importante, apesar de as evidências serem mais reduzidas do que para pacientes com AN.[21]

A farmacoterapia tem sido amplamente pesquisada. O uso de antidepressivos, sobretudo ISRS (em particular a fluoxetina – recomendada em doses maiores do que as usadas no tratamento da depressão – de 60 a 80 mg/dia) e inibidores seletivos da recaptação de serotonina e norepinefrina (IRSN) é moderadamente eficaz para o tratamento da BN, diminuindo compulsões, vômitos autoinduzidos e possíveis sintomas depressivos. O topiramato vem mostrando resultados eficazes também.[24,29]

A melhor resposta no tratamento da BN provém da combinação de terapia cognitivo-comportamental (TCC) com o uso dos psicotrópicos já citados.[24,25,29]

TRANSTORNO DE COMPULSÃO ALIMENTAR

O transtorno de compulsão alimentar (TCA) caracteriza-se por episódios recorrentes de compulsão alimentar na ausência de comportamentos compensatórios para promover a perda ou evitar o ganho de peso comuns na AN e na BN.

O comportamento do comer compulsivamente foi descrito pela primeira vez na década de 1950 por Albert Stunkard, em indivíduos obesos em tratamento para perda de peso. Desde então, diferentes estudos têm demonstrado que indivíduos não obesos também podem apresentar quadro clínico compatível com o diagnóstico de TCA. As últimas décadas foram marcadas pelos esforços em padronizar características clínicas do TCA, adequando seus critérios diagnósticos.[6]

Epidemiologia

Evidências epidemiológicas sugerem uma prevalência em mulheres e homens adultos de, respectivamente, 1,6% e 0,8%. Essas taxas elevam-se em populações de obesos (8%) e, quanto maior o grau de obesidade, maior a prevalência desse transtorno (25% entre obesos grau II e 50% em obesos grau III). A taxa entre ambos os sexos é bem menos assimétrica do que na bulimia nervosa. Já o TCA é mais prevalente entre indivíduos que buscam tratamento para emagrecer.[3]

Etiopatogenia

O TCA tem recebido maior atenção no cenário científico após ser categorizado no DSM-5. Além disso, assim como os outros transtornos alimentares, está associado a uma etiopatogenia multifatorial.

O TCA parece ser mais comum em famílias, podendo refletir influências genéticas para seu desenvolvimento. Embora as pesquisas relacionadas com esse transtorno apareçam em menor escala do que para AN e BN, estudos moleculares, familiares e com gêmeos sugerem alto risco familiar.[3,30]

Além disso, também parecem estar envolvidos fatores socioculturais, psicológicos e biológicos. O TCA tem sido associado à exposição a transtornos psiquiátricos na família e à obesidade na infância, além de outros fatores de risco, como exposição frequente a comentários a respeito da forma corporal, peso ou hábito alimentar; provocações e *bullying* na infância relacionados com o peso; preocupação excessiva com dieta; supervalorização da aparência; perfeccionismo; insatisfação corporal; sintomas depressivos; baixa autoestima; e suporte social precário.[1,7,31-33]

Quadro clínico e critérios diagnósticos

No TCA, o paciente apresenta episódios de compulsão alimentar definidos por uma ingestão de grande quantidade de alimentos – definitivamente maior que a maioria das pessoas consumiria no mesmo período de tempo em circunstâncias similares – associada a uma sensação de perda de controle, em que não é possível parar de comer ou controlar o que ou o quanto se está comendo. Pode ocorrer em indivíduos com peso normal, sobrepeso ou obesidade.[3]

Os episódios de compulsão estão associados a três ou mais das seguintes características: comer muito mais rápido do que o habitual; comer até se sentir fisicamente desconfortável ("cheio"); ingerir grandes quantidades de alimentos quando não se está fisicamente faminto; e/ou preferir comer sozinho por conta do constrangimento diante da quantidade que ingere. Alguns indivíduos descrevem uma qualidade dissociativa durante ou após episódios de compulsão alimentar. São comumente descritos também sintomas afetivos como tristeza, vergonha, culpa e angústia.[3]

O tipo de alimento consumido durante episódios de compulsão alimentar varia tanto entre os diferentes pacientes quanto em um mesmo indivíduo. A compulsão alimentar parece ser quantitativa e não qualitativa de um alimento ou nutriente específico.[3]

Em geral, os indivíduos com TCA sentem vergonha de seus comportamentos alimentares e, dessa maneira, os episódios de compulsão ocorrem em segredo ou de maneira discreta. O antecedente mais comum da compulsão alimentar é o afeto negativo. Outros gatilhos descritos são estressores interpessoais, restrições dietéticas, sentimentos negativos relacionados com o peso corporal, a forma do corpo e o alimento, e tédio. A compulsão alimentar pode promover alívio a curto prazo, porém a autoavaliação negativa e a disforia com frequência são as consequências tardias.[3]

O TCA foi incluído inicialmente no DSM-IV em 1994.[34] Evidências crescentes de se tratar de uma condição particular fizeram com que o TCA fosse inserido no DSM-5 e na CID-11 como categoria diagnóstica no capítulo de transtornos alimentares, e não mais mantido apenas no apêndice.[4] Isso ocorreu porque se observou um perfil demográfico distinto dos demais TA (idade de início, maior prevalência em homens); ausência de métodos compensatórios inapropriados recorrentes (como purgação, atividade física em excesso) e melhor resposta terapêutica (diferenciando de BN); menor qualidade de vida em comparação com a obesidade sem TCA (no TCA, há uma valorização excessiva do peso e da forma corporal; as taxas de comorbidades psiquiátricas são mais elevadas, porém os tratamentos psicológicos com base em evidências são mais eficazes a longo prazo).[31]

Os critérios diagnósticos do DSM-5 estão descritos na Tabela 24.6.

Tabela 24.6 Critérios diagnósticos do transtorno de compulsão alimentar (TCA) de acordo com o DSM-5.

- Episódios recorrentes de compulsão periódica. Um episódio de compulsão periódica caracteriza-se por ambos os seguintes aspectos:
    - Ingestão, em um período limitado de tempo (p. ex., 2 h), de uma quantidade de alimento definitivamente maior do que a maioria das pessoas consumiria no mesmo período, sob circunstâncias similares
    - Sentimento de falta de controle sobre a ingestão durante o episódio (p. ex., sentimento de não conseguir parar de comer ou controlar o que ou quanto se está comendo)
- Os episódios de compulsão periódica estão associados a três (ou mais) dos seguintes critérios:
    - Comer muito mais rapidamente que o normal
    - Comer até se sentir desconfortavelmente cheio
    - Comer grande quantidade de alimentos na ausência da sensação física de fome
    - Comer sozinho por vergonha de o quanto se está comendo
    - Sentir repulsa por si mesmo, deprimido ou muito culpado em seguida
- Sofrimento marcante em virtude da compulsão alimentar
- Os episódios de compulsão alimentar ocorrem, em média, pelo menos 1 vez/semana, por 3 meses
- A compulsão alimentar não está associada ao uso recorrente de comportamento compensatório inapropriado, como na bulimia nervosa, e não ocorre exclusivamente durante o curso de bulimia nervosa ou anorexia nervosa

Especificar se:
- Em remissão parcial: após todos os critérios para TCA terem sido preenchidos, as compulsões ocorrem em uma média de menos de 1 vez/semana por um período de tempo
- Em remissão total: após todos os critérios para TCA terem sido preenchidos, nenhum é mais encontrado

Especificar gravidade atual:
- Leve: média de 1 a 3 episódios de compulsão alimentar por semana
- Moderado: média de 4 a 7 episódios de compulsão alimentar por semana
- Grave: média de 8 a 13 episódios de compulsão alimentar por semana
- Extremo: média de 14 ou mais episódios de compulsão alimentar por semana

Além de categorizar o TCA como diagnóstico formal, o DSM-5 incluiu especificadores de gravidade fundamentados na frequência dos episódios de compulsão alimentar com o objetivo primário de abordar a variabilidade do grupo e auxiliar na avaliação do progresso do tratamento.[11,12] Esses especificadores parecem ter validade quando se referem a psicopatologia apresentada, distribuição na comunidade e correlação entre detecção e busca por tratamento nos serviços de Saúde Mental.[10] Apesar disso, assim como descrito para AN e BN, mais estudos clínicos são necessários para avaliar a correlação entre os especificadores de gravidade, taxa de comorbidade psiquiátrica, tratamento e prognóstico desses pacientes.[10]

Comorbidades

O transtorno de compulsão alimentar está associado a taxas de comorbidades psiquiátricas significativas comparáveis às da bulimia nervosa e da anorexia nervosa. Os transtornos comórbidos mais frequentes são transtorno depressivo, transtorno afetivo bipolar, transtornos de ansiedade e, em menor grau, transtornos por uso de álcool e substâncias psicoativas (aproximam-se de 23%).[14,35] A comorbidade psiquiátrica está relacionada com a gravidade da compulsão alimentar, mas não com o grau de obesidade. Com relação aos TP, os mais frequentemente associados foram os de personalidade evitativa (23%), obsessivo-compulsiva (19%), paranoide (7%) e *borderline* (6%).[36]

Curso e evolução

Pouco se sabe a respeito do desenvolvimento do TCA. A prática de fazer dieta segue o desenvolvimento de compulsão alimentar em muitos indivíduos com o transtorno, o que contrasta com a bulimia nervosa, na qual o hábito disfuncional de fazer dieta geralmente precede o início da compulsão alimentar. O transtorno começa, em geral, na adolescência ou na idade adulta jovem, mas pode ter início posteriormente. É comum em amostras de adolescentes e universitários. A ingestão fora de controle ou a compulsão alimentar episódica podem representar uma fase prodrômica dos transtornos alimentares para alguns indivíduos.[3]

As taxas de remissão tanto em curso natural quanto em tratamento do transtorno são maiores para o TCA do que para a BN ou a AN. O TCA parece ser persistente ao longo da vida, e seu curso é comparável com o da bulimia nervosa em termos de gravidade e duração. A mudança diagnóstica de TCA para outros transtornos alimentares não é comum.

Tratamento

O tratamento de escolha para TCA sem comorbidades é a psicoterapia, sendo a categoria cognitivo-comportamental o padrão-ouro.[29] Na escolha do tratamento do TCA, convém considerar possíveis comorbidades psiquiátricas e clínicas. A comorbidade com obesidade, diabetes melito e/ou hipertensão arterial sistêmica deve ser considerada na escolha e no planejamento terapêutico, já que aumenta a morbidade e a mortalidade.[1]

O tratamento farmacológico visa ao controle da impulsividade alimentar e inclui basicamente os seguintes medicamentos: os antidepressivos ISRS, dentre os quais o mais conhecido é a fluoxetina, que parece ser primeira escolha de tratamento, além de sertralina e fluvoxamina; bupropiona – antidepressivo dopaminérgico; sibutramina – agente promotor de saciedade de ação serotoninérgica e noradrenérgica, que parece ser opção de escolha em presença comórbida com obesidade; topiramato e lamotrigina – agentes anticonvulsivantes e estabilizadores de humor, que parecem favorecer o controle dos episódios de compulsão alimentar; e lisdexanfetamina – aprovada pela Food and Drug Administration (FDA) como primeiro fármaco *on label* para tratamento do TCA, mas ainda não aprovada no Brasil pela Agência Nacional de Vigilância Sanitária (Anvisa) para tratamento do TCA (o uso deve ser cauteloso em pacientes com história pessoal ou familiar de transtorno depressivo, transtorno bipolar ou psicose). Os benefícios das medicações não parecem ser duradouros após sua descontinuação.[1,24,29,31,37]

OUTROS TRANSTORNOS ALIMENTARES

No capítulo referente aos transtornos alimentares do DSM-5 e da CID-11, são incluídos também pica, ruminação e transtorno alimentar restritivo/evitativo. São também transtornos caracterizados pela perturbação persistente na alimentação ou no comportamento relacionado com a alimentação, o que resulta no consumo alterado de alimentos e compromete significativamente a saúde física ou o funcionamento psicossocial.

A seguir, são descritos brevemente os critérios diagnósticos.

Pica

Habitualmente, define-se pica (ou picacismo) como a ingestão de substâncias não nutritivas, não alimentares, de forma persistente durante um período mínimo de 1 mês. A palavra *pica* deriva do nome em latim do pássaro pega (*magpie* em inglês), notório pelo hábito de reunir objetos variados em seu ninho para saciar sua fome e por não discriminar substâncias nutritivas de não nutritivas. O transtorno inclui uma lista grande de possíveis substâncias ingeridas, acompanhando a disponibilidade de acordo com o meio e os processos tecnológicos, entre elas: papel, sabão, fósforos, cimento, cinza de cigarro, fezes, terra ou argila, pedras, giz, talco, gelo, tinta, cabelos/pelos, detergente, metal e carvão vegetal ou mineral. O termo *não alimentar* está incluso entre os critérios diagnósticos porque o transtorno não se aplica à ingestão de produtos alimentares com conteúdo nutricional mínimo.[3,38]

O diagnóstico depende do relato individual, que pode ser escondido pela vergonha e pelo medo de julgamento, principalmente quando a substância ingerida não é alimentar. Muitas vezes, é necessário mais de uma entrevista, bem como um bom vínculo profissional-paciente.[38] A epidemiologia ainda é pouco estudada.

Do ponto de vista teórico, dada sua etiologia multideterminada, o tratamento para a síndrome deve contemplar suas diferentes facetas, com terapia psiquiátrica (há relatos de uso de ISRS – fluoxetina, fluvoxamina – e clomipramina), psicológica e nutricional.[38]

Ruminação

A característica essencial do transtorno de ruminação é a regurgitação repetida de alimento depois de ingerido durante um período mínimo de 1 mês. O alimento previamente deglutido que já pode estar parcialmente digerido é trazido de volta à boca sem náuseas aparentes, ânsia de vômito ou repugnância. O alimento pode ser remastigado e, então, ejetado da boca ou novamente deglutido.[3]

A regurgitação no transtorno de ruminação deve ser frequente, ocorrendo pelo menos várias vezes por semana, em geral todos os dias. Nesse caso, o comportamento não é mais bem explicado por uma condição gastrintestinal ou outra condição médica associada, como refluxo gastresofágico ou estenose do piloro.[3]

Assim como na pica, a prevalência em indivíduos com deficiência intelectual parece ser maior do que na população geral e, para receber diagnóstico específico, eles precisam ser suficientemente graves para receber atenção clínica específica.[3]

Transtorno alimentar restritivo/evitativo

O transtorno alimentar restritivo/evitativo foi incluído no DMS-5 substituindo e ampliando o diagnóstico do DSM-IV de transtorno da alimentação da primeira infância. A principal característica para o diagnóstico é a esquiva ou a restrição da ingestão alimentar manifestada por fracasso clinicamente significativo em satisfazer as demandas de nutrição ou ingestão energética insuficiente a partir da deglutição de alimentos.[3] Um ou mais dos seguintes aspectos-chave devem estar presentes: perda de peso significativa, deficiência nutricional significativa (ou impacto relacionado à saúde), necessidade de alimentação enteral ou suplementos nutricionais orais ou interferência marcante no funcionamento psicossocial. Este prejuízo marcante faz com que o indivíduo deixe de participar de atividades sociais ou relacionamentos em decorrência do transtorno.[39]

A evitação ou a restrição alimentar podem ocorrer com base em características dos alimentos como aparência, cor, odor, textura, temperatura ou paladar. Podem também representar recusa associada a experiências negativas à ingestão alimentar, como engasgo, sufocamento ou vômitos repetidos.[3]

Os transtornos comórbidos mais frequentes são transtorno ansioso, transtorno obsessivo-compulsivo e transtornos do neurodesenvolvimento (especialmente transtorno do espectro do autismo – sendo mais comum no sexo masculino e nos casos de TDAH e deficiência intelectual).[3]

CONCLUSÃO

Nos transtornos alimentares, há excessiva preocupação com o peso e a forma corporal, o que invariavelmente afeta os sentimentos e as atitudes do paciente. Isso exige a necessidade de aprimoramento diagnóstico, tratamento e abordagem multidisciplinar pelas equipes de Saúde para evitar desfechos negativos. Convém conhecer os principais componentes etiológicos: fatores predisponentes, desencadeantes e mantenedores, além do impacto clínico desses transtornos alimentares em termos de características psicopatológicas, risco de comorbidades, complicações clínicas, impacto social, prognóstico e desfecho do tratamento.

Evidências consideram que o tempo de doença e a gravidade do quadro apontam para a persistência de algumas dessas alterações, como distorções cognitivas, disfunções neuropsicológicas e negação da doença e do tratamento. Isso leva à interpretação errônea das avaliações clínicas, incluindo as de personalidade.

Em razão da complexidade do quadro, é importante intervir junto a parentes, para que auxiliem no programa de tratamento, pois alterações na dinâmica familiar são pontos importantes a serem trabalhados.

REFERÊNCIAS BIBLIOGRÁFICAS

1. American Dietetic Association. Position of the American Dietetic Association: Nutrition intervention in the treatment of anorexia nervosa, bulimia nervosa, and other eating disorders. J Am Diet Assoc. 2006;106(12):2073-82.
2. Crow SJ, Peterson CB, Swanson SA et al. Increased mortality in bulimia nervosa and other eating disorders. Am J Psychiatry. 2009; 166(12):1342-6.
3. American Psychiatric Association. DSM-5: manual diagnóstico e estatístico de transtornos mentais. Porto Alegre: Artmed; 2014.
4. Ernst V, Bürger A, Hammerle F. Prevalence and severity of eating disorders: A comparison of DSM-IV and DSM-5 among German adolescents. Int J Eat Disord. 2017;50(11):1255-63.
5. Cordás TA. Transtornos alimentares: classificação e diagnóstico. Rev Psiquiatr Clín. 2004;31(4):154-7.
6. Salzano FT, Aratangy EW, Azevedo AP et al. Transtornos alimentares. In: Miguel EC, Gentil V, Gattaz WF. Clínica psiquiátrica: a visão do Departamento e do Instituto de Psiquiatria do HCFMUSP. São Paulo: Manole; 2011.
7. Hilbert A, Pike KM, Goldschmidt AB et al. Risk factors across the eating disorders. Psychiatry Res. 2014;220(1-2):500-6.
8. Organização Mundial da Saúde. CID-10: classificação estatística internacional de doenças. Vol. 1. São Paulo: Edusp; 1993.
9. World Health Organization. ICD-11 for Mortality and Morbidity Statistics (ICD-11 MMS) 2018 version. Disponível em: https://icd.who.int/browse11/l-m/en. Acesso em: 9/7/18.
10. Dakanalis A, Colmegna F, Riva G et al. Validity and utility of the DSM-5 severity specifier for binge-eating disorder. Int J Eat Disord. 2017;50(8):917-23.
11. Nakai Y, Nin K, Noma SI et al. The impact of DSM-5 on the diagnosis and severity indicator of eating disorders in a treatment-seeking sample. Int J Eat Disord. 2017;50(11):1247-54.
12. Smith KE, Ellison JM, Crosby RD et al. The validity of DSM-5 severity specifiers for anorexia nervosa, bulimia nervosa, and binge-eating disorder. Int J Eat Disord. 2017;50(9):1109-13.
13. Nazar BP, Bernardes C, Peachey G et al. The risk of eating disorders comorbid with attention-deficit/hyperactivity disorder: a systematic review and meta-analysis. Int J Eat Disord. 2016;49(12):1045-57.
14. Franko DL, Tabri N, Keshaviah A et al. Predictors of long-term recovery in anorexia nervosa and bulimia nervosa: data from a 22-year longitudinal study. J Psychiatr Res. 2018;96:183-8.
15. Atiye M, Miettunen J, Raevuori-Helkamaa A. A meta-analysis of temperament in eating disorders. Eur Eat Disord Rev. 2015; 23(2):89-99.

16. Cassin SE, von Ranson KM. Personality and eating disorders: a decade in review. Clin Psychol Rev. 2005;25(7):895-916.
17. Magallón-Neri E, González E, Canalda G et al. Prevalence and severity of categorical and dimensional personality disorders in adolescents with eating disorders. Eur Eat Disord Rev. 2014;22(3):176-84.
18. Farstad SM, McGeown LM, von Ranson KM. Eating disorders and personality, 2004-2016: a systematic review and meta-analysis. Clin Psychol Rev. 2016;46:91-105.
19. Bühren K, Schwarte R, Fluck F et al. Comorbid psychiatric disorders in female adolescents with first-onset anorexia nervosa. Eur Eat Disord Rev. 2014;22(1):39-44.
20. National Collaborating Centre for Mental Health (UK). Eating disorders: core interventions in the treatment and management of anorexia nervosa, bulimia nervosa and related eating disorders. British Psychological Society (UK); 2004.
21. White HJ, Haycraft E, Madden S et al. Parental strategies used in the family meal session of family-based treatment for adolescent anorexia nervosa: Links with treatment outcomes. Int J Eat Disord. 2017;50(4):433-6.
22. Goldstein M, Murray SB, Griffiths S et al. The effectiveness of family-based treatment for full and partial adolescent anorexia nervosa in an independent private practice setting: Clinical outcomes. Int J Eat Disord. 2016;49(11):1023-6.
23. Lebow J, Sim LA, Erwin PJ et al. The effect of atypical antipsychotic medications in individuals with anorexia nervosa: a systematic review and meta-analysis. Int J Eat Disord. 2013;46(4):332-9.
24. Yager J, Devlin MJ, Halmi KA et al. Guideline watch (August 2012): practice guideline for the treatment of patients with eating disorders. Focus. 2014;12(4):416-31.
25. Linardon J, Wade T, de la Piedad Garcia X et al. Psychotherapy for bulimia nervosa on symptoms of depression: a meta-analysis of randomized controlled trials. Int J Eat Disord. 2017;50(10):1124-36.
26. Campos RN, Angst J, Cordas TA et al. ESPECTRA: searching the bipolar spectrum in eating disorder patients. BMC Psychiatry. 2011;11:59.
27. McElroy SL, Kotwal R, Keck PE et al. Comorbidity of bipolar and eating disorders: distinct or related disorders with shared dysregulations? J Affect Disord. 2005;86(2-3):107-27.
28. Russell G. Bulimia nervosa: an ominous variant of anorexia nervosa. Psychol Med. 1979;9(3):429-48.
29. Wilson GT, Shafran R. Eating disorders guidelines from NICE. Lancet. 2005;365(9453):79-81.
30. Trace SE, Baker JH, Peñas-Lledó E et al. The genetics of eating disorders. Annu Rev Clin Psychol. 2013;9:589-620.
31. Tanofsky-Kraff M, Bulik CM, Marcus MD et al. Binge eating disorder: the next generation of research. Int J Eat Disord. 2013;46(3):193-207.
32. Fairburn CG, Doll HA, Welch SL et al. Risk factors for binge eating disorder: a community-based, case-control study. Arch Gen Psychiatry. 1998;55(5):425-32.
33. Stice E, Presnell K, Spangler D. Risk factors for binge eating onset in adolescent girls: a 2-year prospective investigation. Health Psychol. 2002;21(2):131-8.
34. American Psychological Association. Manual diagnóstico e estatístico de transtornos mentais DSM-IV-TR; 2003.
35. Ulfvebrand S, Birgegård A, Norring C et al. Psychiatric comorbidity in women and men with eating disorders results from a large clinical database. Psychiatry Res. 2015;230(2):294-9.
36. Becker DF, Grilo CM. Comorbidity of mood and substance use disorders in patients with binge-eating disorder: associations with personality disorder and eating disorder pathology. J Psychosom Res. 2015;79(2):159-64.
37. McElroy SL, Hudson JI, Mitchell JE et al. Efficacy and safety of lisdexamfetamine for treatment of adults with moderate to severe binge-eating disorder: a randomized clinical trial. JAMA Psychiatry. 2015;72(3):235-46.
38. Kachani AT, Cordas TA. Da ópera-bufa ao caos nosológico: pica. Rev Psiquiatr Clín. 2009;36(4):162-9.
39. Ornstein RM, Essayli JH, Nicely TA et al. Treatment of avoidant/restrictive food intake disorder in a cohort of young patients in a partial hospitalization program for eating disorders. Int J Eat Disord. 2017;50(9):1067-74.

25 Sexualidade Humana e Disfunções Sexuais

Carmita H. N. Abdo ▪ João Afif Abdo

INTRODUÇÃO

Atualmente, define-se disfunção sexual como a incapacidade de participar do relacionamento sexual com satisfação.[1] Mulheres sexualmente insatisfeitas costumam apresentar queixas relacionadas com a qualidade subjetiva da experiência sexual (p. ex., falta de prazer ou interesse), bem mais comumente do que queixas associadas à falha de uma resposta específica (p. ex., falta de excitação/lubrificação). Por outro lado, os homens incomodam-se mais com dificuldades específicas, como o descontrole da ejaculação ou a falta de ereção, mas frequentemente têm o interesse sexual preservado.

A proporção em que fatores biológicos, psíquicos e socioculturais mesclam-se e influenciam o desempenho e a satisfação sexual feminina ainda é insuficientemente conhecida. Esse conhecimento precário deve-se a diferentes fatores, desde a anatomia genital da mulher, menos aparente que a masculina, até ideias preconceituosas sobre o tema. Somam-se a isso as oscilações do ciclo menstrual, no qual a fase estrogênica e a fase progesterônica se sucedem, além do ciclo de vida feminino, cujas várias etapas (menarca, gravidez, puerpério, climatério, menopausa e pós-menopausa) modulam a atividade sexual, em função das flutuações hormonais.[2-4]

É crescente a demanda por tratamento para disfunções sexuais. Os profissionais mais habilitados para isso são aqueles que valorizam a relação médico-paciente. Como esse tema envolve aspectos de intimidade, a abordagem deve ser cuidadosa para ser eficiente.

CICLO DE RESPOSTA SEXUAL: MODELO LINEAR E MODELO CIRCULAR

Projetado para representar tanto o ciclo feminino quanto o masculino, o modelo linear de resposta sexual é composto por quatro fases que se sucedem:[5,6]

- **1ª fase – desejo**: inclui as fantasias sexuais e o interesse em praticar a atividade sexual
- **2ª fase – excitação**: caracterizada pelo prazer e pelas mudanças fisiológicas associadas
- **3ª fase – orgasmo**: o clímax do prazer
- **4ª fase – resolução**: distinguida pela sensação de bem-estar geral, relaxamento e retorno às condições fisiológicas anteriores ao início da atividade sexual.

Esse modelo resulta da proposta inicial de Masters e Johnson,[5] posteriormente modificada por Helen Kaplan.[6] Foi adotado pela American Psychiatric Association (APA) desde 1980,[7] para efeito de diagnóstico e orientação terapêutica para as disfunções sexuais, no *Manual Diagnóstico e Estatístico de Transtornos Mentais* (até a versão 5-TR) e pela *Classificação Internacional de Doenças*, 11ª edição (CID-11) (Figura 25.1).

Nas duas últimas décadas, argumenta-se que não há evidências de que o modelo linear represente o ciclo sexual da mulher.[8,9] Isso sugere que esse modelo seja caracteristicamente masculino.[10] Por esse motivo, modelos femininos alternativos foram propostos.[11-14]

Em resposta às preocupações acerca da dificuldade no entendimento das disfunções sexuais femininas, Basson et al.[15] desenvolveram novos paradigmas. Basson foi além, propondo um modelo sexual que redefiniu as fases da resposta feminina.[16,17] Ao contrário do padrão linear, a motivação para a atividade sexual foi aqui considerada dependente de vários aspectos, inclusive desejo sexual "espontâneo". Uma vez iniciada a atividade, por estímulo externo, a consequente excitação também pode gerar desejo. Esse desejo sexual "responsivo" pode aumentar os níveis de excitação. Essa via deve, portanto, ser considerada circular. Recompensas positivas, como proximidade física, comprometimento emocional e vínculo, decorrentes de atividades sexuais prévias, podem motivar futuros atos sexuais.[16] Esse modelo prevê: (1) que as fases da resposta sexual podem se

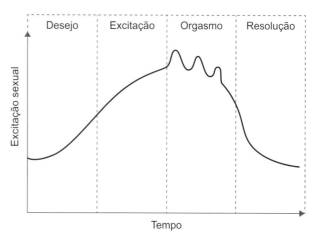

Figura 25.1 Modelo linear (masculino e feminino) do ciclo de resposta sexual. (Adaptada de Masters e Johnson, 1966;[5] Kaplan, 1974.)[6]

sobrepor – desejo e excitação podem ocorrer juntos em vez de um preceder o outro, por exemplo; (2) uma via circular, em que a evolução influencia a motivação sexual; (3) uma via linear, na qual as atividades sexuais são iniciadas pelo desejo inato ou "espontâneo"[17-20] (Figura 25.2).

Nos últimos anos, os seguintes aspectos específicos da resposta sexual feminina têm sido valorizados:[17,21,22]

- A excitação e o desejo estão relacionados e podem fortalecer um ao outro, a ponto de não serem distinguidos por muitas mulheres
- Elementos relacionais (não sexuais) são preditores da motivação sexual da mulher. Raiva e ressentimento pelo par podem inibir um possível estímulo sexual, da mesma maneira que constrangimento e medo, em virtude de experiências anteriores negativas
- O modelo feminino de resposta sexual é circular, cada uma das fases atuando como estímulo à próxima e sendo estimulada pela anterior. Ou seja: em vez de progressão linear e sequencial (desejo, excitação e orgasmo), o ciclo de resposta da mulher mescla elementos sexuais e não sexuais, os quais interferem em todas as fases
- Sentimentos de satisfação ou frustração definem o panorama do encontro sexual, ao fim do ciclo.

DISFUNÇÕES SEXUAIS FEMININAS

Anatomofisiologia da resposta sexual feminina

A resposta sexual é deflagrada a partir de estímulos originados no cérebro (fantasias e emoções) ou dos órgãos dos sentidos (visuais, olfatórios, táteis, auditivos e gustativos). Esses estímulos alcançam o córtex frontal e – por meio do sistema límbico e do tronco encefálico – medeiam a excitação sexual (Figura 25.3).[23] Em outras palavras: influxos eferentes decorrem da estimulação das zonas erógenas que sensibilizam os

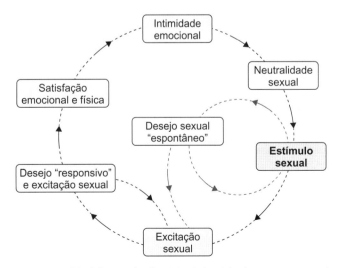

Figura 25.2 Modelo circular (feminino) do ciclo de resposta sexual. (Adaptada de Basson, 2001.)[17]

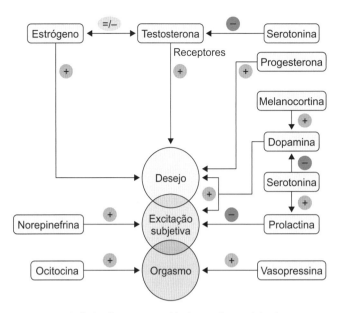

Figura 25.3 Influências neuroendócrinas sobre o ciclo de resposta sexual. (Adaptada de Clayton, 2003.)[25]

receptores somestésicos, alcançam o centro reflexo espinal e, por meio dos tratos ascendentes e descendentes da medula, deflagram reações facilitadoras ou inibidoras da resposta sexual. Estrógeno, testosterona, dopamina, acetilcolina, norepinefrina, óxido nítrico e peptídio intestinal vasoativo exercem ação facilitadora, enquanto serotonina, prolactina e opioides endógenos são inibidores.[23-25]

A fim de preparar os órgãos genitais para o intercurso, adequações físicas e emocionais são induzidas pela excitação. Isso propicia à resposta sexual feminina: vasocongestão local, seguida de miotonia com tumescência e lubrificação vaginal, aumento e elevação do útero, expansão da porção posterior da vagina e ingurgitamento do clitóris.[5,23]

No momento do orgasmo, os músculos da vagina, do períneo e do útero apresentam contrações clônicas reflexas; o canal vaginal posterior expande-se; e o terço anterior da vagina e o esfíncter anal externo se contraem.[26] Pela liberação dos neurotransmissores, ocorrem turgidez dos mamilos e aumento das aréolas mamárias, enrubescimento facial, aumento das frequências cardíaca e respiratória, bem como da pressão arterial e da temperatura, piloereção, miotonia generalizada, sudorese e dilatação das pupilas.[26,27] Essas alterações físicas têm a função de manifestação sexual e de recepção/condução do sêmen no canal vaginal, para facilitar a reprodução.[28,29]

Segue-se ao orgasmo a fase de resolução, quando por mecanismo neuroquímico (produção de endorfinas) advém sensação de bem-estar e de relaxamento. O organismo recupera, então, as condições de repouso (por desaceleração das frequências cardíaca e respiratória e normalização da pressão arterial e da temperatura, entre outros).[5]

Muitos elementos, os quais têm ação pontual ou contínua, podem inibir a resposta sexual feminina, gerando disfunções sexuais. Transtornos psiquiátricos, fadiga, conflitos conjugais, falta de atração pela parceria, estimulação inadequada das zonas erógenas, educação rígida ou história de trauma

(p. ex., abuso sexual na infância/adolescência), doenças físicas e efeitos adversos de alguns medicamentos são os mais frequentemente observados.[30-32]

Definição e classificação

No DSM-5-TR,[1] a classificação diagnóstica das disfunções sexuais femininas foi influenciada pela nova proposta de Basson[16,25] para o ciclo de resposta sexual. Parte dos quadros que vinham sendo considerados falta de desejo foram reconsiderados e constituem, no entendimento atual, uma variedade funcional e específica de resposta sexual da mulher (desde que o desejo responsivo esteja presente).

Segundo o DSM-5-TR, disfunção sexual é a incapacidade do indivíduo de participar do ato sexual com satisfação, dificuldade essa persistente ou recorrente, além de vivenciada como algo indesejável, desconfortável e incontrolável, levando a sofrimento significativo. As disfunções podem ocorrer de modo isolado ou combinado, comprometendo o desejo e/ou a excitação e/ou o orgasmo.[1]

De acordo com a CID-11, as disfunções sexuais compreendem as diversas formas pelas quais adultos podem ter dificuldade em experimentar atividade sexual satisfatória e não coercitiva.[33]

Breve descrição das disfunções sexuais femininas, segundo o DSM-5-TR e a CID-11, é apresentada na Tabela 25.1.

Quadro clínico e diagnóstico

O diagnóstico baseia-se na queixa associada a elementos identificados na anamnese, e é essencialmente sintomatológico. Exames subsidiários auxiliam na elucidação da etiologia orgânica (p. ex., diabetes, hipo/hipertireoidismo, dislipidemias).

Deve-se observar a duração da dificuldade sexual (maior que 6 meses e se persistente ou recorrente) e a existência de sofrimento ou desconforto, além de dificuldades interpessoais decorrentes.[1] Consequentemente, pode-se considerar não só a deficiência na função sexual, mas a insatisfação ou o desconforto da mulher com essa condição. Falhas isoladas não caracterizam quadro disfuncional, pois resultam de condições cotidianas negativas, como cansaço, preocupação ou indisposição passageira.

As disfunções sexuais são classificadas em: *ao longo da vida*, quando ocorrem desde o início da vida sexual, ou *adquiridas*, quando emergem após um tempo variável de atividade sexual satisfatória; *generalizadas*, presentes com qualquer parceria ou circunstância, ou *situacionais*, quando em determinadas situações e/ou com determinadas parcerias. Quanto à intensidade de sofrimento, as disfunções podem ser classificadas como *mínima*, *moderada* ou *grave*. Caso seja atribuída integralmente a uma condição médica geral ou ao uso de alguma substância ou medicação, o diagnóstico deve considerar essas atribuições.[1] A Tabela 25.2 apresenta os critérios diagnósticos para as disfunções sexuais, de acordo com o DSM-5-TR.[1]

Tabela 25.1 Descrição das disfunções sexuais femininas de acordo com o DSM-5 e a CID-11.

DSM-5	CID-11	Descrição
	HA00 Transtorno do desejo sexual hipoativo	Ausência ou redução acentuada de desejo ou de motivação para participar de atividade sexual
302.72 Transtorno do interesse/excitação sexual feminino	HA01.0 Transtorno da excitação sexual feminina	Ausência ou redução de interesse significativo por atividade sexual; redução de pensamentos ou fantasias sexuais; redução da excitação aos estímulos sexuais e durante a atividade sexual
302.73 Transtorno do orgasmo feminino	HA02 Transtornos do orgasmo	Atraso, ausência ou redução acentuada da intensidade do orgasmo em mais de 75% das atividades sexuais
302.76 Transtorno de dor genitopélvica/penetração	HA20 Transtorno da dor sexual à penetração	Anteriormente chamado de dispareunia e vaginismo. Dificuldade ou dor durante a penetração vaginal. Pode incluir medo ou ansiedade em relação à penetração ou tensionamento e contração dos músculos do assoalho pélvico durante a relação sexual
Disfunção sexual induzida por substância/medicamento	HA40.2 Disfunção sexual associada com uso de substâncias psicoativas ou medicamentos	Algum transtorno na função sexual causado pelo início do uso de alguma substância/medicamento, aumento de dose ou descontinuação de alguma substância/medicamento
302.70 Disfunção sexual não especificada	HA0Z Outra disfunção sexual não especificada	Quando há sintomas característicos e predominantes de disfunção sexual que causam sofrimento clinicamente significativo, mas não satisfazem os critérios diagnósticos para outras disfunções sexuais
302.79 Outra disfunção sexual especificada	HA0Y Outra disfunção sexual especificada	Os critérios para uma disfunção sexual específica não são satisfeitos e não há informações suficientes para que seja feito um diagnóstico mais específico

Adaptada de DSM-5-TR[1] e CID-11.[33]

Tabela 25.2 Esquema dos critérios diagnósticos para disfunções sexuais, segundo o DSM-5-TR.

A. Definição da natureza do *transtorno sexual*, cuja ocorrência é *persistente* ou *recorrente* (incluídos descritores específicos dos sintomas).
B. Duração mínima de *6 meses* dos sintomas do critério A.
C. Causa *sofrimento* pessoal clinicamente significativo.
D. Não é mais bem explicado por outro transtorno mental não sexual, *não está associado a grave conflito no relacionamento ou a outros estressores*, nem é atribuído a efeitos de substância/medicação ou a condição médica geral.

Determinar o subtipo:
- Quanto ao *início* da disfunção sexual
  - Ao longo da vida
  - Adquirida
- Quanto à *ocorrência* da disfunção sexual
  - Generalizada
  - Situacional

Determinar a gravidade atual:
- Quanto à *intensidade* (sofrimento)
  - Mínima
  - Moderada
  - Grave

Características associadas que apoiam a elucidação diagnóstica:
- Parceiro(a) (p. ex., disfunção sexual do par, condição de saúde do par)
- Relacionamento (comunicação precária, divergência quanto ao desejo por atividade sexual)
- Vulnerabilidade individual (história de abuso sexual ou emocional, autoimagem corporal insatisfatória), comorbidades psiquiátricas (ansiedade, depressão) ou fatores estressores (p. ex., desemprego e privações)
- Cultura/religião (proibições/inibições quanto a atividade sexual e atitudes a respeito da sexualidade)
- Fatores médicos (relevantes para o prognóstico, o curso e o tratamento da disfunção sexual)

Adaptada de American Psychiatric Association, 2023.[1]

Além dos aspectos já mencionados, a idade e a experiência sexual da mulher também devem ser consideradas: jovens e/ou inexperientes têm, em geral, mais dificuldade para relaxar/lubrificar durante o ato sexual. Assim, não se faz diagnóstico de disfunção naquelas que estão iniciando a vida sexual ou se as oportunidades sexuais tiverem sido raras.[1]

Não há disfunção sexual quando a estimulação recebida for inadequada e nos casos em que a dificuldade é mais bem explicada por outra razão, como depressão, que gera baixa do desejo. No entanto, se a dificuldade sexual antecede o quadro depressivo ou constitui aspecto especial de atenção, consideram-se os dois: a disfunção do desejo e o quadro depressivo.[34] Se determinada disfunção sexual (p. ex., dor à relação) gerar outra, como desejo sexual hipoativo, ambas as disfunções devem ser diagnosticadas.

Sempre que houver dúvida a respeito do desempenho sexual da parceria, essa pessoa também deve ser avaliada. Podem repercutir sobre a função sexual: depressão, ansiedade, doenças cardiovasculares, diabetes melito, dislipidemia, síndrome metabólica, hipo/hipertireoidismo, hipopituitarismo, insuficiência hepática, insuficiência renal, câncer, doença de Addison, esclerose múltipla e doenças degenerativas.[32,35-39]

Também são potencialmente capazes de provocar disfunções sexuais femininas o estresse, as cirurgias pélvicas e perineais, a incontinência urinária, o transtorno disfórico pré-menstrual, alguns contraceptivos orais, a esterilidade, a gravidez, o puerpério, os distúrbios genitais (infecções geniturinárias, aderências clitoridianas, fibroses, vaginite atrófica, agenesia vaginal, vaginismo, debilidade muscular, leucorreia, hímen imperfurado, dismenorreia e vulvodinia), além das patologias pélvicas (endometriose, inflamações, cistos, tumores, gravidez ectópica, algias e traumatismos raquimedulares).[31,39,40]

Entre medicamentos e substâncias prejudiciais ao interesse e ao desempenho sexual, citam-se: antidepressivos tricíclicos, inibidores seletivos da recaptação da serotonina (ISRS), inibidores da monoamina oxidase (IMAO), neurolépticos, estabilizadores de humor, anticonvulsivantes, ansiolíticos (benzodiazepínicos), diuréticos, anti-hipertensivos, antialérgicos, antiulcerosos (cimetidina, ranitidina), anorexígenos, anticancerígenos, hormônios (progesterona, corticosteroides), nicotina e drogas ilícitas.[41-43]

Fatores psicogênicos ou orgânicos de outras naturezas podem estar envolvidos no desencadeamento e/ou na manutenção da disfunção sexual na mulher. Entre esses desencadeadores e/ou mantenedores, merecem menção: autoimagem negativa e baixa autoestima, sentimentos negativos em relação à parceria, saúde geral precária e problemas geniturinários.[31,34]

Identificar os fatores predisponentes, os desencadeadores e os mantenedores facilita o reconhecimento da causa do problema sexual e a conduta contra sua cronificação. Ainda que seja difícil distinguir predisponentes de desencadeadores e/ou mantenedores, é importante definir os "gatilhos" imediatos de uma queixa sexual. A avaliação de fatores mantenedores contempla o contexto sexual atual que afeta a expressão da sexualidade.[2] A Tabela 25.3 e a Figura 25.4 resumem o raciocínio diagnóstico a ser feito.[2,44]

Quando não tratadas, as disfunções sexuais evoluem com intensificação e cronicidade, refletindo sobre outros aspectos da vida da mulher: autoimagem, trabalho, relacionamento familiar e social. Podem conduzir, ainda, a quadros depressivos e/ou ansiosos, gerando um círculo vicioso.[45]

Depressão e função sexual feminina

Antes da puberdade e após a menopausa, a mulher tem a mesma frequência de depressão que o homem (Figura 25.5).[46]

Entretanto, durante o ciclo reprodutivo da mulher, várias fases apresentam maior risco para a depressão, e esse risco é tanto maior quanto mais intensa for a alteração dos níveis estrogênicos.[47] Assim, na menarca é mais frequente a ocorrência de transtorno disfórico pré-menstrual, bem como o maior risco de depressão está associado ao puerpério e à perimenopausa.

Alguns medicamentos podem favorecer a depressão, como betabloqueadores, anti-hipertensivos, digoxina, benzodiazepínicos, L-DOPA, esteroides, barbitúricos, interferona, quimioterápicos, entre outros.[32,48] Abuso de álcool e uso de drogas ilícitas podem deflagrar ou manter quadros depressivos.[49,50] É frequente que a depressão acompanhe sintomas físicos inespecíficos (dores, alterações do sono e do apetite, cansaço, desânimo, sensação de fraqueza e baixa libido).[1]

Tabela 25.3 Fatores a serem investigados para o diagnóstico de disfunções sexuais.

Fatores predisponentes	Fatores desencadeadores	Fatores mantenedores
Biológicos		
Anomalias endócrinas, distúrbios do ciclo menstrual; história de cirurgia ou condição médica; tratamento com fármacos que afetam o nível hormonal e o ciclo menstrual; tumores benignos	Mudanças hormonais decorrentes de menopausa; câncer; uso de medicamentos ou substâncias psicoativas; condições médicas	Tratamento com fármacos ou hormônios; doenças metabólicas ou malignas; outras condições médicas crônicas
Psicossexuais		
História sexual passada (tanto positiva quanto negativa); experiências sexuais não desejadas; história de estupro; violência, coerção; preocupação com imagem corporal; traços de personalidade e de temperamento (extrovertido *versus* introvertido; inibição *versus* excitação); história de relacionamentos (do passado e atual); recursos de enfrentamento; papéis sociais/profissionais e responsabilidades	Insatisfação com o relacionamento atual; transtornos afetivos (ansiedade, depressão); perda de afeto com relação ao par; decepção e frustração	Ansiedade; depressão; tensão; problemas de comunicação
Contextuais		
Conflitos étnicos/religiosos/culturais; expectativas; receios; acesso socioeconômico a cuidado e informação médica; rede de suporte social	Conflito no relacionamento; eventos estressores (divórcio, separação); perda ou morte de amigos próximos ou de familiares; dificuldade de acesso a tratamento médico/psicológico; dificuldades econômicas; preocupações	Mitos culturais

Adaptada de Graziottin e Leiblum, 2005.[2]

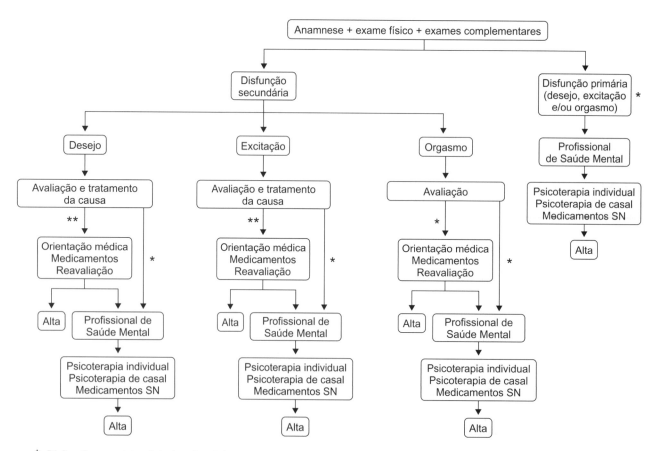

* Disfunção sexual de etiologia psicogênica
** Disfunção sexual de etiologia orgânica

Figura 25.4 Algoritmo de diagnóstico e tratamento das disfunções femininas. SN: se necessário. (Adaptada de Abdo et al., 2003).[44]

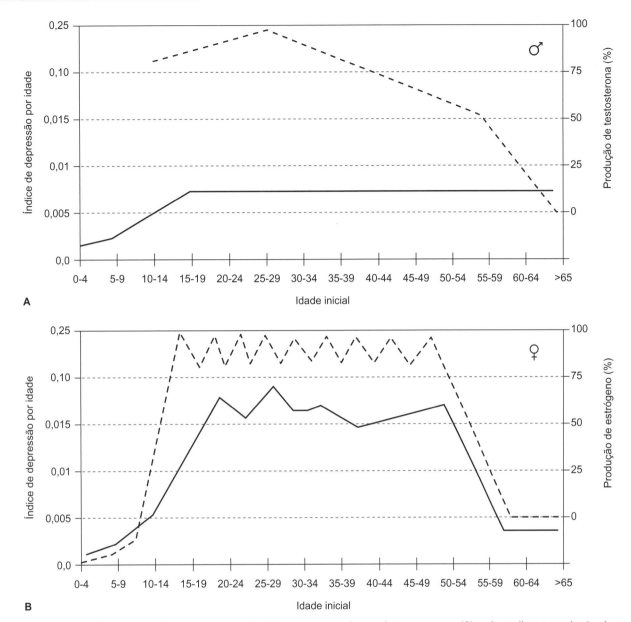

Figura 25.5 Incidência de depressão ao longo da vida do homem e produção de testosterona (**A**); e da mulher e produção de estrógeno (**B**). (Adaptada de Stahl, 2008).[46]

Os antidepressivos podem provocar disfunções sexuais, o que compromete a adesão ao tratamento de homens e mulheres, em uma proporção de 14,2% (relatos espontâneos) a 58,1% (quando perguntados) daqueles tratados com ISRS.[51] A baixa adesão resulta em manutenção do quadro depressivo e, consequentemente, da sintomatologia sexual por depressão[52] (Figura 25.6).

O comportamento sexual feminino tende a se modificar na transição menopáusica, o que resulta em desejo diminuído, menor frequência sexual e dificuldade de excitação.[2,53] Consequentemente, as preliminares devem ser mais trabalhadas, antes da penetração. Sem isso, a lubrificação e o relaxamento serão insuficientes, podendo causar dor (dispareunia). A menor produção de estrógenos e a consequente atrofia da mucosa vaginal respondem por esse quadro. Também menor produção de testosterona pelos ovários e suprarrenais da mulher, a partir dessa fase, interfere no interesse por sexo e na frequência sexual.[2,53,54]

Prognóstico

A gravidade da disfunção será maior quanto mais precoce for o comprometimento no ciclo de resposta sexual. Por exemplo, o desejo sexual hipoativo tem, em geral, prognóstico mais reservado do que a anorgasmia. Também são agravantes a disfunção ao longo da vida ou de longa evolução, a parceria disfuncional, as relações conjugais conflituosas e a baixa qualidade de vida, além das comorbidades e dos respectivos tratamentos.

Tratamento

Dirimir mitos, tabus e preconceitos pode abrandar os problemas sexuais femininos, especialmente das mulheres mais jovens e que ainda não têm repercussão desses problemas sobre outros aspectos

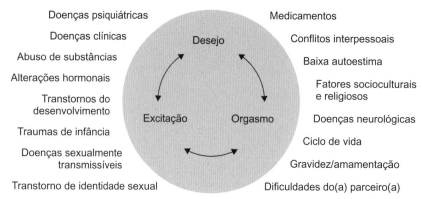

Figura 25.6 Potenciais causas de disfunção sexual durante tratamento com antidepressivos. (Adaptada de Zajecka, 2001).[52]

do relacionamento ou sobre o desempenho sexual do(a) parceiro(a). Legitimar o prazer da mulher e esclarecer é, portanto, papel do médico, o que evita a cronificação disfuncional.[34]

A depressão e o tratamento antidepressivo, por induzirem e agravarem a disfunção sexual, exigem que o perfil da paciente seja identificado, para que o medicamento mais adequado e com menor possibilidade de abandono seja prescrito em cada caso. "Antídotos" aos efeitos adversos dos antidepressivos (especialmente inibição da libido) são recomendados como complementares ao tratamento do quadro depressivo.[43,55] Na Tabela 25.4 são apresentados alguns "antídotos" para a disfunção sexual secundária ao uso de ISRS e os respectivos mecanismos de ação, as doses indicadas e as fases do ciclo sexual envolvidas.[32,39,43]

Vale lembrar que o tratamento da depressão é soberano. Portanto, o profissional não deve privilegiar a atividade sexual da paciente em detrimento da melhor escolha do medicamento para o caso específico. Orientar sobre a importância do tratamento da depressão para resgatar a libido é fundamental.

Os estrógenos são recomendados contra os sintomas da menopausa, pois têm efeito sobre o trofismo vaginal e aliviam a dispareunia ao recuperarem esse epitélio, bem como o pH e o fluxo sanguíneo da vagina.[56] Se o desejo hipoativo não for secundário à dor ou ao desconforto durante o ato, ele persiste apesar da terapêutica estrogênica.

A dispareunia, cuja causa não for atrofia da mucosa vaginal (psicogênica, por infecção genituninária, tumores, endometriose, gravidez ectópica, doença sexualmente transmissível, entre outras), deve ser identificada e tratada.

Como a motivação sexual depende da testosterona,[50,57,58] a administração desse hormônio pode restabelecer o interesse sexual e a capacidade de excitação, além de favorecer fantasias sexuais de mulheres que não respondem ao estrógeno.[59] A insuficiência androgênica manifesta-se com fadiga, desânimo, insônia e desinteresse sexual, entre outros sintomas do climatério. O Consenso Brasileiro de Terapêutica Hormonal da Menopausa indica testosterona no tratamento da falta de desejo, inibição da excitação e dificuldade para o orgasmo somente para mulheres na pós-menopausa, concomitante à terapia estrogênica. São passíveis de terapia androgênica apenas as dificuldades sexuais causadas por deficiência hormonal, excluídas outras causas. O Consenso adverte que, em virtude da dificuldade de medir os androgênios séricos na mulher, essa dosagem não deve ser utilizada para o diagnóstico laboratorial de disfunção sexual. A terapia androgênica deve ser feita preferencialmente por via transdérmica, a fim de evitar o metabolismo hepático e suas consequências. A manutenção da terapia androgênica em mulheres na pós-menopausa deve ser condicionada à melhora da queixa sexual e à ausência de hiperandrogenismo clínico. A paciente deve ser informada de que não há dados de segurança quanto ao uso a longo prazo.[60] Na persistência de falta de desejo sexual, outras causas (físicas e psiquiátricas) que poderiam explicar o quadro devem ser afastadas.

Uma recente diretriz conjunta da Endocrine Society, do American Congress of Obstetricians and Gynecologists, da American Society for Reproductive Medicine, da European Society of Endocrinology e da International Menopause Society

Tabela 25.4 "Antídotos" para disfunção sexual secundária aos ISRS.

Fármaco*	Dose (mg/dia)	Fase do ciclo sexual envolvida	Mecanismo de ação
Bupropiona	150 a 300	Desejo, excitação e orgasmo	Aumento de dopamina
Buspirona	30 a 60	Desejo, orgasmo	Redução de serotonina
Mirtazapina	15 a 45	Orgasmo	Antagonista alfa-2-adrenérgico central e antagonista $5-HT_2$, $5-HT_{2C}$ e $5-HT_3$
Inibidores da PDE-5	Variável	Excitação e orgasmo	Aumento de óxido nítrico
Trazodona	200 a 400	Desejo	Antagonismo adrenérgico periférico

*Fármacos de uso mais indicado, segundo nossa experiência. 5-HT: 5-hidroxitriptamina; ISRS: inibidores seletivos da recaptação da serotonina; PDE-5: fosfodiesterase 5. (Adaptada de Clayton e Balon, 2009;[32] Basson et al., 2010;[39] Clayton e West, 2003.)[43]

recomenda terapia androgênica apenas para desejo sexual hipoativo em mulheres na pós-menopausa. Em caso de não haver resposta em 6 meses, a terapia deve ser suspensa, por não haver dados de segurança a longo prazo. Recomenda, também, que não sejam utilizadas formulações para homens nem as manipuladas em farmácias.[61]

Concentrações plasmáticas normais ou próximas ao limite superior de normalidade devem ser mantidas para controle dos efeitos virilizantes (tom grave da voz, alopecia, hirsutismo, acne e hipertrofia do clitóris).[62] Ainda não existem evidências suficientes comprovando a associação com câncer de mama. Desse modo, há a necessidade de mais estudos.[61] Podem ocorrer hepatite colestática, icterícia, hipercalcemia, policitemia e retenção hidreletrolítica, reversíveis com a suspensão do hormônio. O risco cardiovascular representa a maior limitação ao uso de androgênios em mulheres.[62]

Bupropiona, buspirona e trazodona têm sido usadas *off-label* para queixas sexuais. Há dados limitados de que a bupropiona (em doses de 150 a 450 mg/dia), em pacientes sem transtorno depressivo, possa gerar melhora do desejo sexual, provavelmente por aumentar a dopamina no córtex pré-frontal.[63] Também tem sido usada como "antídoto" em casos de disfunção sexual induzida por ISRS.[55] Entretanto, insônia, aumento de ansiedade e risco de convulsões estão associados a seu uso.[55] Buspirona, um agonista de receptores 1A de serotonina, também é usada como "antídoto" às disfunções sexuais induzidas por ISRS.[64] Já a trazodona tem ação semelhante à flibanserina quanto a efeitos prósexuais, e é estudada em combinação com a bupropiona para desejo sexual hipoativo em mulheres na pré-menopausa.[65]

A tibolona é um esteroide sintético com propriedades estrogênicas, androgênicas e progestogênicas cujo efeito androgênico aumenta a biodisponibilidade de testosterona, sem apresentar virilização. Essas propriedades aliviam os sintomas climatéricos em mulheres na pós-menopausa, previnem a atrofia genital e a osteoporose, além de exercerem efeito positivo sobre o humor. Melhora do bem-estar, da libido e maior receptividade e prazer sexual têm sido relatadas.[66]

A flibanserina é um novo fármaco não hormonal, agonista sobre os receptores $5-HT_{1A}$ e antagonista sobre os receptores $5-HT_{2A}$, com ação no sistema nervoso central. Ela se liga a esses receptores, em áreas seletivas do cérebro, influenciando os neurotransmissores de dopamina, serotonina e norepinefrina, os quais participam do ciclo de resposta sexual. Ao modular esses neurotransmissores, a flibanserina ajuda a restaurar o equilíbrio entre fatores inibitórios e excitatórios, favorecendo o desejo sexual. Está indicada para mulheres na pré-menopausa, com desejo sexual hipoativo, não decorrente de condições físicas ou psiquiátricas, por uso de medicamentos que interfiram na libido ou por conflitos no relacionamento.[67] Ainda indisponível no Brasil, foi aprovada pela Food and Drug Administration (FDA) em 2015.[68]

Outra opção medicamentosa recém-aprovada para o tratamento de desejo sexual hipoativo em mulheres na pré-menopausa é a bremelanotida. Análogo injetável do hormônio estimulante de alfamelanócitos (alfa-MSH), proporciona aumento de dopamina e liberação de ocitocina e atua diretamente no clitóris e na vagina, melhorando a sensação genital de excitação. Pode ser aplicada 45 minutos antes de relação sexual. Náuseas, rubor, dor de cabeça e aumento discreto da pressão arterial são os efeitos adversos mais comuns.[65]

Dificuldade sexual relacionada com conflitos com o(a) parceiro(a), imaturidade emocional, falta de habilidade sexual ou quadros depressivos exigem terapia sexual, sistematizada para trabalhar especificamente a disfunção, para incremento do intercurso sexual.[69-71] A Tabela 25.5 sintetiza a terapêutica para cada disfunção sexual feminina.[71-75]

Tabela 25.5 Esquemas de tratamento das disfunções sexuais femininas.

Desejo sexual hipoativo e/ou inibição da excitação
- *Relacionados com a depressão:*
  - Administrar, sempre que possível, antidepressivo de menor prejuízo à função sexual (p. ex., bupropiona, mirtazapina, trazodona, vortioxetina, agomelatina). Se necessário, acrescentar "antídotos", caso o tratamento de eleição seja com ISRS:
    - Bupropiona (150 a 300 mg/dia) (não indicada se houver histórico de anorexia, bulimia, antecedentes de convulsão, inquietação, insônia, abuso de álcool ou uso de drogas ilícitas)
    - Buspirona (30 a 60 mg/dia)
    - Mirtazapina (15 a 45 mg/dia)
    - Trazodona (200 a 400 mg/dia)
  - Adequação da dose do antidepressivo utilizado (quando possível) ou troca por outro com menor efeito negativo sobre a libido
- *Terapia androgênica criteriosa* (Tabela 25.6): pode ser indicada para mulheres na pós-menopausa, ooforectomizadas bilateralmente, em rádio ou quimioterapia e sob tratamento estrogênico, desde que não haja contraindicação (câncer de mama ou de útero, síndrome do ovário policístico, níveis baixos de estrógeno, dislipidemia, insuficiência hepática, acne ou hirsutismo grave)
- *Flibanserina*: 100 mg/dia ao deitar; indicada para mulher pré-menopausada, com desejo sexual hipoativo não causado por condições orgânicas ou psiquiátricas, uso de medicamentos que interfiram na libido ou conflitos no relacionamento. Aprovada pela FDA; ainda não disponível no Brasil
- *Bremelanotida*: solução injetável para mulheres pré-menopausadas; aplicar 45 min antes do ato sexual
- *Psicoterapia/terapia sexual/terapia de casal*: em casos de disfunção psicogênica ou mista (orgânica com repercussão psicogênica)

Anorgasmia
- *Antidepressivo*: se houver anorgasmia por depressão (p. ex., bupropiona), dose variável que não interfira negativamente na função sexual
- *Buspirona* (15 a 60 mg, uso sob demanda; 5 a 15 mg/duas vezes/dia) ou *alprazolam* (0,5 a 2,0 mg/dia): se houver anorgasmia por ansiedade
- *Psicoterapia/terapia sexual/terapia de casal*: para compreensão/reestruturação da competência sexual

(continua)

Tabela 25.5 Esquemas de tratamento das disfunções sexuais femininas. (*Continuação*)

Dor genitopélvica/à penetração (dispareunia) e dificuldade de lubrificação
- *Antidepressivo*: em baixas doses e que não interfira negativamente na função sexual (indicado para redução de dor neuropática)
- *Ansiolítico*: dose variável, conforme o caso
- *Gel hidrossolúvel*: se houver lubrificação diminuída
- *Cremes de estrógeno* (uso tópico): contra atrofia e falta de lubrificação vaginal
- *Tibolona*: melhora lubrificação de mulheres na pós-menopausa
- *Fisioterapia específica* para o assoalho pélvico e os genitais
- *Laser* CO_2 fracionado ou *laser* érbio: melhora dispareunia, atrofia vulvovaginal, secura vaginal e ardor, ao induzir a remodelação do colágeno da mucosa vaginal e a regeneração tópica do tecido conjuntivo
- *Psicoterapia/terapia sexual/terapia de casal*: em casos de disfunção psicogênica ou mista (orgânica com repercussão psicogênica)

Dor genitopélvica/à penetração (vaginismo)
- *Fisioterapia específica* para o assoalho pélvico e os genitais
- *Ansiolítico*: dose variável, conforme o caso
- *Gel hidrossolúvel*: melhora a lubrificação
- *Psicoterapia/terapia sexual/terapia de casal*: conforme o caso

FDA: Food and Drug Administration; ISRS: inibidor seletivo da recaptação da serotonina. (Adaptada de Abdo, 2014;[71] Mayer e Lynch, 2020;[72] Safarinejad et al., 2010;[73] Basson et al., 2010;[74] Fernandes et al., 2012.)[75]

Tabela 25.6 Preparações usadas na terapia androgênica feminina.

Fármaco	Via de administração	Dose	Características
Metiltestosterona	Oral	1,25 a 2,5 mg	Uso diário; meia-vida curta; potencial de hepatotoxicidade; níveis suprafisiológicos de testosterona após absorção
Gel/adesivo de testosterona	Transdérmica	1,25 a 2,5 mg 150 a 300 µg	Uso diário; meia-vida variável com o tipo de preparação; farmacocinética mais favorável; melhor perfil metabólico; ajuste de dose; preparação preferencial

Adaptada de Fernandes et al., 2012.[75]

DISFUNÇÕES SEXUAIS MASCULINAS

Conforme mencionado no início deste capítulo, o modelo linear de ciclo de resposta sexual foi preconizado para representar a atividade sexual de homens e mulheres.[5,6] Entretanto, quando Basson[16,17] propôs o modelo circular como o mais adequado para a representação da resposta sexual feminina, o modelo linear passou a ser considerado mais tipicamente masculino.

As disfunções sexuais masculinas podem ocorrer em qualquer uma das fases do ciclo de resposta sexual. Cada fase caracteriza-se especificamente por uma disfunção sexual.[1]

A excitação no homem caracteriza-se pela ereção. Portanto, a dificuldade de excitação masculina resulta em disfunção erétil (DE). A ejaculação acompanha o orgasmo masculino. Apesar de simultâneos, ejaculação e orgasmo são eventos distintos. A ejaculação é um fenômeno físico caracterizado pela emissão do esperma durante a atividade sexual, enquanto o orgasmo é um fenômeno sensitivo que se caracteriza pela sensação de prazer e bem-estar, no clímax da atividade sexual.[1] As disfunções ejaculatórias são: ejaculação precoce (EP), ejaculação retardada, ejaculação retrógrada e anejaculação. As dificuldades para o orgasmo são caracterizadas por diminuição da qualidade orgástica ou ausência de orgasmo (anorgasmia). A dispareunia é a dor à atividade sexual, que pode ocorrer em qualquer fase do ciclo de resposta sexual.[1] Anteriormente considerava-se a dispareunia um problema exclusivo das mulheres, mas, com o melhor conhecimento das disfunções sexuais masculinas, foi constatado que o homem também pode ter dor e desconforto na atividade sexual.[76]

Definição e classificação

Breve descrição das disfunções sexuais masculinas, segundo o DSM-5-TR[1] e a CID-11,[33] é apresentada na Tabela 25.7.

Fatores de risco

Em homens, os principais fatores de risco para as disfunções sexuais são:[42,43,77]

- **Condições sociodemográficas e hábitos de vida**: idade, baixa escolaridade, baixa renda, tabagismo, obesidade, abuso de álcool, uso de drogas ilícitas e sedentarismo
- **Doenças físicas**: diabetes, hipertensão, doenças cardiovasculares, neurológicas, endocrinológicas e neoplasias
- **Outros distúrbios**: doenças psiquiátricas, distúrbios emocionais e fatores ambientais e circunstanciais
- **Cirurgias**: urológicas, proctológicas e vasculares
- **Medicamentos**: antidepressivos, anticonvulsivantes, ansiolíticos, diuréticos, anti-hipertensivos, antimicóticos, antiulcerosos, substâncias quimioterápicas, drogas ilícitas (maconha, cocaína) e fármacos antiandrogênicos.

Tabela 25.7 Descrição das disfunções sexuais masculinas de acordo com o DSM-5-TR e a CID-11.

DSM-5-TR	CID-11	Descrição
302.71 Transtorno do desejo sexual hipoativo masculino	HA00 Transtorno do desejo sexual hipoativo	Diminuição ou ausência de pensamentos ou fantasias sexuais e falta de desejo por atividade sexual
302.72 Transtorno erétil	HA01.1 Transtorno erétil	Dificuldade persistente e recorrente em obter ou manter ereção satisfatória durante a atividade sexual
302.74 Ejaculação retardada	HA03.1 Ejaculação retardada	Atraso acentuado/ausência de ejaculação, recorrente e persistente, na atividade sexual em parceria
302.75 Ejaculação prematura (precoce)	HA03.0 Ejaculação prematura (precoce)	Ejaculação rápida, persistente e indesejável, que ocorre em torno de um minuto ou menos, após a penetração vaginal
302.76 Transtorno de dor genitopélvica/penetração	HA20 Transtorno da dor sexual à penetração	Dificuldade ou dor durante a penetração vaginal. Pode incluir medo ou ansiedade em relação à penetração ou tensionamento e contração dos músculos do assoalho pélvico durante a relação sexual
Disfunção sexual induzida por substância/medicamento	HA40.2 Disfunção sexual associada com uso de substâncias psicoativas ou medicamentos	Algum transtorno na função sexual causado pelo início do uso de alguma substância/medicamento, aumento de dose ou descontinuação de alguma substância/medicamento
302.70 Disfunção sexual não especificada	HA0Z Outra disfunção sexual não especificada	Quando há sintomas característicos e predominantes de disfunção sexual que causam sofrimento clinicamente significativo, mas não satisfazem os critérios diagnósticos para outras disfunções sexuais
302.79 Outra disfunção sexual especificada	HA0Y Outra disfunção sexual especificada	Os critérios para uma disfunção sexual específica não são satisfeitos e não há informações suficientes para que seja feito um diagnóstico mais específico

Adaptada de DSM-5-TR[1] e CID-11.[33]

Quadro clínico e diagnóstico

O diagnóstico baseia-se na queixa associada a elementos identificados na anamnese, e é essencialmente sintomatológico. Exames subsidiários auxiliam na elucidação da etiologia orgânica (p. ex., diabetes, hipo/hipertireoidismo, dislipidemias).

Tal como descrito para as disfunções sexuais femininas, deve-se observar a duração da dificuldade sexual (maior que 6 meses e se persistente ou recorrente) e a existência de sofrimento ou desconforto, além de dificuldades interpessoais decorrentes.[1] Falhas isoladas não caracterizam quadro disfuncional, pois resultam de condições cotidianas negativas, como cansaço, preocupação ou indisposição passageira.

As disfunções sexuais são classificadas em: *ao longo da vida*, quando ocorrem desde o início da vida sexual ou *adquiridas*, quando emergem após tempo variável de atividade sexual satisfatória; *generalizadas*, presentes com qualquer parceria ou circunstância ou *situacionais*, quando em determinadas situações e/ou com determinadas parcerias. Quanto à intensidade de sofrimento, as disfunções podem ser classificadas como *mínima*, *moderada* ou *grave*. Caso seja atribuída integralmente a uma condição médica geral ou ao uso de alguma substância ou medicação, o diagnóstico deve considerar essas atribuições.[1] A Tabela 25.2 apresenta os critérios diagnósticos para as disfunções sexuais, de acordo com o DSM-5-TR.[1]

Transtorno do desejo sexual hipoativo

Embora de modo bem menos frequente do que ocorre com a mulher, o homem também pode ter a libido diminuída ou até ausente. Essa disfunção caracteriza-se pela deficiência (ou ausência) persistente ou recorrente de desejo e fantasia para a atividade sexual, levando a acentuado sofrimento e a dificuldades interpessoais.[1]

As possíveis etiologias desse transtorno não são facilmente identificadas, o que leva ao subdiagnóstico. As principais causas da falta de desejo no homem são fatores circunstanciais, fatores psicológicos e doenças psiquiátricas, uso de medicamentos e/ou drogas ilícitas e distúrbio androgênico do envelhecimento masculino (DAEM).[78,79]

O transtorno do desejo sexual hipoativo (TDSH) masculino é a disfunção sexual mais difícil de diagnosticar e tratar, muitas vezes confundido com disfunção erétil.[80] A falta de esclarecimento da população para questões de saúde sexual, o mito de que homens estão sempre motivados sexualmente, o conhecimento insuficiente dos profissionais de Saúde e a falta de instrumentos eficazes para avaliação dessa disfunção concorrem para a dificuldade diagnóstica.[81]

Como fator circunstancial, o TDSH pode ocorrer em homens fisicamente saudáveis (sem distúrbios hormonais ou transtornos psiquiátricos e sem uso de medicamentos ou substâncias psicoativas). Nesse caso, uma boa anamnese é extremamente útil, identificando problemas de relacionamento. Ressentimento, mágoa e conflito com relação à parceria podem ser os motivos pelos quais o desejo e a excitação estejam inibidos.[82]

Entre os fatores psicológicos e as doenças psiquiátricas, além da depressão, os mais frequentes são: ansiedade, estresse pós-traumático, estresse crônico, perdas financeiras, de familiares ou afetivas, rotina, cansaço, disforia de gênero e transtornos parafílicos.[81,83]

É reconhecido que determinados medicamentos e drogas ilícitas podem inibir o desejo.[41-43] Tais substâncias já foram citadas neste capítulo, quando referido o desejo hipoativo feminino.

O DAEM consiste em uma síndrome causada pela diminuição dos níveis de testosterona, conforme o homem envelhece, de modo não saudável. O déficit androgênico causa vários sinais e sintomas, entre os quais o baixo desejo e a disfunção erétil.[84]

Disfunção erétil

É a incapacidade persistente ou recorrente de obter e/ou manter uma ereção adequada até a conclusão da atividade sexual, o que causa acentuado sofrimento ou dificuldades interpessoais.[1] A DE é a mais comum das disfunções sexuais do homem após os 40 anos. Estudos populacionais realizados nos EUA e no Brasil apontam, respectivamente, 52%[85] e 45%[45] de homens acima de 40 anos com dificuldade de ereção. A Figura 25.7 mostra a fisiologia da ereção.[86]

O diagnóstico de DE é essencialmente clínico, podendo em alguns casos ser confirmado por exames laboratoriais e/ou exames complementares específicos.

É incomum que apenas um fator seja responsável pela etiologia. Em geral, uma combinação de fatores, com importância variável de indivíduo para indivíduo, está na gênese dessa disfunção. Portanto, a etiologia pode ser psicogênica, orgânica ou mista. Mesmo quando o início é de base orgânica, a ela se associam problemas de ordem emocional, o que torna a DE mista (orgânica e psicogênica).[87,88]

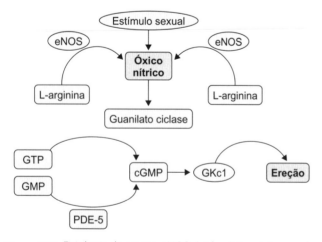

Figura 25.7 Fisiologia da ereção. eNOS: óxido nítrico sintase endotelial; GTP: trifosfato de guanosina; GMP: monofosfato de guanosina; cGMP: monofosfato de guanosina cíclico; GKc1: proteinoquinase 1 dependente de cGMP; PDE-5: fosfodiesterase 5. (Adaptada de Burnett, 2012.)[86]

A DE psicogênica pode resultar de depressão, ansiedade e outras doenças psiquiátricas, estresse, insegurança, experiências sexuais traumáticas, dificuldades no relacionamento, eventos negativos ao longo da vida, conflitos de identidade e de orientação sexual, baixa autoestima e insatisfação com a autoimagem.[89]

Entre as condições que conduzem à DE orgânica, vale salientar o diabetes (por causar lesões generalizadas nas artérias e nos nervos periféricos) e as neuropatias decorrentes de alcoolismo crônico. Doenças cardiovasculares, microangiopatias, acidente vascular encefálico, doenças crônicas (insuficiência renal e hepática, doença pulmonar obstrutiva crônica, esclerose múltipla, doença de Parkinson e doença de Alzheimer), hipertensão arterial, níveis elevados de colesterol e triglicerídios, sintomas do trato urinário inferior, traumatismo raquimedular, paraplegias, síndrome de Leriche, traumatismos, cirurgias e radioterapia na região pélvica também podem levar à perda ou à dificuldade de ereção. O tabagismo predispõe à aterosclerose, o que pode prejudicar a função erétil.[85,90-94]

Menores níveis séricos de testosterona, em virtude do DAEM,[84] podem se associar à DE por falta de desejo, o que prejudica a ereção, assim como as doenças da hipófise e da tireoide.[95] A prostatovesiculectomia radical, cirurgia para o câncer de próstata, à semelhança da radioterapia pélvica, pode desencadear DE em, pelo menos, 50% dos casos.[96] A doença de Peyronie, que produz placas fibróticas na túnica albugínea e diminuição do tecido da musculatura lisa dos corpos cavernosos, também compromete a função erétil.[97]

Além disso, efeitos adversos de medicamentos estão associados à DE, como os de: anti-hipertensivos, diuréticos, psicotrópicos (antidepressivos, ansiolíticos, neurolépticos), antiarrítmicos (digoxina, amiodarona), antiulcerosos (cimetidina, ranitidina), antimicóticos (cetoconazol) e antiandrogênicos (flutamida, ciproterona, finasterida e dutasterida). Uso de drogas ilícitas (cocaína e heroína) também leva à disfunção erétil.[98-100]

Entre as causas iatrogênicas, citam-se as cirurgias urológicas (cistectomias, prostatovesiculectomias radicais, linfadenectomias, orquiectomias); as cirurgias vasculares; as simpatectomias; a correção de aneurisma de aorta abdominal; e as cirurgias proctológicas, como a amputação de reto.[101]

Disfunções ejaculatórias

Ejaculação precoce

A ejaculação precoce (EP) ocorre com mínima estimulação sexual, de maneira persistente e recorrente, em 1 minuto ou menos após a penetração, sem que o indivíduo tenha controle. Além disso, é necessário que a EP cause sofrimento clinicamente significativo no homem.[1]

Apesar de inicialmente terem sido sugeridas diversas etiologias de ordem psicogênica, firmam-se as evidências de determinantes orgânicos para a variação da latência ejaculatória e, consequentemente, para a EP do tipo ao longo da vida.[102] O conhecimento atual indica que a EP tem causas multifatoriais que refletem predisposição biológica a uma latência ejaculatória rápida, associada a problemas psicossociais.[103]

A prevalência da EP varia entre 20 e 30%, taxas estáveis por faixas etárias.[104] No Brasil, a queixa de falta de controle da ejaculação e desconforto com essa condição ocorre em 25,8% da população masculina.[45]

Ejaculação retardada

É a dificuldade recorrente ou persistente em alcançar o orgasmo após estímulo sexual adequado. Isso costuma causar angústia e sofrimento ao homem e desconforto à parceria. As causas da ejaculação retardada podem ser psíquicas ou físicas. Os fatores psíquicos mais frequentes são o medo de engravidar a parceira, a culpa e a ansiedade de ejacular, por motivos religiosos ou educacionais. Já as causas físicas podem estar relacionadas com a idade avançada, as doenças neurológicas, o diabetes e, principalmente, o uso de antidepressivos.[105]

Ejaculação retrógrada

Ocorre quando o ejaculado, em vez de sair pela uretra, toma direção oposta e é depositado no interior da bexiga. Isso ocorre em virtude da falha no fechamento do colo vesical durante o processo ejaculatório. Nesse caso, o homem tem atividade sexual normal, alcança o orgasmo e, posteriormente, ele ou a parceria percebem que não houve a saída de esperma. A ejaculação retrógrada geralmente resulta de cirurgia para hiperplasia benigna da próstata, cirurgias pélvicas com lesões da inervação e doenças neurológicas com dano raquimedular (causando paraplegias).[106] Pode, também, ser decorrente do uso de alguns medicamentos, como alfabloqueadores (usados nos casos de dificuldade para urinar pelo aumento benigno da próstata). A confirmação dessa disfunção é feita por meio da pesquisa de espermatozoides na urina (jato médio) após a atividade sexual.[107]

Anejaculação

É a ausência de ejaculação depois de estímulo sexual adequado e mesmo após o homem ter alcançado o orgasmo. Pode-se obter orgasmo sem ejacular, pois, apesar de a ejaculação e o orgasmo serem simultâneos, são fenômenos distintos, conforme já explicado. A anejaculação ocorre em situações orgânicas ou psíquicas ou por uso de medicamentos. Nos casos de origem psíquica e por uso de antidepressivos, o homem não alcança o orgasmo e tampouco ejacula, apesar de ter função erétil preservada. Já nas causas orgânicas, como agenesia de vesículas seminais, obstrução do ducto ejaculatório e depois da retirada da próstata e das vesículas seminais em cirurgias urológicas, o homem pode ter orgasmo, porém não ocorre a ejaculação.[108]

Disfunção orgásmica

É a ausência ou a diminuição de prazer, podendo ou não ser acompanhada por dor. Pode ocorrer em consequência de fatores psíquicos ou físicos. As principais causas físicas são prostatite, neuropatias (alcoólica e diabética), doenças neurológicas (p. ex., paraplegias, esclerose múltipla) e distúrbios endócrinos (p. ex., DAEM).[108]

Dispareunia

Consiste na dor ou no desconforto à atividade sexual, embora o desejo e o estímulo estejam adequados. Raramente tem origem psíquica no homem; é mais frequentemente decorrente de condições ou doenças urológicas.[76] Pode ocorrer quando o homem é portador de fimose, parafimose, balanopostite (inflamações da glande e do prepúcio), prostatite (infecção na próstata) e doença de Peyronie (nas fases iniciais); e nos casos de priapismo (ereção patológica, prolongada e dolorosa do pênis) e tumores de pênis.[109]

Tratamento

Transtorno do desejo sexual hipoativo

Deve ser tratado com a combinação da abordagem medicamentosa e psicoterápica.[81] Dependendo da causa, administra-se terapia de reposição androgênica;[110] faz-se a substituição de medicamentos ou suspensão de substâncias que estejam inibindo o desejo;[111] e administram-se antidepressivos com menor impacto sobre a função sexual, caso a diminuição da libido seja resultante de depressão.[112]

Disfunção erétil

O tratamento deve ser iniciado pelo reconhecimento da causa e obedecer a critérios bem estabelecidos, evitando-se procedimentos invasivos e cirurgias desnecessárias. Baseia-se em etapas (tratamento de primeira, segunda e terceira linhas) que devem ser observadas em uma sequência lógica e ética.[87]

O tratamento de primeira linha consiste em modificar maus hábitos de vida. Inicia-se, portanto, por orientação e auxílio ao paciente na correção desses fatores de risco (sedentarismo, dieta hipercalórica, estresse, tabagismo, bebida alcoólica em excesso, uso de substâncias psicoativas).[81] Deve-se recomendar psicoterapia se houver componente psíquico associado e tratar as doenças físicas, quando presentes.[71,113]

Medicamentos por via oral, os inibidores da fosfodiesterase tipo 5 (iPDE-5) também constituem tratamento de primeira linha. Seu mecanismo de ação facilita e mantém a ereção, a partir do estímulo sexual. Portanto, tais medicamentos não provocam ereção, mas reforçam o mecanismo eretogênico. Os iPDE-5 disponíveis no Brasil são citrato de sildenafila, tadalafila, cloridrato de vardenafila, carbonato de lodenafila e udenafila. Todos têm o mesmo mecanismo de ação e são igualmente eficientes, cada qual com características próprias (rapidez de início de ação no caso da vardenafila e da lodenafila, rigidez de ereção com a sildenafila e tempo mais prolongado de ação com a tadalafila e a udenafila). Essas características possibilitam ao médico e ao paciente a escolha do medicamento mais conveniente para cada hábito sexual. Diferentes dosagens facilitam a prescrição, de acordo com a gravidade da disfunção.[81,89,114,115]

Efeitos adversos como cefaleia, congestão nasal, rubor facial, rinite, dor lombar, dores musculares e alterações visuais são transitórios e de intensidade leve, geralmente.[116]

A contraindicação absoluta aos iPDE-5 é o uso concomitante de medicamentos à base de nitratos, fármacos utilizados para vasodilatação coronariana (p. ex., dinitrato de isossorbida, propatilnitrato, mononitrato de isossorbida). O risco de grave hipotensão arterial é alto quando se associam esses medicamentos.[87,117]

O tratamento de segunda linha deve ser iniciado se todos os recursos da primeira linha foram ineficazes. Nessa etapa, são utilizados: ereção fármaco-induzida, terapia intrauretral e dispositivos a vácuo.

Obtém-se a ereção fármaco-induzida por meio de injeção de substâncias vasoativas no interior dos corpos cavernosos, aplicada pelo próprio paciente, antes de iniciar a atividade sexual. A autoaplicação exige do paciente e/ou da parceria conhecimento da técnica de punção dos corpos cavernosos e do preparo da dose. Também convém observar a dosagem e a frequência de utilização recomendadas. Alguns pacientes não respondem satisfatoriamente a determinado fármaco, e é necessário substituí-lo por outro ou instituir terapia intracavernosa com a combinação de duas ou três substâncias. Os fármacos mais utilizados são: cloridrato de papaverina; prostaglandina E1 (alprostadil); clorpromazina e fentolamina. As formas combinadas, porém, têm demonstrado maior eficácia: bimix e trimix (associação com dois ou três fármacos), desde que manipuladas pelo urologista, pois não existem formulações comerciais.[117,118]

Estima-se que a ereção ocorra entre 5 e 15 minutos, a partir da aplicação, e que o efeito se prolongue por até 90 minutos. A frequência recomendada é de, no máximo, duas aplicações por semana. As primeiras aplicações são feitas no consultório do urologista, que orienta o paciente.[117]

Equimoses e hematomas no local da punção e desconforto no momento da aplicação são as complicações mais comuns, embora geralmente não ofereçam riscos significativos. Pode ocorrer fibrose nos locais das punções. O priapismo, a ereção que se prolonga por mais de 4 horas, não reversível pelo orgasmo e geralmente dolorosa, é a complicação mais grave.[118]

Embora eficaz, a ereção fármaco-induzida registra alto índice de abandono, por várias razões: adesão a outro tipo de tratamento, insatisfação da parceria, complicações causadas pelas injeções, dificuldade da autoaplicação, perda de interesse ou falha no tratamento.[119]

A terapia intrauretral consiste na introdução de uma substância vasoativa (prostaglandina E1 ou alprostadil) no interior da uretra, por meio de um supositório inserido no meato uretral. Esse medicamento é absorvido nos corpos cavernosos e teoricamente provocaria o mesmo efeito da ereção fármaco-induzida. Conhecida como *medicated urethral system for erection* (MUSE), essa terapia tem rápido início de ação (em 7 a 10 minutos, em média), promovendo ereção após 20 a 25 minutos. Dados de literatura sobre a eficácia do alprostadil intrauretral são controversos. Alguns indicam altos índices de sucesso, enquanto outros, não. Os efeitos adversos mais relatados são: dor peniana e perineal, queimação uretral e sangramento uretral.[117]

No método a vácuo, o pênis em estado de flacidez é introduzido em um dispositivo cilíndrico transparente, conectado a uma bomba a vácuo, manual ou elétrica, operada pelo próprio paciente. Submetido ao vácuo (com pressão negativa maior que 100 mmHg), o pênis intumesce e torna-se rígido. Estabelecida a ereção, um anel de borracha ou silicone é colocado na base do pênis e retém o sangue nos corpos cavernosos e no corpo esponjoso, preservando o estado erétil. Esse anel pode ser mantido por até 30 minutos. Após o ato sexual, aciona-se uma válvula de escape (que libera a pressão negativa) e retira-se o cilindro.[120]

A ereção obtida por meio do dispositivo a vácuo é diferente da natural. A partir da aplicação do vácuo, os corpos cavernosos aumentam o calibre por preenchimento passivo, mas o fluxo nas artérias cavernosas é quase nulo, ficando o pênis em estado de isquemia. Por essa razão, as queixas mais comuns são insensibilidade do pênis, diminuição da temperatura da pele peniana, aspecto cianótico e turgência excessiva da glande, dor ou desconforto à ejaculação, em virtude da compressão da uretra pelo anel constritor.[121]

Os dispositivos a vácuo constituem recurso importante para homens idosos, que não se adaptem à ereção fármaco-induzida ou apresentem contraindicações à terapia oral.[116] No entanto, são contraindicados naqueles com história de priapismo espontâneo ou com graves desvios penianos (congênitos ou adquiridos), como na doença de Peyronie.[122]

O tratamento de terceira linha da DE consiste em procedimento cirúrgico para implante de prótese peniana. Está indicado nos casos de DE orgânica grave e irreversível, quando outros tratamentos menos invasivos falharam ou são contraindicados. Entre suas indicações, citam-se:[87,117]

- Diabetes com microangiopatia avançada
- Após tratamento com radioterapia
- Cirurgia pélvica ou perineal radical
- Vasculopatias
- Fibrose dos corpos cavernosos
- Uso crônico de substâncias que interfiram negativamente na ereção
- Casos graves de doença de Peyronie.

Portadores de DE psicogênica podem ser candidatos à prótese peniana, desde que os tratamentos de primeira e segunda linhas não tenham êxito, bem como se o paciente já tenha se submetido à psicoterapia, sem alteração do quadro. Ausência de doença psiquiátrica grave e recomendação do psicoterapeuta são pré-requisitos.[87,117]

As próteses penianas foram desenvolvidas de modo a possibilitar rigidez suficiente para a penetração, não exercendo ação direta sobre a libido, a excitação e o orgasmo. Portanto, a avaliação psicológica do paciente deve ser cuidadosa, evitando-se criar falsas expectativas quanto ao resultado.[123]

Na indicação de implante de prótese peniana, o paciente deve ser esclarecido sobre detalhes básicos do procedimento:[87]

- A prótese resolve somente o problema da rigidez e, portanto, apenas a dificuldade de ereção/penetração
- A disponibilidade de diferentes modelos de prótese (flexível ou maleável e inflável) e as vantagens e desvantagens de cada uma
- A irreversibilidade da cirurgia, em virtude da destruição do tecido cavernoso
- A impossibilidade de aumento do pênis
- Eventual alteração na sensibilidade do pênis
- Possíveis complicações pós-operatórias
- Necessidade de assinatura de consentimento informado, com todos os detalhes do procedimento.

As próteses maleáveis ou semirrígidas são constituídas por dois cilindros de silicone, dentro dos quais há uma haste metálica formada por fios de aço inoxidável ou prata trançados, que fornece maleabilidade e rigidez ao dispositivo. Cada cilindro é inserido nos corpos cavernosos, em um procedimento cirúrgico simples. Quanto ao custo, essas próteses são mais acessíveis do que as infláveis. Também são preferíveis às infláveis para pacientes com quadros neurológicos, os quais têm dificuldade em ativar o mecanismo hidráulico,[124] que será descrito a seguir e ilustrado na Figura 25.8.

Dois cilindros de silicone (implantados dentro dos corpos cavernosos), uma bomba (implantada no escroto) e um reservatório de solução salina constituem as próteses infláveis. O reservatório é colocado no espaço retrovesical ou na cavidade peritoneal e apresenta um mecanismo hidráulico, que produz ereção e flacidez do pênis, cada qual a seu tempo. Isso confere uma resposta mais natural do que as próteses maleáveis. Para obter a ereção, a bomba escrotal deve ser acionada várias vezes. Esse procedimento transfere a solução salina do reservatório para cada um dos cilindros (dentro dos corpos cavernosos), inflando-os e produzindo a ereção.[124]

O risco de infecção é a complicação mais comum, ocorrendo em 1 a 3% dos procedimentos.[125] Nesse caso, a prótese deve ser removida; e o tratamento com antibiótico, instituído. Após 3 meses ou mais, nova prótese pode ser implantada. Outras complicações possíveis são perfuração da túnica albugínea ou da uretra, fibrose dos corpos cavernosos, erosão ou extrusão da prótese, retenção urinária, dor, prótese curta, autoinsuflação dos cilindros e falha mecânica do dispositivo.[126]

Distúrbios ejaculatórios

O tratamento da EP baseia-se mais na opinião de especialistas do que em evidências.[127] Várias são as possibilidades: tratamento medicamentoso oral e/ou tópico, exercícios comportamentais e psicoterapia. A medicação oral teve origem na observação de um efeito colateral do tratamento medicamentoso da depressão.[128] Uma queixa comum em homens tratados com antidepressivos é a dificuldade em obter a ejaculação. A partir disso, antidepressivos tricíclicos e ISRS em regime contínuo têm sido utilizados para controlar a EP, porém em doses menores que as usadas para o tratamento de depressão. Ainda que nenhum desses agentes tenha indicação formal para esse tratamento, o uso *off-label* consagrou-se. A imipramina e a clomipramina são os tricíclicos mais utilizados, enquanto entre os ISRS os mais utilizados são paroxetina, fluoxetina e sertralina.[117] Doses diárias desses fármacos prolongam a latência ejaculatória. Os pacientes relatam melhora no relacionamento, na satisfação pessoal e na habilidade da parceria para alcançar o orgasmo. Os efeitos indesejáveis (sonolência, boca seca, constipação intestinal e náuseas) costumam ser mais graves com os tricíclicos do que com os ISRS, mas tendem a diminuir com o tempo de uso.[128]

A dapoxetina é um ISRS com perfil farmacocinético peculiar, disponível desde 2009 na Europa e no México, que possibilita alcançar rapidamente alta concentração e eliminação, após administração oral, o que contribui para o tratamento da EP.[129] Único medicamento indicado por bula para o tratamento da EP, foi lançada no Brasil em 2023. O uso sob demanda pode ser prescrito em 30 ou 60 mg, dependendo da intensidade da EP.[130]

Sugeriu-se o tramadol (analgésico opioide sintético de ação central) para o tratamento sob demanda da EP. Embora seu potencial mecanismo de ação sobre a ejaculação não esteja suficientemente esclarecido, o tramadol e seu metabólito primário podem inibir a recaptação da norepinefrina e da serotonina. Como a dapoxetina, é rapidamente absorvido e eliminado.[117]

A utilização de agentes tópicos (nas formulações de lidocaína/prilocaína) causa dessensibilização do pênis, o que aumenta o controle ejaculatório e a qualidade de vida sexual. O efeito adverso mais comum (12% dos casos), não associado à descontinuação, consiste em leve a moderada anestesia local, que pode alcançar a vagina da parceria. O uso de preservativo soluciona esse inconveniente.[131]

O creme *severance secret* (SS) também é um agente tópico, cujo exato mecanismo de ação ainda não é conhecido. Ele amplia a latência ejaculatória e a satisfação com o intercurso, tendo como efeito adverso mais comum uma leve sensação de queimação/dor no local da aplicação.[132]

Psicoterapia

Poucos são os estudos sobre psicoterapia para tratamento da EP, mas há evidência clínica suficiente de que a psicoterapia combinada à terapia medicamentosa melhore a atividade sexual.[133,134] Duas abordagens terapêuticas são tradicionalmente usadas para o controle da ejaculação:

- Psicoterapia focada na temática sexual;[135]
- Terapia cognitivo-comportamental que utiliza várias técnicas. As principais são:[5,136]
    - *Stop-start*, método em que o casal é orientado a iniciar a estimulação genital até o homem alcançar a premência da ejaculação. Nesse momento, a estimulação deve ser interrompida, esperando que se dissipe a sensação subjetiva de grande excitação dele
    - A técnica *squeeze* orienta a parceria a interromper a estimulação do pênis e pressionar por alguns segundos a glande, quando observar que o homem conseguiu ereção completa e começa a sentir urgência ejaculatória.

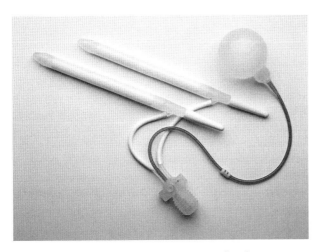

Figura 25.8 Prótese peniana inflável.

Quanto à ejaculação retardada, o tratamento deve ser multidisciplinar, após a identificação das causas físicas e psíquicas que levam a essa disfunção.[105]

O tratamento da ejaculação retrógrada só é satisfatório quando a causa for o uso de medicamentos. Ao suspendê-los (desde que possível), a ejaculação retorna à normalidade. Quando a causa é neurológica ou em decorrência de algum procedimento cirúrgico, raramente é reversível.[106,107]

Por sua vez, a anejaculação pode ser tratada por meio de procedimentos assistidos, como técnicas de vibroestimulação ou eletroejaculação.[106,108]

Transtornos do orgasmo

A dificuldade para o orgasmo ou a anorgasmia podem ser induzidas por antidepressivos, no tratamento da depressão. Nesse caso, recomenda-se substituir o antidepressivo por outro com menor impacto sobre a função sexual (p. ex., bupropiona ou mirtazapina). Indica-se a terapia sexual quando a anorgasmia for decorrente de ansiedade de desempenho, fatores estressores, problemas no relacionamento, experiências traumáticas ou pensamentos negativos com relação ao sexo.[108]

Dispareunia

Em homens, esse transtorno geralmente se deve a uma condição orgânica geniturinária. O tratamento da doença de base, como fimose, balanopostite e doença de Peyronie, por exemplo, é a conduta recomendada.[76]

CONCLUSÃO

A disfunção sexual consiste na insatisfação com a atividade sexual. Para o diagnóstico, deve-se observar a evolução (mais de 6 meses), a existência de sofrimento pessoal e as consequentes dificuldades interpessoais. As disfunções sexuais, quando não diagnosticadas e tratadas, tendem a se cronificar e agravar, comprometendo não só a atividade sexual, mas outros aspectos da vida do paciente, como autoestima, autoimagem, relacionamentos social e familiar e produtividade no trabalho. Podem levar à depressão e/ou à ansiedade, o que desencadeia e mantém um círculo vicioso.

Além desses prejuízos, podem ocorrer dificuldades de relacionamento conjugal, medo do fracasso e constrangimento quanto ao desempenho. Associadas a outros transtornos psíquicos (depressão e ansiedade) ou físicos (p. ex., alterações hormonais, doenças sistêmicas), as disfunções sexuais exigem tratamento também dessas comorbidades.

REFERÊNCIAS BIBLIOGRÁFICAS

1. American Psychiatric Association (APA). Manual diagnóstico e estatístico de transtornos mentais. (DSM-5-TR). 5. ed. Texto Revisado. Porto Alegre: Artmed; 2023.
2. Graziottin A, Leiblum S. Biological and psychosocial pathophysiology of female sexual dysfunction during the menopause transition. J Sex Med. 2005;2(3 Suppl):S133-45.
3. Basson R. Recent advances in women's sexual function and dysfunction. Menopause. 2004;11(6Pt 2):714-25.
4. Dennerstein L, Lehert P, Burger H. The relative effects of hormones and relationship factors on sexual function of women through the natural menopausal transition. Fertil Steril. 2005;84:174-80.
5. Masters WH, Johnson VE. Human sexual response. Boston: Little, Brown and Co.; 1966.
6. Kaplan HS. The new sex therapy. New York: Brunner-Mazel; 1974.
7. American Psychiatric Association (APA). Diagnostic and statistical manual of mental disorders. 3. ed. Washington: APA; 1980.
8. Tiefer L. Historical, scientific, clinical and feminist criticisms of "The Human Sexual Response Cycle" model. Ann Rev Sex Res. 1991;7:252-82.
9. Tiefer L, Hall M, Tavris C. Beyond dysfunction: a new view of women's sexual problems. J Sex Marital Ther. 2002;28:225-32.
10. Bean JL. Expressions of female sexuality. J Sex Marital Ther. 2002;1:29-38.
11. Bancroft J. Central inhibition of sexual response in the male: a theoretical perspective. Neurosci Biobehav Rev. 1999;23:763-84.
12. Carpenter D, Janssen E, Graham C et al. Women's scores on the sexual inhibition/sexual excitation scales (SIS/SES): gender similarities and differences. J Sex Res. 2008;45:36-48.
13. Fisher HE, Aron A, Mashek D et al. Defining the brain systems of lust, romantic attraction, and attachment. Arch Sex Behav. 2002;31:413-9.
14. Perelman MA. The sexual tipping point: a mind/body model for sexual medicine. J Sex Med. 2009;6:629-32.
15. Basson R, Berman J, Burnett A et al. Report of the international consensus development conference on female sexual dysfunction: definitions and classifications. J Urol. 2000;163:888-93.
16. Basson R. The female sexual response: a different model. J Sex Marital Ther. 2000;26:51-65.
17. Basson R. Female sexual response: the role of drugs in the management of sexual dysfunction. Obstet Gynecol. 2001;98:350-3.
18. Basson R. Are our definitions of women's desire, arousal and sexual pain disorders too broad and our definition of orgasmic disorder too narrow? J Sex Marital Ther. 2002;28:289-300.
19. Basson R. Rethinking low sexual desire in women. BJOG. 2002;109:357-63.
20. Basson R. Women's sexual dysfunction: revised and expanded definitions. CMAJ. 2005;172:1327-33.
21. Leiblum SR. Redefining female sexual response. Contemporary Ob/Gyn. 2000;45:120-6.
22. Basson R. Using a different model for female sexual response to address women's problematic low sexual desire. J Sex Marital Ther. 2001;27:395-403.
23. Berman JR, Adhikari SP, Goldstein I. Anatomy and physiology of female sexual function and dysfunction: classification, evaluation and treatment options. Eur Urol. 2000;38:20-9.
24. Munarriz R, Kim NN, Goldstein I et al. Biology of female sexual function. Urol Clin North Am. 2002;29:685-93.
25. Clayton AH. Sexual function and dysfunction in women. Psychiatr Clin North Am. 2003;26:673-82.
26. Levin RJ. The physiology and pathophysiology of the female orgasm. In: Goldstein I, Meston C, Davis S et al. (eds.). Women's sexual function and dysfunction: study diagnosis treatment. London: Francis & Taylor; 2006. p. 228-35.
27. Salonia A, Giraldi A, Chivers ML et al. Physiology of women's sexual function: basic knowledge and new findings. J Sex Med. 2010;7:2637-60.
28. Beck J. How do the spermatozoa enter the uterus? Am J Obstet Gynecol. 1974;7:350.
29. Wildt L, Kissler S, Licht P et al. Sperm transport in the human female genital tract and its modulation by oxytocin as assessed by hysterosalpingoscintigraphy, hysterotonography, electrohysterography and Doppler sonography. Hum Reprod Update. 1998;4:655-66.

30. Abdo CH, Valadares AL, Oliveira WM Jr et al. Hypoactive sexual desire disorder in a population-based study of Brazilian women: associated factors classified according to their importance. Menopause. 2010;17:1114-21.
31. Brotto LA, Bitzer J, Laan E et al. Women's sexual desire and arousal disorders. In: Montorsi F, Basson R, Adaikan G et al. Sexual medicine: sexual dysfunctions in men and women. Paris: Health Publication; 2010. p. 1149-205.
32. Clayton AH, Balon R. The impact of mental illness and psychotropic medications on sexual functioning: the evidence and management. J Sex Med. 2009;6:1200-11.
33. Organização Mundial da Saúde (OMS). ICD-11 for Mortality and Morbidity Statistics (ICD-11 MMS) 2023 version. Disponível em: <https://icd.who.int/browse11/l-m/en>. Acesso em: 3/5/23.
34. Abdo CHN, Fleury HJ. Aspectos diagnósticos e terapêuticos das disfunções sexuais femininas. Rev Psiq Clín. 2006;33:162-7.
35. Manolis A, Doumas M. Sexual dysfunction: the 'prima ballerina' of hypertension-related quality-of-life complications. J Hypertens. 2008;26:2074-84.
36. Krychman ML, Pereira L, Carter J et al. Sexual oncology: sexual health issues in women with cancer. Oncology. 2006;71:18-25.
37. Payne KA, Binik YM, Amsel R et al. When sex hurts, anxiety and fear orient attention towards pain. Eur J Pain. 2005;9:427-36.
38. Schultz WC, Van De Wiel HB. Sexuality, intimacy, and gynecological cancer. J Sex Marital Ther. 2003;29(Suppl 1):121-8.
39. Basson R, Incrocci L, Rees P et al. Sexual function in chronic illness and cancer. In: Montorsi F, Basson R, Adaikan G et al. Sexual medicine: sexual dysfunctions in men and women. Paris: Health Publication; 2010. p. 405-95.
40. Verit FF, Verit A, Yeni E. The prevalence of sexual dysfunction and associated risk factors in women with chronic pelvic pain: a cross-sectional study. Arch Gynecol Obstet. 2006;274:297-302.
41. Balon R. Sexual function and dysfunction during treatment with psychotropic medications. J Clin Psychiatry. 2005;66:1488-9.
42. Stadler TH, Bader M, Ückert S et al. Adverse effects of drug therapies on male and female sexual function. World J Urol. 2006;24:623-9.
43. Clayton AH, West SG. The effects of antidepressants on human sexuality. Primary Psychiatry. 2003;10:62-70.
44. Abdo CHN, Rubio-Aurioles E, Kusnetzov JC. Disfunção erétil e distúrbios da ejaculação. In: SLAIS (org.). Consenso latino-americano de disfunção erétil. São Paulo: BG Cultural; 2003.
45. Abdo CHN. Descobrimento sexual do Brasil. São Paulo: Summus; 2004.
46. Stahl S. Antidepressants. In: Sthal S. Stahl's essential psychopharmacology, neuroscientific basis and practical applications. 3. ed. New York: Cambridge University Press; 2008.
47. Stahl SM. Natural estrogen as an antidepressant for women. J Clin Psychiatry. 2001;62:404-5.
48. Bonaccorso S, Marino V, Biondi M et al. Depression induced by treatment with interferona-alpha in patients affected by hepatitis C virus. J Affect Disord. 2002;72:237-41.
49. Jaffee WB, Griffin ML, Gallop R et al. Depression precipitated by alcohol use in patients with cooccurring bipolar and substance use disorders. J Clin Psychiatry. 2009;70:171-6.
50. Leventhal AM, Francione Witt C, Zimmerman M. Associations between depression subtypes and substance use disorders. Psychiatry Res. 2008;161:43-50.
51. Montejo-Gonzalez AL, Llorca G, Ledesma A et al. SSRI-induced sexual dysfunction: fluoxetine, paroxetine, sertraline, and fluvoxamine in a prospective, multicenter, and descriptive clinical study of 344 patients. J Sex Marital Ther. 1997;23:176-94.
52. Zajecka J. Strategies for the treatment of antidepressant related sexual dysfunction. JC Psychiatry. 2001;62:35-43.
53. Dennerstein L, Dudley EC, Hopper JL et al. Sexuality, hormones and the menopausal transition. Maturitas. 1997;26:83-93.
54. Steiner M, Dunn E, Born L. Hormones and mood: from menarche to menopause and beyond. J Affect Disord. 2003;74:67-83.
55. Clayton AH, Warnock JK, Kornstein SG et al. A placebo-controlled trial of bupropion SR as an antidote for selective serotonin reuptake inhibitor-induced sexual dysfunction. J Clin Psychiatry. 2004;65:62-7.
56. Goldstein I, Alexander JL. Practical aspects in the management of vaginal atrophy and sexual dysfunction in perimenopausal and postmenopausal women. J Sex Med. 2005;2(Suppl 3):154-65.
57. Leiblum S, Bachmann G, Kemmann E et al. Vaginal atrophy in the postmenopausal woman. The importance of sexual activity and hormones. JAMA. 1983;249:2195-8.
58. Davis SR. Androgens and female sexuality. J Gender Specific. 2000;3:36-40.
59. Sherwin BB, Gelfand MM. The role of androgen in the maintenance of sexual functioning in oophorectomized women. Psychosom Med. 1987;49:397-409.
60. Wender MC, Pompei LM, Fernandes CE. Consenso Brasileiro de Terapêutica Hormonal da Menopausa – Associação Brasileira de Climatério (Sobrac). São Paulo: Leitura Médica; 2014.
61. Wierman ME, Arlt W, Basson R et al. Androgen therapy in women: a reappraisal: an Endocrine Society clinical practice guideline. J Clin Endocrinol Metab. 2014;99:3489-510.
62. Leão LMC, Duarte MPC, Farias MLF. Insuficiência androgênica na mulher e potenciais riscos de reposição terapêutica. Arq Bras Endocrinol Metab. 2005;49:205-16.
63. Segraves RT, Croft H, Kavoussi R et al. Bupropion sustained release (SR) for the treatment of hypoactive sexual desire disorder (HSDD) in nondepressed women. J Sex Marital Ther. 2001;27:303-16.
64. Landén M, Eriksson E, Agren H, Fahlén T. Effect of buspirone on sexual dysfunction in depressed patients treated with selective serotonin reuptake inhibitors. J Clin Psychopharmacol. 1999;19:268-71.
65. Pettigrew JA, Novick AM. Hypoactive sexual desire disorder in women: physiology, assessment, diagnosis, and treatment. J Midwifery Womens Health. 2021;66:740-8.
66. Castelo-Branco C, Vicente JJ, Figueras F et al. Comparative effects of estrogens plus androgens and tibolone on bone, lipid pattern and sexuality in postmenopausal women. Maturitas. 2000;34:161-8.
67. Stahl SM, Sommer B, Allers KA. Multifunctional pharmacology of flibanserin: possible mechanism of therapeutic action in hypoactive sexual desire disorder. J Sex Med. 2011;8:15-27.
68. Clayton AH, Goldstein I, Kim NN et al. The International Society for the Study of Women's Sexual Health process of care for management of hypoactive sexual desire disorder in women. Mayo Clin Proc. 2018;93:467-87.
69. Abdo CH, Afif-Abdo, J, Otani F et al. Sexual satisfaction among patients with erectile dysfunction treated with counseling, sildenafil, or both. J Sex Med. 2008;5:1720-6.
70. Abdo CHN. Terapia sexual de grupo e de curta duração para disfunções sexuais. In: Abdo CHN (ed.). Sexualidade humana e seus transtornos. 5. ed. Atualizada e ampliada. São Paulo: Leitura Médica; 2014. p. 329-43.
71. Abdo CHN. Terapia para disfunções sexuais. In: Abdo CHN (ed.). Sexualidade humana e seus transtornos. 5. ed. Atualizada e ampliada. São Paulo: Leitura Médica, 2014. p. 337-52.
72. Mayer D, Lynch SE. Bremelanotide: New drug approved for treating hypoactive sexual desire disorder. Ann Pharmacother. 2020;54:684-90.
73. Safarinejad MR, Hosseini SY, Asgari MA et al. A randomized, double-blind, placebo-controlled study of the efficacy and safety of bupropion for treating hypoactive sexual desire disorder in ovulating women. BJU Int. 2010;106:832-9.
74. Basson R, Wierman ME, van Lankveld J et al. Summary of the recommendations on sexual dysfunctions in women. J Sex Med. 2010;7(1 Pt 2):314-26.

75. Fernandes CE, Strufaldi R, Steiner ML et al. Uso de andrógenos em mulheres. In: Clapauch R. Endocrinologia feminina e andrologia. São Paulo: AC Farmacêutica; 2012. p. 347-59.
76. Luzzi GA, Law LA. The male sexual pain syndromes. Int J STD AIDS. 2006;17:720-6.
77. Hatzimouatidis K. Epidemiology of male sexual dysfunction. Am J Mens Health. 2007;1:103-25.
78. DeRogatis L, Rosen RC, Goldstein I et al. Characterization of hypoactive sexual desire disorder (HSDD) in men. J Sex Med. 2012;9:812-20.
79. Rubio-Aurioles E, Bivalacqua TJ. Standard operational procedures for low sexual desire in men. J Sex Med. 2013;10:94-107.
80. Rosen RC. Prevalence and risk factors of sexual dysfunction in men and women. Curr Psychiatry Rep. 2000;2:189-95.
81. Afif-Abdo J, Abdo CHN. Desejo sexual hipoativo masculino. In: Abdo CHN. Sexualidade humana e seus transtornos. 5. ed. São Paulo: Leitura Médica; 2014. p. 147-57.
82. Bozman AW, Beck JG. Covariation of sexual desire and sexual arousal: the effects of anger and anxiety. Arch Sex Behav. 1991;20:47-60.
83. Bancroft J, Janssen E, Strong D et al. The relation between mood and sexuality in heterosexual men. Arch Sex Behav. 2003;32:217-30.
84. Travison TG, Morley JE, Araujo AB et al. The relationship between libido and testosterone levels in aging men. J Clin Endrocrinol Metab. 2006;91:2509-13.
85. Feldman HA, Goldstein I, Hatzichristou DG et al. Impotence and its medical and psychosocial correlates: results of the Massachusetts Male Aging Study. J Urol. 1994;151:54-61.
86. Burnett AL. Evaluation and management of erectile dysfunction. In: Wein AJ, Kavoussi LR, Campbell MF et al. Campbell-Walsh urology. 10. ed. Philadelphia: Elsevier; 2012. v.1, p. 721-9.
87. Sociedade Brasileira de Urologia (SBU). II Consenso Brasileiro de Disfunção Erétil. São Paulo: BG Cultural; 2002.
88. Althof S. The patient with erectile dysfunction: psychological issues. Nurse Pract. 2000;Suppl:11-3.
89. Rosen RC. Psychogenic erectile dysfunction. Classification and management. Urol Clin North Am. 2001;28:269-78.
90. Shabsigh R, Perelman MA, Lockhart DC et al. Health issues of men: prevalence and correlates of erectile dysfunction. J Urol. 2005;174:662-7.
91. Sun P, Cameron A, Seftel A et al. Erectile dysfunction: an observable marker of diabetes mellitus? A large national epidemiological study. J Urol. 2006;176:1081-5.
92. Sullivan ME, Keoghane SR, Miller MA. Vascular risk factors and erectile dysfunction. BJU Int. 2001;87:838-45.
93. Shiri R, Koskimäki J, Hakama M et al. Effect of chronic diseases on incidence of erectile dysfunction. Urology. 2003;62:1097-102.
94. Rosen RC, Wing R, Schneider S et al. Epidemiology of erectile dysfunction: the role of medical comorbidities and lifestyle factors. Urol Clin North Am. 2005;32:403-17.
95. Shabsigh R, Arver S, Channer KS et al. The triad of erectile dysfunction, hypogonadism and the metabolic syndrome. Int J Clin Pract. 2008;62:791-8.
96. Zippe CD, Raina R, Thukral M et al. Management of erectile dysfunction following radical prostatectomy. Curr Urol Rep. 2001;2:495-503.
97. Levine LA, Latchamsetty KC. Treatment of erectile dysfunction in patients with Peyronie's disease using sildenafila citrate. Int J Impot Res. 2002;14:478-82.
98. Düsing R. Sexual dysfunction in male patients with hypertension: influence of antihypertensive drugs. Drugs. 2005;65:773-86.
99. Rosen RC, Marin H. Prevalence of antidepressant-associated erectile dysfunction. J Clin Psychiatry. 2003;64(Suppl)10:5-10.
100. Fusco F, Franco M, Longo N et al. The impact of non-urologic drugs on sexual function in men. Arch Ital Urol Androl. 2014;86:50-5.
101. Melman A. Iatrogenic causes of erectile dysfunction. Urol Clin North Am. 1988;15:33-9.
102. Waldinger MD. Lifelong premature ejaculation: Definition, serotonergic neurotransmission and drug treatment. World J Urol. 2005;23:102-8.
103. Waldinger MD. The neurobiological approach to premature ejaculation. J Urol. 2002;168:2359-67.
104. St. Lawrence JS, Madakasira S. Evaluation and treatment of premature ejaculation: a critical review. Int J Psychiatr Med. 1992;22:77-97.
105. Waldinger MD, Schweitzer DH. Retarded ejaculation in men: an overview of psychological and neurobiological insights. World J Urol. 2005;23:76-81.
106. Ohl DA, Quallich SA, Sønksen J et al. Anejaculation and retrograde ejaculation. Urol Clin North Am. 2008;35:211-20.
107. Jiann BP. The office management of ejaculatory disorders. Transl Androl Urol. 2016;5:526-40.
108. Rowland D, McMahon CG, Abdo C et al. Disorders of orgasm and ejaculation in men. J Sex Med. 2010;7(4 Pt 2):1668-86.
109. Basson R, Schultz WW. Sexual sequelae of general medical disorders. Lancet. 2007;369(9559):409-24.
110. Allan CA, Forbes EA, Strauss BJ et al. Testosterone therapy increases sexual desire in ageing men with low-normal testosterone levels and symptoms of androgen deficiency. Int J Impot Res. 2008;20:396-401.
111. Safarinejad MR. The effects of the adjunctive bupropion on male sexual dysfunction induced by a selective serotonin reuptake inhibitor: a double-blind placebo-controlled and randomized study. BJU Int. 2010;106:840-7.
112. Thase ME, Haight BR, Richard N et al. Remission rates following antidepressant therapy with bupropion or selective serotonin reuptake inhibitors: a metaanalysis of original data from 7 randomized controlled trials. J Clin Psychiatry. 2005;66:974-81.
113. Abdo CHN. Abordagem psicoterápica das disfunções sexuais. In: Rhoden EL (org.). Urologia – Série no consultório. Porto Alegre: Artmed; 2009. p. 395-416.
114. Chen L, Staubli SE, Schneider MP et al. Phosphodiesterase 5 inhibitors for the treatment of erectile dysfunction: a trade-off network meta-analysis. Eur Urol. 2015;68:674-80.
115. Lue TF. Erectile dysfunction. N Engl J Med. 2000;342:1802-13.
116. Hatzimouratidis K, Hatzichristou DG. A comparative review of the options for treatment of erectile dysfunction: which treatment for which patient? Drugs. 2005;65:1621-50.
117. Wespes E, Amar E, Hatzichristou D et al. EAU Guidelines on erectile dysfunction: an update. Eur Urol. 2006;49:806-15.
118. Braga RS, Jardim CR. Tratamento da disfunção erétil por autoinjeção. In: Glina S, Puech-Leao P, Reis JS et al. (orgs.). Disfunção sexual masculina. São Paulo: Instituto H. Ellis; 2002. p. 217-21.
119. Gupta R, Kirschen J, Barrow RC II et al. Predictors of success and risk factors for attrition in the use of intracavernous injection. J Urol. 1997;157:1681-6.
120. Glina S, Porst H. Vacuum constriction devices. In: Porst H, Buvat J (eds.). Standard practice in sexual medicine. Malden: Blackwell Publishing; 2006. p. 121-5.
121. Broderick GA, McGahan JP, Stone AR et al. The hemodynamics of vacuum constriction erections: assessment by color Doppler ultrasound. J Urol. 1992;147:57-61.
122. Lewis RW, Witherington R. External vacuum therapy for erectile dysfunction: use and results. World J Urol. 1997;15:78-82.
123. Carson CC. Penile prosthesis implantation: surgical implants in the era of oral medication. Urol Clin North Am. 2005;32:503-9.
124. Sohn M, Martin-Morales A. Penile prosthetic surgery. In: Porst H, Buvat J (eds.). Standard practice in sexual medicine. Malden: Blackwell Publishing; 2006. p. 136-48.
125. Mulcahy JJ, Austoni E, Barada JH et al. The penile implant for erectile dysfunction. J Sex Med. 2004;1:98-109.

126 Moncada I, Martinez-Salamanca JI, Allona A et al. Current role of penile implants for erectile dysfunction. Curr Opin Urol. 2004;14:375-80.

127 Waldinger MD, Olivier B. Utility of selective serotonin reuptake inhibitors in premature ejaculation. Curr Opin Invest Drugs. 2004;5:743-7.

128 Kim SC, Seo KK. Efficacy and safety of fluoxetine, sertraline and clomipramine in patients with premature ejaculation: a double-blind, placebo controlled study. J Urol. 1998;159:425-7.

129 Andersson KE, Mulhall JP, Wyllie MG. Pharmacokinetic and pharmacodynamic features of dapoxetine, a novel drug for on-demand treatment of premature ejaculation. BJU Int. 2006;97:311-5.

130 Sansone A, Yuan J, Hou G et al. From Waterloo to the Great Wall: a retrospective, multicenter study on the clinical practice and cultural attitudes in the management of premature ejaculation, in China. Andrology. 2023. [Epub ahead of print]

131 Busato W, Galindo CC. Topical anaesthetic use for treating premature ejaculation: a double-blind, randomized, placebo-controlled study. BJU Int. 2004;93:1018-21.

132 Choi HK, Jung GW, Moon KH et al. Clinical study of SS-cream in patients with lifelong premature ejaculation. Urology. 2000;55:257-61.

133 Carufel F, Trudel G. Effects of a new functional-sexological treatment for premature ejaculation. J Sex Marital Ther. 2006;32:97-114.

134 Althof SE. Psychological treatment strategies for rapid ejaculation: rationale, practical aspects and outcome. World J Urol. 2005;23:89-92.

135 Althof SE. The psychology of premature ejaculation: therapies and consequences. J Sex Med. 2006;3:324-31.

136 Glina S, Abdo CH, Waldinger MD et al. Premature ejaculation: a new approach by James H. Semans. J Sex Med. 2007;4(4 Pt1):831-7.

26 Transtornos Parafílicos e Disforia de Gênero

Daniel Augusto Mori Gagliotti ▪ Desirèe Monteiro Cordeiro ▪ Alexandre Saadeh

PARAFILIAS E TRANSTORNOS PARAFÍLICOS

O comportamento sexual humano é amplo e diverso, com funções que vão além da reprodução, como satisfação pessoal, formação de laços afetivos entre as pessoas, ganhos financeiros, prazer mútuo. Além disso, é capaz de expressar e facilitar o amor entre duas pessoas, podendo chegar à procriação. A partir desse referencial, as parafilias podem ser consideradas comportamentos sexuais variantes e divergentes, não necessariamente patológicos, influenciados por fantasias que podem ou não ir além da esfera sexual e alcançar toda a existência pessoal. Podem tornar-se um problema a partir do momento em que envolvem agressão física e psicológica, coerção, individualismo ou dificultam a formação de laços interpessoais. Acima de tudo, prejudicam o indivíduo em questão, conforme será visto ao longo do capítulo.

Com frequência, as parafilias são vistas como sinônimo de agressão sexual ou crimes sexuais, mas nem sempre esses dois conceitos estão associados. Dessa maneira, um indivíduo pode cometer uma agressão sexual sem preencher um critério diagnóstico para qualquer parafilia, e uma pessoa que apresente critérios diagnósticos para algum transtorno parafílico pode passar a vida toda sem cometer um crime. Essas diferenciações são extremamente importantes para o raciocínio clínico e a elaboração de um planejamento terapêutico específico para cada caso.

Histórico

Durante muito tempo, desde antes da Idade Média até meados do Renascentismo, o comportamento humano relacionado com a sexualidade estava voltado ao pensamento e à moralidade do cristianismo no Ocidente. O sexo era visto, simultaneamente, como algo instintivo e sagrado e deveria ser voltado para a reprodução humana. Comportamentos que se desviavam desse objetivo eram julgados como perversões, pecados passíveis de punição e atos amorais, como a orientação afetivo-sexual homossexual e a masturbação.

A profissão médica, a partir do século XIX, passou a descrever cientificamente padrões ou comportamentos sexuais que fugiam da norma cristã vigente. Dessa maneira, a moralidade do cristianismo e do sexo para procriação começou a ser colocada em xeque, pois os comportamentos descritos àquela época eram bem mais amplos do que se imaginava.

Na metade do século XIX, médicos de diferentes áreas, principalmente os anatomistas e psiquiatras, passaram a discutir as possíveis etiologias e os tratamentos para as chamadas perversões sexuais. Os anatomistas afirmavam tratar-se de distúrbios anatômicos, e os psiquiatras defendiam etiologias e abordagens psicológicas. Muitos tratamentos foram tentados para os portadores das perversões sexuais, entre eles a hipnose, a sangria em pênis e útero, a hidroterapia e a eletroterapia. Independentemente da área médica, a tendência geral era a estigmatização do comportamento considerado anormal.[1]

Kraft-Ebbing, em seu livro *Psychopathia Sexualis*, de 1886,[2] cunhou as expressões *neurose* e *perversão do instinto sexual*, classificando e descrevendo qualquer comportamento que não fosse destinado à reprodução humana. Muitos conceitos de Kraft-Ebbing foram seguidos por Sigmund Freud em suas teorias da sexualidade, estipulando as diferenças entre um desenvolvimento sexual considerado normal e um desviante. Assim, estabeleceu-se que as perversões sexuais eram tentativas de defesa contra a ansiedade de castração associada ao desejo edípico da fase infantil.[3]

Devido à estigmatização do termo *perversão sexual*, vários autores sugeriram outros nomes para a condição, conforme mais relatos e mais estudos foram realizados sobre o tema. Henry, em 1948, e Gosselin e Wilson, em 1980,[4,5] propuseram a expressão *variações sexuais* em substituição ao termo *parafilia* com a intenção de minimizar a ênfase na anormalidade ou na patologia, visto que os padrões relacionados com a sexualidade não necessariamente seriam problemáticos para os indivíduos envolvidos, mas sim quando o comportamento sexual excluísse ou prejudicasse o outro e perturbasse o potencial de formação de laços interpessoais.

Usada pela primeira vez por Stekel, em 1924, a palavra *parafilia* é derivada da junção dos radicais gregos *para* (além de, ademais) e *philia* (amor, amizade, atração). Essa denominação e seu conceito foram introduzidos na terceira edição do *Manual Diagnóstico e Estatístico de Transtornos Mentais* (DSM-III),[6] da American Psychiatric Association, e, desde então, mais de 100 termos foram descritos como tipos de parafilia.

Nas duas edições anteriores do DSM,[7,8] os comportamentos sexuais desviantes eram considerados transtornos neuróticos ou psicóticos subjacentes. A partir da terceira edição, o vocábulo *parafilia* passou a refletir maior foco no sintoma e no sofrimento e/ou nos prejuízos causados aos indivíduos ou à sociedade ao redor. Assim, ganhou um teor mais científico, menos moralista e passível de classificação como transtorno mental, conceito que permanece até hoje.

Etiologia

Ainda não existem, na literatura científica mundial, estudos suficientemente conclusivos sobre a etiologia das parafilias ou dos transtornos parafílicos. Muitas teorias foram criadas até hoje, mas nenhuma que se sustente como única. Supõe-se que haja fatores biológicos e psicodinâmicos envolvidos.

Entre os fatores biológicos acredita-se não haver diferença basal de nível sérico de hormônios em homens ou mulheres, porém há um estudo demonstrando o aumento dos níveis de hormônio luteinizante (LH) após a infusão de hormônio liberador de gonadotrofina (GnRH) em pacientes com transtorno parafílico.[9]

Alguns autores citam os transtornos parafílicos como mais próximos ao espectro dos transtornos obsessivo-compulsivos (TOCs), sugerindo como semelhança os pensamentos obsessivos de cunho sexual e os comportamentos compulsivos de atividades sexuais. Não se explica, entretanto, a egossintonia desses pensamentos obsessivos nos pacientes parafílicos, afastando-os da fenomenologia característica do TOC. Há evidências de melhora da sintomatologia dos dois transtornos com a administração de inibidores seletivos da recaptação de serotonina (ISRSs), o que indica uma possível ação monoaminérgica dos transtornos parafílicos.[10,11]

Entre os fatores psicodinâmicos, a psicanálise vê as parafilias como frutos de uma incapacidade do indivíduo para resolver a crise edipiana, e, em vista disso, o comportamento parafílico seria o sintoma do conflito edípico. Alguns teóricos comportamentais afirmam que o comportamento sexual e, portanto, o comportamento parafílico podem ser modelados pela repetição a partir da primeira experiência de uma criança com um adulto que a envolveu no ato sexualizado.[12]

Epidemiologia

Na literatura científica atual, há poucos dados sobre a prevalência ou o curso de várias das condições já descritas como parafilias. Muitas vezes, os dados são obtidos em clínicas específicas para tratamento de transtornos parafílicos, sendo que os pacientes foram encaminhados por ordem judicial ou por estarem causando algum tipo de problema a seus parceiros afetivos. O grande viés é a tendência à minimização dos sintomas por medo de prejuízos pessoais ou agravamento de pena judicial.

Sabe-se que a incidência média de parafilias é de 20 homens para cada mulher, e estima-se que a prevalência geral seja de 1% da população. Pela frequência repetitiva, cerca de 12 milhões de pessoas são acometidas por ano no mundo.[13]

Em numerosos estudos, o voyeurismo e o fetichismo são descritos como os interesses parafílicos mais comuns em homens. Um estudo comunitário investigou o fetichismo em uma população canadense, não necessariamente associado ao transtorno fetichista, demonstrando que 44% das pessoas tinham desejo de realizar um comportamento fetichista, 8% relataram intenso desejo por fetiches, 26,3% já tiveram alguma experiência fetichista pelo menos uma vez na vida e 3,4% tinham o fetiche como um comportamento sexual frequente. Os resultados mostraram que o fetichismo não é raro nem incomum e que a prevalência é semelhante em homens e mulheres.[14]

Diagnóstico e classificações

O DSM-5[15] substituiu o termo *parafilia*, utilizado no DSM-IV-TR,[13] por *transtorno parafílico*, e estabeleceu um capítulo específico, à parte dos transtornos sexuais e da identidade de gênero antes vistos na quarta edição. Dessa maneira, reconheceu as parafilias como interesses eróticos atípicos, mas evitou rotular os comportamentos sexuais não normativos como necessariamente patológicos. O transtorno parafílico é composto de dois critérios:

- O critério *A* é descritivo e caracteriza a natureza da parafilia (p. ex., um foco erótico em crianças ou em expor os órgãos genitais a estranhos)
- O critério *B* especifica as consequências negativas que transformam a parafilia em um transtorno mental, como os afetos de angústia, prejuízo, dano ou risco de dano a si ou aos outros.

Na ausência de consequências negativas, a parafilia não implica obrigatoriamente um transtorno, o que torna desnecessária a intervenção clínica. Para o diagnóstico, é preciso também que o indivíduo atenda a ambos os critérios e que os sintomas permaneçam por, no mínimo, 6 meses.

O DSM-5 adicionou também dois novos especificadores que podem ser aplicados aos indivíduos que vivem em ambientes que restringem as oportunidades de execução de seus impulsos e àqueles que, há pelo menos 5 anos, não praticam seus impulsos parafílicos. Atualmente, existe certa discussão acerca da adequação do termo *remissão de sintomas* nesses casos, visto que o fato de o indivíduo resistir a seus impulsos não significa obrigatoriamente uma mudança do interesse parafílico em si.

A 10ª versão da *Classificação Internacional de Doenças* (CID-10) da Organização Mundial da Saúde (OMS)[16] utiliza a expressão *transtorno da preferência sexual* e descreve os transtornos dentro da categoria de códigos F65. A CID-11,[17] divulgada em 2018 e aprovada para implementação até 2025 no Sistema Único de Saúde (SUS), incluiu os transtornos parafílicos na categoria 6D3. A Tabela 26.1 compara os transtornos descritos na CID-10, na CID-11 e no DSM-5.

A avaliação clínica da pessoa que apresenta um comportamento parafílico deve ser empática e cuidadosa, visando obter a maior quantidade possível de informações sem a interferência de julgamentos pessoais que possam atrapalhar a entrevista psiquiátrica.

É fundamental buscar compreender o início e o curso dos impulsos, atos ou fantasias sexuais ao longo da vida do indivíduo e a caracterização do comportamento, o grau de sofrimento pessoal ou das pessoas com quem convive, bem como o nível de controle do indivíduo ante os impulsos ou fantasias. São pontos importantes também a pesquisa de comorbidades psiquiátricas, o uso de medicações, as disfunções sexuais, os sentimentos relacionados com o próprio órgão sexual, os déficits cognitivos, as habilidades sociais, o uso abusivo ou a dependência de substâncias químicas lícitas e ilícitas, o histórico de abuso sexual, as crenças pessoais sobre sexo, os gêneros abordados, o desenvolvimento psicossexual e o histórico familiar de transtorno parafílico.

Em alguns países, para auxílio diagnóstico, são realizadas avaliações falométricas ou pletismografia peniana que objetivam revelar a extensão dos comportamentos e fantasias desviantes.

Tabela 26.1 Categorias descritas nos manuais CID-10, CID-11 e DSM-5.

CID-10	CID-11	DSM-5
Fetichismo	Transtorno exibicionista	Transtorno voyeurista
Transvestismo fetichista	Transtorno voyeurista	Transtorno exibicionista
Exibicionismo	Transtorno pedofílico	Transtorno frotteurista
Voyeurismo	Transtorno do sadismo sexual coercitivo	Transtorno do masoquismo sexual
Pedofilia	Transtorno frotteurista	Transtorno do sadismo sexual
Sadomasoquismo	Outro transtorno parafílico envolvendo indivíduos não consentidos	Transtorno pedofílico
Transtornos múltiplos da preferência sexual	Transtorno parafílico envolvendo comportamento solitário ou com consentimento	Transtorno fetichista
Outros transtornos da preferência sexual		Transtorno transvéstico
Transtorno da preferência sexual não especificado	Afecções parafílicas não especificadas	Outro transtorno parafílico especificado

Adaptada de Organização Mundial da Saúde, 1993;[16] World Health Organization, 2023;[17] American Psychiatric Association, 2014.[15]

Trata-se da medição do grau de excitação do pênis quando o indivíduo é exposto a gravações, fotos e vídeos de cenas parafílicas e não parafílicas. Essa avaliação ainda é pouco realizada no Brasil, e mais pesquisas são necessárias para padronizar e estabelecer essa forma de avaliação e suas propriedades.

Para o diagnóstico, é necessário que a pessoa tenha cedido ao impulso sexual ou que o impulso sexual esteja causando sofrimento subjetivo importante em sua vida pessoal, afetiva, ocupacional ou social. A Tabela 26.2 resume os exemplos mais comuns de parafilias descritas na literatura científica ou citadas pela mídia como causadoras de alguma perturbação social ou crimes. A seguir, esses transtornos serão descritos em detalhes, conforme as diretrizes do DSM-5 e da CID-10.

Pedofilia

Refere-se a impulsos, excitação sexual ou atos sexuais recorrentes e intensos com relação a crianças pré-púberes ou no início da puberdade. Os pedófilos podem sentir-se atraídos apenas por meninas, apenas por meninos ou por ambos os sexos. A maioria deles se identifica como homem heterossexual.

Toques e sexo oral são mais comuns do que a penetração genital. A maioria dos casos que chegam à Justiça é de homens que cometeram atos sexuais com crianças do gênero feminino, porém se estima que a proporção de crianças vítimas de pedófilos seja a mesma entre ambos os sexos. É comum, como comorbidade psiquiátrica, a associação a outras parafilias e, principalmente, à dependência de álcool ou outras substâncias.

Estudos norte-americanos demonstraram que 24% das mulheres afirmaram ter tido interação sexual com homens 5 anos mais velhos quando eram menores de 14 anos, e em 3% dos casos houve intercurso sexual. Os contatos não envolveram genitais em 31% dos casos. No Canadá, 18,1% da população relataram ter sido vítimas de violência sexual quando crianças ou adolescente.

Os portadores de transtorno pedofílico atraídos por meninos foram mais propensos a reincidir (35% em 15 anos) em comparação com aqueles atraídos por meninas (16% em 15 anos). A maior parte apresentava histórico prévio de abandono, baixa autoestima e dependência química. O tratamento das comorbidades psiquiátricas associadas diminuiu as taxas de reincidência.[18]

Tabela 26.2 Exemplos de parafilias de acordo com a CID-10, a CID-11 e o DSM-5.

Parafilia	Definição
Pedofilia	Fantasias, atos sexuais ou impulsos envolvendo crianças pré-púberes
Exibicionismo	Exposição de órgãos genitais a desconhecidos
Voyeurismo	Obtenção de prazer ao observar uma pessoa nua ou em ato sexual de maneira não consentida
Fetichismo	Resposta sexual obtida por meio de objetos inanimados
Travestismo fetichista	Gratificação ou resposta sexual ao usar vestuários típicos da identidade de gênero oposta à do indivíduo
Frotteurismo	Toques ou ato de esfregar-se não consentidos em uma ou mais pessoas
Masoquismo	Resposta sexual em situação de humilhação, espancamento, amarras e sofrimento
Sadismo	Fantasias ou impulsos sexuais nos quais o sofrimento objetivo e subjetivo do outro causa resposta sexual
Necrofilia	Atos ou impulsos sexuais com cadáveres humanos como objetos
Urofilia	Resposta sexual ao urinar no parceiro ou introduzir objetos na uretra
Clismafilia	Obtenção de prazer sexual na introdução de enemas
Escatologia por telefone ou computador	Resposta sexual ao ato de realizar telefonemas de conteúdo obsceno
Parcialismo	Gratificação sexual tendo como foco uma parte exclusiva do corpo da outra pessoa
Hipoxifilia	Obtenção de orgasmo por meio de um estado alterado de consciência provocado por hipoxia

Os profissionais de Saúde devem consultar seus respectivos conselhos de ética quando diante de um paciente que se apresente com as características clínicas de um transtorno pedofílico para discutir as questões éticas que acompanham o tratamento dessa pessoa.

Quanto à prática médica, o assunto já foi discutido previamente pelo Conselho Regional de Medicina de São Paulo (Cremesp),[19] sendo discutido e estabelecido em reunião plenária na Câmara Técnica de Saúde Mental que se trata de um transtorno mental, portanto a vontade do sujeito está comprometida em relação a seu comportamento sexual. Nesses casos, ao médico do portador do transtorno é facultativo, e não obrigatório, o dever legal de quebra do sigilo, uma vez que a comunicação às autoridades é dever legal do médico que assiste a criança ou o adolescente. Devem-se levar em conta: sexo e condição psíquica do paciente, história pregressa, presença de outro transtorno mental associado, característica do relacionamento sexual com as crianças, periculosidade, interesse na cura e no tratamento, gravidade e prejuízo à criança. Solicita-se que se consulte a Comissão de Ética Médica do Conselho Regional de Medicina (CRM).

Não se deve assumir a responsabilidade individual pela comunicação, havendo possibilidade de solicitar-se o parecer de outro médico. Além disso, é necessário o registro em prontuário. Se possível, antes de notificar a autoridade competente, orienta-se a alertar os familiares ou responsáveis legais pela criança ou pelo adolescente e atentar para que a denúncia às autoridades não interrompa o processo terapêutico.

Fetichismo

A palavra "fetiche" vem do francês *fétiche*, com referência ao termo português *feitiço*. Inicialmente, era usada apenas para designar artefatos de simbolismo especial ou significado mágico ou religioso criados artisticamente; no entanto, um cunho sexual foi incorporado à sua designação e objetos inanimados, como sapatos, luvas e tecidos, ou partes não genitais do corpo, como os pés, foram incluídos. Algumas pessoas não são capazes de estabelecer uma relação sexual caso o objeto de fetiche não esteja, de alguma maneira, presente na atividade.

Os fetiches podem ser assim categorizados:

- **Fetiches por partes do corpo ou parcialismo**: no início do século XIX, era comum o fetiche por mãos, enquanto atualmente o mais comum é por pés. Desse mesmo período até hoje, também são descritos fetiches por pessoas claudicantes ou amputadas (acrotomofilia)
- **Extensões inanimadas do corpo**: peças de roupas, como botas e calçados, são as mais comuns. Mais recentemente, observou-se fetiche por peças de roupas de bebês ou fraldas, também denominado infantilismo
- **Texturas específicas**: desde a década de 1960, foram descritos fetiches por peles, veludo e seda. Os mais comuns hoje em dia são aqueles por vestes de borracha, couro e tecido vinílico.[20]

Exibicionismo

Trata-se de um impulso recorrente de expor os órgãos genitais a estranhos ou a alguém sem o seu consentimento. A masturbação pode ocorrer antes, durante ou após o ato. Os homens exibicionistas costumam descrever uma sensação de afirmação de masculinidade ao exibir o órgão genital e observar a reação de medo, susto, surpresa ou repulsa das vítimas. Achados sugerem que as vítimas de exibicionismo são tipicamente mulheres jovens, e os atos ocorrem em locais públicos, geralmente de grande movimento, como praças ou nas proximidades de centros de transporte público.[21]

Ultimamente, a mídia tem noticiado diversos casos de exibicionistas que foram conduzidos a delegacias sob a premissa de atentado violento ao pudor. Ainda não está definido se indivíduos que exibem seus genitais a desconhecidos na internet se encaixam nessa classificação.

Voyeurismo

Envolve o hábito de observar pessoas nuas enquanto se vestem ou durante o ato sexual, sendo que, em geral, a vítima não suspeita de que está sendo observada. A masturbação pode ocorrer durante ou após o ato *voyeur*, que também é denominado escopofilia. É mais comum em indivíduos do gênero masculino, sendo que o primeiro episódio comumente ocorre na primeira infância.[22]

Sadomasoquismo

Atualmente, o comportamento sadomasoquista se enquadra em um grupo mais amplo conhecido como BDSM, do inglês *bondage, discipline, sadism and masochism*, ou seja, escravidão, disciplina, sadismo e masoquismo. O sadomasoquismo pode ocorrer em dois níveis: como fator em abusos e violência sexual ou como componente de um ritual consensual na interação sexual. Há evidências de clubes privados europeus de BDSM desde o século XVIII, mas, nos EUA, a primeira sociedade organizada data da década de 1970.

O sadismo (nominado a partir do conhecido autor do século XVIII Marquês de Sade) envolve comportamentos sexuais ou fantasias de atos reais nos quais o sofrimento psicológico ou físico da vítima é sexualmente excitante para o indivíduo. Já o masoquismo foi nomeado a partir do autor Leopold von Sacher-Masoch (1836-1895), que, em 1870, escreveu o livro *A Vênus de Peles*, em que um dos personagens alcança o orgasmo após ser surrado pelo amante de sua esposa. Trata-se de fantasias ou comportamento sexual envolvendo o ato real de ser humilhado.

Os grupos BDSM propagam padrões de dominação e submissão, habitualmente com escravidão, com os parceiros amarrados ou contidos de maneira ritualística. Assim, imploram piedade a um parceiro dominador que provoca quantidades controladas de dor. Há importantes limites e regras, como a proibição de bebidas alcoólicas ou substâncias ilícitas. Em muitos grupos, a estimulação genital ou a relação sexual com penetração não são comuns. A troca de papéis entre masoquistas e sadistas é frequente.

Frotteurismo

Trata-se de comportamento sexual que envolve tocar com as mãos (mais usual) e/ou esfregar-se em uma pessoa sem o seu consentimento, comumente em locais com grande aglomeração, como metrôs e ônibus. É mais comum em homens e as vítimas desse comportamento, geralmente mulheres, relatam intenso sofrimento psíquico e sensação de impotência ante essa prática.

Recentemente, no Brasil, foram descobertos muitos grupos propagadores desse comportamento na internet, fato que levou as autoridades judiciais a tomarem medidas como a criação de vagões especiais para mulheres em trens e metrôs, em cidades como o Rio de Janeiro. Além disso, procedeu-se à investigação mais apurada desses grupos e indivíduos, bem como ao estímulo para que as pessoas os denunciem.

Comorbidades psiquiátricas

A avaliação das comorbidades psiquiátricas é fundamental para o acompanhamento e o tratamento de indivíduos com algum transtorno parafílico. Historicamente, há muitos estudos que avaliam a existência de transtornos psiquiátricos em pacientes que estão em clínicas de tratamento de parafilias.

Entre criminosos sexuais, uso abusivo de álcool e/ou de outras substâncias, transtornos de personalidade e psicose foram os diagnósticos mais frequentes.[23] Outro estudo mostrou que também é muito comum a presença de outras parafilias em homens condenados por crimes sexuais, chegando a índices de até 74%.[24] Os transtornos de humor mais frequentes foram o transtorno bipolar e a depressão, tendo-se identificado também altos índices de transtornos de ansiedade, transtornos do controle do impulso e transtorno de déficit de atenção e hiperatividade (TDAH).[25]

Tratamento

É muito importante que o profissional de Saúde que acompanha pacientes com algum diagnóstico condizente com transtorno parafílico resguarde a dignidade e a autonomia do indivíduo, respeitando a confidencialidade, mantendo uma boa relação de confiança e evitando a quebra do vínculo terapêutico. É necessário estabelecer escuta empática e postura acolhedora, evitando possíveis julgamentos, para que uma boa anamnese seja realizada, com vistas ao tratamento adequado. Ainda há carência de estudos substanciais que demonstrem boas evidências para o tratamento dos transtornos parafílicos.

Tratamentos farmacológicos

As intervenções farmacológicas devem ser parte de um plano terapêutico abrangente que inclua também alguma abordagem psicoterápica. A diminuição da libido pode fazer que os indivíduos tenham melhor engajamento e sejam mais responsivos à psicoterapia.[26]

A escolha do psicofármaco deve levar em conta a história médica pregressa, a aceitação pelo paciente, a intensidade das fantasias parafílicas e o risco de violência sexual. Em sujeitos com alto risco de vitimização, a terapêutica farmacológica deve ser a primeira linha de tratamento.[27] Não há consenso quanto ao tempo de terapia, mas, por serem transtornos considerados crônicos, um tratamento por toda a vida pode ser necessário.

Três classes de medicações têm sido utilizadas para tratamento: antidepressivos, antiandrógenos esteroides e agonistas ou análogos do hormônio liberador de gonadotrofina (GnRHa). Entre os antidepressivos, os inibidores seletivos da recaptação da serotonina (ISRSs) – fluoxetina e sertralina – foram os mais estudados nos transtornos parafílicos, demonstrando diminuição da ocorrência de fantasias e de comportamentos parafílicos em pedófilos, exibicionistas, voyeuristas e fetichistas. A dose mais habitual de fluoxetina foi de 40 mg a 80 mg/dia. Os ISRSs demonstraram ser ainda mais eficazes em pacientes com comorbidades psiquiátricas associadas, como o TOC e a depressão.[28,29]

Os antiandrógenos esteroides, como o acetato de ciproterona (mais utilizado na Europa) e o acetato de medroxiprogesterona (mais utilizado nos EUA), são usados para reduzir os níveis circulantes de testosterona e di-hidrotestosterona, e por serem medicações hormonais passíveis de efeitos colaterais psiquiátricos (depressão) e físicos (tromboembolismo e hepatotoxicidade), é necessária uma avaliação clínica minuciosa para sua prescrição.

Quando há alto risco de violência sexual, o tratamento com GnRHa é preferível por promover significativa redução dos níveis de testosterona, do hipogonadismo e da libido.[30] Vale lembrar que os tratamentos antiandrogênicos não foram aprovados para uso no Brasil.

Tratamentos psicoterápicos

A abordagem psicoterápica deve ser primordial no acompanhamento clínico de portadores de transtornos parafílicos. O tratamento psicoterápico é considerado de primeira escolha para aqueles que cometem crimes sexuais e deve ser associado à terapia farmacológica para os indivíduos com alto risco de violência ou reincidência.

A abordagem mais utilizada e estudada é a cognitivo-comportamental, visando interromper os padrões parafílicos por meio do treinamento em habilidades sociais, educação sexual, desenvolvimento de empatia, reestruturação cognitiva e técnicas de relaxamento. Psicoterapias voltadas para o *insight*, mais psicodinâmicas, também se mostraram eficazes para compreender a história de vida, a dinâmica e os eventos que levaram ao aparecimento ou à perpetuação do comportamento parafílico, os elementos ligados ao comportamento sexual e o desenvolvimento de alternativas de relacionamento mais socialmente aceitáveis, além de maior senso de responsabilização sobre os impulsos sexuais.[31,32]

DISFORIA DE GÊNERO EM ADULTOS

Comumente, quando se pensa em desejo, vem à mente o desejo sexual heterossexual e cisgênero (termo utilizado para se referir às pessoas cujo gênero corresponde ao sexo biológico), contudo o desejo é algo que surge de maneira incontrolável em nosso psiquismo e que não se controla nem se pode definir. O desejo não é patológico nem doentio, a menos que estabeleça uma ação coercitiva, abusiva e não consensual. Desejar faz parte de nossas fantasias e não se relaciona diretamente com doença, mas passa a se relacionar se induzir à ação indivíduos conscientes, sem alteração cognitiva ou mental. Além disso, sexo ou gênero costumam se associar a conceitos de homem ou mulher, macho ou fêmea. De fato, nascemos machos, fêmeas ou intersexo, mas existem tantas outras possibilidades de autodefinição, além de homem ou mulher, que nossa formação cultural nos parece primitiva, primária. Mesmo entre os animais, a pluralidade de *comportamentos sexuais* ligados ao gênero ou à orientação sexual é extensa.[33,34]

Vários *mitos* e *religiões*, em diferentes culturas, abordam essa questão de maneira recorrente: o mito de Tirésias de Tebas, que teria os dois gêneros por vontade dos deuses; *Mahabharata*, epopeia hindu que relata a história de um rei que se transformou em mulher e se recusou a voltar a ser homem; e sacerdotes romanos do deus Átis, que se emasculavam e se vestiam de mulher; entre outros. Em termos culturais, esse comportamento é encontrado da Sibéria à Patagônia, estando presente entre os indígenas norte-americanos (Berdache, Cocopa, Mojave, Navajo etc.) e as castas dos Hijras e Jankhas na Índia.[35]

Na história ocidental, também são comuns personagens que mudaram de gênero. Alguns só foram identificados após a sua morte, ao serem preparados para o enterro, como, por exemplo, Esporo, escravo de Nero, imperador romano (o rapaz serviu de esposa ao líder); Heliogábalo, também imperador romano (conhecido por seus inúmeros relacionamentos com homens e por vestir-se de mulher); Papa João VIII (segundo historiadores, ele teria sido, na verdade, uma mulher); Trótula, médica da Idade Média que, na realidade, era um homem que se travestia de mulher; Chevalier d'Eon, amante de Luís XV; Lorde Cornbury, primeiro governador colonial da Nova Inglaterra (de acordo com relatos, despachava em seu escritório vestido de mulher); e tantos outros.[35]

Cientificamente, cabe diferenciar-se sexo de identidade de gênero. Robert Stoller, importante psicanalista no estudo da transexualidade, na década de 1960, separou sexo de gênero, atribuindo a sexo uma definição biológica e ao gênero, sociopsicológica.[36] Essa separação entre o biológico e o psicológico tornou-se realidade com a visão do sexo como quatro formas biopsicológicas distintas, porém relacionadas, tanto na visão de Money quanto na de Stoller:[36]

- **Sexo**: definido por seis características anatômicas e fisiológicas – cromossomos, gônadas, genitália interna, genitália externa, hormônios e caracteres sexuais secundários
- **Gênero**: composto pela identidade de gênero, ou núcleo da identidade de gênero (noção de ser "macho" ou "fêmea", homem ou mulher), pela expressão de gênero (noção de ser masculino ou feminino) e pelo comportamento ligado ao papel de gênero
- **Comportamento sexual**: declarado e fantasiado, expresso em ambos pela escolha do objeto e pela natureza da atividade
- **Reprodução**: capacidade biológica relacionada com a propagação da espécie.

Outros conceitos fundamentais no estudo de transtornos de gênero são:

- **Identidade de gênero**: identidade, harmonia e persistência da individualidade de alguém como masculina (homem), feminina (mulher) ou ambivalente, em maior ou menor grau, especialmente como ela é experimentada em sua própria consciência e comportamento. A identidade de gênero é a experiência privada da expressão de gênero, que consiste na demonstração pública da identidade de gênero
- **Expressão de gênero**: tudo o que uma pessoa diz e faz para indicar aos outros, ou a si mesmo, seu grau de masculinidade, feminilidade ou ambivalência, incluindo desejo e resposta sexual, mas não se restringindo a isso. Trata-se da expressão pública da identidade de gênero, que consiste na experiência privada da expressão de gênero[37]
- **Orientação afetivo-sexual**: define heterossexualidade, homossexualidade, bissexualidade e pansexualidade, estando relacionada com o desejo afetivo e/ou sexual por pessoas do mesmo sexo (ou gênero) que o seu, de sexo (ou gênero) diferente do seu ou por ambos os sexos (ou gêneros).[38]

Dessa maneira, podemos entender que um indivíduo pode ser cisgênero ou transgênero e, ao mesmo tempo, homossexual, bissexual, pansexual ou heterossexual.

Evolução histórica

No fim do século XIX, período de início dos estudos sobre sexologia, Richard Von Krafft-Ebing, em 1886, lançou seu livro-texto *Psychopathia Sexualis*, um compêndio com ampla classificação e descrição de comportamentos sexuais desviantes, no qual descreve o que denominou *sexualidade antipática*:

> [...] total falta de sentimento sexual pelo sexo oposto. Concentra toda a sexualidade em seu próprio sexo. Só as propriedades físicas e psíquicas de pessoas do mesmo sexo produzem efeito afrodisíaco e despertam desejos de união sexual. Isto é uma anomalia puramente psíquica, na qual o instinto sexual não corresponde de nenhuma maneira às características sexuais primárias e secundárias. Em detrimento da diferenciação sexual total e do desenvolvimento e atividade normal das glândulas sexuais, o homem é dirigido sexualmente a outro homem, porque conscientemente ou qualquer que seja o motivo ele tem instintos de fêmea.[39]

Essa entidade clínica teria graus de desenvolvimento variados e "afetaria pessoas sem doenças mentais".[40] Foi Magnus Hirschfeld, entretanto, o pioneiro no uso do termo *transexual*.[41] Em 1949, David O. Cauldwell utilizou a expressão *psicopatia transexual* para descrever o mais extremo exemplo de desconforto de gênero.[42] Com a explosão midiática do caso Christine Jorgensen, nascida George Jorgensen Jr., em 1952, as questões de identidade de gênero ganharam interesse e curiosidade públicos.[43]

Apesar de as chamadas cirurgias de mudança de sexo não serem uma novidade, elas ficavam restritas a diagnósticos de *intersexo*. Lili Elbe (nascida Einar Wegener), Rudolph Richter (Dora-"Dörchen") e Roberta Cowell (Robert Cowell), mesmo não tendo o diagnóstico de intersexo, são exemplos de pessoas que fizeram a cirurgia e se adaptaram ao novo sexo.[44,45]

Foi, no entanto, na década de 1960 que as questões ligadas à *transexualidade* saíram da mídia e ganharam o terreno da Medicina com a participação do Dr. Harry Benjamin, cujo trabalho com transexuais culminou na publicação, em 1966, do livro *The Transsexual Phenomenon*, no qual expõe suas ideias a respeito dessa "síndrome". A obra foi considerada pornográfica quando de seu lançamento,[36] mas foi Harry Benjamin quem tornou o termo popular e acrescentou um segundo "s" à palavra *transexual* em inglês, já existente.[46]

Benjamin estabeleceu uma escala de orientação sexual chamada *Harry Benjamin sex orientation scale (S.O.S.), sex and gender disorientation and indecision (males)* – Escala Harry Benjamin de orientação sexual, desorientação e indecisão de sexo e gênero (homens) –, baseada em sua percepção desses indivíduos, na qual descreve tipos, diferenciando *travestilidade* de transexualidade. Essa tipologia, embora sirva como guia diagnóstico e seja muito parecida com as classificações propostas por Krafft-Ebing, Hirschfeld e Ellis, não serve como definição diagnóstica.[39,47,48]

Dos anos 1960 em diante, iniciou-se ampla pesquisa sobre o tema, fosse por conta de etiologia e diagnóstico, fosse por acompanhamentos. Um avanço importante foi a exclusão da *homossexualidade* dos manuais diagnósticos nos anos 1970/80. Apesar de alguns locais terem interrompido os programas de cirurgias de redesignação sexual[49] por questões ligadas a questionáveis resultados de seguimento pós-cirúrgico, a maioria continua ativa e atuante.

Em 2013, foi lançado o DSM-5, que alterou a terminologia para *disforia de gênero*.[50] Na CID-11, foi denominada como *incongruência de gênero*, fazendo parte de um capítulo exclusivamente sobre questões ligadas à sexualidade humana, tendo sido excluída a transexualidade/disforia de gênero do capítulo de transtornos mentais e do comportamento (Tabela 26.3).

No Brasil, apenas em 1997 se iniciou um trabalho ético e profissional com essa população. A aprovação da Resolução nº 1.482/97 do Conselho Federal de Medicina (CFM), que legitimou, segundo determinados critérios, a realização da *cirurgia de transgenitalização*, mudou completamente a conduta médica brasileira quanto a entender a transexualidade.[51] Com a publicação da nova Resolução do CFM nº 2.265/2019, ampliou-se a visão médica para as questões de identidade de gênero, incluindo crianças e adolescentes.[52]

Etiologia

Até o início da década de 1990 predominavam as hipóteses psicológicas de gênese dos transtornos de identidade de gênero; no entanto, desde então as *hipóteses biológicas* vêm ganhando força e evidências.[53] Analisando-se a influência do hormônio testosterona na função e na estrutura cerebral, observou-se que transexuais geneticamente masculinos e homens apresentam diferentes padrões de *lateralização auditiva* – ou que mulheres transexuais e mulheres cis exibem padrões similares de lateralização auditiva. Isso evidencia mais ainda a hipótese de que a influência neuroendócrina na modulação da assimetria funcional cerebral não é necessariamente estabelecida no cérebro perinatal.[54] Essa correlação entre hormônio masculino e diferenciação e desenvolvimento cerebral e comportamento masculino e feminino passou a ser uma linha de pesquisa fundamental nos últimos anos.

Estudo anatômico correlacionando o tamanho de determinadas regiões do hipotálamo (*bed nucleus of the stria terminalis*)

Tabela 26.3 Especificações da incongruência de gênero conforme a CID-11.

HA6
Incongruência de gênero: é caracterizada por uma incongruência acentuada e persistente entre o gênero experimentado pelo indivíduo e o sexo ao qual foi designado. Comportamento variante e preferências de gênero isoladamente não são uma base para atribuir os diagnósticos neste grupo.

HA60
Incongruência de gênero na adolescência ou na idade adulta: é caracterizada por uma incongruência persistente entre o gênero experimentado pelo indivíduo e o sexo ao qual foi designado, manifestada por pelo menos dois dos seguintes critérios: (1) forte antipatia ou desconforto em relação às características sexuais primárias ou secundárias (em adolescentes, características sexuais secundárias antecipadas) devido à sua incongruência com o gênero experimentado; (2) forte desejo de se livrar de algumas ou de todas as características sexuais primárias e/ou secundárias (em adolescentes, características sexuais secundárias antecipadas) devido à sua incongruência com o gênero experimentado; (3) forte desejo de ter as características sexuais primárias e/ou secundárias do gênero experimentado. O indivíduo tem forte desejo de ser tratado (viver e ser aceito) como pessoa do gênero experimentado. A incongruência de gênero deve ter estado continuamente presente por pelo menos vários meses. O diagnóstico não pode ser atribuído antes do início da puberdade. Comportamento variante de gênero e as preferências isoladamente não são uma base para atribuir o diagnóstico.

HA61
Incongruência de gênero na infância: é caracterizada por uma incongruência acentuada entre o gênero experimentado pela criança e o sexo ao qual foi designada. Inclui um forte desejo de ser do gênero oposto ao do sexo atribuído; um forte desagrado em relação à sua anatomia sexual ou às características sexuais secundárias antecipadas e/ou um forte desejo de ter as características sexuais secundárias antecipadas que correspondam às do gênero experimentado; interesse por brinquedos, jogos, atividades e companheiros de brincadeiras que são típicos do gênero experimentado, e não do sexo atribuído. A incongruência de gênero deve ter persistido por cerca de 2 anos. Comportamento variante de gênero e as preferências isoladamente não são uma base para atribuir o diagnóstico.

Adaptada de World Health Organization, 2023.[17]

entre mulheres transexuais e mulheres cis apontou alguma evidência, apesar de o estudo ter sido feito com apenas seis indivíduos *post mortem* em 11 anos de pesquisa. Esses achados não se mostraram diferenciados quanto à idade de manifestação da transexualidade, ou seja, a diminuição do núcleo (*bed nucleus of the stria terminalis*) guarda relação com o transtorno de identidade, e não com a idade do paciente na manifestação do quadro. Outro achado é que o tamanho do núcleo não mostra diferença entre homens hétero e homossexuais.[55]

Outro estudo, utilizando 42 cérebros de pacientes – 26 do mesmo estudo anterior –, chegou à conclusão de que o número de neurônios no *bed nucleus of the stria terminalis* de mulheres transexuais é similar ao das mulheres cis. Em contraste, o número de neurônios de um homem transexual (apenas o cérebro de um homem transexual foi analisado) é equivalente ao de um homem cis. Os autores concluíram que, em transexuais, a diferenciação do cérebro e dos genitais ocorre em direções opostas e indicaria a base neurobiológica da disforia de gênero.[56]

Sabe-se que a diferenciação do hipotálamo ocorre, aproximadamente, por volta dos 4 anos e depende de fatores genéticos e níveis de hormônios pré-natais, portanto estabelece-se a mesma relação entre comportamento masculino e andrógeno.[57,58]

Outros achados indiretos, ainda pouco conclusivos, têm sido propostos como marcadores biológicos, como: (1) uso preferencial de mãos (refletindo lateralidade cerebral organizada antes do nascimento), com mulheres e homens transexuais utilizando mais a mão esquerda do que os controles;[59] (2) padrões de assimetria em impressões digitais, que se desenvolvem antes do nascimento e provavelmente são influenciados por esteroides sexuais, tanto em homens transexuais quanto mulheres transexuais, diferindo dos controles, homens e mulheres cis;[60] (3) ordem de nascimento, com as mulheres transexuais lésbicas tendo irmãos mais velhos, dado similar ao encontrado com homossexuais masculinos não transexuais;[61-63] (4) mulheres transexuais tendo mais tias maternas do que tios maternos, achado similar aos dos homossexuais masculinos não transexuais;[64] e (5) relação de tamanho entre o segundo e o quarto dedo da mão direita,[65,66] pois há evidências de que a influência de hormônios sexuais afete a identidade de gênero e demonstra-se isso pela análise da relação de tamanho entre o segundo e o quarto dedo da mão direita. Homossexuais masculinos e femininos e mulheres e homens transexuais apresentaram menor relação entre o segundo e o quarto dedos em comparação com os heterossexuais e os cis. Isso, segundo os autores, demonstraria a ação de altas doses de andrógeno intraútero e sua correlação com a formação da identidade de gênero. Hoje, portanto, temos uma linha de pesquisa que busca cada vez mais evidências quanto à correlação de andrógenos circulantes intraútero e o desenvolvimento da identidade de gênero.

Epidemiologia

A incidência de transexualidade tende a permanecer a mesma, enquanto a prevalência revela uma variação muito grande desde os primeiros trabalhos sobre o assunto até os mais recentes, variando entre os países e conforme a época estudada. A razão entre mulheres transexuais e homens trans, contudo, mantém-se estável em 3:1, independentemente do país ou da época.[67]

O cuidado a ser tomado é se os dados avaliados são para transexuais ou para indivíduos diagnosticados com disforia de gênero sem especificação e que requerem cirurgia. Muitas vezes, levam-se em conta a solicitação do indivíduo e sua ansiedade, deixando-se de lado a história de seu desenvolvimento, o estresse vivido naquele momento e a evidência de que o grupo que requer a cirurgia de redesignação sexual é heterogêneo. Mais uma vez, o tópico acerca do diagnóstico torna-se importante para a definição do fenômeno com o qual estamos lidando.

Como primeira pesquisa sobre prevalência com essa população, temos o trabalho clássico que Pauly realizou nos EUA. A pesquisa apresentou números como 1:100.000 de mulheres transexuais e 1:400.000 de homens transexuais naquele país.[68]

Já a pesquisa realizada por Wålinder na Suécia revelou números da ordem de 1:37.000 de mulheres transexuais e de 1:103.000 de homens transexuais. Quanto à incidência anual, apontou números da ordem de 0,20:100.000. Mais interessante é a proporção encontrada entre mulheres transexuais e homens trans variando de 2,8:1 em 1967 a 1:1 em 1971.[69]

Na Inglaterra e no País de Gales, Hoenig e Kenna encontraram os valores de 1,90:100.000 na população, de 1:34.000 de mulheres transexuais e 1:108.000 de homens transexuais, enquanto a proporção por sexo foi de 3,25:1 de mulheres transexuais com relação aos homens trans. A incidência encontrada foi de 0,17 a 0,26:100.000 habitantes, e a proporção entre homens e mulheres, 1:1.[70]

Ross et al. Encontraram, na Austrália, uma prevalência total de 1:42.000, sendo 1:24.000 de mulheres transexuais e 1:150.000 de homens transexuais – uma proporção de 6,1:1 de mulheres transexuais. Além disso, relatam a incidência de 0,58:100.000 habitantes e a proporção de 5:1 entre homens e mulheres.[71]

Em Cingapura, os números encontrados por Tsoi foram de 35,2:100.000 no total, de 1:2.900 de mulheres transexuais e 1:8.300 de homens transexuais – uma proporção de 3:1 a favor das mulheres transexuais.[72]

Na Holanda, Eklund et al. apresentaram valores de 1:18.000 de mulheres transexuais e 1:54.000 de homens transexuais – uma proporção de 3:1 de mulheres transexuais com relação aos homens trans,[73] o que difere, em números absolutos, de outra pesquisa realizada no mesmo país por Bakker et al. Esta última revelou 1:11.900 mulheres transexuais e 1:30.4000 homens transexuais, com uma proporção de 2,5:1 de mulheres transexuais com relação aos homens trans.[74]

Na Alemanha, Weitze e Osburg encontraram números compatíveis com 1:36.000 de mulheres transexuais e 1:94.000 de homens transexuais. A prevalência total foi de 1:42.000, com proporção de 2,3:1 de mulheres transexuais com relação aos homens trans.[75]

Na Escócia, Wilson et al. encontraram números da ordem de 8,18:100.000 de prevalência total de transexualidade, sendo a relação de 1:7.500 para mulheres transexuais e de 1:31.000 para homens transexuais. Isso revela uma proporção de 4:1 de mulheres transexuais masculinos com relação aos homens trans.[76] Na Bélgica, a proporção seria de 1:12.900 mulheres transexuais e 1:33.800 homens trans;[77] na Espanha, de 1:21.031 mulheres transexuais e 1:48.096 homens trans;[78] na Nova Zelândia, 1:3.639 mulheres transexuais e 1:22.714 homens trans;[79] por fim, na Sérvia, a relação proporcional entre mulheres e homens transexuais encontrada foi de 3:2.[80]

A Tabela 26.4 compara todos esses valores encontrados e, na Tabela 26.5, apresentamos a relação proporcional entre homens e mulheres para cada pesquisa.

Um estudo realizado durante 20 anos na Suécia revelou uma incidência anual de solicitações para mudança de sexo de 0,17:100.000 habitantes. A proporção entre mulheres transexuais e homens trans foi de 1,4:1; e a incidência de transexualidade, de 0,14:100.000 habitantes, além de a proporção ser a mesma para homens e mulheres com esse diagnóstico.[81]

Tabela 26.4 Prevalência estimada de disforia de gênero em várias pesquisas.

Autores/ano/país	Mulher transexual	Homem transexual
Pauly, 1968 (EUA)[68]	1:100.000	1:400.000
Wålinder, 1971 (Suécia)[69]	1:37.000	1:103.000
Hoenig e Kenna, 1974 (Inglaterra/País de Gales)[70]	1:34.000	1:108.000
Ross et al., 1981 (Austrália)[71]	1:24.000	1:150.000
Tsoi, 1988 (Cingapura)[72]	1:2.900	1:8.300
Eklund et al., 1988 (Holanda)[73]	1:18.000	1:54.000
Bakker et al., 1993 (Holanda)[74]	1:11.900	1:30.400
Weitze e Osburg, 1996 (Alemanha)[75]	1:36.000	1:94.000
Wilson et al., 1999 (Escócia)[76]	1:7.500	1:31.000
De Cuypere et al., 2007 (Bélgica)[77]	1:12.900	1:33.800
Gómez et al., 2006 (Espanha)[78]	1:21.031	1:48.096
Veale, 2008 (Nova Zelândia)[79]	1:3.639	1:22.714

Tabela 26.5 Relação de proporção entre os sexos.

Autores/ano/país	Relação mulher trans/homem trans
Pauly, 1968 (EUA)[68]	4:1
Wålinder, 1971 (Suécia)[69]	2,8:1 a 1:1
Hoenig e Kenna, 1974 (Inglaterra/País de Gales)[70]	3,25:1
Ross et al., 1981 (Austrália)[71]	6,1:1
Tsoi, 1988 (Cingapura)[72]	3:1
Eklund et al., 1988 (Holanda)[73]	3:1
Bakker et al., 1993 (Holanda)[74]	2,5:1
Weitze e Osburg, 1996 (Alemanha)[75]	2,3:1
Wilson et al., 1999 (Escócia)[76]	4:1
De Cuypere et al., 2007 (Bélgica)[77]	2,6:1
Gómez et al., 2006 (Espanha)[78]	2,3:1
Veale, 2008 (Nova Zelândia)[79]	6,1:1
Duisin et al., 2009 (Sérvia)[80]	3:2

Os autores concluíram que a incidência de transexualidade mantém-se constante ao longo dos anos, permanecendo a mesma entre homens e mulheres. Enquanto isso, em um grupo maior de solicitantes de redesignação sexual que inclui homossexuais, travestis e outros casos de diagnóstico incerto, os indivíduos biologicamente homens predominam. Os mesmos autores,[81] em trabalho de revisão, discutiram as variações encontradas e chegaram à conclusão de que:

- A prevalência encontra-se próxima dos valores adotados pelo DSM-IV-TR, de 1:30.000 de adultos biologicamente masculinos e de 1:100.000 de adultos biologicamente femininos que buscam cirurgia de redesignação sexual
- A incidência permanece praticamente a mesma, de 0,15 a 0,17:100.000 habitantes acima dos 15 anos
- A proporção entre homens e mulheres varia de 1:1 entre mulheres transexuais e homens trans primários até 4:1 entre homens e mulheres de um grupo com diagnóstico incerto
- A proporção total de pessoas que buscam avaliação para redesignação sexual ficaria por volta de 1,7:1 entre homens e mulheres da amostra geral.

Pelos dados apresentados, vê-se que as conclusões a que esses autores chegaram mostram-se consistentes e adequadas a uma realidade geral,[82] contudo pesquisas realizadas na Polônia[83] e na antiga Tchecoslováquia e no Japão[83] afirmam que, diferentemente dos países ocidentais, os homens transexuais são mais comuns que as mulheres trans na Polônia e no Japão, estando na proporção de 1:3,4, ou seja, uma mulher trans para 3,4 homens transexuais,[83] e de 1:5 na antiga Tchecoslováquia.[84]

Um trabalho realizado na Suécia[85] no período de julho de 1972 até junho de 2002, ao avaliar os pedidos de cirurgias de redesignação sexual, encontrou dados significativos: a razão sexual de 1:1 (fim dos anos 1960) elevou-se para 2:1 (fim dos anos 1990) em favor das mulheres transexuais. Atualmente, as mulheres transexuais são 6 anos mais velhas do que os homens trans na época do pedido e 8 anos mais velhas do que eram há 20 anos no momento da requisição.

Coocorrências

Quanto às morbidades que podem acompanhar a disforia de gênero, as principais são[86,87] esquizofrenia, transtornos de humor e transtornos de ansiedade, e o uso abusivo de substâncias psicoativas também tem uma frequência importante. Os transtornos de personalidade também costumam ocorrer associados em pacientes com diagnóstico de disforia de gênero, sendo que as mulheres transexuais seriam mais afetadas que os homens trans em relação a todas as morbidades.

Relacionando alteração de imagem corporal e transexualidade,[88] os autores têm encontrado associação entre transtorno alimentar e transexualidade, especialmente anorexia nervosa.[89-91] Automutilação, incluindo tentativas de suicídio, são, em média, 43% mais frequentes em transexuais que já relataram ideação suicida em algum momento de suas vidas. As altas taxas de tentativas de suicídio e a ideação suicida foram relacionadas com sentimentos de inadequação de seu papel de gênero, chegando ao índice de 32%. São fatores de risco para automutilação, ideação suicida e tentativas de suicídio: idade inferior a 25 anos, depressão, uso abusivo de substâncias psicoativas, abuso sexual e discriminação social.[92]

Causar ou sofrer violência e ser portador de infecções sexualmente transmissíveis também podem prejudicar mais essa população. Além disso, estudos atuais quantificam os altos níveis de abandono escolar e desemprego, principalmente entre indivíduos mais jovens, o que resulta em maior marginalização social dos transexuais.[93,94]

Diagnóstico, diagnóstico diferencial e acompanhamento

As discussões a respeito do diagnóstico de disforia de gênero e transexualidade continuam suscitando debates importantes em termos de caracterização, denominação e importância nosológica.[95,96] Quanto ao diagnóstico diferencial da transexualidade, é importante ter em mente quase todas as outras disforias de gênero que não têm indicação cirúrgica (exceto travestilidade): travestismo de duplo papel, travestismo fetichista (fetichismo transvéstico) e autoginefilia – descrita por Blanchard como excitação por sentir-se mulher e com atributos femininos.[97]

Além desses, vale ressaltar os casos de homossexualidade homofóbica, quadros psicóticos com delírios de identidade de gênero (esquizofrenia e transtornos de humor psicóticos) e transtornos de personalidade *borderline* graves.[98,99]

O diagnóstico deve sempre ser feito por psiquiatra que se inclua em equipe multiprofissional composta por psicologia, assistência social, enfermagem e outros profissionais de Saúde que possam compor a equipe, como fonoaudiólogo, fisioterapeuta etc. É importante realçar que o acompanhamento, depois de realizado diagnóstico cuidadoso, deve levar em conta características específicas de cada indivíduo. Assim, convém à equipe multiprofissional pensar sempre em um projeto de acompanhamento único e subjetivo, considerando as necessidades do indivíduo.

No Brasil, o acompanhamento psiquiátrico e psicológico deve durar, no mínimo, 1 ano, incluída a possibilidade de psicoterapia no plano terapêutico singular. Durante esse tempo de acompanhamento pela equipe, o indivíduo poderá ser encaminhado para a endocrinologia a fim de iniciar a hormonização desejada e específica, também chamada de hormonoterapia cruzada, que incluirá hormônios femininos e antiandrogênicos ou hormônios masculinos.[94]

A decisão por cirurgias de afirmação de gênero, incluindo a transgenitalização, será decidida pela equipe em conjunto com o indivíduo que a desejar. Existem vários tipos de cirurgia, incluindo: genitoplastia, mamoplastia, correções estéticas de feminilização, mastectomia, metoidioplastia, neofaloplastia, entre outras.

O seguimento pós-cirúrgico pela equipe é fundamental para avaliar a necessidade de retoques cirúrgicos, a adequação social e a presença de sintomas psiquiátricos que possam surgir após a cirurgia. Na maioria dos casos, o que se percebe é uma qualidade de vida melhor, entretanto há casos de arrependimento – grande receio médico –, os quais ocorrem raríssimas vezes e geralmente entre indivíduos mal diagnosticados e que foram erroneamente encaminhados para a cirurgia. Em nosso serviço do Ambulatório Transdisciplinar de Identidade de Gênero e Orientação Sexual (AMTIGOS), do Instituto de Psiquiatria da Faculdade de Medicina da Universidade de São Paulo (IPq-HCFMUSP), não houve casos de arrependimento ou insatisfação no que se refere ao gênero adotado. Alguns pacientes podem se mostrar insatisfeitos com o resultado estético da cirurgia, o que depende de fatores como tabagismo, idade, condições da pele, presença ou não de silicone industrial, tamanho da genitália pré-operatória, entre outros.

As pesquisas das bases biológicas da identidade de gênero e suas manifestações caminham tanto para estudos genéticos quanto de diferenciação cerebral e corporal incongruentes. Assim, deixam de lado teorias socioculturais que não se comprovam como causas, e sim como fatores de inclusão e aceitação em nossas sociedades de pessoas que fogem ao habitual em termos de identidade de gênero.[84,100-104]

Outro dado importante é que toda pessoa trans relata que a infância e a adolescência foram períodos de muito sofrimento e inadequação social, por isso o AMTIGOS dedica-se atualmente ao acompanhamento de crianças e adolescentes que relatam algum tipo de questão de gênero, orientando famílias e escolas e proporcionando assistência para esses indivíduos. Esse tema tem sido exposto na mídia e causado apreensão em muitos pais.[105-108]

DISFORIA DE GÊNERO NA INFÂNCIA E NA ADOLESCÊNCIA

O desenvolvimento psicossexual é um processo de grande complexidade e que envolve desde fatores biológicos (efeitos hormonais intrauterinos na diferenciação sexual cerebral e fatores genéticos) a aspectos sociais, ambientais e psicológicos. Um dos fenômenos afetados por esse conjunto é a construção da identidade de gênero.

O tópico da identidade de gênero em crianças e adolescentes, em especial o desenvolvimento menos habitual, recebeu maior atenção da sociedade ocidental durante a década de 2010. Essa atenção vem se manifestando por meio de um aumento do número de pesquisas científicas na área em paralelo a maior exposição e mais discussões acerca do assunto nas mídias televisiva e jornalística, além da inclusão do assunto na agenda legislativa por meio de debates recentes sobre uso de nome social em escolas, utilização de banheiros e outros temas relevantes. Simultaneamente, pode-se observar maior demanda de atendimento da população com relação à identidade de gênero em clínicas e serviços especializados.

O cuidado em saúde de crianças e adolescentes com disforia de gênero mostra-se cada vez mais necessário em face das diversas particularidades e especificidades dessas populações.

Desenvolvimento psicossexual

No que se tange ao desenvolvimento da sexualidade, convém lembrar que há o envolvimento de diversos aspectos, entre eles os biológicos, psicológicos, culturais e sociais ligados à expressão sexual de cada indivíduo. A sexualidade é o traço mais amplo do desenvolvimento sexual, visto que não se reduz apenas ao ato sexual e à genitália, mas engloba toda a expressão relacional e sexual.[109]

Os aspectos biológicos dizem respeito ao desenvolvimento sexual intrauterino, no feto, e extrauterino, no bebê. Estudos sobre genética, fisiologia e aspectos físicos, entre outros, que podem impactar o desenvolvimento cerebral e genital, foram comentados anteriormente neste capítulo.

Os aspectos psicológicos referem-se ao indivíduo em sua subjetividade, resultado do desenvolvimento afetivo sexual. A maneira como a pessoa vivencia o afeto, comporta-se ou lida com ele faz que ela seja única em suas experiências e expressões. Os aspectos culturais e sociais dizem respeito às normas relacionadas com os contextos em que o indivíduo se insere. Em conjunto, todos esses aspectos se traduzirão na constituição das identidades sexual e de gênero, no papel de gênero e na orientação sexual.[109]

A identidade sexual, que se refere a como a pessoa se identifica sexualmente: homem, mulher ou intersexo, começa a se formar nos primeiros anos de vida e o ápice de sua constituição ocorre na adolescência, abarcando a educação obtida por meio das figuras parentais, da escola, dos colegas e dos amigos, e leva em consideração os valores morais, culturais, sociais, religiosos, os princípios etc.[109]

A identidade de gênero é determinada pelo modo como a pessoa se sente e se percebe em relação ao gênero, assim como a maneira como deseja ser reconhecida pelas outras pessoas, independentemente do seu sexo biológico de nascimento. A identidade de gênero pode ser expressa em diferentes graus de masculinidade ou feminilidade, sendo que essa gradação pode variar ao longo da vida. A expressão desse fenômeno começa por volta dos 3 anos, mas pode acontecer, excepcionalmente, depois dessa idade. Trata-se do autorreconhecimento como homem, mulher ou uma identidade de gênero intermediária.

A expressão de gênero refere-se a um conjunto de padrões de comportamento aprendidos em sociedade e atribuídos em correspondência aos diferentes gêneros. Esse padrão é assimilado pelo indivíduo desde que nasce, e ao longo da vida, pelos meios sociais e está associado ao comportamento que a sociedade espera que ele adote, podendo ser alterado no decorrer do tempo. O processo de produção desses comportamentos ocorre individualmente, mas depende das posições que os indivíduos ocupam em determinada coletividade e em situações sociais concretas, que podem ser mais próximas aos padrões binários (masculino/feminino; homem/mulher).

A orientação afetivo-sexual, que alude ao padrão que envolve a atração por outros indivíduos e pode envolver questões afetivas, e não somente genitais, passa a ser mais clara para o indivíduo por volta dos 10 a 11 anos, próximo ao início da puberdade e da percepção do desejo sexual por outras pessoas.

Esses aspectos estão envolvidos no desenvolvimento da própria sexualidade, em todas as fases de nossas vidas, desde o momento em que nascemos até morrermos, portanto não devem ser vistos como fenômenos estáticos, mas dinâmicos.

Didaticamente separados, porém inter-relacionados, esses fatores modulam mutuamente o impacto de cada um. Em um ambiente, por exemplo, onde não é considerada possível a orientação sexual homossexual, uma criança que se identifique como transexual provavelmente não irá externar esse sentimento.[85,109] Essas condições (e a possibilidade de exercê-las plenamente), ao longo do desenvolvimento, influenciarão a construção da personalidade do indivíduo, em especial o impacto na formação da autoestima, na liberdade de expressão, no prazer sexual e no prazer pela vida, no respeito por si mesmo e pelo próprio corpo, bem como no respeito ao outro.[85,110]

Questões diagnósticas

As questões diagnósticas, em especial quanto à relação da Psiquiatria e da Psicologia com a transexualidade, são temas sensíveis e muito discutidos atualmente, ocasionando inúmeras controvérsias. Vários paradigmas anteriores que estabeleciam que a transexualidade seria uma doença vêm paulatinamente se reestruturando para uma visão menos associada a entidade patológica e mais à possibilidade de existência e vivência humanas que traduzem as diversas subjetividades do ser. Estas, porém, ao demandarem intervenção médica, necessitam de diagnóstico.

O debate intensifica-se quando o assunto incorpora a abordagem dos desenvolvimentos psicossexuais menos frequentes na infância e na adolescência, inclusive com maior exposição do assunto na mídia. Consequentemente, nos processos de revisão do DSM-5 e da CID-11, os profissionais envolvidos tentaram equilibrar as questões inerentes ao estigma proveniente do diagnóstico psiquiátrico *versus* acesso ao cuidado à saúde.[111]

Em 2022, a World Professional Association for Transgender Health (WPATH) publicou os *Standards of Care of the Health of Transsexual, Transgender, and Gender Nonconforming People*, em sua oitava versão (SOC-8), deixando claro que a diversidade de gênero não deve ser entendida como sinônimo de disforia de gênero. A não conformidade de gênero refere-se à extensão em que a identidade de gênero e a expressão de gênero de determinado indivíduo se afastam das normas culturais prescritas para seu sexo, enquanto a disforia de gênero compreende o desconforto ou o estresse causado pela discrepância entre a identidade de gênero e o sexo reconhecido ao nascimento.[112]

Com o advento do DSM-5,[50] o que anteriormente era denominado transtorno de identidade de gênero (TIG) passou a se chamar *disforia de gênero* (DG), conforme mostra a Tabela 26.6. Um erro comum na interpretação dessa mudança é considerar-se que apenas os nomes das doenças foram modificados, de um mais "patologizante" para outro que ofereceria menor estigma com a eliminação da palavra *transtorno*. Enquanto anteriormente todas as pessoas trans eram denominadas portadoras de TIG, com a nova terminologia adotada entendem-se como pessoas transexuais aquelas que podem apresentar ou não o diagnóstico "disforia de gênero", que se refere apenas ao sofrimento psíquico (disforia) associado às questões de gênero (sociais, corporais, adaptativas e culturais). Dessa maneira, o sofrimento clinicamente significativo e o prejuízo do funcionamento social, acadêmico ou em outras áreas importantes da vida do indivíduo passam a ser mais relevantes para o diagnóstico de quadro patológico. Nessa edição do manual, as condições intersexuais (devido à síndrome de insensibilidade aos andrógenos e à hiperplasia adrenal congênita, entre outras etiologias) aparecem como um dos especificadores da DG. A categoria permanece no DSM-5 também com a intenção de que seja garantido o acesso desses indivíduos ao acompanhamento adequado.

Os critérios para o diagnóstico da DG em adolescentes são os mesmos que nos adultos; contudo, na infância, são separados, pois a capacidade de expressão das vivências individuais varia com a idade. Por exemplo, as crianças mais novas são menos

Tabela 26.6 Classificação de diagnóstico do DSM-5.

302.6 | Disforia de gênero em crianças
A. Incongruência marcante entre o gênero expresso/vivenciado e o sexo atribuído, duração mínima de 6 meses, manifestada por, pelo menos, seis dos seguintes indicadores:
  - Forte desejo de ser de outro sexo ou insistência em que é do outro sexo (ou algum gênero alternativo diferente do sexo atribuído)
  - Nos meninos, forte preferência por se transvestir ou simular traje feminino; nas meninas, forte preferência por usar apenas roupas tipicamente masculinas e forte resistência ao uso de roupas femininas típicas
  - Forte preferência pelo papel atribuído ao outro gênero nas brincadeiras de "faz de conta" ou fantasia
  - Forte preferência por brinquedos, jogos ou atividades típicas do outro sexo
  - Forte preferência por brincadeiras com companheiros do outro gênero
  - Forte rejeição a brinquedos, jogos e atividades típicos do gênero que remetem ao sexo biológico
  - Forte desgosto pela própria anatomia sexual
  - Forte desejo de ter as características sexuais primárias e/ou secundárias correspondentes ao gênero vivenciado
B. Condição associada a sofrimento clinicamente significativo ou prejuízo do funcionamento social, escolar, ou outras importantes áreas de funcionamento.

Especificar se:
Com um transtorno do desenvolvimento sexual (p. ex., distúrbio adrenogenital congênito, como 255.2 [E25.0], hiperplasia adrenal congênita ou 259.50 [E34.5], síndrome de resistência a andrógenos).
Nota para codificação: codificar tanto o transtorno do desenvolvimento sexual como a disforia de gênero.

302.85 | Disforia de gênero em adolescentes ou adultos
A. Incongruência marcante entre o gênero expresso/vivenciado e o sexo atribuído, duração mínima de 6 meses, manifestada por 2 ou mais dos seguintes indicadores:
  - Incongruência marcante entre o gênero expresso/vivenciado e as características sexuais primárias e/ou secundárias (em jovens ou adolescentes, as características sexuais secundárias esperadas)
  - Forte desejo de se livrar das características sexuais primárias e/ou secundárias por conta da significante incongruência com sua expressão/vivência de gênero (em jovens ou adolescentes, um desejo de impedir o desenvolvimento dos esperados caracteres sexuais secundários)
  - Forte desejo de ter as características sexuais primárias e/ou secundárias do sexo oposto
  - Forte desejo de ser do sexo oposto (ou algum gênero alternativo, diferente do sexo atribuído)
  - Forte desejo de ser tratado como pertencente ao gênero oposto (ou algum gênero alternativo diferente do sexo atribuído)
  - Forte convicção de que tem os sentimentos e reações típicas do sexo oposto (ou algum gênero alternativo diferente do sexo atribuído)
B. Condição associada a sofrimento clinicamente significativo ou prejuízo do funcionamento social, ocupacional ou em outras áreas importantes do funcionamento.

Especificar se:
Com um transtorno do desenvolvimento sexual (p. ex., distúrbio adrenogenital congênito, como 255.2 [E25.0], hiperplasia adrenal congênita ou 259.50 [E34.5], síndrome de resistência a andrógenos).
Nota para codificação: codificar tanto o transtorno do desenvolvimento sexual como a disforia de gênero.
Especificar se:
Pós-transição: o indivíduo fez uma transição para uma vida em tempo integral no gênero desejado (com ou sem legalização da mudança de gênero) e fez (ou está se preparando para fazer) pelo menos um procedimento médico ou um regime no tratamento transexual – a saber, tratamento hormonal transexual regular ou cirurgia de redesignação de gênero confirmando o gênero desejado (p. ex., penectomia, vaginoplastia em um gênero masculino ao nascimento, mastectomia ou faloplastia em um gênero feminino ao nascimento).

302.6 | Disforia de gênero não especificada
Essa categoria aplica-se a pessoas com sintomas característicos de disforia de gênero, mas não se enquadra nos critérios diagnósticos.

Adaptada de American Psychiatric Association, 2013.[50]

propensas do que as crianças mais velhas, os adolescentes e os adultos a expressar disforia anatômica intensa e persistente (intenso desconforto com a genitália, por exemplo). Crianças muito novas podem demonstrar sinais de sofrimento (p. ex., choro intenso) somente quando os pais dizem que elas não são "realmente" membro do outro gênero, mas apenas "desejam" ser. Também se observa que o sofrimento pode não se manifestar em ambientes sociais que sustentam o desejo da criança de viver o papel de outro gênero, surgindo somente se houver alguma interferência nesse desejo.

Na CID-10,[16] há uma descrição específica para crianças, denominada transtorno de identidade sexual na infância (F64.2), com características semelhantes às descritas no DSM-5. Uma das alterações ocorridas na CID-11 é a de que o diagnóstico não pode ser realizado antes dos 5 anos, e a condição é chamada de incongruência de gênero, de maneira a descrever a discrepância entre o sexo biológico e a identidade de gênero.

Segundo os *Standards of Care* (SOC) da WPATH (8ª edição) há uma separação entre a não conformidade de gênero ("extensão pela qual a identidade de gênero, papel ou expressão de gênero de uma pessoa se diferencia das normas culturais prescritas para pessoas de um sexo particular") e a DG ("desconforto ou sofrimento causado pela discrepância entre a identidade de gênero de uma pessoa e o sexo designado ao nascimento"), o que foi adotado pelo DSM-5, conforme visto anteriormente.[112]

De acordo com um estudo recente, crianças do sexo masculino que afirmavam "sou uma menina" tinham mais chance de serem transexuais na fase adulta do que as que falavam "quero ser uma menina".[113] A despeito disso, tanto no primeiro quanto no segundo caso, pode se tratar de um comportamento transitório. Outras pesquisas tentam definir especificadores preditivos para a persistência de identificação com outro gênero na fase adulta, que seriam de grande utilidade para possíveis indicações de intervenções futuras, como o bloqueio da puberdade, a terapia cruzada de hormônios sexuais e as cirurgias de redesignação sexual.[114]

Apesar de todas as críticas a respeito do diagnóstico de DG em crianças e adolescentes pelo DSM-5, é importante ressaltar que o maior foco deveria ser no estresse dessas crianças ou adolescentes e que o diagnóstico a ser considerado seria dos pais, e não de seus filhos.[115,116] Convém ter em mente que o diagnóstico é um instrumento que serve para nada mais do que nortear e embasar as ações de profissionais da equipe, além de favorecer a comunicação entre profissionais, nunca devendo ser utilizado como instrumento de estigmatização das pessoas.

Em geral, a definição diagnóstica de DG é um desafio para quem atua na área, visto que muitos candidatos à cirurgia de redesignação sexual nem sempre são transexuais, apesar de, por vezes, assim se identificarem. Além disso, nem sempre apresentam melhora na qualidade de vida com a cirurgia, fator importante a ser considerado, pois o procedimento cirúrgico é irreversível na maior parte dos casos. Não há, até o momento, um instrumento objetivo de elucidação diagnóstica, sendo o cuidado clínico longitudinal etapa fundamental para o trabalho da equipe multiprofissional, que deve incluir avaliações médicas (psiquiátrica, endocrinológica e ginecológica/urológica), psicológicas e do serviço social. Devem-se sempre levar em consideração o grau de persistência e insistência e a consistência com que a criança, independentemente da idade, diz que é menina ou menino.

Epidemiologia

Estudos recentes sobre a prevalência de pessoas transexuais, tanto na infância quanto na adolescência, são poucos e com casuística pequena, além de a avaliação diagnóstica permanecer uma questão. Atualmente, predominam os estudos não clínicos, ou seja, não fundamentados no diagnóstico clínico ou por escalas, de DG[50] ou transexualidade.[16]

Os dados de prevalência para crianças e adolescentes são predominantemente realizados por autoidentificação ou percepção parental, observando-se neles uma variação de 3 a 5% entre meninos e meninas, respectivamente, em crianças de 6 a 12 anos, em um total de 2.402 indivíduos, de acordo com a percepção dos pais.[117,118] Segundo a autopercepção, observou-se o índice de 1,3% de 2.730 crianças de uma escola em São Francisco, nos EUA.[119]

Quando buscamos as prevalências estimadas para os adolescentes, encontramo-las variadas. Estudos por autodeterminação relatam 3,6% nascidas meninas e 1,7% nascidos meninos.[119] Por apontamento dos pais de adolescentes entre 13 e 18 anos, há o índice de 3% entre garotos e 6,3% entre garotas, ou seja, percebe-se que a frequência relatada é maior em adolescentes FTM (*female-to-male*) com relação aos MTF (*male-to-female*), e também existe maior prevalência de FTM do que de MTF.

Saúde mental e modelos psicopatológicos

Estudos recentes têm se debruçado sobre inúmeras questões relacionadas com a saúde mental da população de crianças e adolescentes com DG, visando à identificação de fatores de vulnerabilidade, predisponentes e prognósticos. Os principais questionários utilizados para a avaliação da ocorrência de morbidades psiquiátricas nessa população são: Child Behavior Checklist (CBCL), Teacher's Report Form (TRF), Youth Self-Report Form (YSR) e Diagnostic Interview for Children-Parent version (DISC-P). O CBCL é o mais comumente utilizado, pois possibilita a observação de sintomas internalizantes e externalizantes na criança. Encontrou-se um predomínio de sintomatologia internalizante (transtornos depressivos e ansiosos) com relação à externalizante (transtornos de conduta, TDAH e transtorno opositivo-desafiador) nessa população.[120]

Há estudos que mostram associação entre transtornos do espectro do autismo (TEAs) em crianças com DG, encontrando-se uma incidência de 7,8% (quase nove vezes a prevalência de TEA na população geral).[121] Uma metanálise mais recente contesta esse achado, questionando se há realmente maior associação entre TEA e DG.[122]

Em uma amostra de crianças com DG, observou-se que 52% delas apresentavam um ou mais diagnósticos psiquiátricos, com 31% de portadores de algum transtorno de ansiedade (sobretudo fobia específica e ansiedade de separação), 23% com transtornos disruptivos (transtorno opositivo-desafiador, transtorno de conduta e TDAH) e 6% com transtornos de humor.[123] Entre adolescentes com DG, as principais comorbidades observadas foram fobia social (9,5%), depressão maior (8,6%), transtorno opositivo-desafiador (8,6%) e fobia específica (7,6%), com 65,7% dos indivíduos sem transtorno psiquiátrico e 34,3% com um diagnóstico.[124]

Na adolescência de indivíduos com DG, a puberdade é frequentemente vivenciada de modo dramático, pois a esperança, a fantasia e o desejo de ser do outro gênero parecem impossíveis, estabelecendo na pessoa a noção de não pertencimento ao gênero com o qual se identifica. A busca pela transformação definitiva comumente se inicia nessa época, e as experiências sociais podem ser marcantes e destrutivas, havendo aumento de risco de automutilação, depressão, ansiedade, suicídio, uso abusivo de substâncias psicoativas, transtornos alimentares, comportamento sexual de risco, reclusão social e transgressão de normas sociais. A ânsia pelas mudanças corporais pode dar início ao uso intempestivo de hormônios e à procura por cirurgias de redesignação sexual.[125]

Existem quatro modelos psicopatológicos que associam transtornos mentais a DG na infância e na adolescência:

- *Modelo psicodinâmico*, em que a DG seria o resultado de dinâmicas familiares específicas. É o mais antigo a ser postulado[126] e se baseia em achados de que alguns meninos com DG não mostraram sinais de psicopatologia.[127,128] Um modelo derivado seria que a DG é secundária à psicopatologia subjacente de um transtorno de ansiedade de separação (p. ex., a criança confundiria "ter mamãe" com "ser mamãe", provocando a introjeção da figura materna/paterna em resposta à falta/separação da mesma).[129] Se este modelo estiver correto, o objetivo do cuidado será reduzir a sintomatologia de DG por meio do tratamento dos sintomas de ansiedade de separação[130]
- *Modelo do ostracismo social*, que postula que as psicopatologias associadas em crianças e adolescentes com DG são secundárias à experiência de rejeição social devido ao comportamento não normativo de gênero. O comportamento de gênero variante produziria uma reação negativa do meio social (mais intensa e significativa em crianças do sexo masculino), levando posteriormente a psicopatologias como depressão e ansiedade[131,132]
- Outro modelo argumenta que a psicopatologia associada em crianças e adolescentes com DG está relacionada com *fatores de risco gerais para transtornos mentais* (como história familiar de transtorno psiquiátrico, psicopatologia parental coocorrente e aspectos socioeconômicos). Há alguma evidência mostrando que esses fatores de risco têm certo papel em algumas variedades de problemas comportamentais em crianças com DG. Entre esses fatores, os mais significativos foram: transtorno mental diagnosticado na mãe, teste de quociente de inteligência (QI) da criança (com piores escores associados a mais problemas comportamentais) e relacionamento ruim com crianças de mesma idade[133]
- O quarto modelo, mais recente, postula que a incongruência de gênero seria uma *causa independente de sofrimento* e transtorno mental.
- Ainda há poucos dados disponíveis que comprovem o melhor modelo.

Soma-se à concepção de vulnerabilidade para essa população o conceito de estresse de minorias, que pode ser compreendido a partir de três dimensões de preconceito:

- Preconceito percebido: caracteriza o estresse explícito, as vivências estressoras do indivíduo pelo preconceito por sua condição de pertencer a um grupo minoritário
- Preconceito antecipado: é entendido como a antecipação de evento estressor, em que o estresse é vivenciado mediante a expectativa de rejeição e recriminação, o estado de vigilância e as ações para esconder-se e proteger-se
- Preconceito internalizado: componente mais subjetivo, ocorre quando as atitudes e o preconceito do ambiente social são internalizados pela própria pessoa pertencente ao grupo minoritário, podendo ter efeitos negativos para o enfrentamento dos eventos estressores.[134]

O preconceito e a violência sofridos pela população trans, chamados de transfobia, são um contexto importante para a compreensão de suas experiências em relação à depressão e ao risco de suicídio.[135] Além dos estressores gerais da vida, a população trans também sofre com esses altos índices de discriminação e rejeição relacionados com a sua identidade e/ou expressão de gênero.[136] O Brasil é conhecido mundialmente pela triste marca de ser o país onde mais ocorrem violações de direitos humanos contra a população trans, incluindo mortes e assassinatos, e tal recorde tem repercussões diretas sobre a saúde mental dessa população.

É consenso atualmente que esses modelos podem ser não excludentes e que o fenômeno da DG seja multifatorial e multicausal.[137]

Avaliação multiprofissional

Frente à complexidade dos casos e às várias questões diagnósticas suscitadas anteriormente neste capítulo, percebemos que existe a necessidade de uma avaliação multiprofissional. Esse protocolo vem ao encontro da demanda tanto da equipe quanto dos familiares de crianças e adolescentes e dos próprios adolescentes. Dessa maneira, favorece-se melhor elucidação diagnóstica, com ênfase em um olhar mais integral do sujeito em questão e de sua família. É importante ressaltar que a equipe deve ter clareza acerca do diagnóstico, bem como dos diagnósticos diferenciais, com possibilidade de encaminhamentos específicos dentro da mesma equipe ou, eventualmente, para outros serviços.[109,112,116]

A avaliação de crianças e adolescentes com DG envolve diferentes procedimentos, diferença que está relacionada, por exemplo, com idade, maturidade (psíquica e física) e temas a serem abordados, além de particularidades quanto à maneira como ocorrerá a abordagem.[109]

É fundamental o conhecimento da evolução normal na infância e na adolescência e, também, das peculiaridades dessas pessoas, dos perfis sociodemográfico, biológico, fisiológico e psicológico, e se há particularidades suas com relação às diferentes abordagens. Modalidades de atendimento mais intensivas têm um custo de pessoal bastante significativo, tendo-se em vista a quantidade de profissionais especializados envolvidos e disponíveis, sendo necessários planejamento de médio e longo prazos e efetividade de alocação de recursos.[109]

Em nosso serviço, o AMTIGOS, os pacientes passam obrigatoriamente, após a triagem inicial, por avaliações psiquiátrica, neuropsicológica (se necessário), psicológica e sociofamiliar realizadas por profissionais que se relacionam de maneira colaborativa, respeitando as especificidades, construindo um trabalho novo e agregando os elementos de maneira a beneficiar os pacientes.

Na avaliação de crianças (utilizaremos o recorte entre 3 e 12 anos), realiza-se uma entrevista conjunta com os pais e o paciente, visando compreender o contexto em que ele está inserido – preferencialmente, com dois profissionais diferentes (p. ex., psicólogo e psiquiatra; ou assistente social e psiquiatra; ou, ainda, endocrinologista e psicólogo, entre outros). Esse processo objetiva, inclusive, facilitar a compreensão do caso para a discussão dentro da equipe e o posterior desenvolvimento de projeto terapêutico singular. Na avaliação de adolescentes (utilizaremos aqui o recorte entre 12 e 17 anos), realiza-se entrevista com o adolescente e os pais e/ou responsáveis legais. Após as avaliações, promovem-se as discussões em equipe e a elaboração da estratégia de acompanhamento caso a caso.[138,139]

Acompanhamento multiprofissional

Existe uma quantidade insuficiente de serviços especializados no atendimento de crianças e adolescentes nos diferentes níveis de complexidade dentro da rede de atendimento em saúde mental. O AMTIGOS propõe um serviço transdisciplinar voltado para o atendimento de crianças e adolescentes com DG e seus familiares com base nos *Standards of Care* (8ª edição) da WPATH.[112] Entre as abordagens realizadas estão os atendimentos clínico-psiquiátricos, psicoterápicos (individual e em grupo), fonoaudiológicos, pediátricos, endocrinológicos, ginecológico, de terapia familiar e sociais.

Além disso, a realização do diagnóstico, incluindo descartar os eventuais diferenciais, e a avaliação de morbidades são partes centrais do trabalho, bem como o envolvimento dos responsáveis e da escola. No AMTIGOS, as crianças que apresentam questões relacionadas com identidade de gênero e suas famílias são acompanhadas a fim de desenvolverem as experiências necessárias para o processo de identificação ou não da pessoa para um ou outro gênero. Dessa maneira, acredita-se que a criança não deve ser nem incentivada nem reprimida com relação à sua exploração de identidade de gênero, mas respeitada em seu desejo. São exercitadas com os pais diversas questões que trazem angústia, como o luto da heterossexualidade, o medo de violência, a culpa, a vergonha e a dificuldade de respeitar o tempo da criança para o amadurecimento e a integração da identidade de gênero.

A transição social logo na primeira infância é, contudo, um tema controverso, e há divergências entre os pais e os profissionais de Saúde Mental. Para os responsáveis que não permitem que seus filhos ou filhas pequenos façam uma transição de papéis de gênero, talvez seja conveniente o aconselhamento para ajudá-los a satisfazer as necessidades de seus filhos ou filhas de maneira sensível e cuidadosa. Assim, garante se que a criança tenha amplas oportunidades de explorar sentimentos e comportamentos de gênero em um ambiente seguro.

Este trabalho está em consonância com o proposto pela WPATH de intervenções psicológicas e sociais para diminuir o estresse e facilitar a identificação de fatores na criança, nos pais e no meio social que influenciem o comportamento infantil.[112] Outros autores concordam e estabelecem que os princípios do tratamento para crianças envolvem um forte e persistente trabalho com a criança no sentido de fortalecer o sentimento de pertencer ao sexo de nascimento, mas sem atribuir algum valor negativo a seu comportamento de gênero anômalo.[140] Para a WPATH,[112] dois tópicos envolvem o cuidado de adolescentes com disforia de gênero: intervenção psicológica e social e intervenção física.

A intervenção psicológica e social dará conta das questões envolvendo a família e a escola, o que facilita o entendimento do que acontece e afasta os fatores estressores ou mantenedores da angústia e sofrimento. A abordagem da família deve ter em conta o fortalecimento dos laços afetivos e de suporte para o problema. Com adolescentes, pelas características definitivas do desenvolvimento sexual secundário no período puberal, as intervenções físicas que devem ser consideradas se dividem em três categorias ou estágios:[141]

- Intervenções totalmente reversíveis. Envolvem a utilização de análogos de GnRH para suprimir a produção de estrogênio ou de testosterona e, consequentemente, retardar as mudanças físicas da puberdade, dando à criança e ao adolescente tempo para viver socialmente no gênero desejado e confirmar a persistência da DG. O desenvolvimento de caracteres sexuais secundários irreversíveis, como o padrão de pelos faciais, a proeminência laríngea (pomo de Adão), as mamas, as alterações da voz, as mudanças em estrutura óssea (facial e corporal) e a distribuição de gordura corporal, também é postergado e possivelmente evitado. Os critérios, segundo a WPATH,[112,142] para o bloqueio puberal são:
    - Diagnóstico de incongruência de gênero estabelecido
    - Puberdade em estágio 2 de Tanner
    - Piora da DG com o início da puberdade
    - Ausência de comorbidades psiquiátricas que possam interferir no diagnóstico
    - Adequado apoio social e psicológico
    - Entendimento adequado por parte do paciente e sua família dos riscos e benefícios da terapia
- Intervenções parcialmente reversíveis. Envolvem a terapia hormonal para feminizar ou masculinizar o corpo. Algumas das alterações induzidas por hormônios podem precisar de cirurgia de reconstrução para reverter o efeito (p. ex., a ginecomastia causada pelo estrogênio), enquanto outras mudanças não são reversíveis (p. ex., engrossamento da voz causada pela testosterona). Muitos adolescentes, na prática, chegam ao nosso serviço já utilizando hormônios por conta própria, sem supervisão médica, o que leva a mais riscos à saúde, como o de trombose em mulheres trans em uso de estrogênios. A literatura já considerou os prós e contras a respeito da terapia hormonal precoce e da supressão hormonal em adolescentes com DG.[140] Entre os principais argumentos a favor, estão:
    - A supressão do desenvolvimento somatossexual alivia rapidamente o sofrimento do indivíduo
    - O resultado cosmético de eventuais cirurgias de redesignação sexual posteriores será superior
    - O funcionamento psicossocial e sexual do indivíduo será melhor, assim como serão prevenidas comorbidades psiquiátricas
- Entre os principais argumentos contrários, estão:
    - O bloqueio pode mudar as experiências sexuais do indivíduo tanto no comportamento quanto nas fantasias sexuais. Isso evita que ele tenha experiências sexuais próprias a cada idade, o que poderia facilitar o processo de avaliação diagnóstica e posteriores intervenções
    - Por experiência, muitas crianças com forte desejo de mudança de gênero irão se desenvolver como homossexuais na fase adulta. O bloqueio poderia impedi-las de

ter experiências decisivas que as auxiliariam no estabelecimento da identidade homossexual. Da mesma maneira, não se sabe se a terapia hormonal antes do fim da puberdade poderia afetar o desenvolvimento da identidade de gênero, induzindo iatrogenicamente a persistência da DG
- Crianças e adolescentes não têm a maturidade emocional e cognitiva necessária para consentirem tratamentos que levarão a consequências para toda a vida. Deve-se lembrar de que muitas crianças com DG têm maior prevalência de morbidades psiquiátricas, piores escores de habilidades sociais e anormalidades comportamentais, os quais podem deixá-las particularmente suscetíveis à tentação de aceitar uma solução rápida para todos os seus problemas
- Intervenções irreversíveis. São essencialmente os procedimentos cirúrgicos, plásticas faciais, mamárias e, em especial, genitais. Um processo psicoterápico pré-operatório visando à melhor compreensão do impacto cirúrgico é altamente recomendado.

Também se recomenda uma progressão gradual entre as etapas, de maneira a manter as opções em aberto, focando-se nas possibilidades de tratamento na adolescência nas duas primeiras etapas. Não se deve saltar de um estágio para o outro sem dar tempo suficiente para que os/as adolescentes, e suas mães e pais, assimilem plenamente os efeitos das intervenções anteriores.

No AMTIGOS, para os adolescentes, as modalidades de acompanhamento oferecidas são psicoterapia de grupo, atendimento social, atendimento familiar, grupo de pais e atendimentos fonoaudiológico, ginecológico e endocrinológico, além da articulação com a rede de Saúde e orientação para as escolas para melhor inserção social. Conhecer a efetividade das intervenções realizadas em um serviço é essencial para o direcionamento de recursos para os diagnósticos e perfis psicopatológicos específicos, além de contribuir para a elaboração de políticas públicas mais específicas. Também é fundamental maior conhecimento da evolução dos pacientes na infância e na adolescência que apresentam quadro sugestivo de incongruência de gênero, de seus perfis sociodemográfico e biológico e se há possível agrupamento de indivíduos que mais se beneficiariam dessas abordagens multidisciplinares intensivas, porque esse tipo de atendimento apresenta um custo bastante significativo, tendo em vista a quantidade de profissionais especializados envolvidos. Assim, é necessário um planejamento de médio e longo prazos.

CONCLUSÃO

É importante realçar que ter um diagnóstico não faz de alguém um doente, mesmo que seja na esfera das parafilias. Diagnosticar é garantir ao paciente acesso à saúde no que ela pode ter de melhor. Não é exclusão nem preconceito. O diagnóstico é fundamental para que o médico possa fazer qualquer intervenção.

Não defendemos que o diagnóstico seja psiquiátrico, mas o diferencial com quadros psiquiátricos necessita ser realizado, por isso ainda é importante manter o psiquiatra na equipe de avaliação.

Um diagnóstico precoce e correto que vise ao cuidado, à atenção e à proteção é extremamente importante para a população que sofre com transtornos sexuais. Para um bom acompanhamento médico, psicoterápico e social e resultados satisfatórios, são essenciais, entre outros aspectos:

- Abordagem e diminuição do sofrimento físico e psíquico
- Prevenção, diagnóstico e tratamento de possíveis morbidades clínicas e psiquiátricas
- Orientação ao paciente e a seus familiares ou responsáveis legais quanto a todos os riscos e benefícios dos procedimentos médicos desejados
- Identificação de complicadores ou fatores de risco sociais
- Acompanhamento durante todo o processo.

A promoção de cuidados de saúde e sua justa integração social de maneira sadia e produtiva são, portanto, alguns dos passos para o alívio do sofrimento dessa população.

Quanto ao tema das variantes de identidade de gênero na infância e adolescência, percebe-se a necessidade de mais estudos e pesquisas. Ainda existe grande espaço para o desenvolvimento e a elaboração de novos protocolos e assistências para essas crianças e adolescentes, levando-se em conta, inclusive, as mudanças comportamentais e culturais de cada geração. Os atuais protocolos são pautados em procedimentos sociais e psicológicos, hormonais e cirúrgicos, bem como no diagnóstico correto e no seguimento longitudinal dos pacientes. Esses protocolos não podem deixar de considerar o contexto em que essa criança e/ou adolescente se insere e como eles se identificam, assim como as suas expectativas e daqueles à sua volta, ou seja, ouvir o que essas crianças, esses adolescentes e seus familiares e/ou responsáveis dizem é fundamental para um bom trabalho.

REFERÊNCIAS BIBLIOGRÁFICAS

1 De Block A, Adriaens PR. Pathologizing sexual deviance: a history. J Sex Research. 2013;50(3-4):276-98.
2 Kraft-Ebbing R. Psychopatia sexualis with special reference to the antipathic sexual instinct: a medico-forensic study. New York: Paperback Library; 1965.
3 Freud S. Três ensaios sobre a teoria da sexualidade (1905), vol. 7. Rio de Janeiro: Imago; 1972.
4 Henry GW. Sex variants: a study of homosexual patterns. New York: Hoeber; 1948.
5 Gosselin C, Wilson G. Sexual variations: fetishism, transvestism and sadomasochism. London: Faber & Faber; 1980.
6 American Psychiatric Association (APA). Manual de diagnóstico e estatística de distúrbios mentais DSM III-R. São Paulo: Manole; 1989.
7 American Psychiatric Association (APA). Diagnostic and statistical manual of mental disorders. Washington: APA; 1952.
8 American Psychiatric Association (APA). Diagnostic and statistical manual of mental disorders. 2. ed. Washington: APA; 1968.
9 Krueger RB, Kaplan MS. The paraphilic and hypersexual disorders: an overview. J Psychiatr Practice. 2001;7(6):391-403.
10 Kafka M. Psychopharmacologic treatments for nonparaphilic compulsive sexual behaviors. CNS Spectrums. 2000;5(1):49-59.
11 Abdo CH, Hounie AG, Scanavino MT et al. OCD and transvestism: is there a relationship? Acta Psychiatr Scand. 2001;103(6):471-3.

12. Guay DR. Drug treatment of paraphilic and nonparaphilic sexual disorders. Clin Ther. 2009;31(1):1-31.
13. Associação Psiquiátrica Americana (APA). Manual diagnóstico e estatístico de transtornos mentais. Texto revisado (DSM-IV-TR). 4. ed. Porto Alegre: Artmed; 2002.
14. Joyal CC, Carpentier J. The prevalence of paraphilic interests and behaviors in the general population: a provincial survey. J Sex Res. 2017;54(2):161.
15. American Psychiatric Association (APA). Transtornos parafílicos. In: Manual diagnóstico e estatístico de transtornos mentais (DSM-5). 5. ed. Porto Alegre: Artmed; 2014.
16. Organização Mundial da Saúde. Classificação de transtornos mentais e de comportamento da CID-10: descrições clínicas e diretrizes diagnósticas. Porto Alegre: Artes Médicas; 1993.
17. World Health Organization. ICD-11 for Mortality and Morbidity Statistics (ICD-11 MMS) 2023 version. Disponível em: https://icd.who.int/browse11/l-m/en. Acesso em: 21/3/23.
18. Bradford JM. The paraphilias, obsessive compulsive spectrum disorder, and the treatment of sexually deviant behaviour. Psychiatr Q. 1999;70(3):209-19.
19. Conselho Regional de Medicina de São Paulo (Cremesp). Obrigatoriedade de quebra de sigilo quando o médico tem conhecimento de prática de pedofilia por seu paciente; quais instituições devem ser comunicadas, e se o sigilo pode ser quebrado em casos em que existe somente o risco de violência ou de abuso sexual de menor. Disponível em: www.cremesp.org.br/?siteAcao=Pareceres&dif=s&ficha=1&id=6943&tipo=PARECER&orgao=Conselho%20Regional%20de%20Medicina%20do%20Estado%20de%20S%E3o%20Paulo&numero=51676&situacao=&data=08-05-2007#anc_integra. Acesso em: 21/02/2023.
20. Blanchard R. The DSM diagnostic criteria for transvestic fetishism. Arch Sex Beahv. 2010;39(2):363.
21. Clark SK, Jeglic EL, Calkins C et al. More than a nuisance: the prevalence and consequences of frotteurism and exhibitionism. Sex Abuse. 2016;28(1):3-19.
22. Meyer JK. Paraphilias. In: Kaplan HI, Sadock BJ (Eds.). Comprehensive textbook of psychiatry. 6. ed. Baltimore: Williams & Wilkins; 1995.
23. Långström N, Sjöstedt G, Grann M. Psychiatric disorders and recidivism in sexual offenders. Sex Abuse. 2004;16(2):139-50.
24. Dunsieth NW Jr, Nelson EB, Brusman-Lovins LA et al. Psychiatric and legal features of 113 men convicted of sexual offenses. J Clin Psychiatry. 2004;65(3):293-300.
25. Kafka MP, Hennen J. Psychostimulant augmentation during treatment with selective serotonin reuptake inhibitors in men with paraphilias and paraphilia-related disorders: a case series. J Clin Psychiatry. 2000;61(9):664-70.
26. Murray JB. Psychological profile of pedophiles and child molesters. J Psychology. 2000;134(2):211-24.
27. Thibaut F, Barra FD, Gordon H et al. The World Federation of Societies of Biological Psychiatry (WFSBP) guidelines for the biological treatment of paraphilias. World J Biol Psychiatry. 2010; 11(4):604-55.
28. Bradford J, Greenberg D, Gojer J et al. Sertraline in the treatment of pedophilia: an open label study. Paper presented at the 148th annual meeting of the American Psychiatric Association, Miami, FL, May 20-25, 1995.
29. Bradford JM. The treatment of sexual deviation using a pharmacological approach. J Sex Res. 2000;37(3):248-57.
30. Assumpção AA, Garcia FD, Garcia HD et al. Pharmacologic treatment of paraphilias. Psychiatr Clin North Am. 2014; 37(2):173-81.
31. Andrews DA, Bonta J. The psychology of criminal conduct. 5. ed. New Providence: LexisNexus Mathew Bender; 2010.
32. Marshall WL, Marshall LE. Psychological treatment of the paraphilias: a review and an appraisal of effectiveness. Curr Psychiatry Rep. 2015;17(6):47.
33. Roughgarden J. Evolução do gênero e da sexualidade. Londrina: Planta; 2005.
34. Roughgarden J. A plea for diversity. Nature. 2003;422(6930):368-9.
35. Green R. Mythological, historical and cross-cultural aspects of transsexualism. In: Denny D (Ed.). Current concepts in transgender identity. New York: Garland Publishing; 1998.
36. Person ES. The sexual century. New York: Yale University Press; 1999.
37. Money J, Ehrhardt AA. Man & woman, boy & girl. New Jersey: Jason Aronson; 1996.
38. Saadeh A. Transtorno de identidade sexual: um estudo psicopatológico de transexualismo masculino e feminino [tese]. São Paulo: Faculdade de Medicina da Universidade de São Paulo; 2004.
39. Von-Kraft-Ebing R. Psychopathia sexualis. USA: Greenleaf Classic; 1965.
40. Von-Krafft-Ebing R. Psychopathia sexualis. Translation by Peter O'Neil. Burbank: Bloat; 1999.
41. Hirschfeld M. Transvestites: the erotic drive to cross-dress. Translated by Michael A. Lombardi-Nash. Buffalo: Prometheus Books; 1991.
42. Cauldwell D. Psychopathia transexualis. Sexology. 1949;16:274-80.
43. Docter RF. Becoming a woman: a biography of Christine Jorgensen. New York: The Haworth Press; 2008.
44. Docter RF. Transvestites and transsexuals: toward a theory of cross-gender behavior. New York: Plenum Press; 1990.
45. Bullough B, Bullough VL. Transsexualism: historical perspectives, 1952 to present. In: Denny D (Ed.). Current concept in transgender Identity. New York: Garland Publishing; 1998.
46. Money J. Gay, straight, and In-between. New York: Oxford University Press; 1988.
47. Hirschfeld M. Transvestites: the erotic drive to cross-dress. Translated by Michael A. Lombardi-Nash. Buffalo: Prometheus Books; 1991.
48. Ellis H. Studies in the psychology of sexual inversion. vol. II. 3. ed. revised and enlarged. London: Forgotten Books; 1927.
49. McHugh PR. The mind has mountains: reflections on society and psychiatry. Baltimore: The Johns Hopkins University Press; 2006.
50. American Psychiatric Association (APA). Diagnostic and statistical manual of mental disorders – DSM-5. 5. ed. Washington: APA; 2013.
51. Conselho Federal de Medicina (CFM). Resolução CFM nº 1482, de 10 de setembro de 1997. Jornal do Cremesp. Ano XVII. 1997; 123:13.
52. Conselho Federal de Medicina. Resolução CFM nº 2.265/2019. Dispõe sobre o cuidado específico à pessoa com incongruência de gênero ou transgênero e revoga a Resolução CFM nº 1.955/2010. Brasil, 2020.
53. Zucker KJ, Drummond KD, Bradley SJ et al. Troubled meditations on psychosexual differentiation: reply to Hegarty (2009). Developmental Psychology (APA); 2009. Disponível em: http://psycnet.apa.org/journals/dev/45/4/904.html.
54. Forget H, Cohen H. Life after birth: the influence of steroid hormones on cerebral structure and function is not fixed prenatally. Brain Cog. 1994;26(2):243-8.
55. Zhou JN, Hofman MA, Gooren LJG et al. A sex difference in the human brain and its relation to transsexuality. Nature. 1995; 378(6552):68-70.
56. Kruijver FPM, Zhou JN, Pool CW et al. Male-to-female transsexuals have female neuron numbers in a limbic nucleus. J Clin Endocrinol Metab. 2000;85(5):2034-41.

57. Swaab DF, Chun WC, Kruijiver FP et al. Sexual differentiation of the human hypothalamus. Adv Exp Med Biol. 2002;511:75-100.
58. Gooren LJ, Kruijiver FP. Androgens and male behavior. Mol Cell Endocrinol. 2002;198(1-2):31-40.
59. Green R, Young R. Hand preference, sexual preference and transsexualism. Arch Sex Behav. 2001;30(6):565-75.
60. Green R. Family co-occurrence of "gender dysphoria": ten sibling or parent-child pairs. Arch Sex Behav. 2000;29(5):499-507.
61. Green R. Birth order and ratio of brothers to sisters in transsexuals. Psychol Med. 2000;789-95.
62. Zucker KJ, Blanchard R, Kim TS et al. Birth order and sibling sex ratio in homosexual transsexual South Korean men: effects of the male-preference stopping rule. Psychiatry Clin Neurosci. 2007;61(5):529-33.
63. Gómez-Gil E, Esteva I, Almaraz MC et al. Familiality of gender identity disorder in non-twin siblings. Arch Sex Behav. 2010;39(2):546-52.
64. Green R, Kaverne EB. The disparate maternal aunt-uncle ratio in male transsexuals: an explanation invoking genomic imprinting. J Theor Biol. 2000;202(1):55-63.
65. Schneider HJ, Pickel J, Stalla GK. Typical female 2nd-4th finger length (2D:4D) ratios in male-to-female transsexuals – possible implications for prenatal androgen exposure. Psychoneuroendocrinology. 2006;31(2):265-9.
66. Wallien MSC, Zucker KJ, Sttensma TD et al. 2D:4D finger-length ratios in children and adults with gender identity disorder. Hormones and Behavior. 2008;54(3):450-4.
67. Bancroft J. Human sexuality and its problems. 3. ed. New York: Churchill Livingstone; 2009.
68. Pauly IB. The current status of the change of sex operation. J Nerv Ment Dis. 1968;147:460-71.
69. Wålinder J. Incidence and sex ratio of transsexualism in Sweden. Br J Psychiatry. 1971;119:195-6.
70. Hoenig J, Kenna JC. The prevalence of transsexualism in England and Wales. Br J Psychiatry. 1974;124:181-90.
71. Ross MW, Walinder J, Lundstrom B et al. Cross-cultural approaches to transsexualism. A comparison between Sweden and Australia. Acta Psychiatr Scand. 1981;63:75-82.
72. Tsoi WF. The prevalence of transsexualism in Singapore. Acta Psychiatr Scand. 1988;78:501-4.
73. Eklund PLE, Gooren LJG, Bezemer PD. Prevalence of transsexualism in the Netherlands. Br J Psychiatry. 1998;152:638-40.
74. Bakker A, Kesteren PJM, Gooren LJG et al. The prevalence of transsexualism in the Netherlands. Acta Psychiatr Scand. 1993;87(4):237-8.
75. Weitze C, Osburg S. Transsexualism in Germany: empirical data on epidemiology and application of the german transsexuals' act during its first ten years. Arch Sex Behav. 1996;25(4):409-25.
76. Wilson P, Sharp C, Carr S. The prevalence of gender dysphoria in Scotland: a primary care study. Br J Gen Pract. 1999;49(449):991-2.
77. De Cuypere G, Van Hemelrijick M, Michel A et al. Prevalence and demography of transsexualism in Belgium. Eur Psychiatry. 2007;22(3):137-41.
78. Gómez GE, Trilla GA, Godás ST et al. Estimation of prevalence, incidence and sex ratio of transsexualism in Catalonia according to health care demand. Acta Esp Psiquiatr. 2006;34(5):295-302.
79. Veale JF. Prevalence of transsexualism among New Zealand passport holders. Aust NZJ Psychiatry. 2008;42(10):887-9.
80. Duisin D, Nikolic-Balkoski G, Baltinic B. Sociodemographic profile of transsexual patients. Psychiatr Danub. 2009;21(2):220-3.
81. Landén M, Walinder J, Lundström B. Incidence and sex ratio of transsexualism in Sweden. Acta Psychiatr Scand. 1996;93(4):261-3.
82. Landén M, Walinder J, Lundström B. Review article: prevalence, incidence and sex ratio of transsexualism. Acta Psychiatr Scand. 1996;93(4):221-3.
83. Herman-Jeglinska A, Grabowska A, Dulko S. Masculinity, femininity, and transsexualism. Arch Sex Behav. 2002;31(6):527-34.
84. Terada S, Matsumoto Y, Sato T et al. School refusal by patients with gender identity disorder. Gen Hosp Psychiatry. 2012; 34(3): 299-303.
85. Cohen-Kettenis P, Pfäfflin F. Transgenderism and intersexuality in childhood and adolescence: making choices. London: Sage; 2003.
86. Urban M. Transsexualism or delusions of sex change? Avoiding misdiagnosis. Psychiatr Pol. 2009;43(6):719-28.
87. Lawrence AA. Gender identity disorders in adults: diagnosis and treatment. In: Rowland DL, Incrocci L (Eds.). Sexual and gender identity disorders. Hoboken: Wiley; 2008.
88. Hepp U, Kraemer B, Schnyder U et al. Psychiatric comorbidity in gender identity disorder. J Psychosom Res. 2005; 58(3): 259-61.
89. Kraemer B, Delsignore A, Schnyder U et al. Body image and transsexualism. Psychopathology. 2008;41(2):96-100.
90. Hepp U, Spindler A, Milos G. Eating disorder symptomatology and gender role orientation. International Journal of Eating Disorders. 2005;37(3):227-33.
91. Vocks S, Stahn C, Loenser K et al. Eating and body image disturbances in male-to-female and female-to-male transsexuals. Arch Sex Behav. 2009;38(3):364-77.
92. Winston AP, Acharya S, Chaudhuri S et al. Anorexia nervosa and gender identity disorder in biologic males: a report of two cases. Int J Eat Disord. 2004;36(1):109-13.
93. Terada S, Matsumoto Y, Sato T et al. Suicidal ideation among patients with gender identity disorders. Psychiatry Res. 2011; 190(1):159-62.
94. Tangpricha V, Hannema SE, Irwig MS et al. 2017 American Association of Clinical Endocrinologist/Endocrine Society Update on Transgender Medicine: Case Discussions. Endocri Pract. 2017; 23(12):1430-6.
95. Cohen-Kettenis PT, Pfäfflin F. The DSM diagnostic criteria for gender identity disorder in adolescents and adults. Arch Sex Behav. 2010; 39(3):597-8.
96. Karasic D, Drescher J. Sexual and gender diagnoses of the diagnostic and statistical manual (DSM). A reevaluation. New York: The Haworth Press; 2005.
97. Blanchard R. The classification and labiling of nonhomosexual gender dysphoria. Arc Sex Behav. 1989; 18:135-334.
98. Wylie K. Gender related disorders. BMJ. 2004;329(7466):615-7.
99. Frignet H. El transexualismo. Buenos Aires: Nueva Visión; 2003.
100. Butty AV, Bianchi-Demicheli F. Biological etiologies of transsexualism. Rev Med Suisse. 2016;12(510):534-9.
101. Fernández Garcia RM, Pásaro Mendez E. La identidad sexual es una opción? Un estudo sobre la base genética de la transexualidad. Cuad Bioet. 2017;28(94):343-53.
102. Ettner R, Monstrey S, Coleman E. Principles of transgender medicine and surgery. 2. ed. New York: Routledge; 2016.
103. Beking T, Geuze RH, van Faassen M et al. Prenatal and pubertal testosterone affect brain lateralization. Psychoneuroendocrinology. 2018;88:78-91.
104. Sabuncuoglu O. Towards a further understanding of prenatal thyroid theory of homosexuality: autoimmune thyroidits, polycystic ovary syndrome, autism and low birth weight. Ment Illn. 2017;9(2):7325.
105. Turban JL, Ehrensaft D. Research review: gender identity in youth: treatment paradigms and controversies. J Child Psychol Psychiatry. 2017. doi: 10.1111/jcpp. 12833. [Epub ahead of print]
106. American College of Pediatricians. Gender dysphoria in children, Issues Law Med. 2017;32(2):287-304.
107. Zeitlin H, Brahams, D. Gender identity, dysphoria and change. Med Leg J. 2017;85(4):171-2.

108 Olsson SE, Möller AR. On the incidence and sex ratio of transsexualism in Sweden, 1972-2002. Arch Sex Behav. 2003;32(4):381-6.
109 Saadeh A, Cordeiro DM. Disforia de gênero na infância e adolescência. In: Assumpção Jr FB, Kuczynski FB. Tratado de psiquiatria da infância e da adolescência. 3. ed. Rio de Janeiro: Atheneu; 2018.
110 Eisenberg ME, Gower GL, McMorris BJ et al. Risk and protective factors in the lives of transgender/gender nonconforming adolescents. J Adolesc Health. 2017;61(4):521-6.
111 Drescher J. Queer diagnoses: parallels and contrasts in the history of homosexuality, gender variance, and the Diagnostic and Statistical Manual (DSM). Arch Sex Behav. 2010;39(2):427-60.
112 Coleman E, Radix AE, Bouman WP et al. Standards of care for the health of transgender and gender diverse people, Version 8. Int J Transgend Health. 2022 Sep 6;23(Suppl 1):S1-S259. https://www.tandfonline.com/doi/pdf/10.1080/26895269.2022.2100644. Acesso em 21/3/28.
113 Olson KR. Prepubescent transgender children: what we do and do not know. J Am Acad Child Adolesc Psychiatry. 2016;55(3):155-6.e3.
114 Steensma TD, Biemond R, de Boer F et al. Desisting and persisting gender dysphoria after childhood: a qualitative follow-up study. Clin Child Psychol Psychiatry. 2011;16(4):499-516.
115 Winter S, De Cuypere G, Green J et al. The proposed ICD-11 gender incongruence of childhood diagnosis: a World Professional Association for Transgender Health Membership Survey. Arch Sex Behav. 2016;45(7):1605-14.
116 Lobato MIR, Saadeh A, Cordeiro DM et al. Gender incongruence of childhood diagnosis and its impact on Brazilian healthcare access. Arch Sex Behav. 2017;46(8):2511.
117 Achenbach TM. Manual for the child behavior checklist/4–18 and 1991 profile. Burlington: University of Vermont, Department of Psychiatry; 1991.
118 Achenbach TM, Rescorla LA. Manual for the ASEBA School-Age Forms & Profiles. Burlington: University of Vermont, Research Center for Children, Youth, & Families; 2001.
119 Shields JP, Cohen R, Glassman JR et al. Estimating population size and demographic characteristics of lesbian, gay, bisexual, and transgender youth in middle school. J Adolesc Health. 2013; 52:248-50.
120 Cohen-Kettenis PT, Owen A, Kaijser VG et al. Demographic characteristics, social competence and behavior problems in children with gender identity disorders: a cross-national, cross-clinic comparative analysis. J Abnorm Child Psychol. 1997; 25(3):217-27.
121 De Vries ALC, Noens IL, Cohen-Kettenis PT et al. Autism spectrum disorders in gender dysphoric children and adolescents. J Autism Dev Disord. 2010;40(8):930-6.
122 Turban JL, van Schalkwyk GI. "Gender dysphoria" and autism spectrum disorder: is the link real? J Am Acad Child Adolesc Psychiatry. 2018;57(1):8-9.e2.
123 Wallien MS, Swaab H, Cohen-Kettenis PT. Psychiatric comorbidity among children with gender identity disorder. J Am Acad Child Adolesc Psychiatry. 2007;46(10):1307-14.
124 De Vries ALC, Doreleijers TAH, Steensma TD et al. Psychiatric comorbidity in gender dysphoric adolescents. J Child Psychol Psychiatry. 2011;52:1195-202.
125 Rowland DL, Incrocci L. Handbook of sexual and gender identity disorders. Hoboken: Wiley; 2008.
126 Lawrence AA, Zucker KJ. Gender identity disorders. In: Hersen M, Beidel DC (Eds.). Adult psychopathology and diagnosis. 6. ed. Hoboken: Wiley; 2012.
127 Stoller RJ. Male childhood transsexualism. J Am Acad Child Psychiatry. 1968;7:193-209.
128 Zucker KJ, Bradley SJ, Lowry Sullivan CB. Traits of separation anxiety in boys with gender identity disorder. J Am Acad Child Psychiatry. 1996;35(6):791-8.
129 Coates S, Pearson ES. Extreme boyhood femininity: isolated behavior or pervasive disorder? J Am Acad Child Psychiatry. 1985; 24(6):702-9.
130 Coates S, Friedman RC, Wolfe S. The etiology of boyhood gender identity disorder: a model for integrating temperament, development and psychodynamics. Psychoanalytic Dialogues. 1991; 1(4):341-83.
131 Blakemore JEO. Children's beliefs about violating gender norms: boys shouldn't look like girls, and girls shouldn't act like boys. Sex Roles. 2003;48(9-10):411-9.
132 Zucker KJ, Wilson-Smith DN, Kurita JA et al. Children's appraisals of sex-typed behavior in their peers. Sex Roles. 1995;33(11):703-25.
133 Zucker KJ. Associated psychopathology in children and adolescents with gender identity disorders. In: Meyer-Bahlburg HLF. From mental disorder to iatrogenic hypogonadism: dilemnas in conceptualizing gender identity disorder (GID) as a psychiatry condition. Symposium presented at the meeting of the American Academy of Child and Adolescent Psychiatry, Chicago; 2008.
134 Chinazzo IR, Lobato MIR, Nardi HC et al. Impacto do estresse de minoria em sintomas depressivos, ideação suicida e tentativa de suicídio em pessoas trans. Ciênc Saúde Coletiva. 2021;26(suppl 3):5045-5056.
135 Tebbe EA, Moradi B. Suicide risk in trans populations: an application of Minority Stress Theory. J Couns Psychol 2016;63(5):520-33.
136 Hendricks, Testa RJ. A conceptual framework for clinical work with transgender and gender nonconforming clients: an adaptation of the Minority Stress Model. Prof Psychol Res Pr. 2012;43(5):460-7.
137 Kreukels BPC, Steensma TD, de Vries ALC. Gender dysphoria and disorders of sex development. New York: Springer; 2014.
138 Conselho Federal de Psicologia (CFP). Resolução CFP nº 007, de 14 de julho de 2003. Disponível em: www.crpsp.org.br/portal/orientacao/resolucoes_cfp/fr_cfp_007-03.aspx. Acesso em 21/3/23.
139 Conselho Federal de Psicologia (CFP). Resolução CFP nº 010. Código de Ética Profissional do Psicólogo. Brasília: CFP; 2005.
140 Korte A, Goecker D, Krude H et al. Gender identity disorders in childhood and adolescence. Deustches Ärzteblatt International. 2008;105(48):834-41.
141 Hembree WC, Cohen-Kettenis P, Delemarre-van de Waal HA et al. Endocrine treatment of transsexual persons: an Endocrine Society clinical practice guideline. J Clin Endocrinol Metab. 2009; 94(9):3132-54.
142 Meyer M, Bockting W, Cohen-Kettenis PT et al. Harry Benjamin International Gender Dysphoria Association's standarts of care for gender identity disorder. 6th version. Internat J Transgenderism. 2001;5:1.

27 Transtornos do Sono

Almir Tavares • Anderson Souza Martins-da-Silva • Regina Margis • Kalil Duailib • Alexandrina Maria Augusto da Silva Meleiro

INTRODUÇÃO

Quando bem estruturado, o ciclo sono-vigília é fundamental para o bem-estar do indivíduo, impactando positivamente na saúde e na qualidade de vida. O sono ocupa aproximadamente 1/3 da vida. Os gregos antigos atribuíram a necessidade de dormir ao deus Hypnos (sono) e a seu filho, Morfeu, também uma criatura da noite, que induzia sonhos e assumia a forma humana. O sono é um estado neurofisiológico com componentes comportamentais próprios, caracterizado pela redução reversível da resposta sensorial a estímulos ambientais e internos. Constata-se bastante variabilidade no sono quando se examinam distintos grupos de seres vivos. Embora existam importantes diferenças em comparação ao sono humano, trata-se de um comportamento universal demonstrado em toda espécie animal estudada, de cnidários a mamíferos, que reflete os efeitos dos ritmos dia/noite e claro/escuro nos sistemas fisiológicos.[1] É um processo que o cérebro requer para funcionamento adequado. Privação prolongada do sono causa prejuízos físicos e cognitivos graves, podendo resultar em morte. E esse não é um processo passivo, ao contrário, está associado a alto grau de ativação cerebral, como é observado em estudos neurofisiológicos, mostrando que as descargas neurais que ocorrem nesse período muitas vezes são mais intensas que na vigília. Apesar de ser de senso comum a máxima de que "o sono é fundamental para o desempenho e a saúde do ser humano", cada vez mais o contexto atual contraria esse ditado, evidenciando uma sociedade hiperconectada 24 horas por dia e 7 dias por semana, com telas em quase todos os ambientes. Assim, continuamente as pessoas não valorizam adequadamente o sono e privam-se dele persistentemente, priorizando atividades na escola, no trabalho e de lazer, superficialmente mais produtivas, lucrativas e divertidas.[2] Ademais, a vida diurna se passa no interior de edifícios, com pouca exposição à luz solar e em nível de penumbra. A separação entre dia e noite, e entre claro e escuro, importante fundamento para uma adequada promoção de vigília e sono, torna-se cada vez mais ignorada.[2]

O estado de vigília é mantido por meio da ativação talamocortical, sustentada por vias colinérgicas e monoaminérgicas ascendentes, além do sistema orexinérgico hipotalâmico e dos sistemas colinérgicos e GABAérgico do prosencéfalo basal. O sono pode ser definido como um estado fisiológico previsível, recorrente e reversível, com desengajamento perceptual, redução da resposta ao ambiente, alguma imobilidade e consciência reprimida. Ele encontra na despertabilidade rápida uma de suas mais extraordinárias propriedades.[3-5]

O sono representa um estado comportamental reversível de desligamento da percepção do ambiente com modificação do nível de consciência.[6] O processo neurobiológico que ocorre no encéfalo durante o sono segue um padrão predeterminado, de sequências de estágios e ciclos bem organizados, denominados arquitetura do sono.

Esse estado fisiológico é relevante, sobretudo para a Psiquiatria, a Psicologia e a Neurologia, pois muitas perturbações do sono podem ocorrer em praticamente todas as doenças psiquiátricas e em muitas doenças neurológicas, e costumam fazer parte dos critérios diagnósticos para transtornos específicos.[7] Nas últimas 3 décadas, entretanto, muitas descobertas transformaram a Medicina do sono em uma área verdadeiramente multidisciplinar.[8] Pesquisas sobre as consequências médicas da respiração perturbada do sono atraíram muitos especialistas em Medicina interna e Pneumologia para o campo dos transtornos do sono-vigília. As pesquisas endocrinológicas e os ritmos circadianos relacionados com o transtorno do sono-vigília deixaram de fazer parte apenas da rotina laboratorial e se tornaram de interesse do paciente.[9] Pesquisas sobre a apneia obstrutiva do sono (AOS) confirmaram a ligação entre essa síndrome e hipertensão arterial sistêmica (HAS), a insuficiência cardíaca congestiva (ICC) e o acidente vascular encefálico (AVE).[10] A sonolência foi associada a catástrofes industriais e também com veículos automotores, com grande preocupação da segurança pública, ambas com consequências de letalidades.

Em um estudo feito em 2021, Huyett e Bhattacharyya[11] descobriram que os transtornos do sono relacionam-se com taxas significativamente mais altas de assistência à saúde, adicionando conservadoramente US$ 94,9 bilhões de custos a cada ano para o sistema de cuidado à saúde dos EUA. Esse é o primeiro estudo que examina a relação entre o aumento da utilização de cuidados de saúde e a ampliação dos gastos com esses cuidados atribuíveis a transtornos do sono em geral nos EUA. Embora esse valor de US$ 94,9 bilhões possa inicialmente parecer bastante alto, provavelmente representa uma subestimação, segundo os autores desse estudo. A maioria dos estudos estima a prevalência de transtornos do sono em geral entre 30 e 40%, totalizando mais de 50 milhões americanos.[12,13]

Os resultados desse estudo[11] revelaram que aproximadamente 5,6% (± 0,2%) da população avaliada foi diagnosticada com algum transtorno do sono, representando cerca de 13,6 (± 0,6) milhões de adultos nos EUA. Esses indivíduos fizeram oito visitas adicionais ao consultório e tiveram 18 prescrições complementares, e custos totais de US$ 7.000 a mais por ano quando comparados com pacientes semelhantes sem essas condições.[11] Além do aumento dos custos associados a essas diferenças, pode-se supor que essa utilização adicional dos cuidados de saúde requer afastamento do trabalho, da escola ou de outras obrigações sociais. Isso contribui ainda mais para as altas taxas bem estabelecidas de absenteísmo e diminuição da produtividade associadas às sequelas sintomáticas dos próprios transtornos do sono.[12,14]

A seriedade desses distúrbios infelizmente ainda é pouco reconhecida pela população leiga e também pela maioria dos médicos de todas as especialidades.[15]

A prevalência dos transtornos do sono-vigília tem apresentado aumento crescente, evidenciando a importância de todo médico aprofundar seus conhecimentos. A Resolução do Conselho Federal de Medicina (CFM) nº 1.973/2011, publicada no *Diário Oficial da União* em 1º de agosto de 2011, tornou a Medicina do sono uma especialização médica reconhecida em todo o Brasil.[16]

CARACTERÍSTICAS DO SONO NORMAL

O sono é composto de dois estados fisiológicos: sono não REM (NREM, non *rapid eye movement*) e sono REM, em um total de 5 a 6 ciclos por noite. O sono NREM apresenta três estágios e a maioria de suas funções é nitidamente menor que durante a vigília. O sono REM é um tipo de sono qualitativamente diferente, caracterizado por altos níveis de atividades cerebral e fisiológica semelhantes aos da vigília, por isso denominado sono paradoxal. Cerca de 90 minutos após o início do sono, o NREM passa ao primeiro episódio REM da noite.[8] A latência de 90 minutos do REM é um achado consistente em adultos sadios, e o encurtamento dessa latência ocorre em transtornos como a narcolepsia e os depressivos (Figura 27.1).[17]

A natureza cíclica é regular e confiável; durante a noite, um período REM ocorre a cada 90 minutos em adultos e 60 minutos em crianças.

O primeiro período REM tende a ser o mais curto, normalmente durando menos de 10 minutos; períodos REM posteriores podem durar até 15 a 40 minutos cada.[18] A maioria dos períodos REM ocorre no último terço da noite (Figura 27.2).

Em geral, o sono é classificado pela pontuação visual de três parâmetros registrados por: eletroencefalograma (EEG), eletro-oculograma (EOG) e eletromiograma (EMG). Esses parâmetros foram definidos por Rechtschaffen e Kales, e são aceitos na prática clínica e em pesquisas ao redor do mundo, conforme Tabela 27.1.

No início da vida adulta, a distribuição dos estágios do sono é de 23 a 25% de sono REM e de 75% de NREM, da seguinte maneira: estágio 1 com 5%; estágio 2 com 45 a 60% e estágio 3 com 15%, como é mostrado na Figura 27.3.

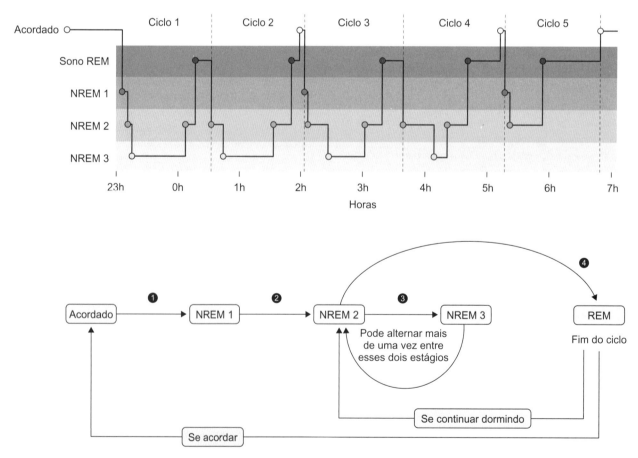

Figura 27.1 Ciclo normal do sono.

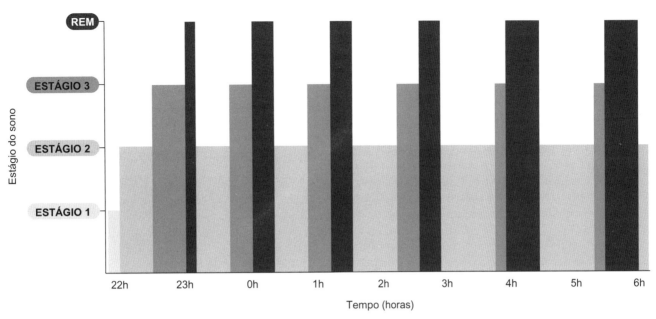

Figura 27.2 Arquitetura fisiológica do sono.

Tabela 27.1 Estágios do sono: critérios eletrofisiológicos.[19]

Estágio		Eletroencefalograma	Eletro-oculograma	Eletromiograma
Acordado		Atividade de baixa voltagem e frequência mista; atividade alfa (8 a 13 cps) com olhos fechados	Movimentos e piscadas dos olhos	Atividade tônica e movimentos musculares elevados
Sono não REM	Estágio 1	Atividade de baixa voltagem e frequência mista; atividade teta (3 a 7 cps), ondas agudas do vértex	Movimentos lentos dos olhos	Atividade tônica ligeiramente reduzida em comparação com estágio desperto
	Estágio 2	Frequência mista de baixa voltagem com fusos de sono (complexos de 12 a 14 cps) e complexos K (onda aguda negativa, seguida de onda lenta positiva)	Nenhum movimento dos olhos	Baixa atividade tônica
	Estágio 3	Ondas lentas (≤ 2 cps) de alta amplitude (≥ 75 mV) correspondendo a 20 a 50% do período	Nenhum movimento dos olhos	Baixa atividade tônica
Sono REM		Atividade de baixa voltagem e frequência mista; ondas em dente de serra, atividade teta e atividade alfa lenta	REM	Atonia com contrações fásicas

cps: ciclos por segundo; REM (do inglês *rapid eye movement*): movimento rápido dos olhos. (Adaptada de Rechtschaffen e Kales, 1968.)[19]

O sono de ondas lentas constitui 25% do tempo total de sono. Essa distribuição permanece relativamente constante na velhice, apesar de haver uma redução tanto no sono de ondas lentas quanto no sono REM dos idosos.

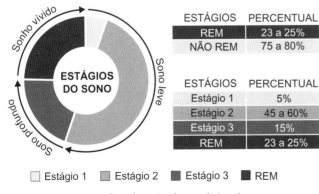

Figura 27.3 Distribuição dos estágios do sono.

FUNÇÃO, NECESSIDADE E REGULAÇÃO DO SONO

Os primeiros anos de vida caracterizam-se por processos de desenvolvimento significativos de crescimento e diferenciação em todos os sistemas físicos e, em especial, no sistema nervoso central (SNC).[4] O sono desempenha um papel crucial nos processos de desenvolvimento cerebral e no acúmulo de novas habilidades. As evidências atuais sobre a relação entre o sono (e seus vários componentes) e os processos de desenvolvimento físico e cerebral, embora o sono seja uma necessidade fisiológica cotidiana, e a capacidade de reconhecê-lo como um componente crítico do desenvolvimento podem fornecer uma visão diferente sobre o sono por pais, educadores e cuidadores. Essa mudança pode impactar nas atitudes individuais e sociais que visam permitir que o tempo e as condições necessárias para o sono adequado de crianças e adolescentes se tornem a norma. Espera-se que esses conjuntos de valores se estendam até a idade adulta, na qual o sono também desempenha um papel crucial no bem-estar físico e mental.[4]

O sono é um processo fisiológico ativo e cíclico que tem um impacto crítico na saúde. Suas funções são variadas: crescimento, desenvolvimento, aprendizado, memória, eficiência sináptica, regulação do comportamento, emoção, fortalecimento imunológico e tempo de limpeza de substâncias neurotóxicas. Durante os primeiros anos de vida, ocorre uma série de mudanças importantes no desenvolvimento que resultam no padrão esperado de sono e vigília no adulto.[4] O sono ocupa 1/3 da vida do adulto, no entanto, dormir nos primeiros meses de vida ocupa mais de 50% do tempo.

Esse processo fisiológico exerce uma função homeostática restaurativa e parece ser essencial ao funcionamento normal da termorregulação e da conservação de energia. Como o sono NREM aumenta após exercício e fome, esse estágio pode estar associado com a satisfação de necessidades metabólicas.[18]

Há pessoas que têm o sono naturalmente curto, necessitando de menos de 6 horas de sono por noite para funcionar de maneira adequada; outras necessitam de mais de 9 horas. Pessoas com sono curto costumam ser eficientes, ambiciosas, socialmente adaptadas e satisfeitas, e aquelas com sono longo tendem a ser um pouco deprimidas, ansiosas e socialmente retraídas. A necessidade de sono aumenta com trabalho físico, exercício, doença, gravidez, estresse mental geral e atividade psíquica aumentada. Após estímulos psicológicos fortes, como situações difíceis de aprendizado e estresse, e após o uso de fármacos ou substâncias que reduzem as catecolaminas do cérebro, os períodos REM aumentam.

Pesquisadores acreditam que não exista um centro simples de controle do sono, mas uma pequena rede de sistemas ou centros interconectados que se localizam no tronco encefálico, que se ativam e se inibem mutuamente.[18]

O componente circadiano é responsável pela sincronização do ciclo sono-vigília ao ciclo claro-escuro, mediado pelo núcleo supraquiasmático (relógio biológico).[20] Na depressão, o controle dos ritmos circadianos, como sono REM, temperatura corporal e secreção de cortisol, é desregulado em relação ao ciclo sono-vigília.[21,22]

A inibição da síntese de serotonina ou a destruição do núcleo da rafe dorsal do tronco encefálico, que contém quase todos os corpos serotoninérgicos do cérebro, reduzem o sono por um período considerável. A ingestão de grandes quantidades de aminoácidos precursores desse neurotransmissor, como L-triptofano (1 a 15 g), reduz a latência do sono e o despertar noturno, e a deficiência está associada a menos tempo de sono REM. A secreção de melatonina da glândula pineal é inibida por luz clara, portanto concentrações séricas mais baixas de melatonina ocorrem durante o dia.[1] O núcleo supraquiasmático do hipotálamo pode agir como local anatômico de um marca-passo circadiano que regula a secreção de melatonina e a condução do cérebro a um ciclo sono-vigília de 24 horas. Outros neurotransmissores como norepinefrina, dopamina, acetilcolina, dopamina também interferem no ciclo sono-vigília.

POLISSONOGRAFIA

Exame de múltiplos parâmetros que se realiza durante o sono natural, com o objetivo de registrar as variações fisiológicas que ocorrem durante esse período e apurar suas possíveis anormalidades (Figura 27.4).[17] A polissonografia (PSG) geralmente é realizada à noite, com o paciente dormindo em um laboratório de sono. São monitorados os seguintes sinais:

- Cerebrais (EEG)
- Variações da temperatura do ar (termistor)
- Fluxo de ar (cânula de pressão)
- Movimento respiratório (cintas piezoelétricas)
- Cardíacos (eletrocardiograma)
- Atividade muscular (EOG e EMG de superfície, de mento e membros)
- Posicionamento corporal (actigrafia)
- Saturação do O_2 (oximetria de pulso).

Os três parâmetros principais (EEG, EOG e EMG) possibilitam identificar e estagiar o sono. São monitoramentos adicionais:

- Capnografia transcutânea ou exalada
- Monitoramento por vídeo sincronizado
- EEG com montagem de 19 canais
- Ajustes de pressão positiva contínua nas vias respiratórias (CPAP, do inglês *continuous positive airway pressure*) para correções de AOS.

A polissonografia realizada em laboratório de sono persiste como o padrão-ouro na Medicina do sono. Atualmente a evolução da tecnologia possibilita o deslocamento de aparelhos portáteis até as residências dos pacientes para exames domiciliares, como em poligrafias que muitas vezes monitoram tão somente os componentes respiratórios. Quanto mais canais são empregados, maiores a riqueza e o detalhamento das informações obtidas. O exame domiciliar pode ou não ser assistido por um técnico em sono, dependendo das necessidades clínicas. As medidas polissonográficas mais comuns são:[1]

- Latência do sono: período de tempo desde o apagar das luzes até o surgimento do estágio 2 do sono

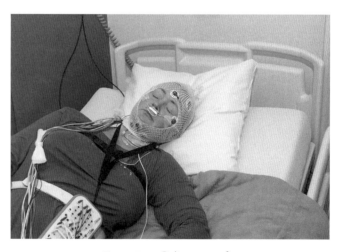

Figura 27.4 Polissonografia.

- Despertar cedo na manhã: tempo continuamente acordado desde o último estágio do sono até o fim do registro de sono (em geral às 6 ou às 7 horas)
- Eficiência do sono: período total dormido (ou período total do registro do sono) × 100
- Índice de apneia: quantidade de apneias que duraram mais de 10 segundos por hora de sono
- Índice de mioclonia noturno: total de movimentos periódicos da perna por hora
- Latência do REM: período desde o início do sono até o primeiro estágio REM da noite
- Período REM no início do sono: sono REM nos primeiros 10 minutos do sono.

A PSG deve ser realizada em pacientes com ronco, AOS, dispneia à noite, sonolência excessiva durante o dia, sensação de que o sono não recarrega as energias, problemas de memória, HAS ou sono agitado. Esse é o exame padrão-ouro para diagnóstico de transtornos do sono em adultos, adolescentes e crianças.

CLASSIFICAÇÕES

Existem três grandes manuais para a classificação de transtornos do sono: em 2014, foi publicada a 3ª edição da *Classificação Internacional dos Transtornos do Sono* (ICSD-3);[23] em 2015, a 5ª edição do *Manual Diagnóstico e Estatístico de Transtornos Mentais* (DSM-5),[24] e, em 2022, houve a revisão dessa última edição do DSM (DSM-5-TR).[25] O primeiro, mais detalhado, foi elaborado para especialistas em Medicina do sono, e o segundo, para psiquiatras e outros profissionais de Saúde não especializados no assunto. Um terceiro sistema de classificação foi apresentado em 2022 na 11ª edição da *Classificação Internacional de Doenças* (CID-11),[26] em seu Capítulo 7, que aborda transtornos do sono-vigília.

Esta edição seguirá a divisão clínica dos transtornos do sono segundo a ICSD-3: (1) insônia; (2) transtornos respiratórios relacionados com o sono; (3) transtornos de hipersonolência central; (4) transtornos do ritmo circadiano sono-vigília; (5) parassonias; (6) transtornos de movimento relacionados com o sono.

Insônia

Uma condição muito frequente, a insônia se notabiliza por sua heterogeneidade e pela interação com variados tipos de problemas. São relevantes as conexões entre a insônia e os transtornos mentais, e entre a insônia e alguns sintomas clínicos, como a dor noturna e a noctúria. Hoje em dia se presume que a suscetibilidade para a insônia advenha de interações complexas e de longa duração de mecanismos psicológicos, cognitivos e somáticos, e que circuitos cerebrais reguladores das emoções desempenhem papel primordial.

De maneira geral, os manuais caracterizam insônia como a dificuldade persistente no sono, seja para iniciá-lo, mantê-lo ou consolidá-lo ou a má qualidade de sono que ocorre apesar de oportunidade e circunstâncias adequadas, resultando em algum prejuízo diurno. DSM-5/DSM-5-TR apontam que a insônia é marcada pela subjetividade, apoiando-se em uma insatisfação do paciente quanto à qualidade ou à quantidade de seu sono. Algumas especificidades de cada manual podem ser observadas nas Tabelas 27.2 e 27.3.

Diferentemente do DSM-5, que utiliza especificadores, a ICSD-3 utiliza os seguintes subtipos:

A. Transtorno de insônia crônico: descrito na Tabela 27.2
B. Transtorno de insônia de curta duração: a diferença em relação ao item A está na duração < 3 meses
C. Outro transtorno de insônia: queixas sobre o sono, mas não preenchem critérios para os itens A ou B
D. Sintomas isolados e variantes normais
E. Tempo excessivo na cama: dificuldade para iniciar o sono ou despertares prolongados, sem queixas diurnas
F. *Short sleeper*: média de menos de 6 horas de sono por noite, sem queixas diurnas.

Em concordância com a ICSD-3, o DSM-5 apresenta critérios para a confirmação do diagnóstico de insônia tanto para transtorno independente como para comórbido. Quando há

Tabela 27.2 Critérios diagnósticos para insônia de acordo com a 3ª edição da *Classificação Internacional dos Transtornos do Sono*.

A. Por relato do paciente ou observação dos pais ou dos cuidadores, um ou mais dos seguintes sintomas:
- Dificuldade para iniciar o sono
- Dificuldade para manter o sono
- Despertar antes do desejado
- Resistência a dormir em um horário adequado
- Dificuldade para dormir sem a intervenção de um parente ou cuidador

B. Por relato do paciente ou observação dos pais ou dos cuidadores, um ou mais dos seguintes sintomas, relacionados com a dificuldade para dormir à noite:
- Fadiga/mal-estar
- Prejuízo na concentração, atenção ou memória
- Prejuízo no desempenho social, familiar, acadêmico ou ocupacional
- Irritabilidade/perturbações do humor
- Sonolência diurna
- Problemas comportamentais (p. ex., hiperatividade, impulsividade, agressividade)
- Iniciativa/energia/motivação diminuída(s)
- Propensão para erros/acidentes
- Preocupações com a insatisfação com o sono

C. As queixas sobre o sono não podem ser explicadas totalmente por oportunidade inadequada (p. ex., não é atribuído tempo suficiente para o sono) ou circunstâncias inadequadas para o sono

D. A perturbação do sono e os sintomas diurnos decorrentes manifestam-se, pelo menos, 3 vezes/semana

E. A perturbação do sono e os sintomas diurnos decorrentes são relatados por, no mínimo, 3 meses

F. A dificuldade no sono/despertar não é mais bem explicada por outro transtorno do sono

Os critérios A a F devem ser atendidos.

Tabela 27.3 Critérios diagnósticos de insônia de acordo com o texto revisado da 5ª edição do *Manual Diagnóstico e Estatístico de Transtornos Mentais*.

A. Queixa predominante de insatisfação com a quantidade ou a qualidade do sono associada a um (ou mais) dos seguintes sintomas:
  - Dificuldade para iniciar o sono (em crianças, pode se manifestar como dificuldade para iniciar o sono sem intervenção de cuidadores)
  - Dificuldade para manter o sono, que se caracteriza por despertares frequentes ou por problemas para retornar ao sono depois de cada despertar (em crianças, pode se manifestar como dificuldade para retornar ao sono sem intervenção de cuidadores)
  - Despertar antes do horário habitual com incapacidade de retornar ao sono
B. A perturbação do sono causa sofrimento clinicamente significativo e prejuízo no funcionamento social, profissional, educacional, acadêmico, comportamental ou em outras áreas importantes da vida do indivíduo
C. As dificuldades relacionadas com o sono ocorrem, pelo menos, três noites por semana
D. As dificuldades relacionadas com o sono permanecem durante, pelo menos, 3 meses
E. As dificuldades relacionadas com o sono ocorrem a despeito de oportunidades adequadas para dormir
F. A insônia não é mais bem explicada ou não ocorre exclusivamente durante o curso de outro transtorno do sono-vigília (p. ex., narcolepsia, transtorno do sono relacionado com a respiração, transtorno do sono-vigília do ritmo circadiano, parassonia)
G. A insônia não é atribuída aos efeitos fisiológicos de alguma substância (p. ex., uso abusivo de substâncias psicoativas, medicamentos)
H. A coexistência de transtornos mentais e de condições médicas não explica adequadamente a queixa predominante de insônia

Especificar se:
- Com comorbidade mental causada por transtorno não relacionado com o sono, incluindo transtornos por uso de substâncias
- Com outra comorbidade médica
- Com outro transtorno do sono

Especificar se:
- Episódico: os sintomas duram, pelo menos, 1 mês, porém menos que 3 meses
- Persistente: os sintomas duram 3 meses ou mais
- Recorrente: dois (ou mais) episódios em um período de 1 ano

insônia comórbida, ambos os diagnósticos devem ser feitos, segundo o DSM-5, exceto nos casos em que a insônia não cause prejuízos clínicos importantes.

Aproximadamente 80% dos pacientes com transtorno de depressão apresentam alterações nos padrões do sono, tanto de uma perspectiva qualitativa como quantitativa, e em sua maioria apresentam insônia,[27] incluindo em suas queixas específicas: despertares noturnos frequentes, sono não restaurador, redução do sono total e sonhos perturbadores que provocam hipersonolência diurna.[28-30]

As implicações relacionadas com a insônia são: irritabilidade e alterações do humor; prejuízo dos desempenhos social, profissional e escolar; prejuízo da atenção, da concentração e da memória; fadiga; queixa de sonolência diurna; diminuição de energia e de iniciativa; maior risco de cometer erros; sintomas gastrintestinais; cefaleias tensionais e ansiedade relacionada com o sono. Há uma associação de fatores predisponentes, como indivíduos que são naturalmente mais alertas ou têm história familiar com fatores precipitantes.[20] Sabe-se que a hiperativação do eixo hipotalâmico-hipofisário-adrenal provoca um quadro de hiperalerta. Em seguida, ocorre a ação de fatores perpetuantes, que são comportamentos e/ou pensamentos de hiperalerta, que desencadeiam a insônia. Fatores demográficos, como idade dos pacientes, constituem um importante elemento de avaliação, pois, com o avanço da idade, há alterações do sono que incluem maior fragmentação do sono noturno e despertar mais precoce.[31] Em relação ao gênero, são observadas mais queixas de insônia e de hipersonia nas mulheres, na proporção de 2:1, apesar de haver equivalência entre os gêneros após os 65 anos.[32] Fatores psicossociais como menor nível educacional, existência de comorbidades – HAS, artrite reumatoide e diabetes melito (DM) –, entre outros[28,29] podem estar relacionados com transtornos do sono.

Entre os pacientes com transtorno bipolar (TB), o papel do transtorno do sono ainda não está totalmente esclarecido: se é fator de risco ou se é sintoma do episódio do humor. Sabe-se que pacientes com pouco tempo de sono apresentam maior elevação do humor e início mais precoce dos sintomas. Indivíduos que necessitam de poucas horas de sono – os dormidores curtos – apresentam sintomas mais graves de TB. Aqueles que necessitam de muitas horas de sono – os dormidores longos – têm mais sintomas depressivos, piores desempenho e qualidade de vida, em comparação com pacientes com tempo normal de sono. Tanto dormidores curtos como longos apresentam piores desempenho e qualidade de vida, quando comparados com indivíduos com tempo normal de sono. Um trabalho realizado pelo grupo de Flavio Kapczinski[7] confirmou que a disfunção do ritmo biológico é um potente preditor do funcionamento interepisódios dos pacientes com TB. Por isso, os ritmos biológicos devem ser alvos importantes para melhorar o funcionamento e prevenir a recaída nos indivíduos com TB. Além disso, queixas de sono estão relacionadas com a piora da qualidade de vida e do funcionamento global.

Os fatores que contribuem para o transtorno do sono no idoso com demência advêm das próprias alterações neuropatológicas observadas na doença de Alzheimer (DA), como a perda neuronal e a atrofia do núcleo supraquiasmático do hipotálamo, que interferem na organização do ciclo sono-vigília e na redução da atividade colinérgica, uma vez que a acetilcolina tem participação no sono REM.[33] A menor exposição ou captação à luz e a dificuldade de compreensão das referências temporais no decorrer do dia também influenciam o sono dos idosos com DA; os sintomas mais comuns consistem em perambulação, confusão e despertares noturnos, além de sonolência diurna e inversão do ciclo sono-vigília, havendo relatos de que o despertar noturno é o aspecto mais estressante para os cuidadores e de que a sonolência diurna é o sintoma mais frequente.[34]

Cerca de 70% dos pacientes internados para desintoxicação em virtude de dependência química apresentam queixas sobre o sono, e esta é uma das mais prevalentes nesse período.[35,36] A melhora da insônia está associada a menores taxas de abandono do tratamento.

Transtornos respiratórios relacionados com o sono

Durante o sono, podem ocorrer alterações no padrão respiratório em indivíduos de diferentes faixas etárias; no entanto, não são diagnosticados com frequência, apesar da elevada prevalência, dos prejuízos e riscos associados.

Deve-se atentar para as distintas formas de alteração respiratória que podem ocorrer durante o sono, como, por exemplo, ronco e apneia. Também a síndrome de resistência de via aérea superior (SRVAS) merece atenção dos profissionais de Saúde: ela está associada à percepção de sono não reparador. Podem ser observados diferentes sinais e transtornos do sono associados ao quadro de SRVAS, como, por exemplo, bruxismo, catatrenia e sonambulismo. Sintomas psiquiátricos como ansiedade e depressão têm sido identificados em indivíduos com SRVAS, e foi observado alívio desses sintomas com o tratamento do distúrbio respiratório. Também se constatou que a falta de diagnóstico e de tratamento da SRVAS se associa à piora desses sintomas ao longo do tempo.

Quanto à classificação dos transtornos respiratórios do sono, segundo o DSM-5-TR, tem-se:

- Apneia e hipopneia obstrutivas do sono
- Apneia central do sono. Subtipos:
  - Apneia central do sono tipo idiopática
  - Respiração de Cheyne-Stokes
  - Apneia central do sono comórbida com uso de opioides
- Hipoventilação relacionada com o sono. Subtipos:
  - Hipoventilação idiopática
  - Hipoventilação alveolar central congênita
  - Hipoventilação comórbida relacionada com o sono.

Segundo a ICSD-3,[37] a classificação desses transtornos é composta de:

- Transtorno da apneia do sono obstrutiva:
  - AOS, adulto
  - AOS, pediátrico
- Síndrome da apneia de sono central:
  - Apneia de sono central com respiração de Cheyne-Stokes
  - Apneia de sono central devida a uma condição médica sem respiração de Cheyne-Stokes
  - Apneia de sono central devido à respiração periódica de alta altitude
  - Apneia de sono central em virtude de medicação ou substância
  - Apneia de sono central primária
  - Apneia de sono central primária da infância
  - Apneia de sono central primária da prematuridade
  - Apneia de sono central emergente do tratamento
- Transtornos de hipoventilação relacionados com o sono:
  - Síndrome da hipoventilação-obesidade
  - Síndrome da hipoventilação alveolar central congênita
  - Hipoventilação central de início tardio com disfunção hipotalâmica
  - Hipoventilação alveolar central idiopática
  - Hipoventilação relacionada com o sono em razão de medicação ou substância
  - Hipoventilação relacionada com o sono em virtude de condição médica
- Transtorno da hipoxemia relacionada com o sono
- Variantes normais e sintomas isolados:
  - Ronco
  - Catatrenia.

O DSM-5-TR e a ICSD-3 não estabelecem os critérios para definição dos transtornos respiratórios relacionados com o sono identificados pela PSG. Esses critérios são apresentados no *Manual para Avaliação do Sono e Eventos Associados* da American Academy of Sleep Medicine (AASM).

Embora sejam variados os transtornos respiratórios relacionados com o sono, que são caracterizados por achados relevantes para seu diagnóstico e tratamento, neste capítulo será abordada a AOS em adultos e os aspectos da sua interface com a Psiquiatria.

Segundo os critérios citados no DSM-5 para diagnóstico de apneia e hipopneia obstrutivas do sono, é necessário:

- Ter evidências por meio da PSG de, no mínimo, cinco apneias ou hipopneias obstrutivas do sono por hora de sono, associadas aos seguintes sintomas: perturbações na respiração noturna, como ronco, respiração ofegante ou pausas respiratórias; ou sonolência durante o dia, fadiga ou sono não reparador apesar de suficiente oportunidade para dormir e que não podem ser mais bem explicados por outro transtorno mental (incluindo do sono) nem atribuídos a alguma outra condição médica, ou
- Evidências por meio da PSG de 15 ou mais apneias/hipopneias obstrutivas por hora de sono, independentemente da ocorrência de sintomas associados.

Ainda, a gravidade da apneia pode ser especificada de acordo com o índice de apneia e hipopneia (IAH) por hora de sono como leve (IAH < 15), moderada (IAH 15 a 30), ou grave (IAH > 30).

Quanto à prevalência de AOS avaliada por PSG, os achados variam de acordo com os critérios utilizados nos diferentes estudos e pesquisas. Estima-se que adultos com idade entre 30 e 70 anos apresentem: IAH > 15 por hora, sendo aproximadamente 13% homens e 5,6% mulheres, e IAH > 5 por hora associado a sintomas de sonolência diurna (considerando pontuação acima de 10 na escala de sonolência de Epworth [ESE]), em torno de 14% nos homens e 5% nas mulheres.[38] Com o avanço da idade, observa-se aumento da prevalência nas mulheres; reduzindo, assim, a diferença entre os gêneros.

Convém lembrar que AOS consiste na cessação de fluxo respiratório relacionada com o colapso, parcial ou total, da via respiratória superior durante o sono, havendo esforço respiratório para restabelecer a respiração, e que muitos são os fatores que interferem no controle da respiração e na patência dessas vias na vigília e durante o sono. Quatro principais determinantes da patência da via respiratória superior, que devem ser considerados na avaliação do paciente, são a atividade/função neuromuscular (atividade inspiratória ou expiratória; se em vigília ou sono), estrutura craniofacial (p. ex., posição do hioide, posição e tamanho da mandíbula e da maxila), efeito da pressão/tecidos próximos (amígdalas, tamanho da língua, gordura parafaríngea) e propriedade intrínseca da via respiratória (relação tração caudal/volume pulmonar, perfusão/edema vascular). Esses determinantes podem sofrer influência de diferentes fatores, como idade, genética, raça, gênero, obesidade, síndromes e doenças (como hipotireoidismo, hipertrofia de amígdalas, acromegalia). Ressalta-se que os aspectos citados devem ser considerados na avaliação de todos os pacientes.

Os sinais e sintomas comumente associados à AOS compreendem sonolência excessiva diurna (SED), ronco forte/ressuscitador. Achados físicos que devem ser avaliados, uma vez que podem sugerir a ocorrência de AOS, incluem circunferência cervical e perímetro abdominal aumentados, e obesidade. Adicionalmente se deve suspeitar de AOS se índice de massa corporal for superior a 30 kg/m².[10,38] Também considerar escore de 3 ou 4 na escala Mallampati modificada, retrognatia, macroglossia, hipertrofia de amígdalas, úvula alongada/alargada, alterações nasais como pólipos, desvio de septo, entre outros. Na anestesiologia, a classificação de Mallampati é usada para prever a facilidade de intubação do paciente.

A AOS relaciona-se com diferentes problemas de saúde, aumentado risco para acidentes de tráfego e pior qualidade de vida. Entre as condições clínicas e de saúde mental para as quais há evidência de associação com AOS, destacam-se: HAS, infarto agudo do miocárdio, AVE, ICC, DM tipo 2; além de prejuízo cognitivo e de sintomas de depressão – a interface com a Psiquiatria será assunto abordado a seguir.

De fato, AOS associa-se à disfunção neurocognitiva e suas consequências nos sistemas neurovascular e microvascular cerebral têm sido avaliadas. Tanto ensaios clínicos como dados provenientes da pesquisa básica sugerem que AOS compromete a integridade estrutural de diferentes regiões cerebrais. Hipoxia, HAS, hipoperfusão, disfunção endotelial, inflamação e estresse oxidativo podem ser identificados tanto em pacientes com AOS como naqueles com DA. Observa-se que diferentes efeitos da AOS são reversíveis com adequado tratamento, sendo compreendida como um fator de risco modificável para disfunção cognitiva. Logo, o tratamento da AOS previamente ao prejuízo cognitivo leve pode ser considerado e tem sido sugerido como uma estratégia preventiva efetiva para redução do declínio cognitivo e da demência, principalmente em indivíduos de meia-idade e idosos.[39]

Há uma sobreposição entre os sintomas relacionados com a síndrome da apneia obstrutiva do sono (SAOS) e os observados em diferentes condições psiquiátricas: sonolência excessiva, insônia, redução da atenção e concentração, e sintomas de depressão. Tem sido constatado que indivíduos com transtorno mental grave, principalmente aqueles com episódio depressivo, apresentam elevada prevalência de AOS; portanto, a avaliação e a intervenção nos casos de AOS são fundamentais entre os indivíduos com depressão[40] e também quando associada ao transtorno de estresse pós-traumático (TEPT). Ainda, é recomendado nos indivíduos com AOS e transtorno psiquiátrico que o tratamento de ambas as condições seja considerado para um melhor resultado.[41]

Em indivíduos com esquizofrenia, a AOS também tem sido identificada. Deve-se lembrar que o uso de neurolépticos e o aumento de peso, muitas vezes associado ao uso desse tipo de fármaco, pode resultar em AOS ou agravá-la. Ressalta-se a necessidade de se atentar às implicações dos psicotrópicos e de outros fármacos quanto ao efeito que exercem na permeabilidade das vias respiratórias e no mecanismo de controle de ventilação. De fato, medicações como benzodiazepínicos e relaxantes musculares podem precipitar ou agravar eventos de apneia ou hipopneia durante o sono.

Deve-se relembrar que o uso crônico de opioide está associado à ocorrência de apneia central; logo, cuidado deve ser destinado a esse aspecto frente a um indivíduo que faça uso de opioide.

Estratégia terapêutica para apneia obstrutiva do sono

Uma vez estabelecido o diagnóstico de AOS, deve ser definida uma apropriada estratégia terapêutica. O tratamento da AOS pode ser categorizado de acordo com seu alvo de ação quanto ao mecanismo fisiopatológico; por exemplo, anatômico, neuromuscular e controle neuroventilatório. O tratamento deverá ser individualizado de acordo com o adequado diagnóstico; tendo em mente a recomendação de a SAOS ser abordada como um distúrbio crônico que necessita de manejo multidisciplinar e a longo prazo.[10]

O uso de pressão positiva na via aérea (PAP) permanece como o principal tratamento para a maioria dos pacientes com AOS. Entre as maneiras de administrar PAP estão a CPAP, a BPAP (*bilevel*) e a APAP (*autotitrating*). Típicas indicações para uso de CPAP consistem em AOS moderada e grave (IAH > 15 eventos por hora de sono) com ou sem sintomas associados; e AOS leve apresentando sintomas como SED, prejuízo da cognição, insônia, transtorno de humor; ou com doenças comórbidas como cardiopatia isquêmica, HAS, história de AVE.

Além da CPAP, outras intervenções, como dispositivos intraorais, cirurgia em vias respiratórias superiores, terapia posicional, redução de peso etc., podem ser utilizadas de acordo com fatores fisiopatológicos identificados. A implantação cirúrgica de um estimulador do nervo hipoglosso é um recente método aprovado (em alguns países). Abordar esses e outros tratamentos está além do escopo deste capítulo. No entanto, aspecto a destacar é a relevância do adequado acompanhamento visando estimular e propiciar a boa adesão ao tratamento proposto.

Tem sido observado que a adesão ao tratamento com CPAP pode ser influenciada por condições psicológicas.[41] Assim, são válidos contínuo cuidado e estímulo para o uso de CPAP e busca em atenuar ou eliminar fatores que possam prejudicar o adequado tratamento.

Pesquisas apontam que o adequado tratamento da AOS com CPAP pode auxiliar na melhora dos sintomas de depressão (avaliados por escalas). Cabe citar que revisão sistemática e metanálise de ensaios randomizados e controlados que examinaram o efeito da CPAP e de dispositivos de avanço mandibular nos sintomas de depressão de indivíduos com AOS identificaram que essas abordagens podem ser úteis no tratamento desses sintomas (com base na avaliação por questionários) em indivíduos com AOS.[42]

Em suma, AOS pode ocorrer em indivíduos com transtornos psiquiátricos; no entanto, pode não ser uma queixa inicial. É dever do profissional de Saúde investigar características do sono do seu paciente e, dentre as possíveis alterações, avaliar os eventos respiratórios e empregar um adequado tratamento.

Transtornos de hipersonolência central

Sonolência excessiva diurna

De acordo com a AASM, a SED é a incapacidade de permanecer acordado e alerta ao longo dos principais episódios despertos do dia, resultando em períodos de irreprimível necessidade de sono ou lapsos não intencionais rumo à sonolência ou ao sono.[37] A SED varia de intensidade e é mais significativa em situações sedentárias, entediantes e monótonas, com escassa participação ativa. Alguns indivíduos acham-se conscientes sobre o aumento da própria sonolência anteriormente ao adormecimento, e outros adormecem sem sintomas prodrômicos ("ataques de sono"). Nesse último grupo, um acidente de trânsito pode ser o evento que ocasiona a identificação do problema. O conceito de SED difere do conceito de fadiga, embora ambas coexistam com frequência. A intensidade da SED dependerá de adaptações individuais e pode ser aferida por métodos de natureza subjetiva, como a ESE, e por métodos de natureza objetiva, como o teste de latências múltiplas do sono (TLMS).

A ESE, validada em português para uso no Brasil,[43] é simples e pode ser um roteiro de anamnese para a caracterização da SED. Nessa escala, o escore é obtido com base nas sete respostas. As perguntas são simples e referem-se à chance de cochilar: (1) assistindo à TV; (2) sentado e lendo; (3) sentado (sala de espera, igreja, estação); (4) em carro, ônibus, por mais de 1 hora; (5) dirigindo (à espera de semáforo ou de trânsito); (6) deitado, após o almoço; (7) sentado, conversando. Em cada uma dessas situações, a chance de cochilar é graduada como: 0 – nenhuma; 1 – pequena; 2 – moderada; 3 – alta. O escore global varia de 0 a 24. Escores acima de 10 são sugestivos de SED.

O diagnóstico diferencial da SED inclui amplos grupos de condições: (1) privação de sono, a mais comum dentre as causas de SED; (2) uso de substâncias/medicações; (3) transtornos mentais (especial atenção deve ser dada aos transtornos de humor, mas, também aos transtornos de ansiedade, aos transtornos adictivos/relacionados com substâncias e aos transtornos de sintomas somáticos); (4) doenças neurológicas (traumatismo cranioencefálico, neoplasias, doença de Parkinson e outras); (5) doenças clínicas (anemia, condições carenciais, hipotireoidismo, doença renal crônica, obesidade, DM e outras); (6) transtornos próprios do sono (transtornos respiratórios do sono, como AOS; insônias; transtornos de ritmo circadiano, como o transtorno do atraso de fase, o transtorno de *jet lag* e o transtorno de sono do trabalho em turnos); e transtornos de hipersonolência central.

O termo "hipersonolência central" alude a alterações no interior do SNC. Na ICSD-3, há os seguintes transtornos de hipersonolência central (THC): (1) narcolepsia tipo I; (2) narcolepsia tipo II; (3) hipersonia idiopática; (4) síndrome de Klein-Levine; (5) hipersonolência causada por condição médica; (6) hipersonolência devido a medicação ou substância; (7) hipersonolência associada a transtornos psiquiátricos; (8) síndrome do sono insuficiente.

Avaliação diagnóstica

São empregados os seguintes métodos auxiliares, embora nem todos disponíveis em nosso meio: diário de sono, ESE, actigrafia, PSG noturna seguida de TLMS, teste de manutenção da vigília, genotipagem de antígeno leucocitário humano (HLA) e dosagem de hipocretina liquórica (Tabela 27.4).

O TLMS deve ser antecedido de 2 semanas de uso do diário de sono e/ou de actigrafia. Durante esse período, recomenda-se que o paciente não se prive de sono e que tente dormir o máximo e o melhor que puder à noite. Durante as 2 semanas que antecedem o TLMS, devem ser suspensas as medicações e as substâncias sedativas (inclusive álcool e *Cannabis*), estimulantes (cafeína, energético e tabaco) e moduladoras do sono REM (antidepressivos). Caberá ao médico do paciente julgar como suspender, sem causar abstinências na data do exame. O TLMS é realizado durante o dia, após uma PSG noturna que dure pelo menos 6 horas. O TLMS se inicia 2 horas após despertar da noite de PSG. Ao longo desse dia, o paciente recebe cinco oportunidades de dormir, em ambiente escurecido, sendo monitorado particularmente para a latência do início do sono e para períodos de REM no início do sono (SOREMP, do inglês *sleep-onset REM periods*). Em indivíduos normais, não privados de sono, geralmente não há REM nesses cochilos diurnos.

Narcolepsia

Uma condição crônica envolvendo múltiplos neurotransmissores, a narcolepsia notabiliza-se pela sonolência diurna contínua (com períodos de maior intensificação), pelas rápidas transições

Tabela 27.4 Comparação entre hipersonolências centrais.

Condição	Diagnóstico	Patogenia
Narcolepsia tipo I	Dois ou mais dos seguintes: cataplexia, TLMS positivo e hipocretina-1 liquórica baixa	Deficiência de hipocretina; HLA-DQB1*06:02
Narcolepsia tipo II	TLMS positivo; cataplexia geralmente ausente ou pouco clara	Desconhecida; heterogênea
Hipersonolência idiopática	Cataplexia ausente; < 2 SOREMP (PSG noturna + TLMS)	Desconhecida; possivelmente heterogênea

HLA-DQB1*06:02: antígeno leucocitário humano alelo DQB1*06:02; PSG: polissonografia; SOREMP (do inglês *sleep-onset REM period*): períodos de REM no início do sono; TLMS: teste de latências múltiplas do sono.

anormais para o sono REM e pelos interessantes fenômenos neuropsiquiátricos. Cinco sintomas são cardeais no quadro clínico da narcolepsia: SED, cataplexia, paralisia do sono, alucinações do sono e fragmentação do sono noturno. A narcolepsia acomete 1 em cada 2 mil pessoas e ocorre igualmente em ambos os sexos. Seu início se dá mais comumente na segunda e terceira décadas de vida, e cerca de 10% dos casos principiam na infância. Estima-se em 5 a 15 anos o período que vai do início dos sintomas ao diagnóstico clínico. A narcolepsia é uma doença subestimada e quase metade dos casos nunca receberá um diagnóstico, mantidas as práticas clínicas atuais. Cabe conscientizar os profissionais de Saúde para a importância da sua detecção. O impacto negativo da narcolepsia na qualidade de vida é amplo e poderia se comparar àquele da esquizofrenia ou da epilepsia. A ICSD-3[37] distribui a narcolepsia em dois grupos: (1) narcolepsia tipo I, com cataplexia e/ou com deficiência de hipocretina, causada por perda de neurônios hipotalâmicos produtores desse neuropeptídio; (2) narcolepsia tipo II, sem cataplexia e sem deficiência de hipocretina, cuja causa é desconhecida. A patogenia da narcolepsia é provavelmente autoimune. Variantes de antígenos leucocitários humanos (HLA) conferem risco de narcolepsia ou proteção contra essa condição. O alelo DQB1*06:02 liga-se fortemente à narcolepsia com cataplexia. Variantes do *locus* alfarreceptor da célula T conferem risco. Considera-se que essas variantes tornem os indivíduos suscetíveis a riscos ambientais, como as infecções da via respiratória superior.

Uma característica neurofisiológica da narcolepsia é a desregulação do sono REM. O REM habitual caracteriza-se pelos movimentos oculares rápidos; pela atonia de quase toda a musculatura esquelética, à exceção daquela respiratória e extrínseca dos olhos; e pelos sonhos vívidos, muitas vezes com um enredo. Nos narcolépticos, há intrusões do sono REM na vigília, com formação de estados de consciência intermediários entre o sono e a vigília. No TLMS, podem ser identificados SOREMP.

O sistema hipocretinérgico (ou orexinérgico) é relevante para se compreender a narcolepsia. A hipocretina-1 (orexina-A) e a hipocretina-2 (orexina-B) são neuropeptídios neurotransmissores produzidos em um pequeno núcleo neuronal no hipotálamo lateral (bilateral). O sistema hipocretinérgico interage com os sistemas monoaminérgico e colinérgico para a manutenção da vigília e com o sistema GABAérgico para a manutenção do sono.[44] A deficiência de hipocretina provoca instabilidade regulatória, com passagens muito rápidas da vigília para o sono e do sono para a vigília. Durante o dia, ataques de sono e, à noite, a fragmentação do sono. Os antagonistas duais dos receptores hipocretinérgicos (DORA, do inglês *dual orexin receptor antagonists*) bloqueiam os receptores de hipocretina-1 e hipocretina-2. O DORA suvorexanto é usado no tratamento da insônia, inclusive em idosos com demências. Essas medicações promovem tanto o sono REM quanto o sono NREM, diferindo dos hipnóticos moduladores de GABA, como aqueles benzodiazepínicos. Os DORA apresentariam, ainda, potencial para a neuroproteção e para o controle de obesidade.

A sonolência é o sintoma mais comumente observado nos narcolépticos e estima-se que ocorra em 91% desses pacientes. Os episódios de sonolência indesejada acontecem várias vezes por dia; não apenas em situações de monotonia ou após uma lauta refeição. Ocorrem, também, em situações em que o paciente está concentrado em alguma atividade. Esses ataques de sono geralmente duram alguns segundos ou minutos. Se o paciente estiver deitado, podem durar mais que 1 hora. Em alguns períodos de sonolência, pode haver atividades automáticas, como falar algo inapropriado ou fora de contexto em uma conversa, escrever algo inadequado ou ilegível, fazer gestos automáticos ou executar algo de que não se lembrará completamente depois, como, por exemplo, deslocar-se para um lugar indevido. O desempenho acadêmico e/ou laboral pode ficar comprometido. A sonolência diurna oriunda de um sono insuficiente, comum entre os adolescentes, difere da sonolência diurna própria da narcolepsia, pois os narcolépticos acham-se sonolentos todos os dias, mesmo após um suficiente período de sono noturno. Diferentemente de pacientes com AOS, que têm um sono de qualidade muito baixa, os narcolépticos obtêm um sono reparador após uma noite ou um cochilo, contudo, 1 ou 2 horas depois, eles já se encontram sonolentos. Essa capacidade de restaurar-se com o sono noturno e com cochilos diurnos distingue os pacientes portadores de narcolepsia daqueles com hipersonia idiopática, que não conseguem se restabelecer da mesma maneira. Apesar de sua sonolência diurna, pacientes com narcolepsia não dormem em 24 horas um período maior do que os pacientes sem narcolepsia. As substâncias antissonolência empregadas na narcolepsia incluem: modafinila (50 a 400 mg/dia), armodafinila (150 a 250 mg/dia), metilfenidato (10 a 60 mg/dia), lisdexanfetamina (30 a 50 mg/dia), mazindol (1 a 6 mg/dia), pitolisanto (4,5 a 36 mg/dia), solrianfetol (75 a 150 mg/dia) e oxibato de sódio (6 a 9 g/dia).[45]

A cataplexia é um sintoma de grande relevância para a narcolepsia, sendo considerada patognomônica para a narcolepsia tipo I. Estima-se que a cataplexia ocorra em cerca de 60 a 70% dos pacientes narcolépticos. Consiste em curtos episódios de redução do tônus da musculatura voluntária, parciais ou completos, acometendo segmentos ou o corpo todo. Tipicamente esses episódios se iniciam pela face/pelo pescoço, com queda da mandíbula e inclinação da cabeça. Ao longo de um período de tempo de segundos a 1 a 2 minutos, essa diminuição de tônus se dissemina para tronco/membros. O paciente permanece consciente e a musculatura respiratória funciona adequadamente. Em crianças, os ataques catapléxicos podem apresentar períodos maiores de tempo de redução do tônus muscular, ocorrendo fala arrastada, boca aberta, protrusão de língua, caretas e marcha instável. As crises catapléxicas aparecem abruptamente e são desencadeadas por emoções fortes; em geral positivas, como o riso, a alegria e a surpresa. A mera lembrança de episódios com emoções positivas pode provocar um novo ataque catapléxico. Apesar de menos habitual, também podem surgir com emoções negativas, como a raiva e a frustração. Os episódios tendem a ocorrer em câmera lenta, e é incomum haver ferimentos, como na epilepsia. A cataplexia é o sintoma que mais prediz a deficiência de hipocretina no liquor. O *status cataplecticus* consiste em um episódio com duração muito longa, de várias horas, desencadeado pela retirada abrupta de alguma substância anticatapléxica, como, por exemplo, um antidepressivo.

A paralisia do sono tende a surgir no início ou no fim do sono, quando o paciente desperta durante a atonia causada pelo sono REM. O paciente não é capaz de movimentar os membros, falar ou inspirar profundamente. Pode ser um fenômeno aterrador, particularmente quando acompanhado de alucinações. Alguns pacientes apontam terem receado morrer.

As alucinações hípnicas de tipo hipnagógico (ao entrar no sono) e hipnopômpico (ao sair do sono), que ocorrem em 30 a 40% dos narcolépticos, são mais habitualmente visuais e táteis.[45] As alucinações hipnopômpicas podem ser multissensoriais e vívidas. Com conteúdo semelhante ao de um sonho, induzem o paciente a agir ao acordar, tomando providências, como chamar a polícia contra um intruso em casa. Não é fácil separar conteúdo de sonho daquilo que é fenômeno alucinatório, e a vividez tende a aproximar ambos os tipos de experiência. O sonho tende a preencher todo o campo visual e conta com a participação ativa do sonhador em seu interior. A alucinação visual tende a ocupar o centro, ficando o alucinador como um observador à parte. Os fenômenos alucinatórios que surgem durante o dia nos narcolépticos podem dever-se à própria narcolepsia ou a transtornos psicóticos. O predomínio de alucinações visuais significará tratar-se de fenômeno narcoléptico. Sensações de toques leves no corpo e de esfregar podem decorrer de alucinações táteis. Na narcolepsia, as alucinações tendem a se ligar a temas de ataques e agressões, similares a pesadelos do sono REM. Alucinações auditivas complexas e alucinações associadas a delírios fixos são incomuns. São descritas, ainda, alucinações sexuais complexas e alucinações com levitação e experiência extracorporal.

Medicamentos para tratar cataplexia

O oxibato de sódio (não disponível no Brasil) (6 a 9 g/dia), o pitolisanto (não disponível no Brasil) (4,5 a 36 mg/dia), o inibidor da monoamina oxidase B (IMAO-B) selegilina (5 a 20 mg/dia) e os antidepressivos são os agentes anticatapléxicos mais comuns. Os antidepressivos mais sugeridos são os tricíclicos (ATC), os inibidores seletivos de recaptação de serotonina (ISRS) e os inibidores da recaptação de serotonina e norepinefrina (IRSN). Os ATC mais empregados são a imipramina e a clomipramina (em doses de 25 a 200 mg/dia). Os ISRS mais recomendados são fluoxetina (20 a 60 mg/dia) e citalopram (20 a 40 mg/dia), e os IRSN mais recomendados são venlafaxina (75 a 300 mg/dia) e duloxetina (30 a 60 mg/dia). Mesmo em pequenas doses, os antidepressivos frequentemente provocam significativos efeitos colaterais nos pacientes catapléxicos. Os ATC podem causar-lhes parassonias do sono NREM (sonambulismo e terror noturno), e os ISRS/IRSN tendem a gerar-lhes o transtorno comportamental do sono REM (TCSR).[46] O pitolisanto é um agonista inverso/antagonista de receptores histaminérgicos H_3. Ademais da ação anticatapléxica, o pitolisanto – introduzido na União Europeia em 2017 – é capaz de reduzir a sonolência diurna. Supõe-se que, no episódio catapléxico, via amígdala e córtex pré-frontal medial, as emoções positivas ativem circuitos na ponte dorsal, responsáveis pela fraqueza muscular na ausência de hipocretina, incluindo o núcleo sublateral dorsal.

Hipersonia idiopática

A fisiopatologia dessa rara afecção permanece desconhecida. A sintomatologia é caracterizada pela SED, que cursa com longos cochilos não restauradores, sono noturno prolongado e sem perturbações, e grande dificuldade para acordar e ativar corpo e mente (embriaguez do sono). Os parâmetros polissonográficos incluem elevada eficiência de sono e altos percentuais de sono de ondas lentas, sem AOS ou movimento periódico dos membros. Exige-se latência curta (< 8 minutos) no TLMS, sem que haja SOREMP ou com no máximo 1 SOREMP, no período PSG + TLMS, ou um tempo de sono prolongado em PSG contínua prolongada ou em actigrafia (tempo total de sono superior a 11 horas em monitoramento de 24 horas). O diagnóstico diferencial inclui transtornos de depressão, narcolepsia, AOS e síndrome de sono insuficiente de natureza comportamental.[47] Apesar dessa significativa sintomatologia, observa-se melhora espontânea em 1/4 dos casos.

Tratamento farmacológico

Não há medicações aprovadas especificamente para a hipersonia idiopática. São propostas intervenções experimentadas na narcolepsia e alguns outros tratamentos, como: psicoestimulantes (modafinila, metilfenidato); antagonistas/moduladores negativos do receptor GABA-A (claritromicina, flumazenila); agonista inverso/antagonista do receptor histaminérgico H_3 (pitolisanto); agonistas GABA-B/gama-hidroxibutirato (oxibato de sódio); e outros (mazindol, levotiroxina).

Transtornos do ritmo circadiano sono-vigília

Caracterizam-se por sua etiologia em comum, que seria um descompasso entre o ritmo circadiano endógeno e o ambiente externo. Nas Tabelas 27.5 e 27.6, são descritas as classificações pela ICSD-3 e pelo DSM-5-TR, respectivamente.

Tabela 27.5 Critérios diagnósticos para transtorno do ritmo circadiano sono-vigília de acordo com a 3ª edição da *Classificação Internacional dos Transtornos do Sono*.

A. Padrão persistente ou recorrente de interrupção do sono deve-se, principalmente, à alteração no sistema circadiano ou ao desequilíbrio entre o ritmo circadiano endógeno e os horários de sono-vigília impostos ou desejados pelos horários dos ambientes físico, social ou profissional do indivíduo

B. A interrupção do sono leva a sonolência excessiva ou insônia, ou ambas

C. A perturbação do sono causa sofrimento clinicamente significativo ou prejuízo no funcionamento mental, físico, social, ocupacional, educacional ou outras áreas importantes

Subtipos:
- Transtorno de fase do sono atrasada
- Transtorno de fase do sono avançada
- Transtorno do ritmo sono-vigília irregular
- Transtorno do ritmo sono-vigília não de 24 h
- Transtorno de trabalho em turnos
- Transtorno de *jet lag*
- Transtorno do ritmo circadiano sono-vigília não especificado

Tabela 27.6	Critérios diagnósticos para transtorno do ritmo circadiano sono-vigília de acordo com o texto revisado da 5ª edição do *Manual Diagnóstico e Estatístico de Transtornos Mentais*.

A. Padrão persistente ou recorrente de interrupção do sono resultante, principalmente, de alteração no sistema circadiano ou de desequilíbrio entre o ritmo circadiano endógeno e os horários de sono-vigília impostos pelos horários dos ambientes físico, social ou profissional do indivíduo
B. A interrupção do sono leva a sonolência excessiva ou insônia, ou ambas
C. A perturbação do sono causa sofrimento clinicamente significativo ou prejuízo no funcionamento

Especificar se:
- Tipo fase do sono atrasada: padrão de atraso nos horários de início do sono e de acordar, com incapacidade de conciliar o sono ou de acordar no horário mais cedo desejado ou convencionalmente aceitável. Especificar se é familiar; especificar se há sobreposição com o tipo sono-vigília não 24 h
- Tipo fase do sono avançada: padrão de adiantamento nos horários de início do sono e de vigília, com incapacidade de permanecer acordado ou adormecido até os horários desejados ou convencionalmente aceitos para dormir ou acordar. Especificar se é familiar
- Tipo sono-vigília irregular: padrão de sono-vigília desorganizado temporariamente, de modo que o horário dos períodos de dormir e de acordar sejam variáveis ao longo de um período de 24 h
- Tipo sono-vigília não de 24 h: padrão de ciclos de sono-vigília que não são sincronizados ao ambiente de 24 h, com um desvio consistente (em geral em horários cada vez mais tarde) nos horários de início do sono e de acordar
- Tipo trabalho em turnos: insônia durante o período principal de sono e/ou sonolência excessiva (incluindo sono inadvertido) durante o período principal de sono, associada a um regime de trabalho em turnos (*i. e.*, que exige horas de trabalho não convencionais)
- Tipo não especificado

Especificar se:
- Episódico: os sintomas duram, pelo menos, 1 mês, porém menos de 3 meses
- Persistente: os sintomas duram 3 meses ou mais
- Recorrente: dois ou mais episódios ocorrem no intervalo de 1 ano

Para o diagnóstico desses transtornos, além de uma anamnese detalhada, seria importante o uso de um diário do sono de, no mínimo, 7 dias, e idealmente de 14 dias, incluindo tanto os dias laborativos como os de descanso.

Transtorno de fase atrasada do sono

Geralmente há um atraso superior a 2 horas para o início do sono e uma dificuldade para iniciar o sono em horário socialmente adequado, resultando em redução no tempo total de sono em dias escolares ou laborativos. Caso o indivíduo não fosse despertado por estímulos externos, o sono teria duração normal. Os fatores de risco para esse transtorno são: trabalho em turnos, viagens para locais com diferentes fusos horários, mudanças em cronogramas sociais ou laborais, baixa exposição à luz pela manhã e intensa exposição em horário noturno tardio.

Transtorno de fase avançada do sono

Avanço de, geralmente, 2 horas no início do sono e para o despertar. Esses pacientes costumam ter sonolência noturna excessiva e insônia de manutenção ou terminal, em razão do despertar precoce. Esse transtorno é mais comum em idosos que costumam ter despertares progressivamente mais precoces. Também é observado em pacientes com transtorno do espectro autista.

Transtorno do ritmo sono-vigília irregular

Caracteriza-se pela falta crônica de um padrão bem definido de sono e despertar. Os períodos de sono e despertar são variáveis e ocorrem de maneira desorganizada em um período de 24 horas. Esse transtorno é comum em pacientes idosos com doenças neurodegenerativas (DA, Parkinson, Huntington) e em crianças com transtorno do neurodesenvolvimento.

Transtorno do ritmo sono-vigília não de 24 horas

O marca-passo circadiano do indivíduo não está alinhado com o ciclo iluminação/escuro de 24 horas e pode causar sintomas de insônia ou sonolência excessiva dependendo do *timing* das tentativas de sono. Esse transtorno é comum em pacientes com amaurose total e em pacientes submetidos a condições ambientais com exposição insuficiente a agentes circadianos (luz).

Transtorno do ritmo sono-vigília devido a trabalho em turnos

Com tempo total de sono médio de 1 a 4 horas e uma percepção de sono não reparador e não satisfatório, o transtorno do sono devido a trabalho em turnos acomete indivíduos que exercem suas atividades laborais em horários em que deveriam estar dormindo (pelo menos parcialmente). Prejuízo no desempenho laboral e na atenção são relatos comuns dos pacientes acometidos. Esse transtorno costuma ser limitado ao período do trabalho em turno de sono. Trabalhadores por turnos sofrem de insônia, sonolência excessiva ou ambas. Rotação frequente de turnos soma-se ao problema, dessincronizando o ritmo circadiano.

Transtorno de *jet lag*

O *jet lag* é caracterizado por um descompasso temporário entre o *timing* do ritmo circadiano endógeno e o padrão usual do fuso horário. Costuma acometer pacientes que mudam para zonas de diferentes fusos horários. Há maior prejuízo para quem viaja para fusos horários situados ao leste do fuso de origem. Indivíduos saudáveis podem se adaptar com facilidade a uma ou duas mudanças de fuso horário por dia; um ajuste natural a um deslocamento de 8 horas pode demorar 4 dias ou mais para a adaptação.

Transtorno de ritmo circadiano sono-vigília não especificado

Por último, pacientes que preenchem critérios gerais para transtorno do sono-vigília do ritmo circadiano e não têm critério para nenhum subtipo devem ser enquadrados no subtipo não especificado (ver Tabela 27.6).

Existe grande concordância entre esse diagnóstico pelo DSM-5 e pela ICSD-3, inclusive nos subtipos, e a única exceção é o *jet lag*, que não é caracterizado como transtorno pelo DSM-5.

Tratamento dos transtornos do sono do ritmo circadiano

A fototerapia consiste em expor o indivíduo a luzes brilhantes (acima de 10 mil lux) para alterar o ritmo biológico endógeno. Com a exposição a luzes brilhantes no tempo certo, o relógio biológico pode ser interrompido e reiniciado, pois esse contato muda o ponto de ativação. É importante que a temperatura atinja o ponto mais baixo para ocorrer a inflexão e alterar o ciclo sono-vigília.

Parassonias

Eventos físicos ou experiências sensoriais indesejáveis que ocorrem ao se iniciar o sono, durante o sono ou ao despertar do sono. As parassonias podem incluir percepções, sonhos, atividade do sistema nervoso autonômico, comportamentos e movimentos complexos relacionados com o sono. As consequências clínicas das parassonias podem afetar o paciente, seu parceiro de cama ou ambos.

A ICSD-3[37] estabelece as seguintes categorias para parassonias:

- Parassonias relacionadas com o sono NREM:
    - Transtornos do despertar do sono NREM:
        - Despertar confusional
        - Sonambulismo
        - Terror noturno
    - Transtorno alimentar relacionado com o sono
- Parassonias relacionadas com o sono REM:
    - TCSR
    - Paralisia do sono isolada recorrente
    - Transtorno do pesadelo
- Outras parassonias:
    - Síndrome da cabeça explosiva
    - Alucinações relacionadas com o sono
    - Enurese no sono
    - Parassonia por transtorno médico
    - Parassonia em virtude de medicação/substância
    - Parassonia não especificada
- Sintomas isolados e variantes da normalidade.

O DSM-5-TR é mais simples e inclui tão somente o transtorno de despertar do sono NREM (subtipo sonambulismo ou terror noturno), o transtorno do pesadelo e o TCSR.

Avaliação das parassonias

Depende de uma anamnese detalhada com clara descrição do evento. Informações contendo características do comportamento – se com olhos abertos ou fechados –, momento da noite em que ocorre, recordação ou não do ocorrido, assim como frequência do evento e idade do indivíduo são úteis para formulação da hipótese diagnóstica.

Também é necessário pesquisar por fatores que possam precipitar a parassonia como má higiene do sono, privação de sono, dormir em ambiente impróprio para o sono, alterações no ritmo circadiano, ocorrência de outros transtornos do sono, febre, doenças clínicas, consumo de álcool, de estimulantes ou de sedativos.

Ainda quanto à investigação das categorias de parassonias propostas na ICSD-3, apenas o TCSR requer PSG para diagnóstico; no entanto, a realização da PSG pode excluir/caracterizar outros problemas. Assim, a PSG é feita diante de manifestação atípica da parassonia, ocorrência de SED, queixa de insônia, idade de início atípica, movimentos estereotipados ou repetitivos, frequência atípica dos eventos, acidentes durante o evento ou potencial risco para se machucar (ou a outro). Também é recomendada a PSG se houver suspeita de AOS, distúrbios de movimento durante o sono ou outro transtorno do sono.

Investigação das parassonias e atenção a suas manifestações propicia uma oportunidade para diagnosticar outros transtornos do sono, psiquiátricos, neurológicos e clínicos. Cabe destacar que não são baixas as taxas de parassonias observadas em indivíduos com transtornos psiquiátricos, e é descrita uma prevalência em média de 8,5% para sonambulismo, 9,9% para transtorno alimentar relacionado com o sono, 38,9% para pesadelos, 22,3% para paralisia do sono e 3,8% para transtorno comportamental do sono REM.[48] Medicações, outros transtornos do sono ou condições clínicas também são fatores potencialmente associados a essas ocorrências e devem ser investigados.

Há uma variação entre os estudos quanto a critérios diagnósticos utilizados, metodologia aplicada para obtenção dos dados, medidas objetivas e subjetivas. Essa inconstância causa impacto tanto em estudos que avaliam a prevalência como nos que têm como foco abordagem e manejo.

A seguir serão apresentadas sucintamente características dos transtornos de despertar do sono NREM (despertar confusional, sonambulismo e terror noturno) e transtorno alimentar relacionado com o sono que compreendem a categoria das parassonias NREM de acordo com a ICSD-3; e também informações sobre TCSR, paralisia do sono isolada recorrente e transtorno do pesadelo, que são categorizados como parassonias associadas ao sono REM.

Parassonias relacionadas com o NREM
Transtornos de despertar do sono NREM

Despertar confusional, sonambulismo e terror noturno compreendem os achados do sono NREM e da vigília. Podem ser entendidos como um *continuum* entre componentes do sono NREM, como um mínimo funcionamento cognitivo e amnésia para o evento; e vigília, por exemplo, olhos abertos. Os transtornos de despertar consistem em episódios recorrentes de comportamentos complexos que são iniciados após o despertar parcial (na PSG, geralmente, se observa despertar parcial do sono de ondas lentas – N3), resposta inapropriada ou ausente aos esforços dos outros de intervirem durante o episódio e amnésia parcial ou completa para o evento, além de lembrança ausente ou mínima de imagens oníricas (p. ex., apenas uma cena visual).

Os episódios podem ter diferentes efeitos desencadeadores, como estímulos ambientais de toque e som, estressores biopsicossociais e privação de sono. A maioria dos eventos tem breve duração (segundos a poucos minutos), mas também podem durar cerca de 30 minutos em algumas crianças.

Os transtornos de despertar do sono NREM são observados mais comumente em crianças e tipicamente se resolvem na puberdade. Ao persistir o quadro ou se iniciar na idade adulta, podem necessitar de maior atenção clínica, como avaliação e manejo de fatores e transtornos associados.

Despertar confusional

Compreende os critérios gerais para os transtornos do despertar do sono NREM e caracteriza-se por breve período de confusão e desorientação ao despertar do sono NREM. Ocorrem com o paciente estando na cama. O despertar confusional frequentemente se inicia com o indivíduo sentando na cama e olhando ao redor de modo confuso. Os episódios têm duração de poucos minutos e finalizam com o reinício do sono. Associam-se à amnésia dos tipos anterógrada e retrógrada. É comum em crianças; em adultos, identificou-se que a população de risco inclui os indivíduos com transtorno psiquiátrico subjacente.

Neste tópico, cabe também informar sobre o evento identificado como sexonia, que consiste em episódio noturno abrupto de comportamento sexual frequentemente inapropriado, com limitada consciência para o ato, relativa não responsividade ao meio externo e amnésia para o evento.

Sonambulismo

Preenche os critérios gerais para os transtornos do despertar do sono NREM e consiste em episódios recorrentes de levantar-se da cama durante o sono e deambular. O indivíduo apresenta olhar fixo e fisionomia vazia e praticamente não responde aos esforços de comunicação por parte dos outros. O comportamento pode ser simples e sem objetivo ou complexo e prolongado. A locomoção pode terminar espontaneamente em local inapropriado ou o paciente pode retornar para a cama, deitar e continuar o sono. A maioria dos casos de sonambulismo ocorre em crianças e apresenta natureza benigna e autolimitada, mas também pode ocorrer em outras faixas etárias e apresentar movimentos violentos, levando o paciente a se machucar, ter prejuízos diurnos associados aos eventos e pior qualidade de vida. Entre os fatores precipitantes estão privação de sono, estressores físicos ou emocionais, período pré-menstrual, ocorrência de estímulos externos como ruído e mudança de temperatura, efeito provocado por diferentes psicotrópicos – principalmente indutores de sono não benzodiazepínicos, mas também há relatos de ocorrer com uso de ISRS, mirtazapina, bupropiona e inibidores da recaptação de norepinefrina.[49] Condições como febre, AOS não tratada e bexiga distendida também podem exacerbar a frequência dos episódios. No diagnóstico diferencial devem ser considerados os outros transtornos de despertar do sono NREM, TCSR, epilepsia, entre outros. Quanto à epilepsia, cabe considerar as crises parciais complexas relacionadas com o sono com automatismos deambulatórios e manifestações comportamentais bizarras.

Terror noturno

Preenche os critérios dos transtornos do despertar do sono NREM e consiste em um acordar súbito, com expressão de horror, manifestação de intenso medo, choro inconsolável, agitação, elevada descarga autonômica manifestada por taquicardia, taquipneia, midríase. O paciente parece estar acordado. O episódio é tipicamente seguido por amnésia para o evento e desorientação; pode ocorrer proeminente atividade motora e consequente ferimento. Caracteriza-se por não ser consolável. Tentativa externa por parte do cuidador/observador em interromper o evento pode propiciar o prolongamento deste.

Em crianças, tal como observado no sonambulismo, a ocorrência de transtorno respiratório do sono ou movimento periódico de membros pode precipitar o evento de terror noturno. O tratamento desses transtornos primários do sono pode propiciar melhora desse transtorno do despertar.

Tratamento

Tem como base maximizar a segurança do paciente. Devem-se evitar os fatores precipitantes e propiciada a segurança do ambiente para impedir ferimentos.

Tanto para os episódios de sonambulismo como os de terror noturno, pode-se utilizar a intervenção comportamental de agendamento do despertar para o momento que anteceda o episódio. Em casos refratários às intervenções anteriores ou que provoquem prejuízo diurno ou ferimento, deve ser considerado tratamento farmacológico; no entanto, há carência de ensaios clínicos robustos e bem delineados com tamanho adequado de amostra que avalie o tratamento farmacológico dos transtornos de despertar do sono NREM. As poucas opções são os benzodiazepínicos (clonazepam em baixa dose) ou os ATC. Outras medicações têm sido avaliadas, mas ainda há necessidade de maior evidência de eficácia.

Transtorno alimentar relacionado com o sono

Caracteriza-se por episódios recorrentes de ingerir algo após o início do sono e cursa com reduzido nível de consciência. Nesses eventos, o indivíduo pode ingerir substâncias (p. ex., sabão, produtos de limpeza, cigarro), alimentos inadequados (como ração de animais) ou em preparo não usual. O quadro pode associar-se a outros transtornos do sono: síndrome de pernas inquietas, transtorno do movimento periódico de membros (TMPM), AOS, além de condições clínicas ou uso de medicações, como, por exemplo, os hipnoindutores como zolpidem e hipnossedativos, ou de mirtazapina, risperidona, quetiapina, carbonato de lítio, anticolinérgicos. Esse quadro também merece atenção no sentido de garantir a segurança do indivíduo, que pode se cortar ou se queimar ao preparar os alimentos, por exemplo; além do cuidado quanto a aspectos relacionados com potenciais consequências metabólicas como obesidade e alterações no controle da glicose, e intoxicação. O quadro deve ser diferenciado do transtorno alimentar noturno no qual o indivíduo está acordado. Também por considerar diagnóstico diferencial com síndrome de Kleine-Levin, síndrome de Prader-Willi e transtorno alimentar compulsivo.

Tratamento

Durante o tratamento, é necessário orientar o paciente, visando otimizar sua segurança, como remover móveis pontiagudos, colocar telas nas janelas, trancar gavetas e armários da cozinha para evitar ferimentos. Também é recomendado tratar transtornos do sono subjacentes. Há relatos de melhora dos sintomas com uso de agonistas dopaminérgicos, ISRS e topiramato; no entanto, ainda faltam estudos apresentando evidências de efetividade.

Parassonias relacionadas com o sono REM

Transtorno comportamental do sono REM

Parassonia caracterizada pela perda da atonia (característica) do sono REM e pelo comportamento de atuar o conteúdo do sonho enquanto na cama. Esses comportamentos podem consistir em gritos, socos, chutes, movimentos como se estivesse lutando com inimigo ou animal. Comportamentos violentos são mais comuns, mas podem ocorrer também atividades não violentas. Ferimentos como lacerações, equimoses, fraturas, hematomas subdurais podem ocorrer se os indivíduos caírem da cama ou se baterem contra a parede ou móveis próximos. Também é descrita a ocorrência de lesões nos parceiros de cama em razão de socos, chutes, tração dos cabelos e tentativa de estrangulamento. A frequência e a gravidade desses comportamentos são variáveis.

Para fins diagnósticos, de acordo com ICSD-3, devem ocorrer episódios repetidos de comportamentos motores complexos e/ou vocalizações relacionadas com o sono, documentados por PSG durante o sono REM, ou relato de história clínica de atuar no sonho – assim, é presumido que ocorram durante o sono REM. Outro critério proposto consiste em registro por PSG da ocorrência de sono REM sem atonia. E, como critério de exclusão, o transtorno não pode ser mais bem explicado por outro transtorno do sono, mental, medicação ou substância.

Os critérios DSM-5-TR para o diagnóstico do TCSR consistem em:

- Episódios repetidos de despertar durante o sono associados a vocalização e/ou comportamentos complexos
- Esses comportamentos surgem durante o sono REM e, portanto, geralmente após transcorridos mais que 90 minutos do início do sono, são mais frequentes durante as porções finais do período de sono e raramente durante cochilos diurnos
- Ao acordar desses episódios, o indivíduo está plenamente desperto e alerta, não está confuso nem desorientado
- Um dos seguintes:
  - REM sem atonia na PSG
  - História sugestiva de TCSR e diagnóstico estabelecido de sinucleinopatia (p. ex., doença de Parkinson ou atrofia de múltiplos sistemas).

Ainda de acordo com o DSM-5-TR, esses comportamentos causam sofrimento clinicamente significativo ou prejuízos sociais, ocupacionais ou de outras áreas (podendo incluir machucar a si mesmo ou ao parceiro de cama). E a perturbação não pode ser atribuída aos efeitos fisiológicos de substâncias e os transtornos mentais ou clínicos coexistentes não podem explicar os episódios.

O quadro é mais frequente com o aumento da idade e em homens. O TCSR pode ter início gradual ou rápido e seu curso é frequentemente progressivo.

É um transtorno que tem sido associado a outros neurodegenerativos, por ressaltar as sinucleinopatias como doença de Parkinson, atrofia de múltiplos sistemas e demência de corpúsculos de Lewy (DCL).[50] Não raro o TCSR antecede em cerca de 1 década a doença de Parkinson. Foi descrito que indivíduos com demência e TCSR apresentam achados clínicos e psicométricos mais sugestivos de DCL que DA – aspecto a considerar na avaliação diagnóstica. A frequência de TCSR na DCL é descrita como de 70 a 80%.[51] O TCSR também é observado em indivíduos com DA e em outros quadros neurológicos, como doença cerebrovascular, esclerose múltipla, doença de Machado-Joseph (ataxia espinocerebelar tipo 3), hidrocefalia de pressão normal, síndrome de Tourette, autismo, narcolepsia, entre outros. A ocorrência do quadro em crianças e jovens, principalmente do sexo feminino, deve aumentar a possibilidade de narcolepsia ou de TCSR induzido por medicamento já que o sono REM sem atonia pode decorrer do uso de diferentes fármacos, entre eles, antidepressivos e betabloqueadores.

Tratamento

O tratamento do TCSR visa reduzir a gravidade e a frequência dos comportamentos de atuação do sono e também propiciar mais segurança, objetivando prevenir ferimentos. Orientações quanto à segurança no quarto devem ser oferecidas a todos os pacientes. Dentre as recomendações, incluem-se retirar objetos pontiagudos ou cortantes da proximidade do leito e reduzir o risco de queda da cama mediante o uso de almofadas ou colocando-se o colchão no chão. Quanto ao tratamento farmacológico, o clonazepam é tradicionalmente o fármaco de escolha (0,25 a 2 mg), porém cuidado é necessário quanto ao perfil de efeitos adversos e interação farmacológica, sobretudo ao se tratar, de um modo geral, de indivíduos de faixa etária mais avançada. A melatonina também se mostrou efetiva na redução dos comportamentos de atuação do sono;[50] no entanto, esses tratamentos raramente cessam os movimentos, ressaltando a importância de mais estudos nessa área.

Paralisia do sono isolada recorrente

A paralisia do sono representa uma mistura entre vigília e sono REM. Caracteriza-se pela intrusão, na vigília, da paralisia característica do sono REM. Para fins diagnósticos, consiste em uma recorrente inabilidade de mover o tronco e os membros ao iniciar o sono ou ao despertar, e é mais frequente ao despertar. Cada episódio tem duração de segundos a poucos minutos, e o episódio causa desconforto clinicamente significativo que inclui ansiedade no horário de dormir ou medo de dormir. Como critério de exclusão, o quadro não pode ser mais bem explicado por outro transtorno do sono, mental, médico ou decorrer do uso de substância ou medicação. Nesses episódios, a consciência está preservada e a recordação do evento está presente. O episódio geralmente finaliza espontaneamente. Privação de sono e horários irregulares de sono e vigília têm sido identificados como fatores predisponentes.

No manejo dos pacientes, esclarecimentos frequentes sobre em que consiste o episódio são suficientes. Faltam estudos adequados quanto à intervenção farmacológica e, por vezes, antidepressivos são utilizados com o objetivo de suprimir o sono REM.

Transtorno do pesadelo

Repetidas ocorrências de sonhos extremamente disfóricos que o indivíduo recorda e que geralmente envolvem ameaça a sobrevivência, segurança ou integridade. Ao despertar desses sonhos disfóricos, o indivíduo mantém-se rapidamente alerta e orientado. Os pesadelos tipicamente tendem a ocorrer no último terço da noite de sono. Ainda, a experiência do sonho ou o distúrbio provocado pelo despertar causa prejuízo social, ocupacional ou em outras áreas importantes da vida do indivíduo. Pode ocorrer perturbação do humor exemplificado por persistência do afeto do pesadelo, disforia ou ansiedade; ou ocorrer uma resistência ao sono, seja por ansiedade no horário de dormir ou por medo de dormir e ter pesadelos; ter problemas comportamentais como evitação do momento de dormir, ou medo do escuro; pode também ocorrer alteração cognitiva com imagens intrusivas do pesadelo ou prejuízo de concentração e memória. O pesadelo também pode provocar impacto negativo nos hábitos da família, provocando perturbação no momento de dormir, por exemplo. Ainda pode ser observada a ocorrência de sonolência, fadiga ou baixa energia.

Pesadelos podem ocorrer ocasionalmente nas crianças, e isso não constitui um transtorno; de acordo com a ICSD-3, os pesadelos na infância frequentemente resolvem-se espontaneamente, e o diagnóstico de transtorno do pesadelo deve ser estabelecido apenas se houver prejuízo ou sofrimento persistente. Com frequência, os pesadelos podem estar associados a condições estressoras e podem, em especial, ocorrer após eventos traumáticos. Ressalta-se, então, que traumas podem incitar transtornos do sono, como insônia e parassonias, mesmo sem a comorbidade com o TEPT; de fato, sobreviventes de trauma podem apresentar exclusivamente sintomas noturnos. Observa-se que a frequência de pesadelos é maior nos transtornos psiquiátricos, incluindo TEPT, uso abusivo de substâncias e transtornos de ansiedade. Também podem ser comórbidos com condições clínicas como coronariopatias, câncer e dor. Muitas são as medicações e substâncias que podem precipitar a ocorrência de pesadelos, como agentes dopaminérgicos, antagonistas beta-adrenérgicos, antidepressivos, estimulantes, anfetaminas, mas não se deve interromper a administração de fármacos supressores do sono REM, pois pode haver rebote de sono REM acompanhado de pesadelos. Essas associações devem ser consideradas na avaliação dos pacientes.

Diferentes técnicas da terapia cognitivo-comportamental têm sido propostas para o manejo do pesadelo, como a terapia de exposição imaginária, as técnicas de exposição, relaxamento, dessensibilização e reprocessamento do movimento ocular (EMDR; do inglês, *eye movement desensitization and reprocessing*).[52] No tratamento dos pesadelos associados ao TEPT, a prazosina apresenta nível A de recomendação.

Em suma, as parassonias são diferentes e o seu conhecimento é relevante para os médicos de várias especialidades, pois variadas são as medicações e as condições médicas (transtornos neurológicos e psiquiátricos, e quadros clínicos como doença pulmonar obstrutiva crônica [DPOC] ou doença renal) que podem desencadear sua ocorrência; assim, deve sempre ser feito o questionamento sobre elas, considerando-as no diagnóstico diferencial.

Diagnóstico diferencial

Deve-se ter em mente, ainda, os diferentes eventos que podem ocorrer durante a noite e não ser parte do sono. Crises de pânico e transtornos dissociativos podem se manifestar à noite como eventos noturnos. A hipoglicemia (resultante, p. ex., da administração noturna de insulina) também pode provocar despertar com prejuízo cognitivo, assim como pode ocorrer com medicações com ação depressora que podem comprometer a cognição ao acordar durante a noite. As parassonias também devem ser diferenciadas de quadro confusional relacionado com encefalopatia, demência e epilepsia. Comparando-se epilepsia e parassonias, deve-se recordar que as crises convulsivas noturnas se caracterizam por comportamentos estereotipados e maior frequência de eventos em uma noite. Ao se equipararem as crises convulsivas da epilepsia do lobo frontal noturna com o TCSR, constata-se que ambos podem ocorrer em variados episódios ao longo da noite e a qualquer momento; o TCSR, com mais frequência, ocorre na segunda metade da noite.

Por fim, deve ser lembrado que, apesar dos prejuízos que as parassonias podem provocar para a saúde do indivíduo e inclusive para quem compartilha a cama com ele, nem sempre estas são mencionadas nas consultas médicas. Cabe ao profissional estar atento e investigar. Deve-se considerar ainda na avaliação clínica e em pesquisas a fonte da informação, ou seja, como o indivíduo fica ciente do evento que ocorre consigo, como sabe que realiza determinado comportamento durante o sono? Ressalta-se também a relevância do observador para muitos dos relatos obtidos ou do uso de dispositivos eletrônicos para a observação; para isso, a tecnologia pode colaborar nos estudos e na prática clínica. De fato, muito ainda há por ser desenvolvido na avaliação e no manejo das parassonias, mas, desde já, maior atenção deve ser destinada por parte dos profissionais da área da Saúde (Tabela 27.7).

Transtornos de movimento relacionados com o sono

Esse grupo de transtornos apresenta comportamentos motores rítmicos, repetitivos e estereotipados que envolvem grandes grupos musculares. São predominantemente relacionados com o sono e ocorrem proximamente ao horário de ir para a cama ou em períodos de repouso e sonolência. É necessário que os movimentos não sejam mais bem explicados por outro transtorno do movimento ou epilepsia. Para um diagnóstico de transtorno de movimento relacionado com o sono, é necessário que interfira no sono normal ou que prejudique o

Tabela 27.7 Eventos noturnos de parassonias.

	Transtorno do despertar do sono NREM			Transtorno alimentar relacionado com o sono	Parassonia do sono REM		
	Despertar confusional	Sonambulismo	Terror noturno		Transtorno comportamental do sono REM	Pesadelo	Paralisia do sono recorrente
	Súbito despertar seguido de confusão e desorientação	Despertar com ambulação/outro comportamento complexo fora da cama	Súbito despertar com expressão de horror, choro inconsolável, agitação, elevada descarga autonômica	Sonambulismo noturno associado a comportamento alimentar com diferentes níveis de flutuação da consciência	Movimentos de "realização" dos sonhos com gritos, socos, chutes ou lutando com inimigo ou animal	Repetidos episódios de sonhos muito disfóricos que envolvem, geralmente, ameaça a sobrevivência, segurança ou integridade	Episódios de inabilidade para movimentar-se (tronco e membros)
Idade de início*	Infância e adolescência			Variável	Idoso	Infância	Variável
Momento do episódio	Primeiro terço da noite			Primeira metade da noite	Durante o sono REM, tipicamente no último terço da noite		Ao despertar
Recordação dos eventos	Geralmente não			Limitada ou não	Recordação do sonho		Sim
Fatores predisponentes e precipitantes	Privação de sono, febre, ansiedade, estresse, apneia do sono, medicações			Estresse, medicações, interrupção do uso de cigarro/álcool/ substâncias psicoativas	Medicações, cafeína, álcool	Privação de sono, febre	Medicações, privação de sono
Achados na PSG	Abrupto despertar do sono NREM com manifestações de confusão, deambulação ou terror			Despertar do sono NREM	Aumento do tônus do queixo ou membros durante o sono REM (avaliado pelo EMG)	Maior densidade de movimentos oculares no REM	Despertar a partir do sono REM

*Idade de início para a maioria dos indivíduos. EMG: eletromiograma da polissonografia (PSG); NREM (do inglês *non rapid eye movement*): movimento não rápido dos olhos; REM (do inglês *rapid eye movement*): movimento rápido dos olhos.

funcionamento diurno. A Tabela 27.8 lista os principais transtornos de movimento relacionados com o sono, selecionando os mais frequentes.

Síndrome das pernas inquietas

Também conhecida como doença de Willis-Ekbom, a síndrome das pernas inquietas (SPI) é uma doença neuropsiquiátrica comum, complexa e tratável, com acometimento sensorimotor e com disfunções do sistema dopaminérgico e da homeostasia do ferro. A sintomatologia é subjetiva e pode ser persistente ou intermitente, variando bastante em gravidade e frequência, pois a expressão clínica da SPI é influenciada por múltiplos fatores genéticos, médicos e ambientais.

A Tabela 27.9 exibe a atualização de 2014 dos critérios diagnósticos para a SPI do *International Restless Legs Syndrome Study Group* (IRLSSG).[53] Há premência ou "urgência" para mover os membros, geralmente acompanhada de desconforto e desagradáveis sensações disestésicas. Os pacientes empregam ampla terminologia para tentar compreender e explicar o problema: inquietude nas pernas, nervosismo nas pernas, aflição, ansiedade, angústia, desespero, sofrimento, tensão, comichão, formigamento, queimação, coceira, dormência, cãibra, entre outros termos. É interessante saber que grande parte dos pacientes se refere aos seus sintomas disestésicos como dor, os quais se iniciam ou pioram com o repouso ou a inatividade e ocorrem predominantemente ao entardecer ou à noite. O paciente tende a criar alguma atividade como chutar, caminhar, correr, andar de bicicleta, esfregar ou alongar, com a qual busca aliviar sua sintomatologia e pode, com isso, obter melhora parcial ou completa, pelo menos durante a execução dessa atividade. Para o diagnóstico da SPI, exige-se que os sintomas causem preocupação, distresse, alteração do sono ou prejuízos do funcionamento mental, físico, social, ocupacional, educacional, comportamental ou de alguma outra área. O diagnóstico da SPI é exclusivamente clínico e não depende de exames complementares. A PSG é empregada quando há suspeita de associação da SPI com transtornos respiratórios do sono ou para estudar efeitos ocasionados pelo tratamento. Estima-se que 60 a 90% dos pacientes se queixem do próprio sono, particularmente de dificuldades para iniciá-lo e para mantê-lo. Com frequência, a história familiar é positiva.

Tabela 27.8 Transtornos de movimento relacionados com o sono.

- Síndrome das pernas inquietas
- Transtorno do movimento periódico dos membros
- Cãibras das pernas relacionadas com o sono
- Bruxismo relacionado com o sono
- Transtornos rítmicos de movimento relacionados com o sono
- Mioclonia benigna do sono da infância
- Mioclonias proprioespinais do início do sono
- Transtorno de movimento relacionado com o sono por desordem médica
- Transtorno de movimento relacionado com o sono em virtude de medicação ou substância
- Transtorno de movimento relacionado com o sono, não especificado

Adaptada de American Academy of Sleep Medicine, 2014.[37]

Tabela 27.9 Critérios diagnósticos do *International Restless Legs Syndrome Study Group* para a síndrome de pernas inquietas (SPI).[53]

Urgência para mover as pernas, geralmente (mas, não sempre) acompanhada de (ou que o paciente sente que seja causada por) sensações desconfortáveis e desagradáveis nas pernas. Por vezes, a urgência para mover as pernas manifesta-se sem as sensações desconfortáveis. Os braços ou outras partes do corpo também podem ser acometidos. Geralmente a urgência para mover as pernas e os sintomas sensoriais se misturam, e é difícil sua separação sintomática ou temporal. As sensações são descritas como dolorosas por cerca de até 30 a 50% dos pacientes
A urgência para movimentar as pernas e quaisquer sensações desagradáveis que a acompanhem se iniciam ou pioram durante períodos de repouso ou inatividade, como quando deitado ou assentado. Quando avaliados com testes objetivos, como o teste de imobilização sugerida, os pacientes com a SPI relatam pronunciados sintomas sensoriais nas pernas e a ocorrência de movimentos periódicos dos membros, em repouso e despertos, e que aumentam com a duração do repouso
A urgência para mover as pernas e quaisquer sensações desagradáveis são aliviadas, parcial ou totalmente, pela movimentação, como pelo caminhar ou alongar-se, pelo menos enquanto essa atividade durar. Os pacientes geralmente percebem alguma melhora sintomática quase que imediatamente com o início da movimentação ou um pouco depois dela. Em geral, o simples ato de se mover ou de caminhar já basta. Os sintomas não costumam reaparecer ou piorar durante a atividade continuada. Quando os sintomas são muito graves, o alívio por meio da atividade pode não ser percebido, mas precisa ter ocorrido previamente
A urgência para mover as pernas e quaisquer sensações desagradáveis durante o repouso ou a inatividade somente ocorrem ou pioram ao entardecer ou à noite, em comparação com o dia. O profissional deve indagar sobre sintomas durante repouso pela manhã e ao entardecer e à noite. A pergunta clínica crítica para esse critério consiste em verificar diferenças circadianas na resposta dos sintomas ao repouso. Os pacientes com SPI devem relatar menos sintomas quando em repouso pela manhã que ao entardecer e à noite. Apesar disso, pacientes com SPI muito grave podem apresentar implacáveis sintomas que persistem dia e noite sem variação circadiana aparente. Nesses casos, os pacientes precisam conseguir relatar que esse aumento circadiano de sintomas ao entardecer/noite esteve presente previamente no início do curso da doença
A ocorrência das manifestações citadas anteriormente não se explica exclusivamente por sintomas primários de outra doença médica ou condição comportamental (p. ex., neuropatia, mialgia, estase venosa, edema de membros inferiores, artrite, cãibras, desconforto posicional ou hábito de bater os pés). Essas condições, geralmente relatadas como "imitadoras da SPI", frequentemente são confundidas com a SPI, especialmente em pesquisas epidemiológicas, pois produzem sintomas que preenchem todos/quase todos os critérios anteriormente citados.

Adaptada de Allen et al., 2014.[53]

A prevalência da SPI na população geral em países ocidentais é de 5 a 10% e aumenta com a idade, sendo baixa em crianças e elevada em idosos.

Diagnóstico diferencial

Amplo e inclui fenômenos como: desconforto posicional, hábito de bater os pés, episódio depressivo, fibromialgia, transtorno de déficit de atenção e hiperatividade (TDAH), acatisia, neuropatia periférica, radiculopatia lombar, cãibra noturna, mialgia, dores de crescimento na criança, estase venosa, edema de membros inferiores, maldição de Vésper (ICC), artrite de membros inferiores, síndrome das pernas dolorosas, prurido cutâneo e várias outras condições.

No caso da criança, o diagnóstico da SPI apresenta particularidades: exige-se uma descrição dos sintomas com palavras da própria criança; o entrevistador precisa estar familiarizado com termos empregados por crianças para os sintomas da SPI; em vez da idade, o desenvolvimento de linguagem/cognitivo determinará a aplicabilidade dos critérios diagnósticos; e especificadores de curso clínico usados em adultos podem não se aplicar.[54] É interessante ter atenção à superposição possível entre os sintomas da SPI e as dores de crescimento na criança: ambos fenômenos ocorrem nas pernas; as sensações desagradáveis pioram à noite; não há limitação de atividades ou para sustentar peso; a dor é muscular e não articular; a dor é intermitente; e exames físico e laboratoriais são normais.

Alguns transtornos mentais associam-se à SPI: transtornos de depressão, transtorno de ansiedade generalizada, transtorno de pânico, transtorno obsessivo-compulsivo, transtornos psicóticos, TDAH e transtornos neurocognitivos. Também cabe uma atenção especial para a associação da SPI com o uso de álcool e de cafeína, mesmo que estes não estejam ligados a um transtorno mental. Algumas doenças e condições com características carenciais são observadas com elevada frequência na SPI: anemias, deficiência de folato, deficiência de vitamina B_{12}, doação de sangue frequente, DM, síndromes de má-absorção, cirurgia bariátrica, gastrectomia, insuficiência hepática e doença renal em estágio terminal. Também se associam à SPI com elevada frequência: DPOC, artrite reumatoide, fibromialgia, esclerose múltipla e doença de Parkinson. Na gravidez, sempre pode haver significativa exacerbação da sintomatologia da SPI. A ferritina sérica precisa ser acompanhada e é necessário repor o ferro em caso de deficiência. Algumas medicações devem ser minimizadas/descontinuadas, pois pioram essa condição: alguns antidepressivos (especialmente ISRS, IRSN e mirtazapina) e antagonistas dopaminérgicos D_2 e D_3 (neurolépticos, antieméticos, anti-histamínicos, entre outros). A bupropiona não parece piorar a SPI.

Tratamento

O tratamento não farmacológico ideal inclui a educação para uma adequada higiene do sono e inclui a prática diária de atividades físicas.

O tratamento farmacológico fundamenta-se em quatro grupos de medicamentos: $\alpha_2\delta$-ligantes, agonistas dopaminérgicos (agonistas diretos e precursores de dopamina), benzodiazepínicos e opioides. Recentemente pequenas doses de agonistas dopaminérgicos diretos constituíam a conduta inicial mais propalada. Como os dopaminérgicos elevam o risco de tolerância (dose cada vez maior) e de outros significativos efeitos indesejados a longo prazo, cada vez mais as diretrizes (*guidelines*) internacionais recomendam substituí-los ao se iniciar um tratamento novo pelos agentes $\alpha_2\delta$-ligantes – gabapentina (150 a 300 mg por noite) e pregabalina (50 a 400 mg/dia) –, não implicados em tolerância.[55] As medicações $\alpha_2\delta$-ligantes são de fácil uso e apresentam escassos efeitos colaterais, sendo o principal a sonolência diurna. Os agonistas dopaminérgicos incluem pramipexol, piribedil, cabergolina, pergolida, lisurida e ropinirol, e o pramipexol é o mais empregado. A tolerância é a principal complicação no tratamento farmacológico a longo prazo da SPI: sintomas passam a surgir mais cedo ao longo do dia; ocorrem mais rapidamente ao repousar; passam a acometer também membros superiores e tronco; e há redução do efeito das medicações. A superestimulação dopaminérgica é uma explicação plausível para a tolerância e a dependência. Como a SPI provoca sono de má qualidade e ativação simpática, recomenda-se atenção à possibilidade de elevação do risco cardiovascular nos casos mais graves da SPI.

Transtorno do movimento periódico dos membros (síndrome da mioclonia do sono; síndrome da mioclonia noturna)

Os movimentos periódicos dos membros (MPM; em inglês, *periodic limb movements*, PLM) são aqueles regulares, repetitivos e estereotipados dos membros inferiores (por vezes, de membros superiores), que tendem a se concentrar no sono NREM (às vezes, ocorrem em vigília), caracterizados pela flexão de hálux, pé e perna. Para ocorrer o TMPM, exige-se que a PSG demonstre MPM, com frequência superior a 5 por hora na criança e a 15 por hora no adulto. Também é necessário que os MPM causem alteração do sono clinicamente significativa ou comprometimento mental, físico, social, ocupacional, educacional, comportamental ou em outra área funcional importante.

Cãibras das pernas relacionadas com o sono

Na cama (desperto ou dormindo), ocorre sensação dolorosa na perna ou no pé, associada a contração muscular forte, súbita e involuntária. Há melhora com alongamento forçado, massagem, calor e movimentos. As principais condições clínicas relacionadas com esse problema são: DM, doença vascular periférica, hipopotassemia, hipocalcemia, hipomagnesemia, outros distúrbios metabólicos e esclerose lateral amiotrófica.

Bruxismo relacionado com o sono

A atividade muscular mastigatória rítmica pode apresentar contrações musculares fásicas ou tônicas. À PSG, que não é obrigatória para o diagnóstico, observa-se aumento de atividade no masseter e na musculatura temporal, em associação ao ruído de ranger, geralmente nos estágios de sono N1 e N2. O paciente pode queixar-se de dor muscular matinal (ou fadiga) transiente na mandíbula e cefaleia temporal. Ao exame físico, observa-se desgaste dentário compatível com o ranger de dentes. O bruxismo noturno relaciona-se com despertares, podendo haver prejuízo do sono. Pode ser idiopático ou secundário/associado a doença de Parkinson, doenças demenciais, discinesia tardia, síndrome de Down, paralisia cerebral, retardo mental e transtorno comportamental do sono REM. O emprego de psicofármacos também é importante causa de bruxismo. Há farta documentação quanto a ISRS (citalopram, escitalopram, fluoxetina, paroxetina e sertralina), IRSN (venlafaxina e duloxetina) e neurolépticos. Além do bruxismo noturno, existe ainda o bruxismo diurno, que talvez seja um transtorno com fisiopatologia distinta.

Transtornos rítmicos de movimentos relacionados com o sono

Corpo balançando, cabeça batendo e cabeça rolando (*body rocking*, *head banging* e *head rolling*) são os principais tipos. São comportamentos motores (e não tremores) rítmicos, estereotipados e repetitivos que ocorrem predominantemente no início do sono, em cochilos diurnos ou à noite. Movimentos rítmicos relacionados com o sono são comuns em crianças e só se deve diagnosticar um transtorno desse tipo se houver queixas de interferência no sono, disfunção diurna ou autolesões.

Mioclonias proprioespinais do início do sono

O paciente queixa-se de abalos súbitos, principalmente do abdome, do tronco e do pescoço. Surgem em vigília relaxada e sonolência. Esses abalos atrapalham o início do sono e desaparecem com a ativação mental ou com a estabilidade do início do sono.

Mioclonia benigna do sono da infância

Evento precoce na infância que ocorre tipicamente do nascimento aos 6 meses de vida. Os movimentos se dão unicamente durante o sono. São abalos mioclônicos repetitivos, de membros, tronco ou corpo todo. Ao despertar a criança, os movimentos desaparecem abruptamente.

CONCLUSÃO

O reconhecimento dos transtornos do ciclo sono-vigília é muito recente; entretanto, mostra-se como uma área promissora tanto na Psiquiatria como na Medicina em geral.

As consequências dos transtornos de sono desdobram-se em, pelo menos, três níveis subsequentes que afetam a qualidade de vida da pessoa acometida. No primeiro nível estão as variáveis proximais ou biológicas, que causam consequências imediatas ao organismo e incluem alterações fisiológicas, como cansaço, fadiga, falhas de memória, dificuldade de atenção e de concentração, hipersensibilidade a sons e luz, taquicardia e alteração do humor. No segundo nível estão as variáveis mediais ou funcionais, secundárias às consequências proximais, observadas em médio prazo. Elas têm implicações nas atividades cotidianas, como desdobramento dos problemas com o sono, aumento do absenteísmo no trabalho e de riscos de acidentes, problemas de relacionamento e cochilo ao volante. No terceiro nível estão as variáveis distais ou extensivas, observadas a longo prazo, como um segundo desdobramento dos transtornos do sono. Essas variáveis incluem perda do emprego, sequelas de acidentes, rompimento de relações, surgimento e agravamento de problemas de saúde.[56] Suicídio é um desfecho que pode ocorrer em todos os transtornos discutidos neste capítulo. Muitos estudos relacionaram insônia com ideação suicida, tentativas de suicídio não bem-sucedidas e suicídio. A evidência é tão robusta que insônia é considerada um fator de risco independente para suicídio.

A dificuldade para o estudo desses transtornos ainda se deve à falta de consenso entre as classificações atuais e o grande desconhecimento daqueles que sofrem com esses transtornos, bem como da comunidade médica como um todo. É importante que todos comecem a investigar, estejam aptos a identificar, diagnosticar e tratar ou encaminhar o problema para um especialista dessas várias condições que foram expostas neste capítulo. Com esses dados, poderão ser planejados e elaborados programas específicos para prevenção e reabilitação da pessoa acometida, contemplando as diferentes realidades.

REFERÊNCIAS BIBLIOGRÁFICAS

1 Sadock BJ, Sadock VA, Ruiz P. Sono normal e transtorno do sono-vigília. In: Compêndio de Psiquiatria: Ciência do Comportamento e Psiquiatria Clínica. 11. ed. Porto Alegre: Artmed; 2017.
2 Porcacchia AS, Pires GN, Tufik S et al. Biologia do sono normal. In: Tavares A, Zancanella E, Genta P et al. Medicina do sono: diagnóstico e manejo. Porto Alegre: Artmed; 2023. p. 2-25.
3 Sullivan SS, Carskadon MA, Dement WC et al. Normal human sleep: an overview. In: Kryger MH, Roth T, Goldstein CA et al. (Eds.). Principles and practice of sleep medicine. 7. ed. Philadelphia: Saunders; 2022.
4 Gilad R, Shapiro C. Sleep and development. Health. 2020; 12(6):653-70.
5 Rana M, Allende CR, Latorre TM et al. Sleep in children: physiology and update of a literature review. Medicina (B Aires). 2019;79 Suppl 3:25-8.
6 Carskadon M, Dement WC. Norman human sleep: an overview. In: Kryger MH, Roth T, Dement WC (Eds.). Principles and practice of sleep medicine. 5. ed. St Louis: Elsevier Saunders; 2011.
7 Giglio LM, Magalhães PV, Kapczinski NS et al. Functional impact of biological rhythm disturbance in bipolar disorder. J Psychiatr Res. 2010;44(4):220-3.
8 Rosipal R, Lewandowski A, Dorffner G. In search of objective components for sleep quality indexing in normal sleep. Biol Psychology. 2013;94(1):210-20.
9 Wright KP, Lowry CA, Lebourgeois MK. Circadian and wakefulness-sleep modulation of cognition in humans. Front Mol Neurosci. 2012; 5:50.
10 Epstein LJ, Kristo D, Strollo Jr. PJ et al. Adult obstructive sleep apnea task force of the American Academy of Sleep Medicine. Clinical guideline for the evaluation, management and long-term care of obstructive sleep apnea in adults. Clin Sleep Med. 2009; 15(3):263-76.
11 Huyett P, Bhattacharyya N. Incremental health care utilization and expenditures for sleep disorders in the United States. J Clin Sleep Med. 2021;17(10):1981-6.
12 Hillman D, Mitchell S, Streatfeild J et al. The economic cost of inadequate sleep. Sleep. 2018;41(8):41.
13 Wickwire EM, Vadlamani A, Tom SE et al. Economic aspects of insomnia medication treatment among Medicare beneficiaries. Sleep. 2020;43(1):43.

14. Brook RA, Kleinman NL, Beren IA. Disability and workers' compensation trends for employees with mental disorders and SUDs in the United States. Ment Health Clin. 2021;11(5):279-86.
15. Potts KJ, Butterfield DT, Sims P et al. Cost saving associated with an education campaign on the diagnosis and management of sleep-disordered breathing: a retrospective, claims-based US study. Popul Health Manag. 2013;16(1):7-13.
16. Conselho Federal de Medicina (CFM). Conselho Federal de Medicina cria novas áreas de atuação médica. 2011. Disponível em: http://portal.cfm.org.br/index.php?option=com_content&id=21971:conselho-federal-de-medicina-cria-novas-areas-de-atuacao-medica. Acesso em: 27/11/17.
17. Hudson JL, Pope HG, Sullivan LE et al. Good sleep, bad sleep: a meta-analysis of polysomnographic measures of insomnia, depression and narcolepsy. Biol Psychiatry. 1992;32:958-75.
18. Blatter K, Cajochen C. Circadian rhythms in cognitive performance: methodological constraints, protocols, theoretical underpinnings. Physiol Behav. 2007;90(2-3):196-208.
19. Rechtschaffen A, Kales A. A manual of standardized terminology, techniques, and scoring system for sleep stages of human subjects. UCLA, Los Angeles: Brain Information Service/Brain Research Institute; 1968.
20. Saper CB, Chou TC, Scammell TE. The sleep switch: hypothalamic control of sleep and wakefulness. Trends Neurosci. 2001;24(12):726-31.
21. Pandi-Perumal SR, Trakht I, Spence DW et al. The roles of melatonin and light in the pathophysiology and treatment of circadian rhythm sleep disorders. Nat Clin Pract Neurol. 2008;4(8):436-47.
22. Postuma RB, Lanfranchi PA, Blais H et al. Cardiac autonomic dysfunction in idiopathic REM sleep behavior disorder. Mov Disord. 2010; 25:2304-10.
23. Sateia MJ. International classification of sleep disorders-third edition: highlights and modifications. Chest. 2014;146(5):1387-94.
24. American Psychiatric Association. Diagnostic and statistical manual of mental disorders – DSM-5. 5. ed. Washington: American Psychiatric Association; 2013.
25. American Psychiatric Association. Diagnostic and statistical manual of mental disorders, fifth edition text revision – DSM-5-TR. Washington: American Psychiatric Association; 2022.
26. World Health Organization (WHO). ICD-11. Available from: https://www.who.int/standards/classifications/classification-of-diseases. Accessed on: 16/2/2023.
27. Ford DE, Kamerow DB. Epidemiologic study of sleep disturbances and psychiatric disorders. An opportunity for prevention? JAMA. 1989;262:1479-84.
28. Cano-Lozano MC, Espinosa-Fernandez L, Miro E et al. Una revisión de las alteraciones del sueño en la depresión. Rev Neurol. 2003; 36(4):366-75.
29. Chellappa S, Araujo JF. Transtornos do sono em pacientes ambulatoriais com depressão. Rev Psiq Clin. 2006;33(5):233-8.
30. Baglioni C, Battagliese G, Feige B et al. Insomnia as a predictor of depression: a meta-analytic evaluation of longitudinal epidemiological studies. J Affect Disord. 2011;135:10-9.
31. Hara C, Rocha FL, Lima-Costa MF. Prevalence of excessive daytime sleepiness and associated factors in a Brazilian community: the Bambuí study. Sleep Med. 2004;5:31-6.
32. Voderholzer U, Al-Shajlawi A, Weske G et al. Are there gender differences in objective and subjective sleep measures? A study of insomniacs and healthy controls. Depress Anxiety. 2003;17:162-72.
33. Hauw JJ, Hausser-Hauw C, Girolami U et al. Neuropathology of sleep disorders: a review. J Neuropathol Ex Neurol. 2011;70(4):243-52.
34. Camargos EF, Louzada FM, Nóbrega OT. Wrist actigraphy for measuring sleep in intervention studies with Alzheimer's disease patients: application, usefulness, and challenges. Sleep Med Rev. 2013; 17(6):475-88.
35. Chung KH, Li CY, Kuo SY et al. Risk of psychiatric disorders in patients with chronic insomnia and sedative-hypnotic prescription: a nationwide population-based follow-up study. J Clin Sleep Med. 2015; 11:543-51.
36. Angarita GA, Emadi N, Hodges S et al. Sleep abnormalities associated with alcohol, cannabis, cocaine, and opiate use: a comprehensive review. Addict Sci Clin Pract. 2016;11(1):9.
37. American Academy of Sleep Medicine. International Classification of Sleep Disorders. 3. ed. ICSD-3: Darien; 2014.
38. Peppard PE, Young T, Barnet JH et al. Increased prevalence of sleep-disordered breathing in adults. Am J Epidemiol. 2013;177 (9):1006-14.
39. Daulatzai MA. Evidence of neurodegeneration in obstructive sleep apnea: Relationship between obstructive sleep apnea and cognitive dysfunction in the elderly. J Neurosci Res. 2015; 93(12):1778-94.
40. Stubbs B, Vancampfort D, Veronese N et al. The prevalence and predictors of obstructive sleep apnea in major depressive disorder, bipolar disorder and schizophrenia: a systematic review and meta-analysis. J Affect Disord. 2016;197:259-67.
41. Gupta MA, Simpson FC. Obstructive sleep apnea and psychiatric disorders: a systematic review. J Clin Sleep Med. 2015;11(2):165-75.
42. Povitz M, Bolo CE, Heitman SJ et al. Effect of treatment of obstructive sleep apnea on depressive symptoms: systematic review and meta-analysis. PLoS Med. 2014;11(11):e1001762.
43. Bertolazi AN, Fagondes SC, Hoff LS et al. Validação da escala de sonolência de Epworth em português para uso no Brasil. J Bras Pneumol. 2009;35:877-83.
44. Chow M, Cao M. The hypocretin/orexin system in sleep disorders: preclinical insights and clinical progress. Nat Sci Sleep. 2016; 8:81-6.
45. Tavares A, Daker MV, Margis R et al. Medicina do sono e psiquiatria: da insônia à hipersonolência. PROPSIQ. 2017;7(1):9-59.
46. Tavares Jr. AR, Cremaschi RMC, Coelho FMS. Narcolepsia: o despertar para uma realidade subestimada. Revista Debates em Psiquiatria. 2017;20-31.
47. Trotti LM. Idiopathic hypersomnia. Sleep Med Clin. 2017;12:331-44.
48. Waters F, Moretto U, Dang-Vu TT. Psychiatric illness and parasomnias: a systematic review. Curr Psychiatry Rep. 2017;19(7):37.
49. Stallman HM, Kohler M, White J. Medication induced sleepwalking: a systematic review. Sleep Med Rev. 2018;37:105-13.
50. Högl B, Stefani A. REM sleep behavior disorder (RBD): update on diagnosis and treatment. Somnologie. 2017;21(Suppl 1):1-8.
51. Boeve BF, Silber MH, Ferman TJ et al. Association of REM sleep behavior disorder and neurodegenerative disease may reflect an underlying synucleinopathy. Mov Disord. 2001;16(4):622-30.
52. Galbiati A, Rinaldi F, Giora E et al. Behavioural and cognitive-behavioural treatments of parasomnias behavioural neurology. Behav Neurol. 2015;2015:786928.
53. Allen RP, Picchietti DL, Garcia-Borreguero D et al. International Restless Legs Syndrome Study Group. Restless legs syndrome/Willis-Ekbom disease diagnostic criteria: updated International Restless Legs Syndrome Study Group (IRLSSG) consensus criteria – history, rationale, description, and significance. Sleep Med. 2014;15:860-73.
54. Picchietti DL, Bruni O, Weerd A et al. Pediatric restless legs syndrome diagnostic criteria: an update by the International Restless Legs Syndrome Study Group. Sleep Medicine. 2013;14(12):1253-9.
55. Garcia-Borreguero D, Cano-Pumarega I. New concepts in the management of restless legs syndrome. BMJ. 2017;356:j104.
56. Müller MR, Guimarães SS. Impacto dos transtornos do sono sobre o funcionamento diário e a qualidade de vida. Estudos de Psicologia Campinas. 2007;24(4):519-28.

28 Transtornos Dolorosos

Luciana M. Sarin • Alexandrina Maria Augusto da Silva Meleiro

INTRODUÇÃO

A dor é um fenômeno subjetivo e solitário, compartilhado por meio da comunicação de quem a sente. Sua mensuração é inferida indiretamente, já que não existe um exame direto. Ela não pode ser repetida só por evocação. A dor tem um caráter complexo que envolve aspectos da cultura, do emocional, do biológico, do simbólico e do circunstancial. Pode cursar com danos teciduais reais e potenciais, associados a experiências emocionais.[1] A dor costuma ser classificada de acordo com sua localização, duração, frequência, causa subjacente e intensidade.

Muitos médicos usam vários sistemas de classificação, mas a distinção clara entre esses sistemas nem sempre é possível. Quanto mais simplista na classificação da dor, maior a quantidade de omissões e sobreposições que podem ocorrer.[2] Para que o controle da dor seja bem-sucedido, os profissionais devem utilizar classificações que abranjam todas as considerações, ou seja, curso do tempo, localização anatômica, intensidade, tipo de paciente e patologia específica. Além disso, devem mudar de modelo, dependendo da indicação de um paciente e de circunstâncias individuais. A dor é avaliada por uma perspectiva regional (p. ex., dor nas costas, cefaleia, dor pélvica), mas há um método de classificação de dor que se concentra nos sistemas corporais: musculoesquelético, neurológico, vascular. No entanto, ambos os sistemas de classificação abordam uma dimensão única e, portanto, podem, em última análise, deixar de definir adequadamente a neurofisiologia subjacente da causa da dor.

A distinção da duração do processo de dor é essencial ao classificá-la como sintoma. Convencionalmente a dor aguda é aquela que se limita a 30 dias de duração. Enquanto isso, a dor crônica persiste por mais de 6 meses. A dor subaguda compreende o intervalo desde o fim do primeiro mês até o começo do sétimo mês de continuação da dor. A dor aguda recorrente segue um padrão que persiste durante um longo período de tempo, mas ocorre principalmente como episódios isolados de dor. Da lesão até a resolução, o tempo transcorrido pode ser variável (Figura 28.1).

Geralmente, a função protetora, ou seja, um sinal de alarme, é desencadeada por uma lesão tecidual identificável que, ao ser resolvida, cessa o estímulo doloroso.[2] Frequentemente é autolimitada. A dor crônica tem duração superior a 3 meses, seja contínua ou recorrente. Normalmente não aciona a função protetora, como a dor aguda. É uma dor que persiste após a resolução da condição causal, porém afeta a saúde e a qualidade de vida, e pode ser considerada como uma doença por si só.[3]

DOR CRÔNICA

Problema de saúde de alta prevalência na população geral[5] que afeta qualidade de vida, sono, trabalho e socialização dos pacientes, aumentando a utilização e os custos de cuidados com a saúde,[6] bem como as taxas de mortalidade.[7,8] Estudos mostram que constitui um fardo socioeconômico considerável, devido ao consumo de recursos de saúde com custos anuais de até US$ 43 bilhões por ano.[8] O tratamento da dor crônica é desafiador, uma vez que as etiologias são heterogêneas. Entre elas, podem ser citadas a neuropatia diabética, a osteoartrite (OA), a fibromialgia (FM) e as síndromes de cefaleia, como a enxaqueca (Figura 28.2).[9]

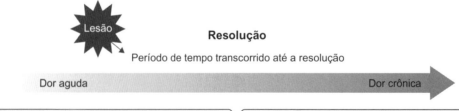

Figura 28.1 Tempo transcorrido até resolução da dor. (Adaptada de Cole, 2002; Turk, 2002; Basbaum, 1999.)[2-4]

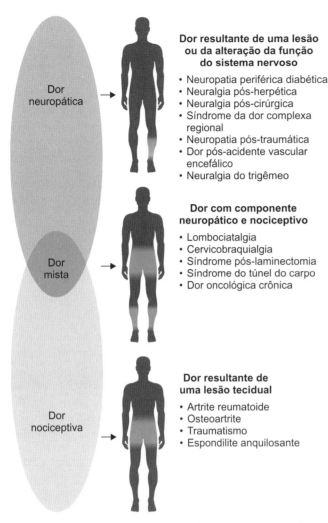

Figura 28.2 Diferentes tipos de dor de acordo com a etiologia.

A dor crônica pode ser compreendida como um processo biopsicossocial, por meio do qual estímulos dolorosos e condicionamentos para dor atuam em várias estruturas do cérebro. Há evidências crescentes da relação entre dor crônica e transtornos psiquiátricos, em particular a depressão e a ansiedade, que não são apenas comorbidades, ou seja, a existência simultânea e a ocorrência de duas ou mais doenças diagnosticadas no mesmo indivíduo,[10] mas, sim, condições que compartilham mecanismos fisiopatológicos e guardam uma relação bidirecional entre si, na qual a presença de uma aumenta o risco e agrava a outra e vice-versa.[11,12] A dor pode causar depressão e ansiedade, bem como essas condições aumentam o risco de o paciente desenvolver dor crônica. Além disso, muitas vezes a dor crônica, a ansiedade e a depressão podem acarretar outras consequências ou sequelas, como transtornos do sono e prejuízo cognitivo. A compreensão da relação entre dor e transtornos psiquiátricos tem importantes repercussões econômicas e de saúde, que estão associadas a desfechos piores em comparação a cada condição isoladamente[13] e ao aumento de custos e encargos dos serviços de saúde.[14]

Pacientes com dor crônica, sem localização precisa, resistente ao tratamento, frequentemente são encaminhados ao psiquiatra, cuja tarefa inclui principalmente o diagnóstico e o tratamento das comorbidades psiquiátricas, a avaliação de síndromes dolorosas responsivas a antidepressivos e anticonvulsivantes, e a identificação de fatores psicológicos que amplifiquem a dor. Neste capítulo, discute-se a relação entre dor crônica e transtornos psiquiátricos, em particular a depressão, com base em prevalência, fisiopatologia e tratamento.

Prevalência na população geral

A Organização Mundial da Saúde (OMS) estabeleceu que a dor crônica é comum tanto nos países desenvolvidos (37%) quanto naqueles em desenvolvimento (41%).[15] A dor crônica é mais prevalente em mulheres do que em homens[16,17] e aumenta progressivamente com a idade.[18,19] As estimativas de prevalência variam amplamente quando se considera a duração do quadro doloroso: ≥ 3 meses (7 a 55%),[17,20] ≥ 6 meses (1 a 76%)[19,21] e ≥ 12 meses (9,7 a 67%).[15,22] Com relação à gravidade, a dor crônica moderada é muito comum, com estimativas variando de 10 a 27%.[17,19] As estimativas de dor grave variam de 2 a 32%;[23] e de dor com maior nível de incapacitação, de 10 a 16%.[17,20] Cefaleia e dores musculoesqueléticas são os tipos mais frequentes de dor crônica[16,17] na população geral. As estimativas de prevalência de diferentes tipos de dores crônicas estão listadas na Tabela 28.1.[24]

Um estudo transversal retrospectivo, conduzido em um hospital de ensino urbano em Indianápolis, nos EUA, registrou 1.665 atendimentos consecutivos no setor de emergência, durante um período de 7 dias. Palavras semelhantes à "dor", como "dores", "queimação" e "desconforto", foram também registradas. Do total de atendimentos, 61,2% dos pacientes apresentaram dor registrada, 34,1% não sofreram dor e 4,7% requeriam outros procedimentos não relacionados com a dor. Dos que apresentaram dor, esta foi a queixa principal em 85,4% das visitas. A alta prevalência de dor tem implicações importantes para a alocação de recursos, bem como esforços educacionais e de pesquisa em cuidados médicos de emergência.[25]

Tabela 28.1 Prevalência de diferentes tipos de dor crônica na população geral.

Tipo de dor	Prevalência (%)
Cefaleia	6 a 78
▪ Tensional	16 a 78
▪ Enxaqueca	9 a 17
▪ Crônica diária	0,5 a 5
Lombalgia e cervicalgia	16 a 48
Orofacial (articulação temporomandibular)	5 a 12
Artrite	23
Fibromialgia	2 a 5
Neuropática	1 a 23
Abdominal crônica	0,5 a 25
Pélvica crônica	Mulheres: 11 a 25
	Homens: 2 a 10

Adaptada de Velly e Mohit, 2017.[24]

TRANSTORNOS PSIQUIÁTRICOS EM PACIENTES COM DOR CRÔNICA

Transtornos do humor e ansiedade

A dor crônica é frequentemente acompanhada de transtornos de ansiedade e depressão, e muitos estudos têm examinado a estreita relação entre eles. Estudos observacionais revelaram que indivíduos com dor crônica têm maior possibilidade de também apresentar depressão e/ou ansiedade em comparação com aqueles sem dor crônica, conforme mostra a Tabela 28.2.

A depressão e a dor compartilham um alto grau de comorbidade. A chance de apresentar um desses transtornos quando se tem o outro é 2,5 vezes maior do que na população geral. Nos pacientes com dor crônica, a comorbidade com o transtorno depressivo maior (TDM) pode atingir de 1/3 até 1/2 dos indivíduos. Os transtornos do humor devem, portanto, ser sistematicamente avaliados em pacientes com dor crônica,[4,26] pois esta afeta negativamente o prognóstico e o tratamento da depressão e vice-versa. Estudos observacionais demonstraram que os indivíduos com dor crônica apresentaram risco 4 vezes maior para transtornos de ansiedade ou depressão quando comparados com aqueles sem dor crônica.[27] As razões para a alta frequência dessas comorbidades são complexas e resultam da combinação de fatores de risco (vulnerabilidade ambiental e genética) e fatores fisiopatológicos em comum.[28] O uso de opioides para o tratamento da dor crônica também corrobora esses dados: um em cada três pacientes (34%) que receberam terapia com opioides relatou depressão, e 37% deles apresentaram ansiedade.[29] A Tabela 28.3 mostra a grande variação das estimativas de prevalência de depressão em diversos tipos de transtornos dolorosos.

A prevalência de dor crônica em pacientes com transtorno bipolar é de aproximadamente 28,9%, e 14,2% dos indivíduos são afetados por enxaqueca. Em comparação com a população geral, as pessoas com transtorno bipolar estão em risco significativamente maior de dor (risco relativo [RR] = 2,14) e enxaqueca (RR = 3,3).[30]

A relação entre transtornos de ansiedade e dor também é bidirecional: a dor pode contribuir para os transtornos de ansiedade e a ansiedade aumenta o risco de dor crônica.[11,12]

Tabela 28.2 Razão de chance de depressão e ansiedade em transtornos dolorosos.

Tipo de dor	OR (odds ratio) (P < 0,05)	
	Depressão	Ansiedade
Cefaleia	1,7 a 4	2 a 10,4
Lombalgia e cervicalgia	1,4 a 2,3	1,5 a 2,3
Orofacial (articulação temporomandibular)	1,6 a 4,6	1,5 a 5,1
Artrite	1,4 a 2	1,5 a 2,2
Fibromialgia	2,7 a 8,4	4,7 a 6,7
Cólon irritável	3,9	3,5

Adaptada de Velly e Mohit, 2017.[24]

Tabela 28.3 Prevalência de depressão em diferentes tipos de dor crônica.

Tipo de dor	Prevalência de depressão (%)
Cefaleia	29
Musculoesquelética	94
Lombalgia e cervicalgia	3 a 56
Orofacial (articulação temporomandibular)	30 a 40
Artrite	7 a 18
Fibromialgia	10 a 83
Neuropática	4 a 16
Abdominal crônica	55
Pélvica crônica	30

Adaptada de Velly e Mohit, 2017.[24]

Consideráveis evidências mostraram que os indivíduos com dor crônica apresentam maior chance de desenvolver transtornos de ansiedade do que aqueles sem dor.[31,32]

A associação entre ansiedade e dor crônica é modificada não só pelo tipo de dor, mas também pelas suas características, isto é, indivíduos com dor mais grave são mais propensos a ter maior ansiedade do que aqueles com dor menos intensa.[11,33] Também foi constatada a associação positiva entre gravidade da psicopatologia (maior pontuação de escores de ansiedade e depressão) e magnitude da dor.[34]

Comportamento suicida

Pacientes com dor crônica, como enxaqueca, dor abdominal e dores musculoesqueléticas, apresentam uma frequência de suicídio 2 a 3 vezes maiores do que na população geral, além de um aumento na ideação suicida e na tentativa de suicídio.

A ideação suicida é comum entre os pacientes que buscam tratamento para dor crônica.[35] A prevalência estimada de ideação suicida em uma metanálise entre pacientes com dor crônica variou de 5 a 50% e entre 5 e 14% de tentativas de suicídio.[36]

O risco de suicídio varia conforme as características da dor. Estudos demonstraram que veteranos de guerra com dor intensa apresentaram um risco maior de morte por suicídio do que aqueles sem dor grave, independentemente de suas características demográficas e psiquiátricas.[37] Outras características relacionadas com o aumento de risco de suicídio, além da intensidade da dor, são duração mais longa do quadro doloroso, insônia inicial, sensação de desamparo e desespero sobre a dor, desejo de escapar da dor, catastrofização, manobras para evitar a dor e dificuldade na resolução de problemas.[36]

Transtorno por uso abusivo de substâncias

A associação entre transtorno por uso abusivo de substâncias e dor crônica também é frequente, semelhante ao que acontece na ansiedade e na depressão. Ou seja, os indivíduos com dor crônica frequentemente apresentam transtornos pelo uso de substâncias, e aqueles com transtornos de uso de substâncias têm maior risco de dor crônica.[38]

A prevalência de uso abusivo de opioides, prescritos por médicos, e a dependência de substâncias psicoativas têm aumentado muito na última década, o que representa uma séria ameaça à saúde pública.[39,40] A incidência do transtorno por uso de opioides em pacientes com dor crônica é de 35%,[41] sendo 8 a 12% de dependência de opioides[42] e 21 a 29% de uso abusivo de opioides.[43] A dependência de opioides está associada a idade (< 65 anos, *odds ratio* [OR] = 2,33, p = 0,001), história de abuso de opiáceos (OR = 3,81, p < 0,001), maior gravidade de dependência (OR = 1,85, p = 0,001), TDM (OR = 1,29, p = 0,02 e uso de medicação psicotrópica (OR = 1,73, p = 0,006).[40]

Demência

As estimativas de prevalência de demência em indivíduos com 65 anos ou mais variam de 6,3 a 21%.[44] A dor crônica é comum entre os idosos e, portanto, espera-se que também seja comum nos indivíduos com demência; no entanto, foi descrito que indivíduos com demência apresentavam menor probabilidade de se queixarem de qualquer tipo de dor do que aqueles sem demência.[45] A dor não costuma ser reconhecida e, portanto, não é tratada em pessoas com demência.[46] Existem muitas dificuldades relacionadas com a avaliação da dor entre indivíduos com demência, como a adequação dos instrumentos utilizados, a dificuldade de os pacientes com demência relatarem sua dor devido à deficiência cognitiva e o problema de comunicação entre profissionais e pacientes.[47,48] Salienta-se que os pacientes com demência podem estar sentindo dores, apesar de não se queixarem, e apresentar piora de comportamento, dificuldade para dormir e redução dos estímulos, tornando-se mais quietos. Convém atenção redobrada nesses pacientes.

Esquizofrenia

Poucos estudos avaliaram a prevalência de esquizofrenia em pacientes com dor crônica e ainda apresentaram dados controversos. Um estudo transversal utilizou dados do sistema de Administração de Saúde de Veteranos (Veterans Health Administration [VHA]) (N = 5.195.551), dos EUA, e observou que pacientes com esquizofrenia apresentavam maior risco de ter dores crônicas, como artrite, dor nas costas, cefaleia, dor psicogênica e dor neuropática, do que os veteranos sem esquizofrenia (OR = 1,2).[49] Por outro lado, uma revisão sistemática concluiu que a prevalência e a intensidade da dor crônica foram menores nos pacientes com esquizofrenia do que naqueles sem esquizofrenia.[50] Uma revisão da literatura sobre a sensibilidade à dor em indivíduos com esquizofrenia sugeriu que o limiar aumentado de dor observado nessa população é mal compreendido e que a insensibilidade à dor pode servir como preditor de susceptibilidade a essa condição.[51]

DOR CRÔNICA NO TRANSTORNO DEPRESSIVO MAIOR

A dor é um sintoma frequente em pacientes com depressão. Essa sensação desproporcional aos achados físicos e/ou sintomas físicos inexplicáveis pode ser uma apresentação inicial comum do TDM.[52] Um estudo realizado com pacientes de atenção primária demonstrou que 65% dos pacientes deprimidos apresentavam queixas de dor.[13,53] O diagnóstico de depressão pode ser dificultado pela existência de dor, que aumenta a gravidade dos sintomas depressivos, o prejuízo do funcionamento psicossocial e o risco de recaída e recorrência do episódio depressivo, diminui a resposta ao tratamento antidepressivo e reduz as taxas de remissão.

Por outro lado, um estudo na atenção primária demonstrou que 66% dos pacientes com TDM apresentavam dores crônicas,[54] como artrites, doenças musculoesqueléticas, enxaqueca e outras condições de cefaleias crônicas; portanto, a elevada comorbidade de dor crônica em pacientes deprimidos pode se sobrepor aos sintomas físicos comumente associados ao TDM, como cefaleia, cervicalgia, lombalgia, dores abdominal e musculoesquelética, o que dificulta ainda mais o reconhecimento e o tratamento da depressão.[27]

Uma metanálise analisou dados de 273.952 indivíduos em 47 países em desenvolvimento e demonstrou que a dor e a depressão estão fortemente associadas a tais populações, independentemente da existência de ansiedade e de comorbidades clínicas. A prevalência de dor grave foi de 8% em indivíduos sem depressão e 34% naqueles com episódio depressivo.[55]

Algumas hipóteses tentam explicar por que pacientes deprimidos relatam níveis mais elevados de dor. A maior prevalência de comorbidades somáticas em pessoas com depressão aumenta a frequência de dor nessa população. Isso porque a dor é um sintoma primário de muitas condições clínicas.[56] Ademais, os pacientes com doenças psiquiátricas têm menos acesso aos cuidados de saúde pelo estigma, pela discriminação e pela menor atenção de cuidadores, o que implica tratamentos menos efetivos para enfermidades clínicas em tal população.[57] As mudanças neurobiológicas que também ocorrem em pacientes com depressão, discutidas a seguir, aumentam o risco de dor.

Fisiopatologia

A dor é classificada como nociceptiva, inflamatória, neuropática e funcional. A dor fisiológica ou nociceptiva começa nas estruturas sensoriais que inervam os tecidos periféricos,[1] compostas de fibras Aδ mielinizadas, primeiros estímulos de dor; e fibras C não mielinizadas, que geralmente provocam dores difusas e prolongadas (Tabela 28.4).

A transmissão dos estímulos nocivos por meio da medula espinal não é um processo passivo. Os circuitos intramedulares têm a capacidade de alterar o estímulo e a consequente resposta dolorosa. A interação desses circuitos medulares determinará as mensagens que atingirão o córtex cerebral.

Impulsos repetidos em fibras C amplificam sinais sensoriais em neurônios espinais, enviando mensagens para o encéfalo. Lesões periféricas induzem plasticidade em estruturas supraespinais por

Tabela 28.4 Subtipos das fibras nervosas Aδ e C.

Tipos de fibras	Características
Aδ tipo I	Respondem à temperatura em torno de 52°C; são insensíveis à capsaicina e apresentam resposta mediada pelos receptores VRL-1
Aδ tipo II	São sensíveis à temperatura em torno de 43°C; a capsaicina ativa, via receptores VR1, canais catiônicos não seletivos permeáveis ao cálcio
C tipo I	Contêm as substâncias P e CGRP e expressam receptores tiroquinase A para o fator de crescimento nervoso. Responsivos a capsaicina e prótons
C tipo II	Contêm as substâncias P e CGRP e expressam receptores tiroquinase A para o fator de crescimento nervoso. Responsivos a capsaicina e prótons

VRL-1 (do inglês *vanilloid receptor 1-like receptor*): receptor semelhante ao de vaniloide do tipo 1; VR1 (do inglês *vanilloid receptor subtype 1*): receptor vaniloide subtipo 1; CGRP (do inglês *calcitonin gene related peptide*): peptídio geneticamente relacionado com a calcitonina. (Adaptada de Rocha *et al.*, 2007.)[1]

meio de mecanismos que envolvem tipos específicos de receptores para o glutamato. Após a agressão tecidual (Figura 28.3), há a liberação de neurotransmissores, como a substância P, a somatostatina, o peptídio geneticamente relacionado com a calcitonina, a neurocinina A, o glutamato e o aspartato. Essas substâncias estão relacionadas com a ativação de potenciais pós-sinápticos excitatórios e dos receptores N-metil-D-aspartato (NMDA) e não NMDA.

As fibras nociceptivas, por sua vez, ativam os neurônios no corno dorsolateral da medula espinal, que se projetam no córtex (Figura 28.4).

As fibras nociceptivas cruzam a linha média no nível do corno dorsal da medula espinal e ascendem pelos tratos espinotalâmico, espinorreticular e espinomesencefálico, além da coluna dorsal pós-sináptica e do sistema espinopontoamigdaliano. Algumas dessas fibras terminam no núcleo talâmico ventroposteromedial e depois ascendem para o córtex cerebral somestésico (S1 e S2), o córtex insular e o cingulado anterior. Outros neurônios projetam axônios para o hipotálamo, a formação reticular, a substância cinzenta periaquedutal, os núcleos medial e intratalâmico, e as estruturas encefálicas anteriores, que são responsáveis pelas respostas neuroendócrinas e emocionais à dor.[1]

A dor neuropática é aquela causada por lesões no sistema nervoso periférico. Já a dor inflamatória é consequência de inflamação articular ou muscular. Por sua vez, a dor funcional engloba qualquer distúrbio da dor crônica que não tenha uma fonte periférica, como a FM. No entanto, esses três caminhos se sobrepõem.

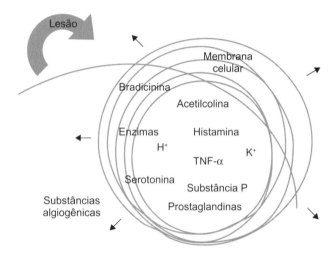

Figura 28.3 Liberação de substâncias algiogênicas após a lesão tecidual. TNF-α: fator de necrose tumoral alfa. (Adaptada de Rocha et al., 2007.)[1]

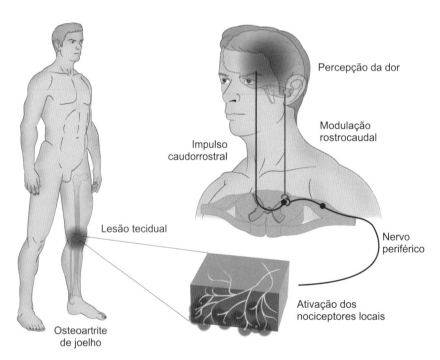

Figura 28.4 Dor nociceptiva: vias no sistema nervoso central e percepção.

Dor crônica e depressão compartilham fatores fisiopatológicos genéticos, inflamatórios, imunológicos.[58]

Do ponto de vista da resposta suprassegmentar, a pessoa com dor crônica parece apresentar possível inabilidade de aumentar a secreção de hormônios do eixo hipotalâmico-hipofisário e adrenal ou amplificando a resposta simpática ao lidar com o estresse físico e emocional. Isso repercute nos níveis de secreção do cortisol, da epinefrina, da norepinefrina (NE), do hormônio do crescimento, dos hormônios da tireoide e das gônadas, tornando o sistema de defesa hipoativo.[4] Esse modelo tenta explicar a FM ou a dor miofascial. Nessas doenças, é possível que aconteça o aumento da secreção hipotalâmica de hormônio liberador de corticotrofina com regulação descendente dos receptores na hipófise, níveis elevados de hormônio adrenocorticotrófico e baixos de cortisol, bem como resistência periférica à ação do cortisol.[59] O eixo hipotalâmico-hipofisário parece interagir, então, com o processo doloroso em vários níveis ou estágios. A ausência de glicocorticoide pode: (1) diminuir a conversão do glutamato, neurotransmissor excitatório, para glutamina, aumentando a neurotoxicidade do glutamato no sistema nervoso central (SNC); (2) aumentar a produção de fator de crescimento nervoso (NGF) e da substância P; e (3) aumentar a produção de citocinas e, consequentemente, de NGF.[60] A lesão do tecido e do neurônio resulta em sensibilização de nociceptores e facilitação da condução nervosa periférica e central. O estudo desses mecanismos poderá elucidar em um futuro próximo meios para o diagnóstico e o tratamento de síndromes dolorosas agudas e crônicas.

Fatores genéticos

Depressão e dor crônica têm fatores genéticos complexos – alguns dos quais podem ser compartilhados. Nenhum gene único foi associado à dor e à depressão. Polimorfismos genéticos têm sido relacionados com maior risco ou proteção a essas condições. A variante da região polimórfica ligada ao transportador de serotonina (5-HTTLPR), por exemplo, predispõe a depressão, principalmente quando associada a eventos estressantes da vida.[61] Os polimorfismos do gene transportador de serotonina e dopamina (DA) têm sido preditores de dor e humor em transtornos de estresse pós-traumático.[62,63] A enzima catecol-O-metiltransferase (COMT) está fortemente associada à sensibilidade à dor. Três variantes genéticas do gene que codifica a COMT foram designadas como "baixa sensibilidade à dor", "sensibilidade média à dor" e "alta sensibilidade à dor".[64]

Ativação inflamatória e imunológica

Processos inflamatórios têm sido descritos na patogênese da dor e da depressão.[65] Evidências recentes demonstraram que a depressão está associada a um aumento de inflamação.[66] Modelos animais de dor neuropática apresentam ativação imune e liberação de citocinas pró-inflamatórias (Figura 28.5).[67]

As citocinas inflamatórias, como o fator de necrose tumoral (TNF), têm um efeito hiperalgésico. Em modelos animais de depressão, a injeção do TNF induz sintomas depressivos.[68] O estresse aumenta a vulnerabilidade à inflamação do cérebro, com alteração na expressão do fator de crescimento derivado do cérebro (BDNF).[69] O aumento de citocinas pró-inflamatórias está confirmado em pacientes com neuropatias dolorosas e não dolorosas em comparação com os controles saudáveis.[70]

As citocinas inflamatórias também são importantes em distúrbios considerados funcionais, como a FM. Foram demonstrados níveis séricos de interleucina 8 (IL-8) e TNF-α elevados em pacientes com FM em comparação com os controles.[71] A concentração dessas citocinas circulantes diminuiu após 6 meses de terapia multidisciplinar. Demonstraram-se menor expressão de genes de interleucina 2 (IL-2) e menores níveis de interleucina 10 (IL-10) em pacientes com dor crônica generalizada com relação aos controles saudáveis.[72]

Também são encontrados maiores níveis de citocinas pró-inflamatórias, como interleucina 1 (IL-1), interleucina 6 (IL-6) e TNF-α.[73] Níveis aumentados de proteína C reativa (PCR) foram descritos em um subgrupo de pacientes com TDM;[74] no entanto, a depressão e a PCR elevada podem estar relacionadas com outras variáveis, como a obesidade.[75]

Existe ainda uma crescente base de evidências sugerindo que os tratamentos anti-inflamatórios, como as estatinas, melhoram a sintomatologia depressiva.[76] Efeitos antidepressivos de medicamentos anti-inflamatórios não esteroides (AINE) já foram descritos,[77] assim como a resposta ao infliximabe, um antagonista do TNF, em associação a um antidepressivo em um subgrupo de pacientes com depressão resistente ao tratamento que apresentavam PCR > 5.[78] Essas descobertas também dão suporte à hipótese de que depressão e dor podem ser ativadas por meio de vias inflamatórias.

Mudanças neuroplásticas e sensibilização central

A dor crônica não deriva do mesmo processo que a dor aguda. Ela é um processo fisiopatológico no qual a dor deixa de ser um sinal informativo[79] e passa a refletir um processo anormal envolvendo a neuroplasticidade, que é a capacidade de os neurônios modificarem sua função, seu perfil químico ou sua estrutura.[80] Todas as formas de dor crônica caracterizam-se por alterações da plasticidade neuronal em vários níveis do SNC, denominadas sensibilização central (SC), que ocorrem em sinapses excitatórias de todo o SNC. O receptor NMDA, um receptor glutamatérgico excitatório, tem um papel importante na transmissão de sinais nociceptivos aferentes. Nos estados de dor crônica, a estimulação nociceptiva prolongada provoca a ativação e a regulação deste receptor nas sinapses do corno dorsolateral da medula espinal. Isso resulta em aumento e ampliação da transmissão de sinais de dor para o cérebro – a SC. Esse fenômeno é um fator importante no processo de manutenção e, eventualmente, cronificação da dor. As alterações neuroplásticas explicam muitas das características sobrepostas de dor crônica e depressão. A dor crônica, assim como a depressão, pode desencadear mudanças estruturais no SNC, como atrofia dendrítica e perda de substância cinzenta, entre outras.[81]

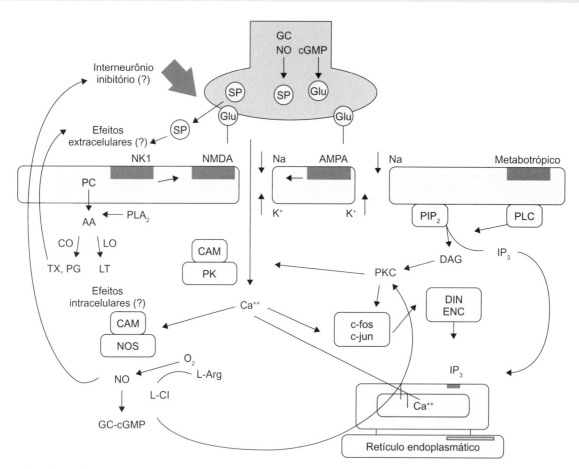

Figura 28.5 Sequência de eventos que promovem a sensibilização dos neurônios do corno dorsal após estimulação nociceptiva intensa e continuada. A ativação intensa de neurônios aferentes primários impulsiona a liberação de glutamato (Glu) e substância P (SP). Devido à ação do magnésio (Mg^{++}), inicialmente o receptor N-metil-D-aspartato (NMDA) não é responsivo ao Glu; no entanto, seguindo a despolarização do receptor AMPA (do ácido α-amino-3-hidroxi-5-metil-4-isoxasolpropiônico) pelo Glu no receptor metabotrópico, estimula a ativação de fosfolipase C (PLC) mediada pela proteína G, promovendo a hidrólise e a transformação do 4,5-bifosfato de fosfatidilinositol (PIP_2) em trifosfato de inositol (IP_3) e diacilglicerol (DAG). O DAG estimula a produção de proteinoquinase C (PKC), a qual é ativada diante de elevados níveis de cálcio (Ca^{++}) intracelular. O IP_3 estimula a liberação de cálcio intracelular, o qual é estocado no retículo sarcoplasmático. A elevação dos níveis de PKC induz o aumento sustentado da permeabilidade da membrana e, simultaneamente ao aumento do Ca^{++} intracelular, torna maior a expressão de protoncogenes, como o c-fos e o c-jun. As proteínas produzidas por esses protoncogenes codificam neuropeptídios, como as encefalinas (ENC), as dinorfinas (DIN) e as taquicininas. Esse aumento também ativa a fosfolipase A2 (PLA_2) e a síntese de óxido nítrico (NOS) por um mecanismo dependente de calciocalmodulina. A PLA_2 catalisa a conversão de fosfatidilcolina (PC) para prostaglandina (PG), tromboxano (TX) e lipo-oxigenase (LO) para produzir leucotrienos (LT). O NOS catalisa a produção de proteinoquinase e as alterações na expressão genética, difunde-se do interior da célula para o terminal do aferente primário, no qual aumenta a liberação de Glu. AA: aminoácidos; CAM: modulação da célula-alvo; cGMP: monofosfato cíclico de guanosina; GC: guanilato ciclase; K^+: potássio; Na: sódio; NO: óxido nítrico; PLC: fosfolipase C. (Adaptada de Rocha et al., 2007.)[1]

O processamento da dor é realizado em dois sentidos, por meio das vias ascendentes, ou seja, neurônios aferentes periféricos e centrais, e vias descendentes de dor – interneurônios inibitórios no corno dorsolateral da medula espinal e vias inibitórias descendentes. A percepção dolorosa é modulada a partir de vias descendentes, que podem ter efeitos facilitadores ou inibitórios da dor. A transmissão da dor envolve, portanto, a participação de neurônios periféricos, espinais e corticais.[82] Os neurotransmissores, como glutamato, substância P, serotonina (5-HT), NE, DA, BDNF e ácido gama-aminobutírico (GABA), são ativados na dor crônica e na depressão. O hipocampo, o córtex cingulado anterior, o córtex insular e a amígdala integram sinais cognitivos e emocionais às experiências dolorosas ou à memória da dor. A ação moduladora das vias descendentes de dor pode ser interrompida por meio da repetição do estímulo doloroso, de vulnerabilidades genéticas e de estressores psicossociais, causando alterações neuroplásticas em neurônios periféricos e centrais que podem resultar em aumento de sensibilização e desequilíbrio das vias descendentes de dor.

Há várias condições de dor crônica no conjunto de síndromes de sensibilidade central (SSC) – um grupo de síndromes dolorosas com similaridades, porém sem patologia estrutural –, ligadas pelo mecanismo comum de SC.[83] A Figura 28.6 apresenta algumas SSC que têm como eixo fisiopatológico comum o aumento de SC. A hiperexcitação crônica pode alterar o funcionamento de diferentes partes do cérebro que ocorre em todas as condições de dor descritas na Figura 28.6.

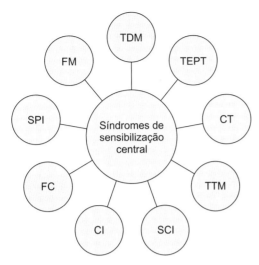

Figura 28.6 Síndromes de aumento de sensibilização central. CI: cistite intersticial; CT: cefaleia tensional; FC: fadiga crônica; FM: fibromialgia; SCI: síndrome do cólon irritável; SPI: síndrome das pernas inquietas; TDM: transtorno depressivo maior; TEPT: transtorno estresse pós-traumático; TTM: transtorno temporomandibular. (Adaptada de Yunus, 2007.)[83]

AVALIAÇÃO DA DOR CRÔNICA

A avaliação da dor crônica deve caracterizar a intensidade da dor, bem como seu tipo (formigamento, em queimação, pontada, sensação de eletricidade) e sua localização. Em relação à duração, a dor crônica geralmente persiste por mais de 3 a 6 meses. No entanto, também é considerada crônica quando persiste pelo menos 1 mês além do curso habitual da doença ou do tempo necessário para curar determinada lesão, incluindo a dor que ocorre em recidivas com intervalo curto, como cólicas menstruais ou enxaqueca. Isso porque, mesmo que não represente ocorrências diárias, quando se manifesta repetidamente, tem impacto na vida do paciente. É importante também identificar fatores de piora e de alívio da dor, história pregressa de episódios semelhantes e resposta às intervenções anteriores (Figura 28.7).

Os instrumentos padronizados são úteis na avaliação e na mensuração da dor, pois possibilitam observar a evolução do paciente ao longo do tratamento, acompanhando-se o progresso

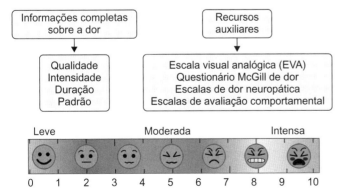

Figura 28.7 Avaliação do paciente com dor. (Adaptada de McQuay et al., 1997.)[84]

da terapia. Escalas de classificação simples, como a visual analógica (EVA) (ver Figura 28.7), a de classificação numérica (0 a 10; 0 – sem dor; 10 – pior dor possível) ou com ilustrações (rostos com expressões sorridentes e até de choro), são de fácil e rápida execução, mas evidentemente não substituem a anamnese cuidadosa do paciente.

Exames complementares e de imagem devem ser realizados para afastar outras etiologias. Muitas vezes, é necessário o encaminhamento do paciente para uma especialidade clínica a fim de que seja realizado o diagnóstico diferencial com outras patologias.

A dor impacta negativamente vários domínios, como o funcionamento físico, emocional, ocupacional e social, podendo comprometer o sono, o apetite, o nível de energia e a motivação ao longo do dia, sintomas que são sobreponíveis à sintomatologia depressiva. Muitas vezes, a funcionalidade do paciente encontra-se profundamente comprometida: seu desempenho no trabalho está prejudicado, sua capacidade de cuidar da família e interagir com ela está abalada, e o isolamento social passa a ocupar o lugar dos relacionamentos interpessoais. Incluir a avaliação da funcionalidade e da qualidade de vida do paciente possibilita ir além do alívio dos sintomas para adotar um alvo mais global, que considere a melhora do funcionamento geral dos pacientes, e, dessa maneira, efetuar uma avaliação mais precisa da recuperação completa.

As expectativas com relação a tratamento, atitudes e crenças do paciente, e o significado da experiência de dor também devem fazer parte da avaliação.[84] Algumas crenças que os pacientes desenvolvem ao longo do tempo, relacionadas com a má adaptação ao processo doloroso, influenciam a resposta ao tratamento. Um exemplo é a crença de que a dor pode ser curada se sua causa for encontrada e a persistência da dor provoca um dano, em curso, de órgãos e/ou tecidos.[85,86]

CLASSIFICAÇÃO NA CID-11: O QUE HÁ DE NOVO?

A 11ª revisão da Classificação Estatística Internacional de Doenças e Problemas Relacionados à Saúde (CID-11) da OMS buscou melhorar a representação dos distúrbios dolorosos, com a contribuição da International Association for the Study of Pain (IASP), que convocou uma força-tarefa interdisciplinar de especialistas em dor. Nessa edição, foi proposta uma classificação dedicada exclusivamente às síndromes de dor crônica, definidas como dor persistente ou recorrente com duração ≥ 3 meses. Nela as condições de dor neuropática são divididas em duas grandes categorias para doenças nervosas periféricas ou centrais. Doenças não listadas explicitamente nessa classificação são descritas em categorias residuais da CID-11. A nova classificação lista as condições mais comuns de dor neuropática periférica: neuralgia do trigêmeo, lesão do nervo periférico, polineuropatia dolorosa, neuralgia pós-herpética e radiculopatia dolorosa. As condições de dor neuropática central incluem aquela causada por lesão na medula espinal ou cerebral, a que surge após acidente vascular encefálico e a dor associada à esclerose múltipla.[87]

Muitas condições de dor crônica têm etiologia e fisiopatologia indefinidas, e são caracterizadas por uma interação complexa de fatores biológicos, psicológicos e sociais. O termo "dor crônica primária" (DCP) foi escolhido após ampla consulta com o comitê de revisão da CID-11. Atualmente essas condições são encobertas por rótulos como dor crônica generalizada, FM, síndrome de dor regional complexa, tipo I, disfunção temporomandibular, síndrome do intestino irritável, e a maioria das dores cervicais e lombares incluem termos vagos e ambíguos, como "inespecífico", "somatoforme" ou "funcional".[88]

A definição do novo diagnóstico de DCP pretende ser agnóstica quanto à etiologia e visa evitar a dicotomia obsoleta de "físico" *versus* "psicológico", bem como de termos excludentes que definem algo pelo que está ausente, como "não específico". O significado de "funcional" também é ambíguo e pode ser compreendido tanto com o significado "tudo na mente" como um "distúrbio de função", e a introdução do termo "dor crônica primária" visa eliminar essa ambiguidade.[88] A DCP é definida como dor em uma ou mais regiões anatômicas (em) que:

- Persiste ou ocorre repetidamente por mais de 3 meses
- Está associada a sofrimento emocional significativo (ansiedade, raiva, frustração ou humor deprimido) e/ou incapacidade funcional significativa (interferência nas atividades da vida diária e participação em papéis sociais)
- Os sintomas não são mais bem explicados por outro diagnóstico.

A experiência da dor crônica deve ser suficientemente preocupante para que a pessoa busque ajuda para resolvê-la. Como em todas as condições, antes de o diagnóstico ser feito, deve-se verificar se há outras condições que expliquem melhor a apresentação da dor crônica; nesse caso, os diagnósticos são as síndromes de dor crônica secundária: oncológica, pós-cirúrgica ou pós-traumática, neuropática crônica, cefaleia secundária crônica ou dor orofacial, dor visceral secundária crônica e dor musculoesquelética secundária crônica.[88]

A estrutura geral da classificação da DCP na CID-11 está ilustrada na Figura 28.8 com seus subtipos listados.[88]

FIBROMIALGIA

A fibromialgia é uma síndrome de dor crônica musculoesquelética difusa e hiperalgesia à estimulação mecânica, atribuída à amplificação da percepção da dor por SC; cursa com fadiga, transtornos do sono e perturbações cognitivas. A alodinia, que é a dor em resposta a um estímulo não doloroso em condições normais, também é um sintoma frequente nesses pacientes, assim como parestesias, cefaleia, sintomas como ansiedade e depressão. Estes dois últimos sintomas estão relacionados com um subgrupo de pacientes fibromiálgicos com intensa sensibilidade dolorosa, alta catastrofização e pior controle da dor.[89]

A FM é uma doença comum, cuja definição vem sendo modificada ao longo dos anos. Em 1990, foi definida pelos critérios de classificação do American College of Rheumatology (ACR) como a existência de múltiplos pontos dolorosos (*tender points*) identificados durante o exame físico e dor crônica generalizada. Em 1994, a décima revisão da Classificação Internacional de Doenças (CID-10) listou a FM em "doenças do sistema musculoesquelético e tecido conjuntivo". A intenção dos critérios diagnósticos preliminares do ACR de 2010 foi eliminar o exame de pontos dolorosos (TPE, do inglês *tender point examination*) e abordar sintomas somáticos importantes relatados pelo paciente e dificuldades cognitivas.

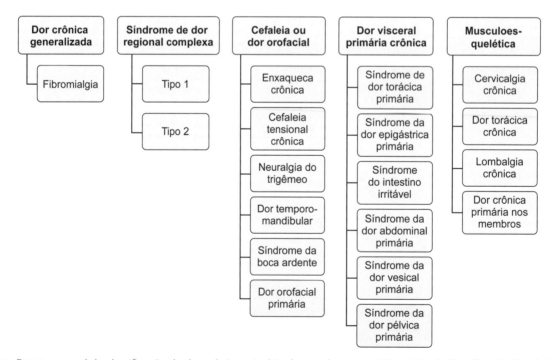

Figura 28.8 Estrutura geral da classificação da dor crônica primária de acordo com a 11ª revisão da Classificação Estatística Internacional de Doenças e Problemas Relacionados à Saúde.[88]

A maioria dos pacientes diagnosticados com FM descreve uma ampla gama de sintomas somáticos e psicológicos adicionais. Comorbidades que compartilham o mecanismo de SC, como síndromes somáticas funcionais (p. ex., síndrome do intestino irritável), ansiedade, transtornos depressivos e doenças reumáticas, são frequentemente observadas em pessoas com FM.[89]

O diagnóstico diferencial inclui hipotireoidismo, artrite reumatoide (AR), lúpus, polimiosite, síndrome de Sjögren, polimialgia reumática, hiperparatireoidismo, doenças infecciosas (hepatite tipo C, síndrome da imunodeficiência adquirida [AIDS], doença de Lyme), múltiplos diagnósticos de tendinites, bursites, síndrome do túnel do carpo, cervicobraquialgia, lombociatalgia, mialgias (secundárias a medicamentos, cocaína, álcool), osteomalacia, abstinência ao corticosteroide, paraneoplasias e síndrome da fadiga crônica.[89]

Uma revisão sistemática recente analisou quais tratamentos farmacológicos para adultos com FM estavam associados à maior eficácia e à aceitabilidade (definida como descontinuação do tratamento devido a reações adversas ao medicamento). Foram comparadas as seguintes doses: duloxetina 60 e 120 mg; pregabalina 150, 300, 450 e 600 mg; milnaciprano 100 e 200 mg; e amitriptilina. Nessa revisão sistemática e metanálise de rede de 36 ensaios clínicos randomizados (11.930 pacientes com FM), a duloxetina (120 mg/dia) foi avaliada como mais efetiva no tratamento da dor e da depressão, e a amitriptilina foi associada a maiores eficácia e aceitabilidade na melhora de sono, fadiga e qualidade de vida relacionada com a saúde, em comparação com o placebo. Duloxetina 120 mg melhorou a dor e a depressão quando confrontada com o placebo. Todos os tratamentos tiveram aceitabilidade inferior (maior taxa de abandono) ao placebo, exceto a amitriptilina. Esses achados sugerem que, com a heterogeneidade dos sintomas da FM, os tratamentos farmacológicos devem ser adaptados aos sintomas individuais, incluindo dor, transtornos de sono, humor deprimido, fadiga e qualidade de vida relacionada com a saúde.[90]

TRATAMENTO DA DOR CRÔNICA

Os distúrbios dolorosos devem ser tratados com intervenções que contemplem múltiplas modalidades, por meio de uma abordagem interdisciplinar. A estratégia ideal para o gerenciamento destes pacientes é aquela que combina o uso de terapias farmacológicas para alívio da dor e não farmacológicas, que atuam nas consequências funcionais causadas pelos sintomas dolorosos.

Intervenções farmacológicas

Antidepressivos

Os pacientes com dor crônica são frequentemente tratados com antidepressivos, em particular aqueles com propriedades analgésicas. Há evidências de que os antidepressivos tricíclicos, os inibidores seletivos de recaptação da serotonina (ISRS) e os inibidores da recaptação de serotonina e norepinefrina (ISRN) têm eficácia analgésica, independentemente da sua atividade antidepressiva. A maioria dos antidepressivos aumenta a disponibilidade funcional de aminas biogênicas como a NE e/ou a 5-hidroxitriptamina (5-HT; serotonina), além da ação em sistemas GABAérgicos e glutamatérgicos. Esses sistemas neurotransmissores também estão envolvidos no desenvolvimento e/ou na modulação da dor. Isso sugere mecanismos comuns para o desenvolvimento de depressão e dor crônica;[91,92] no entanto, enquanto os ISRS são usados com frequência no tratamento da depressão, eles não são tão efetivos quanto os antidepressivos tricíclicos ou ISRN na maioria das condições de dor crônica.[93,94] Os antidepressivos, como os ISRN (duloxetina, venlafaxina e milnaciprano) e alguns tricíclicos (amitriptilina, nortriptilina, desipramina), mostraram eficácia nos sintomas dolorosos em pacientes deprimidos e também na FM e na dor neuropática associada ao diabetes ou a outras condições.

Muitos antidepressivos têm um importante efeito analgésico, sendo efetivos na redução da dor em pessoas sem depressão, como na síndrome do intestino irritável, na síndrome da dor central, na artrite, na FM, na dor lombar, na enxaqueca, na neuropatia diabética, nas neuropatias induzidas por quimioterapia e na neuralgia pós-herpética. Nesse grupo de pacientes, a maior eficácia dos antidepressivos tricíclicos e dos ISRN em comparação com os ISRS, neste grupo de pacientes, pode estar relacionada com a importância do papel das vias noradrenérgicas na regulação da dor. Deve ser lembrado que os antidepressivos tricíclicos podem ser mal tolerados pelos idosos e que a cardiotoxicidade é um risco potencial dessa classe de medicamentos.[91,92]

O foco principal da pesquisa sobre o envolvimento de monoaminas na dor e na depressão tem sido direcionado à NE e à 5-HT, mas há evidências crescentes do papel da DA na percepção e na regulação da dor. Embora os antidepressivos tricíclicos tenham muito pouco efeito na recaptação da DA, seu efeito adrenérgico pode produzir efeitos dopaminérgicos indiretos por meio da dessensibilização de receptores D2 da DA. Além disso, a bupropiona, um antidepressivo que inibe a recaptação de DA e de NE, mostrou eficácia no tratamento de dor neuropática.[95,96]

Os diferentes efeitos analgésicos dos antidepressivos com base em sua capacidade de inibir a recaptação de NE e 5-HT, o sucesso do tratamento da dor neuropática com bupropiona e a ação indireta dos tricíclicos no sistema dopaminérgico sugerem que o tratamento da dor crônica com antidepressivos de ação tripla, ou seja, que inibam a recaptação de NE, 5-HT e DA, pode ser um caminho interessante a seguir. Esses fármacos estão atualmente sendo investigados para o possível uso no tratamento da comorbidade de dor e depressão.[97] Há poucas evidências, humanas e em modelos animais, do efeito sinérgico da combinação de antidepressivos com medicamentos AINE em dor crônica.

Tratamento da depressão com sintomas dolorosos

O tratamento da dor e da depressão deve ser simultâneo, uma vez que essas condições compartilham mecanismos fisiopatológicos. Melhora precoce dos sintomas depressivos e dolorosos, e resposta sustentada ao tratamento são de particular importância em pacientes com dor, pois, em geral, se trata de uma forma mais grave de depressão. Consequentemente, há piores resultados de tratamento.[98]

Em pacientes deprimidos, a dor retarda a resposta ao tratamento, conforme demonstrado em um estudo que avaliou 230 pacientes com depressão recorrente durante o episódio agudo. A dor foi um preditor de tempo mais longo para remissão, podendo ser considerada um marcador da depressão de difícil tratamento (Figura 28.9).[99] Por esse motivo, os pacientes com depressão recorrente devem ser sempre rastreados quanto à dor antes do tratamento, pois o sintoma pode indicar a necessidade de terapia específica.

A escolha do antidepressivo deve ser individualizada, com base nas características clínicas do quadro, incluindo sintomas, comorbidades, tolerabilidade, história de resposta prévia, potencial de interação medicamentosa e preferências do paciente. Existem diferenças entre os medicamentos antidepressivos disponíveis para a melhora da dor e os sintomas somáticos do TDM. Apesar de o tratamento da depressão por si só aliviar a dor, o efeito analgésico dos antidepressivos tricíclicos e dos ISRN independe de suas consequências no humor do paciente, devido às ações serotoninérgica e noradrenérgica aumentarem a atividade da via inibitória descendente bulboespinal – comprometida nas condições de dor crônica, com efeito analgésico superior aos ISRS na remissão da dor persistente.[28]

A 5ª edição do Manual Diagnóstico e Estatístico de Transtornos Mentais (DSM-5) usa especificadores para identificar subtipos de apresentações clínicas do TDM. Sintomas somáticos foram incluídos nessa edição como uma das dimensões clínicas da depressão. A Figura 28.10 resume as evidências atuais para o tratamento da depressão com sintomas somáticos segundo as diretrizes da Canadian Network for Mood and Anxiety Treatments (CANMAT) publicadas em 2016.[100] A classificação do nível de evidência baseia-se em metanálises, ensaios randomizados controlados, séries de casos e consenso de especialistas. A duloxetina foi a única intervenção terapêutica de primeira linha classificada como nível 1 de evidência no tratamento da depressão com sintomas dolorosos (ver Figura 28.10).

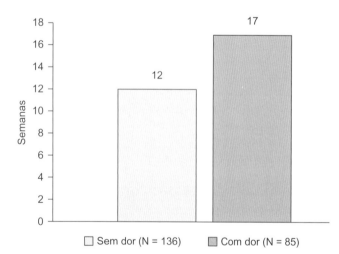

Figura 28.9 Tempo para remissão da depressão em pacientes com dor e sem dor. (Adaptada de Leuchter et al., 2010.)[99]

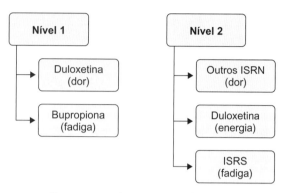

Figura 28.10 Tratamento do transtorno depressivo maior com sintomas somáticos, segundo a Canadian Network for Mood and Anxiety Treatment. ISRN: inibidores da recaptação de serotonina e norepinefrina; ISRS: inibidores seletivos de recaptação da serotonina. (Adaptada de Kennedy et al., 2016.)[100]

Moduladores de canais de cálcio

Os anticonvulsivantes gabapentinoides, principalmente os moduladores do canal de cálcio, como a pregabalina e a gabapentina, são amplamente utilizados para o tratamento de várias condições de dor crônica, como FM, neuralgia pós-herpética e neuropatia diabética dolorosa. A pregabalina e a gabapentina reduzem a dor e melhoram os transtornos do sono nesses pacientes. Essas medicações não apresentam efeito no humor deprimido, mas têm ação na melhora da ansiedade. Ambas as substâncias se ligam à subunidade α2δ de um canal de cálcio pré-sináptico e reduzem o influxo de cálcio nos terminais nervosos, causando uma diminuição na liberação de neurotransmissores excitatórios, como o glutamato e a substância P.[101,102]

Um grande estudo com um desenho refletindo a prática clínica avaliou a eficácia e o perfil de efeitos colaterais da monoterapia em altas dosagens de pregabalina (600 mg/dia) e duloxetina (120 mg/dia) e mostrou resultados semelhantes aos da terapia combinada em dosagens moderadas (pregabalina 300 mg/dia e duloxetina 60 mg/dia) em pacientes com neuropatia diabética que não apresentaram boa resposta à monoterapia em dosagens moderadas. Tonturas e sonolência são os efeitos colaterais mais comuns, e as doses devem ser reduzidas em pacientes com insuficiência renal. As propriedades ansiolíticas dos anticonvulsivantes gabapentinoides auxiliam os pacientes com transtornos de ansiedade, além de auxiliarem também a melhora do sono.[103]

A Tabela 28.5 compara os principais antidepressivos (tricíclicos e duais) e anticonvulsivantes gabapentinoides usados no tratamento da dor neuropática.[103]

Antipsicóticos de segunda geração na dor crônica

O uso de medicamentos antipsicóticos em pacientes com dor crônica é um conceito relativamente novo, uma vez que os medicamentos de segunda geração (atípicos), são mais amplamente utilizados e disponíveis. O uso dessa classe de medicamentos no tratamento de pacientes com sintomas de dor está

Tabela 28.5 Principais antidepressivos (tricíclicos e duais) e anticonvulsivantes gabapentinoides usados no tratamento de dor neuropática.[103]

Medicamentos	Mecanismos de ação	NNT alívio da dor	Efeitos colaterais	Precauções
Amitriptilina, nortriptilina, clomipramina e imipramina	Inibição da recaptação de monoaminas; bloqueio do canal de sódio; efeito anticolinérgico	3,6	Sonolência, efeitos anticolinérgicos, ganho ponderal	Doença cardíaca, glaucoma, adenoma prostático, convulsão; evitar altas doses em indivíduos > 65 anos
Duloxetina e venlafaxina	Inibição da recaptação de serotonina e norepinefrina	6,4	Náuseas, dor abdominal e constipação intestinal, hipertensão arterial sistêmica com altas doses de venlafaxina	Doença hepática (duloxetina), hipertensão arterial sistêmica, doença cardíaca; uso de tramadol
Gabapentina e pregabalina	Atua na subunidade α2δ de canais de cálcio, diminuindo sensibilização central	6,3 7,7	Sedação, tontura, edema periférico e ganho ponderal	Reduzir a dose se houver insuficiência renal

NNT: número necessário para tratar.

sendo reavaliado em adultos, devido aos seus múltiplos mecanismos de ação e evidências de eficácia no tratamento de muitas comorbidades associadas, como insônia, depressão refratária e ansiedade.

Os antipsicóticos atípicos atuam em variados receptores que podem modular a dor, incluindo as ações como agonista do receptor 5-HT, atividades anti-histamínica, antialfa-adrenérgica e anticolinérgica, e apresentam menor afinidade para o bloqueio dos receptores dopaminérgicos D2, características que contribuem para seu perfil favorável de efeitos. O alívio da dor dos atípicos está relacionado com suas ações nos receptores NE e serotoninérgicos, além de sua interação presumida no sistema opioide por meio de suas atividades nos receptores D2. Na prática clínica, os antipsicóticos atípicos quetiapina, risperidona, olanzapina, ziprasidona e aripiprazol têm sido utilizados no tratamento de várias condições de dor crônica, incluindo neuropatia diabética, neuralgia pós-herpética, cefaleia, dor facial, dor musculoesquelética, dor associada ao câncer e em casos de AIDS e FM. Quando antipsicóticos atípicos são usados no tratamento de condições psiquiátricas, como esquizofrenia, transtorno bipolar e TDM, suas propriedades analgésicas adjuvantes podem contribuir para uma diminuição geral da intensidade da dor crônica concomitante.[104]

Cetamina

A cetamina, um antagonista não competitivo do receptor NMDA, tem sido usada em doses subanestésicas para tratar síndromes de dor crônica resistentes ao tratamento, especialmente aquelas que apresentam um componente neuropático.[105] Estudos recentes também demonstraram efeitos antidepressivos robustos e rápidos em pacientes com depressão refratária ao tratamento.[106]

A analgesia promovida pela cetamina está provavelmente relacionada com a inibição do receptor NMDA, que detém o aumento da transmissão de impulsos excitatórios para o SNC. Outros fatores que contribuem para o efeito analgésico da cetamina são o aumento da inibição descendente e dos efeitos anti-inflamatórios, além da interação com outros sistemas de receptores (opioides, muscarínicos e monaminérgicos).[107]

Ainda não há um consenso sobre o protocolo de administração. Embora a maioria dos estudos mostre que a infusão de cetamina a curto prazo está associada ao alívio da dor durante o processo, apenas alguns estudos confirmaram a manutenção desse efeito após a crise. É importante lembrar que a cetamina, assim como os analgésicos opioides, é uma substância com potencial risco de dependência e, portanto, a triagem de pacientes candidatos a essa intervenção deve ser feita de maneira cuidadosa, considerando-se esse malefício.[108]

Opioides

O uso de opioides a longo prazo em pacientes com dor crônica e não maligna continua a ser controverso. A eficácia imediata dos opioides foi demonstrada na OA; no entanto, não há estudos bem controlados com duração maior que alguns poucos meses em qualquer das condições de dor crônica das doenças reumáticas. Na FM, os opioides podem causar hiperalgesia paradoxal. O tramadol demonstrou um modesto efeito analgésico em FM e OA.[109,110]

Intervenções não farmacológicas

É fundamental que o tratamento inclua outras abordagens, como psicoeducação, exercícios físicos e psicoterapia. As terapias não farmacológicas para a dor crônica, como psicoeducação, terapia cognitivo-comportamental (TCC) e exercícios, têm eficácia comparável com a de intervenções farmacológicas. Além disso, atuam em aspectos diferentes dos fármacos, como a disfunção associada à dor crônica e a melhora sintomática.[111] As terapias não farmacológicas têm custo baixo e são eficazes, por isso, todos os pacientes diagnosticados com transtornos dolorosos devem, a rigor, receber algum tipo de tratamento.[112]

Psicoeducação

A psicoeducação é fundamental no tratamento não farmacológico bem-sucedido da dor/depressão. Quando o paciente é diagnosticado, ele deve receber informações sobre a doença, os tratamentos disponíveis e o papel que ele deve desempenhar no manejo da condição dolorosa. As terapias não farmacológicas devem ser enfatizadas, assim como as expectativas do paciente. Pesquisas sugerem que a psicoeducação pode ser efetiva, mesmo quando realizada com contato mínimo ou nenhum, por exemplo, por meio de programas na internet, com *smartphone* etc. Um estudo controlado randomizado mostrou que a orientação a pacientes por meio de um *site* gratuito sobre FM com informações sobre tratamentos não farmacológicos proporcionou melhora significativa de sua dor e seu estado funcional, com efeitos comparáveis aos observados com medicações. A educação deve incluir explicações sobre domínios biológico, cognitivo e comportamental de seus sintomas.[113]

Terapia cognitivo-comportamental

A catastrofização, ou seja, a ampliação das experiências negativas tende a intensificar ainda mais o quadro doloroso. Esse sintoma associa-se à piora da sensação de desamparo, desesperança, aumento da dor e depressão.[114] Existe uma forte relação entre dor e depressão e a catastrofização em FM, AR e lúpus eritematoso sistêmico.[115] Os sintomas são aumento da sensibilidade muscular, diminuição do limiar de dor e de calor e intensificação da dor na FM, além da modulação da atividade da dor evocada em várias estruturas cerebrais, como o córtex frontal medial contralateral, o córtex cingulado anterior contralateral e a amígdala. Também foram descritas diminuição da tolerância à dor em baixas temperaturas na AR juvenil e redução do limite de dor para a estimulação elétrica na OA.[116] Esses achados sugerem que a catastrofização influencia a dor de maneira independente da influência da depressão, devido à alteração de atenção e antecipação da dor. Houve uma associação entre maior dor catastrófica e depressão futura.

A TCC é efetiva no tratamento da dor crônica, em particular em FM, e na depressão, com impacto positivo na catastrofização. Seu objetivo principal é identificar e mudar os padrões de pensamento e comportamentos mal-adaptativos na dor crônica, como a justificativa para inatividade e isolamento social. Um curso típico de TCC consiste em 4 a 8 sessões, geralmente em grupo, com terapeuta treinado. A melhora clínica após a TCC relaciona-se com mudanças nas vias límbica e cortical, semelhantes àquelas após o uso de antidepressivos, e também alterações no córtex frontal, no cingulado e no hipocampo.[117] A comparação de técnicas de manejo de estresse, incluindo TCC, com cuidados-padrão na AR demonstrou diminuição significativa na dor e na depressão, principalmente devido a mudanças benéficas nas estratégias de enfrentamento e desamparo. O enfrentamento cognitivo é importante, portanto, na melhora da dor e da depressão na AR e na FM.

Exercícios

O comportamento sedentário também se associa à inflamação, à dor e à depressão.[118] Como a atividade física pode melhorar os marcadores inflamatórios, as intervenções que aumentem os níveis de atividade atenuam os sintomas de dor e depressão.[119] A privação de atividade física em controles saudáveis provoca aumento da fadiga e da sensibilidade aos pontos dolorosos, e piora do humor. Exercícios físicos melhoraram a dor e o desempenho funcional na AR, bem como na FM.[120] Uma amostra de 220 adultos com AR[121] apresentou atenuação da dor, da fadiga e da depressão no grupo de exercício, em comparação com o tratamento habitual, com aumentos no tempo de caminhada e na força muscular.

Os exercícios propostos no tratamento da dor crônica são os aeróbicos. Embora haja menos evidências com alongamento, pilates e ioga, essas atividades também podem trazer benefícios. Para melhorar a adesão aos exercícios, eles devem ser iniciados quando houver redução dos sintomas, de modo gradual, até que se alcancem 30 a 60 minutos de exercícios de baixa a moderada intensidade, 2 a 3 vezes/semana.

CONCLUSÃO

A dor crônica pode causar prejuízos na qualidade de vida, no humor, no sono e na cognição. Geralmente existe um elevado grau de comorbidade entre dor crônica e transtornos psiquiátricos, como depressão e ansiedade. Além disso, a coexistência dessas comorbidades pode resultar em dificuldades maiores no tratamento de ambas as condições. A relação entre depressão e dor é bidirecional: uma pode influenciar o desenvolvimento da outra. Ou seja, a depressão maior pode ser um forte preditor de desenvolvimento posterior de dor e vice-versa. Assim, é essencial a identificação de comorbidades dolorosas nos pacientes que são portadores de transtornos psiquiátricos, a fim de lhes proporcionar uma terapêutica adequada. Além disso, é extremamente importante reconhecer o maior risco de transtorno de abuso de substâncias e o comportamento suicida nesse grupo de pacientes, aumentando ainda mais a morbidade e a mortalidade desses indivíduos.

Transtornos dolorosos são condições progressivas. É importante reconhecer e tratar a dor precocemente, concomitantemente às patologias psiquiátricas. A prevenção, a avaliação e o manejo da dor crônica devem ser integrados às diretrizes da prática clínica, de modo a evitar a incapacitação do paciente e a dependência de analgésicos. Por fim, o benefício do tratamento analgésico deve ser avaliado cuidadosamente com relação a seu potencial de efeitos adversos.

REFERÊNCIAS BIBLIOGRÁFICAS

1. Rocha APC, Kraychete DC, Lemonica L et al. Dor: aspectos atuais da sensibilização periférica e central [Pain: current aspects on peripheral and central sensitization]. Rev Bras Anestesiol. 2007; 57(1):94-105.
2. Cole BE. Pain management: classifying, understanding, and treating pain. Hospital Physician. 2002;38(6):23-30.
3. Turk DC. Clinical effectiveness and cost-effectiveness of treatments for patients with chronic pain. Clin J Pain. 2002;18(6):355-65.
4. Basbaum AI. Distinct neurochemical features of acute and persistent pain. Proc Natl Acad Sci. 1999;96(14):7739-43.

5. Breivik H, Collett B, Ventafridda V et al. Survey of chronic pain in Europe: prevalence, impact on daily life, and treatment. Eur J Pain. 2006;10(4):287-333.
6. Breivik H, Eisenberg E, O'Brien T; OPENMinds. The individual and societal burden of chronic pain in Europe: the case for strategic prioritisation and action to improve knowledge and availability of appropriate care. BMC Public Health. 2013;13:1129.
7. Smith D, Wilkie R, Uthman O et al. Chronic pain and mortality: a systematic review. PLoS One. 2014;9(6):e99048.
8. Henschke N, Kamper SJ, Maher CG. The epidemiology and economic consequences of pain. Mayo Clin Proc. 2015;90(1):139-47.
9. Steiner TJ, Stovner LJ, Al Jumah M et al. Improving quality in population surveys of headache prevalence, burden and cost: key methodological considerations. J Headache Pain. 2013;14(1):87-99.
10. Nardi R, Scanelli G, Corrao S et al. Comorbidity does not reflect complexity in internal medicine patients. Eur J Intern Med. 2007;18(5):359-68.
11. Heer EW, Gerrits MM, Beekman et al. The association of depression and anxiety with pain: a study from NESDA. PLoS One. 2014;9(10):e106907.
12. Bruffaerts R, Demyttenaere K, Kessler RC et al. The associations between preexisting mental disorders and subsequent onset of chronic headaches: a worldwide epidemiologic perspective. J Pain. 2015;16(1):42-52.
13. Bair MJ, Robinson RL, Katon W et al. Depression and pain comorbidity: a literature review. Arch Intern Med. 2003;163(20):2433-45.
14. Rayner L, Hotopf M, Petkova H et al. Depression in patients with chronic pain attending a specialised pain treatment centre: prevalence and impact on health care costs. Pain. 2016;157(7):1472-9.
15. Tsang A, von Korff M, Lee S et al. Common chronic pain conditions in developed and developing countries: gender and age differences and comorbidity with depression-anxiety disorders. J Pain. 2008;9(10):883-91.
16. Elzahaf RA, Tashani OA, Unsworth BA et al. The prevalence of chronic pain with an analysis of countries with a Human Development Index less than 0.9: a systematic review without meta-analysis. Curr Med Res Opin. 2012;28(7):1221-9.
17. Fayaz A, Croft P, Langford RM et al. Prevalence of chronic pain in the UK: a systematic review and meta-analysis of population studies. BMJ Open. 2016;6(6):e010364.
18. Jakobsson U. The epidemiology of chronic pain in a general population: results of a survey in southern Sweden. Scand J Rheumatol. 2010;39(5):421-9.
19. Schopflocher D, Taenzer P, Jovey R. The prevalence of chronic pain in Canada. Pain Res Manag. 2011;16(6):445-50.
20. Elliott AM, Smith BH, Penny KI et al. The epidemiology of chronic pain in the community. Lancet. 1999;354(9186):1248-52.
21. Blay SL, Andreoli SB, Dewey ME et al. Co-occurrence of chronic physical pain and psychiatric morbidity in a community sample of older people. Int J Geriatr Psychiatry. 2007;22(9):902-8.
22. Jakobsson U. The epidemiology of chronic pain in a general population: results of a survey in southern Sweden. Scand J Rheumatol. 2010;39:421-9.
23. Konig HH, Bernert S, Angermeyer MC et al. Comparison of population health status in six European countries: results of a representative survey using the EQ-5D questionnaire. Med Care. 2009;47(2):255-61.
24. Velly AM, Mohit S. Epidemiology of pain and relation to psychiatric disorders. Prog Neuropsychopharmacol Biol Psychiatry. 2017;pii: S0278-5846(17)30194-X. [Epub ahead of print].
25. Cordell WH, Keene KK, Giles BK et al. The high prevalence of pain in emergency medical care. Am J Emerg Med. 2002;20(3):165-69.
26. Ohayon MM, Schatzberg AF. Chronic pain and major depressive disorder in the general population. J Psychiatr Res. 2010;44(7):454-61.
27. Gureje O, von Korff M, Simon GE et al. Persistent pain and well-being: a World Health Organization study in primary care. JAMA. 1998;280(13):147-51.
28. Thase M. Managing medical comorbidities in patients with depression to improve prognosis. J Clin Psychiatry. 2016;77(Suppl 1):22-7.
29. Saffier K, Colombo C, Brown D et al. Addiction Severity Index in a chronic pain sample receiving opioid therapy. J Subst Abuse Treat. 2007;33(3):303-11.
30. Stubbs B, Eggermont L, Mitchell AJ et al. The prevalence of pain in bipolar disorder: a systematic review and large-scale meta-analysis. Acta Psychiatr Scand. 2015;131(2):75-88.
31. von Korff M, Crane P, Lane M et al. Chronic spinal pain and physical-mental comorbidity in the United States: results from the national comorbidity survey replication. Pain. 2005;113(3):331-9.
32. Demyttenaere K, Bruffaerts R, Lee S et al. Mental disorders among persons with chronic back or neck pain: results from the World Mental Health Surveys. Pain. 2007;129(3):332-42.
33. Murphy LB, Sacks JJ, Brady TJ et al. Anxiety and depression among US adults with arthritis: prevalence and correlates. Arthritis Care Res (Hoboken). 2012;64(7):968-76.
34. Pompili M, Innamorati M, Serafini G et al. How does subjective experience of pain relate to psychopathology among psychiatric patients? Gen Hosp Psychiatry. 2012;34(5):534-40.
35. Fishbain DA, Lewis JE, Gao J. The pain suicidality association: a narrative review. Pain Med. 2014;15(11):1835-49.
36. Tang NK, Crane C. Suicidality in chronic pain: a review of the prevalence, risk factors and psychological links. Psychol Med. 2006;36(5):575-86.
37. Ilgen MA, Zivin K, Austin KL et al. Severe pain predicts greater likelihood of subsequent suicide. Suicide Life Threat Behav. 2010;40(6):597-608.
38. Scott KM, Lim C, Al-Hamzawi A et al. Association of mental disorders with subsequent chronic physical conditions: world mental health surveys from 17 countries. JAMA Psychiatry. 2016;73(2):150-8.
39. von Korff M, Kolodny A, Deyo RA et al. Long-term opioid therapy reconsidered. Ann Intern Med. 2011;155(5):325-8.
40. Boscarino JA, Rukstalis M, Hoffman SN et al. Risk factors for drug dependence among out-patients on opioid therapy in a large US health-care system. Addiction. 2010;105(10):1776-82.
41. Boscarino JA, Rukstalis MR, Hoffman SN et al. Prevalence of prescription opioid-use disorder among chronic pain patients: comparison of the DSM-5 vs. DSM-4 diagnostic criteria. J Addict Dis. 2011;30(3):185-94.
42. Vowles KE, Mcentee ML, Julnes PS et al. Rates of opioid misuse, abuse, and addiction in chronic pain: a systematic review and data synthesis. Pain. 2015;156(4):569-76.
43. Boscarino JA, Hoffman SN, Han JJ. Opioid-use disorder among patients on long-term opioid therapy: impact of final DSM-5 diagnostic criteria on prevalence and correlates. Subst Abuse Rehabil. 2015;6:83-91.
44. Mehta KM, Yeo GW. Systematic review of dementia prevalence and incidence in United States race/ethnic populations. Alzheimers Dement. 2017;13(1):72-83.
45. Mantyselka P, Hartikainen S, Louhivuori-Laako K et al. Effects of dementia on perceived daily pain in home-dwelling elderly people: a population-based study. Age Ageing. 2004;33(5):496-9.
46. Flo E, Gulla C, Husebo BS. Effective pain management in patients with dementia: benefits beyond pain? Drugs Aging. 2014;31(12):863-71.
47. Achterberg WP, Pieper MJ, van Dalen-Kok AH et al. Pain management in patients with dementia. Clin Interv Aging. 2013;8:1471-82.

48. Rantala M, Kankkunen P, Kvist T et al. Barriers to postoperative pain management in hip fracture patients with dementia as evaluated by nursing staff. Pain Manag Nurs. 2014;15(1):208-19.
49. Birgenheir DG, Ilgen MA, Bohnert AS et al. Pain conditions among veterans with schizophrenia or bipolar disorder. Gen Hosp Psychiatry. 2013;35(5):480-4.
50. Engels G, Francke AL, van Meijel B et al. Clinical pain in schizophrenia: a systematic review. J Pain. 2014;15(5):457-67.
51. Singh MK, Giles LL, Nasrallah HA. Pain insensitivity in schizophrenia: trait or state marker? J Psychiatr Pract. 2006;12(2):90-102.
52. Fornaro M, Stubbs B. A meta-analysis investigating the prevalence and moderators of migraines among people with bipolar disorder. J Affect Disord. 2015;178:88-97.
53. Bair MJ, Robinson RL, Eckert GJ et al. Impact of pain on depression treatment response in primary care. Psychosom Med. 2004;66(1):17-22.
54. Arnow BA, Hunkeler EM, Blasey CM et al. Comorbid depression, chronic pain, and disability in primary care. Psychosom Med. 2006;68(2):262-8.
55. Stubbs B, Vancampfort D, Veronese N et al. Depression and pain: primary data and meta-analysis among 237 952 people across 47 low- and middle-income countries. Psychol Med. 2017;47(16):2906-17.
56. De Hert M, Correll CU, Bobes J et al. Physical illness in patients with severe mental disorders. I. Prevalence, impact of medications and disparities in health care. World Psychiatry. 2011;10(1):52-77.
57. De Hert M, Cohen D, Bobes J et al. Physical illness in patients with severe mental disorders. II. Barriers to care, monitoring and treatment guidelines, plus recommendations at the system and individual level. World Psychiatry. 2011;10(1):138-51.
58. Woolf CJ. Pain: moving from symptom control toward mechanism-specific pharmacologic management. Ann Intern Med. 2004;140(6):441-51.
59. Neeck G. Pathogenic mechanisms of fibromyalgia. Ageing Res Rev. 2002;1(2):243-55.
60. Dessein PH, Shipton EA, Stanwix AE et al. Neuroendocrine deficiency-mediated development and persistence of pain in fibromyalgia: a promising paradigm? Pain. 2000;86(3):213-5.
61. Yu YW, Tsai SJ, Chen TJ et al. Association study of the serotonin transporter promoter polymorphism and symptomatology and antidepressant response in major depressive disorders. Mol Psychiatry. 2002;7(10):1115-9.
62. Segman RH, Cooper-Kazaz R, Manniardi F et al. Association between the dopamine transporter gene and posttraumatic stress disorder. Mol Psychiatry. 2002;7(8):903-7.
63. Lee HJ, Lee MS, Kang RH et al. Influence of the serotonin transporter promoter gene polymorphism on susceptibility to posttraumatic stress disorder. Depress Anxiety. 2005;21(3):135-9.
64. Diatchenko L, Slade GD, Nackley AG et al. Genetic basis for individual variations in pain perception and the development of a chronic pain condition. Hum Mol Genet. 2005;14(1):135-43.
65. Bai YM, Chiou WF, Su TP et al. Pro-inflammatory cytokine associated with somatic and pain symptoms in depression. J Affect Disord. 2014;155:28-34.
66. Strawbridge R, Arnone D, Danese A et al. Inflammation and clinical response to treatment in depression: a meta-analysis. Eur Neuropsychopharmacol. 2015;25(10):1532-43.
67. Vogel C, Stallforth S, Sommer C. Altered pain behavior and regeneration after nerve injury in TNF receptor deficient mice. J Peripheral Nerv Sys. 2006;11:294-303.
68. Geber C, Fondel R, Kramer HH et al. Psychophysics, flare, and neurosecretory function in human pain models: capsaicin versus electrically evoked pain. J Pain. 2007;8(6):503-14.
69. Laske C, Stransky E, Eschweiler GW et al. Increased BDNF serum concentration in fibromyalgia with or without depression or antidepressants. J Psychiatr Res. 2007;41(7):600-5.
70. Uçeyler N, Rogausch JP, Toyka KV et al. Differential expression of cytokines in painful and painless neuropathies. Neurology. 2007;69(1):42-9.
71. Wang H, Moser M, Schiltenwolf M et al. Circulating cytokine levels compared to pain in patients with fibromyalgia – a prospective longitudinal study over 6 months. J Rheumatol. 2008;35(7):1366-70.
72. Uçeyler N, Valenza R, Stock M et al. Reduced levels of anti-inflammatory cytokines in patients with chronic widespread pain. Arthritis Rheum. 2006;54(8):2656-64.
73. Berk M, Williams LJ, Jacka FN et al. So depression is an inflammatory disease, but where does the inflammation come from? BMC Med. 2013;11:200.
74. Ford DE, Erlinger TP. Depression and C-reactive protein in U.S. adults: data from the Third National Health and Nutrition Examination Survey. Arch Intern Med. 2004;164(9):1010-4.
75. Elovainio M, Keltikangas-Jarvinen L, Pulkki-Raback L et al. Depressive symptoms and C-reactive protein: the cardiovascular risk in Young Finns Study. Psychol Med. 2006;36(6):797-805.
76. Salagre E, Fernandes BS, Dodd S et al. Statins for the treatment of depression: a meta-analysis of randomized, double-blind, placebo-controlled trials. J Affect Disord. 2016;200:235-42.
77. Muller N, Schwarz MJ, Dehning S et al. The cyclooxygenase-2 inhibitor celecoxib has therapeutic effects in major depression. Mol Psychiatry. 2006;11(7):680-4.
78. Raison CL, Rutherford RE, Woolwine BJ et al. A randomized controlled trial of the tumor necrosis factor antagonist infliximab for treatment-resistant depression: the role of baseline inflammatory biomarkers. JAMA Psychiatry. 2013;70(1):31-41.
79. Baron R. Mechanisms of disease: neuropathic pain – a clinical perspective. Nat Clin Pract Neurol. 2006;2(2):95-106.
80. Scholz J, Woolf CJ. Can we conquer pain? Nat Neurosci. 2002; 5 Suppl:1062-7.
81. Maletic V, Raison CL. Neurobiology of depression, fibromyalgia and neuropathic pain. Front Biosci (Landmark Ed). 2009; 14:5291-338.
82. Millan MJ. Descending control of pain. Prog Neurobiol. 2002; 66(6):355-474.
83. Yunus MB. Fibromyalgia and overlapping disorders: the unifying concept of central sensitivity syndromes. Semin Arthritis Rheum. 2007;36(6):339-56.
84. McQuay HJ, Moore RA, Eccleston C et al. Systematic review of outpatient services for chronic pain control. Health Technol Assess. 1997;1(6):i-iv, 1-135.
85. Goldenberg DL. The interface of pain and mood disturbances in the rheumatic diseases. Semin Arthritis Rheum. 2010;40(1):15-31.
86. Goldenberg DL, Clauw DJ, Fitzcharles MA. New concepts in pain research and pain management of the rheumatic diseases. Semin Arthritis Rheum. 2011;41(3):319-34.
87. Scholz J, Finnerup NB, Attal N et al.; Classification Committee of the Neuropathic Pain Special Interest Group (NeuPSIG). The IASP classification of chronic pain for ICD-11: chronic neuropathic pain. Pain. 2019;160(1):53-9.
88. Nicholas M, Vlaeyen JWS, Rief W et al. The IASP classification of chronic pain for ICD-11: chronic primary pain. Pain. 2019;160:28-37.
89. Häuser W, Ablin J, Fitzcharles MA et al. Fibromyalgia. Nat Rev Dis Primers. 2015;1:15022.
90. Farag HM, Yunusa I, Goswami H et al. Comparison of amitriptyline and US Food and Drug Administration-approved treatments for fibromyalgia: a systematic review and network meta-analysis. JAMA Netw Open. 2022;5(5):e2212939.
91. Verdu B, Decosterd I, Buclin T et al. Antidepressants for the treatment of chronic pain. Drugs. 2008;68(18):2611-32.
92. Moulin D, Boulanger A, Clark AJ et al. Pharmacological management of chronic neuropathic pain: revised consensus statement from the Canadian Pain Society. Pain Res Manag. 2014;19(6):328-35.

93. Goldberg JS, Bell Jr. CE, Pollard DA. Revisiting the monoamine hypothesis of depression: a new perspective. Perspect Medicin Chem. 2014;6:1-8.
94. Marks DM, Shah MJ, Patkar AA et al. Serotonin-norepinephrine reuptake inhibitors for pain control: premise and promise. Curr Neuropharmacol. 2009;7(4):331-6.
95. Wood PB. Role of central dopamine in pain and analgesia. Expert Rev Neurother. 2008;8(5):781-97.
96. Semenchuk MR, Sherman S, Davis B. Double-blind, randomized trial of bupropion SR for the treatment of neuropathic pain. Neurology. 2001;57(9):1583-8.
97. Kerr B, Benson C, Mifflin K et al. Treatment of pain with antidepressants. Bull Clin Psychopharmacol. 2015;25(3):209-12.
98. Karp JF, Scott J, Houck P et al. Pain predicts longer time to remission during treatment of recurrent depression. J Clin Psychiatry. 2005;66(5):591-7.
99. Leuchter AF, Husain MM, Cook IA et al. Painful physical symptoms and treatment outcome in major depressive disorder: a STAR*D (Sequenced Treatment Alternatives to Relieve Depression) report. Psychological Medicine. 2010;40(2):239-51.
100. Kennedy S, Lam RW, McIntyre RS et al. Canadian Network for Mood and Anxiety Treatments (CANMAT) 2016 Clinical Guidelines for the management of adults with major depressive disorder: section 3. Pharmacological Treatments. Can J Psychiatry. 2016; 61(9):540-60.
101. Crofford LJ. The relationship of fibromyalgia to neuropathic pain syndromes. J Rheumatol. 2005;75:41-5.
102. Wiffen PJ, McQuay HJ, Edwards JE et al. Gabapentin for acute and chronic pain. Cochrane Database Syst Rev. 2005;3:5452-6.
103. Attal N. Pharmacological treatments of neuropathic pain: the latest recommendations. Revue Neurologique. 2019;175 (1-2):46-50.
104. Calandre EP, Rico-Villademoros F. The role of antipsychotics in the management of fibromyalgia. CNS Drugs. 2012;26(2):135-53.
105. Noppers I, Niesters M, Aarts L et al. Ketamine for the treatment of chronic non-cancer pain. Expert Opin Pharmacother. 2010; 11(14):2417-29.
106. Iadarola ND, Niciu MJ, Richards EM et al. Ketamine and other N-methyl-D-aspartate receptor antagonists in the treatment of depression: a perspective review. Ther Adv Chronic Dis. 2015; 6(3):97-114.
107. Niesters M, Aarts L, Sarton E et al. Influence of ketamine and morphine on descending pain modulation in chronic pain patients: a randomized placebo controlled cross-over study. Br J Anaesth. 2013;110(6):1010-6.
108. Niesters M, Martini C, Dahan A. Ketamine for chronic pain: risks and benefits. Br J Clin Pharmacol. 2013;77(2):357-67.
109. Russell IJ, Kamin M, Bennett RM et al. Efficacy of tramadol in treatment of pain in fibromyalgia. J Clin Rheumatol. 2000;6(5):250-7.
110. Vorsanger G, Xiang J, Jordan D et al. Post hoc analysis of a randomized, double-blind, placebo-controlled efficacy and tolerability study of tramadol extended release for the treatment of osteoarthritis pain in geriatric patients. Clin Ther. 2007;29(Suppl):2520-35.
111. Schmidt-Wilcke T, Clauw DJ. Fibromyalgia: from pathophysiology to therapy. Nat Rev Rheumatol. 2011;7(9):518-27.
112. Bernardy K, Füber N, Köllner V et al. Efficacy of cognitive-behavioral therapies in fibromyalgia syndrome–a systematic review and metaanalysis of randomized controlled trials. J Rheumatol. 2010; 37(10):1991-2005.
113. Hauser W, Petzke F, Sommer C. Comparative efficacy and harms of duloxetine, milnacipran, and pregabalin in fibromyalgia syndrome. J Pain. 2010;11(6):505-52.
114. Sullivan MJ, Thorn B, Haythornthwaite JA et al. Theoretical perspectives on the relation between catastrophizing and pain. Clin J Pain. 2001;17(1):52-64.
115. Edwards RR, Bingham CO III, Bathon J et al. Catastrophizing and pain in arthritis, fibromyalgia, and other rheumatic diseases. Arthritis Rheum. 2006;55(2):325-32.
116. Gracely RH, Geisser M, Giesecke T et al. Pain catastrophizing and neural responses to pain among persons with fibromyalgia. Brain. 2004;127(Pt 4):835-43.
117. Goldapple K, Segal Z, Garson C et al. Modulation of cortical-limbic pathways in major depression: treatment specific effects of cognitive behavior therapy. Arch Gen Psychiatry. 2004;61(1):34-41.
118. Vancampfort D, Stubbs B, Sienaert P et al. What are the factors that influence physical activity participation in individuals with depression? A review of physical activity correlates from 59 studies. Psychiatr Danub. 2015;27(3):210-24.
119. Schuch FB, Deslandes AC, Stubbs B et al. Neurobiological effects of exercise on major depressive disorder: a systematic review. Neurosci Biobehav Rev. 2016;61:1-11.
120. Yocum DE, Castro WL, Cornett M. Exercise, education, and behavioral modification as alternative therapy for pain and stress in rheumatic disease. Rheum Dis Clin North Am. 2000;26(1):146-56.
121. Busch A, Schachter CL, Overend TJ et al. Exercise for fibromyalgia: a systemic review. J Rheumatol. 2008;35(6):1130-44.

29 Transtornos de Personalidade

Alexandre Martins Valença ▪ Valéria Barreto Novais ▪
Alexandrina Maria Augusto da Silva Meleiro

INTRODUÇÃO

Personalidade é o selo peculiar da pessoa que resulta do patrimônio genotípico de cada um associado às influências do meio. É a totalidade das tendências individuais emergentes, para agir ou comportar-se. Resulta da organização de traços de caráter, atitudes ou hábitos que distinguem os indivíduos. É síntese que exprime a conjugação de tendências inatas e de experiências vividas pelo indivíduo praticamente em todo o curso de sua existência. Apresenta uma estrutura dinâmica.[1]

O termo "personalidade" pode ser definido como a totalidade relativamente estável e previsível de traços emocionais e comportamentais que caracterizam a pessoa na vida cotidiana, sob condições normais. Um transtorno de personalidade (TP) é uma variação desses traços de caráter que vai além da faixa encontrada na maioria das pessoas.

Etimologicamente, a palavra personalidade designa máscara. É como a máscara do ator que, no teatro antigo, era fixa e imutável durante toda sua apresentação. O conceito de personalidade delimitado dentro de um campo médico-psicológico refere-se à função na qual se considera o indivíduo como tendo um eu único e permanente, uma acentuação enfática da pessoa além dos valores gerais de ser pessoa.[2]

Segundo Sims,[3] a designação clínica de personalidade é puramente descritiva e não traz implicações teóricas. As características de comportamento, incluindo a capacidade de relações com outras pessoas, são trazidas juntas para descrever traços ou tipos de personalidade. Para serem relevantes do ponto de vista clínico, estes traços devem ter implicação no funcionamento do indivíduo. A distinção entre traço, ou seja, predisposição associada a personalidade e estado – condição mental atual – é muito importante. As classificações de transtorno de personalidade baseadas em listas de traços foram categorizadas por Schneider[4] e, mais recentemente, na 10ª edição da *Classificação Internacional de Doenças* (CID-10),[5] da Organização Mundial da Saúde (OMS), e na 5ª edição do *Manual Diagnóstico e Estatístico de Transtornos Mentais* (DSM-5),[6] da American Psychiatric Association (APA).

Os transtornos de personalidade são padrões de traços inflexíveis e mal-adaptativos de personalidade que causam prejuízo significativo no funcionamento social ou profissional, ansiedade subjetiva ou ambos. Por definição, esses transtornos não são sintomas de tempo limitado, que possam ter início e fim demarcados durante um período de vida adulta. Antes, são padrões crônicos de comportamento que têm um início precoce e insidioso e são evidentes no fim da adolescência ou início da vida adulta. Os transtornos de personalidade não são síndromes circunscritas que afetam uma área de funcionamento; ao contrário, são transtornos difusos que afetam todas as áreas de personalidade, como cognição, afeto, comportamento e estilo interpessoal.[7]

Um transtorno de personalidade traduz um problema grave do comportamento, envolvendo todas as áreas de atuação da pessoa, o que resulta em considerável ruptura pessoal e social. O diagnóstico preciso só pode ser dado após os 18 anos. É preciso salientar toda a avaliação sobre o comportamento em situações as mais variadas. Convém levar em conta aspectos culturais, cognitivos, sociais, momento e local em que ocorrem.

O diagnóstico dos transtornos de personalidade exige uma determinação dos padrões de funcionamento do indivíduo a longo prazo. As características particulares da personalidade devem ser evidentes no início da vida adulta. Segundo Hunter,[8] os transtornos de personalidade são difíceis de serem diagnosticados. Pesquisadores e clínicos frequentemente se voltam para entrevistas estruturadas ou testes psicológicos para auxiliá-los no diagnóstico desses transtornos. Embora a confiabilidade melhore com tais procedimentos, é importante que o diagnóstico seja realizado fundamentalmente com base na entrevista psiquiátrica e na impressão clínica.

HISTÓRICO

Hipócrates, considerado o Pai da Medicina, na Grécia antiga, realizou a primeira tentativa de estabelecer uma classificação para o temperamento, partindo do princípio de que os quatro fluidos essenciais do corpo humano (sangue, bile, fleuma e bile negra) regulariam as emoções. Dessa maneira, descreveu quatro temperamentos: sanguíneo (sociável, expansivo, otimista, podendo ser também irritável e impulsivo); fleumático (sonhador, pacífico e dócil, podendo se tornar preguiçoso e preso a hábitos); colérico (determinado, ambicioso e dominador, tendo propensão a reações abruptas e explosivas) e melancólico (introspectivo, sensível, pessimista, rancoroso e solitário).[9]

De acordo com Bercherie,[10] entre os conceitos tidos como precursores da psicopatia moderna, destacaram-se a *manie sans delire* (loucura sem delírio ou loucura racional) de Pinel, em 1809, e a *moral insanity* (loucura moral) de Prichard, em 1835. Em 1904, Kraepelin definiu a *personalidade psicopática*, caracterizando-a como uma personalidade não desenvolvida nas esferas afetiva, volitiva e fronteiriça. Lombroso, no fim dos anos 1880, propôs sua teoria do delinquente nato, sugerindo uma correlação entre personalidade e tendência inata ao crime. O criminoso nato seria alguém marcado por certos estigmas na estrutura facial e na simetria corporal.

Baseando-se em suas observações de casos patológicos, Kretschmer, em 1921, utilizou dados constitucionais cuidadosamente aferidos, considerando os tipos patológicos como graus extremos da normalidade e tornando os achados aplicáveis também aos indivíduos normais. Expandiu a noção de modelos de comportamento pré-mórbido para envolver toda a gama de temperamentos encontrados na população. Definiu quatro tipos constitucionais: pícnico, leptossomático ou astênico, atlético e displásico. Cada um desses tipos, determinados por dados antropométricos, era relacionado diretamente com um temperamento e, nas formas extremas, uma patologia, e os displásicos não guardavam uma unidade temperamental e caracterológica. O temperamento ciclotímico relacionando-se com o tipo pícnico; o esquizoide, com o tipo leptossomático; e o viscoso, com o tipo atlético. Assim, estariam predispostos, respectivamente, à psicose maníaco-depressiva, à esquizofrenia e à epilepsia.[11] Em 1948, Schneider[4] publicou sua classificação de personalidades anormais. Seriam as personalidades psicopáticas aquelas personalidades que sofrem com sua anormalidade ou que assim fazem a sociedade sofrer. As personalidades anormais, para Schneider, são variações de uma faixa média que se tem em mente. Ainda de acordo com esse autor, entre as personalidades anormais e os estados a serem classificados como normais, haveria transições sem limite algum. Schneider considerou a personalidade psicopática como um subconjunto específico das personalidades anormais, sendo estas definidas a partir de norma como termo médio, no sentido de diretriz. Isso possibilitou a delimitação no campo de atuação da Psiquiatria por não considerar a norma de valor no sentido moral. Ele enumerou dez tipos de personalidades anormais: hipertímicos ou ativos, depressivos, inseguros, fanáticos, carentes de afirmação, instáveis de ânimo, explosivos, insensíveis, abúlicos e astênicos.

Embora os transtornos de personalidade tenham sido incluídos em todas as versões do DSM, somente os transtornos paranoide, obsessivo-compulsivo e antissocial estiveram presentes desde o DSM-I.[12] Algumas categorias atuais, como o transtorno de personalidade *borderline*, foram incluídas em edições posteriores. O substrato teórico das categorias do DSM para os transtornos de personalidade mudou também ao longo do tempo. O DSM-I[12] definia o transtorno de personalidade como traços que não funcionavam corretamente em situações estressantes e que produziam um comportamento inflexível e desadaptativo. O DSM-II[13] enfatizou que os transtornos de personalidade incluíam não somente um comportamento desviado, mas também mal-estar e prejuízo do funcionamento. O DSM-III[14] realizou mudanças relevantes na conceituação e na classificação dos transtornos de personalidade. A orientação psicanalítica foi afastada, e buscou-se um enfoque ateórico e descritivo. Foram acrescentados critérios diagnósticos específicos, e os transtornos de personalidade foram agrupados em um eixo separado (Eixo II), destacando-se a importância do seu diagnóstico. As mudanças realizadas no DSM-III-R,[15] no DSM-IV[16] e no DSM-IV-TR[17] procuraram aumentar a validade das categorias do transtorno de personalidade, incorporando as lacunas geradas na crescente bibliografia empírica.

MODELOS DE ABORDAGENS

Existe uma controvérsia no momento de considerar os transtornos de personalidade do ponto de vista categorial ou dimensional.

Modelo categorial

O modelo categorial produz descrições simples e claras, porém menos próximas à realidade, embora seja mais similar à forma na qual os clínicos trabalham. A abordagem categorial defende a ideia de que um transtorno de personalidade está presente ou ausente. A principal desvantagem dessa abordagem é que ela estabelece pontos de corte arbitrários ou limítrofes para traços comportamentais contínuos.[18] Entretanto, o uso de categorias possibilita que os médicos resumam as dificuldades do paciente e facilita a comunicação sobre elas, daí a sua maior familiaridade para os clínicos.

Modelo dimensional

O modelo dimensional leva em consideração que todos os indivíduos têm múltiplos traços de personalidade, mais ou menos proeminentes, e não simplesmente estando presentes ou ausentes.[18] O enfoque dimensional propõe que os transtornos de personalidade diferem somente quantitativamente, consistindo na acentuação patológica de traços comuns na população. Esse enfoque apresenta informações mais precisas, mas também mais complexas e difíceis. O modelo dimensional, com seu possível uso de muitos descritores de personalidade e sua capacidade de avaliar o grau com que os traços estão presentes, pode cobrir de modo mais abrangente traços problemáticos. Ele não limita o médico a um número restrito de categorias. Para Caballo,[19] levando em conta a sobreposição que se dá entre as características dos diversos transtornos de personalidade, o enfoque dimensional talvez seja mais apropriado.

Temperamento e caráter

A personalidade é o resultado da combinação e da interação de dois componentes: o temperamento e o caráter. O temperamento é herdado geneticamente e regulado biologicamente. Ele seria a predisposição biológica para as sensações, motivações e reações automáticas no plano emocional, sendo o componente responsável pelo colorido emocional, permanecendo estável ao longo da vida. Já o caráter seria a porção aprendida, influenciada pelo temperamento e, ao mesmo tempo, capaz de influenciá-lo. Dessa maneira, por maior importância que tenha o componente biológico na formação da personalidade, as experiências vividas e o aprendizado contribuem de modo significativo para a formação da personalidade.[9]

Uma das definições mais aceitas de temperamento é aquela estabelecida por Svrakic e Cloninger,[18] a partir da década de 1990: evitação de danos, busca de novidades, dependência de recompensa e persistência. A evitação de danos envolve uma tendência de inibição de comportamento diante de uma adversidade. Os indivíduos com alta pontuação em evitação de danos afastam situações ameaçadoras; aqueles com baixa pontuação em evitação de danos são despreocupados, corajosos e extrovertidos. A busca de novidades está relacionada com a propensão a novas atitudes diante de estímulos externos, com tendência à excitabilidade, à impulsividade e ao comportamento exploratório. Indivíduos com pontuação elevada em busca por novidade são curiosos, impulsivos, extravagantes e indisciplinados; aqueles com pontuação baixa em busca de novidade são resignados, prudentes, metódicos e toleram melhor a monotonia. A dependência de recompensa é o comportamento associado à conquista de prêmios ou à recompensa social. Esse temperamento é associado à sensibilidade social e à necessidade de aprovação de outras pessoas. Aqueles com baixa pontuação nesse temperamento são práticos, frios e socialmente insensíveis. A persistência é a capacidade de o indivíduo se dedicar a tarefas e atividades a longo prazo, apesar da frustração e da fadiga. Os indivíduos com alta pontuação em persistência são trabalhadores, persistentes e ambiciosos; aqueles com baixa pontuação em persistência são inativos, instáveis e erráticos.[9,20]

No que diz respeito ao caráter, Svrakic e Cloninger[18] propuseram três fatores: autodiretividade, cooperatividade e autotranscendência. O fator autodiretividade está ligado à retidão de propósitos, ou seja, responsabilidade, objetividade e autoconfiança. Se esse fator for baixo, diante de dificuldades e limitações, o indivíduo culpa-se excessivamente ou atribui culpa aos outros, vivendo em estado de letargia e evitando desafios. O fator cooperatividade é a capacidade de empatia e de aceitar as pessoas como elas são e de lidar com críticas recebidas. Indivíduos com níveis baixos de fator cooperatividade são intolerantes e desatentos aos sentimentos alheios. O fator autotranscendência envolve a característica humana de ir além da existência individual, expressando-se na ética, na arte e na cultura. Indivíduos com níveis baixos do fator autotranscendência tendem a ser materialistas.[9]

Modelos de avaliação psicométrica

Modelos de avaliação psicométrica da personalidade têm sido propostos. O Inventário de Personalidade NEO – Revisto (NEO PI-R) avalia os cinco principais domínios da personalidade: neuroticismo (ansiedade, hostilidade, depressão, autoconsciência, impulsividade, vulnerabilidade); extroversão (acolhimento caloroso, gregarismo, assertividade, atividade, procura de excitação, emoções positivas); abertura à experiência (fantasia, estética, sentimentos, ações, ideias, valores); amabilidade (confiança, retidão, altruísmo, complacência, modéstia, sensibilidade); e conscienciosidade (competência, ordem, obediência ao dever, esforço de realização, autodisciplina, deliberação). Existem dois modos para aplicação do inventário, um de autorrelato (forma S) e outro para o observador (forma R).[21]

Um novo modelo híbrido dimensional-categorial proposto foi incluído na seção destinada a "Medidas e Modelos Emergentes" do DSM-5[6] e compreende um esquema uniforme de critérios que seriam aplicados a todos os transtornos de personalidade. O critério A define os componentes do funcionamento da personalidade que podem apresentar prejuízos: (1) *self*, determinado pela identidade e pelo autodirecionamento; e (2) interpessoal, definido por empatia e intimidade. O critério B descreve traços de personalidade patológicos em cinco amplos domínios: afetividade negativa, desapego, antagonismo, desinibição e psicotismo. Por fim, esse modelo alternativo inclui uma escala de mensuração do nível de prejuízo variando de zero a quatro, sendo requerido um nível ao menos de dois (moderado) para o diagnóstico de um transtorno de personalidade.

ETIOPATOGENIA

Dados disponíveis sugerem que os transtornos de personalidade, assim como os traços de personalidade normais, resultam de uma combinação complexa de fatores de temperamento (fatores genéticos e outros biológicos) e psicológicos (ambientais e evolutivos).[7]

Fatores genéticos

Um dos primeiros estudos de maior importância com relação à participação da genética nos transtornos de personalidade foi o de Torgersen et al.[22] Esses autores avaliaram 92 pares de gêmeos monozigóticos e 129 pares de gêmeos dizigóticos, comparados com 2.000 indivíduos da população geral, utilizando entrevista clínica estruturada (SCID II-DSMIII-R). Encontraram que, entre os transtornos de personalidade, os que tiveram maior hereditariedade foram o narcisista, o obsessivo-compulsivo, o *borderline*, o histriônico e o esquizotípico. De relevância, também, são os estudos mostrando que aproximadamente metade da variação observada em traços de personalidade, como neuroticismo, introversão e submissão pode estar ligada à variação genética.[23] Para a maioria dos transtornos de personalidade, as influências genéticas e ambientais são igualmente importantes, e não se pode ignorar nenhuma delas.[19]

Fatores biológicos

Anormalidades no sistema de serotonina, que parece mediar a inibição comportamental, foram encontradas em indivíduos com transtornos de personalidade *borderline* e antissocial.[7] A desregulação da serotonina tem sido associada à agressividade impulsiva. Na prática clínica, níveis mais elevados de serotonina induzidos por antidepressivos podem ser usados para diminuir a impulsividade e proporcionar sensação de bem-estar, o que certamente repercute na maneira de o indivíduo relacionar-se com os demais.

Estudos de neuroendocrinologia têm encontrado uma disfunção do eixo hipotálamo-hipófise-adrenal, com aumento do cortisol, tanto o basal quanto em resposta ao teste de supressão da dexametasona, em indivíduos com transtorno de personalidade *borderline*. Isso poderia contribuir para a hiper-reatividade às emoções observadas nesses casos.[24]

Dados clínicos de indivíduos com lesões no córtex orbitofrontal têm sido associados à desinibição comportamental e à labilidade emocional. Desse modo, cientistas compararam pacientes com lesões no córtex orbitofrontal com outros com transtorno de personalidade *borderline*.[25] Esses dois grupos apresentaram muitas semelhanças, quanto à impulsividade, ao comportamento inapropriado, sentimentos de raiva e à ausência de alegria. Os autores concluem que uma disfunção no córtex orbitofrontal pode contribuir para muitas características do transtorno de personalidade *borderline*.[25] O córtex orbitofrontal também está envolvido em comportamentos violentos e antissociais. Têm sido encontradas redução da substância cinzenta e hipoatividade da amígdala em indivíduos com TP antissocial, comparados a controles saudáveis.[24]

De acordo com Abdalla-Filho e Engelhardt,[26] a pesquisa de fatores etiológicos específicos tem sido inconclusiva, uma vez que os achados são discordantes ou não são replicados. Fatores orgânicos têm sido investigados na pesquisa dos aspectos etiológicos, desde as complicações obstétricas, como parto traumático ou prematuridade com baixo peso, a história de retardo no desenvolvimento psicomotor da infância, até a epilepsia ou a infecção cerebral. Foram registrados achados anormais em eletroencefalogramas (EEG) de indivíduos com transtorno de personalidade antissocial (TPAS) que apresentaram comportamento criminoso.

A criminalidade pode ser considerada um marcador de comportamento antissocial. Estudos de criminalidade adulta em gêmeos encontraram uma concordância de 52% em gêmeos monozigóticos e 23% em gêmeos heterozigóticos, havendo uma estimativa de herdabilidade de 54% para o comportamento criminoso.[27]

É possível que haja um envolvimento autonômico no TPAS. Esses indivíduos apresentam uma hiporresponsividade a emoções negativas e estímulos ameaçadores, demonstrada pela redução de resposta à atividade eletrodérmica (baixa condução da pele), em antecipação a eventos aversivos. Tal evidência pode estar associada à falta de remorso e empatia, que acontece no TPAS.[24]

Fatores ambientais

Os fatores ambientais, especialmente o ambiente familiar, constituem outro dos aspectos básicos, em interação com as influências genéticas, no início e no desenvolvimento dos transtornos de personalidade. As predisposições biológicas de cada indivíduo e as experiências dentro do ambiente familiar podem culminar no desenvolvimento dos pilares básicos, na infância, do que posteriormente podem ser estruturas de personalidade disfuncionais e mal-adaptativas.[19]

Além da família, a cultura também tem grande importância na formação da personalidade. Uma desorganização psicossocial no ambiente em que a criança é criada exerce um risco substancial na formação de um transtorno de personalidade. Isso é essencial para estratégias de prevenção, já que mesmo configurações de temperamento com alto risco de desenvolvimento de transtornos de personalidade podem ser superadas em lares e comunidades que forneçam segurança e limites com relação à conduta, de uma maneira afetiva e compreensiva, além de encorajar escolhas direcionadas para valores e respeito pelas outras pessoas.[18]

Fatores evolutivos

Os processos ressaltados nos transtornos de personalidade também podem ser esclarecidos por estudos no campo da psicologia do desenvolvimento. Dessa maneira, a timidez excessiva ou o comportamento submisso observados na criança podem persistir por todo o período de desenvolvimento. É possível prever que esses padrões persistam até o fim da adolescência e o início da idade adulta, podendo continuar em alguns transtornos de personalidade, como os do tipo dependente ou evitativo.[28]

As teorias cognitivas postulam que os comportamentos são motivados por um sistema de controle interno composto por processos de autorregulação que determinam a maneira como a pessoa se comunica consigo mesma, como a autovigilância, a autoavaliação, os autoconselhos e as autoinstruções. Essas autoavaliações e autoinstruções estão diretamente relacionadas com os conceitos e esquemas sobre si mesmo. Quando são exageradas ou deficientes, o autoconceito e os processos relacionados resultam em estratégias insuficientes para encontrar soluções adaptativas ao estresse ambiental e podem levar uma pessoa a passar de um estilo de personalidade a um transtorno de personalidade. Esse modelo estabelece que os indivíduos predispostos incapazes de encontrar soluções adaptativas ao estresse ambiental mostrarão comportamentos característicos daqueles com um transtorno de personalidade.[19]

A teoria psicodinâmica de caráter deriva do conceito de mecanismos de defesa. Esses são definidos como processos psicológicos automáticos e inconscientes tanto cognitivos quanto emocionais, que protegem o indivíduo contra a ansiedade gerada por conflitos intrapsíquicos e estressores externos. Os traços de caráter neurótico são derivados de defesas neuróticas, como repressão, projeção e formação reativa, que se dissociam de seu conflito original e se tornam traços inflexíveis, invasivos e egossintônicos do comportamento habitual do indivíduo. Indivíduos com transtornos de personalidade apresentam mecanismo de defesa imaturo, que modula seu estilo de comportamento e apresentação clínica. Tais defesas podem ser, por exemplo, projeção, para transtorno paranoide de personalidade, ou *acting out*, para transtorno antissocial de personalidade.[18]

EPIDEMIOLOGIA

Dados da *National Epidemiologic Survey on Alcohol and Related Conditions* (2001-2002) sugerem que aproximadamente 15% de todos os adultos americanos têm, pelo menos, um transtorno de personalidade. A prevalência estimada para os diferentes grupos sugere 5,7% para o grupo A (paranoide, esquizoide e esquizotípico); 1,5% para o grupo B (histriônico, narcisista, antissocial e *borderline*) e 6% para o grupo C (evitativo, dependente e obsessivo-compulsivo), sendo frequente a comorbidade de transtornos de personalidade de grupos diferentes.[6]

Aproximadamente metade de todos os pacientes psiquiátricos apresenta um transtorno de personalidade, o qual é frequentemente comórbido aos transtornos mentais. Considera-se o transtorno de personalidade como fator predisponente para outros transtornos mentais e intercorrências psiquiátricas, como abuso de substâncias, suicídio, transtornos do humor e de ansiedade e transtornos alimentares e do controle de impulsos, afetando negativamente o curso, o prognóstico e a resposta a tratamento desses transtornos. Dessa maneira, estão mais associados à incapacidade, à morbidade e à mortalidade nesses pacientes.[18] Um estudo brasileiro,[29] com amostra de 120 indivíduos com diagnóstico de transtorno bipolar tipo I, encontrou que a comorbidade do transtorno do humor com transtornos de personalidade do grupo B foi associada a maiores taxas de tentativas de suicídio, apontando para a importância do tratamento dos transtornos de personalidade nesses indivíduos.

Um estudo populacional em Quebec (Canadá) encontrou uma prevalência de transtornos de personalidade do grupo B de 2,6%. A existência desses transtornos de personalidade foi associada a taxas mais elevadas de suicídio e utilização de serviços de Saúde e de emergência.[30] Um estudo alemão,[31] com amostra de 168 indivíduos, encontrou uma associação entre transtornos de personalidade e dependência da internet; indivíduos com transtornos do grupo B apresentaram menores taxas de remissão com relação a essa dependência. O transtorno de personalidade também está associado à comorbidade com doenças médicas. Um estudo,[32] com amostra de 105 indivíduos com diagnóstico de enxaqueca crônica, encontrou transtorno de personalidade em 81% dos casos, sendo mais frequentes o obsessivo-compulsivo (50,5%), o dependente (19%) e o evitativo (19%).

Indivíduos com transtornos de personalidade têm prejuízo crônico em sua capacidade de trabalhar; em geral, têm menos anos de escolaridade e sofrem mais desemprego; mais envolvimento com transtornos relacionados com uso de substâncias; e maior chance de serem solteiros ou apresentarem dificuldades conjugais.[18] Criminalidade violenta ou não e uma elevada porcentagem de populações prisionais estão associadas aos transtornos de personalidade. Um estudo brasileiro[33] com amostra de 497 indivíduos presos em regime aberto e semiaberto, realizado em Salvador (Bahia), encontrou prevalência elevada de transtornos *borderline* (19,7% e 34,8%, respectivamente) e antissocial de personalidade (26,9% e 24,2%, respectivamente).

CLASSIFICAÇÃO

O DSM-5[6] não trouxe mudanças na classificação dos transtornos de personalidade, com relação ao DSM-IV-TR.[17] Nele,[6] os transtornos de personalidade são divididos em três grupos: Grupo A, indivíduos com características estranhas ou de afastamento – esquizotípico, esquizoide e paranoide; Grupo B, aqueles que apresentam características dramáticas, impulsivas ou erráticas – histriônico, narcisista, antissocial e *borderline*; e o Grupo C, aqueles com características de ansiedade e medo – evitativo, dependente, obsessivo-compulsivo.

O DSM-5[6] complementou que se devem distinguir os traços de personalidade, e que só devem ser diagnosticados como um transtorno de personalidade quando forem inflexíveis, maladaptativos, persistentes, e causarem prejuízo funcional e sofrimento subjetivo.

Como em qualquer processo de revisão em andamento, especialmente um dessa complexidade, diferentes pontos de vista emergiram, e um esforço foi feito para acomodá-los. Assim, os transtornos de personalidade são incluídos nas Seções II e III. O material da Seção II representa uma atualização do texto associado aos mesmos critérios encontrados no DSM-5 (que foram transferidos do DSM-IV-TR), considerando que a Seção III inclui o modelo proposto para diagnóstico e conceituação do transtorno de personalidade desenvolvido pelo DSM-5 Personality and Personality Disorders Work Group.

Os transtornos de personalidade são agrupados em três grupos com base em semelhanças descritivas. O *cluster* A inclui transtornos de personalidade paranoicos, esquizoides e esquizotípicos. Indivíduos com esses distúrbios geralmente parecem estranhos ou excêntricos. O *cluster* B inclui antissociais, limítrofes, histriônicos e transtornos de personalidade narcisista. Indivíduos com esses distúrbios muitas vezes parecem dramáticos, emocionais ou erráticos. O *cluster* C inclui evitativos, dependentes e transtornos de personalidade obsessivo-compulsivo. Indivíduos com esses distúrbios muitas vezes parecem ansiosos ou com medo. Deve ser observado que esse sistema de agrupamento, embora útil em algumas situações de investigação e educação, tem sérias limitações e não foi consistentemente validado. Por exemplo, dois ou mais distúrbios de diferentes *clusters*, ou características de vários deles, muitas vezes podem coocorrer e variar em intensidade e penetração.

O capítulo sobre transtornos de personalidade do DSM-5-TR inclui os seguintes transtornos (Tabela 29.1):

- O transtorno de personalidade paranoide é um padrão generalizado de desconfiança e suspeita injustificada dos outros, de modo que os motivos dos outros são interpretados como malévolos
- O transtorno de personalidade esquizoide é um padrão de desapego das relações sociais e uma gama restrita de expressões emocionais
- O transtorno de personalidade esquizotípica é um padrão de desconforto agudo em relacionamentos próximos, distorções cognitivas ou perceptivas e excentricidades de comportamento
- O transtorno de personalidade antissocial é um padrão de desrespeito e violação dos direitos dos outros, criminalidade, impulsividade e incapacidade de aprender com a experiência
- O transtorno de personalidade limítrofe é um padrão de instabilidade nas relações interpessoais, autoimagem e afetos e impulsividade acentuada
- O transtorno de personalidade histriônica é um padrão de emotividade excessiva e busca de atenção
- O transtorno de personalidade narcisista é um padrão de grandiosidade, necessidade de admiração e falta de empatia
- O transtorno de personalidade esquiva é um padrão de inibição social, sentimentos de inadequação e hipersensibilidade à avaliação negativa

Tabela 29.1 Transtornos de personalidade no DSM-5-TR.[34]

- Transtornos de personalidade do *cluster* A
    - F60.0 Transtorno de personalidade paranoide
    - F60.1 Transtorno de personalidade esquizoide
    - F21 Transtorno de personalidade esquizotípica
- Transtornos de personalidade do *cluster* B
    - F60.2 Transtornos de personalidade antissocial
    - F60.3 Transtornos de personalidade *borderline*
    - F60.4 Transtornos de personalidade histriônica
    - F60.81 Transtornos de personalidade narcisista
- Transtornos de personalidade do *cluster* C
    - F60.6 Transtornos de personalidade esquiva
    - F60.7 Transtornos de personalidade dependente
    - F60.5 Transtornos de personalidade obsessivo-compulsiva
- Outros transtornos de personalidade
    - F07.0 Mudança de personalidade devido a outra condição médica
        - Especificar se: tipo lábil, tipo desinibido, tipo agressivo, tipo apático, tipo paranoico, outro tipo, tipo combinado, tipo não especificado
    - F60.89 Outro transtorno de personalidade especificado
    - F60.9 Transtorno de personalidade não especificado

- O transtorno de personalidade dependente é um padrão de comportamento submisso e apegado relacionado a uma necessidade excessiva de ser cuidado
- O transtorno de personalidade obsessivo-compulsiva é um padrão de preocupação com a ordem, o perfeccionismo e o controle
- A mudança de personalidade em virtude de outra condição médica é um distúrbio de personalidade persistente que é uma consequência fisiopatológica de outra condição médica (p. ex., lesão do lobo frontal)
- Outro transtorno de personalidade especificado é uma categoria fornecida para duas situações: (1) o padrão de personalidade do indivíduo atende aos critérios gerais para um transtorno de personalidade e traços de vários transtornos de personalidade diferentes estão presentes, mas os critérios para qualquer transtorno de personalidade específico não são atendidos; ou (2) o padrão de personalidade do indivíduo atende aos critérios gerais para um transtorno de personalidade, mas o indivíduo é considerado como tendo um transtorno de personalidade que não está incluído na classificação do DSM-5 (p. ex., transtorno de personalidade passivo-agressivo). Transtorno de personalidade não especificado é empregado em apresentações nas quais sintomas característicos de um transtorno de personalidade estão presentes, mas não há informações suficientes para tornar um diagnóstico mais específico.

A classificação dos transtornos de personalidade, presente na CID-10[5] no capítulo V de transtornos mentais e de comportamento, descreveu os transtornos de personalidade como padrões de comportamento arraigados e permanentes. Estes abrangem as esferas pessoal e social do indivíduo, sendo determinados por condições de desenvolvimento que surgem na infância ou na adolescência. Diferencia também a alteração de personalidade, que é adquirida na idade adulta, após estresse grave, privação ambiental extrema, transtorno psiquiátrico ou doença cerebral.

A categorização da CID-10[5] da OMS é semelhante àquela do DSM-5:[6] paranoide, esquizoide, antissocial, emocionalmente instável (impulsivo e *borderline*), histriônico, anancástico, ansioso (de evitação) e dependente. É importante salientar que, na CID-10,[5] não estão presentes os tipos esquizotípico (enquadrado nessa classificação dentro de grupamento psicótico – esquizofrenia, transtornos esquizotípicos e delirantes) e narcisista. Este último é integrado no tópico de outros transtornos específicos de personalidade e sem critérios próprios. O transtorno de personalidade emocionalmente instável equivale ao transtorno *borderline* do DSM-5.[6] A CID-10[5] adota o nome de transtorno de personalidade anancástica como equivalente ao transtorno de personalidade obsessivo-compulsiva.[6]

A CID-11 da OMS[35] foi apresentada na Assembleia Mundial da Saúde em 2019, tendo entrado em vigor em 2022. A CID-11 descreve o transtorno de personalidade (6D.10) como caracterizado por: problemas no funcionamento de alguns aspectos do *self* (identidade, autoestima) ou algum tipo de disfunção interpessoal (incapacidade de manter relações satisfatórias); persistir por um longo período – pelo menos 2 anos (estabilidade); manifestar-se em padrões de cognição, experiências, expressões emocionais e comportamentos mal-adaptativos; presentes em uma variedade de situações pessoais e sociais (difusão e inflexibilidade); associados a um desconforto (sofrimento) considerável ou prejuízo significativo em nível pessoal, familiar, social, educacional, ocupacional ou em outras áreas importantes da vida. Os padrões de comportamento que caracterizam a perturbação não são adequados ao desenvolvimento e não podem ser explicados principalmente por fatores sociais ou culturais, incluindo conflito. A perturbação está associada a sofrimento substancial ou deficiências pessoais, familiares, sociais, educacionais, ocupacionais ou outras áreas de funcionamento.

A CID-11 adota um diagnóstico fundamentado em uma dimensão da gravidade de sintomas, a qual é classificada em níveis: leve (6D.10.0), moderada (6D.10.1), grave (6D.10.2) e não especificada (6D.10.Z). Também descreve qualificadores de traços patológicos da personalidade, descritos em cinco domínios, a saber: afetividade negativa, desinibição, distanciamento, dissociabilidade e anancastia, além do qualificador de padrão *borderline*:

- 6D.10: Transtorno de personalidade (leve, moderado, grave ou não especificado)
- 6D.11: Traços ou padrões de personalidade proeminente
- 6D.11.0: Afetividade negativa em transtorno de personalidade
- 6D.11.1: Distanciamento em transtorno de personalidade
- 6D.11.2: Dissociabilidade em transtorno de personalidade
- 6D.11.3: Desinibição em transtorno de personalidade
- 6D.11.4: Anancastia em transtorno de personalidade
- 6D.11.5: Padrão *borderline*.

As características dos traços patológicos de personalidade são as seguintes:

- Afetividade negativa em transtorno de personalidade
    - Tendência em experimentar uma ampla gama de emoções negativas
    - A frequência e a intensidade dessas emoções são desproporcionais à situação
    - Labilidade emocional e regulação fraca da emoção

- Atitudes negativistas
- Baixas autoestima e autoconfiança
- Desconfiança
• Distanciamento em transtorno de personalidade
    - Tendência a manter distância interpessoal (distanciamento social) e emocional (distanciamento emocional)
    - Evitação de interações sociais
    - Falta de amizades e evitação de intimidades
    - Distanciamento emocional (reserva, isolamento e experiência emocional limitada)
• Dissociabilidade em transtorno de personalidade
    - Ausência de consideração pelos direitos das outras pessoas
    - Egocentrismo
    - Falta de empatia
    - Expectativa de admiração pelos outros
    - Preocupação exclusiva com o próprio bem-estar, conforto e desejo
    - Outras características como ser enganador, manipulador, explorador
    - Ser fisicamente agressivo, com insensibilidade pelo sofrimento das outras pessoas
    - Crueldade na obtenção de objetivos
    - Egocentrismo
• Desinibição em transtorno de personalidade
    - Tendência a agir precipitadamente com base em estímulos externos ou internos imediatos (sensações, emoções, pensamentos), sem consideração de possíveis consequências negativas)
    - Impulsividade
    - Distração
    - Irresponsabilidade
    - Imprudência
    - Falta de planejamento
• Anancastia em transtorno de personalidade
    - Foco em padrão rígido de perfeição e de certo ou errado
    - Controle do próprio comportamento e dos outros para garantir a conformidade com esses padrões
    - Perfeccionismo (preocupação com regras sociais, obrigações e normas de certo e errado)
    - Atenção escrupulosa a detalhes
    - Rotinas rígidas e sistemáticas do dia a dia
    - Hiperprogramação e planejamento
    - Ênfase em organização, ordem e limpeza
    - Controle rígido sobre a expressão emocional
    - Teimosia, inflexibilidade
    - Evitação de riscos
• Padrão *borderline*
    - Padrão generalizado de instabilidade de relacionamentos interpessoais, autoimagem e afetos
    - Impulsividade acentuada
    - Esforços frenéticos para evitar o abandono real ou imaginário
    - Padrão de relacionamentos intensos e instáveis
    - Alteração da identidade
    - Tendência a agir precipitadamente em estados de grande afetividade negativa, com comportamentos prejudiciais para si próprio
    - Episódios recorrentes de automutilação
    - Reatividade emocional
    - Sentimentos crônicos de vazio
    - Raiva intensa ou dificuldade em controlar a raiva
    - Sintomas dissociativos transitórios ou características psicóticas em situações de alta excitação afetiva.

A seguir abordaremos este assunto segundo o DSM-5.[6]

TRANSTORNOS DE PERSONALIDADE

Grupo A: com características estranhas ou de afastamento (esquizotípica, esquizoide e paranoide)

Grupo A.1: transtorno de personalidade esquizotípica

A CID-10 e a CID-11 não reconhecem o diagnóstico de transtorno de personalidade esquizotípica (TPET), apenas o de transtorno esquizotípico, como uma condição clinica associada à esquizofrenia. Entretanto, Spitzer et al.[36] propuseram critérios formais para a nova categoria diagnóstica para o DSM-III[14] e passaram a ser incluídos em todas as revisões subsequentes. A partir daí, o TPET tem sido sujeito de extensas pesquisas. Existem evidências indicando que esta é uma síndrome confiável e tem ligações genéticas com a esquizofrenia. Muitas vezes, também é uma precursora da esquizofrenia e de outros transtornos psicóticos.[37,38] Resultados de estudos de gêmeos sugerem que a esquizofrenia e o TPET podem ser expressões alternativas do mesmo poligenótipo. Esta ideia pode, de maneira importante, explicar o papel dos fatores ambientais na determinação da expressão da vulnerabilidade constitucional para a esquizofrenia.

De acordo com achados genéticos, muitas vezes o TPET é acompanhado por alguns dos mesmos déficits funcionais e das anormalidades biológicas que são encontrados em portadores de esquizofrenia. Os pacientes com TPET apresentam volumes ventriculares maiores, volumes de substância cinzenta cortical reduzidos[39] e lobos temporais menores, quando comparados com os controles normais.[40] Portanto, os dois transtornos parecem envolver anormalidades morfológicas e disfunções cerebrais. Contudo, existem diferenças entre a esquizofrenia e o TPET, em especial na área de ativação cerebral. Atualmente, os dados sugerem que o TPET é um dos preditores mais bem conhecidos da esquizofrenia. Quando a sensibilidade e a especificidade da predição forem suficientes para justificar uma intervenção preventiva, espera-se que os ensaios clínicos previnam a transição do TPET para o desenvolvimento de esquizofrenia.[41]

Epidemiologia

O DSM-IV relata que a prevalência do TPET na população geral é de 3%.[16] Este número baseia-se em estudos de TPET que relatam estimativas entre 1 e 3%. Segundo um estudo em população de pacientes internados em hospital comunitário, entre as admissões psiquiátricas consecutivas, 2% dos casos preenchiam critérios para TPET.[42] O transtorno de personalidade esquizotípica pode ser um pouco mais comum no sexo masculino.

Características clínicas e diagnóstico

As principais características observadas em indivíduos com TPET são o intenso desconforto e a reduzida capacidade para relacionamentos próximos, associados a distorções e excentricidades de comportamento. Os pacientes podem apresentar sintomas ou experiências psicóticas subclínicas, como desconfiança, acreditando que as pessoas estão falando deles ou querendo fazer-lhes mal. Também carecem de amizades, ficam ansiosos em situações sociais e podem comportar-se de maneiras estranhas.

Com frequência, indivíduos com TPET apresentam ideias de referência, ou seja, interpretações incorretas de incidentes casuais e eventos externos como tendo um sentido particular e incomum especificamente para a pessoa. Elas devem ser distinguidas de delírios de referência, nos quais as crenças são mantidas com convicção delirante. Podem achar que têm poderes especiais para sentir os eventos antes que ocorram, para ler os pensamentos alheios ou achar que exercem controle mágico sobre os outros.

Pode haver alterações perceptivas como sentir que outra pessoa está presente ou ouvir uma voz murmurando seu nome. Seu discurso pode incluir fraseados e construções incomuns ou idiossincrásicas e costuma ser desconexo, vago, embora sem apresentar um real descarrilamento ou incoerência.

Indivíduos com esse transtorno são frequentemente desconfiados e podem apresentar ideias paranoides como crer que os colegas de trabalho estão planejando minar sua reputação com o chefe. Em geral, são incapazes de lidar com os afetos e as minúcias interpessoais, necessários para relacionamentos bem-sucedidos; assim, com frequência parecem interagir com os outros de maneira inadequada, formal ou contrita.

Embora possam manifestar infelicidade acerca da falta de relacionamentos, seu comportamento sugere um desejo reduzido de contatos íntimos. A ansiedade social não diminui facilmente, mesmo quando passam mais tempo no local ou conhecem melhor as outras pessoas, pois tende a estar associada à desconfiança quanto às motivações dos outros.

Curso e prognóstico

O transtorno pode se manifestar primeiramente na infância e na adolescência por meio de solidão, relacionamento ruim com os colegas, ansiedade social, baixo rendimento escolar, hipersensibilidade, pensamentos e linguagem peculiares e fantasias bizarras. Entretanto, esse padrão surge no começo da vida adulta e está presente em vários contextos. O TPET apresenta curso relativamente estável, com apenas uma pequena parte de indivíduos podendo desenvolver esquizofrenia ou outro transtorno psicótico.

Diagnóstico diferencial

O transtorno de personalidade esquizotípica pode ser distinguido de transtorno delirante, esquizofrenia e transtorno bipolar ou depressivo com sintomas psicóticos. Especialmente em resposta a estresse, os indivíduos com o TPET podem apresentar episódios psicóticos transitórios (com duração de minutos a horas). Existe considerável concomitância de transtornos de personalidade esquizoide, paranoide, evitativa e *borderline* em portadores de TPET.

Comorbidades

Os indivíduos com transtorno de personalidade esquizotípica costumam buscar tratamento mais para os sintomas associados de ansiedade ou depressão do que para as características do transtorno de personalidade em si. Cerca de 30 a 50% dos indivíduos diagnosticados com esse transtorno têm um diagnóstico simultâneo de transtorno depressivo maior quando avaliados em um contexto clínico.

Tratamento

A literatura é escassa sobre tratamentos para o TPET; entretanto, têm sido usadas tanto a psicofarmacoterapia quanto a psicoterapia pelos profissionais de Saúde. Os antipsicóticos atípicos têm sido utilizados e mostram um resultado interessante.

Grupo A.2: transtorno de personalidade esquizoide

O transtorno de personalidade esquizoide (TPEZ) é um dos três transtornos de personalidade do *cluster* estranho/excêntrico do DSM,[17] junto com os transtornos de personalidade esquizotípica e paranoide, caraterizados por similaridades fenomenológicas com a esquizofrenia. O TPEZ distingue-se dos outros dois transtornos de personalidade neste grupo pelos avançados déficits sociais, interpessoais e afetivos (sintomas negativos), na ausência de distorções cognitivas/perceptivas semelhantes à psicose (sintomas positivos).

Epidemiologia

O TPEZ é incomum em contextos clínicos. Uma estimativa de prevalência, com base em uma pequena amostra de probabilidade da Parte II da *National Comorbidity Survey Replication*, sugere uma prevalência de 4,9%. Dados da *National Epidemiologic Survey on Alcohol and Related Conditions* de 2001-2002 sugerem uma prevalência de 3,1%. Miller et al.[43] relataram que a personalidade esquizoide está entre os transtornos de personalidade observados com menos frequência e é mais comum em homens. Os critérios diagnósticos utilizados nos estudos epidemiológicos influenciam os resultados. Com base nos critérios do DSM-IV, Samuels et al.[44] encontraram taxas de prevalência entre 0,7 e 0,9%. Enquanto isso, um estudo sueco com amostra comunitária utilizando a CID-10 encontrou prevalência de TPEZ alcançando 4,5%.[45]

Características clínicas e diagnóstico

As características essenciais do TPEZ são a ausência de relacionamentos interpessoais e a indiferença no que se refere a eles. Existe um padrão predominante de desapego em todos os contextos, que surge no começo da vida adulta e está presente em vários contextos.

Os indivíduos com TPEZ demonstram não ter desejo de intimidade. Além disso, parecem indiferentes às oportunidades de desenvolver relações próximas e não parecem encontrar muita satisfação em fazer parte de uma família ou de um grupo social. Preferem atividades ou passatempos sem interação com outros. Geralmente, há uma sensação reduzida de prazer decorrente de experiências sensoriais, corporais ou interpessoais.

As pessoas com TPEZ são indiferentes à aprovação ou à crítica dos outros e não parecem se incomodar com o que os demais pensam deles. Devido à falta de habilidades sociais e à ausência de desejo de experiências sexuais, indivíduos com esse transtorno têm poucos amigos, raramente namoram e costumam não casar.

O funcionamento profissional pode estar prejudicado, em especial quando há necessidade de envolvimento interpessoal. Entretanto, podem ser bem-sucedidos quando trabalham em condições de isolamento social. Particularmente em resposta a estresse, os indivíduos com esse transtorno podem ter vários episódios psicóticos muito breves com duração de minutos a horas.

Curso e prognóstico

O transtorno de personalidade esquizoide pode ficar aparente pela primeira vez ao fim da infância. Como este é um período em que as brincadeiras cooperativas estão em ascensão, o isolamento social presente no TPEZ torna-se mais saliente. O transtorno de personalidade esquizoide pode ter maior prevalência entre familiares de indivíduos com esquizofrenia ou transtorno de personalidade esquizotípica.

Diagnóstico diferencial

O TPEZ pode ser distinguido de transtorno delirante, esquizofrenia e transtorno bipolar ou depressivo com sintomas psicóticos, pelo fato de esses transtornos serem todos caracterizados por um período de sintomas psicóticos persistentes, com delírios e alucinações. Pode haver grande dificuldade em distinguir indivíduos com transtorno de personalidade esquizoide daqueles com formas mais leves de transtorno do espectro autista. Eles podem ser diferenciados por apresentarem interação social comprometida de modo mais grave, com comportamentos e interesses estereotipados.

Um conjunto de dados recentes da literatura sugere uma possível ligação entre o TPEZ e a síndrome de Asperger. Existe uma sobreposição significativa nos critérios fenomenológicos para ambos os transtornos.[46] Entretanto, a apresentação clínica dos dois transtornos é bastante diferente. O transtorno de personalidade esquizoide deve também ser distinguido de sintomas que podem se desenvolver em associação ao uso persistente de substância psicoativa.

Tratamento

Não existem estudos bem controlados sobre a eficácia do tratamento para o TPEZ. Entretanto, Beck e Freeman[47] sugerem aumentar o contato social, ensinar habilidades úteis para a identificação de emoções próprias, assim como nos outros, e adotar a terapia em grupo. Em uma revisão, Markovitz[48] relatou o efeito dos antipsicóticos em portadores de TPEZ com comorbidade de transtorno de personalidade *borderline* promovendo melhora dos sintomas do TPEZ.

Grupo A.3: transtorno de personalidade paranoide

A característica essencial do transtorno de personalidade paranoide (TPP) é um padrão de desconfiança e suspeita disseminada das outras pessoas,[6,43,49] a ponto de suas motivações serem interpretadas como perniciosas.

Epidemiologia

Existem algumas evidências de maior prevalência de TPP em parentes de probandos com esquizofrenia, além de evidência de uma relação familiar mais específica com transtorno delirante do tipo persecutório. A prevalência do TPP pode variar entre 0,5 e 2,5% na população geral, entre cerca de 2 e 10% em ambulatórios psiquiátricos e entre aproximadamente 10 e 30% em ambientes de internação psiquiátrica.[16,43,49,50] Os dados da Parte II da *National Comorbidity Survey Replication* sugerem prevalência de 2,3%, enquanto dados da *Epidemiologic Survey on Alcohol and Related Conditions* sugerem prevalência do transtorno de 4,4%.

Características clínicas e diagnóstico

Pessoas com esse transtorno acreditam que outros indivíduos querem explorá-las, enganá-las, prejudicá-las, mesmo sem uma certeza manifesta. Desconfiam, com base em pouca ou nenhuma evidência, de que outros estão tramando contra eles. Assim, podem atacá-los repentinamente a qualquer momento e sem um motivo aparente. Acham que foram maltratados sem evidências claras para tal. Apresentam dúvidas injustificadas acerca da lealdade ou da confiança de amigos ou sócios.

Os portadores de TPP apresentam dificuldade em confiar ou tornar-se íntimos de outras pessoas, recusando-se a responder perguntas de conteúdo pessoal. Os indivíduos acometidos desse transtorno guardam rancores persistentemente e não se dispõem a perdoar lesões, insultos ou menosprezo das pessoas, das quais pensam ter sido alvo. São rápidos ao reagir com raiva aos insultos percebidos. Estes podem ser ciumentos de maneira patológica, suspeitando de infidelidade por parte do cônjuge ou parceiro sexual sem qualquer justificativa adequada.

De modo geral, as pessoas com TPP são de difícil convívio e frequentemente apresentam problemas nos relacionamentos íntimos. Hostilidade e desconfiança podem ser expressas por meio de argumentações ostensivas, queixas recorrentes, ou indiferença e calma aparente. Podem parecer "frios" e sem sentimentos afetivos por agirem de maneira discreta, secreta, ou indireta, devido à hipervigilância com relação a possíveis ameaças.

Curso e prognóstico

O TPP pode aparecer pela primeira vez na infância e na adolescência por meio de solidão, relacionamento ruim com os colegas, baixo rendimento na escola, ansiedade, fantasias idiossincráticas, hipersensibilidade, pensamentos e linguagem peculiares. Tais crianças são vistas como estranhas, excêntricas, e podem atrair provocações. Este transtorno parece ser mais diagnosticado no sexo masculino em amostras clínicas. Existem evidências limitadas sobre o curso longitudinal do TPP.[50]

No entanto, as evidências sugerem que os TPP costumam apresentar um curso mais flutuante do que previamente se acreditava possível.[51,52]

Diagnóstico diferencial

O TPP deve ser distinguido de outros transtornos que envolvem paranoia, particularmente da esquizofrenia paranoide e do transtorno delirante. Estes últimos envolvem delírios francos – ou seja, falsas crenças de proporções psicóticas. Às vezes, indivíduos com TPP desenvolvem delírios transitórios quando submetidos a estresse extremo).[43]

O TPP deve ser diferenciado de outros transtornos de personalidade que apresentam características diagnósticas semelhantes, como o transtorno de personalidade esquizoide, que também se caracteriza por distanciamento, frieza emocional e socialmente isolada. Os indivíduos com TPP querem ficar sozinhos para se proteger de ameaças imaginadas. O transtorno de personalidade esquizotípica pode ser caracterizado por suspeita, ideação paranoide, ideias estranhas e excêntricas, pensamento ou discurso peculiar.

Comorbidades

As pessoas com TPP apresentam alto grau de sobreposição com transtorno de personalidade *borderline* (TPB), como raiva intensa e inapropriada, além de ideação paranoide transitória relacionada com estresse, narcisismo, arrogância, altivez e esquivez. Ou seja, evitam atividades ocupacionais que envolvam contato interpessoal significativo, preocupando-se em ser criticadas e rejeitadas.[16,43,49]

Tratamento

Pouco se sabe sobre o tratamento farmacológico do TPP. Antipsicóticos têm sido usados, e os resultados devem ser interpretados com cuidado. Estes parecem apresentar efeito em fase aguda a curto prazo.[53] A terapia cognitiva pode ajudar o indivíduo a ter uma nova compreensão da sua paranoia.[54]

Grupo B: características dramáticas, impulsivas ou erráticas (histriônico, narcisista, antissocial e *borderline*)

Grupo B.1: transtorno de personalidade histriônica

Uma pessoa com transtorno de personalidade histriônica (TPH) pode apresentar comportamento teatral, usar vestimenta provocativa, envolver-se em flertes e adulações, queixar-se de doenças de maneira dramática, maquiar histórias, derramar seu furor ou cometer um ato suicida com o objetivo de chamar a atenção sobre si. A característica essencial do TPH é a emocionalidade excessiva e difusa e o comportamento de busca de atenção. Tal padrão surge no começo da vida adulta e está presente em vários contextos.

Epidemiologia

A prevalência do TPH, segundo o DSM-IV, é de 2 a 3% na população geral e de 10 a 15% em serviços de Saúde Mental. Dados da *National Epidemiologic Survey on Alcohol and Related Conditions* de 2001-2002 sugerem uma prevalência de personalidade histriônica de 1,84%. Parece não haver diferença das taxas de prevalência entre os sexos[55] em amostras não clínicas. Entretanto, em ambientes clínicos as mulheres são mais diagnosticadas do que os homens.

Características clínicas e diagnóstico

Indivíduos com o TPH sentem-se desconfortáveis ou não valorizados quando não estão no centro das atenções. Normalmente cheios de vida e dramáticos, tendem a atrair atenção para si mesmos e podem inicialmente fazer novas amizades por seu entusiasmo, abertura aparente ou sedução. Tais qualidades extinguem-se, todavia, à medida que esses indivíduos demandam continuadamente ser o centro das atenções. Eles comandam o papel de "vida da festa". Caso não sejam o centro das atenções, podem fazer algo dramático como inventar histórias ou criar uma cena para atrair o foco da atenção para si.

A aparência e o comportamento de indivíduos com esse transtorno são, em geral, sexualmente provocativos ou sedutores de maneira inadequada. Esse comportamento é voltado não somente às pessoas por quem o indivíduo tem interesse romântico ou sexual, mas ocorre também em vários relacionamentos sociais, ocupacionais e profissionais, além do que seria apropriado ao contexto social. A expressão emocional pode ser superficial e rapidamente mutável. Os indivíduos com o transtorno usam reiteradamente a aparência física para atrair as atenções para si e dedicam muito tempo, energia e dinheiro a roupas e embelezamento.

Opiniões fortes são expressas de maneira dramática, mas as razões subjacentes costumam ser vagas e difusas, sem fatos e detalhes de apoio. Os indivíduos com esse transtorno caracterizam-se pela autodramatização, teatralidade e expressão exagerada das emoções. Suas emoções, no entanto, frequentemente parecem ser ligadas ou desligadas com muita rapidez para serem sentidas em profundidade, o que pode levar os outros a acusá-los de dissimular esses sentimentos.

Curso e prognóstico

Com a idade, o TPH mostra menos sintomas e não tem a energia de anos anteriores. A diferença na quantidade de sintomas pode ser mais aparente que real. Pode ter problemas legais, além de fazer abuso de substâncias e agir de modo promíscuo.

Comorbidades

O TPH tem sido associado a taxas mais altas de transtorno de sintomas somáticos, transtorno conversivo (transtorno de sintomas neurológicos funcionais) e transtorno depressivo maior. Com frequência, também são ligados aos transtornos de personalidade *borderline*, narcisista, antissocial e dependente de modo concomitante.

Diagnóstico diferencial

Outros transtornos de personalidade podem ser confundidos com o TPH pelo fato de apresentarem alguns aspectos em comum. Assim, é importante distinguir entre esses transtornos com base nas diferenças em seus aspectos característicos.

Tratamento

A psicoterapia de longo prazo foi sugerida como benéfica para pacientes com TPH e, provavelmente, custo-efetiva para minimizar os resultados econômicos desfavoráveis do transtorno.[56]

Grupo B.2: transtorno de personalidade narcisista

O termo "narcisismo" é derivado do mito grego de Narciso que, tomando a sua imagem por de outra pessoa, apaixonou-se por ela e morreu quando esta não correspondeu a seu amor. Teóricos clínicos, pertencentes a várias orientações, caracterizam os indivíduos portadores de transtorno de personalidade narcisista (TPN) com um padrão disseminado de grandiosidade, um senso de privilégio ou de merecimento de direitos especiais, uma expectativa de tratamento diferenciado e uma sensação exagerada da própria importância, além de comportamentos e atitudes arrogantes ou altivos.[57]

Epidemiologia

Com base nas definições do DSM-IV, as estimativas de prevalência do TPN variam de 0 a 6,2% em amostras da comunidade. O TPN tem se mostrado mais comum no sexo masculino. Cerca de 50 a 75% dos casos diagnosticados são em homens.

Características clínicas e diagnóstico

A característica essencial do TPN é um padrão difuso de grandiosidade, necessidade de admiração e falta de empatia, que surgem em vários contextos. Os indivíduos com esse transtorno têm um sentimento grandioso da própria importância. Superestimam rotineiramente suas capacidades e exageram suas conquistas, parecendo pretensiosos e arrogantes.

Pessoas com transtorno de personalidade narcisista estão frequentemente preocupadas com fantasias de sucesso ilimitado, poder, brilho, beleza ou amor ideal. Elas acreditam ser superiores, especiais ou únicas. Portanto, esperam que os outros os reconheçam como tal. Podem sentir que somente pessoas especiais ou de condição elevada são capazes de compreendê-las e apenas com elas devem associar-se.

Os indivíduos com esse transtorno costumam exigir admiração excessiva. Sua autoestima é quase invariavelmente muito frágil. Podem estar preocupados com o quão bem estão se saindo e o quão favoravelmente outros consideram. Isso costuma assumir a forma de uma necessidade constante de atenção e admiração. Os pacientes podem constantemente buscar elogios, em geral com muita sedução.

Essa sensação de ter direitos, combinada com a falta de sensibilidade aos desejos e necessidades dos outros, pode resultar na exploração consciente ou involuntária de outras pessoas. Os portadores do transtorno tendem a formar relações de amizade ou romance apenas se a outra pessoa parecer possibilitar o avanço de seus propósitos ou, então, incrementar sua autoestima. Aqueles que se relacionam com indivíduos com TPN costumam encontrar frieza emocional e falta de interesse recíproco.

A vulnerabilidade na autoestima torna os indivíduos com TPN muito sensíveis a feridas resultantes de crítica ou derrota. Embora possam não evidenciar isso de maneira direta, a crítica pode assustá-los, deixando neles sentimentos de humilhação, degradação, vácuo e vazio. Podem reagir com desdém, fúria ou contra-ataque desafiador.

Curso e prognóstico

As relações interpessoais costumam ser afetadas, devido a problemas resultantes da crença no merecimento de privilégios, da necessidade de admiração e da relativa desconsideração das sensibilidades dos outros. Embora ambição e confiança desmedidas possam levar a grandes conquistas, o desempenho pode ser comprometido pela intolerância a críticas ou derrotas. Às vezes, o desempenho no trabalho pode ser muito baixo, refletindo falta de disposição de se arriscar em situações competitivas ou em outras em que haja possibilidade de derrota.

Comorbidades

Sentimentos persistentes de vergonha ou humilhação e a autocrítica acompanhante podem estar associados a retraimento social, humor deprimido e transtorno depressivo persistente (distimia) ou transtorno depressivo maior. Por sua vez, períodos sustentados de grandiosidade podem estar associados a humor hipomaníaco.

Tratamento

Não existem estudos com metodologia adequada de tratamento de pacientes com TPN. Os dados limitados da experiência clínica disponíveis sugerem que os pacientes com traços narcisistas significativos são propensos a abandonar o tratamento precocemente, mas mostram alguma melhora em resposta a ele.

Grupo B.3: transtorno de personalidade antissocial

O transtorno de personalidade antissocial (TPAS) consiste na incapacidade de se adequar às regras sociais que normalmente regem diversos aspectos dos comportamentos adolescente e adulto de um indivíduo. Embora se caracterize por atos contínuos de natureza antissocial ou criminosa, *o TPAS não é sinônimo de criminalidade*. Na CID-11[35] está classificado como 6D.11.2 – dissociabilidade no transtorno de personalidade ou dificuldade de personalidade.

Características clínicas e diagnóstico

As características essenciais do TPAS são desconsideração crônica e violação dos direitos de outras pessoas. Egocêntricos, eles valorizam os outros pelo que podem ganhar. Seu comportamento manifesta-se em ações ilegais, como destruição de propriedade alheia, roubo e evasão de débitos e intimidação física. Podem praticar ações de crueldade, sadismo e violência, sem consideração pelos efeitos em outras pessoas.

Sua infidelidade e não cumprimentos de obrigações são inconsistentes com uma capacidade para funcionar como cônjuge ou genitor.[18]

A impulsividade é uma característica central do transtorno, que leva a atos como dirigir sem cuidado, em alta velocidade ou alcoolizado, e relações sexuais promíscuas. Os indivíduos são altamente manipuladores e capazes de convencer outras pessoas a participar de esquemas que envolvam modos fáceis de obtenção de dinheiro, podendo levá-las à ruína financeira. Promiscuidade, abuso infantil, abuso sexual e psicológico do cônjuge e condução de veículo sob efeito de álcool são eventos comuns na vida desses indivíduos. Um achado digno de nota é a ausência de remorso ou culpa por essas ações, ou seja, esses indivíduos parecem ser desprovidos de consciência moral.

Na CID-11[35] a característica central do domínio do traço de dissocialidade é o desrespeito aos direitos e sentimentos dos outros, abrangendo tanto o egocentrismo como a falta de empatia. Manifestações comuns de dissocialidade, que podem não estar presentes ao mesmo tempo em um indivíduo em determinado momento, incluem: egocentrismo (p. ex., senso de direito, expectativa de admiração dos outros, comportamentos de busca de atenção positivos ou negativos, preocupação com as próprias necessidades, desejos e conforto); e falta de empatia (indiferença quanto ao fato de suas ações serem inconvenientes aos outros, o que pode incluir ser enganoso, manipulador e explorador, mesquinho e fisicamente agressivo, insensível em resposta ao sofrimento dos outros, e cruel na obtenção dos próprios objetivos).

Esta categoria deve ser usada apenas em combinação com um distúrbio de personalidade (categoria leve, moderada ou grave) ou dificuldade de personalidade.

Para o diagnóstico de TPAS, é necessário coletar dados relativos à história pessoal, verificar o padrão de relacionamentos do indivíduo com outras pessoas e obter informações de outras fontes, como a família, o cônjuge ou os vizinhos. Em geral, um indivíduo com esse transtorno terá traído a confiança de todos.

O trabalho de Clecley, em 1976, ajudou a mapear traços de personalidade que ocorrem com frequência em indivíduos antissociais. Tal autor enumerou uma série de atributos comuns nesse grupo denominada "máscara de sanidade": manipulação, loquacidade (o indivíduo é falastrão), narcisismo e mentira crônica, sem psicose. Uma revisão dessa lista de Clecley foi realizada por Hare, em 1985: "The Psychopathy Checklist Revised" (PCL-R).[58] Esse instrumento ganhou grande popularidade e tem sido utilizado na Psiquiatria forense. O checklist agora tem 20 itens, e destes, 15 são verdadeiros traços de personalidade. São exemplos atributos como loquacidade, senso de grandiosidade própria, mentira patológica, manipulação, impulsividade e irresponsabilidade. A pontuação nessa escala acima de 25 a 30 tem sido considerada um bom marcador de risco de recidiva criminal.[58,59]

Curso e prognóstico

De acordo com Beck et al.,[28] esses indivíduos têm uma história de transtorno de conduta na adolescência e padrões de comportamento profundamente irresponsáveis e socialmente ameaçadores que persistem na idade adulta. Indivíduos com TPAS, quando desenvolvem condutas criminosas, frequentemente se tornam falsários, golpistas, corruptos e corruptores, entre outros.

Comorbidades

O TPAS e o abuso de substâncias podem ter início na adolescência e continuam na vida adulta. Quando ambos se iniciam na infância e continuam na vida adulta, os dois transtornos devem ser diagnosticados. Se evidentemente o TPAS for secundário a abuso pré-mórbido de álcool ou de outras substâncias, o diagnóstico de TPAS não se justifica.

Tratamento

Os pacientes não aderem à psicoterapia, apenas se estiverem confinados; entretanto, se estiverem entre pares, sua motivação desaparece. Fármacos para controlar o comportamento agressivo ou impulsivo, como antiepilépticos, são usados especialmente se houver alterações eletroencefalográficas, ou de modo criterioso, em caso de abuso de substância psicoativa.

Grupo B.4: transtorno de personalidade *borderline*

O transtorno de personalidade *borderline* (TPB) é um dos transtornos de personalidade mais estudados, dos mais prevalentes e dos mais controversos,[60] mas que se mantém na CID-11[35] como padrão *borderline* (6D.11.5).

Epidemiologia

O TPB é relativamente comum em 1,1 a 2,5% da população adulta geral, sendo cerca de 70% em mulheres.[6,61] A prevalência do TPB em estudos na comunidade apontou para cerca de 2 a 4% na população geral, enquanto amostras clínicas chegaram a 25%.[17] É o transtorno de personalidade que mais recebe tratamento e representa 10% de todos os atendimentos psiquiátricos ambulatoriais.[62] Dos pacientes psiquiátricos internados, 15 a 20% são portadores de TPB.[62] Este transtorno leva a grave comprometimento em todos os aspectos da vida[63] e apresenta uma alta taxa de mortalidade por suicídio (10%). Ou seja, 50 vezes a taxa da população geral.[64]

Características clínicas e diagnóstico

O TPB pode ser caracterizado pela notável instabilidade que está presente em muitos, se não em todos os aspectos do funcionamento da personalidade, como relacionamentos, autoimagem, afeto e comportamento. Pessoas com TPB podem apresentar um padrão de sabotagem pessoal quando estão para alcançar uma meta, como, por exemplo, destruição de um relacionamento bom quando está claro que ele pode durar; abandono da escola logo antes da formatura etc., conforme a Tabela 29.2.

Os pacientes com TPB são um fardo para os familiares, amigos e colegas, e há alto risco de indução de psicopatia nos filhos.[65] A comorbidade geralmente alta no TPB pode dificultar o diagnóstico. Este transtorno pode apresentar comorbidade com quase todos os outros transtornos, sobretudo os do humor, de abuso/dependência de substâncias, de ansiedade, de fobia

Tabela 29.2 Critérios diagnósticos de transtorno de personalidade *borderline* segundo o DSM-5.

Um padrão difuso de impulsividade acentuada e de instabilidade das relações interpessoais, da autoimagem e dos afetos que surge no início da vida adulta e está presente em vários contextos, conforme indicado por cinco (ou mais) dos seguintes critérios:

1. Esforços desesperados para evitar abandono real ou imaginado. (*Nota*: não incluir comportamento suicida ou de automutilação coberto pelo critério 5.)
2. Um padrão de relacionamentos interpessoais instáveis e intensos caracterizados pela alternância entre extremos de idealização e desvalorização.
3. Perturbação da identidade: instabilidade acentuada e persistente da autoimagem ou da percepção de si mesmo.
4. Impulsividade em pelo menos duas áreas potencialmente autodestrutivas (p. ex., gastos, sexo, uso abusivo de substâncias, direção irresponsável, compulsão alimentar). (*Nota*: não incluir comportamento suicida ou de automutilação coberto pelo critério 5.)
5. Recorrência de comportamento, gestos ou ameaças suicidas ou de comportamento automutilante.
6. Instabilidade afetiva decorrente de acentuada reatividade de humor (p. ex., disforia episódica, irritabilidade ou ansiedade intensa com duração geralmente de poucas horas e apenas raramente de mais de alguns dias).
7. Sentimentos crônicos de vazio.
8. Raiva intensa e inapropriada ou dificuldade em controlá-la (p. ex., mostras frequentes de irritação, raiva constante, brigas físicas recorrentes).
9. Ideação paranoide transitória associada a estresse ou sintomas dissociativos intensos.

social e de estresse pós-traumático), além de transtornos psicóticos e outras patologias da personalidade. O TPB pode ser visto como um dos mais graves transtornos de personalidade.

Na CID-11,[35] ele aparece como o descritor de padrão *borderline* (6D.11.5) e pode ser aplicado a indivíduos cujo padrão de distúrbio de personalidade seja caracterizado por um padrão generalizado de instabilidade de relações interpessoais, autoimagem, afetos e impulsividade acentuada, como indicado por muitos dos seguintes critérios:

- Esforços frenéticos para evitar situações reais ou imaginárias de abandono
- Padrão de relacionamentos interpessoais instáveis e intensos
- Perturbação da identidade, manifestada por instabilidade acentuada e persistente da autoimagem ou da percepção de si mesmo
- Tendência a agir precipitadamente em estados de alto impacto negativo, levando a comportamentos potencialmente autodestrutivos
- Episódios recorrentes de autoagressão
- Instabilidade emocional devido à acentuada reatividade de humor
- Sentimentos crônicos de vazio
- Raiva intensa inadequada ou dificuldade em controlá-la
- Sintomas dissociativos transitórios ou características psicóticas em situações de alta excitação afetiva.

Nota: esta categoria deve ser usada apenas em combinação com um distúrbio de personalidade (categoria leve, moderada ou grave) ou dificuldade de personalidade.

Curso e prognóstico

O TPB é confuso e pouco compreendido pelos profissionais e pelo público. O risco maior de completar o suicídio ocorre nos 5 a 7 anos do início da manifestação do transtorno. Depois disso, o risco cai muito. Os sintomas melhoram com o passar do tempo. Por volta dos 30 a 35 anos, os pacientes apresentam melhora significativa. Com o tratamento adequado, ocorre remissão dos sintomas em algum momento da fase adulta. Dos que procuram ajuda profissional, 75% sofrem remissão da maior parte dos sintomas entre os 35 e 40 anos. Dos 25% que não remitem, com idade entre 40 e 50 anos, 10% podem não apresentar resultados satisfatórios ou cometer o suicídio. Os sintomas tendem a sumir depois dos 40 anos. Fundamental lembrarmos que, com tratamento adequado, o paciente poderá se organizar e melhorar a qualidade de vida e suas relações. Portanto, com tratamento o curso do TPB não é tão negativo como se pensava anteriormente.

Comorbidades

Pessoas com TPB preenchem também diagnóstico para transtorno do humor (96,3%) como depressão e transtorno bipolar, transtorno de ansiedade (88,4%), transtorno do pânico (47,8%) e fobia social (45,9%), transtorno de abuso de substâncias (64,1%), transtorno alimentar (53%) e transtorno do estresse pós-traumático (55,9%). Alguns psiquiatras veem o TPB como uma forma de TPEZ.[66] A comorbidade entre o TPB e o transtorno bipolar (TB) é comum: 1 em 5 apresentam. Estudos recentes destacam características distintas entre os dois transtornos: o curso do TPB, quando há comorbidade, é geralmente mais debilitante do que só o TB. O diagnóstico de comorbidade está associado a pior prognóstico.[67,68]

Tratamento

Várias abordagens psicoterápicas têm sido usadas para o tratamento do TPB, como a psicodinâmica, focada na transferência, baseada em mentalização, e a cognitivo-comportamental. Existem três conceitualizações cognitivo-comportamentais do TPB: a visão comportamental dialética de Linehan, as formulações beckianas e o modelo de modo de esquemas de Young.

O tratamento farmacológico do TPB é complexo, havendo risco de ser direcionado para sanar os sintomas apresentados. Um estudo[69,70] acompanhou por 16 anos pacientes com TPB e observou que, de início, 84% dos pacientes com TPB estavam usando medicamentos. Após 16 anos de acompanhamento, 71% estavam ainda usando medicamentos, 52% utilizavam duas ou mais medicações, 36% tomavam três ou mais medicações, 19% usavam quatro ou mais medicações e 7% eram tratados com cinco ou mais medicações. Gunderson e Links[71] propõem um algoritmo para a escolha da medicação. A seleção depende da motivação do paciente, da gravidade dos sintomas e do tipo de sintomas predominantes: ansiedade/depressão/instabilidade afetiva; impulsividade/raiva; cognitivo/percepção; e medicação em uso. Quando existem sintomas leves e há solicitação de medicação, os inibidores seletivos de recaptação da serotonina (ISRS) são os mais adequados. Se o paciente está gravemente estressado ou insistente, os autores sugeriram proceder da seguinte maneira (Figura 29.1):

- Afetivamente instável, ansioso/deprimido – iniciar com estabilizador do humor (p. ex., topiramato ou lamotrigina), trocar para antidepressivo como ISRS
- Impulsividade/raiva – começar com antipsicóticos (p. ex., aripiprazol ou ziprasidona) ou estabilizador do humor e mudar para outra classe de medicação
- Cognitivo/percepção – iniciar com antipsicóticos, trocar para outros tipos de antipsicóticos.

Grupo C: características de ansiedade e medo

Grupo C.1: transtorno de personalidade evitativa

O *Homo sapiens* é uma espécie altamente gregária. Seria difícil exagerar a importância dos relacionamentos interpessoais para o funcionamento psicológico do homem. Alterações graves no relacionamento com os outros podem levar a uma série de problemas psicológicos ou mesmo médicos. O transtorno de personalidade evitativa (TPE) caracteriza-se exatamente pela perturbação no funcionamento interpessoal.

Epidemiologia

Considera-se o TPE um dos transtornos de personalidade mais comuns. Foram relatadas taxas de prevalência de 5% em amostra comunitária.[72] Enquanto isso, em amostras clínicas, foram observadas taxas mais elevadas: 25%.[73] Dados da *National Epidemiologic Survey on Alcohol and Related Conditions* (2001-2002) sugerem prevalência de 2,4% para o TPE, e parece ser igualmente frequente em ambos os sexos.

Características clínicas e diagnóstico

As características essenciais do TPE envolvem padrão difuso de inibição social, sentimentos de inadequação e hipersensibilidade a avaliação negativa. Tais preocupações levam o indivíduo com TPE a evitar várias situações sociais, principalmente aquelas que envolvem interações próximas com os outros. A ansiedade social e a evitação resultam em um mundo social restrito, com poucos contatos fora de um pequeno círculo de amizade e conhecimento.

Indivíduos com TPE esquivam-se de atividades no trabalho que envolvam contato interpessoal significativo, devido a medo de crítica, desaprovação ou rejeição. Indivíduos com esse transtorno não participam de atividades em grupo, a não ser que tenham ofertas repetidas e generosas de apoio e atenção. A intimidade interpessoal costuma ser difícil para eles, embora consigam estabelecer relacionamentos íntimos quando há certeza de aceitação sem críticas. Podem agir de maneira reservada, ter dificuldades de conversar sobre si mesmos e conter os sentimentos íntimos por medo de exposição, do ridículo ou de sentirem vergonha.

Tendem a ser tímidos, quietos, inibidos e invisíveis, pelo medo de que toda a atenção seja degradante ou rejeitadora. Apesar de seu forte desejo de participação na vida social, receiam colocar seu bem-estar nas mãos de outros. Indivíduos com TPE ficam inibidos em situações interpessoais novas, pois se sentem inadequados e têm baixa autoestima. Acham-se socialmente incapazes, sem qualquer atrativo pessoal ou inferiores aos outros. Tendem a exagerar os perigos potenciais de situações comuns, e o estilo de vida restrito pode resultar de sua necessidade de certeza e segurança.

Os portadores do TPE avaliam detalhadamente os movimentos e as expressões daqueles com quem têm contato. Este comportamento temeroso e tenso pode provocar o ridículo e o deboche dos outros, o que, em contrapartida, confirma suas dúvidas pessoais. Esses indivíduos sentem bastante ansiedade diante da possibilidade de reagirem à crítica com rubor ou choro.

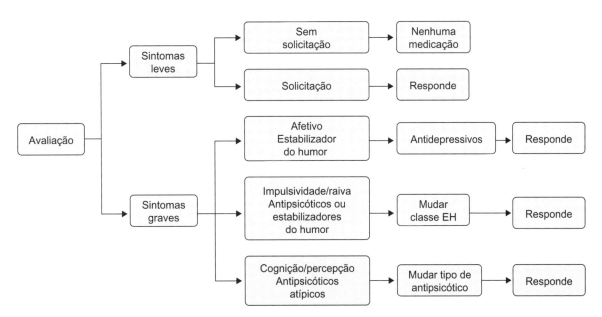

Figura 29.1 Tratamento farmacológico do transtorno de personalidade *borderline*: algoritmo para a escolha da medicação. EH: estabilizadores de humor. (Adaptada de Gunderson e Links, 2014.)[71]

São vistos como envergonhados, tímidos, solitários e isolados. Os maiores problemas associados a esse transtorno ocorrem no funcionamento profissional. A baixa autoestima e a hipersensibilidade à rejeição estão associadas a contatos interpessoais restritos. Esses indivíduos podem ficar relativamente isolados e, em geral, não apresentam uma rede de apoio social. Desejam afeição, aceitação, e podem fantasiar relacionamentos idealizados com os outros. Os comportamentos de evitação podem também afetar, adversamente, o funcionamento profissional, pois tendem a evitar os tipos de situações sociais que podem ser importantes para as demandas básicas do trabalho ou para avanços na profissão.

Curso e prognóstico

O TPE, como todos os outros transtornos de personalidade, inicia-se na infância ou na adolescência. Acredita-se ter um curso crônico e sem remissão quando não há intervenção. A etiologia do TPE permanece desconhecida, mas as pesquisas apontam vários fatores no desenvolvimento, na manutenção da ansiedade e da esquiva social.[74] Estes envolvem fatores genéticos e de temperamento infantil, assim como fatores psicológicos como experiências infantis, viés cognitivo e déficits de habilidades sociais.

Comorbidades

As características do TPE sobrepõem-se a outras categorias diagnósticas, especialmente ao transtorno de ansiedade social, transtorno de pânico com agorafobia e transtorno de personalidade dependente, esquizoide e esquizotípica. Outros transtornos comumente diagnosticados com o TPE são transtorno depressivo, bipolar e de ansiedade. Acredita-se que o TPE represente uma variante grave do transtorno de ansiedade social subtipo generalizado.[75]

Tratamento

Vários psicofármacos têm sido usados para o tratamento do TPE como antagonistas beta-adrenérgicos, diversos ansiolíticos benzodiazepínicos, inibidores da monoaminoxidase (IMAO) e ISRS. Em geral, a farmacoterapia tem se mostrado efetiva durante o tratamento agudo. Uma séria limitação é a alta taxa de recaídas, após a descontinuação da medicação. As tentativas de abordagens nas recaídas focam a combinação da terapia medicamentosa com psicoterapia.

Grupo C.2: transtorno de personalidade dependente

Depender dos outros, recorrer a amigos, familiares, mentores, colegas e especialistas em épocas de necessidade é essencial para a sobrevivência humana. Muitos indivíduos, porém, exibem traços de personalidade dependente. Esses traços somente constituem o transtorno de personalidade dependente (TPD) quando são inflexíveis, mal-adaptativos e persistentes e causam prejuízo funcional ou sofrimento subjetivo significativo. Para pessoas com TPD, a dependência mostra-se como um fator evolutivo que deu errado, prejudicando o desenvolvimento individual e atrapalhando os relacionamentos interpessoais. O transtorno de personalidade dependente representa uma abdicação da autonomia.[76]

Epidemiologia

O TPD não é raro. Estudos epidemiológicos mostram uma prevalência de 0,4 a 1,5% na população em geral[77] e de 1,4 a 2,2% em amostras ambulatórias comunitárias.[78] Dados da *National Epidemiologic Survey on Alcohol and Related Conditions* (2001-2002) produziram uma estimativa da prevalência de TPD de 0,49%. Em contextos clínicos, o TPD tem sido diagnosticado mais frequentemente no sexo feminino, embora alguns estudos relatem taxas similares de prevalência entre ambos os sexos.

Características clínicas e diagnóstico

A característica essencial do TPD é uma necessidade difusa excessiva de ser cuidado que leva a comportamento de submissão e apego e a temores de separação. Os indivíduos com o TPD apresentam dificuldade importante em tornar decisões cotidianas, como a cor da camisa a vestir ou levar ou não o guarda-chuva, e precisam de uma quantidade excessiva de conselhos e reasseguramentos oferecidos por outros. Tais indivíduos tendem a ser passivos e a permitir que outros, frequentemente apenas uma pessoa, tomem a iniciativa e assumam a responsabilidade pela maior parte das principais áreas de suas vidas. Adultos com o transtorno costumam depender de pai e mãe ou cônjuge para decidir onde morar, o tipo de trabalho, permitir que seus pais decidam o que devem vestir, com quem fazer amizade, como usar o tempo livre e a escola ou a universidade para onde ir. Devido ao receio de perder apoio ou aprovação, pessoas com TPD frequentemente apresentam dificuldade em expressar discordância de outras, principalmente daquelas de quem são dependentes.

Pessoas com TPD apresentam dificuldades para iniciar projetos ou fazer coisas de modo independente. Eles têm convicção de serem incapazes de funcionar independentemente e apresentam-se como incapazes. Visto que contam com os outros para lidar com seus problemas, com frequência não aprendem as habilidades para uma vida independente, perpetuando, assim, a dependência. Tais pessoas podem fazer sacrifícios extraordinários ou tolerar abuso verbal, físico ou sexual.

Os indivíduos com TPD com frequência caracterizam-se por pessimismo e autoquestionamentos, tendem a subestimar suas capacidades e seus aspectos positivos e podem constantemente referir-se a si mesmos como estúpidos. Encaram críticas e desaprovação como prova de sua desvalia e perdem a fé em si mesmos. Podem buscar superproteção e dominação por parte dos outros. O funcionamento profissional pode ser prejudicado diante da necessidade de iniciativas independentes. Podem evitar cargos de responsabilidade e ficar ansiosos diante de decisões. As relações sociais tendem a ser limitadas àquelas poucas pessoas das quais o indivíduo é dependente.

Curso e prognóstico

Esse padrão surge no início da vida adulta e está presente em vários contextos. Os comportamentos de dependência e submissão formam-se com o intuito de conseguir cuidado e derivam de uma autopercepção de não ser capaz de funcionar adequadamente sem ajuda de outros, conforme informa o DSM-5). O TPD pode ser multiplamente determinado por fatores genéticos, biológicos, ambientais e do desenvolvimento. Todos estes podem ter implicação. A literatura aponta fatores hereditários,[79] assim como experiências iniciais podem contribuir na etiologia do TPD.[80] Paris[81] relatou evidências preliminares de que bebês e crianças pequenas que apresentam um tipo de temperamento inibido apresentam maior risco de desenvolver uma série de condições, inclusive transtornos de ansiedade, transtorno de personalidade evitativa e TPD.

Comorbidades

Pode haver risco aumentado de transtornos depressivos, de ansiedade e de adaptação. O TPD costuma ser concomitante com outros transtornos de personalidade, especialmente *borderline*, evitativa e histriônica. Doença física crônica ou transtorno de ansiedade de separação na infância ou adolescência podem predispor o indivíduo ao desenvolvimento desse transtorno. O TPD costuma ocorrer concomitantemente com transtorno sintomático,[81] principalmente com depressão[82] e ansiedade.[83]

Diagnóstico diferencial

O TPD deve ser distinguido da dependência decorrente de outros transtornos mentais, como transtornos depressivos, transtornos de pânico e agorafobia, além de outras condições médicas e outros transtornos de personalidade e traços de personalidade. Entretanto, se um indivíduo apresenta características de personalidade que atendem a critérios para um ou mais de um transtorno de personalidade além do TPD, todos podem ser diagnosticados.

Tratamento

A psicoterapia com abordagem cognitivo-comportamental tem se mostrado uma boa opção para o tratamento do TPD.

Grupo C.3: transtorno de personalidade obsessivo-compulsiva

O estilo de personalidade obsessivo-compulsivo é comum na cultura ocidental contemporânea, principalmente entre homens.[17] Isso pode ser explicado pelo elevado valor atribuído pela sociedade a certas características como: atenção aos detalhes, autodisciplina, controle emocional, polidez, perseverança e confiabilidade. Contudo, os indivíduos que apresentam essas características de modo extremo podem vir a comprometer o funcionamento, levando ao sofrimento subjetivo. Assim, aquele que desenvolve o transtorno de personalidade obsessivo-compulsiva (TPOC) torna-se rígido, dogmático, perfeccionista, inflexível, indeciso, bloqueado emocional e cognitivamente, com pensamento ruminante e moralista. O equivalente do TPOC na Classificação Internacional de Doenças e problemas relacionados com a saúde[5] é o transtorno de personalidade anancástica.

Epidemiologia

O TPOC é um dos transtornos de personalidade mais prevalentes na população em geral, com prevalência estimada entre 2,1 e 7,9%. Em estudos sistemáticos, o TPOC parece ser diagnosticado cerca de duas vezes mais em indivíduos do sexo masculino.

Características clínicas e diagnóstico

As características essenciais do TPOC são preocupação com ordem, perfeccionismo e controle mental e interpessoal com intolerância e perda da flexibilidade, segundo o DSM-5. Esse padrão surge no início da vida adulta e está presente em vários contextos.

Indivíduos com essa condição caracterizam-se como pessoas que têm sentimentos de dúvida, perfeccionismo, conscienciosidade excessiva, verificação e preocupação com detalhes, teimosia, cautela e rigidez. Indivíduos com TPOC tentam manter uma sensação de controle por meio de atenção cuidadosa a regras, pequenos detalhes, procedimentos, listas, cronogramas ou formas, a ponto de o objetivo principal da atividade ser perdido. São excessivamente cuidadosos e propensos à repetição, prestando extraordinária atenção aos detalhes e conferindo repetidas vezes na busca por possíveis erros. O perfeccionismo e os padrões elevados de desempenho autoimposto causam disfunção e sofrimento significativo a esses indivíduos. As pessoas com esse transtorno demonstram dedicação excessiva ao trabalho e à produtividade, chegando ao cúmulo de excluir atividades de lazer e amizades. Relutam em delegar tarefas ou em trabalhar em conjunto. De maneira teimosa e injustificada, insistem que tudo precisa ser feito a seu modo e que as pessoas têm de se conformar com sua maneira de fazer as coisas.

Indivíduos com TPOC podem ser excessivamente conscienciosos, escrupulosos e inflexíveis acerca de assuntos de moralidade, ética ou valores. Também podem ser incapazes de descartar objetos usados ou sem valor, mesmo na ausência de valor sentimental. Frequentemente, admitem serem acumuladores. Consideram o descarte de objetos um desperdício – "pois nunca se sabe quando poderá precisar de alguma coisa" – e ficam incomodados se alguém tenta se livrar de coisas que eles guardaram.

Pessoas com esse transtorno podem ser miseráveis, mesquinhas, e manter um padrão de vida inferior ao que poderiam sustentar, acreditando que os gastos devem ser rigidamente controlados para garantir o sustento em catástrofes futuras. O TPOC caracteriza-se pela rigidez e pela teimosia. Indivíduos com esse transtorno estão sempre preocupados em realizar as tarefas "da única maneira certa".

Quando regras e procedimentos estabelecidos não ditam a resposta correta, tomar uma decisão pode se tornar um processo demorado e desgastante. Os indivíduos com TPOC podem ter muita dificuldade para decidir as tarefas às quais dar prioridade ou qual a melhor maneira de fazer algum procedimento específico. Têm propensão ao aborrecimento ou à raiva em situações nas quais não conseguem manter controle do seu ambiente físico ou interpessoal, embora a raiva não seja manifestada de maneira direta. Por exemplo, o indivíduo pode ficar irritado diante de um serviço insatisfatório em um restaurante, mas, em vez de queixar-se ao gerente, fica reclamando sobre quanto dar de gorjeta.

Geralmente, indivíduos com esse transtorno manifestam afeto de modo altamente controlado ou artificial e podem sentir grande desconforto na presença de outros que se expressam com emoção. As relações cotidianas são sérias, formais, e os portadores do transtorno podem parecer sisudos em situações em que outros sorririam ou ficariam alegres. Eles se contêm cuidadosamente até estarem certos de que o que dirão será perfeito. Podem se preocupar com a lógica e com o intelecto e ser intolerantes ao comportamento afetivo dos outros. Com frequência, apresentam dificuldades de expressar sentimentos amorosos e, raramente, fazem elogios. Os indivíduos com esse transtorno podem ter dificuldades e sofrer no trabalho, sobretudo quando confrontados com novas situações que exijam flexibilidade e/ou transigência.

Na CID-11,[35] aparece como característica principal do domínio do traço de personalidade anancástica (6D.11.4): é um foco estreito em um rígido padrão de perfeição e de certo e errado, e em controlar o seu próprio comportamento e o dos outros, além de controlar situações para garantir a conformidade com esses padrões. Manifestações comuns de personalidade anancástica, que podem ou não estar presentes em conjunto em um indivíduo em determinado momento, incluem: perfeccionismo (p. ex., preocupação com regras sociais, obrigações e normas de certo e errado, atenção escrupulosa aos detalhes, rigidez, rotinas sistemáticas do dia a dia, hiperprogramação e planejamento, ênfase em organização, ordem e limpeza); e restrição emocional e comportamental (p. ex., controle rígido sobre a expressão emocional, teimosia e inflexibilidade, risco de evitação, perseveração e deliberatividade).

Curso e prognóstico

No TPOC, o curso é variável. Alguns adolescentes tornam-se adultos afetuosos, abertos e simpáticos. Entretanto, outros podem apresentar prenúncio tanto de esquizofrenia quanto de transtorno depressivo maior. Indivíduos com TPOC podem prosperar em cargos que exijam trabalhos metódicos, dedutivos ou detalhados. São vulneráveis a mudanças inesperadas, e sua vida pessoal pode permanecer estagnada.

Comorbidades

Os indivíduos com transtornos de ansiedade, inclusive transtorno de ansiedade generalizada, transtorno de ansiedade social (fobia social) e fobias específicas, bem como transtorno obsessivo-compulsivo (TOC), têm maior probabilidade de apresentar perturbação da personalidade que atenda aos critérios do TPOC. Pode haver associação entre TPOC e transtornos bipolar, depressivo e transtornos alimentares.

Diagnóstico diferencial

O transtorno obsessivo-compulsivo costuma ser distinguido do TPOC pela presença, no primeiro, de obsessões e compulsões verdadeiras. O transtorno de acumulação deve ser especialmente cogitado quando a acumulação for extrema.

Tratamento

Em geral, as terapias dinâmicas, orientadas para a autocompreensão, incluindo a psicanálise, têm sido recomendadas, assim como o tratamento de escolha para o TPOC.[84] Em teoria, a terapia cognitiva deve ser útil no tratamento do transtorno de personalidade. Entretanto, os estudos sobre efetividade da terapia cognitiva são contraditórios. Embora não existam medicações específicas para o tratamento do TPOC, as medicações antidepressivas e anticonvulsivantes podem ser úteis. Os ISRS podem ajudar a diminuir a rigidez dos indivíduos com TPOC, por diminuir a ansiedade e a procrastinação.

ABORDAGEM DO DSM-5-TR[34]

A abordagem diagnóstica empregada pelo DSM-5-TR manteve a perspectiva categórica de que os transtornos de personalidade são síndromes clínicas qualitativamente distintas, de modo que as mesmas categorias de transtornos de personalidade do DSM-5 foram mantidas no DSM-5-TR. Uma alternativa a essa abordagem categórica é a perspectiva dimensional (já utilizada na CID-11) de que os transtornos de personalidade representam variantes mal-adaptativas de traços de personalidade que se fundem imperceptivelmente com a normalidade e entre si. O modelo híbrido ou alternativo, descrito no DSM-5 e no DSM-5-TR, preconiza que os transtornos de personalidade são caracterizados por prejuízos no funcionamento da personalidade e por traços patológicos da personalidade.

A operacionalização desse modelo se dá por sete passos ou critérios: (A) avaliação do nível de prejuízo no funcionamento da personalidade; (B) avaliação dos traços de personalidade patológicos; (C) verificação da inflexibilidade e difusão dos critérios A e B; (D) verificação da estabilidade temporal dos critérios A e B, com início no mínimo na adolescência ou começo da vida adulta; (E) realização de diagnóstico diferencial, se critérios A e B não são mais bem explicados por outro transtorno mental; (F) verificação se critérios A e B não decorrem de efeitos fisiológicos de uma substância ou outra condição médica; (G) análise se critérios A e B não são tidos como normais para o estágio do desenvolvimento ou para o ambiente sociocultural do avaliado. Os critérios A e B são hierárquicos – vale dizer, "A" determina a presença da patologia da personalidade, se a gravidade mínima do funcionamento da personalidade for moderada, e "B", seus conteúdos patológicos.

O critério A é a "porta de entrada" para o diagnóstico dos transtornos de personalidade. De acordo com esse critério, o funcionamento da personalidade é subdividido em dois aspectos com dois subdomínios cada: *self* (identidade e autodirecionamento) e interpessoal (empatia e intimidade). A identidade é a vivência de si mesmo como único, com limites claros entre si mesmo e os outros, estabilidade da autoestima e capacidade para regular experiências emocionais. Já o autodirecionamento é a capacidade de o indivíduo buscar objetivos de vida coerentes e significativos e utilizar padrões de comportamento construtivos e pró-sociais. No que diz respeito ao componente interpessoal, a empatia é a capacidade de compreensão e apreciação das experiências e motivações das outras pessoas e compreensão dos efeitos do próprio comportamento sobre os outros. A intimidade é a profundidade e a duração do vínculo com outras pessoas; desejo e capacidade de proximidade; respeito mútuo refletido no comportamento interpessoal.

Para descrição dos traços patológicos da personalidade, o modelo híbrido apresenta cinco domínios (afetividade negativa, desinibição, distanciamento, antagonismo e psicoticismo). É importante salientar que a apresentação do modelo híbrido do DSM-5 e do DSM-5-TR serviu como transição para facilitar a aceitação e a aplicação do modelo dimensional da CID-11.

INTERCORRÊNCIAS LEGAIS E FORENSES COM TRANSTORNOS DE PERSONALIDADE

Na área de Psiquiatria forense, os transtornos de personalidade são considerados como uma perturbação da saúde mental. As perturbações da saúde mental diferem das doenças mentais no aspecto forense, pelo tipo e pelo grau de interferência que exercem na capacidade do indivíduo de estar e se relacionar na sociedade.[26]

O TPAS e a psicopatia não devem ser utilizados como sinônimos, uma vez que não se referem ao mesmo evento, havendo muitos indivíduos com TPAS que não apresentam comportamento criminoso. O termo psicopatia costuma ser usado para classificar indivíduos que apresentam uma importante tendência à prática criminal, marcados por um elevado índice de reincidência e acentuada indiferença afetiva e conduta violenta e antissocial. Os indivíduos com psicopatia tendem a manifestar comportamento criminoso pautado na expressão da violência predatória típica dos homicidas, homicidas em série, estupradores e sequestradores.[85]

Uma crítica que podemos fazer aos critérios do DSM-5, apesar da boa confiabilidade, é a ênfase na conduta criminal. Não há uma diferenciação adequada entre desvio social e transtorno psicopatológico da personalidade.

Ao cometer um delito, um indivíduo considerado responsável será submetido a uma pena. Ao inimputável, será aplicada uma medida de segurança. Cabe ao perito informar se o indivíduo é mentalmente desenvolvido e mentalmente são. Ao juiz, compete sentenciar sobre a capacidade e a responsabilidade, ou seja, aplicação de pena ou medida de segurança.[86]

Tais disposições estão presentes no artigo 26 do Código de Processo Penal,[87] em seu *caput* e em seu parágrafo único:

> É isento de pena o agente que, por doença mental ou desenvolvimento mental incompleto ou retardado, era, ao tempo da ação ou omissão, inteiramente incapaz de entender o caráter criminoso do fato ou de determinar-se de acordo com este entendimento.

> Parágrafo único. A pena pode ser reduzida de um a dois terços, se o agente, em virtude de perturbação da saúde mental ou por desenvolvimento completo ou retardado não era inteiramente capaz de entender o caráter ilícito do fato ou de determinar-se de acordo com este entendimento.

Nos transtornos de personalidade, em geral, a capacidade de entendimento com relação à prática de determinado delito está preservada. Por outro lado, é frequente haver algum prejuízo na capacidade de determinação, ou seja, escolher entre praticar ou não determinada ação. Um componente de impulsividade pode estar fortemente presente nesses casos.

Vale salientar que nosso Código Penal adota o critério biopsicológico. No caso dos transtornos de personalidade, para ser considerado semi-imputável, deve haver um nexo de causalidade entre o delito e o transtorno. Ou seja, o delito resultou da presença do transtorno de personalidade. Não havendo nexo de causalidade, tais indivíduos serão considerados imputáveis e cumprirão uma pena, de acordo com determinação judicial. Quando enquadrados no parágrafo único do artigo 26, os indivíduos com transtornos de personalidade podem ter redução da pena (de um terço a dois terços) ou esta pode ser substituída por medida de segurança. O artigo 98 do Código de Processo Penal[87] dispõe que:

> Necessitando o condenado de especial tratamento curativo, a pena privativa de liberdade pode ser substituída por internação ou tratamento ambulatorial, pelo prazo mínimo de 1 a 3 anos.

No plano cível, por sua vez, são frequentes as solicitações periciais para fins de interdição, quando se questiona a capacidade do indivíduo de administrar bens e negócios. Nos casos graves, que provocam grandes prejuízos para o próprio indivíduo, bem como para a família, pode haver indicação de interdição parcial. Ainda na esfera cível, esses indivíduos também podem estar envolvidos em processos de varas de família, que contemplam separações e divórcios, ou em processo em que se discute a capacidade para o exercício da guarda de filhos.[26]

Em perícias psiquiátricas, os transtornos de personalidade que aparecem com maior frequência são o antissocial e o *borderline*. No antissocial, há agressividade e impulsividade latentes. Frequentemente, esses indivíduos envolvem-se em atividades transgressoras e problemas com a lei. Sabe-se sobre a elevada prevalência desse transtorno em sistemas prisionais. Durante o exame psiquiátrico desses indivíduos, é importante observar atentamente o comportamento destes, pois podem manipular durante a perícia. Também são comuns atitudes de simulação e dissimulação, já que apresentam total controle de suas respostas e reações.

Indivíduos com TPB podem apresentar comportamento violento, devido às suas manifestações psicopatológicas compreenderem muitas facetas psicopatológicas e comportamentos mal-adaptativos, como notável dificuldade no controle dos impulsos, com ênfase em comportamentos agressivos e autodestrutivos. São exemplos uso abusivo de álcool e substâncias, automutilações, furtos, tendência à promiscuidade, gastos excessivos, jogo patológico; estabelecimento de relações interpessoais caóticas e pouco diferenciadas, manipulativas e agressivas, acompanhadas de grande sensibilidade à separação e sentimentos de rejeição; e instabilidade afetiva, com oscilações entre idealização e desvalorização de parceiros e pessoas com quem convive. Todos esses aspectos podem contribuir para a identificação do transtorno *borderline* de personalidade em perícias cíveis e criminais.

No que diz respeito à capacidade laborativa, esta pode estar prejudicada nos transtornos de personalidade. Sintomas como desconfiança excessiva, intensa instabilidade emocional, intolerância e/ou aversão ao contato social e comportamento agressivo podem trazer dificuldade de vínculo a uma atividade laborativa. A comorbidade com abuso de álcool e substâncias psicoativas traria dificuldades adicionais, nesse aspecto.

CONCLUSÃO

O termo "personalidade" pode ser definido como a totalidade relativamente estável e previsível de traços emocionais e comportamentais que caracterizam a pessoa na vida cotidiana, em condições normais. As características de comportamento, incluindo a capacidade de relações com outras pessoas, são trazidas juntas para descrever traços ou tipos de personalidade. Para serem relevantes do ponto de vista clínico, tais traços devem ter implicação no funcionamento do indivíduo. Um transtorno de personalidade é uma variação desses traços de caráter, que vai além da faixa encontrada na maioria das pessoas. Os transtornos de personalidade são padrões de traços inflexíveis e mal-adaptativos de personalidade que causam prejuízo significativo no funcionamento social ou profissional, ansiedade subjetiva ou ambos. As predisposições biológicas de cada indivíduo, aliadas às experiências dentro do ambiente familiar, podem culminar no desenvolvimento dos pilares básicos na infância do que posteriormente podem ser estruturas de personalidade disfuncionais e mal-adaptativas.

O diagnóstico preciso só pode ser dado após os 18 anos. É preciso salientar que toda avaliação sobre o comportamento em situações as mais variadas deve levar em conta aspectos culturais, cognitivos, sociais, momento e local que ocorrem.

REFERÊNCIAS BIBLIOGRÁFICAS

1. Nunes Filho EP, Bueno, JR, Nardi AE. Psiquiatria e saúde mental. 2. ed. São Paulo: Atheneu; 2005. p. 5-20.
2. Ibor JJL. La personalidad. In: Ibor JJL. Lecciones de psicologia médica. Madrid: Paz Montalvo; 1973. p. 263-89.
3. Sims A. Sintomas da mente. 2. ed. São Paulo: Artmed; 2001. p. 325-35.
4. Schneider K. Psicopatologia clínica. São Paulo: Mestre Jou; 1968. p. 43-61.
5. Organização Mundial da Saúde. Classificação dos transtornos mentais e do comportamento – CID-10. Porto Alegre: Artes Médicas; 1993.
6. American Psychiatric Association (APA). Diagnostic and statistical manual of mental disorders. 5. ed. DSM-5. Washington: APA; 2013.
7. Hales R, Yudofsky S. Tratado de psiquiatria. Porto Alegre: Artmed; 2006. p. 759-86.
8. Hunter EE. An experimental-descriptive method for the diagnosis of personality disorder. J Clin Psychol. 1998;54(5):673-8.
9. Mecler K. Psicopatas do cotidiano. Rio de Janeiro: Casa da Palavra; 2015. p. 23-38.
10. Bercherie P. Os fundamentos da clínica: história e estrutura do saber psiquiátrico. Rio de Janeiro: Jorge Zahar; 1989. p. 31-176.
11. Campos RN, Oliveira Campos JA, Sanchez M. A evolução histórica dos conceitos de transtorno de humor e transtorno de personalidade: problemas no diagnóstico diferencial. Rev Psiq Clin. 2010; 37(4):162-6.
12. American Psychiatric Association (APA). Diagnostic and statistical manual of mental disorders. Washington: APA; 1952.
13. American Psychiatric Association (APA). Diagnostic and statistical manual of mental disorders. 2. ed. Washington: APA; 1968.
14. American Psychiatric Association (APA). Diagnostic and statistical manual of mental disorders. 3 ed. Washington: APA; 1980.
15. American Psychiatric Association (APA). Diagnostic and statistical manual of mental disorders. 3. ed. (revised). Washington: APA; 1987.
16. American Psychiatric Association (APA). Diagnostic and statistical manual of mental disorders. 4. ed. Washington: APA; 1995.
17. American Psychiatric Association (APA). Diagnostic and statistical manual of mental disorders. 4. ed. (text revision). Washington: APA; 2000.
18. Svrakic DM, Cloninger CR. Personality disorders. In: Sadock BJ, Sadock VA. Comprehensive textbook of psychiatry. 8. ed. vol. II. New York: Lippincott Williams & Wilkins; 2005. p. 2063-14.
19. Caballo VE. Conceitos atuais sobre os transtornos da personalidade. In: Caballo VE. Manual de transtornos de personalidade. São Paulo: Livraria Santos; 2008. p. 25-49.
20. Sadock BJ, Sadock VA, Ruiz P. Compêndio de psiquiatria. Ciência do comportamento e psiquiatria clínica. 11. ed. Porto Alegre: Artmed; 2017. p. 742-62.
21. Laboratório de Psicologia Barcelos. Avaliação de personalidade. Disponível em: http://labpsibarcelos.com/conteudos/downloads/avaliacao_de_personalidade_neo_pi_r_final.pdf. Acesso em: 26/9/2017.
22. Torgersen S, Lygren S, Oien PA et al. A twin study of personality disorders. Compr Psychiatry. 2000;41(6):416-25.
23. Carey G, DiLalla DL. Personality and psychopathology: genetic perspectives. See comment in PubMed Commons below. J Abnorm Psychol. 1994;103(1):32-43.
24. Silva MA, Monteiro LC, Louzã Neto MR. Neurobiologia dos transtornos da personalidade. In: Louzã Neto MR, Cordás TA. Transtornos da personalidade. Porto Alegre: Artmed; 2011. p. 49-68.
25. Berlin HA, Rolls ET, Iversen SD. Borderline personality disorder, impulsivity, and the orbitofrontal cortex. Am J Psychiatry. 2005; 162(12):2360-73.
26. Abdalla-Filho E, Engelhardt W. Transtornos de personalidade. In: Abdalla-Filho E, Chalub M, Borba Telles LE. Psiquiatria forense do Taborda. 3. ed. Porto Alegre: Artmed; 2016. p. 506-28.
27. Mateu C, Haro G, Barabash A et al. The role of genetics in the personality and its disorders: a clinical point of view. Actas Esp Psiquiatr. 2008;36(4):230-43.
28. Beck AT, Freeman A, Davis DD. Terapia cognitiva dos transtornos da personalidade. Porto Alegre: Artmed; 2005. p. 31-165.
29. Bezerra S Filho, Galvão-de-Almeida A, Studart P et al. Suicide attempts in bipolar I patients: impact of comorbid personality disorders. Rev Bras Psiquiatr. 2017;39(2):133-9.
30. Cailhol L, Pelletier É, Rochette L et al. Prevalence, mortality, and health care use among patients with cluster B personality disorders clinically diagnosed in Quebec: a provincial cohort study, 2001-2012. Can J Psychiatry. 2017;62(5):336-42.
31. Zadra S, Bischof G, Besser B et al. The association between Internet addiction and personality disorders in a general population-based sample. J Behav Addict. 2016;5(4):691-9.
32. Kayhan F, Ilik F. Prevalence of personality disorders in patients with chronic migraine. Compr Psychiatry. 2016;68:60-4.

33. Pondé MP, Freire AC, Mendonça MS. The prevalence of mental disorders in prisoners in the city of Salvador, Bahia, Brazil. J Forensic Sci. 2011;56(3):679-82.
34. American Psychiatric Association. Manual diagnóstico e estatístico de transtornos mentais. 5. ed. Texto Revisado (DSM-5-TR). Porto Alegre: Artmed; 2022.
35. World Health Organization. ICD-11 for Mortality and Morbidity Statistics (ICD-11 MMS) 2018 version. Disponível em: https://icd.who.int/browse11/l-m/en. Acesso em: 9/7/18.
36. Spitzer RL, Endicot J, Gibbon M. Crossing the border into borderline personality and borderline schizophrenia: the development of criteria. Arch Gen Psychiatry. 1979;36(1):17-24.
37. Kety SS, Rosenthal D, Wender PH et al. The types and prevalence of mental illness in the biological and adoptive families of adoptive families of adopted schizophrenics. J Psychiatry Res. 1968;6(Suppl 1):345-62.
38. Kendler KS, Gardner CO. The risk for psychiatric disorders in relatives of schizophrenic and control probands: a comparison of three independent studies. Psychological Medicine. 1997;27(2):411-9.
39. Dickey CC, Shelton ME, Hirayasu Y et al. Large CSF volume not attributable to ventricular volume in schizotypal personality disorder. Am J Psychiatry. 2000;157(1):48-54.
40. Downhill JE Jr., Buchsbaum MS, Hazlett EA et al. Temporal lobe volume determined by magnetic resonance imaging in schizotypal personality disorder and schizophrenia. Schizophr Res. 2001; 48(2-3):187-99.
41. McGlashan TH. Psychosis treatment prior to psychosis onset: ethical issues, Schizophr Res. 2001;51(1):47-54.
42. Loranger A. The impact of DSM-II on diagnostic practice in a university hospital: a comparison of DSM-II and DSM-III in 10.914 patients. Arch Gen Psychiatry. 1990;47(7): 672-5.
43. Miller MB, Useda JD, Trull TJ et al. Paranoid schizoid and schizotypal personality disorders. In: HE Adams, PB Stuker (Eds.). The comprehensive handbook of psychopathology. 3. ed. New York: Plenum; 2001. p. 535-59.
44. Samuels J, Eaton WW, Bienvenu J et al. Prevalence and correlates of personality disorders in a community sample. Br J Psychiatry. 2002;180:536-42.
45. Ekselius L, Tiifors M, Furmark T et al. Personality disorders in the general population: DSM-IV and CID-10 defined prevalence as related to sociodemographic profile. Personality Individual Differences. 2001;30:311-20.
46. Wolff S. Schizoid personality in childhood: the links with Asperger syndrome, schizophrenia spectrum disorders, and elective mutism. In: Schopler E, Gary ZB (Eds.). Asperger syndrome or high-functioning autism? Current issues in autism. New York: Plenum; 1998. p. 123-38.
47. Beck AT, Freeman A. Cognitive therapy of personality disorders. New York: Guilford Press; 1990.
48. Markovitz PJ. Recent trends in the pharmacotherapy of personality disorders. J Personality Disord. 2004;18(1):90-101.
49. Bernstein DP, Useda JD, Siever LJ. Paranoid personality disorder. In: Livesley WJ (Ed.). The DSM-IV personality disorders. New York: Guilford Press; 1995. p. 45-57.
50. Bernstein DP, Useda JD, Siever LJ. Paranoid personality disorder: review of the literature and recommendations for DSM-IV. J Personality Disord. 1993;7:53-62.
51. Grilo CM, Shea MT, Sanislow CA et al. Two-year stability and change of schizotypal, borderline, avoidant, and obsessive-compulsive personality disorders. J Consult Clin Psychology. 2004;72(5): 767-75.
52. Warner M, Morey L, Finch J et al. The longitudinal relationship of personality traits and disorders. J Abnormal Psychology. 2004; 113:217-27.
53. Birkeland SF. Psychopharmacological treatment and course in paranoid personality disorder: a case series. Int Clin Psychopharmacol. 2013;28(5):283-5.
54. Kellett S, Hardy G. Treatment of paranoid personality disorder with cognitive analytic therapy: a mixed methods single case experimental design. Clin Psychol Psychother. 2014;21(5):452-64.
55. Nestadt G, Romanoski AJ, Chalel R et al. An epidemiological study of histrionic personality disorder. Psychological Med. 1990; 20:413-22.
56. The Quality Assurance Project. Treatment outlines for borderline, narcissistic and histrionic personality disorders. Aust N Z J Psychiatry. 1991;25(3):392-403.
57. Westen D, Shedler J. Revising and assessing Axis II: 1. Developing a clinically meaningful and empirically valid assessment method. Am J Psychiatry. 1999;156:258-72.
58. Hare RD. Sem consciência. O mundo perturbador dos psicopatas. Porto Alegre: Artmed; 2013. p. 219-23.
59. Baumer E, Gustafson R. Social organization and instrumental crime: assessing the empirical validity of classic and contemporary anomie theories. Criminology. 2007;45(3):617-63.
60. Bradley R, Conklin CZ, Westen D. The borderline personality diagnosis in adolescents: gender differences and subtypes. J Child. Psychol Psychiatry. 2005;46:1006-19.
61. Lieb K, Zanarini MC, Schmahl C et al. Borderline personality disorder. Lancet. 2004;364:453-61.
62. Widiger TA, Frances AJ. Epidemiology, diagnosis, and comorbidity of borderline personality disorder, vol. 8. Washington: American Psychiatric Press; 1989. p. 8-24.
63. Skodol AE, Gunderson JG, McGlashan TH et al. Functional impairment in with schizotypal, borderline, avoidant, or obsessive-compulsive personality disorder. Am J Psychiatry. 2002;159: 276-83.
64. Oldham JM, Gabbard CGO, Goin MK et al. Practice guideline for the treatment of patients with borderline personality disorder work group on borderline personality disorder. 2001. Disponível em: https://psychiatryonline.org/pb/assets/raw/sitewide/practice_guidelines/guidelines/bpd.pdf. Acesso em: 8/7/18. Acesso em: 08/07/2018.
65. Stepp SD, Whalen DJ, Pilkonis PA et al. Children of mothers with borderline personality disorder: Identifying parenting behaviors as potencial targets for intervention. Personality Disorders. 2011; 3:76-91.
66. Zanarini MC, Frankenburg FR, Dubo ED et al. Axis I comorbidity of borderline personality disorder. Am J Psychiatry. 1998;155(12):1733-9.
67. Fornaro M et al. The prevalence and predictors of bipolar and borderline personality disorders comorbidity: systematic review and meta-analysis. J Affect Disord. 2016;195:105-18.
68. McDermid J, McDermid RC. The complexity of bipolar and borderline personality: an expression of 'emotional frailty'? Curr Opin Psychiatry. 2016;29(1):84-8.
69. Zanarini MC, Frankenburg FR, Hennen J et al. The McLean Study of Adult Development (MSAD): overview and implications of the first six years of prospective follow-up. J Pers Disord. 2005; 19(5):505-23.
70. Zanarini MC, Frankenburg FR, Bradford Reich D et al. Rates of psychotropic medication use reported by borderline patients and axis II comparison subjects over 16 years of prospective follow-up. J Clin Psychopharmacol. 2015;35(1):63-7.
71. Gunderson JG, Links PS. Handbook of good psychiatric management for borderline personality disorder. American Psychiatric Association Publishing; 2014.
72. Torgersen S, Kringlen E, Cramer V. The prevalence of personality disorders in a community sample. Arch Gen Psychiatry. 2001; 58:590-6.
73. Stuart S, Pfohl B, Battaglia M et al. The cooccurrence of DSM-III-R personality disorders. J Personality Disord. 1998;12:302-15.
74. Darlymple KL, Herbert JD, Gaudiano BA. Onset of fillness and developmental factor in social anxiety disorder. Findings from a retrospective interview. Journal of Psychopathology and Behavioral Assessment. 2007;29:101-10.

75. Huppert JD, Strunk DR, Ledley DR et al. Generalized social anxiety disorder and avoidant personality disorder: structural analysis and treatment outcome. Depression and Anxiety. 2008;25(5):441-8.
76. Freeman A, Leaf R. Cognitive therapy applied to personality disorders. In: Freeman A, Simon K, Beutler L et al. (Eds.). Comprehensive handbook of cognitive therapy. New York: Guilford Press; 1989. p. 403-33.
77. Grant BF, Stionson FS, Dawson DA et al. Cooccurrence of 12-month alcohol and drug use disorders and personality disorders in the United States: results from the National Epidemiologic Survey on Alcohol and Related Conditions. Arch Gen Psychiatry. 2004; 61(4):361-8.
78. Zimmerman M, Rothchild L, Chelminski I. The prevalence of DSM-IV personality disorders in psychiatric outpatients. Am J Psychiatry. 2005;162:1911-8.
79. Torgersen S. The nature (and nurture) of personality disorders. Scand J Psychol. 2009;50(6):624-32.
80. Brennan K, Shaver P. Attachment styles and personality disorders: their connnections to each other and to parental divorce, parental death, and perceptions of parental caregiving. J Personality. 1998; 66:835-78.
81. Paris J. Psychotherapy for personality disorders: working with traits. Bull Menninger Clinic. 1998;62(3):287-97.
82. Bockian NR. Depression in borderline personality disorder. In: Bockian NR (Ed.). Personality-guided therapy for depression. Washington: APA; 2006. p. 135-67.
83. Ng H, Bornstein R. Comorbidity of dependent personality disorder and anxiety disorders: a meta-analytic review. Clin Psychology: Sci Pract. 2005;21(4):395-406.
84. Sperry L. Handbook of diagnosis and treatment of DSM-IV-TR personality disorders. 2. ed. New York: Brunner-Routledge; 2003.
85. Serafim AP, Rigonatti SP, Barros DM. Transtornos da personalidade: aspectos médico-legais. In: Louzã Neto MR, Cordás TA. Transtornos da personalidade. Porto Alegre: Artmed; 2011. p. 323-36.
86. Valença AM, Chalub M, Mendlowicz M et al. Responsabilidade penal nos transtornos mentais. J Bras Psiquiatr. 2005;54(4):328-33.
87. Código de Processo Penal. 3. ed. São Paulo: Revista dos Tribunais; 1998.

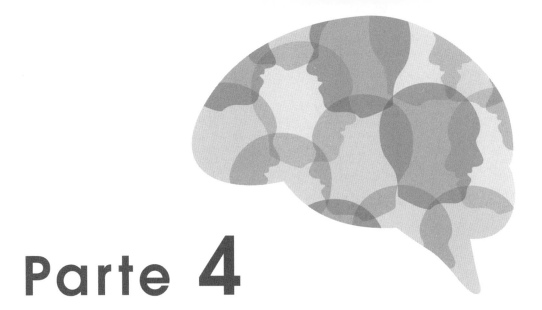

Parte 4

TRATAMENTOS PSIQUIÁTRICOS

30 Psicoterapias, *401*
31 Tratamento Psicofarmacológico em Psiquiatria, *452*
32 Tratamentos Biológicos em Psiquiatria, *509*

30 Psicoterapias

Principais Escolas da Psicoterapia

Miriam Gorender ▪ Alexandrina Maria Augusto da Silva Meleiro

INTRODUÇÃO

Desde os primórdios da história, há registros de tratamentos para diversas doenças, e especialmente de transtornos mentais, por meios psicológicos. O termo *psicoterapia* vem do grego *psykhē*, "alma ou mente", e *therapeuein*, "cuidar ou curar". Também chamada de "terapia pela palavra", é composta por intervenções psicológicas que buscam melhorar os padrões de funcionamento mental do indivíduo e o funcionamento de seus sistemas interpessoais (família, trabalho, relacionamentos etc.).

Historicamente, os tratamentos psicoterápicos começam a ter um registro a partir de 1550 a.C. com os *Papiros Ebers*, primeiros documentos escritos a descrever doenças e seus tratamentos. Neles, no *Livro dos corações*, estão transtornos como depressão e demência. As antigas abordagens terapêuticas das doenças mentais, que podiam incluir trepanações ou rituais, eram uma combinação de magia, religião e Medicina, e integram a história da Medicina em todas as grandes culturas.[1]

A psicoterapia como hoje a conhecemos em nossa cultura teve início com a abertura da primeira clínica psicológica por Wilhelm Wundt em 1879, mas só começou, de fato, a ser desenvolvida a partir da Psicanálise desenvolvida por Sigmund Freud. Desde a ocasião, várias outras técnicas foram desenvolvidas, com diferentes visões acerca da psique humana e seu adoecimento. Quais as relações atuais entre a Psiquiatria como um todo e a psicoterapia? Após um período no qual houve um predomínio da Psicanálise, as descobertas iniciais dos psicofármacos e da neurociência fizeram com que a tendência voltasse para uma hegemonia da Psiquiatria Biológica, com certo descrédito com relação à eficácia das psicoterapias.

Esta tendência vem sendo revertida para uma visão mais equilibrada (Figura 30.1) a partir de recentes estudos que demonstram a eficácia das psicoterapias em geral.[2] Embora haja mais estudos envolvendo a terapia cognitivo-comportamental,[3,4] a Psicanálise também tem hoje sua eficácia comprovada por métodos estatisticamente válidos.[5] Boa parte destes estudos aponta a combinação entre terapias psicofarmacológicas e psicoterapia como o tratamento mais eficaz para uma série de condições.[6]

Segundo Balint,[7] "a droga mais frequentemente utilizada na clínica geral é o próprio médico". Isso aponta para a necessidade de estudar a substância mais frequentemente *oferecida* ao paciente: o *médico*. Alguns profissionais de Saúde agem de modo distante, frio, com pressa, ou usam jargões confusos para explicar uma doença ameaçadora a pacientes, ignorando ou desprezando o poderoso efeito que têm as palavras e o comportamento de um médico sobre o resultado de uma consulta. Com mais razão ainda, o estudo deve ocorrer na Psiquiatria, área em que o mental e o cerebral tantas vezes se confundem e se entrelaçam. Tomando a própria relação médico-paciente como psicoterapêutica, vemos que esta é essencial em todos os momentos do atendimento, passando do contato inicial, que contribui para a coleta de informações e a elaboração de um diagnóstico correto, até a adesão ao tratamento, tão importante para a prevenção de recaídas e a manutenção da qualidade de vida dos indivíduos e de suas famílias. Para aderir ao tratamento, o paciente deve, em primeiro lugar, ter confiança no médico que cuida dele.

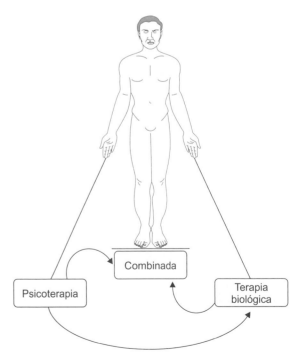

Figura 30.1 Ilustração da tendência da psicoterapia para a Psiquiatria Biológica. Atualmente, há uma tendência às duas modalidades.

ABORDAGENS TEÓRICAS

Há diversas escolas teóricas na Psicologia que podem ser agrupadas em grandes eixos, com seus ramos e derivações. Nasceram, em diferentes épocas e diferentes culturas ou pontos de vista, vários pressupostos sobre o melhor modo de estudar o ser humano.

Tem sido agrupada de diversas maneiras. Optamos por classificar as diversas vertentes de psicoterapia em três eixos principais: behaviorismo, humanismo e psicanálise. Estes eixos, no entanto, contemplam um número incontável de ramificações, escolas psicoterápicas e variantes delas, sendo tarefa impossível a descrição de cada uma. Veremos, portanto, apenas as principais características ligadas às escolas mais conhecidas.

Cognitivo-comportamental

O estudo das possibilidades do condicionamento sobre fisiologia e comportamento teve início com Ivan Pavlov, com suas pesquisas sobre secreção salivar e reflexos condicionados em cães. Ele demonstrou que estímulos externos repetidos podem condicionar respostas fisiológicas. Assim, um cão que recebe um pedaço de carne terá sua salivação aumentada. Se ao mesmo tempo, repetidamente, for tocada uma campainha, após certo número de repetições o cão passará a ter salivação aumentada apenas ao som da campainha.[8]

A teoria *behaviorista*, precursora da comportamental, foi lançada por John Watson em 1913 em seu manifesto "A psicologia como o behaviorista a vê".[9] A terapia comportamental surgiu com o trabalho de Burrhus Frederic Skinner que, no início do século XX e partindo dos reflexos pavlovianos, elaborou o conceito de *condicionamento operante*. Enquanto Pavlov estudou a influência de estímulos sobre reações fisiológicas no chamado *condicionamento respondente*, Skinner estudou a influência de estímulos sobre ações do organismo que modificam o meio que o cerca. Assim, em um de seus experimentos, um rato em uma caixa que aperte uma alavanca é sempre recompensado com alimento ou água. Após algum tempo, ficará condicionado a apertar a alavanca sempre que sentir fome ou sede. Trata-se, portanto, da aprendizagem de um novo comportamento. Um dos conceitos desta teoria é a noção de *reforço positivo* e o combate a métodos de aprendizado com base em punições. Dentro do campo do behaviorismo, encontramos outras técnicas, como a *dessensibilização*. Nesse caso, a exposição gradual a um objeto temido, começando por imagens e acompanhadas por técnicas de relaxamento, contribui para a superação do medo irracional, até chegar ao contato direto com tal objeto.[8]

A terapia cognitiva, caracterizada por ter tempo limitado, foca em problemas, e foi criada principalmente por Aaron Beck. Segundo ele, várias patologias seriam causadas, sobretudo, por transtornos de processamento de informação (p. ex., uma visão exageradamente negativa sobre si mesmo). Beck propôs, então, um tratamento que privilegia a descoberta colaborativa das chamadas *distorções cognitivas*.[10] No momento, o que predomina é uma combinação das duas técnicas, chamada de terapia cognitivo-comportamental (TCC), a qual se utiliza das duas teorias, tanto trabalhando com distorções cognitivas quanto com a dessensibilização, por exemplo.

Humanista

A maior influência para o surgimento das terapias chamadas humanistas provém da filosofia, principalmente as escolas da Fenomenologia e do Existencialismo, com nomes como Søren Kierkegaard, Jean-Paul Sartre, Husserl e Karl Jaspers, entre muitos outros, incluindo aí vários filósofos gregos. Vários conceitos são citados, como a capacidade de autodeterminação e a responsabilidade pela própria vida e ações. Como um todo, as terapias humanistas, também chamadas Terceira Força (sendo a psicanálise e TCC as duas primeiras), ganharam impulso a partir da década de 1960, formando um contraponto com relação às mudanças da sociedade e da cultura ocidentais, percebidas como desumanizantes. Em geral, estas terapias professam uma aproximação da prática terapêutica clínica, por um lado, com a Filosofia e, por outro, com a Literatura e outras artes.[11]

Rogeriana

Carl Rogers, psicólogo americano, como um dos pioneiros na pesquisa científica em psicoterapia, propôs o que chamou de terapia centrada no cliente, conhecida mais tarde como rogeriana. O termo *cliente*, em vez de *paciente*, enfatiza a posição de igualdade na terapia e a liberdade de escolha, segundo Rogers, que também tem como foco a criatividade e o potencial para o crescimento e a autorrealização.[12]

Para Rogers, "a hipótese central da abordagem centrada na pessoa é a de que o indivíduo possui dentro de si mesmo vastos recursos para a autocompreensão e para alterar o seu autoconceito, suas atitudes básicas e seu comportamento autodirigido, e estes recursos podem ser liberados se um clima definido de atitudes psicológicas facilitadoras puder ser oferecido". Segundo Rogers,[12] as atitudes psicológicas que facilitam a tendência atualizadora são:

- **Congruência**: ser congruente em uma relação significa ser uma pessoa integrada, com sua experiência real acuradamente representada em sua consciência. A pessoa é congruente quando ela está sendo livre e profundamente ela mesma, quando vivencia abertamente os sentimentos e atitudes que fluem de dentro dela. Ser congruente, portanto, significa ser real e genuíno.
- **Consideração positiva incondicional**: ter uma experiência (de consideração positiva incondicional) com relação à outra pessoa significa aceitar calorosamente cada aspecto da experiência desta pessoa. Significa não colocar condições para a aceitação ou a apreciação de tal pessoa. A consideração positiva incondicional implica um cuidado não possessivo, uma maneira de apreciar o outro como uma pessoa individualizada, a quem se permite ter seus próprios sentimentos e suas próprias experiências
- **Compreensão empática**: significa perceber acuradamente o quadro interno de referência da outra pessoa *como se* fosse o seu próprio, com seus significados e componentes emocionais, sem, contudo, perder a condição de "como se".

Segundo Rogers, tais condições facilitam a atualização do indivíduo em qualquer relacionamento interpessoal: terapeuta e cliente, pai e filho, líder e grupo, professor e aluno, administrador e equipe, ou seja, em qualquer situação cujo objetivo seja o desenvolvimento da pessoa. Por esse motivo, o campo de aplicação da abordagem centrada na pessoa é bastante amplo e contempla as áreas da psicoterapia, educação, resolução de conflitos, relações familiares, grupos de encontro, grupos de crescimento e grandes grupos de comunidade.

Suas ideias e experiências sobre ensino contribuíram para a adoção em vários cursos da chamada *metodologia ativa*, aprendizado baseado em problemas (PBL, do inglês *problem based learning*), tendo como eixo o que chamava aprendizagem centrada no aluno.[13] Com o PBL, o foco do ensino passa a ser o aluno, que deixa de exercer o papel de receptor passivo das informações transmitidas por seus professores. Há vantagens, mas há também desvantagens.

Existencial

Inspirada pela escola filosófica do existencialismo, seus adeptos não pretendem tratar transtornos mentais, e, sim, ajudar o crescimento pessoal e a busca da liberdade do indivíduo no mundo. O centro não é a doença, mas, sim, o indivíduo. Há uma ênfase nas dimensões histórica e de projeto, visando à mudança e à autonomia pessoal.[14] A terapia baseada na Psicologia existencial tem como questão central a melhora do sujeito e sua evolução e está indicada para indivíduos com alto nível de escolaridade, com capacidade de *insight* e boa capacidade de exploração interior. Realiza-se, pelo menos, uma vez por semana e tem a duração de um ou mais anos.

As posições teóricas da Psicologia existencial conduzem à abordagem de alguns temas, como:

- **Vontade e decisão**: o homem só se torna verdadeiramente humano se consegue decidir. A terapia não deve aumentar a passividade do paciente. Pelo contrário, deve aumentar seu campo de liberdade e de decisão
- **Unicidade e integração da pessoa**: contra as teses atomistas, a Psicologia existencial privilegia a unicidade do ser para além de suas diferentes expressões
- **Identidade, experiência, atualização do eu e autenticidade**: dá-se uma importância fundamental ao futuro, por meio do desenvolvimento e do potencial de cada ser humano.

O objeto da abordagem terapêutica não é o sintoma nem a doença, nem a estrutura, mas duas pessoas que existem em um mundo, que nesse momento é o consultório do terapeuta. Como técnica terapêutica, insiste no fator fundamental da presença do terapeuta como sendo a questão mais importante e anterior a qualquer método. A terapia aqui é uma técnica catártica em que a pessoa enfrenta seus conflitos interiores e tenta, com a ajuda do profissional, alargar a consciência de si mesma. O paciente deve estar consciente sobre o que sente de maneira clara e profunda.

O terapeuta existencial não considera o paciente como um conjunto de pulsões, fantasmas e mecanismos de defesa, mas como uma pessoa que procura um significado para sua existência. É o indivíduo que dá sentido aos mecanismos, e não o contrário.[14]

As diferenças essenciais entre psicoterapia experiencial (humanista) e psicoterapia existencial situam-se na forma como conceituam a capacidade do indivíduo quanto ao processo de mudança e à finalidade da intervenção. Define-se a finalidade da intervenção pela autodescoberta (conhecer-se e compreender-se) na psicoterapia experiencial e pela construção mais autêntica e significativa de sua existência na psicoterapia existencial (Tabela 30.1).

Transpessoal

O termo transpessoal foi usado pela primeira vez por William James, um dos fundadores da Psicologia moderna. A teoria defende a existência de estágios de desenvolvimento para além da formação do ego adulto (por isso, o termo *transpessoal*). Assim, envolve espiritualidade e estados transcendentes que seriam caracterizados por altruísmo, criatividade e valores humanos. Utiliza-se de técnicas como meditação, imaginação ativa e experiências místicas que, nos anos 1960, podiam incluir o uso de substâncias alucinógenas. Há uma tendência a enfatizar a relação entre a poesia, a aquisição de sabedoria e as produções da psicose. Apesar da aparente similitude, esta semelhança é considerada superficial, e a diferença entre a experiência mística e as sequelas de psicose é reconhecida.

A psicoterapia transpessoal é um tipo de tratamento terapêutico vivencial, cujo objetivo é auxiliar a pessoa em tratamento a desenvolver cinco sentimentos básicos: autoestima, autoaceitação, autoconfiança, autovalorização e autorrespeito, os quais são fundamentais para uma vida plena e feliz.

Na psicoterapia transpessoal, o indivíduo passa por um processo vivencial, em um estado modificado de consciência, no qual ele próprio tem uma experiência global de suas emoções, percepções e cognições.

O estado natural de nossa mente é a ordem, ou seja, harmonia consigo mesmo e com o meio ambiente. Quando essa harmonia existe, a mente funciona como um todo, o que resulta na chamada saúde mental.

Quando existem perturbações e desarmonia, a mente torna-se bloqueada e apresenta aspectos traumáticos que podem resultar em vários transtornos, como ansiedade, depressão, angústia, fobias, estresse, insegurança, ideação suicida, complexos de inferioridade, insônia, ciúme exagerado, instabilidade afetiva, sentimentos de rejeição, solidão, abandono, raiva e ódio, entre outros. Pode apresentar também transtornos psicossomáticos e dificuldades no relacionamento interpessoal. Um dos principais autores relacionados com esta corrente da psicoterapia é Carl Jung.[15,16]

Tabela 30.1 Diferenças entre as psicoterapias experiencial e existencial.

Características	Psicoterapia experiencial	Psicoterapia existencial
Capacidade de mudança	Concretização de potencialidades	Responsabilidade da liberdade de escolha
Conceitos-chave	Atualização, descoberta	Construção, projeto
Finalidade	Autodescoberta	Construção da própria existência

Terapia junguiana

Carl Gustav Jung, médico psiquiatra, inicialmente seguidor de Freud, criou um corpo teórico próprio a partir de divergências fundamentais, entre as quais a dinâmica das forças que movem a psique humana. Convém lembrar que Freud enfrentava grande resistência do mundo científico às suas ideias e, em contrapartida, Jung já tinha reconhecimento no âmbito acadêmico por seus estudos. Enquanto para Freud deve haver um conflito entre forças que se opõem (dualismo), Jung defende a existência de apenas um tipo de energia psíquica. A terapia junguiana é essencialmente não dogmática, flexível e adaptada às necessidades do próprio paciente.[17-19] Entre os conceitos junguianos, estão alguns que destacamos a seguir.[18,19]

Complexos. É utilizado por Jung para definir a catexia da libido, uma dissociação do conteúdo psíquico. Freud, em sua obra, atribui este termo a Jung. A parceria durou pouco, pois Jung mostrava-se insatisfeito com algumas das posições de Freud, especialmente a teoria da libido e sua relação com os traumas.

Arquétipos. Do grego ἀρχή (arché): "ponta", "posição superior" e, por extensão, "princípio"; e τύπος (tipós): "impressão", "marca", "tipo". Portanto, é o primeiro modelo ou imagem de alguma coisa, antigas impressões sobre algo. Jung deduz que as "imagens primordiais", outro nome para arquétipos, originam-se de uma constante repetição de uma mesma experiência, durante muitas gerações. Eles são as tendências estruturantes e invisíveis dos símbolos. Por serem anteriores e mais abrangentes que a consciência do ego, os arquétipos criam imagens ou visões que equilibram alguns aspectos da atitude consciente do sujeito. Funcionam como centros autônomos que tendem a produzir, em cada geração, a repetição e a elaboração dessas mesmas experiências. Eles se encontram entrelaçados na psique, sendo praticamente impossível isolá-los, bem como seus sentidos. No entanto, apesar desta mistura, cada arquétipo constitui uma unidade que pode ser apreendida intuitivamente. Segundo Jung, "nenhum arquétipo pode ser reduzido a uma simples fórmula. Trata-se de um recipiente que nunca podemos esvaziar, nem encher. Ele existe em si apenas potencialmente e, quando toma forma em alguma matéria, já não é mais o que era antes. Persiste através dos milênios e sempre exige novas interpretações. Os arquétipos são os elementos inabaláveis do inconsciente, mas mudam constantemente de forma".

Inconsciente individual. A individuação, conforme descrita por Jung, é um processo por meio do qual o ser humano evolui de um estado infantil de identificação para um estado de maior diferenciação, o que implica uma ampliação da consciência. Por meio desse processo, o indivíduo identifica-se menos com as condutas e os valores encorajados pelo meio no qual se encontra com as orientações emanadas do *Si Mesmo*, a totalidade (entenda-se totalidade como o conjunto das instâncias psíquicas sugeridas por Jung, como persona, sombra, *self*) de sua personalidade individual. Jung entende que o alcance da consciência dessa totalidade é a meta de desenvolvimento da psique, e que eventuais resistências em possibilitar o desenrolar natural do processo de individuação são uma das causas do sofrimento e da doença psíquica, uma vez que o inconsciente tenta compensar a unilateralidade do indivíduo. Um dos passos necessários para a individuação seria a assimilação das quatro funções (sensação, pensamento, intuição e sentimento), conceitos definidos por Jung em sua teoria dos tipos psicológicos. Em seus estudos sobre a alquimia, Jung identificou a meta da individuação como sendo equivalente à "*Opus Magna*", ou "*Grande Obra*" dos alquimistas.

Inconsciente coletivo. Retém informações arquetípicas e impessoais, e seus conteúdos podem se manifestar nos indivíduos da mesma maneira que também migraram dos indivíduos ao longo do processo de desenvolvimento da vida. O inconsciente coletivo complementa o inconsciente pessoal, e muitas vezes se manifesta igualmente na produção de sonhos. Desse modo, enquanto alguns dos sonhos têm caráter pessoal e podem ser explicados pela própria experiência individual, outros apresentam imagens impessoais e estranhas, que não são associáveis a conteúdos da história do indivíduo. Tais sonhos são então produtos do inconsciente coletivo, que nesse caso atua como um depósito de imagens e símbolos, denominado por Jung como arquétipos. Dele, também se originam os mitos. No entanto, sendo o inconsciente coletivo algo que foi e está sendo continuamente elaborado a partir das experiências obtidas pelos seres, o acesso individual às informações contidas no inconsciente coletivo pode ser uma maneira de explicar o mecanismo de operação de alguns dos fenômenos psíquicos incomuns considerados desde o princípio da Psicologia junguiana. Nos arquétipos no inconsciente coletivo, o núcleo de um complexo é um arquétipo que atrai experiências relacionadas com seu tema. Ele poderá, então, tornar-se consciente por meio destas experiências associadas. Os arquétipos da Morte, do Herói, do Si Mesmo, da Grande Mãe e do Espírito ou Velho Sábio são exemplos de algumas das várias imagens primordiais existentes no inconsciente coletivo.

Si mesmo. É o principal arquétipo (o *self*), o centro de toda a psique. Dele, emana todo o potencial energético de que a psique dispõe. É o ordenador dos processos psíquicos. Integra e equilibra todos os aspectos do inconsciente, devendo proporcionar, em situações normais, unidade e estabilidade à personalidade humana. Jung conceituou o Si Mesmo da seguinte maneira: "O Si Mesmo representa o objetivo do homem inteiro, a saber, a realização de sua totalidade e de sua individualidade, com ou contra sua vontade. A dinâmica desse processo é o instinto, que vigia para que tudo o que pertence a uma vida individual figure ali, exatamente, com ou sem a concordância do sujeito, quer tenha consciência do que acontece, quer não".[20] O arquétipo do Si Mesmo, portanto, manifesta-se no ser humano principalmente pela via dos instintos. Os símbolos do Si Mesmo geralmente ocorrem quando de alguma crise de vida, de um obstáculo com o qual o indivíduo não sabe lidar. Então, ele pode ocorrer nos sonhos ou em outros eventos simbólicos na forma de figuras geométricas, normalmente mandalas.

Sincronicidades. Definem-se acontecimentos não por relação causal, e, sim, por relação de significado. Assim é necessário que consideremos os eventos sincronísticos não relacionados com o princípio da causalidade, mas por terem um significado igual ou semelhante. A sincronicidade é apontada por Jung como "coincidência significativa". No entanto, certos eventos aparentemente não instintivos e externos ao ser, como alguns tipos de fenômenos psicocinéticos, foram registrados por Carl Jung, assim como também associados à quantidade energética do arquétipo envolvido, que, invariavelmente, deriva de uma ou outra forma de arquétipo central. Desse modo, o Si Mesmo pode atuar diretamente sobre a estrutura material e espaço-temporal da natureza e, por esse motivo, tal núcleo arquetípico confunde-se com a fonte da ordem física da natureza. A sincronicidade difere da coincidência, pois não implica somente a aleatoriedade das circunstâncias, mas também um padrão subjacente ou dinâmico expresso por meio de eventos ou relações significativos.

Mandala. É uma representação geométrica da dinâmica relação entre o homem e o cosmo (Figura 30.2). De fato, toda mandala é a exposição plástica e visual do retorno à unidade pela delimitação de um espaço sagrado e pela atualização de um tempo divino.

Sizígia. Arquétipo da conjugalidade (*anima* para o homem e *animus* para a mulher, ou seja, relaciona-se com os opostos masculino-feminino na psique), estrutura o dinamismo da alteridade que traz a vivência da igualdade dialética no relacionamento entre o eu e o outro, no qual o individual é inseparável e interage com o social. Trata-se da personificação de uma produção espontânea da sizígia, ou o arquétipo da alteridade, segundo Carl Jung e Carlos Byington – refere-se aos opostos masculino-feminino na psique. Segundo a Psicologia analítica, trata-se da personificação de uma produção espontânea do inconsciente. Como é inconsciente, esse arquétipo caracteriza-se pela sua autonomia com relação ao ego, produzindo fenômenos problemáticos, tanto no âmbito do relacionamento com o sexo oposto quanto na intimidade do indivíduo. Nos sonhos de um homem, por exemplo, a *anima* pode surgir como uma mulher desconhecida. O mesmo ocorre com uma sonhadora com seu *animus*. A relação do sonhador com o arquétipo da alteridade indica como está o relacionamento do sonhador com seu oposto complementar inconsciente. Como é inconsciente, esse arquétipo caracteriza-se por sua autonomia com relação ao ego, produzindo fenômenos problemáticos, tanto no âmbito do relacionamento com o sexo oposto quanto na intimidade do indivíduo.

Persona. Do latim *persona*. Para Jung, é a face social que o indivíduo apresenta ao mundo, "uma espécie de máscara, projetada por um lado, para fazer uma impressão definitiva sobre os outros, e por outro, dissimular a verdadeira natureza do indivíduo". A persona também pode se referir à identidade de gênero, a um estágio do desenvolvimento, como a adolescência, a um *status* social, a um emprego ou profissão. Ao longo da vida, muitas personas serão usadas e muitas podem ser combinadas a qualquer tempo. Podem ocorrer:

- **Identificação**: desenvolver uma persona social viável é uma parte vital de se adaptar a e se preparar para a vida adulta no mundo social externo. Um ego forte relaciona-se com o mundo exterior por meio de uma persona flexível. A identificação com uma persona específica (médico, estudioso, artista etc.) inibe o desenvolvimento psicológico. Assim, para Jung "o perigo está na pessoa se tornar idêntica às suas personas: o professor com seu livro de ensino, o tenor com sua voz"
- **Desintegração**: o colapso da persona constitui-se tipicamente no momento jungiano tanto na terapia quanto em seu desenvolvimento, e é quando o comprometimento excessivo às ideias coletivas passa a mascarar a individualidade mais profunda. Como a visão de Jung era de que a persona é uma semelhança, sua dissolução é absolutamente necessária para a individuação.

Sombra. Refere-se ao arquétipo de que nosso ego é mais sombrio. É a parte animalesca da personalidade humana. Para Jung, esse arquétipo foi herdado das formas inferiores de vida através da longa evolução que levou ao ser humano. A sombra contém todas as atividades e desejos que podem ser considerados imorais e violentos, aqueles que a sociedade (e até nós mesmos) não pode aceitar. Ela nos leva a nos comportarmos de uma maneira que normalmente não nos permitiríamos. E, quando isso acontece, geralmente insistimos em afirmar que fomos acometidos por algo que estava além do nosso controle. Esse "algo" é a sombra, a parte primitiva da natureza do homem. Entretanto, a sombra exerce também outro papel, com aspecto positivo, uma vez que é responsável pela espontaneidade, pela criatividade, pelo *insight* e pela emoção profunda, características necessárias ao pleno desenvolvimento humano. Devemos tornar nossa sombra mais clara possível, partindo do interior para o exterior. A sombra é, frequentemente, projetada em outra pessoa, que aparece ao indivíduo como negativa.

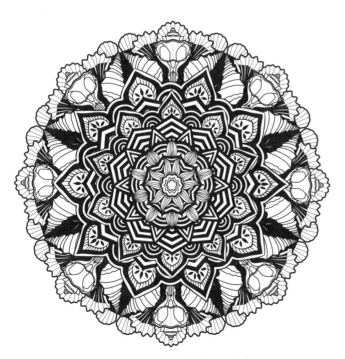

Figura 30.2 Exemplo de mandala.

Por muitos anos, foi difundida principalmente pela terapia ocupacional, ajudando a dar origem à terapia pela arte, bastante utilizada com psicóticos. Nos últimos anos, tem havido um ressurgimento das teorias de Jung e de sua prática psicoterápica.[20]

Jung estabelece quatro etapas para sua terapia, sendo elas:

- **Confissão**: nesta primeira etapa, o paciente pode revelar aquilo que está lhe causando angústia, tudo o que está oculto dentro de si e que lhe causa sofrimento
- **Esclarecimento**: aqui, o paciente começa a perceber e reconhecer suas angústias, descobrindo o que antes não lhe vinha de modo tão claro para consciência. Com o entendimento do oculto através dos *insights,* o paciente começa a perceber suas potencialidades e, com isso, novas formas de lidar com suas emoções
- **Processo de educação**: o indivíduo começa a agir, entrando em contato com os fatores que desencadearam seu sofrimento. Por meio da determinação do paciente em lidar com suas questões, inicia-se, assim, uma preparação consciente para assumir uma nova postura perante a vida e os riscos. É nesta parte que o indivíduo começa a direcionar sua energia psíquica para o ego, fazendo o inconsciente cooperar com a consciência, proporcionando o crescimento e o desenvolvimento do paciente
- **Processo de transformação**: envolve uma mudança de atitude do ego com relação ao inconsciente. Ou seja, uma etapa depende da outra para que isso aconteça. Assim, sem a confissão, não se é possível ter o esclarecimento. Sem o esclarecimento, não há o processo de educação e, sem o processo de educação, não há mudança na hora de assumir uma nova postura na qual ocorrerá a transformação.

A transformação resultante do confronto entre os complexos, as mudanças de atitudes e de posturas junto à fé do paciente e o "querer" mudar irão conduzir um processo de cura.

Corporal e social

Estas formas de terapia podem ser caracterizadas como do eixo humanístico, mas são apresentadas em separado, por terem como diferencial a atenção ao corpo. Enquanto a maioria das terapias é centrada na mente e em sua influência sobre o corpo e o comportamento, tais práticas invertem esta correlação, trabalhando com o corpo para modificar os padrões mentais. Temos aqui uma quebra interessante da dicotomia mente-corpo.

Gestalt

A palavra alemã significa "configuração", "padrão", "forma". A Psicologia da Gestalt, lançada em 1912 por Max Wertheimer em Frankfurt, contrapunha-se às ideias da escola estruturalista. Enquanto para os estruturalistas cada vivência poderia ser compreendida estudando seus elementos componentes, os teóricos da Gestalt defendem que a configuração, entendida como o padrão que determina a soma das partes, é mais que a soma destas partes. Na década de 1940, Frederick "Fritz" Perls e sua, esposa Laura Perls, criaram uma terapia a partir dos conceitos da Gestalt, na qual o objetivo é alcançar o funcionamento integrado do organismo como um todo: sentidos, corpo, emoções e intelecto.[21,22]

Reichiana

Wilhelm Reich foi um dos mais polêmicos discípulos de Freud a discordar e afastar-se da teoria psicanalítica. A teoria que desenvolveu discorre sobre o que chamou "energia orgone cósmica", além dos conceitos de autorregulação e bioenergia. Reich afirmou que qualquer bloqueio da energia corporal, especialmente de cunho sexual, seria traduzido por uma "couraça do caráter", com hipertonia e rigidez muscular. A terapia derivada desta teoria e da qual deriva a escola da bioenergética inclui em sua prática o olhar, o toque, os exercícios, a respiração e a propriocepção. Reich ficou também conhecido por ter, em obras como *Psicologia das massas do fascismo*, defendido uma fusão entre as ideias marxistas e as da psicanálise.[23,24]

Mindfulness

As práticas relacionadas com a meditação não pertencem a nenhuma cultura em particular. Com aplicação inicial no controle da dor, mais recentemente a meditação vem sendo usada como uma vertente da psicoterapia e como coadjuvante no tratamento de vários transtornos mentais. Envolve prestar atenção deliberadamente e sem julgamentos ao momento presente, contrastando com o funcionamento mental habitual no "piloto automático". As técnicas usadas para isso, apesar de alguma modernização, têm raízes em tradições milenares.[25] O leitor terá mais à frente mais detalhes sobre o *mindfulness*.

Psicanálise

Criada por Sigmund Freud (Figura 30.3) a partir do início do século XX, a Psicanálise estabelece-se ao mesmo tempo como método de pesquisa, corpo teórico e técnica de tratamento. Seus elementos principais são o inconsciente, a interpretação, a resistência e a transferência. Assim, é o único tipo de psicoterapia que trabalha com o conceito de inconsciente. Contestado por muitos por não ser passível de comprovação direta, sua existência pode ser deduzida pela observação objetiva das

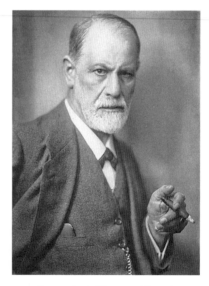

Figura 30.3 Sigmund Freud.

interferências que nossa vida mental sofre no dia a dia, tanto no funcionamento normal quanto no patológico, de algo que, apesar de nosso, é desconhecido. Descrito como o *Isso*, pode ser exemplificado pelas ocasiões nas quais nos perguntamos "*o que foi isso que me deu?*". Muitos sintomas, como os conversivos ou as fobias, têm sua origem em conflitos intrapsíquicos os quais o paciente não percebe. O trabalho da Psicanálise é fazer com que o analisando se dê conta destes conflitos causadores de sintomas e padrões de pensamento e conduta repetitivos. Desse modo, o que é inconsciente pode se tornar consciente, provocando uma quebra destes padrões com mudança efetiva na vida mental do sujeito.[26]

Na teoria psicanalítica, é uma das três estruturas do modelo triádico do aparelho psíquico. O ego desenvolve-se a partir do id com o objetivo de possibilitar que seus impulsos sejam eficientes, ou seja, levando em conta o mundo externo. É o chamado princípio da realidade. Tal princípio introduz a razão, o planejamento e a espera no comportamento humano. A satisfação das pulsões é retardada até o momento em que a realidade possibilite satisfazê-las com um máximo de prazer e um mínimo de consequências negativas.

A principal função do ego é buscar uma harmonização, inicialmente, entre os desejos do id e a realidade do superego. Há muitos conflitos entre o id e o ego, pois os impulsos não civilizados do id estão sempre querendo expressar-se. Freud destacava que os impulsos do id são, muitas vezes, reprimidos pelo ego, por causa do medo de castigo. Ou seja, o ego pode coibir os impulsos inaceitáveis do id. O "desejo de roubar", por exemplo, seria um impulso do id (que é totalmente inconsciente). No entanto, visto que o indivíduo não pode sobreviver obedecendo somente aos impulsos do id, é necessário ele reagir realisticamente a seu ambiente de convívio. O conjunto de procedências que leva o indivíduo a comportar-se assim é o ego. Portanto, mais realístico do que o id, o ego visa sempre às consequências dos impulsos inconscientes do id (Figura 30.4).

O ego não é completamente consciente. Os mecanismos de defesa fazem parte de um nível inconsciente.

Apesar de historicamente haver certa hostilidade entre alguns psicanalistas e psiquiatras biológicos, Psicanálise e Psiquiatria podem ser complementares, e o diálogo aberto entre ambas revelar-se muito enriquecedor. A Psicanálise continua em evolução, com diversas escolas de acordo com o pensamento de autores como Klein, Winnicott e Lacan, entre outros. O leitor terá mais à frente maior explanação sobre psicoterapias analíticas.

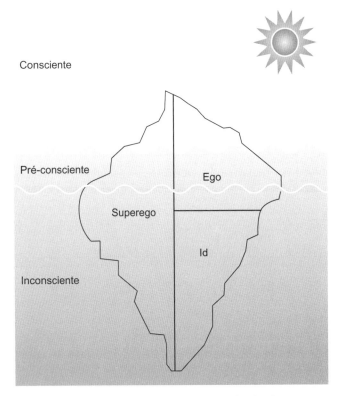

Figura 30.4 Ilustração representativa do ego, do id e do superego na visão de Freud.

Qualquer que seja o método escolhido, é fundamental o *diagnóstico prévio*. Há certas patologias nas quais algumas técnicas podem ser contraindicadas. Por exemplo, no transtorno de estresse pós-traumático não são recomendadas técnicas nas quais seja necessária a rememoração do evento traumático (*debriefing*). Há também risco, em certos casos, nos quais existem elementos esquizotáxicos de que um primeiro surto psicótico possa ser desencadeado pelo tratamento psicoterápico. Recomenda-se, portanto, cautela.

Ao acompanhar qualquer paciente em sua narrativa, convém lembrar que este deve ser o herói e protagonista de sua própria história. Ao terapeuta, cabe acompanhar e facilitar a busca do paciente, qualquer que ela seja.

Também é necessário saber que, ao se especializar em uma técnica e escola teórica específica, a visão do paciente será obtida por meio destes conhecimento e treinamento específicos. À habilidade adquirida, corresponde uma limitação que deve ser reconhecida e é inevitável. Ninguém consegue passar por cima da própria sombra.

TIPOS DE PSICOTERAPIA

Com relação às formas como é aplicada e a quem é dirigida, as psicoterapias podem ser: (1) individual para crianças, adolescentes, adultos e idosos; (2) de grupo (que pode envolver grupos que tenham patologia ou vivência em comum, como abuso); (3) de casal; (4) familiar; (5) de apoio; (6) hospitalar; (7) de duração breve ou prolongada; (8) com foco em sintomas específicos; ou (9) voltada para uma mudança nos padrões e qualidade de vida em geral.[27]

Psicoterapia familiar

A psicoterapia familiar surgiu nos EUA na década de 1950, no pós-guerra. As transformações ocorriam em diversas áreas, com o aumento da industrialização, a participação das mulheres no mercado de trabalho, as novas tecnologias, as relações sociais modificadas e o aumento do acesso à educação, entre outras. Com todas essas transformações, o clima era de otimismo e fé no futuro, o que favoreceu o aumento das famílias e a crença de que estas eram fontes da felicidade.[28]

A psicoterapia familiar pode ser definida como qualquer esforço psicoterapêutico que se concentra explicitamente na alteração das interações de membros da família e tenta melhorar seu funcionamento como unidade, ou seus subsistemas e o funcionamento de cada integrante. A psicoterapia familiar destinada a sanar um desacordo entre pais e filhos adultos é um exemplo do uso com enfoque em objetivos de relacionamento. O mesmo se aplica a empresas familiares, em que se faz necessária uma abordagem para melhorar as dinâmicas entre irmandade, pais e sucessores.

A psicoterapia familiar destina-se a melhorar o modo como a família lida com o paciente com esquizofrenia, transtorno bipolar, transtorno de dependência de substâncias psicoativas, transtornos alimentares e comportamentos suicidas, entre outros. É importante reduzir a emoção expressa – pode ser um exemplo de psicoterapia familiar nos casos de pacientes com esquizofrenia.

Nos primórdios da psicoterapia familiar, era vista como suficiente para transformar os indivíduos. Tratamentos mais recentes destinados a mudanças em indivíduos, bem como no sistema familiar, tendem a complementar as intervenções cujo enfoque está nas relações interpessoais com estratégias específicas voltadas para o comportamento individual.

O tratamento está completo quando os membros da família conseguem:[29]

- Completar transações, verificar e perguntar
- Interpretar hostilidade
- Ver como os outros os veem
- Ver como veem a si mesmos
- Dizer aos outros como eles se manifestam
- Dizer suas esperanças, seus temores e suas expectativas quanto aos outros
- Discordar
- Tomar decisões
- Aprender com a prática
- Libertar-se dos efeitos danosos de modelos passados
- Transmitir mensagens claras
- Ter comportamento congruente, com um mínimo de diferença entre sentimentos e comunicação e com um mínimo de mensagens ocultas.

A psicoterapia familiar, no caso de pessoas que passam pela adoção, mostra-se extremamente relevante. Conforme exposto por Machado et al.,[30] há situações nas quais se observa uma dificuldade da família em permanecer no atendimento, haja vista os conteúdos mobilizados pela psicoterapia e o sofrimento implicado no trabalho.

De acordo com a legislação brasileira acerca do processo de adoção, o convívio familiar consta como direito fundamental da criança. Desse modo, as novas políticas vêm sendo orientadas cada vez mais para a minimização dos efeitos negativos da institucionalização. De acordo com o Estatuto da Criança e do Adolescente – ECA (Brasil, 1990), seria dever assegurar à criança o menor tempo possível de vivência fora da inserção familiar, minimizando os efeitos da privação afetiva. No entanto, sabe-se que, devido a diversos fatores, o ideal de realocação da criança em outra família, tão logo sua família de origem deixe de oferecer a ela os cuidados adequados, não ocorre. Assim, a realidade é um processo moroso e desgastante para ambas as partes.[31]

Dentro do contexto da adoção, tem-se a prática da adoção de crianças maiores, anteriormente conhecida como "adoção tardia". Caracteriza-se pela inserção da criança na família adotiva quando ela já não é mais bebê e apresenta certas particularidades. Esta prática de adoção é descrita pela literatura como alvo de muitos preconceitos por parte da população brasileira, que apresenta restrições para a adoção de crianças maiores.[32] Isso acontece, embora se venha incentivando nos últimos anos o desenvolvimento de uma nova "cultura da adoção", na qual a prioridade volta-se para o bem-estar da criança privada do convívio familiar.[33]

Psicoterapia de casal

Conflitos conjugais vêm sendo investigados na literatura internacional há cerca de cinco décadas, abrangendo seus motivos, intensidade, frequência e forma de encaminhamento.[34] As estratégias que os cônjuges utilizam para resolver seus conflitos predizem se o desfecho da situação será mais ou menos efetivo. Tais estratégias são comportamentos adotados com a finalidade de encontrar uma solução para o problema, pressupõem a necessidade de negociação entre os parceiros e são consideradas construtivas ou destrutivas.[35]

As estratégias construtivas envolvem comunicação respeitosa, percepção do conflito como oportunidade de melhorar o relacionamento, clareza sobre a corresponsabilidade dos cônjuges, autocontrole, flexibilidade, tolerância e busca conjunta por uma solução satisfatória para o casal. As destrutivas, por sua vez, caracterizam-se pela identificação de culpados, foco demasiado no problema, racionalização, comportamentos de esquiva e de retraimento, hostilidade, reclamações, rigidez e negatividade.[36,37]

A comunicação e a resolução de conflitos na conjugalidade foram investigadas por Markman et al.,[38] em um estudo com 210 casais americanos. Os pesquisadores avaliaram associações entre a comunicação e os conflitos conjugais antes do casamento e nas situações em que ocorreu divórcio nos primeiros 5 anos de união. Os resultados evidenciaram o que os autores denominaram o "efeito da negatividade". Ou seja, a comunicação negativa é um fator de risco mais forte, tanto para o conflito quanto para o divórcio, do que a comunicação positiva é um fator de proteção. Os autores argumentam que experiências negativas são mais dolorosas e, por isso, os cônjuges tendem a supervalorizá-las em detrimento das positivas.

A positividade e a negatividade dos cônjuges durante os conflitos também parecem se associar aos resultados das interações do casal. A primeira está relacionada com a resolução construtiva dos conflitos, e a segunda, à diminuição nos níveis de satisfação conjugal.[39] A empatia, o otimismo, o ajustamento diádico e o perdão,[40] por sua vez, também tiveram um impacto importante nos resultados da terapia. Considerando que a positividade e a negatividade emergem da interação, a comunicação, verbal e não verbal, novamente aparece como um fator importante na psicoterapia. Do mesmo modo, a capacidade de ser empático, de perdoar e de ser otimista associa-se ao clima conjugal, que poderá ser com maior positividade ou negatividade, dependendo de fatores individuais e diádicos.[41] Essa compreensão vai ao encontro da ideia de que, na terapia de casal, as mudanças relacionais e intrapessoais estão associadas.

A orientação conjugal pode ser considerada mais restrita do que a psicoterapia conjugal: apenas um conflito familiar específico é abordado, e a orientação volta-se para tarefas, elaboradas para resolver problemas específicos, como a criação de filhos. A psicoterapia de casal enfatiza a reestruturação da interação de um casal e, às vezes, explora a psicodinâmica de cada parceiro. Ambas ajudam a lidar de modo eficaz com seus problemas.

São contraindicações para terapia de casal: pacientes com formas graves de psicose, especialmente indivíduos com elementos psicóticos; casamentos nos quais um ou ambos realmente querem o divórcio; e casos em que um dos cônjuges se recusa a participar devido a ansiedade ou medo.[38]

A psicoterapia de casal não assegura a manutenção do casamento ou de qualquer outro relacionamento. Às vezes, pode mostrar aos parceiros que eles se encontram em união inviável que deve ser desfeita. O casal pode continuar a se consultar com o terapeuta para elaborar as dificuldades de separação e a obtenção de um divórcio, nesse caso chamado de terapia de divórcio.[34] Quando há filhos, também é fundamental o casal prosseguir para não dificultar o desligamento ou não traumatizar os filhos. O amadurecimento durante o processo fará bem ao casal e aos familiares.

Psicoterapia de grupo

A ideia de tratar as pessoas em grupo surgiu no início do século XX (1905), quando J. Pratt, tisiologista norte-americano, resolveu agrupar seus pacientes tuberculosos para discutir os problemas da doença e orientá-los quando às medidas higiênicas e dietéticas. Tal experiência serviu de base para o desenvolvimento posterior dos grupos temáticos e de autoajuda. Em 1935, iniciou o grupo Alcoólicos Anônimos (AA) que, em função de seu sucesso terapêutico, expandiu-se para diversos países, constituindo recurso de grande valia no tratamento do alcoolismo. Posteriormente, surgiram outros grupos de ajuda que proliferam até os dias atuais.

Em 1910, em Viena, Jacob Moreno iniciou seu trabalho com grupos de crianças, depois com prostitutas e presos, nos quais ele propunha discussões e dramatizações. Utilizou técnicas de teatro para buscar uma visualização cênica dos conflitos intrapsíquicos. Com essas experiências, começou a perceber que elas continham valor terapêutico e passou a desenvolvê-las e sistematizá-las, constituindo o psicodrama, técnica psicoterapêutica originalmente desenvolvida para atendimentos grupais. Em 1930, criou o termo terapia de grupo. Em 1936, Kurt Lewin criou a expressão "dinâmica de grupo" e os conceitos de campo grupal e a formação de papéis.[42]

Freud,[43] no decorrer de sua obra, estudou em vários momentos os fenômenos grupais em sua perspectiva psicológica. Em 1910, ele escreveu: "o êxito que a terapia passa ter no indivíduo haverá de obtê-la na coletividade". Acreditava que um grupo se formava em torno de um líder, e a base da dinâmica grupal estaria nas identificações entre os vários componentes do grupo entre si, e entre eles e o líder. Os cinco trabalhos que destacamos de Sigmund Freud são: *As perspectivas futuras da terapêutica psicanalítica* (1910), *Totem e tabu* (1913), *Psicologia das massas e análise do ego* (1921), *O futuro de uma ilusão* (1927) e *O mal-estar na civilização* (1930). Freud postulou sua crença de que a Psicologia individual e a de grupo são indissociáveis e complementares.

Foulkes, em 1964,[44] psicanalista britânico, a partir de 1948, introduziu conceitos psicanalíticos à dinâmica de grupo, os quais serviram como principal referencial de aprendizagem a sucessivas gerações de terapeutas. É considerado líder mundial da psicoterapia analítica de grupo. Em 1977, Pichon Rivière, psicanalista argentino, aprofundou o entendimento do campo grupal com considerações originais e é o criador da teoria e da prática dos "grupos operativos". Bion, psicanalista britânico, na década de 1940, em seu livro *Experiências em grupos* trouxe contribuições com sua concepção sobre os "pressupostos básicos" de dependência, luta e fuga e união. Também expôs o grupo de trabalho que opera no plano do consciente e está voltado para a execução de alguma tarefa.[45]

Conceituação de grupo

O ser humano é gregário por natureza e somente existe em função de seus inter-relacionamentos grupais. A tendência a agrupar-se é inerente ao ser humano. Ela é inata, essencial, indissociável e permanente, em qualquer cultura e geografia. Desde o nascimento, o indivíduo participa de diferentes grupos em uma constante dialética entre a busca de sua identidade individual e a necessidade de uma identidade grupal e social (Figura 30.5).[46]

Agrupamento é o conjunto de pessoas que partilham de um mesmo espaço e guardam entre si certa valência de inter-relacionamento e uma potencialidade em virem a se constituir como um grupo propriamente dito (p. ex., fila à espera de um ônibus). A passagem da condição de agrupamento para um grupo consiste na transformação de "interesses comuns" para a de "interesses em comum".

Dessa maneira, o campo grupal é dinâmico e comporta-se como uma estrutura que vai além da soma de seus componentes, do mesmo modo como uma melodia resulta não da soma das notas musicais, e, sim, da combinação e do arranjo entre elas.[47]

Assim como o mundo interior e exterior é a continuidade um do outro, da mesma maneira o individual e social não existe separadamente. Ao contrário, eles se diluem, interpenetram, completam-se e confundem-se entre si. Todo indivíduo passa a maior parte do tempo de sua vida convivendo e interagindo com distintos grupos desde o primeiro grupo natural que existe em todas as culturas: a família. A criança estabelece vínculos diversificados que vão se renovando e ampliando ao longo da vida.[48]

Os grupos são subdivididos em grandes (pertencem à área da macrossociologia) e pequenos (microssociologia). Vale destacar que, em linhas gerais, o microgrupo, como é o caso do

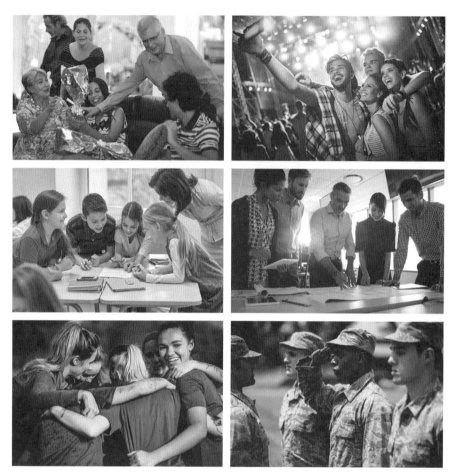

Figura 30.5 Exemplos dos grupos dos quais o ser humano participa, desempenhando diferentes papéis, em diversas áreas na vida. (© Capuski; nd3000; dolgachov; Wavebreakmedia; SolStock | iStock.com)

grupo terapêutico, costuma reproduzir, em miniatura, as características socioeconômicas e políticas e a dinâmica psicológica dos grandes grupos. Um grupo, seja psicoterapêutico ou operativo, caracteriza-se da seguinte maneira:[47]

- Não é mero somatório de indivíduos
- Todos os integrantes têm objetivos comuns a seus interesses
- O tamanho do grupo não pode pôr em risco a preservação da comunicação
- O grupo assume uma identidade grupal genuína, e é indispensável que fiquem preservadas as identidades individuais de cada componente
- É inerente a existência entre seus membros de algum tipo de interação afetiva, a qual assume as mais variadas formas
- Sempre existirá uma distribuição hierárquica de posições e papéis
- É inevitável a formação de um campo grupal dinâmico, em que gravitam fantasias, ansiedades, mecanismos defensivos, funções, fenômenos resistenciais e transferenciais, entre outros.

É importante ressaltar a diferença entre dinâmica *de* grupo e dinâmica *do* grupo:

- **Dinâmica de grupo**: técnicas, vivências, jogos
- **Dinâmica do grupo**: características, movimentos.

As leis da dinâmica psicológica são as mesmas em todos os grupos e podem ser assim caracterizadas:[47]

- Em todo grupo coexistem duas forças contraditórias permanentes e em jogo: uma tende à sua coesão; e a outra, à sua desintegração
- A dinâmica em todos os grupos processa-se em dois planos, como ensinou Bion (1965): um é o da intencionalidade consciente (grupo de trabalho); e o outro, o que se refere a fatores inconscientes de cada um e de todos (grupo de supostos básicos). É claro que, na prática, esses dois planos não são rigidamente estanques. Pelo contrário, costuma haver certas flutuação, interação e superposição entre eles
- Sempre há a presença permanente, manifesta, disfarçada ou oculta de pulsões libidinais, sob a forma de necessidades, desejos, demandas etc.
- No campo grupal, circulam ansiedades as quais podem ser de natureza persecutória, depressiva, confusional, de aniquilamento, engolfamento, perda de amor ou de castração, que resultam tanto de conflitos internos quanto podem emergir em função das inevitáveis e necessárias frustrações impostas pela realidade externa
- Uma maneira de se contrapor a estas ansiedades é quando cada um do grupo mobiliza mecanismos defensivos, que podem ser bem primitivos (negação, controle onipotente,

dissociação, projeção, idealização, defesas maníacas etc.) ou mais elaborados, como repressão, deslocamento, isolamento e formação reativa, entre outros. Um tipo de defesa que deve merecer uma especial atenção por parte do coordenador do grupo é a que diz respeito às diversas formas de negação de certas verdades penosas de serem conhecidas e conscientes

- A dinâmica de grupo propicia perceber os conflitos estruturais, ou seja, aqueles que resultam da desarmonia das instâncias do id, do ego e do superego (delas entre si ou com a realidade externa). Assim, devemos incluir as subestruturas *ego ideal*, *ideal do ego*, *ego real*, *alterego* e *contraego* (este último é uma denominação proposta para referir-se a aspectos que, dentro do *self*, organizam-se de modo patológico e agem contra as capacidades do próprio ego, como também nas situações de grupo, como um boicote ao crescimento do grupo como um todo)
- Presença de identificações, tanto as projetivas quanto as introjetivas, ou até mesmo as "adesivas". As identificações são importantes na medida em que se constituem como o essencial elemento formador do senso de identidade
- A comunicação, em suas múltiplas formas de apresentação, as verbais e as não verbais, representa um aspecto de especial importância na dinâmica do campo de grupo
- O desempenho de papéis, em especial os que adquirem uma característica de repetição estereotipada em determinados indivíduos do grupo, como o papel de "bode expiatório", é uma excelente fonte de observação e manejo por parte do coordenador de grupo
- As formas de vínculos, como amor, ódio, conhecimento e reconhecimento no campo grupal, manifestam-se e articulam-se entre si. Há uma forte tendência em trabalhar com as configurações vinculares. Ou seja, os vínculos interpessoais podem se estruturar como uma relação de autoritarismo e poder, simbiose, sadomasoquismo e fascinação narcisista recíproca, entre outros.
- No campo grupal, costuma aparecer um fenômeno específico e típico: a ressonância que, como o nome sugere, consiste no fato de que, tal como acontece em um jogo de diapasões acústicos ou de bilhar, a comunicação trazida por um membro do grupo vai ressoar em outro. Este, por sua vez, transmitirá um significado afetivo equivalente, ainda que, provavelmente, venha embutido em uma narrativa de embalagem bem diferente, e assim por diante
- O campo grupal constitui-se como uma galeria de espelhos, em que cada um pode refletir e ser refletido nos e pelos outros. Nos grupos psicoterápicos, a oportunidade de encontro do *self* de um indivíduo com o de outros configura uma possibilidade de discriminar, afirmar e consolidar a própria identidade pessoal
- É importante destacar a relação do sujeito e do grupo com as pressões sociais e culturais na qual estão inseridos
- É importante a obtenção da unidade grupal, porém deve ficar claro que unidade não significa exclusão de opostos. Pelo contrário, o conceito atual de unidade deve implicar e incluir a existência concomitante dos opostos. Um grupo coeso e bem constituído exerce a função de ser um continente das angústias e necessidades de cada um e de todos. Isso adquire uma importância especial quando se trata de um grupo composto por pessoas regressivas.

ATITUDES DO TERAPEUTA

Psiquiatras treinados primariamente como psicoterapeutas podem prescrever medicamentos mais relutantemente do que os que têm uma orientação maior em Psiquiatria Biológica. Em contrapartida, aqueles que veem a medicação como o tipo preferido de intervenção para a maioria dos transtornos psiquiátricos podem relutar em encaminhar pacientes para a psicoterapia. Terapeutas pessimistas com o valor da psicoterapia ou que julgam mal a motivação do paciente podem prescrever medicamentos devido às próprias crenças. Outros podem restringir o uso de medicação se sobrevalorizam a psicoterapia ou subvalorizam tratamentos psicofarmacológicos.[48]

Quando um paciente faz psicoterapia com alguém que não é o psiquiatra que receita os medicamentos, é importante reconhecer a inclinação para o tipo de tratamento e evitar travar batalhas em defesa de opiniões que acabam em conflito desnecessário. Embora possa surgir desacordo quanto a qual abordagem é mais efetiva para a resposta clínica, o uso ideal das duas modalidades deve ser complementar. Por vezes, outra opinião pode ser benéfica.

A pessoa do terapeuta

Para que a psicoterapia seja efetiva, não basta conhecer a fundo uma linha teórica e sua técnica. Por vezes, o mais importante pode não ser qual o tipo da terapia, e, sim, quem é o terapeuta. O psiquiatra deve, portanto, qualquer que seja sua formação psicoterápica, cultivar, no mínimo, sua própria saúde mental e ter certo conhecimento de artes e humanidades, além de uma atitude de escuta sem julgamentos e que objetive à compreensão do paciente como um todo. O médico receita-se a si mesmo – mas o remédio deve ser de boa qualidade.

CONCLUSÃO

A questão de como poderíamos ajudar alguém a estar mais bem preparado para enfrentar dificuldades passadas, presentes e futuras, que atitudes emocionais e morais ter frente a influências perturbadoras, tem a resposta na supressão de separação vigente entre consciente e inconsciente. A natureza determinada e dirigida da consciência, tão útil e tão duramente conquistada pela humanidade, não se mantém à custa da supressão do inconsciente, pois, graças à função transcendente, as duas atitudes permeiam-se. A vida tem de ser conquistada constantemente. Por isso, não há posição que possa ser mantida como adequada por longo período. A psicoterapia poderá criar condições de o ser humano enfrentar adequadamente os mais diferentes desafios e realizar de modo pleno sua individualidade.

Terapia Cognitivo-Comportamental

Irismar Reis de Oliveira

INTRODUÇÃO

A terapia cognitivo-comportamental (TCC) foi concebida por Aaron Beck, psiquiatra americano com formação psicanalítica, nos anos 1960, constituindo-se em uma modalidade de psicoterapia estruturada e de curta duração.[1,2] Idealizada para auxiliar os pacientes com depressão na resolução de problemas e na modificação de pensamentos e comportamentos disfuncionais, nas décadas que se seguiram, a TCC foi adaptada para lidar com diferentes transtornos psiquiátricos e condições, tendo sua estrutura teórica sido influenciada, em parte, pela "revolução cognitiva na Psicologia". Embora esta "revolução" tenha se dado durante as décadas de 1950 e 1960, por meio dos trabalhos pioneiros de Bandura com a aprendizagem observacional;[3] de Ellis, com a terapia racional emotiva;[4] e de Kelly, com a teoria dos construtos pessoais.[5] Os textos centrais sobre modificação cognitiva datam dos anos 1970.[6]

Conduzindo pesquisas com pacientes deprimidos, Beck[2] concluiu que os pacientes apresentavam percepções distorcidas e negativas de si mesmos, do mundo e do futuro. Assim, formulou a tríade cognitiva negativa, proveniente de esquemas cognitivos disfuncionais negativos, rígidos e não realistas. Tais esquemas cognitivos disfuncionais, com origem na infância e nas interações com o ambiente, tornam-se elementos críticos para o surgimento, a manutenção e a recorrência da depressão. Desde a ocasião, Beck passou a desenvolver técnicas para corrigir as cognições distorcidas e melhorar os sintomas depressivos, dando origem à TCC.[7]

As hipóteses explicativas que se seguiram estenderam-se para outros transtornos, como os de ansiedade, dependência química, transtornos alimentares e transtornos de personalidade.[8] É importante salientar que os modelos explicativos de Beck para tais transtornos enfatizam a importância dos erros no processamento de informação como fatores de vulnerabilidade cognitiva que, junto com fatores genéticos, neurobiológicos e ambientais, interagem no desenvolvimento e na manutenção dos sintomas.[9]

A experiência inicial de Beck com a psicanálise foi importante no desenvolvimento das estratégias e dos conceitos terapêuticos da TCC, tendo sido esta influenciada pelos analistas neofreudianos, como Alfred Adler, Karen Horney, Otto Rank e Harry Stack Sullivan. Ademais, a estrutura teórica da TCC teve a contribuição de outras escolas, como a abordagem fenomenológico-humanista, e foi inspirada por filósofos como Kant, Heidegger e Husserl, com ênfase na experiência subjetiva consciente. É importante salientar que Beck foi também influenciado pelos filósofos estoicos gregos, como Epiteto, que afirmavam serem as pessoas perturbadas pelos significados que atribuíam aos fatos, e não propriamente por estes. De Carl Rogers, a TCC herdou o estilo terapêutico de questionamento gentil e de aceitação incondicional, além de ter tomado a teoria do apego de John Bowlby como fonte valiosa para o desenvolvimento da conceituação cognitiva.[10]

Outras influências importantes foram Piaget e seus "esquemas", que levaram a uma definição semelhante dada por Beck; a Richard Lazarus e sua teoria cognitiva das emoções; a Goldfried & D'Zurilla, com a abordagem de solução de problemas; e a Albert Bandura e Donald Meichenbaum, com os modelos de autorregulação, sem deixar de mencionar a contribuição da terapia comportamental no que diz respeito à estrutura da sessão, ao papel mais ativo do terapeuta, ao estabelecimento de metas tanto para a terapia quanto para as sessões, à formulação e ao teste de hipóteses, à obtenção de *feedback*, ao uso de técnicas de solução de problemas, ao treinamento de habilidades sociais, à prescrição de experimentos entre as sessões e à quantificação ou medida das variáveis "mediacionais" e de desfechos.[10]

MODELO COGNITIVO

Uma das principais metas do modelo cognitivo desenvolvido por Beck é ajudar os pacientes a modificar e flexibilizar as crenças nucleares disfuncionais, sendo estas definidas como percepções globais, rígidas e generalizadas sobre si mesmos e sobre os outros. As crenças nucleares são, de modo geral, consideradas tão verdadeiras pelos pacientes a ponto de eles determinarem o sentido de suas experiências.[11] Situadas em um nível cognitivo mais "profundo" e frequentemente menos acessível, as crenças nucleares estão intimamente conectadas com as crenças intermediárias que, por sua vez, manifestam-se como regras e pressupostos subjacentes e expressam-se por meio de raciocínios condicionais do tipo "se..., então...", como: "Se me exponho fazendo uma pergunta durante a palestra, então podem pensar que eu sou ridículo". Os pressupostos subjacentes, quando disfuncionais, produzem comportamentos inadequados que, por sua vez, retroalimentam as crenças nucleares negativas disfuncionais.[12]

O modelo teórico da TCC engloba, portanto, três níveis de processamento cognitivo, representados por *pensamentos automáticos*, *pressupostos subjacentes* e *crenças nucleares*. Além disso, apontam-se três fases de condução do processo terapêutico (inicial, intermediária e final ou fases 1, 2 e 3), caracterizadas pela utilização de técnicas específicas para reestruturação e flexibilização das cognições disfuncionais.[13] A Figura 30.6, que representa o exemplo de um paciente de nome João Carlos, ilustra os principais conceitos da TCC e mostra como eles se retroalimentam e determinam as técnicas terapêuticas a serem utilizadas. Tal modelo esquemático ilustra igualmente como os três níveis podem ser sequencialmente reestruturados.

No nível cognitivo intermediário, os pressupostos subjacentes e consequentes comportamentos de busca de segurança – representados pelo isolamento e pelo afastamento das pessoas – são fatores que contribuíram para o agravamento do quadro depressivo, uma vez que João Carlos não tinha a chance de desconfirmar a visão negativa de si mesmo. Os pressupostos subjacentes visam, portanto, ainda que de modo malsucedido, evitar que ele se veja como incapaz e incompetente ou que outros o percebam assim. Infeliz e paradoxalmente, os comportamentos de busca de segurança derivados de pressupostos subjacentes como "Se eu sair para buscar emprego, então vai ficar claro o fracasso que sou", trazem "proteção" momentânea, porém, fatalmente, acabam por produzir aquilo que se quer evitar: a ativação das crenças nucleares negativas (p. ex., "Sou incapaz" ou "Sou um fracasso") e as consequentes emoções de tristeza e ansiedade. Na TCC, o terapeuta usa técnicas, como ativação comportamental e experimentos comportamentais, para encorajar a tomada das decisões que conduzam ao questionamento dos pressupostos, com adoção de comportamentos mais adaptados e desejados.

No terceiro e mais profundo nível cognitivo, percebe-se como as crenças nucleares negativas disfuncionais são facilmente ativadas durante os episódios depressivos. O terapeuta ajuda, então, o paciente a identificar as crenças disfuncionais (do tipo "Sou incapaz"), auxiliando-o em sua reestruturação e sua ativação de crenças nucleares positivas mais funcionais (do tipo "Sou capaz" ou "Sou normal") (ver Figura 30.6 C).

Nível 1: reestruturação de pensamentos automáticos

Os pensamentos automáticos (PA) disfuncionais, caracterizados sobretudo pelas distorções cognitivas, são habitualmente modificados com o auxílio de registros de pensamentos. O registro de pensamentos disfuncionais (RPD) foi elaborado inicialmente por Beck para modificar os estados afetivos negativos por meio da reestruturação de PA problemáticos.[7] Posteriormente, foi reelaborado por seus seguidores, a exemplo de Greenberg e Padesky,[14] que chamaram a atenção para a importância de questões envolvendo as evidências confirmatórias, bem como as evidências contrárias, facilitando o desenvolvimento de pensamentos alternativos mais equilibrados e a subsequente redução no afeto negativo, com consequente modificação dos comportamentos disfuncionais associados.

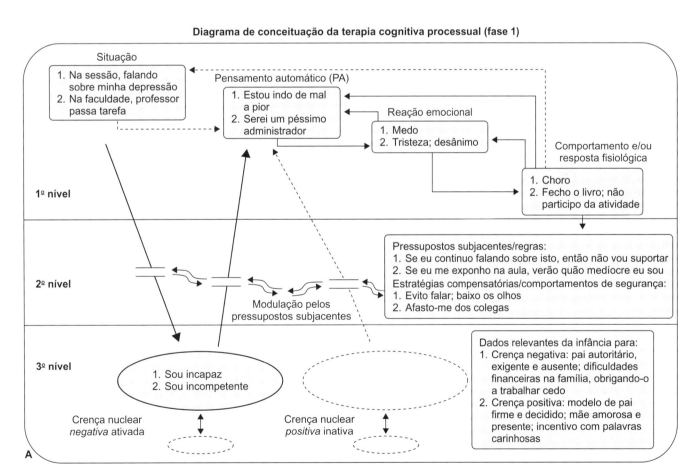

Figura 30.6 Diagrama de conceituação com a formulação do caso de João Carlos antes (**A**), durante (**B**) e ao término da terapia (**C**), com reestruturação dos níveis 1 (pensamentos automáticos), 2 (pressupostos subjacentes) e 3 (crenças nucleares). Um dos principais objetivos da terapia é ativar ao máximo as crenças nucleares positivas funcionais. Entretanto, na fase 3, deseja-se um equilíbrio assimétrico, no qual as crenças positivas predominem, mas, ao mesmo tempo, as crenças negativas funcionais possam ser ativadas quando necessário. (Diagrama idealizado pelo Prof. Irismar Reis de Oliveira.) (*Continua*)

Diagrama de conceituação da terapia cognitiva processual (fase 2)

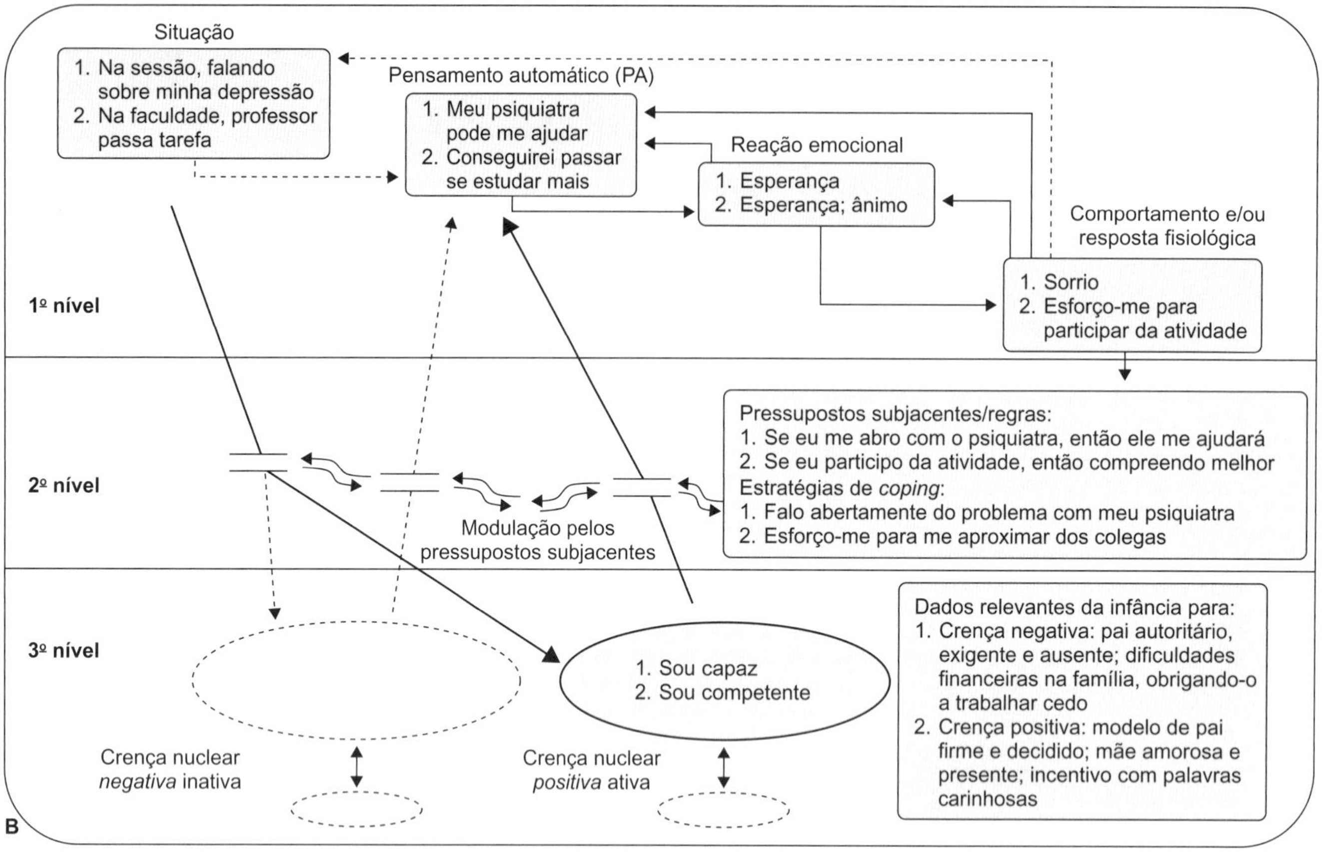

B

- **Situação**
  1. Na sessão, falando sobre minha depressão
  2. Na faculdade, professor passa tarefa

- **Pensamento automático (PA)**
  1. Meu psiquiatra pode me ajudar
  2. Conseguirei passar se estudar mais

- **Reação emocional**
  1. Esperança
  2. Esperança; ânimo

- **Comportamento e/ou resposta fisiológica**
  1. Sorrio
  2. Esforço-me para participar da atividade

1º nível

2º nível

Modulação pelos pressupostos subjacentes

- **Pressupostos subjacentes/regras:**
  1. Se eu me abro com o psiquiatra, então ele me ajudará
  2. Se eu participo da atividade, então compreendo melhor
- **Estratégias de *coping*:**
  1. Falo abertamente do problema com meu psiquiatra
  2. Esforço-me para me aproximar dos colegas

3º nível

1. Sou capaz
2. Sou competente

Crença nuclear *negativa* inativa

Crença nuclear *positiva* ativa

- **Dados relevantes da infância para:**
  1. Crença negativa: pai autoritário, exigente e ausente; dificuldades financeiras na família, obrigando-o a trabalhar cedo
  2. Crença positiva: modelo de pai firme e decidido; mãe amorosa e presente; incentivo com palavras carinhosas

---

Diagrama de conceituação da terapia cognitiva processual (fase 3)

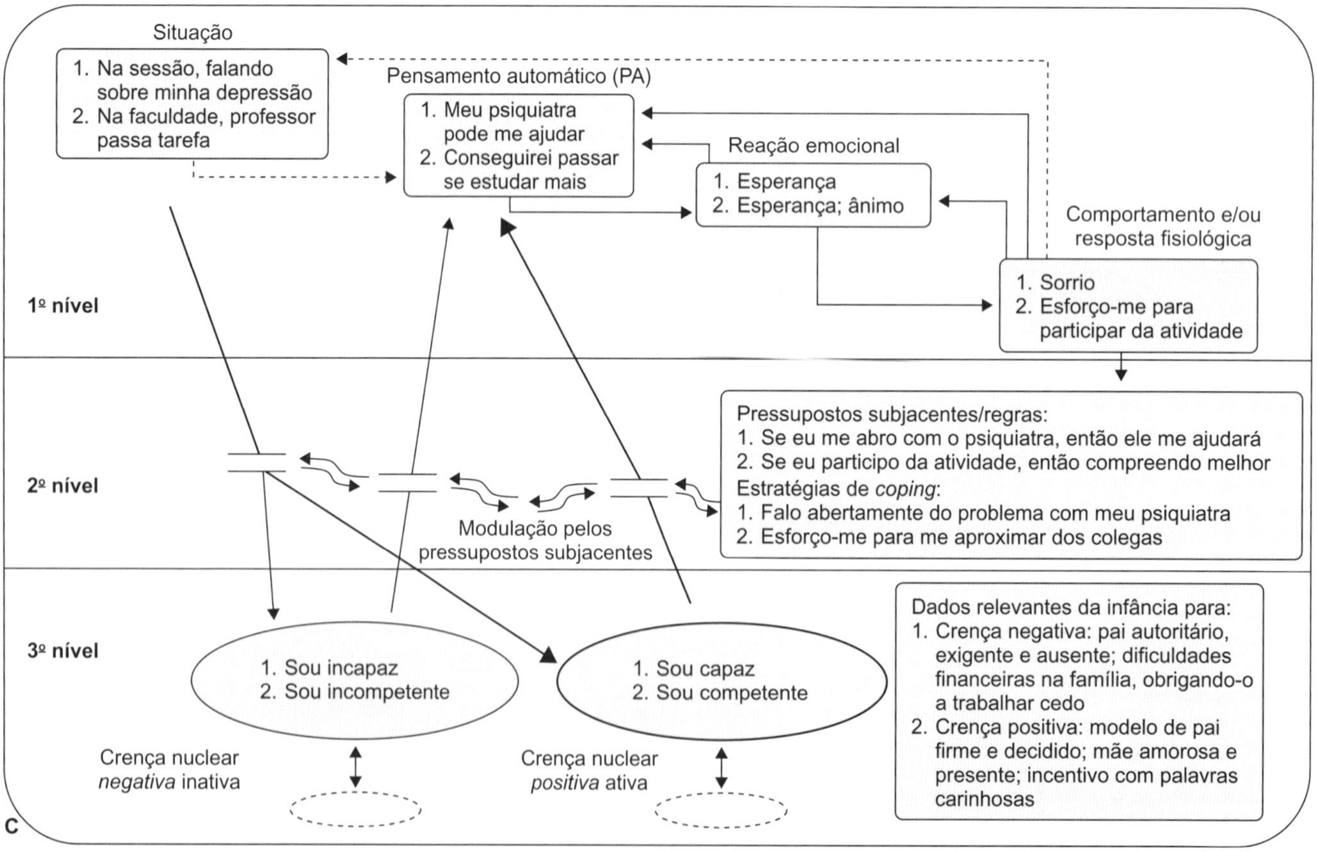

C

- **Situação**
  1. Na sessão, falando sobre minha depressão
  2. Na faculdade, professor passa tarefa

- **Pensamento automático (PA)**
  1. Meu psiquiatra pode me ajudar
  2. Conseguirei passar se estudar mais

- **Reação emocional**
  1. Esperança
  2. Esperança; ânimo

- **Comportamento e/ou resposta fisiológica**
  1. Sorrio
  2. Esforço-me para participar da atividade

1º nível

2º nível

Modulação pelos pressupostos subjacentes

- **Pressupostos subjacentes/regras:**
  1. Se eu me abro com o psiquiatra, então ele me ajudará
  2. Se eu participo da atividade, então compreendo melhor
- **Estratégias de *coping*:**
  1. Falo abertamente do problema com meu psiquiatra
  2. Esforço-me para me aproximar dos colegas

3º nível

1. Sou incapaz
2. Sou incompetente

1. Sou capaz
2. Sou competente

Crença nuclear *negativa* inativa

Crença nuclear *positiva* ativa

- **Dados relevantes da infância para:**
  1. Crença negativa: pai autoritário, exigente e ausente; dificuldades financeiras na família, obrigando-o a trabalhar cedo
  2. Crença positiva: modelo de pai firme e decidido; mãe amorosa e presente; incentivo com palavras carinhosas

Figura 30.6 (*Continuação*) Diagrama de conceituação com a formulação do caso de João Carlos antes (**A**), durante (**B**) e ao término da terapia (**C**). (Diagrama idealizado pelo Prof. Irismar Reis de Oliveira.)

Nível 2: reestruturação dos pressupostos subjacentes

As intervenções utilizadas para reestruturar as cognições do segundo nível de processamento da informação visam auxiliar o paciente na identificação e na modificação dos pressupostos subjacentes (PS), também denominados crenças condicionais.[15] Para tanto, o diagrama de conceituação cognitiva ilustrado na Figura 30.6 pode ser utilizado para auxiliar o paciente a compreender que certos comportamentos inicialmente úteis, por reduzir a carga emocional negativa, podem progressivamente se tornar comportamentos de busca de segurança e estratégias compensatórias, sendo responsáveis pela manutenção de percepções (viés confirmatório) que, gradativamente, se tornam regras.[11] Desse modo, apoiados por tais regras ou pressupostos, os comportamentos de busca de segurança e estratégias compensatórias fazem com que os PA sejam repetidamente confirmados, mantendo-os indefinidamente.[13]

As técnicas mais eficazes para modificar os PS são os experimentos comportamentais, que visam testar hipóteses e podem ser especialmente úteis na reavaliação e na flexibilização de tais regras e pressupostos, constituindo um dos mais poderosos métodos para produzir mudanças durante a terapia.[16] Além disso, oferecem preciosa contribuição para o aumento na credibilidade das respostas racionais geradas durante a sessão[14] e para o consequente enfraquecimento de cognições disfuncionais de primeiro, segundo e terceiro níveis, a partir das evidências diretamente coletadas no dia a dia, que levam a atribuições de significados mais flexíveis. A partir de uma conceituação de caso individualizada e colaborativa, paciente e terapeuta podem elaborar experimentos comportamentais especialmente voltados para os fatores que mantêm o problema atual e a vulnerabilidade do indivíduo.

Nível 3: reestruturação das crenças nucleares

Segundo Beck,[11] as crenças nucleares disfuncionais costumam ser desenvolvidas e reforçadas desde as primeiras interações dos indivíduos com o mundo e as outras pessoas, podendo ser desaprendidas e substituídas por alternativas mais realistas e saudáveis. A modificação e a flexibilização de crenças disfuncionais levam à percepção mais construtiva dos problemas atuais e situações futuras, além de contribuir para que os resultados terapêuticos sejam mais consistentes e duradouros,[17] tornando-se um dos principais objetivos da terapia.

Em anos mais recentes, este autor desenvolveu a terapia cognitiva processual (TCP),[18] uma abordagem inicialmente inspirada no livro *Processo*, de Franz Kafka, (1925),[19] que facilita o reconhecimento e a modificação das crenças nucleares, conceituadas como autoacusações. Ao perceber tais autoacusações como manifestações de crenças nucleares negativas disfuncionais ativadas, em vez de verdades absolutas, e organizar uma defesa adequada, ao contrário do personagem kafkiano Joseph K.,[20] permite-se ao indivíduo observar-se de modo mais positivo e realista. Tal abordagem tem como característica principal a incorporação estruturada e sequencial de diversas técnicas já consagradas da TCC convencional e de outras abordagens, como a cadeira vazia; a seta descendente; o exame das evidências; o advogado de defesa; a reversão de sentenças; a seta ascendente; o desenvolvimento de um esquema positivo; o diário de autoafirmações positivas; e a redação de cartas.[13]

Em conclusão, a TCC e, em especial, a TCP, desenvolvida mais recentemente, são abordagens transdiagnósticas que têm como principais características a integração da conceituação de caso à condução do processo terapêutico e o uso de técnicas específicas, direcionadas à reestruturação de cognições disfuncionais, sobretudo das crenças nucleares, a fim de construir perspectivas mais realistas e funcionais.

Exemplo de formulação de caso

João Carlos, corretor de imóveis e estudante de Administração, 23 anos, mais velho de três irmãos, informa ter perdido o emprego em uma imobiliária há 6 meses, passando a ter pensamentos do tipo "Não vou conseguir sair disso", "Estou indo de mal a pior" e "Serei um administrador medíocre", pensamentos automáticos estes provenientes das crenças nucleares "Sou incapaz" e "Sou incompetente", identificadas nas primeiras sessões, e que se ativaram após a perda do emprego (ver Figura 30.6). Notou-se, igualmente, queda do rendimento na faculdade.

Embora ao longo de sua vida João Carlos tenha se considerado capaz e competente, eventos relevantes de sua infância provavelmente contribuíram para o desenvolvimento dessas e de outras crenças nucleares sobre si mesmo, que costumavam ativar-se em momentos de crise. Apesar da admiração pelo pai, por parecer-lhe alguém firme e decidido, João Carlos também o descrevia como autoritário e exigente, bem como um tanto ausente na educação dos filhos. Quando não estava fora, sua presença era temida, caracterizada por duras e frequentes críticas e afirmações de que João Carlos nunca seria alguém, por ser preguiçoso. O pai, principal provedor da família, teve dificuldades financeiras no início da adolescência de João Carlos, obrigando-o a trabalhar na mercearia do tio para ajudar nas despesas de casa. João Carlos nutria sentimentos mistos pelo pai, ao mesmo tempo admirando-o e temendo-o. Por outro lado, sua mãe, funcionária de uma escola pública, era amorosa e presente, auxiliava-o rotineiramente nas tarefas da escola e incentivava-o com palavras carinhosas do tipo "Você é muito inteligente e tem tudo para vencer na vida". João Carlos descreve-se, ainda, como inseguro e tímido, percepção negativa de si mesmo possivelmente alimentada pelas frequentes críticas e exigências do pai descritas anteriormente. A mãe, por outro lado, segundo ele, além de encorajadora e presente, ajudou-o a concluir o ensino médio e preparar-se para iniciar a faculdade de Administração.

Resumidamente, encontra-se aqui o substrato para o desenvolvimento das crenças nucleares negativas e positivas de João Carlos, tendo as primeiras passado a predominar em momentos particularmente difíceis, como a perda do trabalho que o levou a ter dificuldades de arcar com as prestações da faculdade. Seus pensamentos automáticos, decorrentes da ativação dessas crenças, geravam tristeza e ansiedade intensas. Em uma das sessões, João Carlos relatou a imagem do pai dizendo-lhe: "Vamos, menino. Deixe de ser preguiçoso. Vá fazer alguma coisa."

A Figura 30.6 ilustra a conceituação de caso de João Carlos.

ABORDAGENS DE TERCEIRA ONDA

A TCC evoluiu ao longo das décadas, incorporando novas abordagens e técnicas. Atualmente, talvez seja mais adequado referir-se às TCCs, que compreendem uma ampla gama de intervenções, incluindo as chamadas terapias de terceira onda. Essas abordagens expandem e complementam o modelo tradicional da TCC, tendo como base a atenção plena (*mindfulness*), a aceitação e a compaixão, além de enfatizar a importância dos valores pessoais e do comprometimento. Algumas das principais abordagens de terceira onda incluem a terapia de aceitação e compromisso (ACT), a terapia cognitiva baseada em *mindfulness* (MBCT), a terapia comportamental dialética (DBT) e a terapia focada na compaixão (CFT).

A ACT é uma abordagem que visa a aumentar a flexibilidade psicológica por meio do desenvolvimento da aceitação, do comprometimento com ações alinhadas aos valores pessoais e do uso da atenção plena. Essa modalidade de terapia ajuda os pacientes a aceitarem os pensamentos e emoções indesejados, em vez de lutar contra eles, e a se comprometerem com ações que promovam uma vida mais rica e significativa.[21]

A MBCT combina técnicas de meditação (atenção plena) com elementos da TCC para ajudar os pacientes a estarem mais atentos ao momento presente e a adotarem uma postura isenta de julgamento em relação aos pensamentos e emoções. A MBCT foi originalmente desenvolvida para prevenir recaídas em pacientes com depressão recorrente e, desde então, expandiu-se para vários outros transtornos psiquiátricos.[22]

A DBT é uma abordagem que integra técnicas da TCC, *mindfulness* e treinamento de habilidades emocionais e interpessoais. Foi inicialmente desenvolvida para tratar pacientes com transtorno de personalidade *borderline* e, mais tarde, adaptada para tratar outros transtornos, como automutilação e ideação suicida. A DBT enfatiza o equilíbrio entre a aceitação e a mudança, auxiliando os pacientes a desenvolverem habilidades de enfrentamento e a lidarem com as emoções intensas de forma mais eficaz.[23]

A CFT integra elementos da TCC, teoria do apego e neurociência, visando desenvolver autocompaixão, empatia e habilidade de lidar com emoções difíceis. A CFT auxilia os pacientes a identificarem e modificarem seus padrões de autocrítica excessiva e a cultivarem postura mais compassiva e solidária em relação a si mesmos e aos outros.[24]

Em resumo, as terapias de terceira onda oferecem ferramentas adicionais e estratégias complementares para ajudar os pacientes a lidarem com uma variedade de questões emocionais e comportamentais. É importante ressaltar que as terapias de terceira onda representam uma evolução importante no campo das TCC, ampliando o leque e permitindo uma abordagem mais adaptável, personalizada e eficaz no tratamento de diversas condições psicológicas.

Psicoterapia Psicanalítica

Luiz Carlos Mabilde

INTRODUÇÃO

De modo bem sintético, vamos abordar as modalidades de psicoterapias analíticas. Embora se possa dizer que a Psicanálise é uma só, assim como seu método, pode-se falar em diversas psicoterapias analíticas. Isso se deve ao que se chamaria de processo adaptativo, pelo qual a Psicanálise se viu obrigada a passar, tanto internamente quanto para seu consumo externo.

Do ponto de vista de sua estrutura teórica e técnica, o resultado adaptativo autoplástico foram as denominadas escolas psicanalíticas, que traduzem uma escala evolutiva de aperfeiçoamento alcançado pela Psicanálise, graças aos esforços de seus teóricos, professores e praticantes em todo mundo. Hoje, com base em Sigmund Freud,[1] que segue sendo o paradigma orientador e unificador de todas as vertentes, temos mais de dez "escolas psicanalíticas" funcionando ativamente. São exemplos a freudiana, a kleiniana, a lacaniana, a Psicologia do ego, a winnicottiana e a bioniana, entre outras.

Da perspectiva aloplástica, a adaptação ocorreu na direção de uma prática mais simples, mais rápida, mais econômica e de maior abrangência junto aos pacientes. Assim, contemplam-se as psicoterapias analíticas ou de orientação psicanalítica. De todas as praticadas em consultórios, ambulatórios, hospitais, instituições de ensino psicanalítico ou psicoterápico, vamos selecionar as adotadas em consultório. Elas constituem quatro modalidades: (1) clássica; (2) dirigida ao ego; (3) intersubjetiva/intrassubjetiva; e (4) integrada.

PSICOTERAPIA CLÁSSICA

Chama-se técnica psicanalítica um conjunto de procedimentos e recursos utilizados por Freud com seus pacientes, a fim de que conheçam seus desejos inconscientes, os mecanismos de defesas do ego e seus propósitos, o id e suas pulsões, o superego e suas funções e, finalmente, a origem e o significado de sintomas, sonhos, atos falhos e memórias encobridoras.[1,2] Freud[3-7] escreveu cinco pequenos ensaios sobre a técnica psicanalítica, os quais seguem sendo os fundamentos de toda a técnica analítica. Qualquer pretendente à prática da psicoterapia analítica terá de conhecê-los a fundo.

Esquematicamente, Freud[8-13] desenvolveu seis técnicas, dentro de um só método. Da mesma maneira, é preciso estudá-las, praticá-las como meio de adquiri-las e executá-las com habilidade:

- **Técnicas físicas**:[8] hidroterapia, eletroterapia, massagens, repouso
- **Técnica catártica**:[9] constitui o meio (ordem hipnótica) pelo qual a ab-reação é obtida
- **Técnica da pressão**:[10] a pressão na testa substitui a sugestão hipnótica como meio de conseguir a descarga motora truncada
- **Técnica da associação livre**:[11] a regra fundamental da técnica freudiana, sendo o processo de unir um pensamento a outro sem um objetivo imediato consciente
- **Técnica de "tornar consciente o inconsciente"**:[12] dá ensejo ao modelo topográfico com base em interpretação (mais associação livre); resistência; transferência; conflito – desejo sexual (Ics) × padrões morais (Pcs-Cs)
- **Técnicas do "onde estava o id, ali deverá estar o ego"**:[13] leva ao modelo estrutural e baseia-se no conflito entre ego (superego) × id.

Os escritos de Freud e os acréscimos advindos de Melaine Klein e seguidores (contratransferência; fantasias/relações objetais/defesas primitivas) e da escola americana (pulsão/adaptação/objetos externos) perfazem a estrutura da psicoterapia clássica, conforme exemplo clínico.[14]

PSICOTERAPIA DIRIGIDA AO EGO

Redefinição de método e técnica, técnica clássica e técnica moderna

Em trabalhos anteriores,[2,14] Mabilde discutiu e concluiu que existem diferenças semânticas e conceituais entre ambas. O próprio Freud[15,16] somente usou o termo método duas vezes e para definir como a Psicanálise atua. Depois disso, o termo empregado foi técnica. Por método, entende-se um meio para se atingir um objetivo, enquanto técnica designa um conjunto de procedimentos para se realizar uma tarefa. Se o primeiro diz qual o caminho a ser tomado, o segundo indica o que precisamos fazer durante o trajeto. Embora sutil, há uma diferença presente.

Em outro trabalho Mabilde,[17] com base no expressivo trabalho de Lipton,[18] examinou aspectos históricos que foram responsáveis pela confusão entre expressões consagradas, relativas à evolução da técnica psicanalítica, como: a técnica definitiva de Freud, a técnica clássica e a técnica moderna.

Freud[19] analisou Paul Lorenz (Homem dos Ratos). Assim, por quarenta anos, a técnica usada por Freud foi tida como o exemplo prototípico de como se deveria analisar um paciente. De repente, surgiram contestações sobre ela, conforme apontou Lipton,[18] em 1977:

- Kris, em 1951, criticou a doutrinação intelectual
- Kanzer, em 1952, concluiu que a transferência não foi bem entendida
- Jones, em 1955, julgou negativas as explanações teóricas e a permissividade para atitudes familiares
- Grunberger, em 1966, avaliou como prematura e brutal a maneira pela qual Lorenz deparou-se com certa fantasia inconsciente
- Zetzel, em 1966, censurou as respostas espontâneas não limitadas à interpretação
- Weiner, em 1973, desaprovou as autorrevelações.

Há quatro pontos a serem destacados das observações de Lipton (1977).[18] As críticas citadas redefiniram a técnica de Freud, expandiram-na, ao darem maior ênfase ao comportamento do analista como distinto de seu propósito (contratransferência patológica). Desse modo, incorporaram à técnica questões que Freud não considerava técnicas, mas, sim, artefatos, oriundos de seu relacionamento pessoal, não técnico, com o paciente, como revelar seus próprios pensamentos, levantar, dar risadas ou corrigir ou alimentar o paciente. Essa nova técnica, redefinida pelas críticas, deve ser chamada de moderna, sendo a clássica, evidentemente, a anterior.

A confusão, porém, aumentou quando os psicanalistas reagiram contra a proposição de French/Alexander e sua "experiência emocional corretiva (EEC)". Argumentavam que a EEC não era analítica, pois se opunha frontalmente à técnica "clássica" de Freud, sem especificar que estavam comparando a EEC com a técnica moderna, já que o termo clássico aparecia apenas como sinônimo de padrão. O fato é que tais esclarecimentos contribuíram para o renascimento da antiga psicoterapia dirigida ao ego, antes também desprezada por ser vista como não analítica.

Revitalização da psicoterapia dirigida ao ego

Autores como Giovacchini e Kohut,[20,21] ao combinarem prestígio e criatividade, igualmente contribuíram para a reinauguração dessa prática inequivocamente útil. Como se verá, essa técnica também muito contribuiu para a estruturação de um novo tratamento para antigos e intratáveis quadros clínicos, os "estados limítrofes".

Estudo de Giovacchini

Giovacchini,[20] em trabalho de 1975, estudou um tipo especial de pacientes com grave transtorno de personalidade, cuja principal característica é a de apresentarem um comportamento paradoxal com relação ao tratamento psicanalítico. Por um lado, mostram uma atitude positiva para com esse tipo de tratamento. No entanto, por outro lado, causam repetidas situações muito difíceis, mobilizando bastante o analista, sobretudo na contratransferência.

Tais pacientes não toleram qualquer tipo de intrusão, razão pela qual o analista, o *setting* e as interpretações são repudiados. Há uma luta constante por autonomia – daí apresentarem acentuada tenacidade como padrão. Odeiam julgamentos morais, sendo igualmente muito críticos e perspicazes contra quaisquer deslizes ou medidas não analíticas, o que cria casos de impasse.

De parte dos analistas – seguindo Giovacchini[20] –, destaca-se o seguinte: eles transgridem tecnicamente por darem respostas não analíticas, ao se sentirem atingidos em sua sensibilidade. Mostram-se não envolvidos com as associações, ao ponto de fazerem julgamentos morais e levarem os pacientes a experimentarem sua própria patologia, em vez de sentirem alívio. Em função disso, tais pacientes passam por muitos terapeutas e acabam rotulados como inanalisáveis e contraindicados para tratamento analítico. Um elemento de grande dificuldade para os analistas é não tolerarem sua inexistência – daí o círculo vicioso: caso o analista interprete, é intrusivo; se não adora tal procedimento, é omisso. Ou seja: o analista carrega uma constante sensação de estar sempre errado, culpado, raivoso, o que leva à paralisação de sua capacidade de analisar e do processo analítico.

Estudo de Kohut

Kohut[21,22] estudou um tipo de paciente, cuja patologia denominou "perturbação narcisista da personalidade". Ao contrário de Kernberg,[23] Kohut[21,22] considerou esses casos dentro da analisabilidade, fora, portanto, do espectro fronteiriço. Tal posição, aliás, fez com que Kohut[21,22] rompesse com a tradição clássica, denominando seu sistema teórico de "Psicologia do *self*", o que pode ser bem examinado em seu livro *Restauração do Self*, de 1977. Para ele, a etiologia do transtorno deve-se, em primeiro lugar, a uma parada do desenvolvimento psicossexual. Quer dizer, uma vez perturbado o equilíbrio narcísico primário, a psique "salva" parte da perfeição narcisista por meio da criação de um "*self* grandioso" e da "imago parental idealizada", o que dá lugar a duas linhas de desenvolvimento simultâneas e independentes. Por um lado, a linha do narcisismo normal, que se traduz pela sequência: autoerotismo, narcisismo, objeto de amor. Por outro lado, temos o narcisismo patológico: autoerotismo, narcisismo e *self*-objeto.

Como se vê, Kohut[21,22] deslocou do ego para o *self* o centro de iniciativas e recipiente de impressões. Enquanto isso, entendeu a patologia como consequência de uma falha crônica da empatia parental, o que determina no sujeito um sentido deficiente do *self* e uma constante instabilidade da autoestima. Os pacientes em questão também foram considerados não analisáveis.

Pacientes paradoxais

Em trabalho anterior,[24] que teve por base psicoterapias e uma prolongada análise desses casos, o autor apresentou um trabalho com duplo objetivo: (1) como se poderia entender essa peculiar relação analítica; (2) como encarar os problemas da contratransferência. Cinco aspectos, como resultados, chamaram a atenção e confirmaram as conclusões de Giovacchini[20] e Kohut:[21,22]

- **Nos pacientes**:
  - Funcionam em típica regressão de paciente grave
  - Apresentam fusão simbiótica com maus objetos introjetados
  - Executam projeção maciça sobre tais objetos, tanto do seu *self* desvalorizado quanto de sua (defensiva) grandiosidade

- **Nos analistas**:
  - As respostas contratransferenciais foram determinadas por tipo de paciente, personalidade do analista e fatores comuns dos analistas (considerá-los, por exemplo, não analisáveis)
  - Coube o questionamento: o que teria faltado nesses tratamentos?

A melhor resposta parece: faltou apoio ou, em termos psicanalíticos, faltaram atitudes e intervenções compatíveis com o tipo especial de paciente.

De modo mais específico, faltaram os seguintes pontos:

- Apoio afetivo e efetivo
- Mais silêncios (não intrusivos)
- Considerar que relutar, na avaliação, não é o mesmo que julgar o paciente inanalisável
- Distensão dos rígidos critérios avaliativos e técnicos, que valem para os pacientes neuróticos
- Questionar influências dos analistas mais experientes que, devido aos maus resultados com esses pacientes, passaram a considerá-los inanalisáveis
- Utilizar técnicas analíticas dirigidas ao ego.

O próprio Giovacchini,[20] no mesmo trabalho, discorre sobre possíveis medidas técnicas que teriam a propriedade de adequar o duo *tipo de paciente/técnica apropriada*. São elas:

- Continência especial
- Revisão da aplicação do *setting* tradicional: se para o neurótico o *setting* analítico é ideal para reviver conflitos, já para os pacientes paradoxais, ele é "adequado" para sofrer
- Controle da contratransferência: sobretudo controlar a sensação da "não existência"
- Tipo de intervenção: para o neurótico, o indicado é o uso da transferência – apontar como o paciente sente, vê, encara o analista. No segundo caso, o importante é o uso da contratransferência – apontar como o analista está reagindo ao paciente
- Questão dos impasses: deve-se considerá-los, pelo lado do paciente, como repetições dos impasses de seu desenvolvimento e de sua psicopatologia; pelo lado do analista, no fato de insistir na mudança da psicopatologia do paciente e, ante a impossibilidade, não controlar reações adversas governadas por uma contratransferência patológica, pois o paciente ataca seu sistema de valores.

Assim, Kohut[21,22] é também enfático na prescrição de uma técnica que "ajuste nossa capacidade empática às necessidades do paciente". Exemplos clínicos dessa modalidade podem ser vistos em trabalhos já apresentados.[25,26]

PSICOTERAPIAS INTERSUBJETIVAS/INTRASSUBJETIVAS

Considerando a evolução da técnica psicanalítica, conforme o paradigma determinante, pode-se afirmar que a psicanálise teve três grandes movimentos, conforme descrito na Tabela 30.2.

Tabela 30.2 Três grandes movimentos da psicanálise.

Movimento	Período	Modelo	Técnica	Casos paradigmáticos
Freudiano	Clássico	Intrapsíquico	Inconsciente dinâmico, transferência, resistência	Neuroses
Kleiniano	Intermediário	Intersubjetivo	Relações de objeto, contratransferência	Psicoses
Greenniano[27]	Contemporâneo	Intrassubjetivo ou (do) objeto analítico, ou seja, articulação do intrapsíquico e intersubjetivo	Enquadre, objeto analítico, terceira tópica da Psicanálise	Estados limítrofes

Interessa-nos aqui bem mais a psicoterapia analítica intrassubjetiva do que a intrapsíquica e a intersubjetiva, pois a primeira está contemplada no tópico *Psicoterapia clássica*, e a segunda, além de também estar incluída naquele tópico, é bastante conhecida em virtude da grande influência kleiniana em nosso meio. Seja como for, ajudará a situar o leitor o seguinte esquema:

- **Freud (intrapsíquico)**: objetivo-pulsional
- **Klein (intersubjetivo)**: subjetivo-relacional
- **Green (intrassubjetivo)**: intrapsíquico + intersubjetivo.

No sentido proposto, diríamos que a melhor psicanálise – atualmente exercida pelos psicanalistas e psicoterapeutas analíticos – aparece como terceira tópica da Psicanálise ou como *terceiro*, que é constituinte e constituído pela junção entre analisando e analista. Tais concepção e abordagem – conforme citado anteriormente – devem-se a André Green, psiquiatra e psicanalista didata, nascido no Egito e de formação francesa. Interessa-nos, aqui, sobretudo pela grande utilidade técnica, seu conceito fundador denominado *objeto analítico*.

"Na sessão, *o objeto analítico* é como esse *terceiro* objeto, produto da junção entre aqueles formados pelo analisando e do analista".[27] Portanto, dois são três, no sentido de que o objeto analítico é a soma dos duplos do analisando e do analista.[28] Como se vê, a terceira tópica da Psicanálise constitui um dos eixos de sua reflexão metapsicológica sobre as dimensões clínicas e psicopatológicas, assim como da situação analítica.

Os diferentes terceiros ou figuras da terceiridade podem ser distinguidos, de acordo com teorizações distintas e aplicações técnicas diferentes, sem serem necessariamente excludentes. Entre outros, cabe citar:

- O terceiro da presença material, que interrompe um par já constituído (Freud e a triangulação edípica)
- O terceiro da ausência, que traz o paradoxo de uma presença ausente, conforme a concepção de Green[27,28] anteriormente explicada
- O terceiro do espaço entre dois elementos, realidades ou experiências[29]
- O terceiro intersubjetivo é constituído pela dualidade e, ao mesmo tempo, por ela mesma.[30] Como se vê, Ogden – tomando por empréstimo o conceito de "objeto analítico" de Green – amplia-o e traz novidades para o lado da situação analítica.[30] Em outro trabalho, Mabilde[31] discorreu sobre os aportes de Ogden a fim de obter uma compreensão refinada da técnica intrassubjetiva, sobretudo sobre as diferentes combinações transferenciais/contratransferenciais
- O terceiro como junção de dois objetos,[27] conforme já descrito.

Um exemplo clínico da abordagem intrassubjetiva está relatado em trabalho anterior.[17]

PSICOTERAPIA INTEGRADA: PSICOTERAPIA + PSICOFARMACOTERAPIA

Vistos como antagônicos, em um passado recente, os dois tipos de modalidades terapêuticas constituem, hoje, uma prática integrada prevalente. Nas últimas décadas, tem-se visto uma notória mudança de atitude dos psicanalistas e psicoterapeutas com relação ao uso concomitante da medicação durante a psicoterapia, bem como durante o tratamento psicanalítico, ainda que a literatura psicanalítica sobre esse assunto seja escassa.[32]

Em três ocasiões anteriores, Mabilde apresentou,[32-34] em conjunto com colegas, trabalhos sobre o tema, nos quais expôs e defendeu a experiência com o tratamento integrado. Vinte anos se passaram, e a convicção pode ser sintetizada por uma frase que repete aos alunos: "Do mesmo modo que não há sentido em medicar um paciente cuja indicação é de psicoterapia ou de análise, não se deve deixar de fazê-lo quando se tratar de alguém que o necessita e possui indicação formal para tal".

No modelo integrado, o estabelecimento do diagnóstico não seguirá uma ordem prévia, do tipo primeiro o clínico, depois o estrutural (correspondendo aos eixos 1 e 2). Seguirá, sim, um plano dinâmico de escuta do paciente, próprio do modelo psicanalítico: valem muito os dados transferenciais e as associações livres do paciente, além dos clínicos. De parte do terapeuta, a valorização da atenção flutuante e das reações contratransferenciais. Essa atitude receptiva e neutra com relação aos conflitos do paciente possibilita que o psiquiatra vá construindo, mentalmente, hipótese(s) diagnóstica(s), a(s) qual(is) não imporá(ão) precedência de um tipo de diagnóstico sobre o outro, tampouco a necessidade de uma hipótese diagnóstica preceder a investigação.

Por diagnóstico estrutural, entendemos o modo de funcionar das infraestruturas latentes, tanto no estado normal quanto nas evoluções mórbidas dessas estruturas de base da personalidade.[35]

Por conseguinte, sua classificação não repousa sobre supercategorias manifestas, e sua metodologia visa a ligações, associações e investimentos que regem os processos de escoamento, representação e satisfação pulsional.[32] O conjunto de quatro elementos organiza essa visão estrutural de cada paciente:

- **Estrutura de base da personalidade**: organização permanente mais profunda do indivíduo, da qual se desenrolam os ordenamentos funcionais normais e/ou patológicos
- **Caracteres**: o caráter é a expressão externa da estrutura de base
- **Traços**: demais traços que, de modo sintônico, complementam a estrutura de base
- **Sintomas**: produção distônica da psique que, além de trazer o paciente à consulta, representa o esforço do ego em tentar manter o equilíbrio.

O tratamento integrado pode ser conduzido por um só profissional ou em parceria com outro terapeuta. Esta decisão dependerá de três fatores: avaliação do caso, formação do profissional e reação do paciente. Dois extratos clínicos[36] ilustram o tratamento integrado.

As principais indicações para o tratamento combinado de psicoterapia + psicofarmacoterapia são os transtornos mentais maiores, como esquizofrenia, transtorno bipolar, transtorno depressivo, transtornos de dependência química, transtornos alimentares, entre outros.[37] O fato de psicotrópicos reduzirem ansiedade, hostilidade e outros sintomas melhora a capacidade de o paciente se comunicar e participar do processo terapêutico.[38] Os principais benefícios da terapia combinada são:

- Melhora da adesão aos medicamentos
- Melhora do monitoramento da situação clínica
- Redução do risco de recaída
- Redução da quantidade e da duração de internações
- Melhora do funcionamento social e ocupacional.

A redução de sintomas, especialmente de ansiedade, não diminui a motivação do paciente para psicanálise ou outra terapia voltada para o *insight*. Sempre que mais de um clínico estiver envolvido no tratamento, deve haver troca de informação regularmente para o benefício do paciente.

O ensino e a pesquisa são importantes fatores que influenciam direta ou indiretamente a (des)integração entre a psicofarmacoterapia e a psicoterapia analítica. Os programas de residência em Psiquiatria raramente ensinam sobre o tratamento combinado entre as diversas modalidades. Deveriam ser ensinados sobre avaliação diagnóstica multifatorial, bem como as diversas modalidades terapêuticas.[32]

Eye Movement Desensitization and Reprocessing (EMDR)

Daniela Reis e Silva ▪ Raquel Carvalho Hoersting ▪ Jackeline Figueiredo Barbosa-Gomes

INTRODUÇÃO

Muito tem sido discutido sobre o impacto do estresse e do trauma na saúde e na doença, e é preciso lançar luz sobre a influência de situações adversas na infância, consideradas fatores de risco para o adoecimento psíquico e o desenvolvimento de transtornos mentais em toda a sua complexidade.[1-5]

Há uma crise mundial de saúde mental com proporções de epidemia, baseada na extensão, na gravidade e nas consequências de transtornos mentais, que tem como base o trauma em indivíduos, comunidade e sociedade de forma geral.[6] Na ausência de métricas que possam ser acuradas para o estabelecimento dos efeitos epidemiológicos do trauma, Carriere[6] sugere estimar quantas pessoas são expostas a circunstâncias ou eventos traumatogênicos, considerando também as violências direta, natural, estrutural e cultural. Conhecer a magnitude do problema favorece a constituição de políticas públicas para prevenir ou mitigar essas condições traumatogênicas.

Embora nem toda situação potencialmente traumatogênica resulte em trauma, os seus efeitos só são visíveis quando se observa alguma alteração no funcionamento geral do indivíduo em diferentes esferas: mental, física, social e espiritual);[3] alterações essas que podem ser observadas por estudos neurofisiológicos, bem como por exames estruturais e funcionais de neuroimagem. Grande parte dos efeitos globais do trauma permanece, portanto, não reconhecida, sem diagnóstico e sem tratamento.[6]

A psicoterapia de dessensibilização e reprocessamento por meio dos movimentos oculares, conhecida por sua sigla EMDR (do inglês *eye movement desensitization and reprocessing*), representa uma mudança de paradigma nos cuidados em saúde mental e um expoente significativo no tratamento do trauma no Brasil e no mundo. Trata-se de uma abordagem *brain-based** reconhecida e comprovada internacionalmente, de forma empírica, como efetiva para o tratamento do trauma psicológico, bem como para uma ampla gama de transtornos oriundos de experiências adversas.[4] Com inúmeras pesquisas publicadas e resultados inquestionáveis na apresentação de casos clínicos que corroboram sua eficácia, o EMDR é considerado uma abordagem pioneira que pode ser usada em diversos contextos, na atenção primária, secundária e terciária em saúde mental, conforme veremos a seguir.

---

*Psicoterapia baseada em funcionamento cerebral.

A abordagem em questão foi desenvolvida, na década dos anos 1980, por Francine Shapiro,* a partir de sua própria observação clínica e com a contribuição de terapeutas por ela treinados, e tem como objetivo metabolizar as lembranças disfuncionais decorrentes, principalmente, de eventos passados por meio da transmutação, ressignificação e reconsolidação dos elementos que compõem o pacote de informações (imagens, pensamentos, sensações e emoções) de tais lembranças. O foco, neste caso, é favorecer os efeitos terapêuticos via conexão adaptativa de redes neurofisiológicas associativas, acionados pelo sistema de processamento de informações, liberando o paciente do seu passado disfuncional em direção a um presente saudável.[4]

O EMDR é considerado uma abordagem integrativa que proporciona simultaneamente um diagnóstico e um tratamento.[4] Seu desenvolvimento inicial teve como objetivo o tratamento de memórias traumáticas em veteranos de guerra, por meio de protocolos estruturados, mas se desenvolveu, ao longo de mais de 30 anos, por meio de uma amplitude de conceitos e protocolos, possibilitando atuação ímpar em problemas clínicos diversos, e que inclui variados contextos em diversas populações.[2]

O EMDR tem sido estudado em todo o mundo e registrado como efetivo no tratamento do trauma por diferentes instituições internacionais, e, conforme Silva,[2] uma gama de estudos randomizados e centenas de artigos publicados, bem como estudos de caso, comprovam os efeitos da psicoterapia EMDR, documentando os resultados positivos do tratamento de maneira indiscutível.[4]

A Organização Mundial da Saúde[7] reconheceu o EMDR como terapia baseada em evidência lado a lado com a terapia cognitivo-comportamental para tratamento do trauma, destacando semelhanças e, em especial, diferenças: o EMDR não envolve a descrição detalhada do evento, exposição prolongada, desafio das crenças e tarefas de casa. Neste contexto, Carriere[6] destaca os benefícios do EMDR, de seus resultados rápidos e de sua efetividade, com a possibilidade de avaliar resultados em um curto período; por ser pouco intrusiva e depender de pouca verbalização sobre o trauma, reduz as resistências ao tratamento; além disso, pode ser utilizada como primeiros cuidados psicológicos para estabilização, psicoeducação e atenção psicossocial.

Considerada um método clínico,[8] o EMDR tem como pilar uma forma clínica baseada na escuta e na atenção, incorporando princípios, protocolos e procedimentos a partir de um contexto biopsicossocial que trata a pessoa em sua integralidade. Assim, fomenta a capacidade do ser humano de responder, de forma adaptativa, aos desafios da vida, ao mesmo tempo que constrói e/ou restaura resiliência e crescimento pessoal.[9] A relação entre psicoterapeuta e cliente é parte integrante do processo psicoterápico. "Nosso trabalho clínico com o EMDR nos mostra que o sofrimento pode ser transformado não apenas em arte, mas também em vida".[4]

Sua gama de atuação permite que seja formulada como uma psicoterapia breve para questões pontuais ou, ainda, uma psicoterapia abrangente para o trabalho com pessoas que vivenciaram traumas precoces que afetam sobremaneira a sua saúde mental. Trata-se de uma abordagem singular e que requer treinamento específico em atividades de educação continuada, envolvendo o treinamento de habilidades do terapeuta para adaptar o EMDR a cada cliente,[4] de forma a definir como, quando e com quem usá-lo.

MODELO

O EMDR tem como objetivo metabolizar as lembranças disfuncionais, decorrentes, principalmente, de eventos passados por meio da transmutação, ressignificação e reconsolidação dos elementos que compõem o pacote de informações (imagens, pensamentos, sensações e emoções) de tais lembranças. O foco, neste caso, é favorecer os efeitos terapêuticos via conexão adaptativa de redes neurofisiológicas associativas, acionados pelo sistema de processamento de informações, liberando o paciente do seu passado disfuncional em direção a um presente saudável.[4]

O princípio básico que fundamenta a prática da psicoterapia EMDR é o processamento adaptativo de informação (PAI), modelo inato, explicativo, neurobiológico e adaptativo que sustenta o funcionamento da abordagem em destaque. Segundo esse modelo, cada um de nós possui um sistema fisiologicamente apto para processar informações, e esse procedimento não acontecerá de forma autônoma e natural caso o PAI esteja bloqueado ou desconectado em decorrência de eventos traumáticos. O conceito em foco se conecta ao de autocura, por meio do qual o próprio corpo é capaz de se curar de lesões e seus desdobramentos, cicatrizando e fechando feridas. Esse procedimento somente deixará de acontecer caso algo impeça sua função inata. O mesmo ocorre com o funcionamento do PAI: a autocura emocional não acontecerá de maneira espontânea, apenas e tão somente se o seu processo for interrompido, bloqueado ou impedido pelo impacto do trauma.[4]

No início do trabalho com o EMDR, Shapiro[4] deparou-se com um processo dinâmico e focado, que proporcionava resultados promissores em curto espaço de tempo e de maneira pontual. Em virtude de tais características, ela chamou, inicialmente, o PAI de "processamento acelerado de informação". Com o passar do tempo e em virtude dos resultados apurados, concluiu que mais importante do que o processamento ser rápido era, na verdade, que ele fosse adaptativo para cada paciente e suas histórias.

Levando em consideração o fato de as nossas redes de memória serem tanto a base da saúde quanto da patologia, ter o conteúdo de tais redes processado de maneira adaptativa, insuficientemente ou não processado, informará sobre o funcionamento do PAI. Uma vez que o sistema de processamento da informação está direcionado para a saúde quando há a resolução adaptativa de memórias perturbadoras, as lembranças não processadas serão o resultado primário da patologia.[10] Dessa forma, o desequilíbrio permanente desse sistema produzido por trauma durante determinado período, quando adequadamente ativado pela psicoterapia EMDR, pode levar as memórias a um estado de adaptação por meio de dessensibilização, *insights*, alteração da cognição e associação a sentimentos e recursos positivos como resultados em nível neurofisiológico.[4]

---

*Psicóloga, PhD, pesquisadora, educadora, criadora e desenvolvedora da psicoterapia EMDR.

Por meio do modelo PAI, o psicoterapeuta EMDR não somente interpreta os fenômenos clínicos relativos aos seus pacientes, organiza e fundamenta sua prática clínica, como ainda prediz os resultados do tratamento, pautando seus avanços e o prognóstico na informação valiosa de que a saúde e a doença têm como base o conteúdo das redes de memória.

Para Landin-Romero et al.,[11] as pesquisas indicam um suporte empírico razoável para a hipótese de memória de trabalho e para as mudanças fisiológicas, em especial, a partir de estudos usando neuroimagem estrutural e funcional indicando evidências de neurofisiologia, mas há muito que ser pesquisado.

METODOLOGIA

Como vimos anteriormente, o modelo PAI, de maneira autônoma, faz a digestão dos aspectos disfuncionais relativos aos eventos traumáticos. Todavia, caso esse movimento não aconteça de maneira natural, será fundamental reativar a capacidade de processamento do cérebro, promovendo o restabelecimento de sua autonomia para processar o conteúdo mal-adaptativo das neurorredes. Esse procedimento é denominado "reprocessamento". Assim, todos os procedimentos e protocolos do EMDR contribuem para os efeitos positivos do tratamento pela interação da capacidade do cliente para fazer a modulação emocional com o processamento de informação.[4]

Dessa forma, visando possibilitar um trabalho dinâmico e com resultados positivos, Shapiro[4] desenvolveu uma metodologia baseada no reprocessamento da experiência, tendo como foco o conteúdo da memória armazenada disfuncionalmente, bem como de todos os seus elementos: imagem, cheiro, som, gosto, cognições, emoções e sensações. Apresentaremos a seguir os componentes da metodologia da psicoterapia EMDR: conceituação do caso, planejamento do tratamento e protocolo de três etapas e oito fases.[4]

No que tange à conceituação de casos, o trabalho desenvolvido com o EMDR permite focar na redução/eliminação de sintomas e/ou no tratamento abrangente. A escolha do caminho a ser seguido dependerá de algumas variáveis, entre as quais, a demanda do próprio cliente, o tempo que ele dispõe para realizar o procedimento, a gravidade do caso apresentado, entre outros. Quanto mais abrangente for o tratamento, maiores serão os resultados alcançados com o processo.

O planejamento do tratamento é a espinha dorsal da psicoterapia EMDR, a bússola com a qual o psicoterapeuta transita nas coordenadas emocionais dos pacientes. Fornece a estruturação do trabalho a ser realizado, uma vez que possibilita o levantamento da história de vida do paciente, desde o seu nascimento até o momento no qual busca pela psicoterapia, incluindo sua saúde geral, seu histórico emocional, seus recursos internos e externos, suas metas terapêuticas e os resultados desejados. A partir do planejamento do tratamento será traçado o passo a passo do processo.

Como dito anteriormente, a abordagem EMDR é integrativa e conta com um protocolo de três etapas, passado, presente e futuro, que permitirá ao psicoterapeuta abranger todos os níveis nos quais o trauma possa estar presente.

A utilização do referido protocolo auxilia o psicoterapeuta a acessar o presente do seu paciente em busca de sintomas e disparadores, conectar-se com o seu passado à procura dos eventos que originaram a disfuncionalidade apresentada, para, em seguida, reprocessá-los e, na sequência do tratamento, abranger o seu futuro, a fim de viabilizar e permitir que o paciente alcance uma vida mais estruturada e adaptativa. O protocolo de três etapas será utilizado para todos os temas definidos pelo paciente em seu planejamento de tratamento.[4]

As oito fases que compõem o tratamento da psicoterapia EMDR dão corpo e fluidez ao processo, uma vez que será por meio delas que, literalmente, o reprocessamento será realizado:[4]

- **Fase 1 – História clínica e planejamento do tratamento**: a primeira fase do tratamento contempla uma anamnese aprofundada do histórico do paciente, o levantamento de elementos cruciais de sua história de desenvolvimento, seus vínculos, aquisição de habilidades, sua infância, adolescência e vida adulta (dependendo da idade do paciente), história de traumas, bem como sua rede de recursos e habilidade de enfrentamento das histórias disfuncionais para, a partir de então, desenvolver o plano de tratamento do paciente. Nessa fase, é realizada a psicoeducação a respeito do EMDR por meio de conceitos básicos
- **Fase 2 – Preparação e estabilização**: será, nessa fase, que todos os componentes do tratamento serão apresentados ao paciente: os movimentos bilaterais e suas variações, o sinal de PARE, a metáfora de distanciamento, os esclarecimentos sobre o que acontece quando o trauma ocorre, assim como a instalação do recurso próprio para gerar estabilização e favorecer a autorregulação do paciente na sessão e entre elas
- **Fase 3 – Avaliação do alvo**: nessa fase em si, o objetivo é acessar o *arquivo* no qual está a lembrança que será reprocessada. Serão averiguados os componentes da lembrança: imagem ou ingresso sensorial, crenças, emoções e sensações, assim como serão utilizadas as linhas de base (escalas) para realizar as mensurações necessárias. As linhas de base se referem à validação da crença positiva (Voc), que vai de 1 a 7, e à escala de unidades subjetivas de perturbação (SUDS), que vai de 0 a 10
- **Fase 4 – Dessensibilização**: o objetivo dessa fase é promover a dessensibilização e o reprocessamento da lembrança escolhida como alvo, visando resolver a perturbação emocional, bem como favorecer a transmutação e a reconsolidação do conteúdo trabalhado em redes de memória
- **Fase 5 – Instalação**: em especial, essa fase promove a vinculação da experiência reprocessada a uma crença positiva, com o conteúdo adaptativo que possivelmente tenha surgido durante o reprocessamento
- **Fase 6 – Checagem corporal**: como o corpo costuma ser afetado pelo evento traumático, guardando seus efeitos mal-adaptativos, a fase em destaque garante que a sensação corporal esteja congruente com a memória reprocessada e com a crença positiva associada
- **Fase 7 – Fechamento**: essa fase será realizada após todas as sessões de reprocessamento, com o intuito de garantir que ele seja descontinuado e que o paciente finalize a sessão autorregulado e com a sua estabilidade garantida

- **Fase 8 – Reavaliação**: ao conectar a sessão anterior à atual, esta analisa as mudanças experimentadas pelo paciente após o reprocessamento, avaliando seu progresso geral, identificando outras associações relevantes que surgiram como um subproduto do reprocessamento, assim como analisando, de forma específica, o alvo trabalhado na sessão anterior.

Durante o reprocessamento das memórias que ocorre em uma sessão de EMDR entre as fases 3 e 6, são usados movimentos bilaterais visuais, auditivos ou táteis, que compõem o manejo dessa psicoterapia e favorecem a atenção dual, enquanto o cliente se submete a estímulos do presente, podendo entrar em contato com o trauma do passado. Esses estímulos bilaterais parecem reduzir a perturbação, facilitar o processamento associativo, além de melhorar a recuperação da memória. Assim, Shapiro[4] ampliou o paradigma do EMDR como uma terapia de reprocessamento, mantendo o termo original devido ao seu reconhecimento internacional.

O QUE DIZEM AS PESQUISAS

A maior parte das pesquisas iniciais sobre a psicoterapia EMDR nos anos de 1990 teve como foco o transtorno de estresse pós-traumático (TEPT), e elas indicavam resultados semelhantes a outras técnicas e terapias de exposição.[12] Ao longo dos anos, inúmeros estudos foram realizados para examinar a eficácia do EMDR em variadas condições de saúde mental, que incluem TEPT, transtornos de ansiedade, depressão, entre outros. Esses estudos indicam que o EMDR é um tratamento mais efetivo e que pode produzir melhoria significativa nos sintomas e na qualidade de vida dos pacientes, de acordo com as atualizações acerca dos ensaios clínicos randomizados sobre a eficácia do EMDR.[4]

Talvez, em função dos primórdios do EMDR, o diagnóstico mais pesquisado por meio de estudos randomizados controlados é o TEPT, com os resultados consistentemente favoráveis em relação à sua eficácia.[4] Essas pesquisas têm sido fortalecidas com o passar do tempo, com padrões de estudo mais bem delineados e podem ser apreciadas nos comentários realizados por Shapiro[4] na lista disponibilizada na nova edição de seu livro (Apêndice D), bem como em Shapiro e Solomon.[13]

Para citar alguns exemplos, a partir de uma metanálise de 26 estudos randomizados controlados, constatou-se que o EMDR produziu reduções significativas nos sintomas de TEPT.[14] Por exemplo, em um estudo randomizado controlado, verificou-se que a psicoterapia EMDR foi mais efetiva que a de exposição prolongada para reduzir os sintomas de TEPT em sobreviventes de estupro do sexo feminino.[15]

Para pacientes com TEPT, a psicoterapia EMDR pode ajudar a dessensibilizar memórias traumáticas e a reduzir a intensidade emocional associada a elas. Por exemplo, um estudo de ressonância magnética funcional (fMRI) descobriu que o EMDR estava associado a uma redução da atividade na amígdala, uma região do cérebro envolvida no processamento emocional.[16] Se este for o caso, deve-se, então, postular que parte dos sintomas atuais do paciente e alguns diagnósticos e transtornos psiquiátricos são o resultado da própria experiência de vida do paciente (p. ex., transtornos de personalidade e determinadas fobias). Pesquisas têm demonstrado que essa hipótese é bastante promissora.[17]

A psicoterapia EMDR pode ser uma opção de tratamento viável para comorbidades em indivíduos com transtornos psicóticos.[18-20] Bont et al.[18] observaram que a psicoterapia EMDR foi significativamente mais eficaz que o tratamento usual na redução dos sintomas de TEPT e de sintomas comórbidos, e o efeito permaneceu estável durante um período de acompanhamento de 12 meses.

A referida psicoterapia também tem se mostrado efetiva no tratamento de sintomas de ansiedade e depressão em comorbidades em indivíduos com TEPT.[18,21] Em um ensaio clínico randomizado, percebeu-se que o EMDR foi eficaz na redução dos sintomas de depressão em indivíduos com histórico de trauma[22] e eficiente na redução dos sintomas de depressão em geral. Maxfield e Hyer[21] revisaram 34 estudos sobre a eficácia do EMDR para TEPT e descobriram que ela é igualmente efetiva na redução dos sintomas de depressão em pacientes com TEPT.

Um ensaio clínico randomizado constatou que o EMDR foi significativamente mais eficaz que a fluoxetina e o placebo na redução dos sintomas de depressão em pacientes com TEPT.[23] Jongsma et al.[24] examinaram a eficácia do EMDR na redução da disfunção emocional crônica, incluindo a depressão, em 66 participantes. Observou-se, nesse estudo, que a psicoterapia EMDR foi significativamente mais efetiva para o grupo no qual ela fora aplicada do que no grupo controle de espera na redução dos sintomas de depressão.

O EMDR tem se mostrado eficaz no tratamento de vários transtornos de ansiedade, incluindo transtorno de ansiedade generalizada (TAG), fobias e transtorno obsessivo-compulsivo (TOC).[25] Vários ensaios clínicos randomizados mostraram que a psicoterapia EMDR é efetiva na redução dos sintomas de TAG, com alguns estudos sugerindo que a sua eficácia é semelhante à terapia cognitivo-comportamental (TCC)[26] ou à terapia de exposição.[27] A psicoterapia em foco tem mostrado resultados promissores no tratamento do TOC, com alguns estudos sugerindo que ela pode ser eficaz na redução das obsessões e compulsões.[28] Ao avaliar dois ensaios clínicos randomizados, Böhm[29] encontrou evidências de que o EMDR foi superior ao citalopram na redução dos sintomas de TOC,[30] e a sua efetividade em reduzi-los é igual à da prevenção de exposição e resposta, mesmo em um acompanhamento de 6 meses.[31]

Uma particularidade que precisa ser destacada é o trabalho realizado com crianças e adolescentes, pois alguns estudos indicam que o EMDR pode ser efetivo com crianças a partir de 2 anos[32] e apresentar resultados positivos no tratamento do trauma[4] e na redução de sintomas de ansiedade em crianças e adolescentes.[33,34] Algumas pesquisas revelaram resultados positivos para o tratamento de TEPT em crianças e adultos com algum grau de deficiência intelectual, inclusive o transtorno do espectro do autismo (TEA).[4]

Mesmo que já haja pesquisas relacionadas à aplicação do EMDR em situações de trauma complexo que indicam a redução dos sintomas de TEPT, de depressão ou ansiedade, melhorando a qualidade de vida dos clientes,[35-38] há várias possibilidades terapêuticas combinadas,[39,40] bem como a possibilidade de realização de tratamento intensivo em serviços especializados em crise aguda de serviço mental.[41-43] Essas pesquisas apontam bons resultados para quadros graves que incluem o comportamento suicida, tema discutido por Silva.[5]

O EMDR também mostrou resultados consistente no contexto do tratamento de vítimas em desastres,[44] sendo comum o trabalho em grupos em diferentes etapas do ciclo vital, inclusive com crianças.[45-47] Em estudos investigativos sobre eficácia de outras áreas de atuação para o EMDR, há evidências de alto nível de eficácia para o uso do EMDR com crianças e adolescentes com TEPT, bem como para intervenção precoce com EMDR.[48]

Um dos temas de destaque entre as pesquisas é o uso do EMDR em situações de luto,[2] e a maior parte das pesquisas publicadas é composta por ensaios clínicos randomizados, cujo objetivo é avaliar a eficácia da referida psicoterapia em comparação com outras abordagens psicoterápicas.[49-52] Também foram encontradas revisões de literatura e estudos de caso clínico.[53-57] O EMDR não retira as emoções esperadas diante de uma perda, mas auxilia no processamento de memórias em aspectos disruptivos da experiência de perda ou de traumas anteriores a ela associados, permitindo, dessa forma, ao enlutado vivenciar o período de ajustamento ao luto de forma suavizada.

APLICABILIDADE E PERSPECTIVAS DO EMDR

Com o respaldo de pesquisas e estudos de casos, como observado anteriormente, é possível utilizar a psicoterapia EMDR em todas as demandas relacionadas à saúde mental, nas diversas etapas do ciclo vital, em aplicações com indivíduos, casais, famílias e grupos[2] logo após a ocorrência de uma situação crítica, não importando a sua magnitude, ou dias, meses e anos depois. Embora sua indicação inicial tenha sido para o tratamento do TEPT, conforme mencionado anteriormente, testemunha-se a ampliação de sua aplicação em diferentes condições clínicas.

Assim, além do TEPT, é possível a sua utilização em transtornos de ansiedade, inclusive transtorno obsessivo-compulsivo/transtorno de pânico/transtorno de ansiedade generalizada/fobias, transtornos de humor, incluindo depressão; transtorno de personalidade *borderline*; dependência química; transtornos psicóticos/esquizofrenia; transtorno de déficit de atenção e hiperatividade; transtornos somáticos/doenças psicossomáticas/dor crônica; situações de amputação/dor de membro fantasma; violências (física, sexual, patrimonial, entre outras); situações de perdas e luto; emergências e desastres, TEPT complexo e quadros dissociativos.

É possível também utilizar em crianças, adolescentes, adultos e idosos e, até mesmo, em traumas intrauterinos. Para essas populações, recomendam-se treinamentos adicionais por meio de educação continuada ou, ainda, especializações prévias que habilitem o profissional a trabalhar com todas essas situações. Pode ser utilizada no indivíduo, com casal, família, comunidade e em grupos. Pesquisas futuras devem identificar a categoria da intervenção de EMDR aplicada, de forma a indicar o tipo de tratamento proporcionado (psicoterapia, protocolos ou técnicas derivadas) e apresentar, nos estudos, resultados mais abrangentes e possíveis de serem reproduzidos.[9]

A maior parte das pesquisas identificadas está relacionada a protocolos, mas não menciona as modificações realizadas para os contextos aplicados, ou seja, não se sabe como é realizada a aplicação do EMDR, o que dificulta, portanto, a avaliação em termos de consistência e fidelidade.[58]

Em se tratando de estudos que envolvam psicoterapia EMDR, os resultados devem incluir não só a redução de perturbação, como também as mudanças globais no crescimento pessoal e na qualidade de vida, o que costuma ser indicado em estudos qualitativos. Logo, sugere-se o uso de medidas psicométricas que avaliem esses aspectos positivos em ensaios clínicos randomizados ou, ainda, a realização de pesquisas qualitativas, pouco valorizadas em nosso meio acadêmico, mas que podem indicar caminhos para tratar o indivíduo como um todo, identificando e divulgando as experiências subjetivas, tal como fora realizado nos trabalhos de Silva[2] e Marich et al.[59]

Shapiro[4] reúne, na atualização de sua obra, 10 itens que, em conjunto, funcionam como critérios padrão-ouro para a avaliação das pesquisas com EMDR, de forma a estabelecer a validade clínica desse tratamento. Ressalta ainda a importância de os pesquisadores serem bem treinados na abordagem, o que amplia os resultados do tratamento, bem como se refere à seleção das avaliações psicométricas dos participantes e da quantidade de sessões disponibilizadas.

VANTAGENS NO USO DA PSICOTERAPIA EMDR

As vantagens quanto à utilização do EMDR encontram-se resumidas a seguir, de acordo com os resultados de pesquisas:[60]

- **Exposição reduzida** – O tratamento com a psicoterapia EMDR não requer uma exposição prolongada a estímulos geradores de disfuncionalidade e dessensibiliza, de forma pontual, o evento traumático. Por se tratar de um processo psicoterapêutico não verbal, não há necessidade de que o paciente descreva, com detalhes, o que incomoda ou gera sofrimento
- **Fisiologia** – Assim como o sistema imunológico cura o nosso corpo físico, por meio da cicatrização, o cérebro tem a capacidade de se curar de memórias e emoções perturbadoras, tão logo os obstáculos para a cura sejam removidos
- **Rapidez** – O fluxo dinâmico do reprocessamento permite agilidade ao tratamento, possibilitando, na maioria dos casos, a reconsolidação da memória em redes adaptativas. Os movimentos bilaterais utilizados pelo EMDR reativam os mecanismos naturais de cura que agem no corpo e na mente. Esses efeitos resultam de mudanças neuroquímicas em todos os componentes do pacote de informação relativos à memória, recalibrando o sistema fisiológico responsável pela assimilação saudável do evento traumático
- **Rastreamento** – O sistema de processamento adaptativo de informação tem a capacidade de rastrear o alvo de maneira autônoma, favorecendo o processo de cura mesmo quando o paciente não sabe racionalmente o porquê da ocorrência dos sintomas apresentados

CONTRAINDICAÇÕES E EFEITOS ADVERSOS

Atualmente, não há contraindicação do uso do EMDR,[10,61] mas algumas condições de saúde que incluem epilepsia, labirintite, dor nos olhos e trauma físico na cabeça requerem cuidados adicionais. Diante dessas condições clínicas, é fundamental que o clínico de EMDR consulte o médico assistente para definirem os riscos e os benefícios do tratamento,[2,10] podendo ser uma boa opção a utilização de outro movimento bilateral que não os movimentos visuais. Esses cuidados adicionais podem ser pautados pela coleta de uma história clínica criteriosa, bem como uma fase de preparação de acordo com o estado mental geral do cliente.

O profissional que trabalha com EMDR deve se preparar para trabalhar com queixas simples, relacionadas a um evento único, ou trabalhar com TEPT complexo, advindo de eventos adversos na infância, com sinais de transtornos dissociativos e de personalidade. Pacientes com transtornos psiquiátricos também devem ser abordados com cuidado e avaliados quanto a sua estabilidade emocional e presença de sintomas de dissociação.

Shapiro[62] sugere que clientes com histórico de abuso e negligência não possuem recursos internos para enfrentar as experiências negativas, requerendo cuidados adicionais, os quais podem ter tratamentos mais prolongados, situação esta que, conforme Braga et al.,[61] não difere de outras abordagens, com sessões que duram em média 60 minutos.

Em casos graves, recomenda-se utilizar uma fase maior de preparação que pode durar bastante tempo, com desenvolvimento de recursos e procedimentos que possam auxiliar o paciente a iniciar o processamento, bem como fortalecer a relação terapeuta/cliente para desenvolver um vínculo de segurança, com vistas a enfrentar as memórias difíceis.

Pessoas que vivenciaram reiteradas situações de negligência e violência em experiências adversas na infância podem apresentar dificuldades de modular a resposta fisiológica ao estresse, com alterações nos mecanismos de defesa.[3] Ao trabalhar memórias perturbadoras, podem surgir experiências desconfortáveis, como se a situação estivesse acontecendo no momento presente. A atenção dual é fundamental nesses casos, ajudando no manejo de sintomas, trabalhando no presente e considerando o passado.

Embora Spector e Kremer[63] deixem clara a contraindicação do uso do EMDR em pessoas que apresentam comportamento suicida, Silva[5] compila os cuidados necessários para o trabalho com pessoas em risco de suicídio, pois o processamento das memórias disfuncionais, conduzido adequadamente de forma clínica, pode ser uma etapa de transição para uma resolução mais saudável. Como esclarece Shapiro,[4] há a possibilidade de aumentar o sofrimento do cliente durante as sessões, em especial, para pessoas com trauma complexo e altos níveis de dissociação. É preciso, assim, ter em foco a janela de tolerância do cliente, assim como utilizar as técnicas de autorregulação e estabilização. Em casos em que haja presença de comportamento suicida, a combinação do EMDR com tratamento farmacológico é imprescindível, além do exercício do trabalho multiprofissional e de certificações adicionais de segurança que incluam familiares ou pessoas próximas.

FARMACOLOGIA E EMDR

Enquanto a maioria dos estudos explora o uso da psicoterapia EMDR como tratamento não farmacológico em comparação com outras psicoterapias ou medicação, um grande número de pessoas pode se beneficiar do uso de certos medicamentos para ajudar a controlar seus sintomas durante o processo psicoterápico.[14] Por exemplo, antidepressivos e ansiolíticos podem ser usados a fim de reduzir sintomas de ansiedade, depressão e insônia, comumente associados ao TEPT.

Muitas pesquisas comparam a efetividade do EMDR com os tratamentos farmacológicos, como fluoxetina e outros inibidores seletivos da recaptação de serotonina (ISRSs), enquanto outras a investigam como tratamento isolado. No geral, os estudos sugerem que o EMDR pode ser uma opção terapêutica efetiva para transtornos de ansiedade e depressão e proporcionar benefícios em longo prazo.[4] Logo, é importante explorar as limitações psicofarmacológicas e como elas influenciam os resultados terapêuticos com a psicoterapia EMDR.

A medicação tende a reduzir as reações psicofisiológicas, mas não as eliminar, pois as taxas de recaída tendem a ser altas quando a medicação é interrompida. A medicação desempenha um importante papel no tratamento de transtornos mentais leves, moderados e graves, em especial em pacientes com comorbidades. Para garantir a estabilização e devido às altas taxas de recaída quando a medicação é retirada, não é recomendado que pacientes com transtornos mentais graves interrompam o tratamento farmacológico.

Os efeitos diferenciais dos antidepressivos nas emoções e cognições, como o embotamento emocional ou apatia, podem, no entanto, interferir nos resultados da psicoterapia. Um argumento entre os clínicos de EMDR é que o embotamento emocional ou a apatia limita a capacidade de o paciente acessar os componentes emocionais e cognitivos da memória, que são necessários para o seu processamento. Para aqueles que tomam medicamentos em horários agendados, é sugerido que os pacientes agendem as consultas de psicoterapia EMDR o mais próximo possível do horário previsto para o medicamento e tomem-no após a sessão, quando for possível.

Ainda que a Organização Mundial da Saúde[7] recomende que benzodiazepínicos e antidepressivos não devam ser oferecidos a crianças, adolescentes e adultos para reduzir sintomas associados à reação aguda ao estresse que afetem o funcionamento habitual do indivíduo, no primeiro mês, após um evento potencialmente traumático, o julgamento clínico de um especialista em farmacologia deve preponderar.

Cercado por controvérsias, o uso de benzodiazepínicos em situações relacionadas com o TEPT deve ser realizado com cautela, já que, embora promova alívio em curto prazo, pode causar problemas em longo prazo, não sendo incomum a dependência física e psicológica da medicação. Alguns dos problemas observados são os de humor, irritabilidade, dificuldades com atenção e memória, redução do tempo de reação, intoxicação acidental, entre outros, podendo piorar os sintomas de TEPT e reduzir os benefícios da psicoterapia.[64] Além disso, resultados de uma metanálise consideram relativamente contraindicado o uso de benzodiazepínicos para pessoas que apresentam TEPT.[65]

Independentemente da medicação em uso, sempre é recomendado o acompanhamento médico para avaliar benefícios, riscos e resultados do tratamento farmacológico, de acordo com a sua evolução e o julgamento médico. A interrupção abrupta do uso de psicofármacos pode causar síndrome de abstinência, motivo pelo qual desaconselhamos administrar ou interromper medicações por conta própria, com um importante alerta para o uso excessivo de álcool e outras drogas, incluindo medicações analgésicas para dor.

FORMAÇÃO NO BRASIL

O primeiro curso de EMDR no Brasil aconteceu em 1997, em espanhol, mas apenas em 2004 a formação ocorreu em português, realizada por Esly Carvalho, que adaptou o treinamento básico ao português e trouxe considerações culturais que garantiram maior adesão à sua finalização.[66] Em termos gerais, é recomendado que uma formação em psicoterapia EMDR seja feita com o mínimo de 50 horas de curso teórico-prático e que inclua a supervisão de casos clínicos e o acompanhamento da prática por meio de uma rede de treinadores, facilitadores, supervisores e organizadores. Vários cursos de educação continuada foram desenvolvidos desde então, bem como surgiram inúmeras publicações em português sobre o tema. Em função da pandemia de covid-19, em 2020 verificou-se a necessidade de adaptar o treinamento básico e as sessões de psicoterapia EMDR ao trabalho virtual, de forma a atender às novas demandas.

Em 2008, foi criada a Associação Brasileira de EMDR, que incentiva a realização de congressos brasileiros, ampliando ainda mais a prática e a divulgação do EMDR. Nesses quase 20 anos da presença do EMDR no Brasil, vimos nascer várias iniciativas de ajuda humanitária em situações de calamidade pública, emergências e desastres. Em 2019, foi formada a Asociación Ibero-Americana de PsicoTrauma (AIBAPT), que segue incentivando a formação em EMDR em solo brasileiro. No ano de 2022, foi lançado o primeiro curso de Especialização em EMDR e Trauma reconhecido pelo Ministério de Educação e Cultura (MEC).

CONCLUSÃO

O EMDR apresenta uma nova forma de se pensar a atenção em saúde mental a partir dos efeitos do trauma. Seja como uma psicoterapia breve, para questões pontuais, ou uma mais abrangente, possibilita metabolizar resíduos disfuncionais de memórias do passado, estimulando o sistema inato de processamento de informações e possibilitando uma resolução adaptativa, com possibilidades de crescimento pessoal e melhoria da qualidade de vida das pessoas.

Mais do que uma técnica, considera-se a psicoterapia EMDR uma abordagem integrativa que deve estabelecer um plano de tratamento individualizado, por meio de avaliação e levantamento de objetivos, a partir de uma história clínica bem fundamentada. Com ampla variedade de atuação, atualmente encontramos pesquisas e publicações brasileiras, indicando o crescimento do EMDR no Brasil, na última década. Dessa forma, incentiva-se a difusão do EMDR e de seus elementos essenciais por meio de pesquisa, prática clínica e treinamentos de educação continuada a fim de motivar mais pessoas a se beneficiarem com esse tratamento psicoterápico.

Para todo e qualquer trabalho, seja clínico ou em pesquisa, é fundamental considerar aspectos legais do exercício profissional, de acordo com o Código de Ética de cada categoria, bem como observar a legislação vigente acerca da pesquisa com seres humanos. Por fim, ressalta-se que se torna crucial a formação de mais profissionais que possam utilizar o EMDR como importante direcionamento no tratamento de transtornos mentais, com flexibilidade e consistência.

Mindfulness

David Wilson

INTRODUÇÃO

As intervenções baseadas em *mindfulness* (IBM) são programas de autocuidado que se fundamentam em práticas meditativas e contemplativas associadas a projetos psicoeducativos. Essas intervenções, de concepção recente na saúde, têm-se disseminado rapidamente por muitos países, e a quantidade de publicações científicas nos últimos anos sobre o tema também tem aumentado exponencialmente. Essa psicoterapia tem contribuído com resultados significativos na melhora clínica do bem-estar subjetivo de seus praticantes e em sua qualidade de vida.[1]

Acompanhando esse crescimento, houve evidente proliferação de trabalhos e pesquisas, bem como ramificação e derivação progressivas dessas IBM, com a aplicação de diferentes conteúdos psicoeducativos, além de indicações clínicas cada vez mais específicas, abrangendo grande gama de transtornos de diferentes naturezas.[2] Dada a multiplicidade de aplicações dessas IBM, em associação ao caráter atraente de suas propostas, torna-se importante um melhor conhecimento de seus princípios e aplicações, assim como de suas limitações. Um conhecimento mais profundo e equilibrado dos dados clínicos já obtidos é essencial para se ter em mente quais são (e quais não são) as possibilidades terapêuticas desse grupo de procedimentos, suas vantagens e suas limitações.[3]

A Figura 30.7 mostra essa taxa de aumento nas consultas ao tema em um *site* de buscas da internet. O pico se dá em abril de 2020, devido à ansiedade causada em todo o mundo pela

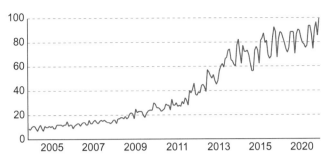

Figura 30.7 Crescimento de consultas sobre *mindfulness* ao Google. (Adaptada de Google Trends, Inc.)

pandemia de covid-19. Na literatura científica especializada, também ocorreu um incremento expressivo no volume de publicações sobre o tema nas últimas décadas (Figura 30.8).

HISTÓRIA

O perfil e a evolução do *mindfulness* tornam compreensíveis a curiosidade, o entusiasmo e também o ceticismo sobre o assunto, sendo importante, para que se forme uma opinião equilibrada e efetiva sobre ele, que se tragam à luz alguns aspectos históricos e clínicos desse novo protagonismo terapêutico. O termo *mindfulness* (traduzido do dialeto indiano Páli, *Sati*, o qual, por comportar um sentido amplo, aproxima-se de "atenção plena" em português) surgiu na Medicina ocidental na década de 1980. A partir daí, tem alcançado cada vez mais espaço e se disseminado em práticas não só de saúde, como também em política,[4] educação e na vida corporativa.[5-7]

Alguns autores têm procurado organizar o debate decorrente da experiência acumulada nesses diferentes contextos em alguns campos essenciais, focando em pontos-chave, como na saúde, em que preponderam a incorporação e o diálogo entre paradigmas existentes (como o paradigma da inteireza e o raciocínio sindrômico), ou no mundo corporativo, cujo cerne gira em torno de elementos emocionais, como culpa, hierarquia e competitividade, ou ainda, no campo da educação, no qual o *mindfulness* dialoga com a transmissão do conhecimento em meio aos conflitos emocionais específicos da área.[8]

As práticas contemplativas *lato sensu*, embora milenares, só começaram a ser conhecidas do público ocidental no século XIX, quando houve um interesse nos aspectos culturais da Ásia, difundidos por muitos estudiosos europeus e asiáticos, mais popularmente a partir dos anos 1960, como os trabalhos pioneiros de Suzuki e Fromm.[9,10] É digno de nota que essa aproximação não foi tão bem aceita; houve resistência tanto de setores da comunidade científica quanto de grupos das tradições espirituais orientais. Assim, há atualmente reservas e críticas oriundas de ambos os lados, algumas mais e outras menos bem fundamentadas.[11,12]

A aproximação dessas práticas com o universo da Saúde deu-se a partir do trabalho clínico inovador e pioneiro desenvolvido no hospital da University of Massachusetts, nos EUA, por Kabbat-Zinn, por meio de um programa ministrado em forma de curso, com 8 semanas de duração. Esse programa reuniu portadores de dor crônica e/ou limitações físicas, os quais experimentaram variadas técnicas de meditação budista, ioga e exercícios, e dinâmicas e práticas psicoeducativas. O programa compreendia tanto práticas presenciais, uma vez na semana, quanto tarefas e proposições que deviam ser executadas em casa todos os dias.[7]

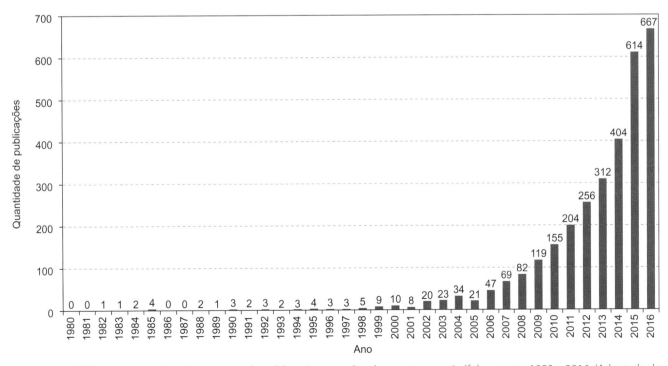

Figura 30.8 Gráfico representativo do aumento de publicações que abordaram o tema *mindfulness* entre 1980 e 2016. (Adaptada de https://goamra.org/publications/archives.)

PROGRAMA DE REDUÇÃO DE ESTRESSE COM BASE EM *MINDFULNESS*

O programa instituído foi intitulado Programa de Redução de Estresse com Base em *Mindfulness* (*mindfulness-based stress reduction* [MBSR]) e permanece o mesmo até os dias atuais, tendo sofrido apenas pequenas modificações e adaptações ao longo do tempo.[7]

Tendo experimentado um relativo sucesso, esse programa foi progressivamente adotado em diferentes instituições e países, e aplicado a diferentes condições clínicas de várias especialidades, com as adaptações correspondentes. Nos últimos anos, ocorreram proliferação e contínuas flexibilização e adaptação desses programas às necessidades de grupos específicos,[13] sendo difícil, no espaço deste capítulo, esgotar todas as informações necessárias para uma visão mais sistêmica dessa evolução e derivação. Pode-se afirmar que esses programas e suas aplicações estão em franca expansão,[14] tornando-se essencial que aqueles que praticam o *mindfulness* em suas vidas pessoais ou profissionais aprofundem e ampliem sua visão acerca das novas dimensões nesse campo. A seguir, estão listados os principais programas fundamentados em *mindfulness* e suas respectivas aplicações.[15]

MBSR. A literatura científica registra bons resultados desse programa nos mais variados problemas médicos, como melhora da qualidade de vida para pacientes com câncer, dor crônica, psoríase, problemas cardíacos, síndrome da imunodeficiência adquirida (AIDS), hipertensão arterial sistêmica, infertilidade, dor de cabeça, estresse relacionado com problemas gástricos, insônia, medo, pânico, depressão, redução de estresse e disforia em pacientes com dor, desconforto ou limitação funcional crônica. Nos EUA, a técnica é ensinada em 25 estados e já foi difundida em mais de 15 países, incluindo Inglaterra, Alemanha, Holanda e Bélgica. Sua grande popularidade no exterior já possibilitou que treinamentos fundamentados nesse programa fossem difundidos em clínicas médicas, hospitais, escolas, presídios etc.

Nos EUA, mais de 200 programas de *mindfulness* estão em atividade. Na University of Massachusetts Medical School, com mais de 20 anos de experiência, cerca de 14.000 pacientes já participaram dos programas. Mais informações no *site* da University of Massachusetts Medical School (em inglês): www.umassmed.edu.

Terapia Cognitiva em *Mindfulness* (*mindfulness-based cognitive therapy* [MBCT]). Envolve a combinação de Psicologia cognitiva, meditação e cultivação de um estado focado ao presente momento, de maneira intencional e sem julgamentos, conhecido como *mindfulness*. Esse programa foi criado pelo professor de Oxford Mark Willian e seus colegas Zindel Segal e John Teasdale, que aproximaram a terapia cognitiva criada por Aaron T. Beck em 1960 e o programa criado em 1979 por Jon Kabbat-Zinn, o MBSR.

O MBCT usa os princípios da terapia cognitiva com as técnicas da meditação *mindfulness* para ensinar o paciente a, conscientemente, prestar atenção aos seus pensamentos e sentimentos sem julgá-los e sem ficar preso em como poderia ter sido ou como poderá ser. Essa abordagem promove clareza de pensamentos, autorregulação e fornece ao paciente as ferramentas necessárias para facilmente se desvencilhar de pensamentos negativos, em vez de alimentar a depressão.[16]

Esse programa é muito utilizado para ajudar o paciente com depressão crônica a aprender a como evitar as recaídas e não se prender aos pensamentos automáticos que perpetuam e agravam essa condição. Sua grande indicação é para a profilaxia de recaídas de depressão em pacientes que já experimentaram episódios prévios.

Na Harvard University, os programas de Medicina que integram mente e corpo têm importante parte dos seus trabalhos focada em MBCT e o têm recomendado para o tratamento da depressão.

Programa *Mindfulness* para Prevenção de Recaída (*mindfulness-based relapse prevention* [MBRP]). Foi criado pelo Dr. Allan Marlatt e sua equipe da Washington University, com base no modelo do MBSR e do MBCT, porém desenvolvido para pacientes usuários de substâncias que estejam tentando manter-se abstinentes. Também é realizado em 8 semanas, com uma sessão semanal de 2 horas. São combinadas práticas de meditação formais, como escaneamento do corpo (*body scan*), meditação sentada, caminhada meditativa e movimentos de *mindfulness* (*mindful movements*) com elementos da terapia cognitiva com base em estratégias de prevenção de recaída. As habilidades desenvolvidas nesse programa ajudam os participantes a reconhecer e permanecer com o desconforto (físico, cognitivo ou emocional) em vez de reagir automaticamente para "resolvê-lo". Por meio da combinação de *mindfulness* com prevenção de recaída, os participantes são capazes de cultivar a consciência dos gatilhos externos e internos, além de promover mudanças no estilo de vida para viver com mais saúde e qualidade de vida. O programa MBRP e seus princípios de tratamento exigem um entendimento experiencial da meditação baseada em *mindfulness*, por isso é essencial que os facilitadores dos grupos de MBRP pratiquem essa técnica e incorporem os princípios que ensinam. Sua principal indicação é para a profilaxia de recaída em portadores de uso nocivo de substâncias psicoativas. Para mais informações, acesse o *site*: www.mindfulrp.com.

Programa *Mindfulness* para Dor e Doença (*mindfulness-based approaches to pain and illness* [MBPI]). É oferecido pela Organização Breathworks, na Inglaterra. Teve sua origem na experiência pessoal de Vidyamala Burch, que usa *mindfulness* para lidar com uma dor crônica na sua coluna vertebral por mais de 25 anos. Ele foi elaborado com a combinação de pesquisas práticas e elementos dos programas de MBSR e MBCT. Consiste em aceitar a experiência e não reagir a ela. Quando se aceita a sua condição, pode-se lidar com os acontecimentos de maneira mais criativa. Para fazer isso, é necessário aprender a estar atento e consciente (*mindful*) às próprias reações e respostas. Sua principal indicação é para quadro de dor crônica na coluna vertebral. Para mais informações, acesse o *site* da Breath works (em inglês): www.breathworks-mindfulness.org.uk.

Treinamento de Conscientização Alimentar com Base em *Mindfulness* (*mindfulness-based eating awareness training* [MB-eat]) para casos de obesidade e transtorno alimentar. Sua principal indicação é para a reeducação alimentar de pacientes com transtornos alimentares.

Como explicado anteriormente, a lista de programas desenvolvidos, quase que diariamente, novas versões de programas anteriores ou novos programas em função de necessidades específicas é extensa.

O *mindfulness* tem sido descrito por diferentes autores e para diferentes fins de estudo, ora como um traço de personalidade, ora como um estado sustentado.[17] Esse enfoque propõe que o *mindfulness* seria um traço de personalidade que todos teriam em graus diferentes, e que a prática poderia desenvolvê-lo, ampliá-lo e melhorá-lo.[18,19]

O *mindfulness* também tem sido descrito por outros autores predominantemente como um conjunto de práticas que visariam, por sua vez, ampliar a consciência plena do praticante.[7] Embora ainda não haja um consenso para a definição de prática contemplativa (a ideia mais ampla da meditação), todas as teorizações e atividades envolvendo *mindfulness* apresentam como ideia básica uma percepção e uma vivência mais refinadas acerca do que cada um vivencia em cada momento. Embora possa soar óbvia, essa experiência não é imediata nem imediatamente acessível, sendo necessária alguma dedicação e senso crítico para que se vivencie isso de maneira mais ampla, e não apenas como uma concepção meramente intelectual ou como um ideal. Também é inerente à proposta de vivência mais refinada. Esta incide sobre o que se passa física e mentalmente, interna e externamente, ampliando a utilização do recurso do *mindfulness* a populações não clínicas.[7]

Segundo Crane,[20] a prática e a transmissão de *mindfulness* abrangem três elementos, a partir dos quais é possível estudar os efeitos biológicos de modo mais preciso. São eles:

- O desenvolvimento da consciência (*awareness*) por meio de práticas determinadas
- Uma estrutura específica da atitude que consiste em benevolência, curiosidade e decisão de estar presente na experiência atual
- Um entendimento real da vulnerabilidade humana

O *mindfulness* pode ser definido de diferentes maneiras, porém uma extremamente prática é a conceituação de Jon Kabat-Zinn, que afirma que: "*Mindfulness* é a consciência que emerge de se prestar atenção de maneira proposital (deliberada, decidida), no presente momento, e não julgadora do desdobramento da experiência momento a momento."[7] Ao se analisar essa definição, tem-se que, para ser uma experiência de atenção plena, é preciso que esta seja prestada de maneira específica:

- De maneira proposital, implicando uma atitude básica deliberada, com participação voluntária e decidida
- No presente momento, querendo aqui referir-se a não se prender a recordações ou a projeções sobre o futuro (duas modalidades de devaneio durante a prática), e voltar-se de maneira contínua e paciente ao que se experimenta aqui e agora, *hic et nunc*. A ideia de "momento" que se explora nesse ponto refere-se muito mais a uma atitude subjetiva do que a qualquer entidade cronológica
- Não julgadora (equânime), empregada como estímulo a não se permitir qualificar as sensações físicas ou experiências emocionais e cognitivas como "boas" ou "ruins", "desejáveis", indesejáveis". Em vez disso, aceita-se toda a condição da qual se está diante ("o doce e o amargo, a luz e a escuridão"), procurando não classificar nossas vivências, mas, antes, admitir sua presença e sua expressão
- Da experiência: cultiva-se a experiência da presença no aqui e agora, na qualidade de "testemunhas", e não de "juízes", do que se passa em nós a cada momento
- Desdobramento momento a momento: a contemplação constante possibilita a percepção da evolução do cenário interno como quando se olha uma paisagem em que progressivamente vão-se modificando o formato de nuvens, a presença de pássaros e insetos, a incidência do brilho do sol etc.

Para se alcançar essa percepção do desdobramento do presente momento, variadas práticas formais de meditação, como meditação sentado, meditação caminhando ou movimentos com atenção plena, são utilizadas.[7] A pesquisa em *mindfulness* passou de um estado incipiente, nos anos 1980 e 1990, em que se procurava essencialmente estudar se as IBM fariam ou não efeito, para um estado mais maduro, em que se pergunta "por quais mecanismos" esses efeitos clínicos ocorrem.[21]

PESQUISA E DESDOBRAMENTOS

A pesquisa em *mindfulness* aplicado à Saúde tem diante de si o desafio triplo: desenvolver terminologias mais precisas e específicas ("*insight*", "presente momento", "percepção direta"), constructos teóricos mais abrangentes e inclusivos (envolvendo percepção corporal, propriocepção, formação de categorias mnêmicas, memória afetiva etc.) e aprimoramento metodológico. Esses desafios têm-se desenvolvido à medida que a pesquisa avança e as questões se aprofundam.

Como anteriormente exposto, *mindfulness* tem sido investigado e aplicado a campos outros que não à Saúde,[22] como:

- Educação,[23] em que se procura desenvolver qualidades psicológicas em professores, como suavidade, paciência e flexibilidade, para oferecer melhor apoio emocional aos alunos
- Ética corporativa,[24] com a evidência de que executivos com níveis mais elevados de atenção plena tendem a tomar decisões eticamente mais acertadas. Isso sugere algum grau de oscilação ética em função de atenção plena não desenvolvida
- Treinamento militar,[25] intervenção que recebeu alguma crítica, mas que resultou em melhor recuperação de frequência cardíaca quando sob estresse, como um marcador de melhora clínica em militares profissionais
- No próprio campo da prática política, como a Iniciativa *Mindfulness*, instituída pelo Parlamento Britânico (*The Mindfulness Initiative*, 2016).

EVOLUÇÃO

A "primeira versão" do *mindfulness*, desenvolvida no MBSR e em outros programas afins, mantinha o enfoque fundamentalmente direcionado a mecanismos atencionais, primando pela experiência do presente momento e de seu desdobramento.

Nos últimos anos, tem havido cada vez mais interesse em práticas contemplativas que acrescentam um conteúdo explicitamente compassivo, procurando cultivar traços de solidariedade e senso coletivo de maneira mais intensa e deliberada do que nos programas mais focados em treino atencional e aquietação emocional.

Em geral, pode-se pensar que essa dicotomia entre atenção-compaixão (devendo ser entendida aqui no sentido "solidário-empático" mais do que qualquer conotação mais piedosa) se origina da preocupação dos diferentes programas em cultivar e sinalizar para aspectos mais específicos dos mecanismos envolvidos no *mindfulness*. Nesse aspecto, do ponto de vista teórico, os mecanismos psicológicos e biológicos, de amplo alcance, que têm sido propostos, como os de Holzel,[21] constituídos por vários componentes que integrariam a ação do *mindfulness* nos diferentes programas, teriam todos quatro elementos fundamentais. Estes seriam:

- **Regulação da atenção:** o exercício sistemático da atenção direcionada à respiração (com retorno à medida que dela se afasta), que estimularia os mecanismos de manutenção da atenção executiva
- **Consciência corporal:** sendo objeto de frequentes práticas de *mindfulness*, um refinamento da consciência corporal (envolvendo viscerocepção e propriocepção) parece agir estimulando a regulação de afetos e processos empáticos
- **Regulação emocional:** por meio do mecanismo de reavaliação de estressores e experiências internas ou externas que sejam matizadas como desfavoráveis ou desconfortáveis, melhora os níveis de estresse. Também operam os mecanismos de exposição, extinção e reconsolidação das memórias e experiências emocionais, no sentido de produzir uma atitude geral que tende ao desarme e à tranquilização
- **Mudança na perspectiva de si mesmo:** embora tradicionalmente se acredite que são necessárias práticas meditativas mais avançadas para se obter uma alteração drástica na desidentificação de uma ideia estática de um "eu", a mera prática da atenção plena na respiração já introduz mudanças expressivas nessa vivência, conforme muitos autorrelatos.

Constitui-se em um modo de identificação solidária à condição humana universal (dor, perplexidade, equívoco, desbalanço emocional), mais do que uma ideia misericordiosa ou piedosa. Embora envolvam treinamento mental diferente da atenção plena momento a momento, além de práticas mais complexas, como visualizações, as práticas de compaixão têm sido incluídas e incorporadas aos programas de *mindfulness*.[1,7,10] Esses quatro mecanismos descritos anteriormente[21] são presumivelmente altamente integrados e interligados, por serem extremamente complexos e refinados.[26] Ou seja, operam em interdependência durante e fora das práticas formais e informais e ainda sofrem regulação da autocompaixão, que, aqui, assim como ocorre com a "compaixão", não se refere a sentimentos de piedade, dó ou misericórdia, mas à orientação geral descrita por Neff.[27] Esta se compõe de três aspectos:

- Autocompaixão (como oposto de autocrítica e autojulgamento)
- Humanidade compartilhada (incluindo a própria experiência como pertinente à vivência humana geral, e não algo que afasta ou segrega)
- *Mindfulness* propriamente dito, entendido como a atitude de receber com atenção plena pensamentos ou representações sofridas, evitando identificar-se excessivamente a eles.

Do ponto de vista de sua estruturação, as IBM podem ser divididas em:

- Intervenções informadas em *mindfulness*: o conjunto conceitual da técnica de origem adotada pelo terapeuta é mantido. A essa estrutura prévia, são enxertados alguns elementos das técnicas de *mindfulness* que potencializariam a eficácia da intervenção, sem utilizá-las estruturalmente. São exemplos a terapia de aceitação e compromisso (ACT) e a terapia dialética comportamental (DBT)
- IBM: nestas, a prática de diferentes técnicas operacionaliza-se na sessão, e essas fazem parte da intervenção. São provavelmente as mais difundidas. São exemplos a MBSR, a MBCT e a promoção de saúde baseada em *mindfulness* (MBHP).

Além da MBSR de Massachusetts, a MBCT de Oxford aparece como o programa internacionalmente mais bem reconhecido, disseminado e validado atualmente. Foi elaborado como um programa específico para a prevenção de recaídas em pacientes que já sofreram episódios depressivos prévios e contempla:

- O cultivo da consciência mediante a prática direta do *mindfulness* por meio das diferentes técnicas desenvolvidas no programa
- Uma estruturação específica da atitude, em que não se almeja alcançar objetivos imediatos, além de aceitação e interesse genuíno na experiência
- Um processo de associação do aprendizado a uma compreensão sobre como lidar com a vulnerabilidade. Essa associação é estimulada por meio dos diálogos estabelecidos durante as sessões e as práticas, e de tarefas para casa durante a semana.[20]

Com isso, a MBCT procura oferecer um programa coerente, com base em *mindfulness*, de acordo com um racional crescente de complexidade nas técnicas, a fim de proporcionar uma nova maneira de se relacionar com cognições e afetos negativos, possibilitando a resiliência a esses fatores e, com isso, procurando reduzir as chances de recaída grave.[28]

Recentemente alguns estudos envolvendo a aplicação de programas psicoeducacionais fundamentados em *mindfulness* em pacientes psicóticos têm sido desenvolvidos, como em Hong Kong,[29] que resultou em menor tempo de reinternação pós-intervenção; e com cuidadores familiares de pacientes psicóticos,[30] nos quais a aplicação do programa MBCT potencializou a resiliência ao estresse experimentado por esposas de esquizofrênicos.

Segundo Chadwick,[31] em condições como as psicóticas, o desfecho primário de pesquisa não deve ser redução ou eliminação de sintomas, mas, sim, uma nova maneira de se relacionar com eles. Também tem sido sugerido, a partir de revisão sistemática de estudos com alucinações auditivas, que o *mindfulness* promoveria a redução de estresse e perturbação ocasionados a partir dessas alucinações.[32]

Benefícios podem ser obtidos na prevenção primária, em que existe a possibilidade de oferecer ao paciente um ambiente interior (subjetivo) que cursa com menor estresse, o que favorece muitos mecanismos biológicos (imunológicos e fisiológicos) de promoção da saúde. Na prevenção secundária, tanto a sensibilidade refinada acerca de si mesmo quanto a melhora na adesão às condutas podem contribuir sinergicamente para abreviar o ciclo saúde-doença. Na prevenção terciária, podem ser recuperadas as capacidades e também as possibilidades que a doença faz a pessoa perder.

Por fim, vale ressaltar que as IBM abrangem todos os níveis de promoção da saúde (do primário ao terciário), e não só dessa área, mas também pode ser empregada em populações não clínicas (professores, militares, políticos), reduzindo o estresse e contribuindo para a melhor adesão às condutas propostas, além de beneficiar variados mecanismos biológicos (imunológicos e fisiológicos) de promoção da saúde.

Constitui-se em poderoso instrumento adjuvante de potencialização das terapêuticas farmacológicas e não farmacológicas, intervindo ativamente na história natural de diferentes condições clínicas (Figura 30.9).

EFEITOS ADVERSOS

Deve-se estar atento sobre a possibilidade de a prática de *mindfulness* provocar riscos à saúde. Há alguns relatos isolados e estudos que têm apontado potenciais riscos à memória executiva, despersonalização, associabilidade, ataques de pânico, episódios de depressão e adição comportamental.[34] Os estudos são insuficientes e não controlam adequadamente variáveis mais refinadas e pertinentes a cada caso; no entanto, como foram observados outros relatos empíricos, convém manter um olhar mais atento sobre a aplicação do *mindfulness* em populações clínicas, que deve incluir cuidados como:

- Escolher criteriosamente as populações destinadas às técnicas, o que confere a coerência entre um projeto terapêutico e o treinamento de um programa específico[35]
- Certificar-se, sempre, de que o *mindfulness* esteja sendo aplicado como um adjuvante ou potencializador dos efeitos das outras terapêuticas em uso, nunca como seu substituto
- Manter sempre um alinhamento entre a equipe que aplica o programa, aquela que assiste o paciente (no caso de populações clínicas), ou entre a equipe do programa e os outros atores sociais envolvidos (professores, coordenadores e equipe técnica no caso de uso em escolas ou instituições militares)
- Incentivar os profissionais que encaminham pacientes a esses programas que os orientem a escolher com critério os instrutores aos quais confiar sua condução nas técnicas[36]
- Escolher instrutores que estejam sob supervisão técnica (se possível, com diversos instrutores experimentados) por um período superior a 3 anos.[36]

CONCLUSÃO

O *mindfulness* é um campo de conhecimento ainda novo, repleto de aspectos não explorados, e que está em processo de contínua revisão e releitura. Pode ainda ser longo o caminho a percorrer até que noções mais sólidas da aplicabilidade (e limitações) dessa nova ferramenta clínica sejam descobertas. Desse modo, tanto da parte dos praticantes quanto da parte de toda a comunidade científica e de profissionais da Saúde, toda crítica e qualquer contribuição são sempre bem-vindas.

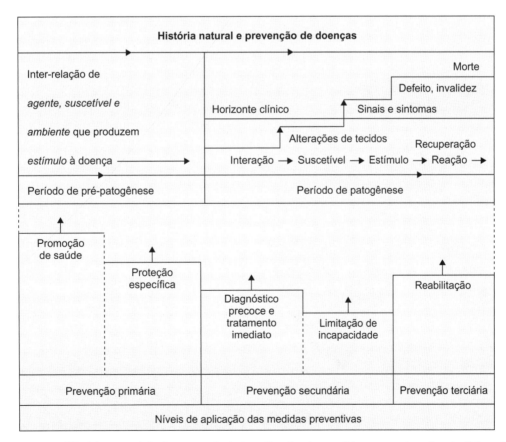

Figura 30.9 História natural da doença e níveis de aplicação das medidas preventivas de *mindfulness*.[33]

Medicina do Estilo de Vida em Psiquiatria

Arthur Hirschfeld Danila

INTRODUÇÃO

A Medicina do Estilo de Vida (MEV) é um movimento crescente que busca reduzir a carga de doenças crônicas e melhorar a saúde ao abordar os contribuintes modificáveis para essas doenças. Esse movimento vislumbra uma conduta diferente da Medicina convencional, com ações terapêuticas de estilo de vida baseadas em evidências, divididas em seis pilares (Figura 30.10).[1] Esses pilares incluem alimentação à base de vegetais e alimentos integrais, atividade física regular, sono reparador, bom manejo do estresse para promover a saúde mental, redução do uso de substâncias de risco, promoção de conectividade a partir de relacionamentos saudáveis, bem como outras modalidades não farmacológicas. Essas ações terapêuticas têm a intenção de prevenir, tratar e, por vezes, reverter as doenças crônicas relacionadas ao estilo de vida, tão prevalentes atualmente.

Conceito de Medicina do Estilo de Vida

A MEV foi fundada com o princípio de que as intervenções convencionais, como medicamentos e cirurgia, são ferramentas poderosas para o tratamento das doenças, mas têm eficácia limitada no tratamento de fatores de risco modificáveis de doenças crônicas, incluindo nutrição deficiente, inatividade física e estresse crônico. Nesse sentido, a MEV busca integrar esses pilares de estilo de vida com o intuito de prevenir e tratar doenças crônicas e melhorar a saúde e o bem-estar geral dos pacientes.

A MEV tem como objetivo primordial reduzir o fardo das doenças e aprimorar a saúde, ao abordar os fatores modificáveis que contribuem para as doenças crônicas. Essa abordagem apresenta um valor significativo ao reformular as síndromes relacionadas a doenças crônicas como síndromes de deficiência de estilo de vida (Tabela 30.3). Essa nova perspectiva pode ser mais precisa do ponto de vista etiológico e conduzir a intervenções terapêuticas com potencial curativo.

Um novo modelo de cuidados em saúde mental deve estar fundamentado no estilo de vida. No âmbito desse modelo, a avaliação e as intervenções relacionadas ao estilo de vida são componentes centrais, em virtude de seu perfil de segurança sólido e das evidências de impacto positivo no bem-estar mental, físico e social. Essas abordagens podem ser combinadas de maneira sinérgica com outras terapias baseadas em evidências, visando à recuperação funcional. É importante ressaltar que nem todos os tratamentos exigem necessariamente serviços clínicos. Desse modo, é proposta uma pirâmide hierarquizada de utilização de serviços que prioriza as intervenções de estilo de vida, seguidas das abordagens psicológicas, farmacoterapia e terapias complementares, em ordem decrescente de prevalência e necessidade (Figura 30.11).[2]

Diversos estudos têm buscado avaliar a eficácia dessas intervenções de estilo de vida na prevenção e no tratamento de doenças crônicas, incluindo depressão, ansiedade, transtornos alimentares, transtorno bipolar e outros. Alguns desses estudos mostraram resultados promissores, com melhora nos sintomas e redução da necessidade de medicações.

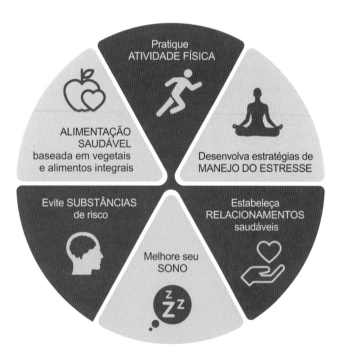

Figura 30.10 A Medicina do Estilo de Vida se concentra em seis pilares para promover a saúde. (Adaptada de Lacagnina et al., 2018.)[1]

Tabela 30.3 Proposta de valor da Medicina do Estilo de Vida, tradução livre do American College of Lifestyle Medicine (ACLM).

- Permite que o corpo se proteja e se cure, promovendo escolhas de estilo de vida saudáveis
- Educa, orienta e apoia mudanças saudáveis de comportamento
- Baseada em evidências, coloca o foco em alimentação saudável, atividade física, sono reparador, manejo de estresse, promoção de relacionamentos saudáveis e controle de substâncias de risco
- Incentiva a participação ativa do paciente
- Trata as causas subjacentes de doenças relacionadas ao estilo de vida
- Usa medicamentos como suplemento para mudanças terapêuticas no estilo de vida
- Considera a casa do paciente, a família e o ambiente comunitário.

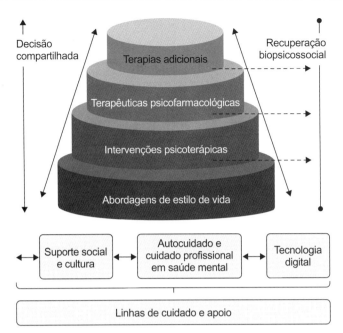

Figura 30.11 Modelo de cuidados de saúde mental com base no estilo de vida. Estilo de vida e abordagens psicológicas devem ser discutidos com todas as pessoas com transtornos mentais. A avaliação e as intervenções do estilo de vida podem ser consideradas componentes centrais e fundamentais do cuidado com base em seu forte perfil de segurança e evidência de efeito no bem-estar mental, físico e social. Essas abordagens podem ser combinadas com outras terapias baseadas em evidências com o objetivo de recuperação funcional. (Adaptada de Marx et al., 2022.)[2]

Breve histórico e uso da MEV na Psiquiatria

Neste capítulo sobre a MEV em Psiquiatria, os principais pilares de estilo de vida e sua aplicação clínica em pacientes com doenças psiquiátricas serão abordados. Além disso, discutiremos os principais desafios e oportunidades na implementação da MEV na prática clínica, bem como as estratégias de engajamento e motivação do paciente para adoção de hábitos de vida saudáveis. Com isso, esperamos contribuir para a disseminação e aplicação da MEV na prática clínica da Psiquiatria, visando melhorar a saúde e a qualidade de vida dos pacientes.

Os psiquiatras que se sentem frustrados com as limitações dos medicamentos prescritos, que apenas corrigem parcialmente os transtornos psiquiátricos e resultam em efeitos colaterais como náuseas, fadiga ou disfunção sexual, podem encontrar uma renovação ao ajudar seus pacientes a alcançar melhora da saúde e do bem-estar por meio de exercícios, alimentação saudável e controle do estresse ao adotar abordagens da MEV. No entanto, é compreensível que tanto os profissionais de Saúde quanto os pacientes sintam-se desconfortáveis em discutir intervenções no estilo de vida. Os provedores muitas vezes carecem de educação formal sobre essas intervenções, e os pacientes estão imersos em um ambiente repleto de influências culturais que dificultam a implementação das recomendações de estilo de vida. A MEV reconhece a importância de abordar essas questões para garantir que os pacientes recebam o melhor cuidado médico possível.

A MEV aplicada à Psiquiatria, área de interesse e pesquisa que tem se consolidado sob a denominação de *Psiquiatria do Estilo de Vida*, está se estabelecendo como nicho de atuação da MEV, com foco no papel desempenhado pela nutrição, atividade física, estresse, sono, uso de substâncias de risco e relacionamentos na precipitação, manutenção e prejuízo de funcionalidade dos transtornos psiquiátricos. As intervenções relacionadas ao estilo de vida são particularmente relevantes na Psiquiatria, uma vez que a complexa interação de mente e cérebro tem limitado nossa capacidade de avançar além do diagnóstico sindrômico, enquanto os fatores psicossociais têm demonstrado contribuir para todos os transtornos psiquiátricos. Evidências emergentes estão identificando que, além de auxiliar os pacientes no manejo de transtornos psiquiátricos já existentes, comportamentos de estilo de vida saudáveis têm valor significativo na redução das taxas de surgimento desses transtornos.[3] Padrões de estilo de vida que estimulam fatores neurotróficos, resultando em aumento da sinaptogênese e do volume regional cerebral, estão associados a mudanças epigenéticas que podem ser transmitidas entre gerações.[4]

Desse modo, a abordagem da MEV atrelada à promoção de saúde e bem-estar nos reconecta com nossas raízes como agentes de saúde e, mais importante, envolve os pacientes no processo de assumir a responsabilidade como protagonistas na construção de seu próprio bem-estar. Nesta era em que questionamos o valor e os riscos dos medicamentos psicotrópicos e procedimentos intervencionistas, tanto os profissionais de Saúde quanto os pacientes podem encontrar um terreno comum ao reconhecer o valor e os limites das intervenções farmacológicas, psicoterapêuticas e baseadas no estilo de vida, e desenvolver um plano para aplicá-las de maneira otimizada, visando alcançar os objetivos do paciente. A melhoria da especificidade, eficácia e custo do nosso sistema de Saúde só será possível se abordarmos os pacientes de maneira holística, oferecendo recomendações de tratamento que englobem toda a gama de fatores que contribuem para o sofrimento dos pacientes. Isso é o que os pacientes e seus familiares esperam dos profissionais de Saúde e, cada vez mais, é o que a sociedade espera dos sistemas públicos de Saúde.

Ferramentas da MEV para aconselhamento de pacientes em Psiquiatria

A MEV utiliza-se de um modelo conceitual denominado "5 A's". Cada etapa desempenha papel crucial na promoção da mudança de comportamento e no envolvimento ativo do paciente no processo de cuidado (Figura 30.12). Elas visam orientar um breve aconselhamento sobre comportamentos de saúde, melhorar a motivação e a intenção do paciente para a mudança de comportamento, proporcionar abordagem centrada no paciente, incentivar a motivação intrínseca para a mudança e promover interação colaborativa entre médico e paciente, fundamental para o sucesso do tratamento.

A primeira etapa, *Avaliar* (*Assess*), consiste em avaliar as práticas do paciente no contexto dos riscos à saúde. Essa avaliação fornece uma base sólida para a intervenção posterior.

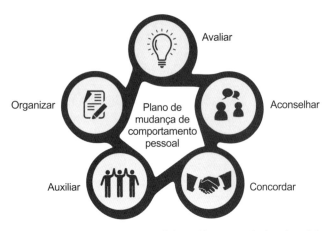

Figura 30.12 Estrutura conceitual dos 5 A's para cuidados de saúde mental com base no estilo de vida.

e direcionadas, visando facilitar a compreensão e a adoção de novos hábitos.

Na etapa *Concordar* (*Agree*), médico e paciente trabalham juntos para estabelecer um acordo sobre o foco do aconselhamento e o tratamento, levando em consideração os interesses e a vontade do paciente em mudar. Nesse processo colaborativo, objetivos específicos são definidos em conjunto.

Na etapa *Auxiliar* (*Assist*), o médico desempenha papel de apoio e assistência ao paciente na busca dos objetivos estabelecidos. Isso pode incluir debater barreiras motivacionais por meio de técnicas de aconselhamento e autoajuda, determinar se o paciente precisa de informações adicionais ou assistência e encaminhá-lo a profissionais especializados, como dietistas, quando necessário.

Por fim, a etapa *Organizar* (*Arrange*) envolve o planejamento do acompanhamento e do suporte regular ao paciente. Essa organização ajuda a manter a continuidade do cuidado e a garantir que as mudanças de comportamento sejam sustentadas ao longo do tempo.

Utilizando-se do modelo conceitual 5 A's, foi proposto um fluxograma clínico para cuidados de saúde mental com base no estilo de vida para o transtorno depressivo maior (Figura 30.13).[2]

A segunda etapa, *Aconselhar* (*Advise*), envolve recomendar mudanças específicas de comportamento com conselhos claros e personalizados. É importante fornecer orientações detalhadas

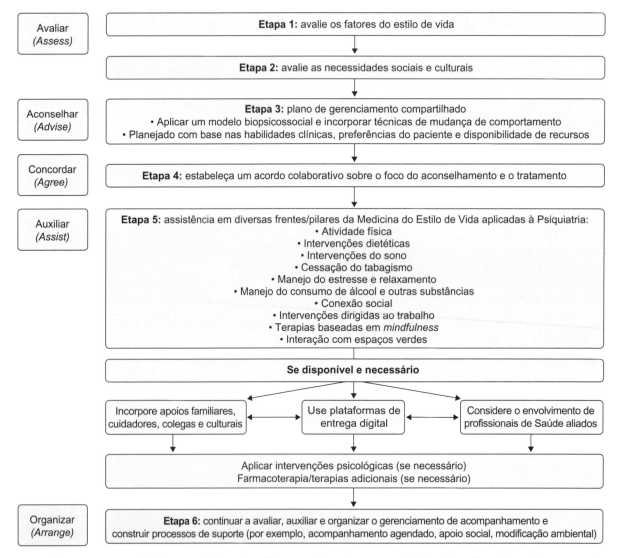

Figura 30.13 Fluxograma conceitual para cuidados de saúde mental com base no estilo de vida, utilizando-se da estrutura dos 5 A's (Avaliar, Aconselhar, Concordar, Auxiliar, Organizar). (Adaptada de Marx et al., 2022.)[2]

OS SEIS PILARES DA MEV E SEU USO NA PSIQUIATRIA

A MEV na Psiquiatria se baseia em seis pilares fundamentais, que são elementos-chave para promover a saúde mental e o bem-estar dos pacientes. Esses pilares consideram não apenas o tratamento dos sintomas psiquiátricos, mas também a melhoria geral da qualidade de vida.

Nutrição

O primeiro pilar da MEV aplicada à Psiquiatria é a Nutrição, reconhecendo a importância da alimentação adequada para a saúde cerebral e emocional. A alimentação saudável desempenha papel fundamental na promoção da saúde e é considerada tanto uma modalidade de tratamento quanto um possível fator de risco para uma série de doenças. Na Psiquiatria, dieta e nutrição têm impacto significativo no risco e nos sintomas de vários transtornos psiquiátricos. Isso ocorre por meio de diversos mecanismos, incluindo efeitos na neuroplasticidade, neuroinflamação, disfunção mitocondrial, estresse oxidativo, microbioma e no eixo microbiota-intestino-cérebro. A Figura 30.14 exemplifica essas interações complexas, destacando a influência da alimentação adequada na saúde mental.[5] É essencial compreender esses mecanismos a fim de aprimorar a abordagem terapêutica e proporcionar cuidado mais abrangente aos pacientes psiquiátricos.

O que vem sendo descrito como eixo microbiota-intestino-cérebro inclui uma série de relações bidirecionais entre o sistema gastrintestinal e o sistema nervoso central, com influências e repercussões clínicas para ambos. Os microrganismos presentes no intestino estabelecem comunicação com o sistema intestinal por meio de metabólitos microbianos, e as alterações na função intestinal podem influenciar o comportamento dos microrganismos intestinais. Por meio do sistema nervoso autônomo (SNA), o cérebro pode modular indiretamente a composição microbiana do intestino e seu funcionamento, ao afetar o ambiente microbiano intestinal. Além disso, o cérebro também pode exercer efeito direto sobre a função dos microrganismos intestinais, ao modular os padrões de expressão gênica por meio do SNA. Essa comunicação entre os micróbios intestinais e o cérebro pode ocorrer de maneira indireta, por meio de moléculas derivadas do intestino, ou diretamente, com sinais gerados pelos microrganismos. Alterações nessas interações bidirecionais, em resposta a perturbações como estresse psicossocial ou relacionadas ao intestino (como dieta, medicamentos ou infecções), podem impactar o comportamento desse sistema, manifestando-se como distúrbios na relação entre microbiota intestinal e o cérebro. Essas descobertas têm implicações importantes para o campo da Psiquiatria, fornecendo uma base científica para o entendimento dos transtornos da microbiota intestinal e sua influência nos transtornos psiquiátricos, e são investigados sob a área de interesse que vem sendo chamada de Psiquiatria Nutricional.[6]

A pesquisa em Psiquiatria Nutricional, que faz parte da abordagem da Psiquiatria do Estilo de Vida, tem evoluído constantemente, passando de estudos observacionais para ensaios clínicos randomizados e duplos-cegos que investigam intervenções dietéticas, o microbioma e o uso de nutrientes e suplementos. Esses estudos têm demonstrado a eficácia dessas abordagens no tratamento de transtornos psiquiátricos. Essa modalidade de tratamento promissor busca otimizar a saúde mental e minimizar os danos por meio de mudanças nos hábitos de vida que podem ser modificados, com especial atenção aos padrões alimentares. Com base nessas evidências, é possível afirmar que a Psiquiatria Nutricional representa importante ferramenta terapêutica, com perspectiva integrativa e holística no cuidado dos pacientes psiquiátricos.[7]

Atividade física

De acordo com o relatório *Physical Activity Profile 2022*, da Organização Mundial da Saúde (OMS), a inatividade física é uma realidade alarmante que afeta significativamente a população brasileira em diferentes faixas etárias. Entre os adolescentes brasileiros com idade entre 11 e 17 anos, observa-se alta prevalência de inatividade física, com 78% dos adolescentes do sexo masculino e impressionantes 89% das adolescentes do sexo feminino não praticando atividade física suficiente. Essa preocupante tendência também se estende à população adulta, com 40% dos homens e 53% das mulheres entre 18 e 69 anos considerados fisicamente inativos. No caso da população idosa brasileira, os índices de inatividade física são ainda mais elevados, afetando 56% dos homens e alarmantes 69% das mulheres. Esses dados expõem a urgência de implementar ações efetivas de prevenção e promoção da atividade física no país, visando combater os riscos associados à inatividade física e promover uma vida mais saudável e plena para todos os indivíduos.[8]

A atividade física é fundamental para o manejo e tratamento de pacientes com transtorno depressivo maior, transtornos de ansiedade e outros transtornos psiquiátricos. Os benefícios dessa prática abrangem uma ampla gama de áreas, incluindo a melhora dos sintomas de humor, a prevenção de outras condições médicas e o aprimoramento do funcionamento psicossocial. É interessante observar que esses benefícios podem ser obtidos mesmo com a realização de pequenas doses de atividade física, destacando-se a importância de incorporar a prática de exercícios na rotina diária. No entanto, estudos sugerem que uma redução mais significativa nos sintomas depressivos está associada a maior intensidade de exercício (Tabela 30.4).[9-27] Isso sugere que a intensidade da atividade física é relevante na obtenção de resultados terapêuticos mais robustos no contexto dos transtornos depressivos.

É essencial que os profissionais médicos e de Saúde Pública promovam a atividade física entre os pacientes psiquiátricos, auxiliando a trabalhar a motivação dos pacientes e abordar as barreiras comuns que impedem a prática de exercícios. Estratégias baseadas em evidências, como a psicoeducação e a ativação comportamental, são eficazes para incentivar a prática de exercícios, envolvendo a orientação sobre benefícios e metas realistas (Figura 30.15).[28] Ao adotar essas práticas, esses profissionais

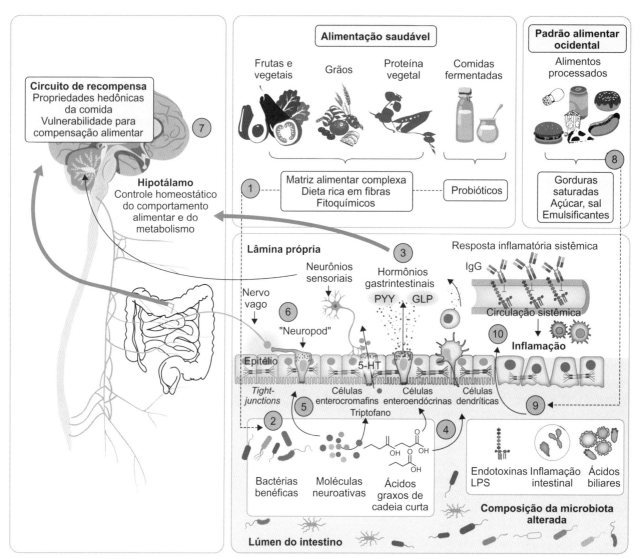

Figura 30.14 Interações da dieta com mecanismos do eixo microbiota-intestino-cérebro. Uma dieta saudável composta por alimentos com matrizes alimentares complexas, fontes variadas de fibras dietéticas, fitoquímicos ou bactérias vivas (1) resulta no crescimento de bactérias benéficas, produção de moléculas neuroativas e outros metabólitos promotores da saúde, como os ácidos graxos de cadeia curta (AGCCs) (2). Os AGCCs podem atuar nas células enteroendócrinas que secretam os peptídios anorexígenos peptídio-1 semelhante ao glucagon (GLP-1) e peptídio YY (PYY), atuando em centros hipotalâmicos para controle homeostático do comportamento alimentar (3). Os AGCCs também contribuem para a integridade e a imunidade da barreira intestinal do hospedeiro, regulando a supressão da produção de citocinas das células mieloides e modulando a diferenciação das células T reguladoras e T auxiliares (4). Além disso, as bactérias intestinais podem estimular a conversão de precursores de neurotransmissores em formas ativas, como o triptofano dietético (Trp) em 5-hidroxitriptamina (5-HT) pelas células enterocromafins (5). Outras bactérias podem produzir neurotransmissores ativos, como norepinefrina e dopamina, que podem interagir com o sistema nervoso entérico ou estimular neurônios sensoriais vagais (p. ex., "neuropod") no intestino (6), levando à ativação nas estruturas cerebrais, controlando a homeostase e a recompensa relacionada ao comportamento alimentar (7). Ao contrário, um padrão alimentar ocidental, composto por alimentos processados sem fibras alimentares e com maior teor de gordura saturada, sal e aditivos alimentares (8), pode levar à diminuição da diversidade da microbiota intestinal, alteração do metabolismo dos ácidos biliares, menor abundância de microrganismos estimuladores de muco e, consequentemente, integridade da barreira intestinal comprometida, incluindo afrouxamento das *tight-junctions* (junções apertadas intercelulares que garantem a impermeabilidade intestinal) (9). Além disso, a liberação de marcadores de inflamação intestinal e a translocação de endotoxinas do lúmen intestinal para a corrente sanguínea podem induzir uma inflamação sistêmica de baixo grau (10) que tem sido associada a transtornos mentais e regulação metabólica prejudicada. IgG: imunoglobulina G; LPS: lipopolissacarídeo. (Adaptada de Ribeiro et al., 2022.)[5]

Tabela 30.4 Efeitos da atividade física na saúde mental.

Efeitos da atividade física na saúde mental	Tamanho do efeito/magnitude	Estudos de suporte
Redução do risco de desenvolver depressão e recuperação de sintomas depressivos	Moderado a alto	Schuch et al., 2016[9] Schuch et al., 2018[10] Dishman et al., 2021[11] Pearce et al., 2022[12] Heissel et al., 2022[13] Blumenthal et al., 2023[14]
Melhora dos sintomas de ansiedade e estresse	Moderado	Jayakody et al., 2014[15] Stubbs et al., 2017[16] Shimura et al., 2023[17]
Aumento da sensação de bem-estar e humor	Pequeno a moderado	Reed e Ones, 2006[18] Mahindru et al., 2023[19] Ligeza et al., 2023[20]
Melhora da cognição e função cognitiva	Pequeno a moderado	Smith et al., 2010[21] Quigley et al., 2020[22] Wang et al., 2022[23]
Redução do risco de declínio cognitivo	Moderado a grande	Blondell et al., 2014[24] Cheval et al., 2023[25]
Melhora da qualidade do sono	Moderado	Kredlow et al., 2015[26] Huang et al., 2023[27]

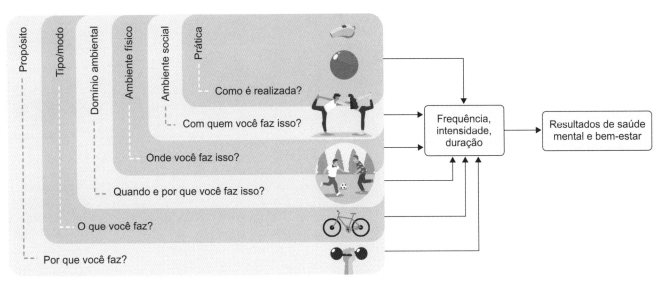

Figura 30.15 Interação de fatores contextuais para a prática de atividade física e resultados de saúde mental e bem-estar. (Adaptada de Vella et al., 2023.)[28]

desempenham papel fundamental na promoção da atividade física como parte do tratamento, o que contribui para a melhora do bem-estar mental e físico dos pacientes. É importante personalizar a intensidade dos exercícios de acordo com as necessidades individuais, destacando que a atividade física não apenas auxilia no manejo dos sintomas, mas também traz benefícios adicionais, como a melhora da qualidade de vida e a redução de riscos de outras condições médicas (Figura 30.16). Portanto, incorporar a atividade física no tratamento é uma estratégia terapêutica de baixo custo e eficaz, que potencializa os resultados positivos e a recuperação dos pacientes.

Sono

A privação ou baixa qualidade de sono pode ter impacto significativo na qualidade de vida e no funcionamento geral de um indivíduo. Além de resultar em fadiga e sonolência diurna, a falta de sono adequado está associada a dificuldades de concentração, problemas de memória e comprometimento do sistema imunológico. Além disso, também pode aumentar o risco de desenvolvimento ou agravamento de doenças crônicas, como diabetes, hipertensão, doenças cardiovasculares e transtornos psiquiátricos.

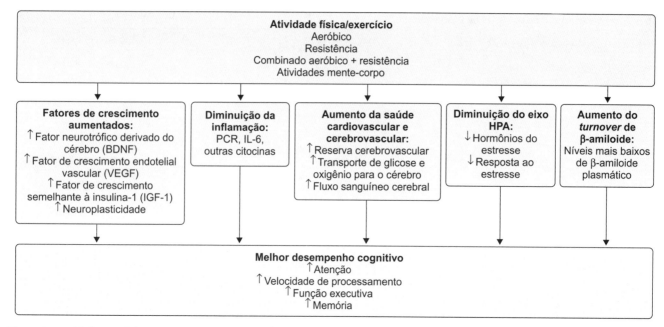

Figura 30.16 Visão geral dos potenciais mecanismos biológicos subjacentes aos ganhos cognitivos com atividade física e exercício, um sintoma comum em síndromes psiquiátricas. HPA: hipotálamo-pituitária-adrenal; IL-6: interleucina 6; PCR: proteína C reativa. (Adaptada de Quigley et al., 2020.)[22]

Em um estudo envolvendo 2.017 participantes, observou-se que 76% dos brasileiros apresentam pelo menos uma queixa relacionada ao sono. As queixas mais frequentes incluem sono leve e insuficiente (27%), ronco (25%), movimentação excessiva durante o sono (22%) e insônia ocorrendo pelo menos três vezes/semana (21%). Além disso, foi constatado que regiões como o Nordeste e o Sudeste estão associadas a maior número de queixas relacionadas ao sono. Esses resultados destacam a importância de abordar adequadamente os distúrbios do sono na população brasileira, especialmente em regiões socioeconômicas desfavorecidas, visando melhorar a qualidade de vida e o bem-estar dos indivíduos.[29]

Em outro estudo, com 2.635 participantes, constatou-se que 65,5% da amostra apresentavam má qualidade do sono. Fatores associados a maior probabilidade de ter um sono ruim incluíam relatos de insônia (aumento de 41% de chance), sexo feminino (7% a mais de chance), faixa etária mais jovem (< 55 anos), compartilhar o quarto ou a cama com companheiro ou colega, residir nas regiões Centro-Oeste, Sul ou Sudeste em comparação com a região Norte do Brasil, e fazer uso de *smartphones* e redes sociais. Esses resultados evidenciam a importância de abordar de maneira adequada os distúrbios do sono, levando em consideração esses fatores de risco, a fim de promover melhor qualidade de sono e bem-estar.[30]

O sono é resultado de uma interação complexa mediada por dois principais processos simultâneos (Figura 30.17).[31] O primeiro é o impulso homeostático do sono, também conhecido como processo S, que aumenta à medida que ficamos alertas, acordados e ativos ao longo do dia. Esse impulso é caracterizado pelo acúmulo de metabólitos, principalmente adenosina, que desempenha papel fundamental na indução do sono. Quando os níveis de adenosina atingem um ponto crítico, o centro primário do sono no hipotálamo – situado no núcleo pré-óptico

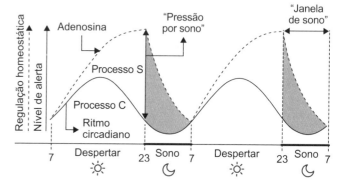

Figura 30.17 Regulação do sono: processos homeostático e circadiano. A regulação do sono ocorre por meio de dois processos simultâneos, porém independentes: a regulação homeostática, que envolve o conceito de "pressão por sono" (com o acúmulo de adenosina), e o ritmo circadiano (dependente de diversos *zeitgeibers*, como exposição à luz, secreção de cortisol e melatonina, ingestão alimentar, gasto energético e influências socioculturais). Quando esses processos não estão sincronizados, a qualidade do sono é comprometida. (Adaptada de Borbély et al., 2016.)[31]

ventrolateral – é ativado, desencadeando o processo de sono. Vale ressaltar que a cafeína, uma das substâncias mais consumidas no mundo, tem a capacidade de suprimir o processo S, bloqueando os receptores de adenosina.

O segundo processo é o ritmo circadiano, também chamado de processo C, que flutua ao longo de um período de 24 horas. Esse processo promove a vigília durante o dia – à medida que com o passar do tempo do dia o desejo de dormir aumenta – e promove o sono à noite – à medida que o desejo de dormir diminui com o passar do tempo em sono. O ritmo circadiano é influenciado por diversos fatores, chamados *zeitgeibers*, incluindo exposição à luz, secreção de cortisol e melatonina, ingestão alimentar, gasto energético e influências socioculturais. O controle do processo C ocorre no núcleo supraquiasmático, um par de núcleos localizados no hipotálamo, imediatamente acima do quiasma óptico. Uma das principais marcas desse processo é a variação nos níveis de melatonina, hormônio liberado pela glândula pineal e regulado pela luz e pela temperatura corporal central.

Esses dois processos, S e C, interagem e se influenciam mutuamente, estabelecendo um equilíbrio delicado que regula nosso padrão de sono e vigília. O entendimento desses mecanismos é essencial para compreender a fisiologia do sono e suas alterações, auxiliando no diagnóstico e no tratamento de distúrbios do sono e transtornos psiquiátricos que acarretam alterações no padrão e qualidade de sono. Além disso, a influência de fatores externos, como exposição à luz (Figura 30.18) e consumo de substâncias como a cafeína,[32] destaca a importância de se adotarem estratégias que promovam ambiente propício para um sono saudável e restaurador.[33]

O sono saudável na vida adulta é caracterizado por múltiplos ciclos de transição entre estágios leves e profundos ao longo da noite, com períodos cada vez mais prolongados de sono REM (movimento rápido dos olhos) à medida que a noite avança.

Os transtornos de sono mais comuns em transtornos psiquiátricos incluem insônia e má higiene do sono, juntamente com hipersonia, desregulação circadiana, apneia obstrutiva do sono e síndrome das pernas inquietas.

O tratamento mais eficaz para insônia e má higiene do sono é a terapia cognitivo-comportamental para insônia (TCC-I), que ensina técnicas como a de restrição do tempo na cama (permanecer na cama apenas o tempo necessário para dormir) e o treinamento de reassociação do uso da cama (que incentiva o uso da cama apenas para dormir). Além disso, a prática de estratégias de relaxamento mental e corporal – por meio de práticas meditativas, de respiração lenta e profunda e de relaxamento muscular – são mais benéficas para melhorar a qualidade do sono em comparação com esforços intensos para tentar dormir, que são ineficazes e podem atrapalhar o processo natural de sono ao ativar a mente e o corpo.[34]

Saúde mental e manejo do estresse

O estresse tem papel ambivalente na saúde. Quando gerenciado adequadamente, pode resultar em maiores motivação e produtividade. No entanto, quando não controlado, pode levar a problemas psiquiátricos como ansiedade patológica, depressão, além de outros quadros clínicos como obesidade e disfunção imunológica.

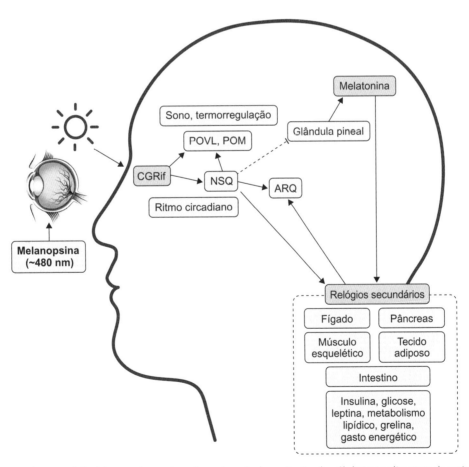

Figura 30.18 Influência da exposição à luz no ritmo circadiano. Locais de projeção de células ganglionares da retina intrinsecamente fotossensíveis (CGRif) mostrando uma visão geral das áreas do cérebro que recebem informações da luz e envolvidas na regulação metabólica, indicadas por estudos em humanos e animais. POVL: núcleo pré-óptico ventrolateral; POM: área pré-óptica medial; NSQ: núcleo supraquiasmático; ARQ: núcleo arqueado. (Adaptada de Ishihara et al., 2023.)[33]

Como profissionais de Saúde, é importante auxiliar os pacientes a reconhecerem as respostas negativas ao estresse e fornecer-lhes estratégias para lidar de maneira mais saudável. Isso pode envolver a incorporação de técnicas relacionadas ao estilo de vida em suas rotinas diárias, a fim de promover resposta positiva ao estresse e melhor manejo dessa condição. Ao desenvolver hábitos saudáveis e adotar mecanismos eficazes de enfrentamento, os pacientes têm a oportunidade de promover sua saúde e bem-estar, alcançando melhor qualidade de vida.

Meditação

A prática da meditação do tipo *mindfulness*, que envolve a atenção plena, está ganhando cada vez mais destaque na Medicina tradicional, e um corpo crescente de pesquisas tem evidenciado sua eficácia no tratamento de diversos transtornos psiquiátricos.[35] Essa abordagem contemplativa tem se mostrado capaz de promover mudanças neurobiológicas tanto em nível estrutural quanto funcional. Estudos recentes demonstram que a prática regular de *mindfulness* pode levar a alterações no cérebro, fortalecendo áreas relacionadas à regulação emocional, à atenção e à autorregulação.[36] Além disso, a atenção plena tem se revelado benéfica não apenas para os pacientes, mas também para os médicos que a utilizam como parte de sua prática clínica, ajudando a reduzir o esgotamento profissional comumente vivenciado nessa área.[37] Esses achados reforçam a importância da incorporação da meditação *mindfulness* na prática psiquiátrica, destacando seus potenciais benefícios terapêuticos e aprimoramento do bem-estar tanto para profissionais quanto para pacientes.

A prática da meditação remonta a milhares de anos, principalmente em contextos religiosos, desempenhando papel fundamental no budismo e no hinduísmo, mas também como parte integrante das religiões islâmica, judaica e cristã.[38] Ao longo do tempo, surgiram diversas técnicas de meditação, e entre elas estão as meditações ativas, que têm se mostrado eficazes no manejo do estresse enfrentado pela sociedade contemporânea. Ao contrário das práticas tradicionais de simplesmente sentar e silenciar, as meditações ativas combinam movimentos, expressão de sons e/ou técnicas de respiração, facilitando o acesso ao estado meditativo de auto-observação e silêncio. Essas práticas promovem a diminuição do estresse e o relaxamento do corpo-mente.[39] A introdução da meditação de atenção plena na cultura ocidental é creditada a Jon Kabat-Zinn, que, em 1994, conceituou-a como "prestar atenção de maneira particular: propositalmente, no momento presente e sem julgamentos". Kabat-Zinn foi responsável por desenvolver o protocolo *mindfulness-based stress reduction* (MBSR), na University of Massachusetts, em 1997, tornando-a secular e até mesmo prescritível. Esse protocolo delineou sete atitudes fundamentais para a prática da atenção plena, proporcionando uma abordagem estruturada e eficaz para a redução do estresse:[40]

1. Não julgamento
2. Paciência
3. Mente de principiante
4. Confiança
5. Não esforço, ou paralisação da busca
6. Aceitação
7. Não apego, ou deixar ir.

Práticas mente-corpo

As práticas mente-corpo são ferramentas terapêuticas importantes, e é essencial que sejam personalizadas de acordo com as circunstâncias de cada indivíduo.

As práticas de ioga e Tai Chi têm sido amplamente estudadas e demonstraram reduzir significativamente os sintomas psiquiátricos em diversas populações clínicas. Estudos que investigaram as intervenções de práticas mente-corpo, como ioga e Tai Chi, em comparação com intervenções de controle, revelaram impactos positivos nos processos fisiopatológicos e na estrutura e função das principais regiões cerebrais relacionadas à dor e ao sofrimento emocional. Essas práticas milenares se mostram promissoras como terapias complementares no tratamento de transtornos mentais, com benefícios terapêuticos tanto para o corpo quanto para a mente. Ao envolver movimentos suaves, técnicas de respiração consciente e foco mental, a ioga e o Tai Chi promovem uma conexão íntima entre o corpo e a mente, induzindo relaxamento, redução do estresse e melhoria do bem-estar psicológico. Além disso, os efeitos neurobiológicos dessas práticas têm sido evidenciados, com alterações positivas em regiões cerebrais associadas à regulação emocional e ao processamento da dor (Figura 30.19). Portanto, a incorporação de ioga e Tai Chi em abordagens terapêuticas pode ser uma estratégia valiosa para o tratamento e a promoção da saúde mental.[41,42]

A ioga é um sistema abrangente que engloba exercícios respiratórios, sequências de posturas e práticas de meditação.[43] Cada um desses componentes tem o potencial de influenciar o funcionamento neurobiológico. As posturas físicas da ioga têm sido associadas a mudanças de humor,[44] enquanto a meditação pode aumentar os níveis de fator neurotrófico derivado do cérebro, importante para a saúde cerebral.[45] Além disso, as técnicas de respiração da ioga promovem efeitos fisiológicos, como ativação

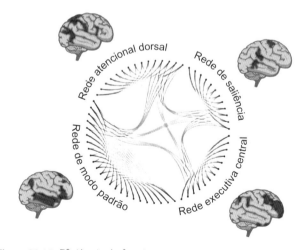

Figura 30.19 Eficiência do funcionamento cognitivo em praticantes de ioga. A possível diferença na conectividade entre redes cerebrais relevantes em praticantes de ioga, assim como sua distribuição, sugere que o engajamento repetido de regiões-chave em redes de atenção, juntamente à rede de modo padrão (*default mode network*), resulta em conexões mais fortes e eficientes tanto dentro das redes quanto entre elas. (Adaptada de Voss et al., 2023.)[41]

do sistema parassimpático, redução das respostas ao estresse e modulação da atividade cerebral no tálamo.[46] Esses diversos elementos da ioga trabalham em conjunto para promover benefícios tanto para o corpo quanto para a mente.

Outras técnicas de gerenciamento de estresse e relaxamento

É essencial explorar diversas técnicas que possam contribuir significativamente para o bem-estar emocional e mental. Uma dessas técnicas é a psicoeducação, que envolve a conscientização e o ensino sobre estratégias para aliviar o estresse. Por meio da psicoeducação, os indivíduos aprendem sobre a importância do descanso adequado, da prática regular de exercícios físicos e do apoio social para promover melhor saúde emocional.

Além disso, uma série de técnicas simples de relaxamento podem ser utilizadas como ferramentas eficazes no manejo do estresse. O treinamento autógeno é uma dessas técnicas, em que se busca induzir um estado de relaxamento profundo por meio da repetição de afirmações positivas e da concentração na sensação de relaxamento em diferentes partes do corpo. Essa prática auxilia na redução da tensão muscular e na promoção do relaxamento geral.

Outra técnica que se destaca é o uso de imagens de relaxamento guiado, que envolve a visualização de cenários tranquilos e agradáveis que estimulam a resposta de relaxamento no corpo e na mente. Essa técnica pode ser praticada com o auxílio de áudios ou vídeos, permitindo que o indivíduo seja conduzido a um estado de tranquilidade e serenidade.

Os exercícios respiratórios também contribuem para o gerenciamento do estresse. Por meio de técnicas específicas de respiração, como a respiração lenta e profunda, é possível ativar o sistema nervoso parassimpático, responsável por promover a sensação de calma e relaxamento. Essa prática pode ser realizada em qualquer lugar e a qualquer momento, e é uma excelente estratégia para lidar com situações estressantes do dia a dia.

Por fim, o relaxamento muscular progressivo é uma técnica que consiste em contrair e relaxar diferentes grupos musculares do corpo, de modo sequencial, a fim de promover um relaxamento profundo. Ao aprender a identificar e liberar a tensão muscular, os indivíduos podem experimentar sensação de alívio do estresse e aumento da sensação de relaxamento em todo o corpo.

Substâncias de risco

O consumo de álcool e o tabagismo são questões de grande relevância no âmbito da Saúde Pública, uma vez que envolvem o uso de substâncias tóxicas. É fundamental que profissionais de Saúde Mental estejam sempre atentos a esses problemas e realizem uma investigação minuciosa, visando identificar e tratar os transtornos relacionados ao uso dessas substâncias. Muitas vezes, esses transtornos coexistem com outros transtornos psiquiátricos, podendo agravar e perpetuar os sintomas associados a essas condições.

A presença de transtornos por uso de substâncias em indivíduos com comorbidades psiquiátricas é uma preocupação significativa. Essa associação pode resultar em complexidade adicional no diagnóstico e no tratamento, uma vez que os sintomas de ambos os transtornos podem se entrelaçar e influenciar negativamente um ao outro. O consumo de álcool e o tabagismo podem mascarar ou exacerbar os sintomas dos transtornos psiquiátricos subjacentes, dificultando o manejo adequado dessas condições.

Nesse contexto, é imprescindível que os profissionais de Saúde Mental estejam capacitados para identificar os transtornos por uso de substâncias e oferecer intervenções adequadas. Isso inclui estratégias terapêuticas que abordem tanto os aspectos relacionados ao uso de álcool e tabaco quanto os transtornos psiquiátricos concomitantes. Um tratamento integrado, que aborde simultaneamente essas questões, pode ser essencial para promover a recuperação global do paciente e melhorar sua qualidade de vida.

Além disso, é importante ressaltar que a gravidade dos sintomas psiquiátricos pode ser exacerbada pelo consumo contínuo de álcool e tabaco. Essas substâncias têm o potencial de afetar negativamente o funcionamento cerebral e a saúde mental, e podem agravar os sintomas de depressão, ansiedade, transtornos do humor e outros transtornos psiquiátricos. Portanto, o tratamento dos transtornos por uso de substâncias deve ser abordado como prioridade, a fim de minimizar os impactos negativos na saúde mental dos indivíduos.

Intervenções para o uso indevido de álcool ou tabagismo podem ser de grande importância na abordagem clínica. Uma das estratégias utilizadas é a redução do risco, que consiste em fornecer aconselhamento ao paciente para reduzir o consumo de álcool ou tabaco, juntamente com encaminhamento para psicoterapia breve. Esse tipo de intervenção busca conscientizar o indivíduo sobre os riscos associados ao uso abusivo dessas substâncias e auxiliá-lo na redução do consumo. Além disso, sessões de reforço de acompanhamento podem ser realizadas para melhorar a eficácia do tratamento e manter o progresso alcançado.

Outro tipo de intervenção é a abordagem comportamental, que envolve uma série de técnicas e estratégias para lidar com o paciente de maneira eficaz. Nesse tipo de intervenção, é essencial praticar a escuta ativa e reflexiva, propiciando que o paciente se expresse e sinta-se compreendido. É importante adotar uma postura sem julgamento e de aceitação, criando um ambiente seguro e acolhedor para o paciente. Durante o processo de intervenção comportamental, o profissional de Saúde pode oferecer opiniões e recomendações objetivas e claras, orientando o paciente sobre os efeitos nocivos do consumo excessivo de álcool e as possíveis alternativas saudáveis.

Lidar com a resistência do paciente é um desafio comum nessas intervenções. Nesses casos, é fundamental utilizar técnicas que promovam a motivação e a adesão ao tratamento. A aplicação de princípios da entrevista motivacional e da Psicologia Positiva, como otimismo, confiança e aceitação, pode ser benéfica para inspirar o paciente a buscar mudanças positivas em sua vida. Além disso, é importante lembrar que a mudança comportamental pode ser um processo lento e que recaídas são parte integrante desse processo (Figura 30.20). Portanto, é necessário aceitar os contratempos como algo esperado e oferecer suporte contínuo ao paciente, encorajando-o a persistir no caminho da recuperação.

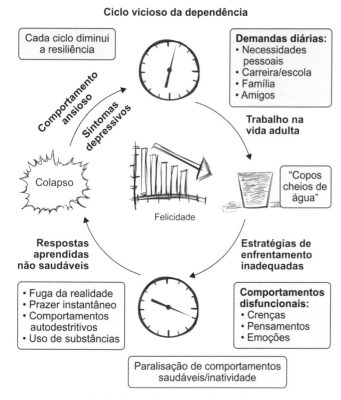

Figura 30.20 Ciclo de dependência. O ciclo de dependência ocorre quando as demandas do dia a dia se acumulam, resultando em sensação de "copo cheio de água". Esse estado desencadeia comportamentos disfuncionais, influenciados por crenças, pensamentos e emoções que levam a estratégias de enfrentamento inadequadas, resultando em paralisação de comportamentos saudáveis e inatividade vital. Com o tempo, essas respostas inadequadas se tornam aprendidas e não saudáveis. Elas se manifestam por meio de atos de fuga da realidade, busca por prazer instantâneo, comportamentos autodestrutivos e consumo de substâncias. Essas respostas contribuem para um colapso completo no ser humano, intensificando a sensação de ansiedade patológica e os sintomas depressivos, reiniciando, assim, o ciclo da dependência em um nível de resiliência cada vez menor para enfrentamento.

Conectividade

A conexão social exerce papel fundamental na resiliência emocional e na saúde dos indivíduos. Pesquisas demonstram que pessoas com laços sociais fortes tendem a ter uma vida mais longa e saudável,[47,48] ao passo que o isolamento e a solidão estão associados a maior risco de desenvolvimento de doenças e mortalidade precoce, especialmente em quem já foi diagnosticado com condições relacionadas ao estilo de vida.[49,50] Diante disso, é essencial que a Psiquiatria do Estilo de Vida adote como uma de suas ferramentas-chave o estímulo ao desenvolvimento de conexões sociais verdadeiras, empáticas e enriquecedoras, visando melhorar a qualidade de vida e promover a longevidade.

A importância das conexões sociais para o bem-estar mental e físico não pode ser subestimada. Ter relacionamentos significativos e saudáveis com outras pessoas tem impacto profundo em diversos aspectos da vida, incluindo a saúde mental, a autoestima, a resiliência e a capacidade de lidar com o estresse. Quando nos sentimos conectados e apoiados por outras pessoas, temos maior capacidade de enfrentar os desafios do dia a dia e as adversidades com mais confiança.

No entanto, é importante ressaltar que a qualidade das conexões sociais é tão importante quanto a quantidade. Ter um círculo social consistente e significativo, composto por pessoas com quem podemos contar, compartilhar experiências e expressar nossos sentimentos, é essencial para uma boa saúde mental. Relacionamentos genuínos, empáticos e estimulantes proporcionam um senso de pertencimento, apoio emocional e uma rede de suporte durante os momentos difíceis.

Para promover o desenvolvimento de conexões sociais saudáveis, a Psiquiatria do Estilo de Vida pode envolver estratégias como a promoção de atividades em grupo, a participação em grupos de apoio, o estímulo a interações sociais positivas e o cultivo de relacionamentos saudáveis. Além disso, é importante incentivar a prática da empatia, da escuta ativa e do apoio mútuo, a fim de fortalecer os laços sociais e criar um ambiente acolhedor e enriquecedor.

Um elemento cada vez mais importante e presente no estilo de vida da sociedade contemporânea é o envolvimento com as tecnologias digitais. Essas ferramentas costumam desempenhar papel significativo em diversos aspectos da nossa vida, e pesquisas têm evidenciado os impactos inequívocos da tecnologia digital na cognição, especialmente nos domínios da atenção, memória e cognição social.[51] No entanto, o papel específico dos dispositivos digitais na saúde mental ainda não está completamente compreendido, o que abre novas possibilidades de aplicabilidade para a prestação de serviços de saúde no campo da Psiquiatria.

Os dispositivos digitais, como *smartphones*, *tablets* e computadores, estão cada vez mais presentes na vida das pessoas e são utilizados para diferentes finalidades, incluindo a busca por informações, comunicação, entretenimento e até mesmo o acompanhamento da saúde. Essa alta presença da tecnologia na rotina das pessoas levanta questões importantes sobre seus efeitos na saúde mental e no bem-estar.

Estudos têm explorado os impactos da tecnologia digital em transtornos mentais comuns, como ansiedade e depressão,[52,53] assim como em condições mais graves, como os transtornos do espectro autista e a esquizofrenia.[53] Pesquisas demonstraram que a utilização de aplicativos de saúde mental e de recursos digitais pode ser bem aceita pelos pacientes e pelos profissionais de Saúde, ampliando as opções de tratamento e promovendo a acessibilidade aos cuidados de saúde.

Além disso, a tecnologia digital oferece novas abordagens para o monitoramento e acompanhamento de sintomas e comportamentos, possibilitando uma intervenção mais precoce e personalizada. Por meio de aplicativos e dispositivos específicos, é possível rastrear padrões de sono, monitorar o humor, registrar a atividade física e até mesmo promover técnicas de relaxamento e meditação. Essas ferramentas podem ser integradas aos cuidados clínicos, auxiliando no tratamento e no autocuidado dos indivíduos.[54]

No entanto, é importante ressaltar que o uso excessivo e descontrolado da tecnologia digital pode ter consequências negativas para a saúde mental. A dependência de dispositivos digitais e o tempo excessivo gasto em redes sociais, jogos *online* e outras atividades virtuais podem levar ao isolamento social, à ansiedade e à depressão.

Recente metanálise investigou a relação entre mídia social e sintomas de depressão, considerando diferentes aspectos do uso das redes sociais. Foi observado que o tempo gasto utilizando as mídias sociais e a intensidade de uso estavam fracamente associados aos sintomas de depressão. No entanto, a associação entre sintomas de depressão e o uso problemático de mídia social foi mais significativa. O termo "uso problemático de mídia social" é cada vez mais utilizado em contextos clínicos e de pesquisa, descrevendo um padrão de uso caracterizado por comportamentos e características psicológicas relacionadas à dependência, como a compulsão para acessar as redes sociais mesmo com possíveis consequências negativas, uso na cama e uso imediato ao acordar. É importante que o profissional de Saúde Mental investigue esses hábitos ao avaliar o uso de mídias sociais, podendo ser oferecidas estratégias como redução do tempo de uso, abstinência ou redirecionamento para usos mais positivos, como a conexão social com grupos que compartilham valores benéficos, e aconselhamento sobre comparações sociais e interações negativas, além da possibilidade de psicoterapia, se necessário.[55]

Em suma, se faz necessário adotar uma abordagem equilibrada e consciente em relação ao uso da tecnologia, garantindo momentos de desconexão e promovendo uma relação saudável com as ferramentas digitais. Nesse sentido, investir no desenvolvimento de conexões sociais verdadeiras não apenas melhora a qualidade de vida, mas também desempenha papel fundamental na prevenção e no tratamento de doenças mentais. Ao promover a interação social positiva e o apoio emocional, a Psiquiatria do Estilo de Vida contribui para a construção de comunidades saudáveis e resilientes, onde os indivíduos podem encontrar suporte mútuo, compartilhar suas experiências e enfrentar os desafios da vida de maneira mais equilibrada e satisfatória.

PRESCRIÇÃO DE ESTILO DE VIDA SAUDÁVEL EM PSIQUIATRIA

Implementar mudanças comportamentais em uma população psiquiátrica que apresenta hábitos enraizados pode ser um desafio, mas é extremamente gratificante. A avaliação abrangente do estilo de vida de um paciente psiquiátrico começa com o reconhecimento das barreiras que dificultam a adoção de mudanças saudáveis e é baseada na compreensão mútua entre o paciente e o profissional de Saúde. Um plano de recuperação personalizado, com estratégias individualizadas para promover mudanças comportamentais, pode aumentar as chances de sucesso na implementação e orientar o paciente em direção à recuperação.

Um dos modelos mais amplamente utilizados no processo de mudança de comportamento em saúde é o modelo transteórico[56] (Figura 30.21), que descreve cinco estágios de mudança: pré-contemplação, contemplação, preparação, ação e manutenção. Esses estágios abordam o progresso, o equilíbrio decisório, a autoeficácia e as estratégias para lidar com as tentações.

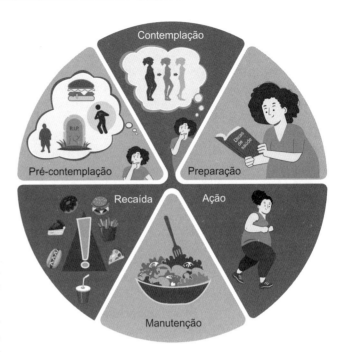

Figura 30.21 Representação dos seis estágios do modelo transteórico de mudança de comportamento, proposto por Prochaska e Velicer, 1997.[56]

É importante considerar também a possibilidade de recaída, uma etapa que pode ser experimentada pelo paciente e que deve ser encarada como transitória e como oportunidade de retomar o processo de mudança. É relevante destacar que a recaída não necessariamente significa retornar aos estágios iniciais, como a pré-contemplação, uma vez que o processo de mudança já foi iniciado, e a vivência da recaída pode resultar em avanços significativos. Estudos que utilizam esse modelo têm demonstrado melhores resultados no recrutamento, na retenção e no progresso dos participantes, quando comparados com intervenções que não levam em consideração os estágios de mudança. Portanto, o uso proativo desse modelo pode ser uma estratégia poderosa para promover mudanças comportamentais em populações de risco.

PSICOLOGIA E PSIQUIATRIA POSITIVAS

A Psicologia Positiva é uma disciplina científica que se dedica ao estudo dos estados emocionais relacionados à saúde sob uma perspectiva subjetiva positiva, trazendo uma perspectiva de abordagem muito importante para a mudança de comportamento e adoção de um estilo de vida saudável. Ela investiga as forças, potencialidades e virtudes humanas, além das instituições que promovem a qualidade de vida. Os temas abordados envolvem conceitos como felicidade, esperança, gratidão, apreciação e otimismo.[57] Já a Psiquiatria Positiva é definida como a ciência e a prática psiquiátrica direcionada à promoção do bem-estar e da saúde por meio do aprimoramento de fatores biopsicossociais positivos. Seu foco reside na construção de resiliência, otimismo, sabedoria e engajamento social, tanto em indivíduos com transtornos psiquiátricos ou deficiências quanto na comunidade em geral.[58]

As características psicológicas positivas, como resiliência, otimismo e engajamento social, desempenham papel fundamental tanto em populações clínicas quanto na sociedade em geral, influenciando diretamente os resultados em saúde. Esses fatores são essenciais para o estabelecimento de uma sensação de bem-estar e estão intrinsecamente relacionados à promoção de uma vida saudável nos diversos domínios do estilo de vida.

A intervenção multimodal no estilo de vida com base em um estado emocional positivo pode ser transformadora na vida dos indivíduos, levando-os a abandonar comportamentos negativos associados à doença e direcionando-os a uma jornada de mudanças positivas. Inicialmente, é recomendável que os indivíduos concentrem seus esforços de modificação nas áreas mais acessíveis, onde é mais fácil realizar mudanças significativas.

À medida que se comprometem com um estilo de vida saudável em determinadas áreas, como alimentação equilibrada e prática regular de exercícios físicos, é possível que desenvolvam a motivação necessária para aprimorar outros domínios do estilo de vida que ainda não foram totalmente mobilizados. Esse processo ocorre de maneira gradual, à medida que os indivíduos experimentam os benefícios e os resultados positivos das mudanças em sua vida.[59]

Motivação e engajamento são elementos essenciais para promover mudanças positivas na vida das pessoas e podem ser ativados por meio de estratégias da Psicologia e da Psiquiatria Positiva. Do ponto de vista neurobiológico, essas abordagens têm a capacidade de influenciar o funcionamento do cérebro, resultando em uma série de alterações que contribuem para o bem-estar emocional e comportamental.[60]

Quando adotamos estratégias da Psicologia e da Psiquiatria Positiva, observamos redução da ativação da amígdala, uma região do cérebro relacionada às respostas emocionais negativas. Em contrapartida, aumenta a participação de funções corticais superiores quando expostos a estímulos negativos, o que promove maior capacidade de lidar com essas situações desafiadoras. Além disso, uma conduta positiva também favorece a ativação sustentada do circuito de recompensa do cérebro em resposta a estímulos positivos. Isso significa que, ao focarmos em aspectos positivos da vida, como conquistas, gratidão e apreciação, estimulamos um circuito neural que gera sensações prazerosas e reforça comportamentos saudáveis. Outro aspecto importante é o desenvolvimento do córtex insular, uma região cerebral relacionada à consciência emocional e à empatia. Por meio das práticas da Psicologia e da Psiquiatria Positiva, é possível fortalecer e ampliar o funcionamento dessa região, promovendo maior conexão com as próprias emoções e com as dos outros.[61]

Essas mudanças cerebrais facilitam a adoção de novos hábitos e estilos de vida de maneira mais abrangente. O objetivo não é apenas buscar prazer momentâneo, mas também alcançar uma vida com propósito, qualidade e felicidade duradoura. Ao integrarmos os aspectos hedônicos e eudaimônicos da existência, ou seja, o prazer e a satisfação profunda, somos capazes de experimentar uma vida plena e significativa.[62]

AUTOCUIDADO DO PROFISSIONAL DE SAÚDE E IMPACTO NO CUIDADO DE PACIENTES

Pesquisas recentes têm demonstrado que a ocorrência de estresse, fadiga, *burnout*, depressão, ansiedade e dependência química entre médicos e profissionais de Saúde tem impactos negativos significativos nos sistemas de assistência médica e na qualidade do atendimento prestado aos pacientes. Esses problemas afetam não apenas o bem-estar individual dos médicos, mas também têm repercussões diretas na capacidade de fornecer cuidados de saúde de alta qualidade.[63]

O ambiente de trabalho dos profissionais de Saúde é caracterizado por desafios constantes, como a sobrecarga de trabalho, a pressão por resultados e a exposição a situações emocionalmente exigentes. Esses fatores podem levar a uma deterioração do bem-estar físico e mental dos médicos, resultando em consequências adversas para sua saúde global. Quando médicos e profissionais de Saúde enfrentam níveis elevados de estresse, fadiga e exaustão emocional, sua capacidade de tomar decisões adequadas e prestar cuidados de qualidade é comprometida. A exaustão emocional, por exemplo, pode afetar a empatia e a capacidade de se conectar emocionalmente com os pacientes, prejudicando a qualidade da relação médico-paciente e a adesão aos tratamentos.[64]

Além disso, problemas de saúde mental, como depressão, ansiedade e dependência química, podem ter impactos diretos na capacidade dos médicos de desempenhar suas funções de maneira eficaz.[65] Essas condições podem levar a erros médicos, menor produtividade e menor qualidade global do atendimento prestado. Portanto, é fundamental reconhecer a importância do bem-estar do médico como um elemento vital na prestação de cuidados de saúde de alta qualidade. Investir na saúde e no bem-estar dos profissionais da Saúde não apenas beneficia os médicos individualmente, mas também se reflete em melhores resultados para os pacientes.[66-68]

Isso implica empreender medidas e políticas que promovam um ambiente de trabalho saudável e apoio emocional para os médicos, com programas de prevenção e gerenciamento do estresse, acesso a recursos de apoio psicológico, incentivo à autocompaixão e práticas de autocuidado. Ao promover o bem-estar dos médicos, estamos fortalecendo a base fundamental para a excelência na assistência médica e a prestação de cuidados de qualidade aos pacientes.

Trabalhar na área da Saúde, lidando com a saúde e a vida dos pacientes, é inerentemente uma profissão estressante. No entanto, em virtude de uma cultura médica e de saúde que historicamente negligencia o autocuidado e demonstra indiferença em relação ao bem-estar pessoal dos profissionais em detrimento do cuidado aos pacientes, muitos médicos acabam desenvolvendo padrões de adaptação inadequados e piores em relação ao seu próprio adoecimento, se comparados à população em geral. Impulsionados por forte senso de dever, eles tendem a faltar menos ao trabalho, mesmo quando não estão em condições adequadas de saúde, optam por se automedicar ou buscam ajuda informal entre colegas, em vez de agendar consultas para um acompanhamento formal.

Um dos objetivos da Psiquiatria do Estilo de Vida é abordar essa questão entre os profissionais de Saúde, de modo a tornar o autocuidado em saúde mental uma prioridade que precede qualquer ação profissional. Isso resultará em melhores condições para a prática do cuidado e em melhores desfechos clínicos tanto para os profissionais quanto para os pacientes.

CONCLUSÃO

A Psiquiatria do Estilo de Vida, uma área de foco emergente da MEV, está ganhando reconhecimento e destaque no campo da Psiquiatria. Seu enfoque reside no papel desempenhado pela nutrição, atividade física, sono, estresse, relacionamentos e consumo de substâncias de risco no surgimento e na manutenção dos transtornos psiquiátricos. Essa abordagem é particularmente relevante nessa área, dada a complexa interação entre mente e cérebro, que tem limitado nosso progresso além do diagnóstico sindrômico. Além disso, os fatores psicossociais têm sido reconhecidos como contribuintes para todos os transtornos psiquiátricos. Evidências emergentes indicam que a promoção de comportamentos de estilo de vida saudáveis não só auxilia no manejo de transtornos psiquiátricos existentes, mas também desempenha papel significativo na redução das taxas de surgimento desses transtornos.

No contexto clínico, existem várias orientações e dicas valiosas para cuidados de saúde mental com base no estilo de vida. É recomendado que a condução clínica se aproxime das recomendações propostas na Tabela 30.5. Na Tabela 30.6, encontramos um modelo de prescrição de estilo de vida saudável com base nos seis pilares da MEV. Esse guia oferece diretrizes práticas e abrangentes para auxiliar os profissionais na promoção de hábitos saudáveis em seus pacientes.

Ao adotar essas orientações clínicas e implementar cuidados de saúde mental pautados no estilo de vida, é possível estabelecer uma base sólida para a melhoria do bem-estar mental e emocional, proporcionando uma abordagem holística e eficaz no cuidado psiquiátrico.

Tabela 30.5 Conselhos clínicos e recomendações para a prescrição de cuidados de saúde mental com base no estilo de vida.

- Sugere-se que a prestação de cuidados de saúde mental com base no estilo de vida esteja de acordo com a estrutura conceitual proposta na Figura 30.13
- Explorar fatores individuais (p. ex., considerações financeiras, geográficas, médicas e sociais) ao iniciar a mudança de comportamento para promover a aceitação e sustentabilidade
- Explorar capacidade, oportunidade e motivação do indivíduo para iniciar e manter a mudança de comportamento
- Incentivar o indivíduo a procurar programas formais relevantes para intervenções no estilo de vida que forneçam supervisão e atividades estruturadas
- Incentivar o indivíduo a incorporar componentes sociais (p. ex., clubes, grupos comunitários, amigos e/ou familiares) às intervenções
- Os médicos são incentivados a se envolver com profissionais e especialistas de Saúde aliados relevantes, sempre que necessário
- Considerar a integração de ferramentas digitais e on line para intervenções de estilo de vida para auxiliar na adesão e autogestão

Tabela 30.6 Prescrição essencial para um estilo de vida saudável com base nos seis pilares da Medicina do Estilo de Vida.

Pilar envolvido	Prescrição de estilo de vida
Nutrição	Opte por uma alimentação predominantemente composta por alimentos integrais, de origem vegetal, que sejam ricos em fibras e nutrientes. Exemplos incluem legumes, frutas, feijão, lentilhas, grãos inteiros, nozes e sementes
Atividade física	Realizar atividade física regular e consistente, que possa ser incorporada diariamente ao longo da vida. A meta é de 150 minutos por semana, distribuídos ao longo dos dias. Exemplos de atividades físicas incluem caminhadas, jardinagem, flexões e agachamentos
Sono	Identificar comportamentos relacionados à alimentação, ao ambiente e às estratégias de enfrentamento para melhorar a qualidade do sono. O ideal é dormir de 7 a 9 horas por noite, buscando um sono restaurador
Saúde mental e manejo de estresse	Reconheça e utilize mecanismos de enfrentamento para lidar com o estresse negativo. Recomenda-se a prática de técnicas de relaxamento, como meditação, Tai Chi, Yoga e treinamento autógeno. Essas técnicas incluem imagens autoguiadas, exercícios respiratórios e relaxamento muscular progressivo
Conectividade	Busque relacionamentos sociais autênticos e de qualidade para fortalecer a resiliência emocional, promover uma vida longeva e reduzir o risco de mortalidade. É importante considerar tanto o ambiente doméstico quanto o comunitário, além das interações sociais mediadas por recursos digitais, estas sempre com moderação
Substâncias de risco	Busque estratégias para parar de fumar e reduzir o consumo de álcool. Estabeleça metas realistas e específicas para aumentar as chances de sucesso nesse processo, levando sempre em consideração a motivação interna para essa mudança de comportamento

Adaptada do American College of Lifestyle Medicine (ACLM).

REFERÊNCIAS BIBLIOGRÁFICAS

Principais escolas da psicoterapia

1 Bryan PC. The Papyrus Ebers. Translated from the German version. Londres: Greoffrey Bles; 1930.
2 Gabbard GO. Psychotherapy in psychiatry. Int Rev Psychiatry. 2007; 19(1):5-12.
3 Hofmann SG, Asnaani A, Vonk IJJ et al. The efficacy of cognitive behavioral therapy: a review of meta-analyses. Cognit Ther Res. 2012;36(5):427-40.
4 Rush AJ, Beck AT, Kovacs M et al. Comparative efficacy of cognitive therapy and pharmacotherapy in the treatment of depressed outpatients. Cognit Ther Res. 1977;1(1)17-37.

5. Leichsenring F, Rabung S. Effectiveness of long-term psychodynamic psychotherapy: a meta-analysis. JAMA. 2008;300(13):1551-65.
6. Ferreres V, Pena-Garijo J, Pareja MBG et al. ¿Psicoterapia, farmacoterapia o tratamiento combinado? Influencia de diferentes variables clínicas en la elección del tratamiento. Rev Asoc Esp Neuropsiq. 2012;32(114):271-86.
7. Balint M. O médico, seu paciente e a doença. Rio de Janeiro: Atheneu; 1988.
8. Pavlov e Skinner. [Os pensadores]. 2. ed. São Paulo: Victor Civita; 1984.
9. Watson JB. Clássico traduzido: a psicologia como o behaviorista a vê. Temas Psicol. 2008;16(2)289-301.
10. Thoma N, Pilecki B, McKay D. Contemporary cognitive behavior therapy: a review of theory, history, and evidence. Psychodyn Psychiatry. 2015;43(3):423-62.
11. Elkins DN. Why Humanistic psychology lost its power and influence in American psychology. J Humanist Psychol. 2008;49(3):267-91.
12. Rogers CR. Tornar-se pessoa. São Paulo: Martins Fontes; 1991.
13. Wertz FJ. The role of the humanistic movement in the history of psychology. J Humanist Psychol. 1998;38(1):42-70.
14. Teixeira JAC. Introdução à psicoterapia existencial. Aná Psicológica. 2006;24(3):289-309.
15. Ryan MB. The transpersonal William James. J Transpersonal Psychol. 2008;40(1):20-40.
16. Kasprow MC, Scotton BW. A review of transpersonal theory and its application to the practice of psychotherapy. J Psychother Pract Res. 1999;8(1):12-23.
17. Jung CG. A prática da psicoterapia. Petrópolis: Vozes; 1981.
18. Jung CG. Os arquétipos e o inconsciente coletivo. Rio de Janeiro: Vozes; 2000.
19. Guimarães CAF. Carl Gustav Jung e os fenômenos psíquicos. São Paulo: Madras; 2004.
20. Jung C. Collected works of C. G. Jung, v. 5. 2. ed. Princeton University Press; 1967.
21. Beisser A. The paradoxical theory of change. Gestalt Therapy Now. 1970;77-80.
22. Rock I, Palmer S. The legacy of Gestalt psychology. Sci Am. 1990;263(6):84-90.
23. Rego RA. A clínica pulsional de Wilhelm Reich: uma tentativa de atualização. Psicologia USP. 2003;14(2):35-59.
24. Rycroft C. As ideias de Reich. São Paulo: Cultrix; 1971.
25. Allen N, Chambers R, Knight W; Melbourne Academic Mindfulness Interest Group. Mindfulness-based psychotherapies: a review of conceptual foundations, empirical evidence and practical considerations. Aust N Z J Psychiatry. 2006;40(4):285-94.
26. Freud S. Obras psicológicas completas. Rio de Janeiro: Imago; 2006.
27. Sadock BJ, Sadock VA. Kaplan & Sadock – compêndio de psiquiatria. 9. ed. São Paulo: Artmed; 2007.
28. Vogel A. Um breve histórico da terapia familiar sistêmica. Revista IGT na Rede. 2011;8(14):119-29.
29. Satir V. Terapia do grupo familiar. Rio de Janeiro: Francisco Alves; 1992.
30. Machado RN, Féres-Carneiro T, Magalhães AS. Entrevistas preliminares em psicoterapia de família: construção da demanda compartilhada. Rev Mal-estar e Subjetividade. 2011;11(2):669-99.
31. Bento R. Família substituta: uma proposta de intervenção clínica na adoção tardia. Psicol Teor Prat. 2008;10(2):202-14.
32. Gondim AK, Crispim CS, Fernandes FHT et al. Motivação dos pais para a prática da adoção. Bol Psicol. 2008;58(129):161-70.
33. Verceze FA, Silva JM, Oliveira KM et al. Adoção e a psicoterapia familiar: uma compreensão winnicottiana. Rev SPAGESP. 2015;16(1):92-106.
34. Scheeren P, Delatorre MZ, Neumann AP et al. O papel preditor dos estilos de apego na resolução do conflito conjugal. Estud Pesqui Psicol. 2015;15(3):835-52.
35. Schoebi D, Karney BR, Bradbury TN. Stability and change in the first 10 years of marriage: Does commitment confer benefits beyond the effects of satisfaction? J Pers Soc Psychol. 2012;102(4):729-42.
36. Anderson SR, Johnson LN. A dyadic analysis of the between and within system alliances on distress. Fam Process. 2010;49(2):220-35.
37. Sierau S, Herzberg PY. Conflict resolution as a dyadic mediator: considering the partner perspective on conflict resolution. Eur J Pers. 2012;26(3):221-32.
38. Markman HJ, Rhoades GK, Stanley SM et al. The premarital communication roots of marital distress and divorce: the first five years of marriage. J Fam Psychol. 2010;24(3):289-98.
39. Baucom KJ, Baucom BR, Christensen A. Changes in dyadic communication during and after integrative and traditional behavioral couple therapy. Behav Res Ther. 2015;65:18-28.
40. Worthington Jr EL, Berry JW, Hook JN et al. Forgiveness reconciliation and communication conflict resolution interventions versus retested controls in early-married couples. J Couns Psychol. 2015;62(1):14-27.
41. Costa CB, Delatorre MZ, Wagner A et al. Terapia de casal e estratégias de resolução de conflito: uma revisão sistemática. Psicol Cienc Prof. 2017;37(1):208-23.
42. Schoueri PCL, Zoppe EHCC. Psicoterapia de grupo. In: Louzã Neto MR, Elkis H. Psiquiatria básica. 2. ed. Porto Alegre: Artmed; 2007.
43. Freud S. Obras completas. Rio de Janeiro: Imago; 1972.
44. Foulkes SH, Anthony EJ. Psicoterapia psicoanalítica de grupo. Buenos Aires: Paidós; 1964.
45. Bion WR. Experiencias en grupos. Buenos Aires: Paidós; 1963.
46. Kernberg O. Mundo interior e realidade exterior. Rio de Janeiro: Imago; 1989.
47. Zimerman DE. Psicoterapias de grupo. In: Cordioli AV. Psicoterapias: abordagens atuais. 2. ed. Porto Alegre: Artes Médicas; 1998.
48. Szuhany KL, Kredlow MA, Otto MW. Combination psychological and pharmacological treatment for panic disorder. Int J Cogn Ther. 2014;7(2):122-35.

Terapia cognitivo-comportamental

1. Beck AT. Thinking and depression. I. Idiosyncratic content and cognitive distortions. Arch Gen Psychiatry. 1963;9(4):324-33.
2. Beck AT. Thinking and depression: II theory and therapy. Arch Gen Psychiatry. 1964;10(6):561-71.
3. Bandura A. Vicarious processes: a case of no-trial learning. In: Berkowitz L (Ed.). Advances in experimental social psychology, v. 2. New York: Academic Press; 1965.
4. Ellis A. Reason and emotion in psychotherapy. Secaucus: Citadel; 1962.
5. Kelly GA. A theory of personality: the psychology of personal constructs. New York: W.W. Norton & Company; 1963.
6. Beck AT. Cognitive therapy and the emotional disorders. Maddison: Meridian; 1976.
7. Beck AT, Rush AJ, Shaw BF et al. Terapia cognitiva da depressão. Trad. Sandra Costa. Porto Alegre: Artes Médicas; 1997.
8. Cordioli AV, Knapp P. A terapia cognitivo-comportamental no tratamento dos transtornos mentais. Rev Bras Psiquiatr. 2008;30(Suppl II):S51-3.
9. Beck AT. The evolution of the cognitive model of depression and its neurobiological correlates. Am J Psychiatry. 2008;165(8):969-77.
10. Knapp P, Beck AT. Fundamentos, modelos conceituais, aplicações e pesquisa da terapia cognitiva. Rev Bras Psiquiatr. 2008;30(Supl II):S54-64.
11. Beck JS. Cognitive behavior therapy: basics and beyond. 2. ed. New York: Guilford Press; 2011.
12. De Oliveira IR. Use of the trial-based thought record to change negative core beliefs. In: Standard and innovative strategies in

cognitive behavior therapy. InTech; 2012. p. 35-60. Disponível em: www.intechopen.com/books/standard-and-innovative-strategies-in-cognitive-behavior-therapy.
13. De Oliveira IR. Trial-based cognitive therapy: distinctive features. New York: Routledge; 2016.
14. Greenberg D, Padesky CA. A mente vencendo o humor: mude como você se sente, mudando o modo como você pensa. Trad. Andrea Caleffi. Porto Alegre: Artes Médicas Sul; 1999.
15. De Oliveira IR. Trial-based cognitive therapy: a manual for clinicians. New York: Routledge; 2015.
16. Bennett-Levy J, Westbrook D, Fennel M et al. Behavioural experiments: historical and conceptual underpinnings. In: Bennett-Levy J, Butler G, Fennell M et al. (Eds.). Oxford guide to behavioural experiments in cognitive therapy. Oxford: Oxford University Press; 2004.
17. Wenzel A. Modification of core beliefs in cognitive therapy. In: De Oliveira IR (Ed.). Standard and innovative strategies in cognitive behavior therapy. Rijeka: InTech; 2012.
18. De Oliveira IR, Schwartz T, Stahl SM. Integrando psicoterapia e psicofarmacologia: manual para clínicos. Trad. Maria Cristina G. Monteiro e Maiza Ritomy Ide. Porto Alegre: Artmed; 2015.
19. Kafka F. The trial. New York: Schoken Books; 1998.
20. De Oliveira IR. Kafka's trial dilemma: proposal of a practical solution to Joseph K.'s unknown accusation. Med Hypotheses. 2011;77(1):5-6.
21. Flaxman PE, Blackledge JT, Bon FW. Acceptance and Commitment Therapy: Distinctive Features. New York: Routledge; 2011.
22. Crane R. Mindfulness-based cognitive therapy: distinctive features. New York: Routledge; 2009.
23. Swales MA. Dialectical behaviour therapy: distinctive features. New York: Routledge; 2009.
24. Crane R. Compassion focused therapy: distinctive features. New York: Routledge; 2010.

Psicoterapia psicanalítica

1. Valls JL. Diccionario freudiano. Buenos Aires: Julián Yebenes; 1995.
2. Mabilde LC. Evolução da técnica psicanalítica. Rev Bras Psicoterapia. 2009;11(2):161-81.
3. Freud S. A dinâmica da transferência (1912). In: Edição standard brasileira das obras psicológicas completas de Sigmund Freud. Rio de Janeiro: Imago; 1972.
4. Freud S. Recomendações aos médicos que exercem a psicanálise (1912). In: Edição standard brasileira das obras psicológicas completas de Sigmund Freud. Rio de Janeiro: Imago; 1972.
5. Freud S. Sobre o início do tratamento (1913). In: Edição standard brasileira das obras psicológicas completas de Sigmund Freud. Rio de Janeiro: Imago; 1972.
6. Freud S. Recordar, repetir e elaborar (1914). In: Edição standard brasileira das obras psicológicas completas de Sigmund Freud. Rio de Janeiro: Imago; 1972.
7. Freud S. Observações sobre o amor transferencial (1915). In: Edição standard brasileira das obras psicológicas completas de Sigmund Freud. Rio de Janeiro: Imago; 1972.
8. Freud S. Artigos sobre hipnotismo e sugestão (1886). In: Edição standard brasileira das obras psicológicas completas de Sigmund Freud. Rio de Janeiro: Imago; 1972.
9. Freud S. Estudos sobre a histeria – Frau Emmy von N (1889). Edição standard brasileira das obras psicológicas completas de Sigmund Freud. Rio de Janeiro: Imago; 1972.
10. Freud S. Estudos sobre a histeria – Miss Lucy R. (1892). In: Edição standard brasileira das obras psicológicas completas de Sigmund Freud. Rio de Janeiro: Imago; 1972.
11. Freud S. Estudos sobre a histeria – Fraulein Elisabeth Von R. (1892). In: Edição standard brasileira das obras psicológicas completas de Sigmund Freud. Rio de Janeiro: Imago; 1972.
12. Freud S. A interpretação dos sonhos (1900). A psicologia dos processos oníricos. O inconsciente e a consciência. Realidade. In: Edição standard brasileira das obras psicológicas completas de Sigmund Freud. Rio de Janeiro: Imago; 1972.
13. Freud S. O ego e o id (1923). In: Edição standard brasileira das obras psicológicas completas de Sigmund Freud. Rio de Janeiro: Imago; 1972.
14. Mabilde LC. O método analítico como fator unificador entre teorias múltiplas e técnicas distintas (2006). Psicanálise SPBdePA. 2008; 10(2):403-15.
15. Freud S. O método psicanalítico de Freud (1904). In: Edição standard brasileira das obras psicológicas completas de Sigmund Freud. Rio de Janeiro: Imago; 1972.
16. Freud S. Sobre a psicoterapia (1905). In: Edição standard brasileira das obras psicológicas completas de Sigmund Freud. Rio de Janeiro: Imago; 1972.
17. Mabilde LC. A função do pensar do analista no processo analítico: considerações técnicas sobre a escuta, a compreensão e a interpretação. Rev Psicanal SPPA. 2009;16(3):447-60.
18. Lipton S. The advantages of Freud's technique as show in his analysis at rat man. Int J Psychoanal. 1977;58(Pt 3):255-73.
19. Freud S. Notas sobre um caso de neurose obsessiva (1909). In: Edição standard brasileira das obras psicológicas completes de Sigmund Freud. Rio de Janeiro: Imago; 1972.
20. Giovacchini P. Tactics and techniques in psychoanalytic therapy. 1975.
21. Kohut H. Análise do self (1971). Rio de Janeiro: Imago; 1988.
22. Kohut H. A restauração do self (1977). Rio de Janeiro: Imago; 1988.
23. Kernberg O. Desordenes fronterizos y narcisismo patológico (1975). Buenos Aires: Paidós; 1979.
24. Mabilde LC. Os pacientes paradoxais. Florianópolis: 10ª Jornada Sul Brasileira de Psiquiatria; 2005.
25. Mabilde LC. Convergências e divergências entre psicoterapia de orientação psicanalítica e psicanálise: a questão das divergências. Rev Bras Psicoterapia. 2001;3(2):201-6.
26. Mabilde LC. Breaking bad: articulando clínica e ficção. Porto Alegre: 15ª Jornada do Celpcyro e 3º Simpósio CCYM; 2017.
27. Green A. Orientações para uma psicanálise contemporânea (2002). Trad. Rivarola AMR et al. Rio de Janeiro: Imago; 2008.
28. Green A. The analyst, symbolization and absence in the analytic setting. Int J Psychoanal. 1975;56(Pt 1):1-22.
29. Winnicott DW. Objetos transicionais e fenômenos transicionais (1951). In: Da pediatria à psicanálise. Rio de Janeiro: Francisco Alves; 1988.
30. Ogden TH. Os sujeitos da psicanálise (1994). São Paulo: Casa do Psicólogo; 1996.
31. Mabilde LC. A psicanálise pode ser não intersubjetiva? Rev Bras Psicanal. 2003;37(2/3):299-309.
32. Frey BN, Mabilde LC, Eizirik CL. A integração da psicofarmacoterapia e psicoterapia de orientação analítica: uma revisão crítica. Rev Bras Psiquiatr. 2004;26(2):118-23.
33. Kapczinski F, Mabilde LC. Considerações sobre o tratamento farmacológico e psicodinâmico dos transtornos de ansiedade. Brasília: 15º Congresso Brasileiro de Psiquiatria; 1997.
34. Mabilde LC, Kapczinski F, Ribeiro R et al. Considerações sobre o tratamento farmacológico e psicodinâmico dos transtornos de ansiedade. Rev Psiquiatr RS. 1999; 21.
35. Bergeret J. A personalidade normal e patológica (1996). Porto Alegre: Artmed; 1998.
36. Mabilde LC. Tratamento combinado. Rev Debates ABP. 2013; 3(4):18-20.
37. Preskorn SH. Psychopharmacology and psychotherapy: What's the connection? J Psychiatr Pract. 2006;12(1):41-5.
38. Blais MA, Malone JC, Stein MB et al. Treatment as ususal (TAU) for depression: a comparison of psychotherapy, pharmacotherapy, and combined treatment at a large academic medical center. Psychotherapy (Chic). 2013;50(1):110-8.

Eye movement desensitization and reprocessing (EMDR)

1. Kessler RC, McLaughlin KA, Green JG et al. Childhood adversities and adult psychopathology. WHO World Mental Health Surveys. BJP. 2010;197(5):378-85.
2. Silva DR. EMDR como possibilidade de psicoterapia para o luto: um estudo de caso instrumental coletivo [Tese]. Doutorado em Psicologia Clínica. PUC-SP. São Paulo: Pontifícia Universidade Católica, 2019.
3. Van der Kolk B. O corpo guarda as marcas: cérebro, mente e corpo na cura do trauma. Rio de Janeiro: Sextante, 2020.
4. Shapiro F. EMDR: teoria de dessensibilização e reprocessamento por meio dos movimentos oculares. 3. ed. São Paulo: Amauense, 2020.
5. Silva DR. EMDR e resolução do trauma no comportamento suicida. In: Corrêa H. (Org.) Tratado de suicidologia. Belo Horizonte: Editora Ampla, 2022. p. 443-59.
6. Carriere RC. Scaling up that works: using EMDR to help confront the world's burden of traumatic stress. J EMDR Pract Res. 2014;8(40):187-95.
7. World Health Organization (WHO). Guidelines of management of conditions specifically related to stress. Genebra: Works Health Organization, 2013.
8. Rudge AM. Destinos do método clínico na contemporaneidade. Latinoam Psicopat Fund São Paulo. 2012;15(3):512-23.
9. Laliotis D, Luber M, Oren O et al. What is EMD therapy? Past, present and future directions. J EMDR Pract Res. 2021;15(4):186-201.
10. TraumaClinic. Manual de treinamento básico. Brasília: TraumaClinic; 2023.
11. Landin-Romero R, Moreno-Alcazar A, Pagani M et al. How does wye movement desensitization and reprocessing therapy work? A systematic review on suggested mechanisms of action. Front Psychol. 2018;9:1395.
12. Davidson PR, Parker KC. Eye movement desensitization and reprocessing (EMDR): a meta-analysis. J Consult Clin Psychol. 2001;69(2):305-16.
13. Shapiro F, Solomon R. Eye movement desensitization and reprocessing (EMDR) therapy. In: Gold SN, Cook JM, Dalenberg CJ (Eds). Handbook of trauma psychology: vol 2. Trauma practice. Washington: American Psychological Association, 2017.
14. Bisson JI, Roberts NP, Andrew M et al. Psychological therapies for chronic post-traumatic stress disorder (PTSD) in adults. Cochrane Database Syst Rev. 2013;(12):CD003388.
15. Van den Berg DP, de Bont PA, van der Vleugel BM et al. Prolonged exposure versus EMDR to treat trauma-related distress in female rape survivors: a randomized controlled trial. Psychother Psychosom. 2015;84(6):365-71.
16. Pagani M, Amann BL, Landin-Romero R et al. Treatment of post-traumatic stress disorder with eye movement desensitization and reprocessing in patients with coronary heart disease: a randomized controlled trial. Psychother Psychosom. 2017;86(2):74-80.
17. Logie R. EMDR – More than just a therapy for PTSD? Psychologist. 2004;27(7):512-6.
18. Bont PA, van den Berg DP, van der Vleugel BM et al. Prolonged exposure and EMDR for PTSD v. a PTSD waiting-list condition: effects on symptoms of psychosis, depression and dissociation. Brit J Psychiatry. 2013;202(3):194-201.
19. Kuloğlu M, Güvenir T, Özkan M et al. EMDR treatment of comorbid PTSD and psychotic disorder: A case report. J EMDR Pract Res. 2009;3(4):228-34.
20. Miller P. EMDR therapy for schizophrenia and other psychoses. New York: Springer Publishing, 2015.
21. Maxfield L, Hyer LA. The relationship between efficacy and methodology in studies investigating EMDR treatment of PTSD. J Clin Psychol. 2002;58(1):23-41.
22. Dorrepaal E, Thomaes K, Hoogendoorn AW et al. Treatment of complex PTSD: A randomized controlled trial comparing prolonged exposure and EMDR therapy. Psychother Psychosom. 2012;81(3):182-9.
23. Van der Kolk BA, Spinazzola J, Blaustein ME et al. A randomized clinical trial of Eye Movement Desensitization and Reprocessing (EMDR), fluoxetine, and pill placebo in the treatment of post-traumatic stress disorder: treatment effects and long-term maintenance. J Clin Psychiatry. 2007;68(1):37-46.
24. Jongsma MA, de Vries J, van der Velden AM et al. Efficacy of eye movement desensitization and reprocessing therapy for chronic emotional dysfunction: A randomized controlled trial. Front Psychol. 2016;7:1662.
25. Shapiro F. The role of eye movement desensitization and reprocessing (EMDR) therapy in medicine: addressing the psychological and physical symptoms stemming from adverse life experiences. Perm J. 2014;18(1):71-7.
26. Marwa I, Amr M. The efficacy of eye movement desensitization and reprocessing versus cognitive-behavioral therapy in treating generalized anxiety disorder. Egypt J Psychiatry. 2015;36(2):92-100.
27. Powers MB, Halpern JM, Ferenschak MP et al. A meta-analytic review of prolonged exposure for posttraumatic stress disorder. Clin Psychol Rev. 2010;30(6):635-41.
28. Korn DL, Leeds AM. Preliminary evidence of efficacy for EMDR resource development and installation in the stabilization phase of treatment of complex posttraumatic stress disorder. J Clin Psychol. 2002;58(12):1465-87.
29. Böhm KR. EMDR's efficacy for obsessive-compulsive disorder. J EMDR Pract Res. 2019;13(4):195-203.
30. Nazari H, Momeni N, Jariani M et al. Comparison of eye movement desensitization and reprocessing with citalopram in treatment of obsessive-compulsive disorder. Int J Psychiatry Clin Pract. 2011;15:270-4.
31. Marsden Z, Lovell K, Blore D et al. A randomized controlled trial comparing EMDR and CBT for obsessive-compulsive disorder. Clin Psychol Psychother. 2017;25(1):e10-e18.
32. Hensel JM. EMDR beyond PTSD: EMDR group protocol with early onset psychosis patients. J EMDR Pract Res. 2009;3(1):18-29.
33. Acarturk C, Konuk E, Cetinkaya M et al. EMDR for Syrian refugees with posttraumatic stress disorder symptoms: results of a pilot randomized controlled trial. Eur J Psychotraumatol. 2015;6(1):1-10.
34. Rodenburg R, Benjamin A, de Roos C et al. Efficacy of EMDR in children: A meta-analysis. Clin Psychol Rev. 2009;29(7):599-606.
35. Chen R, Gillespie AZ, Yanhui X et al. The efficacy of eye movement desensitization and reprocessing in children and adults who have experienced complex childhood trauma: A systematic review of randomized controlled trials. Front Psychol. 2018;1-11.
36. Raboni MR, Alonso FF, Tufik S et al. Improvement of mood and sleep alterations in posttraumatic stress disorder patients by eye movement desensitization and reprocessing. Front Behav Neurosci. 2014;8:209.
37. Jahanfar A, Fereidouni Z, Behnammoghadam M et al. Efficacy of eye movement desensitization and reprocessing on the quality of life in patients with major depressive disorder: a randomized clinical trial. Psychol Res Behav Manag. 2020;11-7.
38. Gauhar YWM. The efficacy of EMDR in the treatment of depression. J EMDR Pract Res. 2016;10(2):59-69.

39. Gonzalez-Vazquez AI, Rodriguez-Lago L, Seoane-Pillado MT et al. The progressive approach to EMDR group therapy for complex trauma and dissociation: a case-control study. Front Psychol. 2017;8:2377.
40. Van Toorenburg MM, Anches SA, Linders B et al. Do emotion regulation difficulties affect outcome of intensive traumafocused treatment of patients with severe PTSD? Eur J Psychotraumatol. 2020;11(1):1724417.
41. Proudlock S, Peris J. Uso da terapia EMDR com pacientes em crise aguda de saúde mental. BMC Psychiatry. 2020;20(1).
42. Proudlock S, Hutchins J. EMDR within crisis resolution and home treatment. J EMDR Pract Res. 2016(1).
43. Fereidouni Z, Behnammoghadam M, Jahanfar A et al. The effect of Eye Movement Desensitization and Reprocessing (EMDR) on the severity of suicidal thoughts in patients with major depressive disorder: a randomized controlled trial. Neuropsychiatr Dis Treat. 2019;2459-66.
44. Lenferink LIM, de Keijser, J, Wilmink FW et al. Group schema therapy versus group cognitive behavioral therapy for adults with high-functioning autism spectrum disorder: A randomized controlled trial. J Autism Develop Dis. 2017;47(8):2515-29.
45. Jarero I, Artigas L, Hartung J. The EMDR protocol for recent traumatic events: A group intervention. J EMDR Pract Res. 2006; 1(4):247-51.
46. Jarero I, Artigas L, Lopez-Lena E. EMDR group protocol with children: A review. J EMDR Pract Res. 2008;2(4):263-9.
47. Jarero I, Artigas L, Montero M, Lena L. The EMDR integrative group treatment protocol: Application with child victims of a mass disaster. J EMDR Pract Res. 2008 Jun 1;2(2):97-105.
48. Matthijssen SJ, Lee CW, Roos C et al. The current status of EMDR therapy, specific target areas, and goals for the future. J EMDR Pract Res. 2020;4(4):241-56.
49. Mozorow L. Assisting individuals struggling with grief: a review of the literature on grief and its treatment and evaluating the efficacy of EMDR woth grieving individual: a randomized control trial. [Dissertação de Mestrado]. Perth: Murdoch University, 2014.
50. Meysner L, Cotter P, Lee CW. Evaluating the efficacy of EMDR with grieving individuals: a randomized control trial. J EMDR Pract Res. 2016;10(1):2-12.
51. Leferink IML, Piersma E, Keijser J et al. Cognitive therapy and eye movement desensitization and reprocessing for reducing psychopathology among disaster-bereaved individuals: study protocol for a randomized controlled trial. Eur J Psychotraumatol. 2017;8(1):138870.
52. Van Denderen M, Keijser J, Stewrt R et al. Treating complicated grief and posttraumatic stress in homicidally bereaved individuals: a randomized control trial. Clin Psychol Psychoter. 2017 Oct 18;8(1):1388710.
53. Murray K. EMDR with grief: reflections on Ginny Sprang's study. J EMDR Pract Res. 2012;6(4):1870181.
54. Barbosa CAP, Araújo TF, Fernandes HBF et al. Análise do conhecimento dos profissionais de saúde sobre a terapia EMDR. Rev Psicol Pesq. 2014;8(1):48-57.
55. Brunnet LR, Polcino RC, Fialho JV. Eye Movement Desensitization and Reprocessing (EMDR) therapy: a review. Rev Bras Psiq. 2014;36(2):168-75.
56. Solomon RM. EMDR treatment of grief and mourning. Clin Neuropsychiatry. 2018;15(3):37-150.
57. Izotton de Lima RF, Ferreira CAL, da Silva Pereira IH et al. Eye movement desensitization and reprocessing (EMDR) therapy in the treatment of posttraumatic stress disorder: a systematic review. Archives of Clin Psychiatry (São Paulo). 2020;47(1):22-8.
58. Laliotis D, Luber M, Oren O et al. What is EMD therapy? Past, present and future directions. J EMDR Pract Res. 2021;15(4).
59. Marich J, Dekker D, Riley M et al. Qualitative research in EMDR therapy: Exploring the individual experience of the how and why. J EMDR Pract Res. 2020;14(3):118-24.
60. Gomes JFB. Desatando nós, construindo laços: a terapia EMDR com crianças. Brasília: TraumaClinic Edições, 2021.
61. Braga DT, Provin MX, Alves LPC. Dessensibilização e reprocessamento por movimento ocular e hipnose. In: Cordioli, AV, Grevet EH (Orgs.). Psicoterapias: abordagens atuais. 4. ed. Porto Alegre: Artmed, 2019.
62. Shapiro, F. EMDR as an integrative approach: experts of diverse orientations explore the paradigm prism. Washington: American Psychological Association, 2002.
63. Spector J, Kremer S. Clinical Q & A: Can I Use EMDR with clients who report suicidal ideation? J EMDR Pract Res. 2009;(2):107-8.
64. US Department of Veterans Affairs. Benzodiazepines & PTSD: do you know about this risky combination. 2017. Disponível em: https://www.ptsd.va.gov/professional/treat/docs/Benzodiazepines_PTSD_Booklet.pdf.
65. Guina J, Rossetter SR, DeRhodes BJ et al. Benzodiazepines for PTSD: a systematic review and meta-analysis. J Psychiatric Pract. 2015 Jul;21(4):281-303.
66. Carvalho ER, Hoersting RC. The Trauma Clinic Model of EMDR Basic Training in Brazil: a country case study for in-person online training. J EMDR Pract Res. 2023;17(1).

Mindfulness

1. Shonin E, Van Gordon W. Practical recommendations for teaching mindfulness effectively. Mindfulness. 2015;6(4):952-5.
2. Crane RS, Brewer J, Feldman C et al. What defines mindfulness-based programs? The warp and the weft. Psychol Med. 2017;47(6):990-9.
3. Williams JMG, Kabbat-Zinn J. Mindfulness: diverse perspectives on its meaning, origins and multiple applications at the intersection of science and Dharma. Contemporary Buddhism. 2011;12(1):1-18.
4. Bristow J. Mindfulness in politics and public policy. Current Opinion in Psychology. 2019;28:87-91.
5. Oliveira DR, Wilson D, Palace-Berl F et al. Mindfulness meditation training effects on quality of life, immune function and glutathione metabolism in service healthy female teachers: a randomized pilot clinical trial. Brain Behav Immun Health. 2021;18:100372.
6. Wilson D, Oliveira DR, Palace-Berl F et al. Fostering emotional self-regulation in female teachers at the public teaching network: a mindfulness-based intervention improving psychological measures and inflammatory biomarkers. Brain Behav Immun Health. 2022;21:100427.
7. Kabbat-Zinn J. Full catastrophe living. Using the wisdom of your body and mind to face stress, pain and illness. New York: Bantam Books; 2013.
8. Wilson D. Mindfulness: atenção plena do corpo ao organismo: um guia prático para a aquietação interior. Almedina, São Paulo: Edições 70; 2021.
9. Fromm E, Suzuki DT, Martino R. Zen Buddhism and psychoanalysis. Souvenir Press. 1970.
10. Campayo JG, Demarzo MM. Mindfulness curiosidad y acceptación. Barcelona: Siglantana; 2015.
11. van Dam NT, Galante J. Underestimating harm in mindfulness-based stress reduction. Psychol Med. 2023;53(1):292-4.
12. Valerio A. Owning mindfulness: a bibliometrical analysis of mindfulness literature trends within and outside of Buddhist contexts. Contemporary Buddhism. 2016;17(1):157-83.

13. Fendel JC, Aeschbach VM, Göritz AS et al. A mindfulness program to improve resident physicians' personal and work-related well-being: a feasibility study. Mindfulness. 2020;11(6):1511-9.
14. Demarzo M, Oliveira DR, Palomo P et al. Mindfulness, science and art: next steps. Rev Mex Invest Psic. 2018;10(2):132-5.
15. Programas de mindfulness ao redor do Mundo. Mindfulness iniciativa. Disponível em: www.iniciativamindfulness.com.br/programas-de-mindfulness. Acesso em: 2/7/2018.
16. Segal Z, Williams MG, Teasdale DT. Mindfulness-based cognitive therapy for depression. 2. ed. New York: The Guilford Press; 2013.
17. Franco LJ, Passos AFC. Fundamentos de epidemiologia. São Paulo: Manole; 2005.
18. Mannigault AW, Woody A, Zoccola PM et al. Trait mindfulness predicts the presence but not the magnitude of cortisol responses to acute stress. Psychoneuroimmunology. 2018;90:29-34.
19. Brown KW, Ryan RM. The benefits of being present: mindfulness and its role in psychological well-being. J Pers Soc Psychol. 2003;84(4):822-48.
20. Crane R. Mindfulness-based cognitive therapy. The CBT distinctive features series. London: Routledge Taylor and Francis; 2008.
21. Holzel B, Lazar SW, Gard T et al. How does mindfulness work? Proposing mechanisms of action from a conceptual and neural perspective. Perspect Psychol Sci. 2011;6(6):537-59.
22. Wilson D. Mindfulness - atenção plena do corpo ao organismo: um guia prático para a aquietação interior. 1. ed. São Paulo: Edições 70; 2021.
23. Jennings PA. CARE for teachers. A mindfulness-based approach to promoting teacher's social and emotional competence and well-being. In: Schonert-Reichl KA, Roeser RW (Eds.). Handbook of mindfulness in education, mindfulness in behavioral health. New York: Springer-Verlag; 2016.
24. Ruedy NE, Schweitzer ME. The moment: the effect of mindfulness on ethical decision making. J Bus Ethics. 2010;95(1):73-87.
25. Myers M. Improving military resilience through mindfulness training. USAMRMC Public Affairs. 2015. Available from: www.army.mil/article/149615/improving_military_resilience_through_mindfulness_training. Accessed on: 2/7/2018.
26. Kuyken W, Watkins E, Holden E et al. How does mindfulness-based cognitive therapy work? Behav Res Ther. 2010;48:1105-12.
27. Neff KD. The development and validation of a scale to measure self-compassion. Self Identity. 2003;2(3):223-50.
28. Kuyken W, Warren FC, Taylor RS et al. Efficacy of mindfulness-based therapy in prevention of depressive relapse: an individual patient data meta-analysis from randomized trials. JAMA Psychiatry. 2016;73(6):565-74.
29. Chien WT, Thompson DR. Effects of a mindfulness-based psycho-education programme for Chinese patients with schizophrenia: 2-year follow-up. Br J Psychiatry. 2014;205(1):52-9.
30. Solati K, Mousavi M, Kheiri S et al. The effectiveness of mindfulness-based cognitive therapy on psychological symptoms and quality of life in systemic lupus erythematosus patients: a randomized controlled trial. Oman Med J. 2017;32(5):378-85.
31. Chadwick P. Mindfulness for psychosis. Br J Psychiatry. 2014; 204:333-4.
32. Hayward M, Strauss C, Thomas N. Can we respond mindfully to distressing voices? A systematic review of evidence for engagement, acceptability, effectiveness and mechanisms of change for mindfulness-based interventions for people distressed by hearing voices. Front Psychol. 2015;6(1):1154.
33. Rouquayrol MZ, Gurgel M. Epidemiologia e saúde. Rio de Janeiro: Medbook; 2013.
34. Gorden WV, Shonin E, Garcia-Campayo J. Are there adverse effects associated with mindfulness? Aust N Z J Psychiatry. 2017; 51(10):977-9.
35. Strong M. The highly qualified teacher: what is teacher quality and how do we measure it? New York: Teachers College, Columbia University; 2011.
36. Campayo JG, Demarzo M. Manual Práctico. Mindfulness: Curiosidad y Aceptación. España: Editorial Siglantana; 2015.

Medicina do Estilo de Vida em Psiquiatria

1. Lacagnina S, Moore M, Mitchell S. The Lifestyle Medicine Team: health care that delivers value. Am J Lifestyle Med. 2018;12:479-83.
2. Marx W, Manger SH, Blencowe M et al. Clinical guidelines for the use of lifestyle-based mental health care in major depressive disorder: World Federation of Societies for Biological Psychiatry (WFSBP) and Australasian Society of Lifestyle Medicine (ASLM) taskforce. World J Biol Psychiatry. 2023;24:333-86.
3. Johnson R, Robertson W, Towey M et al. Changes over time in mental well-being, fruit and vegetable consumption and physical activity in a community-based lifestyle intervention: a before and after study. Public Health. 2017;146:118-25.
4. Denham J. Exercise and epigenetic inheritance of disease risk. Acta Physiol (Oxf). 2018;222:e12881.
5. Ribeiro G, Ferri A, Clarke G et al. Diet and the microbiota – gut – brain-axis: a primer for clinical nutrition. Curr Opin Clin Nutr Metab Care. 2022;25:443-50.
6. Fung TC, Olson CA, Hsiao EY. Interactions between the microbiota, immune and nervous systems in health and disease. Nat Neurosci. 2017;20:145-55.
7. Marx W, Moseley G, Berk M et al. Nutritional psychiatry: the present state of the evidence. Proc Nutr Soc. 2017;76:427-36.
8. World Health Organization (WHO). Global Status Report on Physical Activity 2022: Country Profiles. Geneva: World Health Organization; 2022.
9. Schuch FB, Vancampfort D, Richards J et al. Exercise as a treatment for depression: a meta-analysis adjusting for publication bias. J Psychiatr Res. 2016;77:42-51.
10. Schuch FB, Vancampfort D, Firth J et al. Physical activity and incident depression: a meta-analysis of prospective cohort studies. Am J Psychiatry. 2018;175:631-48.
11. Dishman RK, McDowell CP, Herring MP. Customary physical activity and odds of depression: a systematic review and meta-analysis of 111 prospective cohort studies. Br J Sports Med. 2021;55:926-34.
12. Pearce M, Garcia L, Abbas A et al. Association between physical activity and risk of depression. JAMA Psychiatry. 2022;79:550-9.
13. Heissel A, Heinen D, Brokmeier LL et al. Exercise as medicine for depressive symptoms? A systematic review and meta-analysis with meta-regression. Br J Sports Med. 2023;57:1049-57.
14. Blumenthal JA, Rozanski A. Exercise as a therapeutic modality for the prevention and treatment of depression. Prog Cardiovasc Dis. 2023;77:50-8.
15. Jayakody K, Gunadasa S, Hosker C. Exercise for anxiety disorders: systematic review. Br J Sports Med. 2014;48:187-96.
16. Stubbs B, Vancampfort D, Rosenbaum S et al. An examination of the anxiolytic effects of exercise for people with anxiety and stress-related disorders: a meta-analysis. Psychiatry Res. 2017;249:102-8.
17. Shimura A, Masuya J, Yokoi K et al. Too much is too little: Estimating the optimal physical activity level for a healthy mental state. Front Psychol. 2023;13:1044988.
18. Reed J, Ones DS. The effect of acute aerobic exercise on positive activated affect: a meta-analysis. Psychol Sport Exerc. 2006;7:477-514.
19. Mahindru A, Patil P, Agrawal V. Role of physical activity on mental health and well-being: a review. Cureus. 2023;15:e33475.
20. Ligeza TS, Maciejczyk M, Wyczesany M et al. The effects of a single aerobic exercise session on mood and neural emotional reactivity in depressed and healthy young adults: a late positive potential study. Psychophysiology. 2023;60:e14137.

21. Smith PJ, Blumenthal JA, Hoffman BM et al. Aerobic exercise and neurocognitive performance: a meta-analytic review of randomized controlled trials. Psychosom Med. 2010;72:239-52.
22. Quigley A, MacKay-Lyons M, Eskes G. Effects of exercise on cognitive performance in older adults: a narrative review of the evidence, possible biological mechanisms, and recommendations for exercise prescription. J Aging Res. 2020;2020:1407896.
23. Wang Y, Zhou H, Luo Q et al. The effect of physical exercise on circulating brain-derived neurotrophic factor in healthy subjects: a meta-analysis of randomized controlled trials. Brain Behav. 2022;12:e2544.
24. Blondell SJ, Hammersley-Mather R, Veerman JL. Does physical activity prevent cognitive decline and dementia?: a systematic review and meta-analysis of longitudinal studies. BMC Public Health. 2014;14:510.
25. Cheval B, Darrous L, Choi KW et al. Genetic insights into the causal relationship between physical activity and cognitive functioning. Sci Rep. 2023;13:5310.
26. Kredlow MA, Capozzoli MC, Hearon BA et al. The effects of physical activity on sleep: a meta-analytic review. J Behav Med. 2015;38:427-49.
27. Huang HH, Stubbs B, Chen LJ et al. The effect of physical activity on sleep disturbance in various populations: a scoping review of randomized clinical trials. Int J Behav Nutr Phys Act. 2023;20:44.
28. Vella SA, Aidman E, Teychenne M et al. Optimising the effects of physical activity on mental health and wellbeing: a joint consensus statement from Sports Medicine Australia and the Australian Psychological Society. J Sci Med Sport. 2023;26:132-9.
29. Hirotsu C, Bittencourt L, Garbuio S et al. Sleep complaints in the Brazilian population: Impact of socioeconomic factors. Sleep Science. 2014;7:135-42.
30. Drager LF, Pachito DV, Morihisa R et al. Sleep quality in the Brazilian general population: A cross-sectional study. Sleep Epidemiology. 2022;2:100020.
31. Borbély AA, Daan S, Wirz-Justice A et al. The two-process model of sleep regulation: a reappraisal. J Sleep Res. 2016;25:131-43.
32. Segu A, Kannan NN. The duration of caffeine treatment plays an essential role in its effect on sleep and circadian rhythm. Sleep Adv. 2023;4:zpad014.
33. Ishihara A, Courville AB, Chen KY. The complex effects of light on metabolism in humans. Nutrients. 2023;15:1391.
34. Perlis ML, Posner D, Riemann D et al. Insomnia. Lancet. 2022;400:1047-60.
35. Goldberg SB, Tucker RP, Greene PA et al. Mindfulness-based interventions for psychiatric disorders: A systematic review and meta-analysis. Clin Psychol Rev. 2018;59:52-60.
36. Fox KCR, Nijeboer S, Dixon ML et al. Is meditation associated with altered brain structure? A systematic review and meta-analysis of morphometric neuroimaging in meditation practitioners. Neurosci Biobehav Rev. 2014;43:48-73.
37. Jiménez-Picón N, Romero-Martín M, Ponce-Blandón JA et al. The relationship between mindfulness and emotional intelligence as a protective factor for healthcare professionals: systematic review. Int J Environ Res Public Health. 2021;18:5491.
38. Trousselard M, Steiler D, Claverie D et al. L'histoire de la mindfulness à l'épreuve des données actuelles de la littérature: questions en suspens. Encephale. 2014;40:474-80.
39. OSHO. O livro completo da meditação: equilibrando mente, corpo e espírito. São Paulo: Companhia Editora Nacional, 2018. 272 p.
40. Kabat-Zinn J, Massion AO, Kristeller J et al. Effectiveness of a meditation-based stress reduction program in the treatment of anxiety disorders. Am J Psychiatry. 1992;149:936-43.
41. Voss S, Cerna J, Gothe NP. Yoga impacts cognitive health: neurophysiological changes and stress regulation mechanisms. Exerc Sport Sci Rev. 2023;51:73-81.
42. Kong J, Wilson G, Park J et al. Treating depression with Tai Chi: state of the art and future perspectives. Front Psychiatry. 2019;10:237.
43. Balaji PA, Varne SR, Ali SS. Physiological effects of yogic practices and transcendental meditation in health and disease. N Am J Med Sci. 2012;4:442-8.
44. Phillips WT, Kiernan M, King AC. Physical Activity as a nonpharmacological treatment for depression: a review. Complement Health Pract Rev. 2003;8:139-52.
45. Xiong GL, Doraiswamy PM. Does meditation enhance cognition and brain plasticity? Ann N Y Acad Sci. 2009;1172:63-9.
46. Brown RP, Gerbarg PL. Sudarshan Kriya yogic breathing in the treatment of stress, anxiety, and depression: part i–neurophysiologic model. J Altern Complement Med. 2005;11:189-201.
47. Umberson D, Karas Montez J. Social relationships and health: a flashpoint for health policy. J Health Soc Behav. 2010;51:S54-66.
48. Yang YC, Boen C, Gerken K et al. Social relationships and physiological determinants of longevity across the human life span. Proc Natl Acad Sci USA. 2016;113:578-83.
49. Holt-Lunstad J. Loneliness and social isolation as risk factors: the power of social connection in prevention. Am J Lifestyle Med. 2021;15:567-73.
50. Holt-Lunstad J, Smith TB, Baker M et al. Loneliness and Social Isolation as risk factors for Mortality. Perspect Psychol Sci. 2015;10:227-37.
51. Firth J, Torous J, Stubbs B et al. The "online brain": how the Internet may be changing our cognition. World Psychiatry. 2019;18:119-29.
52. Firth J, Torous J, Nicholas J et al. Can smartphone mental health interventions reduce symptoms of anxiety? A meta-analysis of randomized controlled trials. J Affect Disord. 2017;218:15-22.
53. Firth J, Torous J. Smartphone apps for schizophrenia: a systematic review. JMIR Mhealth Uhealth. 2015;3:e102.
54. Hoffman L, Benedetto E, Huang H et al. Augmenting mental health in primary care: a 1-year study of deploying smartphone apps in a multi-site primary care/behavioral health integration program. Front Psychiatry. 2019;10:94.
55. Cunningham S, Hudson CC, Harkness K. Social media and depression symptoms: a meta-analysis. Res Child Adolesc Psychopathol. 2021;49:241-53.
56. Prochaska JO, Velicer WF. The transtheoretical model of health behavior change. Am J Health Promot. 1997;12:38-48.
57. Seligman MEP, Csikszentmihalyi M. Positive psychology: an introduction. Am Psychol. 2000;55:5-14.
58. Danila AH, Machado L. Psiquiatria e psicologia positiva. In: Miguel EC, Lafer B, Elkis H et al. (eds.). Clínica psiquiátrica: a terapêutica psiquiátrica. Barueri: Manole, 2021. p. 328-38.
59. Rippe JM. Lifestyle medicine: the health promoting power of daily habits and practices. Am J Lifestyle Med. 2018;12:499-512.
60. Jeste DV, Palmer BW, Rettew DC et al. Positive psychiatry: its time has come. J Clin Psychiatry. 2015;76:675-83.
61. Machado L, Cantilino A. A systematic review of the neural correlates of positive emotions. Braz J Psychiatry. 2017;39:172-9.
62. Seligman MEP. Florescer: uma nova compreensão sobre a natureza da felicidade e do bem-estar. Rio de Janeiro: Objetiva, 2012.
63. Arnetz BB. Psychosocial challenges facing physicians of today. Soc Sci Med. 2001;52:203-13.
64. Danila AH, Baldassin S. Burnout em estudantes e profissionais da área de saúde. In: Carvalho APL, Mameri-Trés LMA (eds.). Burnout na prática clínica. Barueri: Manole, 2023.
65. Chen Y, Shen X, Feng J et al. Prevalence and predictors of depression among emergency physicians: a national cross-sectional study. BMC Psychiatry. 2022;22:69.
66. Shanafelt TD, Balch CM, Bechamps G et al. Burnout and medical errors among american surgeons. Ann Surg. 2010;251:995-1000.
67. Maslach C, Schaufeli WB, Leiter MP. Job burnout. Annu Rev Psychol. 2001;52:397-422.
68. Dyrbye LN, Thomas MR, Massie FS et al. Burnout and suicidal ideation among U.S. medical students. Ann Intern Med. 2008;149:334-41.

31 Tratamento Psicofarmacológico em Psiquiatria

Psicofarmacologia e Principais Psicofármacos

Eduardo Pondé de Sena ▪ Tiago C. Ramacciotti ▪
Fernanda S. Correia-Melo ▪ Lucas Araújo-de-Freitas ▪ Esdras Cabus Moreira ▪
Alexandrina Maria Augusto da Silva Meleiro

CONCEITOS SOBRE PSICOFARMACOLOGIA

Os psicofármacos são substâncias que alteram a atividade psíquica, tanto aliviando sintomas de transtornos mentais quanto promovendo alterações na percepção, no pensamento e no comportamento. Vários fatores interferem no efeito de um psicofármaco, como:

- As características individuais, como idade, sexo, peso, composição corpórea, alimentação e fatores genéticos
- As doenças existentes, que podem ser hepáticas, renais, cardíacas e infecciosas
- O padrão de uso, ou seja, a via de administração, a dose, o ambiente em que se usa o fármaco e a hora do dia em que se administra o medicamento
- A interação medicamentosa, além do uso de álcool e/ou tabaco.

Esses fatores podem alterar a farmacocinética e a farmacodinâmica dos psicofármacos. A *farmacocinética* é o que o organismo faz com o medicamento, enquanto a *farmacodinâmica* consiste no que o medicamento faz ao organismo.

Farmacocinética

A farmacocinética, que é o estudo do movimento dos fármacos no organismo desde sua administração, abrange quatro processos: absorção, distribuição, biotransformação e excreção, todos compreendendo a passagem do fármaco pelas membranas celulares ou pelas barreiras biológicas. Várias propriedades do fármaco, como o tamanho da molécula, o grau de ionização ou carga, o coeficiente de partição óleo/água e a dissolução em água, influenciam sua passagem de um compartimento para outro. Este capítulo tratará de questões importantes para o entendimento dos quatro processos citados.

Absorção

A absorção diz respeito ao fato de um medicamento chegar à circulação sistêmica a partir do seu local de administração; assim, quando o aplicamos diretamente na veia, a primeira etapa da farmacocinética – a absorção – é evitada. A absorção envolve a passagem por membranas biológicas. Tipicamente, moléculas lipossolúveis terão mais facilidade de difusão através dessas membranas, enquanto drogas hidrossolúveis utilizarão poros aquosos. A biodisponibilidade, que é a fração do medicamento que atinge a circulação sistêmica após a absorção, idealmente deveria ser de 100%, o que significaria que toda a quantidade administrada seria absorvida e atingiria a circulação para ser distribuída. Isso, entretanto, não acontece, valendo dizer que, em muitas situações, frações bem menores da medicação administrada chegam à corrente sanguínea. Assim, pode haver uma dificuldade inerente ao próprio fármaco ou ao indivíduo que dificulte a absorção. Além disso, o fármaco pode ser metabolizado no intestino e no fígado antes do seu primeiro acesso à circulação sistêmica: é o efeito de primeira passagem metabólica que ocorre, por exemplo, com a clorpromazina, a imipramina e o metilfenidato.[1]

A absorção pode ser feita por diversas vias, principalmente, pelas vias oral e parenteral (intravenosa [IV], intramuscular [IM] e subcutânea [SC]). A via oral (VO) tem as vantagens de ser fácil, conveniente e barata e, em geral, é a preferida. Algumas desvantagens incluem: absorção altamente variável, inativação por pH e efeito de primeira passagem, irritação gastrintestinal, dependência da adesão do paciente etc.[2] A ingestão do medicamento pode ter efeito variável, a depender do fármaco; por exemplo, o antipsicótico ziprasidona tem melhor absorção quando ingerido com uma refeição.[3] Formas farmacêuticas diferentes influenciam a velocidade de absorção, sendo as soluções orais mais rapidamente absorvidas do que comprimidos ou cápsulas.[1,4] A absorção envolve a passagem por membranas biológicas. Tipicamente, as moléculas lipossolúveis terão mais facilidade de difusão através dessas membranas, enquanto as substâncias hidrossolúveis utilizarão poros aquosos. Além da via de administração, outro fator que interfere na absorção do fármaco é sua capacidade de dissociação no meio em que se encontra, expressa pela constante de dissociação (pKa). Em meio aquoso, os fármacos comportam-se como eletrólitos fracos e dissociam-se de acordo com o pH do meio. Ao se dissociarem, uma parte da molécula encontra-se na forma ionizada (fração hidrossolúvel do fármaco) e a outra parte, que é a não ionizada ou molecular, constitui a fração lipossolúvel, importante por conseguir se difundir nos meios lipídicos e atravessar as membranas celulares.

Vias de administração

A via intravenosa determina respostas rápidas, porém com maior risco de reações adversas, principalmente em administração em *bolus*. Pela via sublingual, o fármaco é levado pelas veias do pescoço ao coração e à circulação sistêmica, evitando a passagem pelo estômago e intestino e o efeito de primeiro passo metabólico.

Embora essa via possibilite efeito mais rápido, vários fármacos não podem ser administrados por ela, como aqueles de maior massa molecular.[5]

A via intramuscular pode ser útil em situações de emergência, como, por exemplo, para pacientes em agitação psicomotora.[6] Além disso, possibilita a administração de substâncias oleosas e irritantes (que não poderiam ser administradas IV). Antipsicóticos de longa ação são administrados a intervalos regulares IM, garantindo melhor adesão ao tratamento.[7] Convém lembrar que é preciso evitar a administração de alguns fármacos IM, como o benzodiazepínico diazepam, o qual pode cristalizar-se e não ser absorvido adequadamente, sendo preferível sua administração oral.

A absorção de fármacos depende de vários fatores, e as suas propriedades físico-químicas, como tamanho (massa molecular), lipossolubilidade, carga elétrica e velocidade de dissolução, influenciam a sua absorção.[8]

A Figura 31.1 ilustra a disposição dos fármacos no organismo.

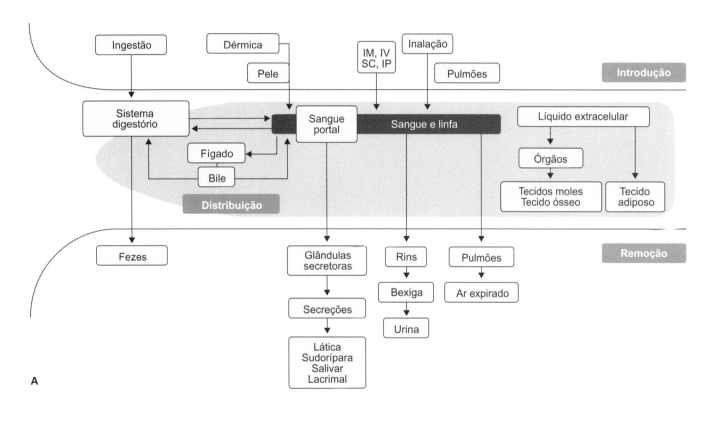

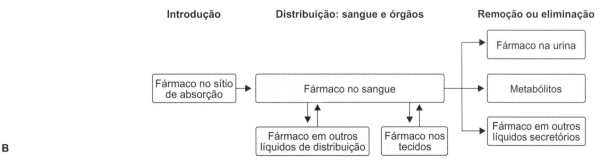

Figura 31.1 Ilustração da disposição dos fármacos no organismo. **A.** Diferentes vias de administração e suas distribuições no organismo. **B.** As três etapas principais dos fármacos no corpo: introdução, distribuição e eliminação. IM: intramuscular; IV: intravenosa; SC: subcutânea; IP: intraparenteral.

Distribuição

Após absorção, os fármacos são distribuídos aos tecidos; a circulação sanguínea leva o fármaco até o sistema nervoso central (SNC); assim, a velocidade na qual o fármaco atinge seu local de ação depende da sua absorção e distribuição. A chegada do fármaco ao SNC está associada ao fluxo sanguíneo cerebral.

Barreira hematencefálica

Entre os fatores que influenciam o acesso de um fármaco ao SNC é a existência da barreira hematencefálica (BHE) (Figura 31.2). Para penetrar a BHE, a substância não deve estar ligada a proteínas plasmáticas. Como em outros órgãos, é a fração livre (não ligada à proteína plasmática) que atinge o seu local de ação. Em indivíduos com desnutrição, a fração livre pode ser maior, havendo proporcionalmente maior entrada de fármaco no SNC. Maior lipossolubilidade e menor ionização favorecem o acesso do fármaco ao SNC.

A BHE é caracterizada por uma justaposição de células endoteliais dos capilares cerebrais e células gliais, de tal forma que, em que pese o elevado fluxo sanguíneo cerebral, existe uma seleção bem feita dos fármacos que conseguirão atravessar essa barreira (Figura 31.3).

Biotransformação

O metabolismo ou biotransformação tem como principal objetivo transformar os fármacos para facilitar sua posterior eliminação. Em geral, uma substância mais lipossolúvel será metabolizada no composto hidrossolúvel, que será mais facilmente eliminado do organismo. O fármaco pode ser metabolizado em compostos inativos ou ativos com propriedades farmacológicas que podem ser semelhantes às da medicação-mãe. O metabolismo tem o fígado como principal órgão, embora os medicamentos possam sofrer biotransformação no plasma sanguíneo, nos rins, nos pulmões etc. O sistema microsomal hepático (sistema do citocromo P450) tem grande importância no metabolismo dos psicofármacos e apresenta diversas famílias e subfamílias, exibindo um polimorfismo que pode justificar variabilidade genética (étnico-racial) na resposta às medicações: ineficácia em alguns indivíduos e maior suscetibilidade a eventos adversos em outros. Diversos medicamentos com atuação no SNC têm seu metabolismo relacionado ao citocromo P450 (CYP) (Figura 31.4). Ademais, os medicamentos podem ser substratos, indutores ou inibidores desse sistema enzimático, o que é muito importante quando se estudam interações medicamentosas.[9]

A família do CYP é constituída de diversas enzimas localizadas na membrana do retículo endoplasmático liso e são extremamente importantes no metabolismo dos psicofármacos.[11] Essas enzimas são classificadas em famílias e subfamílias de acordo com semelhanças em sua sequência de aminoácidos. Cada enzima é designada como CYP e seguida de um algarismo arábico que indica a sua família, uma letra determinando a sua subfamília e outro algarismo arábico denotando a isoforma específica.[12] Existe uma grande variabilidade interindividual na expressão e na atividade dessas isoenzimas, e tal variabilidade pode estar relacionada a fatores genéticos.[11] Mutações ou polimorfismos em genes que codificam isoformas

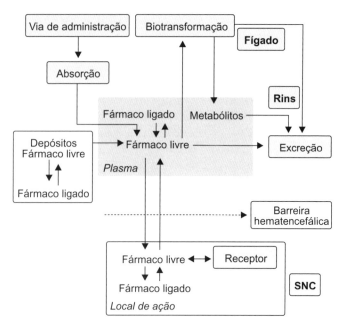

Figura 31.2 Principais etapas dos fármacos no organismo. SNC: sistema nervoso central.

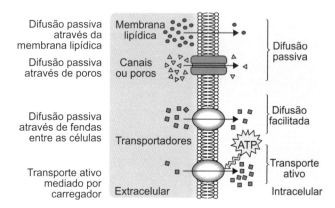

Figura 31.3 Mecanismos de transporte através da barreira hematencefálica. ATP: trifosfato de adenosina.

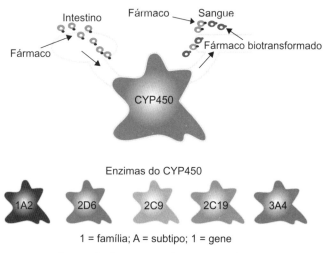

Figura 31.4 Ilustração das enzimas do citocromo P450, com respectivos família, subtipo e gene. (Adaptada de Stahl, 2013.)[10]

de CYP podem resultar em variantes de enzimas com maior, menor ou nenhuma atividade. Em certas situações, haverá total ausência da enzima. Um polimorfismo genético é definido como uma variação estável em um determinado *locus* da sequência genética, que é detectada em 1% ou mais de uma população específica.[13] Esses polimorfismos compreendem inserções, deleções e duplicações de genes, variações de números de cópias e polimorfismo de nucleotídio único (SNP), que podem determinar metabolismo diminuído ou elevado. Os fenótipos associados a essas variantes genéticas são geralmente classificados em quatro grupos:[14]

- Metabolizadores pobres, que não possuem enzimas funcionais devido a genes defeituosos ou excluídos
- Metabolizadores intermediários, geralmente com um alelo funcional e um defeituoso, mas também podem levar dois alelos parcialmente defeituosos
- Metabolizadores rápidos, carregando dois genes funcionais
- Metabolizadores ultrarrápidos, com mais de dois genes ativos que codificam um determinado P450.

A interação medicamentosa é a situação em que duas ou mais substâncias estão presentes no organismo e ocorrem mudanças da concentração ou da ação de, pelo menos, uma delas. As formas mais comuns de interação medicamentosa são as relacionadas com a biotransformação, como a indução e a inibição enzimática (Tabela 31.1).

Tabela 31.1 Substratos e inibidores representativos de medicamentos psicotrópicos dos citocromos P450.

Substratos	Inibidores
CYP3A	
Triazolam	Ritonavir
Alprazolam	Cetoconazol
Midazolam	Itraconazol
Quetiapina	Nefazodona
Nefazodona	Fluvoxamina
Buspirona	Eritromicina
Trazodona	Claritromicina
Zolpidem*	
Amitriptilina*	
Imipramina*	
Haloperidol*	
Citalopram*	
Clozapina*	
Diazepam*	
CYP2D6	
Desipramina	Quinidina
Nortriptilina	Fluoxetina
Paroxetina	Paroxetina
Venlafaxina	Bupropiona
Tramadol	Terbinafina
Fluoxetina*	Difenidramina
Citalopram*	
CYP2C19	
Diazepam*	Fluvoxamina
Amitriptilina*	Omeprazol
Citalopram*	

*Substrato parcial. (Adaptada de Sadock et al., 2007.)[15]

Indução enzimática

A indução enzimática é um mecanismo que deve ser observado atentamente na prescrição de psicofármacos. Há situações em que a adição de um medicamento fará indução enzimática e poderá fazer com que o fármaco que vinha sendo utilizado sofra maior metabolização e tenha seus níveis sanguíneos diminuídos. Por exemplo, se adicionarmos a carbamazepina a um paciente em uso de aripiprazol, teremos uma significativa redução dos níveis sanguíneos do aripiprazol, podendo haver piora clínica.[16]

Inibição enzimática

A inibição enzimática ocorre de forma mais rápida do que a indução enzimática e pode ser responsável por interações farmacológicas graves, levando a quadros de intoxicação, inclusive. Uma fármaco (ou mesmo um alimento como *grapefruit*), ao provocar inibição enzimática, vai acelerar o metabolismo de um outro fármaco. Alguns medicamentos são reconhecidos inibidores enzimáticos, como a cimetidina, o dissulfiram e os antidepressivos inibidores seletivos da recaptação de serotonina (ISRSs).[17]

Outra situação pode ser ilustrada: a adição de paroxetina à terapia de um paciente em uso de tamoxifeno, que é um profármaco utilizado no tratamento de câncer de mama hormonodependente. O tamoxifeno precisa ser metabolizado e é o seu metabólito que vai agir como bloqueador de receptores estrogênicos. Se há inibição do metabolismo do tamoxifeno por inibição enzimática, o tratamento pode tornar-se ineficaz e aumentar o risco de recorrência do câncer.[18]

Excreção

A eliminação dos fármacos ocorre principalmente pelos rins, embora também possa ser biliar e pulmonar. Outras vias de excreção incluem suor, saliva, lágrimas etc. A eliminação renal pode-se dar por processos relacionados à filtração glomerular e à reabsorção tubular. Para ser filtrado no glomérulo, um fármaco tem que estar na sua forma livre (não ligada à proteína plasmática) e não pode ter uma massa molecular grande (peso molecular precisa ser menor que 20.000). Os fármacos também podem estar submetidos à secreção tubular, sofrer efeitos na reabsorção tubular (situação em que o pH é importante) ou mesmo ocorrer difusão passiva através do epitélio tubular).

Biodisponibilidade

A biodisponibilidade diz respeito à fração do fármaco que atinge a circulação sistêmica após a absorção. A rigor, a biodisponibilidade de uma substância deveria ser de 100%. Isso significa que toda a quantidade do fármaco administrado seria absorvida e atingiria a circulação para ser distribuída. Entretanto, tal fato não acontece: em muitas situações, frações bem menores do fármaco administrado chegam à corrente sanguínea. Dessa maneira, pode haver uma dificuldade inerente ao próprio fármaco ou ao indivíduo, o que dificulta a absorção. Além disso, o fármaco pode ser metabolizado no intestino e no fígado antes de seu primeiro acesso à circulação sistêmica. É o efeito de primeira passagem metabólica que ocorre, por exemplo, com a clorpromazina, a imipramina, a doxepina, a levodopa e o metilfenidato.[1] A biodisponibilidade é uma variável importante, pois os regulamentos do órgão americano Food and Drug Administration (FDA) especificam que a biodisponibilidade de uma formulação genérica não pode diferir da formulação com nome comercial em mais do que 30%.

Bioequivalência

Os fármacos têm equivalência farmacêutica se contiverem os mesmos ingredientes ativos e forem idênticos em força ou concentração, forma de dosagem e via de administração. Dois medicamentos são bioequivalentes quando suas taxas e extensões da biodisponibilidade do ingrediente ativo nos dois fármacos não diferem significativamente. Para que a bioequivalência ocorra entre duas formulações do mesmo composto, elas devem ter a mesma biodisponibilidade e a mesma taxa de absorção. Quando isso ocorre, os níveis plasmáticos dos dois produtos serão superponíveis, se forem administrados na mesma dose, pelo mesmo modo.

Índice terapêutico

O IT, definido como DT50/DE50, determina a "margem de segurança" para um medicamento, refletindo a probabilidade de uma dose elevada causar toxicidade e eventos adversos sérios e graves, incluindo a morte. Quanto maior o IT, mais seguro é o fármaco. Fatores como interações medicamentosas e mudanças na absorção, na distribuição, no metabolismo e na eliminação podem alterar esses parâmetros. O lítio apresenta um IT pequeno e deve ter um monitoramento terapêutico (Figura 31.5).

Princípios farmacodinâmicos

Mecanismo de ação

Os psicofármacos têm ações em diversos receptores, e algumas delas, em determinados receptores, não contribuem para efeitos colaterais, mas, sim, para eventos adversos. Tal é o caso dos antidepressivos tricíclicos, que atuam bloqueando tanto em receptores histamínicos – causando sedação e aumento de apetite – como muscarínicos, determinando boca seca, taquicardia, retenção urinária, obstipação etc. Ademais, o bloqueio α_1-adrenérgico produzido pelos tricíclicos também é responsável por hipotensão postural; contudo, é o bloqueio de transportadores (p. ex., serotonina, norepinefrina), impedindo a recaptação neuronal, o responsável pelo mecanismo de ação dos antidepressivos (Figura 31.6).

Agonistas/antagonistas

Os agonistas ocupam os receptores farmacológicos (têm afinidade) e determinam uma resposta biológica (têm eficácia ou atividade intrínseca). Os antagonistas ocupam os receptores (têm afinidade), mas não determinam resposta biológica (não têm eficácia) e impedem que agonistas possam ocupar o receptor. Os antagonistas que ocupam o mesmo sítio dos agonistas fazem antagonismo competitivo. Antagonistas podem ocupar um local alostérico e fazer antagonismo não competitivo. Os agonistas também podem atuar em sítios alostéricos e ser moduladores positivos, como é o caso dos benzodiazepínicos atuando em seu sítio e aumentando a ação do GABA no sítio gabaérgico. Há a possibilidade de um agonista inverso, que atuaria no receptor, promovendo uma atividade oposta ao do agonista (pimavanserina – agonista inverso do receptor 5-HT_{2A} utilizado na psicose da doença de Parkinson). Um antagonista pode também ter atividade agonista parcial, como, por exemplo, o aripiprazol e o brexpiprazol, medicamentos que bloqueiam receptores dopaminérgicos, mas que mantêm alguma atividade dopaminérgica residual (Figura 31.7).

Regulação dos genes

A epigenética envolve mecanismos moleculares relacionados à expressão gênica independente da sequência de DNA, principalmente mediada por modificação de histonas de cromatina. Alterações transcricionais parecem estar implicadas na fisiopatologia de transtornos psiquiátricos como, por exemplo, nos distúrbios do humor. Os inibidores da histona desacetilase (HDAC), por exemplo, podem estar associados ao controle da programação epigenética associada à regulação da cognição e do comportamento.[19]

Classificar a expressão gênica de respostas a antipsicóticos, estabilizadores do humor ou fármacos antidepressivos pode ser uma estratégia para permitir a predição da resposta de um determinado fármaco em uma fase inicial de um planejamento terapêutico. A expressão de genes pode mudar dinamicamente em oposição ao que ocorre com os SNPs que não se alteram na vigência de uso de medicamentos ou de alterações nos sintomas psiquiátricos.[20] O perfil de expressão de genes foi utilizado com sucesso na investigação da resposta ao tratamento para várias outras condições médicas.[21-24] Existe um potencial para o uso da expressão de genes periféricos nas investigações da fisiopatologia subjacente aos distúrbios do humor e à esquizofrenia. Embora altamente hereditários, acredita-se que esses transtornos mentais sejam o produto de múltiplas variáveis genéticas e interações ambientais que podem ser investigadas usando a expressão gênica.[25]

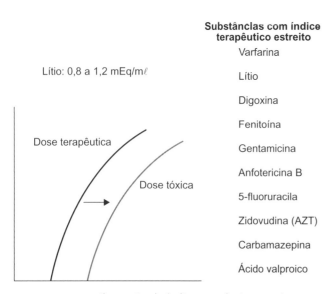

Figura 31.5 Ilustração do índice terapêutico estreito.

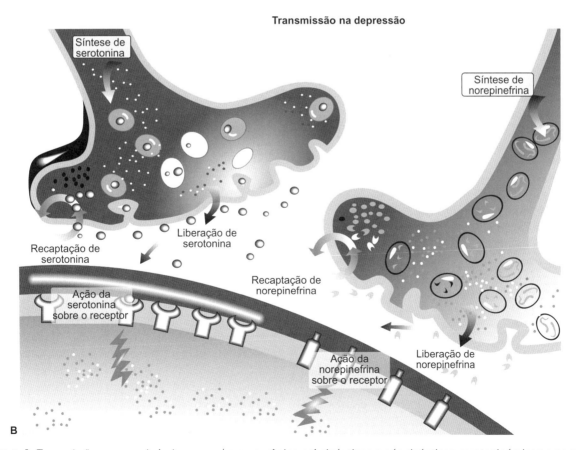

Figura 31.6 **A.** Transmissão monoaminérgica normal em neurônios pré-sinápticos e pós-sinápticos: serotoninérgicos e noradrenérgicos. **B.** A transmissão monoaminérgica está inibida na depressão.

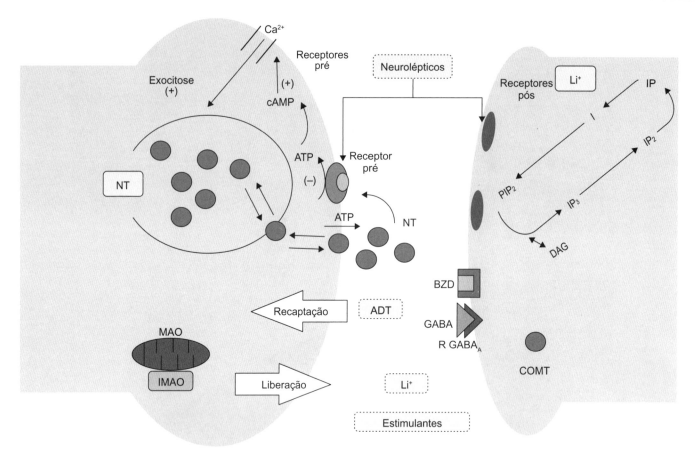

Figura 31.7 Esquema ilustrativo dos sítios de ação dos principais grupos de psicofármacos na transmissão sináptica. Os antidepressivos inibem a monoamina oxidase (MAO) e/ou a recaptura de neurotransmissores (NTs), os psicoestimulantes atuam na liberação, os neurolépticos bloqueiam receptores (R) e o lítio inibe a liberação e interfere no ciclo do fosfatidilinositol (IP). Os benzodiazepínicos (BZDs) ligam-se a receptores próprios localizados próximo ao receptor do ácido gama-aminobutírico A (GABA$_A$), potencializando a ação desse transmissor. cAMP: monofosfato de adenosina cíclico; ATP: trifosfato de adenosina; IMAO: inibidores de monoamina oxidase, ADT: antidepressivos tricíclicos; PIP$_2$: difosfato de fosfatiditinositol; IP$_3$: trifosfato de inositol; IP$_2$: difosfato de inositol; I, inositol; DAG, diacilglicerol; COMT: catecol-O-metiltransferase.

Tolerância e sensibilização

Alguns fármacos com ação no SNC podem apresentar, após doses repetidas, os fenômenos de tolerância e sensibilização. As drogas de abuso são exemplos desses fenômenos, mas também há indícios de que ocorram com os antipsicóticos, por exemplo.[26] Ambos os conceitos são entendidos como deslocamentos da curva dose/efeito de uma substância, seja para a direita, requerendo doses maiores para alcançar o mesmo efeito, ou para a esquerda, apresentando mais efeitos com doses menores do que as necessárias anteriormente. O primeiro deslocamento descrito caracteriza a tolerância, e o segundo, a sensibilização (ou tolerância reversa). É importante frisar que os efeitos de tolerância e sensibilização são decorrentes de ações específicas da substância, e não da molécula como um todo, fato com implicações clínicas como o aumento de risco de superdosagem por tolerância a efeitos euforizantes da substância de abuso, mas não aos neurovegetativos. Esses fenômenos são mediados por diversos fatores, desde os inatos até os comportamentais, passando pelas modulações fisiológicas realizadas para adequar-se à disponibilidade dos fármacos no corpo do indivíduo (*up-* e *down-regulations* de receptores, por exemplo). Essas adaptações são adequadas para o desmame de diversos fármacos, com o objetivo de evitar abstinência, termo mais usado no contexto das substâncias de abuso, ou síndrome de retirada, termo mais utilizado para reações causadas pela descontinuação abrupta de substâncias que não geram dependência, como os antidepressivos.

ANTIPSICÓTICOS

Histórico, conceito e sinônimos

Com a introdução da clorpromazina, na década de 1950, houve um importante avanço terapêutico referente a indivíduos com patologia psiquiátrica grave, possibilitando o tratamento desses quadros em regime ambulatorial. Após a clorpromazina, novas medicações foram introduzidas no arsenal terapêutico das psicoses. Primeiramente, os antipsicóticos convencionais, com suas diferentes estruturas químicas (fenotiazinas, butirofenonas etc.), e, posteriormente, os atípicos. A sinonímia para antipsicótico inclui neuroléptico, que reflete muito mais os efeitos colaterais neurológicos dessas medicações do que o seu efeito terapêutico, e "tranquilizante maior" em oposição a "tranquilizante menor", que caracteriza os ansiolíticos benzodiazepínicos.[27]

Mecanismo de ação e classificação

Somente alguns anos após o início da utilização dos neurolépticos é que se teve ideia de seu mecanismo de ação envolvendo o bloqueio de receptores dopaminérgicos.[28] A ação antipsicótica é consistentemente mostrada quando a ocupação dos receptores D2 no estriado é de mais de 65%; contudo, os aumentos posteriores no nível de bloqueio D2 não estão associados a melhor eficácia antipsicótica. Em vez disso, surgem efeitos colaterais, como sintomas extrapiramidais (SEPs) e hiperprolactinemia. Há uma ocupação limiar desses receptores para a ocorrência de SEP quando cerca de 80% dos receptores D2 estão tomados. Na hiperprolactinemia, isso acontece quando o bloqueio D2 excede 72%.[1,29] Apesar da associação do bloqueio da dopamina estriatal ao risco de SEP, vale assinalar que o antagonismo dopaminérgico mais proeminentemente relacionado com o efeito terapêutico dos antipsicóticos relaciona-se com o bloqueio da via mesolímbica (Figura 31.8).[30]

Parece claro o benefício do advento dos antipsicóticos no tratamento de quadros psiquiátricos graves, uma vez que a sua utilização determinou a possibilidade de tratamento ambulatorial para a maioria dos pacientes com quadros psicóticos. A população internada em grandes hospitais caiu de modo significativo após a introdução do tratamento antipsicótico em larga escala. Também há evidências de que os antipsicóticos se mostraram mais úteis para o controle de sintomas positivos do que propriamente para a melhora de sintomas negativos e cognitivos.[31]

Desde o início, os antipsicóticos são estudados para o tratamento da esquizofrenia. A eficácia em sintomas positivos é, de fato, condição necessária para um fármaco ser designado antipsicótico, em que pese o conhecimento de necessidades não atendidas na terapêutica atual, como a ampla eficácia sobre sintomas negativos, cognitivos, depressivos e de ansiedade (Figura 31.9). Além de suas indicações para o transtorno bipolar, nenhum protocolo de pesquisa começaria uma investigação de um fármaco neuroléptico, caso esse não se mostrasse eficaz, de modo convincente, no tratamento da esquizofrenia, mesmo se sabendo que outros protocolos de pesquisa também tentam provar a eficácia em fases do transtorno bipolar: mania, estados mistos e fase depressiva. A ausência de propriedades antiesquizofrênicas colocaria, a princípio, em risco a tentativa de qualquer companhia farmacêutica de explorar a eficácia de um antipsicótico nos transtornos de humor. Devemos lembrar, ainda, que os antipsicóticos hoje têm (ou se busca isso) indicação para o tratamento do transtorno depressivo maior recorrente.

Os antipsicóticos são classificados em típicos ou de primeira geração, ou convencionais, e atípicos ou de segunda geração (Tabela 31.2).

Os antipsicóticos atípicos, ou de segunda geração, caracterizam-se por mecanismos adicionais de bloqueio 5-HT_{2A}, estímulo 5-HT_{1A} e agonismo parcial dopaminérgico, os quais modulam a disponibilidade de neurotransmissão dopaminérgica em vias como a nigroestriatal e a tuberoinfundibular, não interferindo o suficiente na via mesolímbica a ponto de o efeito terapêutico se perder (Figura 31.10). Em que pese certa euforia inicial com os antipsicóticos atípicos, particularmente pelo fato de reduzirem a frequência de SEPs e também pela crença inicial de que poderiam ser úteis para sintomas negativos, afetivos e cognitivos, hoje há um consenso na comunidade científica de

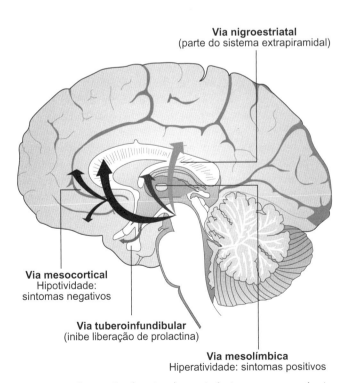

Figura 31.8 Ilustração das vias dopaminérgicas e consequências em cada uma delas. (Adaptada de Stahl, 2013.)[10]

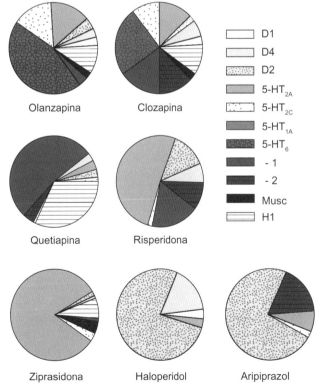

Figura 31.9 Comparativo dos antipsicóticos atípicos: afinidade por receptores centrais.

Tabela 31.2 Neurolépticos de primeira geração (típicos) e antipsicóticos de segunda geração (atípicos).

Neurolépticos de primeira geração (típicos)
Antagonistas dopaminérgicos
- Fenotiazinas: clorpromazina (Amplictil®), pipotiazina (Piportil®), periciazina (Neuleptil®), tioridazina (Melleril®), trifluoperazina (Stelazine®)
- Tioxantenos: tiotixeno (Navane®), zuclopentixol
- Butirofenonas: haloperidol (Haldol®)
- Difenilbutilpiperidinas: penfluridol (Semap®), pimozida (Orap®)
- Benzamidas: sulpirida (Equilid®)

Antipsicóticos de segunda geração (atípicos)
Antagonistas: dopamina/serotonina 5-HT
- Dibenzodiazepinas: clozapina (Leponex®)
- Dibenzotiazepinas: quetiapina (Seroquel®)
- Benzisoxasólicos: risperidona (Risperdal®)
- Tienobenzodiazepinas: olanzapina (Ziprexa®)
- Benzotiazolilpiperazina: ziprasidona (Geodon®)
- Di-hidroquinolona: aripiprazol (Abilify®)
- Asenapina (Saphris®)
- Lurasidona (Latuda®)

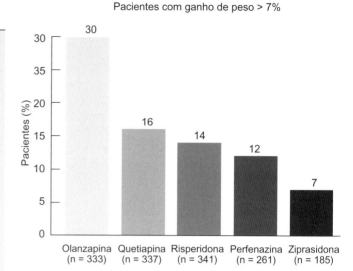

Figura 31.11 Estudo comparativo entre neurolépticos de segunda geração com relação ao ganho de peso. (Adaptada de Lieberman et al., 2005.)[32]

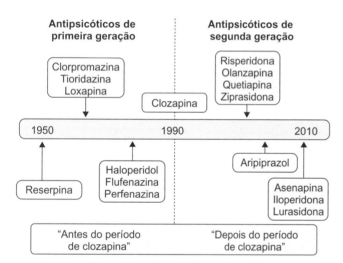

Figura 31.10 Antipsicóticos de primeira e segunda gerações, o marco da clozapina.

que os medicamentos mais novos podem não representar grande vantagem com relação aos antipsicóticos convencionais.[31]

Essas conclusões resultaram dos desfechos clínicos de grandes estudos naturalísticos, como o The Clinical Antipsychotic Trials of Intervention Effectiveness (CATIE),[32] em que se concluiu que os atípicos não tinham vantagens sobre o típico perfenazina. Ademais, com o passar do tempo, verificou-se que muitos efeitos adversos eram de grande importância clínica, particularmente os relacionados com ganho de peso, hiperglicemia, dislipidemias e síndrome metabólica (Figura 31.11). Resta a convicção da utilidade do antipsicótico atípico clozapina para os casos de esquizofrenia refratária, embora essa substância também apresente muitos desfechos metabólicos desfavoráveis e vários outros eventos adversos potencialmente graves e, por vezes, fatais.[33]

Todos os antipsicóticos disponíveis têm eficácia comprovada nos sintomas positivos e de desorganização, sem diferenças consistentes encontradas entre os diversos agentes terapêuticos. A resposta clínica ocorrendo nas primeiras 2 a 4 semanas de terapia antipsicótica é altamente preditiva de resposta em longo prazo.[34]

A introdução dos antipsicóticos atípicos foi considerada por alguns uma revolução no tratamento da esquizofrenia. Inicialmente, foram feitas observações no sentido de que os atípicos teriam melhor eficácia nas sintomatologias positiva e negativa e nos déficits cognitivos, além de melhor tolerabilidade; no entanto, com o passar do tempo, o entusiasmo inicial e o otimismo em relação às vantagens dos antipsicóticos de segunda geração como uma classe diminuíram.[30] Os estudos clínicos CATIE[36] e The Cost Utility of the Latest Antipsychotic Drugs in Schizophrenia Study (CUtLASS 1),[35] que compararam os antipsicóticos de primeira geração (*first generation antipsychotic* [FGA]) e de segunda geração (*second generation antipsychotic* [SGA]), não conseguiram verificar diferenças entre eles nas taxas de descontinuação do tratamento e melhora nos sintomas psicóticos ou na qualidade de vida. O CATIE também não demonstrou serem os antipsicóticos de segunda geração mais eficazes na redução de sintomas negativos ou cognitivos do que os medicamentos antipsicóticos convencionais. Os resultados dos estudos CATIE e CUtLASS 1 demonstraram semelhanças na resposta ao tratamento, mas foi verificado que, com os atípicos, havia menor risco de discinesia tardia. Em ambos os estudos, foram apontadas, ainda, mais evidências da incomparável eficácia da clozapina entre todos os antipsicóticos.

Normalmente, a esquizofrenia inicia-se na adolescência tardia ou na idade adulta, podendo afetar habilidades pessoais, educacionais, sociais e vocacionais, e está entre as 20 maiores causas de incapacidade em todo o mundo.[36] Felizmente, e com base em evidências recentes, a conceituação dos desfechos desse transtorno têm progressivamente evoluído para uma percepção mais otimista de uma recuperação funcional do primeiro episódio psicótico.[37,38]

Nos últimos 25 anos, tem sido verificado cada vez mais interesse no estudo dos estágios prodrômicos da esquizofrenia. Sabe-se que alguns indivíduos podem apresentar sintomas pré-psicóticos antes mesmo do desenvolvimento de um quadro psicótico completo. Verificou-se, contudo, que os sintomas ansiosos e depressivos e as dificuldades sociais que podem ocorrer em alguns indivíduos eram muito genéricos para serem bons preditores de um episódio psicótico.[39] Atualmente, o perfil dos indivíduos com alto risco para psicose corresponde a: (1) sintomas psicóticos atenuados; (2) breves sintomas psicóticos intermitentes limitados (p. ex., episódios breves e recorrentes de sintomas psicóticos francos que não duram mais de 1 semana e diminuem espontaneamente); (3) fatores de risco genéticos e familiares – tanto diagnóstico com transtorno de personalidade esquizotípica quanto com parente de primeiro grau com transtorno psicótico e tendo sofrido uma diminuição funcional significativa no último ano.[40,41]

Farmacologia

A farmacocinética dos antipsicóticos de segunda geração é apresentada na Tabela 31.3.

Em geral, os antipsicóticos são metabolizados no nível hepático pelo CYP, sendo mandatório entender qual a fração mais importante para cada molécula, pelo risco de interações clinicamente impactantes mediadas por esse mecanismo (p. ex., da carbamazepina com a risperidona e da fluvoxamina com a clozapina).

Indicações dos antipsicóticos

Os medicamentos antipsicóticos são eficazes em vários transtornos, além da esquizofrenia. Além de seus efeitos em sintomas psicóticos positivos, a classe também pode ter ação estabilizadora de humor, antimaníaca, antidepressiva e ansiolítica (Tabela 31.4).

Tabela 31.3 Farmacocinética dos antipsicóticos de segunda geração.

	Biodisponibilidade (%)	Ligação proteica (%)	Meia-vida (%)
Amissulprida	43 a 48	17	12
Aripiprazol	87	99	48 a 68
Asenapina	35	95	1 a 2
Clozapina	12 a 81	95	6 a 33
Iloperidona	96	93	20 a 24
Lurasidona	9 a 19	99	18
Olanzapina	60 a 80	93	20 a 70
Paliperidona	28	30	24
Quetiapina	83	83	5 a 8
Risperidona	68	90	3 a 24
Ziprasidona	60	99	4 a 10

Adaptada de Spina e de Leon, 2015.[11]

Tabela 31.4 Antipsicóticos de segunda geração e afinidade (K_i [nM]) aos receptores.

Ação no receptor	Risperidona	Olanzapina	Clozapina	Ziprasidona	Quetiapina	Aripiprazol	Lurasidona
D2 (antipsicótico)	2,9	14	110	3	200	3,3	1,7
3-MT$_{2A}$ Antipsicótico/atenua SEP	0,2	5,8	9,2	0,3	340	34	2,0
3-HT$_{1A}$ Humor/cognição	260	2.700	120	8,5	320	2,1	6,8
3-MT7 Humor/cognição	6,6	110	18	6,0	310	10	0,5
α2c Humor/cognição	11	210	16	400	350	38	11
Histamina H1 Disfunção cognitiva, sedação, ganho de peso	3,5	3,8	2,0	510	9,0	67	>1.000
Ach M1 Disfunção cognitiva	>1.000	7,6	4,9	>1.000	210	>1.000	>1.000
α1 Hipotensão, sedação	2	19	7,0	2	7	26	48

SEP, sintoma extrapiramidal; Ach: acetilcolina.

Há também ampla utilização para esquemas de associação em diversos quadros psiquiátricos refratários, mesmo na ausência de psicose, como depressão e transtorno obsessivo-compulsivo (TOC), conforme esquema a seguir.

As principais indicações dos antipsicóticos atípicos são:

- **Transtornos mentais agudos e crônicos**: manifestações psicóticas de quadros demenciais e de deficiência mental; quadros confusionais agudos; quadros psicóticos induzidos por substâncias psicoativas; quadros de agitação ou agressividade; transtornos mentais orgânicos com delírios ou alucinações
- **Esquizofrenia**: no quadro agudo, na reagudização de quadros crônicos; no tratamento de manutenção de quadros residuais com sintomatologia produtiva ou negativa
- **Outros transtornos do espectro da esquizofrenia**: transtorno esquizotípico; transtorno delirante persistente; transtorno psicótico agudo e transitório; e transtorno esquizoafetivo
- **Transtorno de humor**: nos quadros agudos maníacos e hipomaníacos; e nos quadros depressivos com manifestação psicótica. Alguns antipsicóticos de segunda geração (quetiapina, olanzapina, lurasidona) servem como estabilizadores de humor
- **Quadro de agitação psicomotora**: com impulsividade e agressividade, independentemente da etiologia
- **Profilaxia de recidiva do quadro psicótico**: particularmente na esquizofrenia
- **Transtorno de personalidade**: tipo esquizoide, paranoide, emocionalmente instável (*borderline*)
- **Infância e adolescência**: transtornos invasivos de desenvolvimento; quadro psicótico; esquizofrenia; autismo; transtorno de conduta
- **Como ansiolítico ou hipnótico**: em dose baixa, em paciente com risco de desenvolvimento de dependência a benzodiazepínico
- **Outros**: doença de Huntington, síndrome de Tourette, náuseas e vômitos, soluços incontroláveis, dor crônica, entre outros.

Efeitos adversos dos antipsicóticos

Pessoas com transtorno mental grave, particularmente esquizofrenia, transtorno bipolar e transtorno depressivo maior têm uma taxa média de mortalidade 2 a 3 vezes superior à da população em geral.[42-44] Isso corresponde a uma expectativa de vida reduzida de 10 a 25 anos.[42,44-50] As causas mais comuns de morte em pessoas com transtornos mentais graves são doenças físicas.[51]

Fatores relacionados propriamente à doença mental, estilos de vida não saudáveis, bem como disparidades no acesso e utilização dos cuidados de saúde e na provisão de cuidados de saúde contribuem para os resultados inferiores nos desfechos de saúde física em pessoas com transtornos mentais graves.[52] O uso de medicamentos psicotrópicos pode, no entanto, aumentar ainda mais o risco de complicações e distúrbios médicos gerais.[53]

Sintomas extrapiramidais

Os antipsicóticos continuam a ser o pilar do tratamento dos transtornos psicóticos. No entanto, eles podem induzir vários efeitos colaterais, um dos quais são os transtornos do movimento. Os transtornos do movimento induzidos por antipsicóticos constituem uma das principais razões para a não adesão ao tratamento, resultando em um risco aumentado de recaída psicótica.[54-57]

Os SEPs incluem distonias agudas (posturas anormais sustentadas e espasmos musculares, especialmente da cabeça ou do pescoço), acatisia (inquietação e estimulação), parkinsonismo (tremor, rigidez muscular, bradicinesia e instabilidade postural) e discinesia tardia (DT), e representam efeitos colaterais sérios, às vezes debilitantes e estigmatizantes, podendo requerer farmacoterapia adicional. Eles podem surgir precocemente no tratamento antipsicótico ou após o curso terapêutico prolongado, como ocorre com a DT (Figura 31.12).

Discinesia tardia

A DT, que é um transtorno de movimento induzido por medicamentos que eventualmente surge após o início do uso de antipsicóticos em prazo variável, pode ser precipitada pela descontinuação ou redução da dose de medicamentos. Em todos os casos, a discinesia tardia sendo diagnosticada, ela deve persistir durante pelo menos 1 mês após a interrupção do medicamento. Trata-se de distúrbio caracterizado por movimentos hipercinéticos, involuntários e sem propósito nas área oral-lingual-bucal e corporal ou movimentos coreoatetoides das extremidades.[58,59]

A discinesia tardia ocorre depois de meses ou anos de terapia antipsicótica, e o risco de desenvolvê-la é mais elevado nos primeiros 5 anos de tratamento com antipsicóticos de primeira geração.[60] Os principais fatores de risco para DT são aumento da idade, raça não caucasiana, gênero feminino, história de diabetes, dano cerebral orgânico e presença de sintomas negativos de esquizofrenia.[61] Uma vez detectada a DT, deve-se decidir sobre o tratamento antipsicótico. Estudos anteriores mostraram que a retirada de antipsicóticos poderia levar a um piora inicial da discinesia tardia. Embora a retirada de drogas tenha sido recomendada no passado, cerca de 33 a 53% dos pacientes sofrerão piora da discinesia logo no início da retirada do antipsicótico, 36 a 55% podem mostrar melhora ao longo do tempo, o que levava a se pensar na retirada ou diminuição da medicação;[62] contudo, poucos pacientes mostrarão resolução completa dos sintomas.[63,64] Deve-se lembrar de que, sem medicação, pacientes com esquizofrenia estarão em risco significativo de recaída psicótica. Uma metanálise relatou que 37,3% dos pacientes alocados para placebo em vários estudos mostraram

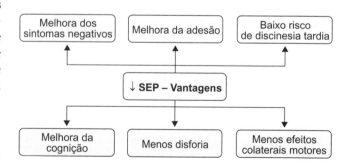

Figura 31.12 Baixo risco de sintomas extrapiramidais (SEPs) por não bloquear a via dopaminérgica nigroestriada.

alguma melhora na DT, mas concluiu que a evidência era insuficiente para apoiar a cessação de fármacos antipsicóticos ou a redução da dose em vista do risco de recaída psicótica.[65]

Síndrome neuroléptica maligna

A síndrome neuroléptica maligna (SNM) é uma situação extremamente grave que exige rápido diagnóstico e intervenção em unidade hospitalar fechada (p. ex., UTI). Em geral, essa condição é rara e está associada ao uso de medicamentos antipsicóticos. Alguns fatores de risco têm sido apontados, tais como: desidratação, agitação e história de SNM prévia. Em geral, estão presentes: rigidez muscular, hipertermia, alteração do estado mental e disfunção autonômica. O quadro não complicado pode durar 1 semana ou um pouco mais. Em alguns casos mais complicados, o curso pode ser mais demorado ou pode haver letalidade. Logo que se identifique a SNM, deve-se descontinuar o neuroléptico e proporcionar ao paciente hidratação, controle da temperatura corporal e observação de complicações.[66]

Síndrome metabólica

A síndrome metabólica (SM) é definida pela presença de três ou mais de cinco critérios, incluindo o aumento da circunferência da cintura, hipertensão arterial, aumento no colesterol lipoproteico de baixa densidade (LDL-c), hipertrigliceridemia e hiperglicemia.[67]

Os pacientes com doença mental grave, como esquizofrenia, transtorno esquizoafetivo, transtorno bipolar e transtorno depressivo maior, têm taxas mais altas de doenças médicas não diagnosticadas e não tratadas em comparação com a população em geral. Esses indivíduos geralmente morrem entre 10 a 30 anos mais cedo do que a população geral, o que representa 2 a 3 vezes mais mortalidade. Essa diferença de mortalidade aumentou nas últimas décadas, mesmo em países com bons sistemas de Saúde. Os modestos resultados de saúde física em pessoas com transtornos mentais graves são atribuídos principalmente a disparidades no acesso, utilização e prestação de cuidados de saúde no atendimento de saúde. A prevalência de SM e seus componentes, como dislipidemia, obesidade, hipertensão e hiperglicemia entre pacientes com transtornos mentais graves, é maior do que na população geral. Nesses indivíduos, a prevalência de SM varia entre 25 e 50%, com um risco relativo de até 2 vezes em comparação com a população geral. A prevalência da SM foi estimada entre 32,5 e 36,8% na esquizofrenia, 37,3% naqueles com transtorno bipolar e entre 30,5 e 31,3% nos transtornos depressivos.[68]

Uma coorte francesa multicêntrica acompanhou 167 pacientes com esquizofrenia para avaliar a prevalência de SM e seus componentes no início do seguimento e 1 ano depois. O estudo também teve como objetivo investigar preditores de ganho de peso em indivíduos com esquizofrenia. Os autores verificaram que a prevalência de síndrome metabólica aumentou de 21 para 26,6% após 1 ano. Os pacientes com sintomas depressivos tiveram um risco 4,5 vezes maior de desenvolverem SM no seguimento de 1 ano ($p = 0,02$) do que aqueles sem sintomas depressivos, após ajuste para variáveis de confusão. O ganho de peso também se correlacionou com altos níveis de parâmetros metabólicos e inflamação periférica. Os autores concluíram pela relevância da avaliação de sintomas depressivos em pacientes com esquizofrenia.[69]

As pessoas com transtornos mentais graves estão, em comparação com a população em geral, com maior risco de sobrepeso e obesidade.[70-73] A probabilidade de obesidade é aumentada de 2,8 a 4,4 vezes em pacientes com esquizofrenia de 1,2 a 1,7 vez em pacientes com depressão maior ou transtorno bipolar.[74-80] O ganho ponderal – comumente avaliado como alteração do peso corporal, do índice de massa corporal ou aumento clinicamente relevante (7%) a partir da linha de base[81,82] – é um efeito colateral bem estabelecido dos antipsicóticos durante o tratamento agudo e de manutenção dos pacientes com esquizofrenia, afetando entre 15 a 72% desses pacientes.[52]

Existem diferenças entre os antipsicóticos de segunda geração quanto ao risco de aumento de peso, o que foi confirmado em diferentes estudos e metanálises.[52,81-91] O ganho de peso é maior com a clozapina e a olanzapina, enquanto a quetiapina, a risperidona, a paliperidona e a iloperidona apresentam um risco intermediário. Aripiprazol, amissulprida, ziprasidona, asenapina e lurasidona têm menor ou pouco efeito sobre o peso corporal,[52] embora os efeitos observados dependam do grau de exposição prévia ao tratamento (Figura 31.13).[87,92]

Em crianças e adolescentes (< 18 anos), também foram observadas diferenças entre os antipsicóticos relacionadas ao risco de aumento de peso[81,93-95] com diferenças particulares para essa faixa etária, provavelmente devido à menor exposição antipsicótica prévia.[87] Entre os antipsicóticos de primeira geração, os chamados agentes de baixa potência, como a clorpromazina e a tioridazina, apresentam maior potencial de ganho de peso do que os medicamentos de alta potência, como o haloperidol.[52,87] Nenhum antipsicótico, no entanto, deve ser considerado verdadeiramente neutro em peso, uma vez que a proporção de indivíduos com aumento de peso significativo é maior com qualquer antipsicótico de segunda geração do que com placebo.[52,86] Os pacientes virgens de tratamento ou pacientes no primeiro episódio psicótico são mais vulneráveis ao ganho de peso, uma vez que todos os antipsicóticos causam ganho de peso significativo nesses pacientes.[82] Além disso, verificou-se que os antipsicóticos produzem aumento de peso mais grave nesses pacientes mais jovens em comparação com aqueles com esquizofrenia crônica.[96]

O ganho de peso associado aos antipsicóticos é um problema no transtorno de muitos pacientes. Sabe-se que o aumento de peso e a obesidade levam ao aumento da morbidade e mortalidade

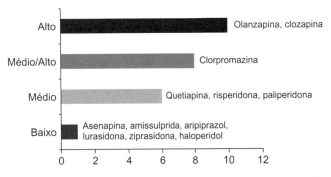

Figura 31.13 Relação entre ganho de peso e antipsicóticos de segunda geração.[92]

cardiovascular e cerebrovascular, redução da qualidade de vida e pioram a adesão ao tratamento. A maioria dos antipsicóticos pode causar ganho de peso. O risco parece ser mais elevado com olanzapina e clozapina. O incremento no peso se dá rapidamente no início do tratamento antipsicótico e pode continuar a ocorrer por muitos meses na sequência do tratamento. Crianças representam um grupo particularmente vulnerável ao aumento de peso induzido pelos antipsicóticos (Figura 31.14).

Estratégias para adequar o tratamento antipsicótico e minimizar o ganho ponderal e as complicações metabólicas devem ser estabelecidas desde o início do tratamento. Alternativas em relação à terapêutica incluem mudança para outro antipsicótico com menor risco de induzir ganho ponderal, não obstante essa estratégia possa colocar o paciente em risco de recaída, particularmente se implementada de forma muito rápida. Existem intervenções não farmacológicas de aconselhamento dietético, programas de exercícios e estratégias cognitivas e comportamentais que podem, por vezes, ajudar. Diversos medicamentos foram investigados para levar à perda de peso, sendo talvez a metformina a que exibe a melhor evidência de eficácia.[97]

Algumas razões para a troca de medicações antipsicóticas são:
- Efeitos colaterais e eventos adversos
  - Emergência de SEP
  - Efeitos adversos que limitam a adesão (sedação, disfunção sexual)
  - Efeitos adversos metabólicos (intolerância a glicose, ganho de peso, dislipidemia)
  - Efeitos cardíacos (tontura, hipotensão ortostática, efeitos de condução)
- Falta de eficácia
  - Resposta incompleta
  - Ausência de melhora de sintomas negativos.

Prolactina

O bloqueio dopaminérgico no sistema hipotálamo-hipofisário acarreta o aumento da prolactina sérica. Os principais efeitos colaterais decorrentes da hiperprolactinemia no homem são as disfunções sexuais: diminuição de libido, disfunção erétil, retardo da ejaculação e ginecomastia. Na mulher, ocorrem alterações no ciclo menstrual (oligomenorreia ou amenorreia), além de acne, hirsutismo, infertilidade, galactorreia e disfunções sexuais (Figura 31.15). A hiperprolactinemia crônica predispõe à osteoporose. Alguns estudos associam-na também ao câncer de mama.

Contraindicações

Quanto ao uso de antipsicóticos, é preciso atentar para algumas questões do paciente que demandam maior cuidado na escolha do fármaco. Em geral, é mais uma questão de escolher entre as moléculas disponíveis e introduzi-la cuidadosamente do que de proscrever a classe como um todo.

Pacientes com epilepsia e psicose em espaço intercrítico devem ser acompanhados com cautela devido à possibilidade

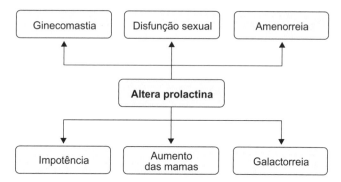

Figura 31.15 Principais alterações decorrentes do aumento da prolactina.

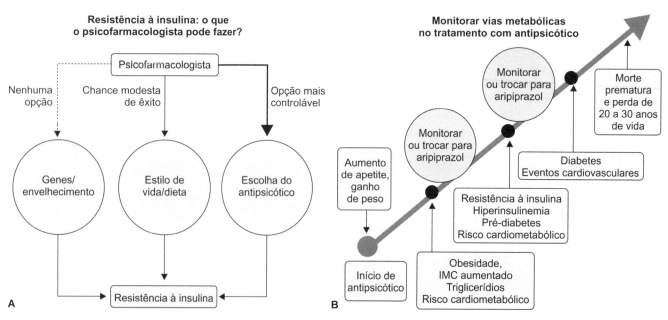

Figura 31.14 Como gerenciar a resistência à insulina e monitorar as vias metabólicas no tratamento com antipsicótico. IMC: índice de massa corporal. (Adaptada de Stahl, 2013.)[10]

de os antipsicóticos reduzirem o limiar convulsivo.[98] Nesses casos, opta-se pelos fármacos mais incisivos (Haldol®, risperidona etc.) e evita-se a clozapina.[99] Contraindica-se a utilização de antipsicótico para os sintomas de sensopercepção durante a crise, recomendando-se, nesses casos, lançar mão dos anticonvulsivantes.

Afora o risco de síndrome metabólica descrito aqui, os antipsicóticos (especialmente a tioridazina, a pimozida e a ziprasidona) induzem, em nível cardíaco, alongamento do intervalo QTc, o que pode resultar em *torsade de pointes* (um tipo de arritmia complexa) e morte súbita. Por isso, é necessário monitoramento com eletrocardiograma (ECG) regular.[100,101] Recomenda-se que o antipsicótico seja reduzido ou suspenso, caso o QTc seja maior do que 500 ms ou haja, em comparação com ECG de base prévio ao início da medicação, variação ≥ 60 ms.[102]

Pacientes com parkinsonismo primário, típico ou atípico, devem ter especial cuidado no tratamento, tanto pelo risco de piora do transtorno do movimento quanto pela possibilidade de que as medicações para a doença de base estejam produzindo os sintomas de psicose.[103] No contexto dessas doenças, é importante mencionar que a demência por corpos de Lewy apresenta, como característica clínica à sensibilidade exacerbada, a SEP induzida por antipsicóticos. Os sintomas psiquiátricos podem melhorar com anticolinesterásico.[104] Em casos que demandam o uso de antipsicóticos, deve-se optar pela quetiapina ou até, em alguns casos, pela clozapina.[105]

Para os pacientes com SM, é prudente evitar a prescrição de olanzapina e clozapina. Amissulprida, aripiprazol, brexipiprazol, lurasidona e ziprasidona apresentam menor risco de desenvolvimento de SM.[106]

Conclusão

A descoberta dos antipsicóticos foi considerada um verdadeiro marco na história da Psiquiatria. Muitos pacientes deixaram as instituições psiquiátricas e voltaram à comunidade. A partir do desenvolvimento de diversos medicamentos de diferentes grupos farmacológicos, iniciou-se uma nova era no tratamento farmacológico dos quadros psicóticos. Os esforços concentram-se na busca de antipsicóticos com menos efeitos adversos, que sejam eficazes no tratamento da esquizofrenia e no controle dos bipolares, além, mais recentemente, nas depressões. No entanto, muito ainda há de ser feito.

ANTIDEPRESSIVOS

Introdução, histórico e conceito

A história dos antidepressivos tricíclicos (ADTs) começa com a descrição das propriedades da imipramina na melhora do humor no fim dos anos 1950. Por ter uma estrutura semelhante à da clorpromazina, pensou-se, de início, que a imipramina seria um medicamento neuroléptico. Dava-se a descoberta de um agente terapêutico com eficácia ainda não superada na clínica.

Durante muitos anos, apenas os ADTs e os inibidores da monoamina oxidases (IMAOs) eram as classes farmacológicas disponíveis para o tratamento dos transtornos depressivos. Embora muito eficazes, aliás com eficácia ainda hoje não superada, os efeitos colaterais desses antidepressivos tornaram sua prescrição desvantajosa. Com o advento de novos medicamentos antidepressivos, a exemplo dos ISRSs, os ADTs e IMAOs passaram a ser medicamentos menos utilizados.

Bases neuroquímicas

As teorias mais antigas e de maior importância acerca das bases neuroquímicas e da etiopatogenia da depressão foram desenvolvidas nos anos 1960 e 1970, levando em conta que a depressão está associada à disfunção na neurotransmissão noradrenérgica e serotoninérgica.[107,108] Antes mesmo, foi verificado que a reserpina, um fármaco anti-hipertensivo e antipsicótico, produzia depleção de monoaminas no cérebro, além de sintomas graves de depressão em significativa proporção de pacientes que a utilizavam.[109] Outro dado importante é que, pelo menos no início da era dos antidepressivos e, ainda hoje, sabe-se que os medicamentos causam alteração dos níveis desses neurotransmissores.[110,111] Os próprios autores, todavia, já reconheciam não ser possível extrapolar as observações farmacológicas para uma teoria fisiopatológica: o mais provável seria uma complexidade do sistema – imaginava-se, então, que alterações das monoaminas poderiam ser parte do processo, mas não necessariamente corresponderiam ao todo ou à etiologia do transtorno. Dessa forma, entende-se que fatores neurobiológicos que envolvem os sistemas neurotrófico, inflamatório, neuroendócrino, assim como o sistema glutamatérgico, abrem novos caminhos para o entendimento da fisiopatologia da depressão e desenvolvimento de novos antidepressivos.[112]

Mecanismo de ação

Os efeitos fisiológicos da serotonina são mediados por cerca de 15 receptores serotoninérgicos agrupados em sete famílias (5-HT_1, 5-HT_2, 5-HT_3, 5-HT_4, 5-HT_5, 5-HT_6 e 5-HT_7). Com exceção do receptor 5-HT_3, que é acoplado diretamente a um canal iônico, todos os outros acoplam-se a proteínas G. Homeostase da serotonina também envolve outros receptores (5-HT_{1A}, 5-HT_{1B} e 5-HT_{1D}). A degradação enzimática da serotonina se dá pela enzima monoamina oxidase A (MAO-A). Outro mecanismo envolvido no término da atividade serotoninérgica ocorre pela atividade de uma bomba de recaptação (o transportador serotoninérgico [SERT]). No SNC, o SERT é um alvo-chave para vários fármacos antidepressivos, tais como os ISRSs, os duais e os tricíclicos. No entanto, a atividade antidepressiva dos inibidores de SERT não é diretamente mediada pela inibição do transportador, mas uma consequência da ativação do receptor pós-sináptico após o aumento dos níveis de 5-HT na fenda sináptica. Entre todos os receptores 5-HT, a ativação de receptores 5-HT_{1A}, 5-HT_{1B}, 5-HT_{1D}, 5-HT_{2B} e 5-HT_4 medeia os efeitos antidepressivos. Por outro lado, a ativação de 5-HT_{2A}, 5-HT_{2C}, 5-HT_3, 5-HT_6 e 5-HT_7 produz efeitos opostos. O antidepressivo serotoninérgico ideal ativaria diretamente 5-HT_{1A}, 5-HT_{1B}, 5-HT_{1D}, 5-HT_{2B} e 5-HT_4 e bloquearia 5-HT_{2A}, 5-HT_{2C}, 5-HT_3, 5-HT_6 e 5-HT_7.[113]

O rápido início da eficácia antidepressiva da cetamina e o início retardado da ação terapêutica dos ISRSs desperta interesse. Uma metanálise verificou que a taxa de resposta global de dose única de cetamina após 24 horas é de cerca de 52,6%, e essa eficácia duraria cerca de 3 dias e diminuiria gradualmente, permanecendo, ao fim da segunda semana após a injeção, 10,9% da taxa de resposta.[114] As infusões repetidas de cetamina estão associadas a uma taxa de resposta global relativamente maior (70,8%) e a eficácia, durante cerca de 18 dias em média após a última injeção de cetamina.[115] Embora a aplicação clínica da cetamina para a depressão contenha limitações, como o seu potencial de abuso, a diferença significativa no tempo de início da ação em comparação com os demais antidepressivos tem um significado clínico especial, uma vez que o início rápido é uma meta ainda não alcançada na depressão, particularmente na depressão resistente ao tratamento e na depressão dos indivíduos com ideação suicida.[116]

Classificação dos antidepressivos

Antidepressivos tricíclicos

Os ADTs foram introduzidos na década de 1950 para o tratamento da depressão. Atualmente, tal classe de antidepressivo passou a ter uso em menor escala, em especial devido ao advento de antidepressivos mais modernos e potencialmente menos tóxicos, como os ISRSs.[117] Os ADTs se dividem em dois grandes grupos: as aminas terciárias (imipramina, amitriptilina, trimipramina e doxepina) e as aminas secundárias (desmetilimipramina, nortriptilina e protriptilina).

Além do seu uso no tratamento de depressão, os ADTs são indicados para o tratamento da dor neuropática, a profilaxia de cefaleia e o transtorno obsessivo-compulsivo. Os seus efeitos terapêuticos estão relacionados à inibição da recaptação pré-sináptica de norepinefrina e serotonina no SNC. Trata-se de uma classe de medicamento com índice terapêutico estreito e, em casos de intoxicação, capaz de bloquear uma série de receptores, como os de serotonina, alfa-adrenérgicos periféricos, histamínicos e muscarínicos, tanto na periferia quanto no SNC. Os efeitos mais comuns são hipotensão, taquicardia, febre, boca e pele secas, diminuição do peristaltismo e confusão mental, além de prolongamento do intervalo QT devido ao bloqueio do canal de potássio que potencialmente pode provocar *torsade de pointes*.[117]

Inibidores da monoamina oxidase

Os IMAOs foram uma das primeiras classes de medicamentos utilizadas para o tratamento da depressão. Esses agentes inibem a enzima MAO, que está presente no cérebro e em outros tecidos, como intestino e fígado.[118] O uso de IMAOs é limitado devido aos seus efeitos adversos e ao risco amplamente conhecido de interações medicamentosas com alimentos, como crise hipertensiva, quando os alimentos são ricos em tiramina, e síndrome serotoninérgica, que pode ocorrer quando os IMAOs são combinados com outros medicamentos, o que pode ser fatal.[118,119]

Em meados da década de 1960, surgiram preocupações em relação aos IMAOs em virtude de uma série de crises hipertensivas que resultaram em efeitos adversos que variaram de leves até acidentes vasculares encefálicos e eventos ameaçadores à vida. Esses eventos, inicialmente pouco explicados, favoreceram o declínio e a suspensão temporária do uso de IMAOs;[120,121] contudo, mesmo após a melhor compreensão acerca do uso dos IMAOs e do envolvimento da dieta na repercussão desses achados, a classe continuava sendo subutilizada pelos médicos.[120]

A despeito de dificuldades no tratamento e das restrições ao uso dessa classe de medicamentos no passado, tem havido um maior investimento nos IMAOs para tratar pacientes com sintomas depressivos atípicos, bem como casos de depressão refratária. De acordo com o proposto pela diretriz de prática clínica Royal Australian and New Zealand College of Psychiatrists (RANZCP), ensaios clínicos randomizados demonstraram eficácia superior dos IMAOs, em particular para pacientes com sintomas depressivos atípicos, quando comparados com antidepressivos tricíclicos. Os dados, contudo, são insuficientes para comparar a eficácia dos IMAOs com a dos ISRSs e inibidores da recaptação de serotonina e norepinefrina (IRSNs).[122]

Estudos clínicos demonstram taxas de resposta da tranilcipromina de até 75% em pacientes com depressão refratária, sendo que 56% deles não responderam a ensaios clínicos prévios com pelo menos três antidepressivos. Por motivos de tolerabilidade e não pela sua eficácia, os IMAOs, todavia, oferecem alguma limitação para o seu uso na prática clínica.[120] As evidências do uso de IMAOs na depressão bipolar são menos consistentes quando comparadas aos resultados obtidos na depressão unipolar.[120]

De forma geral, os IMAOs provaram eficácia para pacientes com depressão atípica, depressão refratária, depressão bipolar com sintomas anérgicos e transtornos com elevado nível de ansiedade. Os IMAOs, no entanto, apresentam ressalvas quanto aos perfis de segurança e tolerabilidade e a necessidade de restrições alimentares, representando limitações para o seu uso, tornando-os tratamentos de terceira, quarta ou quinta linha. Diante disso, a descoberta de vias alternativas para o uso, como a selegilina via transdérmica (ainda indisponível no Brasil), tem demonstrado menos efeitos colaterais do que muitos outros antidepressivos amplamente utilizados, o que oferece aos clínicos outra opção no tratamento da depressão.[123]

A inibição da enzima MAO faz com que os pacientes que tomam esses medicamentos precisem cuidar da alimentação e da ingestão de outros remédios. Existe uma substância, a tiramina, presente em vários alimentos, que provoca um aumento súbito da pressão arterial. A tiramina costuma ser destruída no organismo pela enzima MAO e não causa problemas. Se o paciente está tomando tranilcipromina (Parnate®) e ingere algum alimento rico em tiramina, pode sofrer crise hipertensiva grave. Para evitar que isso aconteça, convém seguir as orientações relacionadas adiante. Se os devidos cuidados forem tomados, eles são medicamentos seguros e eficazes. Os pacientes devem ser informados dessa lista (Tabela 31.5) e, em caso de dúvida, consultar o médico.

Os cuidados devem ser mantidos por 15 dias após a interrupção do IMAO, pois a inibição da enzima continua nesse tempo. Após esse período, a dieta estará liberada. Se alguém, por descuido, ingerir algum alimento proibido ou medicamento

Tabela 31.5 Alimentos e medicamentos que podem ou não ser consumidos por pacientes em uso de inibidores da monoamina oxidase (IMAO).

Proibidos	Permitidos
Alimentos e bebidas	
Todos os tipos de queijos maturados ou envelhecidos. Comidas preparadas com esses queijos, como *pizza*, lasanha, *fondue* etc.	Queijos processados, como prato, minas, requeijão, ricota, queijo cremoso e muçarela, desde que estejam frescos. Envelhecidos não devem ser consumidos por quem toma IMAO. Todos os laticínios que tenham sido armazenados adequadamente: iogurte, creme de leite, sorvete
Frios embutidos, defumados ou que sejam conservados fora de geladeiras: salame, mortadela, *pastrami*, salsichas, paio, linguiça, carne de sol, carne-seca e ingredientes de feijoada. Carnes, peixes e aves conservados de modo inadequado. Cuidado com fígado de qualquer animal (para comê-lo, tenha certeza de que é fresco)	Produtos industrializados ou empacotados, desde que sejam frescos: salsicha para cachorro-quente, frango
Fava e doce de casca de banana	Banana e demais frutas e vegetais
Chope	Duas latas ou garrafas de cerveja, inclusive cerveja sem álcool; quatro cálices de vinho tinto ou branco por dia. O vinho tinto pode causar dor de cabeça não necessariamente relacionada com o aumento de pressão arterial
Extrato de levedura concentrada, chucrute, molho de soja (*shoyu*) e outros alimentos ou condimentos de soja	Outros tipos de levedura (cerveja), leite de soja
Medicamentos	
Antidepressivos, como amitriptilina, imipramina, clorimipramina, fluoxetina, paroxetina, sertralina e venlafaxina, entre outros, exceto moclobemida (Aurorix®) Dolantina, cocaína, inibidores de apetite, anfetaminas e outros estimulantes Medicamentos para gripe, descongestionantes em comprimidos e em *spray* para o nariz, xaropes para tosse e remédios para asma Anestésicos locais com epinefrina	Aspirina®, ácido acetilsalicílico comum (AAS) ou tamponado, paracetamol, dipirona, Rinosoro®, iodeto de potássio (em caso de dúvida, um médico deverá ser consultado)

e não sentir reação negativa (crise hipertensiva grave), não deve se sentir liberado, uma vez que a reação pode ocorrer a qualquer momento. A quantidade de tiramina varia de acordo com a amostra de alimento ou de uma medicação para outra.

Os sintomas da crise hipertensiva grave incluem dor de cabeça forte, palpitações, pulso acelerado, sensação de calor na face, tontura, sensação de desmaio, rigidez no pescoço, náuseas, vômitos e até convulsões. Se esses sintomas ocorrerem, é necessário entrar em contato com o médico e procurar imediatamente o pronto-socorro comunicando o uso da medicação e a alimentação com risco de hipertensão.

Inibidores seletivos da recaptação de serotonina

Todos os ISRSs, que são fluoxetina, sertralina, paroxetina, citalopram, fluvoxamina e escitalopram, têm apresentações similares e/ou genéricas no Brasil. As vantagens deles com relação aos tricíclicos são melhor tolerabilidade (a letalidade é bastante incomum mesmo na superdosagem), maior segurança cardíaca e mais adesão ao tratamento. Problemas e desvantagens com os ISRSs incluem: disfunção sexual, náuseas, insônia, ansiedade e agitação, diarreia e dor de cabeça, além de interações medicamentosas.

Outro problema com alguns ISRSs (não costuma ocorrer com a fluoxetina em face da sua meia-vida longa e também do próprio metabólito ativo, a norfluoxetina)[124] é a síndrome de descontinuação, caracterizada por critérios clínicos que englobam tanto aspectos somáticos (tontura, vertigem, sensações de choque, parestesias, fadiga, dor de cabeça, náuseas, tremor, diarreia e distúrbios visuais) como sintomas psicológicos (ansiedade, insônia e irritabilidade), produzindo grande aflição e angústia.[125]

Dados clínicos sugeriram que a síndrome de descontinuação poderia durar até 3 semanas e ser melhorada reiniciando-se o antidepressivo.[126] Embora os sintomas de descontinuação tenham sido relatados principalmente após a suspensão abrupta, eles ocorrem também após diminuição gradual[124,127,128] e diferem em prevalência de acordo com o perfil farmacológico do ISRS.[129,130]

A síndrome serotoninérgica é a reação tóxica que decorre da superdosagem de fármacos serotoninérgicos ou interação medicamentosa. É caracterizada por hipertermia, irritabilidade, rigidez, hiper-reflexia, hipotensão, dor de cabeça, tremor, confusão e pode ter complicações como coagulação vascular disseminada, rabdomiólise e morte. O tratamento inclui interrupção do agente tóxico e cuidados de suporte; além disso, dantroleno e ciproeptadina podem ser úteis.

Inibidores da recaptação de serotonina e norepinefrina

Além dos tricíclicos, IMAOs e ISRSs, o arsenal farmacológico dos agentes antidepressivos inclui os IRSN, também conhecidos como duais. No nosso meio dispomos de venlafaxina, duloxetina e desvenlafaxina, com apresentações de referência, similares e genéricas. A milnaciprana já esteve disponível no mercado brasileiro. O levomilnaciprano está disponível em outros mercados, mas não foi introduzido no Brasil.

Venlafaxina

A venlafaxina é um dual muito utilizado na prática clínica cujas apresentações utilizadas atualmente são as de liberação prolongada de 37,5 mg, 75 mg e 150 mg. Acredita-se que o seu efeito dual ocorra a partir de doses superiores a 150 mg, sendo 225 mg/dia a dose máxima diária recomendada. Está indicada para o tratamento de depressão maior, transtorno de ansiedade generalizada (TAG), fobia social e transtorno do pânico, condição na qual a terapêutica deve ser iniciada na dose de 37,5 mg por 7 dias e, então, passar a 75 mg/dia. Alguns pacientes se beneficiam com o aumento gradual da dose até 225 mg/dia. Deve-se evitar a descontinuação abrupta da venlafaxina em função de sintomas provocados. Algumas das reações adversas da venlafaxina incluem insônia, dor de cabeça, tontura, sedação, náuseas, boca seca, constipação intestinal, sudorese excessiva, diminuição da libido, taquicardia e hipertensão.

Duloxetina

A duloxetina, um antidepressivo dual com inibição balanceada de recaptura de serotonina e norepinefrina, tem boa absorção plasmática, atingindo concentrações plasmáticas máximas em torno de 6 horas e os alimentos não afetam a sua absorção. Além disso, apresenta farmacocinética linear; suas concentrações plasmáticas se elevam conforme o aumento da dose. A duloxetina é metabolizada pelas isoenzimas CYP2D6 e 1A2 e inibe a CYP2D6.

Desvenlafaxina

A desvenlafaxina é um metabólito ativo da venlafaxina, que produz relativamente mais inibição do transportador de norepinefrina (NET) do que a venlafaxina. No entanto, tem ação menos potente sobre o NET do que sobre o SERT. A dose terapêutica, para a maioria dos pacientes, é 50 mg/dia, embora alguns necessitem de doses maiores. O perfil metabólico da desvenlafaxina sugere um baixo risco de interações medicamentosas em função dos efeitos inibitórios mínimos na CYP2D6 da falta de interação com p-glicoproteína e da baixa ligação proteica.

Inibidor da recaptação da dopamina e da norepinefrina

A bupropiona, um antidepressivo inibidor da recaptação da dopamina e da norepinefrina (IRDN) sem efeito em receptores muscarínicos, histamínicos e alfa-adrenérgicos, é utilizada no tratamento da depressão e do tabagismo. A bupropiona tem rápida absorção no trato gastrintestinal e independente da presença de alimentos. Sua ligação às proteínas plasmáticas é de cerca de 85%, e sua metabolização hepática se dá pela CYP2B6. Aproximadamente 85% da bupropiona e seus metabólitos são eliminados na urina. Por fim, é contraindicada a pacientes epilépticos e com histórico de convulsões (antidepressivos tricíclicos e bupropiona apresentam maior risco de redução do limiar para convulsão).[131]

Outros antidepressivos

Vilazodona

A atividade farmacológica da vilazodona é principalmente relacionada ao seu composto original, sendo sua farmacocinética proporcional a aumentos de doses de 5 a 80 mg/dia. Metabolizada por meio do sistema hepático (CYP3A4), sua dosagem deve ser reduzida quando usada em combinação com um forte inibidor do CYP3A4, como o cetoconazol. Não é necessário ajuste de doses para pacientes com doença hepática ou insuficiência renal leve a moderada. A dose diária recomendada inicial de vilazodona é de 10 mg/dia, devendo ser aumentada gradualmente para 40 mg/dia após cerca de 3 semanas a fim de prevenir o desconforto gastrintestinal.[132]

Vortioxetina

A vortioxetina é um novo antidepressivo projetado com base na hipótese de que, além de aumentar a disponibilidade da serotonina, outras ações farmacológicas são importantes, como agonismo do receptor 5-HT_{1A}, antagonismo do receptor 5-HT_3, antagonismo dos receptores 5-HT_7 e 5-HT_{1D} e agonismo parcial do receptor 5-HT_{1B}.[133] Todas essas atividades classificam a vortioxetina na nova classe de antidepressivos multimodais, juntamente com a vilazodona, outro novo agente antidepressivo.[132] Além da atividade em sistemas serotoninérgicos, a vortioxetina pode modular a neurotransmissão em vários outros sistemas neurotransmissores, como noradrenérgico, dopaminérgico, histaminérgico, colinérgico, gabaérgico e glutamatérgico.[134]

Mirtazapina

É um antidepressivo que eleva os níveis de serotonina e norepinefrina por um mecanismo de ação distinto daquele descrito para os ISRSs, uma vez que provoca o aumento desses neurotransmissores por meio da desinibição de sua liberação mediante o bloqueio de receptores alfa-2 pré-sinápticos no neurônio adrenérgico e serotoninérgico (heterorreceptor). Trata-se de um antidepressivo com perfil de segurança favorável, o que o torna indicado para paciente com condições médicas comórbidas. Quando comparada com outras classes de antidepressivos, como a dos ISRSs, a mirtazapina apresenta início de ação mais rápido, oferecendo menos efeitos colaterais anticolinérgicos e serotoninérgicos.[135]

Trazodona

Trata-se de um medicamento com ação multifuncional por agregar ações farmacológicas dose-dependentes. Sendo assim, a trazodona em baixas doses assume ação hipnótica devido ao antagonismo dos receptores 5-HT_{2A}, H_1 e α_1-adrenérgicos.

Quando, todavia, é utilizada em doses moderadas a altas (150 a 600 mg/dia), apresenta ação antidepressiva dual mediada pelo sinergismo das ações de bloqueio de transportador de serotonina e antagonismo aos receptores 5-HT_{2C} e 5-HT_{2A}.[10]

Indicações dos antidepressivos

Segundo as últimas diretrizes da Canadian Network for Mood and Anxiety Treatments (CANMAT), publicadas em 2018, os antidepressivos são considerados terapêutica de primeira linha para pacientes em episódio depressivo maior unipolar de intensidade moderada a grave, de acordo com o quadro clínico apresentado e o prejuízo na funcionalidade. A indicação persiste para os casos de depressão leve em algumas situações, como a preferência do paciente, a resposta terapêutica prévia aos antidepressivos ou a falta de resposta a intervenções não farmacológicas.

Cipriani et al.,[136] em uma grande empreitada, realizaram uma revisão sistemática e uma metanálise em rede sobre a eficácia comparativa e a aceitabilidade de 21 fármacos antidepressivos para o tratamento agudo de adultos com transtorno depressivo maior (Figura 31.16). Esse estudo traz uma visão sobre as classes de antidepressivos com mecanismos de ação ligeiramente diferentes e as potenciais distinções na eficácia e na tolerabilidade entre fármacos antidepressivos individuais, mas que são tratamentos amplamente utilizados para transtornos depressivos maiores, disponíveis em todo o mundo.

Na literatura científica, permanece um debate considerável sobre a comercialização de novos antidepressivos e um número crescente de estudos publicados a cada ano. De importância fundamental é a inovação na psicofarmacologia, mas a identificação de novos alvos moleculares se mostra difícil, principalmente devido à escassez de conhecimentos sobre como os antidepressivos funcionam.[137]

A Figura 31.16 mostra a rede de comparações elegíveis para a eficácia e a aceitabilidade. Com exceção da milnaciprana e da levomilnaciprana, todos os demais antidepressivos tiveram, pelo menos, um estudo controlado por placebo.

Contraindicações

Apesar do seu uso frequente na depressão bipolar, o papel dos antidepressivos nesses casos continua controverso. Diante disso, de acordo com diretrizes da CANMAT, publicadas em 2013,[138] deve-se evitar o uso de ADTs e venlafaxina por estarem relacionados a elevado risco de virada maníaca, assim como não há indicação para episódios mistos ou a pacientes com história prévia de ciclagem rápida. A monoterapia com antidepressivos não é recomendada para depressão bipolar.

Segundo alguns estudos, os fármacos mais implicados nas interações medicamentosas graves são aqueles utilizados em clínica, como anti-hipertensivos, antianginosos, antiagregantes plaquetários, diuréticos, corticosteroides, depressores do SNC, anticonvulsivantes e antidepressivos inibidores seletivos de recaptação de norepinefrina e serotonina.[139,140] A falta do conhecimento detalhado do destino metabólico e das interações de um medicamento pode resultar em efeitos adversos, falha terapêutica e toxicidade por superdosagem inesperada ou reações metabólicas.[11,141]

Conduta clínica

A escolha do antidepressivo adequado deve ser individualizada e baseada nas necessidades do paciente. O início do uso dos antidepressivos pelo paciente merece orientação médica quanto ao intervalo de 2 a 4 semanas para o início e a avaliação do efeito terapêutico. Enquanto isso, os efeitos colaterais podem surgir logo nos primeiros dias do tratamento e representam risco para adesão ao medicamento.

Os antidepressivos pouco diferem em termos de eficácia; contudo, divergem quanto ao potencial de interação com outros medicamentos, potenciais efeitos colaterais, custo, considerações quanto à idade do paciente, condições médicas comórbidas e história prévia de uso e/ou resposta ao medicamento prescrito.[142]

Os antidepressivos de primeira linha incluem ISRSs e IRSNs, assim como mirtazapina, bupropiona, agomelatina e vortioxetina devido ao perfil de maior segurança e tolerabilidade. Enquanto isso, os ADTs e os IMAOs têm sido considerados de segunda e terceira linhas, respectivamente, pelo potencial de causar mais efeitos colaterais e, por essa razão, serem menos tolerados e menos seguros.[142]

Os ISRSs são comumente prescritos e o início do uso está associado com alguns efeitos colaterais gastrintestinais (náuseas e vômitos), além do aumento de sintomas ansiosos durante a primeira semana, os quais tendem a remitir nas semanas subsequentes. Outros efeitos eventualmente associados a essa classe de medicamentos são hiponatremia e disfunção sexual. Apesar da boa tolerabilidade, alguns medicamentos dessa classe, como fluoxetina, fluvoxamina e paroxetina, têm ação inibitória do complexo enzimático P450 e, consequentemente, potencial de interação medicamentosa com outros fármacos.[142]

Os ADTs estão associados com potenciais efeitos anticolinérgicos, em especial as aminas terciárias (amitriptilina e imipramina), e são considerados medicamentos inapropriados para pacientes idosos pelos critérios de Beers,[143] os quais consistem em uma listagem dos medicamentos considerados inapropriados e/ou pouco seguros para administração em geriatria. São uma referência para os profissionais de Saúde no que se refere à segurança de administração medicamentosa na pessoa idosa, visto que se baseiam nas alterações fisiológicas próprias da idade e na fisiopatologia, que tornam esses pacientes mais suscetíveis aos efeitos secundários dos medicamentos. Os ADTs de aminas secundárias (nortriptilina e desipramina) são considerados mais seguros devido à sua menor afinidade para o antagonismo dos receptores muscarínicos.[144]

Depressão resistente ao tratamento

A depressão resistente ao tratamento (DRT) é uma importante preocupação em termos de Saúde Pública. Mais de 40% dos pacientes tratados para transtorno depressivo maior (TDM) com dose e duração adequadas de antidepressivo não respondem (Figura 31.17).[145]

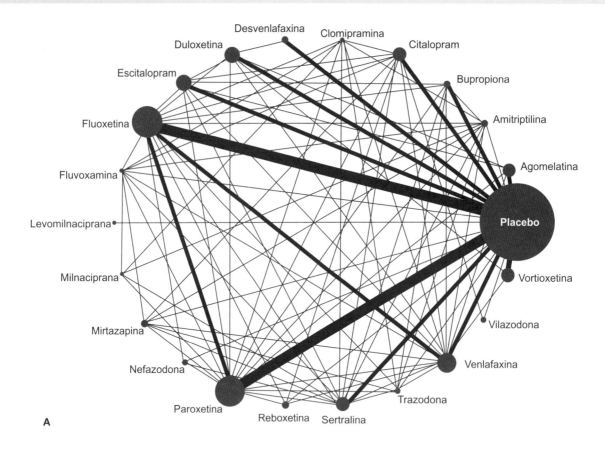

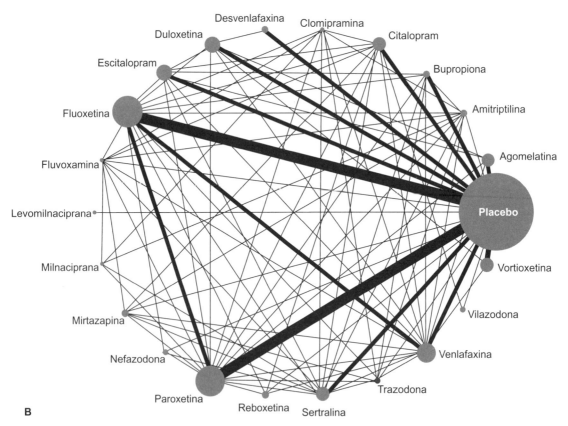

Figura 31.16 Metanálise de rede de comparações elegíveis para eficácia (**A**) e aceitabilidade (**B**). A largura das linhas é proporcional ao número de tentativas em comparação com cada par de tratamentos. O tamanho de cada círculo é proporcional ao número de participantes designados aleatoriamente (tamanho da amostra). (Adaptada de Cipriani et al., 2018.)[136]

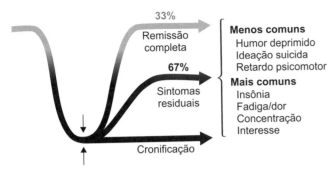

Figura 31.17 Remissão ao primeiro tratamento com antidepressivo. (Adaptada de Kupfer, 1991; Souery et al., 1999.)[145]

Além disso, aproximadamente metade dos adultos com TDM não consegue uma remissão sustentada, apesar dos vários testes com diferentes medicações.[146] Apesar de a DRT ser uma grande preocupação de Saúde Pública, há uma escassez de dados para orientar a tomada de decisões sobre a farmacoterapia. A falta de consenso sobre a definição de resistência ao tratamento contribui para a escassez de dados.[147] As definições variam de uma resposta fraca após a administração com duração adequada de um único antidepressivo até a falha da resposta após a dose e duração adequadas de dois ou mais antidepressivos de diferentes classes,[147-149] que se tornou a definição operacional da DRT.[146]

Os fatores associados à resistência a medicamentos antidepressivos incluem:[150]

- Fatores próprios da resistência ao tratamento
- Farmacocinética: SNPs de enzimas do citocromo 450 do fígado e falha na penetração na barreira hematencefálica
- Diagnóstico errôneo: doença vascular ou tipo Alzheimer; insuficiência da tireoide; deficiência de folato; transtorno bipolar; tristeza normal
- Comorbidade: transtorno de ansiedade geral; transtorno de pânico; fobia social; transtorno de estresse pós-traumático
- Fatores comuns à resistência ao tratamento e vulnerabilidade à depressão: desenvolvimento (predisposição familiar à depressão, trauma da infância, eventos de perda múltipla, neuroticismo, história de episódios depressivos anteriores); fisiológico (desregulação HPA, diminuição do volume do hipocampo, aumento da atividade amígdala, alta atividade no córtex cingulado anterior rostral)
- Genética: alelo curto do gene 5-HTTLPR e polimorfismo dos receptores 5-HT_{1A} e CB1.

Efeitos colaterais dos antidepressivos

Idosos

Pacientes idosos, de forma geral, são mais propensos ao uso de polifarmácia em virtude da coexistência de comorbidades clínicas. Diante disso, há um potencial risco de maior número de interações medicamentosas e desfechos desfavoráveis para a saúde dessa população. Nessa perspectiva, os critérios publicados da Screening Tool of Older Person's Prescriptions (STOPP) e da Screening Tool to Alert doctors to Right Treatment (START)[151] são ferramentas utilizadas na prática clínica para otimização da terapia medicamentosa e prevenção de polifarmácia em idosos.[152]

Dessa maneira, pelo fato de os ADTs predisporem a um maior índice de reações adversas quando comparados com os ISRSs ou IRSNs, não são considerados primeira linha para o tratamento de depressão em idosos.[153]

Outro ponto relevante é a atentar para o início de antidepressivos na vigência de polifarmácia, pois sabe-se que alguns medicamentos, como corticosteroides, inibidores da enzima conversora de angiotensina e hipolipemiantes, agregam sintomas depressivos, devendo, portanto, ser interrompidos em paciente com depressão.[154]

Os sintomas de descontinuação podem ocorrer na interrupção ou redução da dose de antidepressivos, ocasionando alterações físicas e emocionais como síndrome gripal, insônia, náuseas, desequilíbrio, distúrbios sensoriais, mudanças no humor, sono e apetite, o que pode ser confundido com uma recaída da depressão. Esses sintomas, contudo, tendem a ser leves e autolimitados, mas chegam a ser graves nos casos de interrupção abrupta do medicamento.[153]

Cardiotoxicidade

Existe um número relevante de evidências clínicas que apontam para um avanço no perfil de segurança dos antidepressivos de nova geração quando comparados aos antidepressivos tricíclicos.[155] Tanto os ISRSs quanto os IRSNs têm sido correlacionados a taxas e variações de frequência cardíaca; no entanto, o impacto desse achado precisa ser mais bem estabelecido. O uso de IRSN, como venlafaxina e duloxetina, tem sido associado à elevação de níveis pressóricos. Indivíduos em uso de venlafaxina podem ter os valores de pressão diastólica aumentados em até 15 mmHg, sendo tal risco diminuído com o uso de doses diárias inferiores a 200 mg.

Estudos clínicos estabeleceram uma relação entre uso de AD e hipotensão ortostática.[156] No caso dos ADTs, o efeito citado deve-se à ação antagonista de receptores α_1-adrenérgicos. Para os ISRSs, relatos de hipotensão postural foram mais comuns em idosos, sendo mais associados ao uso da paroxetina e aos seus efeitos anticolinérgicos. O uso de venlafaxina também foi associado a tal achado em pacientes maiores de 60 anos.

Outro ponto relevante é o impacto do uso de ADs no prolongamento do intervalo QT, tendo como possível desfecho *torsade de pointes*. Uma metanálise de estudos prospectivos[157] que avaliou a associação entre ISRS e o prolongamento do intervalo QT corrigido (QTc) encontrou uma relação de aumento dose-dependente para esse efeito. Entre os ADs dessa classe, o citalopram apresentou prolongamento QTc significativamente maior do que a sertralina, a paroxetina e a fluvoxamina, enquanto o uso de ADTs demonstrou maior impacto no prolongamento do QT quando em comparação com os ISRSs.

Neurotoxicidade

O uso agudo ou crônico de antidepressivos é comumente associado a alterações neurológicas, entre as quais sintomas extrapiramidais como acatisia, distonia e discinesia tardia, cujo surgimento não está associado com a dose do medicamento em uso e pode ocorrer com qualquer classe de antidepressivo.[158,159] O mecanismo mais provável para tais achados está relacionado ao envolvimento de interações complexas de neurotransmissores (dopamina, serotonina e norepinefrina) no SNC, na região cortical e em núcleos da base.[158]

Efeitos anticolinérgicos

Os efeitos anticolinérgicos estão descritos com relevante incidência entre os pacientes em uso de antidepressivos, em especial os ADTs. Tais efeitos podem alcançar repercussões tanto centrais quanto periféricas, sendo os mais descritos: boca seca, constipação intestinal, hipotensão postural, sedação, retenção urinária e confusão mental. Comparados com os ADTs, outros antidepressivos, como ISRSs, mirtazapina, venlafaxina e bupropiona, apresentam menos potencial de apresentar efeitos anticolinérgicos.[160]

Viragem maníaca

A ocorrência de mania ou outras formas de humor anormalmente elevado (mudança de humor) em associação com o tratamento antidepressivo é reconhecida desde o uso mais antigo da imipramina no fim da década de 1950.[161-163]

Cetamina

A cetamina é a mistura racêmica constituída pelos enantiômeros, S (+)-cetamina (escetamina) e R (−)-cetamina (arcetamina),[164] que apresenta ação antidepressiva em doses subanestésicas. Embora se saiba tratar-se de um fármaco que atua em múltiplos sistemas de neurotransmissores, como o dopaminérgico, serotoninérgico, colinérgico, e em receptores opioides, os mecanismos relacionados ao seu efeito antidepressivo ainda não são totalmente compreendidos. A principal hipótese para a sua ação antidepressiva seria o antagonismo não competitivo no receptor N-metil-D-aspartato (NMDA),[165] sendo o enantiômero escetamina o de maior afinidade por tal receptor.[166,167] De forma alternativa, os metabólitos da cetamina também podem estar envolvidos no mecanismo antidepressivo, particularmente a hidroxinorcetamina, um metabólito da (R)-cetamina que afeta α-amino-3-receptores de ácido hidroxi-5-metil-4-isoxazolpropiônico.[168]

A ação antidepressiva de agentes glutamatérgicos a partir da ação antagonista no receptor NMDA, como a cetamina e seu enantiômero (escetamina – S+), vem protagonizando a área das neurociências nos últimos 20 anos devido à sua atuação antidepressiva ultrarrápida e às evidências de eficácia mediante a falha terapêutica com tratamentos convencionais.[169-177] A partir de tais achados a cetamina conquista notoriedade, culminando na aprovação da escetamina intranasal pela FDA e, mais recentemente, pela Agência Nacional de Vigilância Sanitária (Anvisa) para uso na DRT, em esquema de associação a antidepressivo oral, bem como para tratar sintomas depressivos em adultos com TDM com comportamento ou ideação suicida aguda.[178-181] Apesar do perfil de segurança e tolerabilidade apresentado pelos pacientes quanto à cetamina e à escetamina, seu uso mais ampliado ainda demanda cautela devido aos potenciais riscos associados ao uso abusivo e aos efeitos colaterais psicotomiméticos e cardiovasculares.[182-184] Ainda se tratando dos enantiômeros da cetamina, vale destacar que, no estudo piloto aberto que envolveu sete participantes com DRT, identificou-se que, após infusão única de arcetamina IV, os indivíduos apresentaram resposta antidepressiva de início rápido e sustentado e com perfil de segurança favorável.[185] Esses achados se assemelham aos já previamente encontrados em modelos de roedores.[186,187] As descobertas desse pequeno estudo sobre a arcetamina reforçam a relevância de ensaios clínicos futuros randomizados e controlados por placebo, na perspectiva de investigar os seus benefícios clínicos no tratamento de transtornos do humor.

O rápido início da eficácia antidepressiva da cetamina e o início retardado da ação terapêutica dos ISRSs despertam interesse. Uma metanálise verificou que a taxa de resposta global de dose única de cetamina após 24 horas é de cerca de 52,6%, e essa eficácia dura cerca de 3 dias e diminui gradualmente com 10,9% da taxa de resposta, permanecendo ao fim da segunda semana após a injeção. As infusões repetidas de cetamina estão associadas a uma taxa de resposta global relativamente maior (70,8%), e a eficácia dura cerca de 18 dias, em média, após a última injeção de cetamina. Embora a aplicação clínica da cetamina para a depressão tenha limitações, como seu potencial de abuso, a diferença significativa no tempo de início da ação entre a cetamina e os demais antidepressivos tem um significado clínico especial, uma vez que o início rápido é uma meta ainda não atendida na depressão e, particularmente, na depressão resistente ao tratamento e na depressão dos indivíduos com ideação suicida.

Conclusão

A descoberta do efeito antidepressivo ocorreu por acaso, quando, na década de 1950, observou-se que pacientes tuberculosos tratados com iproniazida apresentavam alguma euforia. A revelação da ação inibidora de MAO da iproniazida propiciou sua utilização em pacientes deprimidos. Paralelamente, ensaios clínicos com imipramina revelaram benefícios em indivíduos deprimidos. Os ISRSs foram a primeira classe de medicamentos psicotrópicos projetada intencionalmente, e desde a década de 1970 o número de antidepressivos vem crescendo.

Em razão da heterogeneidade das condições depressivas no transtorno de humor e dos agentes antidepressivos, independentemente de sua especificidade a uma ou a outra amina biogênica[136] ser igualmente eficaz em dois terços dos indivíduos, a escolha dos ADs é conduzida pelo perfil de efeitos colaterais e pela melhor forma como se adapta à constituição, à condição física e ao estilo de vida do paciente, segundo o julgamento do profissional.

Na verdade, ao longo da evolução histórica, a depressão apresenta uma etiologia multifatorial: fatores genéticos, neuroquímicos e ambientais, suporte social, traumas, adaptações no desenvolvimento e variações hormonais. Geralmente, a causa e a resposta ao tratamento encontram-se mais relacionadas com o indivíduo do que com a condição clínica em si.[188] Há muito a ser estudado e pesquisado ainda, mas existem evidências significativas de que as pessoas acometidas por depressão se beneficiam com uma abordagem global, e não apenas com o tratamento com antidepressivos.

ESTABILIZADORES DE HUMOR

O tratamento farmacológico do transtorno bipolar do humor (TBH) é baseado na administração de estabilizadores do humor (lítio, valproato, carbamazepina e lamotrigina) e, cada vez mais, na administração de antipsicóticos de segunda geração. O protótipo do estabilizador de humor é o lítio, permanecendo como agente de primeira linha no tratamento da mania aguda e no tratamento de manutenção do TB por mais de 60 anos.[138,189-192] O diagnóstico precoce do transtorno bipolar e o adequado tratamento de episódios agudos melhoram o prognóstico, reduzindo o risco de recaída e duplicando a taxa de resposta a medicamentos.[193] A escolha dos agentes farmacológicos vai depender da fase da doença e da sua gravidade. O tratamento da fase aguda leva à resolução de um episódio da doença bipolar; contudo, em face do alto risco de recaídas e recorrências, que podem acometer um terço dos pacientes no primeiro ano após a apresentação inicial e até mais de 70% dos pacientes em 5 anos, o tratamento de manutenção é recomendado.[194]

Em geral, em termos de planejamento terapêutico, fármacos que funcionaram em um episódio agudo podem ser úteis no tratamento de manutenção, porém nem sempre esse é o caso, havendo exceções à regra quando se considera cada agente psicofarmacológico individualmente. Por exemplo, a lamotrigina não tem eficácia em fases agudas do transtorno bipolar; entretanto, é efetiva na profilaxia dos episódios de depressão.

Fase aguda da mania

Em relação à mania aguda, as evidências sustentam a utilização do lítio, do divalproato, da carbamazepina e dos antipsicóticos (particularmente os atípicos, mas também há evidências da efetividade de antipsicóticos atípicos). A eficácia do lítio na fase aguda da mania é bem estabelecida e reconhecida por consensos (p. ex., CANMAT e ISBD)[138] e por extensa metanálise.[195]

O consenso canadense (CANMAT) mais recente,[196] junto com a International Society for Bipolar Disorders, traz recomendações atualizadas para o tratamento clínico da mania aguda. O lítio, o valproato e vários antipsicóticos atípicos continuam sendo tratamentos de primeira linha para a mania aguda. A monoterapia com asenapina, liberação prolongada de paliperidona (ER) e divalproato ER, bem como asenapina adjuvante, foi adicionada como opção de primeira linha. Para o tratamento da depressão bipolar, lítio, lamotrigina e quetiapina em monoterapia, bem como a olanzapina com um ISRS, e lítio ou divalproato associados com mais ISRS ou bupropiona permanecem as escolhas de primeira linha. A monoterapia com lurasidona e a combinação de lurasidona ou lamotrigina mais lítio ou divalproato foram acrescentadas como opções de segunda linha. A ziprasidona isolada ou como terapia adjuvante e o levetiracetam adjuvante foram incorporados como opções não recomendadas para o tratamento da depressão bipolar. Lítio, lamotrigina, valproato, olanzapina, quetiapina, aripiprazol, risperidona injetável de longa duração e ziprasidona adjuvante permanecem como opções de primeira linha para o tratamento de manutenção do transtorno bipolar. A asenapina (isolada ou como terapia adjuvante) foi inserida como opção de terceira linha.

A classificação hierárquica de tratamentos de primeira e segunda linhas recomendados para o tratamento da mania aguda encontra-se na Tabela 31.6.

Tratamento de manutenção

Uma recente revisão sistemática com metanálise[197] identificou 15 ensaios clínicos controlados randomizados com duração de seguimento do transtorno bipolar variando de 6 meses a 2 anos e um estudo observacional de 4 anos de seguimento. Um total de 6.142 pacientes foi incluído nos ensaios randomizados, não tendo sido identificados ensaios clínicos com mais de 2 anos de seguimento. Todos os ensaios clínicos, exceto um, incluíram pacientes com transtorno bipolar tipo I. Ademais, todos os ensaios clínicos, com exceção de dois, incluíram pacientes pré-estabilizados na medicação sob investigação antes da randomização (*design* de enriquecimento). Os antipsicóticos de segunda geração utilizados como terapia adjuvante ao lítio ou ao valproato mostraram benefícios: aripiprazol (risco relativo [RR]: 0,65; intervalo de confiança [IC] 95% 0,50 a 0,85), quetiapina (RR: 0,38, IC 95% 0,32 a 0,46) e ziprasidona (RR: 0,62, IC 95%: 0,40 a 0,96), havendo redução do risco geral de recidivas em pacientes que responderam ao tratamento durante a fase de estabilização. A terapia adjuvante com quetiapina foi a única que reduziu os episódios maníacos e depressivos. Dos antipsicóticos de segunda geração em monoterapia, apenas a quetiapina mostrou-se melhor do que o lítio/valproato tanto para recidivas maníacas quanto para depressivas; contudo, apenas para pacientes estabilizados em quetiapina durante a fase aguda. Como monoterapia, olanzapina, quetiapina e risperidona mostraram-se superiores ao placebo na redução do risco geral de recidivas. Algumas limitações são apontadas pelos autores da revisão sistemática e metanálise. Houve limitações consideráveis no tratamento de manutenção baseado em evidências com os antipsicóticos atípicos no transtorno bipolar. A maioria dos estudos utilizou pacientes estabilizados, o que pode ter representado um viés de seleção. Houve níveis consideráveis de abandono do tratamento e também graus variáveis de vieses de relato dos resultados. Os autores concluíram pela não existência de dados de ensaios clínico em termos de eficácia além de 2 anos de seguimento. Ademais, quase todos os estudos incluíram, com exceção de um, apenas pacientes bipolares tipo I.[197]

Lítio

Histórico

A aplicação do lítio como tratamento na Psiquiatria é um dos exemplos das descobertas casuais na terapêutica médica. No fim do século XIX, alguns médicos, como Frederik Lange e Roger Reyss-Brion, observaram que o lítio reduzia a euforia de pacientes em mania e tratava a depressão;[198] no entanto, o uso dessa substância ficou restrito a alguns profissionais e não houve divulgação científica do lítio na saúde mental por muitos anos. No fim da

Tabela 31.6 Classificação hierárquica de tratamentos de primeira e segunda linhas recomendados para o tratamento da mania aguda.

	Nível de evidência por fase de tratamento				
		Manutenção			
	Mania aguda	Prevenção de episódio de alteração do humor	Prevenção de mania	Prevenção de depressão	Depressão aguda
Tratamentos de primeira linha: agente único					
Lítio	1	1	1	1	2
Quetiapina	1	1	1	1	1
Divalproato de sódio[e]	1	1	3	2	2
Asenapina	1	2	2	2	Sem dados
Aripiprazol	1	2	2	Sem dados[a]	−1
Paliperidona (> 6 mg)	1	2	2	Sem dados[a]	Sem dados
Risperidona	1	4	4	Sem dados	Sem dados
Cariprazina	1	Sem dados	Sem dados	Sem dados	1
Tratamentos de primeira linha: associação medicamentosa					
Quetiapina + Li/DVP	1	1	1	1	4[c]
Aripiprazol + Li/DVP	2	2	2	Sem dados[b]	4
Risperidona + Li/DVP	1	4	4	Sem dados	4
Asenapina + Li/DVP	2	4	4	Sem dados	4
Tratamentos de segunda linha: associação medicamentosa					
Olanzapina	1	1	1	1	1[d]
Carbamazepina[e]	1	2	2	2	3
Olanzapina + Li/DVP	1	4	4	4	Sem dados
Lítio + DVP	3	3	3	Sem dados	Sem dados
Ziprasidona	1	4	4	Sem dados	−1
Haloperidol	1	Sem dados	4	−4	Sem dados
ECT	3	4	4	4	4

DVP: divalproato de sódio; ECT: eletroconvulsoterapia; Li: lítio.
[1], nível de evidência 1; [2], nível de evidência 2; [3], nível de evidência 3; [4], nível de evidência 4; [−1], nível de evidência negativa 1; [−4], nível de evidência negativa 4.
[a]Embora, na hierarquia, a monoterapia seja arrolada antes das associações medicamentosas, as associações podem ser indicadas como escolha preferencial em pacientes com história prévia de resposta parcial à monoterapia e naqueles com mania psicótica ou em situações nas quais seja desejável uma resposta rápida.
[b]Não difere do placebo nas pessoas com mania; sem estudos sobre depressão.
[c]Sem estudos controlados; contudo, a experiência clínica sugere que é uma estratégia útil.
[d]Não difere do placebo no tocante aos sintomas centrais de depressão.
[e]Divalproato de sódio e carbamazepina devem ser usados com cautela em mulheres em idade fértil.

década de 1940, John Cade, um psiquiatra de Melbourne, Austrália, descobriu acidentalmente as propriedades psicotrópicas do lítio durante experiências com roedores projetadas para investigar o papel do ácido úrico em condições psiquiátricas.[199] Após o atraso na disseminação do uso clínico do lítio causado por preocupações quanto à sua segurança, o seu desenvolvimento clínico para "excitação psicótica", como Cade denominou originalmente, foi acelerado nas décadas de 1960 e 1970.[200] O lítio ainda é o tratamento "padrão-ouro" para o transtorno bipolar, com fortes e crescentes evidências de sua eficácia terapêutica e consequentes resultados que salvam vidas.[201,202]

Farmacologia

Farmacocinética e interação medicamentosa

O lítio tem boa absorção VO e biodisponibilidade alta (entre 80 e 100%). O pico sérico tende a acontecer 1 a 2 horas após a administração e a meia-vida de eliminação é de 18 a 24 horas.[203] Essa meia-vida depende, no entanto, do grau de filtração glomerular, sendo maior em portadores de insuficiência renal e idosos. Até hoje, as evidências apontam que o lítio não tem ligação com proteínas plasmáticas, sendo transportado livre no sangue na sua forma de cátion monovalente (Li^+). Por ser um cátion, não possui metabólitos e é excretado quase que em sua totalidade pelos rins (pode ser eliminado em fezes, suor e leite materno). Em sua excreção, compete com o sódio (Na⁺) pela reabsorção tubular, motivo pelo qual o usuário de lítio não deve fazer dieta hipossódica, pois tal conduta pode resultar em alta reabsorção da substância e consequente intoxicação.

Em geral, o lítio pode ser utilizado com qualquer classe de psicofármacos: benzodiazepínicos, antipsicóticos e antidepressivos. O maior cuidado que se deve ter com interação medicamentosa é com as drogas espoliadoras de sódio, principalmente os diuréticos. Ao espoliar o sódio, o túbulo renal distal tende a reabsorver lítio em excesso e provocar consequente intoxicação por lítio. Alguns anti-hipertensivos, como os inibidores da enzima conversora da angiotensina, antagonistas do receptor da angiotensina e bloqueadores dos canais de cálcio, podem aumentar o nível sérico do lítio e devem ser utilizados com cautela. O antibiótico metronidazol também pode aumentar a litemia.

Farmacodinâmica e mecanismo de ação

Apesar de existirem evidências de algumas ações do lítio no SNC, não se sabe como se dá o efeito clínico do mesmo. Por ser um cátion, sabe-se que o lítio atua nas membranas celulares, em competição com os íons de sódio, potássio, magnésio e cálcio e que influencia em segundos mensageiros: inibe as enzimas inositol monofosfatase, glicogênio sintase quinase-3 (GSK-3), adenilciclase etc. Um grande número de substratos da GSK-3 está envolvido na função cerebral, o que pode explicar a sua ação antimaníaca. O lítio ainda exerce influência em diversos sistemas de neurotransmissores, como serotonina, dopamina, norepinefrina e acetilcolina. De forma dose-dependente, o lítio tende a reduzir a formação de dopamina, o que pode explicar sua ação antimaníaca. Além disso, tende a aumentar a liberação de norepinefrina e aumenta a sensibilidade dos receptores serotoninérgicos 5-HT$_{1A}$ pré-sinápticos, o que possivelmente mostra sua ação antidepressiva. A administração prolongada de lítio aumenta os níveis de acetilcolina no SNC, o que pode resultar em uma ação benéfica para a cognição do paciente. O lítio ainda tende a normalizar os níveis de GABA (principal depressor do SNC) e aumentar os níveis de glutamato (principal excitador do SNC).[204]

Na revisão de Malhi et al.,[205] foi salientado que a ação do carbonato de lítio ocorre em diferentes níveis:

- **Humor**: indicado para mania, depressão, estabilização do humor e profilaxia em longo prazo e do comportamento suicida
- **Cognição**: altera a cognição funcional
- **Estrutura**: aumenta a neuroproteção, expande os volumes globais da substância cinzenta, da amígdala, do hipocampo e das regiões do córtex pré-frontal
- **Neurotransmissão**: diminui a ação excitatória do glutamato e da dopamina e aumenta inibição de neurotransmissores GABA
- **Níveis celular e intracelular**: por meio da modulação dos neurotransmissores do segundo mensageiro, do sistema modulação, do sistema AC, da depleção de inositol, da PKC e da MARCKS, aumenta tanto o antioxidante (diminui GSK) quanto o fator neurotrófico derivado do cérebro (BNDF) e favorece o neuroprotetor
- **Previne apoptose**: modula vias enzimáticas pró-apoptóticas
- **Promove longevidade celular**: aumenta a disponibilidade de fatores neuroprotetores, protege contra o estresse oxidativo que ocorre durante a crise de mania no transtorno bipolar (TB) e aumenta BNDF em 5 dias
- **Participa da neuroplasticidade** da sinaptogênese, aumentando a resiliência, e previne a apoptose (que está alterada no TB).

O manejo do carbonato de lítio e de seus efeitos adversos está apresentado nas Tabelas 31.7 e 31.8.

Tabela 31.7 Manejo do carbonato de lítio.

Diagnóstico psiquiátrico	Dose inicial e taxa de aumento	Tempo para obter sinais de eficácia	Litemia
Mania	600 a 900 mg/dia Aumento de 300 a 450 mg/semana	Ao menos 3 semanas	> 0,8 mEq/mℓ
Estado misto	600 a 900 mg/dia Aumento de 300 a 450 mg/semana	Ao menos 3 semanas	> 0,8 mEq/mℓ
Hipomania	300 mg/dia Aumento de 300 mg/quinzena	1 a 3 semanas	Até 0,8 mEq/mℓ
Depressão	300 mg/dia Aumento de 300 mg/semana	1 a 5 semanas (litemia máxima tolerada)	0,3 a 0,8 mEq/mℓ > 0,8, se resistentes
Ciclagem rápida	600 a 900 mg/dia Aumento de 300 mg/semana	3 semanas a 3 meses	> 0,8 mEq/mℓ
Potencializar depressão unipolar	300 mg/dia Aumento de 300 mg/semana	1 a 4 semanas	0,3 a 0,8 mEq/mℓ > 0,8, se resistentes
Manutenção na depressão recorrente	Manter dose para litemia preconizada	Tempo indeterminado Tolerabilidade	0,5 a 0,8 mEq/mℓ ou mais, se tolerado

Adaptada de Meleiro, 2016.[206]

Tabela 31.8 Manejo dos efeitos adversos do carbonato de lítio.

Efeitos adversos	Manejo
Aumento de peso (79,2%)	Orientar dieta, exercício e hidratação
Tremor (67,9%)	Betabloqueador baixa dose Evitar estimulante (café, refrigerante do tipo cola, chá-preto)
Fadiga (66%) Lentidão de movimento (57,5%) Fraqueza muscular (42,5%)	Melhoram com o tempo
Problemas dermatológicos (62,3%)	Acne e psoríase pioram com lítio, mas não é contraindicado
Polidipsia (53,8%) Poliúria (77,4%)	Controlar volume ingerido Mais de 5 ℓ, cogitar diabetes insípido Ajuste de dose
Sonolência (52,8%)	Mudança do horário de ingestão da medicação
Diarreia (45,3%)	Melhora com o tempo Dieta obstipante Pensar em intoxicação
Tonturas (38,7%)	Melhoram com o tempo Usar dimenidrato
Problemas sexuais (37,7%)	Suspender outras medicações Usar bupropiona ou mirtazapina
Náuseas (41,5%) Vômitos (20,8%)	Melhoram com o tempo Ingerir medicação junto de alimentação
Problema de tireoide (19,8%)	Controle TSH e T4 livre no início do tratamento Depois, a cada 6 a 12 meses Anticorpos e ultrassonografia de tireoide

TSH: hormônio estimulante da tireoide; T4, tiroxina. (Adaptada de Meleiro, 2016; Rosa et al., 2006.)[206,207]

Administração

Em adultos sem comorbidades clínicas importantes, pode-se iniciar o lítio na dose de 600 mg/dia e aumentar para 900 mg/dia após 3 a 4 dias. Entre o quinto e o sétimo dia, deve-se realizar a litemia, pois ela guia a dosagem do medicamento. A litemia deve estar entre 0,8 e 1,2 mEq/ℓ nas fases agudas e entre 0,6 e 1,2 mEq/ℓ durante a eutimia.

Em idosos e pacientes nefropatas, deve-se iniciar com doses menores, a exemplo de 150 a 300 mg/dia, e só aumentar após litemia.

Exames iniciais e de controle

Antes de iniciar o tratamento do lítio, cabe fazer anamnese detalhada, exame físico e exames laboratoriais. Alguns exames devem ser solicitados antes do início do tratamento, tais como: hemograma completo, ureia, creatinina, sódio, potássio, glicemia, TSH, T4 livre e anticorpos antiperoxidase e antitireoglobulina. Esses exames devem ser realizados a intervalos regulares, que podem ser espaçados ao longo do tempo (e também a litemia); entretanto, podem ser solicitados em situações em que se observem doenças concomitantes, interações medicamentosas, surgimento ou agravamento de efeitos adversos e suspeita de intoxicação pelo lítio. Além de exames de laboratório, é interessante a realização de eletrocardiograma; um exame de imagem cerebral também pode ser solicitado, principalmente em indivíduos que iniciam seu transtorno mais tardiamente na vida.[206]

Efeitos colaterais e tratamento

Os efeitos adversos mais comuns do lítio são acne, ganho de peso, boca seca, percepção de piora da memória, edema, polidipsia, poliúria e tremores finos.

Alguns efeitos adversos mais graves podem ocorrer, principalmente com o uso crônico, como hipotireoidismo, diabetes insípido, glomerulopatia, nefrite intersticial e alterações na condução cardíaca. No caso de hipotireoidismo, recomenda-se a administração de levotiroxina. Se o paciente cursa com diabetes insípido, pode-se tentar tratar com amilorida; no entanto, é necessário o acompanhamento com nefrologista. No caso das outras complicações, deve-se pensar em substituição do fármaco, a não ser que seja acompanhado por especialista que libere o seu uso.

Intoxicação por lítio

A intoxicação por lítio acontece quando seu nível sérico sobe além do normal, geralmente acima de 1,5 mEq/ℓ (pode ser menor em idosos). Vários fatores podem contribuir para isso, como desidratação (diarreia, consumo insuficiente de líquidos), redução da ingesta de sódio e da filtração glomerular. É importante avisar ao paciente que, ao iniciar o uso de lítio, sua dieta não pode ser hipossódica e que deve ingerir bastante líquido e avisar ao médico se houver diarreia ou vômitos intensos. A melhor maneira de se evitar a intoxicação é fazer a litemia com frequência, mesmo naqueles usuários de longa data.

Os sintomas iniciais da intoxicação do lítio geralmente são tremor grosseiro, náuseas e vômitos e diarreia. O paciente pode evoluir com ataxia, oligúria/anúria, letargia ou excitação, confusão mental, arritmias cardíacas, nistagmo, fasciculações, *delirium*, coma e morte.[208]

Ao se suspeitar de intoxicação por lítio, o paciente deve ser levado imediatamente a uma emergência médica, comunicando-se à equipe do hospital a suspeita da intoxicação. Não há antídoto específico para a intoxicação por lítio, devendo-se, em geral, fazer uma avaliação clínica completa, hidratar o paciente com abundância, realizar litemia e eletrólitos séricos de urgência, verificar o ritmo cardíaco, controlar os sinais vitais e adotar medidas de suporte cardiorrespiratório conforme a necessidade. Se a litemia estiver acima de 4 mEq/ℓ, deve-se realizar hemodiálise a cada 6 a 10 horas até que o lítio não esteja mais em níveis tóxicos. Mesmo após a redução da litemia, o paciente deve permanecer internado por alguns dias, sem utilizar o lítio e fazendo litemia de controle, pois a recirculação do lítio pode acontecer e o paciente reintoxicar.

Indicação e eficácia

O lítio é considerado uma medicação de primeira linha para o tratamento agudo e em longo prazo do transtorno bipolar[138] devido às suas propriedades antimaníacas,[209] antidepressivas,[138] antissuicidas[202,210,211] e profiláticas bem documentadas[212,213] e para o tratamento adjunto de depressão maior.[214] Embora nem todos os mecanismos potenciais subjacentes às propriedades estabilizadoras do estado do lítio tenham sido completamente esclarecidos, um crescente número de evidências tem sugerido os potenciais benefícios na neuroproteção e na neuroplasticidade dessa substância.[215] Segundo a CANMAT de 2013, o lítio é a escolha de primeira linha em monoterapia nos tratamentos da mania aguda, depressão bipolar em TBH do tipo I (TBH I) e manutenção em ambos os tipos de TBH, e segunda linha em monoterapia para depressão bipolar do tipo II, na qual apenas a quetiapina se encontra na primeira linha de tratamento. Ainda pode ser associado a diversas substâncias, a depender do quadro em que o paciente se apresente: antipsicótico atípico para tratamento da mania; divalproato ou ISRS (exceto paroxetina) para depressão bipolar em TBH I; e alguns antipsicóticos atípicos (p. ex., quetiapina, aripiprazol) na manutenção do TBH I. Parece, no entanto, ter resposta ruim tanto em depressão com sintomas maníacos quanto em mania com sintomas depressivos.[138] De acordo com a CANMAT de 2016, é a segunda linha como adjuvante no tratamento da depressão unipolar,[216] porém tem sido evidenciado como boa escolha na terapia adjunta do TDM.[217,218] Uma revisão feita pelo periódico *Lancet* em 2013 indicou que alguns antipsicóticos atípicos (olanzapina, risperidona e aripiprazol) são mais eficazes e mais bem tolerados que o lítio no tratamento da mania aguda. Entre os estabilizadores de humor, o lítio é mais eficaz que o divalproato e a carbamazepina, porém menos tolerado que eles.[219]

O lítio é encontrado na categoria D (classificação da FDA) para ser prescrito na gravidez, o que indica que há evidências de teratogênese em humanos. Existe, no entanto, a chance de piora do humor da paciente com a descontinuação do lítio, seja mania ou depressão; portanto, devem-se levar em conta os riscos e benefícios da retirada do lítio durante a gestação e questionar-se se a paciente apresenta quadro leve a moderado e permite a substituição do estabilizador por um mais seguro. Se sim, a troca é recomendada. A paciente tem quadro de difícil controle, exibe risco de suicídio e é resistente ao tratamento do TBH? Se sim, o benefício do lítio pode ser maior que sua retirada ou troca. Além disso, discutir com a paciente e sua família deve pesar bastante na decisão a ser tomada. O lítio não é recomendado durante a amamentação; outras substâncias, como divalproato, carbamazepina e olanzapina, são mais seguras e devem ser preferidas.

O lítio é a única substância que tem evidência de reduzir o comportamento suicida nos transtornos de humor independentemente da melhora clínica. Essa evidência é mais clara em TBH, porém também existe na depressão unipolar. Portanto, é uma excelente escolha nos casos em que há risco de suicídio tanto no TBH como no TDM.

Profilaxia e interrupção abrupta do lítio

A não ser em casos de intoxicação, o lítio não deve ser interrompido abruptamente, mesmo se o paciente estiver em uso de outra medicação para TBH ou depressão. O principal efeito adverso da retirada abrupta do lítio é o episódio maníaco imediato, conhecido como mania de retirada. Além disso, essa interrupção aumenta o risco de suicídio. Portanto, a não ser por intoxicação, a retirada do lítio deve ser gradual, geralmente durando mais de 1 mês.[220]

Fatores preditores de resposta ao lítio

Para avaliar adequadamente a resposta ao lítio, é importante avaliar variáveis clínicas baseadas na anamnese. Uma idade mais tardia do início da doença, um curso episódico caracterizado por um padrão de mania seguido de depressão, menor número de hospitalizações anteriores ao tratamento e a ausência de um padrão episódico de intervalo depressão-mania e ciclagem contínua deve guiar o médico na escolha do lítio. No futuro, biomarcadores de imagem cerebral devem fornecer informações valiosas, aliados a informações de genotipagem e estudos clínicos bem planejados. Devido à sua relativa homogeneidade, os respondedores de lítio representam uma população importante para pesquisas psiquiátricas.[221] Em geral, a depressão com sintomas maníacos e a mania com sintomas depressivos (conhecidos anteriormente como episódios mistos) não respondem bem ao lítio.

Ácido valproico

O ácido valproico (AVP), juntamente com seus derivados (valproato de sódio, divalproato de sódio e divalproato de sódio de liberação prolongada), foi um dos primeiros anticonvulsivantes empregados como estabilizador de humor.

Farmacologia

Farmacocinética

A depender se ingerido com a alimento, a velocidade de absorção do AVP de liberação imediata pode variar de 1 a 4 horas e tem biodisponibilidade oral de 100%. A apresentação de liberação controlada apresenta biodisponibilidade oral de 80% e em algumas vezes, por conta disso, é utilizada em dose um pouco maior. A quase totalidade do AVP (80 a 90%) fica ligada a proteínas plasmáticas, em especial à albumina, mas é sua fração livre que penetra o SNC. Tem meia-vida de 5 a 17 horas e alcança o *steady-state* em 2 a 3 dias. A maior parte do AVP é metabolizada no fígado por glicuronidação e betaoxidação, sendo a menor parte pelo citocromo P450 (CYP450); seus metabólitos são excretados nas fezes e na urina.

Deve-se administrar com cuidado a associação de AVP com antibióticos carbapenêmicos e inibidores de protease, pois pode ocorrer redução da concentração sérica do AVP. Já o ácido acetilsalicílico é capaz de aumentar a fração livre de AVP no sangue e provocar intoxicação.

Farmacodinâmica e mecanismo de ação

Pouco se sabe da ação do AVP no SNC, mas é possível que as ações antiepiléptica e de estabilização do humor sejam diferentes. Há hipóteses de que o AVP aumentaria a síntese e reduziria a degradação do GABA, além de atuar em canais de sódio dependentes de voltagem, modulando sua condutância (ação mais fraca que a da fenitoína). Outro mecanismo de ação seria a inibição indireta da GSK-3 mediante a interferência da histona deacetilase. Esse mecanismo faz com que o AVP seja uma das poucas substâncias da Psiquiatria que tenha ação epigenética reconhecida, já que altera a leitura genética por modificar a conformação da histona.

Administração

A administração deve ser iniciada lentamente para evitar efeitos adversos, como 250 mg/dia. Em geral, a apresentação de divalproato de sódio causa menos náuseas por ter um pico plasmático um pouco mais lento e menor, principalmente se for de liberação prolongada. A dose pode ser aumentada gradualmente até chegar de 1 g a 1.500 mg (adultos). A dose máxima prevista em bula é de 1.800 mg, mas alguns estudos chegam a utilizar de 2.500 mg a 3 g/dia (não deve ultrapassar 60 mg/kg do paciente). Se solicitado o nível sérico, deve estar entre 45 e 125 microgramas/mℓ.

Exames iniciais e de controle

Antes de iniciar o tratamento com o AVP, devem-se solicitar hemograma completo, tempo de protrombina com razão normalizada internacional (TP/RNI), proteínas totais e frações, aspartato aminotransferase (AST), aspartato alanina aminotransferase (ALT), gamaglutamiltransferase (gama-GT), fosfatase alcalina, bilirrubinas totais e frações. Se a paciente for mulher em idade fértil, inclui-se a subunidade beta da gonadotrofina coriônica humana (beta-hCG). Além disso, é necessário ter certeza de que a mulher esteja utilizando método contraceptivo eficaz e regularmente. Após 1 mês do tratamento, é necessário solicitar novamente hemograma, função e perfil hepáticos e, depois, repeti-los semestral ou anualmente.

Efeitos colaterais e tratamento

Os efeitos colaterais mais comuns do AVP são náuseas, ganho ponderal, tremor, sedação leve, edema, queda de cabelo, trombocitopenia e leucopenia leves e elevação benigna de transaminases. Boa parte desses efeitos é dependente da dose. Apesar de não haver evidência clara, alguns profissionais prescrevem complexo vitamínico B na tentativa de reduzir a queda de cabelo.

É necessário prestar atenção ao hemograma do paciente, principalmente ao leucograma e à contagem de plaquetas, pois o AVP pode ter efeito mielotóxico. Em caso de alteração importante nesse exame, deve-se iniciar o desmame do AVP e encaminhar o paciente ao hematologista.

A hepatotoxicidade é outro efeito adverso grave que pode acontecer com o uso do AVP. Caso o paciente apresente algum sintoma clínico (hepatomegalia, icterícia, sinais de insuficiência hepática) ou laboratorial (aumento significativo das transaminases – acima de três vezes do valor normal, aumento da RNI, hiperbilirrubinemia, elevação das enzimas canaliculares), deve-se iniciar desmame de AVP e encaminhar ao hepatologista. Caso as alterações hepáticas sejam de evolução rápida, o paciente deve ser levado a uma emergência clínica.

Intoxicação

A intoxicação por AVP é caracterizada por sedação excessiva, confusão mental, hiper-reflexia e pode evoluir com convulsões, depressão respiratória, coma e morte. A disfunção cerebral é o efeito mais comum e pode ser leve, como sedação, ou ser grave, com edema cerebral. Além disso, podem ocorrer diarreia, alterações eletrolíticas (hipernatremia e hipocalcemia) e insuficiência hepática fulminante.

Em caso de suspeita de intoxicação, o paciente deve ser levado à emergência clínica e o acompanhante precisa informar acerca do uso de AVP e possível intoxicação. A depender do tempo de ingestão, o carvão ativado pode reduzir a intoxicação. O suporte cardiorrespiratório deve ser instalado conforme a necessidade e podem-se administrar naloxona (0,8 a 2 mg) e/ou L-carnitina (50 mg/kg/dia). Deve-se atentar para o risco de convulsão ao se utilizar a naloxona.

Indicações e eficácia

O AVP, que é um excelente antiepiléptico indicado para diversos tipos de epilepsia, tem como maior indicação na Psiquiatria o tratamento do TB, podendo ser utilizado em quase todas as fases, com excelente nível de evidência. Segundo a CANMAT de 2013,[138] diretriz para o tratamento do TB, o divalproato é o tratamento de primeira linha em monoterapia nos quadros de mania e manutenção do TB I e de segunda linha em monoterapia nos quadros de depressão de TB I e II e manutenção de TB II. Se associado, é primeira linha no tratamento de mania (com antipsicótico atípico) e depressão do TB I (com lítio, ISRS – exceto paroxetina – ou bupropiona) e na manutenção do TB I (com quetiapina, risperidona de longa ação, aripiprazol ou ziprasidona). Nos quadros de depressão com sintomas maníacos ou mania com sintomas depressivos, apresenta boa resposta e é primeira escolha. Na CANMAT de 2018,[196] ele permanece como primeira linha, conforme mostra a Tabela 31.9.

Tabela 31.9 Tratamento de manutenção pelo consenso canadense (CANMAT, 2018).[196]

Primeira linha
Lítio, quetiapina, divalproato de sódio, lamotrigina (eficácia limitada na prevenção de mania), asenapina, quetiapina + lítio/divalproato de sódio, aripiprazol + lítio/divalproato de sódio (END), aripiprazol (mono) (END), aripiprazol (injeção 1 vez/mês) (END)

Segunda linha
Olanzapina, risperidona (IMLP) (END), risperidona (IMLP) ADJ, carbamazepina, paliperidona (> 6 mg) (END), lurasidona + lítio/divalproato de sódio, ziprasidona + lítio/divalproato de sódio (END), eletroconvulsoterapia

Terceira linha
Aripiprazol + lamotrigina, dozapina (ADJ), gabapentina (ADJ), olanzapina + fluoxetina

Não recomendado
Perfenazina, antidepressivo tricíclico, monoterapia ou combinado com: gabapentina, topiramato e lamotrigina

END: episódio não depressivo; IMLP: intramuscular de liberação prolongada; ADJ: adjunto.

O AVP deve ser evitado durante a gestação por aumentar consideravelmente o risco de malformação do tubo neural (categoria D pela FDA). Apesar de estar na mesma categoria que o lítio e a carbamazepina, mostra-se mais teratogênico que estes. Durante a lactação, é relativamente seguro e considerado compatível com a amamentação, segundo a American Academy of Pediatrics.[138]

Profilaxia e interrupção abrupta

Em geral, deve-se retirar o AVP de maneira lenta e gradual. A interrupção abrupta, principalmente de doses elevadas, pode induzir crises epilépticas tanto em pacientes com epilepsia quanto naqueles que não têm. As crises podem ser leves, parciais ou chegar a um estado de mal epiléptico. Em caso de crises epilépticas, o paciente deve ser levado à emergência clínica. O tratamento da crise por interrupção abrupta de VPA é semelhante ao convencional.

Fatores preditivos de boa resposta ao ácido valproico

Ciclagem rápida, mania disfórica, início tardio e/ou curta duração da doença, história de muitos episódios prévios e mania devida ou associada à doença neurológica ou médica são preditores de boa resposta ao AVP.[222] Estudo aberto e retrospectivo não mostrou associação de fatores como sexo, sintomas psicóticos ou história familiar de TB à resposta antimaníaca ao AVP.[223] Em uma revisão recente, o valproato foi considerado mais eficaz como antimaníaco do que como agente profilático. Ademais, foi tido como melhor escolha para pacientes com muitos episódios afetivos/hospitalizações anteriores e comorbidades psiquiátricas.[224]

Carbamazepina

A carbamazepina (CBZ) foi sintetizada em 1952, sendo aprovada para epilepsia em 1974 e só depois começou a ser utilizada para mania e comportamentos agressivos, como em pacientes com retardo mental. Tem estrutura química semelhante à dos tricíclicos (imipramina), embora não apresente atividade sobre transportadores de monoaminas ou receptores histaminérgicos.

Farmacologia

Farmacocinética e interação medicamentosa

Após administrada por via oral, a CBZ tem absorção lenta e errática e biodisponibilidade aproximada de 80%, porém isso pode variar caso seja ingerida com alimentos. Se administrada em liberação prolongada, a CBZ tem biodisponibilidade reduzida em aproximadamente 15% em comparação com a de liberação imediata. Atinge o pico plasmático em 4 a 8 horas e tem meia-vida de 24 horas antes de autoinduzir seu metabolismo, podendo chegar a 15 horas após a autoindução. Tem ligação plasmática de 75%, mas, assim como o AVP, seu efeito terapêutico está ligado à sua porção livre. A CBZ é conhecida por induzir diversas enzimas do complexo CYP450, principalmente as CYP3A4, CYP1A2 e CYP2C9. Como é metabolizada principalmente por via hepática pela enzima CYP3A4, a CBZ induz o seu próprio metabolismo, que dura aproximadamente de 15 dias a 1 mês. Após metabolizada, a maior parte é excretada na urina e o restante nas fezes.

Devido a sua metabolização pela enzima CYP3A4, seu nível sérico sobe quando tomada em conjunto com inibidores desta enzima, como eritromicina, cetoconazol, fluvoxamina, fluoxetina e bloqueadores dos canais de cálcio, podendo causar toxicidade. Como é indutor enzimático de diversas enzimas do CYP450, diversos fármacos podem ter seu nível sérico reduzido quando administrados com a CBZ, como, por exemplo, imipramina, fenotiazinas, haloperidol, risperidona, hormônios tireoidianos, contraceptivos, corticosteroides etc.

Farmacodinâmica e mecanismo de ação

O principal mecanismo de ação da CBZ é o bloqueio dos canais de sódio pré-sinápticos dependentes de voltagem. Hipoteticamente, esse bloqueio inibe a liberação glutamatérgica na fenda sináptica e estabiliza as membranas neuronais, efeito que seria responsável pelas ações antiepiléptica e analgésica. Sua ação antimaníaca é ainda uma incógnita, mas acredita-se que se deva a sua interferência no metabolismo indireto de dopamina, norepinefrina e serotonina. Atua também em receptores $GABA_B$ e na redução do influxo de sódio e da liberação do glutamato.

Administração

As doses no tratamento da mania vão de 800 a 1.600 mg/dia divididas em três a quatro tomadas se for de liberação imediata. Assim como o AVP, é prudente que se prescrevam doses mais baixas (200 mg/dia), aumentando-se 200 mg a cada 3 a 4 dias até uma dose aproximada de 800 mg/dia. Após 5 dias dessa dose, é recomendada uma dosagem sérica (nível terapêutico em torno de 8 a 12 microgramas/mℓ). A dose deve ser ajustada conforme resposta clínica e o resultado do exame laboratorial; no entanto, após 1 mês, é recomendada nova dosagem sérica por conta do fenômeno de autoindução. Se administrada por liberação lenta, pode ser tomada 2 vezes/dia. As doses para tratamento de neuropatia são relativamente mais baixas que as para mania e epilepsia, variando de 300 a 1.200 mg.

Efeitos adversos e tratamento

Os efeitos adversos mais comuns são: náuseas, tontura, diplopia, ataxia, sedação e *rash* morbiliforme.

Em cerca de 10% dos pacientes, observa-se leucopenia leve e transitória que tende a melhorar após 4 meses de tratamento e não é indicação para a suspensão do fármaco. Seus efeitos adversos mais graves são raros, mas podem ocorrer a síndrome de Stevens-Johnson, leucopenia persistente e grave e anemia aplásica. Hepatotoxicidade e alteração da condução cardíaca, embora raras, podem aparecer.

Diante de efeitos adversos graves, deve-se levar o paciente à emergência clínica. Em geral, não é recomendada a retirada abrupta da CBZ pelo risco de crises epilépticas.

Indicações

A CBZ é um excelente antiepiléptico, podendo ser prescrita em crises parciais simples e complexas e em crises tônico-clônicas generalizadas. Pode ser utilizada para dores de origem neuropática, em especial para neuralgia do trigêmeo.

A CBZ foi um estabilizador do humor muito utilizado antigamente, mas, devido ao seu perfil de efeitos adversos, interações medicamentosas e nível de evidência de eficácia menor que o do lítio e do divalproato, é menos utilizada hoje em dia. Segundo a CANMAT de 2018,[196] diretriz para o tratamento do TB, em nenhuma das fases da doença é primeira linha de tratamento, sendo considerada de segunda linha terapêutica na mania e na manutenção do TB I e de terceira linha na depressão do TB I (com lamotrigina e ISRS – exceto paroxetina) e na manutenção do TB II.

Pertence à categoria D da FDA para uso durante a gestação; portanto, deve ser evitada. Assim como o divalproato, é considerada segura durante a lactação, segundo a American Academy of Pediatrics. Outra indicação da carbamazepina é na síndrome de abstinência ao álcool, porém com nível de evidência inferior ao dos benzodiazepínicos.

OUTROS ANTICONVULSIVANTES

Lamotrigina

Indicações

A lamotrigina é um estabilizador do humor com ação especialmente antidepressiva no TBH e cuja função é evitar recaídas depressivas. Não apresenta efeito antimaníaco ou anti-hipomaníaco; portanto, é mais indicada aos pacientes que têm mais episódios de depressão do que de mania e hipomania. Apesar disso, mesmo na depressão bipolar deve-se considerá-la medicação de longo prazo, já que sua titulação a impede de agir como antidepressivo logo no início do tratamento. Segundo uma revisão sobre TBH feita pelo *Lancet* em 2013, a lamotrigina tem nível de evidência moderado no tratamento da depressão bipolar, pois não há grandes estudos controlados com placebo sobre o tema.[219] Segundo a CANMAT de 2013, a lamotrigina é a primeira linha de tratamento em monoterapia na depressão do TBH I e na manutenção do TBH I e II, porém não evita a mania. É a segunda linha de escolha em monoterapia na depressão do TBH II; se associada a lítio ou valproato, na depressão do TBH I; e, se associada a lítio ou valproato, na manutenção do TBH I e II. Não deve ser utilizada na mania.[138]

Dos estabilizadores de humor, é o mais seguro a ser utilizado na gestação, pois encontra-se na categoria C da FDA. Portanto, gestantes que apresentem TBH com predominância de quadros depressivos e manias leves podem se beneficiar com o tratamento com lamotrigina. Não se sabe o risco da lamotrigina durante a lactação.[138]

ANSIOLÍTICOS E HIPNÓTICOS

Os transtornos de ansiedade são os distúrbios psiquiátricos mais prevalentes e estão associados a um alto fardo de doença.[225-227] Com uma prevalência em 12 meses de 10,3%, as fobias específicas (isoladas) são os transtornos de ansiedade mais comuns, embora pessoas que sofram de fobias isoladas raramente procurem tratamento. O transtorno de pânico, com ou sem agorafobia, é, na sequência, o transtorno de ansiedade mais comum, com prevalência de 6%, seguido do transtorno de ansiedade social (também chamado de fobia social, 2,7%) e do transtorno de ansiedade generalizada (2,2%). Não existem evidências sobre se esses distúrbios se tornaram mais frequentes nas últimas décadas. As mulheres são 1,5 a 2 vezes mais propensas do que os homens a receber um diagnóstico de transtorno de ansiedade.[228] O transtorno de ansiedade generalizada pode começar ainda mais tarde na vida. Os distúrbios de ansiedade tendem a seguir um curso crônico, com sintomas variando de gravidade entre períodos de recaída e de remissão no transtorno de ansiedade generalizada e no transtorno de pânico.[229]

Substâncias que agem no SNC diminuindo a atividade neuronal ou aumentando a inibição podem ser utilizadas para o controle dos transtornos de ansiedade, bem como para a insônia, mas apresentam potencial para o uso abusivo, com risco de toxicidade excessiva e letal ou estados graves de abstinência. São denominadas ansiolíticos ou tranquilizantes. No século XIX, substâncias como o brometo e o hidrato de cloral eram utilizadas em virtude de seu efeito hipnótico, seguidas pela utilização dos barbitúricos, com a introdução do barbital em 1903 e do fenobarbital em 1912, os primeiros do grupo dessas substâncias com efeito sedativo, mas com potencial para desfechos letais em situações de intoxicação aguda. Foram amplamente utilizados como ansiolíticos e anticonvulsivantes, mas com resistência frequente ao seu consumo em decorrência dos casos de dependência e superdosagem. Em 1955, foi descoberto o clordiazepóxido, o primeiro de uma classe de substâncias chamadas benzodiazepínicos com efeitos sedativos e ansiolíticos. Em 1963, o diazepam foi introduzido, seguido de outras substâncias da mesma classe, comercializados como uma alternativa mais segura aos barbitúricos. Além dos seus efeitos hipnótico, ansiolítico e anticonvulsivo, os benzodiazepínicos eram mais seguros e raramente apresentavam eventos de superdosagens fatais. Essas características contribuíram para a sua popularidade ao longo das últimas décadas.[230,231]

Nas duas últimas décadas, entretanto, houve um aumento das mortes por superdosagem envolvendo benzodiazepínicos, principalmente pelo seu efeito de potencializar a ação de opioides, álcool e outros sedativos. Nesse período, uma nova classe de hipnóticos, denominada drogas Z (p. ex., zolpidem, zaleplona, zopiclona e eszopiclona), passou a ser comercializada como alternativa segura aos benzodiazepínicos, mas, no decorrer do seu uso, ficou demonstrado seu potencial para uso indevido, com quadros graves de abstinência e dependência. Nos últimos anos, foi observado um aumento dos casos de efeitos adversos graves e mortes decorrentes do uso dos chamados "novos benzodiazepínicos", como flualprazolam, etizolam e clonazolam.[231]

Farmacologia dos benzodiazepínicos

Os benzodiazepínicos são moduladores alostéricos positivos nos receptores $GABA_A$. Um receptor $GABA_A$ compreende cinco subunidades de glicoproteínas transmembrana dispostas ao redor de um canal de cloreto. Os benzodiazepínicos se ligam a um local específico no complexo do receptor $GABA_A$, que é distinto (daí o termo alostérico) do sítio de ligação do neurotransmissor GABA. O receptor $GABA_A$ tem sítios de ligação, incluindo aqueles para benzodiazepínicos, barbitúricos e neuroesteroides. As diferentes subunidades $GABA_A$ são combinadas para produzir uma variedade de subtipos de receptores que têm distribuições diversas no SNC, assim como propriedades farmacológicas específicas. A ligação de um benzodiazepínico ao seu sítio específico no receptor aumenta a afinidade do neurotransmissor GABA para o seu local específico no receptor GABA, levando a uma maior probabilidade de abertura do receptor e passagem de íons cloreto através da membrana, determinando hiperpolarização e diminuição da excitabilidade neuronal.[232]

A maior afinidade entre o GABA e receptor $GABA_A$ aumenta a frequência de abertura do canal de cloreto e potencializa o efeito inibitório do GABA no SNC.[233] Assim, os benzodiazepínicos não têm efeito agonista direto no receptor. O receptor $GABA_A$ é composto de várias subunidades ($\alpha1$ a $\alpha6$, $\beta1$ a $\beta3$ e $\gamma1$ a $\gamma3$) e variantes, com agentes hipnóticos atuando principalmente por meio da subunidade $\alpha1$. A função do receptor $GABA_A$ pode ser medida com o auxílio de tomografia de emissão de pósitrons (PET) com radiotraçadores específicos.[234]

Há um repertório de 19 subunidades (α1-6, β1-3, γ1-3, δ, ϵ, θ, π, ρ1-3), que formam as diferentes combinações de complexos pentaméricos. A maioria dos receptores $GABA_A$ do cérebro é composta de 2α, 2β e uma subunidade γ ou δ. A estrutura do receptor está relacionada à sua capacidade de induzir plasticidade nas áreas de recompensa e pode ter relação com o desenvolvimento de tolerância e dependência a esses fármacos.[235]

Os benzodiazepínicos são bem absorvidos e são altamente ligados a proteínas. Eles são metabolizados em duas vias básicas: conjugação com glicuronídeo e oxidação microssomal. Alguns benzodiazepínicos já possuem um grupo hidroxilo (p. ex., oxazepam e lorazepam) e, consequentemente, são metabolizados diretamente pela conjugação com glicuronídeo; esse grupo tende a ter uma meia-vida de eliminação mais curta. A maioria dos benzodiazepínicos, no entanto, é desmetilada ou oxidada antes da conjugação; portanto, apresenta meia-vida mais longa, com risco associado de acúmulo.[236]

Os benzodiazepínicos podem ser divididos em diferentes grupos com base na sua estrutura química e propriedades farmacocinéticas, conquanto todos compartilhem um mecanismo de ação comum e produzam efeitos clínicos semelhantes. Existem outros compostos de estrutura não diretamente relacionada que também se ligam a receptores benzodiazepínicos no receptor $GABA_A$, podendo ter algumas (mas não todas) propriedades farmacológicas dos benzodiazepínicos, como as drogas Z, mencionadas anteriormente. Esses agentes terapêuticos denominados drogas Z incluem zaleplona, zolpidem, zopiclona e eszoplicona, que têm indicação de uso apenas como hipnóticos. Ademais, apresentam algumas diferenças com relação à farmacologia dos benzodiazepínicos e têm um perfil farmacocinético melhorado para a indução do sono com "ressaca" reduzida.

Os benzodiazepínicos diferem em sua potência, tempo de efeito e duração da ação, sendo que alguns necessitam de doses diárias repetidas e outros exigem doses diárias únicas para atingirem os seus efeitos clínicos desejados. Muitos benzodiazepínicos (p. ex., diazepam) têm mais metabólitos ativos de duração prolongada, os quais podem se acumular com a repetição de doses, especialmente em pacientes idosos e pessoas com problemas de saúde física, ou naqueles com variantes genéticas que determinam atividade baixa ou ausente de enzimas relevantes do citocromo P450.

Os efeitos benéficos dos benzodiazepínicos incluem a redução da ansiedade, a indução e a manutenção do sono, o relaxamento muscular e o tratamento/prevenção de convulsões epilépticas. Essas propriedades são compartilhadas pela maioria dos benzodiazepínicos atualmente aprovados para uso clínico, mas em graus variados, dependendo da potência e das propriedades farmacocinéticas de cada fármaco em particular.

Indicações e contraindicações

Em princípio, todos os benzodiazepínicos têm efeitos ansiolíticos, hipnóticos, relaxantes musculares, anticonvulsivantes e amnésicos. Esses fármacos são utilizados como sedativos e para tratar os sintomas de abstinência, incluindo o *delirium* da abstinência alcoólica.[232,237] Os benzodiazepínicos são relativamente seguros para o uso em curto prazo (2 a 4 semanas), mas a sua segurança não foi estabelecida além desse período [238] e a dependência se desenvolve em aproximadamente metade dos pacientes que os utilizam por mais de 1 mês.[239] O risco de intoxicação fatal com o uso isolado de um fármaco benzodiazepínico é baixo.[236] A farmacodinâmica dos benzodiazepínicos é diferente dos barbituratos. Como observado anteriormente, os benzodiazepínicos intensificam a ação do GABA e sua curva dose-efeito atinge um platô, dificultando a indução do coma. Os barbituratos, entretanto, prolongam a ação do GABA e sua curva dose-efeito não atinge um platô.[240]

Efeitos

Efeitos sobre o sono, efeito anticonvulsivante, relaxante muscular

Os benzodiazepínicos, em geral, possuem atividade ansiolítica, hipnótica, relaxante muscular e anticonvulsivante, sendo utilizados para transtornos do pânico e de ansiedade generalizada. Alguns são mais comumente utilizados para insônia, como o temazepam, enquanto o lorazepam é muito utilizado para o tratamento da catatonia, caracterizada por acinesia, mutismo, agitação não influenciada por estímulos externos e estupor. Os benzodiazepínicos também são usados em urgências neurológicas, como *status epilepticus*, convulsões agudas, convulsões relacionadas ao uso do álcool e abstinência alcoólica.[241]

Efeitos no desempenho psicomotor e cognitivo, amnésicos, cardiorrespiratórios

Os benzodiazepínicos podem prejudicar gravemente a capacidade de condução de veículos e estão associados a riscos acrescidos de acidentes de trânsito, bem como quedas e fraturas.[242-244]

Efeitos adversos e toxicidade

As principais desvantagens e os efeitos colaterais dose-dependentes dos benzodiazepínicos são a sonolência, a letargia, a fadiga, a sedação excessiva, o estupor, os "efeitos da ressaca" no dia seguinte, distúrbios de concentração e atenção, desenvolvimento de dependência, retorno dos sintomas (p. ex., recorrência do transtorno original, mais comumente um distúrbio do sono) após a descontinuação e hipotonia e ataxia.[245-248]

Uso crônico e consequência

O uso crônico de benzodiazepínico pode ocasionar prejuízo à saúde. Em estudo sueco com 1.037 pessoas com mais de 65 anos (média de idade de 89,4), não foi encontrada, no seguimento de 2 anos, associação entre o uso de antipsicótico e antidepressivo e aumento da mortalidade;[249] entretanto, a utilização de benzodiazepínicos estava associada a elevada mortalidade no primeiro ano do seguimento entre os homens, o que se justifica pelo fato de a apneia do sono, induzida por benzodiazepínicos, estar associada a acidente vascular isquêmico em homens, porém não em mulheres. No segundo ano, não foi encontrada associação entre uso de benzodiazepínico e aumento da mortalidade entre os homens; entre as mulheres, em nenhum momento do seguimento.

Os benzodiazepínicos são prescritos para tratar insônia e ansiedade no idoso e seu uso está associado a danos como queda, fraturas, *delirium* e acidentes de trânsito. Devido a esse risco maior de dano, não são recomendáveis para o tratamento de insônia ou agitação no idoso, e se forem, por períodos curtos de tempo. Uma revisão não sistemática selecionou, preferencialmente, a literatura produzida em relação aos danos do uso de benzodiazepínicos e drogas Z entre 2000 e 2017.[250] Em relação à associação de acidentes de carro e o uso de benzodiazepínicos, há evidências experimentais e epidemiológicas vinculando essas substâncias ao aumento de acidentes não fatais e fatais, com forte possibilidade de relação causal. Em relação a quedas e fraturas, os estudos experimentais e epidemiológicos também acusam risco aumentado relacionado ao uso de benzodiazepínicos, como atestam metanálises recentes, associando risco maior a doses maiores dessas substâncias e ao uso de múltiplas medicações psicotrópicas. Em relação à associação do uso de benzodiazepínicos e de drogas Z com demência, em decorrência das limitações dos estudos, que não conseguem excluir a possibilidade de causação reversa, e da ausência de estudos prospectivos por períodos mais longos, superiores a 30 anos, nada se pode concluir de forma definitiva em relação à questão.

Sendo assim, embora seja clara a relação entre o uso pontual do benzodiazepínico e a diminuição das funções cognitivas, como memória e atenção, a associação do seu uso em longo prazo com declínio cognitivo continua incerta. Alguns estudos bem conduzidos sugerem que o uso em longo prazo não leva a risco maior de declínio cognitivo, mas os resultados são conflitantes. Em um estudo de coorte e dados farmacêuticos computadorizados,[251] foi avaliada a associação entre o uso cumulativo de benzodiazepínicos e o risco de demência e declínio cognitivo. Entre os 3.434 participantes, com idade igual ou maior que 65 anos e sem diagnóstico de demência, observados por 10 anos, os usuários mais pesados de benzodiazepínicos foram as mulheres, com mais sintomas depressivos e comorbidades (como hipertensão, acidente vascular encefálico e doença coronariana). O estudo não encontrou associação entre maior consumo acumulado de benzodiazepínicos e demência ou doença de Alzheimer; entretanto, os indivíduos cujo consumo era pequeno ou moderado mostraram risco levemente aumentado para declínio cognitivo e demência, o que não suporta causalidade, mas a possibilidade de que o uso do benzodiazepínico após os 65 anos pode ser resultado da necessidade de tratamento de sintomas que, na realidade, representariam pródromo do processo demencial. Dessa forma, esse grupo tenderia a apresentar maior sensibilidade aos efeitos cognitivos agudos dos benzodiazepínicos, levando à suspensão precoce do seu uso nessa população. As alterações cognitivas, agudas e crônicas estariam, portanto, mais em função de uma condição deficitária preexistente ao uso da substância.

Em uma metanálise de estudos realizados entre os anos de 2002 e 2013, na tentativa de avaliar a relação entre benzodiazepínicos e risco de demência,[252] os seis estudos que atenderam aos critérios de inclusão forneceram uma amostra de 41.722 indivíduos, dos quais 11.741 desenvolveram demência, sendo que os que haviam utilizado benzodiazepínicos apresentaram risco maior de demência quando comparados com os sujeitos que não tinham história de uso de benzodiazepínicos, demonstrando ser esse risco dose-dependente. O fato, no entanto, de os sintomas prodrômicos da demência, incluindo alterações do sono, ansiedade e depressão, poderem ocorrer até 10 anos antes do diagnóstico clínico da demência e o número muito reduzido de estudos avaliando essa relação chamam a atenção não só para a possibilidade de o achado se dever à causação reversa, como também para a necessidade de estudos prospectivos maiores, com tempo longo de seguimento, e para o esclarecimento de uma possível relação causal na associação encontrada entre o uso prolongado de benzodiazepínico e o risco aumentado de demência na população com mais de 65 anos.

Islam et al.[253] realizaram uma revisão sistemática e metanálise para verificar a associação entre uso de benzodiazepínicos e risco de demência na população de idosos. Dez estudos foram incluídos: seis de caso-controle e quatro de coorte, publicados entre 1983 e 2013. Em oito estudos, relatou-se o início da demência entre os participantes com mais de 65 anos. Em dois estudos, entre aqueles com menos 60 anos. A maioria dos estudos não especificou o tipo de substância dentro da classe dos benzodiazepínicos. Um total de 101.659 sujeitos foi incluído, na totalidade dos estudos. A metanálise de oito estudos encontrou que o uso de benzodiazepínicos aumentava significativamente o risco de demência entre mulheres, principalmente. Os autores apontam para as limitações dos achados, principalmente o fato de os estudos não poderem distinguir entre relação causal e mera associação estatística. Ademais, não há uma hipótese patológica plausível que explique como os benzodiazepínicos facilitariam ou desencadeariam o início da demência. Questionam a possibilidade de causação reversa, considerando que sintomas iniciais da demência, como a insônia, levam ao uso de benzodiazepínicos. Outras limitações se referem ao fato de os estudos serem observacionais, sem controle de potenciais confundidores, também associados à demência entre idosos, e ao viés de publicação, que superestima as publicações que corroboram a associação em estudo.

Um estudo americano de coorte retrospectiva[254] avaliou a associação entre o uso de benzodiazepínicos e demência em veteranos expostos a benzodiazepínicos entre 2000 e 2009 e observados para a ocorrência de demência no período de 2011 a 2015. Para evitar causalidade reversa, os participantes deveriam ter um período de 1 ano sem a prescrição de benzodiazepínicos, precedendo o período final de observação, para excluir aqueles que iniciaram o uso da substância como forma de tratamento de sintomas iniciais (prodrômicos) do quadro demencial. Em geral, aqueles expostos mais intensamente aos benzodiazepínicos apresentavam maior prevalência de transtornos mentais e maior exposição a medicamentos anticolinérgicos. O uso de benzodiazepínicos estava minimamente associado a risco aumentado de demência e não houve relação dose-resposta entre aqueles com pouca exposição e os com máxima exposição a essas substâncias e o aumento do risco de demência. Mais importante, quando controlados por covariáveis importantes, como a exposição cumulativa a anticolinérgicos, os veteranos com menor exposição aos benzodiazepínicos apresentaram risco idêntico ao daqueles com exposição levemente maior de desenvolver demência, achado que enfraquece a relação causal entre os dois fatores.

Pelas evidências atuais, portanto, não podemos concluir que o uso prolongado de benzodiazepínicos esteja associado a déficits cognitivos crônicos e demência na população acima dos 65 anos. Considerando as mesmas evidências, não há como associarmos benzodiazepínicos específicos a maior risco de déficit cognitivo crônico e demência.

Alguns usuários recreativos de benzodiazepínicos buscam seu efeito inicial euforizante, semelhante aos de bebidas alcoólicas; entretanto, frequentemente há uso abusivo de benzodiazepínicos em combinação com outras substâncias, principalmente opioides, para intensificar seus efeitos. Nesse sentido, observamos a utilização de doses maiores que as utilizadas terapeuticamente e a preferência por aqueles com ação mais rápida e menor tempo de ação. O uso abusivo dessas substâncias também se dá como forma de controle dos sintomas de ansiedade e irritabilidade experimentados no curso da abstinência a outras substâncias psicoativas ou para o tratamento de transtornos ansiosos comórbidos, comuns na população de poliusuários de substâncias.[235]

O uso prolongado de benzodiazepínicos não significa, necessariamente, dependência; entretanto, quando ela se instala, pode não haver sintomas de tolerância, eventualmente ocorrendo com doses baixas da substância. A abstinência pode levar a convulsão, *delirium* e psicose, além de sintomas variados como tensão muscular, fraqueza, espasmos, dor, ansiedade, episódios de pânico, agitação, variação de humor, depressão, hiperacusia, fotofobia ou disestesia. A descontinuação deve ser gradual ao longo de várias semanas para prevenir convulsões e evitar sintomas graves de abstinência. Nas situações de uso de doses muito altas (o equivalente a mais de 100 mg de diazepam ao dia), deve-se considerar a hospitalização do paciente.[236]

A dose diária deve ser reduzida em uma taxa de aproximadamente um oitavo da dose a cada 2 semanas, devendo ser realizada a retirada no período de até 6 meses.[255] Em geral, a dose utilizada do benzodiazepínico é convertida em equivalentes do diazepam, pela menor associação com sintomas de abstinência na retirada, em decorrência da sua ação prolongada. Por exemplo, o uso inicial de 30 mg de diazepam ao dia levaria a uma redução para 25 mg nas primeiras 2 semanas, 20 mg na terceira e quarta semanas, 18 mg nas 2 semanas seguintes, 16 mg na sétima e oitava semana, 14 mg na nona e décima, chegando a 12 mg e, depois, a 10 mg nas 4 semanas finais. A partir desse ponto, a redução se daria no ritmo de 2 mg a cada 2 semanas, caso tolerado pelo paciente. Os resultados positivos da tentativa de retirada dos benzodiazepínicos de meia-vida curta são menores do que os de meia-vida mais longa; contudo, não parece haver vantagens na estratégia de substituição do de meia-vida curta por um de meia-vida longa para uma posterior retirada.

HIPNÓTICOS NÃO BENZODIAZEPÍNICOS

Zolpidem, zopiclona

Na tentativa de melhorar o perfil de segurança das benzodiazepínicos, os não benzodiazepínicos (mas também agonistas dos receptores benzodiazepínicos) foram desenvolvidos em 1989 e aprovados pela FDA em 1993.[256-258] O zolpidem, que foi o primeiro desses medicamentos desenvolvidos, liga-se seletivamente ao local de reconhecimento de benzodiazepínicos no receptor $GABA_A$ no nível da subunidade $\alpha 1$, enquanto os benzodiazepínicos têm um efeito mais difuso (não seletivo) na subunidade α (subtipos $\alpha 1$, $\alpha 2$, $\alpha 3$ e $\alpha 5$).[259,260]

As formulações atualmente disponíveis do zolpidem incluem preparações de liberação imediata (comprimidos de 10 mg) e liberação prolongada (comprimidos de 6,25 mg e 12,5 mg). Há também uma apresentação sublingual (comprimidos de 5 mg). O zolpidem é rapidamente absorvido após administração oral em indivíduos saudáveis; no entanto, existe uma biodisponibilidade absoluta de 70% devido ao metabolismo substancial de primeira passagem em indivíduos saudáveis, o que não é afetado pela dose nem pela duração da administração. A administração do zolpidem logo após uma refeição está associada à indução mais rápida do sono.[241] Aproximadamente 92% do zolpidem estão ligados à proteína plasmática. Em pacientes com cirrose hepática e em renais crônicos, a fração de zolpidem não ligada é aumentada. A concentração plasmática máxima (Tmáx) de zolpidem de liberação imediata ocorre em 45 a 60 minutos, e a meia-vida de eliminação (t1/2) equivale a 2,4 horas. Os metabólitos inativos de zolpidem são excretados principalmente pelos rins.[261]

Inicialmente, as drogas Z foram comercializadas com a expectativa de produzirem menores taxas de dependência, abuso e abstinência em comparação com os benzodiazepínicos; contudo, seu uso está associado a sintomas de abstinência mesmo em doses terapêuticas e a casos de dependência com doses diárias médias que variaram entre 50 e 2.000 mg.[241] Há inúmeros casos de convulsão pela retirada do zolpidem, principalmente pelo uso de doses diárias entre 450 e 600 mg, mas com relatos da sua ocorrência mesmo em doses diárias menores do que 160 mg. O tratamento com diazepam mostrou-se efetivo, permitindo uma retirada gradual pela ação prolongada dessa substância.

Melatonina

A melatonina é um hormônio secretado pela glândula pineal, implicado na regulação do ritmo circadiano e na indução de sono. Portanto, a utilização de fármacos agonistas de receptores MT1 e MT2 (encontrados predominantemente no núcleo supraquiasmático do hipotálamo) tem sido comum para o tratamento de alterações do sono, como insônia primária, *jet lag* e inversão do padrão sono-vigília de trabalhadores em turnos.[262]

Entre os agonistas de melatonina disponíveis, destaca-se, para o tratamento de insônia primária, a ramelteona, disponível em formulação oral de 8 mg (que corresponde à dose indicada). A agomelatina, outro agonista MT1 e MT2, tem sido utilizada historicamente para o tratamento de transtorno depressivo, embora pareça partilhar algumas características benéficas para o sono relatadas anteriormente. A suplementação oral do hormônio em si, embora utilizada, parece agregar mais benefício por seus componentes cronobióticos do que pela indução de sono propriamente dita, sendo preferível o uso de ramelteona para tratar a insônia primária.[263,264]

O principal efeito colateral relatado é cefaleia intensa. Há risco de comprometimento hepático, sendo recomendável o monitoramento regular de perfil e função hepática, bem como a contraindicação ao uso em caso de falência funcional do órgão em questão.

Anticolinesterásicos e antagonistas dos receptores N-metil-D-aspartato

Em todo o mundo, cerca de 50 milhões de pessoas sofrem de demência, e há quase 10 milhões de novos casos por ano. A doença de Alzheimer é a forma mais comum de demência, com 60 a 70% dos casos. Os limites entre as diferentes formas de demência são indistintos, e as formas mistas coexistem com frequência. Prevê-se que o número total de pessoas com demência atinja 82 milhões em 2030 e 152 milhões em 2050. Grande parte desse crescimento é atribuível ao aumento do número de pessoas com demência que vivem em países de baixa e média rendas. O fardo econômico na DA é substancial, com uma estimativa de US$ 818 bilhões ou mais de 1% do produto interno bruto global. É esperado que o ônus econômico devido à DA se eleve junto com a sua prevalência.[265]

A hipótese de déficit colinérgico para DA tem sido o principal alvo terapêutico na DA. Inibidores da colinesterase (donepezila, galantamina, rivastigmina) melhoram a cognição na DA leve a moderada pela inibição da degradação da acetilcolina. A galantamina é única em capacidade adicional de modular a atividade do receptor nicotínico. Os estudos clínicos utilizaram escalas padronizadas como a Alzheimer's Disease Assessment Scale (ADAS) ou o Mini-Mental State Examination (MMSE). Esses medicamentos podem melhorar as funções cognitivas em alguns pacientes ou então estacionar a progressão da doença. Os anticolinesterásicos podem ser úteis também na demência por corpos de Lewy.[266]

Os alvos de drogas com indicação formal para o tratamento sintomático da DA são os sistemas colinérgico e glutamatérgico. Os inibidores da acetilcolinesterase (AChE) aumentam os níveis de acetilcolina ao reduzir a degradação do neurotransmissor, enquanto a memantina antagoniza os receptores de N-metil-D-aspartato (NMDA). A memantina é um antagonista não competitivo de receptores de NDMA.[267] Isso alivia até certo ponto os sintomas comportamentais da doença de Alzheimer, com benefícios nos estados cognitivo, funcional e global. A atividade da memantina sobre receptores de NMDA abundantes no hipocampo e no córtex cerebral, as áreas do cérebro envolvidas em maior parte na cognição, aprendizagem e memória, explica a sua utilidade clínica.[268] O glutamato está envolvido na potencialização em longo prazo por intermédio dos receptores NMDA; entretanto, níveis elevados estão associados à neurotoxicidade, o que poderia explicar o efeito benéfico da memantina no bloqueio das consequências negativas das altas taxas de glutamato. Após um certo ceticismo inicial, tanto o National Institute for Health and Care Excellence (NICE) quanto o Institut für Qualität und Wirtschaftlichkeit im Gesundheitswesen (IQWiG) revisaram suas conclusões originais e recomendaram a memantina para DA, principalmente no estágio moderado a grave.[267]

Farmacologia

Nos últimos 25 anos, fármacos pró-colinérgicos como a donepezila, a galantamina e a rivastigmina têm sido considerados medicamentos padrão de cuidados para a doença de Alzheimer leve a moderada. Esses medicamentos não alteram a história natural da doença, mas podem oferecer melhoras sintomáticas, como, por exemplo, nos distúrbios comportamentais que representam um desafio no cuidado de pacientes com demência.[269] Em uma metanálise para avaliar a eficácia dos medicamentos antidemência na redução dos sintomas comportamentais verificou-se que os anticolinesterásicos, em comparação com o placebo, reduziam os sintomas comportamentais com tamanhos de efeito de 0,10 a 0,16 no Inventário Neuropsiquiátrico (NPI), dependendo do grau de gravidade da demência.[270]

Administração

Os anticolinesterásicos são administrados em doses inicialmente menores e ocorre a titulação para doses superiores com intervalos semanais ou maiores, conforme a tolerabilidade do paciente. O primeiro anticolinesterásico usado na DA foi a tacrina, posteriormente abandonada em face de efeitos colaterais graves (hepatotoxicidade). Os anticolinesterásicos de segunda geração incluem a donepezila, a rivastigmina e a galantamina, as quais mostraram eficácia na melhora do funcionamento cognitivo de pacientes com DA leve a moderada.

Rivastigmina

A rivastigmina impede a degradação da acetilcolina, inibindo a acetilcolinesterase e também a butirilcolinesterase (BuChE), uma colinesterase que desempenha papel importante em algumas regiões cerebrais, como o hipocampo, os núcleos talâmicos e a amígdala.[271] Os efeitos colaterais mais comuns são náuseas, diarreia, vômitos, fraqueza muscular, perda de apetite, perda de peso, tontura, sonolência e dor de estômago. As cápsulas são administradas a cada 12 horas, existindo apresentações de 1,5 mg, 3 mg, 4,5 mg e 6 mg. Existe uma apresentação de solução oral com 2 mg/mℓ. Deve-se sempre fazer uma titulação gradativa para cima. Existe um sistema transdérmico de administração da rivastigmina que libera a medicação por meio de um adesivo cutâneo, sendo uma alternativa à cápsula oral. As três apresentações dos adesivos, de 5 cm^2, 10 cm^2 e 15 cm^2, liberam, nas 24 horas, respectivamente, 4,6 mg, 9,5 mg e 13,3 mg de rivastigmina.

Donepezila

A donepezila está disponível no Brasil em apresentações de comprimidos de 5 e 10 mg. O início do tratamento se dá com a dose de 5 mg, a qual, após 4 semanas, pode ser elevada para 10 mg. Existem apresentações de donepezila de 10 mg associadas a memantina 5 mg, 10 mg, 15 mg e 20 mg. Inicia-se com a combinação 10/5 mg e, a cada semana, procede-se ao aumento da combinação que contém a dose imediatamente superior da memantina até se alcançar o comprimido de 10/20 mg.

Galantamina

Também com ação nicotínica, a galantamina está disponível em nosso meio em comprimidos de liberação lenta administrados 1 vez/dia. As doses dos comprimidos são de 8 mg, 16 mg e 24 mg. Em geral, espera-se um período de 4 semanas para aumento das doses.

Memantina

A memantina é um fármaco disponível para o tratamento da DA moderada a grave. Considera-se que a memantina exerça seu efeito terapêutico atuando como antagonista de baixa a moderada afinidade do receptor NMDA, que se liga preferencialmente para abrir canais de cálcio operados pelo receptor NMDA.[272,273]

Uma metanálise incluiu ensaios controlados randomizados da memantina em monoterapia para DA, descartando os estudos em que os pacientes também utilizavam um inibidor da colinesterase. A função cognitiva, as atividades da vida diária, os transtornos comportamentais, a função global, o estágio da demência, a taxa de descontinuação do fármaco e os efeitos colaterais individuais foram comparados entre a monoterapia com memantina e os grupos placebo. Os resultados primários avaliados foram a função cognitiva e os transtornos comportamentais. Foram identificados nove estudos, com o total de 2.433 pacientes que atendiam aos critérios de inclusão do estudo. A monoterapia com memantina melhorou significativamente a função cognitiva (diferença de média padronizada [SMD] = –0,27, IC 95% = –0,39 a –0,14, p = 0,0001), transtornos comportamentais (SMD = –0,12, IC 95% = 0,22 para –0,01, p = 0,03), atividades da vida diária (SMD = –0,09, IC 95% = –0,19 para –0,10, p = 0,05), avaliação da função global (SMD = –0,18, IC 95% = –0,27 para –0,09, p = 0,0001) e estágio de demência (SMD = 20,23, IC 95% = –0,33 a –0,12, p = 0,0001). A memantina foi superior ao placebo em termos de descontinuação devido à sua ineficácia (RR = 0,36, IC 95% = 0,17 a 0,74, p = 0,006, número necessário para prejudicar [NNH] = não significativo). Além disso, foi associada a menos agitação em comparação com o placebo (RR = 0,68, IC 95% = 0,49 a 0,94, p = 0,02, NNH = não significativo). Não houve diferenças significativas na taxa de interrupção em razão de todas as causas, eventos adversos e efeitos colaterais individuais, além da agitação entre os grupos de memantina em monoterapia e placebo. Os autores concluíram que a monoterapia com memantina melhorou a cognição, o comportamento, as atividades da vida diária, a função global e o estágio da demência e foi bem tolerada por pacientes com DA; no entanto, o tamanho do efeito em termos de resultados de eficácia foi pequeno, motivo pelo qual existem evidências limitadas de benefício clínico.

A memantina é administrada com titulação gradual de doses. Inicia-se com 5 mg/dia e, a cada semana, aumentam-se 5 mg até alcançar a dose de 20 mg/dia. Existem apresentações de 10 mg que se administram 2 vezes/dia e também uma apresentação em comprimidos de 20 mg para dose única diária, geralmente pela manhã.

Exames iniciais e de controle

Os anticolinesterásicos são administrados em populações idosas, muitas vezes com comorbidades clínicas e em uso, por vezes, de vários medicamentos. É de se supor que alguns desses indivíduos já possuam um acompanhamento regular e estejam sendo avaliados com exames médicos e complementares a intervalos regulares. Dessa maneira, todo cuidado é recomendável no acompanhamento terapêutico de indivíduos que irão receber e continuar um tratamento para demência. Exames gerais de laboratório e um eletrocardiograma são recomendados antes do início do tratamento e a intervalos regulares no acompanhamento clínico.

Efeitos colaterais e tratamento

Embora os efeitos adversos geralmente surjam nas primeiras semanas do início do tratamento com os anticolinesterásicos, vários estudos utilizando bancos de dados administrativos têm apontado para preocupações de segurança com o uso em longo prazo desses agentes terapêuticos.[274] Por exemplo, a prescrição de anticolinesterásicos está associada a risco aumentado de necessidade de utilização de medicamento anticolinérgico para o tratamento da incontinência urinária, um evento adverso que é observado nesses pacientes.[275]

Efeitos colaterais resultantes do aumento da atividade colinérgica incluem: sintomas gastrintestinais como náuseas, vômitos, diarreia, anorexia, dispepsia, dor abdominal; distúrbios cardiovasculares, como síncope, arritmia, bradicardia; e outras manifestações, como tonturas, cefaleia, agitação, insônia, cãibras e sudorese.[276]

Indicações e eficácia

A donepezila é um inibidor reversível e altamente seletivo da AChE que detém a degradação da acetilcolina liberada nas fendas sinápticas, aumentando assim a transmissão colinérgica.[271] A donepezila também foi considerada eficaz no tratamento de comprometimento cognitivo em pacientes com DA leve a moderada. Em comparação com o placebo, estudos avaliando donepezila revelaram benefícios significativos em ADAS-Cog e MMSE.[277-279] Esse fármaco foi bem tolerado por pacientes com DA, com o relato de eventos adversos comuns (p. ex., náuseas, vômitos, diarreia, cãibras musculares) sendo consistentes com as ações colinérgicas do fármaco nessa população.[280] Embora a maioria dos estudos de DA tenha se concentrado em pacientes de gravidade leve a moderada, alguns realizados com a donepezila sugeriram que seus benefícios podem ser estendidos aos estágios mais avançados da doença.[281-283] Por exemplo, em um estudo randomizado, duplo-cego e controlado com placebo, 290 indivíduos com DA moderada a grave foram randomizados para receber donepezila ou placebo durante 24 semanas. Os resultados mostraram efeitos benéficos para os participantes que receberam a donepezila em comparação com aqueles que receberam placebo, incluindo melhora nos escores CIBIC-plus e MMSE. Muito boa tolerabilidade também foi relatada, com a maioria dos indivíduos com efeitos adversos (p. ex., diarreia, dor de cabeça e tonturas) classificando a experiência como leve, e apenas 8% dos pacientes tratados com donepezila foram descontinuados por causa dos efeitos colaterais.[281] Da mesma forma, os efeitos benéficos nas medidas cognitivas no tratamento com a donepezila por 12 meses também foram relatados em outro estudo que envolveu 295 pacientes com DA moderada a grave.[283] Embora a FDA tenha licenciado o comprimido de donepezila de 23 mg, o qual é usado nos EUA em estágios posteriores da doença de Alzheimer, a sua eficácia clínica, entretanto, continua incerta.[284]

A rivastigmina foi aprovada para o tratamento sintomático da DA leve a moderada. O tratamento da DA leve a moderada com rivastigmina foi documentado em várias revisões sistemáticas e metanálises.[271,285-287] Os resultados desses estudos (variando de 9 a 52 semanas) revelaram melhora estatisticamente significante no desempenho cognitivo, com o efeito mais significativo observado em indivíduos com a dose mais alta da medicação (6 a 12 mg/dia). Um modesto benefício clínico na cognição também foi relatado com o tratamento com altas doses de rivastigmina, o que foi associado à melhora de dois pontos no ADAS-Cog durante um período de 26 semanas em comparação com o placebo. Mais eventos adversos estatisticamente significantes, no entanto, como náuseas, diarreia, vômitos e tonturas, também foram relatados entre os pacientes em uso de doses altas de rivastigmina em comparação com aqueles que tomaram placebo.

A rivastigmina é aprovada pela FDA para o tratamento da demência na doença de Parkinson (DDP) leve a moderada. A eficácia da rivastigmina no DPP foi demonstrada em um dos dois grandes ensaios clínicos controlados e randomizados nesta população, o estudo EXPRESS.[288] Nesse estudo, foram selecionados 541 participantes com DDP leve ou moderada alocados para rivastigmina (até 12 mg/dia) ou placebo durante 24 semanas. Os pacientes com DDP tratados com rivastigmina apresentaram melhoras nas escalas adotadas como desfechos primários do estudo: na cognição avaliada pela ADAS-Cog e na Escala Global de Mudança Clínica (CGIC). Foram também observadas melhorias nos resultados secundários, incluindo tarefas que avaliam a atenção e a função executiva. Relatos subsequentes do mesmo banco de dados mostraram que esse padrão de resposta era indistinguível do visto em DA.[289] Uma frequência aumentada de vômitos, náuseas e tremor foi documentada em alguns casos do braço do tratamento ativo em comparação com o placebo. Em um estudo de acompanhamento longitudinal do EXPRESS, a melhora obtida com a rivastigmina foi sustentada por até 48 semanas, embora houvesse algum declínio na eficácia;[290] no entanto, nenhuma indicação de piora da função motora foi observada ao longo de 1 ano de tratamento, o que é claramente reconfortante dada a incapacidade física desses pacientes.[291] A galantamina é outro fármaco anticolinesterásico comumente administrado à população com DA. A galantamina tem pouca atividade na inibição da BuChE e é caracterizada por dois mecanismos farmacológicos que envolvem a inibição da acetilcolinesterase e a ligação aos receptores nicotínicos de acetilcolina, a fim de modular alostericamente as ações do ligante.[271,292] O benefício significativo da galantamina no funcionamento cognitivo (p. ex., melhora significativa nas pontuações da ADAS-Cog) em indivíduos com DA leve a moderada foi documentado em vários estudos, com maior efeito observado em 6 meses em comparação com 3 meses após início do tratamento. A maioria dos efeitos adversos relatados foi leve, sendo os sintomas gastrintestinais os eventos adversos mais comumente relatados.[287,292-295]

Uma metanálise recente investigou o efeito dos inibidores da colinesterase na descontinuação, eficácia e segurança e os efeitos de covariáveis relacionadas ao desenho do estudo, ao paciente e à intervenção no risco-benefício dos inibidores da colinesterase na DA. Os autores revisaram sistematicamente ensaios clínicos randomizados que compararam os inibidores da colinesterase a placebo. Quarenta e três ensaios clínicos randomizados controlados envolvendo 16.106 pacientes foram incluídos. A interrupção do tratamento, levando-se em conta todas as causas, foi maior com os inibidores da colinesterase (*odds ratio* [OR] = 1,66), assim como a interrupção devida a eventos adversos (OR = 1,75). Os inibidores da colinesterase melhoraram a função cognitiva (diferença de média padronizada = 0,38), sintomatologia global (diferença de média padronizada = 0,28) e capacidade funcional (diferença de média padronizada = 0,16), mas não sintomas neuropsiquiátricos. A rivastigmina foi associada a um desfecho mais desfavorável na descontinuação por todas as causas (OR = 1,66), e a donepezila, a maior eficácia na mudança global (diferença de média padronizada = 0,41). A proporção de pacientes com eventos adversos graves diminuiu com a idade (OR = −0,09). A mortalidade foi menor com os inibidores da colinesterase do que com o placebo (OR = 0,65). Os autores concluíram que os inibidores da colinesterase apresentam uma fraca relação risco-benefício.[296]

Descontinuação dos anticolinesterásicos

O tratamento em longo prazo com anticolinesterásicos associa-se a um pequeno, embora estatisticamente significativo, aumento do risco de bradicardia e à síncope e suas consequências (p. ex., implante de marca-passo e fratura de quadril). A interrupção do anticolinesterásico pode levar à perda de efeitos cognitivos e funcionais benéficos que podem parecer não evidentes. A decisão sobre continuar ou não o tratamento deve ser individualizada. Entretanto, existe um consenso geral de que a interrupção deve ocorrer quando a demência do paciente evoluir para um estágio grave.[274]

Devido aos efeitos colaterais conhecidos e aos custos da terapia contínua, a descontinuação dos anticolinesterásicos deve ser considerada ante possível piora da função cognitiva e maior comprometimento funcional. Sugere-se a descontinuação nas seguintes situações:[297]

- O paciente, o cuidador ou o tomador de decisão substituto decidem parar a medicação após serem informados dos riscos e benefícios da continuação e da descontinuação
- O paciente não adere ao tratamento e a prescrição contínua seria inútil
- A taxa de declínio cognitivo, funcional ou comportamental do paciente é maior com relação ao tratamento antes dele
- O paciente experimenta efeitos colaterais intoleráveis que são definitiva ou provavelmente relacionados com o fármaco
- As comorbidades do paciente tornam o uso contínuo do agente inaceitavelmente arriscado ou inútil (p. ex., doença terminal)
- A demência do paciente progride para um estágio avançado no qual não haveria benefício significativo da terapia continuada.

Sugere-se que a dose seja diminuída antes de parar o fármaco completamente. Se a medicação for descontinuada por falta de eficácia percebida, recomenda-se que o paciente seja monitorado nos próximos 1 a 3 meses para evidenciar um declínio observável. Se isso ocorrer, sugere-se que a reinstituição da terapia seja considerada.[297]

Conclusão

Em 1976, Davies e Maloney desenvolveram a hipótese colinérgica, que estabeleceu correlação positiva entre a perda da função colinérgica e a gravidade dos sintomas demenciais. A concentração de acetilcolina pode sofrer redução de até 40% com relação a seus valores basais. O modo que tem se mostrado mais promissor para aumentar a quantidade de acetilcolina na fenda sináptica são os inibidores de acetilcolinesterase (AchEI). Há benefício clínico em seis diferentes áreas: função cognitiva, funcionamento global, atividades da vida diária, sintomas comportamentais e sintomas psíquicos (alucinações e delírios, apatia, irritabilidade, depressão, comportamento aberrante, alterações do sono ou apetite e agitação, entre outros). Todos esses sintomas causam maior prejuízo na qualidade de vida do paciente e dos cuidadores.

ANTICOLINÉRGICOS, ANTI-HISTAMÍNICOS, BETABLOQUEADORES E AMANTADINA

Este tópico é uma miscelânea de medicações que, em Psiquiatria, são ligadas por sua utilidade no tratamento de sintomas extrapiramidais; contudo, essa não é a única aplicação possível desses fármacos, os quais, a despeito da característica comum, encontram usos diversos na prática psiquiátrica, adquirindo grande importância no arsenal terapêutico.

Antagonismo muscarínico: anticolinérgicos e anti-histamínicos

Farmacologia

Tanto os fármacos de uso psiquiátrico classificados como anticolinérgicos quanto os anti-histamínicos partilham o mesmo mecanismo essencial para o tratamento de alterações do movimento: o antagonismo muscarínico. A despeito do nome geral, as medicações anticolinérgicas aqui descritas (biperideno, triexifenidil, benzatropina etc.) não apresentam ação nicotínica, sendo sua relação com os receptores muscarínicos nos núcleos da base, que regulam a disponibilidade de acetilcolina, o principal mecanismo atribuído ao seu efeito nos distúrbios do movimento. De modo semelhante, os medicamentos anti-histamínicos aqui referidos (antagonistas H_1 como a prometazina e a difenidramina) utilizam também seus efeitos anticolinérgicos para exercer essas funções, motivo pelo qual apenas as moléculas de *primeira geração* dessa classe são de interesse para o tratamento de SEP.

Os anticolinérgicos apresentam ações em outros sistemas que podem explicar características acessórias das moléculas, como a ativação comportamental causada em graus diferentes pelos fármacos da classe e que os torna passíveis de abuso, bem como questionar hipóteses alternativas para a função terapêutica. São alguns desses mecanismos o antagonismo NMDA, o agonismo noradrenérgico e a inibição pré-sináptica da recaptação de dopamina.

Todos os anticolinérgicos têm boa absorção gastrintestinal e alta lipofilia, o que facilita sua passagem na BHE. Os anti-histamínicos também não demonstram problemas quanto à absorção e à distribuição. Em linhas gerais, as medicações aqui descritas têm metabolismo hepático.

Administração

O biperideno está disponível em apresentações orais de 2 mg de liberação imediata ou de 4 mg *retard*, bem como em 5 mg/mℓ, injetável, havendo 1 mℓ por ampola. Devido à sua meia-vida, recomenda-se que se inicie o uso com 1 mg 2 vezes/dia, escalonando a dose de acordo com clínica até, no máximo, 16 mg em tomadas distribuídas ao longo do dia. Quando do uso da apresentação injetável para distonia aguda, recomenda-se dose de 0,5 ou 1 mℓ, repetida de 30/30 minutos, até a resolução do quadro ou a administração de 20 mg da substância. O triexifenidil, por sua vez, é disponibilizado em apresentações de 2 e 5 mg VO.

A dose diária varia de 5 a 15 mg em doses fracionadas (mínimo de duas tomadas) devido à meia-vida entre 6 e 12 horas.

Entre os anti-histamínicos utilizados no tratamento de distonia aguda ou parkinsonismo, a prometazina é encontrada em comprimidos de 25 mg ou ampolas de 2 ml, 25 mg/ml, podendo ser usada em doses de até 100 mg, 4 vezes/dia, para fins de sedação. É também empregada na prática psiquiátrica como adjuvante, junto ao haloperidol injetável, no tratamento de agitação psicomotora.

A hidroxizina e a ciproeptadina são antagonistas H_1 de características próprias, tendo usos distintos do tratamento de SEP no contexto do cuidado em saúde mental. A hidroxizina, por ter um perfil com mais efeitos anti-histamínicos do que em outros receptores, é utilizada em pacientes com TAG. O uso específico da ciproeptadina advém de sua ação antisserotoninérgica, o que a torna orexígena (por isso, o uso em anorexia nervosa) e capaz de reverter alguns efeitos dos ISRSs (por isso, o uso nos efeitos colaterais sexuais como anorgasmia, por exemplo). Essa mesma característica da ciproeptadina é o que respalda seu uso em casos de síndrome serotoninérgica, com alguma evidência de melhora dos sintomas.

Exames iniciais e de controle

Apesar de não haver sugestão formal para monitoramentos laboratoriais, algumas avaliações complementares, como tonometria ocular, podem ser úteis ao longo do acompanhamento como formas de detectar possíveis efeitos colaterais (principalmente os anticolinérgicos, como precipitação de glaucoma de ângulo fechado, para o qual a tonometria seria benéfica).

Efeitos colaterais e tratamento

Os principais efeitos colaterais dos fármacos listados aqui são resultantes da ação anticolinérgica, como xerostomia, visão turva, glaucoma de ângulo fechado, obstipação, retenção urinária e piora de prostatismo. Em linhas gerais, todas as medicações dessas classes apresentam potencial sedativo e de redução dos reflexos, mas, nos anti-histamínicos, esses sintomas são mais frequentes.

Além disso, todas as medicações com perfil de ação antimuscarínica aumentam a carga anticolinérgica do paciente, o que, em idosos, adquire importância especial devido à precipitação de *delirium* e à piora do desempenho.[298-301] Estudos demonstram o impacto dessas medicações na cognição e o reflexo que a suspensão gradual desses fármacos tem na funcionalidade dos pacientes.[302]

Um modo efetivo de dirimir os efeitos negativos dessas medicações, além da ponderação cuidadosa da real necessidade no momento de prescrevê-los, é avaliar a carga anticolinérgica total e trocar/suspender medicações que estejam contribuindo para isso, mas com menor demanda clínica para o paciente (outras medicações que não as analisadas apresentam efeitos anticolinérgicos, como escopolamina, dimenidrato, ADT e antipsicóticos).

Convém atentar para o potencial de abuso, especialmente do biperideno e do triexifenidil, bem como de euforia e alucinações (em altas doses).[303,304]

Intoxicação

Nos quadros de intoxicação, novamente o componente antimuscarínico protagoniza a apresentação clínica, sendo possível o paciente ter sintomas que emulem uma superdosagem atropínica, como midríase, taquicardia, retenção urinária e febre, podendo evoluir ao coma e óbito. Em geral, há sedação, mas há casos em que o efeito paradoxal provoca agitação. Além do suporte clínico e da suspensão dos medicamentos responsáveis pelo quadro, em casos sugestivos de intoxicação anticolinérgica grave, pode-se utilizar fisostigmina em doses de 1 a 2 mg IV, em infusão lenta.[305]

Indicações e eficácia

Os anticolinérgicos são indicados para parkinsonismo e distonia aguda, não sendo clara a utilidade na acatisia. Os anti-histamínicos, além dos usos específicos da ciproeptadina e da hidroxizina (ver anteriormente), são utilizados para o parkinsonismo, a distonia aguda, a acatisia e a sedação.[306,307]

Profilaxia e interrupção abrupta

Devido aos riscos relatados, bem como à baixa perspectiva de benefício, a profilaxia para SEP com essas medicações não é recomendada para todos os pacientes que iniciam tratamento antipsicótico. Em homens jovens com prescrição de antipsicóticos incisivos, todavia, o risco de reações distônicas aumenta, o que torna o benefício de evitá-las maior, legitimando o uso profilático dos antimuscarínicos. Nessa situação, a instrução é manter a profilaxia apenas nos momentos iniciais (nas duas primeiras semanas, aproximadamente) para, então, prosseguir com o desmame. Essas medicações devem ser desmamadas para evitar abstinência e rebote colinérgico.

Betabloqueadores

Farmacologia

Os fármacos dessa classe são antagonistas dos receptores beta-adrenérgicos, variando entre si no que concerne à absorção no sistema digestório, à metabolização/excreção, à meia-vida, à lipofilia e à seletividade de bloqueio (restrito ao receptor β1 ou também com atividade em β2). As duas últimas características, devido à distribuição periférica dos receptores e à dificuldade de atravessar a BHE quanto menos lipofílica for a molécula, ganham destaque especial no contexto do uso psiquiátrico dessas medicações.

Administração

O betabloqueador mais utilizado em Psiquiatria é, provavelmente, o propranolol (bloqueador não seletivo e altamente lipofílico), disponível em apresentações de 10, 40, 80, 160 mg VO e 1 mg/ml IV. A posologia é variável de acordo com a indicação clínica: 10 a 40 mg, 30 minutos antes do evento ansiogênico, em casos de fobia social de desempenho; 20 a 160 mg/dia, distribuídos em 2 a 3 tomadas diárias, no caso de tremor induzido por lítio; e de 40 a 520 mg/dia, em 2 a 4 tomadas, para o tratamento de agressividade. A introdução do propranolol deve ser lenta, iniciando com doses menores (p. ex., 10 mg, 2 vezes/dia) e progredindo conforme a resposta clínica e a tolerância.

Exames iniciais e de controle

Devido aos seus efeitos cardiovasculares, com a possibilidade de indução de piora clínica de bloqueio atrioventricular preexistente, é importante a solicitação de ECG antes do início da medicação. Além disso, as aferições de níveis tensionais e frequência cardíaca fazem parte da avaliação clínica inicial e de seguimento, sendo indicada a suspensão do fármaco caso o paciente apresente bradicardia (menos de 50 bpm) ou hipotensão (PA sistólica < 90 mmHg ou diastólica < 60 mmHg).

Efeitos colaterais e tratamento

Além da bradicardia e da hipotensão mencionadas, essa classe é contraindicada para pacientes portadores de asma (induz broncospasmo) e diabéticos sob o risco de hipoglicemia, como os insulinodependentes, por exemplo. Outro efeito colateral frequentemente mencionado é o potencial depressogênico das moléculas mais lipofílicas, como o próprio propranolol citado anteriormente, embora esse dado seja controverso.

Intoxicação

Não há medidas específicas ou antídotos para intoxicação por betabloqueador. Convém atentar para o risco de choque e a necessidade de suporte hemodinâmico.

Indicações e eficácia

Essa classe é indicada para o tratamento de acatisia, tremor não parkinsoniano induzido por substâncias (p. ex., lítio e valproato), fobia social de desempenho e agressividade, especialmente em transtorno mental orgânico, mas possivelmente também em esquizofrenia. Há indícios de controle de sintomas físicos de ansiedade, embora não dos sintomas cognitivos.[308]

Profilaxia e interrupção abrupta

Na literatura, há estudos avaliando a hipótese de que o uso de terapia betabloqueadora após evento traumático serviria como profilaxia para transtorno de estresse pós-traumático (TEPT), mas as evidências ainda são insuficientes para tornar essa uma indicação formal dos antagonistas beta-adrenérgicos.[309,310]

Essas medicações devem ser desmamadas por risco de hipertensão de rebote.

Amantadina

Farmacologia

Os mecanismos responsáveis pela ação terapêutica desse fármaco nos SEP ainda são incertos. Acredita-se que o principal seja o aumento da transmissão dopaminérgica, porém a maneira como a medicação alcança esse efeito não foi devidamente esclarecida. Outras hipóteses implicadas são a da inibição não competitiva de NMDA, do antagonismo muscarínico leve e do estímulo à atividade da dopadescarboxilase cerebral.

O fármaco é bem absorvido no sistema digestório, sofre muito pouca metabolização e aproximadamente 90% da molécula são excretados intactos por via renal. A estabilidade dinâmica é alcançada em 4 a 7 dias de uso regular. O nível sérico de circulação é baixo, havendo maior tendência à concentração nos tecidos do que no plasma.

Administração

A medicação está disponível em formulação de 100 mg por comprimido. A dose habitual é de 200 a 300 mg/dia, divididos em duas ou mais tomadas; em idosos e pacientes com insuficiência renal, deve-se iniciar com mais cautela (100 mg/dia, em duas tomadas). Tal qual como nos antimuscarínicos, a orientação é de retirada da medicação após semanas iniciais de tratamento para avaliar a necessidade de manutenção por mais tempo ou possibilidade de suspensão definitiva.

Exames iniciais e de controle

Devido ao padrão de excreção do fármaco, é essencial uma avaliação da função renal antes de iniciar o tratamento, sendo necessários o acompanhamento conjunto e o aval do nefrologista em casos de pacientes com insuficiência renal e indicação de amantadina.

Efeitos colaterais e tratamento

Entre os efeitos colaterais comuns estão náuseas, dificuldade de concentração, insônia, pesadelos e edema pré-tibial. A medicação aumenta o risco de convulsões e piora úlceras gástricas/duodenais, sendo contraindicada a pacientes epilépticos ou com quadros ulcerosos instalados. Além disso, pode induzir livedo reticular (em geral, melhora com suspensão dos membros inferiores contra a gravidade) e sintomas psicóticos. O uso crônico da substância pode acarretar neuropatia periférica reversível.

Intoxicação

A concentração plasmática de amantadina em níveis superiores a 1,5 mg/mℓ está relacionada com sintomas de intoxicação, sendo predominante o quadro de agitação e alucinações de padrão confusional agudo. A fisostigmina pode ser utilizada, embora a indicação não seja tão clara quanto na intoxicação por anticolinérgicos. A diálise de qualquer modalidade não apresenta benefícios devido à baixa concentração sérica do fármaco, o qual está depositado nos tecidos.

Indicações e efetividade

O benefício em quadros de parkinsonismo farmacoinduzido é bem estabelecido, bem como no tratamento de discinesia induzida por levodopa. As evidências sobre o uso em discinesia tardia são exíguas, embora haja ensaios clínicos randomizados apontando para a efetividade também nesses casos. A amantadina é uma das medicações utilizadas no tratamento de SNM, com algumas evidências de melhora.

Interrupção abrupta

Devido ao risco de SNM induzida pela suspensão brusca, a medicação deve ser desmamada em período de 7 a 15 dias.

Conclusão

Este grupo de fármacos aqui descritos faz parte adicional do conhecimento médico de todas as especialidades, inclusive a Psiquiatria. Conhecer todos eles ajudará a obter melhor prática clínica. É possível se beneficiar do uso indicado e aprovado em bula, assim como de outras indicações.

Manejo Farmacológico dos Transtornos Psiquiátricos na Gravidez e na Lactação

Amaury Cantilino ▪ Leonardo Machado ▪ Juliana Parada ▪ Gislene C. Valadares

INTRODUÇÃO

A gestação e o puerpério provocam rápidas mudanças físicas e psicossociais na mulher. Esse período correlaciona-se com o surgimento de novas condições médicas e complicações de doenças preexistentes.

Embora o ciclo gravídico-puerperal seja tipicamente considerado um período de bem-estar emocional, o mito de que abrandaria transtornos psiquiátricos vem sendo destituído. O início ou o agravamento de transtornos mentais (TM) previamente existentes são comuns e, entre todas as fases da vida feminina, o pós-parto é o período de maior vulnerabilidade para o aparecimento de transtornos psiquiátricos.[1]

Apesar das observações acerca da evolução desfavorável dos TM no período perinatal, existem muito poucas recomendações específicas sobre a prescrição de psicotrópicos na gestação e na lactação. Esse panorama deixa médicos e pacientes diante de uma difícil e complexa decisão: continuar ou descontinuar o tratamento do TM se a paciente tem intenção de engravidar ou recebeu o diagnóstico de gravidez?

Em geral, os clínicos tendem a ficar intimidados com a prescrição de psicofármacos no período perinatal, sobretudo pela falta de informação sobre a segurança dessas medicações para a mãe e, mormente, o bebê. Nesta seção, propõe-se fornecer informações práticas sobre o manejo dos transtornos psiquiátricos durante a gravidez e a lactação.

PAPEL DO PSIQUIATRA NO ATENDIMENTO A MULHERES EM IDADE REPRODUTIVA

Dada a alta prevalência de transtornos psiquiátricos nas pacientes em idade reprodutiva e considerando que a taxa de fertilidade dessas mulheres geralmente é semelhante à da população geral, o psiquiatra deve levar em conta os variados aspectos descritos a seguir, independentemente dos planos concepcionais da mulher no momento do atendimento inicial (Tabelas 31.10 a 31.12). Como cerca de 50% das gestações não são idealizadas, o planejamento gestacional da mulher em tratamento psiquiátrico deve ser antecipado; portanto, psiquiatras e ginecologistas devem trabalhar em conjunto para garantir a contracepção eficaz para essas pacientes, quando for do desejo delas (Tabela 31.12).

As mulheres devem ser psicoeducadas quanto aos efeitos do tratamento a ser instituído na gestação e aos riscos da descontinuação abrupta diante de uma gravidez. Devem ser encorajadas,

Tabela 31.10 Aspectos clínicos do atendimento psiquiátrico a mulheres em idade reprodutiva.

- Utilizar psicofármacos com maior segurança ao processo reprodutivo – independentemente dos planos concepcionais da mulher
- Preferencialmente evitar ácido valproico e carbamazepina[3-5]
- Instituir parceria clínica com ginecologistas/obstetras para avaliar critérios de elegibilidade de método contraceptivo eficaz, considerando características do TM e da sexualidade feminina
- Considerar interações farmacológicas de psicofármacos e métodos de contracepção
- Auxiliar na decisão pela maternidade com base em expectativas realísticas, e não relacionadas com o mito do instinto materno,[6-8] reiterando informações sobre a gravidade do TM e seu impacto no desempenho das funções maternas
- Contribuir para o planejamento gestacional e a concepção em fase de estabilidade clínica. Se necessário, efetuar trocas de prescrição antes da concepção
- Considerar o desejo da paciente de amamentar quando da escolha do fármaco
- Gerenciar fatores de risco obstétricos e neonatais modificáveis antes, durante e após a gestação: sedentarismo, qualidade nutricional, estresse, relação com o parceiro, obesidade, tabagismo, uso de álcool e outras substâncias psicoativas

TM: transtorno mental.

Tabela 31.11 Interações farmacológicas de psicotrópicos e contraceptivos.[8]

Carbamazepina, oxcarbazepina, topiramato, fenobarbital, fenitoína:
- Não usar: POC/POP, adesivo, anel vaginal
- Pode usar: DIU-Cu, SIU-LNG, AMPD, IMPL

Ácido valproico:
- Não interfere em nenhum contraceptivo

Lamotrigina
- Cuidado ao usar: POC, adesivo, anel vaginal
- Pode usar: DIU-Cu, SIU-LNG, AMPD, IMPL, POP

POC: pílula oral combinada; POP: pílula oral de progesterona; DIU-Cu: dispositivo intrauterino de cobre; SIU-LNG: sistema intrauterino de levonorgestrel (Mirena®); AMPD: acetato de medroxiprogesterona de depósito (trimestral); IMPL: implante subcutâneo de etonogestrel.

caso engravidem, a não suspender os fármacos em uso antes de avaliação psiquiátrica para considerações clínicas sobre seu caso específico.[2]

Em uma perspectiva ampla, o psiquiatra pode atuar na otimização da saúde física e mental de sua paciente, bem como fortalecer habilidades e redes de apoio, antes, durante e depois da gestação.

Tabela 31.12 Fatores a considerar junto ao ginecologista visando a contracepção eficaz em mulheres com transtornos mentais (TM).

Fatores para a escolha do método:
- Adesão e regularidade de tomada – na escolha por anticoncepcionais orais
- Capacidade de postura assertiva com parceiro – na escolha por preservativo e tabela
- Previsibilidade das relações sexuais – em escolhas que requeiram preparação antecipada para o ato sexual, como preservativo, diafragma e espermicida
- Gravidade do TM: em casos graves, preferir métodos com eficácia prolongada, como anticoncepcionais injetáveis (mensais), de depósito (trimestrais – AMPD), IMPL e DIU-Cu/SIU-LNG. Ressalta-se que o DIU-Cu e o SIU-LNG podem ser inseridos em nuligestas

Fatores clínicos que aumentam o risco de gestações não programadas:
- Interações de psicofármacos e anticoncepcionais, com redução da eficácia destes
- Alterações hormonais secundárias a psicotrópicos, como a hiperprolactinemia, podem reduzir a fertilidade e/ou produzir irregularidades menstruais que elevam o risco de gravidez não planejada e dificultam seu diagnóstico precoce[9]
- Transtorno bipolar: episódios de hipomania e mania – em função de possível elevação da libido, impulsividade, uso abusivo de álcool e de outras substâncias psicoativas –, e julgamento prejudicado
- Esquizofrenia: mulheres com essa condição tendem a ter relações sexuais na mesma frequência que a população geral, porém com maior quantidade de parceiros, parceiros casuais, relações não planejadas, risco de abuso sexual e comportamentos de trocas (monetárias, de serviços, favores etc.) por sexo[10]

TM: transtorno mental; AMPD: acetato de medroxiprogesterona de depósito; IMPL: implante subcutâneo de etonogestrel; DIU-Cu: dispositivo intrauterino de cobre; SIU-LNG: sistema intrauterino de levonorgestrel (Mirena®).

RECOMENDAÇÕES E RISCOS DO TRATAMENTO PSIQUIÁTRICO

Abordagens não farmacológicas

Nesse período, o acompanhamento deve ser integral e contemplar medidas não farmacológicas que contribuam para a estabilidade psiquiátrica, facilitem a transição psicológica e social para a maternidade e fortaleçam a rede de apoio à mulher (Tabela 31.13).

Continuidade do tratamento farmacológico

Existe uma tendência à suspensão abrupta do uso de psicotrópicos logo antes ou no início da gestação, observada em estudos naturalísticos;[5] entretanto, qualquer recomendação de interrupção medicamentosa só deve ser feita após criteriosa avaliação individualizada que considere aspectos clínicos do TM apresentado pela mulher, a gravidade, a cronicidade, a recorrência, o risco de desestabilização na gestação e pós-parto, a evolução observada em período perinatal anterior, a resposta a tratamentos prévios e as atitudes e preferências do casal com relação ao uso de psicofármacos durante a gestação.

A suspensão ou a continuidade dos medicamentos devem ser uma decisão clínica compartilhada entre o casal e os envolvidos na assistência à gestante. Para nortear as decisões clínicas, convém considerar os riscos associados a:

- Interrupção do tratamento
- Transtornos psiquiátricos *per se*
- Tratamento medicamentoso.

Para algumas mulheres, a decisão pela manutenção do tratamento é clara, diante da gravidade de seu quadro ou de episódios puerperais prévios. Para outras, a ponderação dos fatores clínicos pode nortear outras escolhas, como a suspensão do tratamento antes da concepção ou logo após o diagnóstico da gestação, reintroduzindo-o após o primeiro trimestre (período de organogênese), apenas na detecção da recidiva de sintomas, no fim do terceiro trimestre, imediatamente após o parto, ou, ainda, apenas após o término da amamentação.[5] Mesmo nos casos em que se opta pela suspensão do psicofármaco, o acompanhamento psiquiátrico gestacional deve ser mantido, para observação especializada e próxima acerca de sintomas precoces de recaída e redefinição rápida da conduta.

Em geral, a interrupção do tratamento se correlaciona com recaídas. Isso também deve ser considerado quando da definição da estratégia terapêutica. Diante de sintomas psíquicos, principalmente dependendo de sua fenomenologia e de sua gravidade, a decisão compartilhada pela reintrodução do medicamento pode se tornar ainda mais complexa.[5] Em todos os casos, o psiquiatra deve manter contato com o obstetra e o pediatra, preparando a equipe para potenciais desfechos negativos relacionados com o TM e os psicofármacos.

Riscos associados à interrupção do tratamento

O fato de a interrupção do tratamento geralmente se associar à piora clínica ainda durante a gestação e/ou no pós-parto[5] deve ser considerado na decisão de manter ou suspender um tratamento em curso após o diagnóstico de gravidez (Tabela 31.14).

Nas mulheres que interrompem a medicação antes ou logo após engravidar, a recaída tende a ser mais precoce e de manejo clínico mais difícil, em geral requerendo doses mais altas de medicamentos ou polifarmácia. Isso aumenta a exposição fetal tanto à doença materna em atividade quanto aos fármacos.[9]

No grupo de pacientes que se desestabiliza mesmo mantendo a medicação, a recaída em geral é mais tardia e apresenta sintomas mais brandos, com boa recuperação após o aumento das doses.[9] Muitos desses casos se relacionam com as alterações fisiológicas da gravidez, como aumento da volemia, da metabolização hepática e da excreção renal, o que acarreta diminuição dos níveis

Tabela 31.13 Medidas não farmacológicas adjuvantes ao tratamento psiquiátrico na gravidez e no puerpério.

Modificações no estilo de vida: atividades físicas autorizadas pelo obstetra, nutrição adequada, abordagem do uso de nicotina, álcool e outras substâncias psicoativas, e higiene do sono

Psicoterapias
Podem ser indicadas a todas as pacientes, mas são fortemente recomendáveis[10] para mulheres com:
- Dificuldade em aceitar a gestação, que tenham sentimentos distorcidos ou negativos com relação ao feto
- Ansiedade relacionada com sua capacidade de desempenhar as funções maternas
- Risco de que vivências da gestação e do parto possam reativar memórias traumáticas, como estupros ou abusos sexuais
- Suporte social deficitário ou dificuldades em manter redes sociais e de apoio
- Dificuldades em serem assertivas com seus parceiros (p. ex., sobre o uso de preservativos ou o compartilhamento de responsabilidades nos cuidados parentais)
- Vivências de luto por morte ou perda da guarda de um filho; luto antecipatório relacionado com possível perda da guarda do filho da gestação atual

Psicoeducação:
- Importância da adesão aos tratamentos medicamentosos e adjuvantes
- Desenvolvimento da gestação, trabalho de parto, parto e puerpério – aspectos emocionais, relacionais e sexuais
- Amamentação
- Cuidados com o bebê e com o desenvolvimento infantil – aspectos da relação com o filho em suas diferentes etapas
- Sinais clínicos precoces de desestabilização psiquiátrica

Fortalecimento das redes de apoio familiar e social:
- O tratamento deve necessariamente envolver ampliação do suporte familiar e social
- Se necessário, promover auxílio para a parentalidade compartilhada (*coparenting*), elencando junto à mulher uma pessoa para exercer a função de auxiliar nos cuidados com o bebê e demais responsabilidades, sendo essas ações bem definidas e estabelecidas[10]
- Incentivo à participação em grupos virtuais e presenciais de apoio para mães durante a gravidez e o puerpério

Para mulheres com transtornos mentais graves, podem ser necessários treinamentos presenciais com o objetivo de:
- Fortalecer habilidades de autocuidado pessoais e sociais
- Encorajar habilidades para reconhecimento das necessidades do bebê, incluindo "pistas" não verbais, para atender adequadamente às suas demandas
- Aumentar a empatia e reduzir distorções sobre a percepção materna
- Fortalecer o vínculo e o contato com o bebê e com o serviço de saúde
- Orientar sobre a estimulação adequada do bebê

Tabela 31.14 Riscos psiquiátricos associados à interrupção do tratamento durante a gestação.

Depressão unipolar:
- O risco de recaída é até 5 vezes maior em comparação com as pacientes que mantêm o tratamento, acometendo 75% das mulheres[11]
- Entre mulheres que mantêm os antidepressivos, até 26% podem apresentar recaída durante a gestação, em geral precoce[12]

Transtornos de ansiedade:
- A gestação costuma aumentar o risco de recorrência de transtorno de pânico pregresso[13]
- O pós-parto tem sido identificado como um período de precipitação ou exacerbação de transtornos de ansiedade, destacando-se o transtorno de ansiedade generalizada (16,5%), a fobia social (11,2%) e o transtorno obsessivo-compulsivo (9%)[12]

Transtorno bipolar (TB):
- De maneira geral, o risco de recaídas no período perinatal chega a ser de 70% em mulheres não tratadas[4]
- Um terço das mulheres com TB apresentará recaída após o parto.[14] Mais da metade dos casos puerperais começam ainda na gravidez[9]
- O risco de recaída é maior após a interrupção do tratamento (66%) em comparação com as mulheres que o mantêm (37%)[14]
- Os riscos de recaída são maiores quando a descontinuidade do estabilizador de humor ocorre em período inferior a 30 dias[15]
- Na gestação, estados mistos ou depressivos são mais comuns; e os sintomas costumam ser mais leves que os do pós-parto
- No pós-parto, a prevalência de episódio depressivo é de 19% para TB tipo I e 29% para TB tipo II.[16] As taxas de mania ou hipomania foram 2 vezes maiores com relação às observadas no período pré-gravídico[5]
- As portadoras de TB têm risco 100 vezes maior de psicose pós-parto do que a população geral: 10 a 20% *versus* 0,1 a 0,2%[16,17]
- Nas mulheres com história de psicose puerperal, o risco de novo episódio após o parto é maior do que o de pacientes bipolares sem antecedente de psicose puerperal (29% *versus* 17%)[14]
- Em mulheres com episódio único puerperal, deve-se considerar introdução de profilaxia imediatamente após o parto – minimizando o risco de novo episódio, enquanto se reduz a exposição fetal aos medicamentos na gestação[14,18]

Esquizofrenia:
- As mulheres com essa condição estão mais propensas à exacerbação dos sintomas do que à remissão deles, durante a gravidez[19]
- Até 50% das pacientes que interrompem o tratamento apresentam recidiva,[20] com episódio psicótico no primeiro ano de vida do filho, principalmente nos três primeiros meses após o parto[10]
- Entre as que mantêm o tratamento, 16% apresentam recaídas[20]
- Os episódios psicóticos pós-parto tendem a ser mais tardios nas mulheres com esquizofrenia (meses) em relação às bipolares (semanas)[10]

plasmáticos dos psicofármacos.[21] Os antidepressivos (AD) podem apresentar quedas de níveis séricos de grande magnitude, o que requer aumentos da dose e até 65%, dependendo da medicação; no caso do lítio, de até 100%, dependendo da litemia. A lamotrigina pode necessitar de aumento da dose de até 250%.[22] Já no pós-parto, podem ser necessárias reduções das doses para os níveis pré-gravídicos. Dessa maneira, é importante que o psiquiatra esteja atento às alterações que cada fármaco prescrito pode provocar na gestação e após o parto.

Riscos associados aos transtornos psiquiátricos

A existência de um transtorno psiquiátrico por si só se associa a aumento de riscos com desfechos negativos maternos, obstétricos e fetais (Tabelas 31.15 e 31.16). O risco de suicídio aumenta em 70 vezes no primeiro ano após o nascimento de um filho, sendo a principal causa de mortalidade materna nesse período.[23,24]

Tabela 31.15 Riscos associados aos transtornos de depressão e de ansiedade.

Riscos maternos: pior adesão às orientações pré-natais, agravo de comorbidades clínicas, aumento de comportamentos de autoagressão e suicidas, maior exposição a nicotina, álcool e outras substâncias psicoativas, comprometimento do relacionamento conjugal e familiar, maior risco de DPP[25-31]

Riscos obstétricos: maior risco de abortamento espontâneo, pré-eclâmpsia, parto prematuro, descolamento de placenta, partos instrumentalizados ou cirúrgicos

Riscos fetais: prematuridade, menores crescimento e ganho ponderal, recém-nascido de baixo peso (< 2.500 g) ou pequeno para idade gestacional (percentil < 10%)

Riscos neonatais: maior risco de má adaptação neonatal e de admissão para cuidados intensivos[12]

Padrão de desenvolvimento dos bebês:
- Recém-nascidos de mães com depressão tendem a exibir perfil bioquímico similar ao das mães afetadas: cortisol elevado, níveis periféricos de dopamina e serotonina diminuídos, maior atividade cerebral frontal direita evidenciada no EEG e menor tônus vagal[32,33]
- Os bebês de mães com depressão apresentam mais irritabilidade, menos atividade, menos interesse e menos expressões faciais em resposta a expressões de alegria ou surpresa[34]
- Uma vez que dependem muito dos cuidados e da responsividade emocional da mãe,[35] exibem menos afeto positivo e maior desafeto, têm menor nível de atividade e menos vocalizações, costumam distanciar o olhar e apresentam mais aborrecimentos, protestos mais intensos, mais feições de tristeza e de raiva, menos expressões de interesse e uma aparência depressiva com poucos meses de idade[36]
- Além disso, quanto mais grave e persistente for a DPP materna, maior a chance de prejuízos na relação mãe-bebê e de repercussões no desenvolvimento da criança[37]

DPP: depressão pós-parto; EEG: eletroencefalograma.

Riscos associados ao tratamento farmacológico

Embora os tratamentos realizados durante a gestação e a lactação não sejam isentos de riscos, em geral se considera que os riscos associados ao TM não tratado sejam tão ou mais importantes do que aqueles associados à exposição materna e fetal aos medicamentos.[4] A avaliação dos riscos relacionados com o tratamento deve sempre envolver fatores confundidores, como tipo e gravidade dos TM. Além disso, mulheres portadoras de transtornos psiquiátricos costumam apresentar características que aumentam os riscos obstétricos e neonatais, como idade mais avançada, maiores índices de sobrepeso e obesidade, uso significativamente maior de nicotina, álcool e outras substâncias psicoativas.[5]

Os estudos disponíveis são bastante heterogêneos. Além das diferenças metodológicas, muitos não consideram adequadamente os fatores confundidores ao avaliar a segurança dos medicamentos. Dessa maneira, os resultados apontados podem ser conflitantes, sendo difícil estabelecer relação de causalidade ou diferenciar os riscos associados à doença daqueles referentes ao tratamento.

Tabela 31.16 Riscos associados aos transtornos mentais graves.

Riscos maternos:
- Pior adesão às orientações e ao uso de vitaminas no pré-natal
- Maior prevalência pré-gravídica de hipertensão arterial sistêmica, hipotireoidismo, diabetes e doenças tromboembólicas[37]
- Maiores prevalências de hipertensão gestacional, diabetes gestacional, pré-eclâmpsia e eclâmpsia[19,20,37]
- Ampliação de comportamentos de autoagressão e suicidas. Maior risco de suicídio consumado[38]
- Maior exposição a nicotina, álcool e outras substâncias psicoativas
- Maior mortalidade pós-natal[39]

Riscos obstétricos:
- Maiores índices de anormalidades placentárias, descolamento de placenta, hemorragias antenatais,[20] maior probabilidade de término eletivo das gestações, partos instrumentalizados e cirúrgicos[40]
- As mulheres com esquizofrenia apresentam o dobro de risco de complicações obstétricas em comparação com a população geral[4]

Riscos fetais: maior risco de prematuridade,[37,41] recém-nascidos muito grandes ou pequenos para a idade gestacional[37]

Riscos neonatais e de desenvolvimento: índice de Apgar baixo,[20,42] má adaptação neonatal, hipoglicemia,[20] maior risco de admissão para cuidados intensivos,[42] prejuízos no desenvolvimento neurocognitivo[20]

Impacto no desempenho das funções maternas:
- As taxas de amamentação são 8 vezes menores do que as da população geral[41]
- Prejuízos de habilidades cognitivas e afetivas, instabilidade emocional, maiores níveis de ansiedade e baixa autoconfiança na capacidade de maternar[10]
- Os sintomas psicóticos podem acarretar reconhecimento tardio e negação da gestação, tentativas de antecipar o trabalho de parto, interpretação inadequada dos sinais do trabalho de parto, maior risco de parto sem assistência[10]
- Os sintomas positivos podem envolver delírios de que o bebê é defeituoso ou está morto, de que o parto não ocorreu, interpretações delirantes de fatos fisiológicos, bem como alucinações auditivas de comando para ferir o bebê, sintomas paranoides e desconfiança dos cuidadores auxiliares ou da rede de apoio
- Os sintomas negativos acarretam dificuldade de compreender pistas não verbais da comunicação do bebê, prejuízo em atender às suas demandas, baixa interação mãe-bebê e estimulação inadequada[10]
- Risco de neonaticídio e infanticídio[39]

O uso de psicotrópicos por gestantes vem ocorrendo de modo crescente ao longo dos anos. Estima-se que 8% delas usem psicofármacos, com polifarmácia ocorrendo em até 80% dos casos.[43] Os riscos advindos de diferentes associações medicamentosas não são exatamente conhecidos, mas observa-se que aumentam a chance de desfechos negativos, como malformações, má adaptação neonatal e necessidade de cuidados especiais para o bebê.[41,43]

Os riscos para o concepto com relação ao uso de psicofármacos durante a gravidez são:

- Teratogênese estrutural: o risco de alguma malformação congênita em um recém-nascido (RN) não exposto a medicações ou agentes físicos sabidamente teratógenos é de 2 a 3%. Considera-se que uma medicação pode ser teratogênica quando a taxa de malformações nos bebês expostos é maior do que a esperada nos bebês não expostos

- Teratogênese comportamental: diz respeito à exposição a uma medicação psicoativa no período de neurodesenvolvimento fetal afetar negativamente o desenvolvimento futuro da cognição e do comportamento da criança
- Toxicidade perinatal: envolve sintomas secundários a medicações administradas nos dias próximos ao parto.

USO DE PSICOFÁRMACOS DURANTE A GRAVIDEZ

A seguir serão descritos os achados relatados até o momento para as diferentes classes de psicofármacos.

Antidepressivos

Nenhuma malformação específica foi consistentemente associada aos AD como grupo, a despeito de coortes numerosas de gestantes expostas a essas medicações. Três revisões recentes, no entanto, concordam que as limitações éticas ou a falta de controle de importantes fatores de risco tornam alguns achados inconclusivos.[44-46]

Os inibidores seletivos de recaptação de serotonina (ISRSs) associam-se a um pequeno aumento no risco de pré-eclâmpsia, hemorragia pós-parto, parto prematuro, hipertensão pulmonar persistente do RN e internações em unidades de terapia intensiva (UTI) neonatal, embora o risco absoluto desses desfechos seja baixo.[45]

Sintomas de má adaptação neonatal, em geral leves e transitórios, parecem relacionar-se com a exposição aos ADs ao fim da gravidez. Existem relatos de que o tratamento com antidepressivos tricíclicos (ADT) ao longo da gravidez pode ocasionar mioclonias, convulsões transitórias, taquipneia, taquicardia, irritabilidade e sudorese profusa. Podem acontecer constipação intestinal e retenção urinária em decorrência de efeitos anticolinérgicos. O uso de ISRS no terceiro trimestre da gestação está associado à hipotonia, à dificuldade para sucção, à hipoglicemia, à hipotermia e à agitação.

Em tese, a redução da dose ou a retirada do AD ao fim da gravidez deveria diminuir a incidência desses sintomas; no entanto, ainda não está bem estabelecido se os sintomas de toxicidade neonatal descritos acontecem em decorrência dos ADs ou da depressão. Um estudo analisou aproximadamente 120 mil prontuários de RN no intuito de observar o impacto de se interromper o ISRS pelo menos 14 dias antes do parto. Ele revelou que controlar variáveis confundidoras, como gravidade da doença materna e redução da exposição ao ISRS ao fim da gravidez, não teve efeito clínico significativo na adaptação neonatal. Esses achados alertam para a possibilidade de os eventos adversos neonatais não se deverem a efeitos agudos de AD, como toxicidade ou síndrome de retirada.[47]

Estudos de coorte mostraram que crianças expostas a AD durante o período fetal, quando comparadas com as saudáveis da mesma idade, não mostravam diferenças no coeficiente de inteligência global, no temperamento, no humor, no nível de atividade, no desenvolvimento da linguagem, cognitivo e motor, nos comportamentos externalizantes e na atenção.[48,49]

Um estudo retrospectivo tipo caso-controle sugeriu a associação entre o uso de ISRS na gravidez e a ocorrência de transtornos do espectro do autismo (TEA). Entre os casos de TEA, 6,7% haviam tido exposição a ISRS durante a gravidez, e 3,3% dos controles tinham esse dado em seus prontuários. O efeito de associação mais forte foi observado com o tratamento no primeiro trimestre.[50] No entanto, vieses importantes, como fatores genéticos e falta de controle para estresse e transtornos maternos no pós-parto, devem ser mencionados como potenciais confundidores e limitadores de eventuais conclusões.[51] Quando estudos de maior qualidade que investigam a correlação entre TEA e AD são analisados, observa-se alguma evidência de aumento de risco de TEA em filhos de mães que apresentaram depressão grave durante a gravidez. Até o momento, no entanto, a associação observada parece estar mais correlacionada com a doença materna do que aos AD.[52-56]

Estudos mais robustos sobre medicamentos na gestação foram realizados com ADT, fluoxetina, sertralina e escitalopram. Pelo perfil de efeitos colaterais, os ISRSs parecem ser os mais indicados. Alguns autores chegam a sugerir que a sertralina ou a fluoxetina são os ADs de escolha na gestação. Os inibidores da monoamina oxidase (IMAO) devem ser evitados, pois podem exacerbar a hipertensão específica da gravidez e interagir com fármacos tocolíticos utilizados para inibir o trabalho de parto. Outros fármacos, como bupropiona, venlafaxina e mirtazapina, não parecem causar malformações, porém os estudos são mais escassos. Um achado sugerindo leve aumento da chance de malformações, sobretudo cardíacas, em bebês expostos à paroxetina no primeiro trimestre gestacional causou grande polêmica no fim de 2005. Esse achado motivou a Food and Drug Administration (FDA) a reclassificar essa medicação em suas categorias de segurança. Logo em seguida, pesquisadores coletaram dados de serviços de informação em teratologia de vários países e concluíram que não havia diferença nas taxas de malformação congênita entre o grupo de bebês expostos à paroxetina e o grupo de não expostos. A controvérsia quanto à relação entre paroxetina e malformações congênitas, no entanto, persiste.[21]

Antipsicóticos

Os antipsicóticos (APs) têm sido usados para a abordagem de variados transtornos e sintomas psiquiátricos. Por isso, há maior necessidade de compreensão sobre seus efeitos no desenvolvimento do embrião, uma vez que uma quantidade crescente de mulheres em idade reprodutiva está exposta.[20] O uso de AP no período gestacional aumentou em 50% nas últimas duas décadas, com tendência a maior prescrição de AP atípicos do que de típicos para gestantes.[5]

Até o momento, os dados disponíveis não evidenciaram risco de malformações;[5,20] contudo, necessitam ser analisados sob um viés crítico,[4,20] pois, para detectar o aumento de risco de anomalias congênitas, seria necessário avaliar pelo menos 500 casos de exposição gestacional a cada um dos agentes, e uma quantidade ainda maior do que essa para possibilitar analisar fatores confundidores.[2,20]

Enquanto os APs de alta potência parecem ser bastante seguros, há relatos de malformações associadas aos de baixa potência, historicamente considerados de maior potencial teratogênico;[2,4,9] entretanto, não há contraindicação formal ao seu uso.[2] Para os APs atípicos, alguns estudos observam um pequeno aumento de risco de teratogenicidade, porém sem nenhum padrão específico, o que torna difícil atribuir esses eventos adversos aos medicamentos dessa classe.[41,57-59]

Com relação aos riscos obstétricos e maternos, o uso de AP parece associar-se a maiores índices de partos prematuros e/ou cirúrgicos.[5] Sobretudo com APs atípicos, há aumento do risco de ganho ponderal, intolerância à glicose e diabetes gestacional.[9,20] Dessa maneira, recomenda-se que os parâmetros metabólicos da gestante – peso, pressão arterial, glicemia – sejam adequadamente acompanhados.

Quanto às repercussões fetais, observam-se maior risco de prematuridade, baixo peso ao nascer e recém-nascidos grandes ou pequenos para a idade gestacional.[19,20,57] Não foram observados aumento de risco de abortos ou óbitos fetais.[20,58]

Há relatos de sintomas neonatais, como sedação ao nascer ou SEP, relacionados com o perfil de efeitos adversos do agente em uso.[20] A FDA publicou um alerta sobre a associação entre o uso de AP e SEP neonatal.[60] Os sintomas tendem a ser leves e transitórios e envolvem movimentos musculares anormais, tremores, inquietação, aumento de tônus muscular, distonias e parkinsonismo. Para os APs atípicos, há menos dados que possibilitem inferir seu impacto na adaptação neonatal;[20] no entanto, os sintomas neonatais aparentemente são menos frequentes do que nos RNs expostos a APs típicos (15,6 versus 21,6%).[61] Um estudo detectou percentual variável na passagem transplacentária de diferentes medicamentos: 72% para olanzapina, 65% para haloperidol, 49% para risperidona e 23% para quetiapina. Os bebês expostos à olanzapina apresentaram maior necessidade de internação em UTI neonatal, o que, hipoteticamente, poderia ser relacionado com o maior grau de exposição fetal.[62] De qualquer maneira, recomenda-se que todas as mulheres expostas a AP durante a gestação tenham seu parto em centros com disponibilidade de pediatra na sala de parto e suporte intensivo neonatal.[43,61]

Quanto ao neurodesenvolvimento, constatou-se que os filhos de mulheres com transtornos psicóticos apresentam mais atrasos cognitivos e motores. Como os transtornos psicóticos interferem na responsividade materna ao bebê, presume-se que possam contribuir para prejuízos no desenvolvimento de seus filhos. Apesar de algumas conclusões, os dados disponíveis não possibilitam inferir quais os mecanismos da doença e da exposição aos medicamentos que desencadeiam os sintomas.[20]

Carbonato de lítio

Embora o lítio seja usado há muitas décadas e considerado medicamento padrão-ouro para a abordagem do transtorno bipolar, surpreendentemente ainda existem controvérsias sobre seus efeitos na reprodução humana.[63,64] Apesar da tendência à redução de sua prescrição em gestantes,[5] esse medicamento pode ser uma boa opção para o manejo de gestantes bipolares.[65] Recomenda-se, entretanto, que mulheres em uso de lítio sejam encaminhadas para serviços terciários para acompanhamento psiquiátrico e obstétrico, e tenham seu parto em serviço com pediatra na sala e disponibilidade de UTI neonatal.[64]

Uma metanálise sobre o perfil de toxicidade do lítio demonstrou baixa associação entre uso de lítio e ocorrência de malformações, embora esta ainda seja clinicamente significativa.[63,65] Há incidência maior de anomalias estruturais cardíacas nos bebês expostos, correlacionada com a dose utilizada, sendo o risco relativo para todas as dosagens de 1,65 (IC: 1,02 a 2,68).[66] Embora exista aumento relativo do risco de malformação de Ebstein, o risco absoluto é baixo – de 0,05 a 1%.[15,17] Para a detecção pré-natal de eventuais anomalias, recomendam-se ultrassonografia (USG) morfológica e ecocardiograma fetal entre 18 e 22 semanas de gestação.[67]

A concentração sanguínea dessa substância no feto é a mesma na mãe; contudo, pode ocorrer toxicidade fetal mesmo quando o nível sérico materno se encontra em faixa terapêutica adequada, devido ao menor *clearance* renal fetal.[9] Níveis de lítio entre 0,8 e 1,0 mEq/ℓ são aceitáveis na gravidez, mas convém manter a menor litemia eficaz clinicamente e preferir a preparação de liberação prolongada.[68] Os níveis séricos do lítio apresentam grande variação perinatal, com redução ao longo da gestação – e risco da perda de eficácia, seguida de rápido aumento imediatamente após o parto – e risco de toxicidade materna. Recomenda-se que a litemia seja avaliada mensal ou quinzenalmente até a 36ª semana – a cada 7 dias no último mês de gestação, 24 horas após o parto e depois a cada ajuste de dose.[68]

Não há protocolo bem estabelecido quanto ao manejo próximo ao parto. Como complicações neonatais associam-se a maiores níveis séricos dessa substância, o medicamento pode ser suspenso no início do trabalho de parto ou entre 24 e 48 horas antes da indução do parto ou cesariana eletiva, e reintroduzido na dose pré-gravídica imediatamente após o nascimento do RN.[62,68]

Após o parto, podem ocorrer sintomas neonatais como hipotonia, letargia, dificuldades respiratórias e arritmias. A maioria dos bebês requer observação de perto em UTI até estabilização clínica.[62] Quando houver suspeita clínica de intoxicação neonatal por lítio, o nível sérico do bebê deve ser mensurado.[68] Os poucos dados disponíveis acerca do neurodesenvolvimento de crianças expostas ao lítio durante a gestação não demonstram evidências de prejuízos.[69-71]

Anticonvulsivantes usados como estabilizadores de humor

A maioria dos dados relacionados com a segurança reprodutiva de anticonvulsivantes (ACs) deriva de estudos com mulheres portadoras de epilepsia.[5] Os riscos maternos são hipertensão gestacional, parto prematuro e maiores índices de cesarianas.[72] Em geral, as alterações farmacocinéticas perinatais acarretam reduções de níveis séricos ao longo da gestação com risco de perda de eficácia. Outro aspecto importante é o aumento desses níveis logo após o parto, com consequente risco de intoxicação; portanto, o monitoramento laboratorial gestacional e pós-parto é fundamental.[68]

A exposição a AC, especialmente os de primeira geração – como ácido valproico (AVP) e carbamazepina (CBZ) –, aumenta os riscos de desfechos negativos fetais e neonatais em todos os aspectos.[5] Os níveis séricos maiores e as associações entre diferentes ACs, sobretudo quando envolvem o AVP, conferem um aumento adicional dos riscos.[2,72] Recomenda-se, preferencialmente, monoterapia e uso das menores doses clinicamente efetivas. A associação entre AVP e lamotrigina (LMT) é considerada especialmente complicada.

O risco de malformações e prejuízos no desenvolvimento neurológico e comportamental é 3 vezes maior em bebês expostos a AC na gestação do que na população geral, sendo particularmente aumentado para o AVP.[5] Com a suspensão do AC antes da concepção, os riscos são semelhantes aos das mulheres não expostas,[5] o que reforça, mais uma vez, a importância do uso de métodos contraceptivos eficazes, além de adequado planejamento concepcional.

Como mencionado, dentre todos os ACs, o AVP é o mais associado à teratogênese estrutural e neurocomportamental. Os riscos são 2 vezes maiores com relação aos expostos aos outros ACs.[5] Esses efeitos são relacionados com a exposição precoce após a concepção, entre a quarta e a quinta semana de gravidez, quando muitas gestações sequer são diagnosticadas.[5] Sobretudo por causa de seus efeitos de diminuição do quociente de inteligência e de outros parâmetros cognitivos nas crianças que foram expostas *in utero*, muitos autores consideram que o AVP deva ser contraindicado na gravidez. Além disso, a exposição a esse medicamento em mulheres em idade reprodutiva deve ser evitada sempre que possível.[68]

A expressão "síndrome fetal relacionada com anticonvulsivantes" (do inglês *fetal anticonvulsant syndrome*) é usada para descrever o conjunto de efeitos adversos relacionados com a exposição intrauterina aos ACs, sobretudo o AVP. Eles envolvem malformações estruturais maiores, como defeitos do tubo neural, fendas orofaciais, malformações cardíacas e hipospadia; e menores, como dismorfismos faciais e digitais, entre outros, restrição de crescimento intrauterino, comprometimento de desenvolvimento cognitivo e/ou problemas comportamentais – inclusive TEA. Algumas das malformações associadas à exposição a AC são passíveis de diagnóstico pré-natal, devendo ser investigadas com USG morfológica entre a 18ª e a 22ª semanas de gestação.[2]

Embora o uso preconceptivo de ácido fólico na população geral promova efeito protetor na formação do tubo neural, não há dados sobre esse potencial benefício em gestantes expostas a AC;[73,74] ainda assim, recomenda-se associação de ácido fólico na dose de 4 a 5 mg/dia em todas as mulheres expostas a anticonvulsivantes.[68,73,74] Sugere-se cautela na suplementação de ácido fólico em pacientes em uso de LMT, devido à potencial interação medicamentosa de ambos, com redução da eficácia da última.[75,76]

Quanto aos riscos neonatais, os sintomas de má adaptação neonatal são 2 a 3 vezes mais frequentes em fetos expostos a AC comparativamente aos não expostos.[5]

A LMT vem sendo usada cada vez mais em gestantes bipolares. Do ponto de vista estrutural, não parece haver aumento do risco de malformações com uso em monoterapia.[77] Os níveis séricos também apresentam grande variação na gravidez. Devido à ausência de uma faixa terapêutica bem definida, alguns autores sugerem que o nível basal pré-gravídico efetivo clinicamente seja aferido e usado como referência durante a gestação e no pós-parto.[68] As dosagens devem ser mensais na gestação e semanais no pós-parto, norteando os ajustes necessários. A toxicidade após o parto é comum e atinge cerca de 25% das mulheres nas 3 primeiras semanas após o nascimento do bebê.[68]

Uma recente metanálise, com cerca de 5.000 crianças expostas a AC na gestação e na lactação, observou um aumento significativo de incidência de TEA associado a AVP (*odds ratio* [OR] = 17,29, intervalo de confiança [IC] = 2,4 a 217,6), oxcarbazepina (OR = 13,51, IC = 1,28 a 221,4), LMT (OR = 8,88, IC = 1,28 a 112) e AVP + LMT (OR = 132,7, IC = 7,41 a 3.851). No entanto, há necessidade de replicação desse estudo com particular atenção às variáveis confundidoras.[77]

Dados teratológicos relacionados com outros AC usados como estabilizadores de humor são mais escassos e ainda não possibilitam conclusões sobre seus efeitos na reprodução humana.

Benzodiazepínicos e indutores do sono

Devem ser evitados durante a gestação, tendo-se em vista outras possibilidades terapêuticas eficazes e mais seguras. Caso sejam necessários, sugere-se uso na menor dose e pelo menor tempo possível. Em geral, considera-se que o potencial teratogênico relacionado com os benzodiazepínicos (BZD) é muito baixo; entretanto, convém especial atenção à toxicidade ou à abstinência neonatal. A hipotonia e a sedação são especialmente frequentes com o lorazepam. O clonazepam pode levar apneia, cianose, letargia e hipotonia. O alprazolam tem maior chance de causar síndrome de abstinência neonatal com inquietação, hipertonia, reflexos aumentados, tremores, apneia, diarreia e vômitos.[21]

Ao comparar crianças expostas durante a gestação com crianças não expostas durante a gestação em uma coorte populacional, a *odds ratio* ponderada (wOR) foi de 1,10 (IC 95% = 0,97 a 1,25) para parto prematuro e 1,03 (IC 95% = 0,76 a 1,39) para RN pequeno para a idade gestacional, enquanto a taxa de risco ponderada (wHR) foi de 1,40 (IC 95% = 1,13 a 1,73) para TEA e 1,15 (IC 95% = 0,94 a 1,40) para transtorno do déficit de atenção e hiperatividade (TDAH). No entanto, as análises pareadas entre irmãos não mostraram associação entre crianças expostas durante a gestação e seus irmãos não expostos para todos os resultados (nascimento prematuro: wOR = 0,84, IC 95% = 0,66 a 1,06; pequeno para a idade gestacional: wOR = 1,02, IC 95% = 0,50 a 2,09; TEA: wHR = 1,10, IC 95% = 0,70 a 1,72; TDAH: wHR = 1,04, IC 95% = 0,57 a 1,90). Da mesma forma, não foram observadas diferenças significativas ao comparar crianças cujas mães tomaram BZD e/ou drogas Z durante a gravidez com crianças cujas mães tomaram BZD e/ou drogas Z antes, mas não durante a gravidez, para os desfechos anteriores.[78]

A prevalência de transtornos do sono durante o período perinatal é alta, e grandes pesquisas em bancos de dados administrativos de saúde mostraram que o uso de melatonina exógena em grávidas é bastante comum, chegando a cerca de 4%. Grande parte da preocupação sobre o uso de melatonina durante a gravidez e a amamentação decorre de pesquisas com animais (uma revisão de oito estudos em humanos durante a prenhez e sete na amamentação), que mostram alguns desfechos negativos. Esses estudos clínicos não sugeriram grandes preocupações de segurança ou eventos adversos, mas é importante ponderar que há falta de estudos controlados que examinem a eficácia e a segurança da melatonina como tratamento para transtornos do sono durante a gravidez ou a amamentação.[79]

Fitoterápicos

Embora o uso dessa classe de medicamentos seja comum na gestação, seus riscos e benefícios carecem de maior documentação. São produtos sem controle adequado pelas agências reguladoras, e o fato de serem naturais não necessariamente implica sua segurança na reprodução humana. Dessa maneira, seu uso não deve ser recomendado.[80]

USO DE PSICOFÁRMACOS DURANTE A LACTAÇÃO

Ao se prescrever um psicotrópico para uma lactante, devem-se considerar os dois pacientes: a mãe, que precisa de tratamento; e o bebê, que não carece de medicações, mas necessita da mãe sadia e em condições de lhe prestar cuidados indispensáveis.[81]

Recém-nascidos e lactentes

Todos os medicamentos podem ser excretados no leite humano; em sua maioria, por difusão passiva. Os fármacos com meia-vida longa são mais suscetíveis de se acumular no leite materno. As medicações com elevada biodisponibilidade oral são mais facilmente absorvidas pela criança.[82]

Concentrações abaixo de 10% (da *Relative Infant Dose*) não causam eventos adversos significativos na maioria das crianças. Os mais comuns ocorrem mais frequentemente em RN e bebês com menos de 2 meses, e raramente em crianças com mais de 6 meses. A capacidade de metabolizar medicações não é totalmente desenvolvida nos RNs, e isso é ainda pior em bebês prematuros. Essa competência é adquirida gradualmente à medida que a função hepática amadurece, durante os primeiros 3 a 6 meses após o parto. Nos casos em que concentrações elevadas foram encontradas, as crianças tinham idade geralmente inferior a 3 a 4 meses.[83] Após esse período, não são esperados elevados níveis séricos de qualquer AD em crianças; portanto, a idade do bebê também é um fator importante na escolha do AD.[84] A possibilidade de reações idiossincráticas, não relacionadas com a dose, contudo, nunca pode ser descartada.[82]

Preferencialmente, os BZD devem ser evitados na lactação, embora não exista contraindicação ao seu uso. Os RNs expostos somente no pós-parto apresentam menos efeitos adversos do que aqueles expostos durante a gestação. A sugestão é utilizar os agentes de meia-vida mais curta, como lorazepam ou alprazolam, por pouco tempo, intermitentemente, em doses baixas e iniciados depois da primeira semana pós-parto.[21]

Com relação aos APs, a maioria dos bebês não mostra sinais de toxicidade,[21] embora mais dados quanto ao desenvolvimento neurológico e cognitivo das crianças expostas a essa classe medicamentosa sejam necessários. Quetiapina e olanzapina são consideradas opções de primeira escolha. A risperidona pode ser compatível com a amamentação, desde que o bebê seja supervisionado de perto. A clozapina e a amissulprida são contraindicadas.[85]

O uso de lítio, embora aceitável,[86] deve ser considerado com extrema cautela. Sua excreção no leite materno ocorre em concentrações consideradas altas,[87] e há relatos de toxicidade em bebês expostos, sendo necessário monitoramento próximo da criança, inclusive com litemia, o que acaba inviabilizando o seu uso na lactação na maioria dos casos.

Lactantes

De modo geral, as lactantes não devem ser aconselhadas a interromper a amamentação por necessidade de usar um AD.[88]

Os estudos com ADT, principalmente a nortriptilina e a amitriptilina, apontam para uma quantidade sérica no leite considerada baixa. Em lactentes, as doses variam de 0,5 a 3% para duloxetina, mirtazapina, paroxetina, sertralina, bupropiona e fluvoxamina; até 6% para escitalopram; e até 8% para desvenlafaxina. Em mães, percentuais séricos que se aproximam dos níveis significativos (ou seja, 10% ou mais) têm sido relatados para fluoxetina, citalopram e venlafaxina.[82] Os IMAOs, embora tenham uma concentração baixa no leite, são pouco recomendados, devido a interações medicamentosas e possíveis efeitos colaterais.

Vale ponderar que os níveis de AD no leite materno costumam variar relativamente pouco entre os intervalos de doses. Consequentemente, medidas como evitar a amamentação durante a fase de pico de concentração, tomar a dose diária do AD à noite, logo depois da mamada, ou extrair – e descartar – o leite contribuem muito pouco para reduzir a exposição do lactente.[84]

Os ISRSs, enquanto classe, são o grupo mais prescrito para mulheres lactantes. Devido ao bom perfil de tolerabilidade, eficácia em sintomas ansiosos, mais casos estudados e segurança para o RN, a paroxetina e a sertralina têm sido os ADs de escolha para o tratamento de transtornos de ansiedade e de DPP.[82]

Quando a mulher já usa um AD ao longo da gravidez, deve-se trocar o medicamento utilizado por um mais seguro na lactação? Em primeiro lugar, é importante frisar que a descontinuação de um tratamento essencial deve ser evitada no pós-parto, período em que a mulher está mais vulnerável, podendo, inclusive, ser problemática. A questão da segurança para o bebê na lactação deve, preferencialmente, ser considerada previamente quando da instituição do tratamento medicamentoso, seja durante a gravidez ou até antes disso. Isto significa que, para mulheres em idade reprodutiva, mesmo que não estejam grávidas ou lactantes, a segurança perinatal na hora da prescrição deve ser uma variável de grande importância. Se o AD escolhido estiver sendo eficaz, tenderá a ser mantido durante todo o período de gestação e pós-parto. Mais uma vez, o princípio mantém-se e agora se expande: o melhor AD para grávidas e lactantes é aquele que tem funcionado bem.[82]

O aleitamento materno de mulheres em uso de AVP e CBZ deve ser incentivado, pois essas substâncias apresentam baixa excreção e são seguras na lactação de bebês nascidos a termo e saudáveis. Por outro lado, LMT, gabapentina e topiramato apresentam maior concentração no leite materno; no entanto, não existem dados suficientes que assegurem se essas medicações podem afetar negativamente os lactentes. A LMT deve ser considerada de maneira individualizada, prescrita na menor dose possível, e requer monitoramento cuidadoso dos bebês expostos.[86,87] Há relatos de alterações hepáticas, renais e tireoidianas em bebês expostos aos últimos fármacos mencionados. A investigação laboratorial, entretanto, não é recomendada como rotina, mas apenas mediante suspeitas de comprometimento clínico do bebê.[87]

TRATAMENTO COM PSICOFÁRMACOS NO PERÍODO PERINATAL

Pelo que foi exposto até aqui, percebe-se que a decisão sobre o medicamento de escolha para tratar os transtornos psiquiátricos durante a gravidez deve considerar alguns pontos:

- Não existe escolha livre de risco
- Não tratar o transtorno da mãe poderá trazer danos ao concepto
- É imprescindível realizar avaliação clínica rigorosa do caso
- A escolha da medicação é uma decisão compartilhada entre o médico, os genitores e outras pessoas envolvidas
- O obstetra e o neonatologista podem participar do processo de escolha
- Há casos, como quadros graves ou com sintomas psicóticos, em que a gestante não tem plena capacidade de decisão
- A confiança da gestante no médico é fundamental, inclusive para minimizar possíveis efeitos colaterais dos medicamentos.

Além disso, é preciso ter em mente alguns aspectos cronológicos relacionados com os sintomas e a gestação:

1. A paciente tem um transtorno controlado e procurou aconselhamento psiquiátrico antes de engravidar
2. A paciente tem um transtorno controlado e engravidou sem planejamento, só procurando ajuda depois de ter engravidado
3. A paciente está em um episódio agudo e engravidou
4. A paciente teve exacerbação de um transtorno prévio durante a gestação
5. A paciente teve início de um transtorno durante a gestação.

Cada um desses cenários tem uma particularidade no raciocínio clínico. Nas situações 1 e 2, caso a decisão seja pela manutenção do tratamento farmacológico, mesmo na fase de organogênese, recomenda-se manter o uso do mesmo psicofármaco. Em primeiro lugar, porque grande quantidade de mulheres que optam por descontinuar o fármaco tem recaída durante a gravidez, sobretudo as que estão no primeiro trimestre e aquelas com história de quadros crônicos. Além disso, parece consensual entre os pesquisadores envolvidos no trabalho de saúde mental da mulher que o melhor medicamento a ser mantido na gravidez é aquele que cessa os sintomas da paciente, com exceções feitas a fármacos com alto potencial teratogênico, como o AVP.

Nas situações 4 e 5, o direcionamento medicamentoso deverá se nortear pelos conhecimentos científicos já registrados acerca do psicofármaco na gravidez. Assim, as medicações mais vendidas e com maior tempo de mercado tendem a apresentar um volume maior de estudos. Na situação 3, pode ser necessário realizar a troca medicamentosa caso não seja oportuno o aumento de dose, dependendo da gravidade dos sintomas. Desse modo, o raciocínio será similar ao das situações 4 e 5.

Quanto aos diferentes transtornos psiquiátricos, podem ser considerados os raciocínios clínicos demonstrados nas Figuras 31.18 a 31.21.

CONCLUSÃO

Há necessidade de treinamento de equipes específicas para esses cuidados e para a organização de serviços como unidades-dia, internação psiquiátrica conjunta mãe-bebê, além dos cuidados

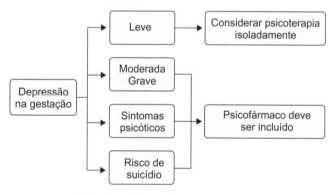

Figura 31.18 Raciocínio clínico do tratamento da depressão na gestação.

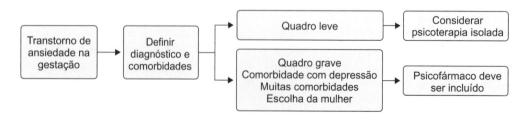

Figura 31.19 Raciocínio clínico do tratamento dos transtornos de ansiedade na gestação.

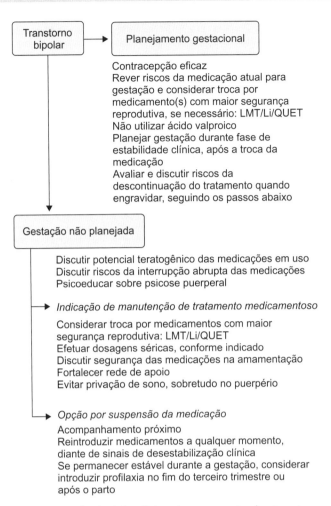

Figura 31.20 Raciocínio clínico do tratamento dos transtornos bipolares na gestação. LMT: lamotrigina; Li: carbonato de lítio; QUET: quetiapina.

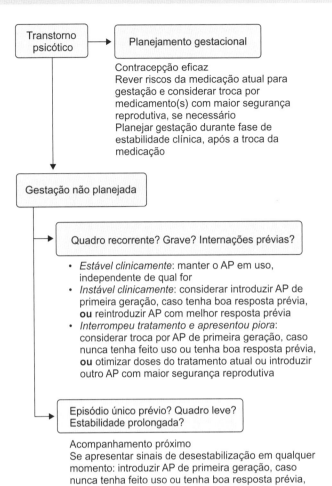

Figura 31.21 Raciocínio clínico do tratamento dos transtornos psicóticos na gestação. AP: antipsicótico.

básicos domiciliares em saúde mental perinatal, que proporcionam um tratamento com menor ruptura de vínculos familiares e sociais para a mãe e o bebê, incluindo a oportunidade de convivência com outras mulheres em situação semelhante. É imprescindível a colaboração entre Enfermagem, Serviço Social, Terapia Ocupacional, Psicologia, Ginecologia, Obstetrícia, Neonatologia e Pediatria, além de suporte legal.[89]

Diante de algumas controvérsias e de temas ainda inconclusivos, considera-se que o limiar para a decisão de prescrever um psicotrópico na gravidez seja maior do que em outras fases da vida. Tempo e sensatez são fundamentais para as pacientes não correrem riscos desnecessários relacionados com os psicofármacos, nem serem negligenciadas em seu sofrimento, devido a preconceitos e a estigma também ligados à doença mental e aos psicofármacos.

Salienta-se que, por mais que as pesquisas forneçam dados relevantes para o estabelecimento de diretrizes de conduta, apenas o contato com as pacientes consegue validá-los. É a experiência clínica de atenção a diferentes pacientes e contextos variados que revela a verdadeira noção do grau de sofrimento, de prejuízos e de potenciais benefícios ou problemas envolvidos na condução de um tratamento perinatal.[90]

REFERÊNCIAS BIBLIOGRÁFICAS

Psicofarmacologia e principais psicofármacos

1. Penildon S. Farmacologia. Rio de Janeiro: Guanabara Koogan. 2010; Cap. 8, p. 818.
2. Brunton LL, Chabner LL, Knollmann BC. As bases farmacológicas da terapêutica de Goodman & Gilman.12. ed. Porto Alegre: AMGH; 2012.
3. Santos Jr A, Botega NJ, Torre OHD. Psicofármacos: conceitos básicos. In: Botega JN (Org.). Prática psiquiátrica no hospital geral. 4. ed. Porto Alegre: Grupo A; 2017.
4. Cordioli AV, Gallois CB, Isolan L. Psicofármacos: consulta rápida. Porto Alegre: Artmed; 2015.
5. Rang R, Ritter JM, Flower RJ et al. Rang & Dale – Farmacologia. Rio de Janeiro: Elsevier; 2015.
6. Mantovani C, Migon MN, Alheira FV et al. Manejo de paciente agitado ou agressivo. Rev Bras Psiquiatr. 2010; (Suppl 2): S96-S103.
7. Biagi E, Capuzzi E, Colmegna et al. Long-acting injectable antipsychotics in schizophrenia: literature review and practical perspective, with a focus on aripiprazol once-monthly. Adv Ther. 2017;34(5):1036-48.

8. Chillistone S, Hardman JG. Factors affecting drug absorption and distribution. Anaesth Intens Care Med. 2017;18(7):335-9.
9. Baxter K, Preston C. Stockley's drug interactions.London: Pharmaceutical Press; 2010.
10. Stahl SM. Stahl's essential psychopharmacology. 4. ed. 2013.
11. Spina E, de Leon J. Clinical applications of CYP genotyping in psychiatry. J Neural Transm. (Vienna). 2015;122(1):5-28.
12. Nelson DR. The cytochrome p450 homepage. Hum Genom. 2009;4(1):59.
13. Meyer UA. Pharmacogenetics-five decades of therapeutic lessons from genetic diversity. Nat Rev Genet. 2004;5(9):669.
14. Ingelman-Sundberg M, Sim SC, Gomez A et al. Influence of cytochrome P450 polymorphisms on drug therapies: pharmacogenetic, pharmacoepigenetic and clinical aspects. Pharmacol Rher. 2007;116(3):496-526.
15. Sadock BJ, Sadock VA, Sussman N. Princípios gerais de psicofarmacologia. In: Manual de farmacologia psiquiátrica de Kaplan & Sadock. 4. ed. Porto Alegre: Artmed; 2007.
16. Citrome L, Macher JP, Salazar DE et al. Pharmacokinetics of aripiprazol and concomitant carbamazepine. J Clin Psychopharmacol. 2007;27(3):279-83.
17. von Werne Baes C, Juruena MF. Psicofarmacoterapia para o clínico geral. Medicina (Ribeirão Preto online). 2017; 50(Supl 1):22-36.
18. Haque R, Shi J, Schottinger JE et al. Tamoxifen and antidepressant drug interaction among a cohort of 16 887 breast cancer survivors. J Natl Cancer Inst. 2016;108(3).
19. Machado-Vieira R, Ibrahim L, Zarate CA. Histone deacetylases and mood disorders: epigenetic programming in gene-environment interactions. CNS Neurosci Ther. 2011;17(6):699-704.
20. Mamdani F, Martin MV, Lencz T et al. Coding and noncoding gene expression biomarkers in mood disorders and schizophrenia. Dis Markers. 2013;35(1):11-21.
21. Nagasaki K, Miki Y. Molecular prediction of the therapeutic response to neoadjuvant chemotherapy in breast cancer. Breast Cancer. 2008;5(2):117-20.
22. Schetter AJ, Leung SY, Sohn JJ et al. MicroRNA expression profiles associated with prognosis and therapeutic outcome in colon adenocarcinoma. JAMA. 2008;299(4):425-36.
23. Marziliano N, Grasso M, Pilotto A et al. Transcriptomic and proteomic analysis in the cardiovascular setting: unravelling the disease? J Cardiovasc Med. (Hagerstown). 2009;10(5):433-42.
24. Matkovich SJ, Van Booven DJ, Youker KA et al. Reciprocal regulation of myocardial miR and mRNA in human cardiomyopathy and reversal of the miR signature by biomechanical support. Circulation. 2009;119(9):1263-71.
25. Saveanu RV, Nemeroff CB. Etiology of depression: genetic and environmental factors. Psychiatr Clin North Am. 2012;35(1):51-71.
26. Li M. Antipsychotic induced sensitization and tolerance: behavioral characteristic developmental impacts and neurobiological mechanisms. J Psychopharmacology. 2016;30(8):749-70.
27. Moreira FA, Guimarães FS. Mecanismos de ação dos antipsicóticos: hipóteses dopaminérgicas. Medicina (Ribeirão Preto, On-line). 2007;40(1):63-71.
28. Carlsson A, Lindqvist M. Effect of chlorpromazine or haloperidol on formation of 3-methoxytyramine and normetanephrine in mouse brain. Basic Clin Pharmacol Toxicol. 1963;20(2):140-4.
29. Kapur SR, Zipursky C, Jones G et al. Relationship between dopamine D2 occupancy, clinical response, and side effects: a double-blind PET study of first-episode schizophrenia. Amer J Psychiatry. 2000;157(4):514-20.
30. Lally J, MacCabe JH. Antipsychotic medication in schizophrenia: a review. Brit Med Bull. 2015;114(1):169-79.
31. Carpenter Jr W, Davis J. Another view of the history of antipsychotic drug discovery and development. Mol Psychiatry. 2012;17(12):1168.
32. Lieberman JA, Stroup TS, McEvoy JP et al. Effectiveness of antipsychotic drugs in patients with chronic schizophrenia. N Engl J Med. 2005;353:1209-23.
33. Gürcan G, Şenol SH, Yağcıoğlu AA et al. Side effects of clozapine and their relationship with clinical variables in patients with schizophrenia. Eur Psychiatry. 2017;41:S197.
34. Kinon BJ, Chen L, Ascher-Svanum H et al. Early response to antipsychotic drug therapy as a clinical marker of subsequent response in the treatment of schizophrenia. Neuropsychopharmacol. 2009;35(2):581-90.
35. Jones PB, Barnes TR, Davies L et al. Randomized controlled trial of the effect on quality of life of second-vs first-generation antipsychotic drugs in schizophrenia: Cost Utility of the Latest Antipsychotic Drugs in Schizophrenia Study (CUtLASS 1). Arch Gen Psychiatry. 2006;63(10):1079-87.
36. Salomon JA, Vos T, Hogan DR et al. Common values in assessing health outcomes from disease and injury: disability weights measurement study for the Global Burden of Disease Study 2010. Lancet. 2012;380(9859):2129-43.
37. Frese III FJ, Knight EL, Saks E. Recovery from schizophrenia: with views of psychiatrists, psychologists, and others diagnosed with this disorder. Schizophr Bull. 2009;35(2):370-80.
38. Zipursky RB, Reilly TJ, Murray RM. The myth of schizophrenia as a progressive brain disease. Schizophr Bull. 2012;39(6):1363-72.
39. Preti A, Cella M. Randomized-controlled trials in people at ultra high risk of psychosis: A review of treatment effectiveness. Schizophr Res. 2010;123(1):30-6.
40. Yung AR, Phillips LJ, Yuen HP et al. Psychosis prediction: 12-month follow up of a high-risk ("prodromal") group. Schizophr Res. 2003;60(1):21-32.
41. Yung AR, Phillips LJ, Yuen HP et al. Risk factors for psychosis in an ultra high-risk group: psychopathology and clinical features. Schizoph Res. 2004;67(2):131-42.
42. Roshanaei-Moghaddam B, Katon W. Premature mortality from general medical illnesses among persons with bipolar disorder: a review. Psychiatric Serv. 2009;60(2):147-56.
43. Brown S, Kim M, Mitchell C et al. Twenty-five year mortality of a community cohort with schizophrenia. Brit J Psychiatry. 2010;196(2):116-21.
44. Laursen TM. Life expectancy among persons with schizophrenia or bipolar affective disorder. Schizophr Res. 2011;131(1):101-4.
45. Tiihonen JJ; Lönnqvist K, Wahlbeck T et al. 11-year follow-up of mortality in patients with schizophrenia: a population-based cohort study (FIN11 study). Lancet. 2009;374(9690):620-7.
46. Laursen TM, Munk-Olsen T, Vestergaard M. Life expectancy and cardiovascular mortality in persons with schizophrenia. Curr Opin Psychiatry. 2012;25(2):83-8.
47. Crump C, Sundquist K, Winkleby MA et al. Comorbidities and mortality in bipolar disorder: a Swedish national cohort study. JAMA Psychiatry. 2013;70(9):931-9.
48. Chesney E, Goodwin GM, Fazel S. Risks of all-cause and suicide mortality in mental disorders: a meta-review. World Psychiatry. 2014;13(2):153-60.
49. Miller C, Bauer MS. Excess mortality in bipolar disorders. Curr Psychiatry Rep. 2014;16(11):499.
50. Ringen PA, Engh JA, Birkenaes AB et al. Increased mortality in schizophrenia due to cardiovascular disease–a non-systematic review of epidemiology, possible causes, and interventions. Front Psychiatry. 2014;5.
51. Holt, RI, Mitchell AJ. Diabetes melito and severe mental; illness: mechanisms and clinical implications. Nat Rev Endocrinol. 2015;11(2):79-89.
52. Hert M, Correll CU, Bobes J et al. Physical illness in patients with severe mental disorders. I. Prevalence, impact of medications and disparities in health care. World Psychiatry. 2011;10(1):52-77.

53. Correll CU, Detraux J, De Lepeleire J et al. Effects of antipsychotics, antidepressants and mood stabilizers on risk for physical diseases in people with schizophrenia, depression and bipolar disorder. World Psychiatry. 2015;14(2):119-36.
54. Robinson DG, Woerner MG, Alvir JMJ et al. Predictors of medication discontinuation by patients with first-episode schizophrenia and schizoaffective disorder. Schizophr Res. 2002;57(2):209-19.
55. Lambert M, Conus P, Eide P et al. Impact of present and past antipsychotic side effects on attitude toward typical antipsychotic treatment and adherence. Eur Psychiatry. 2004;19(7):415-22.
56. Casey DE. Implications of the CATIE trial on treatment: extrapyramidal symptoms. CNS Spectr. 2006;11(7 Suppl 7):25-31.
57. Bakker PR, Groot IW, van Os J et al. Long-stay psychiatric patients: a prospective study revealing persistent antipsychotic-induced movement disorder. PLoS One. 2011;6(10):e25588.
58. American Psychiatric Association. DSM-5: Manual diagnóstico e estatístico de transtornos mentais. Porto Alegre: Artmed. 2014.
59. Lerner PP, Miodownik C, Lerner V. Tardive dyskinesia (syndrome): Current concept and modern approaches to its management. Psychiatry Clin Neurosci. 2015;69(6):321-34.
60. Shirzadi AA, Ghaemi SN. Side effects of atypical antipsychotics: extrapyramidal symptoms and the metabolic syndrome. Harv Rev Psychiatry. 2006;14(3):152-64.
61. Rana AQ, Chaudry ZM, Blanchet PJ. New and emerging treatments for symptomatic tardive dyskinesia. Drug Des Devel Ther. 2013;7:1329.
62. Casey D, Gerlach J. Tardive dyskinesia: what is the long-term outcome. In: Casey D, Gardos G. Tardive dyskinesia and neuroleptics: from dogma to reason. Washington, DC: American Psychiatric Press, Inc. 1986, p. 75-97.
63. Glazer WM, Moore DC, Schooler NR et al. Tardive dyskinesia: a discontinuation study. Arch Gen Psychiatry. 1984;41(6):623-7.
64. Glazer WM, Morgenstern H, Schooler N et al. Predictors of improvement in tardive dyskinesia following discontinuation of neuroleptic medication. Brit J Psychiatry. 1990;157(4):585-92.
65. Soares K, McGrath J. The treatment of tardive dyskinesia–a systematic review and meta-analysis. Schizophr Res. 1999;39(1):1-16.
66. Yuabova M. Neuroleptic syndrome among patients receiving antipsychotic drugs-review. J Surg Clin Res. 2016;6(2):64-72.
67. Lakka H, Laaksonen DE, Lakka TA et al. The metabolic syndrome and total and cardiovascular disease mortality in middle-aged men. JAMA. 2002;288(21):2709-16.
68. Alosaimi FD, Abalhassan M, Alhaddad B et al. Prevalence of metabolic syndrome and its components among patients with various psychiatric diagnoses and treatments: A cross-sectional study. Gen Hosp Psychiatry. 2017;45(Suppl C):62-9.
69. Godin O, Leboyer M, Schürhoff F et al. Predictors of rapid high weight gain in schizophrenia: Longitudinal analysis of the French FACE-SZ cohort. J Psychiatric Res. 2017;94(Suppl C):62-9.
70. Gracious BL, Cook SR, Meyer AE et al. Prevalence of overweight and obesity in adolescents with severe mental illness: a cross-sectional chart review. J Clin Psychiatry. 2010;71(7):949-54.
71. Luppino FS, Wit LM, Bouvy PF et al. Overweight, obesity, and depression: a systematic review and meta-analysis of longitudinal studies. Arch Gen Psychiatry. 2010;67(3):220-9.
72. McElroy SL, Keck PE. Obesity in bipolar disorder: an overview. Curr Psychiatry Rep. 2012;14(6):650-8.
73. Cerimele JM, Katon WJ. Associations between health risk behaviors and symptoms of schizophrenia and bipolar disorder: a systematic review. Gen Hosp Psychiatry. 2013;35(1):16-22.
74. Goldstein BI, Liu SM, Zivkovic N et al. The burden of obesity among adults with bipolar disorder in the United States. Bipolar Dis. 2011;13(4):387-95.
75. Mitchell AJ, Vancampfort D, Sweers K et al. Prevalence of metabolic syndrome and metabolic abnormalities in schizophrenia and related disorders–a systematic review and meta-analysis. Schizophr Bull. 2011;39(2):306-18.
76. Britvic D, Maric NP, Doknic M et al. Metabolic issues in psychotic disorders with the focus on first-episode patients: a review. Psychiatr Danub. 2013;25(4):410-5.
77. Vancampfort D, Wampers M, Mitchell AJ et al. A meta-analysis of cardio-metabolic abnormalities in drug naïve, first-episode and multi-episode patients with schizophrenia versus general population controls. World Psychiatry. 2013;12(3):240-50.
78. McElroy SL, Keck Jr PE. Metabolic syndrome in bipolar disorder: a review with a focus on bipolar depression. J Clin Psychiatry. 2014;75(1):46-61.
79. Subramaniam M, Lam M, Guo ME et al. Body mass index, obesity, and psychopathology in patients with schizophrenia. J Clin Psychopharmacol. 2014;34(1):40-6.
80. Vancampfort D, Correll CU, Wampers M et al. Metabolic syndrome and metabolic abnormalities in patients with major depressive disorder: a meta-analysis of prevalences and moderating variables. Psychol Med. 2014;44(10):2017-28.
81. Hasnain M, Vieweg WVR, Hollett B. Weight gain and glucose dysregulation with second-generation antipsychotics and antidepressants: a review for primary care physicians. Postgrad Med. 2012;124(4):154-67.
82. Bak M, Fransen A, Janssen J et al. Almost all antipsychotics result in weight gain: a meta-analysis. PLoS One. 2014;9(4):e94112.
83. Leucht S, Corves C, Arbter D et al. Second-generation versus first-generation antipsychotic drugs for schizophrenia: a meta-analysis. Lancet. 2009;373(9657):31-41.
84. Parsons B, Allison DB, Loebel A et al. Weight effects associated with antipsychotics: a comprehensive database analysis. Schizophr Res. 2009;110(1):103-10.
85. Rummel-Kluge C, Komossa K, Schwarz S et al. Head-to-head comparisons of metabolic side effects of second generation antipsychotics in the treatment of schizophrenia: a systematic review and meta-analysis. Schizophr Res. 2010;123(2):225-33.
86. Das C, Mendez G, Jagasia S et al. Second-generation antipsychotic use in schizophrenia and associated weight gain: a critical review and meta-analysis of behavioral and pharmacologic treatments. Ann Clin Psychiat. 2012;24(3):225-39.
87. De Hert M, Detraux J, Van Winkel R et al. Metabolic and cardiovascular adverse effects associated with antipsychotic drugs. Nat Rev Endocrinol. 2012;8(2):114-26.
88. De Hert M, Yu W, Detraux J et al. Body weight and metabolic adverse effects of asenapine, iloperidone, lurasidone and paliperidone in the treatment of schizophrenia and bipolar disorder. CNS Drugs. 2012;26(9):733-59.
89. Fiedorowicz J, Miller DD, Bishop JR et al. Systematic review and meta-analysis of pharmacological interventions for weight gain from antipsychotics and mood stabilizers. Current Psychiatry Rev. 2012;8(1):25-36.
90. Leucht S, Cipriani A, Spineli L et al. Comparative efficacy and tolerability of 15 antipsychotic drugs in schizophrenia: a multiple-treatments meta-analysis. Lancet. 2013;382(9896):951-62.
91. Yogaratnam J, Biswas N, Vadivel R et al. Metabolic complications of schizophrenia and antipsychotic medications-an updated review. East Asian Arch Psychiatry. 2013;23(1):21.
92. Cooper SJ, Reynolds GP et al. BAP guidelines on the management of weight gain, metabolic disturbances and cardiovascular risk associated with psychosis and antipsychotic drug treatment. J Psychopharmacol. 2016 Aug;30(8):717-48.
93. De Hert M, Dobbelaere M, Sheridan E et al. Metabolic and endocrine adverse effects of second-generation antipsychotics in children and adolescents: a systematic review of randomized, placebo controlled trials and guidelines for clinical practice. Eur Psychiatry. 2011;26(3):144-58.

94. Maayan L, Correll CU. Weight gain and metabolic risks associated with antipsychotic medications in children and adolescents. J Child Adolesc Psychopharmacol. 2011;21(6):517-35.
95. O'Donoghue B, Schäfer MR, Becker J et al. Metabolic changes in first-episode early-onset schizophrenia with second-generation antipsychotics. Early Interv Psychiatry. 2014;8(3):276-80.
96. Patel JK, Buckley PF, Woolson S et al. Metabolic profiles of second-generation antipsychotics in early psychosis: findings from the CAFE study. Schizophr Res. 2009;111(1):9-16.
97. Dayabandara M, Hanwella R, Ratnatunga S et al. Antipsychotic-associated weight gain: management strategies and impact on treatment adherence. Neuropsychiatr Dis Treat. 2017;13:2231.
98. Lertxundi U, Hernandez R, Medrano J et al. Antipsychotics and seizures: higher risk with atypicals? Seizure. 2013;22(2):141-3.
99. Guarnieri R, Hallak J, Walz R et al. Tratamento farmacológico das psicoses na epilepsia. Rev Bras Psiquiatr. 2004;26(1):57-61.
100. Michelsen J, Meyer J. Cardiovascular effects of antipsychotics. Expert Rev Neurother. 2007;7(7):829-39.
101. Ray WA. Atypical antipsychotic drugs and the risk of sudden cardiac death. N Engl J Med. 2009;360(20):2136-8.
102. Shulman M, Miller A, Misher J et al. Managing cardiovascular disease risk in patients treated with antipsychotics: a multidisciplinary approach. J Multidiscip Healthc. 2014;7:489-501.
103. Divac N, Stojanović R, Savić Vujović K et al. The efficacy and safety of antipsychotic medications in the treatment of psychosis in patients with Parkinson's Disease. Behav Neurol. 2016;1-6.
104. Armstrong M, Weintraub D. The case for antipsychotics in dementia with Lewy bodies. Mov Disord Clin Pract. 2016;4(1):32-5.
105. Jethwa KD, Onalaja OA. Antipsychotics for the management of psychosis in Parkinson's disease: systematic review and meta-analysis. BJPsych Open. 2015;1(1):27-33.
106. Liao X, Ye H, Si T. A review of switching strategies for patients with schizophrenia comorbid with metabolic syndrome or metabolic abnormalities. Neuropsychiatr Dis Treat. 2021;17:453-69.
107. Van Praag HM. Neurotransmitters and CNS disease. Lancet. 1982;2(8310):1259.
108. Baker G, Dewhurst W. Biochemical theories of affective disorders. In: Dewhurst WG, Baker GB (eds.). Pharmacotherapy of affective disorders. Theory and practice. London: Croom Helm. 1985; p. 1-59.
109. Freis ED. Mental depression in hypertensive patients treated for long periods with large doses of reserpine. New Eng J Med. 1954;251(25):1006-8.
110. Schildkraut J J. The catecholamine hypothesis of affective disorders: a review of supporting evidence. Amer J Psychiatry. 1965;122(5):509-22.
111. Coppen A. The biochemistry of affective disorders. Brit J Psychiatry. 1967;113(504):1237-64.
112. Khoodoruth MAS, Estudillo-Guerra MA, Pacheco-Barrios K. Glutamatergic system in depression and its role in neuromodulatory techniques optimization. Front Psychiatry. 2022;13.
113. David D J, Gardier AM. Les bases de pharmacologie fondamentale du système sérotoninergique: application à la réponse antidépressive. L'Encéphale. 2016;42(3):255-63.
114. Newport DJ, Carpenter LL, McDonald WM et al. Ketamine and other NMDA antagonists: early clinical trials and possible mechanisms in depression. Amer J Psychiatry. 2015;172(10):950-66.
115. Murrough JW, Perez AM, Pillemer S et al. Rapid and longer-term antidepressant effects of repeated ketamine infusions in treatment-resistant major depression. Biol Psychiatry. 2013;74(4):250-6.
116. Loonen AJM, Ivanova SA. Circuits regulating pleasure and happiness–mechanisms of depression. Front Human Neurosci. 2016;10:571.
117. Khalid MM, Waseem M. Toxicity, tricyclic antidepressant. Treasure Island (FL): StatPearls Publishing, 2017.
118. Krishnan KR. Revisiting monoamine oxidase inhibitors. J Clin Psychiatry. 2006;68:35-41.
119. Dunkley E, Isbister G, Sibbritt D et al. The Hunter serotonin toxicity criteria: simple and accurate diagnostic decision rules for serotonin toxicity. QJM. 2003;96(9):635-42.
120. Menkes D, Bosanac P, Castle D. MAOIs – does the evidence warrant their resurrection? Australas Psychiatry. 2016;24(4):371-3.
121. Garcia E, Santos C. Toxicity, monoamine oxidase inhibitor. StatPearls. Treasure Island (FL): StatPearls Publishing. 2017.
122. Malhi GS, Bassett D, Boyce P et al. Royal Australian and New Zealand College of Psychiatrists clinical practice guidelines for mood disorders. Aust N Z J Psychiatry. 2015;49(12):1087-206.
123. Thase ME. The role of monoamine oxidase inhibitors in depression treatment guidelines. J Clin Psychiatry. 2012;73 Suppl 1:10-6.
124. Zajecka J, Fawcett J, Amsterdam J et al. Safety of abrupt discontinuation of fluoxetine: a randomized, placebo-controlled study. J Clin Psychopharmacol. 1998;18(3):193-7.
125. Black K, Shea C, Dursun S et al. Selective serotonin reuptake inhibitor discontinuation syndrome: proposed diagnostic criteria. J Psychiatry Neurosci. 2000;25(3):255.
126. Fava GA, Gatti A, Belaise C et al. Withdrawal symptoms after selective serotonin reuptake inhibitor discontinuation: a systematic review. Psychother Psychosom. 2015;84(2):72-81.
127. Lejoyeux M, Ades J. Antidepressant discontinuation: a review of the literature. J Clin Psychiatry. 1997;58 Suppl 7:11-15; discussion 16.
128. Medawar C. The antidepressant webMarketing depression and making medicines work. Int J Risk Saf Med. 1997;10(2):75-126.
129. Therrien F, Markowitz JS. Selective serotonin reuptake inhibitors and withdrawal symptoms: a review of the literature. Hum Psychopharmacol. 1997;12(4):309-23.
130. Olver JS, Burrows GD, Norman TR. Discontinuation syndromes with selective serotonin reuptake inhibitors. CNS Drugs. 1999;12(3):171-7.
131. Haddad PM, Dursun SM. Neurological complications of psychiatric drugs: clinical features and management. Hum Psychopharmacol. 2008;23(S1).
132. Wang SM, Han C, Lee SJ et al. Vilazodone for the treatment of depression: an update. Chonnam Med J. 2016;52(2):91-100.
133. Sanchez C, Asin KE, Artigas F. Vortioxetine, a novel antidepressant with multimodal activity: Review of preclinical and clinical data. Pharmacol Ther. 2015;145:43-57.
134. Kugathasan P, Waller J, Westrich L et al. In vivo and in vitro effects of vortioxetine on molecules associated with neuroplasticity. J Psychopharmacol. 2017;31(3):365-76.
135. Alam A, Voronovich Z, Carley JA. A review of therapeutic uses of mirtazapine in psychiatric and medical conditions. Prim Care Companion CNS Disord. 2013;15(5).
136. Cipriani A, Furukawa TA, Salanti G et al. Comparative efficacy and acceptability of 21 antidepressant drugs for the acute treatment of adults with major depressive disorder: a systematic review and network meta-analysis. Focus (Am Psychiatr Publ). 2018;16(4):420-9.
137. Harmer CJ, Duman RS, Cowen PJ. How do antidepressants work? New perspectives for refining future treatment approaches. Lancet Psychiatry. 2017;4(5):409-18.
138. Yatham LN, Kennedy SH, Parikh SV et al. Canadian Network for Mood and Anxiety Treatments (CANMAT) and International Society for Bipolar Disorders (ISBD) collaborative update of CANMAT guidelines for the management of patients with bipolar disorder: update 2013. Bipolar Disord. 2013;15(1):1-44.
139. Pelkonen O, Turpeinen M, Hakkola J et al. Inhibition and induction of human cytochrome P450 enzymes: current status. Arch Toxicol. 2008;82(10):667-715.
140. Ostermann JK, Berghofer A, Andersohn F et al. Frequency and clinical relevance of potential cytochrome P450 drug interactions in a psychiatric patient population – an analysis based on German insurance claims data. BMC Health Serv Res. 2016;16(1):482.

141. Dechanont S, Maphanta S, Butthum B et al. Hospital admissions/visits associated with drug-drug interactions: a systematic review and meta-analysis. Pharmacoepidemiol Drug Saf. 2014;23(5):489-97.
142. Ng CW, How CH, Ng YP. Managing depression in primary care. Singapore Med J. 2017;58(8):459-66.
143. Fick DM, Cooper JW, Wade WE et al. Updating the Beers criteria for potentially inappropriate medication use in older adults: results of a US consensus panel of experts. Arch Intern Med. 2003;163(22):2716-74.
144. Horst WD, Preskorn SH. Mechanisms of action and clinical characteristics of three atypical antidepressants: venlafaxine, nefazodone, bupropion. J Affect Disord. 1998;51(3):237-54.
145. Souery D, Amsterdam J, Montigny C et al. Treatment resistant depression: methodological overview and operational criteria. Eur Neuropsychopharmacol. 1999;9(1):83-91.
146. McIntyre RS, Filteau MJ, Martin L et al. Treatment-resistant depression: definitions, review of the evidence, and algorithmic approach. J Affect Dis. 2014;156:1-7.
147. Souery D, Serretti A, Calati R et al. Switching antidepressant class does not improve response or remission in treatment-resistant depression. J Clin Psychopharmacol. 2011;31(4):512-6.
148. Fava M. Diagnosis and definition of treatment-resistant depression. Biol Psychiatry. 2003;53(8):649-59.
149. Thomas SJ, Shin M, McInnis MG et al. Combination therapy with monoamine oxidase inhibitors and other antidepressants or stimulants: strategies for the management of treatment-resistant depression. Pharmacotherapy. 2015;35(4):433-49.
150. Willner P, Scheel-Krüger J, Belzung C. The neurobiology of depression and antidepressant action. Neurosci Biobehav Rev. 2013;37(10):2331-71.
151. Gallagher P, Ryan C, Byrne S et al. STOPP (Screening Tool of Older Person's Prescriptions) and START (Screening Tool to Alert doctors to Right Treatment). Consensus validation. Int J Clin Pharmacol Ther. 2008;46(2):72-83.
152. O'Mahony D, O'Sullivan D, Byrne S et al. STOPP/START criteria for potentially inappropriate prescribing in older people: version 2. Age Ageing. 2015;44(2):213-8.
153. Kok RM, Reynolds CF. Management of depression in older adults: A Review. JAMA. 2017;317(20):2114-22.
154. Kotlyar M, Dysken M, Adson DE. Update on drug-induced depression in the elderly. Amer J Ger Pharmacother. 2005;3(4):288-300.
155. Carvalho AF, Sharma MS, Brunoni AR et al. The safety, tolerability and risks associated with the use of newer generation antidepressant drugs: a critical review of the literature. Psychother Psychosom. 2016;85(5):270-88.
156. Chikkaramanjegowda V, Leon J. Venlafaxine-induced orthostatic hypotension in a geriatric patient. Case Rep Psychiatry. 2013;2013.
157. Beach SR, Kostis WJ, Celano CM et al. Meta-analysis of selective serotonin reuptake inhibitor-associated QTc prolongation. J Clin Psychiatry. 2014;75(5):e441-9.
158. Gill HS, DeVane CL, Risch SC. Extrapyramidal symptoms associated with cyclic antidepressant treatment: a review of the literature and consolidating hypotheses. J Clin Psychopharmacol. 1997;17(5):377-89.
159. Madhusoodanan S, Alexeenko L, Sanders R et al. Extrapyramidal symptoms associated with antidepressants–a review of the literature and an analysis of spontaneous reports. Ann Clin Psychiatry. 2010;22(3):148-56.
160. Mintzer J, Burns A. Anticholinergic side-effects of drugs in elderly people. J Royal Soc Med. 2000;93(9):457-62.
161. Miller A, Baker E, Lewis D et al. Imipramine a clinical evaluation in a variety of settings. Can Psychiatr Assoc J. 1960;5(3):150-60.
162. Höhn R, Gross GM, Gross M et al. A double-blind comparison of placebo and imipramine in the treatment of depressed patients in a state hospital. J Psychiatric Res. 1961;1(1):76-91.
163. Tondo L, Vázquez G, Baldessarini R. Mania associated with antidepressant treatment: comprehensive meta-analytic review. Acta Psychiatrica Scandinavica. 2010;121(6):404-14.
164. Andrade C. Ketamine for depression, 3: Does chirality matter? The J Clin Psychiatry. 2017;78(6):10104.
165. Ide S, Ikeda K. Mechanisms of the antidepressant effects of ketamine enantiomers and their metabolites. Biol Psychiatry. 2018;84(8):551-2.
166. Ebert B, Mikkelsen S, Thorkildsen C et al. Norketamine, the main metabolite of ketamine, is a non-competitive NMDA receptor antagonist in the rat cortex and spinal cord. Eur J Pharmacol. 1997;33(1):99-104.
167. Vollenweider F, Leenders K, Øye I et al. Differential psychopathology and patterns of cerebral glucose utilisation produced by (S)-and (R)-ketamine in healthy volunteers using positron emission tomography (PET). Eur Neuropsychopharmacol. 1997;7(1):25-38.
168. Zanos P, Moaddel R, Morris PJ et al. NMDAR inhibition-independent antidepressant actions of ketamine metabolites. Nature. 2016;533(7604):481-6.
169. Berman RM, Cappiello A, Anand A et al. Antidepressant effects of ketamine in depressed patients. Biol Psychiatry. 2000;47(4):351-4.
170. Canuso CM, Singh JB, Fedgchin M et al. Efficacy and safety of intranasal esketamine for the rapid reduction of symptoms of depression and suicidality in patients at imminent risk for suicide: Results of a double-blind, randomized, placebo-controlled study. Amer J Psychiatry. 2018;175(7):620-30.
171. Correia-Melo FS, Leal GC, Vieira F et al. Efficacy and safety of adjunctive therapy using esketamine or racemic ketamine for adult treatment-resistant depression: A randomized, double-blind, non-inferiority study. J Affect Dis. 2020;264:527-34.
172. Fond G, Loundou A, Rabu C et al. Ketamine administration in depressive disorders: A systematic review and meta-analysis. Psychopharmacol. 2014;231:3663-76.
173. Lee EE, Della Selva MP, Liu A et al. Ketamine as a novel treatment for major depressive disorder and bipolar depression: A systematic review and quantitative meta-analysis. Gen Hosp Psychiatry. 2015;37(2):178-84.
174. McGirr A, Berlim M, Bond D et al. A systematic review and meta-analysis of randomized, double-blind, placebo-controlled trials of ketamine in the rapid treatment of major depressive episodes. Psychol Med. 2015;45(4):693-704.
175. Murrough JW, Iosifescu DV, Chang LC et al. Antidepressant efficacy of ketamine in treatment-resistant major depression: A two-site randomized controlled trial. Amer J Psychiatry. 2013;170(10):1134-42.
176. Sanacora G, Frye MA, McDonald W et al. A consensus statement on the use of ketamine in the treatment of mood disorders. JAMA Psychiatry. 2017;74(4):399-405.
177. Segmiller F, Rüther T, Linhardt A et al. Repeated S-ketamine infusions in therapy resistant depression: A case series. Pharmacopsychiatry. 2013;46(06):A17.
178. Canady VA. FDA approves esketamine treatment for MDD, suicidal ideation. Mental Health Weekly. 2020;30(31):6-7.
179. Dias IKS, Silva JK, Gomes Jr SR et al. Uso da cetamina na depressão resistente ao tratamento: Uma revisão sistemática. J Bras Psiquiatr. 2022;71(3):247-52.
180. Kim J, Farchione T, Potter A et al. Esketamine for treatment-resistant depression–First FDA-approved antidepressant in a new class. New Engl Med. 2019;381(1):1-4.
181. Traynor K. Esketamine nasal spray approved for treatment-resistant depression. Am J Health Syst Pharm. 2019;76(9):573.
182. Correia-Melo FS, Argolo FC, Araújo-de-Freitas L et al. Rapid infusion of esketamine for unipolar and bipolar depression: A retrospective chart review. Neuropsychiatr Dis Treat. 2017; 1627-32.

183 Short B, Fong J, Galvez V et al. Side-effects associated with ketamine use in depression: A systematic review. Lancet Psychiatry. 2018;5(1):65-78.

184 Singh J B, Fedgchin M, Daly E et al. Intravenous esketamine in adult treatment-resistant depression: A double-blind, double-randomization, placebo-controlled study. Biol Psychiatry. 2016;80(6):424-31.

185 Leal G, Bandeira I, Correia-Melo F et al. Intravenous arketamine for treatment-resistant depression: Open-label pilot study. Eur Arch Psychiatry Clin Neurosci. 2021;271(3):577-82.

186 Hashimoto K. Rapid-acting antidepressant ketamine, its metabolites and other candidates: A historical overview and future perspective. Psychiatry Clin Neurosci. 2019;73(10):613-27.

187 Zhang K, Hashimoto K. An update on ketamine and its two enantiomers as rapid-acting antidepressants. Exp Rev Neurother. 2019;19(1):83-92.

188 Kendell R, Jablensky A. Distinguishing between the validity and utility of psychiatric diagnoses. Am J Psychiatry. 2003;160(1):4-12.

189 Kasper S, Calabrese JR, Johnson G et al. International Consensus Group on the evidence-based pharmacologic treatment of bipolar I and II depression. J Clin Psychiatry. 2008;69(10):1632-46.

190 Goodwin G, Psychopharmacology CGBA. Evidence-based guidelines for treating bipolar disorder: revised second edition–recommendations from the British Association for Psychopharmacology. J Psychopharmacol. 2009;23(4):346-88.

191 Grunze H, Vieta E, Goodwin GM et al. The World Federation of Societies of Biological Psychiatry (WFSBP) Guidelines for the Biological Treatment of Bipolar Disorders: Update 2010 on the treatment of acute bipolar depression. World J Biol Psychiatry. 2010;11(2):81-109.

192 Curran G, Ravindran A. Lithium for bipolar disorder: a review of the recent literature. Exp Rev Neurother. 2014;14(9):1079-98.

193 Berk M, Brnabic A, Dodd S et al. Does stage of illness impact treatment response in bipolar disorder? Empirical treatment data and their implication for the staging model and early intervention. Bipolar Dis. 2011;13(1):87-98.

194 Gitlin MJ, Swendsen J, Heller TL et al. Relapse and impairment in bipolar disorder. Amer J Psychiatry. 1995;152(11):1635.

195 Cipriani A, Barbui C, Salanti G et al. Comparative effectiveness and acceptability of antimanic drugs in acute mania: a multiple-treatments meta-analysis. Lancet. 2011;378:1306-15.

196 Yatham LN, Kennedy SH, Parikh SV et al. Canadian Network for Mood and Anxiety Treatments (CANMAT) and International Society for Bipolar Disorders (ISBD) 2018. Guidelines for the management of patients with bipolar disorder. Bipolar Disord. 2018;1-74.

197 Lindström L, Lindström E, Nilsson M et al. Maintenance therapy with second generation antipsychotics for bipolar disorder–A systematic review and meta-analysis. J Affective Dis. 2017;2013:138-50.

198 Shorter E. The history of lithium therapy. Bipolar Dis. 2009; 11(Suppl 2):4-9.

199 Strobusch A D, Jefferson JW. The checkered history of lithium in medicine. Pharm Hist. 1980;22(2):72-6.

200. Pickard BS. Genomics of lithium action and response. Neurotherapeutics. 2017;14(3):582-587.

201 Geddes J, Goodwin G, Rendell J et al. BALANCE investigators and collaborators. Lithium plus valproate combination therapy versus monotherapy for relapse prevention in bipolar I disorder (BALANCE): a randomised open-label trial. Lancet. 2010;375(9712):385-95.

202 Cipriani A, Hawton K, Stockton S et al. Lithium in the prevention of suicide in mood disorders: updated systematic review and meta-analysis. BMJ. 2013;346:f3646.

203 de Roos NM, de Vries JHM, Katan MB. Serum lithium as a compliance marker for food and supplement intake. Am J Clin Nutr. 2001; 73(1):75-9.

204 Lennox RH, Manji HK. Lithium. In: Schatzberg AF, Nemeroff CB. The American Psychiatric Press textbook of psychopharmacology. Washington: American Psychiatric Press; 1995.

205 Malhi GS, Tanious M, Das P et al. Potential mechanisms of action of lithium in bipolar disorder. Current understanding. CNS Drugs. 2013;27(2):135-53.

206 Meleiro AMAS. O que há de novo no carbonato de lítio? Rev Bras Med. 2016;73(H1):3-12.

207 Rosa AR, Marco M, Fachel JMG et al. Monitoring the compliance to lithium treatment. [Internet]. Rev Psichiatr Clin. 2006; 33(5).

208 Rybakowski JK, Ferensztajn-Rochowiak E. Updated perspectives on how and when lithium should be used in the treatment of mood disorders. Expert Rev Neurother. 2023;23(2):157-67.

209 Yildiz A, Vieta E, Leucht S et al. Efficacy of antimanic treatments: meta-analysis of randomized, controlled trials. Neuropsychopharmacol. 2011;36(2):375-89.

210 Cipriani A, Pretty H, Hawton K et al. Lithium in the prevention of suicidal behaviour and all-cause mortality in patients with mood disorders: a systematic review of randomized trials. Am J Psychiatry. 2005;162.

211 Baldessarini RJ, Tondo L, Davis P et al. Decreased risk of suicides and attempts during long-term lithium treatment: a meta-analytic review. Bipolar Disord. 2006;8(5 Pt 2):625-39.

212 Geddes JR, Burgess S, Hawton K et al. Long-term lithium therapy for bipolar disorder: systematic review and meta-analysis of randomized controlled trials. Am J Psychiatry. 2004;161(2):217-22.

213 Grof P, Muller-Oerlinghausen B. A critical appraisal of lithium's efficacy and effectiveness: the last 60 years. Bipolar Disord. 2009;11 Suppl 2:10-9.

214 Nivoli AM, Colom F, Murru A et al. New treatment guidelines for acute bipolar depression: a systematic review. J Affect Disord. 2011;129(1-3):4-26.

215 Dell'Osso L, Del Grande C, Gesi C et al. A new look at an old drug: neuroprotective effects and therapeutic potentials of lithium salts. Neuropsychiatr Dis Treat. 2016;12:1687-703.

216 Kennedy SH, Lam RW, McIntyre RS et al. Canadian Network for Mood and Anxiety Treatments (CANMAT) 2016 Clinical Guidelines for the management of adults with major depressive disorder: Section 3. Pharmacological treatments. Can J Psychiatry. 2016;61(9):540-60.

217 Crossley NA, Bauer M. Acceleration and augmentation of antidepressants with lithium for depressive disorders: two metaanalyses of randomized, placebo-controlled trials. J Clin Psychiatr. 2007;68(6):935-40.

218 Nelson JC, Baumann P, Delucchi K et al. A systematic review and meta-analysis of lithium augmentation of tricyclic and second generation antidepressants in major depression. J Affect Disord. 2014;168:269-75.

219 Geddes JR, Miklowitz DJ. Treatment of bipolar disorder. Lancet. 2013;381(9878):1672-82.

220 Richardson T, Macaluso M. Clinically relevant treatment considerations regarding lithium use in bipolar disorder. Expert Opin Drug Metab Toxicol. 2017;13(11):1105-13.

221 Mauras T, Sportiche S, Richa S et al. Clinical predictors relevant to lithium response. In: Malhi GS, Masson M, Bellivier F (eds.). The science and practice of lithium therapy. Cham: Springer. 2017; p. 125-40.

222 Bowden CL, Brugger AM, Swann AC et al. Efficacy of divalproex vs lithium and placebo in the treatment of mania. JAMA. 1994; 271(12):918-24.

223 McElroy SL, Keck PE Jr, Pope HG Jr et al. Valproate in the treatment of bipolar disorder: literature review and clinical guidelines. J Clin Psychopharmacol. 1992;12(1 Suppl):42S-52S.

224 Crapanzano C, Casolaro I, Amendola C et al. Lithium and valproate in bipolar disorder: from international evidence-based guidelines to clinical predictors. Clin Psychopharmacol Neurosci. 2022;20(3):403-14.

225 Wittchen, HU, Jacobi F, Rehm J et al. The size and burden of mental disorders and other disorders of the brain in Europe 2010. Eur Neuropsychopharmacol. 2011;21(9):655-79.

226 Kessler RC, Petukhova M, Sampson NA et al. Twelve-month and lifetime prevalence and lifetime morbid risk of anxiety and mood disorders in the United States. International J Meth Psychiatr Res. 2012;21(3):169-84.

227 Chisholm D, Sweeny K, Sheehan P et al. Scaling-up treatment of depression and anxiety: a global return on investment analysis. Lancet Psychiatry. 2016;(5):415-24.

228 Bandelow B, Michaelis S, Wedekind D. Treatment of anxiety disorders. Dialogues Clin Neurosci. 2017;19(2):93.

229 Angst J, Gamma A, Baldwin DS et al. The generalized anxiety spectrum: prevalence, onset, course and outcome. Eur Arch Psychiatry Clin Neurosci. 2009;259(1):37.

230 Advokat CD, Comaty JE, Julien, RM. Julien's primer of drug action: a comprehensive guide to the actions, uses, and side effects of psychoactive drugs. New York: Worth Publishers. 2019.

231 Peng L, Morford KL, Levande, XA. Benzodiazepines and related sedatives. Med Clin. 2023;106(1):113-29.

232 Baldwin DS, Aitchison K, Bateson A et al. Benzodiazepines: risks and benefits. A reconsideration. J Psychopharmacol. 2013;27(11):967-71.

233 Schofield PR, Darlison MG, Fujita N et al. Sequence and functional expression of the GABAA receptor shows a ligand-gated receptor superfamily. Nature. 1987;328(6127):221-7.

234 Frankle WG, Cho RY, Prasad KM et al. In vivo measurement of GABA transmission in healthy subjects and schizophrenia patients. Amer J Psychiatry. 2015;172(11):1148-59.

235 Engin E. GABAA receptor subtypes and benzodiazepine use, misuse, and abuse. Front Psychiatry. 2023;13:1060949.

236 Soyka M. Treatment of denzodiazepine dependence. New Engl J Med. 2017;376(12):1147-57.

237 Amato L, Minozzi S, Vecchi S et al. Benzodiazepines for alcohol withdrawal. Cochr Database Systr Rev. 2010;Mar 17;(3):CD005063.

238 Lader M. Benzodiazepines revisited–will we ever learn? Addiction. 2011;106(12):2086-109.

239 de las Cuevas C, Sanz E, de la Fuente J. Benzodiazepines: more behavioural addiction than dependence. Psychopharmacol. 2003;167(3):297-303.

240 Dell'osso B, Lader M. Do benzodiazepines still deserve a major role in the treatment of psychiatric disorders? A critical reappraisal. Eur Psychiatry. 2013;28(2013):7-20.

241 Edinoff AN, Nix CA, Hollier et al. Benzodiazepines: uses, dangers, and clinical considerations. Neurol Int. 2021; 13(4):594-607.

242 Wagner AK, Zhang F, Soumerai SB et al. Benzodiazepine use and hip fractures in the elderly: who is at greatest risk? Arch Intern Med. 2004;164(14):1567-72.

243 Gustavsen I, Bramness JG, Skurtveit S et al. Road traffic accident risk related to prescriptions of the hypnotics zopiclone, zolpidem, flunitrazepam and nitrazepam. Sleep Med. 2008;9(8):818-22.

244 Smink BE, Egberts AC, Lusthof KJ et al. The relationship between benzodiazepine use and traffic accidents. CNS Drugs. 2010;24(8):639-53.

245 Buffett-Jerrott S, Stewart S. Cognitive and sedative effects of benzodiazepine use. Current Pharm Des. 2002;8(1):45-58.

246 Lader M, Tylee A, Donoghue J. Withdrawing benzodiazepines in primary care. CNS Drugs. 2009;23(1):19-34.

247 Mura T, Proust-Lima C, Akbaraly T et al. Chronic use of benzodiazepines and latent cognitive decline in the elderly: results from the Three-city study. Eur Neuropsychopharmacol. 2013;23(3):212-23.

248 Pariente A, Gage SB, Moore N et al. The benzodiazepine–dementia disorders link: current state of knowledge. CNS Drugs. 2016;30(1): 1-7.

249 Brännström J, Boström G, Rosendahl E et al. Psychotropic drug use and mortality in old people with dementia: investigating sex differences. BMC Pharmacol Toxicol. 2017;18:36.

250 Brandt J, Leong C. Benzodiazepines and Z-drugs: an updated review of major adverse outcomes reported on in epidemiological research. Drugs. 2017;17:493-507.

251 Gray SL, Dublin S, Yu O et al. Benzodiazepine use and risk of incident dementia or cognitive decline: prospective population based study. BMJ. 2016;352:i90.

252 Zhong G, Wang Y, Zhang Y et al. Association between benzodiazepine use and dementia: a meta-analysis. PLoS ONE. 2015;10(5): e0127836.

253 Islam M, Iqbal U, Walther B et al. Benzodiazepine use and risk of dementia in the elderly population: a systematic review and meta-analysis. Neuroepidemiol. 2016;47:181-91.

254 Gerlach LB, Myra Kim H, Ignacio RV et al. Use of benzodiazepines and risk of incident dementia: a retrospective cohort study. J Gerontol A Biol Sci Med Sci. 2022;77(5):1035-41.

255 Taylor K, Elliott S, Isenschmid D et al. Review of findings in a case series of NPS benzodiazepines in UK deaths. Toxicologie Analyt Clin. 2022;34(3 suppl):S171-2.

256 Greenblatt DJ, Roth T. Zolpidem for insomnia. Expert Opin Pharmacother. 2012;13(6):879-93.

257 MacFarlane J, Morin CM, Montplaisir CM. Hypnotics in insomnia: the experience of zolpidem. Clin Ther. 2014;36(11):1676-701.

258 Asnis GM, Thomas M, Henderson MA. Pharmacotherapy treatment options for insomnia: a primer for clinicians. Int J Mol Sci. 2016;17(1):50.

259 Sanna E, Busonero F, Talani G et al. Comparison of the effects of zaleplon, zolpidem, and triazolam at various GABA(A) receptor subtypes. Eur J Pharmacol. 2002;451(2):103-10.

260 Jia F, Goldstein PA, Harrison NL. The modulation of synaptic GABA(A) receptors in the thalamus by eszopiclone and zolpidem. J Pharmacol Exp Ther. 2009;328(3):1000-6.

261 Monti JM, Spence DW, Buttoo K et al. Zolpidem's use for insomnia. Asian J Psychiatr. 2017;25:79-90.

262 Laudon M, Frydman-Marom A. Therapeutic effects of melatonin receptor agonists on sleep and comorbid disorders. Int J Mol Sci. 2014;15(9):15924-50.

263 Ferracioli-Oda E, Qawasmi A, Bloch M. Meta-analysis: melatonin for the treatment of primary sleep disorders. PLoS ONE. 2013;8(5):p. e63773.

264 Sateia MJ, Buysse DJ, Krystal AD et al. Clinical practice guideline for the pharmacologic treatment of chronic insomnia in adults: an American Academy of Sleep Medicine clinical practice guideline. J Clin Sleep Med. 2017;13(2):307-49.

265 Winblad B, Cummings J, Andreasen N et al. A six-month double-blind, randomized, placebo-controlled study of a transdermal patch in Alzheimer's disease-rivastigmine patch versus capsule. Int J Ger Psychiatry. 2007;22(5):456-67.

266 Abolfazli R, Nazeman SGM. Effects of 6-months treatment with donepezil and rivastigmine on results of neuropsychological tests of MMSE, NPI, CLOCK and BENDER in patients with Alzheimer's disease. Acta Medica Iranica. 2008;46(2):99-104.

267 Molino I, Colucci L, Fasanaro AM et al. Efficacy of memantine, donepezil, or their association in moderate-severe Alzheimer's disease: a review of clinical trials. World J. 2013;2013:925702.

268 Grossberg GT, Pejovic V, Miller ML et al. Memantine therapy of behavioral symptoms in community-dwelling patients with moderate to severe Alzheimer's disease. Dement Geriatr Cogn Disord. 2009;27(2):164-72.

269 Campbell NL, Dexter P, Perkins AJ et al. Medication adherence and tolerability of Alzheimer's disease medications: study protocol for a randomized controlled trial. Trials. 2013;14:125.

270 Campbell N, Ayub A, Boustani MA et al. Impact of cholinesterase inhibitors on behavioral and psychological symptoms of Alzheimer's disease: a meta-analysis. Clin Interv Aging. 2008;3(4):719-28.

271 Anand P, Singh B. A review on cholinesterase inhibitors for Alzheimer's disease. Arch Pharm Res. 2013;36(4):375-99.

272. Berman MG, Kross E, Krpan KM et al. Interacting with nature improves cognition and affect for individuals with depression. J Affect Disord. 2012;140(3):300-5.
273. Kishi T, Iwata N. NMDA receptor antagonists interventions in schizophrenia: meta-analysis of randomized, placebo-controlled trials. J Psychiatric Res. 2013;47(9):1143-9.
274. Hogan DB. Long-term efficacy and toxicity of cholinesterase inhibitors in the treatment of Alzheimer disease. Can Psychiatry. 2014;59(12):618-23.
275. Gill SS, Mamdani M, Naglie G et al. A prescribing cascade involving cholinesterase inhibitors and anticholinergic drugs. Arch Intern Med. 2005; 165(7): 808-813.
276. Lima D. Tratamento farmacológico da doença de Alzheimer. Rev Hosp Univ Pedro Ernesto. 2008;7(1).
277. Birks JS, Harvey R. Donepezil for dementia due to Alzheimer's disease. Cochrane Database Syst. 2003;Rev(3):CD001190.
278. Birks J. Cholinesterase inhibitors for Alzheimer's disease. Cochrane Database Syst Rev. 2006;(1):CD005593.
279. Birks J, Harvey RJ. Donepezil for dementia due to Alzheimer's disease. Cochrane Database Syst Rev. 2006;(1):CD001190.
280. Szeto JYY, Lewis SJG. Current treatment options for Alzheimer's disease and Parkinson's disease dementia. Current Neuropharmacol. 2016;14(4):326-38.
281. Feldman H, Gauthier S, Hecker J et al. A 24-week, randomized, double-blind study of donepezila in moderate to severe Alzheimer's disease. Neurol. 2001;57(4):613-20.
282. Farlow MR, Salloway S, Tariot PN et al. Effectiveness and tolerability of high-dose (23 mg/d) versus standard-dose (10 mg/d) donepezila in moderate to severe Alzheimer's disease: A 24-week, randomized, double-blind study. Clin Ther. 2010;32(7):1234-51.
283. Howard R, McShane R, Lindesay J et al. Donepezil and memantine for moderate-to-severe Alzheimer's disease. N Engl J Med. 2012;366(10):893-903.
284. Livingston G, Sommerlad A, Orgeta V et al. Dementia prevention, intervention, and care. Lancet. 2017;390(10113):2673-734.
285. Birks J, Grimley Evans J, Iakovidou V et al. Rivastigmine for Alzheimer's disease. Cochrane Database Syst Rev. 2000;(4):CD001191.
286. Birks J, Grimley Evans J, Iakovidou V et al. Rivastigmine for Alzheimer's disease. Cochrane Database Syst Rev. 2009;(2):CD001191.
287. Tan CC, Yu JT, Wang HF et al. Efficacy and safety of donepezil, galantamine, rivastigmine, and memantine for the treatment of Alzheimer's disease: a systematic review and meta-analysis. J Alzheimers Dis. 2014;41(2):615-31.
288. Emre M, Aarsland D, Albanese A et al. Rivastigmine for dementia associated with Parkinson's disease. N Engl J Med. 2004;351(24):2509-18.
289. Weintraub D, Somogyi M, Meng X. Rivastigmine in Alzheimer's disease and Parkinson's disease dementia: an ADAS-cog factor analysis. Am J Alzheimers Dis Other Demen. 2011;26(6):443-9.
290. Poewe W, Wolters E, Emre M et al. Long-term benefits of rivastigmine in dementia associated with Parkinson's disease: an active treatment extension study. Mov Disord. 2006;21(4):456-61.
291. Oertel W, Poewe W, Wolters W et al. Effects of rivastigmine on tremor and other motor symptoms in patients with Parkinson's disease dementia: a retrospective analysis of a double-blind trial and an open-label extension. Drug Saf. 2008;31(1):79-94.
292. Harvey AL. The pharmacology of galanthamine and its analogues. Pharmacol Ther. 1995;68(1):113-28.
293. Doody RS, Stevens JC, Beck C et al. Practice parameter: management of dementia (an evidence-based review). Report of the Quality Standards Subcommittee of the American Academy of Neurology. Neurol. 2001;56(9):1154-66.
294. Loy C, Schneider L. Galantamine for Alzheimer's disease and mild cognitive impairment. Cochrane Database Syst Rev. 2006;(1):CD001747.
295. Farlow MR, Miller ML, Pejovic V. Treatment options in Alzheimer's disease: maximizing benefit, managing expectations. Dement Geriatr Cogn Disord. 2008;25(5):408-22.
296. Blanco-Silvente L, Castells X, Saez M et al. Discontinuation, efficacy, and safety of cholinesterase inhibitors for Alzheimer's disease: a meta-analysis and meta-regression of 43 randomized clinical trials enrolling 16 106 patients. Int J Neuropsychopharmacol. 2017;20(7):519-28.
297. Moore A, Patterson C, Lee L et al. Fourth Canadian Consensus Conference on the Diagnosis and Treatment of Dementia: recommendations for family physicians. Can Fam Physician. 2014; 60(5):433-8.
298. Dawson A, Buckley N. Pharmacological management of anticholinergic delirium theory evidence and practice. Br J Clin Pharmacol. 2015;81(3):516-24.
299. Fox C, Richardson K, Maidment I et al. Anticholinergic medication use and cognitive impairment in the older population: The Medical Research Council Cognitive Function and Ageing Study. J Am Geriatr Soc. 2011;59(8):1477-83.
300. Pfistermeister B, Tumena T, Gasmann K et al. Anticholinergic burden and cognitive function in a large German cohort of hospitalized geriatric patients. PLOS One. 2017;12(2):p.e0171353.
301. Ruxton K, Woodman R, Mangoni A. Drugs with anticholinergic effects and cognitive impairment falls and all-cause mortality in older adults: a systematic review and meta-analysis. Br J Clin Pharmacol. 2015;80(2):209-20.
302. Desmarais J, Beauclair L, Annable L et al. Effects of discontinuing anticholinergic treatment on movement disorders cognition and psychopathology in patients with schizophrenia. Ther Adv Psychopharmacol. 2014;4(6):257-67.
303. Gjerden P, Bramness J, Slordal L. The use and potential abuse of anticholinergic antiparkinson drugs in Norway: a pharmacoepidemiological study. Br J Clin Pharmacol. 2009;67(2):228-33.
304. Naja W, Halaby A. Anticholinergic use and misuse in psychiatry: a comprehensive and critical review. J Alcoholism Drug Dependence. 2017;5(2).
305. Watkins J, Schwarz E, Arroyo-Plasencia A et al. The use of physostigmine by toxicologists in anticholinergic toxicity. J Med Toxicol. 2014;11(2):179-84.
306. Bhidayasiri R, Truong DD. Motor complications in Parkinson disease: clinical manifestations and management. J Neurol Sci. 2008;266(1-2):204-15.
307. Parlak I, Erdur B. Parlak et al. Midazolam vs. diphenhydramine for the treatment of metoclopramide-induced akathisia: a randomized controlled trial. Acad Emerg Med. 2007;14(8):715-21.
308. Steenen S, van Wijk A, van der Heijden G et al. Propranolol for the treatment of anxiety disorders: systematic review and metaanalysis. J Psychopharmacol. 2015;30(2):128-39.
309. Amos T, Stein D, Ipser J. Pharmacological interventions for preventing post-traumatic stress disorder (PTSD). Cochrane Database Syst Rev. 2014;(7):CD006239.
310. Qi W, Gevonden M, Shalev A. Prevention of post-traumatic stress disorder after trauma: current evidence and future directions. Curr Psychiatry Rep. 2016;18(2).

Manejo farmacológico dos transtornos psiquiátricos na gravidez e na lactação

1. Kendell R, Chalmers J, Platz C. Epidemiology of puerperal psychoses. Br J Psychiatry. 1987;150(9):662-73.
2. Wang B, Freeman MP, Nonacs R et al. Psychiatric illness during pregnancy and the postpartum period. In: Stern TA Fricchione TL Cassem NH et al. (eds.). Massachusetts General Hospital – Handbook of general hospital psychiatry. 6. ed. Philadelphia: Elsevier; 2010.
3. Khan SJ, Fersh ME, Ernst C et al. Bipolar disorder in pregnancy and postpartum: principles of management. Curr Psychiatry Rep. 2016;18(2):13.
4. Wichman CL. Managing your own mood lability: use of mood stabilizers and antipsychotics in pregnancy. Curr Psychiatry Rep. 2016;18(1):1.

5. Petersen I, McCrea RL, Sammon CJ et al. Risks and benefits of psychotropic medication in pregnancy: cohort studies based on UK electronic primary care health records. Health Technol Assess. 2016;20(23):1-176.
6. Badinter E. Um amor conquistado – o mito do amor materno. Rio de Janeiro: Nova Fronteira; 1985.
7. Simon RW. The joys of parenthood reconsidered. Contexts. 2008;7(2):40-5.
8. World Health Organization (WHO). Medical eligibility criteria and conditions for use of different contraceptive methods in women with epilepsy and antiepileptic drug usage. Geneva; 2015. Available from: http://whqlibdoc.who.int/publications/2010/9789241563888_eng.pdf?ua=1. Accessed on: 13/2/18.
9. Tess V, Dias RS, Takakura TY et al. Transtorno afetivo bipolar no período perinatal. In: Rennó Jr. J, Ribeiro HL (orgs.). Tratado de saúde mental da mulher. São Paulo: Atheneu; 2012.
10. Solari H, Dickson KE, Miller L. Understanding and treating women with schizophrenia during pregnancy and postpartum. Can J Clin Pharmacol. 2009;16(1):e23-32.
11. Camacho RS, Loreto V. Depressão na gestação e no pós-parto: diagnóstico e tratamento. In: Rennó Jr. J, Ribeiro HL (orgs.). Tratado de saúde mental da mulher. São Paulo: Atheneu; 2012.
12. Cohen LS, Altshuler LL, Harlow BL et al. Relapse on major depression during pregnancy in women who maintain or discontinue antidepressant treatment. JAMA. 2006:295(5):499-507.
13. Dannon PN, Iancu I, Lowengrub K et al. Recurrence of panic disorder during pregnancy: a 7-year naturalistic follow-up study. Clin Neuropharmacol. 2006;29(3):132-7.
14. Wesseloo R, Kamperman AM, Munk-Olsen T et al. Risk of postpartum relapse in bipolar disorder and postpartum psychosis: a systematic review and meta-analysis. Am J Psychiatry. 2016;173(2):117-27.
15. Yonkers KA, Vigod S, Ross LE. Diagnosis pathophysiology and management of mood disorders in pregnancy and postpartum women. Obst Gynecol. 2011;117(4):961-77.
16. Viguera AC, Tondo L, Koukopoulus AE et al. Episodes of mood disorders in 2552 pregnancies and postpartum periods. Am J Psychiatry. 2011;168(11):1179-85.
17. Gentile S. Neurodevelopmental effects of prenatal exposure to psychotropic medications. Depress Anxiety. 2010;27(7):675-86.
18. Berginck V, Burgerhout KM, Koorengevel KM et al. Treatment of psychosis and mania in the postpartum period. Am J Psychiatry. 2015;172(2):115-23.
19. Nguyen TN, Faulkner D, Frayne JS et al. Obstetric and neonatal outcomes of pregnant women with severe mental illness at a specialist antenatal clinic. Med J Aust. 2013;199(3 Suppl):S26-9.
20. Galbally M, Snellen M, Power J. Antipsychotic drugs in pregnancy: a review of their maternal and fetal effects. Ther Adv Drug Saf. 2014;5(2):100-9.
21. Cantilino A, Sougey EB. Psicofarmacologia durante a gravidez e a lactação. In: Sena EP, Miranda-Scippa AMA, Quarantini LC (eds.). Psicofarmacologia clínica. 3. ed. Rio de Janeiro: Medbook; 2011.
22. Deligiannidis KM, Byatt N, Freeman MP. Pharmacotherapy for mood disorders in pregnancy: a review of pharmacokinetic changes and clinical recommendations for therapeutic drug monitoring. J Clin Psychopharmacol. 2014;34(2):244-55.
23. Johannsen BM, Larsen JT, Laursen TM et al. All-cause mortality in women with severe postpartum psychiatric disorders. Am J Psychiatry. 2016;173(6):635-42.
24. Oates M. Perinatal psychiatric disorders: a leading cause of maternal morbidity and mortality. Br Med Bull. 2003;67:219-29.
25. Allister L, Lester B, Carr S et al. The effects of maternal depression on fetal heart rate response to vibroacoustic stimulation. Dev Neuropsychol. 2001;20(3):639-51.
26. Dieter J, Field T, Hernandez-Reif M et al. Maternal depression and increased fetal activity. J Obs Gynaecol. 2001;21(5):468-73.
27. Diego M, Filed T, Hernandez-Reif M et al. Prenatal depression restricts fetal growth. Early Hum Dev. 2009;85(1):65-70.
28. Field T, Diego M, Hernandez-Reif M et al. Prenatal depression effects on the fetus and the newborn. Infant Behav. 2004;27(2):216-29.
29. Field T, Diego M, Hernandez-Reif M et al. Chronic prenatal depression and neonatal outcomes. Int J Neurosci. 2008;118(1):95-103.
30. Steer R, School T, Hediger M et al. Self-reported depression and negative pregnancy outcomes. J Clin Epid. 1992;45(10):1093-9.
31. Dayan J, Creveuil C, Marks M et al. Prenatal depression prenatal anxiety, and spontaneous preterm birth: a prospective cohort study among women with early and regular care. Psychosom Med. 2006;68(6):938-46.
32. Field T, Pickens J, Fox N et al. Vagal tone in infants of depressed mothers. Dev Psychopathol. 1995;7(2):227-31.
33. Abrams S, Field T, Scafidi F et al. Newborns of depressed mothers. Infant Ment Heal J. 1995;16(3):233-9.
34. Frizzo G, Piccinini C. Interação mãe-bebê em contexto de depressão materna: aspectos teóricos e empíricos. Psicol Estud. 2005;10(1):47-55.
35. Cohen J, Matias R, Tronick E et al. Face-to-face interactions of depressed mothers and their infants. New Dir Child Dev. 1986;34:31-45.
36. Stanley C, Murray L, Stein A. The effect of postnatal depression on mother-infant interaction infant response to the still-face perturbation and performance on an instrumental learning task. Dev Psychopathol. 2004;16(1):1-18.
37. Vigod SN, Kurdyak PA, Dennis CL et al. Maternal and newborn outcomes among women with schizophrenia: a retrospective population-based cohort study. BJOG. 2014;121(5):566-74.
38. Brameld KJ, Jablensky A, Griffith J et al. Psychotropic medication and substance use during pregnancy by women with severe mental illness. Front Psychiatry. 2017;8:28.
39. Noto MV, Noto C, Bressan RA. Psicoses na gestação e pós-parto. In: Rennó Jr. J, Ribeiro HL (orgs.). Tratado de saúde mental da mulher. São Paulo: Atheneu; 2012.
40. Frayne J, Lewis L, Allen S et al. Severe mental illness and induction of labour: outcomes for women at a specialist antenatal clinic in Western Australia. Aust N Z J Obstet Gynaecol. 2014;54(2):132-7.
41. Sadowski A, Todorow M, Brojeni P et al. Pregnancy outcomes following maternal exposure to second generation antipsychotics given with other psychotropic drugs: a cohort study. BMJ Open. 2013;3(7):e003062.
42. Judd F, Komiti A, Sheehan P et al. Adverse obstetric and neonatal outcomes in women with severe mental illness: to what extent can they be prevented? Schizophr Res. 2014;157(1-3):305-9.
43. Frayne J, Nguyen T, Bennett K et al. The effects of gestational use of antidepressants and antipsychotics on neonatal outcomes for women with severe mental illness. Aust N Z J Obstet Gynaecol. 2017;57(5):526-32.
44. Galbally M, Snellen M, Lewis A. A review of the use of psychotropic medication in pregnancy. Curr Opin Obs Gynecol. 2011;23(6):408-14.
45. Lebin LG, Novick AM. Selective serotonin reuptake inhibitors (SSRIs) in pregnancy: an updated review on risks to mother, fetus, and child. Curr Psychiatry Rep. 2022;24(11):687-95.
46. Gentile S. Selective serotonin reuptake inhibitor exposure during early pregnancy and the risk of birth defects. Acta Psychiatr Scand. 2011;123(4):266-75.
47. Warburton W, Hertzman C, Oberlander T. A register study of the impact of stopping third trimester selective serotonin reuptake inhibitor exposure on neonatal health. Acta Psychiatr Scand. 2010;121(6):471-9.
48. Suarez EA, Bateman BT, Hernández-Díaz S et al. Association of antidepressant use during pregnancy with risk of neurodevelopmental disorders in children. JAMA Intern Med. 2022;182(11):1149-60.

49. Oberlander T, Reebye P, Misri S et al. Externalizing and attentional behaviors in children of depressed mothers treated with a selective serotonin reuptake inhibitor antidepressant during pregnancy. Arch Pediatr Adolesc Med. 2007;161(1):22-9.
50. Croen L, Grether J, Yoshida C et al. Antidepressant use during pregnancy and childhood autism spectrum disorders. Arch Gen Psychiatry. 2011;68(11):1104-12.
51. Robinson G. Psychopharmacology in pregnancy and postpartum. Focus. 2012;10:3-14.
52. Brown HK, Ray JG, Wilton AS et al. Association between serotonergic antidepressant use during pregnancy and autism spectrum disorder in children. JAMA. 2017;317(15):1544-52.
53. Mathew S, Bichenapally S, Khachatryan V et al. Role of serotoninergic antidepressants in the development of autism spectrum disorders: a systematic review. Cureus. 2022;14(8):e28505.
54. Rai D, Lee BK, Dalman C et al. Parental depression, maternal antidepressant use during pregnancy, and risk of autism spectrum disorders: population based case-control study. BMJ. 2013;346:f2059.
55. Mezzacappa A, Lasica P, Gianfagna F et al. Risk for autism spectrum disorders according to period of prenatal antidepressant exposure. A systematic review and meta-analysis. JAMA Pediatr. 2017;171(6):555-63.
56. Oberlander TF, Zwaigenbaum L. Disentangling maternal depression and antidepressant use during pregnancy as risks for autism in children. JAMA. 2017;317(15):1533-4.
57. Coughlin CG, Blackwell KA, Bartley C et al. Obstetric and neonatal outcomes after antipsychotic medication exposure in pregnancy. Obstet Gynecol. 2015;125(5):1224-35.
58. Terrana N, Koren G, Pivovarov J et al. Pregnancy outcomes following in utero exposure to second-generation antipsychotics: a systematic review and meta-analysis. J Clin Psychopharmacol. 2015;35(5):559-65.
59. Cohen LS, Viguera AC, McInerney KA et al. Reproductive safety of second-generation antipsychotics: current data from the Massachusetts General Hospital National pregnancy registry for atypical antipsychotics. Am J Psychiatry. 2016;173(3):263-70.
60. Food and Drug Administration. FDA Drug Safety Communication: Antipsychotic drug labels updated on use during pregnancy and risk of abnormal muscle movements and withdrawal symptoms in newborns. Available from: www.fda.gov/Drugs/DrugSafety/ucm²43903.htm. Accessed on: 13/2/18.
61. Habermann F, Fritzsche J, Fuhlbrück F et al. Atypical antipsychotic drugs and pregnancy outcome: a prospective cohort study. J Clin Psychopharmacol. 2013;33(4):453-62.
62. Newport DJ, Calamaras MR, DeVane CL et al. Atypical antipsychotic administration during late pregnancy: placental passage and obstetric outcomes. Am J Psychiatry. 2007;164(8):1214-20.
63. Meltzer-Brody S, Jones I. Optimizing the treatment of mood disorders in the perinatal period. Dialogues Clin Neurosci. 2015;17(2):207-18.
64. Frayne J, Nguyen T, Mok T et al. Lithium exposure during pregnancy: outcomes for women who attended a specialist antenatal clinic. J Psychosom Obstet Gynaecol. 2017;1-9.
65. McKnight RF, Adida M, Budge K et al. Lithium toxicity profile: a systematic review and meta-analysis. Lancet. 2012;379(9817):721-8.
66. Patorno E, Huybrechts KF, Bateman BT et al. Lithium use in pregnancy and the risk of cardiac malformations. N Engl J Med. 2017;376(23):2245-54.
67. Ornoy A, Weinstein-Fudim L, Ergaz Z. Antidepressants antipsychotics and mood stabilizers in pregnancy: what do we know and how should we treat pregnant women with depression. Birth Defects Res. 2017;109(12):933-56.
68. Deligiannidis KM, Byatt N, Freeman MP. Pharmacotherapy for mood disorders in pregnancy: a review of pharmacokinetic changes and clinical recommendations for therapeutic drug monitoring. J Clin Psychopharmacol. 2014;34(2):244-55.
69. Gentile S. Drug treatment for mood disorders in pregnancy. Curr Opinion Psychiatry. 2011;24(1):34-40.
70. van der Lugt NM, van de Maat JS, van Kamp IL et al. Fetal neonatal and developmental outcomes of lithium-exposed pregnancies. Early Hum Dev. 2012;88(6):375-8.
71. Viguera AC, Cohen LS, Baldessarini S et al. Managing bipolar disorder during pregnancy: weighing the risks and benefits. Can J Psychiatry. 2002;47(5):426-36.
72. Little BB. Anticonvulsant drugs during pregnancy. In: Drugs and pregnancy: a handbook. London: Hodder Arnold; 2006.
73. Herzog AG, MacEachern DB, Mandle HB et al. Folic acid use by women with epilepsy: findings of the epilepsy birth control registry. Epilepsy Behav. 2017;72:156-60.
74. Ban L, Fleming KM, Doyle P et al. Congenital anomalies in children of mothers taking antiepileptic drugs with and without periconceptional high dose folic acid use: a population-based cohort study. PLoS One. 2015;10(7):e0131130.
75. Geddes JR, Gardiner A, Rendell J et al. Comparative evaluation of quetiapine plus lamotrigine combination versus quetiapine monotherapy (and folic acid versus placebo) in bipolar depression (CEQUEL): a 2 × 2 factorial randomised trial. Lancet Psychiatry. 2016;3(2):31-9.
76. Dolk H, Wang H, Loane M et al. Lamotrigine use in pregnancy and risk of orofacial cleft and other congenital anomalies. Neurology. 2016;86(18):1716-25.
77. Veroniki AA, Rios P, Cogo E et al. Comparative safety of antiepileptic drugs for neurological development in children exposed during pregnancy and breast feeding: a systematic review and network meta-analysis. BMJ Open. 2017;7(7):e017248.
78. Chan AYL, Gao L, Howard LM et al. Maternal benzodiazepines and Z-drugs use during pregnancy and adverse birth and neurodevelopmental outcomes in offspring: a population-based cohort study. Psychother Psychosom. 2023;92(2):113-23.
79. Vine T, Brown GM, Frey BN. Melatonin use during pregnancy and lactation: a scoping review of human studies. Braz J Psychiatry. 2022;44(3):342-8.
80. Nordeng H, Bayne K, Havnen GC et al. Use of herbal drugs during pregnancy among 600 Norwegian women in relation to concurrent use of conventional drugs and pregnancy outcome. Complement Ther Clin Pract. 2011;17(3):147-51.
81. Moretti M. Breastfeeding and the use of antidepressants. Popul Ther Clin Pharmacol. 2012;19(3):387-90.
82. Cantilino A, Rennó Jr. J, Ribeiro HL et al. Quais antidepressivos podemos prescrever na lactação? Rev Debates em Psiquiatr. 2015;18-22.
83. Kearns G, Abdel-Rahman S, Alander S et al. Developmental pharmacology – drug disposition action and therapy in infants and children. N Engl J Med. 2003;349(12):1157-67.
84. Berle J, Spigset O. Antidepressant use during breastfeeding. Curr Womens Heal Rev. 2011;7(1):28-34.
85. Pacchiarotti I, León-Caballero J, Murru A et al. Mood stabilizers and antipsychotics during breastfeeding: focus on bipolar disorder. Eur Neuropsychopharmacol. 2016;26(10):1562-78.
86. Chen L, Liu F, Yoshida S et al. Is breast-feeding of infants advisable for epileptic mothers taking antiepileptic drugs? Psychiatry Clin Neurosci. 2010;64(5):460-8.
87. Uguz F, Sharma V. Mood stabilizers during breastfeeding: a systematic review of the recent literature. Bipolar Disord. 2016;18(4):325-33.
88. Berle J, Steen V, Aamo T et al. Breastfeeding during maternal antidepressant treatment with serotonin reuptake inhibitors: infant exposure clinical symptoms and cytochrome p450 genotypes. J Clin Psychiatry. 2004;65(9):1228-34.
89. Brockington I, Butterworth R, Glangeaud-Freudenthal N et al. An international position paper on mother-infant (perinatal) mental health with guidelines for clinical practice. Arch Womens Ment Health. 2016;20(1):113-20.
90. Cantilino A, Rennó Jr. J, Ribeiro HL et al. E o estigma atravessa a barreira placentária. Rev Debates Psiquiatr. 2014;4:34-9.

32 Tratamentos Biológicos em Psiquiatria

Moacyr Rosa ▪ Mercedes Alves ▪ Andre Russowksy Brunoni

ELETROCONVULSOTERAPIA

A eletroconvulsoterapia (ECT) é o tratamento biológico mais antigo e, talvez, o mais polêmico na Psiquiatria, apesar da excelência absolutamente comprovada ao longo de anos.

Seu surgimento se deu em 1934, quando Ladislas Von Meduna (1896-1964), acreditando no antagonismo biológico entre esquizofrenia e epilepsia, adotou o método das convulsões induzidas por cânfora. Em 1938, Ugo Cerletti (1877-1963) e Lúcio Bini (1908-1964) iniciaram o uso do estímulo elétrico para indução de convulsões terapêuticas e foram incentivados por Meduna: "Não é a cânfora ou o metrazol que curam, mas a convulsão. Se você consegue produzir uma convulsão com a eletricidade, vá em frente."[1] Em 1940, Bennet usou o curare, pela primeira vez, durante a ECT.[2]

A ECT consiste na indução de crises convulsivas por meio da passagem de corrente elétrica pelo cérebro, com fins terapêuticos. Segundo Prudic, a ECT é o tratamento mais efetivo para depressão, atualmente disponível, já que nenhum outro se mostrou superior a ela, tratando-se de depressão maior em estudos controlados.[3]

Está classificada pela Associação Médica Brasileira (AMB) como procedimento ambulatorial de porte 3C e está regulamentada pelo Conselho Federal de Medicina (CFM), conforme Resolução CFM 2.057/2013. Suas diretrizes clínicas foram elaboradas por grupo de excelência da Associação Brasileira de Psiquiatria (ABP), que as recomenda.[4]

Indicações

A ECT, como tratamento biológico de excelência, é indicada para vários transtornos mentais, especialmente aqueles em que há risco iminente de suicídio e inanição. Apesar de comprovadamente eficaz para vários transtornos mentais, até aproximadamente 1970 tinha suas indicações pouco definidas, e era primariamente usada nos casos depressivos graves. Posteriormente, com base em relatos de casos e estudos de eficácia, suas indicações foram se estendendo aos casos de mania, catatonia, síndrome neuroléptica maligna, estados epilépticos e doença de Parkinson.[1]

Já em 2001, a American Psychiatric Association (APA) preconizou como indicações de primeira escolha a necessidade de melhora rápida, má resposta e menores riscos em relação aos fármacos, preferência do paciente, gravidez e lactação.

Como indicações de segunda escolha estão a ausência de resposta às terapias aplicadas anteriormente, os efeitos colaterais maiores que os da ECT e a deterioração do quadro mental.[5]

A World Psychiatric Association alerta para situações de difícil manejo, como a catatonia, na qual a ECT deve ser considerada principal opção terapêutica. Caracteriza-se como emergência psiquiátrica, apresenta graves anormalidades da atividade motora e pode decorrer de transtornos do humor ou da esquizofrenia.[6]

A ECT também deve ser considerada mediante a adoção de cuidados próprios, nos casos de síndrome neuroléptica maligna, que cursam com sintomas catatônicos em episódios de doença mental grave durante a gravidez, em idosos e em quadros resistentes de jovens e crianças.

Estudos sobre a ECT com grandes amostras têm sido patrocinados pelo Consortium for Research in ECT (CORE), o qual norteia sobre as principais indicações, eficácia e segurança da ECT. A depressão constitui a maior indicação (80 a 90%), como mostram as publicações, seja por refratariedade ou intolerância aos medicamentos, seja pelo risco de suicídio. Um dos estudos que comparou a eficácia da ECT com amitriptilina mostra vantagem para a ECT de 87% sobre 67% do tricíclico. Estudo comparativo entre a eficácia da paroxetina em 40 mg diários (inibidor seletivo de recaptação de serotonina [ISRS] e a da ECT) mostrou resultado também favorável à ECT de 77% contra 28% da paroxetina.[7]

A ECT promove remissão rápida: 34% em 2 semanas, 60% em 3 semanas e 75% em 4 semanas. A intenção suicida é aliviada em 38% na primeira semana de tratamento, em 61% na segunda semana e em 81% ao término do tratamento, conforme ensaio controlado de Eranti et al., em 2007.[8]

Apesar das evidências de que a ECT tenha efeito antidepressivo mais robusto que os psicofármacos, esta tem sido mais indicada quando há falha medicamentosa, contrariando os critérios que recomendam seu uso como primeiro tratamento a ser instituído.[9] Também é interessante notar que, apesar de a cronicidade do quadro mental ser um preditor de má resposta à ECT, ainda é elencada como um dos fatores favoráveis à sua indicação, na medida em que a refratariedade aos medicamentos favorece sua prescrição. É possível que essas condutas contraditórias ainda signifiquem resquícios da má fama adquirida pela ECT em torno da década de 1970, quando foi usada de maneira bastante questionável, provavelmente por falta de estudos controlados que pudessem respaldar suas indicações.

A crescente conscientização sobre as limitações de nossas intervenções na depressão resistente ao tratamento como no estudo STAR*D,[10] a forte eficácia da ECT e o fato de que ela pode ser conduzida com mínimas consequências cognitivas incentiva e renova o interesse científico pela técnica.

Contraindicações

A ECT não apresenta contraindicação formal, mas há risco aumentado para situações clínicas especiais. Há várias classificações de risco cirúrgico e anestésico, e a que foi desenvolvida pela Sociedade Americana de Anestesiologia (American Society of Anesthesiologists [ASA]) foi a mais utilizada em nosso meio médico. Baseia-se nos diversos níveis de complexidade e gravidade e é validada internacionalmente. Pode ser descrita da seguinte maneira:

- **Classe I**: normal, saudável
- **Classe II**: com doença sistêmica leve
- **Classe III**: com doença sistêmica grave
- **Classe IV**: com doença sistêmica grave/ameaça constante à vida
- **Classe V**: moribundo/difícil sobrevivência por 24 horas, com ou sem intervenção.

Riscos e comorbidades

A ECT é um tratamento extremamente seguro e raramente terá desfecho desfavorável. Apresenta taxa de mortalidade de 0,002% por sessão e de 0,01% por paciente, o que lhe outorga grande segurança. Estima-se uma complicação para cada 1.400 procedimentos, e morbidade também muito baixa. Os óbitos são raros e se devem às complicações cardiorrespiratórias, o que mostra a necessidade de acurácia investigatória antes do início do curso da ECT, especialmente em pacientes obesos, idosos e cardiopatas.[1]

É possível e esperado que, após o estímulo elétrico, o paciente se comporte com o agravamento da anormalidade encontrada no repouso. Arritmias cardíacas presentes antes da ECT provavelmente se agravarão após a aplicação da carga elétrica; entretanto, de maneira geral, são benignas e transitórias, não contraindicando o tratamento.

Imediatamente após o disparo elétrico, a ativação parassimpática produz uma diminuição importante da frequência cardíaca (FC). A imediata e subsequente ativação simpática eleva a frequência cardíaca, a pressão arterial sistêmica e o consumo de oxigênio pelo miocárdio, provocando alterações relevantes que induzirão uma compensação parassimpática (reflexo vago-vagal), nova queda da FC e consequente estabilização dos dados vitais. A ação simpática poderá promover o aparecimento de arritmias como a fibrilação atrial (FA), extrassistolia ventricular e até taquicardia ventricular (grave e que exige cardioversão) ou eventos isquêmicos transitórios do miocárdio.

Pacientes portadores de insuficiência cardíaca congestiva (ICC) descompensada não devem se submeter à ECT até que estejam estabilizados. Esses pacientes são particularmente sensíveis à estimulação simpática, o que pode agravar o comprometimento da função ventricular esquerda.

As bradiarritmias são sempre mais graves que as taquiarritmias. O glicopirrolato e a atropina ajudam a controlar e evitar bradiarritmias durante a ECT, além de diminuírem substancialmente a sialorreia provocada pela convulsão. Os betabloqueadores como atenolol, propranolol, metoprolol, carvedilol e bisoprolol auxiliam a prevenir a hipertensão arterial provocada pelo estímulo simpático, a descompensação ventricular esquerda e as arritmias. Contudo, devem ser empregados com cautela porque podem enfraquecer o bombeamento ventricular.

Outras comorbidades devem ser avaliadas individualmente, como diabetes melito, demências, epilepsia e aneurismas cerebrais. Pacientes especiais nos quais a ECT pode e deve ser utilizada incluem as gestantes, mas cuidados devem ser tomados de acordo com a idade gestacional e o volume abdominal.

Efeitos colaterais

A ECT tem um perfil benigno e seguro; portanto, os efeitos colaterais são raros. O mais temido e tido como grande complicador é sua atuação na memória, embora a doença psiquiátrica seja a principal responsável por sintomas cognitivos importantes que variam da desorientação com prejuízo da vontade, da iniciativa, do juízo de morbidade, da crítica, do pensamento e até da memória.

Os efeitos deletérios na memória decorrentes da ECT são classificados como fenômenos anterógrados e retrógrados. De acordo com Sackeim et al., o fenômeno amnésico anterógrado se traduz como dificuldade de aprendizado e retenção do material adquirido após o estímulo. O fenômeno amnésico retrógrado se apresenta como dificuldade de evocação da informação adquirida antes do início do tratamento. Os dois tipos de déficit são recuperados em semanas ou poucos meses após o curso de ECT. Após o término do tratamento, sanada a sintomatologia psiquiátrica depressiva, os pacientes terão desempenho mnemônico indistinguível de controles normais que nunca se submeteram ao procedimento.[11]

Há estratégias que devem ser adotadas para minimizar os efeitos colaterais cognitivos, como posicionamento unilateral dos eletrodos e, quando necessário o posicionamento bilateral, a opção deve sempre ser bifrontal em detrimento de bitemporal em razão da amnésia de lobo temporal médio, por estar imediatamente acima do hipocampo. A preferência deve ser por pulsos breves ou ultrabreves, que possibilitam aumentar a intensidade do pulso sem alargar o tempo de exposição ao estímulo elétrico, por buscar produzir convulsões curtas, por escolher os anestésicos mais apropriados e por evitar benzodiazepínicos.

Técnica

Avanços foram somados ao procedimento, como o uso da anestesia, dos bloqueadores neuromusculares, posicionamento dos eletrodos para aplicações bifrontais, unilaterais e frontomediais (násio e vértice, conforme publicação recente, visando a maior eficácia, menores efeitos mnêmicos, conforto e segurança do paciente.[6,12]

O paciente deve ser monitorado com os eletrodos do cardioscópio (monitoramento cardíaco, inclusive com oxímetro e esfigmomanômetro) e da máquina de ECT (monitoramento eletroencefalográfico), respeitada a recomendação do CFM de ser equipamento capaz de produzir pulsos breves e ultrabreves: máquinas Mecta e Thymatron, ambas com registro na Agência Nacional de Vigilância Sanitária (Anvisa).[4]

Anestesia e relaxamento muscular

A anestesia consiste basicamente na hipnose, no relaxamento muscular e na oxigenação. A pré-oxigenação deve buscar saturação de 100% de oxigênio. A hipnose pode ser realizada com diferentes anestésicos, sendo os mais comuns em nosso meio o propofol e o etomidato. O relaxamento muscular deve ser provocado pela succinilcolina, na dose de 0,5 a 1,5 mg/kg, fármaco tradicionalmente usado em ECT por não exigir reversão medicamentosa.

Posicionamento dos eletrodos

Varia de acordo com a técnica escolhida, podendo ser unilateral ou bilateral. A Figura 32.1 exemplifica as diversas possibilidades de aplicações unilaterais. Descritas por vários estudiosos, as posições carregam o nome de seu autor. A mais comumente utilizada é a d'Éllia, que respeita a maior distância entre os eletrodos.

As bilaterais são: (a) bitemporais – mais eficazes, mas com maiores efeitos colaterais mnêmicos (Figura 32.2); (b) bifrontais – menores efeitos colaterais mnêmicos (Figura 32.3); (c) frontomediais – recentemente descritas e bastante promissoras.

Importante enfatizar que os pulsos ultrabreves – 0,3 ms – em aplicações bilaterais se mostraram ineficazes;[5] portanto, para aplicações bilaterais o tamanho do pulso deve ser o breve, de pelo menos 0,5 ms.

Cálculo da carga

A carga deve ser calculada com base no limiar convulsígeno que é encontrado por meio de vários estímulos, começando com carga baixa e aumentando paulatinamente até que o paciente convulsione. O valor encontrado, isto é, o limiar convulsígeno, é multiplicado por 2 vezes e meia a 3 vezes e esta será a carga ideal a ser usada no paciente.

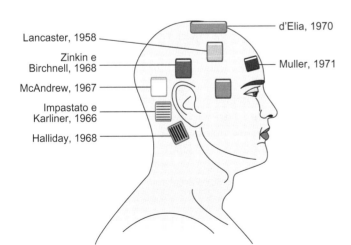

Figura 32.1 Variações de posicionamento unilateral de eletrodos.

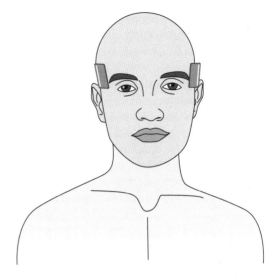

Figura 32.2 Posicionamento bitemporal.

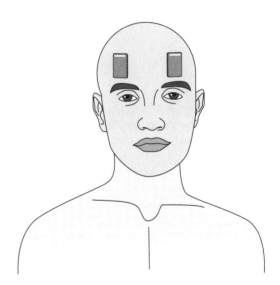

Figura 32.3 Posicionamento bifrontal.

Convulsão

A convulsão deve ser curta (até 2 ms) e, caso se prolongue, deve ser abortada, por exemplo, com midazolam ou anticonvulsivante, desde que não se complique. Importante também lembrar que convulsões provocadas por cargas próximas à intensidade do limiar convulsígeno são longas e ineficazes, portanto deletérias.

ESTIMULAÇÃO MAGNÉTICA TRANSCRANIANA

A estimulação magnética transcraniana (EMT) moderna surgiu em 1985, na Grã-Bretanha, desenvolvida pelo grupo do professor Antony Barker.[13] Foi desenvolvida inicialmente como ferramenta para estimular o córtex motor de modo não invasivo e também de modo mais focal e indolor do que se conseguia com a estimulação elétrica transcraniana. Dessa maneira, era possível estudar as vias motoras desde sua origem central até seu efeito nos músculos. Com o passar do tempo começou a ser utilizada para estimular outras regiões corticais. Ao estimular pacientes com doença de Parkinson para avaliar as funções motoras, foi observado que alguns deles apresentavam melhora da depressão, quadro que é muito comum nessa condição neurológica. Associando esses achados com a ideia de que a estimulação cerebral elétrica constituía uma potente ferramenta antidepressiva, na eletroconvulsoterapia, foi levantada a hipótese de que a EMT poderia também ter efeitos terapêuticos. Estudos exploratórios iniciais utilizaram estimulações de repetição, vários pulsos por segundo, em diferentes regiões corticais, observando um efeito antidepressivo quando se estimulava a região correspondente ao córtex pré-frontal. A partir daí os estudos foram se acumulando, ensaios clínicos foram conduzidos e a EMT de repetição (EMTr) passou a fazer parte do arsenal terapêutico para o tratamento da depressão. Nos EUA, seu uso foi aprovado pela Food and Drug Administration (FDA) em 2008, e, no Brasil, regulamentado pelo CFM em 2012.[4]

Técnica

A EMTr é realizada por meio de um aparelho chamado estimulador magnético que está ligado por um cabo a uma bobina relativamente pequena, se comparada às bobinas de um aparelho de ressonância magnética, por exemplo. Esta é posicionada sobre a cabeça do paciente, na região que se deseja estimular.[14] O aparelho consiste basicamente em um conjunto de capacitores que acumulam energia elétrica que será disparada na bobina para a criação de um campo magnético. Esse campo magnético é pulsátil, ou seja, tem duração muito curta, na ordem de milissegundos, e tem a capacidade de induzir corrente elétrica no tecido nervoso. Dois tipos de pulsos são os mais utilizados: o pulso único, também chamado de simples, e o pulso de repetição, que consiste em uma série de pulsos (EMTr).

Os pulsos simples são utilizados geralmente com finalidade diagnóstica ou para estudos neurofisiológicos. Na terapêutica, eles são utilizados para se determinar o que se conhece como limiar motor (LM). Este consiste na intensidade mínima para que ocorra contração contralateral de um músculo-alvo quando se estimula o córtex motor. Na prática, geralmente se utiliza o músculo abdutor curto do polegar e o limiar consiste na intensidade na qual há contração desse músculo em 50% das vezes, geralmente, 5 contrações em 10 pulsos. Por ser algo facilmente observável, o LM é utilizado como referência de intensidade ao se fazerem as sessões com pulsos de repetição. Cada pessoa tem um LM diferente e os limites ajudam na segurança, principalmente para reduzir o risco de uma crise convulsiva, que é o mais temido risco desse tratamento.

Os pulsos simples têm efeito imediato, de curta duração, como a contração muscular citada. Outro exemplo de efeito imediato é a indução de *flashes* de luz (magneto-fosfenos) com a estimulação do córtex occipital.

Por outro lado, quando se utilizam pulsos repetidos (ETMr), estes têm a capacidade de modular o córtex subjacente de modo mais duradouro. Geralmente frequências de 1 Hz correspondem a 1 pulso por segundo; mais lentas, têm efeito inibitório, isto é, reduzem a frequência de disparos naturais e aumentam o limiar de disparo na região, ao passo que frequências de 5 Hz (5 pulsos por segundo) ou mais (geralmente 10 Hz ou 20 Hz) têm efeito contrário, ou seja, desinibitório ou facilitatório na região cortical subjacente. Esse modelo inibição/facilitação é o efeito direto da estimulação. Os efeitos indiretos são mais complexos e menos conhecidos.

Os pulsos inibitórios (1 Hz é o mais estudado e o mais utilizado na prática clínica) podem ser utilizados de maneira contínua, pois não parecem oferecer risco de convulsão acidental. Os pulsos facilitatórios (10 Hz é o mais estudado e o mais utilizado na prática clínica) não podem ser utilizados de maneira contínua, pois vão eventualmente induzir uma crise convulsiva indesejada. Por esse motivo, eles são fornecidos em séries que duram alguns segundos, e a duração da série dependerá da frequência utilizada e da intensidade relativa ao LM; frequências maiores e intensidades maiores necessitarão de séries mais curtas para serem seguras e vice-versa.

Na prática clínica psiquiátrica, a indicação mais comum da EMTr é a depressão. Para o tratamento desse transtorno, o alvo que se mostrou mais eficaz foi a região do córtex pré-frontal dorsolateral (CPFDL), que corresponde ao ponto de intersecção das áreas 46 e 9 de Brodmann. Podem ser estimulados o lado esquerdo, sobre o qual se utilizam frequências acima de 5 Hz, ou o lado direito, sobre o qual se utilizam frequências de 1 Hz. O método mais prático para se localizarem essas regiões consiste na demarcação de pontos do sistema 10/20 de posicionamento de eletrodos para eletroencefalograma (EEG). As regiões-alvo são o ponto F3 (CPFDL esquerdo) ou o ponto F4 (CPFDL direito). Existem métodos mais precisos e consistentes de se localizar a região a ser estimulada, mas geralmente necessitam de equipamento de neuronavegação que ainda é pouco utilizado na prática clínica.

Além da localização do alvo, os parâmetros de estimulação deverão ser calibrados de acordo com o plano de tratamento e consistem em:

- **Intensidade**: calculada em porcentagem do limiar motor individual. Corresponde à intensidade da corrente por tempo que passa na bobina e que cria o campo magnético. Geralmente os aparelhos oferecem porcentagem de intensidade que vai de 0 a 100% da capacidade do aparelho. A intensidade máxima de diferentes modelos de aparelhos e de diferentes fabricantes pode variar muito, por isso é importante a intensidade relativa ao limiar motor individual. Tradicionalmente são utilizadas intensidades de 100 a 120% do limiar motor
- **Frequência**: medida em pulsos por segundo. As frequências mais utilizadas na prática clínica são 10 Hz (para o CPFDL esquerdo) e 1 Hz (para o CPFDL direito)
- **Duração da série**: medida em segundos. Quando se utilizam 10 Hz, as séries não deverão ultrapassar 5 segundos (quando se utiliza 100% do LM) ou 4 segundos (quando se utiliza 120% do LM)
- **Intervalo entre as séries**: medido em segundos. Esse é o parâmetro menos definido, mas tradicionalmente são feitas duas séries por minuto. Assim, se a série durar 5 segundos,

o intervalo será de 25 segundos; caso a série dure 4 segundos, o intervalo será de 26 segundos. Para frequências de 1 Hz, não há intervalo, pois em geral o estímulo é contínuo
- **Duração da sessão**: medida em minutos. Também não há consenso sobre quanto deveriam durar as sessões. Antigamente se contava o número de séries e as sessões eram relativamente curtas. Sessões de 15 séries (que duravam 12,5 minutos) eram comuns. Atualmente é raro uma sessão mais curta que 20 minutos. Nos EUA o padrão é 37,5 minutos
- **Número de sessões**: medido em dias. Como já mencionado, em média são realizados 15 a 20 dias de tratamento, com uma sessão por dia, no tratamento agudo. Não há consenso no número de sessões de manutenção, que provavelmente deverá ser definido individualmente.

Indicações

A principal indicação da EMTr em Psiquiatria é a depressão.[15] Isso inclui quadros depressivos unipolares e bipolares e possivelmente outros subtipos de depressão. Não se sabe ao certo o perfil de pacientes que apresentam melhor resposta, mas os estudos sugerem que pacientes mais jovens, com quadros menos cronificados e menos resistentes, bem como a ausência de sintomas psicóticos, são os principais preditores de melhora com a EMTr.

Pacientes com quadros graves, com ideação suicida e/ou refratários não têm indicação de realizar EMTr e esta não deveria ser utilizada como primeira ferramenta terapêutica. Sua utilização concomitante a outros tratamentos mais indicados para essas situações não está contraindicada, especialmente pelo excelente perfil de efeitos colaterais e ausência de interação com medicações. Mas as evidências para seus benefícios nessas circunstâncias são escassas.

A utilização da EMTr para outros quadros psiquiátricos ainda espera evidências mais consistentes. O uso na esquizofrenia, por exemplo, apesar de fazer parte das indicações regulamentadas pelo CFM, ainda não tem lugar claro na prática clínica.

No transtorno obsessivo-compulsivo, ainda continua experimental, apesar de benefícios claros terem sido observados em ensaios clínicos. Diferentes áreas corticais foram estimuladas (p. ex., córtex orbitofrontal, córtex pré-frontal), mas as maiores evidências apontam para a região da área motora suplementar como principal alvo terapêutico. O uso em outras condições como transtorno do estresse pós-traumático e autismo está sob intensa pesquisa.

Contraindicações e riscos

As contraindicações e riscos advêm de dois fatores principais: o campo magnético criado ao redor da bobina de estimulação e a despolarização neuronal.[14]

O campo magnético é de intensidade relativamente alta, pode chegar a 2 teslas, entretanto é muito focal, isto é, seu efeito biológico é desprezível em uma distância maior do que 70 cm. Por isso, os principais riscos consistem no deslocamento de metais intracranianos que sejam ferromagnéticos, como clipes de aneurismas, por exemplo, e na indução de correntes intracerebrais ou intracranianas ao se estimularem aparelhos implantados como os geradores de pulso da estimulação cerebral profunda e implantes cocleares. O uso em pacientes portadores de marca-passo não é contraindicação absoluta, mas é preciso ter o cuidado de se manter a distância entre a bobina e o aparelho. Brincos e *piercings* deverão ser retirados somente se estiverem logo abaixo do ponto de estimulação.

A despolarização neuronal repetida pode ativar um foco convulsivo, mesmo em quem não tenha epilepsia, e induzir convulsão acidental. Poucos casos ocorreram no mundo e a maioria foi durante estimulação repetitiva (ETMr) da região do córtex motor e não do CPFDL. O risco parece pequeno, especialmente se forem seguidos os limites de segurança: combinações máximas de intensidade, frequência e duração das séries e se forem excluídos os pacientes com risco aumentado, epilepsia, uso de medicações pró-convulsivantes e abstinência de medicações inibidoras do sistema nervoso central (SNC). O risco/benefício deve ser sempre pesado, especialmente as medicações concomitantes que serão utilizadas durante o tratamento. Como é relativamente incomum que os pacientes fiquem sem nenhuma medicação durante as sessões, os efeitos e riscos individuais devem sempre ser considerados.

Efeitos colaterais

O efeito colateral mais comum da EMTr é a cefaleia, na qual ocorre primeiro um desconforto durante a sessão, causado por combinação de despolarização de nervos periféricos com contração muscular da cabeça e da face e pela estimulação de inervação meníngea. Esse incômodo é frequente e caracteristicamente tende a ser mais tolerado com o passar das sessões. Contudo, para alguns pacientes, pode ser intenso e impedir que se chegue à intensidade ideal para que se obtenham os efeitos terapêuticos.

Em segundo lugar, pode ocorrer cefaleia entre as sessões. Não se sabe o mecanismo fisiopatológico exato, mas parece não ser vascular, ou seja, não haveria piora ou desencadeamento de enxaqueca, por exemplo. Geralmente analgésicos comuns são eficazes no tratamento desse efeito colateral.

Efeitos mais raros incluem náuseas e síncopes; estas últimas devem ser diferenciadas de uma crise convulsiva acidental. Xerostomia e hipotensão arterial também podem ocorrer, fortuitamente.

Curso do tratamento e manejo

A EMTr geralmente é realizada com sessões diárias de duração de 20 a 30 minutos. Não existe um número fixo ou máximo de sessões, mas geralmente são necessárias no mínimo 10 sessões, que correspondem a 2 semanas de tratamento. A maior parte dos pacientes necessita de 15 a 20 sessões para que haja o benefício máximo. Por se tratar de um tratamento extremamente seguro e com excelente perfil de efeitos colaterais, não parece haver limite de sessões que se baseie na segurança ou nos efeitos colaterais (como ocorre, por exemplo, na ECT). A decisão sobre a quantidade de sessões deve ser tomada de acordo com a resposta clínica. Caso o paciente apresente remissão dos sintomas, a série deve ser descontinuada, com a possibilidade de manutenção posterior. Pacientes que não apresentem melhora alguma após 15 sessões têm menor chance de responder e a continuidade das sessões deve ser avaliada com cautela. Pacientes que apresentem um platô de resposta também devem ser descontinuados. Por fim, aqueles que apresentem melhora progressiva deverão continuar as sessões até remissão ou platô de resposta.

Ainda não existem dados oficiais sobre o tratamento de manutenção, mas a experiência com outros medicamentos e neuromodulação sugere que seja importante algum tipo de manutenção para evitar recaída do quadro. Geralmente, após o fim da série, as sessões são espaçadas progressivamente: primeiro semanal, depois quinzenal e, por fim, mensal. A duração da manutenção dependerá de uma série de fatores, incluindo grau de cronicidade e taxa de recaída individual. A maior parte dos pacientes faz manutenção a longo prazo apenas com medicação e não há dados sobre manutenção a longo prazo com EMT. Raramente os pacientes fazem monoterapia com EMTr, tanto na fase aguda como na fase de manutenção.

ESTIMULAÇÃO TRANSCRANIANA POR CORRENTE CONTÍNUA

A estimulação transcraniana por corrente contínua (ETCC) é uma técnica que envolve o uso de uma corrente elétrica de baixa intensidade (1 a 2 mA) que é injetada no SNC por meio de eletrodos colocados sobre o escalpo. O uso de correntes elétricas de baixa intensidade para modular a atividade cerebral começou a ocorrer logo após o desenvolvimento da pilha voltaica, por Alessandro Volta, no fim do século XVIII. No século XIX, a eletroterapia era uma modalidade comum de tratamento para os transtornos mentais, tanto por parte do público leigo quanto em meios acadêmicos.[16]

A estimulação elétrica continuou sendo investigada no século XX, porém ficou em segundo plano com o avanço da farmacoterapia.[16] A ETCC como conhecemos hoje voltou a ser estudada apenas em 2000, com estudos pioneiros do grupo de Göttingen, na Alemanha.[17]

Na ETCC, a corrente elétrica passa através da pele, do tecido subcutâneo, do crânio e do líquido cefalorraquiano (LCR) até atingir a substância cinzenta. Como essas três primeiras camadas apresentam alta impedância, apenas 10% da corrente injetada atinge o cérebro. Além disso, como o conjunto esponja-eletrodo é grande, de 25 a 35 cm², a área estimulada é difusa.

A corrente elétrica é do ânodo para o cátodo, em sentido radial. No protocolo clássico utilizado em vários estudos por Nitsche et al., correntes elétricas de 1 mA, de 7 a 13 minutos de duração, induziam efeitos excitatórios, estimulação anódica ou inibitórios, estimulação catódica.[18] A corrente elétrica injetada não ocasiona potenciais de ação *per se*, mas facilita ou inibe a transmissão sináptica, o que se expressa no aumento ou na diminuição da frequência de potenciais de ação.[17]

Estudos recentes mostraram que os efeitos da ETCC sobre a excitabilidade cortical motora são não lineares. Por exemplo, com intensidade de 1 mA e duração de 9 a 13 minutos, os efeitos de facilitação e inibição são associados com a estimulação anódica e catódica, respectivamente.[18] Porém, a estimulação catódica e anódica a 2 mA por 13 minutos provoca efeitos excitatórios, e a estimulação anódica e catódica a 1 mA por 26 minutos provoca efeitos inibitórios.[19]

Os efeitos não lineares da ETCC são atribuídos à influência da corrente elétrica na concentração de Ca^{+2} intracelular, que poderia inverter a direção da neuroplasticidade de LTD (*long-term depression*) para LTP (*long-term potentiation*), isto é, por exemplo, corrente elétrica catódica com intensidade maior, com aumento concentração de Ca^{+2}, ou LTP para LTD, isto é, por exemplo, corrente elétrica anódica de baixa intensidade com duração prolongada, com progressiva diminuição da concentração de Ca^{+2}.[20] No entanto, esses efeitos foram observados no córtex motor de indivíduos saudáveis, não se sabendo até que ponto podem ser transpostos para a estimulação pré-frontal de indivíduos deprimidos.

Efeitos adversos

Não há relato de eventos adversos sérios com ETCC. Estudos de segurança em animais mostraram que a dose clínica é 100 vezes menor que a dose mínima necessária para induzir lesão cerebral. Estudos em humanos que dosaram a enolase sanguínea, um marcador de lesão cerebral, após aplicação da ETCC não demonstraram aumento desta.[16] O conjunto de evidência, portanto, mostra que a ETCC é uma técnica segura, de acordo com os parâmetros utilizados atualmente.

O efeito adverso mais comum da ETCC é vermelhidão no local da aplicação, que ocorre em > 80% dos casos.[21] Esse efeito colateral muitas vezes passa despercebido pelo paciente e não está associado a qualquer dano na pele, porém pode ser um problema em ensaios clínicos duplos-cegos em que não se deseja que o aplicador saiba se o participante recebeu ETCC ativa ou placebo. Outros efeitos adversos comuns da ETCC são sensação de formigamento, parestesia e incômodo no local da estimulação. Esses efeitos ocorrem em cerca de 1/3 dos casos, porém são bem tolerados e persistem por apenas poucos minutos após o fim da sessão de estimulação.[22]

No tratamento da depressão, deve-se considerar o risco de sair da depressão e entrar em fraco estado maníaco, isto é, risco de virada para a mania ou para hipomania. Em revisão sistemática e metanálise recente de ensaios clínicos randomizados de depressão por meio de ETCC não foi constatado risco significativamente superior da ocorrência desse efeito adverso em comparação com o placebo.[23]

Mecanismos de ação na depressão

Embora seus mecanismos antidepressivos ainda sejam desconhecidos, supõe-se que a ETCC atue aumentando a excitabilidade cortical e a neuroplasticidade do CPFDL, hipoativo em depressão, e, ao restaurar a atividade normal dessa área do cérebro, a ETCC melhoraria os sintomas depressivos. Na verdade, os pacientes deprimidos apresentam aumento da neuroplasticidade cerebral após tratamento com ETCC,[24] o que sugere efeitos centrais da técnica. No entanto, estudos de neuroimagem ou EEG quantitativo ainda são necessários para identificar se e quais áreas do cérebro estão envolvidas em seus mecanismos antidepressivos. A ETCC também melhora o processamento afetivo e cognitivo em pacientes deprimidos[25] – uma vez que o CPFDL está envolvido na fisiopatologia da depressão, esses achados reforçam a noção de que a ETCC modula a atividade do CPFDL.

Um estudo mostrou que o polimorfismo genético do transportador de serotonina (SLC6A4) prevê a eficácia antidepressiva da ETCC.[26] Na verdade, os efeitos antidepressivos da ETCC parecem envolver o sistema serotoninérgico, uma vez que o uso de citalopram aumenta os efeitos da ETCC anódica e inverte o efeito da ETCC catódica, que de inibitória passa a ser excitatória.[26] A administração de citalopram pode ativar os canais de potássio sensíveis à serotonina que reduzem a corrente para o exterior de potássio, o que leva ao influxo de cálcio para a fenda sináptica. O resultado líquido seria, em última análise, aumento da LTP após ETCC anódica e conversão de inibição em facilitação para ETCC catódica. Além disso, o estresse, um mecanismo envolvido na fisiopatologia da depressão, leva a uma hipoatividade cortical e hiperatividade subcortical. Esse padrão bottom-up ocorre de maneira mais intensa em pacientes que apresentam polimorfismo de SLC6A4 envolvido na menor resposta à ETCC.[26] Possivelmente, pacientes com esse polimorfismo podem não apresentar uma boa resposta à ETCC por um excesso de atividade bottom-up.

A dopamina também pode estar envolvida nos mecanismos antidepressivos da ETCC: foi demonstrado que polimorfismos genéticos da catecol-O-metiltransferase (COMT), uma enzima que degrada catecolaminas como a dopamina, influenciam os efeitos da ETCC em funções executivas e a inibição da resposta em voluntários saudáveis.[27] No entanto, os polimorfismos da COMT não foram avaliados em pacientes deprimidos que recebem ETCC.

Por outro lado, não há evidência de que a ETCC induza quaisquer alterações específicas nos biomarcadores periféricos associados com a fisiopatologia do transtorno depressivo maior (TDM). Por exemplo, a diminuição da variabilidade da frequência cardíaca (VFC), relacionada a um tônus vagal diminuído, é observada na depressão, embora os níveis de VFC não mudem após o tratamento com ETCC.[28] Além disso, a diminuição sérica do fator neurotrófico derivado do cérebro (BDNF, do inglês *brain-derived neurotrophic factor*) foi observada na depressão, o que sugere que ela esteja associada com a diminuição da neuroplasticidade, isto é, a hipótese neurotrófica da depressão, e os níveis de BDNF aumentam após o tratamento com a farmacoterapia, mas não após ETCC.[29] Finalmente, a hipótese inflamatória da depressão postula que o TDM leve a um aumento da produção de citocinas pró-inflamatórias, o que conduz a uma sobreativação do eixo hipotalâmico-pituitário-suprarrenais, bem como a distúrbios monoaminérgicos e maior atividade das citocinas inflamatórias. No entanto, a ETCC não diminui especificamente os níveis de citocinas após o tratamento.[30] Uma possibilidade para esses resultados negativos é que os efeitos da ETCC são restritos para o cérebro e exercem influência nula ou mínima na atividade periférica. Portanto, até o presente momento não há nenhum biomarcador periférico associado com a eficácia da ETCC no TDM.

Eficácia na depressão

As evidências de eficácia da ETCC para o tratamento da depressão, em comparação com a EMTr, são menores. Isso ocorre pois a ETCC é uma técnica recente, que foi bem menos estudada que a EMTr.

Dois importantes estudos pilotos,[31] feitos no Instituto de Psiquiatria do Hospital das Clínicas da Faculdade de Medicina da Universidade de São Paulo (IPq – HCFMUSP), por alguns grupos líderes na área, mostraram a eficácia da ETCC no tratamento da depressão em amostras pequenas.

Após esses estudos iniciais, outros dois ensaios clínicos randomizados foram feitos em nosso meio, realizados no Hospital Universitário da USP e no IPq – HCFMUSP. Esses dois estudos avaliaram o papel da ETCC em combinação com fármacos. No primeiro estudo, Brunoni et al.[32] recrutaram 120 pacientes livres de antidepressivos, com depressão moderada a grave, que foram randomizados em quatro grupos (desenho 2×2): ETCC simulada e pílula placebo, ETCC simulada e sertralina, ETCC ativa e pílula placebo e ETCC ativa e sertralina. O nome do estudo foi *Sertraline vs. Electric Current Therapy to Treat Depression Clinical Study* (SELECT-TDCS), e seu desenho é descrito por Brunoni et al.[33] Os parâmetros da ETCC foram: 2 mA, 30 minutos por dia durante 2 semanas e duas sessões de ETCC extras a cada 2 semanas até a semana 6 (fim do estudo); a dose de sertralina foi fixa (50 mg/dia). As principais conclusões foram que: (1) o tratamento combinado foi significativamente mais eficaz que os outros grupos de tratamento na redução dos sintomas depressivos; (2) a eficácia de ETCC e sertralina não foi diferente; (3) a ETCC ativa como monoterapia foi também mais eficaz que o grupo do placebo; (4) observou-se ausência de declínio cognitivo após ETCC ou sertralina; (5) cinco casos de hipomania ou mania no tratamento grupo combinado, um caso no grupo que recebeu apenas ETCC, um caso no grupo que recebeu apenas sertralina e nenhum caso no grupo placebo, porém essa diferença não foi estatisticamente significativa; (6) uso de benzodiazepínicos e depressão refratária foram preditores de má resposta; (7) o tratamento foi bem tolerado com efeitos adversos leves, que eram de frequência semelhante em todos os grupos, com exceção de vermelhidão da pele que foi mais prevalente no grupo ativo.

Um mecanismo de ação proposto para justificar o efeito sinérgico das duas intervenções baseia-se em achados de neuroimagem que mostraram que pacientes deprimidos apresentam relativa hipoatividade de algumas áreas corticais como o córtex dorsolateral pré-frontal esquerdo – sítio de ação da ETCC – e uma relativa hiperatividade de algumas áreas subcorticais como a área 25 de Brodmann – local em que os psicofármacos atuam.[34] Portanto, o efeito das duas técnicas seria potencializado, pois estas atuariam em regiões disfuncionais diferentes. Essa hipótese, contudo, ainda não foi validada em estudos de neuroimagem.

O SELECT-TDCS teve grande repercussão no meio acadêmico e clínico ao demonstrar que uma técnica barata, portátil e com poucos efeitos colaterais poderia potencializar o efeito dos antidepressivos. Com base nos resultados do SELECT-TDCS, um artigo de consenso recentemente publicado por pesquisadores europeus[35] classificou a ETCC com um nível de evidência B, provavelmente eficaz, para depressão. Também por conta do

SELECT-TDCS, o consenso de especialistas da CANMAT (*Canadian Network for Mood and Anxiety Treatments*) posiciona a ETCC como nível de evidência II (em uma escala de I a IV, sendo o nível I o mais alto) como terapia para o tratamento da depressão.

O estudo também direcionou novas linhas de pesquisas ao redor do mundo. Atualmente, um estudo multicêntrico alemão (NCT02530164) investiga especificamente os efeitos da ETCC como terapia adjuvante à farmacoterapia, com ISRS, randomizando 120 pacientes para receber ETCC ativa ou simulada.

No entanto, ensaios clínicos randomizados contemporâneos ao SELECT-TDCS, conduzidos por outros grupos, demonstraram resultados mistos. Por exemplo, Loo et al.,[36] Palm et al.,[37] Blumberger et al.[38] e Bennabi et al.,[39] recrutando 40, 22, 24 e 24 pacientes, respectivamente, não demonstraram superioridade da ETCC ativa em relação ao placebo. Todos esses estudos apresentaram diversas limitações metodológicas, especialmente o uso de amostras pequenas, o que pode sugerir que alguns resultados foram falso-negativos. Por outro lado, Loo et al.,[40] em um ensaio com 64 pacientes, demonstraram superioridade da ETCC ativa em relação ao placebo.

Uma metanálise dos dados individuais[41] procurou abordar os resultados conflitantes dos recentes ensaios clínicos randomizados usando ETCC na depressão. Nesse estudo, foram reunidos dados individuais coletados em cinco centros, correspondentes ao SELECT-TDCS e aos outros cinco artigos citados anteriormente, para realizar metanálise de dados individuais. Em relação à metanálise de dados agregados, essa abordagem possibilita estimativas mais precisas de tamanho de efeito e, principalmente, identificar variáveis modificadoras de efeito, por exemplo, preditores de resposta. Os dados foram coletados de seis ensaios randomizados e controlados, com um total de 289 pacientes. A ETCC ativa foi significativamente superior ao placebo para resposta, remissão e melhora da depressão.

Essa metanálise também identificou dois importantes preditores de resposta: um deles foi refratariedade a tratamentos prévios. Demonstrou-se que a eficácia da ETCC diminui na medida em que se aumenta o número de tratamentos prévios que falharam. Outro preditor foi a dose de ETCC, calculada com base na duração da sessão (em minutos), na intensidade da corrente (em miliampères) e no número de dias de tratamento. Revelou-se que a eficácia da ETCC foi maior em estudos que usaram doses mais altas. Esses achados contribuem para o aprimoramento da indicação e do uso da técnica.

Essa metanálise contribuiu para o desenho de futuros ensaios clínicos com ETCC ao estimar o tamanho de efeito da intervenção para cálculo do tamanho da amostra. Os achados a respeito da refratariedade e dose de ETCC também contribuem para o desenho de ensaios clínicos futuros. Finalmente, esses achados são importantes para identificar potenciais de uso clínico da ETCC – por exemplo, a técnica parece ser mais adequada para populações pouco refratárias, como em pacientes deprimidos que se encontram na atenção primária. Nesse sentido, pacientes refratários provavelmente não se beneficiarão com a ETCC, devendo-se dar preferência a outras técnicas de neuromodulação, como a EMTr.

O resultado observado no SELECT-TDCS de que a ETCC e a sertralina não foram estatisticamente diferentes em termos de melhora clínica apresenta algumas limitações. A dose da sertralina foi pequena (50 mg/dia), a sertralina não foi superior ao placebo e o estudo não foi especificamente desenhado para avaliar não inferioridade. Levando em conta essas limitações, um segundo estudo foi realizado: o ensaio clínico ELECT-TDCS (*Escitalopram vs. Electric Current Therapy to Treat Depression Clinical Study*). Esse estudo teve como objetivo demonstrar a não inferioridade da ETCC em relação a uma dose máxima de escitalopram (20 mg/dia). A margem de não inferioridade foi estabelecida como 50% da eficácia do escitalopram em relação ao placebo. Em outras palavras, a ETCC, comparada com o escitalopram, teria de reter ao menos 50% da eficácia do escitalopram em relação ao placebo. O ELECT-TDCS teve duração mais longa que o SELECT-TDCS, 10 em vez de 6 semanas, e aplicou mais sessões de ETCC, 22 em vez de 12. Ao fim do estudo, 245 pacientes foram randomizados para receber escitalopram, ETCC ou placebo. O protocolo do estudo fora previamente publicado.[42]

O ELECT-TDCS demonstrou que a ETCC não era não inferior ao escitalopram.[43] Análises de superioridade revelaram superioridade do escitalopram em relação à ETCC e ao placebo, e superioridade da ETCC em relação ao placebo. Observou-se, ainda, um perfil de efeitos adversos diferentes entre ETCC, mais efeitos colaterais do tipo formigamento e vermelhidão no local da estimulação e dois casos de hipomania, e escitalopram com mais sedação e obstipação.

A importância desse estudo foi contextualizar o uso da ETCC como terapia antidepressiva, objeto de investigação na literatura nos 10 últimos anos, desde o primeiro ensaio clínico de Fregni et al.[44] A demonstração de que a ETCC não apresenta não inferioridade em relação ao escitalopram alerta que essa técnica não deve ser considerada terapia de primeira linha para depressão, pelo menos de acordo com os parâmetros utilizados no presente estudo.

Esse estudo é importante pois, nos últimos anos, um movimento denominado *Do It Yourself (DIY) tDCS* tem proposto que pessoas leigas montem aparelhos de ETCC e os usem sem supervisão médica.[45] Além disso, algumas empresas de ETCC vendem aparelhos diretamente ao consumidor, que podem utilizá-los sem supervisão médica.[46] Os resultados desse estudo trazem implicações para a falta de regulamentação da ETCC ao mostrar inferioridade em relação a um tratamento farmacológico consagrado e ao apresentar efeitos colaterais que necessitam de supervisão médica, como hipomania emergente ao tratamento.

Outros transtornos

A ETCC também é utilizada em outros transtornos mentais, como esquizofrenia, dependências químicas e outros. No entanto, para esses transtornos ainda deve ser considerada uma terapêutica experimental, não havendo recomendação clínica para uso.[35]

CONCLUSÃO

A ECT foi amplamente mal utilizada no passado, ocasionando descrédito e preconceito tanto no meio médico como não médico, e denegrida e estigmatizada no período aproximado entre 1960 e 1980. Esse período marcou grande avanço na psicofarmacologia, com o surgimento de novos antidepressivos e antipsicóticos, o que fez com que a comunidade científica se voltasse principalmente para os fármacos. Entretanto, diante da constatação da limitação e até falência dos recursos farmacológicos tidos como capazes de solucionar todas as dificuldades da doença psiquiátrica, novamente os cientistas voltaram a atenção para os tratamentos biológicos. Estudos controlados passaram a ser feitos, subsidiando cientificamente as condutas médicas psiquiátricas com relação aos tratamentos não medicamentosos.

Investimentos em pesquisa comparativa, melhoria dos equipamentos e máquinas de ECT, EMT, ETCC e outras, representam nosso momento atual, marcado pelo aperfeiçoamento e pela busca por novas técnicas e novos protocolos terapêuticos.

Contudo, ainda é bastante reduzido o uso das técnicas citadas, e o fato de as agências regulatórias de nosso país ainda não as terem aprovado e regulamentado atrasa ainda mais seu implemento na atenção à saúde mental.

Em artigo recente, "Modern electroconvulsive therapy vastly improved yet greatly underused", de 29 de junho de 2017, Sackeim[47] comentou o estudo realizado por Slade et al.,[48] que avaliaram todos os pacientes com diagnóstico de transtorno de humor internados em hospitais gerais de nove estados dos EUA, nos quais apenas 1,5% dos pacientes recebeu ECT durante a internação, o que mostrou ser recurso terapêutico pouco utilizado também fora de nosso país.

Slade et al.[48] concluíram nesse artigo que, no tratamento a curto prazo do episódio depressivo maior, a combinação de ECT e farmacoterapia como terapia de continuação é mais potente que qualquer intervenção isolada, o que não é surpresa e apenas referenda o que a prática clínica demonstra. Os autores apresentaram evidências importantes, como a taxa de reinternação em até 30 dias após a alta de pacientes que se submeteram à ECT, que foi de 6,6%, significando a metade da taxa daqueles que se reinternaram, no mesmo período, e não se submeteram à ECT (12,3%). Outro achado interessante, no mesmo estudo, foi que, embora a porcentagem de internados que receberam a ECT tenha sido baixa (1,5%), era basicamente composta por indivíduos com cobertura de seguro privado, brancos e não hispânicos. Isso vai ao encontro de pesquisas anteriores que mostram que a ECT é aplicada com mais frequência em pacientes particulares (pagantes) em comparação com aqueles provenientes da Saúde Pública, seja municipal, estadual ou federal. Esses achados são consistentes com os dados da pesquisa nacional realizada nos EUA, na qual quem recebe ECT, de maneira geral, são pacientes mais velhos, mais frequentemente brancos, portadores de seguro privado e residentes em áreas mais abastadas. Esses achados contrariam a representação estigmatizante da ECT de que seria um tratamento infligido aos pobres e destituídos de recursos financeiros, mostrando que há divulgação equivocada e preconceituosa, a qual dificulta a recomendação e a utilização do tratamento. Fatores econômicos, culturais e políticos não clínicos afetam em demasia a disponibilidade dessa intervenção. Vencidas essas dificuldades, talvez os números envolvidos nos indicadores clínicos pudessem ser bem diferentes do que são, criando a oportunidade de muitos pacientes terem a vida mantida e completamente alterada para melhor.

REFERÊNCIAS BIBLIOGRÁFICAS

1. Rosa MA, Rosa MO (Eds.). Fundamentos da eletroconvulsoterapia. Porto Alegre: Artmed; 2015.
2. Fink M. Meduna and the origins of convulsive therapy. Am J Psychiat. 1984;141(9):1034-41.
3. Sadock BJ, Sadock VA, Cancro R et al. Kaplan & Sadock's pocket handbook of clinical psychiatry. 4. ed. Philadelphia: Lippincott Williams & Wilkins; 2005.
4. Alves M. Aspectos regulatórios da neuromodulação não invasiva. In: Brunoni A (Ed.). Princípios e práticas do uso da neuromodulação não invasiva em psiquiatria. Porto Alegre: ArtMed; 2017.
5. American Psychiatric Association (APA). Committee on Electroconvulsive Therapy. Weiner RD. The practice of electroconvulsive therapy: recommendations for treatment, training, and privileging: a task force report of the American Psychiatric Association. 2 ed. Washington: APA; 2001.
6. Kellner CH, Tobias KG, Wiegand J. Electrode placement in electroconvulsive therapy (ECT): a review of the literature. Journal of ECT. 2010;26(3):175-80.
7. Folkerts HW, Michael N, Tolle R et al. Electroconvulsive therapy vs. paroxetine in treatment-resistant depression – a randomized study. Acta Psychiatr Scand. 1997;96(5):334-42.
8. Eranti S, Mogg A, Pluck G et al. A randomized, controlled trial with 6-months follow-up of repetitive transcranial magnetic stimulation and electroconvulsive therapy for severe depression. Am J Psychiat. 2007;164(1):73-81.
9. Mankad MV. Clinical manual of electroconvulsive therapy. Washington: American Psychiatric Pub; 2010.
10. Trivedi MH, Fava M, Wisniewski SR et al.; STAR*D Study Team. Medication augmentation after the failure of SSRIs for depression. N Engl J Med. 2006;354(12):1243-52.
11. Sackeim HA, Long J, Luber B et al. Physical properties and quantification of the ECT stimulus: I. Basic principles. Convuls Ther. 1994;10(2):93-123.
12. Kellner CH, Knapp R, Husain MM et al. Bifrontal, bitemporal and right unilateral electrode placement in ECT: randomised trial. Br J Psychiatry. 2010;196:226-34.
13. Barker AT, Jalinous R, Freeston IL. Non-invasive magnetic stimulation of human motor cortex. Lancet. 1985;1(8437):1106-7.
14. Rossi S, Hallett M, Rossini PM et al. Safety, ethical considerations, and application guidelines for the use of transcranial magnetic stimulation in clinical practice and research. Clin Neurophysiol. 2009;120(12):2008-39.
15. Lefaucheur JP, Andre-Obadia N, Antal A et al. Evidence-based guidelines on the therapeutic use of repetitive transcranial magnetic stimulation (rTMS). Clin Neurophysiol. 2014;125(11):2150-206.
16. Brunoni AR, Nitsche MA, Bolognini N et al. Clinical research with transcranial direct current stimulation (tDCS): challenges and future directions. Brain Stimul. 2012;5(3):175-95.
17. Nitsche MA, Paulus W. Excitability changes induced in the human motor cortex by weak transcranial direct current stimulation. J Physiol. 2000;527(Pt 3):633-9.
18. Stagg CJ, Nitsche MA. Physiological basis of transcranial direct current stimulation. Neuroscientist. 2011;17(1):37-53.
19. Monte-Silva K, Kuo MF, Hessenthaler S et al. Induction of late LTP-like plasticity in the human motor cortex by repeated non-invasive brain stimulation. Brain Stimul. 2013;6(3):424-32.
20. Yavari F, Jamil A, Mosayebi Samani M et al. Basic and functional effects of transcranial Electrical Stimulation (tES) – an introduction. Neurosci Biobehav Rev. 2018;85:81-92.
21. Ezquerro F, Moffa AH, Bikson M et al. The influence of skin redness on blinding in transcranial direct current stimulation studies: a crossover trial. Neuromodulation. 2017;20(3):248-55.

22. Brunoni AR, Amadera J, Berbel B et al. A systematic review on reporting and assessment of adverse effects associated with transcranial direct current stimulation. Int J Neuropsychopharmacol. 2011;14(8):1133-45.
23. Brunoni AR, Moffa AH, Sampaio-Junior B et al. Treatment-emergent mania/hypomania during antidepressant treatment with transcranial direct current stimulation (tDCS): a systematic review and meta-analysis. Brain Stimul. 2017;10(2):260-2.
24. Player M, Taylor J, Weickert CS et al. Increase in PAS-induced neuroplasticity after a treatment course of transcranial direct current stimulation for depression. J Affect Disord. 2014;167:140-7.
25. Moreno ML, Vanderhasselt MA, Carvalho AF et al. Effects of acute transcranial direct current stimulation in hot and cold working memory tasks in healthy and depressed subjects. Neurosci Lett. 2015;591:126-31.
26. Brunoni AR, Kemp AH, Shiozawa P et al. Impact of 5-HTTLPR and BDNF polymorphisms on response to sertraline versus transcranial direct current stimulation: Implications for the serotonergic system. Eur Neuropsychopharmacol. 2013;23(11):1530-40.
27. Plewnia C, Zwissler B, Langst I et al. Effects of transcranial direct current stimulation (tDCS) on executive functions: influence of COMT Val/Met polymorphism. Cortex. 2013;49(7):1801-7.
28. Brunoni AR, Kemp AH, Dantas EM et al. Heart rate variability is a trait marker of major depressive disorder: Evidence from the Sertraline vs. Electric Current Therapy to Treat Depression Clinical Study. Int J Neuropsychopharmacol. 2013;16(9):1937-49.
29. Brunoni AR, Machado-Vieira R, Zarate CA et al. BDNF plasma levels after antidepressant treatment with sertraline and transcranial direct current stimulation: results from a factorial, randomized, sham-controlled trial. Eur Neuropsychopharmacol. 2014;24(7):1144-51.
30. Brunoni AR, Machado-Vieira R, Zarate CA et al. Cytokines plasma levels during antidepressant treatment with sertraline and transcranial direct current stimulation (tDCS): results from a factorial, randomized, controlled trial. Psychopharmacology. 2014;231(7):1315-23.
31. Fregni F, Liguori P, Fecteau S et al. Cortical stimulation of the prefrontal cortex with transcranial direct current stimulation reduces cue-provoked smoking craving: a randomized, sham-controlled study. J Clin Psychiatry. 2008;69(1):32-40.
32. Brunoni AR, Valiengo L, Baccaro A et al. The sertraline vs. electrical current therapy for treating depression clinical study: results from a factorial, randomized, controlled trial. JAMA Psychiatry. 2013;70(4):383-91.
33. Brunoni AR, Valiengo L, Baccaro A et al. Sertraline vs. ELectrical Current Therapy for Treating Depression Clinical Trial – SELECT TDCS: design, rationale and objectives. Contemp Clin Trials. 2011;32(1):90-8.
34. Mayberg HS, Brannan SK, Tekell JL et al. Regional metabolic effects of fluoxetine in major depression: serial changes and relationship to clinical response. Biol Psychiatry. 2000;48(8):830-43.
35. Lefaucheur JP, Antal A, Ayache SS et al. Evidence-based guidelines on the therapeutic use of transcranial direct current stimulation (tDCS). Clin Neurophysiol. 2017;128(1):56-92.
36. Loo CK, Sachdev P, Martin D et al. A double-blind, sham-controlled trial of transcranial direct current stimulation for the treatment of depression. Int J Neuropsychopharmacol. 2010;13(1):61-9.
37. Palm U, Schiller C, Fintescu Z et al. Transcranial direct current stimulation in treatment resistant depression: a randomized double-blind, placebo-controlled study. Brain Stimul. 2012;5(3):242-51.
38. Blumberger DM, Tran LC, Fitzgerald PB et al. A randomized double-blind sham-controlled study of transcranial direct current stimulation for treatment-resistant major depression. Front Psychiatry. 2012;3:74.
39. Bennabi D, Nicolier M, Monnin J et al. Pilot study of feasibility of the effect of treatment with tdcs in patients suffering from treatment-resistant depression treated with escitalopram. Clin Neurophysiol. 2015;126(6):1185-9.
40. Loo CK, Alonzo A, Martin D et al. Transcranial direct current stimulation for depression: 3-week, randomised, sham-controlled trial. Br J Psychiatry. 2012;200(1):52-9.
41. Brunoni AR, Moffa AH, Fregni F et al. Transcranial direct current stimulation for acute major depressive episodes: meta-analysis of individual patient data. Br J Psychiatry. 2016;208:1-10.
42. Brunoni AR, Sampaio-Junior B, Moffa AH et al. The escitalopram versus Electric Current Therapy for Treating Depression Clinical Study (ELECT-TDCS): rationale and study design of a non-inferiority, triple-arm, placebo-controlled clinical trial. Sao Paulo Med J. 2015;133(3):252-63.
43. Brunoni AR, Moffa AH, Sampaio-Junior B et al. Trial of electrical direct-current therapy versus escitalopram for depression. N Engl J Med. 2017;376(26):2523-33.
44. Fregni F, Boggio PS, Nitsche MA et al. Treatment of major depression with transcranial direct current stimulation. Bipolar Disorders. 2006;8(2):203-4.
45. Wexler A. The practices of do-it-yourself brain stimulation: implications for ethical considerations and regulatory proposals. J Med Ethics. 2016;42(4):211-5.
46. Riggall K, Forlini C, Carter A et al. Researchers' perspectives on scientific and ethical issues with transcranial direct current stimulation: An international survey. Sci Rep. 2015;5:10618.
47. Sackeim H. Modern electroconvulsive therapy vastly improved yet greatly underused. JAMA Psychiatry. 2017;74(8):779-80.
48. Slade EP, Jahn DR, Regenold WT et al. Association of electroconvulsive therapy with psychiatric readmissions in US hospitals. JAMA Psychiatry. 2017;74(8):798-804.

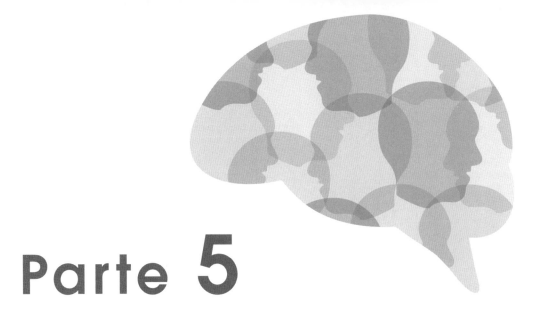

Parte 5

GRUPOS DE PACIENTES ESPECIAIS

33 Saúde Mental da Mulher, *521*
34 Psiquiatria da Infância, *546*
35 Psiquiatria na Adolescência, *561*
36 Psiquiatria Geriátrica, *576*
37 Violências Cometidas contra Pessoas Vulneráveis, *590*
38 O Médico como Paciente, *611*

33 Saúde Mental da Mulher

Gislene C. Valadares ▪ Christiane Ribeiro ▪
Sarah Cristina Zanghellini Rückl ▪ Isabela Maria Seabra Leite ▪
Joel Rennó Júnior ▪ Alexandrina Maria Augusto da Silva Meleiro

INTRODUÇÃO

O reconhecimento do impacto dos hormônios sexuais sobre o funcionamento psíquico e suas particularidades de gênero tem promovido avanços em diversos campos de conhecimento envolvendo o comportamento, a cognição, o humor e a psicofarmacologia. Atualmente, sabemos que as mulheres parecem particularmente suscetíveis à depressão. A prevalência de depressão entre as mulheres ao longo da vida é de 1,7 a 2,7 vezes maior do que entre os homens.[1] A depressão e os transtornos cognitivos são mais comuns em mulheres do que em homens. A compreensão da diferença nas doenças mentais entre gêneros, relativa a apresentação, idade de início, epidemiologia, sintomatologia específica, evolução e resposta ao tratamento, assim como ao tipo de mecanismo envolvido (genético, neuroendócrino, psicossocial), evidencia que as mulheres têm necessidades diferentes e sofrem de maneira diferente, em especial na idade reprodutiva e com problemas relacionados com o ciclo reprodutor – desde a menarca, o período pré-menstrual, a gravidez e o pós-parto até a perimenopausa e a menopausa.[2] Existem fatores biológicos, hormonais e psicossociais que explicam a maior prevalência de depressão entre as mulheres.

É importante que o psiquiatra, ao atender mulheres em idade reprodutiva, reconheça a influência das oscilações hormonais no aparecimento e na evolução dos sintomas e transtornos psiquiátricos, o que facilita o diagnóstico e os tratamentos adequados às especificidades femininas, tanto para ginecologistas quanto para psiquiatras. O contexto da vida fisiológica e interpessoal da mulher relaciona-se com o funcionamento psicossocial durante a infância, a adolescência, o início da vida adulta, a meia-idade e a idade avançada.

A importância de incluir a *história menstrual e reprodutiva* na anamnese, bem como a história de vivências traumáticas relacionada ao fato de ser mulher, proporciona a confiança da paciente no profissional que demonstra interesse por suas vivências. O conhecimento das possíveis oscilações de sintomas ligados às fases do ciclo menstrual, bem como a relação entre o desencadeamento de quadros psiquiátricos nos períodos pré-menstrual, perinatal, pós-natal e de perimenopausa e menopausa, pode contribuir para maior assertividade nos tratamentos. Assim, convém:

- Orientar e auxiliar a mulher a observar se suas oscilações de sintomas estão relacionadas com fases do ciclo menstrual (associadas ou não aos tratamentos farmacológicos ou comportamentais prescritos) e como lidar com elas
- Orientar sobre as alterações no início da gestação, durante e no momento das contrações e no pós-parto, bem como seu companheiro e seus familiares. Abordar aspectos emocionais que possam indicar alterações presentes para dar melhor assistência nesses momentos
- Orientar a mulher a observar se o aparecimento ou o agravamento de sintomas estão relacionados com o estresse por situação de violência por parceiro íntimo ou se pela revivescência de traumas anteriores, inclusive precoces
- Auxiliar a paciente, quanto à situação anterior, pautando as decisões em sua realidade atual, sem julgamentos ou críticas, pensando e organizando alternativas para que ela se mantenha em segurança e como e onde obter mais informações e suporte para a paciente e seus filhos quando em situações de risco. Deve-se evitar sempre juízo de valor
- Orientar a mulher a observar se o aparecimento ou o agravamento de sintomas estão relacionados com o período de climatério e menopausa.

Neste capítulo, abordaremos quatro condições específicas das mulheres: (1) o transtorno disfórico pré-menstrual (TDPM); (2) a gravidez e as repercussões na vida da mulher, a concepção nos casos de infertilidade e o aborto; (3) os aspectos psiquiátricos da gestação e do pós-parto, como transtornos ansiosos, depressão e psicose pós-parto; e (4) a perimenopausa e a menopausa. Por fim, também traremos as perspectivas atuais da Psiquiatria perinatal.

TRANSTORNO DISFÓRICO PRÉ-MENSTRUAL

As alterações comportamentais das mulheres no período lúteo do ciclo menstrual já eram descritas desde a Antiguidade. Semônides (2600 a.C.), um poeta grego, apresentou essas alterações em seu Fragmento 7. Hipócrates (600 a.C.), no tratado *A doença das virgens*, descreveu as alterações de comportamento, as ideias de morte, as alucinações e os delírios causados pela retenção do fluxo menstrual, também relatadas por Platão, Aristóteles e Plínio. A descrição de doenças e transtornos que incidem no período menstrual também foi encontrada nos papiros de Ebers e Kahun (2000 a.C.). Trotula de Salerno (século XI) e Von Feuchtersleben (século XI) igualmente relataram o sofrimento de mulheres jovens no período que antecede a chegada da menstruação.[3]

Mesmo sendo relatada e estudada desde a Antiguidade, a menstruação (acontecimento fisiológico que ocorre em grande parte das mulheres em idade fértil) e os sintomas físicos e afetivos que podem ocorrer em consequência dela ainda são considerados tabus sociais e científicos em muitos aspectos. Anúncios e propagandas de absorvente comumente representam o sangue na cor azul e não vermelha, e infelizmente ainda hoje a menstruação pode ser vista como indicativo de falta de higiene e algo que deveria ser escondido. Em diversas regiões do mundo, independente do contexto social, esse assunto ainda pode ser considerado um tabu, o que muitas vezes dificulta o diagnóstico dos transtornos que podem levar a sofrimento psíquico nesse período. Um terço das meninas no sul da Ásia não sabe nada sobre menstruação antes da menarca, enquanto 64% das mulheres no Reino Unido se sentem desconfortáveis em discutir assuntos sobre sua menstruação com seus amigos homens.[4]

Nesse contexto, muitas mulheres têm invalidadas suas queixas psíquicas sobre os sintomas afetivos e o sofrimento psíquico no período lúteo, e se sentem envergonhadas em falar sobre seus sintomas emocionais, cognitivos e físicos relacionados com o ciclo menstrual com pessoas próximas e profissionais de Saúde.

Sofrimento psíquico no período lúteo e sua relevância

Sintomas emocionais, cognitivos e físicos relacionados com o ciclo menstrual são experimentados por milhares de mulheres em idade reprodutiva. A incidência da pandemia de covid-19 acarretou um aumento significativo da prevalência de obesidade no mundo, o que estaria associado a taxas aumentadas de distúrbios pré-menstruais, incluindo síndrome pré-menstrual (SPM), TDPM e dismenorreia.[5]

As mulheres apresentam risco aumentado para depressão e ansiedade ao longo da vida – as taxas de transtornos depressivos e ansiosos em mulheres podem chegar ao dobro do apresentado no sexo masculino. Há maior risco de desenvolver transtornos psiquiátricos nos períodos de oscilações hormonais dentre as mulheres que são mais vulneráveis, e existem fatores biológicos, hormonais e psicossociais que explicam essa maior prevalência no sexo feminino. Aproximadamente 80% das mulheres relatam ter experimentado pelo menos um sintoma pré-menstrual leve durante a fase lútea de um ciclo menstrual (Figura 33.1). Esses sintomas, que incluem irritabilidade intensa, frequentemente acompanhada de humor depressivo, assim como inúmeras queixas mentais e somáticas, podem interferir com impacto variável no funcionamento social, ocupacional, sexual e no relacionamento interpessoal da mulher.[6]

Nos períodos de oscilação dos hormônios femininos, que incluem o período perimenstrual, são relatados elevação das taxas de admissão hospitalar, maior atendimento em emergências, maiores índices de tentativas e consumação de suicídio,

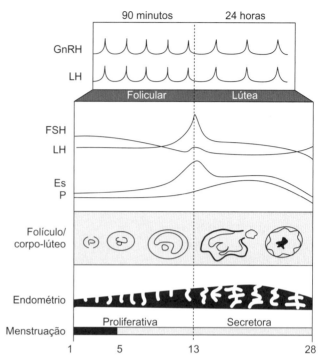

Figura 33.1 Esquema do ciclo menstrual humano. GnRH: hormônio liberador de gonadotrofina; LH: hormônio luteinizante; FSH: hormônio foliculoestimulante; Es: estradiol; P: progesterona.

crimes violentos, acidentes, prescrições de antidepressivos e uso abusivo de tabaco, álcool e diversas substâncias psicoativas. Também há aumento na frequência de crises de pânico, bulimia e agravamento de sintomas ansiosos, depressivos, obsessivo-compulsivos, impulsos cleptomaníacos e compras excessivas ou mesmo agravamento e aparecimento de sintomas psicóticos no período pré-menstrual. A questão estabelecida por esses achados é determinar em qual extensão o fenômeno resulta das características hormonais da mulher adulta mais do que dos fatores ambientais, domésticos ou socioculturais.[2]

Os transtornos pré-menstruais são caracterizados pela presença de sintomas cíclicos que seguem um padrão previsível correspondente às fases do ciclo menstrual, emergindo na fase lútea e melhorando dentro de alguns dias após a menstruação ou tornando-se insignificantes ou ausentes após a mesma. Esses transtornos podem incluir a tensão pré-menstrual (TPM) ou SPM, o TDPM, além de outros quadros relacionados a dor e a sintomas físicos associados ao ciclo menstrual.

Conceito e diferenças entre SPM e TDPM

O termo "tensão pré-menstrual" (TPM) atualmente vem sendo substituído por "síndrome pré-menstrual" (SPM), uma vez que abrange um grupo de sintomas físicos, comportamentais e psíquicos que se iniciam no período lúteo, cerca de 1 semana antes da menstruação, e aliviam com o início do fluxo menstrual. Esses sintomas apresentam caráter cíclico, que podem variar em quantidade e perfil de sintomas e em intensidade e que recorre durante os ciclos menstruais e seguem um padrão previsível correspondente às fases do ciclo menstrual e não estão relacionados apenas a sintomas afetivos, incluindo também sintomas físicos como mastalgia, cefaleia e edema. A SPM é um transtorno psíquico e somático, com sintomas bastante típicos como irritabilidade, depressão, alterações de humor, inchaço, sensibilidade nos seios e transtornos do sono. No mundo, as taxas de prevalência de 12 meses para SPM são aproximadamente 20 a 30%; estudos epidemiológicos relataram prevalência de 47,8% para SPM em todo o mundo, variando de 12 a 98% na França e no Irã, respectivamente.[7] Na SPM não é necessário um número mínimo de sintomas e qualquer sintoma afetivo para o diagnóstico, ao contrário do TDPM. Cerca de 3 a 10% das mulheres que apresentam esses sintomas, entretanto, também podem preencher os critérios para o TDPM, um quadro que impacta de modo mais significativo a vida social e profissional da mulher e que gera considerável sofrimento clínico.[2]

O TDPM é caracterizado pela presença de sintomas disfuncionais que ocorrem na maioria dos ciclos menstruais, em que pelo menos cinco sintomas devem estar presentes na semana final antes do início da menstruação. Dentre eles, pelo menos um deve ser a labilidade afetiva, irritabilidade acentuada, humor deprimido acentuado, ansiedade e tensão. Além desses sintomas, outros podem estar presentes, como diminuição do interesse pelas atividades habituais, dificuldades de concentração, fadiga, alteração no apetite e no sono, sensação de sobrecarga e sintomas físicos como sensibilidade ou inchaço das mamas, dor articular ou muscular, edema e ganho ponderal.[8] As mulheres com TDPM apresentam modificações da resposta e percepção ao estresse na fase lútea, o que inclui o aumento do estresse percebido subjetivo e também a resposta ao estresse fisiológico, além de alterações no eixo hipotálamo-hipófise-suprarrenal, que interage com o eixo hipotálamo-hipófise-gonadal.[9,10]

O TDPM tem efeito devastador sobre as mulheres, suas famílias e seu trabalho (Tabela 33.1).[11,12] As pacientes padecem de sintomas graves o bastante para desequilibrar suas vidas social, familiar e/ou profissional durante 1 a 2 semanas de cada mês. Portanto, esse sofrimento constitui um problema de Saúde Pública, com consequências importantes nas áreas pessoal, econômica e de equidade para as mulheres afetadas e para a sociedade.

Tabela 33.1 Diferenças entre tensão pré-menstrual (TPM) e transtorno disfórico pré-menstrual (TDPM).

	TPM	TDPM
Prevalência	75 a 80%	3 a 8%
Sintomas	Grande número de sintomas Diversos subtipos	Os sintomas de humor são os mais prevalentes e mais correlacionados com déficits no funcionamento social, profissional e familiar Sintomas de ansiedade, irritabilidade e labilidade do humor
Diagnóstico	Ginecologista	Psiquiatra

Note as diferenças na prevalência, na quantidade e nos tipos de sintomas, além do profissional de Saúde que geralmente faz o diagnóstico diferencial. Menor prevalência e predomínio de sintomas do humor caracterizam o TDPM.

O consenso sugere que a função ovariana normal – e não algum desequilíbrio hormonal – seja o desencadeador dos eventos bioquímicos relacionados com o TDPM no sistema nervoso central (SNC) e em outros tecidos. Isso leva a mais investigações a respeito da neuromodulação central pelos hormônios gonadais sobre os neurotransmissores e os sistemas circadianos que influenciam o humor, o comportamento e a cognição. A interação desses sistemas é multifatorial e complexa, e é improvável que um fator etiológico simples e único explique os sintomas do TDPM.[2] A correlação entre as funções dos hormônios ovarianos e os neurotransmissores aponta para o que parece ser uma cadeia de eventos talvez afetada pela alteração ou pela manipulação de várias ligações (links), tanto em nível central quanto periférico. As mulheres com TDPM teriam a sensibilidade alterada do receptor em relação às flutuações hormonais normais ao longo do ciclo menstrual.[13] A mulher com TDPM terá uma resposta exacerbada aos esteroides, e essas flutuações de estrogênio e progesterona causam efeitos importantes na neurotransmissão do SNC, especificamente em vias dopaminérgicas, serotoninérgicas e noradrenérgicas. No hipotálamo, o estrogênio induz uma flutuação diária dos níveis de serotonina, enquanto a progesterona aumenta seu metabolismo.

A relação entre violência de gênero e TDPM não apresenta ainda dados internacionais seguros o suficiente para uma conclusão. Em um estudo sueco, as mulheres com TDPM parecem não ter sofrido abuso físico, emocional ou sexual em extensão maior do que outras pacientes ginecológicas ou controles saudáveis. No entanto, a exposição à violência foi comum em todos os grupos de mulheres entrevistadas nesse estudo e, para a paciente individualmente, essa experiência contribui para a gravidade dos sintomas.[14]

O TDPM tem sido descrito desde a menarca até a menopausa. Muitas mulheres relatam o aumento da gravidade e da duração dos sintomas conforme a proximidade da menopausa.[15] O início dos sintomas costuma aparecer na metade da segunda década de vida, e a demanda por tratamento geralmente ocorre a partir dos 35 anos. O impacto causado pelo TDPM talvez explique o pico de sintomas nessa faixa etária, visto que uma mulher que inicia com sintomas aos 26 anos sofrerá mais de 200 ciclos sintomáticos, ou seja, 1.400 a 2.800 dias com prejuízo funcional e relacional.[16] O estresse crônico progressivo ao longo da vida reprodutiva se acumula a cada ciclo sintomático, com as mulheres apresentando de 7 a 14 dias sintomáticos/mês.[15]

Os níveis de prejuízos da SPM e do TDPM são altos e, de acordo com o modelo *Global Burden of Disease*, aproximam-se dos encontrados na depressão maior unipolar. Esse peso de incapacidade de 0,5 pode ser traduzido em 1.400 dias ou 3,83 anos de incapacidade para cada mulher. Estudos demonstram uma forte e independente associação entre SPM e TDPM e traços de raiva em uma amostra representativa de mulheres que tentaram suicídio. Em Saúde Pública, é importante abordar esse problema entre as pacientes em idade reprodutiva.[17] Os sintomas do TDPM produzem sofrimento psíquico e incapacitação que pode ser de 24 dias a até 6 meses anualmente.[18]

Os sintomas da SPM recorrem durante a fase lútea do ciclo menstrual e diminuem ou desaparecem ao fim da menstruação. É importante avaliar que não se trata apenas de uma exacerbação de sintomas físicos e psíquicos durante o período pré-menstrual de algumas condições médicas, como endometriose, hipotireoidismo, síndrome do cólon irritável, epilepsia; ou psiquiátricas, como depressão, distimia, transtorno bipolar e transtornos ansiosos, que são agudizadas.[19]

Etiologia

A etiologia permanece inconclusiva, embora novas teorias ganhem evidências em estudos clínicos, pré-clínicos e iniciais. Sabe-se que a SPM resulta da ovulação e parece ser causada pelas interações dos esteroides ovarianos relacionados com a disfunção neurotransmissora. As mulheres com TDPM respondem de modo diferente às flutuações hormonais normais. Essa suscetibilidade parece envolver os sistemas serotoninérgico e dopaminérgico, com resposta alterada do receptor gama-aminobutírico (GABA) A ao neuroesteroide alopregnanolona (ALLO) e alteração de circuitos cerebrais nas funções emocionais e cognitivas (Figura 33.2). Nos últimos 10 dias do ciclo menstrual, costuma haver significativa redução da serotonina total em mulheres com TDPM. Há indícios de que a disforia pré-menstrual receba influências genéticas, do tipo polimorfismo, do gene transportador de serotonina.[11,20]

Muitos estudos têm sido dedicados à relação entre neurotransmissores e hormônios gonadais femininos para explicar o aparecimento e o padrão de sintomas da disforia pré-menstrual. A serotonina tem sido o alvo predileto dos estudos, em função da semelhança dos sintomas do TDPM com os quadros depressivos. Entretanto, as evidências apontam para vários mecanismos envolvidos nesse transtorno. Além disso, diversos sintomas assemelham-se não apenas a quadros depressivos, mas também a quadros compulsivos, e mesmo psicóticos. O envolvimento de outros neurotransmissores e seus receptores, como a dopamina, é objeto de pesquisas recentes, visto que sintomas como alterações do humor, déficit de atenção, incoordenação motora, desânimo, descontrole do peso corporal, do tamanho e do número de refeições são mediados pela sinalização dopaminérgica em modelo animal. Assim, correspondem a queixas importantes das mulheres com TDPM.[21]

Avaliação e critérios diagnósticos

A partir da 11ª edição da *Classificação Internacional de Doenças* (CID), publicada em 2022 pela Organização Mundial da Saúde (OMS), o TDPM passou a ter seu próprio código, o GA34.41, como "Perturbação Disfórica Pré-Menstrual", o que o valida como diagnóstico médico legítimo em todo o mundo. Embora a localização desse diagnóstico na CID-11 esteja no capítulo sobre doenças do aparelho geniturinário, o TDPM é relacionado no subgrupo de transtornos depressivos em virtude da proeminência da sintomatologia de sintomas afetivos (International Statistical Classification of Diseases and Related Health Problems).[22] O novo diagnóstico da CID-11 define a perturbação disfórica pré-menstrual como "um padrão de sintomas de humor (humor deprimido, irritabilidade), sintomas somáticos (letargia, dor nas articulações, alterações em apetites) ou sintomas cognitivos (dificuldades de concentração, esquecimentos) que começam vários dias antes do início da menstruação, passam a melhorar dentro de alguns dias após o início da menstruação e, em seguida, tornam-se mínimos ou ausentes em aproximadamente 1 semana depois da menstruação". Os critérios diagnósticos da CID-11 são consistentes com a definição de TDPM presente na 5ª edição do *Manual Diagnóstico e Estatístico de Transtornos Mentais* (DSM-5),[9] publicado em dezembro de 2012. Como no DSM-5, a CID-11 exige que os sintomas estejam presentes nos ciclos menstruais por pelo menos 2 meses para confirmar o padrão de sintomas cíclicos. Enquanto o DSM-5 é um manual diagnóstico utilizado principalmente por pesquisadores de Saúde Mental e profissionais de Saúde nos EUA, a CID é um sistema global de classificação diagnóstica

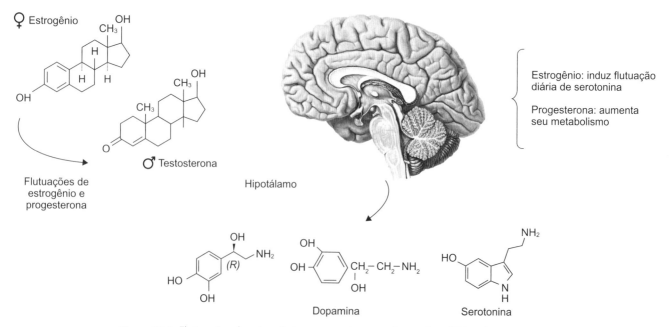

Figura 33.2 Flutuações de estrogênio e progesterona × flutuações diárias de serotonina.

usado em todo o mundo por médicos de qualquer especialidade, enfermeiros, outros profissionais, pesquisadores, gerentes e profissionais de tecnologia da informação em Saúde. A recente inclusão do TDPM na CID é importante para o reconhecimento desse transtorno como uma condição médica legítima.

Um grande avanço em relação ao diagnóstico já havia sido realizado, desde 2012. O TDPM do DSM-IV-TR – Apêndice B (conjuntos de critérios e eixos propostos para estudos adicionais) passou para a categoria de transtornos depressivos no DSM-5, que a partir de então fez história a respeito da saúde mental da mulher. Atualmente, o TDPM é classificado como um subtipo de transtorno depressivo no DSM-5 e está incluído na seção de transtornos de humor.[9,23,24]

Critérios diagnósticos refinados possibilitam melhor discriminação desta condição de outros diagnósticos psiquiátricos e a seleção de terapias apropriadas (Tabelas 33.2[25] e 33.3). Os padrões propostos em um consenso da International Society for Premenstrual Disorders (ISPMD), de 2016,[17] relacionados com o diagnóstico de TDPM, reforçam a importância de se obter um histórico preciso e um diário de sintomas mantido por 2 meses antes do diagnóstico. O relato de sintomas deve apontar o início deles na fase pré-menstrual do ciclo menstrual e do alívio pela menstruação.[17]

Tabela 33.2 Avaliação do transtorno disfórico pré-menstrual (TDPM).

Tipo de avaliação	Componentes
Psiquiátrica	História dos sintomas, duração, curso, fatores precipitantes e de risco, tratamentos prévios História psiquiátrica pregressa, especialmente de transtornos de humor História de uso abusivo de álcool ou outras substâncias
Clínica	História clínica, doenças endócrinas e ginecológicas (tireoide, endometriose, doença fibrocística da mama) e outras com padrão pré-menstrual
Laboratorial	Avaliação hematológica e bioquímica, incluindo glicemia, cálcio, magnésio, testes de função tireoidiana etc.
História familiar	História de sintomas pré-menstruais, estratégias de tratamento e resultados em mulheres da família História psiquiátrica familiar
Uso de medicamentos	Avaliação de medicamentos que possam produzir efeitos adversos psiquiátricos (anti-hipertensivos, antiulcerosos, corticosteroides, analgésicos, sedativos, broncodilatadores, descongestionantes, vasodilatadores, antialérgicos etc.)
Nutricional	Avaliação do consumo de cafeína, sal, bebidas alcoólicas; exclusão de deficiências nutricionais (vitamina B_6, cálcio, magnésio, triptofano etc.)

Aqui, são apresentados os pilares de avaliação para o diagnóstico e a base de planejamento do tratamento do TDPM, especificando a avaliação psiquiátrica, clínica e laboratorial e a história familiar e de uso de medicamentos, bem como os hábitos nutricionais das pacientes. (Adaptada de Burt e Hendrick, 1997.)[25]

Tabela 33.3 Critérios para transtorno disfórico pré-menstrual de acordo com o DSM-5.

A. Na maioria dos ciclos menstruais, pelo menos cinco sintomas devem estar presentes na semana final antes do início da menstruação, começar a melhorar poucos dias depois do início da menstruação e tornar-se mínimos ou ausentes na semana pós-menstrual.

B. Um ou mais dos seguintes sintomas devem estar presentes:
- Labilidade afetiva acentuada (p. ex., mudanças de humor, sentir-se repentinamente triste ou chorosa ou sensibilidade aumentada à rejeição)
- Irritabilidade ou raiva acentuada ou aumento dos conflitos interpessoais
- Humor deprimido acentuado, sentimentos de desesperança ou pensamentos autodepreciativos
- Ansiedade acentuada, tensão e/ou sentimentos de estar nervosa ou no limite

C. Um ou mais dos seguintes sintomas devem adicionalmente estar presentes para alcançar um total de cinco sintomas quando combinados com os sintomas do critério B:
- Interesse diminuído pelas atividades habituais (p. ex., trabalho, escola, amigos, passatempos)
- Sentimento subjetivo de dificuldade em se concentrar
- Letargia, fadiga fácil ou falta de energia acentuada
- Alteração acentuada do apetite; comer em demasia; ou avidez por alimentos específicos
- Hipersonia ou insônia
- Sentir-se sobrecarregada ou fora de controle
- Sintomas físicos, como sensibilidade ou inchaço das mamas, dor articular ou muscular, sensação de "inchaço" ou ganho ponderal

D. Os sintomas estão associados a sofrimento clinicamente significativo ou a interferência no trabalho, na escola, em atividades sociais habituais ou em relações com outras pessoas (p. ex., esquiva de atividades sociais, diminuição da produtividade e eficiência no trabalho, na escola e em casa).

E. A perturbação não é meramente uma exacerbação dos sintomas de outro transtorno, como transtorno depressivo maior, transtorno do pânico, transtorno depressivo persistente (distimia) ou transtorno da personalidade, embora possa ser concomitante a qualquer um desses transtornos.

F. O critério A deve ser confirmado por avaliações prospectivas diárias durante, pelo menos, dois ciclos sintomáticos.

G. Os sintomas não são consequência dos efeitos fisiológicos de uma substância (p. ex., substâncias psicoativas, medicamento, outro tratamento) ou de outra condição médica, como hipertireoidismo.

Tratamento

Diversas opções de tratamento têm sido sugeridas, como intervenções farmacológicas e até cirúrgicas. Os tratamentos considerados mais eficazes tendem a cair em uma das duas categorias: suprimir a ovulação ou corrigir uma anomalia neuroendócrina. O estradiol transdérmico (adesivo, gel ou implante) interrompe efetivamente a ovulação e as alterações hormonais cíclicas que produzem os sintomas. Essas preparações são normalmente usadas para terapia hormonal e contêm doses menores de estrogênio do que as encontradas nas pílulas anticoncepcionais orais.[14]

Os contraceptivos orais combinados contínuos têm evidências limitadas de utilidade no TDPM, enquanto a supressão ovariana cirúrgica somente é recomendada para pacientes que não respondem ou não toleram tratamentos de primeira linha.[11]

Os inibidores seletivos de recaptação de serotonina e inibidores de recaptação de serotonina e norepinefrina são considerados o tratamento de primeira linha para o TDPM e a SPM grave relacionada com o humor, especialmente quando os efeitos colaterais são devidamente explicados às pacientes. Os de segunda linha são os contraceptivos orais contendo drospirenona, outros métodos de supressão da ovulação, cálcio, fitoterápicos, terapia cognitivo-comportamental (TCC) e *mindfulness*.[11,12,17]

O uso de TCC e *mindfulness* é promissor, mas permanece limitado por dados esparsos e acesso restrito a profissionais adequadamente treinados. Um diagnóstico adequado (sobretudo a distinção de outras condições psiquiátricas subjacentes) é essencial para a implementação de terapia eficaz e o alívio dessa condição incapacitante.[11,12]

Fármacos inovadores moduladores de GABA estão sendo desenvolvidos e testados tanto para o TDPM quanto para a depressão pós-parto (DPP) e incluem a brexanolona, lançada em março de 2019.

A fisiologia da DPP muitas vezes é comparada com TDPM, pois envolve alterações da sensibilidade aos esteroides neuroativos. Os níveis de ALLO aumentam de modo constante durante a gravidez, depois caem rapidamente após o parto, e em mulheres vulneráveis poderia levar a um quadro depressivo. Atualmente, encontra-se em fase de ensaio clínico o novo fármaco sepranolona, para o tratamento do TDPM. Esse psicofármaco seria um isômero da alopregnolona e antagonista de esteroide modulador de GABA-A. Em um estudo inicial controlado por placebo, a sepranolona reduziu os escores de sintomas de humor de TDPM em 75% quando administrada na fase lútea em mulheres com TDPM. A sepranolona proporcionou redução significativa nos sintomas de humor, mas não nos sintomas físicos (como sensibilidade, dores de cabeça, edema) no TDPM. Ainda são necessários, entretanto, maiores estudos. Embora os inibidores seletivos de recaptação de serotonina e a sepranolona envolvam mecanismos diferentes, ambos parecem impactar a função ALLO-GABA, sugerindo que os níveis ALLO são estabilizados com a melhora dos sintomas.[26]

GRAVIDEZ E REPERCUSSÕES NA VIDA DA MULHER

O planejamento familiar e o cuidado ao longo da gestação, do parto e do puerpério têm papel fundamental na redução da morbimortalidade materna e neonatal. Certamente, o contexto social e econômico é determinante para a superação desses riscos, mas a assistência à reprodução tem grande importância para assegurar a saúde e a vida das mulheres no momento da reprodução e garantir que as condições acerca dos nascimentos não limitem os bebês.[27]

A ausência de menstruação durante 1 semana é o primeiro sinal de provável gravidez. Outros indícios são mudança no tamanho e na forma das mamas, além do aumento da sensibilidade, enjoos matinais, náuseas com ou sem vômitos, micção frequente e fadiga. O diagnóstico definitivo é estabelecido após 10 a 15 dias da inseminação por meio do teste de gonadotrofina coriônica humana (β-hCG), que é produzida pela placenta e exige um nível duas vezes maior de β-hCG, além de sons cardíacos fetais. A ultrassonografia transvaginal pode revelar um útero em gestação já nas primeiras 4 semanas após a inseminação, por meio da visualização do saco gestacional.[28]

A gravidez costuma ser dividida em três trimestres, começando pelo primeiro dia do último ciclo menstrual e terminando com o parto. O primeiro trimestre exige a adaptação da mulher às mudanças do corpo, bem como fadiga, náuseas e vômitos, sensibilidade aumentada das mamas e labilidade emocional. O segundo trimestre costuma ser o mais recompensador – o retorno da energia e o fim das náuseas e dos vômitos possibilitam que a mulher se sinta melhor e vivencie o entusiasmo de parecer grávida. O terceiro trimestre está associado a desconforto físico para muitas mulheres. Todos os sistemas (cardiovascular, renal, pulmonar, gastrintestinal e endócrino) passam por mudanças que podem produzir sopro cardíaco, ganho ponderal, dispneia de esforço e azia. Algumas mulheres precisam ser tranquilizadas quanto a essas mudanças não serem patológicas e de elas voltarem ao normal após o parto, no período de 4 a 6 semanas.[29]

Mudanças psicológicas acentuadas acontecem em muitas mulheres. Suas atitudes com relação à gravidez refletem crenças sobre todos os aspectos da gestação, incluindo se a gravidez foi planejada e se o bebê foi desejado. A relação com a parceria, a idade da gestante e sua noção de identidade também afetam sua reação à futura maternidade. Mulheres que desejam muito a maternidade costumam perceber a gravidez como uma necessidade fundamental, um meio de autorrealização. Outras usam a gravidez para reduzir as dúvidas sobre a própria feminilidade ou para se certificar de que podem funcionar como mulheres no sentido mais básico. Outras ainda encaram a gravidez de modo negativo, temem o parto ou se sentem incapazes de assumir o papel como mães. É importante que os médicos e familiares estejam atentos a isso e possam perceber sintomas de depressão logo que surgirem.[30]

Alguns fatos podem favorecer a manifestação de depressão:

- Metade das gestações não é planejada
- Entre 15 e 30% das grávidas têm sintomas depressivos importantes, que se iniciam no 2º trimestre de gestação
- Muitas vezes, a depressão não é diagnosticada e só será identificada no pós-parto.

Durante os primeiros estágios de seu próprio desenvolvimento, a mulher precisa passar pela experiência de se separar das pessoas e de estabelecer uma identidade independente. Essa experiência, mais tarde, afeta seu próprio bem-estar na maternidade. Se a mãe de uma gestante não constitui um bom exemplo, seu sentimento de competência maternal pode ficar prejudicado, e ela talvez não se sinta autoconfiante antes e depois do parto. Os medos e as fantasias inconscientes da mulher durante o início da gravidez costumam ser em torno da ideia de fusão com sua própria mãe.[31]

O apego psicológico ao feto tem início no útero. No começo do segundo semestre, a maioria das mulheres já costuma imaginar como será o bebê. Mesmo antes do nascimento, o feto é encarado como um ser separado, dotado de uma personalidade pré-natal. Muitas mães conversam com seus filhos ainda no ventre. Evidências recentes sugerem que uma conversa emocional com o feto está relacionada não apenas com a primeira ligação entre mãe e bebê, mas também aos esforços da mãe de ter uma gravidez saudável (p. ex., ao renunciar ao tabagismo e ao consumo de cafeína e de outras substâncias, como o álcool).[27]

Segundo teóricos psicanalistas, o filho por vir é uma tela em branco sobre a qual a mãe projeta suas esperanças e seus medos. Em raras ocasiões, essas projeções explicam estados patológicos no pós-parto, como o desejo de a mãe machucar seu bebê, a quem ela encara como uma parte odiada de si mesma. Normalmente, no entanto, parir satisfaz a necessidade da mulher de gerar e fomentar vida.

Em relações heterossexuais, os homens, futuros pais, também encaram desafios psicológicos, pois são intensamente afetados pela gravidez. A paternidade iminente requer uma síntese de questões de desenvolvimento como papel e identidade de gênero, separação ou individuação do próprio pai e sexualidade. Alguns homens apresentam-se impotentes por medo de machucar a criança intrauterina. Para alguns homens, engravidar uma mulher é a comprovação de sua potência, uma dinâmica de destaque na paternidade adolescente.[28]

De modo geral, atitudes com relação a uma gestante refletem uma diversidade de fatores: inteligência, temperamento, práticas culturais e mitos da sociedade e da subcultura na qual a pessoa nasceu e cresceu. As reações de homens casados à gravidez costumam ser positivas. Para alguns homens, no entanto, as reações variam desde a sensação de orgulho deslocada de que eles são capazes de engravidar a mulher até o temor de aumento de responsabilidades e consequente término do relacionamento. O risco de sofrer abuso pelo marido ou pelo namorado aumenta durante a gravidez, especialmente durante o primeiro trimestre. Um estudo revelou que 6% das mulheres grávidas sofrem abuso. O abuso doméstico é um acréscimo significativo às atribuições dos cuidados com saúde durante a gravidez. Assim, as mulheres que sofrem abuso têm maior probabilidade de ter história de aborto natural ou espontâneo e morte neonatal do que aquelas que não o sofrem. Os motivos para abuso variam. Alguns homens temem ser negligenciados e não ter "suas necessidades" satisfeitas. Outros podem ver o bebê como um rival. Na maioria dos casos, no entanto, há histórias de abuso antes da gravidez.[29]

Os efeitos da gravidez sobre o comportamento sexual variam. Algumas mulheres vivenciam um aumento do desejo sexual em virtude da vasocongestão pélvica, que aumenta a sensibilidade sexual. Outras são mais receptivas do que antes da gestação, pois não temem mais ficar grávidas. Algumas sentem redução do desejo ou perdem totalmente o interesse na atividade sexual. A libido pode diminuir em virtude dos níveis mais elevados de estrógeno ou de sentimentos de não ser atraente. Evitar o sexo também pode ser o resultado do desconforto físico ou de uma associação da maternidade à assexualidade. Homens com impotência psíquica veem a mulher grávida como objeto sagrado que não deve ser maculado pelo ato sexual. Tanto o homem quanto a mulher podem considerar, de modo errôneo, que o coito seja potencialmente danoso ao feto em desenvolvimento e, portanto, algo a ser evitado. Homens que se envolvem em casos extraconjugais durante a gravidez de suas mulheres, em geral, fazem isso durante o último trimestre.[28]

A maioria dos obstetras não proíbe o coito durante a gravidez. Alguns sugerem que se deixe de praticar sexo 4 a 5 semanas antes do parto. Se houver sangramento no início da gravidez, a interrupção temporária do coito está indicada. Cerca de 20 a 25% das mulheres terão sangramento nos primeiros 20 dias de gestação, e metade desse grupo sofre aborto espontâneo.

O medo de sentir dor e de se machucar durante o parto é universal e, até certo ponto, justificado. A preparação para o parto possibilita uma sensação de familiaridade e pode mitigar ansiedades, o que facilita a parturição. O apoio emocional contínuo durante o trabalho de parto reduz o índice de cesarianas e do uso de fórceps, a necessidade de anestesia, o uso de ocitocina e sua duração. Um parto tecnicamente difícil ou mesmo doloroso, no entanto, não parece influenciar a decisão de ter mais filhos, mas pode levar à tocofobia na próxima gestação.

A reação dos homens à gravidez e ao parto não foi muito estudada, mas a tendência recente de inclusão do pai no processo de nascimento tranquiliza suas ansiedades e promove uma sensação maior de participação. Pais não criam os filhos da mesma maneira que mães, e novas mães às vezes precisam ser encorajadas a respeitar essas diferenças e ter uma visão positiva sobre elas.

Planejamento familiar e contracepção

Planejamento familiar é o processo de escolher quando ter filhos e optar pela alternativa de tê-los. Um tipo de planejamento familiar é a contracepção, a prevenção de fecundação ou de fertilização de óvulo.[30] A escolha de um método contraceptivo é uma decisão complexa que envolve a mulher e seu parceiro. A idade da mulher e sua condição médica, seu acesso a cuidados médicos, as crenças religiosas do casal e a necessidade de espontaneidade sexual são fatores que influenciam essa decisão. A mulher e seu parceiro podem avaliar os riscos e os benefícios das diversas formas de contracepção e tomar sua decisão com base no estilo de vida atual e outros fatores. O avanço da tecnologia contraceptiva possibilitou que casais dedicados à carreira profissional retardassem o momento do nascimento dos filhos para a faixa dos 30 a 40 anos. Essa demora, no entanto, pode aumentar os problemas de infertilidade. Consequentemente, muitas mulheres com carreira estabelecida sentem que seu relógio biológico está com as horas contadas e planejam ter filhos durante o início da faixa dos 30 anos para evitar o risco de não conseguir tê-los mais tarde.[31]

Há mulheres solteiras, que nunca se casaram, nem desejam um relacionamento, mas querem ficar grávidas, e podem fazer isso por meio de inseminação artificial ou natural. Elas constituem um grupo que acredita que a maternidade é a realização da identidade feminina, sem a qual suas vidas seriam incompletas. A maioria dessas mulheres considerou as consequências da condição de mãe solteira e acredita estar capacitada para lidar com os desafios inerentes a essa escolha.[28]

Concepção nos casos de infertilidade

Infertilidade é a incapacidade de um casal conceber após 1 ano de coito sem o uso de métodos contraceptivos. Nos EUA, cerca de 15% das pessoas casadas não conseguem ter filhos. Antigamente, culpava-se a mulher por não gerar filhos, e, com frequência, sentimentos de culpa, depressão e inadequação acompanhavam a percepção de ser estéril. Sabemos que as causas da infertilidade são atribuídas a homens em 40% dos casos; transtornos em mulheres, em 40%; e transtornos em ambos, em 20%. Histórias obtidas separadamente, para cada parceiro, e testes de infertilidade costumam revelar a causa específica. Contudo, 10 a 20% dos casais não têm uma causa identificável.[32]

A incapacidade de ter filhos pode gerar estresse psicológico grave em um ou em ambos os parceiros no casamento. Culpar a si mesmo aumenta a probabilidade de problemas psicológicos. A mulher – mas não o homem – corre maior risco de sofrimento psicológico se for mais velha e não tiver filhos biológicos. Caso um ou ambos os parceiros não queiram tirar proveito de técnicas reprodutivas assistidas, o casamento pode ficar instável. Uma avaliação psiquiátrica do casal pode ser recomendável para sanar problemas como falta de harmonia conjugal ou conflitos emocionais sobre intimidade. Relações sexuais ou papéis de pai e mãe podem afetar diretamente a função endócrina e processos fisiológicos como ereção, ejaculação e ovulação. No entanto, não existem evidências de relações causais simples entre estresse e infertilidade. Quando conflitos preexistentes desencadeiam problemas de identidade, autoestima e culpa, o transtorno pode ser grave e manifestar-se por meio de regressão, extrema dependência de médico, companheiro ou genitor, raiva difusa, comportamento impulsivo ou depressão. Além disso, o uso de terapia hormonal para tratar infertilidade pode *desencadear depressão* em alguns pacientes. O humor e a cognição podem ser alterados por agentes farmacológicos usados para tratar transtornos de ovulação ou superestimular os ovários.[33]

Pessoas com dificuldade de concepção podem experimentar choque, incredulidade e sentimento geral de desamparo, além de desenvolver uma compreensível obsessão com o problema. O envolvimento com os exames de infertilidade e a aquisição de informações sobre o tema podem ser uma defesa construtiva contra os sentimentos de inadequação e os aspectos percebidos como humilhantes e, por vezes, dolorosos do exame em si. Preocupações quanto a ser atraente e sexualmente desejável também são comuns. Os parceiros podem se sentir feios ou impotentes, e relatam-se episódios de disfunção sexual e perda de desejo. Esses problemas são agravados quando o casal define horários para relações sexuais de acordo com tabelas de temperatura e de ciclos de ovulação. Tratamentos para infertilidade exigem investimento de energia, dinheiro e tempo. Tanto homens quanto mulheres podem ficar oprimidos pela complexidade, pelos custos, por seu caráter invasivo e pela incerteza associada à intervenção médica. Solteiros cientes de sua própria infertilidade podem se esquivar de relacionamentos com medo de serem rejeitados assim que sua infertilidade for revelada. Pessoas inférteis podem ter dificuldade com os próprios pais. A identificação e a igualdade que se originam do compartilhamento de paternidade/maternidade devem ser substituídas por reservas internas e outros aspectos gerais de suas vidas. A intervenção profissional pode ser necessária para ajudar casais inférteis a expressar sentimentos e a passar pelo processo de luto pela perda de suas funções biológicas e pelos filhos que não podem ter. Casais que continuam inférteis devem lidar com uma perda real.[32] Casais que decidem não ir atrás da paternidade podem desenvolver um sentimento renovado de amor, dedicação e identidade com o par. Outros podem precisar de ajuda para explorar as opções de inseminação pelo marido ou por um doador, implante laboratorial e adoção.

Também tem sido frequente a sobrecarga materna e para toda a família das gestações múltiplas pela fertilização. Nesses casos, o planejamento familiar deve ser repensado.

Casais homoafetivos e gravidez

Atualmente, é comum parceiros do mesmo sexo casarem e desejarem uma gravidez. Estudos recentes indicam que não existem diferenças mensuráveis entre crianças criadas por casais do mesmo sexo e crianças criadas por pais heterossexuais no que diz respeito ao funcionamento emocional, preferência sexual, estigmatização, comportamento relacionado ao gênero, identidade de gênero e funcionamento cognitivo e desenvolvimento psicológico.[34]

A resolução nº 2.320/2022 do Conselho Federal de Medicina estabelece as normas éticas para a utilização de técnicas de reprodução assistida, inclusive por casais homoafetivos e pessoas transgênero.[35] No caso de união homoafetiva feminina, está permitida a gestação compartilhada. Nesses casos, o embrião obtido a partir da fecundação do oócito de uma mulher é transferido para o útero de sua parceira.

Já na união homoafetiva masculina, com útero de substituição, o óvulo será fecundado com espermatozoides de um parceiro isoladamente. É necessário que o médico saiba qual material genético masculino deu origem ao embrião implantado, pois não é permitida a mistura de material de ambos os parceiros. Em relação à gestação de substituição, a cedente temporária de útero deve ter ao menos um filho e pertencer à família de um dos parceiros e ter grau de parentesco consanguíneo até o quarto grau. Está vedado o comércio e lucro relativo à cessão temporária de útero.[35]

Aborto

Aborto induzido é a interrupção planejada da gravidez. Realizam-se cerca de 1,3 milhão de abortos nos EUA todos os anos – 246 abortos para cada mil nascidos vivos. Os diversos tipos de aborto estão listados na Tabela 33.4.[36] Ao longo da última década, a quantidade de abortos declinou em aproximadamente 15%. Especialistas em planejamento familiar acreditam que a disseminação de educação sexual e maior disponibilidade de métodos de contracepção fazem a quantidade de abortos se manter baixa. Em países ocidentais, a maioria das mulheres que fazem aborto é jovem, solteira e primípara. Em países emergentes, o aborto é mais comum entre mulheres casadas, com dois filhos ou mais. De todos os abortos, 88% são realizados antes de 13 semanas (dos quais 60% antes de 8 semanas); 4,1% entre 16 e 20 semanas; e 1,4% ocorrem após 21 semanas de gestação.

Tabela 33.4 Tipos de aborto.

Tipo	Definição
Espontâneo	Expulsão espontânea dos produtos da concepção antes de viabilidade: 500 g ou aproximadamente 24 semanas desde a última menstruação
Recorrente	Três ou mais abortos espontâneos
Perdido	Desenvolvimento anormal de uma gravidez intrauterina; normalmente causado pela presença de ovo cego (gestação embrionária) e ausência de desenvolvimento fetal
Ameaçado	Sangramento ou paralisia uterina e teste de gravidez positivo; deve ser distinguido de gravidez ectópica (geralmente tubária)
Incompleto	Passagem espontânea de parte dos produtos da concepção e retenção de fragmentos placentários que resultam em sangramento contínuo
Eletivo	Induzido por técnicas médicas ou cirúrgicas antes da viabilidade fetal. As técnicas envolvem dilatação, evacuação e curetagem; curetagem por sucção; injeção no saco amniótico de solução salina ou de prostaglandina, histerotomia; e prostaglandinas com antiprogestinas (RU-486) ou metotrexato. As indicações médicas são a detecção de anormalidade fetal por meio de ultrassonografia ou amniocentese

Adaptada de Sadock et al., 2017.[36]

O aborto tornou-se uma questão política e filosófica nos EUA. O país divide-se claramente entre grupos pró-vida e pró-escolha. Nos últimos anos, grupos antiaborto têm realizado manifestações em frente a clínicas de aborto e provocado confrontos inflamados com pacientes. A atmosfera de condenação moral e intimidação pode dificultar a decisão de interromper a gravidez.

No Brasil, o aborto ainda é considerado crime pelo Código Penal de 1940, artigos 124 e 126, e é legalizado apenas quando a gestação oferece risco para a gestante, quando a gestação é resultante de estupro e nos casos de anencefalia fetal.

Reações psicológicas ao aborto

Estudos recentes demonstraram que a maioria das mulheres que faz aborto em virtude de uma gravidez indesejada (ou seja, aborto induzido) estava satisfeita com sua decisão e tem pouca ou nenhuma sequela psicológica negativa. No entanto, mulheres que sofreram aborto espontâneo relataram índice elevado de reações disfóricas. A diferença pode ser explicada, em parte, pelo fato de que a maioria das mulheres que induziu aborto o fez porque não desejava a criança. Presume-se que as mulheres que sofrem aborto espontâneo desejem seus bebês. Contudo, a longo prazo, cerca de 10% das mulheres que induziram aborto se arrependem de ter realizado o procedimento. Os abortos de segundo trimestre são psicologicamente mais traumáticos do que os de primeiro trimestre. O motivo mais comum para abortos tardios é a descoberta (por meio de amniocentese ou ultrassonografia) de um cariótipo anormal ou anomalia fetal.[32] Portanto, em geral os abortos tardios envolvem a perda de uma criança desejada com a qual a mãe já havia estabelecido laço afetivo. Antes da legalização do aborto nos EUA, em 1973, as mulheres buscavam procedimentos ilegais. Com frequência, eram realizados sem esterilização e por pessoas sem treinamento. Consideráveis morbidade e mortalidade foram associadas a essas práticas. As mulheres às quais era negado o aborto às vezes optavam por suicídio em vez de continuarem uma gravidez indesejada. De modo geral, no entanto, o risco de suicídio é baixo em mulheres grávidas, mesmo entre as que não desejam um filho, mas levam a gestação a termo. Quando uma mulher é forçada a carregar um feto até o nascimento, apesar do baixo risco de suicídio, aumenta o risco de infanticídio, abandono e negligência do recém-nascido indesejado. O aborto também pode ser uma experiência significativa para homens. Se um homem tem um relacionamento íntimo com a mulher, ele pode desejar ter papel ativo no procedimento, acompanhando-a ao hospital ou à clínica de aborto, a fim de proporcionar apoio emocional. Pais podem vivenciar luto considerável pela interrupção de gravidez desejada.[36]

Pseudociese

Pseudociese (falsa gravidez) é o desenvolvimento de sintomas clássicos de gravidez – amenorreia, náuseas, aumento e pigmentação das mamas, distensão abdominal e dores de parto – em mulheres não grávidas. A pseudociese demonstra a capacidade de o psíquico dominar o corpo, provavelmente por meio de estímulo central no nível do hipotálamo. Acredita-se que alguns processos psicológicos predisponentes levem a desejo patológico e medo da gravidez; ambivalência ou conflito quanto a gênero, sexualidade ou ideia de ter filhos; e reação de luto à perda após aborto espontâneo, laqueadura tubária ou histerectomia. A paciente pode ter um delírio somático verdadeiro que não está sujeito a teste de realidade, mas com frequência um teste negativo de gravidez ou uma ultrassonografia pélvica leva à resolução da condição. Recomenda-se o tratamento psicoterápico durante ou após a pseudociese para avaliar e tratar a disfunção psicológica subjacente. Um evento relacionado, a *couvade* (ou recolhimento), ocorre em algumas culturas e consiste na simulação do parto pelo pai da criança, como se ele estivesse dando à luz. Nessas sociedades, a *couvade* é um fenômeno normal.

Hiperêmese gravídica

A hiperêmese gravídica diferencia-se das náuseas matinais no sentido de que os vômitos são crônicos, persistentes e frequentes, levando a cetose, acidose, perda ponderal e desidratação. Essa condição afeta de 0,3 a 2% das gestantes. Sua causa é considerada multifatorial e envolve as mudanças hormonais próprias da gestação e infecções e tem componente genético. Os principais fatores de risco são transtornos de ansiedade e depressão.[37] O prognóstico é excelente tanto para a mãe quanto para o feto, com tratamento imediato. A maioria das mulheres pode receber tratamento ambulatorial, com mudança para refeições menores, descontinuação de suplementos de ferro e evitando determinados alimentos. Em casos graves, a hospitalização pode ser necessária. A mirtazapina, antidepressivo com ação noradrenérgica, serotoninérgica, histaminérgica e em receptores muscarínicos, é eficaz e segura para o tratamento dessa condição. Além disso, causas psicológicas devem ser investigadas e, se necessário, o encaminhamento para psicoterapia deve ocorrer.

Morte perinatal

A morte perinatal, definida como óbito ocorrido no período entre a 20ª semana de gestação e o primeiro mês de vida, envolve o aborto espontâneo (interrupção involuntária da gravidez), a morte fetal, o natimorto e a morte neonatal.[38] Antigamente, a forte ligação entre a mãe grávida ou a nova mãe e o feto ou o neonato era subestimada, mas a perda perinatal atualmente é reconhecida como trauma significativo para ambos os pais. Parcerias que sofrem essa perda passam por um período de luto bem semelhante ao vivenciado com a de qualquer outro ente querido. A morte fetal intrauterina, que pode ocorrer a qualquer momento durante a gestação, é uma experiência emocionalmente traumática. Nos primeiros meses de gravidez, a mulher normalmente não está consciente da morte fetal e a descobre apenas por meio de seu médico. Mais tarde, depois que os movimentos fetais e os sons cardíacos foram vivenciados, a mulher pode ser capaz de detectar a morte fetal. Quando esse diagnóstico é recebido, a maioria das mulheres quer que o feto morto seja removido. Dependendo do trimestre, induz-se o trabalho de parto, ou a mulher pode ter de esperar pela expulsão espontânea do conteúdo do útero. Muitos casais consideram as relações sexuais durante o período de espera não apenas indesejáveis como também psicologicamente inaceitáveis. Um sentimento de perda também acompanha o nascimento de uma criança natimorta e o aborto induzido de um feto anormal detectado por diagnóstico pré-natal. Conforme mencionado, o apego a uma criança ainda não nascida tem início antes do parto. Portanto, o pesar e o luto ocorrem após a perda a qualquer momento. O luto vivenciado após uma perda no terceiro trimestre, contudo, geralmente é maior do que aquele depois de uma perda do primeiro trimestre. Alguns pais não querem ver a criança natimorta, e tal desejo deve ser respeitado.[36] Outros desejam segurar o natimorto, o que pode ajudar no processo de luto. Uma gravidez subsequente pode reduzir sentimentos manifestos de pesar, mas não elimina a necessidade de luto. Chamados de filhos substitutos, as crianças nascidas após esse evento correm o risco de superproteção e problemas emocionais.

TRANSTORNOS MENTAIS NO PERÍODO PERINATAL

Os transtornos mentais no período perinatal, que engloba desde a concepção, seguindo toda a gestação até os primeiros 12 meses após o parto, são um importante problema de Saúde Pública que afetam tanto a mãe quanto o bebê e repercutem na vida de toda a família. Dentre os transtornos mais comuns, estão ansiedade perinatal, depressão perinatal e transtornos psicóticos. Os quadros psíquicos desencadeados pelo parto, além de sintomas similares aos encontrados em outras etapas da vida, apresentam características particulares.[39,40]

A prevenção e o tratamento adequado desses transtornos são essenciais para proteger a saúde mental e física da mãe e do bebê. As opções de tratamento incluem suporte social, psicoterapia, uso de medicação e, em casos graves, uso de eletroconvulsoterapia.[41]

Transtornos ansiosos perinatais maternos

A prevalência de transtornos ansiosos perinatais maternos é maior em países de média e baixa renda (PMBR) (29,2% no pré-natal e 24,4% no pós-parto) – ou seja, uma em cada quatro mulheres tem prejuízo pessoal, de funcionamento sociolaboral e utiliza mais os serviços de Saúde.[42] Transtornos ansiosos impactam o desempenho físico, a capacidade parental e a formação de vínculo e apego.[43] Estão associados a resultados negativos para a mãe e o bebê, como parto pré-termo (PPT), baixo peso ao nascer (BPN), aborto espontâneo, pré-eclâmpsia e parto cirúrgico.[44] Mulheres ansiosas no pré-natal interagem e se comunicam menos com seus bebês após o parto, se esforçam mais para acalmá-los e reagem com humor negativo a fatos inesperados.[43] Transtorno de ansiedade na gestação é identificado como forte preditor de DPP, mesmo quando os sintomas são controlados antes do parto.[44,45] Filhos de mães com transtornos de ansiedade são mais predispostos a baixo desenvolvimento cognitivo, emocional e comportamental,[42,46,47] apego inseguro e ansiedade com comportamento inibido.[47-49] Apresentam o dobro do risco de transtorno de déficit de atenção e hiperatividade (TDAH) aos 4 e 7 anos[50] e, na adolescência, maior déficit no controle emocional-cognitivo (ligado ao córtex orbitofrontal).[46,51,52]

Os transtornos ansiosos estão atualmente divididos em três grandes categorias, de acordo com o DSM-5,[9] que aparecem relacionadas ao período perinatal.

- Transtornos de ansiedade perinatal: ansiedade de separação, fobia específica, fobia social, transtorno de pânico (TP), agorafobia e transtorno de ansiedade generalizada
- Transtornos obsessivo-compulsivos perinatais: transtorno obsessivo-compulsivo (TOC), transtorno dismórfico corporal, transtorno de acumulação, tricotilomania e transtorno de escoriação
- Transtornos relacionados a traumas e estressores perinatais: transtorno de estresse pós-trauma (TEPT), transtorno de estresse agudo e transtorno de adaptação.

Transtornos de ansiedade no período perinatal

Ansiedade de separação. Medo de ficar sozinha, teme por sua segurança e bem-estar. Preocupações excessivas e culpa quando separada do bebê. Prevalência de 6,6%. A mãe demanda constantemente a presença de figuras de apego. Prejuízos: associada à depressão ou outro transtorno de ansiedade; dificulta a autoconfiança dos filhos; eleva risco para desenvolvimento de estados de ansiedade.[53]

Fobia específica (tocofobia). Medo intenso e persistente de dor, lesões, de morrer, perder o bebê no parto. Prevalência de 14%. Mais frequente em primíparas, gravidez indesejada, parto prévio traumático, violência por parceiro íntimo, abuso físico ou sexual, exame ginecológico traumático, cultura com mitos sobre o parto. Apresentam insônia, pesadelos e dores de estômago, depressão e ansiedade com ataques de pânico. Podem desenvolver isolamento, culpa, vergonha; desejo de interromper gestação saudável, esconder ou negar a gravidez. Prejuízos: bem-estar, relação com o parceiro; dificulta transição para a parentalidade; preparação para o parto e acesso a informações sobre a gravidez; risco de parto prolongado, instrumental, cesariana planejada ou de emergência; DPP e TEPT. Problemas de vínculo com o bebê.[54]

Fobia social. Medo e ansiedade excessivos ou irracionais de: interações sociais, ser examinada, julgada, envergonhada, humilhada ou de ofender alguém. Prevalência de 6,5%. Evita excessivamente exposições. Pode apresentar rubor, medo ou urgência de vômito, micção ou defecação. Prejuízos: escolaridade, vida profissional; relação com serviços de Saúde; conexão com o bebê e parceiro; DPP. Problemas na saúde e no desenvolvimento a longo prazo da criança.[55]

Transtorno de pânico. Ataques inesperados, recorrentes de medo, desconforto, e preocupação em sofrer um ataque cardíaco, convulsão, enlouquecer ou perder o controle, durando em torno de 30 minutos. Prevalência de 5,2% a 16,2%, iniciando ou recorrendo no princípio da gravidez e no pós-parto. Transtorno depressivo é comorbidade frequente. Evita: atividade física, ficar só, sair de casa desacompanhada. Prejuízos: crises elevam resistência da artéria uterina, crescimento intrauterino restrito (CIUR), PPT, BPN, relação mãe-bebê, menor duração da amamentação, crianças com desregulação emocional e risco para transtorno de ansiedade; DPP, piores qualidade de vida e funcionalidade maternas.[56]

Agorafobia. Medo real ou antecipado à exposição em lugares públicos, abertos ou fechados. Prevalência de 1,7% isoladamente. Associada a TP grave. Medo intenso de ter ataques de pânico, evitação de lugares públicos ou fechados. Prejuízos: semelhantes ao TP, risco de suicídio, de episódios de hipomania e fobia social. Pior qualidade de vida, menor acesso a serviços de Saúde.[57]

Transtorno de ansiedade generalizada. Preocupações excessivas de difícil controle. Prevalência de 4,1 a 16,5%. Grande apreensão, medo de perder o bebê, de malformações, de dor, do parto e complicações, fadiga, dificuldade de concentração, insônia, lapsos, irritabilidade, tensão muscular, excitação autonômica. Preocupações com finanças, casa, aparência física, saúde do bebê. Prejuízos: náuseas, vômitos, maior busca de consultas pré-natal, risco de pré-eclâmpsia, PPT, BPN, baixo Apgar; relação mãe-bebê e amamentação comprometidas.[56]

Transtornos obsessivo-compulsivos no período perinatal

Transtorno obsessivo-compulsivo. Pensamentos ou imagens intrusivas espontâneas (obsessões), por vezes acompanhadas por rituais mentais ou físicos (compulsões), afetando o funcionamento, consumindo tempo ou causando sofrimento significativo. Na gravidez, incluem ideias de contaminação. Podem acompanhar compulsões de limpeza e lavagem. No pós-parto, concentram-se em danos ao bebê e compulsões de verificação e evitação. O período perinatal tem risco para início e exacerbação (8% e 70%). Prevalência de 7,8% na gravidez e 16,9% no pós-parto. Prejuízos: risco de hipertensão gestacional, pré-eclâmpsia, CIUR, PPT, elevação de marcadores inflamatórios no neonato/pior qualidade de vida, maior sofrimento e menor responsividade materna. Sintomas graves desencadeiam evitação e prejuízo à criança (limpar com muita força ou usando produtos inadequados, negligenciar o filho pela evitação); apego deficiente pode afetar o temperamento e agitação da criança (curto prazo) e elevar a vulnerabilidade para transtornos psiquiátricos (longo prazo).[58]

Transtorno dismórfico corporal. Intensa preocupação com falhas corporais imaginárias, perseguindo ideal social oposto às mudanças fisiológicas da gestação e do pós-parto. Prevalência de 14,9% na gestação e 11,8% no pós-parto. Prejuízos: sintomas graves associados a pior funcionamento pós-parto em todos os domínios.[59]

Transtorno de acumulação. Acumulação excessiva e dificuldade em descartar grande quantidade de objetos aparentemente inúteis. Prevalência de 1,8% na gestação e 1,4% no pós-parto. Associado a transtornos do humor, ansiedade e traços esquizotípicos, evitativos, dependentes e obsessivos de personalidade. História de estilos parentais com pouco cuidado e alta proteção. Prejuízos: ambiente pessoal confuso e insalubre, dificultando dormir, tomar banho, comer, aumentando o risco de contaminações, lesões e morte por quedas e incêndios. Menos cuidados maternos, mais proteção e controle sobre as filhas. Pior resposta ao tratamento farmacológico e cognitivo-comportamental.[60]

Tricotilomania. Arrancar recorrentemente o próprio cabelo, levando a perda de cabelo e comprometimento funcional. Prevalência de 7,7% na gravidez e 4,0% no pós-parto em poucos estudos.[59]

Transtorno de escoriação (skin-picking). Cutucar a pele recorrente e repetitivamente causando lesões, sofrimento/prejuízo funcional, com fracasso ao tentar interromper ou reduzir o comportamento. Não associado a outra condição médica ou outro transtorno psiquiátrico. Estresse, ansiedade, tédio, sentimentos de cansaço ou raiva são possíveis gatilhos. História de traumas e abuso sexual na infância. Prevalência de 5,8% na gravidez e 4,5% no pós-parto em poucos estudos.[59]

Transtornos relacionados a traumas e estressores no período perinatal

Transtorno de estresse pós-trauma (TEPT) perinatal. Após ameaça direta ou indireta à saúde materna ou do bebê na gravidez e ou no pós-parto; ou experiência traumática prévia. Apresenta quatro conjuntos de sintomas (intrusão ou revivência; evitação; alterações negativas no humor ou cognições; e aumento da excitabilidade), durante pelo menos 1 mês com prejuízo da funcionalidade.[61,62]

Transtorno de estresse agudo. Os sintomas duram de 3 dias a 1 mês. Prevalência de 4,7 a 19% em grupos de risco. Fatores de risco: grande privação socioemocional, não ter um profissional de Saúde com quem possa conversar sobre assuntos delicados durante a gestação, admissão do bebê em unidade de cuidados intensivos; pouca idade, depressão gestacional, medo do parto, traumas na infância, preocupações com a saúde pré-natal, desemprego e aumento das responsabilidades com dependentes. Prejuízos: vínculo mãe-bebê, autoeficácia materna, relações tensas com o parceiro; predispõe à DPP; pode afetar gestações subsequentes com risco maior de CIUR, PPT e BPN.[63]

Transtorno de adaptação perinatal. Surge dentro de 3 meses de estresse conhecido e se resolve espontaneamente quando o estressor é removido. Prevalência de 23,6% pós-parto. Há sobreposição de sintomas depressivos moderados, porém com taxas mais altas de ideação e comportamento suicida. Multíparas apresentam risco aumentado (cuidar de outras crianças é fator de estresse e vulnerabilidade). Preditivos: gravidez indesejada, histórico familiar de psicopatologia, desemprego, aborto anterior induzido. A frequência às consultas de pré-natal é fator de proteção.[64-67]

Preocupações mórbidas variadas do período perinatal

O estresse resultante das modificações corporais e psicossociais da gravidez e do pós-parto é comum e pode trazer sofrimento intenso não classificado como um transtorno. Sabe-se que os quadros de ansiedade são mais prevalentes durante a gestação, e os depressivos no pós-parto,[68] e ambos incluem as preocupações entre seus sintomas. As principais preocupações patológicas observadas entre mulheres nesse período são o medo de ter uma criança deficiente mental, mas principalmente o medo da perda fetal que surge associado a perdas reprodutivas precoces ou vicárias. Os medos de ser uma mãe inadequada e de não ter apoio também são frequentes. Após o parto, a preocupação com a saúde e a segurança do recém-nascido surge com a mãe adotando comportamento obsessivo de visitar o berço do bebê várias vezes por medo de que ele pare de respirar. Algumas mães desenvolvem pensamentos obsessivos de dismorfofobia durante a gravidez e no puerpério, como descrito por Brockington,[69] excessivamente preocupadas com as mudanças em seus corpos.

O ciúme mórbido conjugal é também um sofrimento associado ao período perinatal cursando com ideias de feiura e de desligamento sexual do parceiro com preocupações sobre sua fidelidade e sobre a diminuição da atividade sexual. Em ambientes onde a participação masculina é pequena durante a gravidez e o pós-parto, pode ocorrer sentimento de distanciamento e de abandono que gera conflitos entre os parceiros. As mulheres podem desenvolver ciúmes e baixa autoestima, e os homens podem ter sentimentos de exclusão e procurar outras parceiras amorosas, trazendo instabilidade ao relacionamento.[70] A participação do homem na construção da parentalidade reforça os laços do casal em um objetivo comum, favorece o estabelecimento de vínculos significativos com o filho e pode favorecer uma cumplicidade em relação aos desejos e necessidades de cada um e do grupo familiar. Abordagens psicoterápicas do casal ou em grupos pode facilitar a superação desses conflitos. A maioria das publicações constitui-se de relatos de casos clínicos.[68,69]

Queixas a respeito dos procedimentos obstétricos, que por vezes são identificados como violência, também são preocupações, razoavelmente frequentes, independentemente do tipo de parto. Duas em cada três mulheres percebem ter sofrido violência obstétrica durante o parto. Costumam cursar com sentimentos de raiva sem sedimentação de sintomas ansiosos, depressivos ou de estresse pós-traumático. A ressignificação do evento e o redirecionamento da atenção para atividade positiva podem ser suficientes para a não evolução dos sintomas. Práticas como o contato pele a pele e o uso de planos de parto respeitados foram descritos como fatores de proteção contra a violência obstétrica.[71-73]

Transtornos depressivos no período perinatal

A depressão perinatal (DP) é considerada um problema para a Saúde Pública por sua prevalência e por seu significativo impacto sobre as mulheres, crianças e famílias, causando perdas a longo prazo para a sociedade. Os sintomas presentes na DP são semelhantes aos encontrados em outras etapas de vida e necessitam de tratamento segundo sua gravidade. Aspectos biológicos, psicológicos, sociocomunitários que interagem na gênese dos sintomas precisam ser abordados.[74] Para o tratamento e a boa prática nos cuidados de gestantes e puérperas, deve-se considerar que nenhuma decisão é isenta de riscos. É preciso que o psiquiatra, a paciente, familiares e outros especialistas compartilhem esse desafio e as escolhas.

A DP engloba sintomas depressivos que iniciam durante a gravidez e que continuam ou começam no decorrer do primeiro ano pós-parto (Tabela 33.5). A depressão periparto é definida no DSM-5 como um episódio depressivo que ocorre durante a gravidez ou nas quatro primeiras semanas após o parto.[9]

Depressão gestacional

A depressão gestacional (DG) é uma complicação comum durante a gravidez. Até 70% das mulheres relataram algum sintoma, porém 10 a 19% preenchem critérios para transtorno depressivo. Em PMBR, a prevalência pode chegar a 26,9%. Aproximadamente 33% das mulheres terão seu primeiro episódio depressivo durante a gravidez, e 40% no período pós-parto.[75] A DG pode ter seus sintomas confundidos, pois fadiga, alterações do sono e do apetite são comuns no primeiro trimestre. No segundo trimestre, sintomas depressivos podem ser confundidos com os neurovegetativos, como insônia, diminuição da energia e alterações do apetite. Alterações como anemia e transtornos endócrinos (hipotireoidismo e diabetes) merecem consideração no diagnóstico diferencial com a DG.[76] Nas mulheres com episódios depressivos prévios e disforia

Tabela 33.5 Sintomas de episódio depressivo maior perinatal.

Preocupação excessiva ou ansiedade
Irritabilidade
Sentimento de sobrecarga, dificuldade de concentração e de tomada de decisões
Tristeza, sentimento de menos-valia, culpa excessiva, fobias
Desesperança
Insônia ou hipersonia
Fadiga, diminuição da energia
Sintomas e queixas físicas sem causa aparente
Inquietação ou lentidão psicomotora
Desconforto em relação ao feto ou ao bebê, falta de sentimentos por ele
Sensação de não ser capaz de cuidar de seu filho
Perda de interesse ou prazer, redução da libido
Distúrbios do apetite (aumento ou redução)
Pensamentos de morte, ideação suicida

Adaptada de American Psychiatry Association, 2013.[9]

pré-menstrual, a chance de aparecimento repentino de episódio de DG é elevada. Registrou-se que 51% de mulheres, com um ou dois episódios prévios, apresentaram depressão, necessitando de tratamento medicamentoso. Essa taxa sobe para 88% em mulheres com três ou mais episódios prévios.[74] Grávidas deprimidas recebem menos cuidados obstétricos, usam mais medicamentos, drogas, fitoterápicos, álcool e tabaco. A DG tem sido associada a hipertensão, pré-eclâmpsia e diabetes gestacional, e seus bebês apresentam maior risco de CIUR, PPT e BPN. A ocorrência de DG expõe a mulher a risco triplicado de DPP mesmo quando os sintomas são controlados antes do parto.[77] Portadoras de DG apresentam redução da resposta materna em relação ao bebê e comprometimento do relacionamento com o parceiro.[78]

Disforia puerperal

A disforia puerperal, ou *blues*, é considerada a forma mais leve dos quadros depressivos puerperais e pode ser identificada em 13,7% e 76% das puérperas, dependendo dos critérios diagnósticos.[79] Seus sintomas iniciam-se nos primeiros dias após o nascimento do bebê, alcançam seu pico ao redor do quinto dia e remitem espontaneamente em até 2 semanas.[80,81] A maioria dessas mulheres relata sintomas de média intensidade, compatíveis com um transtorno transitório caracterizado por labilidade de humor, tristeza, disforia, confusão subjetiva e choro. Esses sentimentos foram atribuídos a rápidas mudanças nos níveis hormonais, ao estresse de dar à luz e à consciência do aumento de responsabilidade inerente à maternidade. É importante frisar que as alterações são transitórias e insuficientes para causar prejuízo funcional para a paciente.[82,83] Uma vez que o *blues* pode persistir em algumas situações, as mães sintomáticas devem receber monitoramento que assegure o término dos sintomas. Informações e orientação para primigestas e para mulheres com risco elevado auxiliam na prevenção do quadro.[84] Caso os sintomas persistam durante um período superior a 2 semanas, indica-se avaliação para DPP.[85] Auxílio nos cuidados do recém-nascido, com a alimentação, bem como a reafirmação da benignidade e limites dos sintomas são geralmente suficientes, dispensando intervenções médicas ou psiquiátricas.

Depressão pós-parto

A DPP é uma condição que afeta 15 a 30% das mulheres no puerpério e pode persistir por até cerca de 1 ano em 40% das mulheres.[86] Apesar de 70% das mulheres relatarem alguns sintomas depressivos no período perinatal, em países de alta renda (PAR) a prevalência varia entre 10 e 15%, enquanto em PMBR é estimada entre 15 e 47%. Taxas mais elevadas são observadas entre adolescentes, migrantes, refugiadas e minorias étnicas.[87] Pesquisas epidemiológicas indicaram que a somatória do fator idade com baixo nível socioeconômico, conflito com a família e/ou parceiro, isolamento e baixo suporte social, baixa autoestima e outras vivências traumáticas indicam maior probabilidade de sofrer DPP (28 a 56%) com risco para tentativa e consumação de suicídio. A DPP tem o pico de início entre 6 e 12 semanas após o parto, podendo ocorrer a qualquer momento dentro dos primeiros 12 meses pós-parto.[39]

A DPP é codificada pelos critérios do DSM-5 como transtorno depressivo maior, iniciado no periparto.[9] Na CID-11, permanece codificada em Transtornos mentais ou comportamentais associados à gravidez, parto ou puerpério, que incluem especificadores: 6E20 Transtornos Mentais ou Comportamentais Associados à Gravidez, ao Parto ou ao Puerpério, sem sintomas psicóticos e 6E21 Transtornos Mentais ou Comportamentais Associados à Gravidez, ao Parto ou ao Puerpério, com sintomas psicóticos.[22]

Os sintomas depressivos puerperais assemelham-se aos dos transtornos depressivos em outros períodos de vida, mas são únicos quanto ao momento hormonal e existencial de sua ocorrência e por afetarem a formação do vínculo mãe-filho e o funcionamento familiar. Os sintomas cardinais são humor deprimido com perda de prazer na interação com o bebê e falta de interesse pelo que ocorre no ambiente, alterações de sono, perda ponderal, de energia e de libido, além de agitação ou inibição psicomotora e sentimentos de culpa e menos-valia. Além desses sintomas, observam-se também:

- Choro excessivo e frequente sem motivo aparente
- Dificuldade de vínculo com o bebê
- Anestesia afetiva
- Dificuldade de descrever ou reconhecer emoções
- Isolamento da família e dos amigos
- Episódios de raiva intensas
- Medo de não ser uma boa mãe
- Sentimentos de inutilidade, vergonha, culpa ou inadequação
- Capacidade diminuída de pensar com clareza ou de tomar decisões
- Pensamentos de ferir a si mesma ou ao bebê.

Em função da heterogeneidade de sintomas, três fenótipos distintos da DPP são descritos, com base em gravidade, tempo de início dos sintomas, comorbidade com ansiedade e existência de ideação suicida. O primeiro subtipo é caracterizado por sintomas leves a moderados, iniciando no pós-parto, sem comorbidade com ansiedade e sem ideias de morte (*blues* puerperal). O segundo subtipo apresenta sintomas graves; 1/3 dos casos tem início na gestação e metade está associado à ansiedade, sem ideias suicidas. O terceiro subtipo revela sintomas depressivos graves, com início na gestação, história pregressa de transtornos do humor e ansiedade, ideias de morte relativas a si mesma e ao bebê, podendo cursar com sintomas psicóticos. A Figura 33.2 mostra a associação de alterações nos níveis de hormônios ovarianos e a flutuação diária de serotonina na regulação de receptores GABA-A, uma das hipóteses etiológicas para a sintomatologia da DPP, que ocorre no pós-parto de maneira semelhante ao TDPM.[13] A Figura 33.3 ilustra a cadeia de hormônio que tem relação com o funcionamento do hipotálamo e da adeno-hipófise e neuro-hipófise (lobos anterior e posterior) com impacto na etiologia da DPP.[88]

A DPP tem fatores de risco psíquicos, obstétricos, hormonais e sociais.

Psíquicos. Depressão bipolar prévia, outro transtorno psiquiátrico perinatal prévio, suspensão de tratamento antidepressivo ou estabilizador do humor,[89,90] história familiar de transtornos psiquiátricos, sintomas de humor à contracepção hormonal, disforia pré-menstrual, distúrbios do sono, uso abusivo de substâncias psicoativas.

Obstétricos. Gestação de alto risco, complicações no parto ou neonatais, PPT, BPN, parto de múltiplos, alta paridade, história de abortos prévios, gravidez não planejada e ambivalência relacionada com a gravidez; bebê com deficiência congênita ou adquirida, com temperamento difícil.

Biológicos/hormonais. Idade, doenças crônicas, alterações de tireoide, estrógeno, cortisol, ALLO, prolactina, ocitocina, sensibilidade aos efeitos das mudanças abruptas dos níveis de esteroides gonadais no pós-parto imediato,[91,92] dificuldades na amamentação, dificuldades no desmame.

Sociais. Violência por parceiro íntimo (VPI), baixo suporte do parceiro, suporte social inadequado, abuso sexual, eventos de vida estressantes, baixo nível socioeconômico, retorno precoce ao trabalho.[93,94]

Mais de 50% das mulheres param ou reduzem a dose de antidepressivo quando ficam sabendo que estão grávidas, tornando-se mais vulneráveis a recaídas durante a gestação e no puerpério.[95] Atualmente, a disseminação do conceito de DPP tem reduzido seu estigma, possibilitando que portadoras de transtornos mentais perinatais reconheçam que estão doentes e procurem ajuda mais cedo.[96,97] A morbimortalidade materna e infantil da DP associadas aos efeitos negativos sobre a família, a restrita interação com a criança e irritabilidade mal direcionada a ela elevam o risco de maus-tratos e, em algumas raras situações, de infanticídio.[98] Ações efetivas são, portanto, necessárias, avaliando individualmente os riscos e benefícios de tratar ou não tratar a DPP.[48,49,87]

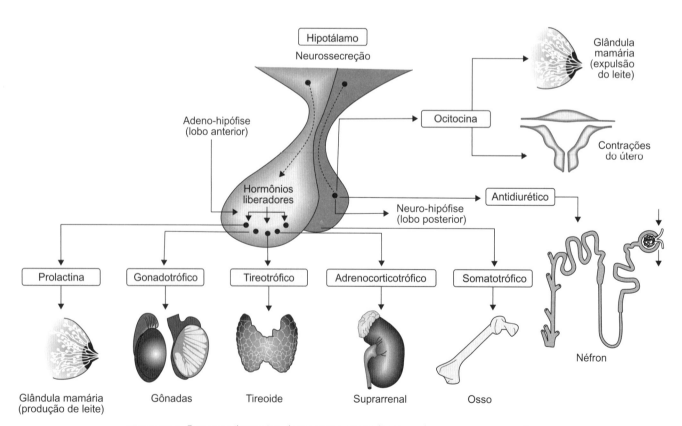

Figura 33.3 Esquema ilustrativo da neurossecreção hormonal que ocorre nas mulheres.

O tratamento de DPP deve ser baseado em evidências e podem-se utilizar os critérios de gravidade[99] e observar o algoritmo descrito na Figura 33.4.[100] O uso de psicofármacos é detalhado no Capítulo 31, *Tratamento Psicofarmacológico em Psiquiatria*, seção "Manejo Farmacológico dos Transtornos Psiquiátricos na Gravidez e na Lactação". É importante lembrar que alguns casos apresentam melhora espontânea em um período de 3 a 6 meses (Tabela 33.6).[101]

A sensibilidade e a disponibilidade de familiares, vizinhos e amigos são descritas como protetoras, pois facilitam a resiliência e comportamentos adaptativos necessários nessa etapa. A cumplicidade/solidariedade entre o casal parental permite vivências conjuntas de lazer e intimidade, contrabalançando a satisfação conjugal frequentemente prejudicada nesse período. Portanto, a triagem de múltiplos fatores de risco e de resiliência, incluindo aspectos culturais e religiosos regionais, pode ajudar o gerenciamento de prejuízos associados à DPP.[70]

Depressão paterna perinatal

Sabe-se que a DP compromete a saúde mental das mães e dos pais e está associada a risco aumentado de prejuízos no desenvolvimento infantil e problemas de saúde mental nos filhos, incluindo ansiedade, depressão e TDAH. A depressão paterna no período perinatal parece ter consequências negativas para a saúde mental da família, comprometendo a parceria com a mãe nos cuidados com os filhos, a interação pai-filho, com risco aumentado de transtornos emocionais e comportamentais. Negligência e repercussões mais graves no desenvolvimento e na saúde física e mental das crianças são descritas como agravadas quando ambos os pais sofrem de depressão nesse período. Estudos recentes destacam a importância de avaliar a saúde mental dos pais nesse período e fornecer suporte adequado a fim de prevenir e tratar a depressão paterna, incentivando o suporte psicossocial com a participação ativa da família no cuidado e na interação com os filhos.[102,103] Uma síndrome é descrita em homens, quando se tornam pais, caracterizada por alterações no humor durante a gravidez da esposa ou após o nascimento do bebê. Esses pais são afetados, em período de

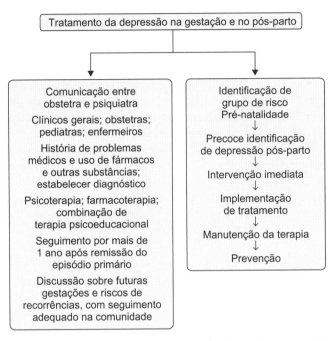

Figura 33.4 Algoritmo para o tratamento da depressão na gestação e no pós-parto. (Adaptada de Misri et al., 2006.)[100]

Tabela 33.6 Comparação entre *blues* e depressão pós-parto.

Característica	Blues	Depressão pós-parto
Incidência	30 a 75% das mulheres que dão à luz	10 a 15% das mulheres que dão à luz
Momento de início	3 a 5 dias após o parto	Durante o período de 3 a 6 meses após o parto
Duração	Dias a semanas	Meses a anos, caso não seja tratada
Estressores associados	Não	Sim, especialmente falta de apoio
Influência sociocultural	Não; presente em todas as culturas e níveis socioeconômicos	Forte associação
História de transtorno de humor	Sem associação	Forte associação
História familiar de transtorno de humor	Sem associação	Alguma associação
Choro	Sim	Sim
Labilidade do humor	Sim	Costuma ocorrer, mas às vezes o humor é uniformemente deprimido
Anedonia	Não	Frequentemente
Transtorno do sono	Ocasionalmente	Quase sempre
Ideação suicida	Não	Ocasionalmente
Pensamentos de machucar o bebê	Raramente	Frequentemente
Sentimentos de culpa, inadequação	Ausentes ou leves	Frequentemente presentes e excessivos

Adaptada de Blum, 2003.[101]

regressão e infantilização emocional, por vários fatores: acréscimo de responsabilidades, redução da atividade sexual do casal, menos atenção da esposa e a crença de que a criança é um vínculo forçado em um casamento insatisfatório. Esses pais necessitam de suporte e acompanhamento no desenvolvimento de resiliência e de habilidades parentais e conjugais para a manutenção do equilíbrio da dupla parental.[104]

Por outro lado, alguns homens assumem com maestria os cuidados com os recém-nascidos e crianças maiores, quando a mãe, por motivos diversos de saúde física ou mental, ou por deliberação própria, não exerce a função materna ou não se vincula ao bebê. Esses pais ocupam o lugar parental exercendo seus direitos e deveres, garantidos por jurisprudência, evitando tragédias, contribuindo efetivamente no desenvolvimento da prole e na redução dos prejuízos pela ausência da figura materna. Situações de mães que abandonam seus filhos ocorrem e, apesar de serem menos comuns que o abandono pelos pais, trazem consequências muito negativas para a criança, que necessita de amparo e proteção. A justiça reconhece a licença-paternidade estendida até 4 meses a esses pais.[105]

Psicose pós-parto

A psicose pós-parto (PPP), também chamada psicose puerperal, e sua subitaneidade intrigaram médicos por séculos. Sua prevalência é de cerca de 1 a 2 a cada mil partos, com início rápido e, em geral, abrupto (primeiros dias até 2 a 3 semanas após o parto). Cerca de 50 a 60% das mulheres recém-afetadas são primíparas, e 50% dos casos envolvem partos associados a complicações perinatais não psiquiátricas. Cerca de 50% das mulheres afetadas apresentam história familiar de transtornos de humor.[106]

A síndrome costuma ser caracterizada por mania ou sintomas mistos associados a delírios e pensamentos de causar danos a si mesma ou ao bebê, sendo comuns confusão intensa, perplexidade, inquietação, depressão, ansiedade.[107] Embora raro, trata-se de um quadro clínico grave, com prejuízo funcional significativo, frequentemente associado a suicídio e infanticídio. Portanto, devem ser monitorados com atenção, pois algumas mães colocam essas ideias de auto e heteroagressão (persistentes até por vários meses) em prática. Mulheres com PPP podem apresentar sintomas prodrômicos que incluem irritabilidade, humor instável, insônia, desorientação e *delirium*.[99] O diagnóstico diferencial do quadro agudo com síndromes cerebrais orgânicas deve ser realizado, na presença de sintomas confusionais, distraibilidade, perplexidade, déficit de atenção, alucinações visuais ou *delirium* que podem ser causados por uma condição médica geral ou induzido por substâncias. Sintomas similares podem ser encontrados em condições médicas gerais decorrentes de hipotireoidismo e síndrome de Cushing, infecções, toxemia ou neoplasias. O transtorno psicótico induzido por substâncias pode estar associado também ao uso de analgésicos, como pentazocina, ou de fármacos anti-hipertensivos, durante a gravidez, além de outras substâncias psicoativas.[107]

As pacientes podem queixar-se inicialmente de fadiga, insônia e inquietação e podem ter episódios de choro e de labilidade emocional. A seguir, evoluem com desconfiança, confusão, incoerência, afirmações irracionais e preocupações obsessivas com a saúde do bebê e seu próprio bem-estar.[108] Pode haver ideia delirante de que o bebê está morto ou é defeituoso. A paciente pode negar o nascimento e expressar pensamentos delirantes de ser solteira, virgem, perseguida, vulnerável ou má. Podem também ocorrer alucinações com "vozes" que dizem à paciente para matar o bebê ou a si mesma. Queixas de incapacidade de se mover, ficar em pé ou caminhar também podem ocorrer, dando características catatônicas ao episódio. Logo à instalação do quadro, a paciente pode oferecer riscos para si ou para seu recém-nascido, dependendo do grau e conteúdo de sua atividade delirante e de agitação.[107]

O suicídio é raro durante o episódio agudo, mas a taxa é alta mais tarde na vida da mãe (5%) e em parentes de primeiro grau, mantendo essas mães em grande risco se comparadas a outras com transtornos psiquiátricos iniciados em outra etapa de vida.[109] O acompanhamento deve ser feito cautelosamente já que o suicídio é a principal cauda de morte em alguns PAR.[110] A taxa de filicídio é elevada nas psicoses com características mais depressivas (4,5%), porém menor nos episódios sem depressão manifesta (menos de 1%). Novas gestações estão associadas a maior risco de recorrência, com probabilidade de até 50%, e ocorre em cerca de um em cada quatro casos.[111] Associa-se um resultado favorável a uma boa adaptação pré-mórbida e rede familiar de apoio.

Os dados da literatura indicam que um episódio de PPP é, essencialmente, um transtorno de humor, sugerindo relação íntima entre PPP e transtornos de humor, em particular transtorno bipolar (TB) e transtorno depressivo maior.[112] Familiares de mulheres com PPP apresentam incidência aumentada de transtornos de humor. Até 2/3 das pacientes apresentam um segundo episódio de transtorno afetivo subjacente durante 1 ano após o nascimento do bebê.[113] O processo de nascimento pode ser vivido como um estresse não específico, desencadeando episódio de transtorno maior de humor, possivelmente por meio de um mecanismo hormonal de grande amplitude.[114]

O DSM-5 classifica a psicose puerperal como um subtipo do transtorno bipolar e transtornos relacionados (296.80). A condição é referida como TB com início no periparto e com características psicóticas e apresenta um episódio maníaco, misto ou depressivo com características psicóticas que ocorre durante o período entre a gestação e 4 semanas após o parto.[9] Já na CID-11, a psicose puerperal é classificada como Transtorno Mental e Comportamental Associado ao Puerpério com Características Psicóticas (F53) e é caracterizado pela presença de delírios, alucinações ou comportamento gravemente desorganizado que geralmente ocorrem nas primeiras 2 semanas após o parto.[22] Em ambas as classificações, é reforçada a importância de o diagnóstico ser feito o mais breve possível para permitir o tratamento adequado e melhorar o prognóstico da paciente e seu bebê.

A PPP é uma emergência psiquiátrica e necessita de intervenção rápida com medicamentos antipsicóticos e lítio, por vezes em combinação com antidepressivo. Pacientes suicidas podem precisar de transferência para unidade psiquiátrica, onde não existam as unidades mãe-bebê e, se estiverem amamentando e em quadro muito grave, pode haver a necessidade da indicação de eletroconvulsoterapia para ajudar a impedir uma tentativa de suicídio ou infanticídio/filicídio.[115] São casos em que há necessidade de equipe com experiência psicofarmacológica, internação, terapia individual e orientação familiar para acompanhar as pacientes com PPP. Para informações sobre o tratamento farmacológico ver Capítulo 31, seção "Manejo Farmacológico dos Transtornos Psiquiátricos na Gravidez e na Lactação".

Normalmente, a mãe, mesmo psicótica, se beneficia do contato com seu bebê, se assim o desejar, mas os contatos devem atentamente supervisionados, em especial se a mãe estiver obcecada em causar danos à criança.[114] Indica-se psicoterapia após o período de psicose aguda, direcionada para auxiliar a paciente a aceitar e a sentir-se confortável no papel de mãe. Mudanças em fatores ambientais também podem ser indicadas, como o aumento do apoio por parte do marido e de outras pessoas. A maioria dos estudos relata índices elevados de recuperação da doença em sua forma aguda, quando adequadamente tratada. Em função da alta taxa de recorrência (54%), a profilaxia com modulação dos padrões de sono-vigília, com lítio ou com antipsicótico, deve ser considerada. Higiene do sono e apoio psicossocial orientado a auxiliar a interação da mãe com o seu bebê são cruciais na recuperação desse transtorno.[106] As mulheres com doenças psiquiátricas podem ser e são excelentes mães, mas aquelas com PPP aguda podem correr o risco de prejudicar seus filhos durante a agonia da doença.[108]

Infanticídio

A definição de infanticídio consiste na ação homicida de um pai/mãe contra a vida de seu filho, tendo este filho mais de 24 horas após o nascimento, ou seja, entre 25 horas de vida e 1 ano, enquanto o neonaticídio corresponde ao homicídio de uma criança durante as primeiras 24 horas de vida.[116] Embora o infanticídio materno seja um evento raro, uma alta proporção de casos ocorre no contexto da doença mental pós-parto. Margaret G. Spinelli[117] analisou perspectivas psiquiátricas, históricas, legislativas e contemporâneas sobre infanticídio e discutiu maneiras pelas quais a comunidade psiquiátrica pode melhorar a sua prevenção e promover o tratamento adequado de mulheres com transtornos mentais que cometem infanticídio. Ian Brockington,[111] após revisão de 4.000 casos além de seus próprios 321, concluiu que os casos de suicídio são raros durante os episódios agudos de psicose puerperal, ocorrendo com maior frequência após 2 anos do episódio, mas com taxas elevadas de filicídio (4,5%) nas depressões psicóticas e menores nos quadros sem sintomas depressivos abertos (< 1%), diferente das estatísticas americanas em que o infanticídio apresenta as maiores taxas entre os países ocidentais (8/100,00).[118]

Os relatos de filicídio são, em geral, muito impactantes por sua violência, independente se ocorrem na vigência de PPP orgânicas durante quadros infecciosos ou epileptiformes, se ocorrem durante quadros de DP acompanhados de atos suicidas ou durante quadros de PPP sem características depressivas. A morte de um inocente provoca tristeza, raiva e horror. Isso é crime e exige responsabilização legal.[119] No entanto, o perpetrador desse ato é frequentemente vítima também, e esse reconhecimento contribui para uma resposta mais paradoxal. De um lado está a imagem de uma criança indefesa, morta pela pessoa de quem dependia para sobreviver. Por outro lado, é a imagem da mãe, insana e presa por um crime inimaginável para muitos. Essas situações concorrentes provocam ambivalência, mas também indignação. Trata-se de um tema escasso de literatura atualizada e baseada em pesquisas, ilustrado apenas por casos recentes de infanticídio cometidos por mães com doença mental, relatados na mídia, demonstrando a escassez do nosso conhecimento médico e legal da PPP quando o infanticídio encontra-se associado.

Os avanços em neurociência aumentaram bastante nossa compreensão de como a função cerebral é alterada pela doença mental e como as doenças psicóticas podem distorcer a realidade. Infelizmente, a compreensão pública não acompanhou esses avanços. A incapacidade de avaliar o impacto das doenças mentais sobre o pensamento e o comportamento muitas vezes está por trás das decisões de condenar e punir pessoas com transtornos mentais. As prisões estão sobrecarregadas com indivíduos mentalmente doentes, e a maioria não recebe tratamento adequado. Os réus cujos crimes derivam de sua doença mental devem ser enviados a um hospital e tratados – não deveriam ser presos, muito menos estar no corredor da morte.[40]

Casos emblemáticos como o descrito a seguir atraíram e mobilizaram a atenção internacional de defensores de pessoas mentalmente doentes, que atribuem os resultados de julgamentos, por vezes rápidos, à precária qualidade de elementos de defesa. Também representantes de organizações dedicadas a transtornos pós-parto, como o Postpartum Support International e a International Marcé Society for Perinatal Mental Health, solicitaram o esclarecimento dos critérios diagnósticos do DSM-IV e do DSM-5 para transtornos do pós-parto, melhoria da educação médica, diretrizes para o tratamento e consideração da legislação sobre infanticídio. Outras entidades como a American Psychiatric Association divulgaram um anúncio público promovendo uma ampla discussão pública de como nossa sociedade e seu sistema legal lidam com os réus que são graves doentes mentais.

Em junho de 2001, o público dos EUA ficou chocado quando a mídia revelou que a Sra. APY havia afogado seus cinco filhos na banheira de sua casa em Houston, no Texas.[117] Talvez nenhum outro caso tão impactante de infanticídio ou filicídio tenha sido divulgado. APY era uma mãe dedicada que educou seus filhos em casa. Apesar de ter estado grávida e/ou amamentando nos últimos 7 anos, ela cuidou de seu pai acamado e de sua própria família em crescimento, que incluía N, de 7 anos; J, 5 anos; P, 3 anos; L, 2 anos; e M, 6 meses. A Sra. APY tinha história de doença psiquiátrica com um primeiro episódio psicótico relatado após o nascimento de N, em 1994. Naquela época, ela não disse a ninguém "porque temia que Satanás ouvisse e prejudicasse seus filhos". Apresentou duas tentativas de suicídio após sua quarta gravidez, motivadas por investidas de resistir às vozes satânicas que a ordenaram a matar seu bebê. Seis meses após o nascimento de seu quinto filho, testemunhas relataram que APY parecia "catatônica" e andava pela casa feito um "animal enjaulado". Depois de duas internações psiquiátricas ela continuou a se deteriorar, e quando seu psiquiatra interrompeu o tratamento com antipsicótico, APY ficou em um quadro psicótico bastante grave. Ela afirmou que "Satanás a orientou a matar seus filhos para salvá-los do fogo e do tumulto do inferno" e, dessa vez, ela não resistiu. A Sra. APY foi acusada de assassinato com possibilidade de receber a pena de morte. Ela pediu uma navalha para raspar a cabeça e revelar a "marca da besta – 666", que ela acreditava estar em seu couro cabeludo, dizendo: "Eu sou Satanás." Depois de apenas três horas e meia de julgamento, o júri retornou um veredicto de culpa. A acusação, então, pediu a pena de morte e, após 35 minutos de deliberação, o júri elegeu uma sentença de prisão perpétua.

Nos EUA, a complexidade da resposta a um infanticídio é desmontada pela reação do sistema judicial a esses casos, sem avaliação consistente da condição psiquiátrica dos acusados. Embora a Lei de Infanticídio da Inglaterra ofereça liberdade condicional e determine tratamento psiquiátrico para mães com doença mental que cometem infanticídio, as "mães americanas que matam" podem enfrentar a pena de morte. Spinelli[119] analisou 29 casos de infanticídio cometidos por mulheres com sintomas de PPP e observou, assim como outros autores, que a maioria das mulheres tinha histórico de transtornos mentais anteriores ao parto, manifestou delírios ou alucinações relacionados ao bebê, tinha pouco ou nenhum suporte social, sugerindo uma conexão entre os sintomas a serem observados e a prevenção do infanticídio. Spinelli[119] concluiu que a ausência de critérios diagnósticos específicos do DSM-IV e do DSM-5 para transtornos psiquiátricos pós-parto favorece um tratamento desigual dessas mães sob a lei. A comunidade psiquiátrica deve desenvolver diretrizes para o diagnóstico, adequada classificação e tratamento de transtornos pós-parto, promover o compartilhamento de conhecimentos entre a ciência psiquiátrica e a justiça e se esforçar mais em esclarecer a sociedade sobre os efeitos da doença mental, para que as decisões sobre tratamento e punição de pacientes portadores de doenças mentais não sejam exclusivas do sistema judicial.

Os achados neurocientíficos contemporâneos sustentam a posição de que uma mulher com PPP que comete infanticídio precisa de tratamento, em vez de somente punição, e que o tratamento adequado a impedirá de cometer o crime novamente. Os psiquiatras têm papel fundamental no reconhecimento dos sinais e sintomas dos transtornos psiquiátricos puerperais, particularmente na PPP, identificando precocemente e intervindo na patologia de mães em risco.

A lei brasileira considera o infanticídio um crime, previsto no Código Penal, com pena de 2 a 6 anos de prisão. No entanto, também leva em consideração casos de doença mental puerperal, como a DPP, que podem levar a mãe a cometer o infanticídio sem ter plena consciência de seus atos. De acordo com a Lei 13.146/2015, que institui a Lei Brasileira de Inclusão da Pessoa com Deficiência, as mulheres que sofrem de doença mental puerperal podem ser tratadas com medidas terapêuticas adequadas, a fim de evitar a punição pelo infanticídio.[120]

Lactação

A lactação ocorre seguindo uma complexa cascata psiconeuroendócrina desencadeada pelo declínio abrupto das concentrações de estrógeno e progesterona durante o parto. A amamentação é a maneira mais adequada e saudável de alimentar o recém-nascido, fornecendo todos os nutrientes necessários para seu desenvolvimento físico e mental; a composição do leite materno fomenta o desenvolvimento neuronal oportuno, confere imunidade passiva e reduz as alergias alimentares na criança.[121] Para amamentar corretamente, é importante que a mãe posicione o bebê de maneira confortável e segura, com a boca aberta e os lábios virados para fora. De modo geral, os bebês devem ser alimentados em regime de livre demanda. A Organização Mundial da Saúde (OMS) recomenda a amamentação exclusiva até os 6 meses de idade e a continuidade do aleitamento materno até os 2 anos ou mais, associado à alimentação complementar adequada.[122] Durante a amamentação, é importante que a mãe se alimente de maneira saudável, com dieta equilibrada e rica em nutrientes. Além disso, a mãe deve evitar o consumo de álcool, tabaco e outras substâncias prejudiciais à saúde, que podem afetar o leite materno e o desenvolvimento do bebê.[121]

As sensações sexuais durante a amamentação são um tema pouco discutido na literatura científica. Alguns estudos apontam que a amamentação pode estimular a produção de hormônios como a ocitocina, que podem gerar sensação de prazer e relaxamento na mãe.[123] No entanto, é importante destacar que a amamentação é um ato de alimentação e vínculo entre mãe e bebê, e não deve ser associada a práticas sexuais.[124] É fundamental que a mãe estabeleça limites claros e saudáveis em relação à amamentação e à sua vida sexual, respeitando suas próprias necessidades e as do seu bebê.[125] Mulheres que decidem amamentar necessitam de boa orientação e apoio social, cuja ausência pode levar à interrupção precoce do aleitamento materno com sentimentos de frustração e inadequação. Elas também não devem se sentir pressionadas ou coagidas a amamentar caso tenham limitações ou se oponham à prática, pois a longo prazo, na idade adulta, não existe diferença perceptível entre crianças amamentadas no peito ou por mamadeiras. O desmame deve ser realizado de forma gradual, respeitando as necessidades e os limites da mãe e do bebê.

Além disso, é importante ressaltar que a amamentação pode ser afetada por fatores psicológicos, por ansiedade, estresse, depressão e violência por parceiro íntimo, que afetam a produção de leite e a relação entre mãe e bebê.[126]

Perspectivas atuais em Psiquiatria perinatal

A história da organização do conhecimento sobre os transtornos mentais perinatais é bem delineada por Ian Brockington[127] desde descrições hipocráticas de casos fatais de loucura puerperal no século 5 a.C. até 1858, com a especificação das diferenças clínicas e psicopatológicas entre a doença mental primária e transtornos secundários a quadros orgânicos puerperais. O crescimento do interesse e acúmulo de evidências é relatado tanto em nível da psicopatologia quanto da eficácia dos tratamentos e serviços dedicados à Psiquiatria perinatal. Brockington descreve também a pioneira internação psiquiátrica conjunta mãe-bebê documentada em 1956 (Gwen Douglas) e em 1958 (Main) no Reino Unido, originando as atuais unidades de tratamento sem a separação entre mãe e filho, e na qual tanto o tratamento da patologia materna quanto o suporte no cuidado do recém-nascido e o estímulo à construção do vínculo mãe-bebê garantem melhor evolução de ambos.

Importância do pai

Os cuidados com a saúde mental materna evoluem com a efetiva inclusão do parceiro e da família, deixando a posição de observadores para serem sujeitos também vulneráveis ao adoecimento psíquico, necessitando de orientação e tratamento apropriado.[96] A saúde mental dos pais tem ganhado mais atenção, com evidências da necessidade de tratamento não atendida para depressão e ansiedade paternas, que repercutem negativamente sobre a saúde da mãe e dos filhos.[128-130] A combinação de doença mental da mãe e do pai, uso indevido de substâncias e conflito entre o par parental estão associados a resultados emocionais e comportamentais adversos na criança.[131]

Avanços terapêuticos

Os avanços nas terapêuticas farmacológicas passam a acumular dados para evidências por meio de plataformas digitais disponíveis para consulta e atualização, fornecendo base à boa prática no tratamento dos transtornos mentais perinatais. Esse assunto é abordado no Capítulo 31.2, *Manejo Farmacológico dos Transtornos Psiquiátricos na Gravidez e na Lactação*.

Revisões sistemáticas recentes fornecem evidências robustas de que intervenções psicológicas (especialmente TCC) e psicossociais para DPP leves e moderadas são eficazes e custo-efetivas.[132,133] Ensaios de controle randomizados e intervenções usando novas modalidades de entrega como a TCC *online* ou ativação comportamental, também demonstraram efeitos robustos para a depressão e ansiedade perinatais.[134] Cuidados de saúde mental especializados nesse período são eficazes, quando disponíveis parecem ter impacto na morbidade psicológica em mulheres e seus filhos, porém ainda há pouco conhecimento sobre a melhor forma de fornecer esses cuidados.

Determinantes sociais da saúde mental perinatal

As evidências também mostram como os determinantes sociais da saúde mental – pobreza, racismo, desvantagem, violência de gênero e outras desigualdades estruturais, insegurança alimentar, moradia precária, educação e redes sociais limitadas – são todos de importância crítica para as mulheres no período perinatal. Portanto, as intervenções anteriormente focadas apenas na mãe são reconhecidas como limitadas e passam a ser ampliadas, apesar do reconhecimento em nível mundial de ser a mulher o principal agente de mudança, quando as adversidades atingem as famílias, as comunidades e a sociedade. O investimento na inclusão de estratégias de abordagem em saúde mental perinatal em nível de atenção primária permite elaborar planos de cuidados preventivos e terapêuticos desde a preconcepção e é um caminho com possibilidade de maior impacto a curto e longo prazo em Saúde Pública, o que provavelmente reduzirá o sofrimento das mulheres e terá um impacto positivo em suas famílias.[96]

Transtornos do relacionamento mãe-pai/criança

A identificação e a observação do impacto dos transtornos do relacionamento mãe/criança e pai/criança na evolução de ambos trouxe o interesse em classificá-los e abordá-los nos serviços de atenção à saúde mental perinatal. As atuais classificações estão ainda restritas àquelas descritas por importantes psicanalistas como Bowlby.[135] O nascimento de uma criança é um desafio para a mulher, devido às abruptas mudanças em sua vida como traumas, privação de sono, ajuste no relacionamento conjugal e isolamento social. O importante processo psicológico que é o relacionamento com a criança promove consequências ao longo de toda a vida deste ser que chega ao mundo. Transtornos do relacionamento mãe/criança são reconhecidos há muito tempo quando existia apenas a ideia de aversão e abuso por parte da mãe e foi considerada como resposta emocional patológica da mãe à criança, incluindo aversão e raiva. Esse transtorno pode ocorrer sem quaisquer sintomas depressivos.[136]

Esse transtorno, conceitualmente controverso, não é reconhecido pelas classificações diagnósticas da Psiquiatria, mas é observado em 10 a 25% das mulheres encaminhadas aos psiquiatras no pós-parto.[69,99] Quando há rejeição extrema da criança, a mãe pode tentar persuadir a família a tomar conta do bebê de forma permanente e até sugerir adoção. Ela pode tentar, inclusive, fugir. A rejeição é acompanhada, em muitos casos, de raiva patológica com impulsos de tentar machucar ou até matar a criança. Esse transtorno parece ser mais comum que a psicose puerperal e a intervenção, quando possível, do pai e de outros familiares pode permitir que a criança seja adequadamente cuidada e que posteriormente a mãe tenha condição de desenvolver um vínculo tardio com o filho.

Os transtornos mentais pós-natais geralmente começam durante ou antes da gravidez, sendo difícil separar os efeitos da genética, da exposição pré-natal, dos fatores confundidores familiares e sociais dos impactos da doença mental pós-parto. Porém, um mecanismo-chave para a transmissão de risco para os bebês, com base teórica e suporte empírico substanciais, é justamente o apego prejudicado, relacionado à baixa sensibilidade materna e à "mentalização dos pais". Apego inseguro ou desorganizado está associado a problemas de infância externalizantes (e, em menor grau, internalizantes).[136,137] É importante ressaltar que o apego prejudicado está significativamente associado à experiência de trauma precoce da mãe (incluindo negligência emocional) do que a um diagnóstico materno específico, o que reforça a necessidade de um desenvolvimento infantil em ambientes perinatais e familiares saudáveis. A doença mental em ambos os pais e o conflito interparental são claramente sinais de alerta para resultados adversos na criança, mas a parentalidade positiva por um copai (ou comãe) saudável pode proteger as crianças contra os efeitos adversos da doença mental perinatal de um dos pais.[138]

CLIMATÉRIO E SAÚDE MENTAL

Define-se menopausa como a cessação permanente da menstruação, resultante da perda da atividade folicular ovariana. Seu reconhecimento é feito retrospectivamente, após 1 ano de amenorreia sem outra causa patológica ou fisiológica identificável.

A Organização Mundial da Saúde (OMS) define a perimenopausa como a fase logo antes da menopausa (quando se iniciam as mudanças endocrinológicas, biológicas e clínicas que conduzem à menopausa) e o primeiro ano após a cessação da menstruação. Durante esse período, a maior parte das mulheres apresenta ciclos menstruais irregulares, reflexo da flutuação hormonal típica deste período e consequência de um desenvolvimento folicular errático.[139]

O climatério é relatado como a transição, na vida da mulher, da fase reprodutiva ao estado não reprodutivo. Sua caracterização incorpora a fase perimenopáusica e estende-se por um período mais longo, variável, antes e depois da perimenopausa.

Mudanças hormonais

A variação do hormônio foliculestimulante (FSH) durante a transição menopáusica inicia-se com um aumento progressivo, cerca de 6 anos antes da última menstruação, acelerado 2 anos antes da menopausa, quando então pode ser observada uma redução progressiva do estradiol. Os níveis hormonais estabilizam-se cerca de 2 anos após o último período menstrual.[140]

Mudanças físicas e psíquicas

A maioria das mulheres experimenta, durante o climatério, sintomas físicos e psíquicos, associados às alterações hormonais.[141] A intensidade e o tipo desses sintomas variam, conforme os níveis dos hormônios e do estado psicossocial da mulher.

São típicos desse período sintomas vasomotores, como fogachos e sudorese excessiva que, sendo mais frequentes no período noturno, podem levar a alterações do sono. Tais sintomas parecem ser mais comuns no início da transição menopáusica.[142] Dores articulares e musculares não são raras, bem como as queixas de cansaço fácil, enxaqueca e palpitações. Além disso, costuma ocorrer, mais tardiamente, algum grau de atrofia urogenital, com consequente ressecamento vaginal e dispareunia, o que agrava disfunções sexuais, especialmente quando associadas a redução de libido e atraso da resposta orgástica, resultantes do hipoestrogenismo. Existe ainda maior risco de desenvolvimento tardio de doenças cardiovasculares e de osteoporose.[141,143]

Sintomas depressivos no climatério

Ao contrário do que popularmente se acredita, a menopausa em si não está associada a aumento de prevalência de transtornos psiquiátricos. A perimenopausa, porém, associa-se a aumento de sintomas clínicos depressivos ou pode significar agravamento de tais sintomas. A ocorrência de transtornos psíquicos nessa fase parece estar mais associada à variação dos níveis hormonais, e não somente aos seus níveis finais reduzidos.[144]

Uma transição menopáusica mais longa está associada a maior risco de desenvolvimento de transtorno depressivo. Após a menopausa, a prevalência de transtornos psiquiátricos entre as mulheres volta aos índices habituais. A história prévia de episódio depressivo é a principal variável preditora de transtornos depressivos durante o climatério, além de estar relacionada com a ocorrência mais precoce de sintomas perimenopáusicos. Além disso, a depressão na perimenopausa correlaciona-se com história prévia de sintomas disfóricos pré-menstruais e sintomas depressivos pós-parto, quadros sabidamente relacionados com flutuações hormonais drásticas.[145]

Problemas de saúde e estressores sociais também aumentam o risco de sintomas depressivos em mulheres na perimenopausa. Estar divorciada, viúva ou separada, ter menor nível educacional e experimentar eventos estressores parecem estar relacionados com a depressão durante esse período. Tabagismo e obesidade também parecem ser fatores de risco para transtornos depressivos, bem como a nuliparidade.[146,147]

O transtorno depressivo pode acontecer durante o climatério como em qualquer outra fase da vida da mulher. Assim, é importante atentar para seus sintomas durante a perimenopausa, a fim de evitar que ele seja atribuído unicamente às mudanças típicas do climatério, privando as mulheres da possibilidade de tratamento específico.

Mulheres que apresentam sintomas depressivos leves, irritabilidade, insônia e falta de concentração associados a sintomas vasomotores importantes podem beneficiar-se de terapia de reposição hormonal em monoterapia, pois a melhora dos sintomas físicos pode promover o bem-estar psíquico. No entanto, se os sintomas depressivos, em mulheres na perimenopausa, não melhorarem em 1 a 2 semanas, o tratamento padrão com psicoterapia e fármacos antidepressivos deve ser instituído, não sendo a terapia de reposição hormonal suficiente, nesses casos, para tratar o transtorno depressivo.[144]

Antidepressivos inibidores seletivos da recaptação de serotonina (como escitalopram, paroxetina etc.) e os inibidores da recaptação de serotonina e norepinefrina (como venlafaxina e desvenlafaxina) podem ser boas opções no tratamento da depressão no climatério, uma vez que há evidências de sua ação no tratamento de sintomas vasomotores.[148-150]

Transtornos do sono no climatério

À medida que as mulheres progridem de ciclos menstruais regulares para o início da transição menopáusica, as queixas relativas ao sono aumentam em cerca de 30%, em especial os relatos de sono não reparador, insônia inicial ou despertares noturnos. Os transtornos do sono estão associados a diversos fatores, como a presença de fogachos noturnos, os sintomas ansiosos ou depressivos, as comorbidades clínicas e os fatores psicossociais.[142] Os transtornos primários do sono, como a apneia do sono e a síndrome de pernas inquietas, também são comuns nessa população.[151]

O tratamento dos transtornos do sono durante o climatério inclui medidas comportamentais, como higiene do sono e prática de exercícios físicos. O uso de terapia de reposição hormonal pode ser benéfico em mulheres cujo sono é prejudicado por fogachos noturnos. O uso de agentes hipnóticos também apresenta resultados favoráveis.[152]

Esquizofrenia e climatério

Os relatos na literatura médica apontam que mulheres com esquizofrenia, durante a transição menopáusica, podem apresentar piora dos sintomas. Além disso, observa-se que, após a faixa etária típica do primeiro surto psicótico, no início da idade adulta, há um segundo pico em mulheres, próximo ao climatério. Postula-se que a redução dos níveis estrogênicos possa modular os sistemas neurotransmissores dopaminérgicos e serotoninérgicos, levando a um aumento dos sintomas de esquizofrenia durante essas transições hormonais.[153]

Estudos recentes observaram que as mulheres, após a menopausa, parecem responder menos aos antipsicóticos, com o passar do tempo.[154] Nesses casos, o aumento da dose do fármaco costuma ser eficaz, porém há a necessidade de atenção redobrada quanto à possibilidade da exacerbação dos efeitos colaterais.

Outros estudos sugerem o uso de reposição estrogênica em associação aos antipsicóticos, com respostas promissoras sobre os sintomas positivos, em mulheres na pré ou pós-menopausa. Alternativamente, o uso de moduladores seletivos do receptor de estrogênio (como o raloxifeno) tem sido sugerido, com o benefício de não afetar os tecidos mamários ou uterinos, havendo relatos, ainda a confirmar, por meio de estudos mais consistentes, de resposta sobre os sintomas positivos e negativos.[155]

Transtorno bipolar e climatério

Sabe-se que as mulheres com história de depressão maior estão vulneráveis durante a transição para a menopausa e têm maior risco de recaídas. No entanto, poucos estudos tentam elucidar como essa transição afeta mulheres com transtorno bipolar.

Há evidências de que mulheres climatéricas com transtorno bipolar podem apresentar piora de sintomas de depressão ou elevação do humor ao se aproximarem do fim da transição menopáusica e no início da pós-menopausa.[156] Os sintomas depressivos tendem a ser mais frequentes e duradouros, durante o climatério, do que os relatados pelas mulheres durante seus anos reprodutivos.[157]

A hipertimia é relatada com menor frequência do que o humor deprimido na perimenopausa.[158] No entanto, a história prévia de exacerbações do humor no pós-parto pode estar associada a sintomas de elevação do humor mais proeminentes na transição menopáusica.[159]

O climatério constitui um período de maior vulnerabilidade psíquica para mulheres com transtorno bipolar, com risco aumentado de recaídas. Portanto, é imprescindível o acompanhamento próximo com vistas à promoção da saúde mental nessa etapa da vida feminina.

Menopausa cirúrgica

A histerectomia total envolve a retirada do útero, enquanto a histerectomia total com ooforectomia refere-se à retirada de útero e ovários. A maioria das mulheres que se submetem a algum desses procedimentos para aliviar sintomas graves como menorragia, dor pélvica ou adenomiose apresenta melhora no bem-estar psicológico e no funcionamento sexual após a cirurgia. No entanto, as mulheres com história prévia de transtornos depressivos ou de problemas sexuais têm maior probabilidade de experimentar reações psíquicas adversas (como piora do humor ou da libido) após a histerectomia.[160]

Outros fatores de risco para desfechos psiquiátricos desfavoráveis pós-histerectomia são sua realização em mulheres de idade jovem, indicação da cirurgia de modo emergencial em vez de eletiva, baixo suporte social, disfunção marital, baixo nível socioeconômico e história de múltiplas cirurgias.[161] Durante a preparação para a histerectomia, é importante abordar as expectativas negativas da paciente com relação aos efeitos do procedimento, bem como compreender o significado emocional da cirurgia para essa mulher. Pacientes que apresentam depressão ou outras condições psiquiátricas prévias à cirurgia necessitam receber tratamento antes da realização do procedimento, adiando, se possível, a cirurgia, até que seja obtida boa resposta. O seguimento psiquiátrico após a cirurgia é essencial para estabelecer ou manter a estabilidade psíquica.[162]

Climatério e sexualidade

A maioria das mulheres que mantêm relações íntimas na pré-menopausa irá manter-se sexualmente ativa durante a perimenopausa. Não obstante, mudanças fisiológicas resultantes do declínio estrogênico podem produzir a diminuição da resposta sexual e da libido. São queixas frequentes: redução do desejo, diminuição na frequência da atividade sexual, dispareunia, menor responsividade sexual e disfunções do parceiro.[163]

A atrofia urogenital pode resultar em secura vaginal, infecções e subsequente dispareunia. A reposição estrogênica, tópica ou sistêmica, costuma ser um tratamento efetivo para as mudanças atróficas urogenitais.[164] Mulheres cuja principal queixa seja baixa libido podem beneficiar-se de suplementação de testosterona em baixas doses.[165]

Além das mudanças fisiológicas da menopausa, outros fatores podem prejudicar a função sexual da mulher climatérica, como doenças crônicas, depressão, ansiedade, efeitos adversos de medicações, indisponibilidade ou disfunção sexual do parceiro (ou da parceira) ou conflitos no relacionamento.[166] Uma vez que mulheres mais velhas com certa frequência vivem com seus filhos, ou em casas de repouso, a perda de privacidade também é um fator que impacta negativamente a função sexual. A avaliação da função sexual deve, portanto, abordar questões psicológicas, sociais, médicas e ambientais, além dos sintomas físicos.[162]

CONCLUSÃO

O sofrimento e os prejuízos que afetam as mulheres com TDPM, ansiedade, depressão, psicose durante o ciclo reprodutivo e na perimenopausa necessitam ser avaliados de forma gênero-específica. As investigações em fisiopatologia parecem corroborar as teorias de sensibilidade e desregulação da neurotransmissão (serotoninérgica, noradrenérgica, dopaminérgica, gabaérgica, colinérgica, entre outros) a partir de flutuações dos hormônios sexuais. A inibição dessas flutuações e o aumento da disponibilidade neurotransmissora na fenda sináptica apontam caminhos para os tratamentos serem mais efetivos. A lembrança de que cada mulher é única e pode experimentar suas vivências e transtornos específicos de maneira diferente é fundamental para que o diagnóstico e o tratamento sejam adequados e possam alicerçar a saúde mental e física das mulheres e, por conseguinte, daqueles que as rodeiam.

REFERÊNCIAS BIBLIOGRÁFICAS

1. Kornstein SG, Young EA, Harvey AT et al. The influence of menopausal status and postmenopausal use of hormone therapy on presentation of major depression in women. Menopause. 2010; 17:828-39.
2. Valadares GC, Ferreira LV, Correa-Filho H et al. Transtorno disfórico pré-menstrual revisão – conceito, história, epidemiologia e etiologia. Rev Psiq Clín. 2006;33:116.
3. Mato AML. Psiconeuroimunoendocrinología: aspectos epistemológicos, clínicos e terapêuticos. Buenos Aires; 2002.
4. The Lancet. Editorial. Time to talk about menstruation: #PeriodEmoji. Lancet. 2017;389:2264.
5. Itriyeva K. The effects of obesity on the menstrual cycle. Curr Probl Pediatr Adolesc Health Care. 2022;52:101241.
6. Wittchen H-U, Becker E, Lieb R et al. Prevalence, incidence and stability of pré-menstrual dysphoric disorder in the community. Psychol Med. 2002;32:119-32.
7. Direkvand-Moghadam A, Sayehmiri K, Delpisheh A et al. Epidemiology of premenstrual syndrome (PMS) – a systematic review and meta-analysis study. J Clin Diagn Res. 2014;8:106-9.
8. Pereira D, Pessoa AR, Madeira N et al. Association between premenstrual dysphoric disorder and perinatal depression: a systematic review. Arch Womens Ment Health. 2022;25:61-70.
9. American Psychiatric Association. Manual diagnóstico e estatístico de transtornos mentais – DSM-5. Porto Alegre: Artmed; 2013.
10. Beddig T, Reinhard I, Kuehner C. Stress, mood, and cortisol during daily life in women with premenstrual dysphoric disorder (PMDD) Psychoneuroendocrinology. 2019;109:104372.
11. Reid RL, Soares CN. Premenstrual dysphoric disorder: contemporary diagnosis and management. J Obstet Gynaecol Can. 2018; 40(2):215-23.
12. Lanza di Scalea T, Pearlstein T. Premenstrual dysphoric disorder. Psychiatr Clin North Am. 2017;40:201-16.
13. MacKenzie G, Maguire J. The role of ovarian hormone-derived neurosteroids on the regulation of GABAA receptors in affective disorders. Psychopharmacology (Berl). 2014;231:3333-42.
14. Segebladh B, Bannbers E, Kask K et al. Prevalence of violence exposure in women with premenstrual dysphoric disorder in comparison with other gynecological patients and asymptomatic controls. Acta Obstet Gynecol Scand. 2011;90:746-52.
15. Halbreich U, Borenstein J, Pearlstein T et al. The prevalence, impairment, impact, and burden of premenstrual dysphoric disorder (PMS/PMDD). Psychoneuroendocrinology. 2003;28(Suppl 3):1-23.
16. Steiner M, Korzekwa M, Lamont J et al. Intermittent fluoxetine dosing in the treatment of women with premenstrual dysphoria. Psychopharmacol Bull. 1997;33:771-4.
17. Ismaili E, Walsh S, O'Brien PMS et al. Fourth consensus of the International Society for Premenstrual Disorders (ISPMD): auditable standards for diagnosis and management of premenstrual disorder. Arch Womens Ment Health. 2016;19:953-8.
18. Hantsoo L, Epperson CN. Premenstrual dysphoric disorder: epidemiology and treatment. Curr Psychiatry Rep. 2015;17:87.
19. Vigod SN, Frey BN, Soares CN et al. Approach to premenstrual dysphoria for the mental health practitioner. Psychiatr Clin North Am. 2010;33:257-72.
20. Naheed B, Kuiper JH, Uthman OA et al. Non-contraceptive oestrogen-containing preparations for controlling symptoms of premenstrual syndrome. Cochrane Database Syst Rev. 2017;3:CD010503.
21. Vallone D, Pignatelli M, Grammatikopoulos G et al. Activity, non-selective attention and emotionality in dopamine D2/D3 receptor knock-out mice. Behav Brain Res. 2002;130:141-8.
22. World Health Organization (WHO). ICD-11 for Mortality and Morbidity Statistics (ICD-11 MMS). Geneva: World Health Organization; 2019/2021. Disponível em: <https://icd.who.int/browse11/l-m/en>. Acesso em: 31/1/24.
23. Epperson CN. Premenstrual dysphoric disorder and the brain. Am J Psychiatry. 2013;170:248-52.
24. Black DW, Grant JE. Complemento essencial para o manual diagnóstico e estatístico de transtornos mentais: guia para o DSM-5. Porto Alegre: Artmed; 2015.
25. Burt VK, Hendrick VC. Premenstrual dysphoric disorder in Women's Mental Health. Washington: American Psychiatric Press; 1997.
26. Bixo M, Ekberg K, Poromaa IS et al. Treatment of premenstrual dysphoric disorder with the GABAA receptor modulating steroid antagonist sepranolone (UC1010) – a randomized controlled trial. Psychoneuroendocrinology. 2017;80:46-55.
27. Lago TDG, Lima LP. Assistência à gestação, ao parto e ao puerpério: diferenças regionais e desigualdades socioeconômicas. Ministério da Saúde/Centro Brasileiro de Análise e Planejamento. Capítulo 8 – Pesquisa nacional de demografia e saúde da criança e da mulher. PNDS, 2006. Dimensões do processo reprodutivo e da saúde da criança. Brasília; 2009. Disponível em: <http://bvsms.saude.gov.br/bvs/publicacoes/pnds_crianca_mulher.pdf#page=152>. Acesso em: 17/4/18.
28. Osis MJD, Faúndes A, Makuch MY et al. Atenção ao planejamento familiar no Brasil hoje: reflexões sobre os resultados de uma pesquisa. Cad Saúde Pública. 2006;22:2481-90.
29. Moura ERF, Silva RM, Galvão MTG. Dinâmica do atendimento em planejamento familiar no Programa Saúde da Família no Brasil. Cad Saúde Pública. 2007;23:961-70.
30. Moura ERF, Silva RM. Competência profissional e assistência em anticoncepção. Rev Saúde Pública. 2005;39:795-801.
31. Espejo X, Tsunechiro MA, Osis MJD et al. Adequação do conhecimento sobre métodos anticoncepcionais entre mulheres de Campinas, São Paulo. Rev Saúde Pública. 2003;37:583-90.
32. UCLA. Obstetrics and gynecology. Infertility: Symptoms, treatment, diagnosis. Disponível em: <http://obgyn.ucla.edu/infertility>. Acesso em: 18/4/18.
33. Centers for Disease Control and Prevention (CDC). Infertility FAQs. Update April 17, 2018. Disponível em: <www.cdc.gov/reproductivehealth/infertility/index.htm>. Acesso em: 18/4/18.
34. Anderssen N, Amlie C, Ytterøy EA. Outcomes for children with lesbian or gay parents. A review of studies from 1978 to 2000. Scand J Psychol. 2002;43:335-51.
35. Conselho Federal de Medicina (CFM). Resolução CFM nº 2.320, de 1º de setembro de 2022. Adota normas éticas para a utilização de técnicas de reprodução assistida e revoga a Resolução CFM nº 2.294. Brasília: Diário Oficial da União. Edição 179. Seção I. p. 107. Disponível em: < https://in.gov.br/web/dou/-/resolucao-cfm-n-2.320-de-1-de-setembro-de-2022-430447118>. Acesso em: 20/8/23.
36. Sadock BJ, Sadock VA, Ruiz P. Psiquiatria e medicina reprodutiva. In: Kaplan & Sadock. Compêndio de psiquiatria: ciência do comportamento e psiquiatria clínica. 11. ed. Porto Alegre: Artmed; 2017.
37. Abramowitz A, Miller ES, Wisner KL. Treatment options for hyperemesis gravidarum. Arch Womens Ment Health. 2017;20:363-72.
38. Secretaria de Saúde. Paraná. Conceitos e definições. Disponível em: <www.saude.pr.gov.br/modules/conteudo/conteudo.php?conteudo =668>. Acesso em: 18/4/18.
39. O'Hara MW, Wisner KL. Perinatal mental illness: definition, description and aetiology. Best Pract Res Clin Obstet Gynaecol. 2014;28:3-12.

40. American Psychiatric Association. Statement on the insanity defense and mental illness. Release No. 02-08. Washington: APA; 2002.
41. Biaggi A, Conroy S, Pawlby S et al. Identifying the women at risk of antenatal anxiety and depression: A systematic review. J Affect Disord. 2016;191:62-77.
42. Fawcett EJ, Fairbrother N, Cox ML et al. The prevalence of anxiety disorders during pregnancy and the postpartum period: A Multivariate Bayesian Meta-Analysis. J Clin Psychiatry. 2019;80:18r12527.
43. Layton H, Owais S, Savoy CD et al. Depression, anxiety, and mother-infant bonding in women seeking treatment for postpartum depression before and during the COVID-19 pandemic. J Clin Psychiatry. 2021;82:21m13874.
44. Avraham L, Tamar W, Eyal S et al. Perinatal outcomes and offspring long-term neuropsychiatric hospitalizations of mothers with anxiety disorder. Arch Womens Ment Health. 2020;23:681-8.
45. Chandra PS, Bajaj A, Desai G et al. Anxiety and depressive symptoms in pregnancy predict low birth weight differentially in male and female infants: findings from an urban pregnancy cohort in India. Soc Psychiatry Psychiatr Epidemiol. 2021;56:2263-74.
46. Folliard KJ, Crozier K, Wadnerkar Kamble MM. Crippling and unfamiliar: analysing the concept of perinatal anxiety; definition, recognition and implications for psychological care provision for women during pregnancy and early motherhood. J Clin Nurs. 2020;29:4454-68.
47. De Schepper S, Vercauteren T, Tersago J et al. Post-traumatic stress disorder after childbirth and the influence of maternity team care during labour and birth: a cohort study. Midwifery. 2016;32:87-92.
48. Alhusen JL, Gross D, Hayat MJ et al. The role of mental health on maternal-fetal attachment in low-income women. J Obstet Gynecol Neonatal Nurs. 2012;41:E71-81.
49. Thomason ME, Hect JL, Waller R et al. Interactive relations between maternal prenatal stress, fetal brain connectivity, and gestational age at delivery. Neuropsychopharmacology. 2021;46:1839-47.
50. Mersky JP, Lee CP. Adverse childhood experiences and poor birth outcomes in a diverse, low-income sample. BMC Pregnancy Childbirth. 2019;19:387.
51. Oyetunji A, Chandra P. Postpartum stress and infant outcome: a review of current literature. Psychiatry Res. 2020;284:112769.
52. Figueiredo B, Costa R. Mother's stress, mood and emotional involvement with the infant: 3 months before and 3 months after childbirth. Arch Womens Ment Health. 2009;12:143-53.
53. Eapen V, Dadds M, Barnett B et al. Separation anxiety, attachment and interpersonal representations: disentangling the role of oxytocin in the perinatal period. PLoS One. 2014;9:e107745.
54. O'Connell MA, Khashan AS, Leahy-Warren P. Women's experiences of interventions for fear of childbirth in the perinatal period: a meta-synthesis of qualitative research evidence. Women Birth. 2021;34:e309-21.
55. Miller ML, O'Hara MW. The structure of mood and anxiety disorder symptoms in the perinatal period. J Affect Disord. 2023;325:231-9.
56. Martini J, Beesdo-Baum K, Garthus-Niegel S et al. The course of panic disorder during the peripartum period and the risk for adverse child development: a prospective-longitudinal study. J Affect Disord. 2020;266:722-30.
57. Balaram K, Marwaha R. Agoraphobia. 2022 Jun 7. In: StatPearls [Internet]. Treasure Island (FL): StatPearls Publishing; 2023.
58. Hudepohl N, MacLean JV, Osborne LM. Perinatal obsessive-compulsive disorder: epidemiology, phenomenology, etiology, and treatment. Curr Psychiatry Rep. 2022;24:229-37.
59. Miller ML, Roche AI, Lemon E et al. Obsessive-compulsive and related disorder symptoms in the perinatal period: prevalence and associations with postpartum functioning. Arch Womens Ment Health. 2022;25:771-80.
60. Chen D, Bienvenu OJ, Krasnow J et al. Parental bonding and hoarding in obsessive-compulsive disorder. Compr Psychiatry. 2017;73:43-52.
61. Polachek IS, Dulitzky M, Margolis-Dorfman L et al. A simple model for prediction postpartum PTSD in high-risk pregnancies. Arch Womens Ment Health. 2015;19:483-90.
62. Muzik M, Morelen D, Hruschak J et al. Psychopathology and parenting: An examination of perceived and observed parenting in mothers with depression and PTSD. J Affect Disord. 2017;207:242-50.
63. Harrison SE, Ayers S, Quigley MA et al. Prevalence and factors associated with postpartum posttraumatic stress in a population-based maternity survey in England. J Affect Disord. 2021;279:749-56.
64. Stein A, Pearson RM, Goodman SH et al. Effects of perinatal mental disorders on the fetus and child. Lancet 2014;384:1800-19.
65. Doherty AM, Crudden G, Jabbar F et al. Suicidality in women with adjustment disorder and depressive episodes attending an Irish perinatal mental health service. Int J Environ Res Public Health. 2019;16:3970.
66. Stickel S, Eickhoff SB, Habel U et al. Endocrine stress response in pregnancy and 12 weeks postpartum – exploring risk factors for postpartum depression. Psychoneuroendocrinology. 2021;125:105122.
67. Ferrari B, Mesiano L, Benacchio L et al. Prevalence and risk factors of postpartum depression and adjustment disorder during puerperium – a retrospective research. J Reprod Infant Psychol. 2021;39:486-98.
68. Fearon R, Bakermans-Kranenburg MJ, Van Ijzendoorn MH et al. The significance of insecure attachment and disorganization in the development of children's externalizing behavior: a meta-analytic study. Child Dev 2010;81:435-56.
69. Brockington I. Pospartum psychiatric disorders. Lancet. 2004;363:303-10.
70. Asselmann E, Garthus-Niegel S, Martini J. Personality and peripartum changes in perceived social support: findings from two prospective-longitudinal studies in (expectant) mothers and fathers. Front Psychiatry. 2022;12:814152.
71. Brockington IF, Macdonald E, Wainscott G. Anxiety, obsessions and morbid preoccupations in pregnancy and the puerperium. Arch Womens Ment Health. 2006;9:253-63.
72. Martínez-Galiano JM, Martinez-Vazquez S, Rodríguez-Almagro J et al. The magnitude of the problem of obstetric violence and its associated factors: a cross-sectional study. Women Birth. 2021;34:e526-36.
73. de Oliveira DCC, Rodrigues A, de Azevedo Nicida LR et al. Process of adhesion of the Adequate Childbirth Program to improve obstetric care in private hospitals in Brazil. Reprod Health. 2023;20(Suppl 2):9.
74. Meltzer-Brody S, Howard LM, Bergink V et al. Postpartum psychiatric disorders. Nat Rev Dis Primers. 2018;4:18022.
75. Tsakiridis I, Bousi V, Dagklis T et al. Epidemiology of antenatal depression among women with high-risk pregnancies due to obstetric complications: a scoping review. Arch Gynecol Obstet. 2019;300:849-59.
76. Valadares G, Drummond AV, Rangel CC et al. Maternal mental health and peripartum depression. In: Rennó Junior J, Valadares G, Cantilino A et al. (eds.). Women's mental health: a clinical and evidence-based guide. Cham, Switzerland: Springer International Publishing; 2020. p. 349-75. Disponível em: <https://link.springer.com/content/pdf/10.1007/978-3-030-29081-8_24.pdf>. Acesso em: 20/8/23.
77. Pampaka D, Papatheodorou SI, AlSeaidan M et al. Antenatal depressive symptoms and adverse perinatal outcomes. BMC Pregnancy Childbirth. 2021;21:313.
78. Becker M, Weinberger T, Chandy A et al. Depression during pregnancy and postpartum. Curr Psychiatry Rep. 2016;18:32.
79. Stein G. The maternity blues. In: Brockington IF, Kumar R. Motherhood and mental illness. London: Academic Press; 1982.
80. Thompson O, Ajayi I. Prevalence of antenatal depression and associated risk factors among pregnant women attending antenatal clinics in Abeokuta North local government area, Nigeria. Depress Res Treat. 2016;2016:4518979.

81. Baker D, Taylor H. The relation between condition-specific morbidity, social suport and material deprivation in pregnancy and early motherhood. Soc Sci Med.1997;45:1325-36.
82. Pampaka D, Papatheodorou SI, AlSeaidan M et al. Postnatal depressive symptoms in women with and without antenatal depressive symptoms: results from a prospective cohort study. Arch Womens Ment Health. 2018;22:93-103.
83. Blum LD. Postpartum depression. N Engl J Med. 2003;348:1294.
84. Balaram K, Marwaha R. Postpartum blues. StatPearls. Treasure Island (FL): StatPearls Publishing; 2021.
85. Wilcox M, McGee BA, Ionescu DF et al. Perinatal depressive symptoms often start in the prenatal rather than postpartum period: results from a longitudinal study. Arch Womens Ment Health. 2020;24:119-31.
86. National Health Service (NHS). Postnatal depression. Disponível em: www.nhs.uk/conditions/post-natal-depression. Acesso em: 15/4/18.
87. Gelaye B, Rondon MB, Araya R et al. Epidemiology of maternal depression, risk factors, and child outcomes in low-income and middle-income countries. Lancet Psychiatry. 2016;3:973-82.
88. BiosLogos [Internet]. Sistema endócrino: mecanismos celulares e moleculares. Publicado em 09/12/2012. Disponível em: <https://logosbios.blogspot.com/2012/12/sistema-endocrino-mecanismos-celulares.html>. Acesso em: 20/8/23.
89. Liu X, Agerbo E, Li J et al. Depression and anxiety in the postpartum period and risk of bipolar disorder: a Danish Nationwide Register-Based Cohort Study. J Clin Psychiatry. 2017;78:e469-76.
90. Nielsen Forman D, Videbech P, Hedegaard M et al. Postpartum depression: identification of women at risk. Br J Obstet Gynaecol. 2000;107:1210-7.
91. Guintivano J, Manuck T, Meltzer-Brody S. Predictors of postpartum depression: a comprehensive review of the last decade of evidence. Clin Obstet Gynecol. 2018;61:591-603.
92. Schiller CE, Walsh E, Eisenlohr-Moul TA et al. Effects of gonadal steroids on reward circuitry function and anhedonia in women with a history of postpartum depression. J Affect Disord. 2022;314:176-84.
93. Ashenafi W, Mengistie B, Egata G et al. The role of intimate partner violence victimization during pregnancy on maternal postpartum depression in Eastern Ethiopia. SAGE Open Med. 2021;9:205031212198949.
94. Mueller I, Tronick E. Early life exposure to violence: Developmental consequences on brain and behavior. Front Behav Neurosci. 2019;13:156.
95. Trinh NTH, Munk-Olsen T, Wray NR et al. Timing of antidepressant discontinuation during pregnancy and postpartum psychiatric outcomes in Denmark and Norway. JAMA Psychiatry. 2023;80:441-50.
96. Howard LM, Khalifeh H. Perinatal mental health: a review of progress and challenges. World Psychiatry. 2020;19:313-27.
97. Meltzer-Brody S, Maegbaek ML, Medland SE et al. Obstetrical, pregnancy and socio-economic predictors for new-onset severe postpartum psychiatric disorders in primiparous women. Psychol Med. 2017;47:1427-41.
98. Pound A, Puckering C, Cox T et al. The impact of maternal depression on young children. Br J Psychoter. 1988;4:240-52.
99. Rasmussen MH, Strøm M, Wohlfahrt J et al. Risk, treatment duration, and recurrence risk of postpartum affective disorder in women with no prior psychiatric history: a population-based cohort study. PLoS Med. 2017;14:e1002392.
100. Misri S, Reebye P, Kendrick K et al. Internalizing behaviors in 4-yearold children exposed in utero to psychotropic medications. Am J Psychiatry. 2006;163:1026-32.
101. Blum LD. Postpartum depression. N Engl J Med. 2003;348:1294.
102. Wee KY, Skouteris H, Pier C et al. Correlates of ante- and postnatal depression in fathers: a systematic review. J Affect Disord. 2011;130:358-77.
103. Smythe KL, Petersen I, Schartau P. Prevalence of perinatal depression and anxiety in both parents: a systematic review and meta-analysis. JAMA Netw Open. 2022;5:e2218969.
104. Hughes C, Foley S, Devine RT et al. Worrying in the wings? Negative emotional birth memories in mothers and fathers show similar associations with perinatal mood disturbance and delivery mode. Arch Womens Ment Health. 2020;23:371-7.
105. Portal do STF. Pai terá licença remunerada de 4 meses. TV Justiça. Brasília. Disponível em: <www2.stf.jus.br/portalStfInternacional/cms/destaquesNewsletter.php?sigla=newsletterPortalInternacionalNoticias&idConteudo=217625>. Acesso em: 15/4/18.
106. Osborne LM. Recognizing and Managing Postpartum Psychosis: A Clinical Guide for Obstetric Providers. Obstet Gynecol Clin North Am. 2018;45:455-68.
107. Brockington IF, Winokur G, Dean C. Puerperal psychosis. In: Brockington IF, Kumar R (eds.). Motherhood and mental illness. London: Academic Press; 1982. p.37-69.
108. Friedman SH, Reed E, Ross NE. Postpartum psychosis. Curr Psychiatry Rep. 2023;25:65-72.
109. Johannsen BMW, Larsen JT, Laursen TM et al. All-cause mortality in women with severe postpartum psychiatric disorders. Am J Psychiatry. 2016;173:635-42.
110. Knight M. The findings of the MBRRACE-UK confidential enquiry into maternal deaths and morbidity. Obstet Gynaecol Reprod Med. 2019;29:21-3.
111. Brockington I. Suicide and filicide in postpartum psychosis. Arch Womens Ment Health. 2017;20:63-9.
112. Andrews-Fike C. A review of postpartum depression. Prim Care Companion J Clin Psychiatry. 1999;1:9-14.
113. Perry A, Gordon-Smith K, Webb I et al. Postpartum psychosis in bipolar disorder: no evidence of association with personality traits, cognitive style or affective temperaments. BMC Psychiatry. 2019;19:395.
114. Harlow BL, Vitonis AF, Sparen P et al. Incidence of hospitalization for postpartum psychotic and bipolar episodes in women with and without prior prepregnancy or prenatal psychiatric hospitalizations. Arch Gen Psychiatry. 2007;64:42-8.
115. Pluym ID, Holliman K, Afshar Y et al. Emergency department use among postpartum women with mental health disorders. Am J Obstet Gynecol MFM. 2021;3:100269.
116. Company A, Pajón L, Romo J et al. Filicidio, infanticidio y neonaticidio: estudio descriptivo de la situación en España entre los años 2000-2010. Revista Criminalidad. 2015;57:91-102.
117. Spinelli MG. Maternal infanticide associated with mental illness: prevention and the promise of saved lives. Reviews and overviews. Am J Psychiatry. 2004;161:1548-57.
118. Spinelli M. Postpartum psychosis: a diagnosis for the DSMV. Arch Womens Ment Health. 2021;24:817-22.
119. Spinelli MG (ed.). Infanticide: Psychosocial and legal perspectives on mothers who kill. Washington: American Psychiatric Publishing; 2003.
120. Brasil. Lei nº 13.146, de 6 de julho de 2015. Institui a Lei Brasileira de Inclusão da Pessoa com Deficiência (Estatuto da Pessoa com Deficiência). Disponível em: <https://www.planalto.gov.br/ccivil_03/_ato2015-2018/2015/lei/l13146.htm>. Acesso em: 20/8/23.
121. Brasil. Ministério da Saúde. Secretaria de Atenção à Saúde. Departamento de Atenção Básica. Saúde da criança: aleitamento materno e alimentação complementar. 2. ed. Brasília: Ministério da Saúde; 2015. Disponível em: <https://bvsms.saude.gov.br/bvs/publicacoes/saude_crianca_aleitamento_materno_cab23.pdf>. Acesso em: 20/8/23.
122. World Health Organization (WHO). Global strategy for infant and young child feeding. Geneva: World Health Organization; 2023. Disponível em: <https://www.who.int/publications/i/item/9241562218>. Acesso em: 20/8/23.
123. Riordan J, Gross A, Angeron J et al. The effect of labor pain relief medication on neonatal suckling and breastfeeding duration. J Hum Lact. 2000;16:7-12.

124. Florencio A, Van der Sand ICP, Cabral FB et al. Sexualidade e amamentação: concepções e abordagens de profissionais de enfermagem da atenção primária em saúde. Rev Esc Enferm USP, 2021;46:1320-1326.
125. Alekseev NP, Ilyin VI. The mechanics of breast pumping: compression stimuli increased milk ejection. Breastfeed Med. 2016;11:370-5. doi: 10.1089/bfm.2015.0172.
126. Richard SA, McCormick BJJ, Murray-Kolb LE et al. Characteristics associated with the transition to partial breastfeeding prior to 6 months of age: data from seven sites in a birth cohort study. Matern Child Nutr. 2021;17:e13166.
127. Brockington IF. Those we should remember: The pioneers of mother-infant psychiatry. In: Rennó Junior J, Valadares G, Cantilino A et al. (eds.). Women's mental health – a clinical and evidence-based guide. Cham, Switzerland: Springer International Publishing; 2021.
128. Cameron EE, Sedov ID, Tomfohr-Madsen LM. Prevalence of paternal depression in pregnancy and the postpartum: an updated meta-analysis. J Affect Disord. 2016;206:189-203.
129. Leach LS, Poyser C, Cooklin AR et al. Prevalence and course of anxiety disorders (and symptom levels) in men across the perinatal period: a systematic review. J Affect Disord. 2016;190:675-86.
130. Munk-Olsen T, Laursen TM, Pedersen CB et al. Family and partner psychopathology and the risk of postpartum mental disorders. J Clin Psychiatry. 2007;68:1947-53.
131. Barker B, Iles JE, Ramchandani PG. Fathers, fathering and child psychopathology. Curr Opin Psychol. 2017;15:87-92.
132. Camacho EM, Shields GE. Cost-effectiveness of interventions for perinatal anxiety and/or depression: a systematic review. BMJ Open. 2018;8:e022022.
133. Mutyambizi-Mafunda V, Myers B, Sorsdahl K et al. Economic evaluation of psychological treatments for common mental disorders in low- and middle-income countries: a systematic review. Health Policy Plan. 2023;38:239-60.
134. Lau Y, Htun TP, Wong SN et al. Therapist-supported Internet-based cognitive behavior therapy for stress, anxiety, and depressive symptoms among postpartum women: a systematic review and meta-analysis. J Med Int Res. 2017;19:e138.
135. Solomon J, Duschinsky R, Bakkum L et al. Toward an architecture of attachment disorganization: John Bowlby's published and unpublished reflections. Clin Child Psychol Psychiatry. 2017;22:539-60.
136. Righetti-Veltema M, Conne-Perréard E, Bousquet A et al. Post-partum depression and mother-infant relationship at 3 months old. J Affect Disord. 2002;70:291-306.
137. Groh AM, Roisman GI, van Ijzendoorn MH et al. The significance of insecure and disorganized attachment for children's internalizing symptoms: a meta-analytic study. Child Dev. 2012;83:591-610.
138. van Ijzendoorn MH, Bakermans-Kranenburg MJ. Bridges across the intergenerational transmission of attachment gap. Curr Opin Psychol. 2019;25:31-6.
139. World Health Organization. Research on the menopause: report of a WHO scientific group. Geneva: WHO; 1994.
140. Santoro N, Randolph JF. Reproductive hormones and the menopause transition. Obstet Gynecol Clin North Am. 2011;38:455- 66.
141. Andrade LHSG, Viana MC, Silveira CM. Epidemiologia dos transtornos psiquiátricos na mulher. Rev Psiq Clín. 2006;33:43-54.
142. Kravitz HM, Janssen I, Santoro N et al. Relationship of day-to-day reproductive hormone levels to sleep in midlife women. Arch Intern Med. 2005;165:2370-6.
143. Makara-Studzińska MT, Kryś-Noszczyk KM, Jakiel G. Epidemiology of the symptoms of menopause: an intercontinental review. Menopause Review. 2014;13:203-11.
144. Cheung AM, Chaudhry R, Kapral M et al. Perimenopausal and postmenopausal health. BMC Womens Health. 2004;4(Suppl 1):S23.
145. Avis NE, Brambilla D, McKinlay SM et al. A longitudinal analysis of the association between menopause and depression: results from the Massachusetts Women's Health Study. Ann Epidemiol. 1994;4:214-20.
146. Bromberger JT, Kravitz HM. Mood and menopause: findings from the Study of Women's Health Across the Nation (SWAN) over ten years. Obstet Gynecol Clin North Am. 2011;38:609-25.
147. Harlow BL, Cohen LS, Otto MW et al. Prevalence and predictors of depressive symptoms in older premenopausal women: the Harvard Study of Moods and Cycles. Arch Gen Psychiatry. 1999;56:418-24.
148. Freeman EW, Guthrie KA, Caan B et al. Efficacy of escitalopram for hot flashes in healthy menopausal women: a randomized controlled trial. JAMA. 2011;305:267-74.
149. Joffe H, Guthrie KA, LaCroix AZ et al. Low-dose estradiol and the serotonin-norepinephrine reuptake inhibitor venlafaxine for vasomotor symptoms: a randomized clinical trial. JAMA Intern Med. 2014;174:1058-66.
150. Speroff L, Gass M, Constantine G et al. Efficacy and tolerability of desvenlafaxine succinate treatment for menopausal vasomotor symptoms: a randomized controlled trial. Obstet Gynecol. 2008;111:77-87.
151. Freedman RR, Roehrs TA. Sleep disturbance in menopause. Menopause. 2007;14:826-9.
152. Joffe H, Massler A, Sharkey KM. Evaluation and management of sleep disturbance during the menopause transition. Semin Reprod Med. 2010;28:404-21.
153. Kulkarni J, de Castella A, Fitzgerald PB et al. Estrogen in severe mental illness: a potential new treatment approach. Arch Gen Psychiatry. 2008;65:955-60.
154. González-Rodríguez A, Catalán R, Penadés R et al. Antipsychotic response worsens with postmenopausal duration in women with schizophrenia. J Clin Psychopharmac. 2016;36:580-7.
155. Huerta-Ramos E, Iniesta R, Ochoa S et al. Effects of raloxifene on cognition in postmenopausal women with schizophrenia: a double-blind, randomized, placebo-controlled trial. Eur Neuropsychopharm. 2014;24:223-31.
156. Marsh WK, Gershenson B, Rothschild AJ. Symptom severity of bipolar disorder during the menopausal transition. International J Bipolar Disorders. 2015;3:17.
157. Marsh WK, Templeton A, Ketter TA et al. Increased frequency of depressive episodes during the menopausal transition in women with bipolar disorder: preliminary report. J Psychiatr Res. 2008;42:247-51.
158. Kennedy N, Boydell J, Kalidindi S et al. Gender differences in incidence and age at onset of mania and bipolar disorder over a 35-year period in Camberwell, England. Am J Psychiatry. 2005;162:257-62.
159. Marsh WK, Ketter TA, Crawford SL et al. Progression of female reproductive stages associated with bipolar illness exacerbation. Bipolar Disorders. 2012;14:515-26.
160. Shifren JL, Avis NE. Surgical menopause: effects on psychological well-being and sexuality. Menopause. 2007;14(3 Pt 2):586-91.
161. Hillard PJA. Gynecologic disorders and surgery. In: Stewart DE, Stotland NL (eds.). Psychological aspects of women's health care. The interface between psychiatry and obstetrics and gynecology. 2. ed. Washington: American Psychiatric Press; 2001.
162. Hendrick VC, Burt VK. Perimenopause and menopause. In: Concise guide to women's mental health. 2. ed. Washington: American Psychiatric Press; 2001.
163. Sarrel PM. Sexuality and menopause. Obstet Gynecol. 1990;75(4 Suppl):26S-30S.
164. Sarrel PM. Effects of hormone replacement therapy on sexual psychophysiology and behavior in postmenopause. J Womens Health Gend Based Med. 2000;9(Suppl 1):S25-32.
165. Davis SR, Moreau M, Kroll R et al. Testosterone for low libido in postmenopausal women not taking estrogen. N Engl J Med. 2008;359:2005-17.
166. Avis NE, Brockwell S, Randolph JF Jr et al. Longitudinal changes in sexual functioning as women transition through menopause: results from the Study of Women's Health Across the Nation (SWAN). Menopause. 2009;16:442-52.

34 Psiquiatria da Infância

Francisco B. Assumpção Jr. ▪ Evelyn Kuczynski

INTRODUÇÃO

A Psiquiatria Infantil é uma especialidade recente que adquiriu seu *status* acadêmico, em 1938, com a primeira cátedra na Universidade de Paris, criada pelo professor Georges Heuyer. Ela engloba uma série de fenômenos com características biológicas, psicológicas e sociais, imbricados de maneira que, em geral, tornam difícil a linearidade direta e a clara compreensão de todos os quadros por ela estudados.[1]

Epistemologicamente, apresenta características ligadas ao modelo derivado das Ciências Naturais, no qual o pensamento causal, de base analítico-dedutiva, é o ponto básico e central. Os dados fornecidos por meio das neurociências, com o conhecimento cada vez maior dos mecanismos de neurotransmissão e das estruturas cerebrais, promovem melhor compreensão das patologias psiquiátricas na infância e na adolescência, ainda que sob os riscos de uma neurologização excessiva que venha a descaracterizá-la, fato esse a ser observado neste momento.

Suas influências, oriundas principalmente da Psicologia do Desenvolvimento, valem-se de um pensamento analógico no qual a dedução e a indução intervêm secundariamente, submetendo-se aos imperativos dominantes da analogia.[2] Dessa maneira, a todos os modelos psicoterápicos de base compreensiva somam-se os modelos pedagógicos e educacionais, que têm um grande valor nesse contexto. Considerando-se esses dois aspectos, ressalte-se que as alterações do neurodesenvolvimento são, por essas razões, seu eixo de pensamento.

Finalmente, pensando-se a questão social e o estudo das famílias e suas influências como fundamentais no desenvolvimento e no crescimento da criança, a Psiquiatria Infantil valoriza as inter-relações vividas, apoiando-se metodologicamente no processo analógico. Esse conhecimento envolve a formação da matriz de identidade social, sem a qual é praticamente impossível o trabalho com um ser heterônomo e dependente (como é a criança em seu processo de desenvolvimento).

A Psiquiatria Infantil é, portanto, uma especialidade com características muito particulares, com raízes na Pediatria, na Psiquiatria, na Neurologia e na Genética. Apresenta também importantes relações com a Psicologia do Desenvolvimento, a Pedagogia e os Estudos Sociais ligados à família, pois a criança não corresponde a um ser passível de generalização (e, muito menos, de estudos transversais encarados de modo absoluto). *A priori*, é um ser em desenvolvimento, no qual as alterações, sejam elas biológicas ou ambientais, interferem de maneira intensa. Isso porque muda sua própria curva de desenvolvimento, fazendo que se constitua de modo peculiar quanto ao estilo de funcionamento futuro. Dessa maneira, enquanto especialidade, ela trata a criança (e não a doença) dentro do mais puro espírito hipocrático. Assim, torna-se indispensável, para seu exercício, a compreensão de como as forças maturacionais de origem biológica (em contato com a experiência) produzem comportamentos, habilidades e motivações. Exatamente por essas considerações, não é suficiente somente o estudo da doença, da maneira como se faz com relação ao adulto.

Seu método de estudo pode envolver duas abordagens.[3] Uma se fundamenta em cortes transversais, nos quais se estudam crianças de um mesmo grupo, permitindo-se posteriormente a comparação com outros grupos. A outra se baseia nos estudos longitudinais, nos quais um mesmo grupo de crianças é estudado no decorrer do tempo para que as transformações decorrentes de seu processo de desenvolvimento possam ser observadas.

Enquanto portadora de identidade própria, a Psiquiatria da Infância não é uma especialidade reducionista, que estuda os transtornos mentais que ocorrem nas diferentes etapas do desenvolvimento, mas uma Psiquiatria que estuda o processo de desenvolvimento infantil, suas alterações e as patologias que nele incorrem e que nele interferem.

Só dessa forma é que obteremos as condições necessárias para compreender a criança com suas particularidades e apresentando uma expressão peculiar das doenças. Isso faz que algumas dessas doenças só sejam passíveis de detecção durante determinados períodos do desenvolvimento infantil. O contrário disso é a redução da especialidade e da compreensão da criança à visão de um adulto miniaturizado (de modo similar ao que se fazia em Pediatria há alguns séculos).

A Psiquiatria da Infância tem como foco o estudo psicopatológico da criança como um indivíduo único e irreproduzível, que caminha de maneira própria e constante para sua autonomia, que é extremamente influenciado e dependente do meio no qual se insere. É dessa maneira que acreditamos que ela deva ser estudada.

PROCEDÊNCIA DA CRIANÇA E ESTABELECIMENTO DO DIAGNÓSTICO

Ficou clara aqui a diferença fundamental entre o atendimento à criança e ao adulto, pois este último vai ao psiquiatra, habitualmente, devido ao seu próprio sofrimento. Enquanto isso, a criança chega ao médico, por meio de encaminhamento escolar ou familiar, a partir de duas queixas básicas – déficit de aprendizado e/ou alteração da conduta –, ambas representando mais a frustração das expectativas impostas pelo ambiente sobre ela do que o sofrimento propriamente dito (exatamente por isso é que nenhuma delas aponta, obrigatoriamente, para a psicopatologia infantil). Podemos, assim, visualizar, enquanto modelo de pensamento a partir dessa demanda, seja ela familiar ou escolar, a sequência apresentada na Figura 34.1.

Como a sintomatologia infantil é, em geral, sutil, e sua compreensão é muitas vezes difícil, a principal preocupação e o foco do examinador devem estar voltados principalmente para o bem-estar da criança, e não para o seu desempenho, visto, em geral, de maneira pragmática. Devem-se observar e compreender as maneiras pelas quais a criança ou o adolescente reagem a pressões, associadas ou não a processos psicopatológicos, porque, mais que a mera ausência de doença, a saúde comporta um (assim chamado) estado de bem-estar biopsicossocial que se constitui em um estado ativo para o qual confluem elementos físicos, familiares, sociais, pessoais, administrativos, escolares e outros que desembocam, de maneira geral, naquilo que, de forma simplista, poderíamos agrupar sob a denominação genérica de qualidade de vida da criança.

Mais do que a simples ausência de doenças, a saúde corresponde a um estado físico e mental relativamente caracterizado pela ausência de dor e desconforto que possibilita ao indivíduo funcionar da melhor maneira possível durante a maior parte do tempo em um ambiente no qual a casualidade ou a escolha o colocaram. No caso da criança, a casualidade torna-se mais importante, uma vez que, por sua autonomia restrita, ela tem menores e mais limitadas condições de escolha. Quanto menor é a criança, mais dependente do grupo familiar e mais afetada por ele. A mãe se torna habitualmente (ou deveria se tornar) aquela que percebe todo e qualquer desvio nesse estado de bem-estar e que, também por sua importância, muitas vezes contribui para a sua gênese ou sua manutenção. Quando a criança cresce, a família (como um todo) e a escola passam também a desempenhar esse papel, constituindo-se no que podemos denominar, de maneira simplista, universo infantil.

DIAGNÓSTICO DE DOENÇA MENTAL NA INFÂNCIA

O diagnóstico de doença mental na infância não deve ser, portanto, uma descrição meramente sindrômica, de fácil elaboração e pouco eficaz na estruturação de reais projetos terapêuticos. Ele deve ser visualizado a partir dos diferentes tipos de fatores envolvidos que, por sua complexidade, são considerados de maneiras distintas:

- **Fatores predisponentes.** Identificados por vulnerabilidade biológica, características de personalidade, primeiras experiências, respostas ao estresse e influências socioculturais. São difíceis de se avaliar isoladamente, pois dependem do crescimento e do desenvolvimento da criança
- **Fatores precipitantes.** Correspondem aos acontecimentos estressantes e aos estímulos que ocasionam respostas emocionais não prazerosas. A escola, por sua importância no universo infantil, tem um papel fundamental na detecção e na manipulação desses eventos e não deve ser considerada um mero instrumento fornecedor de conhecimentos e habilidades
- **Fatores perpetuadores.** São os estressores permanentes, os elementos temperamentais ligados à ansiedade, os estímulos reforçadores de condutas inadequadas e as influências familiares. Nessa esfera, a escola tem essencial responsabilidade que não deve ser negligenciada, visto que muitas se constituem em estressores crônicos. Esses estressores permanentes devem ser avaliados antes do tratamento médico, uma vez que as condições de vida da criança podem justificar medidas de cunhos social e judicial antes da instauração do tratamento médico propriamente dito
- **Fatores protetores.** Correspondem aos atributos temperamentais de adaptabilidade, relações intrafamiliares adequadas, rede de irmãos e suporte comunitário positivo. A escola pode fornecer parte desse suporte comunitário, sendo, mais que apenas fonte de informações, um ambiente favorecedor do crescimento e do desenvolvimento da criança e do adolescente. Dessa maneira, é fundamental percebermos que grandes estados de carência, negligência, abandono e abuso não permitem instaurar eficazmente o tratamento médico. O pedopsiquiatra tem, entre outros, o dever, entretanto, de proteger e cuidar dessa criança, quer por meio de medidas sociais, quer por meio de medidas legais.

Apesar da aparente ancestralidade dessas atitudes, para que se considerem as necessidades da criança e do adolescente, deve-se prestar a atenção à sua saúde mental, conforme segue:

- Escutar a criança e a família sobre o comportamento apresentado, contextualizando-o. Apesar do atual hábito de se estabelecerem diagnósticos somente por meio da queixa materna e da anamnese, é importante frisar que "...um psiquiatra de crianças **examina a criança**, e para isso deve **ouvi-la**..."[4]

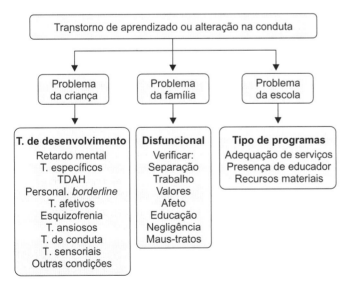

Figura 34.1 Algoritmo diagnóstico a ser pensado a partir do encaminhamento da criança. T: transtornos; TDAH: transtorno de déficit de atenção e hiperatividade. (Adaptada de Assumpção et al., 2017.)[4]

- Evitar ver todas as manifestações como decorrentes da hereditariedade ou da carga biológica, pois uma criança é mais do que o mero metabolismo de dopamina. Da mesma maneira, evitar desmerecê-la por meio da célebre frase "...não é nada..." ou "...é normal..."
- Não dramatizar as situações quando os sintomas apresentam recorrência
- Procurar resolver as dificuldades no próprio ambiente da criança antes de recorrer a programas de atenção secundária (ou hospitais)
- Evitar as ameaças ou os julgamentos depreciativos com relação à criança, animando-a a falar sobre seus comportamentos.

Estabelecidas essas considerações, o passo seguinte consiste no estabelecimento de uma hipótese psicopatológica, o que implica não só um diagnóstico sindrômico, mas seu nível de gravidade e repercussões (tanto na dinâmica familiar quanto no ambiente social). Esses elementos irão interferir no prognóstico do quadro e na estruturação do projeto terapêutico, que praticamente nunca é absolutamente medicamentoso, contudo, envolverá encaminhamentos profissionais adequados e intervenções terapêuticas especializadas em suas mais diversas modalidades.

Embora os eixos tenham sido deixados de lado,* lembramos que o raciocínio diagnóstico continua exigindo uma abordagem multidimensional, que considera um diagnóstico sindrômico, na maior parte das vezes estabelecido a partir da descrição sintomatológica, e o agrupamento dos sinais e sintomas dentro de categorias nosográficas a partir de critérios de inclusão e exclusão. Esse diagnóstico simplista, no entanto, não exclui a necessidade da avaliação do funcionamento cognitivo da criança, bem como de suas características de personalidade e de outros aspectos, os quais dependerão de várias outras abordagens profissionais e da utilização de instrumentos de avaliação padronizados, como testes psicométricos e de linguagem, entre outros.

O diagnóstico de outros quadros clínicos envolvidos, também dependentes de recursos de outras áreas médicas, como a Neuropediatria e a Genética, e a propedêutica armada laboratorial são indispensáveis principalmente na abordagem dos transtornos de desenvolvimento, que (conforme descrevemos) se constituem no eixo da área.

Apesar de pouco valorizado em nosso meio, o conhecimento do ambiente sociofamiliar possibilita a identificação de riscos sociais e familiares que representam (frequentemente) fatores estressores e de manutenção dos quadros avaliados. Para isso existem instrumentos padronizados que verificam alguns riscos psicossociais, como o APGAR familiar.[5,6]

Finalmente, embora proposta de maneira simplista pela quinta edição revisada do *Manual Diagnóstico e Estatístico de Transtornos Mentais* (DSM-5-TR),[7] por meio dos chamados "critérios de gravidade", uma avaliação funcional é fundamental para que se possa pensar em modelos de habilitação. Vários são os instrumentos existentes, como a Children's Global Assessment Scale (CGAS),[8] representativa de uma deficiência global de funcionamento, e o Pediatric Evaluation of Disability Inventory (PEDI),[9] que se trata de um instrumento de avaliação infantil com o objetivo de fornecer uma descrição detalhada do desempenho funcional da criança, documentando suas mudanças longitudinais em três áreas funcionais: autocuidado, mobilidade e função social. Além disso, fornece dados acerca do quão independente o paciente é ou se precisa da intervenção de cuidadores, bem como se demanda alguma modificação no ambiente para facilitar seu desempenho.

Estabelecer um diagnóstico em crianças é difícil, portanto, deve ser realizado cuidadosamente, e não de maneira superficial e genérica. A partir dessas considerações e sabendo-se que este capítulo é uma breve apresentação da Psiquiatria da Infância, serão descritos sucintamente seus quadros mais característicos: os transtornos do desenvolvimento que não derivam da nosologia do adulto. Consideramos uma especialidade histórica e epistemologicamente muito diversa da Psiquiatria de adultos, a despeito das tentativas constantes de aproximação, seja por desconhecimento, seja por interesses de ordem econômica ou social.

Cabe ponderar que, a despeito das tendências de pensamento observadas nas últimas décadas, ao examinarmos a criança, temos que refletir sobre a avaliação não somente de fenômenos psicofisiológicos elementares, passíveis de observação objetiva direta, comprovação experimental, análise quantitativa, explicações causais, que caracterizam uma vertente da Psicologia e da Psiquiatria dentro de uma abordagem empírico-positivista, englobada pelas Ciências Naturais, mas também precisamos atentar para fenômenos psicológicos propriamente ditos, que constituem casos típicos e individuais, inacessíveis aos processos explicativos-causais, mas abordáveis mediante métodos compreensivos e empáticos, caracterizando aquilo que Husserl chama de Ciências Eidéticas, que incluem a Psicologia e a Psiquiatria da Infância e da Adolescência no rol das Ciências Humanas.

PRINCIPAIS QUADROS CLÍNICOS E SUA ABORDAGEM

Mesmo que no item anterior possa se haver sugerido que o pensamento diagnóstico por meio do DSM-5-TR[7] é mais fácil e sistematizado, quando do estabelecimento de um diagnóstico infantil esse deve ser realizado a partir de uma ótica multiaxial. Vale lembrar que, em nosso país, a classificação diagnóstica pela qual são realizadas as estatísticas necessárias para a estruturação e a avaliação de serviços especializados é a 11ª edição da Classificação Internacional de Doenças (CID-11).[10-12] Desse modo, é necessário adaptar os diagnósticos descritos pelo DSM-5-TR[7] para a CID-11,[10-12] e, para tal, temos que considerar os principais quadros clínicos e sua abordagem dentro daquilo que ambas as classificações denominam transtornos do neurodesenvolvimento.

Esse termo não foi incluído nas edições anteriores da CID ou do DSM e se aplica a distúrbios de início precoce que atingem o desenvolvimento cognitivo e da comunicação social, são multifatoriais e apresentam diferenças importantes entre os sexos (os homens mais comumente afetados), e curso crônico cujo comprometimento dura por toda a vida (até a adultícia). Distingue-se de outros transtornos presentes na infância, como ansiedade e

---

*Considerando-se a 5ª edição revisada do *Manual Diagnóstico e Estatístico de Transtornos Mentais* (DSM-5-TR),[7] da American Psychiatric Association (APA).

transtorno do humor, por suas características gerais, razão pela qual o abordaremos rapidamente neste capítulo. Na CID-11,[10-12] a categoria "transtornos do neurodesenvolvimento" inclui:

- Transtornos do desenvolvimento intelectual
- Transtornos do desenvolvimento da fala ou da linguagem
- Transtornos do espectro autista (TEA)
- Transtornos do desenvolvimento da aprendizagem
- Transtorno do desenvolvimento da coordenação motora
- Transtorno do déficit de atenção e hiperatividade (TDAH)
- Transtorno do movimento estereotipado
- E uma última categoria denominada "outros transtornos do neurodesenvolvimento".[10]

Transtornos do desenvolvimento

Deficiência intelectual ou transtorno do desenvolvimento intelectual (6A00.0 – 6A00.4)

Pode ser considerado "...o funcionamento intelectual geral abaixo da média, que se origina durante o período de desenvolvimento e está associado a prejuízo no comportamento adaptativo...".[10] Nele observamos, além dos distúrbios orgânicos, dificuldades na realização de atividades esperadas socialmente, bem como alterações no relacionamento com o mundo. Não se trata de uma doença única, mas de um complexo de síndromes que têm como característica comum a insuficiência intelectual, por isso o indivíduo afetado é incapaz de competir, em termos de igualdade, com os companheiros normais dentro de seu grupamento social.[13] Esse transtorno do desenvolvimento intelectual significativamente abaixo do comportamento adaptativo encontra-se aproximadamente dois ou mais desvios padrão abaixo da média.[11]

No DSM-5-TR,[7] define-se deficiência intelectual como um transtorno com início no período de desenvolvimento que inclui:

- Déficits em funções intelectuais como raciocínio, solução de problemas, planejamento, pensamento abstrato, juízo, aprendizagem acadêmica e aprendizagem pela experiência, confirmados tanto pela avaliação clínica quanto por testes de inteligência padronizados e individualizados
- Déficits em funções adaptativas que resultam em fracasso para alcançar padrões socioculturais e de desenvolvimento com relação à independência pessoal e à responsabilidade social. Sem apoio continuado, os déficits de adaptação limitam o funcionamento em uma ou mais atividades diárias, como comunicação, participação social e vida independente, e em múltiplos ambientes, como em casa, na escola, no local de trabalho e na comunidade
- O início do déficit intelectual e adaptativo se dá durante o período de desenvolvimento.

Em função desse conceito, para seu diagnóstico deve-se utilizar uma série de avaliações que possibilitem o esclarecimento do funcionamento, da provável etiologia do quadro e do ambiente sociofamiliar no qual o indivíduo se insere, bem como de sua funcionalidade e seu prejuízo adaptativo. Seu diagnóstico é, portanto, extenso e trabalhoso, partindo de cuidadosa anamnese e exame físico, e visa ao detalhamento da história gestacional e obstétrica, com detalhes sobre abortos maternos prévios, idade dos pais e saúde dos demais membros da família, incluindo outras pessoas afetadas.[14] Sua prevalência é, classicamente, citada como sendo de 1% entre a população jovem, embora alguns autores deem estimativas de 2 a 3%, com outros mencionando taxas de até 10%.[15]

Quadro clínico

Quanto ao exame físico, cabe a tentativa de caracterização de três ou mais sinais físicos que são significativamente comuns em indivíduos com deficiência intelectual, como as malformações primárias do sistema nervoso central. Também importante é a pesquisa de infecções congênitas, pois cerca de 2% dos casos são por elas causados, assim como as doenças progressivas, e, embora não tão frequentes, também são passíveis de investigação.[12]

Cognitivamente, a deficiência intelectual corresponde a um *continuum* que vai do próximo ao normal ao francamente anormal, de acordo com o potencial adaptativo do indivíduo em questão. Esse potencial é representado por sua capacidade intelectual. Avaliações padronizadas possibilitam estabelecer um índice que expressa "teoricamente" o nível de habilidade de um indivíduo de acordo com as "normas" de sua idade, prevendo um desempenho futuro.

Considerando o desenvolvimento do transtorno e os déficits dessa população, a Tabela 34.1 descreve suas características.[16] Na Tabela 34.2 encontram-se os níveis de deficiência intelectual conforme o DSM-5-TR[7] e, na Tabela 34.3, a correspondência com a CID-11.[12]

Tratamento

Em se excluindo as raríssimas etiologias potencialmente preveníveis ou tratáveis, a maioria das causas de deficiência intelectual não tem cura ou tratamento, embora seu reconhecimento proporcione à família a compreensão do diagnóstico e do prognóstico, bem como o risco de recorrência. Consequentemente, o objetivo do tratamento é a abordagem dos problemas associados, o que aprimora a qualidade de vida dessa população.

O processo terapêutico é predominantemente de habilitação, que define as necessidades básicas para a implantação do atendimento e determinará, de certo modo, o prognóstico da população envolvida. Esses serviços podem ser assim esquematizados, a partir das propostas da American Association on Mental Retardation (AAMR):[11]

- Na atenção primária
    - Medidas pré-natais
        - Planejamento familiar
        - Aconselhamento genético pré-natal
        - Diagnóstico pré-natal feito a partir de amniocentese (12ª semana de gestação) ou pelo estudo de vilosidade coriônica (8ª semana de gestação)
    - Medidas perinatais
        - Atendimento ao parto e ao recém-nato
        - *Screening* neonatal
        - Diagnóstico precoce
    - Medidas pós-natais
        - Serviços de puericultura
        - Diagnóstico precoce
        - Serviços de estimulação sensório-motora

Tabela 34.1 Critérios de classificação da deficiência intelectual.

Deficiência	QI	Descrição	CID-10	CID-11
Deficiência intelectual profunda	20 > QI	Corresponde a uma idade de desenvolvimento abaixo de 2 anos, frequentemente com déficits motores acentuados	F73	6A00.3
Deficiência intelectual moderada e grave	20 < QI < 36; 36 < QI < 50	Nível de independência nas atividades cotidianas dependendo de treinamento e com padrão de desempenho em nível de pensamento pré-operatório	F72 e F71	6A00.1 e 6A00.2
Deficiência intelectual leve	50 < QI < 70	Depende dos processos de treinamento e de adequação; e seu padrão de pensamento permanece em nível de operações concretas	F70	6A00.0

Adaptada de WHO, 1985.[16]

Tabela 34.2 Níveis de deficiência intelectual.

Gravidade	Domínio conceitual	Domínio social	Domínio prático
Profunda	Habilidades conceituais envolvem mais o mundo físico que processos simbólicos. O paciente usa objetos direcionados para metas de autocuidado, trabalho e recreação. Ocorrência concomitante de prejuízos motores e sensoriais impede o uso funcional de objetos	Compreensão muito limitada da comunicação verbal e gestual. O paciente entende algumas instruções e ordens simples. Expressão de desejos e emoções por meio de comunicação não verbal e não simbólica. Aprecia relacionamentos com membros bem conhecidos da família. Reage por meio de pistas gestuais. Ocorrência de prejuízos motores e sensoriais impede atividades sociais	Depende de outros para as AVD e segurança. Pode ajudar em algumas tarefas práticas domésticas. Expressa desejos e sentimentos por meio de comunicação não verbal e não simbólica. Recreação com apoio. Ocorrência de prejuízos motores e sensoriais impede atividades domésticas, recreativas e profissionais. Comportamentos mal-adaptativos presentes em menor parte dos pacientes
Grave	Alcance limitado de habilidades conceituais. Pouca compreensão de linguagem escrita e conceitos. Cuidadores proporcionam grande apoio para os problemas ao longo da vida	Linguagem falada limitada ao nível de vocabulário; e gramática com foco no aqui e agora. Usada para comunicação social mais que para explicações. Paciente entende discursos e comunicação gestual simples. Relações familiares são fonte de prazer e ajuda	Necessita de apoio para as AVDs e supervisão em todos os momentos. Não é capaz de decidir quanto a seu bem-estar. Necessidade de apoio para a vida social, doméstica e profissional. Comportamentos mal-adaptativos, inclusive com autolesão em menor parte dos pacientes
Moderada	Diferenças conceituais evidentes. Dificuldades e lentidão em habilidades acadêmicas. Progressos lentos em leitura, escrita, matemática, tempo ou dinheiro com limitações marcantes. Necessidade de apoio para trabalho em tarefas que demandem habilidades conceituais e comunicacionais. Necessidade de assistência contínua diária para tarefas elementares cotidianas, com outras pessoas podendo assumir totalmente essas responsabilidades	Diferenças marcantes no que se refere a comportamento social e comunicação. Linguagem como recurso primário para comunicação social, embora menos complexa. Não percebe nem interpreta adequadamente pistas sociais. Julgamento e capacidade decisória limitada demandam a ajuda de cuidadores. Amizades afetadas pelos déficits. Necessidade de apoio social e de comunicação para trabalhar	Dá conta de necessidades pessoais embora às vezes demande treino prolongado. Igualmente em atividades domésticas, quando adulto. Necessidade de apoio para trabalho em tarefas que demandem habilidades conceituais e comunicacionais. Atividades recreativas demandam treino e supervisão. Comportamentos mal-adaptativos em menor parte dos pacientes, causando problemas sociais
Leve	Pré-escolar sem diferenças conceituais óbvias. Dificuldades em habilidades acadêmicas que envolvam leitura, escrita, matemática, tempo ou dinheiro, sendo necessário apoio. Em adultos, pensamento abstrato e funções executivas, memória em curto prazo e uso funcional de habilidades acadêmicas. Abordagem concreta de problemas e soluções comparáveis a indivíduos da mesma faixa etária	Imaturo nas relações sociais. Dificuldade em perceber com precisão pistas sociais. Conversação, comunicação e linguagem são mais concretas e imaturas. Dificuldades na regulação da emoção e do comportamento de modo adequado, percebidas pelos pares. Compreensão limitada dos riscos em situações sociais, julgamento social imaturo, aumento dos riscos de modo geral	Funcionamento de acordo com a idade quanto a cuidados pessoais. Precisa de apoio em tarefas complexas nas AVDs. Quando adulto, demanda apoio para resolver problemas domésticos e pessoais. Juízo referente a recreação e bem-estar demanda apoio. Pode trabalhar em atividades que não demandem habilidades conceituais. Demanda apoio para tomada de decisões, profissão e constituição familiar

Adaptada de APA, 2023.[7] AVDs: atividades da vida diária.

Tabela 34.3 Quadro clínico da deficiência intelectual (CID-11 – WHO).[12]

Grau da deficiência intelectual (DI)	Características
DI leve	Condição originada durante o período de desenvolvimento, caracterizada por funcionamento intelectual e comportamento adaptativo abaixo da média (entre os percentis 0,1 e 2,3). Os indivíduos afetados exibem, frequentemente, dificuldade na aquisição e compreensão de conceitos linguísticos complexos, bem como de padrões acadêmicos. Podem apresentar cuidados domésticos básicos, de autocuidado e de atividades práticas. Podem apresentar vida independente relativa e atividades laborais quando adultos, porém podem demandar suportes adequados para tal
DI moderada	Condição originada durante o período de desenvolvimento, caracterizada por funcionamento intelectual e comportamento adaptativo significativamente abaixo da média (entre os percentis 0,003 e 0,1). As habilidades linguísticas e acadêmicas das pessoas afetadas variam, mas geralmente limitam-se às competências básicas. Podem dominar atividades básicas de autocuidado, domésticas e práticas. A maioria das pessoas afetadas necessita de um apoio considerável e consistente para conseguir uma vida independente e realizar atividades laborais quando adultos
DI grave	Condição originada durante o período de desenvolvimento, caracterizada por funcionamento intelectual e comportamento adaptativo quatro ou mais desvios padrão abaixo da média (menor que o percentil 0,03). Os indivíduos afetados exibem, frequentemente, limites consideráveis nas habilidades linguísticas e acadêmicas. Podem apresentar déficits motores e requerem suportes ambientais diários com supervisão constante, embora possam adquirir condições de cuidados básicos após intenso treinamento. Transtornos intelectuais graves e profundos são diferenciados por meio de seu comportamento adaptativo, uma vez que os testes psicométricos apresentam baixas confiabilidade e especificidade abaixo do percentil 0,03
DI profunda	Condição originada durante o período de desenvolvimento, caracterizada por funcionamento intelectual e comportamento adaptativo quatro ou mais desvios padrão abaixo da média (menor que o percentil 0,03). Os indivíduos afetados exibem, frequentemente, limites muito grandes nas habilidades linguísticas e acadêmicas. Podem apresentar déficits motores e sensoriais que requerem suportes ambientais diários com supervisão constante para os cuidados cotidianos. Transtornos intelectuais graves e profundos são diferenciados por meio de seu comportamento adaptativo, uma vez que os testes psicométricos apresentam baixas confiabilidade e especificidade abaixo do percentil 0,03

- Na atenção secundária
  - Diagnóstico
  - Tratamentos biomédico e cirúrgico
  - Serviços de apoio às famílias
  - Serviços de estimulação
- Na atenção terciária
  - Diagnóstico
  - Tratamentos biomédico e cirúrgico
  - Serviços pré-escolares
  - Educação especial
  - Programas profissionalizantes
  - Programas residenciais.

Esse processo depende de uma avaliação diagnóstica em todos os eixos, assim como de recursos da comunidade na qual o indivíduo se insere,[15] podendo-se se realizar o manejo comportamental (Tabela 34.4).

A questão psicofarmacológica (com o objetivo exclusivo de tratamento de condutas associadas) lança mão de diferentes medicamentos, embora os antipsicóticos sejam os mais frequentemente utilizados (em suas doses habituais) para os comportamentos abordados (sua prescrição deve ser realizada criteriosamente). Frighi et al.[18] destacam a maior ocorrência de diabetes tipo 2 e obesidade em mulheres com deficiência intelectual, observando-se também hiperprolactinemia com hipogonadismo secundário na população estudada em uso de neurolépticos.

Transtornos do espectro do autismo ou transtornos do espectro autista (6A02)

Descritos inicialmente por Kanner, destacam-se três padrões de comportamento alterados: a inabilidade no relacionamento interpessoal, o uso peculiar da linguagem e a tendência à mesmice. Posteriormente, Ritvo define autismo como um problema de desenvolvimento, frisando que muitos estudos se referem aos autistas como portadores de déficits cognitivos. Estudos posteriores ressaltaram a contribuição importante de fatores biológicos em associação ao autismo, inclusive porque exibem, com maior frequência, anormalidades físicas e/ou neurológicas leves (*soft signs*), anormalidades eletroencefalográficas e maior tendência ao desenvolvimento de síndromes epilépticas, além de ser detectado, mais comumente, em associação a algumas condições clínicas (como fenilcetonúria

Tabela 34.4 Manejo comportamental.

Reforço	Punição	Controle de estímulo e generalização	Modelagem
Pareamento de estímulos	Time out	(–)	(–)
Reforço diferencial	Supercorreção	(–)	(–)
Extinção	Estimulação aversiva à resposta	(–)	(–)

Adaptada de Benson e Aman, 1999.[17]

não tratada, rubéola congênita e esclerose tuberosa, entre outras). Também é descrita a presença de fatores de risco pré e perinatais como marcos de história pregressa dos afetados. Assim, há maior frequência de transtornos cognitivos e de linguagem entre os familiares destas crianças, o que sugere a existência de um *continuum* de sintomas associados ao vínculo genético.[19]

Atualmente, estima-se que a prevalência de autismo seja de 2 a 5 indivíduos por 10.000, com a possibilidade de aumentar para 10 a 20 por 10.000, caso se utilizem critérios mais amplos.[20,21]

Quadro clínico

O autismo é considerado uma síndrome comportamental, com etiologias múltiplas e curso de um transtorno de desenvolvimento,[22] caracterizado por um déficit social, reconhecível pela inabilidade em se relacionar com o outro, geralmente combinado com transtornos de linguagem e distúrbios motores. Segundo o DSM-5-TR,[7] aboliu-se a denominação síndrome de Asperger. Desse modo, para seu diagnóstico, devem ser preenchidos os critérios 1, 2 e 3 a seguir:

1. Déficits clinicamente significativos e persistentes na comunicação social e nas interações sociais, manifestados de todas as maneiras seguintes:
   a. Déficits expressivos nas comunicações não verbal e verbal usadas para interação social
   b. Falta de reciprocidade social
   c. Incapacidade para desenvolver e manter relacionamentos de amizade apropriados para o estágio de desenvolvimento
2. Padrões restritos e repetitivos de comportamento, interesses e atividades, manifestados por, pelo menos, duas das maneiras a seguir:
   a. Comportamentos motores ou verbais estereotipados, ou comportamentos sensoriais incomuns
   b. Excessiva adesão a rotinas e padrões ritualizados de comportamento
   c. Interesses restritos, fixos e intensos
3. Os sintomas devem estar presentes no início da infância, mas podem não se manifestar completamente até que as demandas sociais excedam o limite de suas capacidades.

Persistem, assim, dentro da categoria diagnóstica, os antigamente descritos, conforme apresentado na Tabela 34.5. Seu índice de comprometimento ou gravidade é de extrema importância para que se possa estabelecer tanto o projeto terapêutico adequado quanto seu prognóstico, conforme a Tabela 34.6. A CID-11 traz outra apresentação dos transtornos do espectro do autismo, conforme podemos observar na Tabela 34.5.[12]

Tratamento

Concebido como uma entidade multifatorial, o transtorno do espectro do autismo não tem cura ou tratamento específico.[23] Sua abordagem abrange um programa de tratamento que interfere

Tabela 34.5 Transtornos do espectro do autismo (TEA) de acordo com a CID-11.

Síndrome	Quadro clínico	CID-11
Transtorno do espectro do autismo sem transtorno intelectual e com leve ou sem comprometimento de linguagem funcional	Todos os requisitos para a definição são satisfeitos, o funcionamento intelectual e o comportamento adaptativo se encontram na faixa média e existe ligeira ou nenhuma redução na capacidade de uso de linguagem funcional para fins instrumentais, como para expressar necessidades e desejos pessoais	6A02.0
Transtorno do espectro do autismo com alteração no desenvolvimento intelectual e com leve ou sem comprometimento de linguagem funcional	Todos os requisitos para a definição de TEA e deficiência intelectual (DI) são satisfeitos com leve ou sem comprometimento da capacidade de uso de linguagem funcional para fins instrumentais, como para expressar necessidades e desejos pessoais	6A02.1
Transtorno do espectro do autismo com alteração no desenvolvimento intelectual e com linguagem funcional prejudicada	Todos os requisitos para a definição de TEA são satisfeitos, funcionamento intelectual e comportamento adaptativo estão dentro da faixa média e não é marcada a deficiência em linguagem funcional em relação à idade, com o indivíduo não sendo capaz de utilizar mais do que palavras ou frases simples para fins instrumentais, como para expressar necessidades ou desejos	6A02.2
Transtorno do espectro do autismo sem alteração no desenvolvimento intelectual e com linguagem funcional prejudicada	Todos os requisitos para a definição de TEA e DI são satisfeitos com acentuada deterioração da linguagem funcional em relação à idade, com o indivíduo não sendo capaz de utilizar mais do que palavras ou frases simples para fins instrumentais, como para expressar necessidades e desejos pessoais	6A02.3
Transtorno do espectro do autismo sem alteração no desenvolvimento intelectual e com ausência de linguagem funcional	Todos os requisitos para a definição são satisfeitos, o funcionamento intelectual e o comportamento adaptativo se encontram na faixa média e existe completa ou quase completa ausência de capacidade relativa para a idade no uso de linguagem funcional para fins instrumentais, como para expressar necessidades e desejos pessoais	6A02.4
Transtorno do espectro do autismo com alteração no desenvolvimento intelectual e com ausência de linguagem funcional	Todos os requisitos para a definição de TEA e DI são satisfeitos, e não é completa ou quase completa ausência de capacidade relativa para a idade no uso de linguagem funcional para fins instrumentais, como para expressar necessidades e desejos pessoais	6A02.5
Outros transtornos do espectro do autismo		6A02.Y
Transtorno do espectro do autismo não especificado		6A02.Z

Tabela 34.6 Níveis de gravidade do transtorno do espectro do autismo.

Gravidade	Comunicação social	Comportamentos repetitivos e interesses restritos
Nível 3 | Requer suporte muito grande	Graves déficits na comunicação social verbal e não verbal que ocasionam muitos prejuízos em seu funcionamento; interações sociais muito limitadas e mínima resposta ao contato social com outras pessoas	Preocupações, rituais imutáveis e comportamentos repetitivos interferem bastante em todas as esferas. Observa-se notório desconforto quando rituais ou rotinas são interrompidos. Grande dificuldade em se redirecionarem interesses fixos ou retornar para outros rapidamente
Nível 2 | Requer suporte grande	Graves déficits na comunicação social verbal e não verbal que aparecem sempre, mesmo com suportes, em locais limitados. Respostas reduzidas ou anormais ao contato social com outras pessoas	Preocupações ou interesses fixos aparecem frequentemente, sendo evidentes a um observador casual, interferindo em vários contextos. Desconforto e frustração são visíveis quando rotinas são interrompidas, o que dificulta o redirecionamento dos interesses restritos
Nível 1 | Requer suporte	Sem suporte local, o déficit social ocasiona prejuízos. Existe dificuldade em iniciar interações sociais e demonstra claros exemplos de respostas atípicas e sem sucesso no relacionamento social com outros. Pode-se observar pouco interesse pelas interações sociais	Rituais e comportamentos repetitivos causam interferência significativa em um ou mais contextos. Resiste às tentativas de se interromperem os rituais ou de se redirecionarem seus interesses fixos

Adaptada de APA, 2023.[7]

em diferentes áreas, como comportamento, aprendizado e capacitação dos familiares. O tratamento farmacológico é apenas parte de um esquema amplo a ser proposto ao paciente e à família, com o único intuito de controlar sintomas-alvo (hiperatividade, convulsões, autoagressividade, estereotipias etc.). Utilizam-se praticamente todas as classes de psicotrópicos, anticonvulsivantes e vitaminas (com resultados nada homogêneos nem animadores). Em nosso meio, privilegia-se o uso de neurolépticos, dada a redução de estereotipias, autoagressividade, comodidade da posologia, baixo custo e baixa incidência de efeitos colaterais significativos (excetuando-se a temida discinesia tardia).[4]

Uma visão global pode ser observada na Tabela 34.7.[24]

Transtornos do desenvolvimento do aprendizado (6A03 – 6A04)

Antes da década de 1940, as crianças com dificuldades acadêmicas eram frequentemente diagnosticadas como pacientes com *retardo mental* (segundo a nomenclatura em voga à época), portadoras de *problemas emocionais* ou, simplesmente, negligenciadas social e culturalmente. Surgiu, então, a ideia de que razões neurológicas poderiam ser a causa dos problemas acadêmicos, desenvolvendo-se o conceito de *lesão cerebral mínima*, sugerindo que lesões cerebrais cuja detecção não fosse clinicamente possível seriam as responsáveis pela dificuldade. Posteriormente, denominou-se a condição de *disfunção cerebral mínima*, cogitando-se um funcionamento cerebral diferente do habitual. Isso porque não se encontravam, obrigatoriamente, lesões cerebrais concomitantes com os quadros descritos. Inicialmente, detectava-se a dificuldade acadêmica pela habilidade primariamente prejudicada e, assim, surgiram os conceitos de *dislexia* (transtorno da leitura), *disgrafia* (transtorno da escrita) e *discalculia* (transtorno das habilidades aritméticas). Por fim, cunhou-se o termo *transtorno do aprendizado*, abrangendo todas estas condições. O DSM-5-TR[7] os classifica da seguinte maneira:

- Transtornos do desenvolvimento do aprendizado[7]
    - Transtornos do aprendizado
        - Transtorno da leitura
        - Transtorno da matemática
        - Transtorno da expressão escrita
    - Transtornos das habilidades motoras
        - Transtorno do desenvolvimento da coordenação
    - Transtornos da comunicação
        - Transtorno da linguagem expressiva
        - Transtorno misto da linguagem receptivo-expressiva
        - Transtorno fonológico
        - Tartamudez (gagueira).

A CID-11 apresenta a proposta descrita na Tabela 34.8.[12]

A real prevalência dos transtornos do aprendizado é ignorada, pois, em função das diferentes definições criadas ao longo das últimas décadas, a consistência dos dados obtidos em estudos de prevalência não pode ser sustentada. pesquisadores da área, no entanto, consideram que 5 a 10% seria uma estimativa razoável.[25] A propalada maior frequência dessa condição em meninos é hoje considerada fruto da maior morbidade referente ao sexo masculino, ou seja, os meninos são mais constantemente encaminhados para os estudos por sua maior probabilidade de apresentarem comportamentos disruptivos que originem demanda de atendimento.[26] Para Lyon et al.,[27] os transtornos de leitura apresentam prevalência de 10% e, para Marcelli e Braconnier,[28] as dificuldades motoras alcançam 19,6%. Enquanto isso, as de linguagem chegam a 17,5%.

Tabela 34.7 Evidências científicas e efeitos adversos do uso de psicofármacos na infância.

Fármaco	Sintoma-alvo, tipos de estudo e efeitos colaterais
Clozapina	Hiperatividade, inquietação, agressão. Poucos estudos realizados com poucas crianças dão suporte limitado ao uso
Risperidona	Agressão, automutilação. Muitos estudos abertos, séries de casos, duplos-cegos, multicêntricos apontam para eficácia
Olanzapina	Estudos de caso parecem mostrar eficácia. Observou-se diabetes induzido
Quetiapina	Um ensaio aberto mostrou ineficácia e pouca tolerabilidade
Ziprasidona	Comportamento mal-adaptativo. Estudo aberto e estudo retrospectivo apontaram resultados promissores que devem ser estudados
Aripiprazol	Ensaio clínico aberto relata melhora de comportamento mal-adaptativo
Clomipramina	Estereotipias e comportamentos repetitivos. Vários estudos abertos e cruzados mostram alguma eficácia. Retenção urinária, tontura e alterações no eletrocardiograma
Fluoxetina	Comportamento repetitivo. Ensaios clínicos cruzados e estudos abertos não mostram ação relativa a melhora global. Hiperatividade, insônia e irritabilidade
Fluvoxamina	Compulsões, agressões. Um estudo aberto e um duplo-cego parecem mostrar efetividade. Hiperatividade, insônia, agressão
Sertralina	Agressão, automutilação, comportamentos repetitivos. Apenas estudos abertos que parecem mostrar sua efetividade foram realizados. Agitação
Paroxetina	Autoagressão, irritabilidade. Dois relatos de caso e um estudo aberto mostram eficácia
Citalopram	Ansiedade e humor. Revisão de 15 prontuários médicos parece mostrar melhoras
Mirtazapina	Agressão, autodestruição, irritabilidade, hiperatividade, ansiedade, depressão, insônia. Um ensaio clínico aberto com 26 crianças mostrou eficácia modesta
Estimulantes	Agitação, hiperatividade, distratibilidade e comportamento disruptivo. Pesquisas comunitárias e clínicas indicam sua larga utilização, com mais efeitos adversos
Estabilizadores de humor	Agressão e descontrole de comportamento. Estudos de caso e estudos abertos parecem mostrar eficácia. Reações cutâneas adversas
Naltrexona	Hiperatividade. Estudos controlados mostram pouca eficácia
Secretina	Ensaios clínicos randomizados, duplos-cegos, controlados. Sem eficácia

Tabela 34.8 Transtornos do desenvolvimento da aprendizagem.

Transtorno do desenvolvimento da aprendizagem com deficiência na leitura	Caracterizado por dificuldades significativas e persistentes em aprender habilidades acadêmicas relacionadas a leitura com precisão, fluência e compreensão. Seu desempenho é marcadamente abaixo do que seria esperado para a idade cronológica e nível de funcionamento intelectual e resulta em prejuízo significativo no funcionamento escolar e profissional. É independente de transtorno no desenvolvimento intelectual, deficiência sensorial, falta de disponibilidade educacional, falta de proficiência na língua de instrução ou adversidade psicossocial	6A03.0
Transtorno no desenvolvimento da aprendizagem com deficiência na expressão escrita	Caracterizado por dificuldades significativas e persistentes em aprender habilidades acadêmicas relacionadas à leitura como precisão de ortografia, gramática, precisão de pontuação e organização e coerência de ideias. Seu desempenho é marcadamente abaixo do que seria esperado para o esperado para a idade cronológica e nível de funcionamento intelectual e resulta em prejuízo significativo no funcionamento escolar e profissional. É independente de transtorno no desenvolvimento intelectual, deficiência sensorial, falta de disponibilidade educacional, falta de proficiência na língua de instrução ou adversidade psicossocial	6A03.1
Transtorno no desenvolvimento da aprendizagem com deficiência em matemática	Caracterizado por dificuldades significativas e persistentes em aprender habilidades acadêmicas relacionadas com a matemática ou a aritmética, como o sentido de número, memorização de dados numéricos, cálculo preciso, cálculo fluente e raciocínio matemático preciso. Seu desempenho é marcadamente abaixo do que seria esperado para a idade cronológica e o nível de funcionamento intelectual e resulta em prejuízo significativo no funcionamento escolar e profissional. É independente de transtorno no desenvolvimento intelectual, deficiência sensorial, falta de disponibilidade educacional, falta de proficiência na língua de instrução ou adversidade psicossocial	6A03.2

Tabela 34.8 **Transtornos do desenvolvimento da aprendizagem.** *(Continuação)*

Transtorno no desenvolvimento da aprendizagem com outras dificuldades específicas	Caracterizado por dificuldades significativas e persistentes em aprender habilidades acadêmicas por outras dificuldades não relacionadas a leitura, escrita ou matemática. Seu desempenho é marcadamente abaixo do que seria esperado para a idade cronológica e o nível de funcionamento intelectual e resulta em prejuízo significativo no funcionamento escolar e profissional. É independente de transtorno no desenvolvimento intelectual, deficiência sensorial, falta de disponibilidade educacional, falta de proficiência na língua de instrução ou adversidade psicossocial por outras dificuldades não relacionadas	6A03.3
Transtorno no desenvolvimento da aprendizagem não especificado	Caracterizado por dificuldades significativas e persistentes na aquisição de habilidades motoras grossas e finas e deficiência na execução de habilidades motoras coordenadas que se manifestam por falta de jeito, lentidão ou imprecisão do desempenho motor. Seu desempenho é marcadamente abaixo do que seria esperado para a idade cronológica e o nível de funcionamento intelectual e resulta em prejuízo significativo no funcionamento escolar e profissional. É independente de transtorno no desenvolvimento intelectual, deficiência sensorial, falta de disponibilidade educacional, falta de proficiência na língua de instrução ou adversidade psicossocial	6A03.4

Quadro clínico

As avaliações psicológicas e pedagógicas (também denominadas abordagens psicoeducacionais) que envolvem os transtornos de aprendizado se utilizam, para sua compreensão, do modelo cibernético ou de processamento de informações em nível cerebral. O primeiro passo é receber e assimilar a informação (*input*). Uma vez gravada, tal informação deve ser manipulada de modo a ser compreendida (integração). O terceiro passo é o armazenamento e a recuperação (memória). Por fim, a informação deve ser comunicada pelo próprio sistema (*output*). Desnecessário lembrar que alterações perceptivo-motoras (como deficiências visuais, auditivas e motoras) devem ser avaliadas conjuntamente.

É frequente que a demanda de atendimento desta população seja por problemas de comportamento. O profissional nela envolvido, ao abordar uma criança ou um adolescente portador de dificuldades emocionais, sociais e familiares, além das acadêmicas, deve ser capaz de diferenciar entre causa e sintoma.

Tratamento

O tratamento de escolha é a orientação, com abordagens específicas para cada transtorno, que fogem ao escopo desta publicação. Condições clínicas psiquiátricas outras, que surjam como comorbidades, ou problemas emocionais, sociais e/ou familiares devem ser detectados e adequadamente conduzidos, tanto do ponto de vista medicamentoso quanto psicoterápico ou educacional.

A terapia farmacológica é dirigida, com prescrição de fármaco específico, de maneira clara e diretamente relacionada com sintomas específicos. Deve ser secundária aos programas de reabilitação relacionados com a organização do ambiente escolar, principalmente quando se considera a tendência atual de inclusão de crianças com dificuldades em ambientes sem qualquer adaptação. Isso envolve:

- Adaptação espacial:
  - Mesas para trabalho individual
  - Possibilitar o deslocamento do professor por toda a classe
  - Alunos-alvo alocados mais perto do professor e longe de janelas ou corredores, limitando-se os estímulos visuais do ambiente
  - Adequação de luminosidade
- Organização das atividades em classe:
  - Programas e rotinas claras
  - Reforço na ordem do material utilizado
  - Sistema de recompensas para os melhores trabalhos
  - Índices auditivos e visuais para os exercícios
  - Fragmentação dos exercícios
- Organização do tempo e das atividades em casa:
  - Reeducação psicomotora centrada na organização do esquema corporal
  - Lugar tranquilo com limitado número de estímulos e distratores
  - Planificação das tarefas
- Reeducação específica, como nas discalculias (a diferenciação das gnosias digitais com posteriores movimentos de contagem, manipulação de seriações, agrupamento e correspondências ponto a ponto a partir de material concreto possibilita as operações abstratas).

Transtorno de déficit de atenção e hiperatividade (6A05)

Descrito há 100 anos, o transtorno de déficit de atenção e hiperatividade (TDAH) é quadro de extrema importância, uma vez que se acredita não haver sob este rótulo apenas uma condição clínica, mas diversas subsíndromes que se relacionam. Enquanto diagnóstico, apesar de nomeado a partir da disfunção atencional, podem estar também presentes a impulsividade e a hiperatividade (que devem ocorrer em mais de um ambiente). A necessidade de dados fornecidos por observadores externos (como pais e professores) dificulta sua avaliação. Parte da controvérsia sobre esta síndrome foi gerada pelas muitas mudanças em sua terminologia, influenciadas pelas tendências históricas na conceituação de várias etiologias ou aspectos fundamentais da síndrome. Isso acarretou dificuldades na análise dos diversos estudos realizados em diferentes países e épocas.

Abrangente no estudo da prevalência do TDAH, o Estudo de Saúde Infantil de Ontário[29] resume 11 outros estudos, demonstrando que idade, tipo e tamanho da amostra, método de diagnóstico, razão entre os sexos, vida rural *versus* urbana e classe econômica podem afetar a prevalência. Detectou-se um pico de 8% entre os 6 e 9 anos, com cifras menores para pré-escolares e adolescentes. A prevalência diferencial entre os sexos, de 9% para meninos e 3,3% para meninas, foi menor que a habitualmente descrita em outros estudos. O tamanho da amostra e a ampla faixa etária englobada, a multiplicidade de fontes de informação utilizadas para se estabelecer o diagnóstico e a inclusão de dados socioeconômicos (além de vida rural ou urbana) tornam este estudo um marco na pesquisa do TDAH.[30] No DSM-5-TR,[7] o transtorno consiste em um padrão característico de comportamento e funcionamento cognitivo que se apresenta em diferentes ambientes e traz dificuldades para o desempenho educacional, laboral e social.[7]

Quadro clínico

O poder de percepção dos pais quanto à presença do TDAH aumenta sensivelmente conforme o contato com crianças de mesma idade. Isso porque a criança costuma ser, desde muito cedo, mais irritadiça, chora mais facilmente, tem sono agitado e sofre com vários despertares noturnos. A partir do primeiro ano de vida, apresenta agitação psicomotora, necessita de vigilância constante, quebra objetos com frequência e desinteressa-se rapidamente de brinquedos ou situações. Os meninos, principalmente, podem apresentar prejuízos no desenvolvimento da fala, com aquisição mais lenta e trocas, omissões e distorções fonêmicas, além de um ritmo mais acelerado (taquilalia). Esta condição pode propiciar mais dificuldades e alterações no processo de alfabetização da criança, caso não se realize uma intervenção precoce. O quadro *per se* é caracterizado por alterações de atenção a detalhes e de atenção sustentada, com dificuldades de planejamento e organização. A criança tem alto nível de distratibilidade, o que a leva a relutar em se engajar em atividades que demandem esforço mental, bem como a perder objetos ou esquecer tarefas facilmente.[31]

Paralelamente, pode-se observar hiperatividade intensa. Ainda são importantes a descoordenação motora e o atraso na aquisição de automatismos mais tardios, como amarrar um sapato ou utilizar um lápis, que se refletem em uma dispraxia com relação a crianças sadias de mesma faixa etária. O desenvolvimento da percepção temporoespacial também é prejudicado, o que resulta em dificuldade para desenhar e incapacidade de diferenciar símbolos gráficos semelhantes que se distingam apenas por sua disposição espacial (como as letras *b* e *d*). A coexistência de outros transtornos associados, decorrentes ou concomitantes (transtorno de conduta, depressão, uso abusivo e dependência de psicotrópicos, entre outros) deve ser adequadamente detectada, a fim de que sua abordagem seja a mais eficiente.[30]

Na CID-11,[12] encontramos três apresentações desse transtorno, conforme mostra a Tabela 34.9.

Tratamento

Em 1937, Bradley foi o primeiro a descrever o dramático efeito do estimulante benzedrina em um grupo de crianças hospitalizadas e com perturbações, inclusive algumas que apresentavam a síndrome hiperativa.[32] Embora sua menor eficácia e seus efeitos colaterais (mais deletérios) limitem seu uso, nas últimas décadas, diversos estudos medicamentosos bem planejados e controlados por placebo estabeleceram a eficácia dos psicoestimulantes na síndrome,[33] não obstante também sejam utilizados os antidepressivos tricíclicos e o haloperidol.

Apesar de não se restringir a isso, o tratamento deve incluir o uso de medicamentos, mesmo porque a maioria dos pacientes apresenta um comprometimento mais extenso do que uma alteração da atenção ou a hiperatividade.[34] Desse modo, dependendo das manifestações clínicas e comorbidades, podem ser necessárias terapia fonoaudiológica e corporal, além de ludoterapia ou abordagens psicopedagógicas (para aprimorar seu desempenho e sua conduta).[33-36]

Transtornos do movimento estereotipado (6A06)

Categoria trazida pela CID-11, caracterizada por movimentos voluntários, repetitivos, estereotipados, aparentemente sem finalidade, que surgem durante os períodos iniciais de desenvolvimento

Tabela 34.9 Transtornos do déficit de atenção e hiperatividade quanto à apresentação (6A05).

Apresentação predominantemente desatento	Todos os requisitos para o diagnóstico são atendidos e os sinais de desatenção são predominantes na apresentação clínica. Desatenção refere-se à dificuldade significativa em manter a atenção nas tarefas que não fornecem um alto índice de estimulação ou recompensas frequentes, distração e problemas com a organização. Alguns sintomas hiperativo-impulsivos podem estar presentes mas não são clinicamente significativos em relação aos sintomas de desatenção	6A05.0
Apresentação predominantemente hiperativo-impulsiva	Todos os requisitos para o diagnóstico são atendidos e os sinais de hiperatividade-impulsividade são predominantes na apresentação clínica. Hiperatividade refere-se à atividade motora excessiva e outras dificuldades com o demais que se mostram mais evidentes em situações que requerem autocontrole comportamental estruturado. Impulsividade é uma tendência a agir em resposta a estímulos imediatos, sem deliberação ou consideração de riscos ou consequências. Alguns sintomas de desatenção podem estar presentes, mas não são clinicamente significativos em relação aos sintomas de hiperatividade-impulsividade	6A05.1
Apresentação combinada	Todos os requisitos para o diagnóstico são atendidos. Ambos os sinais de desatenção e hiperatividade-impulsividade são clinicamente significativos, não havendo predominância de qualquer deles na apresentação clínica. Desatenção refere-se à dificuldade significativa em manter a atenção em tarefas que não fornecem um alto índice de estimulação ou recompensas frequentes, distração e problemas com a organização. Hiperatividade refere-se à atividade motora excessiva e a outras dificuldades com os demais que se mostram mais evidentes em situações que requerem autocontrole comportamental estruturado. Impulsividade é uma tendência a agir em resposta a estímulos imediatos, sem deliberação ou consideração de riscos ou consequências	6A05.2

Tabela 34.10 Transtornos de movimento estereotipado (6A06).

Sem autolesão	Os comportamentos estereotipados interferem nas atividades normais mas não resultam em lesões corporais autoinfligidas. Corresponde a movimentos repetitivos, estereotipados, aparentemente sem finalidade (às vezes rítmicos), que surgem durante as fases iniciais de desenvolvimento, não são causados por efeitos fisiológicos de alguma substância ou medicação e interferem com as atividades normais. Podem incluir balançar o corpo, a cabeça, maneirismos, agitar das mãos	6A06.0
Com autolesão	Os comportamentos estereotipados interferem nas atividades normais, resultando em lesões corporais autoinfligidas suficientes para demandar tratamento médico. Corresponde a movimentos repetitivos, estereotipados, aparentemente sem finalidade (às vezes rítmicos), que surgem durante as fases iniciais de desenvolvimento, não são causados por efeitos fisiológicos de alguma substância ou medicação e são autoagressivos, podendo incluir bater a cabeça, dar tapas no rosto e morder mãos, lábios e outras partes do corpo	6A06.1
Outros especificados		6A06.Y
Outros não especificados		6A06.Z

(não sendo causados por efeitos fisiológicos de alguma substância) ainda que interferindo nas atividades normais do indivíduo ou resultando em ferimentos autoinfligidos. Podemos melhor descrevê-los a partir da CID-11, conforme verificamos na Tabela 34.10.[12]

A QUESTÃO DA EPIDEMIA DE COVID-19 E A SAÚDE MENTAL NA INFÂNCIA

O início do século XXI aportou uma experiência inédita, quer do ponto de vista da Saúde Mental, quer do ponto de vista dos Estudos Sociais, uma vez que tivemos que nos defrontar com uma epidemia de imensa proporção, afetando diretamente a saúde mental e o desenvolvimento de crianças e adolescentes. Isso porque ela trouxe uma situação jamais vivida pela humanidade, caracterizando uma pandemia com proporções globais e consequências que, mesmo agora, são de difícil avaliação.

Uma pandemia corresponde a uma epidemia que se espalha rapidamente por diversos países, afetando uma quantidade relativamente grande de pessoas e gerando consequências em níveis micro e macrossistêmico, impondo (pelo tempo que duram) novas regras e hábitos sociais para a população mundial, mobilizando diversos procedimentos visando à sua contenção.

Considerando-se a epidemia de covid-19 que afetou a população global, o Brasil teve seu primeiro caso da doença notificado em 25 de fevereiro de 2020, com um número de acometidos pelo vírus que cresceu gradativamente, uma vez que se constituiu em uma doença com alta taxa de transmissibilidade, com incidência ao redor de 80,1/100.000, prevalência de 0,08%, letalidade de 0,5 a 1% e mortalidade ao redor de 40/100.000.[37]

Diante de um quadro de tal amplitude e gravidade, medidas de Saúde Pública tiveram que ser tomadas, tais como distanciamento social enquanto medida de prevenção da disseminação do covid-19, com a população orientada quanto à necessidade de sair de seus ambientes domiciliares apenas em caso de necessidade extrema e absoluta; esforço de diminuição dos contatos e aproximação física entre as pessoas de uma população, a fim de diminuir a velocidade de contágio; isolamento social como forma de separar as pessoas já infectadas daquelas assintomáticas; e quarentena enquanto forma de mitigar a circulação de pessoas que possam ter sido potencialmente expostas à doença.

A China foi o primeiro país a adotar a quarentena e o isolamento social, embora já indicando que possíveis consequências psicológicas do confinamento em massa (nunca antes realizado na história) pudessem ocorrer com maiores índices de ansiedade, depressão, uso nocivo de álcool e menor bem-estar mental do que os índices populacionais usuais, uma vez que pacientes confirmados ou suspeitos de covid-19 podem sentir medo das consequências da infecção (potencialmente fatal) e aqueles que estão em quarentena podem sentir tédio, solidão e raiva. Isso porque, além dos efeitos diretamente ligados à exposição à doença, devem ser considerados os efeitos na saúde mental devidos à exposição e ao tipo de informação acessada a respeito da pandemia, sabendo-se que aqueles que foram mais frequentemente expostos a informações sobre mortos e infectados apresentaram mais risco de apresentarem transtornos mentais menores: a exposição a notícias frequentes sobre uma situação como a da pandemia provoca prejuízo na saúde mental, com os meios de comunicação intermediando os agentes públicos e a população polarizando o contexto; em muitas situações, aumentaram o estresse e os problemas de saúde mental, já que a mídia não apresentou imparcialidade nem transparência, tendo originado uma indústria de incertezas que levou a um contexto de instabilidade que caracterizou uma verdadeira "infodemia", na forma de uma exposição prolongada e excessiva a informações sobre o problema em questão.

Dessa forma, crianças e adolescentes foram muito afetados, com estudos mostrando maior ocorrência de sintomas depressivos e ansiosos (com o sexo feminino sendo o mais afetado), observando-se ainda impacto no desenvolvimento e problemas psicológicos.[38-42] Podem ser considerados como fatores de risco o isolamento social, o estilo de vida sedentário (com o aumento do tempo de telas),[41,42] o encerramento das escolas e o tédio decorrente, o medo das incertezas do curso da pandemia, a falta de espaço pessoal em casa, problemas financeiros familiares, medo de ser infectado e/ou infectar parentes e eventuais episódios de abuso e violência infantil.[43] Podem ser considerados

Tabela 34.11 Relação período de desenvolvimento, quadro clínico e sintomatologia.

Período	Quadros possíveis	Clínica
Sensório-motor	Atrasos no desenvolvimento Negligência	Limites no funcionamento presente, principalmente nas áreas da linguagem e da sociabilidade Abandono pelo *home office*, episódios de violência ou falhas no esquema de supervisão familiar
Pré-operatório	Ansiedade Depressão Transtornos de adaptação	Sintomas ansiosos desde ansiedade generalizada até fobias, ansiedade de separação, transtornos de estresse pós-traumático Tristeza, anedonia, disforia, exaltação, desinibição Sintomatologia depressivo-ansiosa
Operações concretas	Ansiedade Depressão	Quadros com sintomatologia similar à observada em geral
Operações formais	Ansiedade Depressão Uso de drogas	Quadros com sintomatologia similar à observada em geral

Tabela 34.12 Categorias existenciais e sua relação com o tipo de vivências e os eventos vividos.

Componentes da temporalidade	Tipo de vivência	Fato
Relação com o passado	Sobredeterminado com falta de apelo futuro	"Se a perspectiva de futuro é diminuída pela proximidade da morte, o que sobra é somente o que já vivi"
Relação com o futuro	Inexistente. Sem liberação da facticidade pelo futuro	"Se existe a perspectiva de uma morte tão próxima, não há possibilidade de construção de qualquer projeto"
Vivência de espaço	Restrição do espaço vivido	"Todos ficaram restritos espacial e relacionalmente. Deu-se um isolamento existencial"
Ligação com o outro	Dívida moral (culpa, dever), ligação sobredeterminada	"Qualquer eventual transgressão aporta a possibilidade de ferir ou matar pessoas amadas e próximas"
Ligação com o real	Sobredeterminação do modo relacional com os objetos, hiper-realismo	"Na ausência das pessoas sobram as coisas que, entretanto, não possibilitam relações de intimidade e de afeto"
Aspectos da história	Vivência de finitude, de ser tardio, de término	"Nunca a morte esteve tão próxima e de maneira tão concreta no imaginário de todos"

fatores protetivos comunicação virtual com parentes e amigos, exercícios físicos, manutenção de rotinas, campanhas de conscientização e promoção de instalações e apoio psicológico.[40] Infelizmente, poucas dessas possibilidades estiveram presentes em nosso meio.

Podemos pensar, de maneira meramente empírica, que a situação vivida possibilitou o aparecimento de sintomatologia característica, conforme podemos visualizar na Tabela 34.11.

Tanto os quadros quanto a sintomatologia observada podem ser facilmente compreendidos ao pensarmos, de maneira existencial, o momento vivido pelos jovens e adolescentes durante o período pandêmico, conforme visualizado na Tabela 34.12.

NEURODIVERSIDADE

Não poderíamos deixar de tangenciar um tema de extrema importância e atualidade que (embora influindo consideravelmente em vários aspectos da cultura atual) se reflete, por suas consequências, de maneira marcante na Psiquiatria da Infância e da Adolescência.

Neurodiversidade é um conceito utilizado por Judith Singer (cientista social) e posteriormente avalizado no livro *Neurotribes*, de Steve Silberman, que nos encoraja a reconhecer os TEAs, assim como outras alterações comportamentais importantes, como um exemplo de *diversidade* (no qual ninguém é normal, havendo somente *diferenças*).

É um conceito compatível com os direitos civis que dá a liberdade de ser diferente e optar pela forma pessoal de ser de maneira contrária ao conceito de transtorno, no qual se assume que aquele conjunto de sintomas ou sinais necessita (ou pode) ser erradicado, prevenido ou curado.

O conceito se embasa na ideia de que não existe um só caminho para o cérebro ser normal e que necessitamos de uma linguagem ética e não estigmatizante, não patologizando determinadas características, visto que variações genéticas ou outros tipos de variações biológicas seriam intrínsecas à identidade pessoal.

Em consequência, propõe mudanças da nomenclatura, pois a ideia de transtorno destacaria que a pessoa afetada não seria capaz para a função em qualquer ambiente e, por isso, não se aplicaria aos casos de autismo e a outros transtornos mentais em uma sociedade *compreensível* para com eles. Isso porque se consideraria doença somente quando os mecanismos causais fossem conhecidos (o que nos faria desconsiderar e, consequentemente, tratar sífilis até o fim do século XIX ou algumas doenças degenerativas até o presente); disabilidade, quando as pessoas estivessem abaixo da média de funcionamento em uma ou mais funções físicas ou psicológicas; e diferença quando as pessoas fossem *simplesmente* atípicas por distintas razões.

Embora hoje haja importantes autores[36] defendendo essa visão, nós, como médicos, e pensando biológica e evolutivamente, não podemos desconsiderar que qualquer comportamento que implique uma vantagem evolutiva é reforçado pela seleção de determinantes genéticos de tal comportamento.* Assim, o comportamento é o marca-passo da evolução, o que nos induz a considerar esses fenômenos de modo a compreendê-los para que possamos auxiliá-los, não a partir da perspectiva de homogeneização (como querem alguns críticos), mas da perspectiva de, ao cuidar e proteger, minorar o sofrimento de uma população em função de suas dificuldades adaptativas, dado que é utópico pensarmos na mudança do homem enquanto ser que compete pela própria sobrevivência com finalidades específicas. Não podemos simplesmente amplificar visões típicas de sociedades opulentas como se fossem possibilidades universais.

CONCLUSÃO

A Psiquiatria Infantil ocupa-se de uma série de fenômenos que englobam desde quadros biológicos e orgânicos até alterações psíquicas heterogêneas e problemas individuais (ou coletivos) de saúde mental. É essa extrema abrangência de seu campo que não permite generalizações simplistas, sejam elas de qualquer abordagem, tornando-se importante a colaboração entre diferentes áreas do conhecimento sem viés ideológico que privilegie somente uma.

O psiquiatra infantil deve ser alguém que, por sua formação específica em diferentes campos do conhecimento, consegue diagnosticar precocemente um grande número de problemas de saúde mental e orientá-los em nosso meio (carente de recursos humanos e materiais). Pensar na simples transposição da nosografia e da nosologia do adulto para a criança (como se vem fazendo de maneira sistemática nas últimas décadas), bem como transpor aspectos meramente sociais com finalidade pseudo-humanitária é, além de uma simplificação ingênua da área, um problema de grave magnitude. Isso porque delega o cuidado de nossas futuras gerações a quem não tem embasamento sobre o assunto com atitudes (no mínimo) irresponsáveis.

REFERÊNCIAS BIBLIOGRÁFICAS

1. Fernandes FA. Fundamentos de la psiquiatria actual. Madrid: Paz Montalvo, 1979.
2. Marchais P. Psychiatrie de synthése. Paris: Masson, 1973.
3. Kagan J. Gale encyclopaedia of childhood & adolescence. Detroit: Harvard University, 1998.
4. Assumpção Jr, Batista F, Kuczynski E. Transtorno do espectro autista/autismo: conceito e diagnóstico. In: Assumpção Jr, Batista F, Kuczynski E. Tratado de psiquiatria da infância e da adolescência. 3. ed. São Paulo: Atheneu, 2017.
5. Smilkstein G. The Family APGAR: A proposal for family function test and its use by physicians. J Fam Pract. 1978;6(6):1231-9.
6. Smilkstein G, Ashworth C, Montano D. Validity and reliability of the Family APGAR as a test of family function. J Fam Pract. 1982;15:303-11.
7. American Psychiatric Association. Manual Diagnóstico e Estatístico de Transtornos Mentais: DSM-5-TR. 5. ed. Porto Alegre: Artmed; 2023.
8. Shaffer D, Gould MS, Brasic J et al. A Children's Global Assessment Scale (CGAS). Arch Gen Psychiatry. 1983;40(11):1228-31.
9. Mancini MC. Inventário de avaliação pediátrica de incapacidade (PEDI). Belo Horizonte: UFMG, 2005.
10. Stein DJ, Szatmari P, Gaebel W et al. Mental, behavioral and neurodevelopmental disorders in the ICD-11: An international perspective on key changes and controversies. BMC Med. 2020; 18(1):21. Disponível em: https://doi.org/10.1186/s12916-020-1495-2.
11. American Association on Mental Retardation. Mental retardation: Definition, classification, and systems of supports. Washington: AAMR, 2002.
12. World Health Organization (WHO). ICD 11:06 Mental, behavioural or neurodevelopmental disorders [Internet]. 2018. [Acesso em: 6 fev. 2023]. Disponível em: https://ic.who.int/ct11/icd11_mmg/en/release.
13. Krynski S. Deficiência mental. Rio de Janeiro: Atheneu, 1968.
14. Newell SJ, Green SH. Diagnostic classification of the aetiology of mental retardation in children. Brit Med J. 1987;294(6581):163-6.
15. Vasconcelos MM. Retardo mental. J Pediatr. 2004;80(Supl 2):571-82.
16. World Health Organization. Mental retardation: Meeting the challenge. Geneva: WHO, 1985.
17. Benson BA, Aman MG. Disruptive behavior disorders in children with mental retardation. In: Quay HC, Hogan AE (eds.). Handbook of disruptive behavior disorders. Dordrecht, Netherlands: Kluwer Academic Publishers, 1999.
18. Frighi V, Stephenson MT, Morovat A et al. Safety of antipsychotics in people with intellectual disability [Internet]. 2011 [Acesso em: 4 abr. 2012]. Disponível em: http://bjp.rcpsych.org/content/199/4/289.
19. Bartak L, Rutter M, Cox A. A comparative study of infantile autism and specific developmental receptive language disorder. I. The children. Br J Psychiatry. 1975;126:127-45.
20. Wing L. The autistic continuum. In: Wing L (ed.). Aspects of autism: Biological research. London: Royal College of Psychiatrists & The National Autistic Society, 1988.
21. Bryson SE, Clark BS, Smith TM. First report of a Canadian epidemiological study of autistic syndromes. J Child Psychol Psychiatr. 1988; 29:433-45.
22. Gillberg C. Autism and pervasive developmental disorders. J Child Psychol Psychiat. 1990;31(1):99-119.
23. Asperger H. Die "autistischen psychopathen" in Kindesalter. Autistic psychopathy in childhood. Arch Psychiatr Nervenkr. 1944; 117:76-136.
24. Nikolov R, Jonker J, Scahill L. Autismo: Tratamentos psicofarmacológicos e áreas de interesse para desenvolvimentos futuros. Rev Bras Psiquiatr. 2006;28(Suppl I):S39-46.
25. Silver LB. Transtornos do desenvolvimento do aprendizado. In: Lewis M (ed.). Tratado de psiquiatria da infância e adolescência. Porto Alegre: Artes Médicas, 1995.
26. Berry CA, Shaywitz SE, Shaywitz BA. Girls with attention deficit disorder: A silent minority? A report on behavioral and cognitive characteristics. Pediatrics. 1985;76:801-9.

---

*Denominado *Efeito Baldwin*.

27. Lyon GR, Shaywitz SE, Shaywitz BA. A definition of dyslexia. Ann Dyslexia. 2003;53(1):1-14.
28. Marcelli D, Braconnier A. Adolescência e psicopatologia. Porto Alegre: Artmed, 2007.
29. Szatmari P, Offord DR, Boyle MH. Ontario Child Health Study: Prevalence of attention deficit disorder with hyperactivity. J Child Psychol Psychiat. 1989;30:220.
30. Weiss G. Transtorno de déficit de atenção por hiperatividade. In: Lewis M (ed.). Tratado de psiquiatria da infância e adolescência. Porto Alegre: Artes Médicas, 1995.
31. Araújo APQC. Avaliação e manejo da criança com dificuldade escolar e distúrbio de atenção. J Pediatr (Rio J). 2002;78(Supl.1):S104-10.
32. Correia Filho AG, Rohde LAP. Árvore de decisão terapêutica do uso de psicofármacos no transtorno de déficit de atenção/hiperatividade e comorbidades em crianças. Infanto – Rev Neuropsiq da Inf e Adol. 1998;6(2):83-91.
33. Coelho L, Chaves E, Vasconcelos S et al. Transtorno de déficit de atenção e hiperatividade (TDAH) na criança: Aspectos neurobiológicos, diagnósticos e conduta terapêutica. Acta Med Port. 2010;23(4):689-96.
34. Powell SG, Thomsen PH, Frydenberg M et al. Long-term treatment of ADHD with stimulants: A large observational study of real-life patients. J of Att Dis. 2011;15(6):439-51.
35. Vilanova LCP. Distúrbios da atenção na infância e adolescência. In: Assumpção Jr, Batista F (ed.). Psiquiatria da infância e da adolescência. São Paulo: Maltese-Santos, 1994.
36. Baron-Cohen S. Editorial perspective: Neurodiversity – a revolutionary concept for autism and psychiatry. Journal Child Psychology and Psychiatry. 2017;58(6):744-7.
37. Brasil. Ministério da Saúde. Secretaria de Vigilância em Saúde. COVID-19 Painel Coronavírus [Internet]. 2020 [Acesso em: 11 maio 2020]. Brasília: Ministério da Saúde; Disponível em: https://covid.saude.gov.br.
38. Qiu J, Shen B, Zhao M et al. A nationwide survey of psychological distress among Chinese people in the COVID-19 epidemic: Implications and policy recommendations. Gen Psychiatry. 2020;33(2):e100213.
39. Wang C, Pan R, Wan X et al. Immediate psychological responses and associated factors during the initial stage of Coronavirus Disease (COVID-19) epidemic among the general population in China. Int J Environ Res Public Health. 2020;17(5):1729.
40. Bilar JA, Bulhões CSG, Sette GCS et al. Saúde mental de crianças na pandemia da COVID-19: Revisão Integrativa. Rev Min Enferm. 2022;26:e-1450.
41. Andrade BM, Barreto ASM, Campos AM et al. Os fatores associados à relação entre tempo de tela e aumento de ansiedade em crianças e adolescentes durante a pandemia de COVID-19: Uma revisão integrativa. Res Soc Dev. 2022;11(8):e8511830515.
42. Maldonado AKS, Granja ERS, Pfeilsticker FJ et al. Impactos da pandemia para o desenvolvimento infantil: Uma revisão bibliográfica. Res Soc Dev. 2023;12(2):e2412239804.
43. Pantoja JC, Gomes KC, Canale LMM et al. Agravamento dos casos de violência sexual contra crianças e adolescentes durante a pandemia de COVID-19 no Brasil: Uma revisão sistemática da literatura. Res Soc Dev. 2022;11(14):e511111436316.

35 Psiquiatria na Adolescência

Miguel Angelo Boarati ▪ Déo de Almeida Boarati ▪
Ricardo Nogueira Krause ▪ Jônia Lacerda Felício

INTRODUÇÃO

A adolescência consiste em um processo socioafetivo que engloba e decorre das mudanças biológicas da puberdade. É a etapa da vida em que o indivíduo começa a ter mais autonomia na relação com os familiares, constitui gradualmente a identidade pessoal, vivencia as preferências e os modelos amorosos e sexuais e questiona e constrói uma particular visão de mundo e consequente posicionamento social. Ou seja, são os anos em que a pessoa vislumbra seu destino e seu itinerário de vida, realizando, de modo mais ou menos responsável, as escolhas estratégicas que facilitarão ou não o enfrentamento dos desafios da vida adulta. Assim, a adolescência é uma época empolgante, de desenvolvimento de importantes competências para construir uma vida significativa, mas também tem imensos riscos. Desse modo, a atuação dos profissionais de Saúde e Educação nesta etapa tem um caráter tão preventivo quanto aquela que é realizada na infância.

Ao longo da história, tal período não era considerado. O indivíduo atravessava a infância (fase de total dependência de cuidados e atenção parental) direto para o modelo de vida adulto, com responsabilidades e obrigações. A partir do momento em que a criança pudesse gerir sua vida, constituir família e manter seu sustento, já poderia ser considerada adulta.

A infância ganhou destaque muito antes de se observar a existência da adolescência. As fases do desenvolvimento físico, emocional e social na infância eram descritas, enquanto a adolescência permanecia com um período incerto e divergências quanto a início e término. Mesmo nos primórdios da psicanálise, deu-se pouca importância a essa fase da vida, focando-se os conflitos infantis como a base para os processos psicopatológicos.

Até quando essa fase da vida passou a ser considerada como distinta e importante, suas diferentes fases e aspectos não eram claros. Transformações físicas externas observáveis poderiam determinar sua existência, porém mudanças bem mais importantes como o desenvolvimento cerebral, o estabelecimento de papéis sociais, o desenvolvimento emocional e cognitivo e a consolidação da identidade eram pouco ou nada explorados. Nos últimos anos, aumentou de maneira significativa a compreensão sobre o desenvolvimento cerebral do adolescente. Sabe-se que várias mudanças morfológicas e funcionais acontecem no cérebro do adolescente, e essas alterações sofrem grande impacto de suas experiências, estado de saúde física e mental e uso de substâncias, principalmente as de ação sobre o sistema nervoso central.[1,2]

Hoje, com estudos advindos das diferentes áreas das neurociências (genética, neuroimagem, neuropsicologia) e da psicologia do desenvolvimento, pode-se admitir que a adolescência é um período muito mais complexo, repleto de possibilidades, potenciais e riscos. É um período de transformações consistentes, físicas, cognitivas, emocionais e sociais que perdurarão por toda a vida do indivíduo. Alterações hormonais, desenvolvimento da capacidade reprodutiva e da possibilidade de constituição familiar, preparação para assumir funções de destaque e liderança em seu meio social, estruturação da personalidade, aumento das demandas e responsabilidades, com possíveis riscos de envolvimento em práticas de risco que desviem planos inicialmente traçados pela família de origem e pela sociedade: tudo isso configura essa fase da vida marcada por alterações hormonais, que dura, em média, 13 a 15 anos, mas cujos efeitos e consequências serão sempre verificados.

IMPORTÂNCIA DA ADOLESCÊNCIA DENTRO DO CONTEXTO MÉDICO, PSICOLÓGICO E PEDAGÓGICO

Houve o advento da hebiatria, especialidade médica que cuida de adolescentes no contexto da clínica geral e de outras especialidades, como a ginecologia e a endocrinologia. Os psicólogos clínicos também passaram nos últimos anos a desenvolver estudo e prática acerca da melhor compreensão e atuação sobre conflitos emocionais e comportamentais de adolescentes, atuando de maneira específica em diferentes linhas de psicoterapias. Mesmo no campo da Educação existem profissionais que se especializaram em metodologias de ensino destinadas à população jovem.

Mesmo com algumas incertezas, é importante tentarmos esclarecer os aspectos específicos da adolescência, separando-a da infância e da vida adulta. Convém verificar o que é esperado em cada momento, quais seriam potenciais desvios que exigiriam intervenções específicas e quais os atributos em cada fase.

ADOLESCÊNCIA ATRAVÉS DOS TEMPOS

As referências ao comportamento disruptivo e contestador dos adolescentes encontram-se em textos bastante antigos. O Velho Testamento é um bom exemplo, embora suas sugestões de intervenção corretiva possam não agradar aos educadores mais liberais. Sócrates já descrevia um comportamento errático, insolente e descompromissado daqueles que vagavam pelas praças sem qualquer respeito a seus mestres. Hipócrates, em sua Teoria dos Humores, coloca o adolescente no quadrante do "quente e seco", da luminosidade plena do meio-dia, com predomínio da bile amarela, colérica e intensa.

Podemos pensar a puberdade como uma descrição orgânica e biológica das transformações que se iniciam, em geral, por volta dos 10/11 anos. A seu correlato psicológico e social, chamamos *adolescência*.

O comportamento adolescente vem sendo objeto de atenção da literatura há algum tempo: *O Despertar da Primavera*, de Frank Wedekind; *Capitães de Areia*, de Jorge Amado; *O Senhor das Moscas*, de William Golding; e *O Apanhador no Campo de Centeio*, de J. D. Sailinger, são obras seminais que universalizaram as angústias, incertezas e ambivalências de uma fase da evolução que, por seus extremos, é naturalmente marcada por grandes oscilações e dramaticidade. No entanto, a criação do conceito de "adolescência" é algo bastante recente. Segundo P. Arriès, citado por Outeiral, "[...] o conceito de criança como indivíduo em desenvolvimento e com necessidades específicas surge em torno do século XVIII; o conceito de adolescência como período evolutivo se organiza no século XX, ou entre as duas grandes guerras mundiais (1914-18 e 1939-45)".[3,4] Apesar de recente, a adolescência como conceito vem ganhando cada vez mais atenção por vir se tornando cada vez mais precoce e ter seu fim postergado, em determinados estratos sociais, a faixas etárias absolutamente impensáveis há alguns anos.

A adolescência era, há pouquíssimo tempo, uma fase que todos queriam superar o mais rapidamente possível: sair das imposições externas do mundo da infância para a suposta liberdade do universo dos adultos. A partir da chamada geração X (nascidos entre 1960 e 1980), a autoridade parental foi sendo drasticamente ressignificada. Os pais passaram a colocar-se como amigos dos próprios filhos, estabelecendo-se uma democracia familiar baseada no diálogo e na necessidade de explicar e justificar regras e normas: "porque não" virou uma resposta impensável da parte dos pais. O *slogan* dos estudantes franceses do maio de 1968, "É proibido proibir", floresceu entre os pais que desejavam para seus filhos uma vida sem os sacrifícios que tiveram que enfrentar, além de tentar compensar com agrados cada vez maiores a menor disponibilidade de tempo junto à sua prole.

Sempre se falou de um conflito de gerações, particularmente evidente na adolescência. Mas as mudanças ocorridas na metade final do século XX e no início do XXI elevaram o tom das dissonâncias ao nível de abismo transgeracional. Pais e filhos passaram a tentar se relacionar em eras bastante diversas. Podemos nomear esse conflito do "moderno" contra o "pós-moderno".

O advento da internet, do ciberespaço e da consequente realidade virtual mudou definitivamente a relação entre as pessoas e, indiscutivelmente, a configuração mental dos nativos digitais, da chamada geração @, também conhecidos como membros da geração Z, jovens entre 13 e 18 anos que em breve tomarão as rédeas do mercado de consumo.

Algumas características desses novos tempos são especialmente preocupantes. Podemos localizar na transição dos anos de 1950 para os de 1960 a confirmação do preconizado por Marx: tudo o que era sólido desmanchou-se no ar. A partir de então, as certezas e crenças definitivas e definidoras foram sendo progressivamente desconstruídas e atropeladas por um mundo em franca transformação com sistemática quebra de paradigmas.

Novos grupos ascenderam ao protagonismo: mulheres, afro-descendentes e homossexuais passaram a ter voz cada vez mais ativa e reivindicativa, alterando as relações de poder até então vigentes. O valor da tradição foi definitivamente desqualificado e repudiado. Anteriormente, os pais seguiam um roteiro estabelecido de conduta, um protocolo básico aplicável a toda e qualquer contingência. Progressivamente, esse roteiro foi perdendo seus contornos até os tempos atuais, com uma parentagem absolutamente desprovida de GPS.

As mães, cada vez mais voltadas para seus projetos pessoais, terceirizam e delegam a função de criação dos filhos às creches e às escolas, certamente despreparadas para essa função. O adolescente de hoje carece de alguns elementos fundamentais à formação saudável.

Em primeiro lugar, carece de modelos de identificação para construir a partir de parâmetros concretos seus valores e princípios: enquanto os heróis modernos tinham causas justas, solidárias e coletivas, citando Outeiral, o herói pós-moderno tem "causas estritamente pessoais das quais deve obter o máximo de proveito, não solidárias, egoísticas, pelas quais nunca se deve sacrificar ou oferecer a vida por elas".[3]

Outra carência digna de nota é a de amigos. A principal tarefa da adolescência talvez seja o estabelecimento de laços de amizade que atenuem a indescritível solidão de uma jornada em que não se pode mais contar com a segurança, quando existente, da família de origem. O adolescente é, por definição, um buscador de sensações e novidades. Nesse primado da hipofrontalidade, os pais são mais do mesmo. Anteriormente, os jovens agrupavam-se e compartilhavam seus desconfortos. Contudo, em tempos de felicidade obrigatória, expor o próprio desconforto e encontrar quem o escute é uma tarefa muito arriscada e um caminho pouco seguido. Ivan e Iuri Capelatto alertam-nos, em seu *A Equação da Afetividade*,[5] sobre a substituição dos amigos por companheiros de aventura, uma vez que o espaço da confiança e do compartilhamento foi progressivamente sendo reduzido.

Em tempos cada vez mais rápidos, predominam o descartável, o sintético, o efêmero, o parcial e o externo. O próprio conhecimento não é mais fornecido pelo contato com as narrativas sequenciais das leituras que consolidavam a noção de processo. A informação chega cada vez mais sob a forma de imagens e videoclipes que não estimulam a formação de um pensamento crítico por entregar o conteúdo inteiramente pronto para consumo imediato, sem o espaço para a imaginação.

ADOLESCÊNCIA NO NOVO MILÊNIO

É possível afirmar que os cerca de 1,2 bilhão de pessoas que compõem a massa de adolescentes no planeta nasceram já no novo milênio e sob influência da nova ordem mundial.[6] O fim da Guerra Fria, as mudanças climáticas, os modelos econômicos e os novos padrões de valores comportamentais e culturais, além do acesso à tecnologia e às novas mídias sociais estão presentes na vida desses jovens desde o princípio.

Tudo isso influencia de maneira profunda e definitiva a maneira de o jovem ser, pensar e agir. Torna-os únicos com relação a gerações anteriores. As mudanças foram de tal magnitude que os pais desses jovens que foram os adolescentes dos anos de 1970 e 1980 apresentam dificuldades importantes em definir um novo modelo de educação e cuidados: o que pode, o que não pode estar ao acesso dos adolescentes; o que eles conseguem dar conta; e o que ainda exigirá maturidade e tempo para eles assimilarem e conseguirem escolher.

Apesar de todas as mudanças e o maior acesso à informação, além de maior estimulação principalmente com a entrada mais precoce na escola durante a infância, o adolescente ainda não teve uma vida de adulto, não conhece todos os aspectos de diferentes temas, seja de relacionamento a política, não consegue mensurar riscos e consequências – algumas por toda a vida como gravidez precoce ou envolvimento em práticas delitivas, acidentes ou desenvolvimento de dependência química. Um adolescente apresentará características que são comuns aos jovens de qualquer época ou cultura. Apresenta-se em fases de importantes mudanças físicas, emocionais, cognitivas e sociais. Independentemente da cultura ou da época em que vivem, eles precisam ser observados de modo singular, a exemplo do cuidado que se deve ter com as crianças, mas com a ressalva de que os riscos são significativamente maiores, pois existe uma autonomia parcial e maior dificuldade de ascensão e controle por parte dos adultos, especialmente dos pais e responsáveis. Isso porque os adolescentes já buscam ativamente aquilo que almejam e acreditam sem, muitas vezes, atentarem-se ao que é necessário naquele momento (melhor sair com os amigos do que estudar e passar de ano). É necessário que possamos compreender o adolescente de hoje dentro da nova cultura e dos novos padrões de comportamento. Se antigamente havia diferença na aceitação do comportamento sexual entre homens e mulheres, sendo aceito e estimulado que os homens iniciassem sua prática sexual ainda na adolescência e que as mulheres deveriam se manter virgens até o casamento, hoje isso mudou radicalmente. Tanto os meninos quanto as meninas investem em relacionamentos fugazes (os famosos "ficar e beijar"), assim como namoro e atividade sexual. Em alguns setores das diferentes sociedades, ainda existe maior cobrança sobre as mulheres, mas é inegável que houve mudanças significativas e maior tolerância.

Por outro lado, não houve uma crescente abertura para a orientação e a conversa. Muitas vezes, os pais abstêm-se de falar sobre assuntos importantes como escola, sexualidade, drogas, gravidez e infecções sexualmente transmissíveis (IST), entre outros temas ainda vividos como tabus. Frequentemente, tratam o assunto como se eles (os pais) também fossem um adolescente (a mãe ou pai amigo), deixando esse jovem sem referência hierárquica e em um estado de desamparo e descuidado, uma vez que terão que tomar decisões importantes por conta e risco. Uma educação pautada no autoritarismo do simplesmente "me obedeça porque sou seu pai" ou na permissividade que deixa que o adolescente "decida se irá ou não para a escola hoje" trouxe um novo ingrediente à confusão que existe na adolescência.

Para melhor compreensão dessa fase da vida, dos seus potenciais e riscos e de como avaliar a melhor maneira de atravessá-la, é importante entender esse processo dentro de aspectos gerais do que já está determinado dentro do desenvolvimento, em suas características básicas e inseri-la no momento presente. Um aspecto não poderá vir dissociado do outro.

FASES DA ADOLESCÊNCIA

Mesmo sendo considerado como um período único, com começo meio e fim, a adolescência subdivide-se em fases ou etapas, de acordo com características comuns em cada uma delas. Mesmo o início e o fim são, por vezes, imprecisos, havendo mudanças de acordo com a cultura e as atribuições sociais às quais esse jovem está submetido.

Adolescência inicial

A adolescência inicia-se em um *continuum* da terceira infância em torno dos 9 a 10 anos com o início da puberdade. A ativação do eixo hipotálamo-hipófise-gônadas que levará ao desenvolvimento físico, à maturação e à diferenciação sexual, ao crescimento corporal (e consequente estirão puberal) e ao preparo para a procriação acontece de modo gradual e sincrônico. Essas mudanças são percebidas externa e internamente. O corpo começa a crescer, os genitais desenvolvem-se, ocorre pilificação de diferentes áreas do corpo, há aumento da massa muscular e da estatura e a gordura redistribui-se, remodelando-se. Ao fim dessa fase, meninos e meninas estarão fisicamente diferentes.

Um marco fisiológico da adolescência é o fenômeno do *pruning* (poda) neuronal. Essa reorganização estrutural provoca diversas mudanças que, em parte, explicam alguns dos típicos comportamentos observados nessa fase. Não há uma redução no número de células, mas, sim, uma eliminação das conexões sinápticas excedentes com otimização na capacidade de troca entre os neurônios. A eliminação das sinapses tem como base a experiência, sendo preservadas as mais utilizadas e eliminadas as de pouco uso. Há também um aumento da substância branca subcortical em função de maior mielinização e consequente otimização na transmissão neuronal.

Cognitivamente, há uma evolução do pensamento das operações concretas para o lógico-formal proporcionado pela capacidade de abstração. A habilidade de raciocinar hipoteticamente é um dos ganhos dessa fase.

Mudanças psicológicas e sociais também ocorrem de maneira integrada às mudanças físicas. Um importante movimento que demonstra a sensação de perda vivida já no início da adolescência é o sentimento de luto. O luto pelo corpo infantil, o luto pela identidade e pelo papel infantil e o luto pelos pais da infância. Todos esses processos colocam o adolescente diante da inevitável perda que se seguirá ao longo do tempo, necessitando adaptar-se ao novo.[7]

Além disso, outros conflitos e emoções surgem nesse processo, como o desejo de autonomia, a busca de identidade e a confusão, aspectos que permeiam de modo marcante o início da adolescência. Os adolescentes desenvolvem novos interesses e preferências, além de iniciarem maior busca pelo ambiente social, mas as brincadeiras infantis e a família de origem ainda são muito importantes para eles, havendo constantes idas e vindas para esses dois mundos.

Adolescência intermediária

Ela se inicia por volta dos 12 a 13 anos e perdura até os 16 anos. Nesse momento, a infância já está definitivamente para trás. As mudanças físicas mostram-se pronunciadas, com diferenças entre os gêneros tanto naquilo que é observável, como a estrutura física, o tamanho corporal, a força e o timbre da voz, quanto nos aspectos internos (menstruação, ejaculação).

O grupo social apresenta-se como ferramenta da busca da identidade jovem, assumindo importante papel no progressivo afastamento do adolescente do núcleo familiar e de sua busca no mundo. A identidade do adolescente confunde-se com a identidade do grupo. Não raramente, há crises na tentativa de romper com os conceitos parentais para buscar algo que seja autêntico em si, porém ocorrem a "padronização" e o alinhamento com o interesse do grupo, pelos mesmos ídolos, cortes de cabelo, ideologias políticas e roupas. Os adolescentes querem ser diferentes, mas agem igual aos seus.

Por outro lado, o relacionamento com os pais e a opinião deles têm um peso significativo em várias decisões que o adolescente precisa tomar, sejam elas importantes ou irrelevantes. A qualidade da relação entre pais e filhos durante a infância, o modelo de parentalidade realizado pelos pais e o canal de comunicação e confiança que já era estabelecido determinam o quão acessíveis esses jovens estarão para sua família.

Conflitos de diferentes naturezas eclodem em consonância às instabilidades emocional e física. Dificuldades na coordenação motora decorrentes do rápido crescimento físico impedem que o jovem tenha total controle sobre ações mecânicas, tornando-o desajeitado e, por vezes, desastrado. A flutuação do humor, as alterações no padrão de sono e apetite e as mudanças constantes de foco e interesse marcam esse período. Tais características físicas e emocionais guardam relação com alterações hormonais e do amadurecimento cerebral, especialmente de áreas do córtex frontal, importante região responsável por controle inibitório, planejamento, atenção e outras funções cognitivas superiores que amadurecem devidamente somente no início da vida adulta.

Adolescência tardia

Esta fase inicia-se em tempos diversos, e seu término é pouco preciso, podendo variar conforme o nível de maturidade física e emocional, a cultura e o modelo educacional recebido. Em média, seu início ocorre em torno dos 16 a 17 anos e finaliza-se no início da terceira década (20 e poucos anos).

Nesta fase, começam a se consolidar algumas estruturas e papéis que se desenvolveram em fases anteriores. Questionamentos sobre a profissão/carreira e a busca por relacionamentos afetivos estáveis e duradouros e de autonomia começam a ser considerados. Por outro lado, mudanças recentes no padrão das famílias e da própria estrutura social têm prolongado essa fase para além de épocas anteriores. A pressa por obter autonomia financeira e constituir família dá lugar a maior tempo de preparo e estudos para que se almejem postos mais altos de emprego e posição social. Os conflitos com os pais tendem a se reduzir, desde que haja capacidade de diálogo e trocas. Posturas radicais, tentativas de impor visões de mundo conflitantes e comportamentos de desrespeito podem acirrar conflitos e tornar insustentável o relacionamento entre pais e adolescentes.

As mudanças físicas são menos pronunciadas nesse momento, apesar de ocorrerem. O corpo adulto torna-se mais evidente; a estatura física já está definida; e a capacidade reprodutiva, totalmente estabelecida, desde que não haja qualquer patologia nesse sentido. Nesse momento, o sentido de identidade e individualidade já está mais estabelecido, porém momentos de dúvidas, incertezas e medos podem surgir e exigir suporte externo.

Esta também será a fase crucial para que o adolescente encare a vida adulta e todos os seus desafios. Quanto melhor tiveram sido vivenciadas as etapas anteriores, mais preparado ele estará para o próximo momento.

DESENVOLVIMENTO COGNITIVO

O cérebro adolescente ainda não é plenamente maduro. Ele se desenvolve na medida em que ocorre uma gradual desativação das conexões dendríticas não utilizadas na infância, o que diminui a densidade das células nervosas e da substância cinzenta, em um processo que se inicia na parte posterior do cérebro até alcançar as áreas frontais do cérebro. Então, o crescimento do corpo corresponde a uma significativa redução da substância cinzenta no córtex pré-frontal, possibilitando maior eficiência cerebral. A rede neural socioemocional, de alta sensibilidade aos estímulos sociais e emocionais, é mais ativa no início da puberdade, facilitando a influência dos pares nesta etapa da vida. Já a rede de controle cognitivo, de regulação das respostas aos estímulos, tem um amadurecimento mais gradativo. Entre 11 e 13 anos, o processamento emocional responde à maior ativação da amígdala no lobo temporal; entre 14 e 17 anos, os lobos frontais mais ativados possibilitam que o julgamento, o planejamento e a regulação emocional melhorem bastante.[8,9]

O amadurecimento neurológico reflete-se na aquisição das novas capacidades cognitivas relacionadas com o pensamento abstrato. Conforme nos ensinam Piaget e Inhelder,[10] entre 7 e

11 anos, o pensamento da criança tem as características do estágio das operações concretas, de manejo operatório e lógico (serializar, ordenar e classificar) das informações e conceitos, percebidos em suas características mais concretas e visíveis. No estágio das operações formais da adolescência, a linguagem torna-se altamente complexa, com símbolos representando outros símbolos, muito uso de metáforas, e o jovem fortalece um pensamento com qualidades hipotético-dedutivas. Pensam no que poderia ser, não apenas no que é; imaginam possibilidades e testam hipóteses. Por isso, uma criança aceita uma explicação parental mais concreta ("Por que não pode dormir tarde?" "Porque você acorda cansado para ir à escola"), mas os jovens, em alguns momentos, querem discutir razões de teor mais abstrato e filosófico ("No mundo do futuro, o que aprendo no *videogame* tarde da noite não será tão valioso quanto o que estudo na escola?").

Seguindo a compreensão de Piaget de que este desenvolvimento da abstração responde tanto aos fatores biológicos quanto às oportunidades ambientais, compreende-se por que se espera que os pais atuem com os adolescentes de modo mais negociável do que na infância. Eles devem exigir dos filhos, que ainda dependem deles, o respeito à posição parental, mas se espera também que escutem e validem esta capacidade crítica reflexiva dos jovens. Porque, mesmo que o desenvolvimento neurológico tenha acontecido, o pensamento hipotético-dedutivo só floresce com adequada estimulação ambiental. A modulação ambiental possibilitará também que o jovem socialize este pensamento questionador e dedutivo, evitando que ele se direcione tão fortemente à exploração impulsiva e arriscada.

Elkind e Bowen[11] descreveram algumas tendências do pensamento adolescente que traduzem o gradual amadurecimento do raciocínio hipotético-dedutivo:

- **Tendência a discutir**: busca de oportunidades de teste e exibição das novas possibilidades de compreensão mais abstrata e filosófica dos fenômenos
- **Indecisão**: o contato com os novos ângulos dos problemas e as muitas possibilidades que a vida oferece, diferentes das que os pais trilharam, provocam muitas dúvidas sobre o que estão percebendo e decidindo
- **Apontar defeitos nas figuras de autoridade**: na medida em que percebem os aspectos não heroicos das figuras antes idealizadas na infância, generalizam precocemente esta hipótese de que, no fundo, todo o mundo adulto tem algum grau de hipocrisia
- **Autoconsciência**: surpresos com suas próprias transformações, os adolescentes tendem a imaginar que todos estão voltados para as mesmas preocupações deles, em uma fantasia de haver sempre um observador, um "público imaginário"
- **Suposição de invulnerabilidade**: vivenciam uma fábula pessoal egocêntrica, sentindo que não estariam sujeitos às regras que regem o resto do mundo por serem especiais, na medida em que entendem as coisas de maneira única, diferentemente das crianças e dos adultos. Tal aspecto egocêntrico estaria na base da vulnerabilidade aos comportamentos destrutivos.[11]

A BUSCA DA IDENTIDADE

Uma das consequências do afastamento da idealização infantil do mundo dos adultos é que os jovens não têm mais a identificação com os pais como base inquestionável de sua própria identidade. Ao contrário, vivem momentos de questionamento e oposição explícita aos valores e forças familiares. Resulta disso a indefinição de sua própria identidade, de como eles entendem a si mesmos em termos ocupacionais, sexuais e de valores, o que querem ser e que aspectos não desejam para eles próprios.

Em seu famoso trabalho sobre o ciclo da vida, o autor Erik Erikson[12,13] define oito etapas na vida desde o nascimento até a morte. Essas etapas ou fases apresentam-se dentro do processo de desenvolvimento em que desafios internos (desejos, metas e buscas) se confrontam com os desafios externos (dados pela realidade). E é o equilíbrio e o "vencer" de maneira satisfatória esses desafios que preparam o indivíduo para a fase seguinte. Na adolescência, o indivíduo deve vivenciar a crise da identidade, e esta se confrontará com a confusão dessa identidade:

- "O que eu sou?" *versus* "O que eu acho que sou?"
- "O que eu gosto?" *versus* "O que dizem que eu gosto?"
- "Para onde vou?" *versus* "Para onde acham melhor que eu vá?".

As habilidades desenvolvidas durante as diferentes fases da infância precisam agora ter uma "utilidade" durante a adolescência. Do contrário, nada faria sentido. Segundo Erikson,[12,13] a confusão da identidade resolve-se para o adolescente no momento em que ele define:

- O que fazer (sua ocupação)
- Seus valores de vida (o que acredita)
- Sua identidade sexual (que deverá ser satisfatória).

Outro ponto importante a ser vivenciado durante a adolescência, descrito por Erikson, é o de moratória psicossocial, em que o jovem adiará essas decisões para conseguir desenvolver a identificação com suas escolhas de modo a lhe trazer satisfação e poder se fidelizar e se comprometer, desenvolvendo um sentimento de plena integração.

A confusão de identidade é, na visão de Erikson, o maior risco da adolescência, pois ela levaria o adolescente a "se perder" de si. Certo grau de confusão é normal e esperado para os jovens, fruto da imaturidade emocional (e até certo ponto da neurocircuitaria cerebral). No entanto, é importante que esse processo tenha o suporte do ambiente no sentido de o jovem retomar seu desenvolvimento, sob o risco de ficar "para trás" ou seguir o caminho que os outros trilharam para ele, mas deixar definitivamente de traçar seu próprio destino.

As observações clínicas de Erikson foram estudadas em pesquisas de campo por outro autor, o psicólogo James E. Marcia,[14,15] que observou quatro estados de identidade na adolescência, quanto ao nível de maturidade ou ansiedade em relação à autoestima e aos padrões morais no relacionamento interpessoal. Os quatro estados de identidade descritos por James E. Marcia estão resumidos na Tabela 35.1.

Tabela 35.1 Estados de identidade no adolescente, segundo James E. Marcia.

Identidade em construção (realização de identidade)
Depois de etapas de dúvidas e indefinições, observam-se jovens capazes de compromissos genuínos com escolhas importantes, compreendendo e tolerando as dificuldades que fazem parte destas opções. Pais que respeitam e escutam os filhos, validando muitas de suas percepções, fortalecem esta condição de realização de identidade.

Identidade em execução
Jovens que assumem escolhas e compromissos de maneira apressada, como se não experimentassem crise de identidade, por não tolerarem alternativas e dúvidas. Na verdade, observa-se que evitam a crise, submetendo-se precocemente às opções e aos valores de outra pessoa significativa, como os pais ou líderes de grupos culturais. Laços familiares excessivamente próximos podem pressionar por esta submissão precoce e pouco autêntica aos valores dos pais ou de figuras parentais substitutas.

Identidade em moratória
Jovens que ainda estão em plena crise, analisando criticamente várias possibilidades, mas já ensaiando os passos para chegarem a escolhas compromissadas. Por exemplo, seriam os jovens comunicativos e autoconfiantes o suficiente para terem relacionamentos amorosos, mas ainda sem condições para estabelecerem plenas intimidade e consideração responsável pelos parceiros. A partir da crise, pode-se assumir o compromisso, porém há o risco de este estado se manter na vida adulta.

Identidade difusa
O jovem não pensa em nenhuma opção seriamente. É inseguro com relação a si e bastante confuso e sem preocupação com compromissos e escolhas, pois ainda permanece na vivência e na expressão continuada de oposição e crítica ao que está estabelecido pelos outros. Podem continuar sendo pessoas com tendência a ser infelizes e solitárias.
Pais que não intervêm na educação dos filhos, sendo omissos ou de presença e exigência ambivalentes com relação aos filhos, dificultam a resolução desse estado confusional nos filhos (ora os pais são muito ausentes, ora, quando eventualmente estão presentes, apresentam-se como muito críticos e controladores). Resultam disso, mistos estados de baixo desenvolvimento do ego, do raciocínio moral e da complexidade cognitiva, além de baixa capacidade de cooperação.

Adaptada de Papalia e Feldman, 2013.[16]

A compreensão desses diferentes estados de identidade nos adolescentes fornece um panorama de como o adolescente atravessará essa etapa de busca da identidade, considerando também a importância do meio nesse processo. Jovens que apresentam o padrão de realização de identidade, por vivenciarem o questionamento e dirigirem sua energia em metas que foram frutos de muita reflexão, terão grandes chances de alcançar resultados mais satisfatórios e uma vida adulta mais plena. Por outro lado, pais apoiadores e consistentes proporcionam que esse processo tenha êxito e seja menos tortuoso. Jovens que apresentam o padrão de execução, pela ausência da crise que leva à reflexão e ao amadurecimento, podem ter sucesso, mas estarão menos integrados com suas particularidades e diferenças com relação a seu meio, o que gera sofrimento futuro no momento em que experimentarem sensações subjetivas de insatisfação, uma vez que suas escolhas foram pautadas em decisões dos outros.

Jovens que vivenciam o padrão de estado de identidade moratória podem demorar muito para tomar decisões importantes e acabam por se enquadrar em dois perfis: o dos que amadurecem e direcionam suas escolhas para objetivos de vida que lhe trarão realização e plenitude ou dos eternos insatisfeitos que culparão a si e aos outros por nunca alcançarem suas metas, que muitas vezes são inconstantes e calcadas em determinações irreais.

Já aqueles com a difusão de identidade podem perder um tempo precioso e oportunidades, por não assumirem objetivos do mundo adulto e acreditarem que ele lhe deve respostas e resultados. Estes serão os adultos que nunca amadurecem.

O processo de construção da identidade leva a uma tendência dos jovens em adotar os signos e valores de um grupo, procurando o pertencimento às "turmas" de pares com as quais partilham uma específica identidade provisória. Este é um fenômeno que ilustra o quanto a identidade, um construto pessoal e social, constitui-se em associação à diversidade de valores, crenças, regras e padrões socioculturais.

No estudo da ecologia social nas escolas, verificou-se justamente a existência de uma "cultura dos grupos de adolescentes" no qual os jovens preferiam o apoio e os valores dos amigos, mesmo que eles fossem opostos aos dos pais.

Entretanto, mais recentemente, viu-se que a influência familiar também permanece como uma força ou uma fragilidade no desenvolvimento do jovem, conforme as qualidades de estruturação e acolhimento afetivo do ambiente familiar.[17] Mesmo os adolescentes brasileiros socialmente vulneráveis, vivendo em instituições de abrigo convivendo com maus-tratos, ainda buscam na família uma referência de pertencimento e organização de vida. Isso indica o quanto o vínculo familiar está relacionado com autoestima e segurança.[18]

SEXUALIDADE

Um dos pontos fundamentais do desenvolvimento da identidade na adolescência é o percurso de amadurecimento da vivência e da expressão da sexualidade. Ela está muito além da definição de sexo biológico e gênero, questões que já se apresentam desde a infância.

A definição de gênero apresenta-se no período entre a primeira e a segunda infâncias. Contudo, é na adolescência, sob o efeito das mudanças físicas proporcionadas pela ação hormonal, o desenvolvimento de novos papéis e a descoberta mais clara do desejo sexual, que surgem com mais intensidade e clareza conflitos na esfera sexual, embora alguns deles já se apresentem na infância.

Os novos padrões culturais relativos aos relacionamentos afetivos e à sexualidade transformaram-se com uma inusitada rapidez, devido ao acesso à internet, agora um espaço importante de socialização por meio das mensagens instantâneas, dos *sites* de encontro e de outros dispositivos da rede social. Entre as pendências que se impõem neste momento, têm-se os limites da privacidade e a gradual conquista da autonomia com relação à supervisão parental, o que o adolescente reivindica fortemente. No entanto, esta liberdade, como em outros aspectos da socialização, deve acontecer na medida em que o jovem aprenda sobre os riscos e parâmetros desta via de comunicação.

A primeira experiência sexual e todos os processos envolvidos de expectativas, desejo, medo e prazer são agora vivenciados. Cerca de 30% dos adolescentes brasileiros iniciam a vida sexual entre 13 e 15 anos, sendo os meninos ainda mais precoces que as meninas; 3,0% dos adolescentes relatam ter comportamento homossexual ou bissexual, sem diferenciação de sexo, idade, cor da pele, estrato social, estrutura familiar e rede de ensino; 75% dos adolescentes com comportamento homo/bissexual relatam utilizar preservativos menos frequentemente, em comparação com os 46% dos jovens de comportamento heterossexual que também têm este comportamento de risco. Assim, os jovens com comportamento homo e bissexual ainda têm mais fatores de risco quando comparados com aqueles com comportamento heterossexual.[19]

A possibilidade de gravidez e de problemas como IST passam a ser uma realidade, e não só uma possibilidade futura.

Mesmo com os avanços sociais e debates acerca do tema, muitas dificuldades impõem-se em diferentes setores da sociedade. O tema é ainda um grande tabu em certas famílias, comunidades e religiões que acreditam que esse tema somente pode ser discutido a partir do momento em que o indivíduo estiver em um relacionamento duradouro e com pretensões de casamento. Com isso, o assunto não é tratado, dúvidas e conflitos não são abordados e soluções, por vezes temerárias, são tomadas – como a busca de informações na internet ou a prática sexual desprotegida.

Outro ponto bastante importante e que se torna o foco dessa fase da vida são os conflitos com relação à orientação sexual. Mesmo em famílias mais abertas para diferentes conversas, o assunto é tratado com grande ressalva, e não raramente com discriminação e violência verbal e física tanto no ambiente familiar quanto no social e escolar. O receio de o jovem revelar sua orientação homossexual ocorre por culpa, vergonha e medo. O jovem sente-se responsável por uma escolha, teme decepcionar as expectativas familiares e perder o amor, o respeito e a admiração das pessoas que o cercam.

Por esses desafios ainda tão presentes e vividos em grande intensidade por esses jovens, ocorrem dificuldades futuras em encontrar potenciais parceiros afetivos, o que leva a conflitos da próxima etapa do desenvolvimento psicossocial de Erikson (intimidade *versus* isolamento).[12,13] Além disso, dificuldades de relacionamento e de aceitação no núcleo familiar e social associadas a sentimentos de menos-valia aumentam as chances de transtornos internalizantes, como depressão e ansiedade, além de elevarem o risco de automutilação e tentativas de suicídio, muitas vezes com sucesso.

Vários estudiosos tentam entender a origem da homossexualidade enquanto condição. Hoje já se tem claro não ser uma opção, assim como não se escolhe ser branco ou nascer com cabelo preto. Especulam-se fatores biológicos, uma vez que a condição existe em diferentes escalas na natureza, entre mamíferos, aves e até insetos.

Apesar de haver melhor aceitação da homossexualidade, da bissexualidade e, mais recentemente, da transexualidade no mundo ocidental, inclusive com sua retirada dos manuais de transtornos mentais, é importante frisar que essa é uma condição bastante delicada. Frequentemente, é pautada por rejeição e preconceito por parte dos pais, familiares e amigos, sentimentos de isolamento e não aceitação por parte do jovem e atitudes discriminatórias por diferentes setores da sociedade, em especial correntes políticas e religiosas que a associam a desvios passíveis de tratamentos e repressão.

Quando se fala da sexualidade no adolescente, também é importante que sejam abordadas as condutas sexuais de risco, pois elas podem contribuir para diversos problemas para essa população. Em grande parte, esses comportamentos são consequências de características próprias da adolescência, como o comportamento inconsequente e impulsivo, voltado para a obtenção de satisfação imediata, além da imaturidade emocional. Por outro lado, tais comportamentos de risco são resultados de um inadequado exercício de parentalidade, em que não ocorrem orientação e conscientização dos jovens, por vezes porque os pais não conseguem tratar desse assunto por dificuldades pessoais ou por não julgarem ser necessário abordar os temas, deixando a cargo dos amigos ou outros adultos.

Entre as principais condutas sexuais de risco, podemos citar:

- Prática sexual desprotegida
- Não utilização de métodos contraceptivos
- Gravidez precoce
- Uso de grandes quantidades de bebidas e substâncias psicoativas em festas e reuniões sociais
- Risco de sofrer abuso sexual ou estupro em situação de vulnerabilidade
- Banalização das trocas de parceiros
- Utilização de aplicativos de encontro ou *sites* de relacionamento.

Conseguir controlar de modo efetivo essas e outras situações de risco é totalmente ineficaz se a intenção dos pais for somente de repressão. Convém os pais trazerem para os filhos, gradualmente, o desenvolvimento da consciência de consequência e risco, sem se tornar uma audiência punitiva, pois muitas vezes essa postura só intensifica outro comportamento do adolescente: o da rebeldia. A existência de um canal aberto de diálogo mostra aos filhos que o pai entende as necessidades que o filho apresenta e, principalmente, o que ele deseja, sobretudo porque o pai já foi jovem e viveu coisas parecidas. No entanto, ele, por ter conseguido passar por esse processo, conhece as armadilhas que o jovem gradativamente poderá ter de assumir, responsabilizando-se pelas consequências. Isso serve não só para evitar desfechos negativos e condutas sexuais de risco, mas também para outras situações que produzam danos, as quais serão exploradas adiante neste capítulo.

O ADOLESCENTE E OS PAIS

Ambivalência afetiva e superação da dependência familiar

A dependência e a idealização dos filhos com relação a seus pais e cuidadores caracterizam essencialmente a situação interpessoal na primeira e na segunda infâncias, até cerca de 10 anos, conforme as observações de Freud, depois desenvolvidas em um enfoque mais social por Erik Erikson. Essa dependência inicialmente absoluta, na medida em que aconteça de maneira suficientemente boa e consistente, como mostra Donald Winnicott,[20] garante à criança a constituição de um *self* separado e único, capaz de trocas pessoais e significativas com o ambiente, fortalecendo recursos cada vez mais sofisticados de afeto, pensamento, linguagem e de outras competências motoras e cognitivas.

A dependência infantil implica uma relação necessariamente hierarquizada com os pais idealizados. Tal fato possibilita que a criança tolere os temores frente a um mundo ainda muito incompreensível.

Mais tarde, o amadurecimento cognitivo do jovem púbere e adolescente não permite que a idealização e a submissão afetiva plena continuem acontecendo no relacionamento com os pais. Como vimos, instala-se agora um pensamento operatório formal, de busca das razões mais filosóficas e profundas sobre os mundos interno e externo. A palavra e a ordem dos pais não são mais explicações suficientes, e a própria sociedade passa a ser analisada por um adolescente surpreso com os outros e consigo mesmo, como se ele estivesse tirando de si um véu encobridor, aquele raciocínio mágico e encantado e mais concreto da infância.

Outra razão para a modificação da relação do adolescente com os pais e adultos significativos, como os professores, são as urgências sexuais que decorrem do amadurecimento genital. Ou seja, o fato de este jovem vivenciar pessoas e situações de modo erótico exige que ele proceda a uma certa desqualificação afetiva dos pais, o que evitará que os pais sejam vistos sob tal perspectiva erótica. A mãe não é mais a encantadora e linda rainha, por exemplo. Ao contrário do que lemos nos contos infantis, o jovem descobre que ela também é uma "bruxa decadente", velha demais para ele. A decepção afetiva frente aos pais tem, então, um caráter saudável: serão desejadas eroticamente pessoas diferentes de seus pais, geralmente de sua própria geração, e o mundo não poderá permanecer sempre o mesmo, já que responderá à pressão por mudanças das novas gerações.

O caráter saudável deste distanciamento da idealização infantil dos pais e do mundo, que os psicanalistas nomeiam como o luto da infância ou a fantasia da morte (simbólica) dos pais, traz para a experiência afetiva da adolescência um caráter essencialmente ambivalente. Eles amam e odeiam pais e professores, gostam tanto de coisas muito adultas quanto de objetos e símbolos infantis. São muito eufóricos e alegres com as descobertas e possibilidades que o início da vida lhes permite, mas também melancólicos e desconfiados da "rigidez" e da "hipocrisia" do "velho":

> *May your hands always be busy / May your feet always be swift / May you have a strong foundation / When the winds of changes shift / May your heart always be joyful / May your song always be sung / May you stay forever young / Forever young, forever young / May you stay forever young*

> Que suas mãos estejam sempre ocupadas / Que seus pés sejam sempre ágeis / Que você tenha uma base forte / Quando os ventos das mudanças soprarem / Que seu coração seja sempre alegre / Que sua canção seja sempre cantada / Que você permaneça para sempre jovem / Para sempre jovem, para sempre jovem / Que você permaneça para sempre jovem

> (Trecho de "Forever Young", música de Bob Dylan, em tradução livre dos autores.)

A emancipação emocional frente aos pais e figuras significativas deve vencer também as tendências à acomodação na dependência, a falta de segurança para assumir responsabilidades e a dificuldade de aceitar críticas e reconhecer falhas. E, como lembram Papalia e Feldman,[16] da parte dos pais, observa-se, às vezes, relutância em abrir mão do controle infantil sobre os filhos. Há o temor de que os filhos sofram quando eles precisarem aprender pela experiência, além do ciúme das outras pessoas que passam a ser muito importantes, como os amigos, os namorados e os ídolos culturais.

Além disso, cabe lembrar a dificuldade dos pais em manter o clima de respeito frente à autoridade, apesar de todo o questionamento juvenil, sem que sejam moralmente agressivos com os filhos, desqualificando toda a tentativa de o jovem amadurecer suas próprias percepções e vivenciar, gradativamente, uma autenticidade e uma autonomia genuínas. Assim, quando pensamos nos conflitos familiares típicos da adolescência, também se observam os estilos parentais de educação. Os pais mais democráticos, que não trocam de papéis e funções com os filhos, estabelecendo normas e valores com espaços de conversa e negociação, parecem proteger melhor os jovens, pois encorajam os filhos a pensarem sozinhos, fortalecendo seu senso de identidade e opiniões. Já estilos parentais excessivamente severos são um risco no desenvolvimento adolescente, pois os filhos, acuados, podem rejeitar a influência dos pais, buscando nos amigos a aprovação que não têm em casa. Seria a afirmação rígida de poder, e não uma supervisão adequada, que provoca reações negativas. A expressão de desaprovação parental ao mau comportamento dos adolescentes traz parâmetros ambientais essenciais à socialização, desde que ela não aconteça em meio às punições muito severas. Por isso, uma pesquisa indicou que adolescentes com amigos próximos que tiravam boas notas também melhoravam seu desempenho acadêmico. No entanto, tal fato não ocorria com os jovens que não tinham pais adequadamente responsivos. Por outro lado, está suficientemente bem estabelecido que pais muito permissivos e até negligentes, por não garantirem um ambiente consistente e claro em suas normas e valores, proporcionavam aos filhos um desenvolvimento ansioso e difuso quanto ao senso de identidade.[16]

Novas configurações familiares

As famílias atuais apresentam uma configuração bastante variável. São famílias que se reorganizam em novos casamentos e arranjos, em que a autoridade paterna foi progressivamente diluída até desaparecer praticamente em alguns contextos.

O pouco tempo disponível de convivência dificilmente é utilizado para o estabelecimento de regras e limites. Pais e mães atuais estão cada vez mais voltados para si e para seus projetos pessoais, com uma enorme dificuldade em abdicar desses em prol da criação dos filhos. Vivemos tempos em que prevalece a cultura do descartável, da banalização e da velocidade.

Crianças são expostas cada vez mais precocemente a conteúdos sexuais e de violência, além de estímulos que seriam pouco ou não adequadamente elaborados, dado o estado de maturidade das crianças. O impacto ao longo do desenvolvimento, principalmente no comportamento adolescente, não está bem estabelecido. Entretanto, a falta de um controle efetivo, não punitivo e que levaria à reflexão por parte dos jovens, pelos pais e cuidadores, é bastante precária. Dentro de novas configurações de papéis familiares e de figuras de autoridade parental difusas, é possível que interferências de modelos externos e de certa maneira pouco adequados surjam e se estabeleçam como padrões, gerando conflitos mais intensos na relação dos adolescentes com os pais e maior dificuldade na comunicação e no estabelecimento de novas regras mais efetivas, seguras e consistentes. Estas estariam pautadas no senso de justiça e exemplo, não somente no discurso vazio de modelos anteriores que se mostram atualmente obsoletos.

Não adianta tentar reaver padrões antigos de parentalidade, principalmente aqueles fundamentados na imposição do poder ou na ameaça de retirada do amor. Entretanto, a horizontalidade da relação entre adolescente e pais mostra-se também prejudicial, aumentando a confusão e os conflitos.

REBELDIA ADOLESCENTE

A rebeldia adolescente, como já descrito neste capítulo, é um comportamento esperado e, até certo ponto, necessário e saudável. Ele possibilita ao jovem assimilar valores e decisões que, durante a infância, transferia para o julgamento parental. É fundamental dentro da construção do senso de identidade.

Ela é resultado do desenvolvimento biológico (hormonal e da neurocircuitaria), psicológico e social do adolescente e funciona como "mola propulsora" para o mundo adulto. A ausência dos questionamentos e rebeldia juvenil impede a busca por seus próprios caminhos e decisões, assumindo riscos e consequências por essas escolhas e continuando seu processo de entrada definitiva no mundo adulto.

Muitos pais temem esse momento. Alguns recrudescem a postura autoritária com medo de perderem o controle sobre a situação e outros cedem com medo de que haja a necessária ruptura e os filhos optem por buscar seus caminhos fora do contexto familiar. A postura ideal dentro desse novo momento é estabelecer um espaço para o diálogo e buscar a resolução de conflitos, porém mantendo o papel de autoridade no seio daquela configuração familiar.

Considerando essas características de contestação e insubordinação presentes na adolescência, esse período destaca-se como particularmente sensível para a detecção de quadros potencialmente classificáveis como patológicos em tempos de frequentes ajustes nos sistemas classificatórios. Na clínica diária, observamos o surgimento de quadros antes restritos ao mundo adulto.

Como distinguir a rebeldia adolescente, saudável e necessária, daquela que indique um processo psicopatológico que corresponderá a um comportamento de risco como o comportamento antissocial? Como deve ser a postura dos pais frente ao aumento de conflitos decorrentes da rebeldia juvenil, visando promover o ajuste, restabelecer a relação, mas preservando a individualidade e o respeito às diferenças? Como controlar comportamentos de risco (como o controle sobre o uso de drogas) sem se tornarem invasivos?

Essas e outras questões estão presentes diariamente na prática clínica com adolescentes. Pais cada vez menos seguros e mais confusos trazem esses questionamentos, querendo respostas prontas e modelos de amplo espectro de ação, ou seja, que funcionem em todos e quaisquer cenários do dia a dia.

Considerando que o processo de desenvolvimento e mudanças permanentes (algumas delas definitivas) faz com que o adolescente seja um e muitos ao mesmo tempo e haja mudanças consideráveis, questionamentos das regras preestabelecidas e um conflito interno pela busca da própria identidade e de um conjunto de valores, é importante que os pais tenham sempre em mente que, nesse momento, eles funcionarão muito mais como direcionadores do que como determinantes nessas decisões. A segurança e a consistência que os pais estabelecem nas regras e nos comportamentos esperados e, principalmente, na identificação dos medos com relação às escolhas que os adolescentes irão tomar atuam como efetivos instrumentos em lidar com a rebeldia juvenil.

O ajuste de uma consequência adequada a um comportamento adotado pelo adolescente é que promove melhor controle e proporciona mudanças. O jovem pode não entender que atitudes com reflexos negativos têm as mesmas consequências (p. ex., uma punição) que atitudes menos graves. Por outro lado, não trazer qualquer tipo de consequência para atitudes inadequadas (p. ex., atrasar-se para chegar em casa), como se não fossem uma quebra de compromisso, pode gerar o questionamento de outras regras já estabelecidas, o que poderia trazer consequências graves, caso fossem quebradas (p. ex., dirigir sem autorização dos pais).

É importante que os pais estejam em constante observação da rebeldia juvenil como parte do processo de desenvolvimento, mas se atentem a buscar ajuda quando perceberem dificuldades na abordagem ou na intensificação desse padrão comportamental. Isso porque eles podem ser resultados de processos de risco ou de um estado patológico relacionado com determinado diagnóstico clínico ou psicossocial, como o uso de drogas ou práticas delitivas.

Influências dos pares, busca de respeito, aceitação e admiração do grupo social, associadas a quebra de diálogo e afastamento dos pais podem levar à ocorrência de transgressões juvenis. Esse é um dos pontos de maior risco dentro da adolescência, especialmente quando a questão se aprofunda por um longo período.

Muitos pais com padrões extremos de parentalidade (da repressão à negligência) tendem a não observar o processo ocorrendo de maneira lenta e gradual. Normalmente, tomam ciência da atual situação após a ocorrência de um evento mais grave (p. ex., quando o jovem é detido em um "racha" ou dá entrada em hospital vítima de intoxicação alcoólica).

A diferença entre situações de risco e a existência de um comportamento delinquencial está mais na frequência e no tempo de sua ocorrência e na capacidade crítica de o jovem medir as consequências de sua atitude do que no ato em si. É possível que, por "brincadeira", um jovem participe de um ato isolado de vandalismo ou roubo, mas que não tenha esse padrão já estabelecido como norma de conduta. A atitude dos pais diante dessa situação pode determinar o curso de novas situações graves.

Punições extremamente severas ou brandas podem gerar maior abismo na relação dos pais com o adolescente ou minimizar a gravidade da situação, não produzindo no jovem a reflexão necessária ao amadurecimento e à avaliação de riscos.

Os pais precisam de alinhamento na hora de lidar com as situações relacionadas com a rebeldia e quebras de normas de conduta. A falta de concordância entre os pais é uma das principais razões para a testagem dos limites. É importante que se estabeleçam metas e objetivos, e estes sejam claros, coerentes, e que possam ser revistos, porém não desconstruídos a todo momento.

TRANSTORNOS EMOCIONAIS

O início dos principais quadros psiquiátricos ocorre na adolescência, especialmente na fase mais tardia. Diagnósticos como esquizofrenia, transtorno bipolar, transtorno obsessivo-compulsivo e anorexia nervosa apresentam sintomas iniciais ao longo da adolescência. Assim, é possível fechar o diagnóstico clínico a partir dos critérios operacionais pouco antes dos 18 anos, com os sintomas evoluindo ao longo do período adulto jovem.

Entretanto, é mais frequente a ocorrência de sintomas internalizantes e externalizantes que não têm todos os critérios diagnósticos para um transtorno depressivo, ansioso ou de conduta logo no início da adolescência. Contudo, podem evoluir de maneira variável ao longo de todo esse período, constituindo um quadro completo ao fim da adolescência.

Diferentes fatores interferem na maior prevalência de transtornos mentais:

- **Fatores biológicos**: desenvolvimento e amadurecimento cerebral, ação hormonal, rápido crescimento corporal
- **Fatores psicológicos**: identidade e diferenciação, sexualidade, senso de grupo e indivíduo
- **Fatores sociais**: definição de papéis, cobranças e exigências sociais, maior influência do grupo de amigos e contato com substâncias psicoativas e principalmente álcool.

Tudo isso torna esse período da vida particularmente vulnerável ao desenvolvimento de eventuais transtornos mentais e emocionais. Entre os principais diagnósticos que surgem nessa fase da vida, destacamos os quadros depressivos e ansiosos e os transtornos de conduta e de uso de substâncias tanto por sua maior prevalência quanto pelo impacto sobre a própria adolescência, além dos riscos associados à sua ocorrência e da interface dessas condições.

Depressão e ansiedade

A depressão e a ansiedade são as principais patologias mentais que ocorrem na adolescência. Isso porque esses quadros ocorrem isoladamente, associados entre si e a outras condições, como os transtornos do desenvolvimento (autismo, deficiência intelectual, transtorno do déficit de atenção e hiperatividade etc.); e outros transtornos mentais, como psicoses e transtornos alimentares, associados a traumatismos e estressores, entre outros.

A prevalência da depressão aumenta de maneira significativa na adolescência em comparação com a infância, elevando o risco de uso de substâncias e suicídio, problemas sociais e ocupacionais, novos episódios e cronificação ao longo da vida.[21] Os transtornos de ansiedade, com especial destaque para a fobia social e o transtorno de ansiedade generalizado, em que as dificuldades de relacionamento e autoestima se confundem com os sintomas clínicos, tornam-se importantes barreiras para que o jovem desenvolva habilidades sociais necessárias para o enfrentamento de desafios no ambiente extrafamiliar, com relacionamentos de amizade e afetivos satisfatórios, buscando a individualização.

A ansiedade e a depressão estão fortemente associadas ao campo da experimentação de substâncias psicoativas, como o *cannabis* e o álcool, funcionando como uma espécie de "automedicação" para eliminar os sintomas desagradáveis e o enfrentamento das principais dificuldades associadas a esses quadros.[22]

Diferenciar um episódio depressivo ou um quadro de ansiedade do processo de oscilação normal do humor que ocorre naturalmente durante a adolescência não é tarefa fácil. A adolescência alterna momentos de alegria e tédio com outros de desinteresse e irritação. A permanência em um estado de humor alterado e o sofrimento e o mau funcionamento mental do adolescente são os principais indícios de que aquela flutuação de humor não se trata de um padrão normal, e, sim, de um estado alterado que exige avaliação e intervenção médica e/ou psicológica.[23]

O adolescente deprimido permanece a maior parte do seu dia fechado e distante dos amigos e familiares, perde interesses ou desenvolve comportamento mórbido e triste. Há uma mudança no jeito de ser e de lidar com os problemas, tende ao isolamento e a um discurso niilista, sem esperança de que algo possa se modificar ou melhorar.

Por vezes, desaparecer ou desistir de tudo pode ser o único caminho a ser trilhado por esse jovem, e isso responderia pelo aumento nas taxas de suicídio nessa população. Esse tema será explorado adiante.

Transtornos de conduta e outros comportamentos externalizantes

Os transtornos denominados externalizantes caracterizam-se por alterações comportamentais e do controle do impulso:

- **Transtorno de comportamento opositor**: questionamento do papel hierárquico
- **Transtorno explosivo intermitente**: falha de controle inibitório e comportamento explosivo
- **Transtorno de conduta**: quebra, em diferentes níveis de gravidade, de regras socialmente estabelecidas de maneira sistemática e persistente, levando a prejuízos na convivência social.

Os jovens podem apresentar comportamentos disruptivos por imaturidade corticofrontal, em que o controle inibitório e outras funções frontais ainda em desenvolvimento não conseguem atuar sincronizadamente. Isso atenua a ação e promove prejuízos de diferentes níveis ou por ação compartilhada e reforçada pelo padrão de grupo, a fim de se buscarem a liderança e o respeito dentro do grupo. As consequências são percebidas posteriormente e, conforme estas, reflexões e aprendizagem podem contribuir para um processo de mudança e readequação comportamental.

No entanto, há casos de adolescentes que apresentam um padrão sistemático de quebra de regras, de comportamento violento, de infração, não importando as consequências negativas que elas produzem para seu entorno ou para si mesmos. Muitas vezes, esses adolescentes apresentam alterações comportamentais desde o fim da infância, desenvolvendo um baixo nível de empatia e de comportamento pró-social, podendo se associar a atos delituosos e envolvimento na criminalidade.

Podem apresentar-se diferentes níveis de gravidade clínica, desde quebra sistemática de regras preestabelecidas, como "matar aula" ou passar a noite na rua, até práticas criminais e violentas. São os chamados transtornos de conduta, que podem ocorrer de maneira isolada ou associada ao contexto de grupo.

Fatores ambientais e de desenvolvimento físico e psicológico estão fortemente relacionados com sua ocorrência. Entre os fatores ambientais, podemos citar:[24]

- Modelos de parentalidade
- Estrutura familiar
- Nível socioeconômico e educacional
- Exposição precoce à violência
- Uso de substâncias.

Em especial, o contato precoce com substâncias psicoativas e principalmente com o álcool influencia o desenvolvimento cerebral e interfere na rotina e nas regras, tendo grande impacto sobre o prognóstico dos transtornos de conduta no adolescente.

Intervenção terapêutica

A intervenção terapêutica a ser adotada em casos de transtornos de conduta e outros comportamentos disruptivos, inclusive os delinquenciais, devem envolver o adolescente e a família, pois há uma inter-relação desses dois sistemas (o individual e o coletivo) e ambos contribuem para seu surgimento e sua manutenção. Em muitos casos, são necessários trabalhos que envolvam o ambiente escolar e a comunidade, com programas de desenvolvimento de capacidades e enfrentamento de conflitos. São exemplos de técnicas de terapia comportamental tanto individual quanto familiar:

- Treino de habilidades sociais para o adolescente
- Habilidades parentais para os pais
- Projeto de reforço escolar
- Profissionalização
- Suporte do serviço social
- Prevenção ao uso de substâncias psicoativas
- Prevenção de envolvimento na criminalidade
- Atividades culturais e esportivas dirigidas.

Todas elas são estratégias a serem adotadas de maneira planejada e integrada para que se obtenha sucesso no processo.

O adolescente na pandemia

Os adolescentes foram diretamente afetados pela pandemia da covid-19. Muitas das mudanças impostas durante a quarentena os atingiram diretamente, como o isolamento social, a necessidade de adaptação às aulas *online*, os conflitos familiares (que se intensificaram, uma vez que as famílias ficaram mais tempo juntas), o sedentarismo e a dificuldade de acesso aos cuidados de saúde física e mental.[25]

Outros efeitos adicionais foram observados, como estressores de caráter político-social: um exemplo foi a culpabilização dos chineses pela pandemia e o consequente aumento da prática xenofóbica em várias partes do mundo. Nos EUA, cerca de metade dos indivíduos imigrantes de origem asiática e seus filhos entre 10 e 18 anos sofreram discriminação decorrentes da pandemia de covid-19.[26]

Foi possível observar um aumento dos casos de ansiedade e depressão entre os mais jovens, bem como sintomas de transtorno do estresse pós-traumático (TEPT), além do medo decorrente do isolamento social e da quarentena. Os autores desse trabalho enfatizam a importância de políticas que pudessem reduzir as barreiras de acesso aos serviços de Saúde Mental para as crianças e suas famílias.[27] Um estudo realizado com 1.000 pais que têm ao menos um filho menor de 18 anos constatou que 14,3% dos pais relataram piora do comportamento das crianças após março de 2020, quando comparado ao mesmo período do ano anterior. A queda da saúde mental estaria associada diretamente a ter crianças pequenas em casa, insegurança alimentar e perda do cuidado com essas crianças.[27]

A análise feita na frequência de visitas aos setores de emergência costuma ser utilizada para se avaliar como é o comportamento em situações de crise na Saúde Mental de crianças e adolescentes. Analisando os dados dos Centers for Disease Control and Prevention (CDC) para a frequência de visitas aos serviços de emergência médica de hospitais de 47 estados norte-americanos que estivessem diretamente relacionadas à saúde mental de crianças abaixo dos 18 anos, foi possível observar um aumento do acesso a esses serviços por crianças e adolescentes no período de janeiro a outubro de 2020, comparado com o mesmo período do ano anterior. Houve um aumento de 24% de 2019 para 2020 em crianças de 5 a 11 anos e de 31% em adolescentes de 12 a 17 anos.[28] Esse aumento estaria relacionado aos estressores da pandemia e também à dificuldade de acesso aos serviços de Saúde Mental pela comunidade.

As principais queixas relatadas pelos pais em relação ao comportamento dos adolescentes estavam relacionadas à presença de sintomas depressivos e ansiosos, mau comportamento, dificuldade com a atenção, controle da impulsividade e aumento do isolamento social.[29] Já os adolescentes relatavam taxas significativamente altas de ansiedade, que variavam entre 10,4%[30] a 29,27%,[31] e de sintomas depressivos, que variavam entre 17,3%[30] e 22,28%,[31] sendo maiores as taxas encontradas entre as adolescentes do sexo feminino.[30,31] Vários estudos avaliaram que os alunos do último ano do ensino médio (em comparação com crianças mais novas) demonstraram taxas mais altas para depressão, ansiedade e estresse.[32] Pode-se inferir que a impossibilidade de fechar um ciclo importante da vida com viagem ou formatura e a incerteza em relação ao futuro possa estar relacionada a um aumento maior de incidência nesse grupo etário.

Dentre os fatores que contribuíram para os sintomas de prejuízo na saúde mental de adolescentes, podemos citar:

- Isolamento social – contribuindo para o risco de depressão, ansiedade, sentimento de solidão, principalmente quando os pais saíam para trabalhar e os filhos ficavam em casa. As minorias sexuais (LGBTQ+) apresentavam maior vulnerabilidade[33]
- Uso excessivo da internet e dos jogos eletrônicos[31]
- Ausência de atividade física e sedentarismo
- Percepção do risco da contaminação pela covid-19, principalmente entre aqueles jovens que viviam em áreas de maior contaminação, os chamados epicentros da pandemia, por aumentar a sensação de insegurança. Esses jovens apresentavam maiores taxas de depressão, problemas com os pares e problemas comportamentais, além de sintomas somáticos, ansiedade, preocupações maiores com a saúde e dificuldades com o sono[34]
- Exposição excessiva a informações sobre a covid-19 – alguns estudos verificaram que os adolescentes que passavam muito tempo obtendo informações sobre a covid-19, por intermédio dos meios de comunicação, aumentavam as taxas de ansiedade e sintomas de TEPT.[34] Já outros estudos concluíram que famílias que não tratavam do assunto apresentavam maiores taxas de ansiedade, depressão e estresse.[32] O conhecimento sobre a covid, com informações corretas e adequadas, aumentava os níveis de otimismo e o engajamento em medidas preventivas, diminuindo os sintomas depressivos e ansiosos[35]
- Estresse parental – o bem-estar dos pais influencia o bem-estar dos filhos. O estresse parental aumenta os níveis de piora do estado mental dos pais e, consequentemente, o risco de violência doméstica e abuso infantil. O estresse era maior em mães, pais separados ou não casados e famílias com crianças pequenas. Depressão parental, perda de emprego e maus-tratos prévios aos filhos aumentavam as chances de maus-tratos em crianças pequenas.

Pela observação de dados de estudos ou na prática clínica de profissionais de Saúde Mental na infância e adolescência, foi bastante notório um importante aumento de demanda por atendimento em todos os níveis. Esse impacto deverá ser sentido nos próximos anos, o que torna importante o planejamento de ação por parte dos gestores de Saúde, já que os serviços de Saúde Mental para essa faixa etária já trabalhavam no limite antes mesmo da pandemia — seja pela falta de profissionais qualificados, seja por ausência de uma política de prioridade no atendimento à saúde mental de crianças e adolescentes.

Suicídio

O suicídio é algo que sempre traz desconforto, julgamentos morais e religiosos e muitas dúvidas, além de ser um grande tabu a ser trabalhado. Qual é a realidade do suicídio entre os jovens? Quais são os fatores de risco associados a essa faixa etária? Quais são os impactos emocional, social e financeiro de uma morte violenta autodirigida? Quais são as medidas de prevenção e intervenção a serem adotadas? Estas e outras questões são temas de estudos e debates entre especialistas em Saúde Mental, adolescência e gestores públicos, a fim de se traçarem estratégias de ação que se mostrem efetivas e possíveis de serem realizadas.

O suicídio é a segunda causa de mortes violentas na faixa etária de 12 a 17 anos nos EUA,[36] sendo considerado um importante e crescente problema de Saúde Pública, em especial na população mais jovem. Em 2011, 7,8% dos adolescentes no ensino médio já haviam tentado suicídio. Deste percentual, 2,4% necessitaram de tratamento. Outro estudo mostrou que 12% dos adolescentes nos EUA já apresentaram ideação suicida; 4,0% planejaram se matar de maneira calculada; e 4,1% já fizeram uma ou mais tentativas de suicídio ao longo da adolescência.

Muitas vezes, o risco de suicídio em adolescentes não é sequer identificado ou tratado, sendo que vários jovens que obtiveram "sucesso" em sua tentativa nunca haviam passado por um atendimento clínico (psiquiátrico ou psicológico). Cerca de 50% dos adolescentes obtêm "sucesso" em sua primeira tentativa de suicídio. Nas duas últimas décadas, a taxa de atendimentos na emergência psiquiátrica por relatos de automutilação em adolescentes quadruplicou nos EUA. Comportamentos suicidas em adolescentes estão relacionados com prejuízos psicossociais, sofrimento pessoal e familiar, internações psiquiátricas e grande possibilidade de novas tentativas de suicídio.[37-39]

Algumas características próprias da adolescência estão relacionadas diretamente com aumento de risco de suicídio nessa população, especialmente aquelas ligadas a funções de córtex frontal, como tomada de decisão, avaliação de riscos e consequências negativas, controle inibitório, capacidade de adiar recompensa e agressividade. Existem casos de planejamento principalmente quando associados a quadros psicopatológicos bem definidos. No entanto, a maior incidência de tentativas ocorre de maneira impulsiva, sem planejamento e sem uma completa avaliação da efetividade.

Entre os principais diagnósticos psiquiátricos relacionados com o suicídio em adolescentes, a maior prevalência ocorre nos casos de depressão maior, uso de substâncias e transtornos externalizantes.[38] Além disso, história familiar de suicídio, tentativas anteriores e altos níveis de desesperança contribuem para maior efetividade e novas tentativas. Filhos de pais que tentaram suicídio apresentam seis vezes mais chances de virem a tentar, em comparação com controles.[40]

A avaliação do risco de suicídio entre adolescentes exige do clínico habilidade na entrevista e capacidade empática para o desenvolvimento de vínculo de confiança, utilizando recursos verbais e não verbais (desenhos e histórias), além de tato na abordagem do assunto. Convém muitas vezes solicitar aos pais aguardarem a entrevista em outro espaço, sendo necessários tempo e disponibilidade. Uma vez que se detectem comportamentos suicidas, parassuicidas ou não suicidas, mas com potencial lesivo como a automutilação, é necessário investigar a intencionalidade, o acesso a meios e possíveis deflagradores, além de avaliar o ambiente no qual o adolescente está inserido, e se esse ambiente oferece continência e acolhimento ou se é um ambiente de risco.

Não é incomum que seja necessário manter a observação em ambiente protegido e acionar outro familiar ou núcleos de proteção ao adolescente, como o Conselho Tutelar e a Vara da Infância e da Adolescência.

Na avaliação do risco e do potencial lesivo, a intencionalidade e o acesso aos meios, como morar em andar alto sem proteção ou ter acesso a uma arma de fogo, podem ser determinantes na conduta médica a ser tomada. A Tabela 35.2[41] resume os tópicos a serem investigados na determinação do potencial de risco associado ao risco de suicídio em adolescentes.

Por se tratar de uma emergência psiquiátrica, é fundamental que estratégias de ação integrada sejam adotadas na abordagem do risco de suicídio em adolescentes, que devem priorizar o vínculo terapêutico estabelecido e a proteção do adolescente, definindo ambiente e responsáveis que poderão estar próximos, além de intervenções psicológicas e médicas. Alguns casos podem se beneficiar de intervenções psicoterápicas breves com o adolescente, e também com os pais, com resolução de conflitos, desenvolvimento de estratégias de enfrentamento do problema e redirecionamento de aspectos agressivos da relação.

Em relação à pandemia de covid-19 e ao comportamento suicida, houve alguns estudos que apresentaram divergência. Alguns deles mostraram que as taxas de comportamento suicida aumentaram nos EUA de março a julho de 2020, quando comparado ao mesmo período de 2019.[42] Outro estudo, realizado no Japão, evidenciou o aumento do suicídio em jovens de março a maio, mas afirmou que as taxas não pioraram em 2020. A hipótese que alguns pesquisadores levantaram é que a permanência dos jovens em casa com suas famílias devido às restrições impostas pela pandemia pode ter servido como fator de proteção.[43]

Estudos mostraram que, durante o período de maior taxa de contaminações, mortes e isolamento social, houve significativo aumento dos quadros psiquiátricos em adolescentes, quando comparados à população adulta e, consequentemente, maiores taxas comportamento suicida.[44] Um estudo realizado durante o verão de 2020 com 4.909 participantes adolescentes, adultos e profissionais de Saúde verificou que os adolescentes apresentavam maiores taxas de depressão (55% *versus* 29%), ansiedade (48% *versus* 29%), TEPT (45% *versus* 33%) e ideação ou comportamento suicida (38% *versus* 16%) quando comparados à população adulta analisada.[45]

Tabela 35.2 Avaliação do risco de suicídio em adolescentes.

Parâmetro	Alto risco	Baixo risco
Circunstâncias do comportamento suicida	Sozinho Planejado Métodos letais	Próximo a alguém Não planejado Métodos de baixa letalidade
Intenção de morrer	Alta	Baixa
Psicopatologia	Presente e grave	Ausente ou leve
Mecanismos de enfrentamento	Fraco julgamento Fraco controle de impulsos Alta desesperança Alta impotência	Bom julgamento Bom controle de impulsos Baixa desesperança Baixa impotência
Comunicação	Fraca ou ambivalente	Boa e clara
Apoio familiar	Inconsistente	Consistente
Estresse ambiental	Alto	Baixo

Adaptada de Scivoletto et al., 2010.[41]

Consultas psiquiátricas em períodos mais curtos serão necessárias e, em algumas situações, pode ser indicado o uso de psicofármacos para o tratamento de quadro psicopatológico bem estabelecido, o foco em sintomas-alvo, como agressividade, impulsividade ou sintomas ansiosos, depressivos e psicóticos, além de semi-internação em hospital-dia ou internação integral nos casos de maior gravidade e maior risco.

CONCLUSÃO

A adolescência é um período instigante e extremamente importante da vida. Há riscos e oportunidades, e as decisões adotadas nessa fase marcarão de maneira profunda e definitiva a vida do indivíduo.

O adolescente não está ainda pronto, mas já traz em si a necessidade de furar sua bolha de proteção e se preparar para viver o mundo adulto. Medo, desejo, curiosidade, frustração e raiva, tudo isso se mistura e se intensifica em tal fase, tornando o dia de um adolescente uma verdadeira enxurrada de ideias. Em contrapartida, momentos de tédio e chateação, ou mesmo de rotinas enfadonhas ligadas às obrigações e às regras, permeiam os dias com fortes emoções.

As parcerias são muito importantes. Novos ambientes e amigos, dúvidas acerca da sexualidade, medos do futuro e uma constante insatisfação, tudo isso tempera essa marcante fase da vida.

Nesse contexto de marcadas mudanças e vivências, o papel dos pais é fundamental. É a partir do equilíbrio e de atitudes claras e assertivas que o adolescente poderá tentar e arriscar no mundo. Os conflitos serão inevitáveis, porém uma adequada postura da autoridade dos pais, por meio do modelo e da comunicação, pode ser o diferencial nessa fase.

Em situações patológicas, em que há o desenvolvimento de condições de risco, pode se fazer necessária a intervenção de profissionais da área da Saúde, com especial destaque aos profissionais de Saúde Mental, cuja intervenção sempre deve ter como foco o adolescente. No entanto, nunca se deixam as figuras parentais fora do processo, pois o sucesso da intervenção passa pelo ajuste de conflitos e dificuldades experimentadas no dia a dia da relação.

Durante e após a pandemia da covid-19 observou-se um aumento dos casos de saúde mental em adolescentes, seja quadros internalizantes (depressão e ansiedade) ou externalizantes (problemas de conduta e comportamento disruptivo). Além disso, muitos adolescentes que estavam na fronteira para o desenvolvimento de um transtorno psiquiátrico tiveram na pandemia um gatilho importante para a eclosão desse diagnóstico, sendo necessário organização de um plano de ação para que se possa acolher e cuidar tanto dos casos novos como dos que tiveram sua piora durante a pandemia.

Assim, torna-se fundamental ao profissional de Saúde Mental e das áreas de Educação, Serviço Social e áreas jurídicas conhecer o desenvolvimento normal da adolescência e o eventual estado patológico, a fim de se desenvolver estratégias eficientes e integradas de intervenção e prevenção. Isso se refletirá não somente no adolescente e em sua família, mas também na sociedade e em gerações futuras.

REFERÊNCIAS BIBLIOGRÁFICAS

1. Giedd JN, Blumenthal J, Jeffries NO et al. Brain development during childhood and adolescence: a longitudinal MRI study. Nat Neurosci. 1999;2(10):861-3.
2. Arain M, Haque M, Johal L et al. Maturation of the adolescent brain. Neuropsychiatr Dis Treat. 2013;9:449-61.
3. Outeiral J. Adolescer. Porto Alegre: Artes Médicas; 1992.
4. Ariès PH. A história social da criança e da família. Rio de Janeiro: LTC; 1981.
5. Capelatto I, Capelatto I. A equação da afetividade. Campinas: Papirus; 2012.
6. Organização das Nações Unidas, Departamento de Assuntos Sociais e Econômicos, Divisão de População. World Population Prospects: The 2008 revision. Disponível em: www.esa.un.org/unpd/wpp2008/index.htm. Acesso em: 1/10/10.
7. Aberastury A, Knobel M. Adolescência normal: um enfoque psicanalítico. 10. ed. Porto Alegre: Artes Médicas; 1992.
8. Galeotti S. A suprema covardia: abuso e negligência da criança e seu impacto no cérebro em desenvolvimento. São Paulo: Vivaldi; 2004.
9. Institute of Medicine (US) and National Research Council (US) Committee on the Science of Adolescence. The Science of Adolescent Risk-Taking: Workshop Report. Washington, DC: National Academies Press; 2011. Disponível em: www.ncbi.nlm.nih.gov/books/NBK53414/#ch3.s1. Acesso em 21/9/2023.
10. Piaget J, Inhelder B. A psicologia da criança. 16. ed. Rio de Janeiro: Bertrand Brasil; 1999.
11. Elkind D, Bowen R. Imaginary audience behavior in children and adolescents. J Appl Dev Psychol. 1979;15(1):38-44.
12. Erikson EH. The life cycle completed. New York: Norton; 1950 apud Papalia DE, Feldman RD. Desenvolvimento humano. 12. ed. Porto Alegre: Grupo A Editoras; 2013.
13. Erikson EH. Identidade, juventude e crise. Rio de Janeiro: Guanabara; 1987.
14. Marcia JE. Development and validation of ego identity status. J Pers Soc Psychol. 1966;3(5):551-8.
15. Marcia JE. Identity in adolescence. In: Adelson J (Ed.). Handbook of adolescent psychology. New York: Wiley; 1980 apud Papalia DE, Feldman RD. Desenvolvimento humano. 12. ed. Porto Alegre: Grupo A Editoras; 2013.
16. Papalia DE, Feldman RD. Desenvolvimento humano. 12. ed. Porto Alegre: Grupo A Editoras; 2013.
17. Brown B, Mounts N, Lamborn S et al. Parenting practices and peer group affiliation in adolescence. Child Development. 1993;64(2):467-82.
18. Amparo AMD, Alves PB, Cardenas CJ. Pertencimento e identidade em adolescentes em situação de risco de Brasília. Rev Bras Cresc Desenv Hum. 2004;14(1):11-20.
19. PeNSE – IBGE, 2012; Assis SG, Gomes R, Pires TO. Adolescência, comportamento sexual e fatores de risco à saúde. Rev Saúde Pública. 2014;48(1):43-51.
20. Winnicott DW. The theory of the parent-infant relationship. Int J Psycho-Anal. 1960;41:585-95.
21. Wolitzky-Taylor K, Bobova L, Zinbarg RE et al. Longitudinal investigation of the impact of anxiety and mood disorders in adolescence on subsequent substance use disorder onset and vice versa. Addict Behav. 2012;37(8):982-5.
22. Marmorstein NR, Iacono WG, Malone SM. Longitudinal associations between depression and substance dependence from adolescence through early adulthood. Drug Alcohol Depend. 2010;107(2-3):154-60.
23. Horigian VE, Weems CF, Robbins MS et al. Reductions in anxiety and depression symptoms in youth receiving substance use treatment. Am J Addict. 2013;22(4):329-37.
24. Rubino T, Zamberletti E, Parolaro D. Adolescent exposure to cannabis as a risk factor for psychiatric disorders. J Psychopharmacol. 2012;26(1):177-88.
25. Meade J. Mental health effects of the COVID-19 pandemic on children and adolescents: a review of the current research. Pediatr Clin N Am. 2021;68:945-59.
26. Cheah CSL, Wang C, Ren H et al. COVID-19 racism and mental health in Chinese American families. Pediatrics. 2020;146(5). https://doi.org/10.1542/peds. 2020-021816.
27. Fong VC, Iarocci G. Child and family outcomes following pandemics: a systematic review and recommendations on COVID-19 policies. J Pediatr Psychol. 2020;45(10):1124-43.
28. Leeb RT, Bitsko RH, Radhakrishnan L et al. Mental health-related emergency department visits among children aged <18 years during the COVID-19 pandemic - United States, January 1-October 17, 2020-October 17, 2020. MMWR Morb Mortal Wkly Rep. 2020 Nov 13;69(45):1675-80. doi: 10.15585/mmwr.mm6945a3.
29. Fitzpatrick O, Carson A, Weisz JR. Using mixed methods to identify the primary mental health problems and needs of children, adolescents, and their caregivers during the coronavirus (covid-19) pandemic. Child Psychiatry Hum Dev. 2020. https://doi.org/10.1007/s10578-020-01089-z.
30. Zhou SJ, Zhang LG, Wang LL et al. Prevalence and socio-demographic correlates of psychological health problems in Chinese adolescents during the out break of covid-19. Eur Child Adolesc Psychiatry. 2020. https://doi.org/10.1007/s00787-020-01541-4.
31. Duan L, ShaoX, Wang Y et al. An investigation of mental health status of children and adolescents in China during the outbreak of COVID-19. J Affect Disord. 2020;275:112-8.
32. Tang S, Xiang M, Cheung T et al. Mental health and it correlates among children and adolescents during COVID-19 school closure: the importance of parent-child discussion. J Affect Disord. 2021;279:353-60.
33. Fish JN, McInroy LB, Paceley MS et al. 'I'm kinda stuck at home with unsupportive parents right now': LGBTQ youths' experiences with COVID-19 and the importance of online support. J Adolesc Health. 2020;67(3):450-2.34.
34. Yue J, Zang X, Le Y et al. Anxiety, depression and PTSD among childrenand their parent during 2019 novel coronavirus disease (covid-19) outbreak in China. Curr Psychol. 2022;41:5723-30. https://doi.org/10.1007/s12144-020-01191-4.
35. Patrick SW, Henkhaus LE, Zickafoose JS et tal. Well-being of parents and children during the COVID-19 pandemic: a national survey. Pediatrics. 2020;146(4). https://doi.org/10.1542/peds.2020-016824.
36. Centers for Disease Control and Prevention, National Center for Injury Prevention and Controls: Web-Based Injury Statistics Query and Reporting System (WISQARS). 2014. Disponível em: www.cdc.gov/ncipc/wisqars. Acesso em: 19/1/15.
37. Bridge JA, Reynolds B, McBee-Strayer SM et al. Impulsive aggression, delay discounting, and adolescent suicide attempts: effects of current psychotropic medication use and family history of suicidal behavior. J Child Adolesc Psychopharmacol. 2015;25(2):114-23.
38. Ackerman JP, McBee-Strayer SM, Mendoza K et al. Risk-sensitive decision-making deficit in adolescent suicide attempters. J Child Adolesc Psychopharmacol. 2015;25(2):109-13.
39. King CA, Berona J, Czyz E et al. Identifying adolescents at highly elevated risk for suicidal behavior in the emergency department. J Child Adolesc Psychopharmacol. 2015;25(2):100-8.
40. Brent DA, Oquendo M, Birmaher B et al. Familial pathways to early-onset suicide attempt: Risk for suicidal behavior in offspring of mood-disordered suicide attempters. Arch Gen Psychiatry. 2002;59(9):801-7.

41. Scivoletto S, Boarati MA, Turkiewicz G. Psychiatric emergencies in childhood and adolescence. Rev Bras Psiquiatr. 2010;32(Suppl 2): S112-20.
42. Hill RM, Rufino K, Kurian S et al. Suicide ideation and attempts in a pediatric emergency department before and during covid-19. Pediatrics. 2020;147(3). e2020029280.
43. Isumi A, Doi S, Yamaoka Y et al. Do suicide rates in children and adolescents change during school closure in Japan? The acute effect of the first wave of COVID-19 pandemic on child and adolescent mental health. Child Abuse Negl 2020;110 (Pt 2). https://doi.org/10.1016/j.chiabu.2020.104680.
44. Durante JC, Lau M. Adolescents, suicide, and the COVID-19 pandemic. Pediatr Ann. 2022 Apr;51(4):e144-e149.
45. Murata S, Rezeppa T, Thoma B et al. The psychiatric sequelae of the COVID-19 pandemic in adolescents, adults, and health care workers. Depress Anxiety. 2021 February;38(2): 233-246.

36 Psiquiatria Geriátrica

Alberto Stoppe Junior ▪ Mariana Franciosi Tatsch ▪
Alexandrina Maria Augusto da Silva Meleiro

INTRODUÇÃO

A psiquiatria geriátrica, ou psicogeriatria, é uma subespecialidade da Psiquiatria relativamente recente, que surgiu a partir do grande número de idosos com transtornos mentais. O surgimento dessa especialidade ocorreu, principalmente, pelo progressivo aumento da porcentagem de idosos na população, pela diminuição de mortalidade e pelo aumento da expectativa de vida. O Brasil está entre os países que vêm apresentando as maiores taxas percentuais de envelhecimento populacional (Figura 36.1).[1] A projeção da expectativa de vida para mulheres ao nascimento é de que continue a ultrapassar a dos homens em 7 anos até 2050.

A definição de quais indivíduos são considerados idosos é arbitrária. De modo geral, convencionou-se chamar de idosos os indivíduos com idade acima de 65 anos, que podem se dividir em dois grupos: idoso jovem de 65 a 74 anos; e idoso velho (acima de 75 anos). No Brasil, são considerados idosos os indivíduos a partir de 60 anos. Os idosos podem ser descritos como saudáveis (pessoas com boa saúde); e doentes (pessoas com enfermidades que interferem nas atividades da vida diária [AVD] e precisam de atenção clínica ou psiquiátrica).

O envelhecimento implica algo que é associado à idade cronológica, mas não idêntico a ela. O termo "envelhecimento" refere-se a diversos aspectos da passagem do tempo, em vários níveis de abordagem. A principal dificuldade neste campo é a separação entre o processo biológico primário do envelhecimento, as doenças associadas e os fatores ambientais.

Do ponto de vista biológico, o envelhecimento pode ser definido como uma expressão da decadência entrópica, se nos referirmos à segunda lei da termodinâmica: "Qualquer sistema isolado

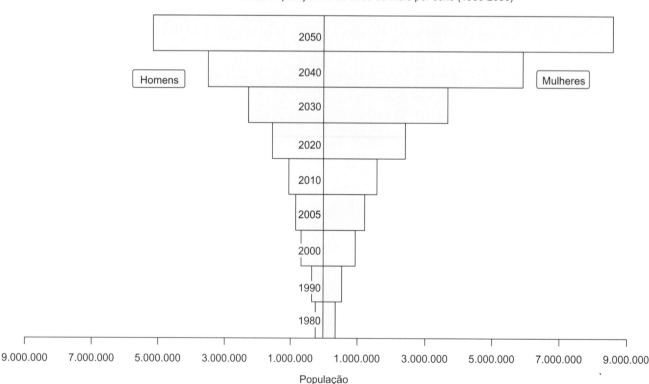

Figura 36.1 Projeção do envelhecimento populacional do Brasil, com comparativo entre os sexos masculino e feminino, até 2050. (Adaptada de IBGE, 2017.)[1]

ao longo do tempo tenderá a evoluir para a desordem." Em termos clínicos, o envelhecimento significaria a perda da capacidade de controle de mecanismos de homeostase, menor capacidade adaptativa e menos resiliência. As limitações físicas, o acúmulo de doenças crônicas e a maior fragilidade são mais frequentes com o passar dos anos.[2]

Na prática clínica, convém lembrar que a passagem do tempo afetará de modo diverso cada indivíduo de acordo com fatores genéticos, ambientais e de estilo de vida. Determinados indivíduos acima de 70 anos, hígidos, irão se comportar em termos de quadro clínico e resposta terapêutica como adultos jovens. Enquanto isso, outros na faixa de 40 a 50 anos com acúmulo de estresse, baixa qualidade de vida e doenças crônicas podem se comportar como idosos. Na história clínica, a história pregressa não apenas da enfermidade atual, mas da vida pessoal e familiar é essencial para compreender o paciente idoso e planejar seu tratamento.

A passagem da juventude para a velhice reflete a mudança da busca pela riqueza, pela da manutenção da saúde. Substituem-se as preocupações com a carreira e os relacionamentos pelo bem-estar. Apesar dessas ocorrências, o corpo na idade adulta tardia pode ser uma fonte de prazer considerável e pode proporcionar competência, particularmente se for dada atenção a exercícios regulares, dieta saudável, repouso adequado e cuidados médicos de manutenção preventiva. Portanto, o estado normal no idoso é saúde mental e física, e não doença e debilitação.

O corpo em envelhecimento torna-se cada vez mais uma questão central. Isso ocorre devido à diminuição normal na função, à aparência física alterada e à crescente incidência de doença física. A seguir, são apresentadas as tarefas de desenvolvimento da idade adulta tardia:

- Manter a imagem corporal e a integridade física
- Fazer uma avaliação da vida
- Manter interesse e atividades sexuais
- Lidar com a morte de pessoas queridas e significantes
- Aceitar as implicações da aposentadoria
- Aceitar a falência dos órgãos programada geneticamente
- Despojar-se do apego às posses
- Aceitar as mudanças no relacionamento com os netos.

BIOLOGIA DO ENVELHECIMENTO

O processo de envelhecimento ou senescência (do latim *senescere*, ou seja, ficar velho), caracteriza-se por um declínio gradual no funcionamento de todos os sistemas corporais: cardiovascular, respiratório, geniturinário, endócrino e imunológico, entre outros. Muitas pessoas idosas mantêm suas habilidades cognitivas e capacidades físicas até um grau surpreendente. Portanto, é mito que a velhice está associada à enfermidade intelectual e física profunda. Nem todos os sistemas orgânicos se deterioram no mesmo ritmo, nem seguem um padrão semelhante de declínio para todas as pessoas. Cada pessoa é geneticamente dotada de um ou mais sistemas vulneráveis, ou pode se tornar vulnerável por estressores ambientais, ou exposição excessiva a, por exemplo, raios ultravioleta, tabagismo e uso de álcool.

Mudanças biológicas associadas ao envelhecimento

A longevidade é um tema de grande interesse. As pesquisas revelam que a história familiar de longevidade é o melhor indicador de longa vida. Entretanto, muitas condições podem levar a uma vida mais curta, mas elas podem ser prevenidas, melhoradas ou retardadas com intervenções adequadas. A realização de exames periódicos, o consumo mínimo ou nenhum de álcool, a satisfação no trabalho, a percepção de si mesmo, a alimentação saudável e os exercícios regulares estão associados à longevidade.

O envelhecimento do indivíduo ocorre, de modo geral, por meio do próprio envelhecimento das células. Cada célula tem um tempo de vida determinado geneticamente, durante o qual ela pode se replicar por um número limitado de vezes antes de morrer. Com a idade, ocorrem mudanças estruturais, além de fatores estressantes (epigenética) dentro das células, levando à degeneração celular. Encontram-se alterações estruturais e mutações no DNA e no RNA com o envelhecimento, e as áreas do corpo são afetadas em graus variados. A seguir, foram elucidadas algumas alterações (Tabela 36.1) mais frequentes na senescência, para que o leitor saiba diferenciar o que é biológico associado ao envelhecimento do que de fato é patológico.[3,4]

Assim como o corpo, o cérebro também tem seu envelhecimento natural, sem necessariamente implicar patologia ou doença. Na Tabela 36.2, são citadas algumas alterações mais significativas.[4,6]

ESTUDO DE VAILLANT SOBRE O ENVELHECIMENTO

Por 76 anos, pesquisadores da Harvard University têm procurado uma resposta para: "O que realmente nos faz felizes na vida?" O Estudo sobre o Desenvolvimento Adulto (*Study of Adult Development*, em inglês)[7] começou em 1938, analisando 700 rapazes – entre estudantes da renomada universidade e moradores de bairros pobres de Boston. A pesquisa acompanhou esses indivíduos durante toda a vida, monitorando seu estado mental, físico e emocional.

O professor e psicanalista George E. Vaillant acompanhou esse grupo de calouros da Harvard University até a velhice. Ele liderou o estudo de 1972 até 2004.[8] Juntou-se à equipe como pesquisador em 1966. Em publicações, destacou que os estudos prospectivos de envelhecimento começaram com pessoas de 50 a 60 anos, não adolescentes. A morte prematura, as variáveis da infância e o uso abusivo de álcool foram frequentemente ignorados, bem como o envelhecimento bem-sucedido. Seu grupo revisou a literatura existente na época sobre a saúde ao fim da vida para destacar que, cada vez mais, o envelhecimento bem-sucedido não é um oxímoro. O estudo de Vaillant e Mukamal[8] seguiu duas coortes de adolescentes do sexo masculino (237 estudantes universitários e 332 jovens da cidade na qual foi realizado o estudo) por 60 anos ou até a morte. Os exames físicos completos foram obtidos a cada 5 anos e os dados psicossociais, a cada 2 anos.

Tabela 36.1 Mudanças biológicas do envelhecimento.

Em nível celular
- Alterações na estrutura celular do DNA e do RNA, com degeneração das organelas intracelulares
- Degeneração neuronal no sistema nervoso central, principalmente no giro pré-central temporal superior e inferior, sem perda no núcleo do tronco cerebral
- Sítios receptores e sensibilidade alterada
- Redução do anabolismo e do catabolismo das substâncias transmissoras celulares
- Aumento no colágeno e na elastina intracelular

No sistema imunológico
- Resposta prejudicada das células T ao antígeno
- Aumento na função dos corpos autoimunes
- Aumento na suscetibilidade a infecção e neoplasia
- Leucócitos inalterados, linfócitos T reduzidos
- Aumento na sedimentação dos eritrócitos (inespecíficos)

No sistema musculoesquelético
- Diminuição da altura, devido ao encurtamento da coluna vertebral: perda de 5 cm a partir da segunda até a sétima década
- Redução da massa muscular magra e da força muscular; afundamento da caixa torácica
- Aumento da gordura corporal
- Alongamento do nariz e das orelhas
- Perda da matriz óssea, que leva à osteoporose
- Degeneração das superfícies articulares pode produzir osteoartrite
- O risco de fratura do quadril é de 10 a 25% aos 90 anos
- Fechamento contínuo das suturas cranianas; a sutura parietomastoide não alcança o fechamento completo até os 80 anos
- Homens ganham peso até os 60 anos, depois perdem; mulheres ganham peso até os 70 anos, depois perdem

No sistema cardiovascular
- Aumento no tamanho e no peso do coração: contém pigmento lipofuscina derivado dos lipídios
- Reduzida elasticidade das válvulas cardíacas
- Aumento do colágeno nos vasos sanguíneos
- Aumento de suscetibilidade a arritmias
- Homeostase da pressão arterial alterada
- Débito cardíaco regular sem doenças cardíacas coronarianas

No sistema digestório
- Risco para gastrite atrófica, hérnia de hiato e divertículos
- Decréscimo no fluxo sanguíneo do intestino e do fígado
- Menor fluxo salivar
- Absorção alterada no sistema digestório e risco de síndrome de má absorção e avitaminose
- Constipação intestinal

No sistema endócrino
- Decréscimo dos níveis de estrogênio nas mulheres
- Decréscimo de androgênio suprarrenal
- Declínio de produção de testosterona nos homens
- Aumento nos hormônios foliculestimulante (FSH) e luteinizante (LH) em mulheres menopausadas
- Tiroxina sérica (T_4) e hormônio tireoestimulante (TSH) normais e tri-iodotironina (T_3) reduzida
- Baixa tolerância à glicose

No sistema respiratório
- Capacidade vital reduzida
- Reflexo da tosse diminuído
- Ação ciliar do epitélio brônquico diminuída

Nos sistemas geniturinário e reprodutivo
- Redução na taxa de filtração glomerular e no fluxo sanguíneo renal
- Redução da rigidez da ereção; jato ejaculatório diminuído
- Redução da lubrificação vaginal
- Aumento da próstata
- Incontinência

No tegumento
- Cor acinzentada dos cabelos (redução da melatonina); pelos púbicos são os últimos a ficarem brancos
- Enrugamento geral da pele
- Glândulas sudoríparas menos ativas
- Decréscimo da melatonina
- Perda da gordura subcutânea
- Crescimento mais lento das unhas

Nos órgãos dos sentidos
- Espessamento das lentes ópticas; redução na visão periférica
- Incapacidade de acomodação: presbiopia
- Perda auditiva de sons de alta frequência: presbiacusia
- Amarelecimento das lentes ópticas
- Reduzida acuidade de paladar, olfato e tato
- Reduzida adaptação ao claro-escuro

Adaptada de Sadock et al., 2017.[5]

Tabela 36.2 Mudanças biológicas do envelhecimento no sistema nervoso central (SNC).

No cérebro
- Decréscimo no peso cerebral bruto em ambos os sexos
- Sulcos alargados, convoluções menores, atrofia dos giros
- Aumento dos ventrículos
- Aumento no transporte através da barreira sangue-cérebro
- Redução do fluxo sanguíneo cerebral e da oxigenação

Nos neurotransmissores
- Declínio de norepinefrina no SNC
- Aumento de monoaminoxidase e serotonina no cérebro

Neuropsiquiátricas
- Maior demora para aprender material novo, mas ocorre aprendizagem completa
- Quociente de inteligência (QI) estável até 80 anos
- Habilidade verbal mantida com a idade
- Declínio da velocidade psicomotora

Na memória
- Dificuldade para realizar tarefas que requeiram mudança da atenção
- Diminuição da habilidade de codificação: transferência da memória de curto prazo para longo prazo e vice-versa
- Reconhecimento da resposta certa em teste de múltipla escolha intacto
- Declínio de lembrança simples

Adaptada de Sadock et al., 2017.[5]

As variáveis preditoras avaliadas antes dos 50 anos incluíram seis variáveis que refletiram fatores incontroláveis, como classe social dos pais, coesão familiar, depressão maior, longevidade ancestral, temperamento da infância e saúde física aos 50 anos e sete variáveis que refletem (pelo menos algum) controle pessoal – uso abusivo de álcool, tabagismo, estabilidade conjugal, exercícios, índice de massa corporal, mecanismos de enfrentamento e nível educacional. As seis variáveis de resultado escolhidas para avaliar o envelhecimento bem-sucedido entre os 70 e 80 de idade contemplam quatro variáveis objetivamente avaliadas: saúde física, morte e incapacidade antes dos 80 anos, apoio social e saúde mental; e duas variáveis autoavaliadas: atividades instrumentais da vida diária e prazer pela vida. Os autores publicaram que, nos resultados, a análise multivariada sugeriu que o envelhecimento "bom" e "ruim" entre os 70 e 80 anos pode ser previsto por variáveis avaliadas antes dos 50 anos. Ainda é algo mais esperançoso, se as sete variáveis sob controle pessoal forem controladas. A depressão foi a única variável de preditor incontrolável que afetou a qualidade do envelhecimento subjetivo e objetivo. Vaillant e Mukamal[8] concluíram que se pode ter maior controle pessoal sobre a saúde biopsicossocial após a aposentadoria, ao contrário do descrito em estudos anteriores.

Vaillant (1998) enfatizou a representatividade dos relacionamentos e reconheceu o papel fundamental que estes desempenharam nas pessoas que viveram vidas longas e agradáveis. Segundo Vaillant, "quando o estudo começou ninguém se preocupou com empatia ou apego. Mas a chave para o envelhecimento saudável é relações, relacionamentos [...]".[9]

No livro *Aging Well* (*Envelhecendo Bem*),[10] Vaillant escreveu que seis fatores determinaram um envelhecimento saudável para os homens de Harvard: atividade física; uso não abusivo de álcool; não tabagismo; ter mecanismos maduros para lidar com os altos e baixos da vida; desfrutar de um peso saudável; e estar em um casamento estável. Para os homens que foram estudar em Harvard, a educação era um fator adicional. "Quanto mais educação, mais provável que deixassem de fumar, comessem com sensatez e usassem álcool com moderação", escreveu Vaillant.

O estudo mostrou que o papel da genética e dos antepassados de longa duração revelou-se menos importante para a longevidade do que o nível de satisfação com os relacionamentos na meia-idade, agora reconhecido como um bom preditor de envelhecimento saudável. A pesquisa também desprezou a ideia de que a personalidade das pessoas "se estabelece como gesso" aos 30 anos e não pode ser mudada.[10]

Vaillant,[11,12] que comandou o estudo há mais de três décadas, publicou uma somatória dos principais *insights* proporcionados pelo estudo (Tabela 36.3).

Esse estudo continua até o momento com mais de mil homens e expandiu a pesquisa para mulheres e filhos dos participantes iniciais.[13] O atual diretor do estudo, o quarto desde o início, é o psiquiatra americano Robert Waldinger. Sua palestra no programa TED (sigla em inglês para Tecnologia, Entretenimento e *Design*), "O que torna uma vida boa? Lições do estudo mais longo sobre a felicidade", viralizou na internet. O vídeo da conferência já foi baixado mais de 11 milhões de vezes. Waldinger pretende continuar a pesquisa para a terceira e a quarta geração. "Provavelmente nunca será replicado", disse ele sobre a longa pesquisa, acrescentando que há ainda mais para aprender.[13]

Tabela 36.3 Principais conclusões sobre o estudo de Vaillant.

O alcoolismo é um transtorno de grande poder destrutivo.
O alcoolismo foi a principal causa de divórcio entre os homens do estudo Grant e suas esposas.
Relacionam-se fortemente a neurose e a depressão, que tendem a seguir o uso abusivo de álcool, em vez de precedê-lo.
Associado ao consumo de cigarro, o álcool foi o maior contribuinte para sua morbidade e morte precoce.
O sucesso financeiro depende do grau dos relacionamentos e, acima de certo nível, não da inteligência.
Aqueles que obtiveram pontuações mais altas nas medidas de "relacionamentos quentes" obtiveram uma média de US$ 141.000 por ano em seus salários máximos (geralmente entre 55 e 60 anos de idade).
Não houve diferença significativa no rendimento máximo obtido por homens com QI no intervalo de 110 a 115 e homens com QI superior a 150.
A mentalidade política correlaciona-se com a intimidade: os liberais envelhecem tendo mais sexo. Os homens mais conservadores cessam as relações sexuais, em idade média, aos 68 anos. Os homens mais liberais tiveram vida sexual ativa em seus 80 anos.
O grau da relação de infância com as mães dura até a idade adulta. Os homens que tinham relações de infância "quentes" com suas mães ganharam uma média de US$ 87.000 a mais por ano do que os homens cujas mães eram indiferentes.
Os homens que tinham relações de infância ruins com suas mães eram bem mais propensos a desenvolver demência quando idosos.
Ao fim de sua vida profissional, as relações na infância dos homens com suas mães – mas não com seus pais – foram associadas à eficácia no trabalho.
O grau das relações da infância com as mães não teve influência significativa na "satisfação da vida".
O grau da relação de infância com os pais correlacionou-se com: taxas mais baixas de ansiedade em adultos; maior aproveitamento das férias; e aumento da "satisfação da vida" aos 75 anos.

Adaptada de Vaillant, 1991;[11] Vaillant, 2012.[12]

TRANSTORNOS MENTAIS DA VELHICE

O programa da *Epidemiological Catchment Area* (ECA – Área de Captação Epidemiológica) do National Institute of Mental Health identificou que os transtornos mentais mais comuns na velhice são: transtornos depressivos, transtornos cognitivos, fobias e transtorno por uso de álcool. Vale destacar que os adultos idosos têm alto risco de suicídio e de sintomas psiquiátricos induzidos por substâncias.[5]

Diversos transtornos mentais da velhice podem ser prevenidos, melhorados ou até revertidos se diagnosticados a tempo de intervenção e conduta adequadas. As causas reversíveis de *delirium* e demência, se não forem diagnosticadas com precisão e tratadas adequadamente, podem requerer a institucionalização dos idosos (Tabela 36.4).

Tabela 36.4 Condições reversíveis que podem parecer *delirium*, demência ou depressão no idoso.

Substâncias
Agentes anticolinérgicos; anti-hipertensivos; antipsicóticos; corticosteroides; digitálicos; narcóticos; agentes anti-inflamatórios não esteroides; fenitoína; polifarmacoterapia; hipnóticos sedativos

Distúrbios metabólicos e endócrinos
Doença de Addison; síndrome de Cushing; insuficiência hepática; doença pulmonar obstrutiva crônica (hipercarbia); hipernatremia; hiperparatireoidismo; hipertireoidismo; hipoglicemia; hiponatremia; hipotireoidismo; insuficiência renal; depleção de volume

Transtornos psiquiátricos
Ansiedade; depressão; mania

Condições diversas
Impactação fecal (fecaloma); hospitalização; deficiência auditiva ou visual

Adaptada de Sadock et al., 2007.[14]

Os fatores psicossociais de risco também predispõem idosos a transtornos mentais. Os fatores envolvem perda dos papéis sociais, perda da autonomia, morte de amigos e parentes, declínio da saúde, aumento do isolamento, restrições financeiras e redução no funcionamento cognitivo.

Convém sempre estar atento às substâncias que podem causar sintomas psiquiátricos em idosos. O bom médico deve estar alerta quanto a alterações de absorção, dosagem prescrita, instruções não seguidas adequadamente, doses elevadas, sensibilidade a medicações, conflitos entre os fármacos e as interações.

DEPRESSÃO

O estudo da depressão, ou de quadros com a presença de sintomas depressivos, é invariavelmente dificultado se houver imprecisão das definições e da elaboração do conceito referente aos quadros clínicos designados como transtornos depressivos ou simplesmente a sintomas chamados depressivos. Existem diversos usos do termo "depressão". O uso leigo que se refere à tristeza e ao desânimo não necessariamente relaciona-se com uma doença.

Na Psiquiatria contemporânea, o termo depressão é utilizado de maneira geral para designar um grupo de quadros clínicos definidos como transtornos (*disorders* no inglês) que não se caracterizam como doenças, com etiologia, fisiopatologia e marcadores biológicos bem determinados. Os transtornos são definidos por sinais e sintomas que podem delimitar quadros com características clínicas em comum, mas bastante heterogêneos. Mesmo um diagnóstico mais delimitado, como o de depressão maior, ainda é muito abrangente, o que leva a muitas controvérsias na interpretação nos resultados de estudos epidemiológicos e terapêuticos. Um diagnóstico de depressão maior pode estar relacionado com hipotireoidismo, dor crônica, demência na doença de Alzheimer, uso de antivirais ou quadro clínico de transtorno bipolar. É possível que o mesmo diagnóstico esteja sendo feito para diferentes "doenças" ainda mal delimitadas clinicamente, mas que, na prática, apresentam aspectos particulares no que diz respeito à evolução, ao prognóstico e à terapêutica.

Não existe uma depressão específica do idoso. Existem algumas particularidades da depressão que ocorrem na terceira idade e serão abordadas neste capítulo.

Etiologia

As depressões são de etiologia multifatorial. Da soma, em proporções variáveis, de diversos fatores genéticos, epigenéticos, biológicos e ambientais resulta o grupo heterogêneo de transtornos depressivos e os sintomas depressivos encontrados nos idosos. De modo geral, acredita-se que a maior parte dos fatores de risco para transtornos de humor acumule-se na terceira idade. Isso favorece o surgimento da depressão (Figura 36.2).

Em qualquer fase da vida, traumas na infância, como abuso e maus-tratos, entre outros, são fatores de risco para o surgimento de quadros depressivos, provavelmente por sensibilizar ou modificar de algum modo as vias de resposta ao estresse. Em qualquer faixa etária, mas particularmente no idoso, por diminuição da capacidade de homeostase, o estresse crônico, tanto físico quanto o psíquico, está fortemente relacionado com o surgimento, a manutenção e a recorrência de quadros depressivos.[15]

A depressão pode ocorrer tanto em episódio isolado quanto apresentar-se como transtorno recorrente. Nos casos de depressão recorrente, tanto monopolar quanto bipolar, ocorre a neuroprogressão da doença. Quanto mais episódios, maior a carga alostática, maior sensibilização ao estresse e mais alteração neuronal. Com isso, com o passar do tempo, os quadros tornam-se mais frequentes, com menos probabilidade de remissão completa e mais déficits cognitivos.[16]

Considera-se a depressão uma doença com repercussão sistêmica importante. Em um episódio depressivo, níveis séricos de fatores inflamatórios estão significativamente aumentados. A depressão é fator de aumento de morbidade e mortalidade,

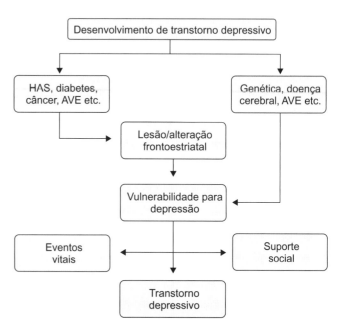

Figura 36.2 Modelo dos fatores de risco para o desenvolvimento da depressão no idoso. HAS: hipertensão arterial sistêmica; AVE: acidente vascular encefálico. (Adaptada de Krishnan, 2002.)[15]

sobretudo por eventos cardiovasculares.[17] Este aspecto é particularmente importante em idosos, tanto por passar mais tempo deprimido ao longo da vida quanto pela somatória de outros fatores de risco mais prevalentes nesta faixa etária. Por fim, como fator biológico, a depressão pode também ser causada por uso abusivo de álcool, sedativos, benzodiazepínicos e drogas ilícitas, que sempre deve ser avaliado em pacientes deprimidos, independentemente da idade.

Fatores ambientais

Diversos eventos ambientais ou psicossociais que ocorrem ao longo da vida podem ser relacionados com a depressão (Tabela 36.5). Estes eventos afetam os indivíduos de modos diferentes, dependendo de fatores específicos como a idade, o tipo de evento, a personalidade e a história de vida do indivíduo.[18]

O idoso confronta-se com modificações específicas no papel social, como o fim da vida reprodutiva e o término da vida profissional com a aposentadoria, que requerem reajustamento profundo e, principalmente, cuidado dos filhos. Este fato favorece o surgimento da síndrome do ninho vazio. É comum a diminuição de renda, padrão de vida e *status* social.

As perdas tornam-se mais frequentes e têm maior impacto. O idoso, com o passar do tempo, assiste a muitas mortes de amigos e familiares. Em especial, a morte do cônjuge, ou de filhos, tem importante impacto no bem-estar dos idosos, sendo um dos eventos que mais significativamente afetam sua vida.[2] Devido à importância do luto, os critérios de diagnóstico mais recentes (CID-11 e DSM-5-TR) incluem uma categoria diagnóstica específica de transtorno de luto complicado, procurando delimitar suas reações com as normais do luto. O luto complicado com frequência apresenta sintomas depressivos/ansiosos e demanda tratamentos específicos.

Todos estes fatores que podem desencadear ou colaborar na má resposta ao tratamento e na manutenção de sintomas devem ser cuidadosamente avaliados e, na medida do possível, resolvidos, a fim de melhorar a resposta aos tratamentos. O mesmo vale para a prevenção de recaídas ou recorrência da depressão do indivíduo idoso.

Depressão de início tardio

Pode-se dividir a depressão no idoso em dois tipos: de início em fases precoces da vida (DIP), que recorre na terceira idade; e a depressão iniciada após 60 a 65 anos, a depressão de início tardio (DIT). Apesar de semelhanças no quadro clínico, encontram-se diferenças com relação aos fatores etiológicos, que podem influenciar o prognóstico e até mesmo o tratamento (Tabela 36.6). As DITs estão mais associadas a doenças físicas. Considera-se que o envelhecimento celular esteja associado à coocorrência de doenças físicas e suas consequências e faça parte do fenótipo da DIT.[19]

As lesões vasculares cerebrais são particularmente relacionadas como fatores de risco e também têm pior prognóstico para desenvolvimento de DIT. Tanto nos casos de acidentes vasculares encefálicos (AVE) quanto nos quadros vasculares com microinfartos, a prevalência de depressão é muito maior, até 50% dos casos. Em pacientes com lesões subcorticais em pequenos vasos, sem demência ou sinais neurológicos, existe maior risco de DIT, que tem sido nomeada por alguns autores como depressão vascular.[20]

Em muitos casos, a depressão é considerada como pródromo ou estágio inicial de doenças neurodegenerativas. A depressão, com frequência, surge como manifestação clínica antes dos sintomas cognitivos das demências, ou dos sintomas motores na doença de Parkinson. Diversos estudos de seguimento demonstram um aumento significativo de incidência de demência em indivíduos com DIT quando comparados com idosos sem depressão (Tabela 36.7).

Tabela 36.5 Modificações psicológicas e sociais em idosos e sintomas depressivos.

Fatores	Repercussão
Mudanças no papel social	Diminuição de interesses Diminuição de autoestima Diminuição de atividades
Perdas, especialmente luto	Sintomas e transtornos depressivos Ansiedade, isolamento
Eventos estressantes	Ansiedade Sintomas e transtornos depressivos
Modificações no suporte social	Isolamento Diminuição de suporte emocional Diminuição de renda
Preconceito social (depressão é "normal" em idosos)	Falta de ajuda e apoio Poucos casos diagnosticados Tratamentos inadequados
Preconceito do indivíduo (vergonha da doença mental)	Recusa do tratamento. Não relata queixas. Prioriza sintomas somáticos

Adaptada de Stoppe e Louzã Neto, 2007.[18]

Tabela 36.6 Depressão de início tardio comparada com a de início precoce.

Características	Início tardio (em comparação com início precoce)
Influência genética	Menos história familiar de transtornos afetivos
Alteração em neuroimagem	Com mais frequência, alterações sugerindo alterações estruturais no SNC, como dilatação ventricular (TC), atrofia cortical (RM) e lesões subcorticais (vasculares)
Associação a doença física	Maior associação a doenças crônicas, particularmente as que causam limitação e/ou dor crônica
Estressores	Maior associação com estressores psicossociais

SNC: sistema nervoso central; TC: tomografia computadorizada; RM: ressonância magnética.

Tabela 36.7 Taxa de conversão para demência em depressão de início tardio.

Estudo	Tempo	Conversão
Reding et al., 1985	30 meses	57%
Reynolds et al., 1986	20 meses	50%
Kral e Emery, 1989	96 meses	89%
Alexopoulos et al., 1993	34 meses	43%
Li et al., 2011	Idosos acompanhados por 7 anos	46%
Katon et al., 2012	3 a 5 anos	Risco 2 vezes maior
Diniz et al., 2013	Metanálise	DA, RR = 1,85 DV, RR = 2,52

DA: demência na doença de Alzheimer; DV: demência vascular; RR: risco relativo.

Quadro clínico e diagnóstico

Critérios para diagnóstico

O diagnóstico correto é essencial para o sucesso terapêutico. Todos os sintomas presentes na depressão em adultos jovens podem aparecer em idosos. As escalas de avaliação podem ser úteis para o rastreio de sintomas depressivos, mas não substituem a avaliação clínica. O diagnóstico de depressão é clínico. Um diagnóstico sindrômico com base nos sintomas é que define o transtorno depressivo maior (TDM). Os critérios de diagnóstico mais utilizados em pesquisa são os da American Psychiatric Association, atualmente na 5ª edição revisada (DSM-5-TR), semelhantes aos da 10ª edição da *Classificação Internacional de Doenças* (CID-10), usada oficialmente no Brasil e da mais recente CID-11.

Não se justifica a existência de uma depressão específica do idoso, mas algumas particularidades no quadro clínico estão presentes nesta faixa etária e, por vezes, podem dificultar o diagnóstico:

- Menos humor depressivo e mais anedonia
- Menos sintomas "psicológicos" que somáticos
- Maior presença de déficit cognitivo e disfunção executiva
- Maior frequência de associação com doença física e cerebral.

O idoso tende a relatar menos espontaneamente sintomas psicológicos, como humor depressivo e anedonia, e queixar-se mais de sintomas somáticos, como diminuição de energia e de sono e dores, entre outros. Entre os sintomas psicológicos, é mais frequente a anedonia que o humor depressivo. Outras queixas frequentes do idoso deprimido são os déficits cognitivos, particularmente de memória e função executiva. A depressão no idoso pode ser difícil de reconhecer. Quando existe doença física (DF) comórbida, pode ser difícil diferenciar sinais e sintomas da DF dos da depressão.[18]

A depressão pode também estar associada a quadros demenciais. Apesar de sua importância, existem poucas evidências científicas sobre o quadro clínico, o curso e o tratamento da depressão nas demências. Sabe-se que tal associação leva à piora de funções cognitivas e comportamentais dos pacientes com demência, piorando seu desempenho e sua qualidade de vida e aumentando o estresse do cuidador. Tais alterações são potencialmente reversíveis, com o tratamento adequado da depressão. A depressão pode ser causada, "biologicamente", pelo próprio acometimento cerebral, ou ser "reativa" às suas consequências. Os sintomas depressivos tendem a ser mais leves, incaracterísticos e flutuantes, dificultando o diagnóstico. Devido às suas alterações cognitivas, o paciente tem maior dificuldade para perceber, quantificar e relatar seus sintomas depressivos. Muitas vezes, os sintomas não são relatados pelos pacientes, e, sim, por familiares e cuidadores, ou percebidos pelo médico.[21]

História clínica

Os principais aspectos para a avaliação e o diagnóstico da depressão em idosos são a história clínica, o exame psíquico e o exame físico. Em idosos, é sempre importante estimar o estado cognitivo, tanto pela avaliação dos déficits cognitivos da depressão quanto a possível associação a quadros demenciais. O instrumento mais utilizado para este fim é o Miniexame do Estado Mental.[22]

O suicídio é o pior desfecho de um quadro depressivo. Apesar de poder ocorrer em indivíduos não deprimidos ou em deprimidos adequadamente tratados, é mais frequente em pacientes não tratados ou tratados de maneira inadequada. Idosos, sobretudo homens, são particularmente propensos ao suicídio. Em todos os pacientes deprimidos moderados ou graves, o risco de suicídio deve ser investigado, particularmente naqueles com histórico de tentativa de suicídio anterior, doenças clínicas graves e bipolares. Mais informações sobre o assunto são elucidadas no Capítulo 42, *Suicídio*.

Exames complementares

Em um idoso com diagnóstico de depressão, além do exame físico completo, que inclui um exame neurológico breve, deve-se sempre pesquisar possíveis etiologias orgânicas e doenças físicas associadas. De modo geral, avaliam-se infecções, distúrbios metabólicos, função tireoidiana e doença cerebral (ver Capítulo 15, *Síndromes Mentais ou Comportamentais Secundárias a Doenças Orgânicas*).

Para pacientes que farão uso de antidepressivos tricíclicos ou carbonato de lítio, é importante avaliar o eletrocardiograma (ECG). Exames de neuroimagem podem ser necessários no caso de depressões resistentes ao tratamento e/ou com déficits cognitivos significativos.[2]

Tratamentos

O diagnóstico correto é indispensável para a instituição do tratamento adequado, a determinação dos objetivos deste, o manejo clínico e o prognóstico do paciente. O sucesso terapêutico é intimamente relacionado com a avaliação clínica inicial e o diagnóstico.

De modo geral, o tratamento da depressão em idosos não irá diferir significativamente do que ocorre em outras faixas etárias (ver Capítulo 18, *Transtorno Depressivo*, e Capítulo 31, *Tratamento Psicofarmacológico em Psiquiatria*). Entretanto, as modificações biológicas e psicossociais associadas ao envelhecimento levam a algumas particularidades que serão discutidas a seguir.

Indicações de tratamento

A maior parte dos idosos portadores de quadros depressivos responde satisfatoriamente ao tratamento. Portanto, este está indicado para qualquer indivíduo idoso com sintomatologia depressiva clinicamente significativa. O quadro depressivo leve não deve ser negligenciado, pois implica piora da qualidade de vida, além de aumentar a morbidade e a mortalidade no idoso. A existência de doenças associadas não deve desestimular o tratamento da depressão. Pelo contrário, o tratamento da depressão nestes pacientes pode ser bem-sucedido, melhorando o estado geral do paciente. Interpretar a depressão como reação normal a doença ou suas consequências não justifica postergar o tratamento, aguardando a melhora da doença física para depois tratar a depressão.

O tratamento da depressão divide-se em tratamento biológico e abordagens psicossociais. No primeiro, as mais utilizadas são a farmacoterapia, a eletroconvulsoterapia (ECT) e, mais recentemente, cetamina e escetamina; e, no segundo; abordagens psicoterápicas, sociais e ocupacionais. Com frequência, mais de um tipo de tratamento é utilizado simultaneamente, dependendo das necessidades do paciente.

Tratamento farmacológico

O tratamento farmacológico pode ser o de escolha, especialmente para pacientes com quadros depressivos moderados ou graves. Ao se iniciar terapêutica antidepressiva em idosos, é importante o conhecimento das modificações fisiológicas associadas ao processo de envelhecimento. Elas podem promover importantes alterações na farmacocinética e na farmacodinâmica dos medicamentos antidepressivos.

Pode ocorrer o aumento da meia-vida dos medicamentos, sendo, em alguns casos, necessárias doses menores para se alcançarem níveis plasmáticos terapêuticos. Recomenda-se iniciar o tratamento com a metade da dose habitual para jovens, com o aumento lento e gradativo da medicação até alcançar a dose final. Apesar destes cuidados no início do tratamento, a depressão no idoso deve ser tratada de maneira vigorosa, com doses efetivas de medicação, que de modo geral são semelhantes a outras faixas etárias, e durante tempo adequado.[2]

O idoso pode apresentar menor adesão à farmacoterapia, e esta deve ser uma preocupação frequente ao longo do tratamento. Orientação e esclarecimento ao paciente e a seus familiares sobre a doença e o plano terapêutico são fundamentais. Deve-se procurar conduzir o tratamento de maneira segura, com especial atenção a queixas ligadas à medicação, estabelecendo-se uma relação de confiança com o paciente.

Não se encontram diferenças significativas entre os diversos antidepressivos existentes no mercado no que se refere à eficácia e ao tempo de início de ação. Por outro lado, encontram-se significativas diferenças nos efeitos adversos (EA) e na tolerabilidade destas medicações. A escolha do medicamento depende dos efeitos do envelhecimento em sua farmacocinética, da história pessoal e familiar de resposta a tratamentos, do estado físico, das medicações em uso e do conhecimento do perfil de efeitos colaterais do medicamento.

Os idosos, frequentemente, apresentam maior sensibilidade aos efeitos adversos dos antidepressivos, sendo esta um dos principais motivos de interrupção de tratamento. Na escolha do antidepressivo, o perfil de potenciais efeitos adversos tem peso importante.

Qualquer que seja o fármaco escolhido, o tratamento deve ser otimizado, a fim de se obter a maior resposta terapêutica possível. Como em qualquer outra faixa etária, o idoso pode não responder positivamente ao primeiro medicamento escolhido. O idoso beneficia-se de novas abordagens farmacológicas quando ocorre má resposta a uma primeira tentativa. Na prática clínica, nota-se que os pacientes que não respondem a uma medicação apresentam boa resposta a outra, mesmo sendo do mesmo grupo. Estudos como o "STAR-D" e o "STAGED" (reproduzidos na cidade de São Paulo) demonstram claramente que tratamentos sequenciais, com troca ou associação de medicações, psicoterapia ou mesmo ECT, elevam a mais de 80% a taxa de resposta ao tratamento.[23-25]

Tolerabilidade

Entre os possíveis EA que podem ocorrer no idoso, alguns são particularmente importantes, conforme descrito a seguir.

Hiponatremia. Possivelmente devido à síndrome de secreção inapropriada de hormônio antidiurético, tem sido associada ao uso de antidepressivos. Pode ser particularmente prejudicial em idosos, aumentando morbidade e mortalidade. Entre os fatores de risco, estão: idade avançada, sexo feminino, uso concomitante de diurético e baixo peso. A hiponatremia ocorre logo nas primeiras semanas de tratamento e melhora com a interrupção do tratamento farmacológico.[26]

Síndrome serotoninérgica. Trata-se de um quadro raro, grave, potencialmente letal, consequente ao excesso de serotonina em receptores do SNC. Ocorre devido ao uso de medicamentos com ação serotoninérgica (antidepressivos e outros como antipsicótico de segunda geração), em casos de intoxicação acidental ou não e por interação de medicações com ação em receptores de serotonina. Os sintomas são tremores, diarreia, taquicardia, agitação, hipertermia, sudorese excessiva, quadro confusional, rigidez muscular, mioclonias e hiper-reflexia. O tratamento inclui interrupção imediata da medicação em uso, cuidados gerais em UTI com redução de temperatura, controle do equilíbrio hidreletrolítico, controle da agitação e rigidez muscular com benzodiazepínicos e utilização de medicamentos antagonistas serotoninérgicos.[26]

Efeitos cardiovasculares. Estes são particularmente importantes no uso de antidepressivos tricíclicos (ADT). Os ADT apresentam efeitos sobre o ritmo, a condução cardíaca e a pressão ortostática. O ADT é antiarrítmico da classe 1A, como a quinidina; a associação a outros antiarrítmicos pode ser perigosa por soma dos efeitos cardiovasculares de ambos. As arritmias que respondem aos antiarrítmicos da classe 1A podem ser suprimidas com o uso de ADT. Outras arritmias, como os bloqueios atrioventriculares, podem ser agravadas pelo uso de ADT. Não há contraindicação do uso de ADT em pacientes com marca-passo. Por efeito estabilizador de membranas, os ADT podem retardar a condução intraventricular. Além disso, pode-se verificar aumento dos intervalos PR, QRS e QTc no eletrocardiograma.

Esta alteração eletrocardiográfica pode não ter repercussões clínicas. Nos pacientes com distúrbios da condução, como bloqueios de ramo, particularmente o esquerdo, ou bloqueios atrioventriculares, há maior risco para complicações com o uso de ADT. Pode ocorrer aumento da frequência cardíaca (FC) de 5 a 15 bpm. Sem hipotensão ortostática, que pode levar a aumento de FC via barorreceptores, isso acontece por ação anticolinérgica. Em geral, não causa problemas em pacientes que não tenham insuficiência cardíaca ou coronariopatia. Hipotensão ortostática (HO) é o efeito adverso mais frequente e grave em idosos, por suas possíveis consequências, como queda com fraturas e AVE. Ocorre com maior frequência em pacientes com insuficiência cardíaca esquerda e/ou pacientes em uso de diuréticos e vasodilatadores. Pode ocorrer HO com doses baixas de medicação. Além disso, é dose-dependente e pode não desaparecer com o tempo de uso da medicação.[27]

Efeitos anticolinérgicos. São mais significativos com o uso de ADT. Pelo bloqueio de receptores colinérgicos muscarínicos, pode haver a ocorrência de boca seca, diminuição da motilidade gastrintestinal, retenção urinária, exacerbação de glaucoma de ângulo estreito e aumento da frequência cardíaca. Pode ocorrer também diminuição na velocidade de esvaziamento gástrico, o que interfere na absorção de outros medicamentos. A retenção urinária pode favorecer a ocorrência de infecções do sistema urinário. Os efeitos anticolinérgicos podem levar ainda a déficits cognitivos, principalmente na memória, e desencadear quadros de *delirium*.

Bloqueio de receptores histamínicos. Podem causar ganho de peso e, particularmente em idosos, sedação e déficits cognitivos.[28]

Psicoterapia

A psicoterapia para idosos é semelhante à realizada em qualquer outra faixa etária, mas necessita de algumas adaptações técnicas e conceituais. Deve ser realizada por profissionais treinados, familiarizados com esta população, com conhecimentos de gerontologia e sobre o processo de envelhecimento do ponto de vista mental. As taxas de eficácia de psicoterapia em idosos são altas, especialmente as terapias centradas em problemas presentes, que fornecem ao paciente mais recursos para enfrentá-los.

Como em outras faixas etárias, o ramo mais estudado da psicoterapia para depressão em idosos é a terapia cognitiva ou cognitivo-comportamental (TCC). Apesar do número reduzido de estudos, considera-se que a TCC é um importante recurso terapêutico para pacientes idosos deprimidos, o que facilita a adesão ao tratamento e menor tempo de resposta à farmacoterapia. A TCC é claramente superior ao tratamento com placebo ou ao não tratamento, aparentemente com eficácia semelhante ou ligeiramente inferior à encontrada em pacientes mais jovens.

Eletroconvulsoterapia e escetamina

A ECT é um tratamento biológico de eficácia e segurança bem estabelecido em idosos. É particularmente útil em pacientes com má resposta ou intolerância a EA das medicações, casos graves e com risco de suicídio. Diversos estudos demonstram que pode ser utilizada em indivíduos com doenças clínicas associadas e com déficit cognitivo.[29]

Nos últimos anos, estudos vêm demonstrando potencial terapêutico tanto da cetamina como da escetamina no tratamento da depressão resistente em idosos, possivelmente com eficácia e tolerabilidade um pouco menores quando comparados com adultos mais jovens.[30,31] Para mais detalhes, ver Capítulo 32, *Tratamentos Biológicos em Psiquiatria*.

DEMÊNCIAS

Quadro clínico da síndrome demencial

A demência é uma síndrome caracterizada pelo desenvolvimento de múltiplas deficiências cognitivas e alterações da personalidade que interferem sensivelmente nas atividades pessoais, sociais e de trabalho dos pacientes. Diversas doenças podem levar ao desenvolvimento de uma síndrome demencial no idoso.

Prevalência da síndrome demencial

A prevalência das demências varia muito entre os estudos, devido a diferentes métodos de diagnóstico, e as populações estudadas. Classicamente, considera-se que cerca de 50 a 70% dos casos de demência, levados à avaliação neuropatológica, devem-se a doença neurodegenerativa; 15 a 20% a demência na doença de Alzheimer (DA) ou demência com corpúsculos de Lewy (DCL); 10 a 30% a demência vascular (DV) com a associação de ambas; e 5 a 10% de etiologia indeterminada. Portanto, podemos notar que as demências degenerativas primárias e as demências de causa vascular respondem por cerca de 70 a 90% das causas de síndrome demencial, conforme a amostra estudada e os critérios diagnósticos utilizados.[32]

As demências degenerativas primárias e as de causa vascular são irreversíveis, de natureza crônica e progressiva. Entretanto, podem ser reversíveis com tratamento e, assim, a investigação inicial de um quadro de demência deve conter:

1. História; exame físico e neurológico; exame do estado mental
2. Exames sorológicos: hemograma completo, eletrólitos, glicose, Ca e P, função renal, hepática e tireoidiana, vitamina B_{12} e folato, VDRL, HIV
3. Exame de urina
4. Neuroimagem.

O diagnóstico de demência é feito a partir dos critérios diagnósticos como o DSM-5-TR (com a denominação de transtorno cognitivo maior) e as CID-10 e 11. Em pesquisa, os critérios de diagnósticos mais utilizados são os do NINDS-AIREN, mais conhecidos como critérios de McKhann,[33] adaptados pela Academia Brasileira de Neurologia,[34] listados a seguir:

- Diagnostica-se demência quando há sintomas cognitivos ou comportamentais que:
  - Interferem na habilidade no trabalho ou em atividades habituais

- Representam declínio com relação a níveis prévios de funcionamento e desempenho
- Não são explicáveis por *delirium* ou doença psiquiátrica maior
• O comprometimento cognitivo é detectado e diagnosticado mediante combinação de:
  - Anamnese com paciente e cuidador ou familiar que tenha conhecimento da história
  - Avaliação cognitiva objetiva, mediante miniexame do estado mental ou avaliação neuropsicológica. A avaliação neuropsicológica deve ser realizada quando a anamnese e o exame cognitivo breve realizado pelo médico não forem suficientes para definir um diagnóstico confiável
• Os comprometimentos cognitivos ou comportamentais afetam, no mínimo, dois dos seguintes domínios: memória; funções executivas; habilidades visuoespaciais; linguagem; comportamento.

Principais demências

Doença de Alzheimer

Diagnóstico

O diagnóstico da DA continua baseando-se nos mesmos métodos de correlação anatomoclínica, utilizados há mais de 90 anos pelo psiquiatra alemão Alois Alzheimer. Como ainda não temos um marcador biológico específico para a DA, seu diagnóstico fundamenta-se no quadro clínico de demência, estabelecido por meio da avaliação clínica e da exclusão de outras causas possíveis para esta síndrome. O diagnóstico definitivo só pode ser feito com o exame anatomopatológico. Do ponto de vista neuropatológico, a DA caracteriza-se pela deposição de proteína beta-amiloide em placas extracelulares, pela formação de emaranhados neurofibrilares dentro dos neurônios e pela perda de neurônios no córtex cerebral. Inicialmente, tal perda de neurônios ocorre no núcleo basal de Meynert e no córtex entorrinal, afetando principalmente neurônios colinérgicos. Além disso, a diminuição destes neurônios tende a aumentar com a progressão da doença.

Os critérios para diagnóstico de DA dividem-se em provável, possível e definido.[34]

Provável DA. Preenche critérios para demência e tem as seguintes características:

- Início insidioso (meses ou anos)
- História clara ou observação de piora cognitiva
- Déficits cognitivos iniciais e mais proeminentes em uma das seguintes categorias:
  - Apresentação amnéstica: deve haver outro domínio afetado
  - Apresentação não amnéstica: deve haver outro domínio afetado
  - Linguagem: lembranças de palavras
  - Visuoespacial: cognição espacial, agnosia para objetos ou faces, simultâneo-agnosia e alexia
  - Funções executivas: alteração do raciocínio, julgamento e solução de problemas
- Deve ser realizada tomografia ou, preferencialmente, ressonância magnética do crânio para descartar outras possibilidades diagnósticas ou comorbidades, principalmente a doença vascular cerebral (DCV)
- O diagnóstico de demência da DA provável não deve ser aplicado quando houver:
  - Evidência de DCV importante definida por história de AVE temporalmente relacionada com o início ou piora do comprometimento cognitivo; ou presença de infartos múltiplos ou extensos; ou lesões acentuadas na substância branca, evidenciadas por exames de neuroimagem
  - Características centrais de demência com corpúsculos de Lewy: alucinações visuais, parkinsonismo e flutuação cognitiva
  - Características proeminentes da variante comportamental da demência frontotemporal: hiperoralidade, hipersexualidade, perseveração
  - Características proeminentes de afasia progressiva primária manifestando-se, como a variante semântica (também chamada demência semântica, com discurso fluente, anomia e dificuldades de memória semântica) ou como a variante não fluente, com agramatismo considerável
  - Existência de outra doença concomitante neurológica ou não neurológica, ou de uso de medicação que pode ter efeito substancial sobre a cognição.

Possível DA. O paciente preenche os critérios diagnósticos clínicos para demência da DA, porém apresenta alguma das circunstâncias a seguir:

• Curso atípico: início abrupto e/ou padrão evolutivo distinto daquele observado em geral, ou seja, lentamente progressivo
• Apresentação mista: tem evidência de outras etiologias; DCV concomitante; características de demência com corpúsculos de Lewy; outra doença neurológica ou uma comorbidade não neurológica ou medicação, as quais possam ter efeito substancial sobre a cognição
• Detalhes de história insuficientes sobre instalação e evolução da doença.

DA definida. O paciente preenche critérios clínicos e cognitivos para demência da DA, e exame neuropatológico demonstra a existência de patologia da DA.

Curso clínico

O curso da DA pode ser descrito utilizando-se um modelo de três estágios. O primeiro, que geralmente dura de 2 a 3 anos, caracteriza-se por sintomas vagos e difusos, que se desenvolvem insidiosamente. O déficit de memória costuma ser o primeiro sintoma a ser notado, além de alterações de funções visuoespaciais, linguagem, aprendizado e concentração. Isso pode fazer com que o indivíduo passe a ter dificuldades para lidar com situações complexas. O segundo estágio caracteriza-se por uma deterioração mais acentuada da memória e pelo aparecimento de sintomas focais, como afasia, apraxia, agnosia e alterações visuoespaciais. A capacidade para realizar cálculos, fazer julgamentos, planejar e abstrair fica comprometida com a progressão da doença.

Ocorrem sintomas parkinsonianos em até um terço dos pacientes. No terceiro estágio, ou estágio terminal, todas as funções mentais estão gravemente afetadas. O paciente comunica-se por meio de sons incompreensíveis ou permanece mudo, ficando eventualmente acamado com incontinência urinária e fecal. Podem aparecer sintomas e sinais neurológicos graves, como hemiparesia espástica, rigidez importante, tremor, reflexos primitivos e crises convulsivas. Nesta fase, a deterioração corporal é surpreendentemente rápida, com emagrecimento, apesar de o apetite estar, em muitos casos, preservado.

Demência vascular

DV é um conceito diagnóstico para designar quadro demencial decorrente de DCV. Este conceito foi expandido com a ideia de comprometimento cognitivo vascular (CCV), um conceito dimensional que abrange as alterações cognitivas decorrentes de DCV e suas manifestações isquêmicas. As DV são heterogêneas com subtipos patológicos associados ao quadro clínico: infartos isquêmicos e hemorrágicos, eventos cerebrais hipóxico-isquêmicos e lesões senis leucoencefalopáticas.

Prevalência

A DV é a mais prevalente entre as demências secundárias, ocupando o segundo lugar entre todos os quadros demenciais, depois da DA, sobretudo em idosos. A prevalência varia muito entre os diversos estudos, provavelmente pelas diferentes características das populações, pelas amostras estudadas, pelos critérios utilizados e pelas dificuldades para definir a DV, além de seu papel no espectro que vai desde a DV pura aos quadros mistos (DV + DA) até a DA pura.[35]

Diagnóstico

Em todas as classificações, o diagnóstico é feito a partir da identificação de demência evidente ou suspeita mediante alguns critérios de diagnóstico de DCV com uma relação temporal estabelecida. Os critérios mais utilizados são os do NINDS-AIREN International Work Group[36] descritos a seguir:

- **Provável DV:**
  - Comprometimento cognitivo e evidências de neuroimagem de DCV:
    - Relação temporal entre o evento vascular e o início do déficit cognitivo
    - Relação entre a gravidade e o padrão do comprometimento cognitivo e existência de doença microvascular subcortical difusa
  - Ausência de progressão gradual antes ou depois do AVE, indicativo de doença neurodegenerativa
- **Possível DV:**
  - Comprometimento cognitivo e evidências de neuroimagem de DCV, mas:
    - Ausência de relação temporal clara
    - Informações insuficientes
    - Intensidade da afasia impede avaliação cognitiva
    - Evidências de outra doença neurodegenerativa ou afecção que possa afetar a cognição.

Quadro clínico

O quadro clínico da DV inclui aspectos relacionados com a DCV e o declínio cognitivo. Alguns pacientes apresentam evidências clínicas de infarto cerebral, como paresias, ainda que em outros a etiologia vascular só se torne evidente após investigação clínica e laboratorial detalhada. Tipicamente, a doença apresenta um início mais agudo do que a DA, com uma deterioração gradual, com pioras abruptas seguidas de períodos de estabilidade. Em geral, as características clínicas da DV variam conforme a localização preferencial das lesões. Os infartos lacunares cursam frequentemente com disartria, disfagia e labilidade emocional, alteração de marcha e bradicinesia. A encefalopatia arteriosclerótica subcortical ou doença de Binswanger caracteriza-se por uma evolução insidiosa do comprometimento cognitivo, que pode estar associado a deficiências neurológicas focais e história de AVE agudo. Por outro lado, os pacientes com lesões vasculares no córtex cerebral apresentam, principalmente, afasia, apraxia e distúrbios visuoespaciais.[35]

Demência com corpúsculos de Lewy

Em 1912, Frederic Lewy descreveu inclusões neuronais eosinofílicas em casos de *paralysis agitans* (doença de Parkinson). Inicialmente, os corpúsculos de Lewy (CL) foram encontrados apenas em regiões subcorticais, como a substância negra e o *locus ceruleus*. A partir do fim da década de 1980, diversos autores descreveram amostras de pacientes dementes que apresentavam CL não apenas em estruturas subcorticais, mas também no neocórtex. A existência de CL nesses pacientes pode estar ou não associada a alterações neuropatológicas características da DA. Em virtude desses achados, a demência com corpúsculos de Lewy (DCL) começou a ser reconhecida como um tipo importante. Assim, é a segunda mais prevalente entre as demências neurodegenerativas.[37]

O diagnóstico de DCL caracteriza-se por flutuação das funções cognitivas ao longo do dia; alucinações visuais recorrentes, bem formadas e detalhadas; e parkinsonismo que, para o diagnóstico de DCL, deve se manifestar com intervalo menor que 1 ano com relação ao surgimento dos sintomas cognitivos. O déficit de memória pode ser mais tardio, e são frequentes déficits de atenção, função executiva e habilidades visuoespaciais. Outras características que podem sugerir DCL são transtorno comportamental do sono REM, maior sensibilidade aos efeitos adversos de antipsicóticos e captação reduzida em núcleos da base de transportadores de dopamina em exame de imagem.[38]

Degeneração ou demência frontotemporal

Na virada de século XX, Arnold Pick descreveu o quadro clínico de alguns pacientes que apresentavam deterioração mental progressiva, caracterizada por afasia grave e transtornos comportamentais, cujos sintomas estavam associados à atrofia temporal esquerda ou frontotemporal. Entretanto, foi Carl Schneider, no fim da década de 1920, que introduziu o termo doença de Pick (DP), destacando a importância do envolvimento dos lobos frontais nessa síndrome. A demência frontotemporal é relativamente rara, representando apenas 5% ou menos do total de casos. O pico de incidência da doença varia de 45 a 65 anos, não ocorrendo um aumento em sua prevalência com o envelhecimento progressivo.

Na DP, existem a forma comportamental e as formas com déficit em linguagem, como a afasia primária progressiva. Na variante comportamental da DP, as características cognitivas mais frequentes são disfunções executivas com relativa preservação de memória episódica e das habilidades visuoespaciais.

Os principais sintomas da DP são:

- Desinibição comportamental precoce: comportamento socialmente inapropriado, perda das maneiras ou decoro, ações impulsivas, impensadas ou descuidadas
- Apatia ou inércia precoce
- Perda precoce de simpatia ou empatia: resposta diminuída às necessidades e aos sentimentos dos outros, assim como de interesse social, relacionamentos e cordialidade
- Comportamento perseverativo, estereotipado ou compulsivo/ ritualístico precoce: com movimentos repetidos simples ou comportamentos complexos, compulsivos ou ritualísticos
- Estereotipia da fala
- Hiperoralidade ou alterações dietéticas: preferências alimentares alteradas ou empanturramento, além de consumo aumentado de álcool e cigarros e exploração oral ou consumo de objetos não comestíveis.

Quadros iniciais de DP podem ser confundidos com quadros depressivos quando o componente de apatia é mais significativo. Em casos de DIT resistentes ao tratamento, a DP é um diagnóstico diferencial que deve considerado.

Tratamento

Inibidores da colinesterase

Este grupo de substâncias age inibindo a enzima colinesterase e, assim, diminui a metabolização da acetilcolina na fenda sináptica. Estão indicadas principalmente na DA, devido ao intenso déficit colinérgico, mas também são eficazes na DCL e em alguns casos de DV. Tais fármacos têm como principal função retardar a progressão dos sintomas cognitivos e melhorar sintomas comportamentais, particularmente nos casos leves e moderados.[39] É importante frisar que estas substâncias não interferem no processo patológico. Na Tabela 36.8, estão os principais inibidores de colinesterase.

Tabela 36.8 Principais inibidores de colinesterase.

Fármaco	Administração	Dose inicial	Dose plena	Vezes ao dia
Donepezila	Via oral	5 mg	5 a 10 mg	1
Rivastigmina	Via oral	3 mg	6 a 12 mg	2
Rivastigmina	Transdérmica	4,6 mg (5 cm²)	10 a 15 cm²	1
Galantamina	Via oral	8 mg	16 a 24 mg	1

Adaptada de Vale et al., 2011.[39]

Memantina

A memantina é um agonista parcial de receptores N-metil-D-aspartato (NMDA). Tem como mecanismo de ação a modulação do sistema glutamatérgico. Estudos demonstram que está indicada nas fases moderada a grave da DA, com efeitos nos déficits cognitivos e sintomas comportamentais. Existem também evidências menos notórias de ação nas outras demências. A dose inicial é de 5 mg, que deve ser progressivamente aumentada até 20 mg/dia.[39]

Tratamento dos sintomas psicológicos e comportamentais das demências

Além das manifestações cognitivas, há sintomas psicológicos e comportamentais das demências (SPCD) na maioria dos indivíduos com demência. Tais sintomas têm grande impacto na qualidade de vida dos pacientes e de seus familiares e cuidadores, sobretudo depressão, delírios e alucinações, agitação e agressividade e irritação.

A primeira escolha para o tratamento dos SPCD são abordagens não medicamentosas. Antes de se iniciar o tratamento medicamentoso, três medidas são essenciais:

- Afastar outras patologias associadas. Infecções, alterações metabólicas e traumas podem desencadear e favorecer a manutenção de SPCD
- Verificar medicações em uso. Efeitos adversos destas, como anticolinergia e sedação, por exemplo, podem afetar pacientes demenciados, causando os SPCD
- Avaliar modificações ambientais, estresse e maus-tratos que frequentemente estão associados aos SPCD.

Não há tratamento medicamentoso específico para os SPCD. O uso de inibidores de colinesterase e memantina pode diminuir os SPCD. O tratamento medicamentoso é sintomático com antidepressivo, antipsicóticos, entre outros, dependendo do quadro clínico,[39] sempre na menor dose e pelo menor tempo possível.

TRANSTORNO RELACIONADO COM USO ABUSIVO DE ÁLCOOL E OUTRAS SUBSTÂNCIAS

A dependência ao álcool é um dos principais problemas de Saúde Pública no mundo. Compromete a saúde do indivíduo, além de levar a graves problemas sociais, familiares, profissionais e legais. Até há pouco tempo, este tema em idosos despertava pouco interesse entre os pesquisadores e médicos, os quais acreditavam que esse transtorno era muito raro nessa população.[40] Apesar de o risco de desenvolvimento de transtorno de dependência ao álcool diminuir com o envelhecimento, a frequência na população idosa continua alta. Os idosos com dependência de álcool, em geral, têm uma história de beber excessivo que se iniciou na juventude ou na meia-idade. Eles costumam ser clinicamente doentes, sobretudo com doença hepática, e são divorciados, viúvos ou homens que nunca se casaram. Um número significativo tem doença demencial crônica, como encefalopatia de

Wernicke ou síndrome de Korsakoff. Em estudo realizado em São Paulo, Hirata et al. concluíram que 20% dos pacientes institucionalizados ou em casas de repouso têm dependência de álcool, assim como 15% dos acompanhados em ambulatório.[41]

A influência de antecedentes familiares é menor. Entretanto, a ocorrência de eventos estressantes, como perda de familiares e amigos, dificuldades financeiras e isolamento, é relevante no desencadear deste transtorno. São frequentes comorbidades, associação a depressão, demência e transtornos somáticos. A manifestação clínica é mais sutil, difícil de ser reconhecida. Os pacientes apresentam sintomas inespecíficos, como quedas repetidas, desnutrição, diarreia, fraqueza, esquecimento, labilidade afetiva e insônia. Os médicos devem cogitar sempre a possibilidade de consumo de álcool.[14]

O idoso consome menor quantidade de bebidas que o jovem, porém há maior sensibilidade tissular aos efeitos do álcool e aumento da taxa de alcoolemia com o envelhecimento, para a mesma quantidade consumida. Além disso, o álcool é uma substância hidrossolúvel e, no processo de envelhecimento, ocorrem diminuição do conteúdo hídrico corporal e aumento do componente gorduroso, o que reduz seu volume de distribuição no corpo.

Geralmente, o idoso já está aposentado ou excluído do mercado profissional; assim, não tem problemas no trabalho. Muitos não dirigem veículos, o que faz menor o risco de problemas legais ou com acidentes de trânsito. Esses pontos, ao menos, são vantagens para o paciente.

Inúmeras patologias somáticas podem ter suas evoluções complicadas pelo consumo de álcool, como hipertensão arterial sistêmica, doença pulmonar obstrutiva crônica, diabetes, tuberculose, cardiopatias e distúrbios gastrintestinais, entre outros. O controle dessas doenças fica mais difícil devido à interação farmacológica álcool/medicamento e ao fato de que o paciente frequentemente não segue de maneira correta as orientações médicas, não aderindo ao tratamento clínico.

A síndrome de abstinência, em particular o *delirium tremens*, apresenta maior duração e gravidade, devido à concomitância de doenças somáticas.[5]

Outro aspecto importante é que idosos podem utilizar doses abusivas de ansiolíticos para aliviar a ansiedade crônica ou para conseguir dormir. Podem também consumir nicotina e cafeína em excesso. Analgésicos sem prescrição são usados por 35% dos idosos – 30% deles também abusam de laxativos. Problemas gastrintestinais, psicológicos e metabólicos inexplicáveis devem alertar os médicos o para o uso abusivo de substâncias sem prescrição.

CONCLUSÃO

Como o envelhecimento populacional vem ocorrendo, o número de idosos com transtornos depressivos, demenciais ou problemas com o álcool já é expressivo, e deverá aumentar significativamente. Dessa maneira, é importante que os médicos de todas as especialidades estejam preparados para diagnosticar e atender idosos e os serviços de Saúde se organizem para absorver o aumento da demanda nos próximos anos.

REFERÊNCIAS BIBLIOGRÁFICAS

1. Instituto Brasileiro de Geografia e Estatística (IBGE). Brasil: população de 80 anos ou mais de idade por sexo (1980-2050). Disponível em: www.ibge.gov.br/home/estatistica/populacao/projecao_da_populacao/piramide/piramide.shtm. Acesso em: 24/8/17.
2. Stoppe Jr A. Transtornos depressivos em idosos. São Paulo: Leitura Médica; 2015.
3. La Rue A. Envelhecimento normal. In: Kaplan HI, Sadock BJ. Psiquiatria geriátrica. Tratado de psiquiatria. v. 3. 6. ed. Porto Alegre: Artes Médicas; 1999.
4. Morley JE. Aspectos fisiológicos. In: Kaplan HI, Sadock BJ. Psiquiatria geriátrica. Tratado de psiquiatria. v. 3. 6. ed. Porto Alegre: Artes Médicas; 1999.
5. Sadock BJ, Sadock VA, Ruiz P. Psiquiatria geriátrica. In: Sadock BJ, Sadock VA, Ruiz P. Kaplan & Sadock compêndio de psiquiatria: ciência do comportamento e psiquiatria clínica. 11. ed. Porto Alegre: Artmed; 2017.
6. Victoroff J. Alterações no sistema nervoso central. In: Kaplan HI, Sadock BJ. Psiquiatria geriátrica. Tratado de psiquiatria. v. 3. 6. ed. Porto Alegre: Artes Médicas; 1999.
7. Vaillant GE. Welcome to the Harvard Study of Adult Development. Disponível em: www.adultdevelopmentstudy.org. Acesso em: 26/11/17.
8. Vaillant GE, Mukamal K. Successful aging. Am J Psychiatry. 2001; 158(6):839-47.
9. Vaillant GE. Adaptation to life. Harvard University Press; 1998 (first published 1977). Disponível em: www.hup.harvard.edu/catalog.php?isbn=9780674004146. Acesso em: 26/11/17.
10. Vaillant GE. Aging well. 2002. Disponível em: www.hup.harvard.edu/catalog.php?isbn=9780674004146. Acesso em: 26/11/17.
11. Vaillant GE. The association of ancestral longevity with successful aging. J Gerontol. 1991;46(6):P292-8.
12. Vaillant GE. Triumphs of experience: the men of the Harvard Grant Study. Cambridge, MA and London, England: Harvard University Press; 2012.
13. Mineo L. Good genes are nice, but joy is better. Harvard Staff Writer; 2017. Disponível em: https://news.harvard.edu/gazette/story/2017/04/over-nearly-80-years-harvard-study-has-been-showing-how-to-live-a-healthy-and-happy-life. Acesso em: 26/11/17.
14. Sadock BJ, Sadock VA, Ruiz P. Psiquiatria geriátrica. In: Sadock BJ, Sadock VA, Ruiz P. Kaplan & Sadock compêndio de psiquiatria: ciência do comportamento e psiquiatria clínica. 9. ed. Porto Alegre: Artmed; 2007.
15. Krishnan K. Biological risk factors in late life depression. Biol Psychiatry. 2002;52(3):185-92.
16. Berk M, Kapczinski F, Andreazza AC et al. Pathways underlying neuroprogression in bipolar disorder: focus on inflammation, oxidative stress and neurotrophic factors. Neurosci Biobehav Rev. 2011; 35(3):804-17.
17. Alves T, Busatto Filho G. Neurobiologia dos transtornos depressivos. In: Bottino C, Blay S, Laks J (Eds.). Diagnóstico e tratamentos dos transtornos de humor em idoso. Atheneu: São Paulo; 2012.
18. Stoppe Jr A, Louzã Neto M. Transtornos depressivos no idoso. Rio de Janeiro: Elsevier; 2007.
19. Seitz-Holland J, Mulsant B, Reynolds III C et al. Major depression, physical health and molecular senescence markers abnormalities. Nat Mental Health. 2023;(1):200-8.
20. Alexopoulos G, Meyers B, Young R et al. Vascular depression' hypothesis. Arch Gen Psychiatry. 1997;54(10):915-22.
21. Olin JT, Schneider LS, Katz IR et al. Provisional diagnostic criteria for depression of Alzheimer disease. Am J Geriatr Psychiatry. 2002; 10(2):125-8.
22. Brucki SMD, Nitrini R, Caramelli P et al. Sugestões para o uso do mini-exame do estado mental no Brasil. Arq Neuropsiquiatr. 2003; 61(3-B):777-81.

23. National Institutes of Health (NIH). Sequenced Treatment Alternatives to Relieve Depression (STAR*D) Study. Disponível em: www.nimh.nih.gov/trials/practical/stard/index.shtml.
24. Steffens DC, McQuoid DR, Krishnan KR. The Duke Somatic Treatment Algorithm for Geriatric Depression (STAGED) approach. Psychopharmacol Bull. 2002;36(2):58-68.
25. Ribeiz S, Ávila R, Martins C et al. Validation of a treatment algorithm for major depression in an older Brazilian sample. Int J Geriatr Psychiatry. 2013;28(6):647-53.
26. Santanna M, Barcellos M, Almeida E et al. Efeitos colaterais e seu manejo. In: Cordioli AV (Ed.). Psicofármacos. 4. ed. Porto Alegre: Artmed; 2011.
27. César LAM. Efeitos cardiovasculares dos antidepressivos tricíclicos. Rev Bras Med (Cardiologia). 1987;6:108-11.
28. Moreno R, Soares M. Antidepressivos tricíclicos e inibidores da MAO. In: Neuropsiquiatria geriátrica. São Paulo: Atheneu; 2000.
29. Stoppe Jr A. Eletroconvulsoterapia em idosos. In: Rigonatti SA, Rosa MA (Eds.). Indicação e prática da eletroconvulsoterapia. São Paulo: Lemos Editorial; 2000.
30. Ochs-Ross R, Wajs E, Daly E et al. Comparison of long-term efficacy and safety of esketamine nasal spray plus oral antidepressant in younger versus older patients with treatment-resistant depression: post-hoc analysis of SUSTAIN-2, a long-term open-label phase 3 safety and efficacy study. Am J Geriatr Psychiatry. 2022;30(5):541-56.
31. Vincenzo J, Siegel A, Lipsitz O, Ho R et al. The effectiveness, safety and tolerability of ketamine for depression in adolescents and older adults: A systematic review. J Psychiatr Res. 2021;137:232-41.
32. Lopes M, Bottino C, Hototian S. Epidemiologia da demência: análise crítica das evidências atuais. In: Bottino CMC, Laks J, Blay SL (Eds.). Demência e transtornos cognitivos em idosos. Rio de Janeiro: Guanabara Koogan; 2006.
33. MacKhann G, Knopmann D, Chertokow H et al. The diagnosis of dementia due to Alzheimer's disease: recommendations from the National Institute on Aging-Alzheimer's Association workgroups on diagnostic guidelines for Alzheimer's disease. Alzheimers Dement. 2011;7:263-9.
34. Frota N, Nitrini R, Damasceno B et al. Critérios para o diagnóstico de doença de Alzheimer. Dement Neuropsycol. 2011; 5(Suppl 1):5-10.
35. Engelhardt E, Tocquer C, André C et. Demência vascular: critérios diagnósticos e exames complementares. Dement Neuropsychol. 2011;5(Suppl 1):49-77.
36. Román GC, Tatemichi TK, Erkinjuntti T et al. Vascular dementia: diagnostic criteria for research studies: report of the NINDS-AIREN International Work Group. Neurology. 1993;43:250-60.
37. Hansen LA, Masliah E, Galasko D et al. Plaque-only Alzheimer disease is usually the Lewy body variant, and vice versa. J Neuropathol Exp Neurol. 1993;52(6):648-54.
38. McKeith I, Dickson D, Lowe J et al. Diagnosis and management of dementia with Lewy bodies: third report of the DLB Consortium. Neurology. 2005;65(12):1863-72.
39. Vale F, Correa Neto Y, Bertolucci P et al. Tratamento da doença de Alzheimer. Dement Neuropsycol. 2011;5(Suppl 1):34-48.
40. Drew LRH. Alcoholism as a self-limiting disease. Q J Stud Alcohol. 1968;29(4):956-67.
41. Hirata ES, Almeida OP, Funari RR et al. Alcoholism in a geriatric outpatient clinic of São Paulo – Brazil. Int Psychogeriatr. 1997;9(1):95-103.

37 Violências Cometidas contra Pessoas Vulneráveis

Lisieux E. de Borba Telles ▪ Alcina J. S. Barros ▪
Bibiana de Borba Telles ▪ Gabriela de Moraes Costa ▪
Milena França

INTRODUÇÃO

No dia a dia da prática médica é possível detectar situações de vitimização e violação de direitos básicos de pacientes, sejam elas ligadas ao desenvolvimento psicossocial normal ou patológico, ou a variáveis clínicas e sociais, determinando maior vulnerabilidade da população. Lamentavelmente muitas dessas atrocidades envolvem crianças, adolescentes, mulheres, idosos, portadores de transtornos mentais e populações lésbicas, gays, bissexuais, transgênero, *queer*, intersexuais, assexuais, entre outros (LGBTQA+), tanto na esfera criminal como na área cível.

A vitimização pode manifestar-se uma única vez ou reiteradamente, na forma de negligência ou de abusos físico, emocional, sexual e financeiro, sendo muitas vezes praticada dentro dos lares e invisível aos olhos da sociedade. Essas situações exigem a visão cuidadosa do psiquiatra tanto no campo pericial quanto na assistência.[1]

Neste capítulo, são abordadas as peculiaridades dessas violências cometidas contra os vulneráveis, sua prevalência, manifestações clínicas, fatores de risco, consequências, legislação específica e, por fim, orientações de encaminhamento ao psiquiatra.

VIOLÊNCIA CONTRA A PESSOA IDOSA

No trabalho pericial psiquiátrico, variadas situações ilustram as violências sofridas pelas pessoas idosas. As vítimas, comumente, por estarem em um estágio de vida vulnerável e potencialmente dependente do auxílio de terceiros, permanecem silentes por muito tempo, até que a agressão seja descoberta. Há também elementos de receio e vergonha envolvidos: "Como poderei denunciar meu filho (irmão, esposo de tantos anos etc.)"? "Quem irá cuidar de mim depois, me visitar, se interessar por mim"?

Para iniciar essa discussão, é necessária a divisão em relação aos transtornos psiquiátricos entre: indivíduos com transtornos mentais que envelheceram e aqueles que obtiveram diagnósticos psiquiátricos após os 60 anos. Dentre esses últimos, citam-se: síndromes cerebrais orgânicas, síndromes demenciais, síndromes de depressão ou ansiedade desencadeadas por "novos medos" (p. ex., morte de idosos por covid-19) ou pelas perdas sucessivas inerentes ao envelhecimento (relacionadas com vigor e saúde física, cargos trabalhistas, posições sociais, perdas de entes queridos etc.), entre outros. Essa separação é importante, porque no primeiro grupo estão indivíduos que possivelmente já recebem acompanhamento psiquiátrico por um longo período (tendo estabelecido vínculo terapêutico com o psiquiatra antes da idade avançada) e, no segundo, estão os indivíduos cujo contato inicial com um psiquiatra ocorreu na idade avançada (o que pode interferir na confiança do paciente para descrever situações de violência a um médico ainda desconhecido, especialmente se ocorridas no ambiente doméstico ou de natureza sexual).

Prevalência

Conforme mencionado, os idosos que sofrem violência tendem a negar que os abusos ou a negligência tenham ocorrido ou se recusam a comunicá-los para os órgãos oficiais, resultando na subnotificação dos casos. Isso acontece por medo de retaliação, abandono, de serem realocados de casa, ou até pela crença de que a situação de violência foi merecida, sensação de não ter mais para onde ir, crença de que nada pode ser feito, pela vergonha de admitir publicamente que recebeu esse tratamento de familiares e pela preocupação de que os membros da família possam ter que responder criminalmente. As vítimas idosas podem também temer que lhes falte suporte físico, financeiro e/ou cuidado no futuro pelo afastamento dos abusadores/agressores de suas vidas.[2]

Ademais, aspectos metodológicos envolvendo a obtenção de informações de pessoas com declínio cognitivo, fisicamente frágeis, com perda significativa de audição e a falta de habilidade para se ter privacidade durante o fornecimento dos dados aos pesquisadores interferem na determinação da prevalência de situações de violência contra idosos.[2]

Estudos norte-americanos encontraram as seguintes prevalências de abuso de idosos: 1,9 a 9% para abuso emocional/verbal; 0,2 a 1,6% para abuso físico; 0,6% para abuso sexual; 1,8 a 5,1% para negligência (confirmada ou potencial) e 2,7 a 5,2% para abuso financeiro. Um estudo longitudinal identificou que os idosos vítimas de abuso eram 3 vezes mais prováveis de morrerem em um período de 3 anos. O abuso de idosos esteve associado a maior uso de salas de emergência, hospitalizações e transferência do idoso para lar qualificado.[2] Estudo transversal realizado por Acharya et al.[3] descreveu que a prevalência de abuso na população de idosos no distrito de Syangja, no Nepal, foi de 54,5%, sendo a negligência a forma mais comum (23,1%), seguida por abuso psicológico (20,6%), físico (6,5%), financeiro (2.4%) e sexual (1,9%). As mulheres idosas demonstraram uma probabilidade significativamente maior de sofrerem abusos físicos e psicológicos.[3] A alta prevalência de abuso do idoso em ambiente institucional foi indicada em estudo de revisão sistemática e metanálise feito por Yon et al.,[4] com estimativas para todas as formas de abuso de 64,2%, com base nas informações fornecidas pelos funcionários.

A literatura indica que os filhos adultos, cônjuges e outros membros da família cometem 90% dos casos de abuso e negligência com a pessoa idosa. A quantidade de vítimas tem aumentado, ampliando-se a morbimortalidade prematura. Estudos que examinaram a prevalência de abuso à pessoa idosa descreveram que aproximadamente 7 a 11% dos idosos com cognição intacta relataram algum tipo de ocorrência sofrida no ano anterior às pesquisas.[5] Assim, pode-se verificar que a violência contra a pessoa idosa é um fenômeno mundial, havendo uma grande variação nas taxas de prevalência, de acordo com o local e as características da população pesquisada.

Características da violência contra a pessoa idosa

O Estatuto da Pessoa Idosa (Lei nº 14.423, de 2022, que alterou a Lei nº 10.741, de 2003) regula os direitos daqueles com 60 anos ou mais. Essa Lei descreve variadas formas de violência que podem ser praticadas contra a pessoa idosa, como: violência física, econômica (apropriar-se ou desviar bens, proventos, pensão ou outros rendimentos da pessoa idosa; reter o cartão magnético de conta bancária para recebimento de benefícios, proventos ou pensão; induzir pessoa idosa sem discernimento de seus atos a outorgar procuração para fins de administração de bens ou deles dispor livremente; coagir a pessoa idosa a doar, contratar, testar ou outorgar procuração; lavrar ato notarial de pessoa idosa sem discernimento de seus atos, sem a devida representação legal e psicológica, além de negligência (deixar de prestar assistência à pessoa idosa, quando possível, sem risco pessoal, em situação de iminente perigo); recusar, retardar ou dificultar sua assistência à saúde, sem justa causa; abandonar a pessoa idosa em hospitais, casas de Saúde, instituições de longa permanência ou congêneres; não prover suas necessidades básicas, quando obrigado por lei ou mandado; praticar discriminação (impedir ou dificultar o acesso da pessoa idosa a operações bancárias, meios de transporte, direito de contratar ou outro meio de exercício de cidadania, por motivo de idade; desdenhar, humilhar, menosprezar por qualquer motivo), crueldade (submeter a pessoa idosa a condições desumanas ou degradantes, privando-a de alimentos e cuidados indispensáveis, quando obrigado a fazê-lo) ou opressão (sujeitar a pessoa idosa a trabalho excessivo ou inadequado), constituindo crime.[6]

Kohn et al.[2] examinaram os maus-tratos aos idosos de uma maneira ampliada, incluindo: o abuso social ou coletivo, o abuso institucional e o abuso individual. O abuso coletivo da pessoa idosa inclui o etarismo, isto é, a discriminação contra o indivíduo, com base em estereótipos associados à idade, discriminando-a em áreas como o direito à autonomia, tomada de decisões sobre saúde, educação e emprego. O abuso institucional do idoso inclui a recusa ao tratamento, violações regulatórias, fraudes financeiras e ações criminosas realizadas por organizações de Saúde. O termo "abuso do idoso" é tipicamente limitado ao abuso individual e consiste em ações que causem dano (intencional ou não intencional) em idoso vulnerável, perpetrado por cuidador ou outra pessoa com a qual o idoso tenha uma relação de confiança, ou na falha do cuidador em atender às necessidades básicas do idoso ou para proteger o idoso de injúrias, lesões ou danos. Casos de autonegligência, nos quais os idosos recusam cuidados, algumas vezes têm sido incluídos no conceito de abuso do idoso. Para a perspectiva psiquiátrica forense geriátrica, entretanto, a autonegligência não é considerada abuso do idoso. Existem cinco domínios principais de abuso do idoso: físico, emocional ou psicológico (ambos, verbal ou não verbal), sexual, financeiro e negligência. A descrição de cada domínio encontra-se na Tabela 37.1.[2,5]

Especificamente sobre o abuso financeiro, o psiquiatra deve ter em mente a possibilidade de o idoso estar sendo induzido por alguém a fazer empréstimos bancários repetidos, os quais terminam por comprometer seu orçamento, moradia, condições para pagar o plano de saúde etc. Outra condição importante a ser investigada é o transtorno do jogo (jogos de baralho, bingo, máquina caça-níquel etc.), o qual pode ser persistente e grave, além de muitas vezes ser desconhecido pelos familiares, até que sérios problemas financeiros ocorram, havendo o envolvimento de terceiros que comunicam locais e horários de jogos aos idosos e os estimulam a seguirem apostando, utilizando, na modernidade, além dos telefonemas, mídias digitais e propagandas enviadas por aplicativos.

Fatores de risco

O abuso de idosos apresenta fatores de risco associados tanto aos idosos quando aos cuidadores. Sobre as vítimas, sabe-se que: quanto mais idoso, maior o risco, assim como idosos que necessitam de ajuda nas atividades da vida diária, com baixo nível socioeconômico, déficit cognitivo, transtorno mental, transtornos por uso de substâncias, dependência física, emocional, financeira, pouco suporte social, submissão, isolamento, demandante, agressivo, provocativo, história de abuso prévio e pouca comunicação. Em geral, mulheres são mais abusadas do que os homens. Estudos forenses sugerem que, enquanto as mulheres são mais propensas a serem vítimas de ataques físicos ou sexuais, os homens têm maior probabilidade de morrer devido à negligência.[2]

Os fatores de risco para o abuso de idosos associados aos cuidadores são: responsabilidade por idosos com mais de 75 anos, sexo masculino, ter filhos/cônjuge, transtornos mentais (ansiedade, depressão), transtornos por uso de substâncias, história de transtorno da personalidade antissocial, pobre saúde física,

Tabela 37.1 Os tipos de abusos sofridos por pessoas idosas e suas características específicas.[2,5]

Tipo de abuso do idoso	Características
Físico	Uso intencional de força física que resulta em doença aguda ou crônica, lesão corporal, dor física, incapacidade funcional, sofrimento ou morte, podendo incluir: jogar objetos/armas no idoso, bater, estapear, arranhar, morder, tentar afogar, sufocar, empurrar, balançar, socar, queimar, pisotear, beliscar, administrar remédios inapropriados, contenção física, limitando o idoso a um local fixo, contorcer o braço, puxar o cabelo, forçar a se alimentar, aplicar punições físicas de qualquer tipo, entre outras formas
Sexual	Interação sexual forçada e/ou indesejada (atos envolvendo ou não toques) de qualquer modalidade com um idoso, incluindo: tentativa de contato ou ato sexual completo envolvendo o pênis e a vulva, ou entre o pênis e o ânus, mesmo que com pouca penetração; contato entre a boca e o pênis, vulva ou ânus, penetração anal ou de aberturas genitais de outra pessoa com a mão, dedo ou outro objeto; toques intencionais, diretamente ou sobre as roupas, em genitália, ânus, virilha, seios, parte interna da coxa, ou nádegas; procedimentos dolorosos, intrusivos ou indesejáveis durante os cuidados da região genital ou retal; atos indesejados ou forçados, sem contato, de natureza sexual, como forçar a vítima a assistir material pornográfico, fotografar um idoso para obter gratificação sexual, voyeurismo e assédio sexual verbal ou comportamental
Emocional ou psicológico	Comportamentos verbais e não verbais que resultam em angústia, sofrimento mental, medo e aflição, perpetrado por um cuidador, ou outra pessoa que mantenha relação de confiança com o idoso. Esses comportamentos podem ter efeitos imediatos ou tardios, de curta ou longa duração, que podem ou não ser imediatamente aparentes ou reconhecidos pela vítima. Inclui: humilhações, ameaças, assédio, isolamento ou controle coercitivo
Negligência	Fracasso do cuidador ou de outra pessoa que tenha uma relação de confiança com o idoso em protegê-lo de danos ou falha em atender-lhe às necessidades, como cuidados médicos essenciais, nutrição, hidratação, higiene, vestuário, atividades básicas da vida diária ou abrigo (local de residência precário ou insalubre), resultando em sério risco de comprometimento da saúde e/ou segurança, relacionados com idade, condições de saúde e normas culturais
Financeiro ou exploração	Uso impróprio, ilegal ou não autorizado dos recursos de um idoso, por um cuidador ou outra pessoa com a qual o idoso mantenha uma relação de confiança, para o benefício de outros, e não do próprio idoso. Consiste em privar o idoso do acesso correto às informações e da utilização de suas contas bancárias, de benefícios pessoais (aposentadoria, pensões), recursos (rendimentos de propriedades alugadas, produção e arrendamento de terras), pertences e ativos

outras demandas simultâneas do cuidador, dependência do idoso, pouco suporte social, isolamento, estresse, agressividade e hostilidade, conflitos no relacionamento com o idoso, residir com um idoso dependente, cuidador com má vontade e altas expectativas do idoso. Especificamente sobre o abuso financeiro, podem ser adicionados os seguintes fatores de risco: em geral, são praticados por membros da família, com baixa autoestima, de meia-idade e com senso de merecimento. Os fatores de risco associados ao cuidador devem ser considerados mais importantes do que os dos idosos/vítimas para a prevenção de abuso/negligência.[2]

Consequências para a pessoa idosa

O abuso de idosos pode impactar na saúde física e mental do indivíduo, com exacerbação de doenças crônicas existentes, aumento da suscetibilidade para novas doenças, medo, angústia, ansiedade, depressão e inclusive transtorno de estresse pós-traumático (TEPT).[2]

Achados físicos comuns em casos de abuso de idosos incluem: contusões, queimaduras, erupções cutâneas, úlceras de decúbito, lesões na cabeça, dentes em mau estado de conservação, unhas sujas e compridas, cabelos despenteados, marcas de estrangulamento, quedas (algumas vezes, por falta de muletas, andador ou óculos) e fraturas.[2]

Possíveis achados laboratoriais indicativos de negligência incluem: desidratação, desnutrição, hiper ou hipotermia, rabdomiólise, toxicidade por superdosagem de remédios ou níveis séricos de remédios inferiores àqueles recomendados pelos médicos, indicando que o paciente recebia dosagens menores do que as prescritas.[2]

O papel do psiquiatra diante da violência contra a pessoa idosa

A subnotificação do abuso de idosos é uma preocupante realidade que já foi pontuada. Estudos indicam que os médicos notificam apenas 2% de todos os casos.[1] A quebra do sigilo médico para a proteção do idoso é legalmente requerida. No texto do Estatuto da Pessoa Idosa, consta o alerta de que todo cidadão tem o dever de comunicar à autoridade competente violações as quais testemunhou ou tomou conhecimento vitimizando pessoas idosas.[6]

Os médicos das mais variadas especialidades clínicas devem consultar psiquiatras forenses com experiência na avaliação de idosos quando houver suspeita de abusos ou negligência com pessoas idosas. Fatores que o psiquiatra forense deverá considerar mais detalhadamente incluem: se os padrões são mais consistentes com abusos, negligência ou outras causas, como, mais comumente, a história natural de um transtorno mental ou doença clínica. Também é relevante analisar se os informantes, sejam eles pacientes, membros da família ou membros de instituições de cuidados de pessoas idosas, são confiáveis. Os motivos para se questionar a acurácia dos relatos variam desde obter melhor quarto em residencial geriátrico até ganhar atenção por se sentir solitário.[5]

A medida protetiva pode ser solicitada por meio de petição dirigida ao Ministério Público, com o auxílio de advogados, Defensor Público ou no Juizado de Violência Doméstica e Familiar contra a Mulher, devendo ser atendida em até 48 horas. Essa Lei esclarece que, quando mentalmente capaz, a pessoa idosa dispõe do direito de optar pelo tratamento de saúde que receberá. Se não tiver condições mentais para tal, essa decisão será tomada pelo seu curador, se já interditada; pelos familiares, se não existir curador ou se ele não puder ser acessado; pelo médico, nas situações de iminente risco à vida e não houver tempo para escutar o curador ou familiar; ou quando não houver curador ou familiar conhecido, devendo o médico, nessa situação, comunicar o fato ao Ministério Público.[6]

Havendo suspeita ou confirmação de violência praticada contra a pessoa idosa (ações ou omissões ocorridas em locais públicos ou privados que causem morte, dano, sofrimento físico ou psicológico), os serviços de Saúde públicos e privados devem realizar a notificação compulsória à autoridade sanitária e a algum dos seguintes órgãos: autoridade policial, Ministério Público, Conselhos Municipal, Estadual ou Nacional da Pessoa Idosa.[6]

Diante do exposto, os médicos psiquiatras que trabalham em serviços públicos de Saúde (hospitais, ambulatórios, Centros de Atenção Psicossociais, Unidades Básicas de Saúde), bem como em serviços privados (consultórios, hospitais com leitos psiquiátricos, residenciais geriátricos), devem se manter atentos à possibilidade de seus pacientes idosos estarem sofrendo algum tipo de violência e, em caso de suspeita ou confirmação, comunicar imediatamente às autoridades previamente descritas.

A avaliação do abuso do idoso começa com uma abordagem psiquiátrica inicial compreensiva, incluindo: história de traumas atuais e passados, de uso de substâncias, história social, incluindo a qualidade nos relacionamentos, quais pessoas convivem na mesma residência, organização financeira, antecedentes psiquiátricos familiares, incluindo o do cuidador, antecedentes psiquiátricos do idoso, avaliação cognitiva, avaliação da independência nas atividades da vida diária e das atividades instrumentais da vida diária. A entrevista do suposto agressor pode fornecer mais elementos.[2]

Se o idoso que sofreu violência tiver um transtorno neurocognitivo maior (declínio cognitivo importante a partir do nível pregresso de desempenho, em um ou mais domínios cognitivos – atenção complexa, função executiva, aprendizagem, memória, linguagem, perceptomotor ou cognição social, interferindo na independência nas atividades da vida diária) e não for interditado, a indicação de exame pericial psiquiátrico para avaliação da capacidade civil será necessária, a fim de se aferirem as condições do indivíduo na tomada de decisões referentes a vida financeira, saúde, onde irá residir etc., bem como definir quem terá melhores condições para ser seu curador (ou curadores).[7]
A família ou o responsável deve receber orientação sobre a necessidade de iniciar processo de curatela/interdição em vara de família.

Por fim, o psiquiatra não deve fornecer atestado para internação psiquiátrica de pessoa idosa que não tenha examinado minuciosamente e de modo direto, procurando entender qual é o contexto da solicitação de internação pelo familiar e se existe uma real necessidade psiquiátrica para tal medida, particularmente diante de internações involuntárias e, até mesmo, compulsórias. Para admitir um novo paciente em leito psiquiátrico, deve ser realizado o exame psiquiátrico presencial do paciente, no momento do ingresso na unidade de internação, a fim de verificar se existe um quadro neuropsiquiátrico cujo tratamento deva ser realizado em regime de internação, mesmo sem a autorização e a concordância expressas do paciente. Quando o psiquiatra decidir que a internação do paciente idoso (em qualquer uma de suas modalidades: voluntária, involuntária e compulsória) é a medida necessária, deverá redigir uma ficha de internação detalhada e completa, contendo todas as informações que corroboraram seu raciocínio diagnóstico e terapêutico.

VIOLÊNCIA CONTRA A PESSOA COM DEFICIÊNCIA/ TRANSTORNO MENTAL

Pessoas com deficiência – seja ela de natureza física (definida como uma condição que limita substancialmente uma ou mais atividades básicas como caminhar, subir escadas, escalar, alcançar ou carregar); mental (diagnóstico de transtornos mentais), intelectual (dificuldade para aprender, lembrar e se concentrar); ou sensorial (deficiência auditiva ou visual) – podem sofrer variados tipos de violência, em diferentes estágios de vida, desde o nascimento até a velhice. Convém esclarecer que, sobre a deficiência, deve-se considerar que ela pode ser: visível ou não evidente, permanente ou temporária.[8-11]

A vulnerabilidade das crianças com deficiência promove a continuidade dos abusos sofridos na vida adulta. Algumas crianças com deficiência podem não ser reconhecidas como vítimas de maus-tratos, devido aos sinais físicos e emocionais serem erroneamente atribuídos às deficiências. Adicionalmente ao maior risco de sofrer violência em geral, pessoas com deficiência vivenciam com maior percentual diferentes tipos de crimes, incluindo violência doméstica, violência sexual e ataques (usar força, como empurrar ou estapear a pessoa com deficiência ou fazer ameaças verbais de violência). O Estatuto da Pessoa com Deficiência determina, desde sua promulgação em 2015, que a pessoa com deficiência será protegida de toda forma de negligência, discriminação, exploração, violência, tortura, crueldade, opressão, tratamento desumano ou degradante, sendo particularmente vulneráveis: crianças, adolescentes, mulheres e idosos com deficiência, sendo dever de todos comunicar à autoridade competente qualquer tipo de ameaça ou violação aos direitos da pessoa com deficiência.[8-10]

Recente estudo realizado no sul da Etiópia verificou que mulheres com deficiência, cujos filhos nascerem em instituições, sofreram violência obstétrica, incluindo abusos físicos, verbais, estigma, discriminação, negligência, abandono e violações de privacidade.[12]

Lund[13] revisou a literatura sobre violência contra pessoas com deficiência e as publicações emergentes acerca da pandemia por covid-19 e suas consequências e constatou que esse acontecimento aumentou o risco já elevado de abuso em pessoas com deficiência.[14,15]

Neste tópico, será discutida especialmente a violência contra indivíduos com transtornos mentais, estando o transtorno do desenvolvimento intelectual (deficiência intelectual) entre eles. Os transtornos mentais constituem um grupo bastante variado de patologias; alguns têm início na infância ou na adolescência, e outros emergem na vida adulta ou na velhice. A deficiência intelectual e os transtornos do neurodesenvolvimento (estando entre eles o transtorno do espectro autista), por se manifestarem precocemente, na primeira infância, vulnerabilizam crianças muito pequenas a violência, negligência e homicídio (incluindo o filicídio).[7,8]

Prevalência

As pessoas com deficiência representam aproximadamente 15% da população mundial (cerca de 1 bilhão de pessoas), são bastante heterogêneas e apresentam maiores taxas de vitimização do que pessoas sem deficiência, tanto homens quanto mulheres, crianças e adultos. Pesquisas sobre as diferenças de gênero, por sua vez, indicam que mulheres com deficiência têm maior probabilidade de serem vítimas de violência do que homens. Há também variações de acordo com o tipo de deficiência: aquelas com deficiência intelectual sofrem maior incidência de violência e de maus-tratos físicos do que as pessoas com outras formas de deficiência, assim como aquelas com deficiências múltiplas têm risco mais elevado do que aquelas com apenas um tipo de deficiência.[10,14]

A vitimização também varia de acordo com a idade: crianças e adolescentes com deficiência sofrem uma prevalência consideravelmente maior de violência do que os adultos.[10]

Dados mais aprofundados sobre a prevalência de violência sofrida pelas pessoas com deficiências são escassos. Um estudo de revisão sistemática estimou que os adultos com deficiência seriam 1,5 vez mais propensos a sofrerem violência do que aqueles sem deficiência. Também se observou que o problema de limitação de informações ocorre por lacunas na avaliação dos diferentes tipos de deficiência (com mais estudos focando em pacientes com transtornos mentais) e de violência (muitos estudos focando apenas na violência entre parceiros íntimos). Outro estudo populacional, da Inglaterra e País de Gales, estimou que 7,5% da violência ocorrida foram direcionados às pessoas com deficiência.

Estudo neozelandês (2021) que investigou a prevalência de violência física e sexual cometida por não parceiros íntimos sofrida por homens e mulheres com deficiência, comparando-a com a mesma situação em pessoas sem deficiência, evidenciou que pessoas com deficiência relataram ter sido mais agredidas. Para as mulheres, 15,4% daquelas com deficiência sofreram violência física por não parceiros durante a vida e 11,1% foram vítimas de violência sexual. Para os homens com deficiência, 56,2% sofreram violência física por não parceiras no decorrer da vida e 5,6% foram vítimas de violência sexual. Mulheres e homens com deficiências psicológicas relataram as taxas mais altas de prevalência de violência física e sexual cometida por não parceiros, e os principais perpetradores dessa violência contra as mulheres com deficiência foram pais e parentes (59,7%). Para os homens com deficiência, os estranhos (59,3%) foram os principais agressores.[11]

Estudo brasileiro sobre os casos de violência contra pessoas com deficiência notificados por serviços de Saúde entre 2011 e 2017 registrou 116.219 casos: maioria das vítimas do sexo feminino (67%), branca (50,7%), idade entre 20 e 59 anos (61,6%), com deficiência mental (58,1%). A violência física foi o tipo mais notificado (51,6%), e a violência autoprovocada ocorreu em 44,5% das notificações. O provável agressor foi um membro da família em 36,5% das notificações realizadas.[15]

Características da violência contra a pessoa com deficiência

A violência contra a pessoa com deficiência, segundo o Estatuto da Pessoa com Deficiência, consiste em qualquer ação ou omissão, praticada em localidade pública ou privada, que lhe cause dano, sofrimento físico, psicológico ou morte. Ela pode ter variadas formas, englobando: abusos (físicos, psicológicos, sexuais, financeiros), negligência, indiferença, isolamento, crimes de ódio, *bullying*, assédio, violência entre parceiros íntimos, violência doméstica, violência baseada em gênero, violência interpessoal e homicídio. Além disso, a violência pode ocorrer em diferentes locais, desde os lares, passando por escolas, transporte público, lojas, vias públicas e, inclusive, nos ambientes de tratamento.[8,16]

Nas residências ou em instituições de cuidados, pessoas com deficiência podem ser: submetidas à contenção mecânica, isoladas em quartos pouco ventilados, receber medicamentos em doses excessivas ou insuficientes e exploradas financeiramente.[17]

Entre as pessoas com deficiência, estudos sugerem que mulheres relatam sofrer mais violência sexual e homens referem mais violência física.[11] Pessoas com problemas de aprendizagem são mais propensas a sofrer crimes de ódio, assédio ou *bullying* do que pessoas com outros tipos de deficiência.[16]

Um aspecto particular da violência sofrida pela pessoa com transtorno mental é aquela que ocorre como resposta dos outros aos comportamentos desadaptativos manifestados em algumas patologias. Por exemplo, o paciente com esquizofrenia paranoide, em surto psicótico agudo, pode ser heteroagressivo e violento, atacando familiares, pessoas estranhas ou bens móveis e imóveis. As vítimas, ou os proprietários dos bens danificados, podem revidar à agressão e agir de maneira violenta ou ameaçadora com o paciente.

Fatores de risco

São fatores de risco para a violência contra a pessoa com deficiência:[14,17]

- Sexo feminino (violência física, sexual, negligência, exploração, controle coercitivo, violência entre parceiros íntimos e violência doméstica)
- Pobreza
- Período da infância (abuso sexual)
- Múltiplas deficiências

- Aumento da dependência de cuidadores a longo prazo
- Percepção de falta de punição, tanto pela vítima quanto pelo agressor
- Percepção pelo agressor de menor risco de ser descoberto
- Menor credibilidade no relato da vítima
- Pouco conhecimento, por parte da vítima, sobre o que é sexualmente adequado e inadequado
- Isolamento social, desamparo e vulnerabilidade em locais públicos
- Atitudes mantidas em relação à inclusão, desconsiderando a capacidade individual de autoproteção da pessoa com deficiência
- Falta de independência econômica da pessoa com deficiência.

Consequências para a pessoa com deficiência

Os estudos que examinaram as consequências psicológicas da violência contra pessoas com deficiência identificaram que estudantes universitários com deficiência, vítimas de violência, tiveram maior probabilidade de experimentar sintomas de depressão e de estresse do que estudantes sem deficiência.

Níveis mais intensos de angústia e de alterações comportamentais foram descritos em pessoas com deficiência intelectual grave que sofreram abuso. As mulheres com deficiência apresentam maior probabilidade de relatar pobre saúde mental, após um incidente violento, do que pessoas sem deficiência, independentemente do gênero. Percentuais maiores de consequências psicológicas são atribuídos a homens com deficiência comparativamente àqueles sem deficiência. As pessoas com deficiência, em geral, têm maior risco de pobre saúde mental, devido, em parte, às adversidades sociais, à falta de suporte social e aos cuidados de saúde inacessíveis. É possível que a prevalência aumentada de violência contra pessoas com deficiência contribua para taxas maiores de transtornos mentais.[10]

Em relação a esse grupo, a literatura registra mais tentativas de suicídio e pensamentos suicidas repetitivos, lesões físicas, angústia, comportamento autolesivo e paranoia, como resultados de serem persistentemente alvos de situações de violência no curso de suas vidas. Adicionalmente, muitas vezes pessoas com deficiência relatam ter sofrido agressão, mas sua história não é validada pelos outros e/ou por autoridades policiais, o que as faz se sentirem como alguém com pouco valor social.[16]

O papel do psiquiatra diante da violência contra a pessoa com deficiência

A prevenção de violência é reconhecida como um objetivo das ações de Saúde Pública em todo o mundo, devendo ser realizada também pelos prestadores de serviços de Saúde privados. O médico psiquiatra deve considerar que pessoas com deficiência enfrentam barreiras interpessoais e estruturais para buscar ajuda, ocorrendo um aumento da vulnerabilidade à violência e exacerbando as consequências negativas para a saúde mental.[10]

Em muitos casos, o psiquiatra será o profissional que irá, primeiramente, identificar a situação, acolher, validar o relato da vítima e oferecer os devidos encaminhamentos para a cessação da violência e medidas legais necessárias à proteção do seu paciente. Ele poderá solicitar fontes adicionais de informações para obter maiores dados sobre a suspeita de violência, caso considere necessário. Convém assinalar que a suspeita ou confirmação de violência praticada contra a pessoa com deficiência deverá ser compulsoriamente notificada à autoridade policial e ao Ministério Público, além dos Conselhos dos Direitos da Pessoa com Deficiência, pelo psiquiatra, esteja ele trabalhando em serviços de Saúde públicos ou privados.[8]

VIOLÊNCIA CONTRA A PESSOA LGBTQI+

Médicos psiquiatras frequentemente prestam assistência a indivíduos que foram e/ou estão expostos diariamente à LGBTfobia. Esse termo refere-se a um contexto de vulnerabilidade à saúde de indivíduos cuja identidade de gênero ou orientação sexual difere do padrão cisgênero e heteronormativo vigente na sociedade.

Os diferentes tipos de violência aos quais a população LGBTQI+ é submetida produzem efeitos variados, que incluem sentimentos de vazio, desesperança, exaustão e perda do sentido da vida. Embora muitos profissionais acreditem deter *expertise* para lidar com essas emoções, é imperativo destacar que, para essa população, considerar os mecanismos pelos quais operam o preconceito e a discriminação é indispensável na abordagem de sua saúde mental.

A população LGBTQI+ inclui, mas não se limita a, pessoas que têm sentimentos sexuais/românticos pelo mesmo sexo ou por ambos (lésbicas, gays, bissexuais, pansexuais), bem como aquelas que não se identificam com o gênero que lhes foi atribuído ao nascer (transgênero, transexual, travesti, pessoa não binária, entre outros).[18] *Grosso modo*, pode-se dizer que todas as pessoas dissidentes dos padrões cisgênero e/ou heteronormativos que ditam as formas de viver, experimentar o mundo e se relacionar com os demais, ou seja, as minorias sexuais, são abrangidas por essa sigla.

Ao se falar sobre esses indivíduos, alguns termos-chave são essenciais para a compreensão do tema a ser abordado neste capítulo (Tabela 37.2). Não é possível defini-los com exatidão, uma vez que são foco de discussões constantes e parecem conter um significado singular para cada pessoa que os vivencia. Por outro lado, entende-se que um contato inicial com essas definições promove o desenvolvimento de competências fundamentais para atuar na promoção da saúde desse grupo.

Prevalência

O *Atlas da Violência* de 2021, criado pelo Instituto de Pesquisa Econômica Aplicada (IPEA), realizou uma análise dos dados obtidos por meio do Disque Direitos Humanos (Disque 100), vinculado ao Ministério da Mulher, da Família e dos Direitos Humanos (MMFDH), e do Sistema Nacional de Informações

Tabela 37.2 Definição de gênero, identidade de gênero, expressão de gênero, sexo e orientação sexual.[19]

Termo	Definição
Gênero	Um conceito biopsicossocial altamente complexo, muitas vezes reduzido a um conjunto binário de identidades e comportamentos que são masculinos ou femininos
Identidade de gênero	Um conceito internalizado e autopercebido como um gênero particular, independentemente da aparência externa
Expressão de gênero	Descreve um conjunto de comportamentos socialmente designados como masculinos ou femininos
Sexo	Expressão anatômica de uma pessoa, na maioria das vezes reduzida a dois fenótipos: masculino (p. ex., pênis, escroto, testículos) e feminino (p. ex., seios, vagina, útero, ovários)
Orientação sexual	Um conjunto de atrações sexuais, comportamentos e/ou sentimentos românticos por homens, mulheres ou ambos

e Agravos de Notificações (Sinan), do Ministério da Saúde.[20] De acordo com esse documento, entre 2011 e 2019 o Disque 100 registrou, em média, 1.666 denúncias anuais de violências contra pessoas LGBTQI+. Por sua vez, os dados obtidos a partir do Sinan revelaram um crescimento bruto de 5% nas violências contra homossexuais e 37,1% contra bissexuais no período de 2018 e 2019. Verificou-se um aumento do valor bruto das notificações de violência física em 5,6% e psicológica em 13,5% contra pessoas trans nesse mesmo período. Esse *Atlas* ressalta, ainda, a juventude como o período de maior vulnerabilidade à violência.[20]

Em um estudo que utilizou os registros do Grupo Gay da Bahia (GGB) para realizar uma análise espacial dos homicídios de LGBTQI+ ocorridos no Brasil, Mendes e Silva[21] observaram que, de 2002 a 2016, o montante de assassinatos contra essa população chegou a 3.100. Aproximadamente 59,3% desses homicídios foram realizados contra homossexuais e bissexuais, e 35,6% foram perpetrados contra pessoas transgênero, intersexuais, transexuais, *cross-dressers* e travestis. Por sua vez, Pinto et al.,[22] utilizando dados secundários do Sinan, relataram 24.564 notificações de violências contra pessoas LGBTQI+ entre 2015 e 2017. A respeito das vítimas, 53,4% eram pessoas homossexuais e bissexuais cisgênero ou com identidade de gênero ignorada, 11,5% travestis e transexuais com orientação homossexual ou bissexual e 35,1% contra travestis e transexuais heterossexuais ou com orientação sexual ignorada.

Características da violência contra a pessoa LGBTQI+

A prática da vitimização baseada na orientação sexual e na identidade de gênero ocorre em contextos nos quais a heterossexualidade e a cisgeneridade são consideradas como a norma. Embora os crimes de ódio sejam uma forma extrema, as pessoas LGBTQI+ sofrem variados tipos de vitimização: desde discriminação no local de trabalho e *bullying* nas escolas até tipos específicos de violências física, sexual e psicológica.[23]

No trabalho mencionado anteriormente, realizado por Mendes e Silva[21] sobre os homicídios praticados contra homossexuais e bissexuais, o local dos crimes foi, em grande parte, suas residências (47,5%) e vias públicas (44,4%), tendo os autores do crime utilizado armas branca (36%), de fogo (24,8%) e espancamento (18,8%) como as principais formas de extermínio. Cerca de 74% das vítimas estavam na faixa etária entre 20 e 49 anos e a maioria (51,7%) tinha a cor da pele branca. Por sua vez, dos homicídios perpetrados contra pessoas transgênero, intersexuais, transexuais, *cross-dressers* e travestis, 76,8% aconteceram em via pública, com o emprego de armas de fogo em 49,8% e armas brancas em 23,6% dos casos. Cabe salientar que quase metade (49,5%) dos homicídios de pessoas transgênero ocorreram entre indivíduos entre 20 e 29 anos, uma faixa etária ainda mais estreita que a relatada para homossexuais e bissexuais.

Já no trabalho desenvolvido por Pinto et al.,[22] das 24.564 notificações de violências contra pessoas LGBTQI+ realizadas entre 2015 e 2017, 69,1% dos indivíduos eram adultos e 24,4% adolescentes, havendo predomínio da raça/cor negra em todas as faixas etárias. Assim como no estudo de Mendes e Silva,[21] para Pinto et al.[22] o principal local de ocorrência das violências notificadas foi a residência, chegando a 78,9% entre idosos. Outros dados importantes desse trabalho foram sobre a reincidência de vitimização, chegando a 36,6% dos casos notificados, e o percentual de lesões autoprovocadas, 24,6% do total de notificações, das quais 29% foram por tentativas de suicídio.[22]

Em um estudo transversal desenvolvido por meio de dados do Sinan do período de 2016 a 2020 na cidade de São Paulo, Fernandes et al.[24] identificaram 4.828 notificações de violência contra homossexuais, bissexuais, travestis e pessoas transgênero. Quanto às vítimas de violência, destacaram-se aquelas com idades compreendidas entre 20 e 34 anos (48,2%), de cor de pele parda ou preta (51,5%) e com ensino médio completo (24,7%). Por sua vez, a maioria dos agressores foram homens (64,5%) com idade entre 25 e 59 anos (56,3%).

Em um estudo descritivo com minorias sexuais no Ceará, com a participação de 316 indivíduos LGBTQI+, quase a totalidade dos entrevistados relatou ao menos uma violência sofrida ao longo da vida: psicológica (78,8%), física (31,3%) ou sexual (18,4%). A respeito da violência física, observou-se que os principais autores do crime eram pessoas desconhecidas, embora amigos (7,3%), familiares (5,4%) e ex-companheiros/as (3,8%) também tenham sido identificados como perpetradores dessa violência.[25]

Dados semelhantes foram evidenciados por Rufino et al.,[26] em um estudo nacional realizado entre janeiro e junho de 2015 nas cinco regiões do Brasil, no qual 65% (n = 437) das mulheres lésbicas ou bissexuais que responderam a um questionário relataram ter sido vítimas de algum tipo de violência no passado: 39,8% psicológica; 19,0% física; 8,5% sexual; 19,7% atos discriminatórios; e 13% mais de um tipo de violência. A respeito dos agressores, a maioria (73,2%) eram homens, desconhecidos (66,2%), entre 18 e 29 anos (40,1%). Além disso, em 88,4% dos casos de violência, essas mulheres não formalizaram a denúncia, o que os autores atribuem, em parte, à dificuldade de realizá-la em delegacias, muitas vezes sendo encaminhadas a duas ou mais delas até conseguir concretizá-la.

Outrossim, Silva et al.[27] apontaram que, entre 16 mulheres travestis e transexuais entrevistadas, 91,96% relataram ter sofrido violência verbal, 58,33% violência psicológica, 33,33% violência física, 25% violência sexual e 8,33% negligência. Para as participantes, a rua foi o local mais comum (75%) para a ocorrência de violência, e os perpetradores incluíram vizinhos e estranhos (75%), familiares (41,66%), profissionais de Saúde (33,33%) e outros do serviço público (33,3%).

Criminalização da homotransfobia no Brasil

Embora a Constituição Federal de 1988 não contemple a orientação sexual e a identidade de gênero entre as formas de discriminação, diferentes estados e municípios brasileiros reconhecem a homotransfobia em suas legislações próprias.[26] Em resposta aos números expressivos de violência contra a população LGBTQI+, em 13 de junho de 2019, o Supremo Tribunal Federal (STF) reconheceu a LGBTfobia como crime ao enquadrar o preconceito, a intolerância e a violência contra pessoas LGBTQI+ como tipo penal definido na Lei do Racismo (nº 7.716/1989). Ainda que críticos à ação dos ministros da Suprema Corte argumentem que essa instituição não está incumbida de legislar, a inclusão das práticas LGBTfóbicas na Lei do Racismo visa proteger a integridade desse grupo até que o Congresso Nacional crie lei sobre a matéria. Desse modo, enquanto estiver em vigor, o artigo 20 dessa Lei prevê pena de 1 a 3 anos de reclusão e multa para quem incorrer nessa conduta.

Apesar de a decisão dos ministros ter a clara intenção de coibir as práticas homofóbicas e transfóbicas enquanto persistirem a lentidão e o caráter protelatório do Poder Legislativo diante dessas questões, a pesquisa "LGBTIfobia no Brasil: barreiras para o reconhecimento institucional da criminalização" coordenada pelo Instituto Matizes descreveu um conjunto de 34 barreiras à decisão do STF na redução da violência contra pessoas LGBTQI+. Em seu eixo A, "Barreiras sobre questões estruturais", a pesquisa salienta a existência de uma violência institucional, cometida por órgãos e agentes do Estado, que ocorre quando é dificultado o processo de denúncia ao descredibilizar a vítima e relativizar suas narrativas, portanto submetendo-as a uma segunda violência.[28,29]

Fatores de risco

Muitos fatores de risco associam-se à violência contra pessoas LGBTQI+, mas nem todos são universais, estando parcelas específicas dessa população mais expostas a um ou outro em decorrência de aspectos culturais, sociais, econômicos ou inerentes ao próprio indivíduo.

Por exemplo, atualmente muitas mulheres transgênero e travestis, devido à falta de apoio familiar e do contexto de marginalização ao qual foram submetidas, encontram-se em situação de rua e têm subempregos ou submetem-se à prostituição. Pessoas não cisgêneros podem ser violentadas quando do não respeito à identidade de gênero com a qual se identificam ou ao nome social escolhido. Já mulheres lésbicas cisgêneros podem ser perseguidas por ex-parceiros ou estar em conflitos conjugais com outras mulheres, ambos fatores que as predispõem a maior risco de violência sofrida. É evidente o contexto sociocultural complexo que medeia os variados tipos de vitimização entre indivíduos LGBTQI+ e, em muitos casos, a LGBTfobia opera em associação a racismo, machismo, misoginia, iniquidades sociais e outros tipos de preconceito.[30]

De modo geral, podem-se citar como fatores de risco para a violência contra pessoas LGBTQI+:[30-32]

- Falta de apoio familiar e isolamento social
- Situação de rua ou não ter uma moradia estável
- Baixo nível socioeconômico/situação de pobreza
- Baixo nível de escolaridade
- Idade precoce
- Institucionalização psiquiátrica forçada e encarceramento
- Problemas com álcool e outras substâncias psicoativas
- Ser uma pessoa que convive com o vírus da imunodeficiência humana (HIV)
- Experimentar mais de um tipo de preconceito: racismo, machismo, xenofobia, entre outros
- Falta de políticas públicas e leis de proteção à integridade da pessoa LGBTQI+.

Consequências para a pessoa LGBTQI+

Por muito tempo acreditou-se que o sofrimento mental e a suicidalidade fossem intrínsecos à identidade LGBTQI+. No entanto, cada vez mais estudos têm demonstrado que esses desfechos estão relacionados com as condições sociais adversas que esse grupo vivencia. Essa compreensão se baseia no modelo de estresse de minorias hipotetizado por Meyer,[33] de acordo com o qual, como em outros grupos minoritários, as pessoas LGBTQI+ experimentam estresse crônico causado por condições sociais homofóbicas e heteronormativas.

Nesse contexto, esse grupo estaria exposto a uma espécie de estresse distal, proveniente de um cenário social hostil, sob a forma de microagressões e experiências homofóbicas diárias, mas também a um estresse proximal, quando essas experiências são internalizadas pelo indivíduo. Como consequência, pessoas LGBTQI+ vítimas de violência nas suas mais variadas formas desenvolvem processos mentais, como hipervigilância constante, ocultação de sua identidade como mecanismo de autoproteção, estigma internalizado, autoestima negativa, ruminação e rejeição antecipada.[33-36]

A princípio, alguns desses processos mentais desenvolvidos em consequência da internalização de experiências de vitimização parecem oferecer alguma proteção contra um ambiente social hostil; no entanto, foram identificadas quatro respostas psicológicas distintas comuns a esses indivíduos: cognitiva (vigilância, desconfiança e preocupação); afetiva (vergonha, culpa, ansiedade e depressão); comportamental (evitação social, necessidade de *feedback* e relacionamentos prejudicados); e autoavaliação (ambivalência de identidade, visão negativa de si mesmo e diminuição da autoeficácia). Por esse motivo, não aleatoriamente, em uma pesquisa nacional com 10 anos de duração, homens e mulheres pertencentes a minorias sexuais relataram mais impactos negativos à saúde mental, bem como taxas mais altas de uso de substâncias.[36,37]

Estudo estadunidense com 74 homens gays avaliados antes e depois que um parceiro ou amigo próximo morresse em virtude das consequências da síndrome da imunodeficiência adquirida (AIDS) expôs suas percepções de experiências homofóbicas e heteronormativas. De acordo com os autores, 22 participantes (30,1%) relataram discriminação por orientação sexual nos últimos 12 meses e 55 (74,3%) concordaram que houve um aumento da homofobia, tendo 16 (21,6%) participantes concordado fortemente com a afirmação "O mundo é um lugar perigoso para gays". Os resultados desse estudo sugeriram, ainda, que a homofobia internalizada, experiências de discriminação e expectativas de rejeição foram associadas a um comportamento de risco para HIV, uso de substâncias e sintomas de depressão.[34]

Outro estudo americano, dessa vez realizado com pessoas lésbicas, gays e bissexuais (LGB) negras, demonstrou que estressores minoritários, tanto distais quanto proximais, foram responsáveis por 33% da variação nos resultados de saúde mental dos participantes. Além disso, os estressores proximais representaram 15% mais variação nos resultados de saúde mental relatados do que os estressores distais isoladamente. Nesse estudo, os participantes bissexuais/plurissexuais também relataram significativamente mais ocorrências de sintomas de depressão e ansiedade no mês anterior do que participantes homossexuais/lésbicas.[35]

Adicionalmente, em uma amostra não probabilística de 354 pessoas LGB, aqueles com altos níveis de internalização eram mais propensos a relatar níveis maiores de sintomas de depressão e ansiedade, independentemente do grau de discriminação percebida. Os autores argumentam que, quanto mais esses indivíduos atribuíssem os eventos negativos sofridos à sua orientação sexual, mais provável que endossassem atitudes de autodesdém, bem como reações emocionais negativas direcionadas a si mesmos e a outros membros da comunidade LGBTQI+. Outrossim, participantes que usaram drogas ilícitas ou álcool para lidar com suas experiências e sentimentos de discriminação eram mais propensos a relatar sintomas de depressão, ansiedade e de estresse.[38]

Conclusões semelhantes foram obtidas a partir da análise dos impactos da violência em jovens que fazem parte de minorias sexuais ou de gênero. Em um estudo irlandês com 301 participantes LGBTQI+ entre 16 e 24 anos, quanto mais um jovem espera rejeição com base em sua identidade sexual/identidade de gênero, maior a probabilidade de relatar sintomas de ansiedade, depressão e ideação suicida. Por isso, reitera-se a necessidade da abordagem dessas opressões no atendimento a adolescentes e jovens adultos LGBTQI+, objetivando melhorar o seu bem-estar e evitar o desenvolvimento de impactos futuros à saúde mental.[39]

Embora uma gama de autores tenha demonstrado que pessoas transgênero são alvos frequentes de vitimização, muitos estudos carecem da inclusão desses indivíduos quando da elaboração de pesquisas que avaliem os impactos negativos da violência vivenciada em sua saúde mental. Não obstante, Dhejne et al.[40] demonstraram que homens e mulheres transgênero têm aproximadamente 5 vezes mais chances de tentar o suicídio e 19 vezes mais chances de morrer por suicídio quando comparados a uma coorte pareada em um estudo sueco. Por sua vez, Barboza et al.[41] descobriram uma alta prevalência de ideação (38%) ou tentativa (25%) de suicídio entre homens transgênero, e cerca de 37% dos participantes relataram abuso físico prévio (p. ex., ser agarrado, socado, sufocado, esfaqueado ou baleado).

O papel do psiquiatra diante da violência contra a pessoa LGBTQI+

Para o desenvolvimento de intervenções eficazes direcionadas à pessoa LGBTQI+ que procura atendimento psiquiátrico, é imperativo que o médico busque conhecimento acerca de questões relacionadas com a violência homotransfóbica. Em busca de sistematizar esse atendimento, Alessi[36] descreveu uma intervenção baseada no modelo de estresse de minorias e nos trabalhos de Hatzenbuehler,[34] que investigou os processos psicológicos gerais do cliente, como *coping*/regulação emocional, processos sociais/interpessoais e cognitivos.[33]

A primeira etapa da ação proposta seria examinar os efeitos de eventos de preconceito e estigma, bem como a homofobia internalizada e a ocultação da orientação sexual. A segunda seria identificar as habilidades de enfrentamento, apoio social e autoesquemas desadaptativos desenvolvidos pelo paciente como resultado dos processos vitimizatórios aos quais foram expostos. A partir dessa avaliação, recomenda-se uma abordagem de tratamento afirmativa direcionada para a pessoa LGBTQI+.[36]

Pachankis[42] listou uma série de princípios clínicos para lidar com o estresse de minorias, a saúde mental e os riscos relacionados com a saúde entre homens gays e bissexuais. Esses princípios são aqui generalizados para a população LGBTQI+, pois sua validade permanece ao se abordarem outras minorias sexuais e de gênero. Seriam eles: (1) considerar as consequências à saúde mental causadas pelo estresse de minoria; (2) retrabalhar as cognições negativas decorrentes de experiências iniciais e contínuas de estresse de minorias; (3) empoderar pessoas LGBTQI+ para que se comuniquem de forma aberta e assertiva em todos os contextos; (4) validar as forças únicas de pessoas LGBTQI+; (5) afirmar expressões saudáveis e gratificantes da sexualidade e identidade de gênero; (6) facilitar relacionamentos de apoio; (7) autoafirmação.

Ao focar na base curricular das faculdades de Medicina, observa-se a real necessidade da inclusão da temática de gênero e sexualidade, não apenas em sentido puramente biológico, mas no contexto ambiental, social e econômico dos indivíduos envolvidos. Com isso, efetivamente, pode-se promover um diálogo interdisciplinar entre as ciências biológicas, exatas e humanas como corretamente proposto pelas Diretrizes Curriculares Nacionais. Desse modo, pode-se inserir uma formação médica mais humanística e empática, minimizando o distanciamento dessa população do acesso aos programas de assistência à saúde, promovendo um atendimento envolvendo as variadas práticas integrativas, respeitando-se a diversidade sexual, evidenciando a importância em desmascarar mitos e preconceitos envolvendo a saúde LGBTQI+, em todas as áreas assistenciais.[43,44]

Por fim, ressalta-se que, em muitos casos, o psiquiatra será a primeira pessoa a identificar a pessoa LGBTQI+ exposta à violência. Por esse motivo, além de validar suas narrativas e acolhê-la, esse profissional deverá estimulá-la a considerar a denúncia e orientá-la quanto às medidas legais disponíveis para a proteção de sua integridade. Uma vez suspeitada ou confirmada, a violência deverá ser notificada a partir da ficha de notificação da violência interpessoal e autoprovocada. As denúncias podem ser feitas em delegacias especializadas de maneira presencial ou virtual, mediante ligação telefônica de emergência para a polícia militar (nos casos de flagrante) ou ainda com a gravação de vídeos e/ou áudios com provas da violência e, nestes casos, direcionar os materiais obtidos às autoridades competentes (nunca divulgar em redes sociais e afins). Quanto mais denúncias forem formalizadas, maior o alcance mundial sobre o problema, o que que contribui para a implementação de políticas públicas necessárias ao combate desses crimes e a melhora na qualidade de vida dessa população.

VIOLÊNCIA CONTRA A MULHER

Durante a Assembleia Geral das Nações Unidas, em 1993, foi proclamada a Declaração sobre a Eliminação da Violência contra as Mulheres. Esse importante documento conceitua violência contra a mulher como:

> "[...] qualquer ato de violência baseado no gênero do qual resulte, ou possa resultar, dano ou sofrimento físico, sexual ou psicológico para as mulheres, incluindo ameaças de tais atos, a coação ou a privação arbitrária de liberdade, que ocorra, quer na vida pública, quer na privada."

Trata-se de uma violação dos direitos humanos, globalmente prevalente e que produz amplos e graves impactos à saúde mental, física, sexual e/ou reprodutiva da vítima.[45,46]

Embora a violência contra as mulheres assuma muitas formas – violência doméstica, violência sexual (incluindo em zonas de conflito e "como arma de guerra"), casamento forçado e/ou precoce (no Brasil é proibido o casamento de menores de 16 anos), dentre os crimes de "honra", como a mutilação genital feminina e o tráfico de seres humanos –, a violência doméstica e sexual tem sido a mais estudada.[47]

Muitos países dispõem de uma definição de violência doméstica neutra em termos de gênero: situação de abuso em pessoas com 16 anos ou mais, que são ou foram parceiros íntimos ou membros da família, independentemente de gênero ou sexualidade, que inclui, mas não se limita, a psicológico, físico, sexual, financeiro e emocional.[48]

Da mesma maneira, a violência doméstica pode ser definida como um "padrão de comportamento abusivo em qualquer relacionamento usado por um parceiro para ganhar ou manter poder e controle sobre outro parceiro íntimo". Admite-se que a violência doméstica e o abuso afetam desproporcionalmente as mulheres e são uma expressão da desigualdade de poder entre homens e mulheres. A violência doméstica e o abuso são, portanto, uma tipo de violência de gênero.[49]

Alguns especialistas argumentam que existem evidências de diferenças entre "violência situacional" (violência doméstica e abuso que são menos frequentes, menos prováveis de aumentar com o tempo e mais possível de serem mútuos) e "terrorismo íntimo" (violência doméstica e abuso caracterizados por um padrão coercitivo de intimidação, controle e violência física).[50-52]

As pesquisas a respeito de violência doméstica e abuso frequentemente se concentram em incidentes de violência física, mas isso ignora o efeito da vitimização repetida, do abuso emocional e do comportamento controlador e coercitivo. Essa limitação destaca a necessidade de uma perspectiva de gênero na análise da violência.[53,54]

Globalmente, acima de 1/4 das mulheres entre 15 e 49 anos (27%) que esteve em um relacionamento íntimo já foi vítima do parceiro, seja física ou sexualmente.[55]

Segundo o Ministério da Saúde, no Brasil uma mulher é vítima de violência a cada 4 minutos.

Conforme dados de uma recente metanálise, ao menos 2 a cada 10 mulheres brasileiras já sofreram violência física ao longo da vida, havendo 1 a cada 10 no ano anterior.[56]

Em que pese o desfecho fatal como a sua mais grave consequência, a Organização Mundial da Saúde (OMS) assinala o Brasil como um dos cinco países com maior quantidade de feminicídios no mundo.[46]

A incorporação do feminicídio no Código Penal de muitos países representou um avanço nas políticas de igualdade de gênero, mas, por si só, não foi suficiente para reduzir os índices de homicídios relacionados com o gênero e minimizar as complexas influências culturais, sociais e econômicas sobre a violência contra a mulher.[57]

Para a adequada compreensão dessa problemática, é necessária a análise dos fatores que a norteiam. A violência contra a mulher é, sobretudo, um problema de Saúde Mental Pública. Os serviços de Saúde Mental devem, portanto, identificar os casos suspeitos, prevenir o escalonamento da violência e tratar as consequências para a saúde mental de maneira eficaz. Assim, faz-se mister o conhecimento de seu impacto psiquiátrico, melhor compreensão da dinâmica e da complexidade do abuso, bem como da eficácia das principais intervenções segundo a literatura médico-científica.

Epidemiologia e fatores de risco da violência contra a mulher

Como já mencionado, um dos tipos de violência mais comumente sofridos pelo gênero feminino é a violência doméstica, especialmente a praticada por parceiro íntimo. Dada a sua ocorrência primordial no âmbito do lar, a subnotificação, a vergonha ou a culpabilização da vítima tendem a manter a sua ocorrência secreta, encobrindo a sua real magnitude.[58]

É importante informar que a maioria das estatísticas de violência disponíveis não contabiliza os casos de violência psicológica, embora os dados obtidos já sinalizem que se trata de um tipo de violência frequente e ainda mais prevalente do que a violência física.[59,60]

Outrossim, informações publicadas pela OMS revelam que 35% das mulheres já foram vítimas de algum tipo de violência sexual ou física perpetrada por parceiro íntimo.[61]

No Brasil, uma metanálise sobre a prevalência de violência física contra as mulheres registrou 22,4% ao menos uma vez na vida (intervalo de confiança [IC] 95% 21,6 a 23,2%, I²99%) e 11,5% no ano anterior (IC 95% 11,1 a 11,9%, I²99,5%).[56]

Uma revisão sistemática sobre agressões sexuais sofridas por adolescentes e adultas revelou prevalências globais no último ano de até 59,2%.[62]

Ainda, a violência sexual perpetrada por não parceiros pode ser considerada endêmica e foi vivenciada por 7% das mulheres no mundo.[63]

É importante informar que a violência sexual também pode ser provocada por parceiros, embora muitas vezes as pesquisas não examinem a relação entre a vítima e o perpetrador da violência sexual. A violência sexual cometida por parceiro é definida como "ser fisicamente forçado a ter relações sexuais quando você não queria, ter relações sexuais porque tinha medo do que seu parceiro poderia fazer e/ou ser forçado a fazer algo sexual que você considera humilhante ou degradante", e a violência sexual cometida por não parceiro é definida como "quando com 15 anos ou mais, ser forçada a realizar qualquer ato sexual que você não queria por alguém que não fosse seu marido/parceiro".[47,61]

Em todo o mundo, 39% dos assassinatos de mulheres são praticados por parceiros íntimos ou ex-parceiros (em comparação com 6% para homicídios masculinos).[64]

Conforme dados do Sinan, foram notificados no Brasil, entre os anos de 2011 e 2018, 1.282.045 casos de violência contra a mulher. Em mais de 50% desses casos, as vítimas eram mulheres jovens e o local de ocorrência mais frequente, para todas as faixas etárias, foi o domicílio. No caso de meninas, o agressor mais frequente era um familiar; e para as adolescentes e mulheres até os 39 anos, o principal violador era o parceiro íntimo. Por fim, 38.236 óbitos de mulheres devido a agressões foram registrados no Brasil e mais de 1/4 ocorreu no próprio domicílio.[65,66]

A violência contra a mulher é um fenômeno multicausal e complexo. Conforme a literatura disponível, variados fatores têm sido identificados como de risco para maior ocorrência de violência, incluindo: idade jovem (da vítima e do parceiro), término do relacionamento amoroso pela mulher, mudança de parceiros, baixa escolaridade (da mulher e do perpetrador da violência), ocupação não remunerada ou renda precária, situação de violência previamente relatada ao longo do relacionamento ou durante a gravidez, consumo de álcool ou outras drogas ilícitas (pelo ofensor ou pela vítima), e maior acesso a armas de fogo.[57,67-71]

Quanto a raça/cor das vítimas, em pesquisa brasileira as mulheres negras somavam mais notificações de violência física do que as brancas, ao passo que em menores de 14 anos violência sexual e negligência ou abandono foram mais observados.[65]

A crescente participação feminina em atividades laborais e mudanças de seu *status* na sociedade desponta como um potencial fator de risco para a violência doméstica, em resposta às mudanças de poder e domínio dentro da família.[57]

Em consonância com esses achados, ter sido exposto à violência durante a infância ou a uma criação patriarcal são fatores de risco para esse agravo.[72,73]

Ainda, a prevalência de violência doméstica e de abuso é particularmente alta em pessoas em contato com serviços secundários de Saúde Mental.[74]

Algumas evidências sugerem que a prevalência de violências física e sexual por parceiro íntimo é menor em mulheres mais velhas do que em mais jovens, mas o abuso emocional e econômico e o comportamento controlador são semelhantes em mulheres mais velhas e mulheres mais jovens, com uma prevalência semelhante de problemas de saúde mental.[75]

Além disso, existem evidências preliminares de risco aumentado de violência doméstica e abuso em mulheres com demência.[76] A ampla literatura sobre abuso de cuidadores pode ter ignorado a possibilidade de essa situação ter começado anos antes do início da fragilidade ou da demência.[77]

A violência sexual é comum na população em geral, como mencionado anteriormente, mas é particularmente prevalente em grupos específicos. Por exemplo, migrantes e minorias étnicas têm risco mais elevado. Não se pode deixar de mencionar o grave problema global do tráfico humano, definido como o recrutamento e a movimentação de pessoas (na maioria das vezes, por meios como ludibriação, coerção ou abuso da situação de vulnerabilidade) para fins de exploração.[78]

As mulheres representam mais da metade das 20,9 milhões de vítimas estimadas do tráfico humano em todo o mundo.[79,80]

Um estudo conduzido com mulheres sobreviventes de tráfico humano que estiveram em contato com serviços de apoio na Inglaterra revelou que 95% delas eram comercializadas para exploração sexual; 54%, para servidão doméstica; e 21% das mulheres traficadas para exploração laboral relataram ter sido forçadas a fazer sexo durante o tráfico.[71]

Conforme tem sido apontado por estudos conduzidos com requerentes de asilo do sexo feminino, essas mulheres podem permanecer vulneráveis à vitimização após escaparem da exploração.[81,82]

Um breve comentário acerca dos "procedimentos que envolvem a remoção parcial ou total da genitália feminina externa ou outras lesões nos órgãos genitais femininos por motivos não médicos": embora reconhecida internacionalmente como uma forma de violência contra a mulher, essa prática difere das outras, porque é promovida como uma norma social e cultural nas comunidades praticantes. Estima-se que pelo menos 200 milhões de mulheres e meninas em 30 países já tenham sido submetidas a essa "intervenção", sendo mais comum em regiões da África e em áreas do Oriente Médio e Ásia, embora também seja relatada na Europa, Austrália e América do Norte.[83]

Ademais, considerando-se o recente cenário mundial de pandemia causada pelo covid-19, o isolamento social e a convivência forçada com o agressor durante os períodos de confinamento, impulsionados pelo agravamento de fatores psicossociais, como prejuízos de ordem financeira e aumento de desemprego, aumento no consumo de substâncias psicoativas, maior dificuldade de acesso a tratamento psiquiátrico, temor pelo futuro, pela própria saúde e de entes queridos, culminaram na elevação dos índices de violência doméstica, com implicações graves e imediatas (p. ex., feminicídio), além de outras potencialmente preocupantes a longo prazo, ainda em estudo.[84,85]

Os principais fatores associados à violência física e/ou sexual praticada contra mulheres durante a pandemia de covid-19 compreendem: ser casada, ser dona de casa, ter idade inferior a 30 anos, companheiro com idade entre 31 e 40 anos, aumento do tempo de convivência, sintomatologia depressiva, desemprego, insegurança financeira, uso de drogas ilícitas (em especial pelo parceiro).[86]

Principais normas que regulamentam a violência contra a mulher no Brasil

A Lei nº 13.718/2018 (Direito Penal) instituiu importantes alterações nos crimes contra a dignidade sexual ao acrescentar a previsão do crime de importunação sexual: "praticar contra alguém e sem a sua anuência ato libidinoso com o objetivo de satisfazer a própria lascívia ou a de terceiro." Além disso, foi também acrescentado um artigo ao Código Penal (art. 218-C) prevendo o crime de divulgação de cena de estupro ou de cena de estupro de vulnerável, de cena de sexo ou de pornografia, com aumento de pena se o crime for praticado por agente que mantém ou tenha mantido relação íntima de afeto com a vítima ou com o fim de vingança ou humilhação. Conforme a norma vigente, as penas do crime de estupro de vulnerável aplicam-se independentemente do consentimento da vítima ou do fato de ela ter mantido relações sexuais anteriormente ao crime e que novas causas de aumento de pena para os crimes contra a dignidade sexual incluem se o agente transmite à vítima infecção sexualmente transmissível (IST) de que sabe ou deveria saber ser portador, ou se a vítima é idosa ou pessoa com deficiência.

O Capítulo II da Lei Maria da Penha (Lei nº 11.340/2006) prevê a possibilidade de o juiz aplicar medidas protetivas para evitar ou coibir a violência contra a mulher, com destaque às seguintes:

- Afastamento do agressor do local de convivência com a vítima
- Fixação de limite mínimo de distância que o agressor deve permanecer da vítima
- Proibição de qualquer tipo de contato com a vítima ou seus familiares
- Pagamento de alimentos provisórios.[87]

Ressalta-se que o ordenamento legal vigente prevê a possibilidade de risco atual ou iminente à integridade psicológica (e não apenas à integridade física) da mulher, a qual pode justificar o deferimento de medida protetiva de urgência. Ademais, segundo a Lei nº 13.641/2018 (Direito Penal) o descumprimento de medida protetiva imposta também será considerado crime. O agressor terá a responsabilidade pelo ressarcimento dos custos do tratamento de saúde prestado pelo Sistema Único de Saúde (SUS) às vítimas de violência doméstica e familiar e aos dispositivos de segurança por elas utilizados (Lei nº 13.871/19, Direito Penal).

Uma das adições de maior destaque à Lei Maria da Penha, a Lei nº 14.188/2021 (Direito Penal) trata da previsão de um novo tipo penal de violência psicológica contra a mulher.

> "Art. 147-B. Causar dano emocional à mulher que a prejudique e perturbe seu pleno desenvolvimento ou que vise a degradar ou a controlar suas ações, comportamentos, crenças e decisões, mediante ameaça, constrangimento, humilhação, manipulação, isolamento, chantagem, ridicularização, limitação do direito de ir e vir ou qualquer outro meio que cause prejuízo à sua saúde psicológica e autodeterminação:
> Pena – reclusão, de 6 (seis) meses a 2 (dois) anos, e multa, se a conduta não constitui crime mais grave."

Depreende-se do exposto que apenas a mulher pode ser vítima do crime e isso inclui a mulher transgênero, ainda que a vítima não tenha alterado os dados no registro civil ou se submetido à cirurgia de redesignação sexual. O art. 147-B do Código Penal inclui não somente os âmbitos familiar e doméstico, mas também visa à proteção da mulher nos locais que frequenta (p. ex., nas suas atividades laboral ou prática religiosa).

Esse crime provoca dano emocional à vítima, o qual pode ser provado, inclusive, por meio de avaliação psicológica ou psiquiátrica, embora não esteja prevista a obrigatoriedade de um laudo técnico. Nos casos em que houver a prova de dano à saúde psicológica da vítima, por meio de exame e laudo técnico, com indicação da patologia e sua respectiva codificação, de acordo com a Classificação Estatística Internacional de Doenças e Problemas Relacionados à Saúde (CID), será atestado o crime de lesão corporal conforme o art. 129 do Código Penal.

Já a Lei nº 13.894/2019 (Direito Penal e Processo Civil) promoveu algumas alterações importantes na Lei Maria da Penha e também no Código de Processo Civil. Destaca-se que, segundo a norma do direito penal, a mulher vítima de violência doméstica e familiar passa a ter assegurado o seu encaminhamento à assistência judiciária, inclusive para eventual ajuizamento da ação de separação judicial, de divórcio, de anulação de casamento ou de dissolução de união estável perante o juízo competente.

A saber, o Código Penal brasileiro também foi acrescido (Lei nº 14.132/2021) do crime de perseguição, ou *stalking*:

> "Art. 147-A do CP: Perseguir alguém, reiteradamente e por qualquer meio, ameaçando-lhe a integridade física ou psicológica, restringindo-lhe a capacidade de locomoção ou, de qualquer forma, invadindo ou perturbando sua esfera de liberdade ou privacidade."[88]

O *stalking* pode ter como vítimas indivíduos de diferentes sexos ou gêneros, mas o agente é passível de sofrer aumento da pena se o crime for cometido contra mulher por motivos da condição de sexo feminino (nos termos do § 2º-A do art. 121).

O tipo penal exige que a perseguição seja reiterada (havendo a exigência de habitualidade) e estará caracterizado em uma das seguintes formas: (1) ameaçando-lhe a integridade física ou psicológica; (2) restringindo-lhe a liberdade de locomoção; (3) ou, de qualquer forma, invadindo ou perturbando sua esfera de liberdade ou privacidade.[88,89]

Consequências da violência contra a mulher e o papel dos profissionais de Saúde

A prudente e minuciosa avaliação médica contribui para a interrupção do ciclo de violência, considerando sempre a segurança da vítima. Ademais, é capaz de fortalecer a rede de atenção à saúde da mulher-vítima, bem como a notificação dos casos suspeitos propicia ao Estado o incremento de ações de prevenção e combate à violência. Cumpre enfatizar, conforme já explicado em maiores detalhes no Capítulo 49, *Psiquiatria Forense*, que casos de violência doméstica e/ou outras violências correspondem a agravos de notificação compulsória à autoridade de Saúde.[90]

As evidências sobre a associação entre a exposição à violência e desfechos negativos de saúde mental feminina reservam importantes implicações para a prestação de intervenções e serviços. Mulheres afetadas pela violência de gênero são, por definição, excepcionalmente desfavorecidas e têm risco aumentado de desenvolver problemas de saúde,[91] com prognósticos tipicamente piores do que aquelas que não sofreram esse tipo de violência.[92]

Além disso, as crianças fazem parte dos sistemas familiares cuja violência doméstica está sendo perpetrada, representando um risco adicional de danos significativos para a criança e a mãe.[93] Por exemplo, mais de 10% de depressão pós-parto pode ser potencialmente atribuível à violência e ao abuso doméstico.[94]

Considerando os fatores de risco mencionados anteriormente, a integração dos serviços de Saúde Mental e materno-infantil é de extrema importância, pois a fase perinatal é um período durante o qual muitas mulheres estão em contato regular com os serviços de Saúde, o que possibilita a detecção de situações de violência por profissionais treinados e sensíveis a essas questões.[67,95]

Uma série de consequências tem sido associada à violência contra a mulher: aumento no risco de lesões físicas, dor crônica, disfunções gastrintestinais, problemas ginecológicos, doenças cardiovasculares,[96] transtornos psiquiátricos e comportamento suicida.

Nesse cenário, destacam-se risco de gravidez indesejada, aborto e IST, diretamente implicados aos desfechos de saúde das vítimas de violência sexual e que impactam na escolha de tratamento e maior necessidade de suporte pela equipe.[97]

A recém-publicada metanálise de White et al.[98] indica um aumento de até 5 vezes no risco de ideação suicida por mulheres que sofreram algum tipo de violência pelo parceiro íntimo ao longo da vida, ou violência física no ano anterior, sendo esses dados consistentes com uma importante revisão sistemática prévia de estudos longitudinais.[99]

Em populações socialmente marginalizadas (p. ex., em amostras de mulheres infectadas com HIV) esse risco é ainda maior.[100]

As evidências mostram, pelo menos para algumas condições, que existe uma associação bidirecional entre transtornos mentais e violência contra a mulher. Por exemplo, estudos longitudinais demonstraram uma ligação entre depressão e subsequente violência doméstica, e também que a violência doméstica e o abuso aumentam a probabilidade de depressão em mulheres sem história prévia de sintomas.[99]

Uma metanálise relatou aumento de 3 vezes na probabilidade de transtornos de depressão, de 4 vezes na probabilidade de transtornos de ansiedade e de 7 vezes na probabilidade de TEPT para mulheres que sofreram violência doméstica e abuso.[53]

Associações significativas entre violência por parceiro íntimo e sintomas de psicose, uso indevido de substâncias e transtornos alimentares também foram relatadas.[53,101-103]

Experiências crônicas de abuso, particularmente se este também foi experimentado na infância e a fuga não foi possível devido a fatores físicos, psicológicos, familiares ou sociais, podem resultar em TEPT complexo, um distúrbio proposto pela primeira vez por Herman[104] que também consta na CID-11, o qual vem sendo considerado um conceito útil por muitos que trabalham com vítimas cronicamente traumatizadas.[105]

Achados gerais de metanálises de intervenções em mulheres vítimas de violência indicam tratamentos promissores para a melhora de ansiedade (diferença média padronizada [SMD] = −7,15, IC 95% 8,39 a −5,92), depressão (SMD = −0,26, IC −0,56 a −0,05), promoção de segurança (SMD = 0,43, IC 0,4 a −0,83), prevenção de violência (SMD = −0,92, IC −1,66 a −0,17), promoção da saúde (SMD = 0,39, IC 0,12 a 0,66), promoção da autoestima (SMD = 1,33, IC −0,73 a 3,39), suporte social (SMD = 0,4, IC 0,2 a 0,61), e manejo do estresse (SMD = −8,94, IC −10,48 a −7,40).[106]

A base de evidências sobre intervenções não farmacológicas projetadas especificamente para sobreviventes de violência e abuso doméstico está crescendo, e revisões sistemáticas descobriram que, dentre elas, a terapia cognitivo-comportamental (TCC) e o processamento cognitivo podem estar associados a melhora do TEPT e de sintomas de depressão em sobreviventes que não estão mais em relacionamentos abusivos.[107,108]

A literatura é mais escassa para informar se as intervenções são úteis na redução dos sintomas em mulheres ainda sujeitas à violência; no entanto, há relatos de melhorias manifestações clínicas de depressão e reduções no abuso doméstico, incluindo melhora nos desfechos obstétricos e fetais de parturientes para vítimas no período perinatal.[109,110]

Evidências sobre intervenções para sobreviventes de violência sexual também requerem maior robustez. Os resultados de uma revisão sistemática[111] de 20 estudos encontraram algumas evidências da eficácia da técnica de dessensibilização e reprocessamento pelo movimento dos olhos (EMDR, do inglês *eye movement desensitization and reprocessing*) e da TCC focada no trauma para TEPT, depressão e outros problemas psicológicos comumente vivenciados por mulheres agredidas sexualmente, contudo, a partir de estudos de baixa qualidade. A revisão Cochrane[112] do tratamento para TEPT, no entanto, não encontrou diferenças entre a TCC focada no trauma e outras terapias que não tinham esse mesmo enfoque para mulheres que sofreram agressão ou abuso sexual. Um importante viés é que mulheres com experiências recentes ou contínuas de violência sexual são excluídas da maioria dos ensaios de intervenção, diminuindo a aplicabilidade clínica dos achados científicos.

Pesquisas futuras devem testar intervenções em grupos específicos de vítimas de violência. Até lá, o cuidado deve ser prestado de acordo com as orientações para o trabalho com vítimas de trauma e tratamento de patologias específicas que resultaram como consequência da violência sofrida.

Devido à escassez de dados primários, as revisões sistemáticas não têm relatado as associações entre tipos de transtornos mentais diagnosticados e as formas específicas de violência contra a mulher (p. ex., abuso físico, sexual, psicológico e emocional e comportamentos controladores e coercivos).[101]

Todavia, dados preliminares apontam que provavelmente o abuso psicológico seja tão prejudicial à saúde mental quanto a violência física.[113]

Mensurar a extensão da violência sexual– que muitas vezes é considerada vergonhosa e estigmatizante – impõe uma série de desafios. Mitos sobre violência sexual – incluindo a teoria de que mulheres que usam álcool ou drogas estão "pedindo" para serem estupradas, que ações e vestimentas consideradas sensuais ou provocativas são motivos de estupro em mulheres, e que este é um crime passional – prevalecem em todo o mundo e atuam para estigmatizar e culpar as vítimas, e reduzir a responsabilidade dos perpetradores. Nesse contexto, muitas vítimas optam por não relatar suas experiências ou podem duvidar que lhes tenha acontecido um ato de violência sexual.[47]

Uma metassíntese de 14 estudos[114] relatando as experiências de usuários de serviços de Saúde Mental destacou que os profissionais devem precaver-se contra os riscos de culpabilização das vítimas e de "medicalização" de determinantes psicossociais da violência, primando pelo desenvolvimento de estratégias para prevenir mais abusos.[115] A prevenção secundária da violência contra a mulher (ou seja, redução do efeito e dano da violência que já ocorreu contra a mulher) envolverá também a identificação e o tratamento dos perpetradores, buscando reduzir violência futura, bem como proteger e apoiar outros familiares expostos ou testemunhas de violência contra as mulheres; no caso de crianças, por exemplo, poderia reduzir a probabilidade de se tornarem vítimas ou perpetradoras de violência, reduzindo o risco de violência contra as mulheres para as gerações futuras.[47]

Desse modo, compete aos setores da Saúde capacitar seus profissionais para bem lidarem com as demandas das vítimas, atuando de uma maneira empática ao perscrutarem informações personalíssimas e de foro íntimo, preservando a dignidade e a privacidade das pacientes, mas sem se olvidar do dever legal de notificação compulsória. Por fim, resta evidente a importante relação bidirecional entre saúde mental da mulher e vitimização por violência, reforçando os apelos para o fortalecimento de pesquisas e ampla difusão de conhecimentos a fim de que possam ser adotadas estratégias mais eficientes no enfrentamento dessa violência de gênero.[98]

Como resultado, as mulheres vítimas de violência requerem tratamentos personalizados e especializados, do qual se depreende a saliência do papel do médico psiquiatra, seja para o tratamento individualizado de pacientes em ambientes de Saúde ou para instrumentalizar as equipes multiprofissionais que lhes prestarão atendimento,[98] incluindo a identificação de mulheres em situação de risco na comunidade.[116-118]

VIOLÊNCIA CONTRA CRIANÇAS E ADOLESCENTES

A violência contra a criança e o adolescente é um problema social e de Saúde Pública, tendo em vista sua alta prevalência, a dificuldade em sua identificação em muitos casos e os danos a curto e longo prazos nas vítimas e em suas famílias. Dentre as formas de violência e maus-tratos, encontram-se a negligência e as violências física, psicológica e sexual. Suas consequências determinam alta morbimortalidade nesse grupo, incluindo problemas de saúde mental e alterações no funcionamento cerebral.[119]

A OMS define violência como:

> "uso intencional de força física ou poder, em forma de ameaça ou de fato contra si mesmo, outra pessoa ou contra um grupo ou comunidade, que ocasiona ou pode ocasionar lesão, morte, danos psicológicos, alterações do desenvolvimento ou privações."

A violência contra crianças e adolescentes pode manifestar-se em ações ou omissões que causem dano sexual, físico ou psicológico à vítima, ocorrendo contra a sua vontade ou de modo imposto à criança e ao adolescente por meio de sedução, coação e/ou poder. São comumente praticados por sujeitos em condições de superioridade em relação à vítima (posição econômica ou social, força, idade, inteligência ou condição de autoridade).[120,121] Variados tipos de violência interpessoal podem ocorrer em ambiente doméstico, o que pode levar a criança a ser ao mesmo tempo vítima e testemunha de violência. Além disso, o ambiente da comunidade onde a criança e sua família habitam pode apresentar diferentes formas de violência que também irão afetá-las.[122]

Segundo Bins et al.,[119] "o reconhecimento da criança e do adolescente como sujeitos de direitos e deveres é recente em nossa história". Dentre os principais marcos relacionados com a legislação na busca desse reconhecimento, há a Convenção da Organização das Nações Unidas (ONU) sobre os Direitos da Criança, em 1989, que consolidou em âmbito internacional os direitos básicos de crianças à sobrevivência, à educação e à proteção contra o abuso e a exploração, e tornou obrigatória a denúncia às autoridades públicas da ocorrência de abuso contra essa população. No Brasil, a Constituição de 1988 estabelece os direitos das crianças e dos adolescentes em seu artigo 227, regulamentado em 1990 pelo Estatuto da Criança e do Adolescente (ECA), reconhecendo a violência infantil como assunto de relevância social e determinando que qualquer violação ou omissão desses direitos fundamentais constitui transgressão do adulto responsável (ou do Estado, sociedade e instituição) e deve ser punida.[119]

Prevalência

Cerca de 1/3 da população brasileira é formada por jovens entre 0 e 19 anos. Embora o país enfrente altas taxas de violência contra crianças e adolescentes, lamentavelmente não há dados consistentes a respeito das diferentes agressões praticadas contra esse grupo. A subnotificação é a regra. Estima-se que, para cada caso notificado, muitos outros deixam de ser, sendo a falta de preparo dos profissionais de Saúde uma das principais razões para isso.[119]

Um indicador comumente utilizado para tentar mensurar a violência contra a população jovem é a mortalidade por causas externas, tendo em vista que essa é a primeira causa de morte na faixa etária de 5 a 19 anos e a segunda entre 1 e 4 anos.[119]

Uma análise histórica dos dados do Disque 100, canal para registro de denúncias da Ouvidoria Nacional de Direitos Humanos do Brasil,[121] demonstrou tendência crescente de notificações de abuso infantil de 2011 a 2017. No primeiro semestre de 2021, o Disque 100 computou 50.098 denúncias de violência contra crianças e adolescentes, e destas, 81% ocorreram no ambiente familiar da vítima, dado que corrobora outros estudos também demonstrando que a violência contra a criança ocorre predominantemente no ambiente familiar da vítima. O ato de violência foi praticado predominantemente pela mãe, ou então pelo pai, pelo padrasto ou pela madrasta e por outros familiares do convívio da criança.[122,123]

A violência sexual contra crianças e adolescentes e a exposição à violência intrafamiliar são mais prevalentes em meninas. Meninas apresentam maior risco de sofrerem infanticídio, abuso sexual, negligências física e nutricional, além de serem submetidas à prostituição forçada. Em meninos, há maior prevalência de exposição a castigos físicos graves e violência comunitária.[119]

Na pandemia de covid-19, com a adoção de medidas de isolamento e distanciamento social e o fechamento de escolas e de muitos serviços de Saúde, houve agravamento da violência no ambiente familiar, tornando as crianças mais vulneráveis e desprotegidas. Apesar disso, durante esse período, constatou-se a redução das taxas de notificação de violência contra as crianças, principalmente para os tipos de violência mais frequentes, como negligência, violência física e violência sexual. Uma pesquisa realizada em 2022 com gestores municipais da área da educação identificou que a ausência das atividades escolares presenciais nos períodos de maior contágio da covid-19 prejudicou tanto a identificação de casos de violência contra crianças quanto a atuação da rede de proteção. Um levantamento realizado nacionalmente em 2021 demonstrou que 67% de mães/pais de meninas e meninos de até 3 anos admitiram usar algum tipo de prática parental negativa com a criança, como gritar, dar uma palmada, pegar com força pelo braço ou chamá-la de burra ou chata.[122]

Características e fatores de risco

Negligência

Tipo mais prevalente de abuso infantil, correspondendo a mais da metade dos casos relatados aos serviços de proteção à criança. É definida pela Lei Federal de Prevenção e Tratamento do Abuso Infantil dos EUA como qualquer ação ou omissão que cause dano físico ou emocional grave ou morte, ou ainda que sujeite a criança a risco iminente desse dano.[124,125]

A seguir são exemplificadas algumas das formas existentes de negligência:[126,127]

- Negligência física: falha em fornecer alimentação, vestuário, abrigo ou higiene adequados
- Negligência de supervisão: supervisão inadequada que promove grande risco de danos físicos, emocionais ou psicológicos à criança
- Negligência emocional: falha do cuidador em fornecer amor, carinho, segurança e apoio emocional; em procurar atendimento psicológico quando necessário; em proteger a criança da exposição à violência doméstica ou ao uso de substâncias
- Negligência educacional: omissão em matricular a criança na escola, em assegurar a frequência regular na escola e atentar para as necessidades educacionais especiais
- Negligência nutricional: não fornecimento de nutrição adequada para manter o crescimento e o desenvolvimento físico da criança ou oferta excessiva de nutrientes, provocando complicações médicas graves
- Negligência médica: falha em fornecer cuidados/tratamentos médicos prescritos ou em procurar cuidados médicos adequados em tempo hábil
- Negligência odontológica: não proporcionar cuidados ou tratamentos odontológicos adequados, apesar da viabilidade de acesso a esses cuidados.

Ao se avaliar suspeita de negligência, é importante atentar se há danos à criança, capacidade ou intenção dos pais, recursos concretos da família, normas e disponibilidade de recursos na comunidade.[127]

Fatores de risco:[127]

- Pobreza
- Violência doméstica
- Estresse familiar
- Pais com envolvimento com uso de substâncias psicoativas ou doenças psiquiátricas
- Idade materna jovem
- Falta de apoio social
- Falta de compreensão dos cuidados sobre o desenvolvimento ou comportamento da criança.

Fatores protetores:[127]

- Nutrição saudável
- Conhecimento sobre parentalidade e desenvolvimento infantil
- Resiliência dos pais (cognitiva, emocional e fisicamente capaz de lidar com as dificuldades)
- Suporte social (família e amigos) para o cuidador e a criança
- Apoios concretos (p. ex., abrigo adequado, alimentação, transporte e finanças)
- Competência social/emocional da criança.

Violência física

Ocorre quando alguém causa ou tenta causar dano por meio de força física, de algum tipo de arma ou instrumento que possa causar lesões internas, externas ou ambas.[123] Os impactos dessa violência podem ser imediatos e muitas vezes facilmente observáveis (marcas na pele, queimaduras, lesões ósseas e neurológicas). Está fortemente relacionada a famílias com modelos educativos parentais autoritários ou negligentes que utilizam o controle físico como meio de punição ou controle da vítima, acreditando ser a punição física uma forma eficaz de educar.[119]

Fatores de risco:[128]

- Características da criança:
  - Distúrbios de fala e linguagem, dificuldades de aprendizagem, distúrbios de conduta e doenças psiquiátricas não relacionadas com a conduta
  - Falha em prosperar
  - Anomalias congênitas, deficiência intelectual ou outras deficiências, ou doenças crônicas ou recorrentes
- Gravidez não planejada
- Criança indesejada
- Características do ambiente:
  - Violência doméstica ou por parceiro íntimo
  - Crueldade animal
  - Estressores familiares agudos ou crônicos (p. ex., divórcio ou conflito interpessoal, doença ou perda de emprego)
  - Pobreza
  - Isolamento social (família estendida distante ou ausente)
- Características do cuidador:
  - Pais jovens ou solteiros
  - Pais com níveis de escolaridade mais baixos
  - Expectativas irreais para a criança, pouco conhecimento sobre o desenvolvimento infantil
  - Percepção negativa de comportamentos infantis normais
  - História de abuso ou negligência com cuidador na sua infância, levando ao abuso ou à negligência de seus próprios filhos como um comportamento aprendido
  - Abuso de substâncias ou álcool
  - Doença psiquiátrica mal controlada (p. ex., psicose, depressão, impulsividade).

Crianças que sofreram abuso e retornam ao ambiente abusivo sem intervenção têm grande probabilidade de serem maltratadas novamente e correm um risco aumentado de morte. As taxas de maus-tratos repetidos são estimadas em 33%.[129,130]

Segundo a American Academy of Pediatrics, os seguintes relatos devem chamar a atenção do profissional:[128]

- História não explicada ou inconsistente para o grau ou tipo de lesão
- História vaga ou com lacunas
- Demora inexplicada ou excessiva na procura de atendimento
- Lesão grave explicada como autoinflingida ou atribuída a outras crianças pequenas ou animais de estimação
- Histórias com mudanças de versões fornecidas pelo mesmo cuidador a diferentes profissionais da Saúde ou histórias conflitantes fornecidas por diferentes membros da família
- História inconsistente com o estágio de desenvolvimento da criança (p. ex., queimadura por escaldadura em uma criança de 9 meses atribuída ao bebê "abrir a torneira de água quente").

Alguns casos de abuso físico vêm à tona com base na história de um observador ou da vítima. Por isso, sempre que possível é melhor entrevistar uma criança verbal sobre uma lesão suspeita sem a presença de cuidadores.

Informações sobre lesões anteriores, hospitalizações e visitas ao pronto-socorro devem ser obtidas. Atentar se a criança recebe cuidados de saúde de rotina, bem como imunizações conforme calendário vacinal.

Violência emocional ou psicológica

A violência psicológica inclui toda ação ou omissão que causa ou visa causar dano à autoestima, à identidade ou ao desenvolvimento da pessoa. É a forma mais subjetiva de violência e muito frequentemente está associada a agressões corporais. Deixa profundas marcas no desenvolvimento, podendo comprometer toda a vida mental.[123]

A síndrome de Munchausen por procuração, ou transtorno factício imposto a outro, pode ser considerada tipo de abuso psicológico infantil e é definida no texto revisado da 5ª edição do *Manual Diagnóstico e Estatístico de Transtornos Mentais* como:

- Falsificação de sinais ou sintomas físicos ou psicológicos, ou indução de lesão ou de doença em outro, associada a fraude identificada
- O indivíduo apresenta o outro (vítima) a terceiros como doente, incapacitado ou lesionado
- O comportamento fraudulento é evidente até mesmo na ausência de recompensas externas óbvias
- O comportamento não é mais bem explicado por outro transtorno mental, como transtorno delirante ou outro transtorno psicótico.

É importante frisar, também, que o agente, e não a vítima, recebe esse diagnóstico.[7] Sua incidência pode ser estimada em 0,5 a 2 por 100.000 crianças menores de 16 anos, porém acredita-se que muitas vezes possa não ser corretamente identificado pela equipe assistente, sendo, portanto, subnotificado.[131] Como importantes repercussões dessa síndrome, estão a morbidade e a mortalidade, ocasionadas tanto pela ação direta do cuidador quanto por intervenções médicas invasivas motivadas pelos relatos desse cuidador. A mortalidade associada varia de 6 a 10%, podendo chegar a 33% em casos em que sufocamento ou envenenamento sejam utilizados como mecanismo para fabricar a doença.[132] A identificação dessas situações pode não ser fácil, sendo necessária uma dose de ceticismo por parte da equipe em relação à história médica quando os detalhes do relato não combinam com o quadro clínico apresentado pelo paciente.[132] Outros indícios incluem:[133]

- Histórias inconsistentes de sintomas relatadas por diferentes observadores
- Insistência do cuidador para que se realizem procedimentos invasivos e hospitalizações
- Comportamento incongruente do cuidador com o sofrimento verbalizado ou com o relato dos sintomas (p. ex., apresenta-se estranhamente calmo)
- Sinais e sintomas são notados apenas quando a criança está acompanhada do cuidador

- Doença ou morte inexplicada de outra criança da mesma família, falha terapêutica sistemática mediante tratamento adequado para a condição suspeitada ou intolerância anormal aos tratamentos
- Solicitação pública por parte do cuidador de empatia, benefícios ou doações em função da doença rara da criança
- História médica pregressa extensa e não usual desse cuidador ou de sua família, ou de transtorno somatoforme no cuidador.

Violência sexual

Toda ação na qual uma pessoa, em situação de poder, obriga uma outra à realização de práticas sexuais, utilizando força física, influência psicológica ou uso de armas ou drogas. A prática sexual com indivíduos menores de 14 anos, com consentimento ou não deles, é considerada por lei "violência presumida", ou seja, não são considerados capazes de tomar decisões dessa natureza.[123]

O abuso sexual inclui desde carícias, olhares perturbadores, estupro, incesto, pornografia, manipulação de genitália, mama e ânus, ato sexual com penetração, exibicionismo, imposição de intimidade e práticas sexuais não consentidas, até delitos de extrema violência e morte. A violência sexual ocorre predominantemente em ambiente doméstico (intrafamiliar) e na infância. As famílias propiciadoras desse tipo de violência são mais velhas e têm mais chance de incluírem genitores substitutos. Os pais adotivos apresentam o dobro de chance de cometerem abuso sexual.[119,123]

A violência sexual intrafamiliar costuma ser perpetrada por longo período até a sua revelação e são muitos os fatores que contribuem para isso, como a proximidade afetiva e a confiança preestabelecida entre a criança e o agressor, a crença da criança em ser culpada de alguma maneira, o medo de punição e de descrédito, e as frequentes ameaças e barganhas utilizadas pelos agressores.[119]

São fatores específicos que podem aumentar o risco para o abuso sexual intrafamiliar: o desemprego familiar, o abuso de álcool ou drogas, a presença de um padrasto, a permanência no lar por longos períodos para o cuidado dos filhos e a concomitância de violência doméstica e violência física conjugal. Além disso, há evidências de que a existência de história materna de vitimização na infância aumenta a chance de ocorrência de abuso sexual em seus filhos.[119]

Consequências

A violência contra crianças e adolescentes é um problema de Saúde Pública com consequências para a saúde ao longo da vida dos sobreviventes e de suas famílias.[134] A negligência e os maus-tratos na infância têm comprovado impacto negativo a curto, médio e longo prazos na saúde física e mental das vítimas, e em suas práticas parentais futuras, propiciando, portanto, um ciclo intergeracional de violência; ou seja, pessoas que vivenciaram situações de violência na infância têm alta probabilidade de reproduzir a prática de maus-tratos e abusos com seus filhos, perpetuando essa violência em futuras gerações.[122]

Não obstante, resultados de uma metanálise mostram que maus-tratos na infância são um fator de risco para transtornos mentais, especialmente depressão maior, TEPT, transtornos de ansiedade e transtorno relacionado com o uso de substâncias.[135]

Outro estudo evidenciou também que adolescentes vítimas de abuso físico apresentam taxas aumentadas para depressão, transtorno de conduta, uso abusivo de drogas e tabagismo.[136]

Um importante estudo americano que incluiu 13.494 participantes evidenciou que o risco de depressão aumenta de maneira dose-dependente conforme o número relatado de experiências adversas na infância relacionadas com maus-tratos. Esse estudo mostrou que a exposição a um ou mais eventos adversos na infância associou-se a aumento em 67% do risco de tentativas de suicídio, e que pessoas que relataram exposição a mais de cinco formas de adversidades durante a infância tiveram 7 vezes mais chance de desenvolver transtornos adicionais na vida adulta e quase 10 vezes mais chances de fazer uso de alguma droga antes dos 14 anos.[137]

O papel do psiquiatra diante da violência contra crianças e adolescentes

Conforme exposto anteriormente, as violências praticadas contra crianças e adolescentes podem apresentar-se de múltiplas formas, muitas envoltas no "manto do silêncio" que as faz perpetuar. As equipes de Saúde têm papel fundamental na avaliação desses casos e a oportunidade de mudar o destino de vítimas indefesas. Para tal, além da avaliação e assistência, é importante o encaminhamento social e jurídico adequado.

Desde 1990, com a implementação do ECA,[138] os casos suspeitos ou confirmados de maus-tratos contra crianças e adolescentes no Brasil passaram a ser de notificação compulsória, por parte dos profissionais de Saúde. As denúncias devem ser feitas aos órgãos de proteção (conselhos tutelares, delegacias de polícia, Ministério Público ou diretamente ao poder judiciário).

CONCLUSÃO

Pessoas vulneráveis devem receber especial atenção, avaliação e cuidado das equipes de Saúde frente ao grande risco de violência a que são expostas durante suas vidas. Os psiquiatras, e em especial a ciência psiquiátrica forense, têm um papel fundamental na preservação dos direitos dos mais vulneráveis e na promoção da prevenção de violência, colaborando para coibir abusos nas inter-relações humanas e preservando o respeito à autonomia e às diferenças em toda a sociedade.

A atuação das diferentes áreas do conhecimento por meio da interdisciplinaridade, principalmente aquelas mais sensíveis, como as que foram tratadas neste capítulo, possibilita resultados mais eficazes, em especial, para as populações vulneráveis que buscam auxílio em saúde.

REFERÊNCIAS BIBLIOGRÁFICAS

1 Telles LEB, Azambuja MRF, Day VP. Aspectos legais e forenses dos portadores de vulnerabilidades e/ou patologias psiquiátricas. In: Cataldo Neto A, Gauer GJC, Furtado NR. Psiquiatria para estudantes de medicina. 2. Porto Alegre: EDIPUCRS; 2013. p. 656-69.

2. Kohn R, Warner J, Verhoek-Oftedahl W et al. Elder abuse. In: Holzer JC, Kohn R, Ellison JM et al. Geriatric forensic psychiatry: principles and practice. New York: Oxford University Press; 2018. p. 171-80.
3. Acharya SR, Suman BK, Pahari S et al. Prevalence of abuse among the elderly population of Syangja, Nepal. BMC Public Health. 2021; 21(1):1348.
4. Yon Y, Ramiro-Gonzalez M, Mikton CR et al. The prevalence of elder abuse in institutional settings: a systematic review and meta-analysis. Eur J Public Health. 2019;29(1):58-67.
5. Falls BA, Tanaka G, Bursztajn HJ. Geriatric forensic psychiatry. In: Rosner R, Scott CL. Principles and practice of forensic psychiatry. 3. ed. Boca Raton: Taylor & Francis Group; 2017. p. 795-804.
6. Brasil. Presidência da República. Casa Civil. Lei nº 14.423, de 22 de julho de 2022. Altera a Lei nº 10.741, de 1º de outubro de 2003, para substituir, em toda a Lei, as expressões "idoso" e "idosos" pelas expressões "pessoa idosa" e "pessoas idosas", respectivamente. (Internet) Brasília: Casa Civil, 2022. Disponível em: http://www.planalto.gov.br/ccivil_03/_Ato2019-2022/2022/Lei/L14423.htm#art1. Acesso em: 27/2/23.
7. American Psychiatric Association. Manual diagnóstico e estatístico de transtornos mentais: DSM-5-TR. 5. ed. Porto Alegre: Artmed; 2023.
8. Brasil. Presidência da República. Secretaria-Geral: subchefia para assuntos Jurídicos. Lei nº 13.146, de 6 de julho de 2015. Institui a Lei Brasileira de Inclusão da Pessoa com Deficiência (Estatuto da Pessoa com Deficiência). (Internet) Brasília: Secretaria-Geral, 2015. Disponível em: https://www.planalto.gov.br/ccivil_03/_ato2015-2018/2015/lei/l13146.htm. Acesso em: 5/3/23.
9. Nowak CB. Recognition and prevention of child abuse in the child with disability. Am J Med Genet C Semin Med Genet. 2015; 169(4):293-301.
10. Dembo RS, Mitra M, McKee M. The psychological consequences of violence against people with disabilities. Disabil Health J. 2018; 11(3):390-7.
11. Malihi ZA, Fanslow JL, Hashemi L et al. Prevalence of nonpartner physical and sexual violence against people with disabilities. Am J Prev Med. 2021;61(3):329-37.
12. Wudneh A, Cherinet A, Abebe M et al. Obstetric violence and disability overlaps: obstetric violence during child birth among women with disabilities: a qualitative study. BMC Womens Health. 2022;22(1):299.
13. Lund EM. Interpersonal violence against people with disabilities: Additional concerns and considerations in the Covid-19 pandemic. Rehabil Psychol. 2020;65(3):199-205.
14. Riley A, Daruwalla N, Kanougiya S et al. Intimate partner violence against women with disability and associated mental health concerns: a cross-sectional survey in Mumbai, India. BMJ Open. 2022;12(4):e056475.
15. Mello NF, Pereira ÉL, Pereira VOM et al. Cases of violence against people with disabilities notified by Brazilian health services, 2011-2017. Epidemiol Serv Saúde. 2021;30(3):e2020747. English, Portuguese. Erratum in: Epidemiol Serv Saúde. 2021;30(3):e2021025.
16. Wiseman P, Watson N. Because I've got a learning disability, they don't take me seriously:" violence, wellbeing, and devaluing people with learning disabilities. J Interpers Violence. 2022;37(13-4):NP10912-37.
17. Cruz DMC, Silva JT, Alves HC. Evidências sobre violência e deficiência: implicações para futuras pesquisas. Rev Bras Educ Espec. 2007;13(1).
18. Oliveira ET, Vedana KGG. Suicide, depression and sexual and gender minorities: posts published on personal blogs. Rev Eletrônica Saúde Mental Álcool Drog. 2020;16(4):32-8.
19. Pereira GC, Baranauskas MCC. An exploratory study on prejudice based on gender identity or sexual orientation perceived by users in social networks. J Interact Syst. 2018;9(1).
20. Instituto de Pesquisa Econômica Aplicada. Fórum Brasileiro de Segurança Pública. Atlas da violência 2021. São Paulo: FBSP; 2021 [cited 2023 Mar 27]. Disponível em: https://www.ipea.gov.br/atlasviolencia/arquivos/artigos/5141-atlasdaviolencia2021completo.pdf. Acesso em: 27/03/2023.
21. Mendes WG, Silva CMFP. Homicide of lesbians, gays, bisexuals, travestis, transexuals, and transgender people (LGBT) in Brazil: a spatial analysis. Cienc Saúde Coletiva. 2020;25(5):1709-22.
22. Pinto IV, Andrade SSA, Rodrigues LL et al. Profile of notification of violence against lesbiangay, bisexual, transvestite and transsexual people recorded in the national information system on notifiable diseases, Brazil, 2015-201. Rev Bras Epidemiol. 2020;23:1-13.
23. Katz-Wise SL, Hyde JS. Victimization experiences of lesbian, gay, and bisexual individuals: a meta-analysis. J Sex Res. 2012;49(2-3):142-67.
24. Fernandes H, Bertini PVR, Hino P et al. Violência interpessoal contra homossexuais, bissexuais e transgêneros. Acta Paul Enferm. 2022; 35:1-11.
25. Parente JS, Moreira FTLS, Albuquerque GA. Violência física contra lésbicas, gays, bissexuais, travestis e transexuais no interior do nordeste brasileiro. Rev Salud Pública. 2018;20(4):445-52.
26. Rufino AC, Filho CEWBC, Madeiro A. Experiences of violence against lesbian and bisexual women in Brazil. Sex Med. 2022;10(2):100479.
27. Silva GWDS, Souza EFL, Sena RCF et al. Cases of violence involving transvestites and transsexuals in a northeastern Brazilian city. Rev Gauch Enferm. 2016;37(2):e56407.
28. Conselho Nacional de Combate à Discriminação. Brasil sem homofobia: Programa de combate à violência e à discriminação contra GLTB e promoção da cidadania homossexual. Brasília: Ministério da Saúde, 2004.
29. Bulgarelli L, Fontgaland A, Mota J et al. LGBTIfobia no Brasil: barreiras para o reconhecimento institucional da criminalização. São Paulo: All Out e Instituto Matizes, 2021.
30. Acontece Arte e Política LGBTI+, ANTRA (Associação Nacional de Travestis e Transexuais), ABGLT (Associação Brasileira de Lésbicas, Gays, Bissexuais, Travestis, Transexuais e Intersexos). Mortes e violências contra LGBTI+ no Brasil: Dossiê 2021. Florianópolis: Acontece, ANTRA, ABGLT, 2022.
31. Lampinen TM, Chan K, Anema A et al. Incidence of and risk factors for sexual orientation-related physical assault among young men who have sex with men. Am J Public Health. 2008;98(6):1028-35.
32. Warwick I, Aggleton P, Douglas N. Playing it safe: addressing the emotional and physical health of lesbian and gay pupils in the U.K. J Adolesc. 2001;24(1):129-40.
33. Meyer IH. Prejudice, social stress, and mental health in lesbian, gay, and bisexual populations: conceptual issues and research evidence. Psychol Bull. 2003;129(5):674-97.
34. Hatzenbuehler ML. How does sexual minority stigma "get under the skin"? A psychological mediation framework. Psychol Bull. 2009;135(5):707-30.
35. Ramirez JL, Paz Galupo M. Multiple minority stress: the role of proximal and distal stress on mental health outcomes among lesbian, gay, and bisexual people of color. J Gay Lesbian Ment Heal. 2019;23(2):145-67.
36. Alessi EJ. A framework for incorporating minority stress theory into treatment with sexual minority clients. J Gay Lesbian Ment Heal. 2014;18(1):47-66.
37. Pachankis JE. The psychological implications of concealing a stigma: a cognitive-affective-behavioral model. Psychol Bull. 2007; 133(2):328-45.
38. Ngamake ST, Walch SE, Raveepatarakul J. Discrimination and sexual minority mental health: Mediation and moderation effects of coping. Psychol Sex Orientat Gend Divers. 2016;3(2):213-26.

39. Kelleher C. Minority stress and health: Implications for lesbian, gay, bisexual, transgender, and questioning (LGBTQ) young people. Couns Psychol Q. 2009;22(4):373-9.
40. Dhejne C, Lichtenstein P, Boman M et al. Long-term follow-up of transsexual persons undergoing sex reassignment surgery: cohort study in Sweden. PLoS One. 2011;6(2):e16885.
41. Barboza GE, Dominguez S, Chance E. Physical victimization, gender identity and suicide risk among transgender men and women. Prev Med Rep. 2016;4:385-90.
42. Pachankis JE. Uncovering clinical principles and techniques to address minority stress, mental health, and related health risks among gay and bisexual men. Clin Psychol (New York). 2014;21(4):313-30.
43. Raimondi GA, Abreu YR, Borges IM et al. Gender and sexuality in the federal medical schools in Brazil: an analysis of the curricular pedagogical projects. Rev Bras Educ Med. 2020;44(2).
44. Albuquerque MRTC, Botelho NM, Rodrigues CCP. Atenção integral à saúde da população LGBT: experiência de educação em saúde com agentes comunitários na atenção básica. Rev Bras Med Fam Comunidade. 2019;14(41):1758.
45. Assembleia Geral das Nações Unidas. Declaração sobre a eliminação da violência contra as mulheres. Viena, 1993.
46. Organização Pan-Americana da Saúde (OPAS). Folha informativa – Violência contra as mulheres. 2017. Disponível em: https://www.paho.org/bra/index.php?option=com_content&view=article&id=5669:folha-informativa-violencia-contra-as-mulheres&Itemid=820. Acesso em: 23/03/23.
47. Oram S, Khalifeh H, Howard LM. Violence against women and mental health. Lancet Psychiatry. 2017;4(2):159-70.
48. Home Office. Information for local areas on the change to the definition of domestic violence. London: Home Office, 2013.
49. Council of Europe. Council of Europe convention on preventing and combating violence against women and domestic violence. Strasbourg: Council of Europe, 2011.
50. Graham-Kevan N, Archer J. Intimate terrorism and common couple violence: a test of Johnson's predictions in four British samples. J Interpers Violence. 2003;18:1247-70.
51. Johnson MP. Patriarchal terrorism and common couple violence: two forms of violence against women. J Marriage Fam. 1995;57:283-94.
52. Kelly JB, Johnson MP. Differentiation among types of intimate partner violence: research update and implications for interventions. Fam Court Rev. 2008;46:476-99.
53. Trevillion K, Oram S, Feder G et al. Experiences of domestic violence and mental disorders: a systematic review and meta-analysis. PLoS One. 2012;7:e51740.
54. Oram S, Khalifeh H, Howard LM. Violence against women and mental health. Lancet Psychiatry. 2017;4(2):159-70.
55. World Health Organization. Violence against women prevalence estimates, 2018: Global, regional and national prevalence estimates for intimate partner violence against women and global and regional prevalence estimates for non-partner sexual violence against women. World Health Organization, 2021.
56. Nakamura IB, Silva MT, Garcia LP et al. Prevalence of physical violence against brazilian women: systematic review and meta-analysis. Trauma Violence Abuse. 2023;24(2):329-39.
57. Rios AMFM, Crespo KC, Martini M et al. Gender-related and non-gender-related female homicide in Porto Alegre, Brazil, from 2010 to 2016. PLoS One. 2023;18(3):e0281924.
58. Garcia LP. A magnitude invisível da violência contra a mulher. Epidemiol Serv Saúde. 2016;25(3):451-4. Disponível em: http://dx.doi.org/10.5123/S1679-49742016000300001. Acesso em: 23/03/23.
59. Elghossain T, Bott S, Akik C et al. Prevalence of intimate partner violence against women in the Arab world: a systematic review. BMC Int Health Hum Rights. 2019;19(1):29.
60. Muluneh MD, Stulz V, Francis L et al. Gender based violence against women in Sub-Saharan Africa: A systematic review and meta-analysis of cross-sectional studies. Int J Environ Res Public Health. 2020;17(3).
61. Organização Mundial da Saúde (OMS). Global and regional estimates of violence against women: prevalence and health effects of intimate partner violence and non-partner sexual violence. Geneva, 2013. Available from: https://iris.who.int/bitstream/handle/10665/85239/9789241564625_eng.pdf. Accessed on: 03/23/23.
62. Dworkin ER, Krahé B, Zinzow H. The global prevalence of sexual assault: a systematic review of international research since 2010. Psychol Violence. 2021;11(5):497-508.
63. Abrahams N, Devries K, Watts C et al. Worldwide prevalence of non-partner sexual violence: a systematic review. Lancet. 2014;383:1648-54.
64. Stöckl H, Devries K, Rotstein A et al. The global prevalence of intimate partner homicide: a systematic review. Lancet. 2013;382:859-65.
65. Macário EM. Impacto da Violência na vida das mulheres: Perfil de notificações e óbitos no Brasil, 2011 a 2018. Brasília, 2019.
66. Datasus. Violência doméstica, sexual e/ou outras violências – Brasil. 2019. Disponível em: http://tabnet.datasus.gov.br/cgi/deftohtm.exe?sinannet/cnv/violebr.def. Acesso em: 23/03/23.
67. Ankerstjerne LBS, Laizer SN, Andreasen K et al. Landscaping the evidence of intimate partner violence and postpartum depression: a systematic review. BMJ Open. 2022;12(5):e051426.
68. Telles LEB, Roza TH, Silva SMMD et al. Forensic psychiatry in the age of the internet: the use of internet forums on the promotion and planning of an adolescent mass shooting. Trends Psychiatry Psychother. 2023;45:e20210414.
69. Roza TH, Rios AM, Magalhães PVS et al. Femicide in early adolescence: The potential role of girl-child marriage as a risk factor. Aust N Z J Psychiatry. 2022;56(5):574.
70. Mannell J, Lowe H, Brown L et al. Risk factors for violence against women in high-prevalence settings: a mixed-methods systematic review and meta-synthesis. BMJ Glob Health. 2022;7(3):e007704.
71. Oram S, Abas M, Bick D et al. Human trafficking and health: a cross-sectional survey of male and female survivors in contact with services in England. Am J Public Health. 2016;106:1073-8.
72. Aizpurua Eva, Copp J, Ricarte JJ et al. Controlling behaviors and intimate partner violence among women in Spain: an examination of individual, partner, and relationship risk factors for physical and psychological abuse. J Interpers Violence. 2021;36(1-2):231-54.
73. Abi Rached M, Hankir A, Zaman R. Emotional abuse in women and girls mediated by patriarchal upbringing and its impact on sexism and mental health: a narrative review. Psychiatr Danub. 2021;33(Suppl 11):137-44.
74. Khalifeh H, Moran P, Borschmann R et al. Domestic and sexual violence against patients with severe mental illness. Psychol Med. 2015;45:875-86.
75. Stöckl H, Penhale B. Intimate partner violence and its association with physical and mental health symptoms among older women in Germany. J Interpers Violence. 2015;30:3089-111.
76. McCausland B, Knight L, Page L et al. A systematic review of the prevalence and odds of domestic abuse victimisation among people with dementia. Int Rev Psychiatry. 2016;28:475-84.
77. Knight L, Hester M. Domestic violence and mental health in older adults. Int Rev Psychiatry. 2016;28:464-74.
78. United Nations. Protocol to prevent, suppress and punish trafficking in persons, especially women and children, supplementing the United Nations convention against transnational organized crime, G.A. Res. 55/25(2000). New York, NY: United Nations, 2000.

79. International Labour Office. ILO global estimate of forced labour: results and methodology. Geneva: International Labour Office, 2012.
80. Ottisova L, Hemmings S, Howard LM et al. Prevalence and risk of violence and the mental, physical, and sexual health problems associated with human trafficking: an updated systematic review. Epidemiol Psychiatr Sci. 2016;25:317-41.
81. Zimmerman C, Hossain M, Kiss L et al. Asylum-seeking women, violence, and health: results from a pilot study in Scotland and Belgium. London: LSHTM and Scottish Refugee Council, 2009.
82. Kalt A, Hossain M, Kiss L et al. Asylum seekers, violence and health: a systematic review of research in high-income host countries. Am J Public Health. 2013;103:e30-42.
83. Unicef. Female genital mutilation/cutting: a global concern. Available from: https://www.unicef.org/sites/default/files/press-releases/glo-media-FGMC_2016_brochure_final_UNICEF_SPREAD.pdf. Accessed on: 29/03/23.
84. Gulati G, Kelly BD. Domestic violence against women and the Covid-19 pandemic: what is the role of psychiatry? Int J Law Psychiatry. 2020;71:101594.
85. Telles LEB, Valença AM, Barros AJS et al. Domestic violence in the Covid-19 pandemic: a forensic psychiatric perspective. Rev Bras Psiquiatria. 2021;43:233-4.
86. Wake AD, Kandula UR. The global prevalence and its associated factors toward domestic violence against women and children during Covid-19 pandemic- "The shadow pandemic": a review of cross-sectional studies. Womens Health (Lond). 2022;18:17455057221095536.
87. Brasil. Lei nº 11.340, de 7 de agosto de 2006, (Lei Maria da Penha).
88. Brasil. Lei nº 14.132, de 31 de março de 2021. Acrescenta o art. 147-A ao Decreto-Lei nº 2.848, de 7 de dezembro de 1940 (Código Penal), para prever o crime de perseguição; e revoga o art. 65 do Decreto-Lei nº 3.688, de 3 de outubro de 1941 (Lei das Contravenções Penais).
89. Canto GC, Valença AM, Silva AG et al. O que sabemos sobre stalking? Rev Deb Psiquiatria. 2021;11:6-8.
90. Brasil. Ministério da Saúde. Portaria GM/MS nº 1.102, de 13 de maio de 2022. Disponível em: https://bvsms.saude.gov.br/bvs/saudelegis/gm/2022/prt1102_16_05_2022.html. Acesso em: 28/03/23.
91. Stockman JK, Hayashi H, Campbell JC. Intimate partner violence and its health impact on ethnic minority women [corrected]. J Women's Health (Larchmt). 2015;24(1):62-79.
92. Stubbs A, Szoeke C. The effect of intimate partner violence on the physical health and health-related behaviors of women: a systematic review of the literature. Trauma Violence Abuse. 2021;23(4):1157-72.
93. Devaney J. Research review: The impact of domestic violence on children. Irish Prob J. 2015;12:79-94.
94. Howard LM, Oram S, Galley H et al. Domestic violence and perinatal mental disorders: a systematic review and meta-analysis. PLoS Med. 2013;10:e1001452.
95. Osofsky JD. Commentary: understanding the impact of domestic violence on children, recognizing strengths, and promoting resilience: reflections on Harold and Sellers. J Child Psychol Psychiatry. 2018;59(4):403-4.
96. Jakubowski KP, Murray V, Stokes N et al. Sexual violence and cardiovascular disease risk: a systematic review and meta-analysis. Maturitas. 2021;153:48-60.
97. Bramhankar M, Reshmi RS. Spousal violence against women and its consequences on pregnancy outcomes and reproductive health of women in India. BMC Womens Health. 2021;21. Available from: https://pubmed.ncbi.nlm.nih.gov/34719387/. Accessed on: 09/07/2022.
98. White SJ, Sin J, Sweeney A et al. Global prevalence and mental health outcomes of intimate partner violence among women: a systematic review and meta-analysis. Trauma Violence Abuse. 2023;15248380231155529.
99. Devries KM, Mak JY, Bacchus LJ et al. Intimate partner violence and incident depressive symptoms and suicide attempts: a systematic review of longitudinal studies. PLoS Medicine. 2013;10(5):e1001439.
100. Gielen AC, McDonnell KA, O'Campo PJ et al. Suicide risk and mental health indicators: do they differ by abuse and HIV status? Womens Health Issues. 2005;15(2):89-95.
101. Oram S, Trevillion K, Feder G et al. Prevalence of experiences of domestic violence among psychiatric patients: systematic review. Br J Psychiatry. 2013;202:94-9.
102. Bundock L, Howard LM, Trevillion K et al. Prevalence and risk of experiences of intimate partner violence among people with eating disorders: a systematic review. J Psychiatr Res. 2013;47:1134-42.
103. Jonas S, Khalifeh H, Bebbington P et al. Gender differences in intimate partner violence and psychiatric disorders in England: results from the 2007 adult psychiatric morbidity survey. Epidemiol Psychiatr Sci. 2014;23:189-99.
104. Herman JL. Complex PTSD: a syndrome in survivors of prolonged and repeated trauma. J Trauma Stress. 1992;5:377-91.
105. Greenberg N, Brooks S, Dunn R. Latest developments in post-traumatic stress disorder: diagnosis and treatment. Br Med Bull. 2015;114:147-55.
106. Karakurt G, Koç E, Katta P et al. Treatments for female victims of intimate partner violence: systematic review and meta-analysis. Front Psychol. 2022;13:793021.
107. National Institute for Health and Care Excellence (NICE). Domestic violence and abuse: multiagency working. London: National Institute for Health and Care Excellence, 2014.
108. Warshaw C, Sullivan CM, Rivera EA. A systematic review of trauma-focused interventions for domestic violence survivors. Chicago, IL: National Center on Domestic Violence, Trauma & Mental Health, 2013.
109. Kiely M, El-Mohandes AA, El-Khorazaty MN et al. An integrated intervention to reduce intimate partner violence in pregnancy: a randomized trial. Obstet Gynecol. 2010;115:273-83.
110. Jahanfar S, Howard LM, Medley N. Interventions for preventing or reducing domestic violence against pregnant women. Cochrane Database Syst Rev. 2014;11:CD009414.
111. Vickerman KA, Margolin G. Rape treatment outcome research: empirical findings and state of the literature. Clin Psychol Review. 2009;29:431-48.
112. Bisson J, Roberts N, Andrew M et al. Psychological therapies for chronic post-traumatic stress disorder (PTSD) in adults (Review). Cochrane Database Syst Rev. 2013;12:CD003388.
113. Pico-Alfonso MA, Garcia-Linares M, Celda-Navarro N et al. The impact of physical, psychological, and sexual intimate male partner violence on women's mental health: depressive symptoms, post-traumatic stress disorder, state anxiety, and suicide. J Women's Health (Larchmt). 2006;15:599-611.
114. Trevillion K, Hughes B, Feder G et al. Disclosure of domestic violence in mental health settings: a qualitative meta-synthesis. Int Rev Psychiatry. 2014;26:430-44.
115. Lavis V, Horrocks C, Kelly N et al. Domestic violence and health care: opening Pandora's box-challenges and dilemmas. Fem Psychol. 2005;15:441-60.
116. Sohal AH, Feder G, Boomla K et al. Improving the healthcare response to domestic violence and abuse in UK primary care: Interrupted time series evaluation of a system-level training and support programme. BMC Medicine. 2020;18(1):1-10.
117. Pokharel B, Yelland J, Hoo L. A systematic review of culturally competent family violence responses to women in primary care. Trauma Violence Abuse. 2023;24(2):928-45.
118. Ellsberg M, Arango DJ, Morton M et al. Prevention of violence against women and girls: what does the evidence say? Lancet. 2015;385(9977):1555-66.

119. Bins HDC, Panichi RMD, Oliveira RG. Violência contra a mulher. In: Abdalla-Filho E, Chalub M, Telles LEB. Psiquiatria Forense de Taborda. 3. ed. Porto Alegre: Artmed; 2016.
120. Werner Jr. J, Werner MCM. Direito de família e psiquiatria forense da criança e do adolescente. In: Abdalla-Filho E, Chalub M, Telles LEB. Psiquiatria Forense de Taborda. 3. ed. Porto Alegre: Artmed; 2016.
121. Habigzang LF, Koller SH, Azevedo GA et al. Abuso sexual infantil e dinâmica familiar: aspectos observados em processos jurídicos. Psicol Teor Pesq. 2005;21(3):341-8.
122. Comitê Científico do Núcleo Ciência Pela Infância. Estudo no X: Prevenção de violência contra crianças. 2023. Núcleo Ciência Pela Infância. Disponível em: http://www.ncpi.org.br. Acesso em: 06/09/2023.
123. Day VP, Telles LEB, Zoratto PH et al. Domestic violence and its manifestations. Rev Psiquiatr Rio Gd Sul. 2003;25(Suppl 1):9-21.
124. U.S. Department of Health & Human Services, Administration for Children and Families, Administration on Children, Youth and Families, Children's Bureau. Child Maltreatment. 2022. Available from: https://www.acf.hhs.gov/cb/data-research/child-maltreatment. Acessed on: 08/02/2024.
125. Sedlak AJ, Mettenburg J, Basena M et al. Fourth National Incidence Study of Child Abuse and Neglect (NIS–4): Report to Congress. Washington, DC: Department of Health and Human Services, Administration for Children and Families, 2010.
126. Keeshin BR, Dubowitz H. Childhood neglect: the role of the paediatrician. Paediatr Child Health. 2013;18(8).
127. Child Welfare Information Gateway. Cts of omission: a an overview of child neglect. Washington, DC: Department of Health and Human Services, Children's Bureau, 2012.
128. Christian CW. The evaluation of suspected child physical abuse. Committee on Child Abuse and Neglect, American Academy of Pediatrics. Pediatrics. 2015;135(5):e1337-54.
129. Deans KJ, Thackeray J, Askegard-Giesmann JR et al. Mortality increases with recurrent episodes of nonaccidental trauma in children. J Trauma Acute Care Surg. 2013;75(1):161-5.
130. Sheets LK, Leach ME, Koszewski IJ et al. Sentinel injuries in infants evaluated for child physical abuse. Pediatrics. 2013;131(4):701-7. Epub 2013.
131. Telles LEB, Moreira CG, Almeida MR et al. Transtorno factício imposto a outro (síndrome de Munchausen por procuração) e maus-tratos infantis. Rev Deb Psiquiatria. 2015;5:38-43.
132. Squires JE, Squires Jr. RH. Munchausen syndrome by proxy: ongoing clinical challenges. J Pediatr Gastroenterol Nutr. 2010;51:248-53.
133. Flaherty EG, MacMillan HL. Committee on child abuse and neglect. Caregiver-fabricated illness in a child: a manifestati on of child maltreatment. Pediatrics. 2013;132:590-7.
134. Middlebrooks JS, Audage NC. The effects of childhood stress on health across the lifespan. Atlanta, GA: Centers for Disease Control and Prevention, National Center for Injury Prevention and Control, 2008.
135. Teicher MH, Samson JA. Childhood maltreatment and psychopathology: a case for ecophenotypic variants as clinically and neurobiologically distinct subtypes. Am J Psychiatry. 2013;170(10):1114-33.
136. Hussey JM, Chang JJ, Kotch JB. Child maltreatment in the United States: prevalence, risk factors, and adolescent health consequences. Pediatrics. 2006;118(3):933-42.
137. Felitti VJ, Anda RF, Nordenberg D et al. Relationship of childhood abuse and household dysfunction to many of the leading causes of death in adults. The Adverse Childhood Experiences (ACE) Study. Am J Prev Med. 1998;14(4):245-58.
138. Brasil. Presidência da República. Casa Civil. Lei nº 8.069, de 13 de julho de 1990. Dispõe sobre o Estatuto da criança e do Adolescente e dá outras providências. Brasília: Casa Civil; 1990 Disponível em: www.planalto.gov.br/ccivil_03/leis/l8069.htm. Acesso em: 3/4/18.

38 O Médico como Paciente

Alexandrina Maria Augusto da Silva Meleiro

INTRODUÇÃO

A imagem idealizada do médico como benfeitor da humanidade, vinculada à filantropia, à renúncia e ao sacerdócio, segundo a qual ele abre mão de seus próprios interesses em prol dos pacientes, sem preocupar-se com o próprio bem, vem perdendo força. Isso ocorre em função das mudanças sociais, que aumentam as exigências no trabalho e pioram as condições de atuação do médico, submetendo-o a duras jornadas de trabalho, que prejudicam sua qualidade de vida.

É cada vez mais difícil ser médico. Além da maior demanda por conhecimento técnico, por um perfeccionismo tecnológico, por um raciocínio lógico e ágil capaz de subsidiar decisões e condutas, também se esperam terapêuticas cada vez mais eficazes e que os médicos mantenham uma relação gentil e cordial com os colegas, os pacientes e seus familiares, propiciando um clima de segurança e confiança.

Essas experiências podem ser conflitantes, por ressaltarem o papel essencial da relação médico/paciente tão idealizado e desejado, cada vez mais sacrificado em favor dos avanços, levando a uma Medicina menos humana e mais tecnológica.

Em função de todas essas mudanças, parece não fazer sentido que a Medicina ainda seja um dos cursos universitários mais disputados do país.

Este capítulo, fruto de uma tese de doutorado, trata das vicissitudes e das grandezas que envolvem o médico desde sua formação. O leitor terá a oportunidade de "quase vivenciar" o que ocorre em toda vida desse profissional. Este capítulo começa pela questão da escolha da profissão, o que mostra o problema mais intricado da psicologia médica: o da vocação. O que leva um indivíduo a viver tão próximo daquilo que mais teme: a dor e a morte? Na sequência, é possível acompanhar o estudante desde seu início na graduação, com seus conflitos, angústias e desesperanças, até o fim de sua formação, quando escolhe uma especialidade.

Serão abordadas as peripécias pelas quais passa o aluno de Medicina, trazendo à tona a *responsabilidade* das instituições médicas em salvaguardar a saúde mental de seus estudantes. Discute-se de maneira clara a fissura que pode ocorrer na homeostase psíquica desses alunos diante das diferentes formas de estresse às quais são submetidos. O que se busca é resgatar do sistema cognitivo a figura do homem: o médico como pessoa, que tem por ofício curar e, por obrigação, se cuidar. No entanto, não é o que acontece com os médicos. O estado de onipotência pelo qual se deixam dominar os impede de pedir ajuda.

O capítulo percorre o caminho do médico durante as diferentes formas de contato com os pacientes, enquanto estudante, após graduados com pacientes leigos e, principalmente, com pacientes colegas de profissão. Destaca as diversas perspectivas da relação médico/paciente, apontando as diferenças e dificuldades de cada uma delas. Esmiúça a relação com os colegas, desde o tempo de estudante até depois de formado, e trata da dificuldade de o médico aceitar recomendações e seguir prescrições feitas por seus colegas, isto quando chega a procurá-los. O fato de serem médicos os faz crer que são imunes a doenças. Creem que a condição de médico torna-os parentes próximos de Deus, quando não a própria encarnação do Divino. Essa parece ser a questão central das dificuldades do adoecer do médico.

O trato aos médicos quando hospitalizados é diferente daquele dispensado aos demais pacientes, pois nessa situação não conseguem confiar em outros médicos.

Apesar de ser útil, a tecnologia aplicada à Medicina pode facilitar sua desumanização, quando o médico passa a exercê-la de modo mecanizado e, sem perceber, adoece ao executá-la de maneira doentia. O médico atual está enfermo, é portador de uma hemiplegia, que paralisa seu lado humano. Essa condição tem reflexos desastrosos para o exercício de sua profissão, e para sua própria pessoa.

É necessário colocar o médico enfermo na unidade de terapia intensiva, desembrulhá-lo de sua vaidade, despi-lo de sua onipotência, medicá-lo com adequada dose de humildade e aplicar-lhe uma transfusão de humanismo. Para reorganizá-lo emocionalmente, basta trazê-lo de volta para o exercício de sua nobre profissão. Ele está apto para viver e, ao fazê-lo, faz viver os outros.

Cabe recomendar a estudantes, médicos e demais profissionais de Saúde que leiam este capítulo com atenção.

REFLEXÕES SOBRE A FORMAÇÃO MÉDICA

A respeito da formação médica, cinco pontos fundamentais merecem reflexão por parte do próprio médico:

- A escolha da profissão e sua especialidade
- O contato com o cadáver
- O contato com a pessoa enferma
- O contato com a própria enfermidade
- O contato com o colega enfermo.

O denominador comum desses pontos é: "o médico é humano." Essa afirmação opõe-se aos preceitos de que "o médico é frio, distante, forte e saudável", e de que "o médico sabe cuidar de si mesmo".

Na realidade, ainda há outro preceito sobre o médico, muitas vezes verdadeiro: "o médico é o pior paciente."

Esses preceitos persistem e acompanham toda a existência do médico, sem que nenhuma atenção especial e particular lhe seja dada. A seguir, é feito um apanhado do que há disponível na literatura sobre esses cinco pontos fundamentais.

Há certos períodos previsíveis na vida, nos quais um indivíduo tende a se envolver em um processo de decisão. Algumas pessoas influenciáveis decidem antes de passar por esse processo, enquanto outras postergam a decisão ou ficam em uma indecisão crônica.[1]

Allen[2] entrevistou 640 médicos para investigar a motivação consciente de estudar Medicina e os seguintes motivos foram mencionados: ser bom aluno em ciências na escola ou querer alcançar os objetivos e aspirações de uma carreira atraente; desejar trabalhar com pessoas e ajudá-las. Nesse mesmo estudo, registrou-se que 60% dos entrevistados decidiram-se antes dos 15 anos, e 17% das mulheres e 100% dos homens decidiram-se antes dos 10 anos.

Os fatores inconscientes são particularmente importantes em alunos com dificuldades emocionais.[3] Em uma pesquisa, 60 alunos do primeiro ano foram entrevistados, observando-se que 32% deles estavam maduros e motivados pelo interesse em ciências e pelo desejo de trabalhar com pessoas; 30% eram ajustados; e 38%, conflituosos. Estes dois últimos grupos (68%) estavam reagindo a impulsos neuróticos inconscientes e a conflitos não resolvidos na infância.[3]

Diversos autores[4-6] tendem a explicar em parte a escolha da carreira médica como defesa contra angústia de morte, por exposição à doença e/ou à morte durante a infância, como se discutirá melhor a seguir.

VOCAÇÃO MÉDICA

A vocação médica é um dos principais temas da psicologia médica. O que leva uma pessoa a buscar viver tão próxima da morte, se no fundo o que mais teme e deseja é estar longe da própria morte? Estudos[7-9] apontam motivações conscientes e inconscientes para a escolha da profissão médica. Conscientemente, os motivos mais citados são: possibilidade de ajudar, tratar, curar, salvar e ser útil, estar próximo das pessoas; atuar no campo social; e ter recebido influência de terceiros, principalmente pais médicos. Com as mudanças ocorridas na área médica nos últimos anos, poucos relatam a busca por *status*, boa remuneração financeira e a atuação como profissionais liberais.[9]

Os motivos inconscientes que mobilizam a opção pela escolha da Medicina mais citados são: necessidade de reparação; negação da dependência; procura por onipotência; e defesa contra a doença, o sofrimento e a morte. Essas motivações fazem com que o médico, sem se dar conta, busque aquilo que tanto teme.[7] O médico exerce um papel social adquirido, no qual se destacam, pela ordem: a competência técnica, a universidade, a especificidade funcional, a neutralidade afetiva e a orientação à coletividade.[7] A grandiosidade pode ser pelo respeito e deferência dos pacientes. Ser necessário ao paciente pode ser um nicho atraente às pessoas com baixa autoestima. Saber que uma pessoa é médica faz com que a sociedade a trate com mais deferência. A frágil grandiosidade de alguns médicos pode ser observada em situações como casamento insatisfatório,[10] depressão,[11] uso abusivo de álcool[4] e drogas ilícitas, e suicídio.[12,13] O desprendimento emocional e a negação de sua vulnerabilidade pessoal costumam ser incentivados nas escolas médicas. Como consequência, esses fatores podem distorcer a dinâmica médico/paciente: a de ajudar o necessitado por necessitar do impotente. Essa distorção favorece o surgimento de depressão ou ansiedade no próprio médico.

EDUCAÇÃO PRÉ-MÉDICA E MÉDICA

O longo e estressante processo de educação médica é, em si, um modo difícil de obter desenvolvimento e maturação. O mero esforço de educar um indivíduo em vários campos por tantos anos representa um obstáculo à própria maturação, que é um dos seus objetivos.

É recomendado que o médico sinta algumas das dores e dos sofrimentos da vida para ser capaz de avaliar adequadamente esses impactos em outras pessoas.[8] Ressalta-se que não é necessário que ele passe por todo estresse a que se submetem os seres humanos, mas que possa experimentar o suficiente para identificar-se com quem atende.

Alguns aspectos da educação pré-médica e médica podem realmente exercer influência adversa sobre a vida pessoal do futuro médico. É preciso que a educação pré-médica e médica tenha maior ênfase nas habilidades não cognitivas do médico,[8] como maturidade, competência social e moderação na agressividade competitiva (padrão "A" de comportamento exacerbado).

Os estudantes de Medicina podem simplesmente não ter tempo e energia suficientes, durante o treinamento médico e pré-médico, para se dedicarem às suas tarefas e para estabelecerem identidade própria e independência emocional de seus pais. A maior parte do tempo e da energia deve ser dedicada a sua identidade profissional. O isolamento social dos médicos em treinamento ocorre por passarem muitas das horas do seu dia em ambientes médicos, restringindo suas oportunidades de exposição a mentores maduros.

A *maturidade* é a qualidade pessoal singular mais importante para um excelente médico.[8] Os pacientes tendem a preferir médicos mais maduros, mais velhos. A maturidade é reconhecida por qualidades como humildade, autocontrole, autoconfiança, sabedoria, experiência e integridade. Essas qualidades tendem a aumentar com a idade e com a aceitação da responsabilidade de adulto. A imaturidade pode comprometer a habilidade do jovem médico em cumprir com seu dever ante as necessidades dos pacientes, além de afetar a si mesmo. Sua vulnerabilidade a danos pessoais reflete-se também no descontentamento profissional, de modo que as tarefas da profissão tornam-se estressantes para ele. Médicos que não amadurecem totalmente, muitas vezes por problemas emocionais não resolvidos desde a infância, enfrentam maior risco de deficiência profissional e crise de vida, frequentemente favorecido pelo intenso estresse da prática médica.[8]

A *competência social* demanda habilidades de comunicação, boas maneiras e boa impressão geral, isto é, diz respeito à habilidade de controlar a percepção dos outros sobre si, de criar uma imagem atraente, de capacidade de curar, fundamental no exercício de diversas profissões, principalmente a médica.[8]

Médicos que agem de modo distante, frio, com pressa, ou usam jargões confusos para explicar uma doença grave a pacientes, ignoram ou desprezam o poderoso efeito das palavras e do comportamento de um médico sobre o resultado de uma consulta. Conforme comentou Balint, é preciso estudar o medicamento mais oferecido ao paciente: o médico.[14]

A competência social madura pode advir do aprendizado com as experiências de vida, de exemplos de outras pessoas e de convivência com mentores socialmente habilitados, em alinhamento ao dito popular: "O exemplo não é só a melhor forma de ensinar, mas, sim, a única."

No entanto, é comum que os alunos de Medicina aprendam muitas de suas habilidades interpessoais com residentes frequentemente estressados, defensivos e imaturos, e não com médicos mentores socialmente competentes. O processo de educação médica e o treinamento oferecem pouca ajuda aos alunos e residentes de habilidade social inadequada.

IDENTIDADE MÉDICA

Há valores e normas do mundo da Medicina que moldam características singulares de médicos, seus valores, suas crenças, percepções e personalidades durante os anos de formação e treinamento para a vida profissional.[15] O indivíduo precisa estar disposto a comportar-se segundo essas normas e expectativas para passar pelas classificações e hierarquias da comunidade médica. Esse processo de socialização pode resultar de comportamentos específicos de cada especialidade. Na maioria das vezes, os patologistas agem e comportam-se como outros patologistas, os pediatras comportam-se como outros pediatras, e assim ocorre nas diversas especialidades. Os comportamentos de sucesso ou fracasso para atingir os objetivos pessoais individuais são reforçados por outros membros da comunidade médica.

O jovem médico passa a incorporar um comportamento frio e científico ou brincalhão e jovial. Essas características são cristalizadas: ele acaba agindo sempre do mesmo jeito, independentemente do paciente, sem ajustar-se às novas situações.[11] A armadura profissional oculta preocupações, incertezas e hesitações. A roupa branca, o jaleco e o estetoscópio no pescoço passam a ser símbolos de defesa contra a doença, o sofrimento e a morte.[7] Muitos problemas psicológicos dos médicos e de suas famílias são fomentados pela inabilidade do médico em lidar com o paradoxo de ganhar a vida e, ao mesmo tempo, estar sempre pronto a ser altruísta, até mesmo quando o Estado nega ajuda financeira. Sentimentos conflituosos de culpa podem surgir, favorecendo estresse, fracasso matrimonial, depressão, uso abusivo de substâncias psicotrópicas e suicídio.[16] Para diminuir os efeitos negativos desse paradoxo, todo médico deve aprender a lidar com mais esse viés da prática médica.

A MORTE NA FORMAÇÃO MÉDICA

O desejo universal de imortalidade faz-nos idealizar um ser onipotente capaz de retardar, deter ou mesmo anular a ameaça de morte. Simon e Lumry[12] chamaram esse ser idealizado de *ser tanatolítico*, e o conjunto de ações mágicas que lhe são atribuídas, de *complexo tanatolítico*. Entre as motivações para a escolha da profissão da carreira médica, segundo esses autores, o complexo tanatolítico tem papel importante. O perigo ao qual se expõe o estudante de Medicina e, principalmente, o médico no exercício profissional é a identificação total entre o eu e o ser tanatolítico, assumindo compromissos onipotentes.

Nas aulas ministradas aos acadêmicos de faculdade de Medicina sobre diversos temas,[17] as discussões convergiam para a angústia da morte de pacientes, para a dificuldade dos profissionais de Saúde no enfrentamento da morte e da perda de seus pacientes, para a ansiedade diante da transmissão da notícia de óbito à família. O hospital é uma instituição marcada pela luta constante entre a vida e a morte. Nele estão as esperanças de melhora, de cura, de minimizar ou suprimir o sofrimento, mas também está a marca da morte, sempre alerta e presente, em uma batalha constante diante das condutas terapêuticas. O profissional de Saúde está preparado para a cura, mas costuma estar angustiado pela morte.[17]

A fronteira entre a vida e a morte muitas vezes beira o transcendental e nem sempre pode ser balizada pelos parâmetros da ética médica. O direito de viver e o direito de morrer, no mundo moderno, tendem a afligir a classe médica no enfrentamento de sua prática cotidiana, com situações-limite, como o controle de natalidade, a vasectomia e o aborto. Além disso, há temas polêmicos como suicídio e eutanásia.

O médico, por ser, na maioria das vezes, ativo, ambicioso, competitivo, compulsivo, entusiasta e individualista, é facilmente frustrado em suas necessidades de realização e reconhecimento.[18] A frustração pode ser suficiente para produzir ansiedade, depressão e necessidade de cuidados psiquiátricos. No entanto, por sua dificuldade em lidar com o próprio emocional, o médico pode ter comportamentos de somatização, uso abusivo de álcool e substâncias psicoativas, e suicídio. Os elevados índices de suicídio encontrados entre estudantes de Medicina e médicos estão relacionados com a perda da onipotência, onisciência e virilidade idealizadas por muitos aspirantes à carreira médica durante o curso e a vida profissional e com a crescente ansiedade pelo temor em falhar.

A morte passa a ser familiar para o médico, em todas as suas formas. A facilidade de acesso aos meios que levam ao suicídio, além da falta de princípios elevados e inibições morais, faz com que alguns médicos escolham o suicídio como modo direto e efetivo de eliminar seus problemas.

CONTATO COM O PACIENTE E O HOSPITAL

Para Millan e Barbedo,[9] o início do internato é ao mesmo tempo desejado e temido, com a expectativa de se chegar à Medicina "de verdade". A doença torna-se tangível no paciente, com seus sofrimentos e queixas. Os internos (alunos de quinto e sexto anos) defrontam-se com situações-limite que podem variar de entraves burocráticos e institucionais à morte inesperada do paciente. Manifestam certa revolta com suas condições de aprendiz, como se pode observar no depoimento de um aluno de quinto ano:[19] "O que é um interno? Um interno não é aluno e também não é médico. Ou seja, um interno *não é nada*! Não sabe executar a maioria dos procedimentos sozinho e tem a consciência de que não pode passar o plantão todo ocupado o residente. Assim, os primeiros plantões se tornam um martírio... Ele corre pra lá, corre pra cá, o plantão inteiro! Acaba o plantão exausto, física e psicologicamente..."

A experiência pessoal de Saadeh no início do internato foi descrita da seguinte maneira:[20] "Ao pedir orientação, auxílio ao residente, recebi como resposta uma das mais importantes e frequentes soluções dadas aos internos, durante a formação médica: *vire-se*!" Ele concluiu, dessa maneira, que o aprendizado ocorre de modo intuitivo e selvagem.

Os primeiros encontros com os pacientes tendem a ser associados a incertezas e ansiedades. Aparecem dúvidas sobre sua capacidade de compreender os sentimentos do paciente, de ser receptivo e lidar com os próprios sentimentos. O médico em formação preocupa-se com a possibilidade de invadir a intimidade do paciente, tanto física quanto emocionalmente, sente-se receoso de causar dano ao paciente, de provocar crises de choro, sentimento penoso ou depressão e, consequentemente, de ser invadido pelos problemas levantados. "Eu não sabia o que fazer... o que falar... aquelas perguntas não tinham respostas", são palavras de um interno no setor de hematologia do Hospital das Clínicas em uma interconsulta psiquiátrica em 1995. Além dessas dificuldades, o aluno e o médico já formado enfrentam outras, como o constrangimento diante do paciente.

PAPEL DA SUPERVISÃO NA FORMAÇÃO DO MÉDICO

Tanto os aspectos teóricos quanto interpessoais devem ser valorizados durante a formação do profissional de Saúde. A despeito de toda a formação científica, na prática o médico depara-se com um aspecto presente e inevitável: o emocional.

O paciente passa por uma grave crise diante do diagnóstico da doença, que desencadeia várias reações, como negação, culpa, raiva, além de comportamentos inadequados, como falta às consultas e agressão velada. O paciente passa a culpar o médico e a manifestar grandes expectativas em relação ao tratamento, favorecendo as iatropatogenias. Tudo isso dá origem a reações da mesma ordem (emocionais) no médico, como irritação com o paciente, desejo de satisfazer as grandes expectativas dos pacientes, culpa, frustração e impotência.

Nenhum desses sentimentos pode ser menosprezado.[21] O fato de que sejam experimentados mostra que o aluno ou o médico recém-formado está em contato com seus sentimentos e necessita de recursos para enfrentá-los. A supervisão é essencial, não para suprimir as ansiedades, e sim para verificar se os problemas pessoais do iniciante interferem ou não no processo de formação médica. A supervisão deve:

- Incentivar a boa autoestima do médico para manejar novas situações e não ridicularizá-lo diante dos colegas, da equipe de enfermagem ou de pacientes
- Trocar ideias de maneira aberta com colegas e professores sobre as experiências pessoais de situações no exercício profissional
- Discutir a ansiedade e a incerteza mediante atitudes defensivas, que influenciam o raciocínio médico e favorecem o maneirismo
- Facilitar a dinâmica interna do grupo de internos e/ou residentes, auxiliando-os a manejar todas as situações novas, diminuindo suas incertezas e possíveis dificuldades.

Se a educação médica estimulasse o desenvolvimento da sensibilidade emocional, da exploração de conflitos pessoais e do reconhecimento de limitações humanas, talvez facilitasse a transição dessas vulnerabilidades para uma estrutura mais fortalecida. Deve haver um *feedback* individualizado sobre as qualidades pessoais do médico recém-formado, incluindo: maturidade, competência social e moderação na agressividade competitiva, sucesso e satisfação como médico para alunos e residentes. A competência técnica também deve ser avaliada.

SAÚDE DO ESTUDANTE DE MEDICINA

É um contrassenso que os estudantes de Medicina aprendam e trabalhem nas consideradas melhores faculdades médicas do país, com as melhores equipes médicas, e, no entanto, que essas equipes hospitalares não se sensibilizem e negligenciem a saúde do estudante de Medicina (principalmente com referências pejorativas às doenças mentais). Os esforços das faculdades de Medicina nas últimas décadas em dar assistência psicológica ao aluno ainda ressoam pouco, e devem ser mais valorizados por alunos e professores. Há uma resistência por parte dos próprios alunos em aceitar que precisam de ajuda psicológica e em procurá-la. Outras vezes, os professores desvalorizam, por comentários pejorativos, a importância do emocional dos pacientes e, com isso, os alunos fecham-se a qualquer abordagem nessa área.

A importância da assistência aos alunos é destacada por diversos trabalhos na literatura sobre somatizações, ansiedade, fobias, depressões e suicídio.[22-24]

Os alunos de Medicina com melhor desempenho escolar encontram-se em grupo de alto risco de suicídio.[25] Os referidos autores conjecturam que os alunos, pessoas mais exigentes, estariam mais propensos a sofrer as pressões impostas ante qualquer falha. O estudante passa a culpar-se pelo que não sabe e sente-se paralisado pelo medo de errar. Esses quadros caracterizam-se por sentimentos de desvalia e impotência, que muitas vezes são responsáveis por abandono do curso, depressão e suicídio.

Estresse médico

Os níveis de perturbações emocionais em médicos jovens parecem estar aumentando, provavelmente pelo avanço tecnológico, mas ainda são raras as publicações de relatórios de implementação de medidas preventivas ou programas de intervenção durante o treinamento e a prática médica.

No Brasil, Martins destaca alguns fatores estressantes associados ao exercício profissional:

- Sobrecarga horária
- Privação de sono
- Comportamento idealizado
- Contato intenso e frequente com dor e sofrimento
- Lidar com a intimidade corporal e emocional
- Contato com a morte e o morrer
- Lidar com pacientes difíceis
- Incertezas e limitações do conhecimento médico, isto é, o medo do erro médico.[26]

LIMITES DO CONHECIMENTO MÉDICO

O próprio médico deve ter conhecimento factual suficiente para tomar decisões sobre o trato do paciente. Para o paciente, o médico deve ser capaz de avaliar corretamente o que sabe ou não.[27] Há médicos que superestimam e outros que subestimam os próprios conhecimentos, que aumentam com a experiência clínica desde o treinamento na residência médica até a constante prática e atualização. A questão importante é: essa falha de autoavaliação de conhecimento é importante na prática clínica?

A resposta é complexa e necessita de estudos, pois muitas vezes a subconfiança pode ser preferível, pois o médico tenderá a verificar o quadro clínico antes de agir, enquanto o superconfiante não, o que pode trazer prejuízos ao paciente. Por vezes, a falta de confiança pode levar a uma investigação inadequada, a atrasos e, por vezes, ao tratamento inadequado.

Os médicos devem ser ensinados, como parte de seus treinamentos, a reconhecer a ambas: a super e a subconfiança em si. O treinamento de médicos é não sistemático e, por vezes, ineficiente em alguns hospitais, além de não se ter auditoria do sucesso dos ensinamentos e das aulas, como acontece na avaliação das faculdades no Brasil.

RITUAL DE TRANSIÇÃO SOCIAL DO ADOECER

O início súbito de uma doença provoca insegurança e ansiedade. Os rituais proporcionam uma maneira padronizada de explicar e controlar o desconhecido, ajudam a minimizar as sensações de perda, além de proporcionarem um meio de expressar e aliviar emoções desagradáveis. Os rituais têm, portanto, um efeito catártico.[7]

O ritual de transição social do adoecer pode ser observado pela perda do *status* social inicial da pessoa sadia quando ela assume ou lhe atribuem o papel de paciente.[28] Para o médico, nesse momento, é perdido também o papel da pessoa que cura, passando a ter de entrar em contato com sua "ferida". Segundo o mito, Esculápio aprendeu com Chiron a conhecer os poderes medicinais das ervas existentes no vale em que moravam. O detalhe trágico é que Chiron tinha uma ferida incurável provocada por uma flecha envenenada. Evidencia-se, portanto, o paradoxo do mistério da cura: quem está sempre curando permanece eternamente doente ou ferido.[29]

Diante da real percepção do adoecer, surge uma sequência de indagações para a maioria das pessoas, incluindo médicos, que tendem a elaborar as respostas de acordo com a história de sua doença, além de sua experiência de vida e de suas próprias referências (mundo interno). Nesse momento, é fundamental a postura terapêutica do profissional, pois as respostas a essas indagações podem favorecer ou não a adesão ao tratamento, minimizar o sofrimento da pessoa e ajudá-la a elaborar os significados pessoal e social da experiência da doença.[30]

A seguir são listadas as principais indagações diante da percepção do adoecer associadas à representação no modelo médico explicativo:

- *O que aconteceu?* – Implica a organização dos sintomas e sinais em um padrão identificável, atribuindo-lhes nome ou identidade
- *Por que isso aconteceu?* – Explica a etiologia da doença
- *Por que isso aconteceu comigo?* – Tenta relacionar a doença aos aspectos do paciente, como comportamento, alimentação, estrutura corporal, personalidade ou hereditariedade
- *Por que agora?* – Diz respeito às características de seu início (repentino ou gradual) e à duração da doença
- *O que pode me acontecer se eu não tomar nenhuma providência?* – São considerados curso, resultado, prognóstico e riscos prováveis da doença
- *Quais são os prováveis efeitos sobre as outras pessoas (família, amigos, chefes, colegas de trabalho) se nenhuma providência for tomada?* – Inclui perda de renda ou de emprego e tensão nas relações familiares e o medo de contaminar as pessoas
- *O que devo fazer; a quem devo recorrer para pedir auxílio?* – São estratégias para o tratamento da doença, entre elas: automedicação, orientação de amigos ou familiares, meios alternativos e consulta ao médico.

Quando um paciente se apresenta com queixa de dor de cabeça, o médico, partindo desse sintoma, formula as principais hipóteses diagnósticas. Esse mesmo raciocínio será feito para todos os pacientes ou casos clínicos apresentados ao médico. Até o dia em que ele tem "aquela" dor de cabeça. Ele, então, formula uma série de hipóteses diagnósticas e pode ter certeza de que chegará àquele tumor inoperável, não sensível à quimioterapia, não responsivo à radioterapia.[19]

A percepção de mudanças físicas em si repercute na imagem corporal da pessoa, como uma ameaça à integridade narcísica (o que aconteceu?). O sentimento de onipotência é abalado. A imunidade de que "nada acontecerá" falha. Esse sentimento tende a ser intensificado no médico enfermo. Diante da perda do sentido de invulnerabilidade (imortalidade e onipotência), inerente a todas as pessoas, ameaçando a existência e desencadeando intensa ansiedade e angústia de morte (finitude), a pessoa lança mão de recursos de seu mundo interno. Surgem os mecanismos de defesa ou de enfrentamento, que favorecem ou adiam a procura por ajuda.

Ao iniciar os rituais de procurar ajuda, o paciente passa pelo período de transição, podendo tornar-se um paciente ambulatorial, hospitalar ou recusar qualquer tratamento ou, ainda, procurar meios alternativos. Estabelecem-se os rituais de tratamento, a procura por ajuda ou não, momento em que exames, consultas, internação e cirurgias podem prolongar ou não esse período de transição. O novo *status* social pode variar entre uma pessoa curada e saudável até o de um paciente com uma doença crônica, o que suscita os rituais de alta ou de cronicidade.

Quando doente, a pessoa está livre de uma série de funções e obrigações. Para alguns, isso é interessante (ganho secundário) e, para outros, fonte de sentimentos de baixa autoestima e menos-valia, este último muito presente entre os médicos.

Nessas etapas do adoecer há uma variabilidade de respostas ante a enfermidade.[28,31] A complexidade dos fatores que interagem entre si e na individualidade da pessoa diante da doença é importante. Alguns deles são:

- **Idade**: criança, jovem, adulto ou velho
- **Sexo**: homem ou mulher
- **Situação da vida**: o momento em que a doença surge, interrompendo o estudo, a profissão, o cuidado do lar, entre outros
- **Natureza da doença**: aguda ou crônica, de bom ou mau prognóstico, deformante ou mutilante etc.
- **Local e tipo do atendimento**: residência, consultório ou hospital; atendimento particular, por convênio ou previdenciário
- **Condições de tratamento**: disponibilidade de verbas para medicação, vaga para internação
- **Recomendações terapêuticas**: se o tratamento clínico é suficiente, se há necessidade de cirurgia, de quimioterapia e/ou radioterapia, de tratamento imunossupressor, de antivirais, de isolamentos, de dietas especiais
- **Educação**: o nível intelectual, a formação e a aceitação das recomendações terapêuticas
- **Diferenças culturais e crenças grupais**: determinadas culturas e crenças interferem na adesão às recomendações médicas. Os seguidores da religião Testemunhas de Jeová, por exemplo, recusam-se a receber transfusão de sangue, mesmo em situações de alto risco à vida
- **Hierarquia de valores**: qual o valor que a própria pessoa ou familiares atribuem à saúde. Está interligada com a função e o papel da pessoa no grupo familiar. Quando se ocupa uma posição de destaque, como o de provedor, a tendência é que haja mais recursos voltados para sua doença, a fim de que retorne o mais rapidamente possível ao papel sadio.

O médico dedicado tende a tratar de seus pacientes valorosamente, mas a ignorar a própria dor, desconforto e exaustão. Opta por se automedicar com remédios para doenças autodiagnosticadas e pode ter dificuldade em revelar esse fato posteriormente ao procurar um colega.[31] Quando admite sua doença e busca ajuda profissional, costuma sentir-se envergonhado, como se tivesse falhado. Por outro lado, sente-se culpado por ter de deixar sua tarefa para outro colega sem aviso prévio (ambulatório, leitos de hospitais). O mito e a crença de que médicos são imunes a doenças está por toda parte.

SUICÍDIO NA POPULAÇÃO MÉDICA

Em revisão da literatura disponível, observa-se que a taxa de suicídio na população médica, em toda parte do mundo, é superior à da população geral.[12,32-34] Há uma ênfase quanto à profissão e à especialidade, pois os médicos, de modo geral, têm acesso fácil aos meios letais, além de conhecê-los bem. As tentativas e os atos suicidas são gritos de ajuda (*cry for help*); uma busca por comunicação precisa ser atendida direta e imediatamente. A falta de controle pode, muitas vezes, levar a comportamentos impulsivos ou imaturos e, possivelmente, ao suicídio.[35]

Embora os estudos sobre saúde mental entre estudantes de Medicina demonstrem altos níveis de depressão, ansiedade e *burnout*, há menos estudos sobre saúde mental e suicídio.[36] Os estudos que tratam de suicídio e tentativas de suicídio entre médicos têm observado altos níveis de sofrimento psiquiátrico entre as vítimas.[37] A maioria das fontes de informação existentes sobre suicídios cometidos por médicos não apresenta informações corroborativas, que ajudariam a verificar o risco geral de suicídio na população de médicos, identificar fatores de risco concomitantes para a autolimitação e/ou descrever variáveis de saúde mental capazes de contribuir para a prevenção do suicídio entre médicos.[34]

Em 1991, Milan et al. destacaram as principais características do aluno de Medicina com alto risco de suicídio:

- Melhor desempenho acadêmico, pessoas mais exigentes
- Maior susceptibilidade a ceder à pressão
- Pouca tolerância a falhas
- Excesso de culpa pelo que não sabe
- Paralisia pelo medo de errar
- Ideias de abandono do curso
- Depressão e suicídio.[38]

O risco de suicídio é quase sempre reconhecível e previsível. Ainda são necessários maiores esforços para melhorar o diagnóstico, a terapêutica e a prevenção no que diz respeito aos médicos que fazem gestos ou tentativas de suicídio, muitas vezes com sucesso. Como ocorre para a população geral, são fatores importantes: idade, sexo, profissão, estado físico e fatores psicossociais. Colegas próximos aos médicos que cometeram suicídio têm referido mudanças no comportamento destes: aumento de indecisão, desorganização e depressão por 2 ou 4 meses, precedendo o suicídio, como na população geral. Ross atribuiu a alta incidência de suicídio entre mulheres médicas à personalidade que as leva a escolher a carreira por serem competitivas, ambiciosas, compulsivas, individualistas e inteligentes.[13] Segundo ele, as mulheres podem escolher a carreira médica para competir com os homens ou para não competir com as mulheres. Outro indicativo de suicídio entre médicas e químicas está no fato de que elas têm não só o acesso a substâncias e venenos letais, como também o conhecimento científico, se comparadas às enfermeiras e às professoras. O mesmo se verifica com o grupo masculino quanto a esse último aspecto, isto é, o fácil acesso e o conhecimento dos meios letais.

O estudo do Conselho Regional de Medicina do Estado de São Paulo (Cremesp)[39] sobre mortalidade dos médicos, com base nos atestados de óbito no estado de São Paulo no período de 2000 a 2009, mostrou a incidência de suicídio entre homens e mulheres médicos. Foram obtidos dados de 2.927 declarações de óbito de médicos residentes no estado de São Paulo, falecidos naquele período. Houve predominância de sexo masculino (86,2%), etnia branca (94%), estado civil casado (65%) e residentes no município de São Paulo (54%). A idade em que ocorreu o óbito variou de 23 a 104 anos.[40] Em nenhuma das declarações de óbito de médicos foram encontradas causas básicas sem preenchimento; do total, apenas 44 delas (1,5%) estavam classificadas como causas mal definidas (R99). Podem-se observar os resultados nas Figuras 38.1 e 38.2.

Nos homens, é possível notar crescimento constante do número de casos de morte de acordo com a idade, sendo que a maior parte das mortes ocorreu entre 80 e 89 anos. No caso das mulheres, esta concentração de mortes deu-se entre os 50 e 59 anos.

A Figura 38.2 apresenta a distribuição etária do óbito entre mulheres e homens. A maior parte dos óbitos femininos concentrou-se entre os 40 e 60 anos. No caso dos médicos do sexo masculino, a proporção do número de mortes até os 60 anos foi menor do que entre as médicas.

Os médicos costumam ser conservadores quanto ao relato de morte por suicídio, que pode ser mascarada ou não registrada por motivos religiosos, legais e sociais. Entretanto, houve um número significativo de registros de suicídio por causas externas nos atestados de óbito de médicos (Figura 38.3). Será que por receio ou medo o colega notificou melhor do que quando o paciente não é médico?

É inequívoca a relação entre depressão e suicídio. O risco de suicídio aumenta mais de 20 vezes em indivíduos com episódio depressivo maior, e é ainda maior em sujeitos com comorbidade com outros transtornos psiquiátricos ou doenças clínicas.

Nos EUA, foi estimado de modo confiável que, em média, até 400 médicos são perdidos para o suicídio por ano, o equivalente a uma classe inteira da escola de Medicina, aproximadamente um médico por dia.[41] Isso significa que mais de um milhão de pacientes americanos perdem seu médico por suicídio a cada ano. Os médicos apresentam menor risco de mortalidade por câncer e

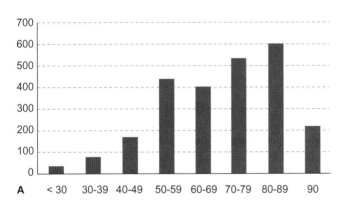
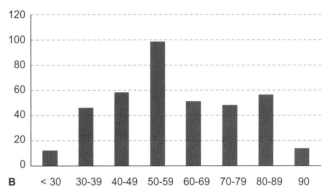

Figura 38.1 Distribuição do número de óbitos de médicos homens (**A**) e mulheres (**B**) falecidos no estado de São Paulo de acordo com faixas etárias em intervalos de 10 anos, no período de 2000 a 2009, sem agrupamento por ano de óbito. (Adaptada de Cremesp, 2012.)[39]

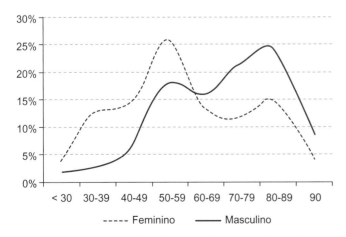

Figura 38.2 Distribuição dos óbitos por faixa etária de acordo com o sexo. Dados em porcentagem de óbitos, acumulados entre os anos de 2000 e 2009. (Adaptada de Cremesp, 2012.)[39]

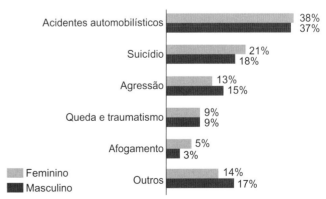

Figura 38.3 Tipo de morte por causas externas descritas como causa básica de morte de médicos do estado de São Paulo entre 2000 e 2009, de acordo com o sexo. (Adaptada de Cremesp, 2012.)[39]

doenças cardíacas quando comparados à população em geral, o que está presumivelmente relacionado com o autocuidado e o diagnóstico precoce. Entretanto, eles apresentam risco significativamente maior de morrer por suicídio, o que representa o estágio final de uma doença eminentemente tratável.[42] Talvez seja ainda mais alarmante o fato de o suicídio ser, depois dos acidentes, a causa mais comum de morte entre os estudantes de Medicina.

O tema do suicídio entre estudantes de Medicina tem sido abordado sistematicamente em vários periódicos científicos.[43] Apesar disso, o número de casos tem aumentado nos últimos anos em diversos países do mundo. Segundo pesquisas recentes, um em cada quatro alunos desse curso apresenta sintomas depressivos ou depressão. Isso representa uma incidência 4 a 5 vezes maior que a verificada na média da população para essa idade.[43] Mas esse problema não é algo novo.[44] Nos dois primeiros meses do ano acadêmico entre 2014 e 2015, dois estagiários da cidade de Nova York morreram em aparentes suicídios.[43] Em resposta, um estagiário da Faculdade de Medicina de Yale escreveu para o *New York Times* destacando a relação entre treinamento médico e isolamento, depressão e suicídio entre estagiários. Outro caso conhecido e publicado foi o de Kathryn, aluna do quarto ano de Medicina da Icahn School of Medicine at Mount Sinai, em Nova York, que se suicidou em seu apartamento em 2016.[45]

A preocupação sobre o assunto cresceu nas últimas décadas,[22,46] pois há uma percepção cada vez mais clara do quão estressante é estudar e praticar Medicina. A alta incidência de angústia e suas consequências entre médicos já podem ser percebidas naqueles que estão iniciando a escola médica, pelos elevados índices de suicídio e pelo uso abusivo de álcool e substâncias psicoativas. Muitos estudos relacionam tal angústia principalmente com a necessidade de assimilação de uma grande quantidade de informação, associada à ausência de tempo para atividades pessoais.[47] As principais fontes de estresse registradas são: a quantidade de matéria, de provas e notas; e a ausência de tempo para lazer, família e amigos. Além disso, a mulher pode descobrir, no curso médico, um ambiente mais difícil para adaptar-se, sentindo-se mais inadequada e desenvolvendo menor autoestima.

Um grupo de pesquisadores da University of Colorado afirma que as principais preocupações dos estudantes são a perda da liberdade pessoal, a excessiva pressão acadêmica e a percepção da desumanização.[48]

O treinamento médico envolve vários fatores de risco para doenças mentais, como transição de papéis, privação de sono e perda de contatos sociais, o que resulta em menos sistemas de apoio disponíveis e em sentimentos de isolamento. Um conjunto substancial de provas tem demonstrado que os formandos, em particular, apresentam mais risco de depressão e pensamentos suicidas, mas muitos programas de formação não foram capazes de identificar e fornecer tratamento para esses residentes e bolsistas de maneira sistemática.

Em todas as populações, o suicídio tende a ser resultante de depressão não tratada ou inadequadamente tratada, juntamente com o conhecimento e o acesso a meios letais.[49,50] A depressão é tão comum na profissão médica como na população em geral, afetando cerca de 12% dos homens e 18% das mulheres. A doença é ainda mais comum em estudantes de Medicina e residentes, com 15 a 30% com rastreio positivo para sintomas depressivos.

Na Inglaterra e no País de Gales foi realizado um estudo de necropsia psicológica de 38 médicos que trabalhavam e morreram por suicídio no período entre janeiro de 1991 e dezembro de 1993.[47] Os dados mostraram que a doença psiquiátrica esteve presente em 25 dos médicos (71,4%), sendo a doença depressiva e o uso abusivo de substâncias psicoativas ou álcool os diagnósticos mais comuns. Vinte e cinco médicos enfrentavam problemas significativos com o trabalho (71,4%), outros 14 tiveram problemas de relacionamento (40%) e 10, problemas financeiros (20,8%). O método mais comum para morte foi autointoxicação, muitas vezes com medicamentos conseguidos no ambiente de trabalho. Os autores concluíram que prevenção do suicídio em médicos requer uma série de estratégias, incluindo melhor gestão do transtorno psiquiátrico, medidas para redução do estresse ocupacional e restrição do acesso aos meios de suicídio quando os médicos estão deprimidos.

Em Quebec, no Canadá, foi realizado um estudo sobre o perfil psiquiátrico e as características dos médicos que cometeram suicídio entre 1992 e 2009.[37] Trinta e seis médicos (7 mulheres e 29 homens) e 36 não médicos que cometeram suicídio foram pareados por idade e sexo e examinados em um projeto de controle de caso por dois psiquiatras forenses. Todos os diagnósticos de eixo I foram de 83% para os médicos e 91% para não médicos no momento do suicídio. Os distúrbios depressivos foram os mais frequentemente observados em ambos os grupos (61% e 56%, respectivamente). Os autores concluíram que médicos e não médicos que cometeram suicídio em Quebec sofreram com o mesmo tipo de transtorno psiquiátrico no momento de se matar. Tais autores defenderam fortemente medidas de prevenção de suicídio mais eficientes, incluindo a detecção precoce e o tratamento de transtornos de humor para os médicos.[37]

Em um levantamento de atestado de óbito na Califórnia entre 1959 e 1961, Rose e Rosow encontraram três tipos de profissionais com alto índice de suicídio: farmacêuticos, dentistas e médicos.[51] Médicos teriam índice de suicídio maior que advogados e arquitetos. Diversos estudos têm sugerido que determinadas especialidades médicas apresentam maiores taxas de suicídio: anestesistas,[52] psiquiatras,[53] oftalmologistas[54] e patologistas[55] seriam os mais vulneráveis. Para Rich e Pitts,[56] a alta taxa de suicídio entre psiquiatras foi constante e regular, ano após ano, no período de 5 anos. Alguns argumentos foram levantados para explicar esse fenômeno. Os estudos não evidenciaram que a vida do psiquiatra fosse mais estressante que a de outros especialistas e generalistas. De fato, há muitas razões para supor que psiquiatras tenham vida mais regular e menos estressante que outros médicos. No entanto, constatou-se que um em cada três psiquiatras que se suicidaram apresentavam evidências de distúrbios afetivos, o que favoreceria o aumento da taxa de suicídio nessa população. Uma publicação do Council on Scientific Affairs (AMA)[57] apresentou algumas hipóteses em relação ao comportamento dos médicos que cometem suicídio:

- Manifestam especial vulnerabilidade ou experiências de eventos circunstanciais diferentes (recente perda profissional ou pessoal, problemas financeiros ou de licença) em relação aos outros médicos
- Tendem a trabalhar mais horas que os outros colegas
- Tendem a consumir abusivamente bebidas alcoólicas e outras substâncias psicoativas

- Estão mais insatisfeitos com suas características médicas que outros colegas
- Dão sinais de aviso da intenção de suicidar-se a outros
- Apresentam transtornos mentais e emocionais com mais frequência
- Tiveram dificuldades na infância e enfrentam problemas familiares com frequência
- Automedicam-se mais frequentemente que os outros colegas.

O uso de um método para suicídio está intimamente relacionado com sua disponibilidade, aceitação cultural e letalidade. A ingestão excessiva de substâncias psicoativas é uma forma de suicídio muito aceita culturalmente, sendo os medicamentos, principalmente os psicofármacos, usados na maioria dos suicídios de médicos.

A letalidade dos métodos e a sua disponibilidade são fatores determinantes do resultado (êxito ou não) e da frequência dos autoenvenenamentos, respectivamente.

Estudos mostram que cerca de dois terços dos indivíduos que se suicidaram comunicaram suas intenções previamente à família, aos amigos ou aos médicos.[58,59] Isso demonstra a importância de se ter, no meio acadêmico, bem como no meio médico, uma comunidade receptiva e com papel facilitador da busca de ajuda preventiva.

A classe médica deve tornar-se mais sensível às dificuldades no tratamento de um médico enfermo, além de mais apta a reconhecer o pedido de ajuda de um colega ou de si mesmo, sem deixar de zelar pelos interesses do público.[42] A morte precoce de um médico é um desperdício de recurso humano.

RISCOS DA AUTOMEDICAÇÃO

A automedicação é uma prática adotada por boa parte da população como busca de alívio imediato para seus problemas de saúde. Esse hábito pode comprometer a saúde em vez de sanar um problema, uma vez que não se busca orientação médica para um diagnóstico adequado. Um dos riscos de automedicação é o mascaramento de uma doença mais séria, não atendida precocemente. A medicação, muitas vezes, atua apenas como paliativo. Outro ponto preocupante da ingestão sem critério de remédios são as complicações sérias em pacientes hipertensos, diabéticos e outros, que fazem uso de medicamentos de modo crônico.

Algumas pessoas fazem estoques de medicamentos em casa e, quando essas pessoas são médicos, esses estoques pessoais são ampliados com amostras grátis. Algumas vezes, não verificar a data de validade antes do uso pode levar a quadros de intoxicação. As recomendações fundamentais quanto à medicação são:

- Farmacêutico e/ou balconista não têm autorização para prescrever ou dar substitutivo de medicamentos receitados pelo médico
- Não fazer estoque de medicamentos em casa
- Inutilizar sobras de remédios após o período de uso
- Verificar os prazos de validade
- Seguir corretamente a orientação médica: horários, dosagens, tempo determinado pela prescrição
- Pedir esclarecimento ao médico sobre a doença e a medicação adotada
- O medicamento usado em uma época pode não ser indicado tempos depois
- Um medicamento pode ser bom para uma pessoa e não ser bom para outra.

Lunn[60] e A'Brook et al.[53] enfatizaram que certos traços obsessivos na personalidade dos médicos, somados ao sentimento de indispensabilidade e à falta de procura do prazer, predispõem a distúrbios afetivos na meia-idade. Esses estudos reforçaram que a profissão médica é particularmente inclinada a doenças psiquiátricas, como alcoolismo, dependência de substâncias psicoativas e depressão. Os médicos são considerados pacientes especiais pelo conhecimento técnico-científico e pela habilidade adquirida da prática médica. Entretanto, o fato de serem especiais não necessariamente os conduz a um melhor cuidado com sua própria saúde.[61]

CONTATO COM O COLEGA ENFERMO

A relação entre dois médicos, quando um é paciente, reaviva os temores surgidos na formação acadêmica.
(Abram Eksterman, 1977)[62]

O que acontece durante a consulta é fundamental para ambos os lados (o paciente-médico e o colega que o assiste) e deve ser estudado. A proposta de Von Gehsathel propõe três fases de contato, considerando-se a distância psicológica no momento da consulta:[21,63]

- **Primeira fase**: apelo humano, angústia
- **Segunda fase**: afastamento e objetivação
- **Terceira fase**: personalização da relação.

Na *fase de apelo humano*, o colega responde à necessidade do médico enfermo que relata seus sintomas físicos, sua ansiedade e angústia e seu pedido de ajuda. Aqui o colega não deve considerá-lo objeto de estudo, e sim satisfazer suas necessidades, como deve agir com todos os outros pacientes.

Na *fase de afastamento ou de objetivação*, isto é, o momento técnico-científico, o paciente passa a ser um objeto de estudo: é o período de diagnóstico e do plano terapêutico. As relações afetivas estão em segundo plano. É necessário que nesse momento o médico enfermo seja focado como paciente, impedindo-se que ele contamine o raciocínio do colega para a formulação diagnóstica e o tratamento a ser proposto.

A *fase de personalização* deve finalizar o encontro, e nela o colega pode aproximar-se de seu paciente e passar a considerá-lo não como objeto de estudo ou um caso, mas como uma pessoa que sofre de determinada enfermidade, integrando-se então os aspectos técnico-científicos e os humanos, *mesmo sabendo que o paciente é médico*.

O estancamento do médico na fase de objetivação pode favorecer o papel iatropatogênico dessa relação entre médico e paciente-médico, além da valorização excessiva do exercício diagnóstico, com exames subsidiários desnecessários, no intuito de proteger-se mais do que o próprio paciente. O medo do erro médico é maior quando o paciente também é médico. Esse medo de errar interfere na conduta terapêutica e, consequentemente, na decisão sobre o corpo e a vida do paciente-médico, em detrimento deste, fazendo com que o profissional não considere, muitas vezes, a qualidade de vida do enfermo, principalmente se o paciente-médico comportar-se de modo passivo e não se rebelar contra esse excesso de zelo.

Na interação iatropatogênica também há diluição da responsabilidade, quando se faz o encaminhamento a especialistas frente a resultados equívocos, e não se acompanha mais o paciente. O mesmo ocorre quando o paciente não tem apenas um médico, conforme a estrutura de onde está sendo tratado (diversos médicos, estagiários, residentes, assistentes, plantonistas), desqualificando o contato interpessoal. Isso tende a ocorrer com a população geral, mas com o paciente-médico essa diluição poderia ocultar as dificuldades dos limites do conhecimento diante de um julgamento terrível: o do próprio colega enfermo.

Portanto, o que acontece antes e durante a consulta afeta o que acontece após a consulta, isto é, o curso da enfermidade e da adesão ao tratamento. Quando um paciente sente-se melhor após uma consulta médica, é porque o profissional conseguiu uma boa relação com seu paciente. Sem dúvida, esse tipo de melhora (mesmo que momentânea) só pode ocorrer pelo estabelecimento de uma relação de confiança entre os dois. O paciente experimenta a sensação de ter sido compreendido, de que seu pedido de ajuda foi acolhido pelo outro.

A qualidade dessa relação depende da estrutura psicológica do paciente e do médico. Se um médico recebe todos os pacientes da mesma maneira, certamente está errando em alguns atendimentos. A relação deve ser adequada a cada paciente e também variar de acordo com as modificações provocadas pela doença na situação vital do paciente, com o sentimento despertado por sua duração e com as condições de tratamento (hospital, ambulatório, consultório particular), além da natureza da doença e das recomendações terapêuticas.

Vale lembrar que é preciso estudar a pessoa do médico no processo terapêutico,[14] e que a principal propriedade do medicamento "médico" é a ansiolítica: por suas atitudes, gestos, palavras e expressões fisionômicas. Ao dar oportunidade ao paciente de verbalizar suas ansiedades, o médico consegue evitar as descargas dos pacientes em níveis vegetativos, pré-verbais.

O principal efeito adverso do medicamento "médico" é o ansiogênico, causado pela insegurança do médico ou por sua dificuldade em ouvir e aceitar as queixas globais do paciente, ou por atitudes hostis do médico, desencadeadas pelo estado e por emoções do paciente diante de sua fragilidade e impotência como profissional. A adesão e a obediência ao tratamento proposto são resultado da complexidade do que foi exposto.

A eficácia do tratamento oferecido pelo médico depende não apenas de seus conhecimentos e habilidades técnicas, mas também de sua capacidade em criar um relacionamento entre si e o paciente que apoie os objetivos terapêuticos tão eficazmente quanto possível. A negociação clínica é uma tentativa deliberada de reduzir o conflito existente. De um lado, o médico deseja que seu paciente siga seu conselho exatamente como prescrito e, de outro, o paciente deseja fazer o mínimo possível e ainda ser saudável. Ao apontar para as áreas de concordância e discordância, cada parte pode entender o ponto de vista do outro e favorecer o tratamento.[64]

Para Tähka,[31] um paciente recupera-se mais rápido e com menos complicações após uma doença ou cirurgia quando existe um relacionamento adequado entre ele e o médico, aumentando a satisfação do médico no exercício de sua profissão. Alguns médicos sugerem aos pacientes que seu tempo é precioso, com declarações como: "há outros esperando por mim lá fora" e/ou "seja breve em seu relato". Essa abordagem dificulta a abertura do paciente e sua descontração ao expor seus dados. O médico é responsável por criar uma atmosfera de tranquilidade. Há quem considere que isso não é possível no leito de um hospital ou em ambulatórios, mas no consultório particular é diferente. Entretanto, em um consultório que atende particulares, o conforto e a pouca interferência de telefonemas inoportunos ou sua ausência e a maior disponibilidade do médico fazem com que o paciente sinta-se respeitado e valorizado.

As pessoas tendem a ser sensíveis a acontecimentos que deem mostras de que elas são desconsideradas, mobilizando sua baixa autoestima, alterando seu comportamento, em seu próprio detrimento.

Abdo,[65] estudando as armadilhas da comunicação entre médico e paciente, concluiu que: "o papel terapêutico do médico consiste em evitar a sobrecarga de ansiedade, por meio de atitudes, gestos, expressões."

Fazendo um paralelo, essa mesma autora cita Winnicott, que descreve o *holding*, o conjunto de procedimentos adotados pela mãe para amparar o bebê. Quando ausente, ocasiona a sensação de desamparo e falta de reasseguramento na realidade externa. Na relação médico/paciente, a falta ou o uso inadequado do *holding* gera uma carga adicional de ansiedade com formação reativa de novos sintomas e/ou agravamento dos existentes, configurando a iatropatogenia como resultado negativo dessa comunicação.[65]

A interação de médico e paciente é recíproca, e não unilateral. A relação é, basicamente, assimétrica por causa da especialização do médico em questão de saúde, adquirida por treinamento e experiência, e sua responsabilidade principal pelo cuidado do paciente.

Um exemplo pode ser observado em uma cena do filme *Um Golpe do Destino* (no inglês, *The Doctor*),[66] na qual o cirurgião canta no centro cirúrgico, dizendo ser bobagem falar com pacientes inconscientes e perigoso envolver-se demais com eles, mostrando o que Martins[11] considera humor negro e couraça. Na sequência, esse cirurgião recebe o diagnóstico de câncer nas cordas vocais e passa para a posição de paciente, isto é, *da vertical para a horizontal no hospital onde trabalhava*. Nesse novo contexto, ele muda suas próprias atitudes em relação aos pacientes e chega a repreender um médico interno, que se referiu a um paciente como "o terminal do 1217". A reação instantânea do cirurgião, no filme, surpreende a todos: "Terminal de ônibus? O nome do paciente? Ele está vivo."

Isso mostra mudança da postura desse médico em relação a seus pacientes. Ele passa a tratá-los como seres humanos e não como número ou patologia, algo comum no ambiente hospitalar. E você, prezado leitor, como gostaria de ser tratado?

DIFICULDADES DE QUEM TRATA MÉDICOS

Conforme salienta Arruda,[23] o ser adoecido transformado em paciente é um ser regredido e, portanto, em crise. E é assim que busca o auxílio de um ser saudável: o médico. É possível que esse paciente em crise defronte-se com um médico igualmente em crise, isto é, ele não se depara com o forte, saudável e capaz, o mágico, onipotente. O médico pode entrelaçar suas próprias crises com as do paciente, em um processo de identificação. Geralmente, isso dificulta a relação entre ambos: o médico e o paciente.[23] Quando o paciente é médico, as dificuldades são maiores.[61] Tratar de médicos é um ponto nevrálgico para a maioria dos colegas.

Essa relação traz à tona uma questão importante da ética médica: quando se está diante de um paciente com tratamento inadequado prescrito por um colega, é preciso pensar no bem do paciente e tomar uma atitude que pode ir de encontro à opinião do colega anterior. Se um médico desvaloriza seu colega diante de um paciente, está prejudicando seu paciente e desvalorizando-se. Transpondo essa situação para a do paciente-médico, algumas vezes tratado mal ou maltratado, quando resolve procurar um colega, após vencer as barreiras já mencionadas anteriormente, sente-se envergonhado pelos erros cometidos, além do fato de ter adoecido. A crítica à conduta terapêutica ou à omissão de autossocorro pode levar à mútua desvalorização, dificultando um bom relacionamento.

O médico tem dificuldade em procurar ajuda e, por vezes, defronta-se com um profissional com o qual não se sente à vontade para indagar sobre todos os sintomas, inclusive sobre problemas confidenciais, que podem influenciar o diagnóstico. O resultado é a tradicional consulta superficial, com um relato breve e minimizado do problema, dando origem a diagnóstico também superficial e, consequentemente, a tratamento inadequado. Os médicos com doenças orgânicas sérias geralmente recebem atendimento de boa qualidade. Doenças menos sérias ou doenças psiquiátricas, como uso abusivo de álcool ou de substâncias psicoativas, e doenças crônicas tendem a ser tratadas com indiferença.

O médico, quando fica doente, adia sua visita ao colega, hesita mais que a maioria das pessoas em buscar auxílio adequado. Dois motivos básicos merecem destaque:[67]

- *Saber das implicações* assustadoras e fatídicas de seus sintomas (*uso errôneo do seu próprio conhecimento*) leva a negar sua significação ou a depreciá-los o maior tempo possível
- O *orgulho profissional* faz com que o médico julgue que deveria estar apto a diagnosticar sua própria enfermidade e dela tratar (imagens irreais e idealizadas do supermédico onipotente, que não depende de ninguém para auxiliá-lo).

Quando finalmente procura um colega, o paciente-médico deprecia os próprios sintomas: menciona-os de passagem, nos corredores, por telefone, ou desculpando-se por estar incomodando. Embora se faça de forte e dê a impressão de ser uma consulta superficial, não se oferecendo explicitamente como paciente, ele está tão preocupado quanto qualquer outro paciente sobre sua condição, precisando de cuidados e de assistência médica.

O paciente-médico geralmente oferece um diagnóstico para facilitar a situação para o colega ou para mostrar que, apesar de ser ou não da especialidade, sabe fazer seu próprio diagnóstico. A questão dos honorários (o médico não precisa pagar) e do orgulho profissional pode impedi-lo de solicitar instruções mais específicas e uma atenção continuada durante o curso da doença. O paciente-médico pode ter uma atitude crítica quanto à consulta, ao exame físico realizado (ou não), ao tratamento proposto e discordar da prescrição do colega, desmerecendo-a.

Quando internado, pode comportar-se como paciente diferenciado, apelando aos escalões mais altos do quadro médico e exigindo tratamento especial, favorecendo uma evitação por parte de toda a equipe de Saúde (médicos, enfermagem etc.). Ele pode sentir-se abandonado, pois parece que ninguém assume a responsabilidade de tratá-lo como paciente.

É indicado que o profissional que cuide do paciente-médico não seja de seu departamento ou hospital. Todas as facetas da personalidade, alterações e condutas que envolvem o comportamento devem ser investigadas no médico em sofrimento, de modo a conscientizá-lo de que ele é realmente o paciente.

O médico é e deve ser um educador. A educação é fundamental para o êxito do tratamento de inúmeras doenças. Todo paciente e também paciente-médico têm direito a receber educação informativa adaptada à sua capacidade e à circunstância em que se encontra.[67] O médico, individualmente, e/ou sua equipe devem implementar um programa contínuo de ensino-aprendizagem atualizado em cada consulta, dando prioridade a certos objetivos.

Reiterando as palavras de Hoirisch:[7] "é extremamente árdua a tarefa de investigar o comportamento de um médico enfermo, bem como o médico que o atende."

Os colegas que tratam de pacientes-médicos tendem a acreditar que estes sabem, de modo excepcional, como lidar com a doença em si mesmos, com a medicação e com a própria evolução da doença.[67] A falsa ideia de que o médico pode lidar melhor com a própria doença pode levar o colega consultante a:

- Fazer uma discussão intelectual da doença, como se os sintomas não fossem da pessoa que está a sua frente
- Fazer comentários sobre outros pacientes com o colega enfermo, solicitando opinião, tirando dúvidas sobre a especialidade do médico-paciente
- Não assessorar a família, por achar que o próprio colega sabe fazê-lo.

Quando enfermo, o médico necessita de amparo. A demonstração arrogante de conhecimentos técnicos e científicos por parte do colega consultante amplia a aflição e a ansiedade no paciente-médico, geradas pela impotência diante da doença. Deve-se tratar o paciente-médico como pessoa que está tentando lidar com sua doença, procurando melhorar seu moral e sua autoestima, deixando-o extravasar seus sentimentos. Cuidar de um médico apresenta muitos desafios, e o maior deles parece ser tratá-lo como paciente, apesar de seu conhecimento científico.

Na Tabela 38.1 estão registradas algumas sugestões aos médicos dos médicos-enfermos (que não diferem daquelas direcionadas ao tratamento de pacientes comuns).[61]

Tabela 38.1 Sugestões de como atender e tratar médicos-pacientes.

- Realizar a anamnese do paciente-médico, incluindo detalhes até sobre automedicação
- Anotar, à parte, o diagnóstico oferecido por ele
- Examinar o paciente-médico em ótimas circunstâncias
- Falar com familiares para acrescentar detalhes à história e reforçar as explicações sobre a conduta a ser seguida
- Verificar se ele comparece às consultas clínicas de retorno ou às possíveis indicações cirúrgicas
- Estar presente, se for necessária uma segunda opinião, ou escrever uma longa carta ao colega
- Desencorajar quaisquer desvios de procedimentos estabelecidos para proteger o paciente-médico
- Informar ao colega sobre as características, possibilidades terapêuticas e consequências da sua doença, se não tratada ou se maltratada
- Perceber e mitigar suas inquietações, esclarecendo dúvidas e interpretações distorcidas do colega
- Ressaltar os benefícios da adesão ao tratamento e de um acompanhamento
- Esclarecer os tópicos que orientem o paciente e sua família sobre como prever, detectar e tratar as emergências, até receber o atendimento de um colega
- Orientar o colega para que evite autodiagnóstico e automedicação, enfatizando que deve sempre consultar um profissional.

RESUMO DA TESE *O MÉDICO ENQUANTO PACIENTE*

Quatro décadas após ter sido despertado o interesse da autora deste capítulo (e desta obra) sobre o médico como paciente, em todo este período houve uma grande aproximação com a pessoa do médico em suas atividades. Pouco se escreveu sobre este assunto, mas na última década cresceu o número de publicações sobre esse tema. Em 1990, a autora apresentou a tese de doutorado *O Médico Enquanto Paciente: estudo comparativo com pacientes cardíacos de nível universitário internados no Instituto do Coração*. Foram, depois disso, publicadas duas edições do livro *O Médico como Paciente*.[68,69] Por ser este um tema ainda atual, apresenta-se aqui um breve resumo da tese.

O objetivo do estudo foi observar o comportamento, percepções, expectativas e atitudes dos pacientes-médicos em regime de internação hospitalar com uma doença cardíaca, quanto a manifestações psíquicas decorrentes do impacto da doença e da internação; e a sua relação com o colega médico que o assiste, com a equipe paramédica e com a instituição. Esses aspectos foram comparados com aqueles encontrados em outros pacientes não médicos de curso universitário completo do mesmo hospital.

Objetivava-se avaliar se esses comportamentos levam o médico, quando internado em um hospital, a se tornar um paciente de mais difícil tratamento que outros de mesmo grau de instrução. Observou-se um número maior de complicações clínicas quando o médico torna-se paciente nesse contexto.

A amostra foi constituída de pacientes internados no Instituto do Coração do Hospital das Clínicas da Faculdade de Medicina da Universidade de São Paulo (Incor-HC-FMUSP) no período de 1º de novembro de 1994 a 30 de junho de 1995. Os critérios de inclusão foram:

- Todas as idades
- Ambos os sexos
- Todos os grupos étnicos
- Qualquer procedência
- Curso universitário completo em Direito, Medicina ou Engenharia
- Estar internado em uma das diversas unidades do Incor
- Apresentar alguma patologia cardíaca.

Os critérios de exclusão foram:

- Estar internado no pronto-socorro
- Alteração cognitiva grave (miniexame do estado mental [MMSE] ≤ 17)
- Impossibilidade de falar e ouvir
- Pacientes reinternados (nesse período) e já entrevistados
- Alta antes da entrevista do estudo.

Foi realizada uma entrevista semiestruturada, além de terem sido aplicadas escalas para avaliar as funções cognitivas (MMSE),[70] a depressão (Escala de Avaliação de Depressão Montgomery e Asberg [MADRS]),[71] a ansiedade (Escala de Classificação de Ansiedade de Hamilton [HARS]),[72] e um conjunto de questões de autoavaliação elaborado pela autora da pesquisa.

Como o objetivo era estudar o médico quando internado em um hospital e compará-lo com pessoas de nível universitário, mas que diferiam quanto aos conhecimentos sobre Medicina, optou-se por advogados e engenheiros. As três profissões representam as áreas de ciências humanas, médicas e exatas, e são consideradas as primeiras e principais opções da carreira de quem pensa em ter nível universitário, além de genericamente seus profissionais serem tratados todos como "doutor".

Um aspecto interessante durante todo o período de pesquisa foi o fato de pacientes advogados e engenheiros poderem ser entrevistados sem qualquer interferência, mas respeitando seu estado. Já quando os pacientes eram médicos por diversas vezes a entrevista foi impedida por serem médicos. Isso revela que a equipe hospitalar trata o paciente-médico diferentemente dos demais, como se ele tivesse de ser protegido pela mudança de *status*, evidenciando que no meio hospitalar há certa dificuldade em aceitar o médico como pessoa que pode adoecer e necessitar de hospitalização. Note-se que os próprios pacientes-médicos não se demonstraram contrários à entrevista.

Perfil demográfico

O estudo passou a abordar, então, um grupo constituído de 72 (39,3%) advogados, 53 (29,0%) médicos e 58 (31,7%) engenheiros: 183 (100%) pacientes internados no Incor com patologias cardíacas. Na população estudada, não houve diferença estatística significativa de idade média (54,7 anos) entre os três grupos.

Houve maior número de mulheres no grupo dos advogados (16,7%), comparado ao grupo dos médicos (3,8%) e dos engenheiros (1,7%), o que pode ser atribuído à profissionalização da mulher, com predomínio na área de ciências humanas.

Quanto ao estado civil, nos três grupos predominou o casado (84,7%). O número de pacientes-médicos (50,9%) que procuraram o Incor como primeiro local de atendimento foi maior que o de advogados (25%) e engenheiros (34,5%), o que revelou uma preocupação por parte dos pacientes-médicos em dar preferência a um hospital de primeiro mundo, conforme muitos deles verbalizaram, por conhecer os aspectos já mencionados e saber do nível de assistência da instituição.

Os médicos costumam diferenciar os pacientes em "bons" e em "não tão bons", de acordo com o ajuste ou não às suas ideias, com o que seria o comportamento adequado para um paciente. Balint referiu que o médico tende a ter certos preconceitos e ideias sobre as maneiras adequadas do estar doente e a usar julgamentos morais sobre o comportamento dos pacientes durante a doença, chamando-a de "função apostólica do médico".[14] É como se o médico se sentisse no dever de educar e converter seus pacientes às suas próprias normas do estar doente.[31]

Ante a questão "você procura comportar-se como bom paciente?", a totalidade dos entrevistados não perguntou o que representava ou significava ser "bom paciente". Os resultados mostraram uma diferença entre os grupos. A preocupação maior em comportar-se como bom paciente ficou com o grupo dos advogados, e a menor, com o dos médicos. Embora o médico tenda a ter ideias sobre as maneiras adequadas do estar doente,[14] o grupo dos médicos, quando passou a paciente, não se preocupou com elas. O grupo de advogados mostrou-se mais preocupado em ser bom paciente, provavelmente por saber que alguns profissionais, com poder de decisão sobre a vida e o destino de outros, abusam do poder, reforçando a frase de Molière: "a cólera de um médico é mais temível do que se pode crer."

Relembrando um dos preceitos apresentados ao início deste capítulo: "O médico é o pior paciente." Como o colega que atende a um paciente-médico pode ter julgamento tão severo como esse? O prejulgamento parece ser uma defesa contrafóbica diante dos limites do conhecimento médico e da própria finitude da vida. Muitas vezes esses comentários estendem-se aos familiares de médicos: esposa(o), filho(a) e pais. É comum, quando há uma intercorrência não favorável, mas, às vezes, inevitável, escutar declarações como: "tinha de ser em mulher de médico...", "filho de médico sempre complica...". O conhecido sinal de CRM positivo.

Será que as pessoas, independentemente de serem médicos ou familiares de médicos, ao adoecer, deveriam receber uma cartilha com as orientações de "bom paciente"?

Pacientes excluídos: uma riqueza perdida

Retomando a receita pessoal de Gattaz:[73] "[...] cautela contra condimentos insalubres para a pesquisa", e, relembrando o adágio popular "procurando no forno, encontrei na geladeira", é importante expor algumas considerações sobre os 20 pacientes excluídos do total, após aplicação dos critérios de inclusão e exclusão, por ter tido significância estatística (p = 0,004). É pertinente destacar que o número de pacientes-médicos excluídos (13) foi quatro vezes superior ao de engenheiros (3) e três vezes ao de advogados (4) (Tabela 38.2 e Figura 38.4).

Esses dados não têm representação estatística (p = 0,007 – teste sensível por ter um número pequeno), mas revelam que o grupo dos médicos apresentou algumas características relevantes, que merecem destaque.

Quanto a óbito nas primeiras 48 horas de internação, houve o de um advogado e o de cinco médicos, além de dois outros médicos terem entrado em coma antes da entrevista, isto é, nas

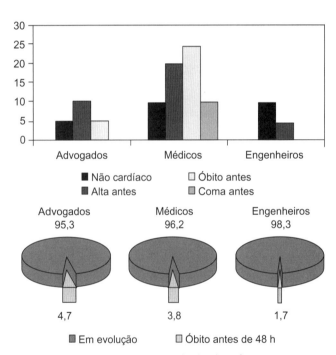

Figura 38.4 Condições por ocasião de alta da enfermaria por grupo profissional dos pacientes internados no Instituto do Coração no período de 01/11/94 a 30/06/95. *Nota*: $x^2 = 0,66$; g. 1; p = 0,718.

Tabela 38.2 Pacientes internados no Instituto do Coração (Incor) no período de 01/11/94 a 30/06/95 excluídos pelos critérios de inclusão e exclusão.

Exclusão	Advogados		Médicos		Engenheiros		Total	
	n	%	n	%	n	%	n	%
Diagnóstico não cardiológico	1	5	2	10	2	10	5	25
Alta antes da entrevista	2	10	4	20	1	5	7	35
Coma antes de 48 h	–	–	2	10	–	–	2	10
Óbito antes de 48 h	1	5	5	25	–	–	6	30
Total de excluídos	4	20	13	65	3	15	20	100

$x^2 = 5,211$; g. l.6; p = 0,073 (teste sensível por ter *n* pequeno).

primeiras 72 horas da internação, com evolução para óbito após 48 horas. Não foi possível verificar o motivo desses óbitos, mas cabe indagar se esses pacientes-médicos demoraram a procurar auxílio do hospital, ou se seu grau de gravidade era maior, quando chegaram ao hospital. Como já mencionado, a literatura sugere que o número de suicídios em médicos é superior ao da população geral.[54,55,60,74]

Menninger admite duas categorias de ato suicida: crônico e focal.[75] Esse autor considera que, cronicamente e aos poucos, atos como adição ao álcool, tabagismo, adição a substâncias psicoativas, desobediência a regime (como para hipertensão, diabetes, obesidade etc.), ascetismo e martírio, policirurgia e invalidez neurótica levam ao suicídio crônico, sem passagem ao ato propriamente dito, nem consciência do risco tanatógeno imediato.

Vale a indagação: os fatores que provavelmente contribuíram para que sete médicos fossem a óbito não poderiam se enquadrar no suicídio crônico referido por Menninger?[75]

O estar doente não é meramente um estado do organismo e/ou personalidade, mas um papel institucionalizado. Algumas pessoas podem recusar-se a aceitar esse papel e comportar-se como se nada fosse problema. Paterson usou o neologismo *hipercondria* para designar o tipo de pessoa que, em vez de exagerar estados de doenças, minimiza-os. Segundo esse autor, há muitos médicos que, ao adoecer, minimizam seus sinais e sintomas, sofrendo de hipercondria.[76]

Há diversos estudos que examinam os motivos pelos quais algumas pessoas consultam um médico e outras, com sintomas semelhantes, não o fazem.[31,75] O adiamento pode trazer sérias consequências para a saúde do paciente.

As reações emocionais dos pacientes – culpa, medo, vergonha, raiva e incerteza – estão presentes desde o primeiro momento do encontro com o clínico e são tão relevantes quanto os dados físicos. O médico corre o risco de fazer o diagnóstico errado se não considerar as reações emocionais do paciente na consulta. É necessário decodificar a linguagem de sofrimento: alguns minimizam ou ocultam os sintomas, outros os apresentam de maneira loquaz, emocional e dramática. Há quem aprenda com médicos ou meios de comunicação o modo de apresentar a doença, principalmente os pacientes crônicos, o que pode dificultar o diagnóstico. No caso do paciente-médico, ele acaba oferecendo seu próprio diagnóstico, em vez de seus sintomas, bastante distorcidos.[77]

A prontidão de atendimento, a habilidade dos profissionais e os recursos tecnológicos de última geração, entre outros fatores, foram fundamentais para reduzir a mortalidade nos três grupos.

Para a população do estudo não se evidenciaram as queixas frequentes em relação a outros centros hospitalares: demora no atendimento, adiamento de exames ou cirurgias por falta de sala ou material.

Conclusões da pesquisa

- O grupo dos médicos internado no Incor-HC-FMUSP não apresentou diferenças estatísticas quando comparado ao grupo dos advogados e engenheiros em relação às escalas aplicadas (MMSE, MADRS e HARS)
- Avaliados indiretamente por tipo de internação (convênio, particular e Sistema Único de Saúde), tempo de permanência no hospital e na unidade de terapia intensiva (em dias), condição de alta (em evolução ou óbito), diagnóstico cardiológico principal, procedimento cirúrgico e diagnóstico psiquiátrico, não houve um número maior de complicações clínicas, do ponto de vista estatístico, no grupo dos médicos comparado com o dos advogados e dos engenheiros, quando se tornam pacientes
- Os médicos diferiam estatisticamente dos advogados e engenheiros nos aspectos relacionados com o impacto do adoecer:
  - Motivaram-se menos para mudar suas vidas após a doença
  - Ficaram mais ansiosos e irritados com o fato de estar doentes
  - Não se preocuparam em ser bons pacientes
  - Referiram maior satisfação com os cuidados da equipe de enfermagem
  - Desaprovaram a orientação do tratamento médico
  - Confiaram menos na prescrição médica, seguindo-a pouco
  - Preocuparam-se mais com os efeitos colaterais dos medicamentos
  - Declararam gostar muito de ser informados sobre a medicação prescrita
  - Tinham o hábito de tomar remédios por conta própria com maior frequência antes da internação
  - Valorizaram pouco a atitude dos médicos em sua melhora
- Os médicos entrevistados, com um referencial diferente por terem (ou pensarem ter) conhecimento na área médica, enfrentaram o processo de eles próprios adoecerem com características diversas das duas outras populações universitárias estudadas. Comportaram-se como pacientes especiais pelo julgamento crítico em relação aos colegas que os trataram
- Constatou-se que um número maior de pacientes-médicos foi submetido a procedimento cirúrgico, e um número maior de diagnósticos associados à patologia cardíaca principal foi realizado em médicos internados, comparados aos dos advogados e engenheiros, levando a pensar que os pacientes-médicos estariam em estado de maior risco, e essas indicações foram essenciais, ou, por serem pacientes especiais, a equipe privilegiou os procedimentos cirúrgicos e registrou todos os diagnósticos por medo de errar com um colega enfermo
- Dos 20 pacientes excluídos, o óbito nas primeiras 48 horas de admissão foi cinco vezes maior na população médica, em relação à de advogados e engenheiros, podendo-se acreditar que esses pacientes-médicos apresentaram maior dificuldade de sair da posição vertical (de profissionais) para a posição horizontal (de pacientes) e, por isso, demoraram a procurar auxílio médico, o que explica a maior gravidade de seus estados quando chegaram ao hospital
- Na população estudada, ficou configurado ser o médico o pior paciente a ser tratado quando internado e ficou evidenciado que o paciente-médico deve ser tratado pela equipe de Saúde, incluindo o colega que o atende, de modo indiferenciado, como todas as demais pessoas.

CONCLUSÃO

O médico, diante das dificuldades do adoecer, pela natureza de sua profissão elabora o que lhe vai acontecendo: pensando, sofre; verbalizando, atrapalha. Angustiado, pede resposta para um futuro incerto e mudo. O médico, em face da própria doença, paga elevado tributo, não tendo a seu favor o benefício da ignorância. Esta protege o leigo da compreensão do que lhe acontece, tornando possível que acredite na palavra do médico, sem dúvida fundamental em uma assistência humanitária.

O uso errôneo do conhecimento, isto é, um desvio do raciocínio diagnóstico, voltado quase sempre para o pior prognóstico, toma conta de muitas pessoas e, com maior frequência, do paciente-médico, talvez pelo fato de o médico ter estudado as patologias humanas todos os dias do ano, durante 6 a 9 anos, pela manhã, à tarde e à noite. São tantas as patologias, apresentadas de maneira maciça como uma terapia intensiva, que parece ser impossível que o médico consiga ficar imune, no seu autodiagnóstico, a escolher a pior delas.

O paciente-médico, diante de complicações tanto de um tratamento clínico quanto cirúrgico, traz em si a carga da dúvida, sofrendo mais que os outros. Suas angústias e preocupações justificam sua postura de desaprovação da condução do tratamento, de menor confiança na prescrição médica, seguindo-a pouco, de maior preocupação com os efeitos colaterais e de desejar ser informado sobre a medicação prescrita. Essa postura mais exigente (cliente especial) faz com que ele seja considerado pelos próprios colegas "o pior paciente para ser tratado", nem sempre sendo compreendido pela própria classe médica, o que favorece a perpetuação desse preceito.

A classe médica deve tornar-se mais sensível às dificuldades existentes em tratar de um paciente-médico e mais apta a reconhecer "o pedido de ajuda" de um colega e o próprio, sem deixar de zelar pelos interesses do público, pois a morte precoce de um médico é um desperdício de recurso humano.

REFERÊNCIAS BIBLIOGRÁFICAS

1. Tiedman DV, O'Hara RP. Careers development; choice and adjustment. New York: College Extrance Examination Board; 1963.
2. Allen I. Doctors and their careers. London: Policy Studies Institute; 1988.
3. Lief HI. Personality characteristics of medical students. In: Coombs RH, Vicent CE. (Eds.). Psychosocial aspects of medical training. Springfield: Thomas; 1971.
4. Feifel H, Hansons S, Jones R et al. Physicians consider death. In: Proceedings of the 75th Annual Convention. Washington: American Psychological Association; 1967.
5. Pfeiffer RJ. Early-adult development in the medical student. Mayo Clin Proc. 1986;58(2):119-25.
6. Gabbard GO. The role of compulsiveness in the normal physician. JAMA. 1985;254(20):2926-9.
7. Hoirisch A. O problema da identidade médica [tese professor titular]. Rio de Janeiro: Faculdade de Medicina, Universidade Federal do Rio de Janeiro; 1976.
8. McCue JD. Influence of medical and premedical education on important qualities of physicians. Am J Med. 1985;78(6 Pt 1): 958-91.
9. Millan LR, Barbedo MF. Assistência patológica ao aluno de medicina: o início de uma experiência. Revista Bras Ed Med. 1988;12(1):21-3.
10. Lewis JM, Barnhart FD, Nace EP et al. Marital satisfaction in the lives of physicians. Bull Menninger Clin. 1993;57(4):458-65.
11. Martins LAN. Morbidade psicológica e psiquiátrica na população médica. Bol Psiquiat São Paulo. 1990;22/23:9-15.
12. Simon W, Lumry GK. Suicide among physician-patients. J Nerv Ment Dis. 1968;147(2):105-12.
13. Ross M. Suicide among physician: a psychological study. Dis Nerv System. 1973;34(3):145-50.
14. Balint M. O médico, seu paciente e a doença. Rio de Janeiro: Atheneu; 1988.
15. Penn JE. Physician behavior and the family. OHIO Medicine. 1991; 87:439-40.
16. Jonsen AR. Sounding board: watching the doctor. New Engl J Med. 1983;308(25):1531-5.
17. Chiattone HBC. Os limites da vida. In: Anais do Simpósio: Os Limites da Vida. Realizado em 20 de dezembro de 1993, na Santa Casa de São Paulo, São Paulo, p. 1-2, 1994.
18. Ford CV. Emotional distress in internship and residency: a questionnaire study. Psychiatr Med. 1983;1(2):143-50.
19. Rosauro MW. Morte e formação médica. In: Chiattone HBC, Andreis M. (Eds.). Anais do Simpósio: Os limites da vida. Realizado em 20 de novembro de 1993 na Santa Casa de São Paulo. São Paulo; 1994.
20. Kaufman A. Reflexões sobre educação médica: uma abordagem socioeconômica [tese]. São Paulo: Faculdade de Medicina da Universidade de São Paulo; 1988.
21. Martins MCFN. Relação profissional-paciente: um estudo qualitativo. Bol Psiquiat São Paulo. 1996;29(1):14-22.
22. Lloyd C, Gartrell NK. Psychiatric symptoms in medical students. Compr Psychiatry. 1984;25(6):552-65.
23. Arruda PV. Conceito de medicina psicossomática. In: Laudana AA. (Ed.). Gastroenterologia clínica. São Paulo: Santos; 1990.
24. Noto JRS, Avancine MATO. Serviço de saúde mental dos alunos da Escola Paulista de Medicina: relato de uma experiência inicial (1988-1991). Trabalho apresentado em Reunião Clínica do Departamento de Psiquiatria e Psicologia Médica da EPM. São Paulo: Escola Paulista de Medicina; 1992.
25. Millan LR. Assistência psicológica ao estudante de medicina no Brasil: notas históricas. In: Millan LR, Marco OLN, Rossi E et al. O universo psicológico do futuro médico. São Paulo: Casa do Psicólogo; 1999.
26. Martins LAN. Residência médica: um estudo prospectivo sobre dificuldades na tarefa assistencial e fontes de estresse [tese]. São Paulo: Escola Paulista de Medicina; 1994.
27. Jankowski J, Crombie I, Block R et al. Self-assessment of medical knowledge: do physicians overestimate or underestimate? J Royal Coll Phys. London. 1991;25(4):306-8.
28. Helman CG. Cultura, saúde e doença. 2. ed. Porto Alegre: Artes Médicas; 1994.
29. Goresbeck CJ. A imagem arquetípica do médico. Jungiana Rev Soc Bras Psicologia Analítica. 1983;1:72-96.
30. Meleiro AMAS. Abordagem dinâmica de depressão no hospital geral. Simpósio satélite: depressão no ciclo da vida [videocassete]. São Paulo: TV MED; 1996.
31. Tähkä V. O relacionamento médico-paciente. Porto Alegre: Artes Médicas; 1988.
32. Center C, Davis M, Detre T et al. Confronting depression and suicide in physicians: a consensus statement. JAMA. 2003;289(23):3161-6.
33. Schernhammer ES, Colditz GA. Suicide rates among physicians: a quantitative and gender assessment (meta-analysis). Am J Psychiatry. 2004;161(12):2295-302.
34. Dyrbye LN, Thomas MR, Shanafelt TD. Systematic review of depression, anxiety, and other indicators of psychological distress among U.S. and Canadian medical students. Acad Med. 2006;81(4):354-73.

35. Slavin SJ, Schindler DL, Chibnall JT. Medical student mental health 3.0: improving student wellness through curricular changes. Acad Med. 2014;89(4):573-7.
36. Dyrbye LN, Harper W, Durning SJ et al. Patterns of distress in US medical students. Med Teach. 2011;33(10):834-9.
37. Gagné P, Moamai J, Bourget D. Psychopathology and suicide among Quebec physicians: a nested case control study. Depress Res Treat. 2011;2011:936327.
38. Millan LR, Marco OLN, Rossi E et al. Alguns aspectos psicológicos ligados à formação médica. Rev Abp-Apal. 1991;13(4):137-42.
39. Conselho Regional de Medicina do Estado de São Paulo. Estudo da mortalidade dos médicos no Estado de São Paulo: tendências de uma década (2000/2009) – CREMESP/Unifesp/2012. Disponível em: www.cremesp.org.br/pdfs/Mortalidade%20v%20220312.pdf. Acesso em julho de 2018.
40. Sanchez ZM, Alves HNP, Martins LAN et al. Estudo da mortalidade dos médicos no Estado de São Paulo, Brasil, no período 2000-2009. Cad. Saúde Pública, Rio de Janeiro. 2013;29(7):1461-6.
41. Shannon D. Physician well-being: a powerful way to improve the patient experience. Psysician Exec. 2013;39(4):6-12.
42. Meleiro AMAS. Consequências do trabalho na saúde mental do médico: qual a realidade? In: Cordeiro Q, Razzouk D, Lima MGA. Trabalho e saúde mental dos profissionais de saúde. São Paulo: Conselho Regional de Medicina do estado de São Paulo; 2015.
43. Goldman ML, Shah RN, Bernstein CA. Depression and suicide among physician trainees recommendations for a national response. JAMA Psychiatry. 2015;72(5):411-2.
44. Shaw DL, Wedding D, Zeldow PB. Suicide among medical students and physicians, special problems of medical students. In: Wedding D (Ed.). Behavior and medicine. 3. ed. Boston: Hogrefe and Huber; 2001.
45. Muller D. Kathryn. N Engl J Med. 2017;316:1101-3.
46. Frank E, Carrera JS, Stratton T et al. Experiences of belittlement and harassment and their correlates among medical students in the United States: longitudinal survey. BMJ. 2006;333(7570):682.
47. Hawton K, Clements A, Simkin S et al. Doctors who kill themselves: a study of the methods used for suicide. QJM. 2000;93(6):351-7.
48. Edwards MT, Zimet CN. Problems and concerns among medical students – 1975. J Med Educ. 1976;51(8):619-25.
49. Hawton K, Agerbo E, Simkin S et al. Risk of suicide in medical and related occupational groups: a national study based on Danish case population-based registers. J Affect Disord. 2011;134(1-3):320-6.
50. Andrew LB, Brenner BE. Physician suicide. Medscape [serial on the Internet]. 2015 Disponível em: emedicine.medscape.com/article/806779-overview. Updated: Oct 03, 2016. Disponível em: http://emedicine.medscape.com/article/806779-overview. Acesso em julho de 2018.
51. Rose KD, Rosow I. Physicians who kill themselves. Arch Gen Psychiat. 1973;29(6):800-5.
52. Helliwell PJ. Suicide amongst anesthetists in training. Anesthesia. 1983;38:1097.
53. A'Brook MF, Hailstone JD, McLauchlan IE. Psychiatric illness in the medical profession. Br J Psychiatry. 1967;113(502):1013-23.
54. Watterson DJ. Psychiatric illness in the medical profession: incidence in relation to sex and field of practice. Can Med Ass J. 1976;115(4):311-7.
55. Harrington JM, Shannon HS. Mortality study of pathologists and medical laboratory technicians. Brit Med J. 1975;4:329-32.
56. Rich CL, Pitts FN. Suicide by psychiatrist: a study of medical specialists among 18.730 consecutive physician deaths during a five-year period 1967-72. J Clin Psychiat. 1980;41(8):261-3.
57. Results and implications of the AMA-APA Physician Mortality Project. Stage II. Council on Scientific Affairs. JAMA. 1987;257(21):2949-53.
58. Barraclough B, Bunch J, Nelson B et al. A hundred cases of suicide: clinical aspects. Br J Psychiatry. 1974;125:355-73.
59. Beautrais AL. Suicide and serious suicide attempts: two populations or one? Psychol Med. 2001;31:837-45.
60. Lunn JA. The sick doctor. Brit J Industr Med. 1989;46(12):825.
61. Meleiro AMAS. O médico enquanto paciente: estudo comparativo com pacientes cardíacos de nível universitário internado no Instituto do Coração de São Paulo [tese]. São Paulo: Faculdade de Medicina da Universidade de São Paulo; 1998.
62. Eksterman A. Formação psicossomática em ciências da saúde: o ensino de psicologia médica. Buenos Aires: Congreso de Medicina Psicosomática em la Cuenca del Plata; 1977.
63. Martins MCFN. Humanização das relações assistenciais: a formação do profissional de saúde. 3. ed. São Paulo: Casa do Psicólogo; 2004.
64. Bernardes MA, Mayerson EW. Patient-physician negotiation-special communication. JAMA. 1978;239(14):1413-5.
65. Abdo CHN. Interação iatropatogência: uma contribuição ao estudo da psicologia médica [tese livre-docência]. São Paulo: Faculdade de Medicina, Universidade de São Paulo; 1992.
66. Um golpe do destino [filme]. Direção: Randa Haines. EUA: Touchstone Pictures; 1991.
67. Meleiro AMAS. O médico internado no Hospital Geral [videocassete]. Trabalho apresentado no IV Encontro Brasileiro de Interconsulta Psiquiátrica e Psiquiatria de Hospital Geral, Belo Horizonte, Minas Gerais, 1995. São Paulo: TV MED; 1995.
68. Meleiro AMAS. O médico como paciente. São Paulo: Lemos Editorial; 1999.
69. Meleiro AMAS. O médico como paciente. São Paulo: Segmento Farma; 2005.
70. Follstein MF, Folstein SE, McHungh PR. "Mini-mental state": a practical method for the clinical grading the cognitive state. J Psychiat Res. 1975;12(3):189-98.
71. Montgomery SA, Asberg MA. A new depression scale designed to be sensitive to change. Brit J Psychiatry. 1979;134(4):382-9.
72. Hamilton M. A rating scale for depression. J Neurol Neurosurg Psych. 1960;23:56-62.
73. Gattaz WF. Pesquisa neurobiológica da esquizofrenia: ingredientes básicos e condimentos insalubres. J Bras Psiquiat. 1996;45(8):449-51.
74. Rose KD, Rosow I. Marital stability among physicians. Calif Med. 1972;116(3):95-9.
75. Menninger K. Eros e Tanatos: o homem contra si próprio. São Paulo: Ibrasa; 1970.
76. Paterson R. Why do cancer patients delay? Can Med Assoc J. 1995;73(12):931-40.
77. Meleiro AMAS. A identidade médica. In: Anais do Simpósio. Os limites da vida. Realizado em 20 de novembro de 1993, na Santa Casa de São Paulo, 1994.

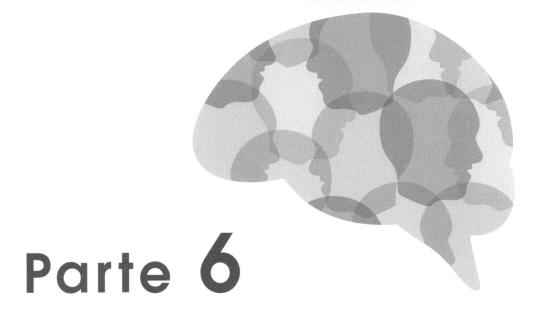

Parte 6

QUESTÕES CLÍNICAS IMPORTANTES

39 Síndrome de *Burnout*, 629

40 Transtorno Factício e Simulação, 650

41 A Relação entre Autolesão sem Intenção Suicida (ASIS) e Comportamento Suicida: no Limite do Sofrimento Humano, 663

42 Suicídio, 670

43 Obesidade e Cirurgias Bariátricas: Interface com a Psiquiatria, 735

44 Dependências Tecnológicas: Transtorno de Jogos Eletrônicos, Dependência ou Uso Problemático de Internet e *Cyberbullying* na Prática Psiquiátrica, 746

45 Educação para a Morte com Dignidade, 763

46 Psicoeducação Aplicada: Relevância da Associação Brasileira de Familiares, Amigos e Portadores de Transtornos Afetivos, 771

39 Síndrome de *Burnout*

Letícia Mameri-Trés ▪ Alexandrina Maria Augusto da Silva Meleiro ▪ Rosylane N. Mercês Rocha

INTRODUÇÃO

Com as recentes mudanças na economia global, como a maior insegurança no emprego e o aumento das demandas por conta de crises financeiras, a síndrome de *burnout* (síndrome do esgotamento profissional) possivelmente será um grande problema de Saúde Pública nos próximos anos.[1]

Burnout, como um fenômeno, provavelmente existiu em todos os tempos e em todas as culturas. Os interessados em literatura encontrarão no Antigo Testamento descrições do que hoje chamamos de *burnout* remontando às tarefas de Moisés (Êxodo 18:17-18) e ao "cansaço de Elias" (1 Reis 19:4-9). Entretanto, o trabalho é parte da vida da maioria das pessoas. Muitas vezes, ele desempenha papel central na vida do indivíduo, contribui para sua maneira de ser, atribui-lhe uma identidade e o torna útil dentro de seu contexto familiar e social.[2] Por meio do trabalho, a pessoa adquire independência econômica, além de reconhecimento. Ele promove o desenvolvimento social e exerce papel fundamental na formação, na aquisição de conhecimentos e nas habilidades pessoais, motoras, tecnocientíficas e afetivas relativas à profissão.

Inicialmente, foi proposto por Hans Selye, estudante de Medicina na Universidade de Praga, em 1926, a nomenclatura de "síndrome de adaptação geral", frente a pacientes com situações de angústia e tristeza. Selye foi influenciado pelo fisiologista Canon, que sugeriu o nome "homeostase" para designar o esforço dos processos fisiológicos para manterem um estado de equilíbrio interno no organismo.[2]

O conceito de estresse surgiu em 1936, quando Hans Selye, já um endocrinologista conhecido, sugeriu a palavra *stress* para definir essa síndrome produzida por vários agentes aversivos. A resposta do estresse é um processo, e não uma reação independente e única, pois, no momento em que ela se inicia, instala-se um longo processo bioquímico no organismo. Selye descreveu três estágios:[3]

1. **Reação de alarme**: caracterizada por manifestações agudas nas quais há a liberação de epinefrina, aldosterona, corticosteroides, cortisol e hidrocortisona no sangue, ocorrendo hipoglicemia e hemoconcentração para fornecer energia ao organismo.
2. **Resistência**: se a ação do estressor persistir, exige-se do organismo uma adaptação. Assim, as manifestações agudas desaparecem, causando rarefação do sangue e anabolismo, e a glicemia volta ao normal. Outras reações podem ocorrer se o estresse persistir.
3. **Esgotamento**: quando a ação do estressor ao qual o organismo se adaptou permanece por um período longo, a energia gerada é esgotada, há a volta das reações da primeira fase e pode ocorrer o colapso do organismo. Nesta fase, cada indivíduo tem a propensão de adoecer, de acordo com a própria constituição ou heranças genéticas (ver Figura 23.1, no Capítulo 23).

Na sociedade atual, muito se tem falado sobre estresse. O termo ganhou popularidade, e muitos acham até natural estar estressado. Entretanto, nas duas últimas décadas, tem aumentado a preocupação com o estresse advindo da relação com o trabalho,[4] que se tornou uma das atividades humanas que mais causam estresse. Esse fenômeno está relacionado com as mudanças tecnológicas, o grande volume de informações, o aumento das exigências laborativas ligadas ao conhecimento técnico, a eficiência, o desempenho nas atividades, o comportamento e a competitividade. Mudanças importantes para a sociedade e para os indivíduos desencadearam transformações muito rápidas e, em consequência, aumentaram a insegurança e alteraram a maneira de pensar, sentir e agir em diferentes âmbitos do trabalho.[5]

A expressão *staff burnout* foi criada pelo psicanalista Herbert Freudenberger, em 1974, para descrever uma síndrome que ele mesmo e seus colegas enfrentavam. Composta por exaustão, frustração e isolamento, *burnout* identifica a reação ao intenso desgaste físico e mental pelo trabalho.[6]

Maslach e Jackson[7] descreveram a síndrome de *burnout* em três dimensões: exaustão emocional (sentimentos de "vazio"), despersonalização (atitude negativa, cínica com relação ao trabalho) e redução da realização pessoal/eficácia profissional (avaliação negativa das realizações no trabalho) como componentes adicionais.

No *burnout*, o esgotamento emocional pode ser considerado componente central da síndrome. Na compreensão do *burnout* como um processo adaptativo relacionado com o estresse, o desenvolvimento do *burnout* passa por várias fases, a partir de mais esforços para lidar com demandas externas, o que pode levar ao esgotamento mental e físico e aos estados afetivos desmotivadores e às queixas psicossomáticas e, finalmente, ao estado depressivo.[8]

O *burnout* parece ter se tornado um fenômeno de massa, recebendo atenção constante da mídia. Mais e mais pessoas estão faltando ao trabalho em decorrência do *burnout*. Mas esse conjunto de sintomas é uma doença claramente definida? Como o *burnout* é diferente da depressão? Muitas perguntas ainda não foram respondidas.

Entretanto, essa síndrome tem sido tema de estudos e de debates em congressos, como "*Physician heal thyself: workplace burnout among psychiatrists*", realizado no 159º Encontro Anual da American Psychiatric Association (APA), em 2006, em Toronto;[9] e "*The burnout crisis: Building a resilient clinician workforce for the future*"[10] no 171º Encontro Anual da APA, em 2018, em Nova York.

No entanto, do ponto de vista biológico, não importa se o estresse crônico é causado por condições de trabalho ou circunstâncias particulares ou ambos. Trata-se das consequências do estresse (crônico) para o funcionamento dos processos biológicos no organismo que também afetam os processos psicológicos e o comportamento social.[11,12]

TRABALHO

A palavra trabalho vem do latim *tripalium*, termo formado pela junção dos elementos *tri*, que significa "três", e *palum*, que quer dizer "madeira". *Tripalium* era o nome de um instrumento de tortura constituído de três estacas de madeira bastante afiadas e que eram comuns em tempos remotos na região europeia. Desse modo, originalmente, "trabalhar" significava "ser torturado".[13] No sentido original, os escravos e os pobres que não podiam pagar os impostos eram os que sofriam as torturas no *tripalium*. Assim, quem "trabalhava", naquele tempo, eram as pessoas destituídas de posses.

Importância do trabalho na vida

Conforme já mencionado, o trabalho é parte da vida da maioria das pessoas. Muitas vezes, o trabalho tem papel central na vida do indivíduo, contribui para sua maneira de ser, atribui-lhe uma identidade e torna-o útil dentro de seu contexto familiar e social.[14] Por meio do trabalho, a pessoa adquire independência econômica, além de reconhecimento. O trabalho traz o desenvolvimento e exerce papel fundamental na formação, na aquisição de conhecimentos, habilidades motoras e afetivas relativas à profissão.

O trabalho possibilita ao homem concretizar seus sonhos, alcançar seus objetivos de vida, além de ser um meio de expressão. O trabalho faz com que o indivíduo demonstre ações e iniciativas e desenvolva habilidades. E, com o próprio trabalho, ele poderá aperfeiçoá-las. O trabalho faz com que o homem aprenda a conviver com outras pessoas, com as diferenças, a não ser egoísta e pensar na empresa, não apenas em si.[15]

O trabalho faz com que o indivíduo aprenda a fazer algo com um objetivo definido, desde a época do trabalho escolar no colégio. Com isso, o ser humano começa a conquistar seu próprio espaço, além de respeito e consideração dos demais. Quando a pessoa realiza um trabalho bem-feito, também contribui para sua autoestima, sua satisfação pessoal e sua realização profissional.[14] Convém lembrar que o trabalho tem lugar fundamental na vida de uma pessoa: "O que você vai ser quando crescer?" – é a pergunta que sempre se faz às crianças. A profissão e o trabalho determinam grande parte de nossas vidas. O trabalho satisfatório causa prazer, alegria e, sobretudo, saúde. Trata-se de um investimento afetivo. O trabalho, para a maioria das pessoas, é a fonte de garantia de subsistência e de posição social. Muitas vezes, somos conhecidos por pertencer a uma categoria de trabalho. A profissão é louvável, merece respeito e consideração pela missão de quem exerce, de transmitir seu conhecimento e seu tempo na realização de tarefas laborais.

A evolução humana em todas as épocas, o desenvolvimento econômico, o avanço tecnológico e o progresso da ciência mostram que o trabalho do homem é indispensável à manutenção da vida, sob todos os aspectos. Seja na agricultura, provendo alimentação e sustentabilidade; na pesquisa, descobrindo novos fármacos para a cura de doenças; no campo tecnológico, possibilitando a criação de aparelhos e novos procedimentos para o emprego na Medicina; no transporte; na educação ou na comunicação – tudo ocorre por meio do trabalho do homem. Dejours[16] afirmou que o trabalho é o que determina uma perspectiva humana: são os gestos, o saber-fazer, o engajamento do corpo, a mobilização da inteligência, a capacidade de refletir, de interpretar e de reagir a diferentes situações, o poder de sentir, de pensar, de inventar etc.[16] Como o cantor Gonzaguinha destacou em sua música *Um homem também chora (guerreiro menino)*, "sem o seu trabalho o homem não tem honra, e sem a sua honra, se morre, se mata".

O trabalho é, portanto, muito mais do que um meio de subsistência do indivíduo e de sua família. É também um meio de desenvolver potencialidades, elevar a autoestima, sentir-se útil à sociedade e conquistar o respeito e a admiração de seus pares, amigos e familiares. Assim, o prazer é um dos objetivos de trabalhar, conforme assinalaram Ferreira e Mendes.[17] Ele resulta do sentir-se útil, produtivo, e aparece inseparável dos sentimentos de valorização e reconhecimento. O prazer no trabalho é vivenciado pelo sujeito quando este percebe que o trabalho realizado por ele é significativo e importante para a instituição e a sociedade.[17] No entanto, para realizar o trabalho, toda organização que objetive a produção de bens e serviços tem por base uma prescrição do trabalho, de como este deve ser. É o trabalho prescrito. Para Dejours,[16] as situações de trabalho são impactadas por acontecimentos inesperados, panes, incidentes, anomalias do funcionamento, incoerências organizacionais e imprevistos, provenientes tanto do material, das ferramentas e das máquinas quanto dos demais trabalhadores, colegas, chefes, subordinados, da equipe, da hierarquia e dos clientes. Além disso, haverá sempre uma lacuna entre o prescrito e a realidade concreta da situação. Por mais que seja bem organizada a instituição, o trabalho prescrito tal como foi definido inviabiliza a execução real do trabalho. Desse modo, o trabalhador necessita de certa flexibilidade para realizar sua tarefa, usando sua criatividade, seu saber ou sua experiência, e assim, conseguir realizá-la. De acordo com Ferreira,[18] convém chamar a atenção para o caráter de imprevisibilidade da atividade que requer, a cada instante, a inteligência criadora do indivíduo, e não pode ser interpretada como sinônimo de prazer no trabalho, pois pode haver fadiga e insatisfação ao mesmo tempo. Em segundo lugar, a ergonomia colocou em primeiro plano o valor do conhecimento do trabalhador como fator inesgotável de garantir a produtividade, a eficiência e a qualidade.[18] No entanto, as regras, a disciplina e os controles são elementos constitutivos do mundo do trabalho. O limite, a lei e a castração são preços a serem pagos por trabalhar. Ao mesmo tempo que o trabalho é estruturante psíquico, segundo Mendes e Araújo,[19] ele pode desestruturar o sujeito que não funciona com base no princípio da realidade.[19] Assim, a atividade pode interferir positiva ou negativamente nas vivências de prazer-sofrimento dos trabalhadores. Essa influência está sob duas dimensões: dimensão negativa, em que, quanto maior for o descompasso entre tarefa e atividade, maior será o custo humano do trabalho, potencializando as vivências de sofrimento; e dimensão positiva, na qual se dará o contrário – quanto menor o descompasso, menor o custo humano potencializando as vivências de prazer.[20]

Trabalho e saúde mental

Segundo a Organização Mundial da Saúde (OMS), estima-se que, entre a população trabalhadora ativa, haja 30% de portadores de transtornos mentais leves, e 5 a 10% de pessoas com transtornos mentais graves. Os transtornos mentais relacionados com o trabalho são as doenças que afastam por mais tempo os trabalhadores e ocupam o segundo lugar de causas de auxílio-doença e a mesma posição para incapacidade permanente ou invalidez.[21]

Os problemas de saúde mental, como depressão e ansiedade, são de grande preocupação para a Saúde Pública. O peso dos problemas de saúde mental pode levar a várias consequências adversas para o indivíduo e sua família, bem como para a sociedade como um todo. Os custos pessoais são maiores, com redução da qualidade de vida e das condições laborais adequadas do indivíduo para o trabalho.[22]

A importância do estudo de Cipriani et al.[23] é realçada por dados apontando que os transtornos psiquiátricos respondem por 22,8% da carga global de doenças, com destaque para a principal causa dessa deficiência: a depressão. Esta tem aumentado substancialmente desde 1990, em grande parte impulsionada pelo crescimento populacional e pelo envelhecimento.[24] Com uma estimativa de 350 milhões de pessoas afetadas globalmente, acredita-se que o ônus econômico dos transtornos depressivos seja superior a 210 bilhões de dólares apenas nos EUA, dos quais aproximadamente 45% são atribuíveis a custos diretos, 5% a custos relacionados com suicídio e 50% com custos no local de trabalho (Figura 39.1).[25]

Depressão e transtornos de ansiedade custam à economia global 1 trilhão de dólares a cada ano, de acordo com países e parceiros de desenvolvimento que discutiram o caminho a ser seguido, durante os eventos do Banco Mundial/OMS.[26] Cada dólar investido na ampliação do tratamento para depressão e ansiedade leva a um retorno de quatro dólares em melhor saúde e capacidade de trabalho, conforme um novo estudo liderado pela OMS. Pela primeira vez, estimou-se que haja benefícios de saúde e econômicos ao se investir no tratamento dos tipos mais comuns de doença mental. Isso é um forte argumento para um maior investimento em serviços de Saúde Mental em países de todos os níveis de renda. Margaret Chan, diretora-geral da OMS, pronunciou-se a respeito do assunto: "Precisamos agora encontrar maneiras de garantir que o acesso aos serviços de Saúde Mental se torne uma realidade para todos os homens, mulheres e crianças, onde quer que eles vivam."[26]

Um grande desafio para os sistemas de Saúde, tanto nos países desenvolvidos quanto naqueles em desenvolvimento, é a necessidade de tratar os pacientes, otimizando recursos e melhorando os cuidados gerais de saúde em saúde mental (Figura 39.2).

A inserção desse conceito de adoecimento e sua relação com o trabalho e sua interdisciplinaridade geram as diversas discussões e críticas sobre as causas de atuação do trabalho sobre o psiquismo.

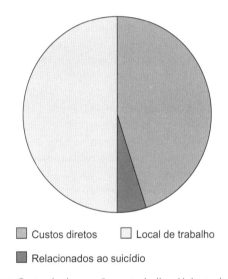

Figura 39.1 Custo da depressão no trabalho. (Adaptada de WHO, 2017.)[25]

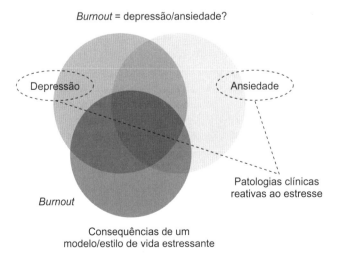

Figura 39.2 Ilustração da correlação entre depressão, ansiedade e burnout. (Adaptada de Wiegner et al., 2015;[27] Bianchi et al., 2016.)[28]

Deve-se destacar, contudo, que as teorias atuais encontram respaldo no pensamento grego e em seus mitos, que desde a Antiguidade definem como adoecedor um trabalho inexequível, exaustivo e principalmente anulador do desejo, expresso por meio do sentido do trabalho e do sentimento de realização da atividade realizada. Na atualidade, o desejo, marcado pela subjetividade, deve encontrar espaço na objetividade dos processos e metas impostos e necessários na organização do trabalho.

Quando o trabalhador deixa de vivenciar o prazer e experimenta o sofrimento em decorrência do esgotamento profissional, ele pode apresentar um quadro sindrômico conhecido como burnout.

DESCRIÇÃO DA SÍNDROME DE *BURNOUT*

O psicanalista teuto-americano Herbert Freudenberger definiu *burnout* como "um estado de fadiga ou frustração surgido pela devoção a uma causa, por uma forma de vida ou por uma relação que fracassou no que diz respeito à recompensa esperada".[6] Freudenberger notou o desgaste físico e emocional dos profissionais que trabalhavam com dependentes químicos em uma clínica. No estudo, ele revelou ter experimentado o *burnout*. Assim, denominou o que era "sentir esse estado de *burnout*"; questionou o que era *burnout*; quais eram os sinais; quais tipos de personalidades eram mais propensos que outros; e por que se mostrava um fenômeno tão comum entre os colegas da clínica. Também levantou se acometia trabalhadores voluntários e contratados diferentemente; o que poderia ser feito após o início do *burnout*; e quais defesas poderiam ser construídas no indivíduo e no meio de trabalho contra o que Freudenberger chamou de "sério risco ocupacional".[6]

Para Freudenberger, *burnout* significava "queimar", "falhar", "ficar exausto por demandas excessivas de energia, força e recursos".[6] Era exatamente o que acontecia com os *staffs* da clínica. Descreveu que o *burnout* se manifestava de diferentes modos sintomáticos e variava de pessoa para pessoa e que, geralmente, ocorria após o primeiro ano de trabalho. No estudo, alguns voluntários apresentavam uma perda progressiva de energia e sintomas de ansiedade e depressão até chegarem ao esgotamento. Tornavam-se menos sensíveis e compreensivos, desmotivados e até agressivos com relação aos doentes, adotando um tratamento distanciado e com tendência a culpá-los por seus próprios problemas. Desse modo, associou-se o *burnout* aos trabalhadores sociais, de Saúde e demais profissões com grande contato humano.

Entre os sintomas do *burnout*, estão: exaustão, fadiga, cefaleia e distúrbios gastrintestinais, insônia. Há também alterações no comportamento como irritação, labilidade emocional e choro fácil. Tal sintomatologia pode advir de um quadro depressivo e não propriamente de um estado de *burnout*, o que, por vezes, leva ao reconhecimento equivocado da síndrome.[29] Outros sintomas compõem o *burnout*, como: acessos de fúria com gritos, paranoia, sentimento de onipotência, aumento da autoconfiança em poder fazer o que julga que os demais não são capazes, teimosia e inflexibilidade.

Em 1986, a psicóloga Christina Maslach estudou a despersonalização de como os profissionais de Saúde misturam a compaixão com o distanciamento emocional e evitam o envolvimento com a enfermidade ou patologia que o paciente apresenta, utilizando a "desumanização em defesa própria". Ou seja, é o processo de proteger a si mesmo contra situações estressantes, de maneira despersonalizada. A síndrome de *burnout* é composta por três dimensões:[30]

- **Esgotamento emocional ou exaustão**: tensão básica com sensações de sobre-esforço e de não poder dar mais de si em termos afetivos. Ela se produz como consequência das contínuas interações que o profissional deve manter com as pessoas e seus colegas de trabalho. O profissional sente a energia e os recursos emocionais de que dispõe se exaurirem como resultado do intenso contato diário com os problemas de outras pessoas
- **Despersonalização ou cinismo**: desenvolvimento de sentimentos negativos e de atitudes cínicas com relação às pessoas para quem o profissional presta serviços. Há ausência de sensibilidade, manifestada como endurecimento afetivo, e "coisificação" das relações interpessoais, excessivo distanciamento das pessoas, silêncio, atitudes depreciativas e tentativas de culpar os outros pela própria frustração
- **Baixa realização pessoal ou ineficácia**: representa a avaliação que o indivíduo realiza de seu desempenho ocupacional e pessoal. Reflete-se em perda de confiança em suas próprias realizações, com autoconceito negativo.

A pessoa com essa síndrome mostra dúvidas em suas próprias capacidades, nervosismo e fadiga, dificuldade de se concentrar em tarefas e preocupação excessiva com trivialidades. Além disso, tende a imaginar cenas negativas, perturbadoras ou assustadoras e apresenta depressão.[31]

Atualmente, o termo não se refere apenas às profissões de ajuda, às consequências do estresse grave ou ao lado sombrio do autossacrifício. Parece que pode afetar qualquer pessoa, desde carreiristas e celebridades estressadas até funcionários sobrecarregados e donas de casa.

A exaustão emocional é citada em muitos trabalhos como o primeiro sintoma da síndrome, motivada pelo excesso de trabalho, gerando intensas demandas interpessoais com consequente redução dos recursos emocionais para seu enfrentamento.[30] As sensações de desgaste, perda de energia e exaustão são importantes características, e o profissional é incapaz de recuperar a energia após uma noite de sono, necessária para um novo dia de trabalho.[32]

A despersonalização inicia com mudança de comportamento e atitudes cínicas, ocorrendo certo distanciamento dos colegas de trabalho, dos clientes e/ou do próprio trabalho, com sentimentos de ineficiência e insensibilidade.[30]

A falta de perspectiva em relação à carreira, associada ao sentimento de falta de competência caracterizada pela baixa realização pessoal, pode levar à baixa autoestima.[30] Todos esses fatores podem existir em diferentes níveis, tornando a síndrome contínua e heterogênea.[32]

Na análise dos correlatos motivacionais do vício em trabalho, engajamento no trabalho e *burnout*, encontramos os seguintes pontos: funcionários viciados em trabalho trabalham duro porque são principalmente impulsionados ou empurrados por uma forte necessidade de provar a si mesmos e porque valorizam pessoalmente os resultados do trabalho, enquanto os funcionários engajados trabalham duro porque são atraídos principalmente por suas características inerentemente agradáveis e trabalho satisfatório. Por fim, os funcionários que sofrem de *burnout* não são pressionados nem puxados para o trabalho; em vez disso, eles se distanciam de seu trabalho. Embora as associações entre a regulação motivacional e o trabalho e bem-estar sejam mais complexas do que se previa, foi demonstrado que o vício em trabalho, o engajamento no trabalho e o *burnout* são fatores associados a um protótipo de regulação motivacional subjacente.[33]

Burnout é muitas vezes definido como um estado de exaustão em que os trabalhadores são cínicos sobre o valor de sua ocupação e duvidosos de sua capacidade de realizar. O núcleo do *burnout* consiste em exaustão (ou seja, o esgotamento dos recursos mentais) e cinismo (uma indiferença, atitude imparcial e desapegada em relação ao trabalho). O terceiro aspecto do esgotamento, falta de eficácia profissional, atualmente não é considerado um aspecto central do *burnout*[34] e não é examinado aqui. Em contraste, para funcionários viciados em trabalho e engajados, funcionários que sofrem de *burnout* são não empurrados ou puxados para o trabalho. Em vez disso, eles desenvolveram uma distância mental em direção ao seu trabalho. Os funcionários que sofrem de *burnout* estão mais insatisfeitos com seus empregos, são menos comprometidos com a organização, estão mais frequentemente planejando deixar a organização, estão mais ausentes e têm desempenho pior do que outros funcionários.[30] Além disso, o *burnout* está relacionado à saúde com queixas como depressão, queixas psicossomáticas, doenças cardiovasculares, distúrbios do sono, ansiedade e infecções agudas.[35]

PASSOS DO DESENVOLVIMENTO DA SÍNDROME DE *BURNOUT*

O *burnout* não aparece repentinamente como resposta a um estressor determinado, e sim após um longo tempo com um estressor crônico, aparecendo de maneira sequencial, composto por diversos estados sucessivos (Tabela 39.1).

As características dos sintomas de síndrome de *burnout* são definidas como: insônia, tensão, frustração, fadiga, dificuldade em tomar decisões, má eficiência no trabalho, diminuição da qualidade do trabalho, perda da imunidade, diminuição da libido, falta de apetite, esquecimento, dificuldade de concentração, insatisfação e diminuição da motivação para o trabalho. Além disso, há diversas alterações físicas, como alteração da pressão arterial, colesterol aumentado e diabetes tipo II, entre outras (Tabela 39.2).[21,36,37]

Os fatores de risco que causam *burnout* têm múltiplas etiologias.[38] Na literatura, raramente é feita a necessária distinção conceitual entre predispor, moderar, desencadear e perpetuar fatores. Algumas pesquisas têm colocado em primeiro plano o estresse relacionado com o trabalho e o sentimento de desamparo aprendido. Uma divisão em fatores etiológicos relacionados com a personalidade e o ambiente tem se mostrado plausível e praticável.[4,39] A precondição para o desenvolvimento do *burnout* é uma interação complementar de fatores imanentes na personalidade e aqueles condicionados pelo ambiente. O *burnout*, no sentido mais restrito, caracteriza-se por expectativas excessivas e idealistas.

O ritmo cada vez mais acelerado da onda econômica vem se traduzindo em maior estresse sobre a legião de assalariados no mundo inteiro. O clima de hipercompetitividade que reina em países como o Japão se alastrou de tal maneira pelo Primeiro Mundo que o *Oxford English Dictionary Online* (OED) incluiu, em sua sétima edição atualizada, o termo japonês *karoshi*, que significa "morte por excesso de trabalho ou por exaustão relacionada com o emprego".[40]

ESTRESSE E O MUNDO DO TRABALHO EM MUDANÇA

A expressão "o mundo do trabalho em mudança" engloba uma série de novos padrões de organização do trabalho, em vários níveis: as crescentes horas em frente à tela de um computador e o aumento do uso da tecnologia da informação e da comunicação no local de trabalho; a redução do quadro de funcionários, a terceirização, a subcontratação, as demissões, as reformas, as fusões e a globalização; as mudanças associadas ao padrão de emprego; a exigência de flexibilidade dos trabalhadores em

Tabela 39.1 Passos do desenvolvimento da síndrome de *burnout*.

Entusiasmo e dedicação cedem lugar a:
1. Frustração e raiva como resposta ao estresse pessoal, laboral e social
2. Desilusão quanto às atividades; trabalha-se mecanicamente, embora ainda com eficiência
3. Diminuição da produtividade e da qualidade do trabalho
4. Vulnerabilidade pessoal cada vez maior
5. Múltiplos sintomas físicos: dores de cabeça, dores nas costas, hipertensão etc.
6. Sintomas cognitivos: déficit de atenção e concentração
7. Diminuição da capacidade de decisão e de assertividade
8. Sintomas emocionais: irritabilidade, tristeza, depressão, ansiedade
9. Piora dos sintomas até chegar a uma sensação de esvaziamento e de "não ligar mais"

Tabela 39.2 Consequências físicas e emocionais da síndrome de *burnout*.

Consequências físicas
Dores musculares, dores de cabeça, cansaço, infecções, diabetes, tireoidite de Hashimoto, labirintite ou outras alterações físicas, dependendo da fragilidade individual

Consequências emocionais
Insônia, perda de apetite, choro excessivo, alterações de humor, angústia, rigidez, negativismo, ceticismo, irritabilidade, depressão

termos de número, função ou habilidade; o aumento do número de trabalhadores no setor de serviços; o crescimento da quantidade de trabalhadores mais velhos; o trabalho autorregulado; o trabalho em grupos etc.

As implicações dessas mudanças para os trabalhadores são: aumento de requisitos para a aprendizagem de novas destrezas; necessidade de adotar novas maneiras de trabalhar; pressão por produtividade e qualidade do trabalho; aumento de pressão temporal; exigências de maior competência, maior insegurança e menos benefícios; e menos tempo para os companheiros de trabalho e para socializar-se.[4] A mudança costuma ser citada como um risco psicossocial. Entretanto, não está claro se a mudança em si é estressante/perigosa ou se sua natureza possivelmente estressante decorre da incerteza e da falta de controle que ela geralmente representa.

Há evidências preliminares de que mesmo as mudanças pensadas para melhorar o ambiente de trabalho podem produzir o efeito oposto. No mundo do trabalho, essas mudanças aumentam a insegurança e criam uma imagem ambígua do que o futuro pode trazer.

Greenhalgh e Rosenblatt definem a insegurança no trabalho como uma falta de poder percebida para manter uma continuidade desejada, em uma situação de emprego ameaçada.[41] Considera-se a insegurança no trabalho um estressor, que gera um sentimento de ameaça ao indivíduo, que cria "defesas". A interpretação e a resposta do indivíduo podem envolver menor esforço para desempenhar bem sua função, sentir-se doente, buscar emprego em outro lugar, aumentar a habilidade para lidar com a ameaça e buscar mais interações com colegas para diminuir os sentimentos de insegurança.

Brenner propôs que a insegurança e a ameaça de instabilidade provocam maior mortalidade que o desemprego.[42] A ameaça de desemprego ou da perda de controle sobre as próprias atividades de trabalho pode ser suficientemente poderosa para contribuir com problemas psiquiátricos.

DIAGNÓSTICO INCERTO

Surpreendentemente, não há uma definição consistente na literatura do que seja, de fato, o *burnout*. Como resultado, não está claro o que é exatamente o *burnout* e como ele pode ser diagnosticado. Isso também torna impossível calcular sua prevalência.

O *burnout* não é considerado um diagnóstico médico ou psiquiátrico, tal como definido pelas últimas edições do *Manual Diagnóstico e Estatístico de Transtornos Mentais* da APA (DSM-IV, DSM-IV-TR e DSM-5). No entanto, é diagnosticado por médicos e clínicos em seus consultórios. Muitas vezes, por motivos de reembolso, utiliza-se o diagnóstico de *depressão* em vez de *burnout*.[43] Entretanto, o *burnout* tem um impacto individual, social e econômico muito alto. A síndrome do esgotamento profissional (*burnout*) é um sério problema de Saúde Pública, que aumenta a morbimortalidade por diversas causas, entre elas infarto, diabetes, depressão, acidente de trabalho e suicídio, além de estar diretamente relacionado com o absenteísmo.[44]

Reconhecida como risco ocupacional para profissões que implicam cuidados com a saúde, a educação e os serviços,[45-47] integra o Grupo V da *Classificação Internacional de Doenças* da OMS (CID-10), no item XII, dos Transtornos Mentais e do Comportamento Relacionados com o Trabalho: "Sensação de Estar Acabado" ("Síndrome de *Burnout*", "Síndrome do Esgotamento Profissional"), cujo código é Z73.0.[48]

Seguindo a CID-10, a CID-11, divulgada em 2018 para ser aprovada e implementada, deixa *burnout* fora do capítulo dos transtornos mentais, comportamentais ou do neurodesenvolvimento. Para a CID-11, *burnout* é uma síndrome resultante do estresse crônico no local de trabalho que não foi gerenciado com sucesso. Na linha da pesquisadora Christina Maslach, para a CID-11 o *burnout* caracteriza-se por três dimensões:

- Sentimentos de esgotamento ou esgotamento de energia
- Aumento da distância mental do emprego ou sentimentos de negativismo ou cinismo relacionados como trabalho de alguém
- Redução da eficácia profissional.

Ainda para a classificação, o *burnout* refere-se especificamente a fenômenos no contexto ocupacional e não deve ser aplicado para descrever experiências em outras áreas da vida. A associação entre estresse ocupacional e saúde mental tem sido cada vez mais pesquisada, em função dos índices crescentes de absenteísmo, incapacidade temporária, aposentadoria precoce e riscos à saúde relacionados com o trabalho.[49,50]

No Brasil, o Decreto nº 3.048 (6 de maio de 1999) aprovou o Regulamento da Previdência Social e, em seu Anexo II, trata dos Agentes Patogênicos causadores de Doenças Profissionais.[51]

O diagnóstico diferencial de *burnout* com doenças clínicas está mal definido, como: depressão (código de diagnóstico CID-10 F32.-), neurastenia (F48.0, também chamado de síndrome de fadiga), síndrome de fadiga crônica/encefalomielite miálgica benigna (G93.3), insônia (F51.0) ou transtorno de estresse pós-traumático (F43.1).[43] Além do trabalho, outros fatores contribuem para o desenvolvimento do quadro de estresse (CID-10 F43). Afinal, o homem é o homem e suas circunstâncias, segundo dizia José Ortega y Gasset (1883-1955). Portanto, para além da atividade laboral, existem inúmeros fatores causais para o estresse humano. Os sintomas psíquicos de estresse excessivo são: cansaço mental, dificuldade de concentração, perda de memória imediata, apatia e indiferença emocional, queda de produtividade, prejuízo da criatividade, percepção do desempenho insatisfatório, crises de ansiedade e humor depressivo, redução da libido e dano na qualidade de vida, entre outros.

Os transtornos mentais, de modo geral, caracterizam-se por gênese multifatorial, ou seja, genotípica que pode sofrer influência fenotípica.[29] Por isso, o contexto do trabalho é um importante determinante da saúde mental do trabalhador, com influências benéficas ou nocivas. É impossível, portanto, determinar um quadro sintomático, estabelecer um diagnóstico e fazer correlação com atividade laborativa sem que se tenha realizado o estudo do contexto do trabalho.[52] Kaschka et al.[53] alertam sobre a inexistência de estudos controlados de alta qualidade sobre a síndrome de *burnout* e, ainda, que um instrumento de diagnóstico padronizado e internacionalmente aceito com uma escala de classificação validada deve ser desenvolvido. Existe também a necessidade de estudos epidemiológicos e econômicos de saúde sobre a prevalência, a incidência e o custo do *burnout*. A etiologia e a patogênese do *burnout* devem ser estudadas com especial atenção quanto ao possível papel dos fatores neurobiológicos. Para isso, os tratamentos devem ser estudados sistematicamente para que seus efeitos possam ser julgados com alto nível de evidência. Em vista da atual falta de conhecimento sobre o que se chama *burnout*, o termo não deve ser usado como diagnóstico médico ou como base para decisões relacionadas com a deficiência ou outras questões socioeconômicas.[53]

Na recém-lançada *Classificação Internacional de Doenças* (CID-11), quando houver diagnósticos de transtornos de ajustamento, transtornos relacionados ao estresse, transtornos ansiosos e transtornos do humor, a síndrome de *burnout* não deverá ser diagnosticada. Portanto, se situações de trabalho estressantes e mal gerenciadas já levaram à eclosão de algum transtorno psiquiátrico, o código de "*burnout*" não pode mais ser utilizado.

A CID-11 destaca o caráter ocupacional da síndrome, mas a mantém dentro dos *Fatores que influenciam o estado de saúde e o contato com os serviços de Saúde*. Assim, não é considerada uma doença ou transtorno em si, mas sim uma condição pré-adoecimento, que poderá levar a um adoecimento mental se não identificada, prevenida e manejada de maneira adequada.

Diversas críticas pertinentes são realizadas ao conceito de *burnout*. Vaz de Lima[54] destaca, entre outros fatores, a falta de caracterização semiológica para que se estabeleça o diagnóstico em si, como também de hipóteses diagnósticas diferenciais.

Ainda assim, a síndrome não perde relevância. A busca por um trabalho ativo e que não impacte negativamente na saúde mental é meta não só para empregados como para empregadores, que visam estabelecer regras para um ambiente de trabalho ativo e de estímulo à saúde e à inovação.[55]

Na avaliação clínica, deve-se realizar anamnese cuidadosa, e é imprescindível detalhar, além da história da moléstia atual e seus correlatos, o histórico profissional e todos os possíveis fatores psicossociais de risco no ambiente de trabalho, como forma de organização do trabalho atual, presença ou não de jornadas exaustivas, exigência de produtividade inatingível, monotonia e repetitividade, trabalho em turno alternado, salário não condizente com as demandas exigidas, objetivos e metas abusivos, falta de um plano de carreira ao colaborador, não reconhecimento do esforço empreendido e impossibilidade de socialização e estabelecimento de relacionamentos interpessoais.[56]

A análise das características do indivíduo também é fundamental. Trigo et al.[22] destacam que indivíduos com superenvolvimento, pessimistas, perfeccionistas, com alta expectativa e idealismo em relação à profissão, os que têm *locus* de controle externo, os controladores, os passivos e os de padrão de personalidade tipo A (competitivo, esforçado, impaciente, com excessiva necessidade de controle das situações e dificuldade em tolerar frustrações) são mais propensos ao desenvolvimento da síndrome.

O raciocínio clínico somado à anamnese minuciosa permitirá a conclusão de hipótese diagnóstica assertiva e sua etiologia, e, consequentemente, ao tratamento mais adequado ao caso.

Caracterizar as diversas situações de vida e sua passagem para o desenvolvimento de um distúrbio mental é tarefa árdua entre os profissionais de Saúde. Franco da Rocha[57] destaca que "traçar a linha divisória entre razão e loucura é tarefa inexequível no estado atual das Ciências Médicas. Entre a razão e a loucura há uma zona de gradações tão sutis, que impedem a limitação justa – tal seria a definição – entre um e outro estado".

MULTIDIMENSIONALIDADE E DESENVOLVIMENTO DE *BURNOUT*

Embora várias definições tenham sido propostas para o *burnout* no trabalho, a definição de Maslach et al. é a mais utilizada e amplamente aceita na literatura de saúde ocupacional.[30] De acordo com essa definição tridimensional, o *burnout* é considerado uma síndrome caracterizada por exaustão, cinismo e redução da eficácia profissional ou baixa realização profissional, configurando a tríade.

A exaustão refere-se a sentimentos de sobrecarga, cansaço ou fadiga crônica resultantes da sobrecarga de trabalho. O cinismo está relacionado à atitude negativa em relação ao trabalho, perdendo o interesse por ele e a concepção do significado do trabalho. Em decorrência da ênfase do setor humano no fenômeno de *burnout*, o cinismo foi anteriormente rotulado como despersonalização, referindo-se especificamente ao afastamento psicológico dos relacionamentos e ao desenvolvimento de uma atitude insensível em relação ao trabalho e às pessoas afetadas.[58] A redução da eficácia profissional é descrita como perda de competência e produtividade e sentimento de realização no trabalho. Essa definição, seguindo a redação da MBI-General Scale[30] foi reconhecida pela OMS (2019) em seu anúncio da inclusão do *burnout* como um fenômeno ocupacional em sua próxima *Classificação Internacional de Doenças*, 11ª revisão (CID-11).

Embora os três sintomas tenham sido amplamente aceitos para descrever a síndrome de *burnout*, sua independência *versus* dependência um do outro foi discutida.[30,59]

O modelo de processo proposto afirma que a exaustão sustentada é o primeiro e principal sintoma de *burnout*, que se desenvolve em virtude das altas demandas do trabalho.[35] A exaustão é reivindicada para reduzir o envolvimento por meio da capacidade prejudicada de manter a atenção ou a conexão emocional, levando ao aumento do cinismo. Quando os sentimentos de cinismo persistem, é improvável que os funcionários sintam que realizaram algo ao completar tarefas, e podem perceber a eficácia pessoal reduzida. Assim, o modelo de processo afirma que a exaustão sustentada contribui para o cinismo que, por sua vez, prejudica a eficácia profissional.

Outros modelos[60] apresentam os sintomas de *burnout* na ordem oposta. Desse modo, o desenvolvimento do *burnout* segue várias sequências de fases, mas o principal ponto de partida do processo de *burnout* seria o cinismo. Sentimentos de cinismo prejudicam o desempenho e a identificação com pessoas e processos no trabalho, afetando a percepção de realização. Nesse modelo, o desenvolvimento da exaustão é considerado a fase final em resposta ao aumento do cinismo e à diminuição da eficácia profissional. Assim, nesse modelo[35] considera-se que o *burnout* segue a ordem causal do cinismo, redução da eficácia profissional e exaustão.

Por fim, propuseram uma combinação dos dois modelos com base em sua análise exploratória. Da mesma maneira que o modelo de processo,[34,59] eles consideram que o cinismo se desenvolve a partir da exaustão.[59] No entanto, também consideraram que a eficácia pessoal reduzida se desenvolve independentemente do cinismo. De fato, afirmam que a sensação de realização pessoal reduzida é diretamente evocada pela exaustão.[35] O modelo compreende, assim, dois pressupostos teóricos sobre a ordem causal dos sintomas de *burnout*: o efeito da exaustão tanto no cinismo quanto na redução da eficácia pessoal.

PREDITORES DE *BURNOUT* RELACIONADOS AO TRABALHO

Como antecedentes do *burnout*, os três tópicos a seguir são frequentemente mencionados:[30,59] (1) condições de trabalho desfavoráveis; (2) funcionários decididamente motivados com altas expectativas internas em relação ao trabalho; e (3) estratégias de enfrentamento insuficientes e gerenciamento malsucedido do estresse no trabalho.

As *condições de trabalho desfavoráveis* são consideradas um dos principais motivos de *burnout*, de acordo com a recente classificação da CID-11 da OMS, lançada em 2019.[61]

Hipótese 1. Um vasto corpo de pesquisa mostrou que o *burnout* começa a se desenvolver em condições de trabalho em que as demandas (p. ex., carga de trabalho, pressões de tempo) são altas e os recursos (p. ex., suporte e *feedback* de gerentes e colegas) são insignificantes.[30]

Hipótese 2. Uma carga de trabalho pesada é considerada o principal fator de risco identificado na definição de *burnout*.[62] Além disso, a teoria das demandas-recursos do trabalho (JD-R, do inglês *Job Demands-Resources*) pressupõe que o *burnout* resulta de altas demandas de trabalho, sejam elas quantitativas (pressões de tempo) ou qualitativas (emocional, cognitiva).[60] Por definição, demandas de trabalho são aspectos de um trabalho que exigem esforço cognitivo ou emocional.[63] Em geral, as metanálises e revisões sistemáticas publicadas apoiam a noção de que o *burnout* seja uma resposta à carga de trabalho. A alta carga de trabalho estava positivamente relacionada a todos os sintomas de *burnout*: exaustão, cinismo e eficácia profissional reduzida.[64-66]

Hipótese 3. Os funcionários que experimentam baixos recursos de trabalho (ou seja, baixo controle do trabalho e clima organizacional pouco favorável) provavelmente pertencerão ao perfil de desenvolvimento de *burnout* que se origina do alto cinismo.

A teoria JD-R, que foi inspirada nas teorias de *design* de trabalho e estresse no trabalho, combina as duas tradições de pesquisa e explica como as demandas de trabalho e os recursos (de trabalho e pessoais) têm efeitos únicos e multiplicativos sobre o estresse e a motivação no trabalho. Além disso, propõe efeitos causais reversos: enquanto funcionários esgotados podem criar mais demandas de trabalho ao longo do tempo, trabalhadores engajados mobilizam seus próprios recursos de trabalho para permanecer engajados.[67]

A teoria JD-R sugere que tanto as demandas de trabalho quanto os baixos recursos do trabalho são propícios ao *burnout*. As demandas particularmente altas são fatores de risco para exaustão, e baixos recursos de trabalho caracterizam fatores de risco para o cinismo e a redução da eficácia profissional. Além disso, a teoria JD-R destaca que altas demandas de trabalho são o principal correlato para o processo de esgotamento iniciado pela exaustão, dando suporte à nossa segunda hipótese e em linha com resultados anteriores de *burnout* centrado na pessoa.[68]

Embora o clima organizacional de apoio possa ser argumentado como um recurso de trabalho igualmente importante para ambos os perfis de desenvolvimento de *burnout*, a incapacidade de definir suas próprias metas, decidir como realizar tarefas e priorizar o trabalho parecia ser o principal fator de gatilho e manutenção dos sentimentos de desmotivação e falta de realização, conforme descrito anteriormente, além de ser uma das necessidades básicas do trabalho.[69]

Identificar perfis de *burnout* tem importantes implicações práticas e teóricas. A exaustão levemente elevada, mas prolongada, pode levar ao aumento das experiências de cinismo e à redução da eficácia profissional. As demandas de trabalho desempenham papel crucial nesse processo de esgotamento iniciado pela exaustão. Como as intervenções de *burnout* e a reabilitação nem sempre são eficientes no tratamento do *burnout* grave e crônico,[70,71] é necessário dar muito mais ênfase à adoção de medidas proativas para evitar o esgotamento – por exemplo, aplicando horas de trabalho razoáveis, avaliando a carga de trabalho dos funcionários e promovendo oportunidades de recuperação. Por outro lado, intervenções de estresse destinadas a melhorar o controle do trabalho podem ser particularmente benéficas para o tratamento de baixo cinismo e eficácia profissional reduzida. Pesquisas anteriores mostraram que mudanças no controle do trabalho levam a vários resultados positivos, como aumento dos níveis de vigor,[72] o que seria um alvo desejável de prevenção e intervenção para funcionários desmotivados.[67]

Os resultados também mostram que a dimensão de eficácia profissional reduzida é um sintoma mais decisivo de *burnout*, ocorrendo concomitantemente com exaustão e cinismo a longo prazo, como tem sido sugerido na literatura.[67]

Fatores que podem influenciar a vulnerabilidade ao *burnout*

Os fatores que podem influenciar a vulnerabilidade ao *burnout* são circunstâncias, enfrentamento e padrões de pensamento disfuncionais.

- Circunstâncias: as circunstâncias podem levar a reações de estresse crônico quando não há possibilidades suficientes de recuperação. Em alguns casos, as pessoas têm uma influência muito limitada nas condições que causam estresse.[73,74] Pode-se pensar em uma combinação de uma atmosfera ruim no trabalho e o cuidado de um membro da família doente. O terapeuta e o paciente de *burnout* podem verificar se seria possível lidar com a situação de maneira diferente, pedindo mais apoio social ou estabelecendo limites

- Enfrentamento: um modo eficaz de lidar com problemas é tomar decisões de longo alcance, mas necessárias. Isso é algo que muitas pessoas acham difícil de fazer. Pode ser o caso, por exemplo, que em decorrência de mudanças no trabalho, alguém já não goste tanto de seu trabalho, mas não queira admitir para si mesmo ou não esteja totalmente ciente disso. O mesmo processo também pode desempenhar um papel na vida privada. Algumas pessoas parecem não ser nossos melhores amigos quando olhamos mais de perto. Outro dilema pode ocorrer quando alguém fez uma mudança de carreira e a vivenciaria como uma falha em reconhecer que esse trabalho não lhe convém e voltar em *status* social e salário. É essencial que um terapeuta confronte os clientes que estejam em descompasso entre desejos e possibilidades e também os ajude a tomar decisões dolorosas, mas necessárias. Melhorar as habilidades de enfrentamento também pode incluir aprender novas maneiras de resolver problemas, treinamento de habilidades sociais, gerenciamento de tempo e elaboração de tarefas[75]
- Padrões de pensamento disfuncionais: como resultado da educação e das experiências de vida, as pessoas desenvolvem pensamentos e expectativas sobre si mesmas, os outros e o mundo. Esses pensamentos podem ser funcionais se contribuírem para a felicidade e a capacidade de se adaptar às mudanças nas circunstâncias da vida. Os pensamentos são disfuncionais quando permitem que as pessoas entrem em padrões rígidos e não adaptativos e que contribuem para o estresse, problemas emocionais e padrões de comportamento destrutivos. Em pacientes com *burnout*, isso pode se expressar no perfeccionismo, na evitação de conflitos, na subassertividade, na ideia de sempre ter que provar a si mesmo ou em um senso excessivo de dever. A terapia cognitivo-comportamental pode ser eficaz para romper esses padrões disfuncionais, alterando padrões de pensamento disfuncionais e aprendendo novas habilidades sociais.

NEXO CAUSAL E CONCAUSALIDADE

O fundador de uma filosofia moderna da causalidade foi o escocês David Hume (1711-1776). Ele acreditava que causa é um evento seguido de outro e que, se o primeiro não tivesse acontecido, o segundo também não ocorreria.

Nexo causal é a relação indissociável entre causa e efeito, entre conduta e resultado. É representado pela equação *evento + dano = nexo causal*.[76] O dano exige a determinação do diagnóstico nosológico, que está relacionado com o diagnóstico etiológico e o diagnóstico diferencial.[52]

Para a determinação do nexo causal, conforme a Resolução do Conselho Federal de Medicina nº 1.488/98,[77] é dever do médico considerar: (a) a história clínica e ocupacional, decisiva em qualquer diagnóstico e/ou investigação de nexo causal; (b) o estudo do local de trabalho; (c) o estudo da organização do trabalho; (d) os dados epidemiológicos; (e) a literatura atualizada; (f) a ocorrência de quadro clínico ou subclínico em trabalhador exposto a condições agressivas; (g) a identificação de riscos físicos, químicos, biológicos, mecânicos, estressantes e outros; (h) o depoimento e a experiência dos trabalhadores; e (i) os conhecimentos e as práticas de outras disciplinas e de seus profissionais, sejam ou não da área da Saúde.[77]

Algumas classificações e critérios têm sido utilizados por médicos na análise e na determinação do nexo causal, sem, no entanto, atentarem para o adequado emprego dessas referências, como a Classificação de Schilling. Segundo Neves,[78] a Classificação de Schilling não admite a possibilidade de uma doença não apresentar uma relação com o trabalho. Qualquer que seja a doença, ela será classificada em um dos três grupos existentes:

- **Grupo I**: trabalho como causa necessária
- **Grupo II**: trabalho como fator contributivo, mas não necessário
- **Grupo III**: trabalho como provocador de um distúrbio latente, ou agravador de uma doença já estabelecida.

Asseverou Neves que essa classificação não foi desenvolvida com o objetivo de orientar a pesquisa de nexo causal entre trabalho e doença.[78] Além disso, seu uso para tais finalidades pode gerar distorções e levar a conclusões no sentido de que todas as doenças que um indivíduo venha a desenvolver durante sua vida produtiva são consequência do trabalho. Excetuando-se as doenças contidas no grupo I da Classificação de Schilling – doenças ocupacionais –, as demais ditas relacionadas com o trabalho podem se desenvolver sem qualquer influência do trabalho.[78]

Por ocasião de se afirmar que existe relação entre uma doença e a atividade laborativa, é preciso descrever os critérios de fundamentação, sob pena de estar incorrendo em uma opinião ou uma intuição mais ou menos vaga e, assim, fora da Ciência. A Ciência repele o indeterminado, segundo dizia Claude Bernard (1813-1878).

Em 1925, Muller e Cordonnier apresentaram sete critérios que posteriormente foram mais bem divulgados por Simonin.[76] Os sete critérios envolvem três aspectos essenciais: a sede (localização da lesão, doença e sequelas), o tempo (intervalo de aparecimento e continuidade evolutiva) e a explicação patogênica (a fisiopatologia das lesões e sequelas):

- Critério da verossimilhança científica
- Critério da certeza diagnóstica; natureza adequada à etiologia em causa
- Critério da integridade preexistente; exclusão da preexistência do dano
- Critério da adequação entre o evento e a sede da lesão/doença
- Critério da adequação temporal
- Critério do encadeamento anatomoclínico
- Critério de causa estranha ao evento.

Em 1965, Sir Austin Bradford Hill fez o primeiro discurso de presidente à recém-formada Seção de Medicina do Trabalho, publicado no *Proceedings of the Royal Society of Medicine*. Hill começou sua preleção apontando um problema fundamental para os membros da Seção: como eles poderiam efetivamente praticar medicina ocupacional preventiva sem uma base para determinar quais riscos ocupacionais acabariam causando doença e lesão? Ele perguntou: "Em quais circunstâncias pode-se passar de uma associação observada a uma certeza de causalidade?"[79]

Hill propôs nove "aspectos da associação" para avaliar os dados epidemiológicos tradicionais. Esses aspectos, que, a partir daí, se tornaram princípios fundamentais da inferência causal em epidemiologia, são conhecidos como Critérios de Bradford Hill. São eles: força de associação, consistência, especificidade, temporalidade, gradiente biológico, plausibilidade, coerência, experiência e analogia. Os critérios de Bradford Hill são utilizados para avaliar inúmeras relações hipotéticas entre exposições ocupacionais e ambientais e resultados da doença.[79]

Quanto à concorrência entre fatores "causais" no resultado de uma doença, é preciso compreender que apenas nas situações em que o trabalho, enquanto concausa de uma doença de natureza multifatorial, exerça papel relevante o suficiente na história natural dessa doença, pode-se afirmar que, sem a influência exercida pelo trabalho, a enfermidade não se manifestaria ou não teria sido grave.[78] A contribuição comprovada do trabalho para a formação da concausa pode ser classificada em três graus:[80]

- **Grau I**: contribuição leve ou baixa
- **Grau II**: contribuição média ou moderada
- **Grau III**: contribuição intensa ou alta.

A síndrome de *burnout* costuma ser pesquisada a partir da aplicação do *Maslach Burnout Inventory* (MBI), um questionário respondido pelo próprio sujeito, em que se aponta como ele se percebe com relação ao trabalho (esgotamento emocional, cansaço físico e mental, empatia/envolvimento com as pessoas que atende, recompensa salarial, realização profissional, sentimento pela profissão, sentimento de culpa/fracasso e sentido de utilidade de seu trabalho). Conforme o momento vivido pelo indivíduo, a resposta poderá mudar radicalmente. O MBI não deve ser aplicado para fins de diagnóstico, como já dito anteriormente.

O quadro sintomático e os sinais clínicos de transtorno mental, em conjunto, encerram um diagnóstico nosológico para o qual há tratamento indicado e, para o qual, cabe avaliar se há relação com o trabalho e demais fatores extralaborais. Para tanto, reforça-se, é indispensável estudar o contexto do trabalho e não se pode afirmar qualquer associação sem critérios fundamentados.

AJUSTE DO TRABALHO AO INDIVÍDUO

A carga de trabalho sustentável com metas alcançáveis, como ter algum controle sobre a tarefa, valores claros em um trabalho com sentido e sentimento de respeito e justiça social, e o combate à violência no trabalho, como assédio moral e discriminação, são fatores indispensáveis ao bem-estar laboral.

Fazem parte do conjunto de medidas de prevenção de acidentes, do estresse, da desesperança, da depressão e do suicídio no trabalho:

- Diagnóstico correto sobre a organização do trabalho e do transtorno que acomete o trabalhador
- Tratamento correto e adesão
- Intervenção do médico do trabalho enquanto gestor de segurança e saúde no trabalho (SST)
- Integração do médico do trabalho com os demais médicos especialistas e profissionais de SST
- Capacitação e treinamento em programa de reabilitação profissional
- Adaptação do trabalho ao indivíduo.

A World Psychiatric Association (no XVII Congresso Mundial, em 2017) recomenda às empresas adotarem políticas adequadas para a saúde e o bem-estar de seus funcionários, que garantam a implantação e a avaliação dessas políticas, incentivando gerentes e trabalhadores a atuarem juntos e se envolverem em todos esses processos.

INVESTIGAÇÃO DIAGNÓSTICA EM SAÚDE MENTAL DO TRABALHADOR

O estabelecimento da relação causal entre agravos à saúde mental e o trabalho é objeto de questionamentos entre os diferentes profissionais vinculados aos serviços de Saúde, aos órgãos previdenciários, aos sindicatos e aos serviços de Medicina e Segurança do Trabalho das empresas. Desse modo, há aqueles que defendem a premissa de que é impossível estabelecer nexo causal entre doença mental e trabalho, sob o argumento de "invisibilidade" dos sintomas psíquicos, atribuindo a estes um caráter exclusivamente subjetivo. Não é comum o reconhecimento, pelos órgãos previdenciários, de nexo causal entre o trabalho e um transtorno psíquico.

O campo de investigação das condições de trabalho é especialmente sensível às pressões históricas dos interesses sociais que se contrapõem, uma vez que toca no problema da produção econômica. Todos os trabalhadores podem estar expostos a agravos à sua saúde física e mental. Esses agravos são gerados pelas condições em que o trabalho é organizado. Assim, surge a urgência de se assumir, com o maior rigor científico que se possa ter e com profunda responsabilidade social, a análise dos fundamentos teóricos utilizados como ferramentas de defesa e promoção de práticas que possibilitem uma relação mais harmônica e menos lesiva entre o trabalhador e sua atividade.

A construção de um pensamento crítico no campo das Ciências da Saúde há de estar em permanente processo de recriação, razão fundamental para manter o alto grau de criatividade e renovação dos caminhos teóricos.[81] Portanto, ter instrumentos à mão que possibilitem reconhecer a precocidade de agravos ligados ao trabalho é de responsabilidade dos campos de saberes não só médicos, mas também daqueles cuja atenção está voltada às relações que cercam condições de trabalho/riscos de adoecimento, como a Psicologia, o Serviço Social, a Enfermagem, a Engenharia de Segurança e o Direito do Trabalho.

Em virtude de haver poucos profissionais de Saúde treinados especificamente para reconhecer ou prevenir doenças relacionadas com a ocupação, corre-se o risco de não se fazer a associação entre os riscos ocupacionais e a doença manifestada pelo trabalhador. Quando profissionais de Saúde falham em perguntar ao paciente sobre seu trabalho, as doenças podem ser incorretamente atribuídas a causas não ocupacionais; exames desnecessários podem ser solicitados; pacientes podem ser encaminhados a médicos especialistas despreparados para relacionar exposições ocupacionais à doença; e pode-se perder uma boa oportunidade de proteger outros trabalhadores em risco.[82]

A obtenção da história ocupacional é um momento importante do processo de construção das associações entre os sintomas principais do paciente e o trabalho, sendo seguida por questionamentos mais detalhados, se as respostas produzirem uma suspeita clínica. Para que se obtenham essas informações, convém ao profissional de Saúde fazer a anamnese ocupacional, de modo que as informações válidas e seguras sobre exposição ocupacional possam ser fornecidas sem sacrificar o tempo gasto com o indivíduo. Assim, evita-se, por exemplo, a prática de solicitar a pacientes que respondam a questionários antes de serem observados por um profissional de Saúde. Deveria ser uma prática comum entre os psiquiatras e demais profissionais de Saúde Mental incluir na entrevista uma simples pergunta: "Qual a sua profissão?"

Bernardino Ramazzini já salientava a importância da anamnese ocupacional ao dizer: "Considero oportuno e mesmo necessário lembrar ao médico que ele pode perguntar qual é a profissão de um paciente para investigar as causas de sua doença [...]." Trata-se, portanto, do primeiro instrumento do qual se pode lançar mão no processo de investigação dos agravos à saúde relacionados com o trabalho.[83]

Muito se tem discutido sobre as anamneses ocupacionais, propondo-se modelos que sejam completos. Convém ponderar, porém, que talvez não seja necessário um modelo exclusivo de anamnese ocupacional, e sim que as perguntas referentes ao tema sejam incorporadas às anamneses tradicionais. Pode-se naturalmente incluir itens sobre a história laboral do indivíduo, em conjunto com aqueles já comumente avaliados.

Assim, questões como condições de trabalho, medidas de proteção, descrição de um dia laboral, relações no local de trabalho e atividades exercidas anteriormente podem ser avaliadas quando se realiza uma entrevista em Saúde Mental. Por meio de uma anamnese ocupacional e laboral bem feita, o profissional de Saúde Mental poderá, mesmo sem visitar o local de trabalho, ser capaz de coletar dados sobre os tipos de exposições do ambiente do paciente. Na anamnese livre, a entrevista que busca a formulação de uma hipótese diagnóstica, deve-se atentar para alguns pontos essenciais à detecção da relação dos sinais e sintomas psíquicos com o trabalho:

- Perguntar sempre pelo trabalho do paciente
- Explorar os relacionamentos no trabalho e fora dele
- Considerar a história clínica e ocupacional, correlacionando com a história de vida
- Obter informações sobre as condições de vida (família, convívio atual, moradia, alimentação, trajeto)
- Obter informações fidedignas e completas da história ocupacional, explorando as datas e outros fatos importantes relativos a empregos anteriores. Pode-se usar a consulta às carteiras de trabalho do paciente como parte do roteiro
- No levantamento da história ocupacional, procurar compreender como o trabalhador vê sua trajetória profissional e as repercussões em sua saúde
- Quando o paciente detalhar a situação atual de trabalho, atentar também para: comunicação e relacionamentos interpessoais, conhecimento do processo de trabalho, controle sobre o trabalho, natureza e conteúdo das tarefas e reconhecimento social
- Ao abordar as condições de trabalho, identificar cada uma, qualificar e apontar fontes, tipo e tempo de exposição ao calor ou ao frio, à vibração, à umidade, à iluminação inadequada, às radiações ionizantes e não ionizantes, ao ruído, às substâncias químicas neurotóxicas e aos agentes biológicos, entre outros
- Perguntar sobre condições de higiene e ventilação
- Indagar sobre as características do posto de trabalho: mobiliário, equipamentos, instrumentos, materiais etc.
- Com relação à organização do trabalho, abordar: horário de trabalho, turnos (fixo, alternado, noturno), escalas, pausas, horas extras, ritmo de trabalho, política de pessoal existente na empresa, quantidade de trabalho versus número de trabalhadores, tipo de vínculo empregatício e treinamento recebido
- Buscar compreender as exigências físicas (esforços físicos, movimentos repetitivos e posturas adotadas), mentais (níveis de vigilância, atenção concentrada, memória imediata e de curto e longo prazo, quantidade de informações a processar, tomada de decisões etc.) e psicoafetivas (elementos afetivos e relacionais) que o trabalho requer, bem como a possibilidade de utilização das aptidões e potencialidades
- Na descrição da atual situação laboral, além de uma detalhada e acurada descrição das atividades do indivíduo, é importante localizar os momentos exatos em que este começa a perceber mudanças em si e problemas que dificultam sua atuação no trabalho e fora dele
- Abordar também as percepções do trabalhador sobre os riscos ocupacionais
- Considerar a existência de riscos combinados e simultâneos nas situações de trabalho, com seus sinergismos e outras possíveis interações
- Além da queixa principal trazida pelo paciente, pode-se usar uma *checklist* de sintomas com prevalência reconhecidamente maior na população trabalhadora em geral, como fadiga, tensão muscular, transtornos do sono e irritabilidade, ou buscar uma *checklist* específica para a hipótese diagnóstica em questão
- Atentar para o uso abusivo de substâncias psicoativas
- Perguntar sobre como o paciente sente a relação entre seu trabalho e os sintomas apresentados. Essa pergunta possibilita ao indivíduo fazer uma reflexão e uma síntese sobre as formas de como o trabalho o afeta também subjetivamente.

Segundo Lima,[84] a investigação diagnóstica compreende busca de evidências epidemiológicas. Elas revelam a incidência de alguns quadros em determinadas categorias profissionais ou grupo de trabalhadores; o resgate da história de vida de cada trabalhador e as razões que apontam para seu adoecimento; o estudo do trabalho real; a identificação de mediadores que permitam compreender concretamente como se dá a passagem entre a experiência vivida e o adoecimento; e uma complementação com informações decorrentes de exames médicos, psicológicos e sociais.[84]

A partir dos dados iniciais, pode-se pensar em uma rotina de outros dispositivos de investigação (como exames complementares) que estabeleçam o nexo causal entre adoecimento e atividade laboral. Para a consolidação do nexo causal com o trabalho, diferentes técnicas podem ser combinadas. Podem-se usar entrevistas com maior ou menor estruturação e/ou testes psicológicos.

Uma entrevista estruturada segue rigidamente uma sequência de perguntas com respostas fechadas, do tipo múltipla escolha. Na entrevista semiestruturada, há um roteiro de perguntas fixas com respostas abertas. Nas entrevistas não estruturadas, têm-se as entrevistas livres com poucas perguntas, mas bastante amplas, ou totalmente livres. No entanto, é importante um roteiro de perguntas dirigidas, para que não seja esquecido algum ponto importante.

A entrevista em Saúde Mental do trabalhador pode ser composta por uma combinação desses tipos de entrevistas, procurando-se sempre respeitar ao máximo a maneira como o trabalhador constrói seu discurso, anotando as frases mais significativas dos relatos do trabalhador. Os testes psicológicos vão de inventários ou questionários adaptados, validados e padronizados (p. ex., inventário ansiedade estado-traço, escalas Beck de depressão) a testes projetivos.

A relação dos episódios depressivos com o trabalho pode ser sutil, como as decepções sucessivas em situações de trabalho frustrantes, as perdas acumuladas ao longo dos anos de trabalho, as exigências excessivas de desempenho cada vez maiores, geradas pelo excesso de competição, implicando ameaça permanente de perda do lugar na hierarquia da empresa, e a perda efetiva da posição ocupada ou do posto de trabalho, no caso de demissão.

Em vários estudos de diferentes países, a situação de desemprego prolongado está associada ao desenvolvimento de episódios depressivos.[85] Estudos comparativos controlados mostraram prevalências maiores de depressão em digitadores, operadores de computadores, datilógrafos, advogados e profissionais da educação especial.

Deve-se diferenciar *burnout*, uma resposta ao estresse laboral crônico, de outras formas de resposta ao estresse. A síndrome de esgotamento profissional envolve atitudes e condutas negativas com relação a usuários, clientes, organização e trabalho; é uma experiência subjetiva que acarreta prejuízos práticos e emocionais para o indivíduo e a empresa. O quadro tradicional de estresse não envolve essas atitudes e condutas. É o esgotamento pessoal que interfere na vida do indivíduo, mas não de modo direto, na sua relação com o trabalho.

O diagnóstico de síndrome de esgotamento profissional, ou *burnout*, implica uma história laboral característica, com grande envolvimento subjetivo com trabalho, função, profissão ou empreendimento assumido. Desse modo, muitas vezes, ganha o caráter de missão; além de sentimentos de desgaste emocional e esvaziamento afetivo (exaustão emocional); queixa de reação negativa, insensibilidade ou afastamento excessivo do público que deveria receber os serviços ou cuidados oferecidos pelo trabalhador (despersonalização); e queixa de sentimento de diminuição da competência e do sucesso no trabalho.[86] Geralmente também estão presentes sintomas inespecíficos, como insônia, fadiga, irritabilidade, tristeza, desinteresse, apatia, angústia, tremores e inquietação, o que caracteriza síndrome depressiva e/ou ansiosa. O diagnóstico dessas síndromes, associado ao preenchimento dos critérios anteriores, leva ao diagnóstico de síndrome de esgotamento profissional. Essa síndrome pode estar associada a maior suscetibilidade para doenças físicas, uso de álcool ou de outras substâncias para a obtenção de alívio dos sintomas, bem como suicídio.

A síndrome afeta, principalmente, profissionais da área de serviços ou "cuidadores" quando em contato direto com usuários, como os profissionais de Educação e de Saúde, policiais, assistentes sociais e agentes penitenciários, entre outros.

Ultimamente, tem aumentado a prevalência da síndrome de esgotamento profissional em indivíduos provenientes de ambientes de trabalho que passam por transformações organizacionais, como as dispensas temporárias, a diminuição da semana de trabalho, sem reposição de substitutos e o enxugamento – a chamada "reestruturação produtiva". O risco da síndrome de esgotamento profissional é maior em todos aqueles que vivem a ameaça de mudanças compulsórias na jornada de trabalho e o declínio significativo na situação econômica. Os fatores de insegurança social e econômica aumentam o risco (incidência) de esgotamento profissional em todos os grupos etários.

Em geral, os fatores relacionados com o trabalho estão mais fortemente ligados ao transtorno que os aspectos biográficos ou pessoais. Os mais importantes fatores laborais predisponentes da síndrome são: papel conflitante, ausência de suporte social e perda de controle ou autonomia.

Os fatores determinantes do *burnout* ou da síndrome de esgotamento profissional podem ser classificados, segundo a CID-10, como "problemas relacionados com o emprego e o desemprego: ritmo de trabalho penoso" (Z56.3) ou "outras dificuldades físicas e mentais relacionadas ao trabalho" (Z56.6).

ESCALAS SOBRE *BURNOUT*

O *Maslach Burnout Inventory* (MBI), inclusive suas versões específicas e subescalas, consiste no instrumento mais comumente utilizado. É aplicado na maioria das pesquisas sobre *burnout*, embora os pesquisadores tenham se preocupado com algumas das limitações psicométricas dessa escala (p. ex., redação dos itens da escala), bem como com a conceituação limitada de *burnout*. O MBI apresenta diversas versões: a original para Serviços Humanos (MBI-HSS); uma para trabalhadores ligados à área de Educação (MBI-ES); uma para estudantes (MBI-SS); e uma desenvolvida, em 1996, para abranger todas as profissões (MBI-GS). Atualmente, já se sabe que a ocorrência da síndrome de *burnout* não se restringe a determinadas profissões. Isso porque os estressores podem estar presentes em qualquer local de trabalho.[30]

A fim de superar críticas do MBI, desenvolveu-se um instrumento alternativo para mensurar a síndrome de *burnout*: a escala *Oldenburg Burnout Inventory* (OLBI), criada por Evangelia Demerouti, em 1999. Essa escala é formada por dois fatores (exaustão e desligamento do trabalho),[87] e pode ser aplicada em qualquer contexto ocupacional. O OLBI é semelhante ao MBI-GS. Ambos os instrumentos foram formulados para refletir a conceituação de *burnout* sem restrição às profissões, com perguntas que se aplicam a qualquer grupo ocupacional.[88] No OLBI, a exaustão é definida como uma consequência da intensa pressão, afetiva e física, ou seja, como uma consequência a longo prazo a certas exigências desfavoráveis de trabalho. A dimensão "desligamento do trabalho" refere-se a distanciar-se do objeto e do conteúdo do trabalho, particularmente com respeito à identificação com o trabalho e à vontade de continuar na mesma profissão.

Posteriormente, Halbesleben e Demerouti desenvolveram uma medida alternativa de *burnout*, também chamado *Oldenburg Burnout Inventory* (OLBI).[89] O objetivo foi desenvolver evidências para a validade e a confiabilidade de uma tradução em inglês do OLBI. Assim, esse estudo está entre os primeiros estudos de validação do OLBI, e o primeiro a avaliar as características do OLBI em uma amostra em língua inglesa. Usando dados de 2.599 funcionários em duas amostras dos EUA (uma generalizada de adultos que trabalham e outra de funcionários do corpo de bombeiros), a análise fatorial confirmatória sugeriu que o OLBI pode ser alternativa viável ao MBI-GS. Demonstrou-se confiabilidade aceitável (confiabilidade teste-reteste e consistência interna), bem como validade fatorial, convergente e discriminante. Discutiram-se as implicações do estudo para a medição e a conceituação de *burnout*, sugerindo várias direções de pesquisa que resultam das descobertas. O OLBI oferece aos pesquisadores medida alternativa de *burnout* com formulação equilibrada, que também pode ser usada para avaliar o fenômeno oposto (engajamento) e fornecer conceituação expandida do componente de esgotamento do *burnout*. Há a versão em português do OLBI.[90]

PERSONALIDADE PADRÃO TIPO A

Em 1910, o médico William Osler enfatizava as características da profissão de médico, como trabalho contínuo, rotineiro e de extrema responsabilidade, as quais eram responsáveis pelo aparecimento dos sintomas anginosos relatados pelos médicos que padeciam da doença aterosclerótica.[91] Portanto, observa-se a associação estresse/doença coronariana, inicialmente, nos próprios médicos. A raiva em médicos foi discutida como produto secundário ao estresse, e a primeira observação foi feita por William Osler na University of Pennsylvania. Ele alertou naquela oportunidade para a necessidade de frieza e a presença de espírito em todas as situações. Introduziu o termo *acquanimitus* como sendo calma e equilíbrio.

Para William Osler, "uma das condições básicas para se garantir equilíbrio de boa natureza é nunca se esperar demais das pessoas com quem se convive".[91] Na década de 1940, Flanders Dunbar já descrevia algumas características de comportamento do paciente coronariano. Dizia que eles eram consideradas pessoas compulsivas, com tendência ao trabalho contínuo, hiperativos, desprezavam as férias e não dividiam responsabilidades. Marcante era a tendência de tais pessoas minimizarem seus sintomas, possivelmente temendo afastarem-se do trabalho e, taxativamente, negando estarem eventualmente emocionadas ou depressivas.

Entretanto, a denominação de *personalidade tipo A* foi introduzida na literatura médica por Friedman e Rosenman depois de 1950.[92] O estado emocional alterado, a ansiedade excessiva e os conflitos emocionais crônicos estavam relacionados com o aumento da incidência de enfermidades cardiovasculares.

A personalidade tipo A parece ser um complexo de ação/emoção caracterizado por uma luta contínua, crônica e incessante na tentativa de alcançar mais metas em menos tempo, o que congrega uma hostilidade dissimulada e constante. A urgência no tempo e a hostilidade manifesta ou dissimulada dão origem a aborrecimentos, irritação, rancor e impaciência, sentimentos considerados os pontos centrais da personalidade tipo A (Tabela 39.3).

É crucial descobrir se esse estilo interpessoal rígido e desadaptativo é a causa ou o resultado do estresse crônico. Uma boa possibilidade de verificar isso é perguntar a um familiar se a pessoa sempre foi assim ou se a personalidade mudou durante o processo de *burnout*. Os transtornos de personalidade são padrões persistentes de pensamento e comportamento inflexíveis ou prejudicados que geralmente causam dificuldades na formação e na manutenção de relacionamentos interpessoais e no atendimento às demandas diárias da vida pessoal e profissional.[93]

No estudo de Sullivan e Buske,[94] as principais fontes de estresse no contexto hospitalar são: as complicações graves do estado do doente, as complicações durante a prescrição do medicamento, o excesso de trabalho existente nas urgências, ter de tomar decisões sem critérios claros de atuação, os dias de plantão e os plantões de fim de semana, além da falta de coordenação na assistência intra e extra-hospitalar que repercute nos pacientes.

Tabela 39.3 **Características de comportamento da personalidade tipo A.**

- Tendência para procurar alcançar metas não bem definidas ou muito altas
- Acentuada impulsão para competir
- Desejo contínuo de ser reconhecido e de progredir
- Envolvimento em múltiplas funções
- Impossibilidade prática (falta de tempo) para terminar alguns empreendimentos
- Preocupação física e mental
- Incapacidade de relaxamento satisfatório, mesmo em épocas de folga
- Insatisfação crônica com as realizações
- Grau de ambição está sempre acima do que se obtém
- Movimentos rápidos do corpo
- Tensão facial
- Entonação emotiva e explosiva na conversação normal
- Mãos e dentes quase sempre cerrados

Adaptada de Rosenman et al., 1970.[92]

Smrdel[95] observou que, entre os médicos, existe um sentimento de culpa, atribuída à sua responsabilidade pelo tratamento e pela cura do paciente. Quando esta não é bem-sucedida, a experiência resultante é de estresse laboral.

Ser médico é dignificante e exige sacrifícios. Receber da população o reconhecimento por seu labor, mas também a cobrança de nunca errar, são apenas dois lados do mesmo desígnio. Anos a fio de estudos e o ideal de cumprir a vocação de amenizar a dor e promover o bem-estar reforçam o desejo de ser médico. Não obstante, os médicos são pessoas, como quaisquer outros profissionais, exigidos sem condições de trabalho dignas ou em troca de míseros salários obtidos em múltiplas atividades, incluindo os plantões. Esses profissionais reclamam também da sua precária condição de saúde e, nas conversas informais, denunciam o pleno esgotamento e o limite de suas capacidades de suportar a dor, não somente física, mas emocional, e a perda, em sentido amplo (prestígio, *status*, confiança etc.). Certamente isso deve ser espelhado no esgotamento laboral que potencializa o surgimento ou a acentuação de quadros nosológicos orgânicos e psiquiátricos.

BURNOUT EM MÉDICOS

Os médicos clamam por atenção e respeito. Apontam as precárias condições de trabalho, com jornadas extenuantes, multiplicidade de atividades, desgaste profissional e redução dos salários. Alçada à condição da mais sublime das profissões, com exigências técnicas e humanitárias proporcionais a essa soberania, a Medicina é vista como uma profissão sacerdotal, quase divina. A prática médica comporta um caráter de moralidade, de desinteresse, de abnegação e de sacrifício, que merece ser identificada e consagrada à sua originalidade profissional. A consagração da profissão, quando exercida em sua completude, acalenta, conforta e enobrece o médico.

Esse é um sentimento popular das pessoas que compreendem que essa atividade deve ser exercida com nobreza de caráter e sacrifícios. Mesmo tendo decorridos tantos séculos de exercício da Medicina, o enfermo sempre espera do médico atenção, gentileza e conhecimento científico apurado.

Entretanto, essa concepção sacerdotal tem sido utilizada para a prática da exploração do trabalho médico. Nas raras ocasiões em que os médicos entraram em greve, os governantes fizeram exaltados apelos à santidade da profissão médica, para alegar que sua destinação suprema deve superar qualquer anseio de ordem material, o que levou a população a censurar os médicos grevistas.

A esse profissional a que se atribui o caráter tão elevado, não é mencionado o fato real de que os médicos se alimentam, pagam tributos, criam filhos e têm de enfrentar as terríveis políticas de saúde. Dessa maneira, o decantado sacerdócio médico constitui tanto uma coroa de glória quanto uma de espinhos.

Em 2016, o editorial "Suicide among health-care workers: time to act", da revista *The Lancet*, apontou que o *burnout* no médico, caracterizado por exaustão emocional, despersonalização e sentimento de realização pessoal reduzida, alcançou proporções epidêmicas no Reino Unido. As implicações de *burnout* são graves não só para os pacientes, que podem sofrer com erros médicos evitáveis que se tornam cada vez mais inevitáveis, mas também para o bem-estar mental dos profissionais de Saúde, que padecem de aumento no esgotamento associado à ideação suicida. É alarmante a taxa de transtornos depressivos entre profissionais de Saúde, principalmente médicos, em comparação com a população em geral.[96]

Mais da metade dos médicos praticantes é afetada pelo *burnout*, e essa taxa está em ascensão.[97] Quando o *burnout* foi visto como uma crise de bem-estar – que afetava a vida pessoal dos médicos e a satisfação no trabalho –, obteve-se pouca simpatia pública. Parecia o lamento de uma classe privilegiada. Entretanto, estudos sugerem que essa síndrome afeta negativamente a eficácia e a disponibilidade dos médicos, bem como a segurança do paciente. Por isso, a classe médica, as organizações de saúde e os pacientes estão preocupados justificadamente com a qualidade nos cuidados de saúde e com a saúde do próprio médico, em diversos países, incluindo o Brasil.

Outro artigo da *Lancet*[98] identificou algumas estratégias que envolvem intervenções centradas no indivíduo e nas organizações de saúde (hospitais, ambulatórios, clínicas etc.) e que têm reduzido significativamente o *burnout* entre os médicos. Entretanto, são necessárias mais investigações para se fortalecer esse primeiro corpo de evidências, para esclarecer abordagens eficazes em todos os cenários e para avaliar os resultados a longo prazo, globalmente.

A posição da Mayo Clinic, nos EUA, é não se tornar complacente nem permitir que a saúde dos médicos se deteriore por contingências da agenda política, e, sim, garantir que a saúde e a resiliência da força de trabalho desses profissionais sejam as maiores prioridades em todos os países.[97]

No passado, quem era médico e detinha o título de "doutor" obtinha prestígio e bons salários. Atualmente, a profissão, uma das mais tradicionais do mundo, continua sendo valorizada e é, dentre todas no Brasil, a que tem condições mais favoráveis para um futuro profissional quando são considerados salário, jornada de trabalho, facilidade de conseguir emprego e cobertura da previdência.[99] Entretanto, apesar da boa empregabilidade na área e de o curso de Medicina ainda ser um dos mais concorridos nos vestibulares, nem sempre há facilidade para os médicos brasileiros.

O desgaste profissional do médico também se reflete em sua vida pessoal, provavelmente em maior medida do que em outros ofícios. O trabalho do médico pode afetar suas relações interpessoais, em virtude da falta de tempo, dos estressores acadêmicos, da sobrecarga de trabalho, da fadiga e da privação de sono. A vulnerabilidade às crises pessoais leva o médico a sentimentos de solidão, depressão, ansiedade, insônia, consumo abusivo de álcool ou drogas psicoativas, assim como outras manifestações físicas. Por certo, os fatores psicossociais e a saúde física mantêm forte relação entre si; as doenças, a incapacidade e até mesmo a morte podem ser desencadeadas em detrimento de hábitos não saudáveis. A profissão médica parece mesmo implicar um conjunto "natural" de estressores, com os quais se começa a conviver já como acadêmico.[100]

Em virtude das movimentações que exigem das políticas de saúde e das implicações socioeconômicas, o problema da síndrome de burnout deve ser abraçado e trabalhado também pelos médicos, inclusive pelos psiquiatras, como desafio científico, diagnóstico e terapêutico.[101] O conhecimento atual mostra que a síndrome de burnout é uma precursora ou um fator de risco para a doença depressiva.[102]

Frente aos desafios e à complexidade da questão sobre o burnout, indaga-se: quais as consequências do trabalho do médico ao longo de sua vida? Infelizmente, há escassa literatura sobre o assunto, além da ausência de preocupação, estratégias e planejamento de redução de danos à saúde física e mental do médico, o que, naturalmente, traz prejuízos para a população geral, quando esta necessita de cuidados, sejam preventivos ou curativos.

PESQUISA REALIZADA POR MELEIRO E EUROFARMA

Preocupado com o aumento dos casos de síndrome de burnout, o laboratório Eurofarma realizou um estudo[103] sobre o tema com o auxílio do Instituto Datafolha. Apresentam-se, a seguir, alguns dos dados obtidos.

Objetivo. Este estudo teve por objetivo verificar a ocorrência de ansiedade, estresse e burnout junto à população adulta brasileira, buscando uma possível relação dessas doenças com o trabalho ou com a ocupação dos indivíduos.

Material e método. Foi realizada uma pesquisa quantitativa, com abordagem pessoal em pontos de fluxo populacional. As entrevistas foram realizadas mediante a aplicação de questionário estruturado em tablet. O planejamento amostral foi elaborado pelo Instituto Datafolha com base em informações do Censo 2010/Estimativa 2015.[104] O trabalho de campo foi realizado entre os dias 28 de junho e 2 de julho de 2016, com abrangência nacional da população brasileira com 16 anos ou mais, pertencente a todas as classes econômicas.

Resultados. A amostra foi construída para representar a população adulta do Brasil. Foram realizadas 2.098 entrevistas em todo o Brasil, distribuídas em 132 municípios. A amostra é representativa da população brasileira com 16 anos ou mais, com 43% na região Sudeste, 27% no Nordeste; e 15% nas regiões Sul, Norte e Centro-Oeste. Há o predomínio da população das cidades do interior (60%) com relação às metropolitanas (40%). A maioria é composta por mulheres (52%), com média de idade de 39 anos. Há predomínio de cor da pele como parda (41%) ou branca (40%), e religião católica (54%) e evangélica (30%) – 10% revelaram não ter religião nenhuma/serem agnósticos. Quanto à renda familiar, aproximadamente, 70% afirmaram receber até três salários-mínimos, com média igual a R$ 2.688,00 (equivalente a 3,1 salários-mínimos).

Da população economicamente ativa e que está atualmente trabalhando (57%), grande parcela executa serviços gerais (26%), outros técnicos manuais (7%), ocupações de níveis superiores (5%), profissionais liberais (4%) e empresários ou proprietários de empresas (4%). Dos 43% entrevistados que não trabalham, a maior parte (33%) já trabalhou em algum momento da vida.

A maioria dos brasileiros (72%), quando necessita de atendimento médico, recorre ao atendimento público no Sistema Único de Saúde (SUS).

Sobre o esgotamento profissional ou síndrome de burnout

Para verificar a saúde atual e o nível de estresse (síndrome de esgotamento profissional), os entrevistados foram estimulados, incluindo os que trabalham ou não trabalham, a responder "sim" ou "não" a cada uma das perguntas elaboradas por Meleiro,[2] contendo 25 características psicofísicas referentes ao transtorno, para verificar os sintomas de burnout. Dessa maneira, cada respondente foi classificado em:[2]

- **Saudável:** com 0 a 8 respostas "sim"
- **Preocupante:** com 9 a 17 respostas "sim"
- **Estressado:** com 18 a 25 respostas "sim".

De acordo com as respostas, a maioria (68%) teria comportamentos que poderiam ser considerados saudáveis, sem indícios de burnout, e 29% estariam em situação preocupante, portanto com possibilidade de desenvolver a síndrome. Os demais, 4%, possivelmente já estariam com a síndrome de esgotamento profissional instalada. Esses correspondem à projeção estimada de 5,5 mil pessoas (população de 16 anos ou mais, IBGE – Censo 2010/Estimativa 2015: 151.389.175 habitantes) com síndrome de burnout.

Nessa pesquisa, 2% da população adulta brasileira declarou que recebeu o diagnóstico de síndrome de esgotamento profissional, o que equivale a, aproximadamente, 3,6 milhões de pessoas (por estimativa).

Observando as respostas, obteve-se o seguinte percentual: 54% afirmam que a exigência e a perfeição são suas constantes companheiras; 51% não conseguem deixar seu celular desligado; 43% sentem-se desconfortáveis ou com remorso quando não estão fazendo nada; e 42% sentem-se ansiosos e inquietos na maior parte do tempo. Essas respostas reafirmam os traços de personalidade padrão tipo A,[92] presente em pessoas com a síndrome de esgotamento profissional, bem como estimulado pelo mundo corporativo, conforme já foi apresentado. Outras constatações do esgotamento profissional são reforçadas por estas respostas: para 39% dos entrevistados, as dores nas costas aumentaram muito; 38% deles sentem cansaço ao despertar; 37% têm estado inseguros na hora de tomar decisões; 30% não têm férias há mais de 2 anos; 28% declaram dificuldade para dormir; 26% estão submetidos a barulho irritante no trabalho; 24% dizem ter dores de cabeça diariamente; 22% relatam alteração na pressão arterial. Essas respostas apontaram para sintomas físicos e emocionais importantes no esgotamento profissional.[36,37,44,105] Por exemplo, a pressão arterial, quando alterada, é, na maioria das vezes, assintomática. A pessoa só percebe muitos anos depois, caso não faça controle periódico. Provavelmente, 22% dos entrevistados perceberam, mas o percentual de pessoas com alteração nos níveis pressóricos pode ser maior do que o apresentado nessa pesquisa.

Quanto ao sono, notou-se que 38% tiveram sensação de cansaço ao despertar e 28% afirmaram ter dificuldade para dormir.

No esgotamento profissional, a qualidade do sono alterada pode trazer prejuízos tanto físicos quanto emocionais, em virtude do ritmo circadiano alterado.[105]

Em uma análise comparativa, as pessoas diagnosticadas com a síndrome revelaram perfil diferente do restante da população brasileira em alguns aspectos: há maior presença entre as mulheres, os mais velhos, as pessoas com escolaridade superior, os casados e os separados, os que têm filhos, os brancos e os pertencentes à classe C. O diagnosticado tem perfil um pouco elitizado, fazendo parte de um público com mais acesso a serviços médicos em geral (Tabela 39.4).

A maioria desconhece o estresse crônico vivenciado por profissionais. Dos 41% que declararam conhecer a síndrome, apenas 5% da população brasileira adulta afirmaram ter recebido informações no trabalho sobre maneiras de lidar com o esgotamento profissional.

Estresse, cansaço excessivo, situações opressivas no trabalho, tristeza, mau humor e irritabilidade são as primeiras ideias que vêm à cabeça dos brasileiros quando se fala em esgotamento profissional. O excesso e a pressão no trabalho são, na opinião dos brasileiros, prioritariamente, os fatores que podem desencadear o esgotamento profissional.

Entre as pessoas que relataram ter a síndrome, a maior parte das sensações experimentadas ao receber o diagnóstico foi negativa, como preocupação, confusão, tristeza, medo e choque. Por outro lado, uma parcela bem menor revela que sentiu calma, alívio, confirmação de suspeita ou até alegria pelo afastamento do trabalho. Independentemente de ter sido ou não diagnosticado com a doença, ambos os grupos teriam a mesma atitude ao ouvir o veredicto: compartilhar com a família para obter ajuda. O compartilhamento no trabalho seria bem menor. E reafirma-se: independentemente de ser portador ou não da síndrome, os dois segmentos apontam que as especialidades médicas mais indicadas para diagnosticar ou cuidar da SEP são a Psicologia e a Psiquiatria, embora tenham sido também citadas a Neurologia, a Cardiologia, a Medicina do Trabalho e a Clínica Geral.

Considerações sobre os dados da pesquisa

As pessoas, de modo geral, relacionaram espontaneamente a doença ao estresse, ao cansaço/fadiga, à pressão no trabalho, às sensações negativas (tristeza, mau humor) e à irritação. E acreditaram que o excesso de trabalho pode ocasionar o esgotamento.[106] Atualmente, 67% dos brasileiros estariam em um nível saudável no trabalho; 29% estariam em uma situação preocupante; e 4% em alto grau de estresse. Entre os que trabalham, essas taxas correspondem a 64%, 33% e 3%, respectivamente.

A pesquisa mostrou que 4% dos entrevistados apresentam alto nível de estresse, ou seja, com grandes possibilidades de terem desenvolvido *burnout* ou síndrome do esgotamento profissional. O estudo indicou, também, que 2,42% da população adulta brasileira declarou que foi diagnosticada com a síndrome por um profissional médico. O perfil do diagnosticado é um pouco mais elitista que o da população em geral, por ter maior escolaridade e maior renda familiar, além de ser um público com mais acesso a serviços médicos.

Os dados apontam que há falta de informação. São poucos os que conhecem a doença, mesmo após estímulo, e são poucos os que receberam instruções sobre como lidar com a síndrome.[107] A falta de informação pode explicar algumas reações após o recebimento do veredicto: preocupação, confusão, tristeza, medo, choque. Vale ressaltar, também, que 33% dos brasileiros, por meio das respostas ao teste, estão em situação preocupante, ou seja, podem vir a ter *burnout*.

Tabela 39.4 Dados comparativos entre a população geral* (segundo informações do IBGE) e a população da amostra,** construída para representar a população adulta do Brasil com diagnóstico de síndrome de esgotamento profissional (SEP).

Características	População geral	Diagnosticados com SEP
Sexo	52% mulheres	63% mulheres
Idade média	39 anos	45 anos
Escolaridade	17% com ensino superior	23% com ensino superior
Estado civil	46% casados, 7% separados	55% casados, 18% separados
Filhos	64% têm filhos	72% têm filhos
Cor/etnia	41% de etnia branca	60% de etnia branca
Região geográfica	43% no Sudeste, 15% no Sul	48% no Sudeste, 27% no Sul
Renda familiar	R$ 2.688 (média: 3,05 SM)	R$ 4.456 (média: 5,06 SM)
Classificação econômica	22% B, 48% C	28% B, 62% C
Ocupação principal	26% em serviços gerais	Educador/professor, empresário, técnico não manual, empregada doméstica
Tempo médio na ocupação	9,3 anos	13,1 anos
Número médio de pessoas subordinadas	3,1	4,6

*População de 16 anos ou mais (IBGE – Censo 2010/Estimativa 2015: 151.389.175 habitantes). **Foram realizadas 2.098 entrevistas em todo o Brasil, distribuídas em 132 municípios, no período de 28 de junho a 2 de julho de 2016, com abrangência nacional da população brasileira com 16 anos ou mais, pertencente a todas as classes econômicas. SM: salário-mínimo.

Várias pessoas podem já portar a SEP ou estão em vias de desenvolver *burnout*, mas podem não ter consciência de seu perigoso nível de estresse e ainda não foram diagnosticadas. Apresentam, inclusive, alterações físicas: dor de cabeça, dor nas costas, hipertensão, dificuldade para dormir, irritação e mudanças no comportamento, como maior exigência e perfeccionismo, insegurança ao tomar decisões e dificuldade de repartir responsabilidades.[108]

Provavelmente, os mais escolarizados ou mais bem posicionados na pirâmide econômica buscam mais informações e têm maior conhecimento sobre a síndrome, mais ajuda, maior acesso a serviços médicos. Por isso, têm também mais chances de obter um diagnóstico. Portanto, isso pode explicar o perfil do portador ser um pouco mais elitista que o da população em geral.

Os dados indicam que a síndrome de *burnout* está presente tanto nas profissões com alta demanda de esforço mental quanto de esforço físico. O número de pessoas subordinadas (4,6 pessoas em média) no trabalho, em comparação com o restante da população (3,1 pessoas em média) revela que parte dos portadores de SEP ocupa cargos de maiores responsabilidades. Essa característica pode estar associada ao excesso de trabalho de modo geral, principal motivo creditado ao desenvolvimento da síndrome, e a situações mais específicas a cargos superiores, como a pressão para bater metas, citada por 9% dos entrevistados, e a falta de compartilhamento de responsabilidades (25%). Por outro lado, repetição, pressão, rotinas extenuantes e alto esforço físico estão presentes em profissões menos especializadas: empregadas domésticas/diaristas, técnicos manuais/não manuais e operários.

TRATAMENTO

O tratamento deve seguir na direção das terapias farmacológicas pertinentes ao paciente e acompanhamento psicológico, bem como medidas comportamentais pessoais que possam ser adotadas visando ao aumento da resiliência e ao enfrentamento (*coping*) nas situações de trabalho,[109] permitindo melhor adaptação aos estressores presentes no ambiente.

Em casos graves, a indicação de afastamento deve ser tomada juntamente com o paciente,[110] sensibilizando-o quanto à gravidade de seus sintomas, os riscos a que estará submetido na manutenção da atividade, e os benefícios do afastamento até remissão dos sintomas. A elaboração de relatório médico detalhado, explicitando a hipótese diagnóstica, manejo e prognóstico,[110,111] permitirá melhor conduta do médico do trabalho para corroborar o afastamento e realizar possíveis medidas de reabilitação ou readaptação necessárias.

Além do tratamento clínico dos sintomas apresentados, é preciso ressaltar o que existe por trás da síndrome de *burnout*. Assim, é essencial concentração concomitante em estratégias de enfrentamento – um corpo de literatura sugerindo que pessoas expostas até mesmo aos eventos mais traumáticos podem perceber pelo menos algum bem emergindo de sua luta com tragédias. Isso é chamado de crescimento pós-traumático. Pelo menos três grandes categorias de benefícios percebidos foram identificadas: mudanças na autopercepção, mudanças nas relações interpessoais e mudança na filosofia de vida. Em pacientes recuperados de *burnout*, o mesmo fenômeno pode ser observado. Muitos ex-pacientes de *burnout* relatam que aprenderam com a síndrome e que sua vida é melhor agora do que antes do *burnout*. Eles sabem melhor quem são e o que é importante para eles na vida; passam mais tempo com seus amigos e familiares e mudaram suas prioridades. Muitos ex-pacientes de *burnout* se permitem aproveitar mais a vida e serem felizes. Isso pode ser chamado de crescimento pós-*burnout*. Essas observações estão de acordo com os achados empíricos e podem contribuir para uma perspectiva diferente (mais positiva) sobre o *burnout*.[112]

O estresse afeta a maneira como a informação é processada e como lidamos com o mundo. Para reduzir o estresse, os indivíduos reduzem a complexidade da realidade aplicando formas mais rígidas de resolução de problemas e simplificação cognitiva. Esses mecanismos são catastróficos em relação à criatividade, à empatia e à capacidade de refletir sobre problemas complexos e sobre o próprio funcionamento. Os estudos mostraram que o enfrentamento também é afetado pelo estresse. Eles argumentam que, quando o estresse aumenta, os indivíduos são menos propensos a usar estratégias de enfrentamento adaptativas (p. ex., elaboração e recuperação do trabalho), o que significa que não constroem o trabalho e os recursos pessoais necessários para lidar com as demandas contínuas do trabalho. Como resultado, pode parecer que a pessoa tem traços de personalidade mal-adaptativos. Essa síndrome, que se desenvolve com base no estresse crônico, pode ser mais bem qualificada como pseudopsicopatologia.

É importante ressaltar que isso geralmente leva à falsa interpretação dos empregadores, mas também dos médicos, de que os sintomas de *burnout* são resultado de problemas de adaptação decorrentes de traços de personalidade mal-adaptados. Isso pode levar a culpar a vítima e tentar consertar o indivíduo em vez do ambiente subótimo e estressante. Os traços de personalidade pseudodesadaptativos que são frequentemente observados no *burnout* clínico são traços de personalidade obsessivo-compulsivos, dependentes e paranoides, que se manifestam por serem muito compulsivos e rígidos, não ousando tomar decisões sem consultar os outros ou desconfiar.

É crucial descobrir se esse estilo interpessoal rígido e desadaptativo é a causa ou o resultado do estresse crônico. Uma boa possibilidade de verificar isso é perguntar a um familiar se a pessoa sempre foi assim ou se a personalidade mudou durante o processo de *burnout*. Os transtornos de personalidade são padrões persistentes de pensamento e comportamento inflexíveis ou prejudicados que geralmente causam dificuldades na formação e manutenção de relacionamentos interpessoais e no atendimento às demandas diárias da vida pessoal e profissional. Esses distúrbios geralmente se tornam aparentes durante a adolescência ou início da idade adulta. A psicopatologia da pseudopersonalidade se desenvolve como resultado do estresse crônico e não em uma fase específica da vida. Além disso, o perfil clínico recém-adquirido desaparece com a recuperação do *burnout*.[75,112]

Essa fase final é a condição em que as pessoas encontram o diagnóstico de *burnout* clínico. A hiperatividade que caracteriza a fase inicial do estresse crônico pode se transformar em passividade e motivação prejudicada relativamente permanente.[113] Em vez de tentar manter o desempenho das tarefas de trabalho em níveis elevados, os pacientes com *burnout* parecem não conseguir mais se motivar. A pesquisa mostra que, enquanto alguns pacientes com *burnout* são ativos, com alto envolvimento nas tarefas, outros são passivos, mostrando baixo envolvimento. Os grupos provavelmente refletem as diferentes fases do processo de *burnout*. A fase final do processo de *burnout*, caracterizada por desmotivação crônica e altos níveis de estresse, pode estar relacionada ao fenômeno do "desamparo aprendido", proposto por Seligman. O desamparo aprendido refere-se a um estado em que uma pessoa acredita que não tem controle sobre a situação e, portanto, não tenta mais lidar com a situação e experimenta altos níveis de estresse. Vários estudos mostraram que pacientes com *burnout* apresentam associações implícitas (inconscientes) com fracasso, o que também é indicativo de desamparo.[114]

Vários protocolos de tratamento de *burnout* foram descritos na literatura. Esses protocolos têm em comum o objetivo de restaurar um equilíbrio saudável entre esforço e descanso, recuperação do estresse crônico e melhorar as habilidades de enfrentamento. Diferentes fases podem ser distinguidas no tratamento do *burnout* clínico: (1) crise, (2) recuperação e (3) readaptação. Alguns descrevem mais uma: (4) crescimento pós-traumático.[113-115]

Os indivíduos com estresse a curto prazo apresentam níveis elevados nas medidas de *burnout*. Assim como em indivíduos com outros transtornos mentais, como depressão maior e transtornos de ansiedade, o clínico não pode confiar apenas em inventários para fazer uma distinção qualitativa entre os transtornos de estresse leve e o esgotamento clínico. A diferença entre essas síndromes, em termos de pessoas que estão predispostas a elas e o prognóstico, é qualitativa e não dimensional. É relevante saber que os processos biológicos desempenham papel importante no desenvolvimento do *burnout* clínico. Não importa para os processos fisiológicos se o estresse é relacionado ao trabalho, se é o resultado do estresse na vida privada ou ambos. Crucial para entender o *burnout* clínico é a falta de recuperação do sistema de estresse (fisiológico). É necessário prestar mais atenção ao enfrentamento do que ao nível de sintomas para determinar quem está em risco de esgotamento clínico. Além disso, poderiam ajustar suas intervenções aos diversos perfis de risco (p. ex., programas de gerenciamento de estresse para funcionários com sintomas leves de estresse e programas de estilo de vida saudável para indivíduos com perseverança excessiva).[115]

CONCLUSÃO

Em virtude da ampla política de saúde e das implicações socioeconômicas, o problema do *burnout* deve ser abraçado e trabalhado pelos psiquiatras como desafio científico, diagnóstico e terapêutico.[101] O conhecimento atual mostra que o *burnout* é um precursor ou um fator de risco para a doença depressiva.[102,116] As primeiras indicações de correlatos biológicos do *burnout* foram identificadas, embora necessitem de mais pesquisas.

A caracterização de síndrome de *burnout* é complexa e requer análises multidimensionais. Não basta simplesmente definir o relatado como fato e como indiscutível; é necessário avaliar o local de trabalho, assim como as características de personalidade do paciente/funcionário. Existem diferenças entre as síndromes resultantes do estresse a curto prazo e as resultantes do estresse crônico.

O *burnout* costuma ser desencadeado por conflitos no trabalho. Por essa razão, as medidas de promoção da saúde no local de trabalho têm papel significativo na prevenção. No estado atual do conhecimento e do debate, o termo *burnout* não deve ser empregado como diagnóstico ou como razão para dar uma nota de doença ou para a aposentadoria antecipada.[117]

Os últimos 25 anos de pesquisa estabeleceram a complexidade do constructo e colocaram a experiência de estresse individual em um contexto organizacional maior da relação das pessoas com seu trabalho.[24,118] Recentemente, o trabalho sobre *burnout* expandiu-se internacionalmente e levou a novos modelos conceituais.[44] O foco no engajamento, a antítese positiva do *burnout*, promete produzir novas perspectivas sobre as intervenções para aliviar o *burnout*. O foco social do *burnout*, a sólida base de pesquisa sobre a síndrome e seus vínculos específicos com o domínio do trabalho constituem contribuição distinta e valiosa para a saúde e o bem-estar das pessoas.[5,39] O processo envolve medidas de emergência na organização do trabalho que incluem melhorias no ambiente de trabalho, comunicação e combate ao assédio moral.

REFERÊNCIAS BIBLIOGRÁFICAS

1. Weber A, Jaekel-Reinhard A. Burnout syndrome: a disease of modern societies? Occup Med (Lond). 2000;50:512-7.
2. Meleiro AMAS. O stress do professor. In: Lipp M (org.). O stress do professor. 5. ed. Campinas: Papirus; 2002.
3. Selye H. A syndrome produced by diverse nocuous agents. Nature. 1936;138:32.
4. Norlund S, Reuterwall C, Höög J et al. Work situation and self-perceived economic situation as predictors of change in burnout – a prospective general population-based cohort study. BMC Public Health. 2015;15:329.
5. Pranjic N, Males-Bilic L. Work ability index, absenteeism and depression among patients with burnout syndrome. Mater Sociomed. 2014;26:249-52.
6. Freudenberger HJ. Staff burn-out. J Soc Issues. 1974;30:159-65.
7. Maslach C, Jackson SE. The measurement of experienced burnout. J Organiz Behav. 1981;2:99-113.
8. Sedler A, Thinschmidt M, Deckert S et al. The role of psychosocial working conditions on burnout and its core component emotional exhaustion – a systematic review. J Occup Med Toxicol. 2014;9:10.
9. Sharkey J, Chong SC. Physician healt hyself: workplace burnout among psychiatrists. In: Program and abstracts of the 159th Annual Meeting of the American Psychiatric Association; May 20-25, 2006; Toronto, Canada. Issue workshop 21.
10. Kirch DG. The burnout crisis: building a resilient clinician workforce for the future. In: Program and abstracts of the 171st Annual Meeting of the American Psychiatric Association; May 5-8, 2018; New York, USA. Isse Lectures.
11. Sanders R. Novas evidências de que o estresse crônico predispõe o cérebro a doenças mentais. UC Berkeley News Center. 2014.

Disponível em: https://news.berkeley.edu/2014/02/11/chronic-stress-predisposes-brain-to-mental-illness. Acesso em: 20/9/23.

12. Sapolsky RM. Why zebras don't get ulcers: an updated guide to stress, stress-related diseases, and coping. New York: Holt Paperbacks; 1998.

13. Dicionário Etimológico. Etimologia e origem das palavras. Disponível em: www.dicionarioetimologico.com.br/trabalho. Acesso em: 25/11/17.

14. Dejours C. A loucura no trabalho: estudo de psicopatologia do trabalho. São Paulo: Cortez-Oborê; 1987.

15. Glina DMR, Rocha LE. Saúde mental no trabalho: da teoria à prática. São Paulo: Roca; 2010.

16. Dejours C. Trabalho e emancipação. Brasília: Paralelo 15; 2012.

17. Ferreira MC, Mendes AM. Trabalho: prazer ou sofrimento? Gazeta Mercantil, Caderno Opinião, Ano IV, nº 813, março/2001.

18. Ferreira MC. Atividade, categoria central na conceituação de trabalho em ergonomia. Laboratório de Ergonomia, Universidade de Brasília (UnB); 1997.

19. Mendes AM, Araújo LKR. Clínica psicodinâmica do trabalho: o sujeito em ação. Curitiba: Juruá; 2012.

20. Ferreira MC, Barroa PCR. (In)Compatibilidade trabalho prescrito – trabalho real e vivências de prazer – sofrimento dos trabalhadores: um diálogo entre ergonomia da atividade e a psicodinâmica do trabalho. Canoas: Revista Aletheia, Ulbra; 2003.

21. Melamed S, Shirom A, Toker S et al. Burnout and risk of type 2 diabetes: a prospective study of apparently healthy employed persons. Psychosom Med. 2006;68(6):863-9.

22. Trigo TR, Teng CT, Hallak JEC. Síndrome de burnout ou estafa profissional e os transtornos psiquiátricos. Rev Psiq Clin. 2007; 34(5):223-33.

23. Cipriani A, Furukawa TA, Salanti G et al. Comparative efficacy and acceptability of 21 antidepressant drugs for the acute treatment of adults with major depressive disorder: a systematic review and network meta-analysis. Lancet. 2018;391(10128):1357-66.

24. GBD 2015 DALYs and HALE Collaborators. Global, regional, and national disability-adjusted life-years (DALYs) for 315 diseases and injuries and healthy life expectancy (HALE), 1990-2015: a systematic analysis for the Global Burden of Disease Study 2015. Lancet. 2016;388(10053):1603-58.

25. World Health Organization (WHO). Depression: fact sheet. Geneva: WHO; 2017. Disponível em: www.who.int/mediacentre/factsheets/fs369/en. Acesso em: 07/04/18.

26. World Health Organization (WHO). World Bank. Investing in treatment for depression and anxiety leads to fourfold return. 2016. Disponível em: www.who.int/mediacentre/news/releases/2016/depression-anxiety-treatment/en. Acesso em: 07/04/18.

27. Wiegner L, Hange D, Björkelund C et al. Prevalence of perceived stress and associations to symptoms of exhaustion, depression and anxiety in a working age population seeking primary care – an observational study. BMC Fam Pract. 2015;16:38.

28. Bianchi R, Verkuilen J, Brisson R et al. Burnout and depression: label-related stigma, help-seeking, and syndrome overlap. Psychiatry Res. 2016;245:91-8.

29. Andrea H, Bültmann U, van Amelsvoort LG et al. The incidence of anxiety and depression among employees – the role of psychosocial work characteristics. Depress Anxiety. 2009;26(11):1040-8.

30. Maslach C, Schaufeli WB, Leiter MP. Job burnout. Annu Rev Psychol. 2001;52:397-422.

31. Martin A, Sanderson K, Cocker F. Meta-analysis of the effects of health promotion intervention in the workplace on depression and anxiety symptoms. Scand J Work Environ Health. 2009; 35(1):7-18.

32. Bakker AB, Costa PL. Chronic job burnout and daily functioning: a theoretical analysis. Burn Res. 2014;1:112-9.

33. Aronsson G, Theorell T, Grape T et al. A systematic review including meta-analysis of work environment and burnout symptoms. BMC Public Health. 2017;17:264.

34. van Beek I, Hu Q, Schaufeli WB et al. For fun, love, or money: what drives workaholic, engaged, and burned-out employees at work? App Psychol. 2012;61:30-55.

35. Schaufeli W, Leiter M, Maslach C et al. Maslach Burnout Inventory-General Survey. In: Maslach C, Jackson S, Leiter MP (eds.). The Maslach Burnout Inventory: Test Manual; Palo Alto: Consulting Psychologists Press; 1996.

36. Shirom A, Westman M, Shamai O et al. Effects of work overload and burnout on cholesterol and triglycerides levels: the moderating effects of emotional reactivity among male and female employees. J Occup Health Psychol. 1997;2(4):275-88.

37. Honkonen T, Ahola K, Pertovaara M et al. The association between burnout and physical illness in the general population: results from the Finnish Health 2000 Study. J Psychosom Res. 2006;61(1):59-66.

38. Selmanović S, Ramić E, Pranjić N et al. Stress at work and burnout syndrome in hospital doctors. Med Arh. 2011;65(4):221-4.

39. Montero-Marin J, Zubiaga F, Cereceda M et al. Burnout subtypes and absence of self-compassion in primary healthcare professionals: a cross-sectional study. PLoS One. 2016;11(6):e0157499.

40. Brown R. A fatal export from Japan. Contemporary Review. 1993; 263(1533):197-9.

41. Greenhalgh L, Rosenblatt Z. Job insecurity: toward conceptual clarity. Acad Manage Rev. 1984;9(3):438-48.

42. Brenner MH. Relations of economic change to Swedish health and social well being. Soc Sci Med.1987;25:183-95.

43. Korczak D, Huber B, Kister C. Differential diagnostic the burnout syndrome. GMS Health Technology Assessment. 2010; 6. Disponível em: www.egms.de/static/pdf/journals/hta/2010-6/hta000087.pdf. Acesso em: 04/02/18.

44. Ahola K, Vaananen A, Koskinen A et al. Burnout as a predictor of all-cause mortality among industrial employees: a10-years prospective register-linkage study. J Psychosom Res. 2010;69(1):51-7.

45. Golembiewski RT. Next stage of burnout research and applications. Psychol Rep. 1999;84:443-6.

46. Maslach CG. Prevention of burnout: new perspectives. Appl Prev Psychol. 1998;7:63-74.

47. Murofuse NT, Abranches SS, Napoleão AA. Reflexões sobre estresse e burnout e a relação com a enfermagem. Rev Latino-Am Enfermagem. 2005;13(2):255-61.

48. Organização Mundial da Saúde (OMS). Classificação de transtornos mentais e de comportamento da CID-10: descrições clínicas e diretrizes diagnósticas. Porto Alegre: Artes Médicas; 1997.

49. Vieira LC, Guimarães LAM, Martins DA. O estresse ocupacional em enfermeiros. In: Guimarães LAM, Grubits S. Saúde mental e trabalho. 3. ed. São Paulo: Casa do Psicólogo; 2003.

50. Moreno FN, Gil GP, Haddad MCL et al. Estratégias e intervenções no enfrentamento da síndrome de burnout. Rev Enferm Uerj (Rio de Janeiro). 2011;19(1):140-5.

51. Brasil. Decreto nº 3.048, de 6 de maio de 1999. Aprova o Regulamento da Previdência Social, e dá outras providências. Diário Oficial da União. 7 de maio de 1999. Disponível em: www.planalto.gov.br/ccivil_03/decreto/d3048.htm. Acesso em: 28/07/18.

52. Conselho Federal de Medicina (CFM). Resolução nº 1.488/1998. Disponível em: https://sistemas.cfm.org.br/normas/visualizar/resolucoes/BR/1998/1488. Acesso em: 05/02/18.

53. Kaschka WP, Korczak D, Broich K. Burnout: a fashionable diagnosis. Dtsch Arztebl Int. 2011;108(46):781-7.

54. Lima EV. Burnout a doença que não existe. 1. ed. Curitiba: Appris Editora; 2021.

55. Milligan-Saville JS, Tan L, Gayed A et al. Workplace mental health training for managers and its effect on sick leave in employees: a cluster randomised controlled trial. Lancet Psychiatry. 2017;4:850-8.

56. Alarcon GM. A meta-analysis of burnout with job demands, resources, and attitudes. J Vocat Behav. 2011;79:549-62.
57. Rocha FF. História da psiquiatria. Rev Latinoam Psicopatol Fundam. 2008;11(1).
58. Schaufeli WB, Bakker AB, Salanova M. The measurement of work engagement with a short questionnaire: a cross-national study. Educ Psychol Meas. 2006;66:701-16.
59. Schaufeli W, Salanova M. Work engagement: an emerging psychological concept and its implications for organizations. In: Gilliland SW, Steiner DD, Skarlicki DP (eds.). Research in social issues in management. Vol. 5. Managing social and ethical issues in organizations. Greenwich: Information Age Publishers; 2007. p. 135-77.
60. Shirom A, Melamed S. Does burnout affect physical health? A review of the evidence. In: Antoniou ASG, Cooper CL (eds.). Research companion to organizational health psychology. Northampton: Edward Elgar Publishing; 2005. p. 599-622.
61. Mäkikangas A, Leiter MP, Kinnunen U et al. Profiling development of burnout over eight years: relation with job demands and resources. Eur J Work Org Psych. 2021;30(5):720-31.
62. Toker S, Shirom A, Shapira I et al. The association between burnout, depression, anxiety, and inflammation biomarkers: C-reactive protein and fibrinogen in men and women. J Occup Health Psychol. 2005;10:344-62.
63. Leiter M, Maslach C. The impact of interpersonal environment on burnout and organizational commitment. J Organiz Behav. 1988;9:297-308.
64. Lee RT, Ashforth BE. A longitudinal study of burnout among supervisors and managers: comparisons between the Leiter and Maslach (1988) and Golembiewski et al. (1986) models. Organ Behav Hum Decis Process. 1993;54:369-98.
65. Bakker AB, Demerouti E. Job demands-resources theory: taking stock and looking forward. J Occup Health Psychol. 2017;22:273-85.
66. Schaufeli WB, Bakker AB. Job demands, job resources, and their relationship with burnout and engagement: a multi-sample study. J Organiz Behav. 2004;25:293-437.
67. Bakker AB, de Vries JD. Job demands-resources theory and self-regulation: new explanations and remedies for job burnout. Anxiety Stress Coping. 2021;34:1-21.
68. Maslach C, Leiter MP. Burnout. In: Fink G (ed.). Stress: concepts, cognition, emotion, and behavior. Cambridge: Academic Press; 2016. p. 351-7.
69. van den Broeck HC, de Jong HC, Salentijn EM et al. Presence of celiac disease epitopes in modern and old hexaploid wheat varieties: wheat breeding may have contributed to increased prevalence of celiac disease. Theor Appl Genet. 2010;121:1527-39.
70. Hätinen M, Kinnunen U, Mäkikangas A et al. Burnout during a long-term rehabilitation: comparing low burnout, high burnout – benefited, and high burnout – not benefited trajectories. Anxiety Stress Coping. 2009;22:341-60.
71. Iancu AE, Rusu A, Măroiu C et al. The effectiveness of interventions aimed at reducing teacher burnout: a meta-analysis. Educ Psychol Rev. 2018;30:373-96.
72. Mauno S, Ruokolainen M, Kinnunen U et al. Emotional labour and work engagement among nurses: examining perceived compassion, leadership and work ethic as stress buffers. J Adv Nurs. 2016;72:1169-81.
73. DeLongis A, Holtzman S. Coping in context: the role of stress, social support, and personality in coping. J Pers. 2005;73:1633-59.
74. Segerstrom SC, Miller GE. Psychological stress and the human immune system: a meta-analytic study of 30 years of inquiry. Psychol Bull. 2004;130:601-30.
75. van Dam NT, van Vugt MK, Vago DR et al. Mind the hype: a critical evaluation and prescriptive agenda for research on mindfulness and meditation. Perspect Psychol Sci. 2018;13:36-61. Erratum in: Perspect Psychol Sci. 2020;15:1289-90.
76. Vieira DN, Quintero JA. Aspectos práticos da avaliação do dano corporal em Direito Civil. Coimbra, Biblioteca Seguros. 2008; 2:61-82.
77. Conselho Federal de Medicina (CFM). Parecer nº 50/2017. Possibilidade ou não da participação no ato pericial (anamneses e exame físico) de assistentes técnicos não médicos das partes durante os procedimentos. Disponível em: https://sistemas.cfm.org.br/normas/visualizar/pareceres/BR/2017/50. Acesso em: 05/02/18.
78. Neves MAB. As doenças ocupacionais e as doenças relacionadas ao trabalho. São Paulo: LTr; 2011.
79. Fedak KM, Bernal A, Capshaw ZA et al. Applying the Bradford Hill criteria in the 21st century: how data integration has changed causal inference in molecular epidemiology. Emerg Themes Epidemiol. 2015;12:14.
80. Oliveira SG. Indenizações por acidente do trabalho ou doença ocupacional. 9. ed. São Paulo: LTr; 2016.
81. Breilh J. Epidemiología del trabajo: reflexiones metodológicas para un avance de la línea contrahegemónica. (Mímeo). Ecuador; 1992.
82. Gennart JP, Hoet P, Lison D et al. Importance of accurate employment histories of patients admitted to units of medicine. Scan J Work Environ Health. 1991;17:336-91.
83. Ramanzzini B. De morbis artificum diatribe, 1700. As doenças dos trabalhadores. São Paulo: Fundacentro; 1974.
84. Lima ME. Os problemas de saúde na categoria bancaria: considerações acerca do estabelecimento do nexo causal. Boletim da Saúde. 2006;20(1):57-68.
85. Sadock B, Sadock V. Kaplan & Sadock's comprehensive textbook of psychiatry. 7. ed. Philadelphia: Lippincott Williams & Wilkins; 2000.
86. Vieira I, Ramos A, Martins D et al. Burnout na clínica psiquiátrica: relato de um caso. Rev Psiquiatr. 2006;28(3):352-6.
87. Demerouti E, Bakker AB, Vardakou I et al. The convergent validity of two burnout instruments: a multitrait-multimethod analysis. Eur J Psychol Assess. 2003;19(1):12-23.
88. Demerouti E, Bakker AB, Nachreiner F et al. The job demands-resources model of Burnout. J App Psychol. 2001;86(3):499-512.
89. Halbesleben JRB, Demerouti E. The construct validity of an alternative measure of Burnout: Investigating the English translation of the Oldenburg Burnout Inventory. Work and Stress. 2005; 19(3):208-20.
90. Schusterms MS, Dias VV. Oldenburg burnout inventory – validação de uma nova forma de mensurar burnout no Brasil. Temas livres. Ciência & Saúde Coletiva. 2018;23(2):553-62. Disponível em: www.scielo.br/pdf/csc/v23n2/1413-8123-csc-23-02-0553.pdf. Acesso em: 28/7/18.
91. Richlin M, Sholl JG 3rd. Physician anger. J Fam Pract. 1992; 35(4):382-4.
92. Rosenman RH, Friedman M, Strauss R. Coronary heart disease in the western collaborative group study. A follow-up experience of 4,5 years. J Chronic Dis. 1970;23(3):173-90.
93. American Psychiatric Association (APA). Manual diagnóstico e estatístico de transtornos mentais: DSM-5. 5. ed. Porto Alegre: Artmed, 2014.
94. Sullivan P, Buske L. Results from CMA's huge 1998 physician survey point to a dispirited profession. CMAJ. 1998;159(5):525-8.
95. Smrdel ACS. Experiencing professional strains of nurses, radiation engineers and physicians working at the Institute of Oncology in Ljulbjana. Radiology and Oncology. 2003;37:249-55.
96. The Lancet. Suicide among health-care workers: time to act. Lancet. 2017;389(10064):2.
97. Shanafelt TD, Hasan O, Dyrbye LN et al. Changes in burnout and satisfaction with work-life balance in physicians and the general US working population between 2011 and 2014. Mayo Clin Proc. 2015;90(12):1600-13.

98. Epstein RM, Privitera MR. Doing something about physician burnout. Lancet. 2016;388(10057):2216-7.
99. Instituto de Pesquisa Econômica Aplicada (Ipea). Ranking traz ocupações com os maiores salários. 2013. Disponível em: www.ipea.gov.br/portal/index.php?option=com_content&view=article&id=18829. Acesso em: 28/7/18.
100. Meleiro AMAS. Consequências do trabalho na saúde mental do médico: qual a realidade? In: Cordeiro Q, Razzouk D, Lima MGA. Trabalho e saúde mental dos profissionais da saúde. São Paulo: Conselho Regional de Medicina do Estado de São Paulo; 2015.
101. Brekalo-Lazarević S, Pranjić N, Nurkić B. The influence of individual and work-related factors on sick leave. Sigurnost. 2010;52(3):235-7.
102. Elinson L, Houck P, Marcus SC et al. Depression and the ability to work. Psychiatr Serv. 2004;55(1):29-34.
103. Eurofarma News. Síndrome do esgotamento profissional – burnout. 2017. [Material exclusivo para a classe médica.]
104. IBGE. 2015. Estimativas populacionais para os municípios e para as Unidades da Federação brasileiros em 01.07.2015. Disponível em: https://ww2.ibge.gov.br/home/estatistica/populacao/estimativa2015/default.shtm. Acesso em: 20/9/23.
105. Melamed S, Shirom A, Toker S et al. Burnout and risk of cardiovascular disease: evidence, possible causal paths, and promising research directions. Psychol Bull. 2006;132(3):327-53.
106. Myhren H, Ekeberg Ø, Stokland O. Job satisfaction and burnout among intensive care unit nurses and physicians. Crit Care Res Pract. 2013;2013:786176.
107. Benevides-Pereira AMT. Burnout: o processo de adoecer pelo trabalho. In: Benevides-Pereira AMT (Org.). Burnout: quando o trabalho ameaça o bem-estar do trabalhador. São Paulo: Casa do Psicólogo; 2002.
108. Stranks J. Stress at work: management and prevention. Oxford: Elsevier Butterworth-Heinemann; 2005.
109. Barlach L, Limongi-França AC, Malvezzi S. O conceito de resiliência aplicado ao trabalho nas. Organizações. Interam J Psychol. 2008;42:101-12.
110. Brasil. Ministério da Saúde. Dias EC (org.). Doenças relacionadas ao trabalho: manual de procedimentos para os serviços de saúde. Brasília: Ministério da Saúde do Brasil; 2001.
111. Conselho Federal de Medicina (CFM). Resolução CFM nº 2.183, de 21 de junho de 2018. Dispõe de normas específicas para médicos que atendem o trabalhador. Diário Oficial da União, Seção 1. p. 206.
112. Semeijn JH, Caniëls MCJ, Kooistra D. Cross-lagged effects of resilience and indicators of sustainable employability; a study among Dutch police officers. Policing: Int J. 2019;42:961-75.
113. Michailidis E, Banks AP. The relationship between burnout and risk-taking in workplace decision-making and decision-making style. Work Stress. 2016;30:278-92.
114. Schaufeli W. Engaging leadership: how to promote work engagement? Front Psychol. 2021;12:754556.
115. van Dam A. A clinical perspective on burnout: diagnosis, classification, and treatment of clinical burnout. Eur J Work Organ Psychol. 2021;30:732-41.
116. Levy GCTM, Nunes Sobrinho FPN, Souza CAA. Síndrome de burnout em professores da rede pública. Produção. 2009;19(3):458-65. Acesso em: 20/9/23. Disponível em: www.scielo.br/pdf/prod/v19n3/04.pdf.
117. Bianchi R, Schonfeld IS, Laurent E. Burnout-depression overlap: a review. Clin Psychol Rev. 2015;36:28-41.
118. Alonso J, Angermeyer MC, Bernert S. Disability and quality of life impact of mental disorders in Europe: results from the European Study of the Epidemiology of Mental Disorders (ESEMeD) project. Acta Psychiatr Scand. 2004;46:38-46.

40 Transtorno Factício e Simulação

Alexandrina Maria Augusto da Silva Meleiro

INTRODUÇÃO

Simulação é a produção consciente, em que há engodo (algo com que se seduz alguém, adulação astuciosa), disfarce da origem da doença, distorção, fingimento, falsidade, cópia, reprodução imperfeita ou simulacro (variantes de dicionários). Simulação deriva do latim *simulatio*, ou seja, a ação para simular ou imitar o que não é. É ligada à mentira, ao engano, ao drible do sistema de ataque/defesa, que pode ocorrer por ocultamento, ilusão negativa, camuflagem e mimetismo. Exige um esforço sustentado por determinado tempo. Mentiras podem integrar uma patologia, uma ficção, uma fábula, assim como são um instrumento político.

O termo não é novo. Encontramos, nos escritos da Bíblia, Davi fugindo da ira do Rei Saul, recorrendo ao ardil de simular a loucura, o que valeu a piedade dos inimigos. E também na Grécia e em Roma, além do período da Idade Média. Não é privilégio da existência contemporânea. Um dos primeiros foi Galeno no século II (138-201 d.C.), que escreveu um tratado sobre casos de doença autoinduzida ou simulada: *Tratado de doenças simuladas*, o que lhe deu fama em Roma.

Posteriormente, em 1863, na Grã-Bretanha, Gavin estudou doenças simuladas ou factícias e descreveu um intrigante grupo de pacientes que simulam a aparência da doença por alguma causa inexplicada.[1] Em 1951, Asher[1] descreveu um homem que foi tratado e enganou um número estarrecedor de hospitais. Ele quase sempre abandonava o tratamento, contrariando recomendações médicas, após discutir violentamente com médicos e enfermeiros. Asher conhecia a história do famoso herói de guerra, o barão Karl Friedrich Hieronymus von Münchhausen (1720-1797). Ele, após sua aposentadoria da cavalaria da Alemanha, passou a viajar pelo país e deliciava os ouvintes com inverossímeis histórias fantásticas sobre suas aventuras militares. Asher associou o barão aos pacientes que, como ele, peregrinavam e contavam mentiras sensacionalistas de modo dramático, cunhando, dessa maneira, o termo "síndrome de Münchhausen".

Asher[1] enfatizava que os pacientes eram frequentemente muito doentes psicologicamente, e talvez até clinicamente, "embora suas doenças sejam encobertas por engodo e fraude", e considerava importante pesquisar para encontrar-se uma explicação que pudesse curar a excentricidade psicológica que produzia esta doença.[2] Em 1968, Spiro,[3] comentando sobre as terminologias usadas para descrever os transtornos factícios (TF), concluiu que elas eram notadas mais por sua riqueza de detalhes do que pela sua clareza. Assim, revelavam a mistura de confusão, perplexidade, desprezo e raiva que esses pacientes despertam em seus médicos (Tabela 40.1). Estes últimos consideravam aqueles pacientes como impostores, mentirosos e vigaristas.

Embora Spiro[3] tenha sugerido uma nomenclatura impessoal para evitar recriminação aos pacientes, por quatro décadas continuou a tendência de desencadear atitudes negativas das equipes hospitalares. Novos dados surgiram, e o pensamento sobre os TF muda gradualmente a partir da 3ª edição do *Manual Diagnóstico e Estatístico de Transtornos Mentais* (DSM-III), da American Psychiatric Association (APA).[4] No entanto, é na 3ª edição revisada (DSM III-R)[5] que emergem evidências de que os TF têm graus variados de cronicidade e função, e que transtornos episódicos exclusivamente psiquiátricos e mistos realmente ocorrem. Essa conceituação foi desenvolvida no DSM-IV,[6] com a designação de uma categoria global de transtorno factício subdividida em três subtipos (Tabela 40.2), além da inclusão do transtorno factício por procuração (Tabela 40.3), descrito por Meadow.[7] Assim, há maior ênfase na diversidade de apresentação dos TF, além da clara distinção com a simulação, codificada em outra categoria na 10ª edição da *Classificação Internacional de Doenças* (CID-10) como Z76.5.

A CID-10 observa que "a condição é mais bem interpretada como um transtorno de comportamento e do papel de doente. Em geral, indivíduos com este padrão de comportamento demonstram sinais e sintomas... Outros, anormalidades acentuadas de personalidade e relacionamentos".[8]

Tabela 40.1 Reações do médico e do paciente com transtorno factício.

Reações do médico	Reações do paciente
Inicialmente, interessado e preocupado com o paciente	Inicialmente colaborativo
Em seguida, sente-se enganado pelo paciente	Em seguida, requisitante e querelante
Mortificação narcisística	Desafio
Raiva	Desafio
Inabilidade de confrontação (desmascaramento)	Desqualificação
Pedido de avaliação psiquiátrica para o diagnóstico	Alta a pedido ou fuga

Tabela 40.2 Critérios diagnósticos para transtorno factício de acordo com o DSM-IV.

A. Produção intencional ou simulação de sinais ou sintomas físicos ou psicológicos.
B. A motivação para o comportamento consiste em assumir o papel de enfermo.
C. Ausência de incentivos externos para o comportamento (p. ex., vantagens econômicas, esquiva de responsabilidades legais ou melhora no bem-estar físico, como na simulação).

Codificar com base no tipo:
- Com sinais e sintomas predominantemente psicológicos: se no quadro clínico predominam sinais e sintomas psicológicos
- Com sinais e sintomas predominantemente físicos: se no quadro clínico predominam sinais e sintomas físicos
- Com sinais e sintomas predominantemente psicológicos e físicos: se do quadro clínico fazem parte sinais e sintomas tanto psicológicos quanto físicos, sem predomínio de nenhum deles

Adaptada de American Psychiatric Association, 1995.[6]

Tabela 40.3 Critérios diagnósticos para o transtorno factício por procuração (*by proxy*) de acordo com o DSM-IV.

A. Produção ou simulação intencional de sinais ou sintomas físicos ou psicológicos em outra pessoa que esteja sob os cuidados do indivíduo.
B. A motivação para o comportamento de perpetrador é assumir indiretamente o papel de doente.
C. Ausência de incentivos externos para o comportamento (como vantagens econômicas).
D. O comportamento não é mais bem explicado por outro transtorno mental.

Adaptada de American Psychiatric Association, 1995.[6]

Tal transtorno também inclui uma categoria denominada "sintomas físicos exacerbados por fatores psicológicos". Na CID-10, tais condições contemplam a dermatite factícia, mas a "síndrome de *Münchhausen* por procuração" é classificada como abuso infantil, e não como transtorno factício. Na CID-11, divulgada em 2018 para aprovação e implementação, passou a ter um destaque especial na categoria de transtornos factícios (6D5), podendo ser: transtorno factício imposto sobre si (6D50); transtorno factício imposto a outro (6D51); e transtornos factícios não especificados (6D5Z).

Entretanto, no grupo de trabalho de transtornos de sintomas somáticos do DSM-5,[9] recomendou-se que o transtorno factício fosse colocado no capítulo de transtornos de sintomas somáticos, pois os sintomas físicos são o principal foco de preocupação (ver Capítulo 21, *Transtorno de Sintomas Somáticos e Transtornos Relacionados*). Essa disposição deve facilitar o diagnóstico diferencial para os indivíduos que apresentam problemas persistentes relacionados com a percepção da doença, frequentemente com sintomas psicológicos e/ou físicos inesperados e/ou inexplicados. Tal mudança também pode facilitar a pesquisa sobre o amplo espectro de fenômenos de relato de sintomas, inclusive a simulação de sintomas (abordada mais adiante neste capítulo).

DISTINÇÃO DAS SIMULAÇÕES NO CAMPO MÉDICO

Para melhor entendimento, é necessário conhecermos a sequência das falsas doenças ou das simulações.[10] Ela tem início no fingimento benigno e, em um *continuum*, termina nas fabulações patológicas.

Simulação benigna. Relaciona-se com um tipo consciente e não patológico de dissimulação, utilizando-se sintomas leves (dores de cabeça, dor de estômago, cólicas menstruais etc.), a fim de obter atenção, evitar obrigações cotidianas, sem receber ganhos materiais.[11] É mais frequente em crianças ou adolescentes quando desejam faltar à escola, ou mesmo terem dispensas se estão assistindo à aula. Algumas, atualmente, aprenderam a mexer em partes do aparelho ortodôntico, expondo pontas de aço na boca, para poderem sair da escola. Outras desmontam parte dos óculos, alegando que não podem continuar na aula, pois não estão enxergando bem sem a lente, além de queixar-se de sintomas subjetivos como dor de cabeça e tontura. Também encontramos em alguns empregados que desejam evitar certas atividades, solicitando a dispensa, como a secretária ou a empregada doméstica que se sentem muito mal por cólicas menstruais e conseguem livrar-se do trabalho. Convém caracterizar se a queixa é de fato ou não pela dismenorreia. Alguns patrões começam a desconfiar da veracidade da queixa, pois ela ocorre em frequência maior que a do ciclo menstrual. A digitadora que precisa levar o filho ao dentista queixa-se de dor do pulso direito e consegue a liberação. Em todas as situações, o fator comum é o "fingir estar doente", com sintomas leves e passageiros. Não chegam a tomar medicação ou a buscar auxílio médico.

Simulação (*malingering*). Significa fingir uma doença com a finalidade de evitar deveres ou para obter ganhos materiais como auxílio-doença, aposentadoria por invalidez, dispensa do serviço militar, evasão de processos criminais ou receber medicamentos, entre outros.[11] A simulação é consciente, intencional e amplamente exagerada de falsos sintomas para obter ganhos tangíveis, com discrepância entre a queixa e o quadro clínico. Há falta de cooperação durante o exame físico para a avaliação diagnóstica e de adesão ao regime de tratamento prescrito. São evasivos. Este nível de simulação está relacionado com o transtorno de personalidade antissocial. A simulação pode apresentar-se em um contexto médico-legal e ser conduzida por um advogado para uma perícia. Pela CID-10, deve ser codificada como Z76.5. A simulação foi codificada no DSM-IV como V65.2 – Simulação. F68.1 – Elaboração de sintomas físicos por motivos psicológicos. Inclui: neurose de compensação, transtorno factício (exclui: dermatite factícia L98.1), síndrome de Münchhausen, paciente peregrino *habitué* de hospital). Motivação inconsciente. Exclui: histeria de conversão, psicose histérica, transtornos dissociativos (F44), transtornos somatoformes (hipocondria, transtorno doloroso persistente, síndrome de Ganser, síndrome da Costa, *burnout*, fadiga crônica, psicastenia e neurastenia).

A simulação difere do transtorno factício, pois neste há a necessidade intrapsíquica de manter o papel de doente, e não estão presentes incentivos externos para o comportamento.

Também é diferenciada do transtorno somatoforme e do transtorno conversivo, pois na simulação a produção de sintomas é intencional e tem objetivo externo óbvio, e não tem alívio dos sintomas pela sugestão ou hipnose.[12]

"Miniartefatos". Neste grupo, temos os pacientes com doenças reais, mas que, de modo secreto, não fazem uso regular da medicação, com o intuito de prolongar a condição de doentes.[13] Muitas vezes, as atitudes médicas que demonstram insegurança, prepotência e falta de empatia são fatores que podem contribuir para o agravamento deste quadro. Como o caso de um paciente que apresentou um quadro de anemia. Ele foi afastado do trabalho por causa das atividades estressantes e adotou o uso de medicamentos e dieta fracionada rica em ferro. Após 1 mês, melhorou do quadro inicial e, não desejando voltar ao trabalho, passou a não se alimentar conforme a orientação médica e tomou os remédios irregularmente, voltando a apresentar anemia. Só foi percebido isso graças à comunicação de seu filho, que contou para a mãe que o pai não estava mais tomando os remédios e escondia a comida no lixo, enquanto ela estava no trabalho. Primeiramente, o objetivo nos indivíduos com "miniartefatos" é prolongar a condição de pacientes, por julgar que este *status* seja benéfico. Pelo afastamento de determinadas responsabilidades, o paciente conquista atenção especial, carinho e permissões que podem ser perdidas com o retorno para o *status* de não doente.

Autoflagelo (*self-injury*). É consciente e evidenciado por uma forma não secreta de automutilação. No autoflagelo, tanto paciente quanto os que o rodeiam, em particular o médico e/ou o psicoterapeuta, estão cientes de que o próprio indivíduo é causador das lesões.[14,15] As mais frequentes são as queimaduras de pele por toco de cigarro ou contato com ácidos e traumatismos mecânicos, como cortes, principalmente com giletes, além de hematomas. Tais pacientes mostram claramente um comportamento destrutivo e autoagressivo. Por vezes, conseguem falar sobre a violência e o incesto em suas famílias. Alguns relatam alívio de uma angústia após o autoflagelo. Entretanto, outros têm dificuldade de expressar os sentimentos de medo, impotência e raiva que precederam sua atitude, embora falem abertamente da lesão aplicada em seu próprio corpo.

Transtorno factício. É um comportamento repetido de produção intencional de sintomas, que visa forjar uma patologia, com o intuito de obter algum tipo de satisfação por meio do uso de sintomas físicos ou psicológicos, que possibilitem vivenciar o papel de paciente (ver Tabela 40.1). Este transtorno tem subtipos, como a síndrome de Münchhausen, transtorno factício por procuração, além do factício com sintomas físicos ou com sintomas psíquicos.

TRANSTORNO FACTÍCIO

Factício significa o que é feito pela arte, em oposição ao que se produz pela natureza. É artificial, uma falsificação. Os TF são quadros com um comportamento repetido de produção intencional ou invenção de sintomas sem uma razão óbvia, com o objetivo de adotar o papel de doente (CID-10). Eles constituem uma das apresentações mais perturbadoras, atordoantes e frustrantes na prática clínica e psiquiátrica.[2]

Características

Sua mais notável característica é a aparente falta de sentido no comportamento desses pacientes, que frequentemente parecem não ganhar nada além do desconforto de exames e procedimentos desnecessários.[1] Esses quadros são capazes de provocar em muitos médicos uma reação complexa de intenso desprezo, raiva e sentimentos de traição, conforme a relação médico-paciente chega a um impasse: a desconfiança da retidão do paciente.[16,17] Eles podem produzir consideráveis problemas diagnósticos e terapêuticos. Fornecem relatos convincentes e compatíveis com doenças para as quais demonstram respostas atípicas ou são refratários às terapêuticas padrões. Os sentimentos de impotência, frustração e raiva surgem frequentemente na equipe médica, por esta ter sido enganada pelo paciente, e podem estar refletidos nos vários termos dados à condição ou a seus subtipos: Münchhausen, "rato de hospital", *laparotomophilia migrans*, *haemorrhagica histrionica*, "neurologia diabólica" e "vadiagem hospitalar".[2,3,18,19]

Como afirmou Asher,[1] em sua descrição original da síndrome de Münchhausen, esta é "uma síndrome comum que a maioria dos médicos já viu, mas sobre a qual pouco tem sido escrito". Geralmente, os médicos não fazem o diagnóstico de TF, ainda que todos os outros diagnósticos tenham sido exaustivamente investigados. Essa dificuldade deve-se ao fato de que sintomas físicos factícios podem coexistir com ou reforçar os efeitos de sintomas físicos genuínos.[20]

Apesar de todas essas instigantes características, o atual conhecimento sobre o tema é parco, com base primordialmente em relatos de casos. Não foi realizado nenhum grande estudo prospectivo com rigor metodológico. Esse fato reflete-se na divergência existente entre os autores em todos os aspectos, desde a prevalência e a etiologia até características clínicas, tratamento e evolução.

Epidemiologia

Há uma escassez de dados confiáveis sobre a prevalência dos TF, porém muitos autores concordam que ela é provavelmente maior do que a diagnosticada.[21-25] Alguns fatores contribuem para tal fato. A identificação deste transtorno por parte dos médicos depende dos critérios diagnósticos aplicados, do limiar de suspeita, da situação particular estudada e da natureza da população de pacientes. Ele é encontrado por pesquisadores que o procuram especificamente entre pacientes selecionados. Segundo Jones,[2] um estudo que investigou a frequência do TF entre 343 pacientes do National Institute of Allergy and Infectious Diseases dos EUA, em tratamento devido à febre de origem indeterminada, encontrou 32 casos de TF, ou seja, 9,3%. Uma revisão bibliográfica de TF com sintomas psicológicos mostra uma taxa de 0,5% no diagnóstico de admissão em hospitais psiquiátricos. Em um serviço psiquiátrico de interconsulta em um hospital geral, foi encontrado em 0,8% dos 1.288 pacientes consecutivos encaminhados ao referido serviço. Isso pode levar a um subdiagnóstico, embora os médicos frequentemente não detectem transtornos psiquiátricos em pacientes com sintomas físicos e acabem por não encaminhá-los à interconsulta psiquiátrica. Com base em dados do Hospital da Medizinische Hochschule Hannover, na Alemanha, estimou-se que cinco dos 1.400 leitos sejam ocupados diariamente por pacientes com TF. Nesse estudo, Freyberger et al.[13] relatavam que 82% dos pacientes com TF são mulheres, geralmente entre a terceira e a quarta décadas de vida, contrariando a crença tradicional de que a doença fosse mais comum em homens (pela descrição do homem de meia-idade sofrendo da síndrome de Münchhausen). Nos dez casos encontrados pelo serviço de interconsulta psiquiátrica do Instituto de Psiquiatria do Hospital das Clínicas da Faculdade de Medicina da Universidade de São Paulo (HC-FMUSP), no período de 1989 a 1998, sete eram mulheres. Uma possível explicação para esses dados pode ser a tendência masculina de demonstrar sua fragilidade por meio do alcoolismo, entre outros processos autodestrutivos.

Plassmann,[14] em um estudo epidemiológico com 24 pacientes portadores de TF, encontrou alta incidência de profissionais da área da Saúde, sendo que 33% eram enfermeiros. Freyberger et al.[13] apontaram 24% de incidência entre médicos e pessoas ligadas à área da Saúde. Plassmann[14] expõe, como uma das hipóteses para que esses profissionais apresentem com maior frequência o TF, o fato de terem maior conhecimento das técnicas médicas. Isso possibilita a "fabricação" de sintomas com maior facilidade e precisão. O paciente, o paramédico ou o médico podem vivenciar a insegurança diagnóstica. As dificuldades na decisão terapêutica representam para o paciente um triunfo pessoal.[26] Além de ser um transtorno mais frequente em profissionais da área da Saúde, é fato também comum em pessoas que, na infância, foram portadoras ou que conviveram intimamente com portadores de doenças crônicas. Não há um padrão genérico estabelecido. Sugeriu-se que as crianças vítimas de TF por procuração por um de seus pais desenvolveriam TF mais tarde. Instituições de ensino e prontos-socorros, que tipicamente empregam jovens médicos, são especialmente propensas a atrair tais casos.[23] Como o TF pode acarretar graves lesões iatrogênicas e sofrimento aos seus portadores, isso envolve um desperdício de recursos de saúde e, muito provavelmente, é subdiagnosticado. Assim, impõe-se maior disseminação das informações disponíveis para otimizar o diagnóstico e o tratamento, além de estimular estudos posteriores.

Etiopatogenia e dinâmica

Um questionamento frequente sobre os TF é a motivação para que tantos pacientes ingressem nesse comportamento martirizante, que se torna um estilo de vida e os coloca em situações de grande risco, podendo levar à morte. Ao contrário do simulador, que tem um objetivo definido, os TF parecem não ganhar nada, exceto o incômodo de investigação e cirurgias desnecessárias. As bases psicológicas dessa condição enigmática permanecem largamente incompreendidas, em parte pela inevitável dificuldade de perscrutar a vida emocional de indivíduos que tendem a expressar suas emoções por meio do comportamento e das queixas orgânicas.[27,28] Os pesquisadores concluíram que forças complexas levam à apresentação anormal e à aparente insensatez que compulsivamente enganam equipes hospitalares e infligem danos. A psicodinâmica do paciente com TF está bem descrita em vários artigos.[15,23,29,30]

Várias explicações têm sido propostas, conforme mostrado na Tabela 40.4.

Muitas vezes, observa-se uma infância com abandono ou negligência nos primeiros anos de vida. Essa infância caótica, com perdas objetivas, caracteriza-se por morte de um dos genitores, divórcio dos pais, doença psicológica ou física prolongada deles, alteração do *status* social, crescimento em orfanato, abuso infantil ou incesto, pais coléricos ou alcoólicos. Podem ter ocorrido, também, doenças crônicas na infância, com períodos longos de tratamento ou hospitalização, e estupro na puberdade. A comunicação verbal pobre favorece o tornar-se doente como um tipo de manipulação de relacionamento, no qual os desejos e expectativas são expressos por meio de sintomas em vez de palavras.[15]

Muitos pacientes têm uma história orgânica grave ou experimentam doença grave entre pessoas significativas. Para alguns, a experiência anterior como pacientes pode ter sido a única fonte de sustentação em suas vidas, e eles são compelidos a repetir a experiência como a única maneira de se sentir valorizados. As instituições e os profissionais médicos, à disposição a qualquer hora e em todos os lugares, passam a ser fantasiados como bons objetos primários maternais. Isso é reforçado pelo fato de os médicos aparecerem como pessoas onipotentes que têm o poder de suprir déficits do paciente e, por vezes, de toda família, sendo idealizados como substitutos dos pais. Com a evolução do TF, os médicos e hospitais tornam-se pontos centrais de referência para o indivíduo. Todas as relações não médicas vão sendo rompidas. Só o ambiente médico proporciona gratificação e tranquilidade ao paciente.[15]

Jones[2] aponta que os pacientes com TF necessitam reviver ou reencenar experiências anteriores nas quais equipes médicas ou hospitais tiveram um papel traumático no desenvolvimento da personalidade. Simbolicamente, o paciente sente-se no controle da situação (antes estava fora de controle): "o indivíduo cria a doença e, portanto, pode acabar com ela".[3] No processo dinâmico do TF, todos os conflitos do paciente são representados de uma

Tabela 40.4 Teorias psicológicas para os transtornos factícios.

- Prazer patológico de desempenhar o dramático papel de paciente
- Ressentimento contra a profissão médica; utilizar adoção deste método seria uma "revanche": agressividade na relação médico-paciente
- Masoquismo
- Transtornos do senso de "identidade do Eu", em que as doenças forjadas e seus tratamentos proviriam estrutura e/ou experiência que estabilizariam o senso do Eu
- Medo de rejeição e abandono, sentimento de dependência
- Desejo de ser o centro dos interesses e atenções
- Obtenção de sensação de controle e domínio sobre as situações, no caso a própria doença "fabricada"

Adaptada de Chapman, 1957;[28] Grinker, 1961;[31] Spiro, 1968;[3] Reich e Gottfried, 1983;[22] Folks e Freeman, 1985;[23] Humphries, 1988;[32] Spivak et al., 1994.[27]

só vez: ele é cuidado e acalentado pelo médico, controla e desmascara o médico, e é inevitavelmente rejeitado e punido pelo médico. Reforça-se a figura de autoridade parental confusa, e de modo ambivalente. Os pacientes com TF criam uma defesa psíquica impenetrável, contra o fato de estarem infligindo lesões a seu próprio corpo, por meio do uso excessivo de processos pseudológicos, de dissociação, de negação e de projeção.

Como a ruptura da relação médico-paciente é parte da doença, há dificuldade no tratamento psicoterápico de longa duração, pois o terapeuta fica impedido de se aprofundar na psicodinâmica da doença.[33] O TF pode ser conceituado como uma variante do transtorno de personalidade de tipo instável (*borderline*), no qual o médico se torna o objeto perpétuo de transferência.[15]

Tem sido postulado que a etiopatogenia do TF por procuração se assemelha à do TF em geral, mas ainda foram sugeridos alguns fatores adicionais, como projeção de preocupações sobre algum problema clínico do próprio cuidador e busca de desviar a atenção do casal sobre conflitos conjugais ou intenção de reaproximar o cônjuge distante afetivamente.[2,7]

Classificação

Anteriormente o TF era classificado da seguinte maneira: (1) com sinais e sintomas predominantemente psicológicos, (2) com sinais e sintomas predominantemente físicos e (3) TF por procuração. No DSM-5 houve mudanças: ele aparece no capítulo sobre transtorno de sintomas somáticos e transtornos relacionados, na codificação F68.10 – transtorno factício (inclui transtorno factício autoimposto, factício imposto a outro) (Tabela 40.5).

Na CID-10, os TF aparecem codificados em F68 – Outros transtornos da personalidade e do comportamento do adulto; sendo o F68.0 – Sintomas físicos aumentados por fatores psicológicos, incluindo a neurose de compensação; e o F68.1 – Produção deliberada ou simulação de sintomas ou de incapacidades físicas ou psicológicas (transtorno factício), incluindo a síndrome do "rato de hospital", síndrome de Münchhausen e o "paciente peregrino". Aqui se excluem a dermatite factícia (L98.1) e a Münchausen por procuração (T74.8). Na CID-11, divulgada em 2018, passou a ter um destaque especial na categoria de transtornos factícios (6D5), podendo ser: transtorno factício imposto sobre si (6D50); transtorno factício imposto a outro (6D51); transtorno factício não especificado (6D5Z), seguindo um padrão semelhante ao do DSM-5.

Diagnóstico

A característica essencial do TF é a produção ou a simulação intencional de sintomas, cujo único objetivo consiste em assumir o papel de doente. Não há benefícios externos para o comportamento.[19,35] Muitas vezes, erroneamente, utiliza-se a expressão "síndrome de Münchhausen" como sinônimo de TF. Na realidade, aquela consiste apenas em um subtipo deste transtorno. Essa confusão pode ser uma das responsáveis pelo já citado subdiagnóstico.[2,22] Esta síndrome, apesar de mais clássica, é apenas um subtipo, provavelmente menos frequente, dos TF.

Tabela 40.5 Critérios diagnósticos para transtorno factício de acordo com o DSM-5.

Transtorno factício autoimposto

A. Simulação de sinais ou sintomas físicos ou psicológicos, ou indução de lesão ou doença, associada à fraude identificada.
B. O indivíduo apresenta-se aos outros como doente, incapacitado ou lesionado.
C. O comportamento fraudulento é evidente mesmo na ausência de recompensas externas óbvias.
D. O comportamento não é mais bem explicado por outro transtorno mental, como transtorno delirante ou outra condição psicótica.

Especificar se:
• Episódio único
• Episódios recorrentes (dois ou mais eventos de falsificação de doença e/ou indução de lesão)

Transtorno factício imposto a outro
(antes transtorno factício por procuração)

A. Simulação de sinais ou sintomas físicos ou psicológicos, ou indução de lesão ou doença em outro, associada à fraude identificada.
B. O indivíduo apresenta o outro (vítima) a terceiros como doente, incapacitado ou lesionado.
C. O comportamento fraudulento é evidente mesmo na ausência de recompensas externas óbvias.
D. O comportamento não é mais bem explicado por outro transtorno mental, como transtorno delirante ou outra condição psicótica.

Nota: o agente, não a vítima, recebe esse diagnóstico.

Especificar se:
• Episódio único
• Episódios recorrentes (dois ou mais eventos de simulação de doença e/ou indução de lesão)

Adaptada de Black e Grant, 2015.[34]

Originalmente descrita por Asher em 1951,[1] a síndrome de Münchhausen é um TF grave de recalcitrante cronicidade e com sintomas predominantemente físicos. São pacientes, geralmente internados por uma doença aguda, que contam uma história dramática e plausível. No entanto, suas histórias são permeadas de inverdades. Tais pacientes buscam e abandonam um número impressionante de hospitais, geralmente após discutirem violentamente com a equipe médica por ter sido descoberto o caráter factício do quadro clínico, apresentando um comportamento abrupto. Grande número de cicatrizes abdominais decorrente de laparotomias "brancas" é particularmente característico dessa condição.[1] Às vezes, pode haver uso abusivo de substâncias.

Caracteristicamente, os pacientes com síndrome de Münchhausen são homens, de baixo nível socioeconômico, querelantes durante a internação e com a tríade de simulação de doenças, mentira patológica (pseudologia fantástica) e peregrinação por diversos hospitais. Além disso, fornecem endereços de locais distantes e frequentemente apresentam-se desacompanhados.[23]

Nos últimos anos, têm sido cada vez mais descritos casos de TF que não se enquadram na clássica síndrome de Münchhausen. Esses pacientes seriam predominantemente mulheres jovens, com bom ajustamento psicossocial, frequentemente trabalhando na área da Saúde, bom relacionamento com a equipe médica, com maior facilidade de aceitação a confrontos e melhores prognósticos.[2,22,23,27]

Entre os quadros clínicos mais comumente produzidos, estão febre de origem desconhecida, feridas de cicatrização difícil, hematúria, sepse, dores abdominais, abscessos e hipoglicemia.[2,22] Estudando a localização das lesões autoinfligidas na pele, Van Moffaert[36] disse que as regiões mais atingidas são: rosto e pescoço, membros inferiores e superiores, seios e partes genitais. Entretanto, um grupo de pacientes apresenta-se com lesões espalhadas por todo o corpo.

Na realidade, qualquer quadro clínico pode ser simulado, dependendo da habilidade e do conhecimento do paciente. No TF, a apresentação sintomática vai desde pequenas queixas ou invenções como afirmar ser HIV-positivo até a autoadministração ilícita de insulina ou epinefrina. Assim, pode ocorrer a exacerbação de uma condição física preexistente. O diagnóstico é feito com dificuldade, pelo fato de os sintomas físicos factícios poderem coexistir com ou reforçar os efeitos genuínos da doença física.[20] Nota-se ausência de ansiedade ante a perspectiva de procedimentos dolorosos ou potencialmente fatais. Alguns pacientes exigem tratamentos específicos. As pessoas com TF contam histórias médicas e pessoais de maneira dramática, repleta de detalhes exuberantes, de modo grandioso e inverídico, com base na pseudologia fantástica.

É comum não receberem visita de familiares ou amigos e evasivamente evitar dar detalhes de suas vidas. Diante de exame negativo, tais pacientes acusam o médico de incompetência, ameaçam com processos e tornam-se abusivos de maneira geral. Quando são confrontados por suspeita de fraudes ou evidências, esses indivíduos, em geral, negam veementemente e abandonam o hospital abruptamente.

Banerjee[20] realizou uma revisão dos sintomas factícios que estão presentes, como emergência aguda e produção de sintomas ou sinais físicos. Algumas dessas síndromes serão familiares para aqueles com longa experiência trabalhando em prontosocorro. Ele descreveu por especialidades: sintomas neurobiológicos (pseudocrises convulsivas, pseudocomas, paralisia factícia, cefaleia aguda grave); emergências metabólicas (hipoglicemia, cetoacidose, pseudofeocromocitoma); emergência cardíaca (taquicardia ventricular paroxística, bradicardia com síncope) (*flutter* atrial com bloqueio variável atrioventricular); e emergência respiratória (síndrome de asma, hipoxemia, hemoptise maciça).

Se a literatura sobre os TF com sinais e sintomas predominantemente físicos é escassa, menos frequentes ainda são os estudos sobre a produção ou a simulação de sintomas psicológicos, conforme mencionado, motivados apenas pela necessidade de assumir o papel de doente. A história fornecida costuma ser dramática, grandiosa e com eventos trágicos e fantasiosos. O luto factício é bem descrito.[37] Os sintomas tendem a piorar quando o paciente está consciente de estar sendo observado, e eles raramente se adéquam a qualquer categoria diagnóstica estabelecida. Pode haver pararrespostas, não patognomônicas, ou a ingestão de substâncias psicoativas para a indução de sintomas psiquiátricos.

Os pacientes podem adotar sintomas exibidos por outros pacientes e até virem a receber grandes doses de psicofármacos e mesmo eletroconvulsoterapia (ECT), que costumam ser inúteis. De modo geral, demonstram um quociente de inteligência (QI) normal ou acima da média, ausência de alterações formais de pensamento, pobre senso de identidade, pobre ajustamento sexual e baixa tolerância a frustrações.[2]

Com a evolução do transtorno, os pacientes podem forjar quadros cada vez mais semelhantes a outros quadros psiquiátricos típicos, relatando, por exemplo, sintomas de primeira ordem de Kurt Schneider. Essa sofisticação sintomatológica pode ser decorrente do longo convívio com outros pacientes psiquiátricos.[38]

Transtorno factício por procuração

A forma mais recente de TF descrita é o TF por procuração, originalmente relatado por Meadow.[7] A característica essencial é a produção de sinais e sintomas físicos em outra pessoa de quem o indivíduo está cuidando.[35] Em 95% dos casos é a mãe que produz os sintomas em seu filho. As mães, geralmente, são pessoas inteligentes, bem articuladas, colaborativas. A equipe descreve a mãe como devotada à criança e compreensiva com relação aos procedimentos, mas gradativamente mostram-se inadequadas, exigentes, estimulam a equipe a "fazer tudo o que for possível", podendo até mesmo divulgar o caso da criança pela imprensa, como modo de desafiar o diagnóstico médico.[39]

Tem sido descrita mortalidade de até 9%.[2] Os profissionais exageram quando realizam exames potencialmente perigosos e desnecessários na tentativa de descobrir um diagnóstico. O TF por procuração é considerado uma forma de abuso infantil.[7]

Um dado muito sugestivo consiste na melhora da condição clínica da criança quando o cuidador é afastado, o que muitas vezes se mostra difícil de conseguir, pois estes tipicamente se recusam a ficar longe da criança, a permitir que outra pessoa administre medicação ou faça os procedimentos. Quando confrontados, os cuidadores ficam irritados e retiram a criança do hospital contra as recomendações. Eles podem ser responsabilizados criminalmente, e a acusação pode variar de abuso a homicídio. As queixas apresentadas, em casos de síndrome de Münchhausen por procuração, segundo Rosemberg,[40] são: sangramento (44%); convulsão (42%); depressão do SNC (19%); broncospasmo (15%); diarreia (11%); vômitos (10%); febre (10%); e eritemia (9%). Em todas as formas de TF por procuração, é indispensável a busca de informações objetivas confiáveis, principalmente por meio de familiares e amigos, bem como de registros médicos de atendimentos anteriores.

Tratamento e prognóstico

Não há qualquer estudo sistemático sobre tratamento do TF. Os relatos têm base, primordialmente, em casos da literatura (Tabela 40.6).

O primeiro e fundamental passo é a realização do diagnóstico, evitando-se a cronificação do quadro e a realização de tratamentos desnecessários e frequentemente arriscados. A segunda etapa, fundamental para o tratamento bem-sucedido, é o manejo da contratransferência negativa motivada por esses pacientes.

Tabela 40.6 Estratégias para o manejo do transtorno factício.

- Fundamental realizar diagnóstico (evitar cronificação)
- Lidar com a transferência e a contratransferência negativa
- Confrontação não julgadora
  - Procedimento controverso
  - Junta médica psiquiátrica
  - Passo importante para a psicoterapia
- Proteção com relação a procedimentos desnecessários
- Cumplicidade até paciente aderir ao tratamento
- Psicoterapia comportamental, pois as abordagens psicodinâmicas são prejudiciais
- Tratamento dos transtornos psiquiátricos associados
- Prognóstico reservado

Adaptada de Meleiro e Almeida, 2003.[41]

É preciso que os médicos percebam que esses indivíduos estão realmente enfermos, em grande sofrimento, e, como afirmou Pope, "agir como louco pode ser mais danoso que ser louco".[21] A terceira medida é quanto à confrontação ou não com o paciente, dizer ou não que se descobriu que os sintomas são factícios. Apesar de haver alguma controvérsia nesse ponto, sabe-se que devem ser proscritas "as cerimônias de desmascaramento" em que a equipe, de modo agressivo e vingativo, afronta o paciente. O médico deve estar atento para questões éticas. A revista dos pertences sem autorização do indivíduo, a informação aos familiares e a internação precisam ser avaliados em cada contexto. De modo geral, preconiza-se o confronto, mas sem um tom acusatório, e sim de tolerância, a fim de se entenderem as angústias do paciente e garantir a continuidade de tratamento. Dessa maneira, minimiza-se a probabilidade de o paciente reagir com negação, agressividade e fuga do tratamento.[2,22,23,27,37,42] Em algumas situações em que o confronto em certo momento seria deletério, pode-se provisoriamente agir com "cumplicidade", porém minimizando as intervenções, até ser possível uma abordagem mais adequada.[43]

Propôs-se o estabelecimento de uma central de registro a qual poderia conter as descrições destes pacientes e prévios modelos de apresentação, que proporcionariam informações via telefone sobre esse questionamento.[44] Gattaz et al.[45] acreditam que o estabelecimento de semelhante registro poderia levar a cuidados decisivos para a fácil identificação destes pacientes e, consequentemente, evitar menos indução de mutilações iatrogênicas. Entretanto, não se deve esquecer que esses pacientes podem ter uma condição clínica real, muitas vezes resultado de inúmeras cirurgias e intervenções prévias.

Enoch e Trethowan[46] relataram um caso no qual a paciente morreu porque uma nova cirurgia para um abdome agudo (real) foi recusada. É fundamental o diagnóstico diferencial nesses pacientes com uma verdadeira doença física ou mental. A maioria das recomendações de tratamento inclui psicoterapia psicodinâmica em combinação com técnicas comportamentais e o concomitante tratamento de qualquer comorbidade psiquiátrica.[2]

Busca-se oferecer apoio, identificar e comunicar as experiências emocionais,[27] assim como desenvolver mecanismos mais adaptativos para a gratificação.[37] Não há evidências quanto à efetividade de farmacoterapia especificamente para o TF. Entretanto, faz-se imprescindível o tratamento medicamentoso das comorbidades psiquiátricas, notadamente quadros depressivos e ansiosos.

Quanto à evolução e ao prognóstico dos TF, tradicionalmente eram vistos como muito reservados, se fundamentados nos casos de Münchhausen. Ao se analisarem as diversas apresentações dos TF, há uma tendência a perceber toda uma variação em termos de cronicidade e prognóstico geral, que muitas vezes pode ser bem melhor do que se imaginava.[2,22,23] Quanto à evolução da psicose factícia, há poucos e conflitantes dados. Hay[47] encontrou uma evolução quase sempre para a esquizofrenia. Enquanto isso, Pope et al.[21] não encontraram nenhuma evolução para a esquizofrenia, porém detectaram um prognóstico tão ruim quanto. Os TF formam uma enigmática e heterogênea forma de adoecimento. A escassez de dados confiáveis torna mais árdua a tarefa de diagnosticar e tratar esses pacientes. Visando diminuir o impacto deste singular transtorno, urge o desenvolvimento de alto grau de suspeita para TF na investigação diagnóstica dos pacientes. Os únicos limites para o TF são aqueles da criatividade humana. Assim, os tipos de tratamento devem ser tão criativos quanto os do paciente.[9]

SIMULAÇÃO

Arte do engano

A natureza submete tudo a duas exigências fatais: manter-se vivo e reproduzir a vida, consistindo no mínimo denominador comum da substância biológica.[48] Apesar de a natureza ser pródiga, o risco de extinção é comum a todas as espécies. Não há concessões, embora as condições ambientais mudem ao sabor de forças aleatórias. Os poderes de um organismo nem sempre correspondem às demandas para suas próprias necessidades vitais.

O processo evolutivo é marcado pela forte competição e pelo conflito na disputa por recursos escassos. Quando o ambiente torna-se mais rigoroso, a peneira da seleção contrai: o valor de corte aumenta. O desafio de sobreviver e procriar com sucesso na natureza é um jogo de astúcia e agilidade, sorte e força bruta, no qual nem todos serão escolhidos.

Diante de uma natureza cega, perseverante e desprovida de escrúpulos, um organismo fará tudo o que estiver a seu alcance para saciar suas necessidades prementes. Ele será impelido por suas carências e limitado por comportamentos, ameaças e obstáculos com que se depara.

A arte do engano, ou seja, o uso pelo organismo de traços morfológicos e de padrões de comportamento capazes de iludir e driblar os sistemas de ataque e defesa de outros seres vivos é parte expressiva para a sobrevivência e a reprodução no mundo natural. O ilusionismo defensivo e ofensivo permeia toda a cadeia do ser. Exemplificando na esfera da vida molecular, a missão do sistema imunológico é dupla: detectar a presença do invasor e despachar a artilharia adequada de anticorpos para eliminá-lo. Diversos microrganismos, bactérias e vírus conseguem burlar o mecanismo de detecção imunológica dos mamíferos, graças à existência de uma camada química superficial que os reveste e que tem a propriedade de torná-los aparentemente idênticos às células normais do organismo, evitando o combate hostil dos anticorpos.

A camuflagem defensiva é um ardil típico de vegetais das regiões semiáridas, como única chance de escapar dos herbívoros locais. Elas adquirem aspecto e coloração de substâncias indigestas como arbustos secos, galhos mortos, grama seca e pedregulho.

A arte do engano, segundo Giannetti,[48] no mundo natural, tem duas estratégias básicas: o ocultamento (camuflagem, mimetismo e dissimulação) e a desinformação ativa (blefe, logro e manipulação da atenção). O ocultamento é uma ilusão negativa em que a discrepância entre realidade e aparência consiste em desaparecer, em não se fazer notar, em induzir o outro a não perceber o que lá está.

Um dos fenômenos de simulação mais conhecido é o mimetismo utilizado pelo tão conhecido camaleão: homocromia (semelhança de cor) e homotipia (semelhança de forma). No engano por ocultamento, quanto mais imperceptível, melhor.

A desinformação ativa é uma ilusão positiva, pois induz ver coisas, formar imagens deturpadas ou distrair-se momentaneamente, ou seja, perceber algo que não esta lá. É o caso da cascavel com seu chocalho hipnótico que enfeitiça a vítima. Há também a quietude do tipo letal, que, quando o animal é surpreendido pelo predador, faz-se de morto. O predador desinteressa-se pela presa e vai embora, e aí, em segurança, o animal "revive", escapando da morte. Alguns animais simulam maior força do que dispõem, intimando seus agressores, como os mamíferos que eriçam os pelos para parecerem maiores do que são em situações de perigo. Os elefantes, por exemplo, disparam rumo ao ataque, mas não atacam; e há cães que latem e mostram agressivamente os dentes, porém, na hora de brigar, saem correndo.

Conforme escreveu Giannetti,[48] ninguém tem condições de saber o que se passa com um animal (ou vegetal) que engana o outro, pois isso é impossível de ser provado. Entretanto, quando chegamos evolutivamente próximo da espécie humana – primatas antropoides como os chimpanzés, gorilas e orangotangos –, novos horizontes descortinam-se para o exercício da arte do engano.

Particularidades

A simulação é um fenômeno universal. Existe desde os primórdios dos tempos, antes mesmo do aparecimento do homem. Portanto, ao contrário do que se pode imaginar, não se trata de um resultado eminente do processo evolutivo das civilizações. No reino animal, conforme já mencionado, observa-se com clareza esse fenômeno, que exerce a função maior de sobrevivência e, evidentemente, da seleção natural. Ou seja, o animal com maiores recursos de simular terá mais chances de sobrevivência.

Nas sociedades humanas, a simulação/dissimulação ganha a sofisticação de infindáveis modos e formas, ganhando um colorido de tal sorte que ludibria até os mais dedicados entendidos do assunto. O tema é inesgotável, mesmo tendo sido objeto de estudo de médicos, juristas, historiadores e filósofos, desde a Antiguidade, sendo ainda interessante para pesquisadores hoje em dia.[41]

Na literatura, encontramos um cabedal quase infinito de casos de simulação, sendo muitos deles clássicos. A mitologia mostra que as paixões, a vingança, a ira e o ódio fizeram de seus deuses símbolos cultuados da mentira. Tanto dados históricos quanto os textos sagrados revelam a existência da simulação. Narrada pelos historiadores, a literatura apresenta os diversos casos de simulação, apontando o homem, entre todos os animais, como o maior de todos simuladores. Por exemplo, Sinon, o responsável pela ruína de Troia, deixou-se capturar por pastores que o levaram à presença de Triano, o rei troiano. A ele, fez uma longa pregação contra o povo grego. Assim, convenceu o soberano quanto ao assunto. Ele pôde, então, permanecer em liberdade, e valendo-se disso, à noite, abriu o célebre cavalo de madeira, possibilitando que seus guerreiros dominassem a histórica cidade.

Temos alguns relatos bíblicos de simulação, no Gênesis, 4, quando o Senhor pergunta: "Caim, que fizeste a teu irmão Abel?" (ele acabara de matá-lo). Aquele finge tranquilidade e segurança para responder: "Não sei. Porventura sou eu o guarda de meu irmão?"

O teatro grego utilizou-se de engodo e fraudes não só de entes humanos como também de figuras do Olimpo. O teatro romano utilizou-se da mentira e da fraude. A maior parte das comédias de Planto perpassa por temas de falsa manifestação da verdade. Com Aristófanes, a comédia grega explora a teoria da calúnia, da mentira e da fraude.

Pio V simulou senilidade pouco antes do conclave para conseguir ser ele o escolhido para papa. O Pai da Medicina, Hipócrates, faz referências à simulação para escapar à guerra. As obras de Molière, Mesantropo, Don Juan e Tartujo são um compêndio de mentiras e simulações.

Ingenieros,[49] em *Simulação na Luta pela Vida*, e Nágera,[50] em *Síndromes Mentais Simulados*, entre muitos outros autores estudiosos do tema, revelam que, a bem dos fatos, todos simulam, segundo os próprios interesses. Mentem o rei e o lacaio, o pobre e o rico, na dialética do ser e parecer, em um cenário de mentira socialmente organizada. Vejamos como descreveu Ingenieros:

> Quem duvida imagine por um momento que o astuto especulador não simule honestidade financeira, que o funcionário não aparente defender os interesses do povo; que o literato vulgar não simule as qualidades dos que triunfam, que o comerciante não finja interessar-se por seus clientes, que o examinado não simule possuir conhecimentos de que carece e o professor não procure alardear uma profundidade incomensurável; que o parasita não afete ser útil a seu hóspede e a barriga não ostente ser mãe; o bruto, inteligente e o estúpido, segundo as circunstâncias; que o adivinho e o curandeiro não bazofiem de faculdades sobrenaturais, para sugestionar sua clientela; que o velhaco não simule a idiotia e o superior a inferioridade, seguindo os casos, a criança uma enfermidade; o maricas, o afeminamento; o propagandista, a paixão; a esposa astuta, o histerismo; e o marido desgraçado o amor; que o patrão não finja ser católico e o ladrão ser anarquista; que o jornalista não disfarce o próprio pensamento substituindo-o pelo do diretor do jornal ou pela opinião da maioria do público. Ter-se-á uma falange de prováveis vencidos, quase sequencialmente vencidos, na luta pela vida. Essa é a regra sem que desconhecemos a exceção. [...] Existem naturezas intrépidas e leais, demasiado saturadas de verdade e de fraqueza para curvar-se a exigências da vil estratégia que obriga a ser mentiroso e hipócrita a fim de não ser vencido na luta pela vida. [...] Aquilo que pensam esses caracteres fortemente temperados, salta de seus lábios, gritam seus desagrados, suas rebeldias, suas indignações, da mesma maneira que afirmam suas aspirações e seus ideais. Se são operários, arrojam-nos das oficinas como se fossem ovelhas sarnentas que poderiam contagiar o redil.

Se comerciantes, perdem a clientela e o crédito. Se funcionários, são destituídos. Se escritores, quebram-lhes a perna. Se falam, são condenados ao silêncio da prisão. Seus melhores amigos repudiam-nos comprometendo-os. Seus parentes renegam-nos. Sua própria família não lhes perdoa o terem erguido a voz indignada contra a mentira socialmente organizada. E a multidão, se for feroz, tratá-los-á como malfeitores; se for indulgente podá-los-á de louco. Tartufo é o rei; dele é o triunfo. Dirigi a vosso auditório as tolices mais vis, as mais baixas adulações, e eles vos aclamarão, dizei-lhe a verdade, ser-lhe-á desagradável e vos exercerá. E há quem se assombre de que, custe a hipocrisia social, o indivíduo se incline a ser astuto e mentiroso, simulador e fraudulento, diplomata e velhaco, hábil e dissimulado. Surpreendem-se disso. Seria atingir o cúmulo da ficção.[49]

O homem que não pudesse simular seria um monstro. Assim, tentamos estudar e entender simulação, que, como vimos, é um tema de abrangência em todos os segmentos do comportamento humano. Portanto, não seria possível em um capítulo exauri-lo, pois nos limitaremos em nosso objetivo primeiro que é identificar e distinguir simulação entendida como obter vantagens, em que encontramos o nexo objetivo da simulação em lucro próprio e o da simulação patológica.

Convém apontar que o conceito de simulação extravasa o conteúdo que se encontra nos dicionários – *simular*: "representar um causo, fingindo ou imitando o que não é".[51] No dicionário *Aurélio*, *simular* significa (1) fingir, fazer o simulacro de, fazer parecer real (o que não o é); (2) fazer crer; aparentar; (3) imitar.

Aliás, vale diferenciar simulação de mentira. Santos,[52] que estudou esse tema largamente, diz que mentira é um tipo de fraude exteriorizado mediante a linguagem. A mentira se diz, não se faz. Importante também distinguir simulação de imitação. Esta última consiste em fazer algo semelhante do imitado, que serve de modelo.[53] A imitação refere-se ao fato em si mesmo em sua realidade: imitar uma boa ou má ação significa praticar outra realmente boa ou má.

Acredita-se que o homem simulava mais antes de descobrir e construir armas para o ataque. A verdade é que todos nós simulamos de uma maneira ou de outra, enquanto vivemos na dialética do ser e do parecer. Bonet, citado por Vargas,[54] definiu simulação como uma fraude clínica, que consiste em imitar, agravar ou criar intencionalmente sintomas patológicos com uma finalidade especulativa. Paulo Argarate Vasques, em comunicação pessoal, entendeu por simulação "o processo psicomotor voluntário capaz de criar ou alterar sintomas patológicos visando obter vantagens pessoais, às quais não teriam acesso sem fraude". Ingenieros escreveu que: "simular é adotar os caracteres exteriores e visíveis daquele que se imita, a fim de confundir-se com o simulado".[49]

Eminentes autores ressaltam que, hoje, os preciosos limites entre a mentira comum e a patológica ainda permanecem indefinidos. Em geral, a simulação tem finalidade utilitária, enquanto o mecanismo de somatização e de conversão inconscientes apresenta sintomas largamente estudados na literatura médica. É fundamental os médicos e os peritos (inseridos nos processos jurídicos, como dispõe o artigo 59 da nova parte geral do Código Penal – Lei 7.209/84, como também o artigo 9 do Projeto de Lei de Execução Penal e mais o artigo 450 do Código do Processo Civil) estarem cada vez mais pautados em entendimentos claros sobre a distinção de simulação comum e simulação patológica.

É nosso objetivo, neste capítulo, identificar e distinguir a simulação entendida como obter vantagens, em que encontramos o nexo do objetivo da mentira em lucro próprio, e o da simulação patológica. Nesta última, falta uma relação entre objetivo do mentiroso e a criação mentirosa.

Formas de simulação

Pré-simulação ou simulação anterior. O simulador monta um esquema, com o objetivo de ser estigmatizado como doente mental, por meses e às vezes anos, para só então cometer o crime. E, uma vez já sendo reconhecido socialmente como "doente", alcança os benefícios deste quadro clínico alegando incapacidade mental em sua defesa. Gomes, citado por Vargas,[54] é um funcionário administrativo que começou a fazer-se passar por louco, conseguindo atestados médicos de alienação mental e, inclusive, ser interditado. Tudo feito às escondidas. Logo em seguida, praticou um grande desfalque. Quando foi descoberto, alegou insanidade mental. Depois de examinado por peritos, foram identificadas sua pré-simulação e posterior fraude.

Supersimulação ou parassimulação. Ocorre quando um paciente com doença mental exagera os sintomas a partir de fenômeno mórbido perceptível ou quando imita e/ou copia sintomas de outras doenças mentais. A parassimulação pode acontecer não só entre os enfermos psicopáticos como também nos indivíduos normais.

Metassimulação ou simulação residual. É quando o doente mental recuperado simula ainda estar mal, com o objetivo de usufruir vantagens como a de continuar recebendo auxílio-doença e benefícios secundários, como os cuidados especiais da família. Esta forma de simulação é um desafio constante para as perícias médicas e as companhias de seguro. Às vezes, o diagnóstico da metassimulação é bastante difícil, pois, quando o quadro psiquiátrico fica obscuro diante das muitas internações hospitalares em que há simulação, há a necessidade de exames minuciosos com o auxílio de psicólogos, por meio de testes específicos.

Dissimulação. É quando o doente intenciona auferir a vantagem da alta médica ou a diminuição da vigilância. Esse é um quadro bastante preocupante, pois a intenção do paciente varia desde a simples vantagem de estar perto dos familiares e amigos até a tentativa de suicídio. Garcia[55] citou o caso de uma mulher de 35 anos, internada em um sanatório de Botafogo. Dissimulando estar curada de uma grave depressão, teve alta. Ao chegar à sua residência, foi à cozinha, ligou o gás do forno, pôs a cabeça dentro e consumou suicídio antes que os familiares pudessem socorrê-la.

Reação de conversão ou simulação

A reação de conversão foi o primeiro modelo pelo qual Freud elucidou a formação das neuroses:

> Quando desejos instintivos não satisfeitos e conflitos não dominados são reprimidos, para o inconsciente sua dinâmica se conserva. Ela pode se manifestar de várias maneiras; no caso da reação de

conversão, em forma de distúrbios físicos. A reação de conversão pode ser, portanto, interpretada como uma tentativa da solução dos conflitos na esfera somática. Sintomas de conversão são diferentes de simulação. Os primeiros não são simplesmente simulados, mas correspondem a processos automáticos, como que reflexos, isto não acontece totalmente de forma inconsciente. Entre simulações tendenciosas e processos reflexo-histéricos, existem transições flutuantes. Isto está particularmente claro nas assim chamadas *reações de reclusão*: um estado psicogênico de agitação ou fraqueza mental na prisão que tanto pode ser uma reação a uma situação indômita como também uma demonstração; amplamente consciente de uma aparente incapacidade de reclusão e imputabilidade. Exemplificando: o interessante fenômeno em que a tremedeira constitui uma reação de medo e evasão dos soldados do *front*, muito frequente na Primeira Guerra Mundial; entretanto, na Segunda Guerra Mundial ocorreu com extrema raridade. Na Primeira Guerra Mundial a psicogênese desses distúrbios era ainda discutida. Renomados pesquisadores pensavam que fossem lesões cerebrais traumáticas pela pressão do ar com detonação de bombas. Depois de ter sido abandonada essa teoria, no período pós-guerra, decresceu rapidamente o número daqueles que ainda apresentavam tremedeira e pretendiam indenizações.[56]

Classificação dos simuladores

Ingenieros[49] classificou os simuladores em três grupos, conforme esquema da Figura 40.1.

Mesológicos. São indivíduos que, pelo efeito do meio social, intensificam a simulação, que é sempre utilitária. Para se adaptarem ao meio, simulam as qualidades úteis e dissimulam as perniciosas. Podem simular e dissimular os sentimentos de amor, ódio, respeito, repugnância, cortesia e indignação. Costumam limitar-se a uma hábil simulação e dissimulação de sentimentos. São caracterizados em dois grupos:

- **Astutos**: adaptam-se habilmente. São os "espertos", que engendram um tipo misto de "simulação delinquente". Nesta classe de simuladores, a mímica está sempre preparada para a simulação; a fisionomia não denuncia o estado interior do indivíduo. Evita parecer o que é. O rosto não é o espelho da alma. O simulador astuto, farejando um bom resultado, comove-se, empalidece, chora, com o objetivo de enganar e conseguir o que deseja. É um estrategista e aprendeu a refrear todos os seus ímpetos. Domina-se pela inteligência, sem nenhuma espontaneidade

- **Servis**: são indivíduos que dissimulam suas mais íntimas tendências e desejos e simulam ser seus os desejos do outro. São os que estão sempre dispostos a servir os poderosos, fazendo valer a vontade e os desejos de seus senhores, castigando, perseguindo pessoas consideradas contrárias à vontade do dominador. Também são os que desejariam que todos adorassem os seus governantes e se deixassem conduzir como seres inferiores subordinados ao amo.

Congênitos. São os simuladores natos, em que predomina o fator orgânico na tendência para simular. O simulador nato simula desinteressadamente. A simulação é o fim de sua conduta, e não um meio para obter vantagens de outra índole. São indivíduos privilegiados de saúde e de superioridade moral e intelectual. Temos dois grupos:

- **Bufões**: são os trocistas, "que têm por hábito gracejar ou fazer zombarias". O piadista tem quase sempre orgulho da própria superioridade. Gabriel Yogard Pagés – que usava o pseudônimo Leo Taxil – bateu o recorde da farsa. Durante 12 anos simulou ser ardente católico, dedicando-se a combater a maçonaria, com um suposto rito paladino. Sua namorada, Diana Vaughan, também participante da farsa, simulou ser a "grande sacerdotisa do paladinismo". Taxil e Diana chegaram ao ponto de enganar o próprio papa Leão XIII. Este recebeu Taxil em audiência particular e mandou sua apostólica bênção à sacerdotisa convertida. Por fim, o formidável zombador, ante o mais seleto público de Paris, descreveu pessoalmente todos os detalhes de sua memorável farsa, declarando tê-la organizado por puro prazer e porque era "galhofeiro nato".

- **Refratários**: simulam pelo desejo de dissonar de todas as pessoas de um local, desagregando as ideias dos indivíduos do grupo. Parecem discordar das ideais a fim de atrair a atenção para si mesmos, porém sem a menor sinceridade ou convicção. É uma simulação negativa que costuma prejudicar o simulador.

Patológicos. Em alguns dos desequilibrados e anormais, a simulação manifesta-se em qualquer circunstância, de maneira irresistível para o simulador. Como um fenômeno automático, trata-se de uma anomalia do funcionamento mental que acarreta uma perda do "sentido de adaptação ao meio". Essa categoria de simuladores é a que mais nos interessa estudar, pois consiste no grande desafio do diagnóstico médico e psicológico, pois distingue o simulador patológico do simulador comum. Portanto, será alvo de mais atenção aqui.

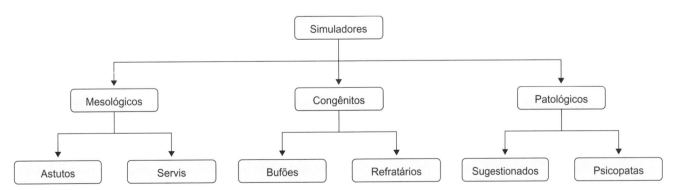

Figura 40.1 Esquema de Ingenieros para simulação. (Adaptada de Ingenieros, 1925.)[49]

Simuladores patológicos

Existem dois grupos fundamentais de simuladores: os congênitos e os adquiridos, ou seja, os simuladores natos e os simuladores produzidos pelo meio. Battistelli[57] dividiu o quadro patológico em: gabarolas, mitômanos e patológicos (Figura 40.2).

Gabarolas. São indivíduos que têm como objetivo evidenciarem-se, colocando-se em destaque, aproveitando-se de toda e qualquer oportunidade para esse fim, sem qualquer senso crítico. Tornaram-se inoportunos não considerando o ridículo. Veem tudo de forma exagerada. Por meio de mentiras, tentam equiparar-se ou até superam pessoas que acreditem ser de relevante importância e destaque. Sua conduta não apresenta perversão ou malignidade. A gabarolice é considerada uma transição na fronteira tênue entre a mentira normal e a simulação, pois nem sempre o objetivo desse indivíduo consiste em obter prestígio próprio, podendo manifestar-se com a intenção de lucro e até mesmo fraude. Nessa espécie, temos três tipos identificados:

- **Fanfarrão**: tem o objetivo apenas da exaltação pessoal. Ele se satisfaz em contar suas histórias fantásticas sem se preocupar em ser flagrado em suas mentiras. Mente sem critérios de proporção, lógica ou ponderação. Assim, obtém a incredibilidade dos que o rodeiam e passa a ser motivo de escárnio e riso. Esse indivíduo costuma ser inofensivo
- **Charlatão**: é o indivíduo que mente com o objetivo de auferir lucros. Consegue sucesso na medida em que mantém credibilidade sobre suas vítimas, o que faz com habilidade e inteligência, explorando com astúcia bem articulada a fraqueza e a boa-fé das pessoas. O charlatão está em diversas atividades profissionais e, muitas vezes, faz estragos significativos entre suas vítimas. O charlatão patológico é reconhecido por apresentar acentuada falta de crédito de oportunidade e por se relacionar de maneira inadequada ao perfil das pessoas de quem tenciona aproveitar-se. Ele procede com total leviandade, não tendo muita chance de conseguir credibilidade
- **Bufão mórbido**: é considerado o gabarola mais pernicioso, por ser degenerado. Além disso, pode levar tempo para ser reconhecido, mas age de modo absurdo, escolhendo qualquer ambiente para entrar em cena. Faz-se passar por autoridade (escritor, professor, delegado, deputado etc.) ou pessoa de prestígio. Em um primeiro momento, surpreende enganando a todos. É o que poderíamos chamar de falsidade ideológica.

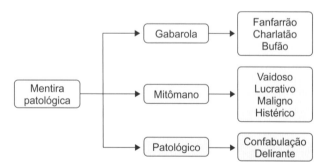

Figura 40.2 Esquema de Battistelli para mentira patológica. (Adaptada de Battistelli, 1963.)[57]

Diz ser o que não é e simula o personagem escolhido. Contudo, não se mantém, deixando para trás rastros de não ter aquele conhecimento e autoridade, sendo na maioria das vezes descoberto.

Mitômanos. Trata-se de um estado patológico. Esse grupo de indivíduos adultera os fatos tendendo à grandiosidade. Os acontecimentos por eles expressos têm conotação de extraordinários ou chocantes. O mitômano fala com uma convicção que vai de encontro com a realidade objetiva, porém, se ele for deflagrado em suas mentiras, acaba por admiti-las. No entanto, antes de se entregar à verdade, ele tenta resistir com argumentos lógicos. Temos conhecimento de três tipos de mitomanias:

- **Vaidosa**: procura impressionar ao máximo seu ouvinte
- **Lucrativa**: procura iludir sua vítima de todas as maneiras com o intuito de auferir o lucro visado
- **Maligna**: tem perfil criminoso e tenta atrair para si a simpatia e o interesse do grupo para obter o que deseja.

Hélio Gomes *apud* Souza[58] considera que, "entre os mitômanos mais terríveis estão as histéricas, que são grandes dissimuladoras". Certamente, a histérica é tanto dissimuladora como simuladora. Ela atua, por vezes, com absoluta perfeição. Ela faz isso de maneira lógica e coerente, há um certo tempo. Em alguns casos, a histérica já se autoconvenceu de que sua história é verídica, podendo se autoinduzir a falsas convicções, porém, muitas vezes, seu objetivo é produzir calúnias e difamações infames. Não são incomuns relatos jurídicos de histéricas. Vamos aqui ilustrar com um exemplo narrado por Battistelli *apud* Souza:[58]

> Ficou célebre, na França, o processo De La Ronciére. Tratava-se de um brilhante jovem oficial, filho de um general. Talvez por não ter correspondido à Srta. Marie, filha de um barão, pela qual era amado em segredo, foi por ela tão duramente perseguido com acusações (agressão noturna, escalamento de janela, tentativa de estupro, lesões em partes delicadas etc.) que acabou por ser preso. Assim, seguiram-se um processo clamoroso e uma severa condenação, apesar de ter sido declarado por quatro peritos calígrafos que a letra das cartas anônimas – com as denúncias contra De La Ronciére e que tinham chegado tanto à mão da moça, quanto às dos seus pais e às dos superiores do jovem oficial – assemelha-va-se muito à da pretensa vítima. Durante o julgamento, concluiu-se que as cartas anônimas só podiam ter sido escritas pela suposta ofendida e que o atentado, objeto do processo, só devia ter tido lugar na imaginação alterada da moça – esta, talvez alucinada e certamente dominada por uma estranha neurose. Todavia, a opinião pública foi contrária ao jovem oficial. No entanto, os jurados, seguindo a corrente, consideraram o acusado culpado de tentativa de estupro e de ferimentos voluntários, admitindo em seu favor simples circunstância atenuante. O tribunal condenou o inocente a dez anos de reclusão, que ele cumpriu inteiramente na prisão de Clairveaux.[58]

Patológicos. Há ainda duas modalidades de *mentiras patológicas* – confabulação e delírio – que devem ser consideradas como possibilidade de estarem associadas a outros sintomas que irão sugerir transtornos mentais específicos:

- **Confabulador**: é um tipo de mentiroso patológico. Mente sem o objetivo de engodo ou lucro, sem qualquer premeditação. Suas mentiras são engendradas com a finalidade de suprir lacunas de sua memória quando, então, o confabulador se utiliza da improvisação. Assim, mente para omitir sua debilidade de memória ou a decadência do seu psiquismo. Geralmente, essa anomalia tem origem orgânica. Há casos de quadros demenciais nos quais os indivíduos com essa deficiência de memória se apresentam desorientados no tempo e no espaço (não sabem mês, dia, ano) tanto de fatos atuais quanto retrógados. Não sabem de si ou das pessoas de seu convívio, o que reforça a origem orgânica

- **Delirante**: aparece de diferentes formas. Pode ser melancólica, maníaca, paranoica – a mentira do delirante constitui um meio e não um fim, graças à decadência mental em que em alguns momentos aparecem bem claros. Ou seja, oscila, dependendo da intensidade do delírio. O delirante, ao ser deflagrado, tem reações imprevisíveis, que variam de agressão, ofensas e infâmias até os que se retraem e se calam. Em alguns casos, a mentira do delirante é sustentada por longo tempo, até mesmo diante de provas judiciais. O delirante a mantém, mas há situações em que, saindo da crise, o delirante retrata-se perante o juiz, fazendo uma crítica de seu estado mórbido. Outras vezes, apesar de mostrar melhora do quadro delirante, acredita que tudo aquilo era verdade. Para a perícia médica e psicológica, o delirante é um desafio, pois em alguns casos suportaria até mesmo um detector de mentiras, conforme estas podem ser acompanhadas por alucinações e ilusões, que alteram o processo perceptivo. Desse modo, fazem crer ao delirante estar sendo absolutamente sincero. O delírio, segundo Jaspers,[59] é irredutível, e não pode ser visto isoladamente, pois é secundário a uma série de alterações que afetam o psiquismo de modo integral, devendo ser considerado como produto da elaboração de um juízo perturbado. A ideia delirante é um erro patológico elaborado por um juízo perturbado que o torna irredutível. Tal ideia condiciona a conduta do indivíduo, que, convencido de sua realidade, luta por defendê-la. A experiência do médico perito com pessoas psicóticas facilita o diagnóstico diferencial.

Cabe ao médico a tarefa de diagnosticar a capacidade mental de todo periciando e estabelecer se ele consegue entender o fato que originou o processo jurídico (ver Capítulo 49, *Psiquiatria Forense*).

Caso seja detectada qualquer anormalidade com sintomas sugestivos de patologia mental, o perito deverá informar ao juiz, pois, diante disso, a responsabilidade do indivíduo, segundo critério diagnóstico, deverá ser considerada menos capaz, quando não totalmente incapaz. É o perito que informará ao juiz se o periciando é imputável ou inimputável.

DIAGNÓSTICO DIFERENCIAL DE SIMULAÇÃO E TRANSTORNO FACTÍCIO

Distingue-se a simulação do transtorno factício pela clareza de motivação, como evasão de processo criminal, obtenção de drogas ilícitas, pretexto para o não recrutamento militar e tentativa de obter auxílio-doença ou melhora nas condições de vida (p. ex., vantagens de moradia). A simulação é comparativamente comum em meios legais e militares, sendo menos comum na vida civil cotidiana.[19]

O transtorno de sintomas somáticos distingue-se do TF pela produção involuntária e inconsciente dos sintomas (Tabela 40.7). Entretanto, discute-se até que ponto os pacientes factícios estão no controle da produção de seus sintomas. Vários autores defendem a ideia de que o TF estaria em algum ponto entre a simulação (sintomas sob total controle da vontade e com um objetivo externo claro) e a conversão-somatização. A produção de sintomas é inconsciente, não intencional. O paciente acredita que a doença é real.

CONCLUSÃO

Os TF estariam em várias gradações no meio desse espectro. Para alguns pacientes, os sintomas teriam total controle e, em outros, seriam produzidos conscientemente, mas de modo compulsivo por motivações inconscientes. Na prática clínica, os limites entre essas três entidades clínicas muitas vezes se sobrepõem.[2,3,23,27] Alguns pacientes relatam que sempre têm consciência de produzirem seus sintomas, mas que, com o tempo, esse comportamento se tornou uma resposta quase automática a situações de frustração.[27]

Outros diagnósticos diferenciais são a psicose psicogênica, ou psicose histérica, que pode ser diferenciada por seu caráter involuntário e efêmero, bem como pela marcante presença de um estressor desencadeante.[19,35,60-62] Não se deve esquecer que muitos pacientes com TF podem concomitantemente ter uma comorbidade médica ou psiquiátrica.[1,2]

Diferenciar um TF com sintomas predominantemente psicológicos de um transtorno psiquiátrico "real" é extremamente difícil, somente sendo possível após investigação prolongada. Exceto quando o paciente confessa, a equipe pode nunca se sentir completamente segura sobre o diagnóstico do TF. Complicando esse cenário, há o fato de que, teoricamente, todos os pacientes com esse tipo de TF têm, pelo menos, um transtorno de personalidade subjacente (geralmente *borderline*, histriônico ou antissocial). Outras condições comórbidas que têm sido relatadas são: transtorno depressivo, transtorno de uso de substâncias, transtorno de somatização e transtorno dissociativo.[2] Muito ainda temos de pesquisar e estudar para melhor compreender esses transtornos.

Tabela 40.7 Diagnóstico diferencial esquemático de simulação e transtorno factício.

Quadro	Controle	Motivo
Simulação	Voluntário	Consciente
Transtorno factício	Voluntário	Inconsciente
Transtorno de sintomas somáticos	Involuntário	Inconsciente

REFERÊNCIAS BIBLIOGRÁFICAS

1. Asher R. Munchausen's syndrome. Lancet. 1951;1(6650):339-41.
2. Jones RM. Factitious disorders. In: Kaplan HI, Sadock BJ (Eds.). Comprehensive textbook of psychiatry. 6. ed. Baltimore: Williams & Wilkins; 1995.
3. Spiro HR. Chronic factitious illness. Arch Gen Psychiatry. 1968;18(5):569-79.
4. American Psychiatric Association (APA). Diagnostic and Statistical Manual of Mental Disorders – DSM III. 3. ed. Washington: APA; 1980.
5. American Psychiatric Association (APA). Diagnostic and Statistical Manual of Mental Disorders – DSM-III-R. 3. ed. Washington: APA; 1987.
6. American Psychiatric Association (APA). Diagnostic and Statistical Manual of Mental Disorders – DSM-IV. 4. ed. Washington: APA; 1995.
7. Meadow R. Münchausen syndrome by proxy: the hinterland of child abuse. Lancet. 1977;2(8033):343-5.
8. Organização Mundial da Saúde. Classificação dos transtornos mentais e do comportamento – CID-10. Porto Alegre: Artes Médicas; 1993.
9. American Psychiatric Association (APA). Diagnostic and statistical manual of mental disorders – DSM-5. 5. ed. Washington: APA; 2013.
10. Bartorelli B. Visão atualizada das doenças factícias: um alerta aos profissionais da área médica. In: XVII Congresso Acadêmico-Médico da Faculdade de Medicina da Universidade de Santo Amaro, São Paulo, 12-16 de agosto de 1996.
11. Feldman MD, Ford CV. Patient or pretender, inside the strange world of factitious disorders. New York: John Wiley & Sons; 1994.
12. Naish JM. A concept of hysteria. Health Trends. 1982;14:15-7.
13. Freyberger H, Nordmeyer JP, Freyberger HJ et al. Patients suffering from factitious disorders in the clinico-psychosomatic consulation liaison service: psychodynamic process, psychotherapeutic initial care and clinicointerdisciplinary cooperation. Psychother Psychosom. 1994;62(1-2):108-22.
14. Plassmann R. Münchhausen syndromes and factitious diseases. Psychother Psychosom. 1994;62(1-2):7-26.
15. Plassmann R. The biography of the factitious-disorder patient. Psychother Psychosom. 1994;62(1-2):123-8.
16. Hopkins A, Clarke C. Pretended paralysis requiring artificial ventilation. Br Med J. 1987;294:861-2.
17. Cramer B, Gershberg MR, Stern M. Münchausen syndrome: its relationship to malingering, hysteria and the physician – patient relationship. Arch Gen Psychiatry. 1971;24(6):573-8.
18. Carney MWP, Brown JP. Clinical features and motives among 42 artifactual illness patients. Br J Med Psychol. 1983;56(Pt1):66-7.
19. Organização Mundial da Saúde. Classificação de transtornos mentais e de comportamento da CID-10. Porto Alegre: Artes Médicas; 1997.
20. Banerjee A. Factitious disorders presenting as acute emergencies. Postgard Med J. 1994;70(820):68-73.
21. Pope HG, Jonas JM, Jones B. Factitious psychosis: phenomenology, family history and long – term outcome of nine patients. Am J Psychiatry. 1982;139(11):1480-3.
22. Reich P, Gottfried LA. Factitious disorders in a teaching hospital. Annal Inter Med. 1983;99(2):240-7.
23. Folks DG, Freeman AM. III Münchausen's syndrome and other factitious illness. Psychiatry Clinics of North America. 1985;8(2):263-78.
24. Sutherland AJ, Rodin GM. Factitious disorders in a general hospital setting: clinical features and a review of the literature. Psychosomatics. 1990;31(4):392-9.
25. Bauer M, Boenger F. Neurological syndromes in factitious disorder. J N Ment Dis. 1996;184(5):281-1.
26. Meleiro AMAS. O médico como paciente. São Paulo: Lemos; 1999.
27. Spivak H, Rodin G, Suthesland A. The psychology of factitious disorders. Psychosomatics. 1994;35(1):24-34.
28. Chapman JS. Peregrinating problem patients: Münchasen's syndrome. JAMA. 1957;165:927-33.
29. Kooiman CG. Neglected phenomena in factitious illness: case study and review of literature. Compr Psychiatry. 1987;28(6):499-507.
30. Justus PG, Kreutziger SS, Kitchen CS. Probing the dynamics of Münchausen's syndrome. Annal Inter Med. 1980;93(1):120-7.
31. Grinker RR. Imposture as a form of mastery. Arch Gen Psychiatry. 1961;5(5):449-52.
32. Humphries SR. Münchausen syndrome: motives and relation to deliberate self-harm. Brit J Psychiatry. 1988;152:416-7.
33. Gabbard G. Psiquiatria psicodinâmica na prática clínica. Porto Alegre: Artes Médicas; 1992.
34. Black DW, Grant JE. Guia para o DSM-5. Complemento essencial para o manual diagnóstico e estatístico de transtornos mentais. Porto Alegre: Artmed; 2015.
35. American Psychiatry Association (APA). Diagnostic and statistical manual of mental disorders – DSM-IV. Washington: APA; 1994.
36. Van Moffaert M. Localization of self-inflicted dermatological lesions: what do they tell the dermatologist? Acta Derm Venereol (Stockh). 1991;156:23-7.
37. Phillips MR, Ward NG, Ries RK. Factitious mourning: painless patienthood. Am J Psychiatry. 1983;140:420-5.
38. Almeida AM, Meleiro AMAS, Bartorelli B et al. Transtorno factício psicótico: um enigma desafiador. In: XVII Congresso Brasileiro de Psiquiatria. Fortaleza; 1999.
39. Trajber Z, Murahovschi J, Candido S et al. Síndrome de Münchausen por procuração: o caso da menina que sangrava pelo ouvido. J Pediatr (Rio J). 1996;72:35-9.
40. Rosemberg DA. Web of deceit: a literature review of Münchausen syndrome by proxy. Child Abuse Negl. 1987;11(4):547-63.
41. Meleiro AMAS, Almeida AM. Transtorno factício e suas características. In: Rigonatti SP. Temas em psiquiatria forense e psicologia jurídica. São Paulo: Vetor; 2003.
42. Hollender MH, Hersh SP. Impossible consultation made possible. Arch Gen Psychiatry. 1970;23(4):343-5.
43. Scivoletto S, Meleiro AMAS, Zilberman ML. Cumplicidade como proposta de tratamento do distúrbio factício (relato de caso). J Bras Psiq. 1996;45(91):167-72.
44. Markantonakis A, Lee AS. Psychiatric Münchausen's syndrome: a college register? (letter). Br J Psychiatr. 1988;152:867.
45. Gattaz WF, Dressing H, Hewer W. Münchausen syndrome: psychopathology and management. Psychopathology. 1990;23(1):33-9.
46. Enoch MD, Trethowan WH. The Münchausen syndrome and some related disorders in uncommon psychiatric syndromes. Wright Bristol; 1979. Apud: Gattaz WF, Dressing H, Hewer W. Münchausen syndrome: psychopathology and management. Psychopathology. 1990;23(1):33-9.
47. Hay GG. Feigned psychosis: a review of the simulation of mental illness. Brit J Psychiatry. 1983;143(1):8-10.
48. Giannetti E. Auto-engano. São Paulo: Schwarcz/Companhia das Letras; 1997.
49. Ingenieros J. Simulação na luta pela vida. Rio de Janeiro: Melso; 1925.
50. Nágera AV. Síndromes mentales simulados. Barcelona: Labor; 1930.
51. Ferreira ABH. Pequeno dicionário brasileiro da língua portuguesa. Civilização Brasileira; 1978.
52. Santos JB. A simulação em direito civil. 2. ed. São Paulo: Sejus; 1999.
53. Bruno AML. A perícia médica nos casos de simulação em infortunística. Tese apresentada ao primeiro Congresso Brasileiro de Direito Social. Rev Med. 1941;9-22.
54. Vargas HS. Manual de psiquiatria forense. Rio de Janeiro: Freitas Bastos; 1990.
55. Garcia JA. Psicopatologia forense. 3. ed. Rio de Janeiro: Forense; 1979.
56. Schulte W, Tölle R. Manual de psiquiatra. 5. ed. São Paulo: E.P.U.; 1981.
57. Battistelli L. A mentira nos tribunais; estudos de psicologia e psicopatologia judiciária. Coimbra: Coimbra; 1963.
58. Souza MB. Mentira e simulação em psicologia judiciária penal. São Paulo: Revista dos Tribunais; 1988.
59. Jaspers K. Psicopatologia geral. Rio de Janeiro: Atheneu; 1987.
60. Hollender MH, Hirsch SJ. Hysterical psychosis. Am J Psychiatry. 1964;120:1066-74.
61. Hirsch SJ, Hollender MH. Hysterical psychosis: clarification of the concept. Am J Psychiatry. 1969;125:909-15.
62. Cavenar JO, Sullivan JL, Maltbie AA. A clinical note on hysterical psychosis. Am J Psychiatry. 1979;136(6):830-2.

41 A Relação entre Autolesão sem Intenção Suicida (ASIS) e Comportamento Suicida: no Limite do Sofrimento Humano

Carlos Henrique de Aragão Neto

INTRODUÇÃO

Há três décadas, aproximadamente, um comportamento com elevado potencial de risco para suicídio começou a crescer em prevalência entre jovens e despertou o interesse de pesquisadores da comunidade científica especializada: a autolesão sem intenção suicida (ASIS), do inglês *non-suicidal self-injury* (NSSI). No Brasil, o termo mais conhecido é "automutilação", entretanto, na maioria dos países que investem nos estudos sobre ASIS, esse termo não é mais utilizado. O principal motivo alegado pelos pesquisadores internacionais é o estigma social associado ao termo, porque pode sugerir que a pessoa causou um dano irreversível ao lesionar a si mesma.

O comportamento autolesivo sem intenção suicida, majoritariamente, ocorre entre adolescentes e adultos jovens, como mostra a pesquisa cuja amostra de adolescentes (12 a 18 anos) apontou uma prevalência de ASIS significativa de 18%.[1] O fenômeno, contudo, também se apresenta nas outras faixas etárias. Com alto poder de contágio, a ASIS é um dos principais fatores de risco para o comportamento suicida e encontra na escola e na residência os dois principais ambientes onde são registrados os episódios.

A ASIS é um fenômeno complexo e multideterminado, assim como o suicídio. Esta compreensão é de suma importância. A ASIS afeta substancialmente o sistema familiar e educacional, visto que os ambientes onde os episódios mais ocorrem são justamente "casa e escola". As principais motivações alegadas pelos que a praticam são "o alívio de dor emocional (angústia)" e "autopunição".

Há uma estreita relação entre ASIS e transtornos mentais, principalmente os transtornos de humor, transtornos de personalidade, abuso de álcool e outras drogas, transtornos de ansiedade, transtornos psicóticos e transtornos alimentares.[2] Alguns países, como, por exemplo, os EUA, já consideram a ASIS um problema de Saúde Pública. No Brasil, a Lei nº 13.189 (Lei Nacional de Prevenção de Automutilação e Suicídio), sancionada em 2019, estabelece estratégias para a notificação dos casos e para a prevenção, com o objetivo de reduzir as crescentes taxas na população brasileira.

No Brasil, são dados os primeiros passos na produção de trabalhos acadêmicos e científicos, ainda muito aquém do que o tema requer.

O objetivo deste capítulo é tratar da ASIS e da sua complexa relação com o comportamento suicida, pois uma parcela significativa dos indivíduos que praticam ASIS "pavimenta o caminho" para o comportamento suicida. Trataremos, portanto, de dois fenômenos de extrema complexidade que estão no limite do sofrimento humano, matéria-prima do nosso trabalho.

NOMENCLATURAS E CONCEITO

Habitualmente, encontramos diversos conceitos e nomenclaturas variadas acerca de fenômenos complexos como a ASIS,[3-5] como mostra a Tabela 41.1.[4]

A diversidade de conceitos dificulta o entendimento do fenômeno, além de impedir que estatísticas consistentes subsidiem estudos epidemiológicos para o desenvolvimento de políticas públicas voltadas para a prevenção e o tratamento da ASIS. Outro desafio é traduzi-los fidedignamente. Em português, temos os seguintes termos: automutilação, autodano, autodano deliberado, autoinjúria, comportamento autolesivo, entre outros.[6]

A International Society for the Study of Self-Injury (ISSS) utiliza o seguinte conceito de ASIS: "autolesão sem intenção suicida se refere a um dano (lesão) causado no corpo do próprio indivíduo, sem intenção suicida e com propósitos não validados socialmente ou sancionados culturalmente". Para compreender efetivamente este recorte conceitual, quatro aspectos são fundamentais: (1) a lesão é intencional e consciente; (2) o dano causado pela lesão no corpo é imediato; (3) não há intenção de morte; (4) a ASIS não faz parte de práticas validadas pela sociedade ou pela cultura.[7]

Tabela 41.1 Termos e expressões alternativos para a autolesão sem intenção suicida (ASIS).

Termo/expressão	Semelhanças com ASIS	Diferenças da ASIS
Automutilação	Frequentemente usado para se referir aos mesmos comportamentos e definição da ASIS	Às vezes usado para incluir uma autolesão grave associada com psicose, como amputação de membro; tem uma conotação mais pejorativa
Autodano intencional	Às vezes usado para se referir aos mesmos comportamentos e definição da ASIS	Às vezes usado para incluir comportamento suicida
Parassuicídio	Às vezes usado para se referir aos mesmos comportamentos e definição da ASIS	Mais frequentemente usado para incluir comportamento suicida
Corte no pulso	Inclui corte que atende à definição da ASIS	Às vezes usado para incluir tentativa de suicídio realizada por corte no pulso; apenas um de muitos comportamentos em potencial da ASIS
Autoabuso	Às vezes usado para se referir aos mesmos comportamentos e definição da ASIS	Iguala ASIS a "abuso" da própria pessoa, que pode não ter uma conotação muito precisa ou útil
Violência autoinfligida	Às vezes usado para se referir aos mesmos comportamentos e definição da ASIS	Às vezes usado para incluir comportamento suicida ou outras formas de violência autodirecionadas

O autor, membro associado da ISSS, utiliza-se do termo *nonsuicidal self-injury*. Em sua tese de doutorado, Aragão Neto traduz a expressão para o português como "autolesão sem intenção suicida" e propõe a sigla ASIS.[8]

Como trataremos de comportamento suicida (CS), faz-se relevante defini-lo: "todo ato pelo qual um indivíduo causa lesão a si mesmo, qualquer que seja o grau de intenção letal e de conhecimento do verdadeiro motivo para isso".[9] O comportamento suicida abrange o espectro que vai do pensamento (ideação) para o planejamento da própria morte, até a tentativa de suicídio.

EPIDEMIOLOGIA

Até o momento, não há no Brasil dados consistentes baseados em pesquisas censitárias sobre ASIS. Estudos internacionais mostram uma prevalência de 18% na população adolescente em amostras da população geral, mas em amostras de crianças e adolescentes que tiveram internação psiquiátrica, a taxa chega a 50%.[1]

As taxas de ASIS apresentam modificações de acordo com as variáveis da pesquisa: local, intervalo temporal, tipo de instrumento utilizado para a coleta de dados e o público pesquisado. As taxas variam, também, de acordo com a faixa etária da população pesquisada: adolescentes, adultos jovens, adultos ou população geral.

De acordo com Ammerman et al.,[10] o início do comportamento autolesivo sem intenção suicida ocorre, em média, aos 13,9 anos e varia no intervalo entre 5 e 27 anos. Já Whitlock e Lloyd-Richardson[11] observaram prevalência de 17,2% entre adolescentes, 13,4% entre adultos jovens e 5,5% entre adultos.[4] Crianças apresentam menor taxa de ASIS, porém merecem muita atenção por parte da família, escola e profissionais de Saúde.

Em relação ao gênero, internacionalmente, as diferenças são pequenas entre homens e mulheres, mas Swannell et al.[12] verificaram que a prevalência é mais alta em mulheres (21,3% em média, na faixa entre 13,8 e 28,8%) do que em homens (17,8%, 10,1 a 25,6).[6] O autor, com base em evidências clínicas, projeta, nas futuras pesquisas brasileiras, uma prevalência maior no gênero feminino do que no masculino.

O único registro encontrado no Brasil foi mencionado por Aratangy *apud* Nock e Favazza e revela a taxa de 20% de prevalência da ASIS entre a população adolescente;[13] entretanto não foi encontrada a fonte que valida esse dado. Segundo Aragão Neto, "até o momento, não existem estudos sobre autolesão na população brasileira e, por isso, é difícil afirmar com precisão qual a taxa de adolescentes brasileiros que sofrem com esse problema".

MÉTODOS

Os métodos (meios) utilizados em episódios de ASIS são diversos. O corte (*cutting*) é o mais constatado, de 70 a 90% dos casos; golpes em parte do corpo, de 21 a 44%; queimadura, de 15 a 35%.[5]

Whitlock e Lloyd-Richardson[11] listaram vários métodos de ASIS: palavras ou símbolos esculpidos na pele; cortar-se; coçar a pele até ferir; queimar ou marcar a si mesmo; friccionar a pele até queimar; bater ou socar objetos ou a si mesmo; morder-se; arrancar o cabelo (ato caracterizado como ASIS se houver intenção de sentir dor e aliviar angústia); interromper na cura da ferida (arrancando a casca); bater a cabeça (mais comum no autismo ou retardo mental); enfiar objetos na pele; esfregar objetos pontiagudos no corpo; quebrar um osso ou amputar um membro do próprio corpo (ocorrem em surtos psicóticos).

FUNÇÕES DA ASIS

Para o entendimento da dinâmica da ASIS, um dos pontos relevantes se refere às "funções" relacionadas por jovens ao serem questionados sobre as motivações que os levaram ao comportamento autolesivo (Figura 41.1). Klonsky et al.[4] listaram 13 funções no Inventory of Statements About Self-injury (ISAS), cada uma com três itens associados (Tabela 41.2).

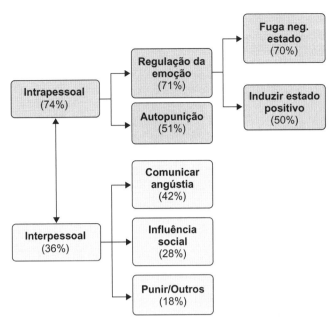

Figura 41.1 Funções da ASIS.

Segundo Muehlenkamp et al.,[14] as funções intrapessoais são mais prevalentes do que as interpessoais; a regulação de emoções (alívio da dor emocional) e a autopunição são as principais. Os autores, baseados na observação clínica, em resultados da pesquisa de doutoramento e naquilo que ocorre na população jovem brasileira, corroboram o dado internacional: no Brasil, as funções mais prevalentes são "alívio da dor emocional" e "autopunição".

ASIS E COMPORTAMENTO SUICIDA

A ASIS é um importante fator de risco para o suicídio, e verifica-se a correlação entre histórico de ASIS e histórico de tentativas de suicídio.[15,16] São fenômenos complexos e multideterminados, resultados da interação que envolve aspectos de ordem genética, física, social, cultural, econômico-financeira e espiritual.[17]

Ao analisar as associações entre ASIS e comportamento suicida, verifica-se que, em geral, episódios de autolesão não ocorrem simultaneamente com ideação suicida; todavia, há

Tabela 41.2 Inventory of Statements About Self-injury.

1. Regulação de afeto	• ...me acalmando • ...liberando uma pressão emocional que se acumulou dentro de mim • ...reduzindo ansiedade, frustração, raiva ou outras emoções insuportáveis
2. Limites interpessoais	• ...criando um limite entre mim e os outros • ...demonstrando que eu sou separado de outras pessoas • ...criando uma barreira entre mim e os outros
3. Autopunição	• ...me punindo • ...expressando raiva contra mim mesmo por ser inútil ou estúpido • ...reagindo por me sentir infeliz ou enojado comigo mesmo
4. Autocuidado	• ...me dando uma oportunidade de cuidar de mim (por cuidar da ferida) • ...criando um ferimento físico, que é mais fácil de se cuidar do que meu sofrimento emocional • ...me permitindo concentrar no tratamento do ferimento, o que pode ser gratificante ou satisfatório
5. Antidissociação/geração de sentimento	• ...causando dor, então eu vou parar de me sentir anestesiado • ...tentando sentir algo (ao contrário de nada) mesmo que seja uma dor física • ...me certificando de que ainda estou vivo quando não me sinto real
6. Antissuicídio	• ...evitando o impulso de tentar suicídio • ... respondendo a pensamentos suicidas sem realmente tentar suicídio • ... interrompendo pensamentos suicidas
7. Busca por sensações	• ...fazendo algo para gerar empolgação ou euforia • ...me entretendo ou a outros fazendo algo extremo • ... testando meus limites de uma forma parecida ao paraquedismo ou outras atividades extremas
8. Conexão com pares	• ...conectando com meus colegas • ...me adaptando a outros • ...criando um sinal de amizade ou afinidade com amigos ou entes queridos
9. Influência interpessoal	• ...permitindo que outros saibam o tamanho da minha dor emocional • ...procurando cuidados ou ajuda de outros • ...evitando que um ente querido vá embora ou me abandone
10. Dureza (fortaleza)	• ...vendo se eu posso suportar a dor • ...demonstrando que sou duro ou forte • ...provando eu posso aguentar a dor física

(continua)

Tabela 41.2 **Inventory of Statements About Self-injury.** (Continuação)

11. Marcas de angústia	• ...criando um sinal físico de que eu me sinto horrível • ...me provando que a minha dor emocional é real • ...dando um significado ao sofrimento emocional que estou vivenciando
12. Vingança	• ...me vingando de alguém • ...me vingando contra os outros • ...tentando machucar alguém próximo a mim
13. Autonomia	• ...assegurando que eu sou autossuficiente • ...demonstrando que não preciso depender de outros para ajudar • ...determinando que sou autônomo/independente

evidências de que o indivíduo com quadro de ASIS tem maior probabilidade de fazer uma tentativa de suicídio. A ASIS tem relação direta com dois importantes fatores de risco para suicídio: a experiência vivida do sofrimento emocional e a experiência de provocar dor a si mesmo com episódios de ASIS. Isso ratifica que o hábito do comportamento autolesivo sem intenção suicida aumenta a probabilidade de uma tentativa, evidenciando a importância de compreender a ASIS como um grave fator de risco para o suicídio.[18]

Existem fatores relacionados à ASIS que aumentam o risco de suicídio. Por exemplo, o histórico da pessoa com mais de 20 episódios de ASIS ao longo da vida e prevalência de transtornos mentais. No entanto, existem variáveis que diminuem o risco do comportamento suicida, como ter "sentido na vida" e "pais mais próximos e participativos".[19]

Quanto às principais diferenças entre ASIS e comportamento suicida, a "intencionalidade" é a mais importante para sabermos qual é o comportamento apresentado. Segundo Walsh,[5] ao contrário da intenção suicida, que tem como objetivo cessar a consciência, quem apresenta ASIS tem a intenção predominante de aliviar sentimentos dolorosos. São duas categorias de dores psicológicas destacadas pelo autor: pessoas que querem o alívio de "afetos intoleráveis" (raiva, vergonha, culpa, ansiedade, tensão ou pânico, tristeza, frustração e desprezo); outras pessoas buscam o alívio do "entorpecimento" e estados de dissociação (sensação de vazio, estar morto, se sentir robotizado).[20]

Walsh[5] relacionou 10 critérios que diferenciam os dois comportamentos:

- *Prevalência:* a prevalência de ASIS é maior que a de suicídio. Por exemplo, nos EUA, é 40 vezes superior. O fato de não termos dados epidemiológicos censitários de ASIS no Brasil impossibilita estabelecermos essa relação
- *Intenção suicida:* a diferença na intencionalidade é o principal aspecto – no suicídio, o indivíduo pretende acabar, definitivamente, com a dor que julga intolerável (psychache), enquanto a principal motivação para a ASIS é aliviar a dor emocional ou a angústia, e não cessar a consciência
- *Método e níveis relativos ao dano físico e potencial de letalidade:* a diversidade de métodos é maior na prática da ASIS do que nas tentativas de suicídio. De acordo com o Centers for Disease Control and Prevention (CDC), seis métodos são os mais prevalentes nas tentativas de suicídio: enforcamento, envenenamento, arma de fogo, precipitação de altura, arma branca e se atirar contra veículos. Os métodos usados na ASIS são em número muito maior.[11] O dano e a letalidade são superiores em casos de suicídio
- *Frequência do comportamento:* a frequência é maior em episódios de ASIS do que em tentativas de suicídio. Adolescentes chegam a proceder a 20 a 30 episódios de ASIS em 1 ano, por exemplo; a prevalência de tentativas de suicídio é menor
- *Nível de dor psicológica:* a intensidade da dor psicológica no indivíduo que quer tirar a própria vida é maior, considerada intolerável; no quadro de ASIS, o nível da dor psicológica causa desconforto, mas não o suficiente para fazer uma tentativa de suicídio
- *Constrição cognitiva:* a constrição cognitiva é maior no comportamento suicida, com pensamento dicotômico e ambivalência entre querer viver e querer morrer. O processo da ASIS leva a pensamentos desordenados, sem evoluir para a constrição cognitiva
- *Desesperança e desamparo:* fatores de risco mais frequentes em quadros de comportamento suicida do que nos processos de ASIS
- *Múltiplos métodos:* a variedade de métodos é maior em tentativas de suicídio do que nos episódios de ASIS
- *Desdobramentos de um episódio de ASIS e de uma tentativa de suicídio:* sobreviventes de uma tentativa de suicídio, frequentemente, expressam frustração porque não morreram, que era o objetivo. Após um episódio de ASIS, entretanto, a pessoa relata uma sensação de alívio da dor emocional
- *O problema central*: no comportamento suicida, a questão central induz a pessoa ao quadro de sofrimento grave, desespero e suicídio; o contexto da ASIS, que envolve aspectos como a imagem corporal, experiência de estresse, pensamentos negativos sobre si com influência do meio externo, contágio de colegas e da internet, leva a pessoa a querer aliviar os sintomas de sofrimento.[21]

AVALIAÇÃO, CONDUTA CLÍNICA, CONTÁGIO E AVALIAÇÃO DE RISCO

Observar a relação entre ASIS e comportamento suicida é muito importante para a conduta clínica e para o trabalho da Saúde Pública. Existem fatores de risco em comum: histórico de traumas, abusos (sexual, físico, emocional), negligência; estresse crônico; ausência de competências social e emocional para gerenciar adversidades e conflitos; *bullying* e/ou *cyberbullying*; perfeccionismo; crise de orientação sexual; isolamento social; abuso de substâncias psicoativas; transtornos mentais. Os principais transtornos mentais associados aos dois comportamentos são: transtornos de humor (depressão e bipolaridade), abuso de substâncias psicoativas, transtorno de personalidade *borderline*, transtornos de ansiedade, transtornos psicóticos, transtorno do estresse pós-traumático (TEPT) e transtornos alimentares. No caso da ASIS, o eixo mais associado é o dos transtornos alimentares, cuja prevalência é de 25% na população com comportamento autolesivo sem intenção suicida.[20] Diante disso, a promoção da saúde mental é um imperativo na prevenção da ASIS e do suicídio.

Claes e Muehlenkamp[22] estabelecem a relação entre fatores de risco distais (aqueles que ocorrem durante a existência do indivíduo) e fatores proximais (aqueles que precipitam episódios de ASIS), como ilustra a Figura 41.2.

O termo "curiosidade respeitosa" é bastante apropriado e sugere aos clínicos uma postura acolhedora e escuta qualificada, despretensiosa, atenta e livre de preconceitos.[23] É necessário ser "curioso", saber dos mínimos detalhes na avaliação da pessoa com prática de ASIS e o respectivo risco de suicídio.

A ASIS é um comportamento cíclico, isto é, um grande intervalo de tempo sem a ocorrência de um episódio não significa a "cura" definitiva. Nesse sentido, terapeutas precisam compreender que uma "recaída circunstancial" faz parte do processo.

Estratégias cognitivas são eficazes no tratamento. Nos momentos que antecedem um episódio, assim que os primeiros sinais da necessidade de lesionar-se aparecem, deve-se recorrer a estratégias viáveis para ajudar a dispersar aquela "fissura", porque alguns minutos podem fazer a diferença entre realizar ou não o episódio de ASIS. As estratégias devem ser combinadas entre terapeuta e paciente para que sejam exequíveis (tomar um banho, ligar para alguém, sair do ambiente e fazer uma caminhada, entre tantas outras possibilidades). A cada episódio não realizado, o indivíduo ganha confiança de que é possível controlar a fissura, enquanto vai trabalhando as questões subjacentes com os terapeutas.[8]

O uso da internet e o efeito de contágio são critérios da avaliação extremamente relevantes. O terapeuta precisa saber como o paciente faz uso do mundo digital, pois ali pode residir o reforço do comportamento autolesivo. O efeito de contágio da ASIS é muito significativo, mais ainda que o efeito Werther no caso do suicídio. O ambiente escolar e a internet são os locais onde o contágio é maior; deve haver atenção especial na escola para localizar alunos com sinais de sofrimento grave e episódios de comportamentos autodestrutivos. O contágio social da ASIS, segundo Walsh, pode ser caracterizado quando os episódios ocorrem em duas ou mais pessoas, no mesmo ambiente, no período de 24 horas.

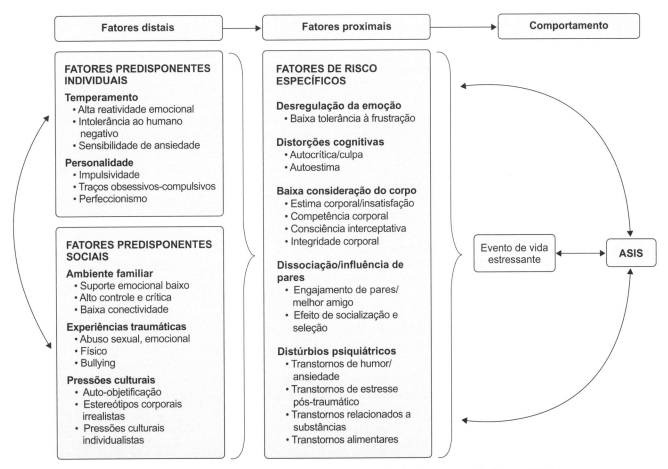

Figura 41.2 Fatores de risco distais e proximais. (Adaptada de Claes e Muehlenkamp, 2014.)[22]

O ambiente digital, de forma geral, como as redes sociais e a *deep web*, afetam sobremaneira o comportamento dos jovens; portanto, é necessária e relevante a avaliação do uso que o indivíduo faz da internet. O estudo de Heath et al.[20] identificou que 18% dos adolescentes e adultos jovens praticam ASIS na presença de colegas ou iniciaram o comportamento após terem "aprendido" com eles. Muitos ambientes virtuais ensinam e incentivam jovens a buscar a ASIS.

No estudo de Ward-Ciesielski et al.,[24] ASIS foi associada a características semelhantes à tentativa de suicídio, o que sinaliza a relevância do conhecimento da ASIS na avaliação, prevenção e tratamento do comportamento suicida.

A avaliação clínica dos quadros de ASIS requer a observação de critérios fundamentais para o planejamento terapêutico:[4,8]

- Funções (motivações)
- Frequência dos episódios
- Intervalo de tempo entre o primeiro episódio e o último
- Local(is) do corpo que (é)são lesionado(s)
- Duração (se existe ritual)
- Método(s) utilizado(s)
- Ambiente(s) onde ocorrem os episódios
- Regulação de emoções (afetos intoleráveis)
- Extensão dos ferimentos (lesões ocorrem com maior gravidade do que previsto?)
- Material utilizado
- Comportamento isolado ou de grupo
- Alguém mais sabe? Quem? Isso é fator de proteção ou de risco?
- Uso da internet
- Risco de suicídio.

Westers et al. organizaram uma avaliação de risco de suicídio baseada em critérios relacionados à ASIS, como mostra a Tabela 41.3.[25]

Cada item da avaliação pode determinar maior ou menor risco de suicídio. Por exemplo: quanto mais métodos utilizados, quanto maior a gravidade das lesões, quanto mais funções, quanto maior a frequência das lesões, maior o risco de suicídio.[26]

CONFIDENCIALIDADE

A confidencialidade deve ser rompida quando existe comportamento de risco, principalmente quando o indivíduo é menor de idade. A sugestão é que esse detalhe deva ser esclarecido no início do tratamento para evitar quebra de vínculo de confiança entre terapeuta e paciente, caso haja necessidade de proceder dessa maneira.[8,26]

CONCLUSÃO

Para pensarmos em prevenção e projetarmos a redução nas taxas de ASIS e comportamento suicida, devemos destacar os fatores de proteção, o ambiente escolar, o ambiente familiar acolhedor e que ensina limites às crianças e aos adolescentes, a construção de vínculos de amizade e relações interpessoais saudáveis, a adaptabilidade (flexibilidade) diante das adversidades impostas pela vida, o contato com o "sagrado". Três eixos são fundamentais para o desenvolvimento integral saudável das pessoas, sobretudo para crianças e adolescentes:[26]

- Prática regular de **esportes**: deve ser inegociável. Negocia-se o que fazer, a escolha do esporte, mas não a prática regular. Por meio do esporte, os jovens aprendem a perder e a ganhar, a lidar com decepções e tolerar frustrações, trabalhar em equipe, respeitar hierarquia, valorizar as conquistas. Na prática regular do esporte, nossos jovens liberam uma dose de angústia e ansiedade, em vez de descarregar o estresse em lesões pelo corpo e em tentativas de suicídio
- Contato direto com a **natureza**: as novas gerações estão crescendo apartadas da natureza. Um prejuízo inestimável! A natureza é fonte interminável de energia e recarrega o homem, é ambiente certo para a prática do ócio e do lúdico, da transcendência, da conexão consigo e com o universo
- Bom padrão do **sono**: dormir bem é um dos principais quesitos para medir a qualidade de vida. Dormir mal leva a pessoa a perder os equilíbrios psíquico e motor, ser mais

Tabela 41.3 Avaliação de risco.

	Baixo	Moderado	Alto
Início	Últimos 6 meses	6 a 12 meses	1 ano ou mais
Frequência	1 a 4 episódios	5 a 19 episódios	20+ episódios
Cuidados após	Sempre cuida do machucado	Cuida do machucado na maior parte das vezes	Raramente cuida/interfere na cura
Gravidade da ferida	Feridas pequenas/curativos mínimos	Superficial, mas requer curativo/maior cuidado para sarar	
Divulgação	Adultos sabem e apoiam	Colegas/amigos sabem e adultos sabem, mas dedicam pouca atenção	Ninguém sabe/sem suporte
Motivos	1 a 2 funções identificadas Regulação emocional/pedido de ajuda	3 a 4 funções identificadas Autopunição/atenção de outros	5+ funções identificadas Evitar suicídio/"não funciona"
Ideação suicida	Pensamentos fugazes Não enquanto há ASIS	Menos frequente; mais intenso Ocasionalmente com ASIS	Frequente e/ou intenso Sempre quando tem ASIS
Estágio de mudança	Ação – pronto para parar e desejando muito parar	Contemplação/preparação – incerteza sobre parar, algum desejo de parar	Pré-contemplação – sem desejo de parar ou resistência a parar

agressiva, impulsiva e irritada, comprometer suas relações sociais, comprometer rendimento acadêmico e/ou profissional. Dormir bem requer quantidade satisfatória de horas e boa qualidade do sono; dessa forma, poderemos acordar reparados no dia seguinte, em condições de enfrentar os desafios daquele dia sem precisar recorrer a comportamentos disfuncionais e/ou autodestrutivos.

Não menos importante é o papel da escola na prevenção de comportamentos de risco. Cada vez mais, crianças, adolescentes e adultos jovens passam o tempo na escola/faculdade. A prevalência maior da ASIS está concentrada entre adolescentes e adultos jovens. Diante desse contexto, a escola precisa reconhecer o seu importantíssimo papel na prevenção (detecção, acolhimento, escuta e encaminhamento) de comportamentos autodestrutivos. Programas de desenvolvimento de habilidades sociais e emocionais devem ter papel central nas estratégias de prevenção, com protocolos de comunicação para a família e encaminhamento aos profissionais de Saúde Mental; não é prerrogativa da escola o tratamento clínico de alunos em risco.

Reiteradas vezes ao longo do texto, ficou clara a evidência de que a ASIS é um dos principais fatores de risco para suicídio. De acordo com Whitlock e Lloyd-Richardson,[11] na população geral com prática de ASIS, entre 35 e 40% também relatam ideação suicida; em populações clínicas, o percentual sobe para 65%. Se as evidências mostram o aumento das taxas de ASIS, aumenta substancialmente o risco de suicídio nessa população, composta eminentemente por jovens, um cenário triste e preocupante que merece toda a nossa atenção.

O nosso grande desafio é trabalhar para ajudar quem deseja investir na morte a desistir de fazê-lo para investir na vida.

REFERÊNCIAS BIBLIOGRÁFICAS

1. Muehlenkamp JJ, Claes L, Havertape L et al. International prevalence of adolescent non-suicidal self-injury and deliberate self-harm. Child Adolesc Psychiatry Ment Health. 2012;6(1):10.
2. World Health Organization (WHO). Preventing suicide: a global imperative. Geneve: WHO; 2014.
3. Flores-Soto MR, Cancino-Marentes ME, Varela MR. Revisión sistemática sobre conductas autolesivas sin intención suicida en adolescentes. Rev Cub Salud Púb. 2018;44(4):200-16.
4. Klonsky ED, Muehlenkamp JJ, Lewis S, Walsh B. Non-suicidal self-injury. Cambridge: Hogrefe, 2011.
5. Walsh BW. Treating self-injury: A practical guide. New York: Guilford Press, 2012.
6. Guerreiro DF, Sampaio D. Comportamentos autolesivos em adolescentes: uma revisão da literatura com foco na investigação em língua portuguesa. Rev Port Saúde Púb. 2013;31(2):213-22.
7. Klonsky ED, Victor SE, Saffer BY. Nonsuicidal self-injury: What we know, and what we need to know. Can J Psychiatry. 2014 Nov;59(11):565-8.
8. Aragão Neto, CH. Autolesão sem intenção suicida e sua relação com ideação suicida. Tese (Doutorado em Psicologia Clínica e Cultura). Brasília: Universidade de Brasília, 2019.
9. Werlang BG, Botega NJ. Comportamento suicida. Porto Alegre: Artmed, 2004.
10. Ammerman BA, Iacobucci R, Kleiman EM et al. The relationship between nonsuicidal self-injury age of onset and severity of self-harm. Suicide Life Threat Behavior. 2018;48(1):31-37. doi:10.1111/sltb.12330.
11. Whitlock J, Lloyd-Richardson E. Healing self-injury: A compassionate guide for parents and other loved ones. New York: Oxford University Press, 2019.
12. Swannell SV, Martin GE, Page A et al. Prevalence of nonsuicidal self-injury in nonclinical samples: Systematic review, meta-analysis and meta-regression. Suicide & Life-Threatening Behavior. 2014; 44(3):273-303.
13. Nock MK, Favazza AR. Nonsuicidal self-injury: definition and classification. In: Nock MK (Ed.). Understanding nonsuicidal selfinjury: origins, assessment, and treatment. Washington: American Psychological Association; 2009.
14. Muehlenkamp J, Brausch A, Quigley K et al. Interpersonal features and functions of nonsuicidal self-injury. Suicide Life-Threat Behav. 2013;43(1):67-80. doi: 10.1111/j.1943-278X.2012.00128.x.
15. Lópes R Jr, Randall A, Sorgi K et al. The impact of non-suicidal self-injury versatility on suicidality. Poster presented at the International Society for the Study of Self-Injury (ISSS) 12th Annual Conference, Philadelphia; 2017.
16. Joiner TE, Ribeiro JD, Silva C. Nonsuicidal self-injury, suicidal behavior, and their cooccurrence as viewed through the lens of the interpersonal theory of suicide. Cur Dir Psychol Sci. 2012;21(5):342-7.
17. Gratz KL. Targeting emotion dysregulation in the treatment of self-injury. J Clin Psychol. 2007;63(11):1091-103.
18. Whitlock J, Muehlenkamp J, Purington A, Baral A, et al. Nonsuicidal self-injury in a college population: General trends and sex differences. J Am Coll Health. 2011;59(8):691-8.
19. Varadaraj R, Mendonca J, Rauchenberg P. Motives and intent: a comparison of views of overdose patients and their key relatives/friends. Can J Psychiatry. 1986;31(7):621-4.
20. Heath NL, Ross S, Toste JR et al. Retrospective analysis of social factors and non-suicidal self-injury among young adults. Can J Behav Sci. 2009;41(3):180-6.
21. Barrocas AL, Jenness JL, Davis TS et al. Developmental perspectives on vulnerability to nonsuicidal self-injury in youth. Adv Child Dev Behav. 2011;40:301-36.
22. Claes L, Muehlenkamp JJ. Non-suicidal self-injury in eating disorders: Advancement in etiology and treatment. New York: Springer. 2014.
23. Shapiro LE. Stopping the pain: a workbook for teens who cut & self-injure. 1. ed. Oakland: New Harbinger Publications, 2008.
24. Ward-Ciesielski EF, Schumacher JA, Bagge CL. Relations between nonsuicidal self-injury and suicide attempt characteristics in a sample of recent suicide attempters. Crisis. 2016;37(4):310-3.
25. Westers NJ, Muehlenkamp JJ, Lau M. SOARS model: Risk assessment of nonsuicidal self-injury. Contemporary Pediatrics. 2016;33:25-31.
26. Aragão Neto CH. A relação entre autolesão sem intensão suicida e comportamento suicida. In: Correa H. Tratado de suicidologia. Belo Horizonte: Editora Ampla, 2022; p. 189-200.

42 Suicídio

Comportamento Suicida

Alexandrina Maria Augusto da Silva Meleiro ▪ Humberto Correa

INTRODUÇÃO

A expectativa de vida aumentou substancialmente nos EUA, de 51 anos em 1910 para quase 79 anos (81 anos, mulheres; 76 anos, homens) em 2010 – a estatística de saúde mais importante do século XX.[1] Frente a isso, realizou-se um estudo para entender o *excesso de mortalidade entre pessoas com transtornos mentais*, as quais têm uma redução na expectativa de vida de 10 anos. Em todo o mundo, aproximadamente 8 milhões (14,3%) de mortes a cada ano são atribuíveis a transtornos mentais. Estes estão entre as causas mais importantes de morte no mundo. Por isso, convém mais esforços para quantificar e abordar melhor os transtornos mentais e como evitar a mortalidade nestes casos.[2] Thomas Insel destacou que as recentes melhorias na expectativa de vida da população em geral não foram compartilhadas por pessoas com transtorno mental.[1] Ele apresentou o gráfico da Figura 42.1.

O suicídio é um grande problema de Saúde Pública evitável, e a tentativa de suicídio está associada a uma redução considerável na expectativa de vida em comparação com a população em geral. Segundo estimativas da Organização Mundial da Saúde (OMS), quase 800 mil mortes por suicídio ocorreram em 2016.[3] Os homens são 75% mais propensos do que as mulheres a morrer em razão de suicídio. As mortes por suicídio ocorrem em adolescentes e adultos de todas as idades (Figura 42.2).

Em uma revisão entre 1959 e 2001, englobando 15.629 suicídios ocorridos na população geral, demonstrou-se que em 97% dos casos havia um diagnóstico de transtorno mental à época do ato fatal.[4] Tal estudo registrou um elo consistente entre os dois grupos de fenômeno: *comportamento suicida* e *doença mental*. Entretanto, não se trata de afirmar que todo suicídio relaciona-se a uma doença mental nem que toda pessoa com transtorno mental irá se suicidar. A existência de transtorno mental não contempla plenamente o porquê de o paciente tentar suicídio. Diversos indivíduos têm o transtorno mental e não pensam em terminar com a própria vida, embora a doença aumente a vulnerabilidade e esteja presente em quase todos os casos de suicídio.[5] Transtorno mental é condição necessária, mas não suficiente para o comportamento suicida.

Os comportamentos suicidas têm etiologia multifatorial. São fatores de risco os *distais*, como as adversidades da vida precoce (estresse intrauterino, trauma no momento do parto, acontecimentos estressantes da infância e na adolescência etc.) que, por meio de modificações epigenéticas, podem alterar o desenvolvimento e levar à desregulação de características emocionais e comportamentais; e os *proximais*, como os eventos graves de vida e o uso abusivo de substâncias psicoativas.[6]

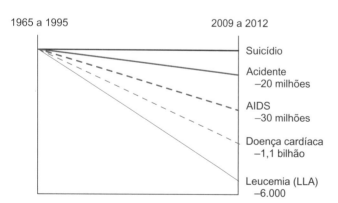

Figura 42.1 Mortalidade por causas médicas nas últimas décadas. LLA: leucemia linfoide aguda. (Adaptada de Insel, 2014.)[1]

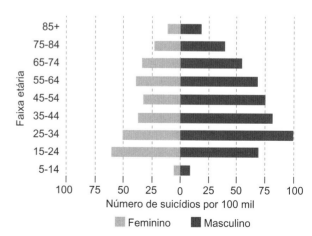

Figura 42.2 Mortes por suicídio global por idade e sexo em 2016. (Adaptada de OMS, 2018.)[3]

Fazem parte do que habitualmente chamamos de comportamento suicida as ideações suicidas, os planos de suicídio, a tentativa de suicídio e o suicídio em si. Este último pode ser definido como um ato deliberado, executado pelo próprio indivíduo, cuja intenção seja a morte, de modo consciente, intencional, mesmo que ambivalente, usando um meio que *ele* acredita ser letal.

ASPECTOS HISTÓRICO-CULTURAIS

O vocábulo "suicídio", ao que tudo indica, deriva do latim, a partir das palavras *sui* ("si mesmo") e *caedes* ("ação de matar"), do verbo *caedo, is, cedici, caesum, caedere*. Alguns pesquisadores situam a origem do termo na Inglaterra e o atribuem a Sir Thomas Browne, que o publicou em seu livro *Religione Medici* em 1643. Mesmo tendo pouco uso no início, tal palavra foi-se estabelecendo como substantivo e como verbo, sendo então admitida e incorporada ao *Johnson Dictionary*.

A palavra é usada em português desde 1836, segundo o *Dicionário Houaiss*, e "vem sendo utilizada em diferentes contextos, como em psiquiatria, psicologia, sociologia, antropologia, filosofia, ética, moral, direito, com afirmações que, mais do que se confrontarem, se complementam", como nos diz Lippi em sua tese de doutorado.[7]

Entre os antigos, esse termo não existia, ao menos tomando como referência os gregos e os romanos. Os primeiros usavam a expressão *Kekousios thanatos*, enquanto os romanos utilizavam *mors voluntarae*, ambas significando "morte voluntária".[8]

O comportamento suicida, independentemente de eventuais discussões sobre a origem do termo, sempre existiu. Por isso, aqui serão encontrados relatos mais ou menos numerosos em todos os povos, que remontam aos tempos mais antigos da humanidade. Mesmo nas culturas pré-históricas, há evidências de sua existência. O que muda ao longo dos tempos é, basicamente, como se encara tal ato. Em alguns países, ele vai ser tolerado; em outros, condenado por lei, como um crime. Em outros ainda, aceito em determinadas circunstâncias.

No poema egípcio de 2255-2035 a.C. "Diálogo de um cansado da vida com sua alma", descreve-se o debate de um suicida com seus impulsos autodestrutivos. Ainda no Egito, se o dono dos escravos ou o faraó falecessem, eram enterrados com seus bens e seus servos, os quais se deixavam morrer junto ao cadáver de seu amo. Também nesse país, desde o tempo de Cleópatra, o suicídio gozava de tal *status*, que se fundou a Academia de Sinapotumenos que, em grego, significa "matar juntos".[8]

No México antigo, a deusa maia Ixtab era a protetora dos que cometiam suicídio, um modo de morrer frequente na população indígena desse país. Ela é representada com uma corda ao redor do pescoço e manifestações de putrefação no rosto.

Para os vikings, o Valhalla, uma festa perpétua entre os deuses e os heróis, era reservado aos guerreiros mortos em batalha. Os suicidas eram os segundos e podiam se assentar logo abaixo dos deuses e heróis. Para aqueles que morressem na cama, era reservada a pior sorte; e eles podiam comer com os ajudantes da cozinha e dormir nos estábulos.[8]

Na maior parte do Oriente, o suicídio era visto como um ato legítimo ou, pelo menos, neutro. No Japão antigo, descreve-se o *seppuku* (conhecido no Ocidente como *harakiri*) como um tradicional tipo de suicídio que deveria ser executado por quem perdeu a honra, especialmente um samurai. Isso porque continuar vivendo seria uma desonra para o indivíduo e sua família.

Entre os gregos, as opiniões sobre o suicídio eram bastante variadas. Algumas cidades, como Atenas, Esparta e Tebas, estipularam punições para os corpos dos suicidas, enquanto outras, não. Entre os atenienses, a mão dos suicidas que havia servido de instrumento à realização do crime era cortada pelo carrasco e queimada ou enterrada separadamente do restante do corpo. Em Tebas, era proibido render-lhes as últimas homenagens, e a memória do falecido estava manchada. As leis espartanas também eram severas, se for considerado o ocorrido com o rei Aristodemo, que foi privado das honras da sepultura.[8]

Além disso, cada uma das várias escolas filosóficas tinha sua própria posição sobre a questão, que variavam de uma completa oposição, como entre os pitagóricos, até a completa aceitação, como entre os epicurianos. Platão e Aristóteles, possivelmente os dois pensadores que mais influência exerceram sobre a cultura ocidental, também tinham suas próprias posições sobre o suicídio. Aristóteles era radicalmente contrário, enquanto Platão, embora também fosse avesso ao tema, mostrava-se algo mais flexível. Platão levantou, por exemplo, a questão do suicídio em *Fédon*, diálogo no qual Sócrates debate com seus amigos antes de beber a cicuta. "Os deuses são nossos mestres, nós pertencemos a eles, e nós não temos o direito de quitar sua companhia", mas "talvez desse ponto de vista seria razoável dizer que um homem não deve matar a si próprio, a menos que Deus envie alguma necessidade sobre ele, como agora acontece comigo".[9] Assim, a proibição do suicídio para Platão tem três exceções:

- Condenação (caso de Sócrates)
- Dor insuportável ou doença incurável
- As misérias do destino, que incluiriam uma série de situações, como extrema pobreza ou vergonha.

Entre os romanos, há uma noção de que, de modo geral, o suicídio era visto de maneira neutra, às vezes até positiva, e Roma é reputada por ter sido a cidade onde o suicídio era mais glorificado. Uma expressão da antiguidade, *morte romana*, designa um tipo honroso de suicídio, que seria muito comum em Roma. Uma pesquisadora, Yolande Grisé, citada por Minois,[10] contabilizou 314 casos de suicídio entre proeminentes romanos no período que vai do século V a.C. até o século II d.C. Provavelmente, esse tipo de visão teve entre os estoicos os maiores defensores e difusores; e Sêneca, o estoico romano, que cortou as artérias em uma banheira, dizia que "viver não é um bem, se não se vive bem. Para isso, o homem vive o melhor que puder e não o mais que puder".[10] Vários exemplos são conhecidos na antiguidade greco-romana sobre suicídios que, após uma derrota, ou para manter a honra, eram cometidos, e que ilustram o conceito de *morte romana*.

Um dos exemplos é Lucrécia, que foi estuprada pelo tio de Tarquínio, o Soberbo, sétimo rei romano. Com a espada em punho, ele lhe diz que a mataria, bem como a um escravo, e diria a seu marido e a seus familiares que havia pego os dois em um intercurso sexual. "Tarquínio, por esse terror, submete o pudor obstinado de Lucrécia. [...] Para salvar sua reputação, Lucrécia reuniu o seu pai e o seu marido, contou-lhes o que havia ocorrido e, para dar mais força a suas palavras, suicidou-se".[11] Após esse evento, houve uma série de revoltas em Roma, que culminaram com o fim da monarquia, a expulsão da dinastia dos Tarquínios e o início da república. Lucrécia, com seu gesto, tornou-se símbolo das virtudes da mulher,[11] conforme mostra sua representação em diversas obras de arte (Figura 42.3).

Um segundo exemplo é Cato. Quando foi derrotado por seu adversário, César, no norte da África em 46 a.C., Cato entrou na cidade de Útica e se matou, tornando *Cato Uticenses* um símbolo de morte honrada. Conta-se que Cato teria lido por duas vezes o *Fédon* de Platão antes de se matar.[12]

Apesar desses e de inúmeros outros exemplos de "mortes heroicas", é bastante questionável a real importância desse comportamento enquanto atitude frequente e pode ser considerada mais um mito, com base em algumas fontes específicas vindas à maior parte da aristocracia e difundida por autores como Tácito.[11] Entre os romanos, assim como entre os gregos, as opiniões sobre o suicídio variaram de um período a outro e também de acordo com a classe social. Adiante, pode-se perceber que certa ambivalência, ou até mesmo rechaço desse tipo de conduta, sempre esteve presente em paralelo à chamada *morte romana*, principalmente após o século II d.C., com a perda de influência dos estoicos.

Nos primórdios do cristianismo, houve certa atração pelo suicídio. Para os cristãos, a morte também não era importante, mas por motivos muito diferentes daqueles que nos foram passados pelo mito da *morte romana*. O suicídio era, muitas vezes, indistinguível do martírio e uma forma de se alcançar o paraíso. Em muitos casos, os cristãos jogavam-se sobre as piras onde seus companheiros estavam sendo queimados. Muitas mulheres cristãs mataram-se para escapar de seus perseguidores e estupradores. Elas eram vistas como exemplos de moralidade, espécies de Lucrécias cristãs. Mesmo a morte de Cristo foi vista

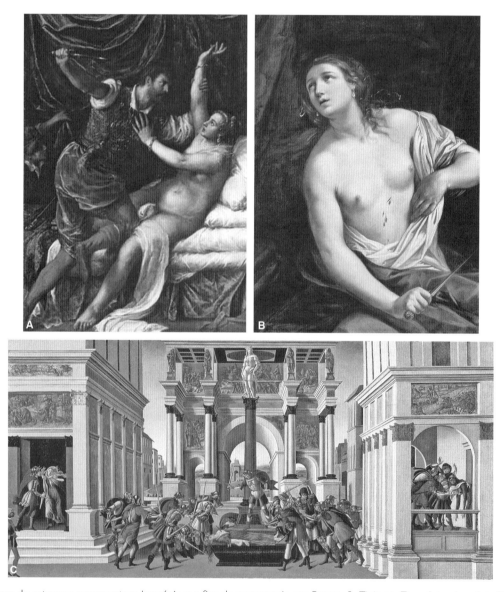

Figura 42.3 Obras de arte que representam Lucrécia e o fim da monarquia em Roma. **A.** Ticiano, *Tarquínio e Lucrécia* (1570). **B.** Guido Reni, *Suicídio de Lucrécia* (1625-1640). **C.** Botticelli, *História de Lucrécia* (1496-1504).

por Tertuliano, um dos pais da doutrina cristã, como um tipo de suicídio, pois, para ele, Jesus conhecia o que o esperava em Jerusalém. Deliberadamente, ele se dirigiu à morte, sem fazer nada que a evitasse.

É grande a lista de passagens em que Mateus, Paulo, Pedro ou Lucas se expressam de modo a mostrar que a vida terrestre teria de ser desvalorizada e até estimulando o suicídio: "Quem quer salvar sua vida, a perde, mas quem perde a sua vida pela minha glória, a ganha" (Mateus 16:25); "Se alguém vem a mim sem dar as costas ao seu pai e mãe, sua esposa e filhos, seus irmãos e irmãs, além de si próprio, não pode ser meu seguidor" (Lucas 14:26); "O homem que ama a sua vida a perde, enquanto o homem que odeia sua vida neste mundo a preserva na vida eterna" (João 12:25). Estas e outras assertivas, sem dúvida, colaboraram para os vários suicídios conhecidos entre os primeiros cristãos, principalmente nos momentos em que estavam sendo perseguidos e davam suas vidas para a glória de Deus e para alcançarem a vida eterna.

Após o século IV d.C., quando a igreja cristã tornou-se dominante, assiste-se a uma mudança radical da percepção do suicídio. Nota-se que, no Antigo Testamento, há nove suicídios descritos, o de Abimeleque sendo o primeiro deles, mas nenhum deles é condenado ou criticado. No Novo Testamento, há um suicídio descrito, o de Judas Iscariotes.[13] Convém uma especial atenção às origens dessa mudança, que são tão influentes na cultura ocidental e que transformaram o suicídio em tabu. Elas merecem ser discutidas em mais detalhes.

Na Antiguidade, apesar de alguma permissividade com relação ao suicídio, e até uma valorização dos chamados suicídios heroicos, certa ambiguidade, ou mesmo recusa, existia em paralelo. Como exemplo, pode-se citar que havia um tratamento diferente aos herdeiros de suicidas, em particular suicídio por enforcamento, em Roma. Nessa cidade, mesmo antes do triunfo do cristianismo (mas por motivos independentes da doutrina cristã), a *condenação* ao suicídio gradualmente se torna a regra no Império Romano. Muitos filósofos, gregos e romanos, conforme visto, vão também expressar dúvidas sobre a aceitação do suicídio. Não é um ato associal, que prejudica a comunidade? Não é um escape covarde? – contesta Aristóteles.[11] A origem dessa mudança encontra-se, provavelmente, nos filósofos que, a começar por Pitágoras, construíram uma visão dualística do homem, este constituído de corpo e alma. O platonismo vai refinar essa visão dizendo que o homem não teria o direito de forçar o elemento divino para fora do corpo. Apenas Deus tem o poder sobre vida e morte. Matar a si mesmo era como um escravo fugitivo que roubou a si mesmo de seu mestre. Platão dizia que o suicídio é um ato desonroso, e um cidadão não poderia privar a sociedade de sua vida cívica. O platonismo, de modo renovado, altamente espiritualizado, foi a escola de pensamento de todas as pessoas educadas na antiguidade tardia, e certamente os pais da igreja cristã, que deram uma formulação definitiva a essa doutrina, sofreram influência do neoplatonismo.[12]

Um aspecto muito importante na postura cristã, diante do suicídio, é o "Não matarás", dos Dez Mandamentos. No século IV, Santo Agostinho rechaça completamente o suicídio. Ele, ao ser nomeado bispo de Hippo, foi confrontado com a igreja dogmática, um movimento depois considerado herético, que venerava como santas as pessoas que se jogavam de alturas para alcançar o céu. Para enfrentá-los, Santo Agostinho dará, em *A Cidade de Deus*, uma nova explicação ao sexto mandamento, "não matarás", que então significaria "nem a outro nem a si próprio":

> Aqueles que matam a si mesmos são covardes incapazes de enfrentar seus testes; é sua vaidade que os induz a dar importância ao que os outros pensam deles. [...] Nenhuma circunstância desculpa o suicídio, nem mesmo o estupro. Se a alma de Lucrécia permaneceu inocente, ela não tinha razão para se matar.

Para justificar seu argumento, ele se utiliza da história do Novo Testamento em que Cristo é tentado por Satanás, que o colocou nos pináculos do templo de Jerusalém e disse: "se você é o filho de Deus, jogue-se". A recusa de Cristo é vista por Santo Agostinho e pela maior parte dos teólogos que o sucederam como uma evidência de que o suicídio seria a pior sina imaginável.

As autoridades eclesiásticas, após Santo Agostinho, vão unanimemente condenar o suicídio. Em 452, o Concílio de Arles proclamou que o suicídio era um crime, que só poderia ter como causa uma "fúria demoníaca". Em 563, o Concílio de Praga estabeleceu que os suicidas não seriam honrados com nenhuma comemoração do Santo Sacrifício da missa e que o cântico dos Salmos não acompanharia seu corpo na descida do túmulo. Enquanto isso, no Concílio de Orleans, promulgaram-se penas eclesiásticas para prevenir esse tipo de ato, que foi também matéria de reflexão nos Concílios de Braga e Toledo, em 693, quando se determinou o tipo de castigo que receberiam aqueles que tentassem se matar. Também se determinou que todos os sobreviventes de tentativas de suicídio deveriam ser excomungados.

As autoridades seculares seguiram a doutrina da igreja. No século X, o rei Edgar da Inglaterra, em um de seus decretos, assemelha os suicidas aos assassinos e ladrões. No século XIV, na Inglaterra, declarou-se o suicida como sendo um *felo de se* ("criminoso de si mesmo") e passível de confiscação de suas propriedades. Nota-se que, nesse país, até 1961, as pessoas que tentavam suicídio podiam ser punidas pela lei. Na França, Luis XIV determinou que o corpo do suicida fosse arrastado pelas ruas, com o rosto voltado para o chão, e, em seguida, ou era pendurado pelo pescoço ou lançado na estrumeira. Dante, na obra *Divina Comédia*, colocou os suicidas no centro do inferno, por considerar a desesperança o pior dos pecados. A seguir, são listados alguns suicídios de pessoas comuns, conforme descrito por George Minois, e a atitude da sociedade com relação a eles:[10]

- Em 1257, um parisiense jogou-se no rio Sena. Quando foi resgatado, ele tomou a extrema-unção, logo antes de morrer. A família reclamou seu corpo com base no fato de ele ter morrido "em estado de graça". A Corte, entretanto, sentenciou seu corpo à tortura
- Em 1278, um homem cometeu suicídio em Reims, na França. Os monges de Saint-Remy enforcaram seu corpo, mas o parlamento de Paris lhes ordenou que enviassem o cadáver ao arcebispo. Isso porque somente ele tinha o direito de enforcar criminosos.

Tais posturas acompanharam os tempos e chegaram ao século XXI, como se pode ler ainda no atual catecismo. Apesar disso, parece existir alguma tolerância e flexibilidade da Igreja Católica, principalmente após o Papa Bento XV, em 1918, ter admitido a *insanidade mental dos suicidas*. Este fato, associado também à possibilidade de um arrependimento à hora da morte, poderia assim permitir a missa e outros ritos tradicionais no funeral católico.

No mundo laico, observa-se, após o século XVII, com o advento do Iluminismo, que as crenças tradicionais começaram a ser revistas com um olhar mais crítico, mais cético. Com isso, o tratamento brutal ao qual eram submetidos os suicidas e as pessoas que tentavam suicídio foi aliviado em várias partes da Europa. Por exemplo, as leis contra o suicídio na França foram relaxadas na época da Revolução Francesa; e, na Prússia, o Código Penal de 1794 não mais punia pessoas que tentavam suicídio.

Acontecem paulatinamente mudanças na percepção da sociedade com relação ao suicídio, que, em vez de simplesmente o condená-lo, tenta compreendê-lo. O suicida passa pouco a pouco a ser desculpado como sendo *non compos mentis* ("não tendo a cabeça no lugar"). Isso acontece, curiosamente, em um momento em que se começa a discutir o tratamento dos doentes mentais e a abrirem-se instituições para a terapia desses pacientes. Digno de nota é o fato de que a primeira teoria psiquiátrica a explicar o suicídio foi feita por Jean-Étienne Esquirol. Este é considerado o "fundador" da teoria psiquiátrica do suicídio, tendo sido discípulo de Philipe Pinel, por sua vez considerado o "fundador" da moderna Psiquiatria. Para Esquirol, o suicídio deveria ser tratado como objeto da ciência, e não de textos religiosos ou de códigos penais.

Observa-se que, apesar de avanços na sociedade relativos a esse estigma ligado ao suicídio, ele ainda está muito presente. De fato, o suicídio é um tabu milenar em nossa cultura, e ele dificulta muito seu estudo e sua prevenção.

COMPLEXIDADE MULTIDIMENSIONAL NO PROCESSO SUICIDA

O comportamento suicida tem sido estudado como resultado da interação de fatores biológicos, sociológicos, epidemiológicos, filosóficos, psicológicos e culturais, tanto intrapsíquicos quanto interpessoais. Caracterizar este comportamento em poucos elementos conduz a um grave reducionismo que, de modo algum, reflete a complexidade multidimensional do ato de tirar a própria vida. A universalidade próxima da experiência suicida sugere que este comportamento não pode ser atribuído apenas à presença ou à ausência de um transtorno mental. Entretanto, o suicídio certamente é maior em uma série de doenças mentais, em especial depressão, esquizofrenia, transtorno por uso de substância psicoativa (álcool e outras drogas) e transtorno de personalidade.[14,15] A existência de transtorno mental não contempla plenamente o porquê de o paciente tentar suicídio. Diversos indivíduos têm o transtorno mental e não pensam em terminar a própria vida. Então, que informação adicional é necessária para ter-se a compreensão estrutural, a fim de elaborar a construção de um programa de tratamento completo para os pacientes?

O suicídio não é um ato aleatório, sem finalidade. Vivencia-se ele como a melhor saída disponível, pela qual o propósito é encontrar uma solução para um sofrimento intenso, insuportável e interminável. Assim, o alvo é interromper, ou seja, cessar o fluxo doloroso, deter o sofrimento invasor de desesperança que deixa o indivíduo derrotado e sem saída para a vida.[16] A isso chamamos de função instrumental, que significa usar o comportamento suicida com a intenção de resolver um problema: matar a si mesmo seria um instrumento de solução para o sofrimento emocional incalculável de dor emocional. Cessa o sofrimento para o indivíduo suicida, pois morto não tem sentimento.

Entretanto, a atitude interna é de ambivalência, pois quase sempre o indivíduo quer, ao mesmo tempo, alcançar a morte, mas deseja uma intervenção de ajuda e socorro. Emite, em suas relações interpessoais, sinais verbais e comportamentais, em que comunica sua intenção letal. Isso é chamado de função expressiva e significa que há um valor de comunicação para o ato de tentativa suicida ou de falar para outros sobre suicídio (Figura 42.4). Geralmente, a expressão tem um propósito: a tentativa para receber ajuda lícita, para receber a compreensão de outros ou para ativar o suporte familiar e social.

Uma das maiores dificuldades para o entendimento da comunicação suicida é realizar a distinção entre função instrumental e função expressiva. O estado perceptivo do indivíduo é de constrição, estreitamento afetivo e intelectual de opções disponíveis em sua consciência. Circunstancialmente, a única ação possível é a saída intencional do sofrimento.

Um erro do profissional de Saúde pode marcar um rótulo negativo para o paciente suicida, especialmente para quem verbaliza a intenção.[17] O senso clínico do profissional pode julgar precipitadamente que a comunicação é manipulativa, deliberadamente confusa, irracional e hostil. De fato, o paciente pode expressar um senso de desespero, não claro. Sem essa espécie de apreciação apurada, é muito provável que o profissional de ajuda e o paciente possam proceder em diferentes sintonias, e o desfecho ser trágico.[18]

A compreensão do suicídio é inalcançável. O suicídio não é um evento que ocorre em um vácuo. É a consequência final de um processo. Os fatos ocultos por trás do suicídio são múltiplos

- A capacidade do próprio indivíduo em pedir e receber ajuda: "*cry for help*"
- A capacidade individual de outras pessoas, inclusive da equipe de Saúde, em reconhecer a comunicação suicida e levá-la a sério

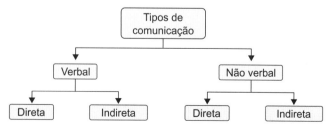

Figura 42.4 Comunicação no comportamento suicida.

e multifacetados e envolvem uma interação única de fatores biológicos, psicossociais e culturais para cada indivíduo.[19] A elucidação científica e clínica de seus mecanismos e a elaboração de estratégias terapêuticas e preventivas continuam a ser desafios a serem alcançados.

Papel dos problemas

A existência de um sofrimento de intensidade insuportável, ou seja, uma dor psíquica que não consegue ser aliviada por nenhum meio, exceto pelo suicídio, como se fosse uma autólise, é um fator-chave.[20] As pessoas não conseguem ter recursos para satisfazer as necessidades vitais, e a frustração torna-se intolerável. A vida não só perde seu brilho, como também perde seu sentido, até mesmo a possibilidade de continuar a viver.[18]

Este comportamento é visto pelo indivíduo como uma legítima via de solução de problemas internos e/ou externos. Como problemas internos estão os sentimentos negativos, a depressão, a ansiedade, a perda, os aborrecimentos enfadonhos, a raiva e muitas outras experiências afetivas desprazerosas. A dor emocional é o ingrediente básico de todas as crises suicidas.[21] Outras vezes, são problemas externos na vida do indivíduo de perda ou culpa que podem ser os gatilhos para separação conjugal, perda de emprego, perda familiar, mudança social e econômica ou reprovação escolar, entre outros. O sentimento de raiva pode ser precipitado quando o indivíduo se sente traído ou abalado por alguém que era tido como um grande amigo ou suporte, e isso deflagrar o comportamento suicida.

Papel do aprendizado

A noção de que o comportamento suicida é aprendido, na infância ou na vida adulta, significa que ele é modelado por recompensa ou punição e mantido por reforço. Este último é um evento que ocorre tanto antes quanto depois do comportamento suicida. A recompensa é alguma coisa que incentiva ainda mais o comportamento, enquanto a punição promove redução deste comportamento.

O comportamento suicida repetitivo é produzido pela maximização do reforço e pela minimização da punição. Como ele é modelado, acaba por ser mantido por reforço. O conceito de manutenção, nestes casos, significa que o comportamento suicida permanecerá como um *continuum* por receber reforço. Se todo reforço for removido do comportamento, ele será extinto e desaparecerá. Esta é a finalidade no tratamento da terapia cognitivo-comportamental.[22]

O conceito de contágio suicida baseia-se no modelo de doença infecciosa e presume que um comportamento suicida por uma pessoa pode facilitar a ocorrência de comportamentos semelhantes e subsequentes por outros. O processo é observado via imitação, ou seja, a identificação projetiva. A aprendizagem social pode ser um fator importante na transmissão familiar e não familiar de comportamentos suicidas. À luz disso, um crescente corpo de literatura tem explorado se o comportamento suicida em uma pessoa pode ser imitado por outras pessoas em suas redes sociais. Ali et al.[23] buscaram determinar até que ponto o comportamento suicida em indivíduos é influenciado por comportamentos suicidas de seus pares e familiares. Descobriram que uma elevação de 10% nas tentativas de suicídio por membros da família foi associada a um aumento de 2,13% e 1,23% nas tentativas e ideações suicidas em adolescentes, respectivamente. Um grande volume de pesquisas nos últimos anos demonstrou claramente que a extensa cobertura jornalística e televisiva do suicídio está associada a um aumento significativo na taxa de suicídio.[24] Este aumento é proporcional à quantidade, à duração e à proeminência da cobertura da mídia. Esse fenômeno é chamado de "efeito Werther", depois do romance de Goethe, *Os Sofrimentos do Jovem Werther* (1774), que supostamente provocou um aumento nos suicídios após seu lançamento. A obra chegou a ser proibida em muitos países europeus. Entretanto, mais pesquisas são necessárias para esclarecer seus efeitos.

Há anos, a crescente popularidade da internet como fonte de informação tem levantado preocupações sobre o perigo de *sites* que promovem o suicídio e aqueles criados por estranhos que formam pactos suicidas.[25] Entretanto, da mesma maneira, a mídia também pode servir como um meio eficaz para prevenir o contágio do suicídio. Mais esforços devem ser direcionados para apresentar histórias de suicídio, especialmente por pessoas admiradas pela juventude, sob um prisma diferente.

Papel do reforço

Se o comportamento suicida é uma resposta para problemas internos e externos, os reforços são também internos e externos e envolvem mudanças físicas, alterações de humor e do estado mental, aumento da ansiedade ou redução do medo. Este dois últimos são reforços internos extremamente potentes para o suicídio.

Muitos indivíduos com comportamento suicida relatam um senso de alívio após ter feito a tentativa de suicídio. A ansiedade autodestrutiva impulsiva, antes incontrolável, passa a ser controlada quando é feita a tentativa, principalmente quando pensamentos suicidas têm ocorrido. A tentativa de suicídio é observada como uma via para aliviar o terrível sentimento de ansiedade ou pressão interna, semelhante à crise de angústia, uma dor "quase" física insuportável.[26]

Reforços externos são os eventos que ocorrem no ambiente como uma resposta para um comportamento suicida individual. Vários reforços externos são mostrados na Figura 42.5. Deles, as mais importantes consequências positivas são: atenção, maior cuidado e saída do estresse ambiental. As consequências negativas também ocorrem e tendem a se agravar longitudinalmente.[18]

Consequências a curto e longo prazos

Para entender verdadeiramente como o comportamento suicida é aprendido e persiste, há necessidade de apreciar a diferença entre as consequências a curto e longo prazos. A curto prazo, o efeito é imediato, com consequência poderosa e positiva. O tempo estruturado pode ser desde minutos a vários dias. O alívio da ansiedade é uma consequência a curto prazo, que ocorre nos segundos ou minutos após a tentativa. Frequentemente, o desejo do paciente não é o de morrer, mas o de sair da situação aflitiva, que é a ambivalência do suicida, tão enfatizada pela OMS.[14]

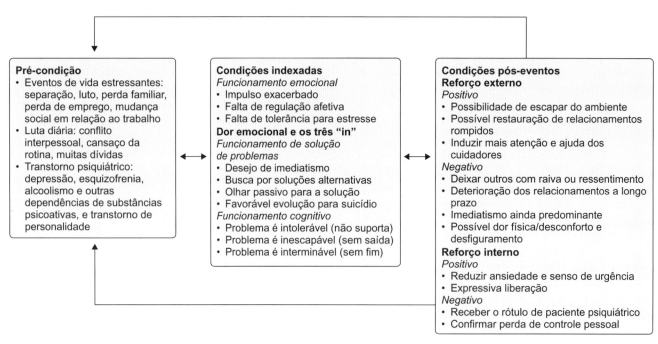

Figura 42.5 Modelo de comportamento suicida. (Adaptada de Chiles e Strosahl, 1995.)[27]

As consequências a longo prazo podem durar semanas, meses, ou muitos anos para se desenvolver. A elaboração da raiva e do ressentimento de um membro da família sobre um ato suicida pode levar um longo período para vir à tona. Às vezes, isso pode ser superado por um desejo imediato de ajudar e cuidar do paciente suicida.[15]

Na mente do indivíduo, o suicídio é visto como uma via possível para resolver problemas simples ou complexos, mesmo abrindo mão de sua vida por não encontrar outra solução, em um momento em que sua percepção está distorcida e estreitada.[28] Diversas circunstâncias culturais e religiosas fixam como inaceitável o comportamento suicida. Esta tensão entre muitas culturas e a frequente agonia de um indivíduo suicida que quer resolver problemas difíceis são as maiores dinâmicas da relação de ajuda.

Crise suicida: uma fórmula básica

Como é possível que muitas pessoas possam vivenciar uma crise suicida em algum momento de suas vidas? De fato, isso é uma experiência potencial para todos nós, dada por uma condição específica e relatada brevemente como os três "in". Muitas pessoas têm um potencial para se tornar suicidas quando confrontadas com uma situação que produz dor emocional. Elas acreditam ser uma dor *in*capacitante, *in*terminável e *in*tolerável (os três "in"). Quando a pessoa crê que não é forte suficiente para resolver o problema, torna-se incapaz. Quando não há expectativa de que a situação mudará, se o próprio indivíduo de maneira nenhuma resolver isto, o problema se tornará interminável. Quando o indivíduo não consegue tolerar a dor emocional que a situação está produzindo, o problema é intolerável.

O que faz a pessoa encontrar-se nesta situação? Há dois protótipos de situações. A primeira é por circunstância externa, muito natural às pessoas que passam por mudanças pessoais: perder o trabalho; falência de empresa; morte de cônjuge ou filhos; contrair doença crônica ou dolorosa. A pessoa é facetada com problemas negativos. A segunda é mais pervasiva e ocorre quando a pessoa necessita de habilidades específicas para conduzir a demanda da situação quase irresistível. No entanto, quando combinada com as habilidades pessoais deficientes, torna-se um desafio maior. Haverá uma propensão de solução com o suicídio (Figura 42.6).

A nova concepção de estresse envolve a luta diária com os problemas do dia a dia. Quando, muitas vezes, acumulado e associado a um desgaste, certo dia em particular pode funcionar como o provérbio: *"straw that broke the camel's back"* (algo como "ser a gota d'água de uma situação").

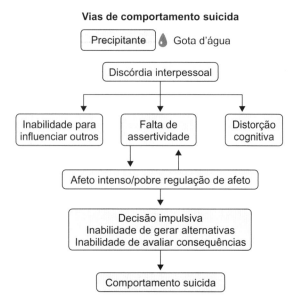

Figura 42.6 Esquema de precipitação do comportamento suicida. (Adaptada de Brent e Kolko, 1990 *apud* Blumenthal e Kupfer.)[18]

A pessoa quase sempre olha para o suicídio como uma opção no vácuo da solução. Em outras palavras, a pessoa suicida acredita, de fato, que todas as opções para resolver o problema já foram tentadas e falharam. Portanto, para o suicida, se estas opções são retiradas da lista de possibilidade, novas opções tornam-se mais e mais extremas, particularmente se houver uma ideia de grande dor emocional associada ao problema. Segundo a nossa experiência clínica, sugere-se que haja um *continuum* ou uma evolução nesta consideração. Poucos pacientes começam já com a concepção de que suicídio é uma solução efetiva. Isso acontece quando tentaram experimentar e falharam com outras formas extremas de solução de problemas, na visão estreita deles. Há uma distorção perceptiva de resolução, sobre a qual o profissional deve estar atento.

Indivíduos que são repetidores crônicos de tentativas de suicídio creem que o comportamento suicida é a solução para todos os problemas. Entretanto, a típica pessoa suicida é alguém que, convincentemente, o tempo todo acredita que não há realmente nenhuma outra opção possível e variável de solução para seu problema. Isto realmente é fundamental para o profissional de Saúde ajudar o paciente suicida.[18]

Quase todos os pacientes suicidas gostariam de encontrar uma via menos extrema para resolver seus problemas, mas eles precisam sentir concretamente que são merecedores do esforço e da paciência que estão lhe oferecendo. Convém convencer o paciente de que o ato de suicídio consiste em uma má escolha e de que ele não é indigno de receber ajuda.

Nesses indivíduos, o comportamento suicida pode ser desencadeado por eventos de vida circunstanciais estressores (desemprego, problemas interpessoais), que levariam a alterações neurobiológicas, com alteração da fisiologia dos neurotransmissores serotonina e norepinefrina. Isso facilita o início ou a piora de um quadro psiquiátrico no indivíduo já predisposto geneticamente.

Relação com o sofrimento

Nossa cultura dá ênfase ao bem-estar, e várias tecnologias têm sido desenvolvidas para que as pessoas não aparentem sofrimento. Felizmente, muitos desenvolvem tolerância ao sofrimento e adaptam-se em situações de adversidade. Para pessoas que não tenham tido anteriormente comportamento suicida, há em geral um diálogo interno sobre o sentimento ruim de dor, anormal ou um sinal de fraqueza pessoal. Em essência, as pessoas não aceitam isso e lutam contra o sofrimento, a chamada resiliência. Essa é a capacidade de enfrentar as adversidades da vida. Entretanto, outros não conseguem. Isso se expressa na obra de arte de Edvard Munch (Figura 42.7), célebre pintor norueguês, que revela alguém em desespero e se enquadra com o sentimento do próprio artista, que durante sua vida enfrentou diversos problemas psicológicos e conflitos familiares. As formas distorcidas e a expressão da figura retratada revelam a dor e as dificuldades que a vida pode apresentar, causando um grito como forma de expressão desse sentimento.

Um dos aspectos da crise de suicídio é a relação do paciente com seu sofrimento. A aceitação e a elaboração do sofrimento nesses pacientes são muito baixas, ou seja, têm pouca tolerância.

Quando ocorre sofrimento, as pessoas acreditam que a vida está sendo injusta. Essa tendência é mais pronunciada com a repetição das tentativas de suicídio.[28] Isso cria um paradoxo para a pessoa que está em dor emocional, e que não consegue ir em frente. Há muitas dificuldades na regulação emocional, o que é vivenciado como estar fora de controle.

A percepção de perda de controle é o aspecto central de toda crise suicida. Observa-se que as pessoas no processo de autoavaliação criam uma condição de baixa tolerância à dor, tornam-se mais provocativas e aceitam o baixo controle, o que aumenta o senso de crise.

Os estudos de Weissman et al.[29] mostram que o comportamento suicida é precedido por um processo relativamente longo e variável. Neste, a dinâmica é altamente individual (Figura 42.8).

Em geral, esse processo estende-se por meses, mas para algumas pessoas pode durar mais de 1 ano. Para pacientes com depressão crônica, esquizofrenia, transtorno por uso de substância psicoativa e transtorno de personalidade, pode ser vitalício. Para indivíduos com reação de ajustamento,

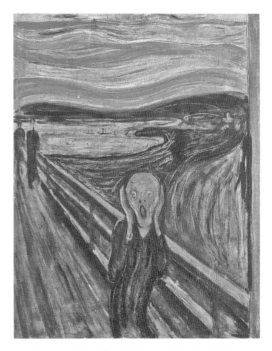

Figura 42.7 Edvard Munch, *O Grito* (1893).

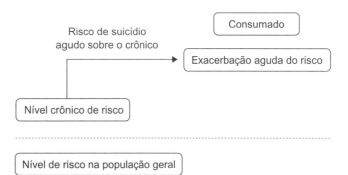

Figura 42.8 Tempo de curso do comportamento suicida. (Adaptada de Links et al., 2003.)[30]

pode ser de poucos dias ou semanas. A propensão para o suicídio pode ser aguda, crônica ou latente. Por longos períodos, os pensamentos de suicídio podem desaparecer totalmente, retornando apenas quando em resposta a novas tensões.

Há o comportamento suicida não observável: desejo e ideação. Estes podem evoluir para o comportamento de ideação, tentativa, nova comunicação, nova tentativa e ato consumado (Figura 42.9).

Estudos empíricos têm demonstrado que os atos suicidas estão intrinsecamente relacionados com a dinâmica de funcionamento familiar, e que o conhecimento sobre o desenvolvimento da família é requisito essencial para o tratamento do indivíduo com comportamento suicida. Destacam-se as características das famílias com um membro suicida: rigidez de padrões interativos, apego emocional, pouco traquejo para resolver conflitos e padrões de comunicação inefetivos, os quais proporcionam menor oportunidade para o desenvolvimento de uma identidade saudável e aumentam o risco de suicídio.[31] Se uma pessoa não tiver apoio, segurança e estabilidade familiar, que possibilitem conter seus impulsos destrutivos e conseguir enfrentar as crises, provavelmente em momentos agudos de desespero poderá concretizar um ato suicida. Na compreensão da dinâmica na interação das pessoas suicidas com as pessoas a seu redor, pode ser útil estudar a comunicação suicida: dinâmica entre o suicida e sua família ou outras pessoas-chave.[17]

Fatores de vulnerabilidade para a ideação suicida

Quatro grandes categorias de variáveis relevantes para o comportamento suicida: demográficas, diagnósticas, histórico psiquiátrico e psicológico. Existem muitas características que distinguem aqueles que se engajam daqueles que não se engajam em atos suicidas. Nenhuma das inúmeras variáveis sozinha é suficiente para desencadear um ato suicida. Na verdade, tais fatores acumulam-se e interagem para aumentar a vulnerabilidade de uma pessoa ao comportamento suicida.[32]

As *variáveis demográficas* associadas aos atos suicidas são as de menor interesse para o clínico, pois muitos destes fatores não podem ser modificados em tratamento, como idade e gênero.

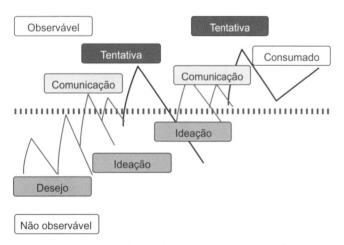

Figura 42.9 Evolução do comportamento suicida.

Quanto à orientação sexual, não existem estatísticas nacionais ou internacionais para a morte por suicídio, pois ela não é identificada nas certidões de óbito. Entretanto, pesquisas empíricas demonstram que homens que tiveram um parceiro fixo nos últimos 5 anos têm 2,4 vezes mais propensão a tentar suicídio. A taxa de suicídio com relação à raça e à etnia varia bastante, de acordo com o país e a região. Algumas variáveis demográficas podem mudar ao longo da vida: estado civil, desemprego e situação socioeconômica.

Nas *variáveis diagnósticas*, a existência de doenças físicas ou mentais não aumenta o risco de suicídio por si só. Elas, muitas vezes, aumentam a vulnerabilidade ao suicídio por meio da ativação da desesperança, da falta de sentido percebido para a vida e da perda de importantes papéis sociais.[33] Entretanto, a existência de um ou mais tipos de perturbações psiquiátricas é a variável central na etiologia de atos suicidas. Noventa por cento ou mais dos indivíduos que morrem por suicídio são diagnosticados com um ou mais transtornos psiquiátricos.[34] O risco de um indivíduo depressivo morrer por suicídio é 20 vezes maior do que para o não depressivo.[35]

Nas *variáveis do histórico psiquiátrico*, talvez o mais potente preditor do suicídio seja a existência de tentativas prévias, especialmente no primeiro ano após a alta do hospital por aquele intento.[36] Estima-se que os indivíduos que já tentaram suicídio são 38 a 40 vezes mais propensos a morrerem por suicídio. Uma pesquisa de Rudd et al.[37] mostrou que as pessoas que fizeram várias tentativas estão particularmente em risco, pois elas têm perturbações psiquiátricas mais graves do que os que relatam apenas ideação, mas nunca chegaram a tentar suicídio. O histórico familiar de suicídio também está associado à tentativa de suicídio.[38]

As *variáveis psicológicas* são, de fato, passíveis de serem modificadas por meio de intervenções psicoterapêuticas focadas, em contraste com as variáveis demográficas e de histórico psiquiátrico. Tais variáveis têm o potencial de responder pelo mecanismo que os atos suicidas se manifestam em uma pessoa em particular: desesperança, cognições relacionadas com o suicídio, maior impulsividade, déficits na resolução de problemas e perfeccionismo.

Beck e sua equipe[22] determinaram que níveis altos de desesperança, independentemente do nível dos sintomas depressivos, estavam associados a altos níveis de intenção suicida. As cognições relacionadas com o suicídio restringem durante a crise e a longo prazo a maneira como buscam opção de solução.

A *impulsividade* é considerada por alguns autores como um traço de personalidade, com ênfase no presente, na rápida tomada de decisão, na falha em considerar as consequências de suas ações, nas desorganizações e na incapacidade de planejar. Outros consideram como um estilo comportamental de reações a situações específicas, com inabilidade de inibir respostas. Existem muitas facetas do que é impulsividade. Por isso, ela é um fator de vulnerabilidade que opera em alguns, mas não em todos os pacientes suicidas, e que exacerba o estresse, as perturbações psiquiátricas e os processos cognitivos associados ao suicídio. Inabilidade de gerar soluções para problemas, foco negativo para soluções propostas e prevenção de tentativas de solucionar problemas estão ligados à baixa confiança na própria habilidade.

Muitos foram criados em ambientes onde se aprende que o suicídio é uma solução aceitável para seus problemas frente à desesperança.[22]

Dentro dos fatores de vulnerabilidade para a ideação suicida, não se pode deixar de enfatizar o perfeccionismo. Entre as muitas facetas do perfeccionismo, a que é mais associada à desesperança e à ideação suicida consiste no perfeccionismo socialmente prescrito. Define-se ele como uma dimensão interpessoal envolvendo percepções da própria necessidade e habilidade de atender aos padrões e expectativas impostos pelos outros.[39] O perfeccionismo socialmente prescrito prediz a ideação suicida independentemente da depressão e da desesperança. Em outra dimensão, tem-se o perfeccionismo voltado para si: fortes motivações próprias de ser perfeito, manter expectativas irrealistas para si mesmo, lógica do "tudo ou nada" e foco nos próprios defeitos.

O *perfeccionismo* coloca a pessoa em risco de suicídio, provoca estresse, acentua a aversão ao próprio estresse, ameaça ou focaliza a atenção da pessoa em falhas e fracassos, em vez de atentar a capacidades e sucessos. O perfeccionismo é inerentemente um conjunto de cognições distorcidas sobre as expectativas de outros e as consequências de não alcançar esses padrões.[22] Portanto, as estratégias de terapia cognitiva projetada para modificar distorções cognitivas são efetivas na redução de pensamentos perfeccionistas e do potencial de ideações suicidas.

As tentativas de suicídio mostram taxas mais altas de agressividade e impulsividade ao longo da vida, transtorno de personalidade *borderline* comórbido, transtorno por uso de álcool e outras substâncias, histórico familiar de atos suicidas, traumatismo craniano, tabagismo e histórico de abuso na infância. O risco de atos suicidas é determinado não apenas por um transtorno psiquiátrico (o estressor), mas também por uma diátese refletida por tendências a experimentar mais ideação suicida e ser mais impulsiva e, portanto, mais propensa a agir com sentimentos suicidas. De um lado, como diátese, há impulsividade, agressividade, pessimismo, inflexibilidade cognitiva, baixa de serotonina e uso abusivo de substâncias.[40] De outro, fatores ambientais (p. ex., fácil acesso a meios letais e falta de tratamento adequado), como gatilhos estressores de vida, além de episódios de transtornos psiquiátricos, o que leva a mudanças neurobiológicas no organismo.

Processo suicida e modelo estresse-vulnerabilidade

Com repetidos estresses ou traumas, as pessoas ficam mais suscetíveis, o que prejudica suas habilidades para enfrentar os eventos negativos de vida. A literatura aponta os abusos físico e sexual como potentes causas de comportamento suicida.[22] A extensão do dano psicológico na vítima dependerá de: ausência de figuras protetoras; grau de relacionamento; idade que a vítima tinha no momento do ato do abuso; tipo de ato violento a que foi sujeita (se foi despida, tocada, sexo oral e/ou anal, masturbação e penetração com traumatismo ou não); apoio que lhe foi dado na época dos fatos; acreditar na pessoa ou não (principalmente se for criança); tempo de duração; se foi vítima por longo período; e o grau de segredo.[17]

O estresse ocasiona diversos sentimentos, como ansiedade, raiva, tristeza e desesperança, além da perda de sono e reações fisiológicas. A pessoa pode ser acometida de uma vivência de impotência, desamparo, pessimismo, fracasso, baixa autoestima, insegurança, sentimento de culpa e autoacusação. A consciência dos limites e da fragilidade pode levar a impulsos agressivos contra si mesmo.

O estresse pode fazer as pessoas com comportamento suicida esquecerem as estratégias de enfrentamento adequadas, pois o aumento do cortisol pelo estresse dificulta a memória de material verbal e prejudica a capacidade e as cognições. É semelhante ao que acontece com os estudantes que, sob a pressão de exames escolares, esquecem o que aprenderam em aula, mas, logo após o término das provas, lembram com facilidade o que deveriam ter respondido.

Os limites entre o pensamento suicida e a tentativa são sutis.[28] O resultado é afetado tanto pelos fatores de risco quanto pelos de proteção em interação com a diátese (Figura 42.10).

Pode-se dizer que existem condições inerentes às pessoas ou que podem ser adquiridas na infância. Os aspectos que influem neste modelo estresse-vulnerabilidade são:

- O papel da pessoa suicida em seu estilo cognitivo e de personalidade
- O papel de fatores ambientais
- A via na qual o estresse contribui para a diátese tornar-se manifesta
- Como outras reações de pessoas e o suporte psicossocial e cultural podem contribuir para a vulnerabilidade
- Em que circunstância uma vulnerabilidade pessoal é expressa no suicida como um comportamento de risco.

A chance de suicídio aumenta, proporcionalmente, quanto mais fatores de risco estiverem presentes. Entretanto, muitos indivíduos podem ter um ou mais fatores de risco e não apresentar intenção suicida. O que faz a diferença entre decisão de vida e morte não é só a presença de fatores de risco, mas o acesso a fatores protetores, que fortalecem as estratégias de enfrentamento.[17] O nível particularmente aumenta quando um ou mais fatores de proteção são eliminados.

Nos últimos anos, os fatores de proteção têm sido enfatizados. A capacidade de recuperar-se frente a diversidades da vida é chamada de resiliência (como as fibras de um tapete que, mesmo após ser pisado, têm a capacidade de retornar ao natural). A resiliência pode ser inerente e/ou adquirida durante a vida antenatal e a educação infantil até a vida adulta. Pode-se observá-la em: estilo cognitivo e personalidade; fatores sociais e culturais; padrão familiar; e fatores ambientais (Tabela 42.1).

COMO ABORDAR O PACIENTE

Nem sempre é tarefa fácil para o não especialista abordar questões como a doença mental e avaliar a "suicidabilidade". Para a abordagem segura do paciente em risco de suicídio, algumas regras gerais devem ser respeitadas.

Muitas vezes, os pacientes com possível risco de suicídio chegam ao profissional de Saúde da atenção primária com

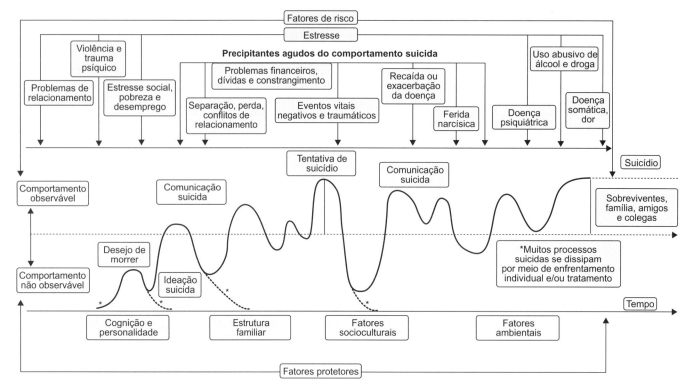

Figura 42.10 Modelo de estresse-vulnerabilidade e desenvolvimento do processo suicida desde a ideação até o suicídio. (Adaptada de Weissman et al., 1999.)[29]

Tabela 42.1 Características da resiliência que favorecem a proteção ao comportamento suicida.

Estilo cognitivo e personalidade
- Senso de valor pessoal
- Confiança em si mesmo e em suas próprias situação e realização
- Busca de ajuda em caso de dificuldades
- Busca de conselhos frente a escolhas importantes
- Abertura para experiências e soluções de outras pessoas
- Flexibilidade para aprendizagem
- Habilidade para comunicação

Fatores sociais e culturais
- Adoção de valores e tradições culturais específicos
- Religião e atividades religiosas
- Bons relacionamentos com amigos, vizinhos e colegas de trabalho
- Suporte com pessoas relevantes
- Amigos que não usam substâncias psicoativas
- Integração social (trabalho fixo e reconhecido)
- Participação em esportes e clubes
- Senso de propósito com sua própria vida

Padrão familiar
- Boas relações familiares
- Suporte familiar
- Consistente laço materno e/ou paterno
- Filhos

Fatores ambientais
- Boa alimentação
- Bom sono
- Luz solar
- Exercício físico
- Ambiente sem substâncias psicoativas
- Ambiente sem cigarros

queixas diferentes daquelas que se apresentariam ao psiquiatra. O que os leva a buscar a consulta são, geralmente, queixas somáticas. É importante saber ouvir o indivíduo e entender suas motivações subjacentes.

Todo paciente que fala sobre suicídio tem risco em potencial e merece investigação e atenção especial. São fundamentais a escuta e o bom julgamento clínico. Não é verdade que "quem fala que vai se matar não se mata"; por impulsividade ou por erro de cálculo da tentativa, a fatalidade acontece.

O manejo inicia-se durante a investigação do risco, e a abordagem verbal pode ser tão ou mais importante que a medicação. Isso porque proporciona alívio, acolhimento e valor ao paciente, fortalecendo a aliança terapêutica. Dessa maneira, é fundamental para o médico não especialista saber investigar e abordar o comportamento suicida.

É preciso, ainda, fazer identificação e tratamento prévio de transtornos psiquiátricos existentes, como: depressão, transtorno afetivo bipolar e por uso/abuso de álcool e outras substâncias psicoativas, entre outros.

O profissional de Saúde não deve ficar receoso de investigar se o paciente tem risco de suicídio. Evidentemente, o tema deve ser abordado com cautela, de maneira gradual. As perguntas devem ser feitas em dois blocos: o primeiro para todos os pacientes; e o segundo apenas para aqueles indivíduos que responderem às três perguntas iniciais que sugerem, pelas respostas, um risco de suicídio. São seis perguntas fundamentais, três delas para todos os pacientes em cada consulta:

- *Você tem planos para o futuro?* A resposta do paciente com risco de suicídio é *não*

- *A vida vale a pena ser vivida?* A resposta do paciente com risco de suicídio, novamente, é *não*
- *Se a morte viesse, ela seria bem-vinda?* Desta vez, a resposta será *sim* para aqueles que querem morrer.

Se o paciente der as respostas anteriores, o profissional de Saúde deverá fazer as seguintes perguntas:

- *Você está pensando em se machucar/se ferir/fazer mal a si mesmo/morrer?*
- *Você tem algum plano específico para morrer/se matar/tirar sua vida?*
- *Você fez alguma tentativa de suicídio recentemente?*

O processo não termina com a confirmação das ideias suicidas. Ele continua com questões adicionais para avaliar a frequência e a gravidade da ideação, bem como a possibilidade real de suicídio. É importante saber se o paciente tem algum plano suicida, além dos meios para praticá-lo.

Para o raciocínio clínico, ainda é importante que os seguintes itens sejam esclarecidos:

- Há meios acessíveis para cometer suicídio (armas, andar de casa/prédio onde mora, remédios ou inseticidas)?
- Qual é a letalidade do plano e qual é a concepção da letalidade pelo paciente? Qual é a probabilidade de resgate ou como foi o resgate?
- Alguma preparação foi feita (carta, testamento ou acúmulo de comprimidos)?
- Quão próximo o paciente esteve de completar o suicídio? O paciente praticou anteriormente o ato suicida?
- O paciente tem habilidade de controlar seus impulsos?
- Há fatores estressantes recentes que tenham piorado as habilidades de lidar com as dificuldades ou de participar no plano de tratamento?
- Há fatores protetores? Quais são os motivos para o paciente se manter vivo? Qual é a visão do paciente sobre o futuro?

Ainda não existem classificações precisas e objetivas do risco de suicídio, pois, diante da complexidade do comportamento humano, as previsões de certeza são impossíveis. A avaliação é clínica e leva em conta todo o conhecimento que o profissional deve ter sobre o comportamento suicida. Após uma avaliação do risco detalhada da história do indivíduo, inclusive suicidabilidade e doença mental, são estabelecidos o nível do risco e a conduta a ser seguida para reduzi-lo.

O risco *baixo* caracteriza-se pela pessoa que teve alguns pensamentos suicidas, mas não fez nenhum plano. Convém manejar este risco com escuta acolhedora para compreensão e amenização de sofrimento; facilitar a vinculação do sujeito ao suporte e à ajuda possível a seu redor – social e institucional; e iniciar o tratamento de possível transtorno psiquiátrico. Realiza-se encaminhamento, caso não haja melhora, para profissional especializado. Devem-se esclarecer ao paciente os motivos do encaminhamento; certificar-se do atendimento e agilizá-lo ao máximo – tendo em vista a excepcionalidade do caso; e tentar obter uma contrarreferência do atendimento.

O risco *médio* caracteriza-se pela pessoa que tem pensamentos e planos, mas não pretende cometer suicídio imediatamente. A conduta inclui total cuidado com possíveis meios de cometer suicídio que possam estar no próprio espaço de atendimento; escuta terapêutica que possibilite ao paciente falar e esclarecer para si sua situação de crise e sofrimento; realização de contrato terapêutico de "não suicídio" (embora não haja garantia de ser cumprido); investimento nos possíveis fatores protetivos do suicídio; e família e amigos do paciente como parceiros no acompanhamento do indivíduo. Convém encaminhar o paciente para o serviço de Psiquiatria para avaliação e conduta ou agendar uma consulta o mais breve possível. Deve-se pedir autorização para entrar em contato com a família, os amigos e/ou colegas e explicar a situação sem alarde, informando o necessário e preservando o sigilo de outras informações sobre particularidades do indivíduo. Orienta-se sobre medidas de prevenção, como esconder armas, facas e cordas; deixar medicamentos em local a que a pessoa não tenha acesso etc.

O risco *alto* caracteriza-se pela pessoa que tem um plano definido, com meios para fazê-lo, e planeja fazê-lo prontamente. O paciente encontra-se em um cenário em que tentou suicídio recentemente e mantém firme a ideia quanto a uma nova tentativa ou tentou várias vezes em um curto espaço de tempo. O manejo é difícil; por isso, deve-se estar junto da pessoa e nunca deixá-la sozinha. Convém ter total cuidado com possíveis meios de cometer suicídio que estejam no próprio espaço de atendimento; realizar contrato de "não suicídio"; e informar a família, da maneira já sugerida. Encaminha-se para o serviço de Psiquiatria para avaliação, conduta e, se necessário, internação. Caso não seja possível, considera-se o caso como emergência e entra-se em contato com um profissional de Saúde Mental ou do serviço de emergência mais próximo. Providencia-se uma ambulância e encaminha-se a pessoa ao pronto-socorro psiquiátrico, de preferência.

O manejo do paciente na urgência/emergência tem três objetivos: redução do risco imediato, manejo dos fatores predisponentes e acompanhamento. A vigilância 24 horas deve ser estruturada seja por alguém da equipe de Saúde ou por um cuidador, se for avaliado como capacitado, até a reavaliação médica. Itens que podem causar danos (facas, instrumentos pontiagudos, remédios, cintos, cordas) devem ser retirados do acesso do indivíduo. A bolsa do paciente também deve ser revistada para avaliar a existência destes. Portas, inclusive do banheiro, não devem ser trancadas. Sugere-se que a transferência de pacientes entre instituições seja feita de ambulância e não por familiares. Os pacientes com alto risco de suicídio e frágil suporte social devem ser internados em instituição especializada.

A equipe de Saúde atenta e bem treinada considera qualquer tentativa ou intenção, por mais ingênua que se mostre, como fato relevante. Qualquer tentativa, atual ou pregressa, deve servir de alerta para o profissional que está cuidando do paciente. Isso requer uma avaliação cuidadosa que disponha de certos critérios. A identificação e a avaliação do risco suicida são competências que dizem respeito a toda a rede de Saúde. Assim, é fundamental que todos estejam capacitados para realizá-la, por se tratar de uma grande questão de Saúde Pública mundial.

O ato suicida põe em xeque a vocação e o compromisso de a equipe ajudar e salvar vidas. É preciso que ela esteja preparada para lidar com o sentimento de impotência. Quando se sentir atacada ou frustrada por essa situação, deve evitar reagir ao paciente, maltratá-lo ou negligenciá-lo.

A Portaria nº 1.271, de 6 de junho de 2014, que define a *Lista Nacional de Notificação Compulsória* de doenças, agravos e eventos de Saúde Pública nos serviços de Saúde públicos e privados em todo o território nacional, inclui a tentativa de suicídio como notificação compulsória imediata que deverá ser realizada em até 24 horas, a partir do conhecimento da ocorrência. Apenas a notificação compulsória não basta. Há de se garantir que essa pessoa que acabou de fazer uma tentativa de suicídio seja imediatamente colocada em tratamento para reduzir o risco de nova tentativa e de suicídio.[41]

Abordagem pós-tentativa de suicídio

Devido à diversidade de fatores e de problemas associados à tentativa de suicídio, nenhuma medida singular é suficiente para todas as pessoas de risco. O determinismo multifatorial do suicídio impõe, de início, analisar cada fator de risco com prudência.[42]

Muitos pacientes são liberados dos serviços de emergência após uma tentativa de suicídio sem ter uma *avaliação psiquiátrica* para o risco de suicídio ou a conduta médica psiquiátrica adequada. Esse conceito está sendo revisto nas últimas décadas, quando se observou um excesso de mortalidade por suicídio e causas naturais entre os indivíduos com história prévia de tentativa de suicídio.[19] A ocorrência de uma condição particular relacionada com o comportamento suicida exige avaliação criteriosa.

Cuidados físicos agudos após tentativas

A primeira abordagem das tentativas de suicídio consiste nos cuidados iniciais à vida (se há emergência clínica e/ou cirúrgica). Devem-se assegurar o estado físico e as complicações médicas decorrentes do ato e se o paciente irá necessitar ser levado para a unidade de terapia intensiva (UTI), o centro cirúrgico ou ortopédico, o setor de endoscopia ou a clínica de queimados.[17] Destacam-se as condutas nos casos de envenenamento, já que configuram a maior parte das tentativas de suicídio em nosso meio.[43] Acredita-se que cerca de 80% das tentativas de suicídio ocorram por este método. Por serem pouco letais em sua maioria, isso também contribui para que caracterizem a maior parte das tentativas de suicídio em emergências médicas.[19]

A abordagem inicial dos envenenamentos, como em outras condições médicas, consiste em história e exame físico, dando-se especial atenção a exame dos sinais vitais, exame ocular (pupila), exame do estado mental e tônus muscular. Exames laboratoriais de equilíbrio ácido-básico, gasometria e exames toxicológicos costumam ser úteis.[44]

Os primeiros cuidados seguem as medidas de suporte básico da vida (ABC), com proteção de vias respiratórias, além de cuidados com a ventilação e com a circulação. Em pacientes para os quais haja necessidade de reanimação cardiorrespiratória, esta é realizada junto com a abordagem inicial. Outras condutas úteis, em casos de envenenamento, podem ser aplicadas conforme Tabela 42.2.

Ao atender um paciente intoxicado após tentativa, convém lembrar que ele pode ter ingerido mais de um tipo de medicamento.

Tabela 42.2 Condutas úteis na abordagem inicial após tentativa de suicídio.

- Administração de tiamina e glicose
- Administração de naloxona ou flumazenil na suspeita de intoxicação por opiáceos ou benzodiazepínicos, respectivamente
- Prevenção de absorção da toxina pelo sistema gastrintestinal por meio de esvaziamento gástrico e administração de carvão ativado
- Estimulação da eliminação da toxina por meio da manipulação de pH urinário
- Remoção extracorpórea de toxinas por meio de hemodiálise
- Administração de antídotos (sob orientação do Centro de Atendimento Toxicológico – Ceatox)
- Cuidados de terapia intensiva

Portanto, a interação medicamentosa, em tais situações, pode agravar o estado do paciente pela somação ou por potencialização destes.[45]

Conduta médica após tentativa

Algumas decisões são necessárias para prosseguir os cuidados após tentativa: se o paciente irá permanecer internado (médico/cirúrgico/UTI), se ele será encaminhado ao ambulatório de Saúde Mental ou se deve ser transferido para uma unidade psiquiátrica pelo risco ou de transtorno psiquiátrico que necessite de tratamento especializado.[46]

Todo cuidado é pouco na enfermaria, pois é um local no qual há disponibilidade de itens como anestésicos, cloreto de potássio, psicofármacos, bisturi, tesouras, escadas, janelas e lençóis, entre outros. É importante observar e anotar os comportamentos não verbais suspeitos ou significativos de comportamento suicida.[17]

Há relato de pacientes de UTI que desligaram seus próprios aparelhos como gesto suicida, ou de indivíduos que se enforcaram dentro de hospitais psiquiátricos. A inclusão de amigos e membros solidários da família pode ser útil nas enfermarias nas quais o recurso humano para vigilância é escasso.

Qualquer paciente com doença psiquiátrica deve ser avaliado quanto à tendência suicida periodicamente durante o curso da doença, independentemente de sua situação clínica.[19]

As opções após a avaliação dependerão do sistema de Saúde em que o paciente está sendo atendido. Na prática diária no Brasil, sabe-se da dificuldade de obter-se uma vaga em unidade psiquiátrica.

Para uma avaliação clínica do risco, a tentativa de suicídio pode ser classificada da seguinte maneira:

- Quanto ao *método*:
  - Violento: enforcamento, queda de alturas, mutilações, disparos, arma branca
  - Não violento: intoxicação voluntária de substâncias, inalação de gases tóxicos
- Quanto à *gravidade* ou à *letalidade*:
  - Grau de impulsividade
  - Planejamento
  - Danos médicos
  - Possibilidades de escape da tentativa.

Considera-se grave o ato que necessitou de uma hospitalização ou de suporte clínico-cirúrgico para evitar sequelas.[46] Estima-se que 10% das tentativas precisaram de hospitalização. A gravidade da tentativa é um forte fator de risco para repetição. Entretanto, a avaliação da gravidade da lesão deve ser cuidadosa, pois uma lesão pouco grave pode simplesmente traduzir o desconhecimento da letalidade do método utilizado pelo paciente com intenção suicida real. Nesses casos, negligenciar a intenção pode subestimar o risco futuro.[47]

AVALIAÇÃO MÉDICO-PSIQUIÁTRICA DO RISCO DE SUICÍDIO

Após o exame clínico psiquiátrico, devem ser investigados os recursos do paciente: avaliar a capacidade de elaboração e de resolução de problemas; observar os recursos materiais (como moradia e alimentação) e os suportes familiar, social, profissional e de instituições; e se houve eventos precipitantes.[48] Deve-se fazer, junto ao paciente, um levantamento de todas as circunstâncias e motivações que deflagraram a autoagressão. É frequente a presença de vários fatores estressantes ou, então, muitos destes pacientes já viviam em um contexto repleto de problemas psicossociais crônicos, além de seu transtorno mental.[17] Estima-se que os conflitos interpessoais, como brigas, desentendimentos e separações, possam precipitar metade das tentativas. Outros fatores estressantes capazes de desencadear novas autoagressões são problemas policiais ou pendência judicial, perda de ente querido, doença física crônica, desemprego e eventos de vida adversos em caso de depressão.[49] Deve-se determinar se o fator estressante é reflexo de uma situação de insatisfação transitória ou crônica e indissolúvel.

O profissional de Saúde pode marcar um rótulo negativo para o paciente suicida, especialmente para quem verbaliza a intenção.[17] O senso clínico pode julgar de maneira precipitada que a comunicação é manipulativa, deliberadamente confusa, irracional e hostil. De fato, o paciente pode estar expressando um senso de desespero, não claro. Sem essa espécie de observação apurada, é muito provável que o profissional e o paciente possam atuar em diferentes sintonias e o desfecho ser trágico.[18]

Abordagem inicial da sintomatologia

Vários trabalhos tentaram traçar um protocolo de conduta para a abordagem de pacientes com ideação suicida, mas nenhum ainda foi eleito como ideal. De modo geral, quando se identifica um paciente que apresenta risco iminente ou passou por uma tentativa de suicídio, deve-se perguntar sobre a existência da ideação suicida, avaliar se tem um plano definido, investigar se tem os meios ou método e verificar se há uma data para cometer o suicídio.[14]

A estimativa criteriosa do risco de suicídio do paciente é um importante fator para a escolha do tipo de tratamento e os cuidados a serem tomados em seguida. Indica-se a hospitalização de acordo com o grau de risco potencial de suicídio, principalmente se o paciente não colabora, apresenta um transtorno mental grave que prejudica sua crítica frente à situação e não conta com uma rede de suporte familiar (Tabela 42.3). Às vezes, uma hospitalização precipitada pode ser prejudicial ao paciente frente a uma avaliação errônea do risco de suicídio. Interrupção das atividades profissionais ou acadêmicas, prejuízo financeiro, estresse psicossocial e estigma social subsequente são malefícios evitáveis de uma internação. As repercussões posteriores podem ser desastrosas, exacerbando ainda mais o risco de suicídio após a alta hospitalar.

Outros aspectos importantes para definir a conduta adequada são: a capacidade de assegurar um autocuidado, o entendimento das diferentes modalidades de tratamento propostas e a percepção de buscar ajuda frente a uma situação de crise (p. ex., procurar apoio em familiares e amigos, contatar um médico de confiança, ir até um serviço de emergência etc.). Consequentemente, a escolha do tipo específico de tratamento que será estabelecido para cada paciente não depende somente da estimativa do risco de suicídio, mas também da conjunção de vários elementos, principalmente se a família está ou não envolvida nas decisões do tratamento.

Após a escolha do ambiente terapêutico (hospital, ambulatório, domicílio), deve-se introduzir o tratamento psicofarmacológico adequado, além de encaminhamento para psicoterapia. Sempre que possível, família e paciente devem ser exaustivamente orientados e esclarecidos pelo médico quanto à proposta terapêutica. A segurança do paciente tem de ser garantida, junto com boa avaliação do estado mental e crítica do indivíduo diante da situação clínica, para realizar-se uma conduta médica adequada.

Necessidade de hospitalização

A internação hospitalar, por si só, não é um tratamento. Consiste em um evento no qual já se inicia a medicação, com melhor observação do paciente suicida e um sistema de vigilância até reduzir ou cessar o risco. Durante a hospitalização, o paciente deve receber atendimentos constantes que facilitarão o tratamento,

Tabela 42.3 Indicação geral de hospitalização após tentativa de suicídio ou tentativa frustra.

- Paciente psicótico
- Tentativa violenta, quase letal, ou premeditada
- Precauções foram feitas para dificultar o resgate ou a descoberta
- Persistência do plano ou intenção evidente
- Paciente com remorso de estar vivo ou sem remorso de ter tentado suicídio
- Paciente do sexo masculino, mais de 45 anos, com doença psiquiátrica de início recente, com ideações suicidas
- Paciente com limitação do convívio familiar e suporte social precário, como perda da condição socioeconômica
- Comportamento impulsivo persistente, agitação grave, pouca crítica ou recusa evidente de ajuda
- Paciente com mudança do estado mental devido a alteração metabólica, tóxica, infecciosa ou outra etiologia que necessite da pesquisa da causa clínica
- Quando há ideação suicida com:
  - Plano específico de alta letalidade
  - Alta intencionalidade suicida

Adaptada de American Psychiatric Association, 2003.[50]

assegurando-lhe a vida e proporcionando sua melhora. O objetivo da internação é impedir o ato impulsivo do suicídio e iniciar rapidamente um tratamento adequado.[17]

Não há evidências empíricas de que a hospitalização reduza a incidência de suicídio a longo prazo, mas se sugere estabelecer um acompanhamento ambulatorial prolongado após alta hospitalar.[51,52] Durante o tratamento, tanto hospitalar quanto ambulatorial, é importante auxiliar o paciente a desenvolver habilidades e recursos para que ele consiga se reintegrar à sociedade com segurança e independência.

Às vezes, uma internação domiciliar pode ser uma alternativa razoável. Isso é possível quando há baixo risco de suicídio, supervisão disponível e suporte adequado em casa.[17] Convém vigiar os seguintes itens, com o intuito de garantir a segurança do paciente:

- Retirar de casa medicamentos potencialmente letais, além de armas brancas e de fogo
- Manter abstinência de álcool e demais substâncias que apresentem efeitos desinibitórios
- Evitar locais elevados e sem proteção, pelo risco de se jogar
- Evitar que o paciente fique sozinho ou trancado em um recinto.

Com os familiares e amigos, que devem se revezar na tarefa de vigilância, recomenda-se discutir que tipos de situações podem promover futuras tentativas se o estresse não for evitável e indicar quais comportamentos podem ser usados para evitar novas tentativas. Convém evitar que um paciente com risco suicida receba alta hospitalar desacompanhado. Todas as orientações devem ser claras para o paciente e para a família. Deve-se estabelecer um bom relacionamento e enfatizar a importância do tratamento com ambos. É recomendável manter um canal de comunicação periódica com a equipe médica e retornar ao hospital no caso de exacerbar a ideação.[17]

Pode ser realizado um contrato de "não suicídio" (verbal ou escrito), que consiste em o paciente concordar em não realizar ato de autoagressão e relatar a um familiar se tiver desejos suicidas. No entanto, o contrato tem algumas desvantagens: pode diminuir o relato de estresse ou disforia, diminuir o potencial de uma aliança terapêutica e prejudicar a avaliação e a abordagem do risco. Deve ser visto como um complemento em pacientes com baixa intenção. A família deve ser alertada para não reduzir vigilância, ou seja, não confiar totalmente no contrato.[48] Sentimentos e comportamentos como choque, confusão, negação, inquietação, regressão, desesperança e estado de alerta são comuns nos familiares. Dar assistência médica a esses familiares pode ser necessário.

Conduta terapêutica

O princípio clínico no tratamento de pacientes suicidas é adequar as intervenções englobando os problemas médicos, psiquiátricos, psicológicos e socioeconômicos do paciente. Um seguimento psiquiátrico a longo prazo alcança melhores resultados. Entretanto, oferecer ajuda a curto prazo e solucionar questões práticas do paciente auxiliam em sua vinculação ao tratamento oferecido, bem como reforçam sua adesão.[49]

A medicação psicotrópica a ser utilizada dependerá do diagnóstico psiquiátrico e das condições clínicas do paciente. Às vezes, o uso de um benzodiazepínico pode ser benéfico na fase aguda, na qual uma desconfortável ansiedade poderá ceder. Entretanto, cabe ficar alerta para um possível efeito paradoxal. A medicação adequada deve ser indicada e conduzida por profissionais habilitados, que saibam lidar com dosagem, efeitos colaterais e interações medicamentosas, levando-se em conta as condições físicas do paciente, além de idade e peso.

É necessário haver grande vigilância no início do tratamento com antidepressivos, pois eles demoram dias a semanas para alcançarem efeito terapêutico e podem melhorar a atividade psicomotora antes de suprimir os pensamentos suicidas. Isso possibilita que os pacientes fadigados e inertes tenham condições reais de cometer suicídio.

A terapêutica da depressão deve ser aplicada de maneira cuidadosa e com vigor, considerando o risco iminente de suicídio.[45] Por vezes, o uso de dose máxima tolerável de antidepressivo é necessário para alcançar a remissão completa. O uso de dose subterapêutica apenas limita a eficácia da medicação e retarda a resolução do episódio depressivo, por induzir somente à resposta parcial ou precipitar uma interrupção por eficácia insuficiente no tratamento.

O tratamento com eletroconvulsoterapia (ECT) deve ser realizado nos casos graves de depressão, com forte determinação para o suicídio. Esse tipo de terapêutica não deve ser visto com preconceito, pois é um tratamento eficaz e seguro para diversos quadros psiquiátricos com risco de suicídio. O benefício ao paciente com risco de suicídio está relacionado diretamente com sua indicação oportuna e adequada, como na cardioversão frente a uma parada cardíaca, que não reverteu quimicamente. Entretanto, jamais se deve prescrever indiscriminadamente este tratamento a todos os suicidas, tampouco haver relutância em indicá-lo em casos de urgência.[17]

Como prevenção, o carbonato de lítio deve ser introduzido e mantido, principalmente em pacientes com transtornos de humor. Outros estabilizadores de humor podem ser utilizados com benefício ao paciente no controle da doença de base que levou ao comportamento suicida.[53] O uso de clozapina é indicado para pacientes com esquizofrenia e risco de suicídio.[54] Os estudos dos sistemas serotoninérgico e glutamatérgico e as citocinas são importantes para o entendimento da neuroplasticidade e da neurotoxicidade, o que é fundamental para o suicídio, independentemente de seu papel na depressão, apoiando, deste modo, o papel desses sistemas no suicídio.[55] A elucidação científica e clínica de seus mecanismos e a elaboração de estratégias terapêuticas e preventivas continuam a ser um desafio a ser alcançado. A psicoterapia auxilia o paciente a lidar com as dificuldades que enfrenta de modo funcionalmente adequado, sobretudo após uma tentativa de suicídio. Há poucas evidências sobre a real eficácia das várias técnicas, mas se acredita que bons resultados sejam obtidos quando indicada junto com o tratamento medicamentoso.[56]

CONCLUSÃO

Nem todos os casos de suicídio poderão ser prevenidos. Contudo, a habilidade em lidar com suicídio faz diferença, pois milhares de vidas podem ser salvas todos os anos se as pessoas que tentaram suicídio forem adequadamente abordadas e tratadas.

Esta perspectiva é de particular importância para a suicidologia, uma vez que a diminuição de morbidade (ideação suicida e tentativa de suicídio) leva à diminuição da mortalidade. Os esforços de prevenção ao suicídio, muitas vezes, dirigem-se à melhora da assistência clínica ao indivíduo que já luta contra ideias suicidas ou àquele que precise de atendimento médico por tentativa de suicídio. A prevenção ao suicídio também exige abordagens que possam reduzir a probabilidade do suicídio antes que indivíduos vulneráveis alcancem o ponto de risco.

Evidencia-se que o comportamento suicida é multicausal. A complexidade de fatores que concorre para seu desfecho deve sempre ser lembrada. Deve-se dar prioridade a tratar os fatores que são evitáveis, bem como interromper e amenizar os que não puderem ser evitados. O controle e a mudança nos fatores ligados às condições endógenas e naqueles ligados a hábitos e ambientes são necessidades reais e indispensáveis para todas as pessoas. Para as que já têm fatores constitucionais, deve-se identificar que fatores ambientais, hábitos de risco e sexualidade estão presentes, para que possam ser modificados.

Abordagens inadequadas podem aumentar bastante o risco de comportamento suicida em indivíduos vulneráveis, sobretudo em jovens. Medidas que aumentem a resiliência e os fatores protetores são tão essenciais quanto a redução de risco para prevenir suicídios. A prevenção ao suicídio não é permanente. Portanto, devem ser contínuos os programas que apoiem e mantenham a proteção contra o suicídio.

Devem ser feitos esforços para evitar normalizar, glorificar ou dramatizar o comportamento suicida. Não convém relatar métodos ou maneiras de como fazê-lo ou reforçar a crença de que o suicídio seja uma resolução nobre para um dilema pessoal, ou uma solução compreensível a um evento traumático ou estressante.

Os desafios e dificuldades foram abordados ao longo deste texto. Entretanto, é igualmente importante reconhecer os benefícios do trabalho com os pacientes. Testemunhar a transformação de uma pessoa sem esperança e suicida para uma pessoa ativa no gerenciamento dos problemas de sua vida é gratificante, mesmo para o mais experiente profissional.

Abordagem Técnica a Tentativas de Suicídio no Pré-Atendimento Hospitalar: Bombeiros

Diógenes Munhoz

INTRODUÇÃO

O Corpo de Bombeiros do Estado de São Paulo, instituição a que pertence o autor desta seção, entende que o bombeiro é um profissional que atende a diversas urgências e emergências. Entre tais ocorrências, encontra-se a tentativa de suicídio, que consta como um dos possíveis desdobramentos de algumas patologias psiquiátricas. Em dados atuais, tal modalidade de atendimento posiciona-se como a 18ª ocorrência de maior número de chamados, entre a gama de ocorrências que o Corpo de Bombeiros de São Paulo atende.[1]

Há cerca de 15 anos, o atendimento pré-hospitalar abrangendo as tentativas de suicídio vem crescendo de maneira assustadora. As técnicas para o atendimento dessas emergências deveriam acompanhar esse crescimento, o que acaba não ocorrendo na prática. Denomina-se aqui de *abordador* o profissional responsável pelo contato e por entrar em ação para ajudar a pessoa que está em risco de suicídio, neste caso chamado de *tentante*. Quando voltamos 20 anos no tempo, qualquer instituição que abordasse esse tipo de emergência desenvolvia a filosofia de "distrair e pegar". Ou seja, o abordador criava várias situações ilusórias para o tentante ao ponto de fazer com que este permitisse aproximação, iludido por promessas e mentiras. Entretanto, na primeira oportunidade, a confiança e o vínculo eram quebrados de maneira abrupta.[2] Isso acabava desencadeando uma repulsa muito grande nas futuras abordagens a esse tentante. Como se sabe atualmente, estudos mostram que cerca de 70% das pessoas que tentam o suicídio[3] irão tentar novamente. Quando a abordagem não é construída sobre alicerces de verdade e, principalmente, respeito ao tentante, uma futura aproximação torna-se cada vez mais difícil para as equipes de emergência e urgência. O Corpo de Bombeiros do Estado de São Paulo desenvolveu equipe treinada para esta finalidade (Figura 42.11).

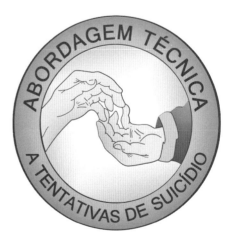

Figura 42.11 Símbolo usado por equipes de abordadores no atendimento pré-hospitalar do Corpo de Bombeiros do Estado de São Paulo.

LOCAIS DE ATENDIMENTO PRÉ-HOSPITALAR

A técnica atual baseia-se em ditames da Psiquiatria e da Psicologia modernas e foi adaptada para a realidade das urgências nos cenários mais inóspitos que abrangem o atendimento pré-hospitalar, ou seja, pontes, sacadas, prédios, viadutos e interior de residências, entre outros. Para a área do atendimento pré-hospitalar, a tentativa de suicídio é mais importante que o suicídio em si. Isso porque o suicídio é questão de Saúde Pública, mas a tentativa de se matar pode constituir uma ocorrência policial, quebrando a ordem pública, que exige a adoção de medidas administrativas e operacionais especiais de controle de crises.[2]

De acordo com a cartilha *Suicídio: informando para prevenir*, da Associação Brasileira de Psiquiatria (ABP/CFM, 2014), o suicídio também faz parte do que habitualmente chamamos de comportamento suicida: os pensamentos, os planos e a tentativa de suicídio.[4] Uma pequena proporção do comportamento suicida chega a nosso conhecimento. De acordo com a Figura 42.12, ocorre uma prevalência de comportamento suicida na população brasileira ao longo da vida. Ela mostra, por exemplo, que 17% das pessoas no Brasil pensaram, em algum momento, em tirar a própria vida.

DIFICULDADES COM ESTATÍSTICA E SUBNOTIFICAÇÃO

Uma das principais dificuldades em estudar o fenômeno suicida é o fato de haver muitas subnotificações quando se efetua uma visão mais detalhada às estatísticas em âmbito nacional. Isso porque, além de haver vários órgãos que atendem a esse tipo de ocorrência, tem-se também o fato de algumas tentativas de suicídio não serem tabuladas em qualquer órgão público de atendimento de emergências como Corpo de Bombeiros, Serviço de Atendimento Móvel de Urgência (Samu), ou Polícia Militar.[1] Este fato implica não conhecer a realidade para desenvolver melhor as estratégias nas ocorrências.

É notória a importância que envolve o tema, pois, de acordo com todos os dados estatísticos a que se pôde ter acesso para o presente estudo, há um crescimento no que tange aos números totais de suicídio no Brasil.[4] Tal evento tem voltado especial atenção às equipes de emergência de todo o país.

O Corpo de Bombeiros de São Paulo, segundo dados de seu anuário estatístico, realizou 4.497 atendimentos a tentativas de suicídio no ano de 2013, colocando-o, naquele período, na 18ª posição entre 111 ocorrências cadastradas, em termos de frequência. Entretanto, esse número é bem maior: a mortalidade por suicídio cresceu 30% no estado de São Paulo de 2001 a 2014, segundo dados do *Boletim SP Demográfico*, da Fundação Seade, divulgado no fim de 2017. No biênio 2001/2002, por exemplo, foram 4,3 suicídios por 100 mil habitantes. Já no biênio 2013/2014, o índice passou para 5,6 por 100 mil habitantes (Figura 42.13).[6]

Segundo esse levantamento, a maior parte das mortes do estado é de homens: 80%. Destes, 72,3% estavam na faixa etária entre 15 e 64 anos. A morte por sufocação/enforcamento aparece em primeiro lugar, tanto para homens (66,3%) quanto para mulheres (43,1%).

O Corpo de Bombeiros de Sergipe, por meio do Centro Integrado de Operações de Segurança Pública (Ciosp), divulgou o relatório estatístico do ano-base 2016. Os dados foram extraídos das 14.940 chamadas de ocorrências, registradas por meio do Ciosp pelos números 190 e 193.[7] Entre os diversos chamados recebidos, os que mais se destacaram foram: incêndio em vegetação, somando 18,62% das ocorrências; controle de insetos (16,24%); contenção de paciente psicossocial (6,51%); atendimento pré-hospitalar (5,03%); incêndio em edificação (4,36%); e *tentativa de suicídio* (1,23%).

Em comparação com o ano de 2015, notou-se uma elevação em alguns tipos de ocorrência. Um índice que chamou atenção do Corpo de Bombeiros de Sergipe foi o aumento significativo de tentativas de suicídio. O Ciosp registrou 47,29% a mais de chamadas deste tipo.[7]

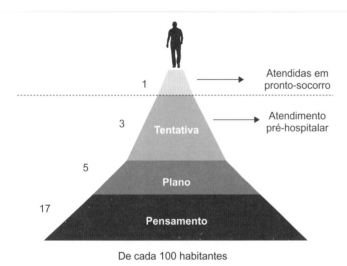

Figura 42.12 Comportamento suicida ao longo da vida. (Adaptada de Botega et al., 2009.)[5]

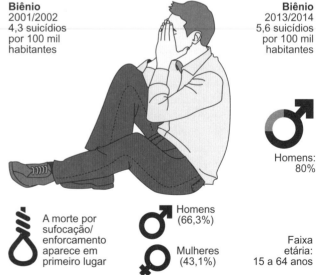

Figura 42.13 Dados sobre suicídio no estado de São Paulo. (Adaptada de Seade, 2017.)[6]

Também no Acre, os bombeiros, além de servirem para debelar fogo, são profissionais preparados para fazer resgates de pessoas que correm risco de perder a vida; socorrer animais em situações difíceis; e atender indivíduos com asfixia, que tentam suicídio e passam por afogamentos, além de vítimas de traumatismos em acidentes; e buscar desaparecidos em florestas e matas.[8]

ATENDIMENTO DAS EQUIPES DE EMERGÊNCIAS

Atualmente, não há uma padronização de atendimento no país por parte das equipes de emergência, o que dificulta a troca de conhecimento, a fim de melhor desenvolver o tema na área de atendimento de emergência.[2]

A Psiquiatria e a Psicologia abordam tal evento com foco em um atendimento de consultório ou ambulatórios,[3] ou seja, sem qualquer tipo de fator externo que possa vir a influenciar no resultado final. Isso porque, hoje em dia, poucos autores direcionam seus compêndios para a área de atendimento a suicidas em cenários emergenciais, ou seja, onde o socorrista irá realmente atuar.

Ao longo da experiência na prática e na literatura, esbarra-se nas seguintes problemáticas:

- Como abordar um suicida em um local de risco?
- O que falar para um suicida?
- Como falar?
- Distrair o suicida, para pegá-lo, é a melhor opção?

Durante muito tempo, essas perguntas permaneceram sem respostas. No entanto, graças ao trabalho de alguns integrantes do Corpo de Bombeiros de São Paulo, atualmente pode-se ter um norte a seguir e iniciar um padrão para serem realizadas abordagens a tentativas de suicídio, sempre alinhando as técnicas de emergência e urgência com as doutrinas da Psicologia e da Psiquiatria.[1]

Para garantir uma abordagem eficaz e segura para as guarnições que trabalham com atendimento pré-hospitalar, convém ter como base princípios positivos e negativos e, a partir desses princípios, desenvolver algumas etapas durante a abordagem propriamente dita.

A pessoa que irá falar com o tentante não é um negociador. Quem negocia troca algo, e não se consegue nunca trocar a vida de um tentante por um item qualquer.[1]

Uma abordagem correta deve sempre ser pautada por verdade e vínculo com o tentante. Para isso, o abordador *nunca* deve mentir ou prometer algo que não irá cumprir, como um possível emprego ou o retorno de um relacionamento. O mapa para a solução de uma ocorrência dessas é simples e bem objetivo: descobrir o fator de proteção e o fator de risco e utilizá-los de modo correto durante a abordagem.[2] Uma vez descobertos tais fatores, a ocorrência tende a findar.

Fator de risco. Alguém ou algum assunto extremamente negativos que trazem lembranças danosas ao tentante, como um pai que violentou seu filho durante a maior parte da infância. Logo, a presença ou a lembrança desse pai não serão bem aceitas pela vítima de maus-tratos.

Fator de proteção. Alguém ou algo que possa trazer boas lembranças e fazer com que o tentante tenha um motivo para não consumar o suicídio, como uma mãe carinhosa ou a lembrança de um filho querido.

Entretanto, a grande dificuldade dessa técnica é ter a *certeza* de quando realmente alguma pessoa ou um assunto representam fatores de proteção ou de risco para determinado tentante. Por exemplo, a mãe pode representar um fator de risco, dependendo de como é a relação entre ela e o tentante.

Um exemplo bem claro de fator de proteção é a situação conjugal que foi desfeita e o tentante, em seu ato, pede a presença do ex-cônjuge. Pergunta-se: *atender ou não atender a seu pedido?* Caso o ex-cônjuge seja um fator de proteção, alguém que só traz lembranças e memórias positivas, a possibilidade de o tentante desistir da ideia é muito grande. Todavia, se o tentante estiver apenas querendo que o ex-cônjuge veja sua morte, o abordador, ao atender a seu pedido, acelera o processo do suicídio. Logo, por não se ter a ciência se, neste caso, o ex-cônjuge representa um fator de risco ou de proteção, *nunca* se deve ceder a este tipo de pedido. Outro exemplo é o de uma pessoa tentante que solicita a presença de filho pequeno. Há de se pensar ser realmente um fator de proteção, pois, ao levar a criança ao suicida, este pode segurá-la e praticar o ato, matando também o filho.

Alguns princípios são basilares para uma boa abordagem durante o atendimento pré-hospitalar, e a possibilidade de uma tentativa ser revertida se torna cada vez maior quando o abordador consegue seguir uma lógica em suas atitudes perante um tentante. Para isso, deve-se sempre estar atento aos seguintes itens.

Comunicação. A comunicação é a ação mais importante para se ajudar o tentante. Convém observar as ações do tentante para que se possa ter uma leitura de seu estado e, por meio de diálogos dirigidos (que serão vistos mais adiante), trazer alívio e melhora de seu sofrimento.

A comunicação pode ser feita por meio da mensagem verbal ou extraverbal (postura corporal e mímica facial). Desse modo, muitas vezes, o que expressamos pela fala se contrapõe ao que o corpo ou a mímica do rosto apresentam. Por exemplo, pode-se dizer que se adora uma pessoa ao mesmo tempo que seu rosto expressa ódio, raiva, e o tom de voz se torna elevado.

Faz-se necessário, então, que se passe a observar a linguagem extraverbal dos indivíduos que estão em situação de risco de suicídio. Isso porque nos dão informações valiosas para dar-lhes assistência. Do mesmo modo, deve-se tentar controlar nossa comunicação extraverbal, pois são passadas informações ao tentante, que pode utilizá-las de maneira adequada.

Para a formação de um bom abordador, é fundamental que ele conheça a linguagem corporal por dois motivos: para seu próprio controle e para o controle do tentante.[2]

Contato e vínculo com o tentante. Este ponto especificamente trata da relação humana abordando a confiabilidade entre pessoas. Ou seja, só se confia e se vincula a pessoas que apresentem atitudes positivas. O vínculo passa a existir de modo adequado quando o profissional passa a ter atitudes apropriadas para com o tentante e este, por sua vez, passa a ter segurança e confiança no profissional. Isso deve estar presente desde os primeiros momentos do contato.

O profissional deve dar atenção, saber ouvir, saber compreender e aceitar os atos do tentante e orientar o tentante sobre seu estado. Também deve dizer o que será feito. Convém identificar-se de maneira formal falando nome, trabalho, função e o porquê de estar ali. Deve-se tornar-se receptivo ao tentante, abordá-lo de maneira respeitosa e gentil; sentir-se mobilizado para o sofrimento do tentante e demonstrar que está ali para ouvir o quanto for necessário, sem a mínima pressa de resolver rápido a ocorrência.[1]

Essas questões são de grande ajuda para a formação do vínculo, mas convém ter em mente que *o tentante é quem escolhe a quem, quando e como se vincular*. Uma vez formado esse vínculo, deve-se preservá-lo, pois é de intensa utilidade para se conseguirem atitudes e abordagens que culminem com a desistência voluntária do tentante de se matar.

O vínculo facilmente se quebra se o tentante perceber que foi usado, que mentiram para ele, que o ameaçam ou desafiam, e atitudes as mais variadas possíveis podem ser tomadas pelo tentante, se ele sentir que o profissional não é confiável.

IMPORTÂNCIA DOS TREINAMENTOS

O intercâmbio com outras corporações e escolas do exterior proporciona, além da troca de experiência, a possibilidade de trazer novas tecnologias para o país. A Fundação Conrado Wessel (FCW) tem participação importante nesses treinamentos. Em 2017, em estadias que duraram de 3 a 10 dias entre abril e julho, dois bombeiros visitaram uma cidade na Alemanha (Mannheim) e 49 estiveram em cinco outras nos EUA (South Saint Paul, Indianápolis, Las Vegas, Los Angeles e College Station). Na volta ao Brasil, conforme ocorreu nos anos anteriores, esses bombeiros tornaram-se multiplicadores de conhecimento ao repassarem para os colegas o que foi aprendido no exterior.[9] A atual qualidade do atendimento é reconhecida pela população: segundo o Índice de Confiança Social, pesquisa realizada pelo Ibope desde 2009, o Corpo de Bombeiros aparece no topo do *ranking* como a mais confiável instituição brasileira por 7 anos (2009-2015) (Figura 42.14).

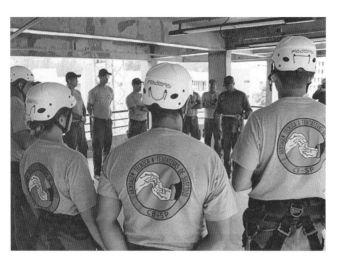

Figura 42.14 Grupo em treinamento com o capitão Diógenes.

Apesar da experiência bem-sucedida na abordagem com pessoas em risco de suicídio, ao autor deste texto viu os casos se multiplicando no dia a dia e percebeu a necessidade de se aprofundar no assunto, passando a estudar livros sobre o tema e realizando longas pesquisas no Centro de Valorização da Vida (CVV), além de travar contatos com psiquiatras e psicólogos.[10] Tudo isso com o objetivo de poder realizar cursos de abordagem a tentativas de suicídio no país, nos quais poderia beneficiar colegas de ofício e pessoas da população com risco de suicídio em ambientes externos.

Para Osvaldo Pontes, subcomandante do Batalhão de Busca e Salvamento (BBS) da Paraíba, "esse tipo de ocorrência é sempre muito delicada, pois a vítima apresenta um grande sofrimento psíquico, que deve ser encarado com bastante seriedade, e os socorristas precisam estar atentos e sincronizados para atuarem no momento correto".[11] Ele foi o coordenador do treinamento de tentativa de resgate suicida em estruturas edificadas, com o objetivo de preparar a tropa para esse tipo de ocorrência, visto que no ano de 2015 foram registrados 12 chamados dessa natureza.

Entre os conteúdos vistos no treinamento da Paraíba, estão: a abordagem ao suicida, utilizando técnicas de conversação na tentativa de convencê-lo a desistir do ato, sempre respeitando o risco iminente do acontecimento; ancoragem humana na impossibilidade de realizá-la em um ponto estável e seguro da edificação, o que é frequente nesse tipo de evento; e o resgate de precisão, usando como recurso-surpresa para interceptação e salvamento da vítima na tentativa de suicídio.

Dentro da política do comando do BBS em buscar capacitar continuadamente os bombeiros militares, há empenho em atualizar e incentivar a prática dessas técnicas, como modo de condicionar o efetivo para lidar com situações de alto risco e estresse, e, assim, garantir a eficiência das guarnições no atendimento à população paraibana.[11]

CINCO REGRAS PARA UMA ABORDAGEM EFICAZ E SEGURA

Além de um vínculo forte para com o tentante, como já mencionamos, certos pontos devem ser extremamente respeitados e seguidos durante uma abordagem, de modo a *nunca* infringir qualquer um dos itens elencados adiante, pois tal transgressão facilmente gera a quebra da confiança e, consequentemente, do vínculo entre o tentante e o abordador. A seguir, estão apresentados os principais pontos positivos em uma abordagem técnica correta.

Olhar para o tentante. Quem já não passou pela desagradável experiência de estar conversando com uma pessoa e esta não olhar para seu rosto, ou mesmo desviar o olhar a todo o momento, fazendo com que sua conversa ou seu assunto se tornassem secundários? Com um tentante, é igual. Olhar para um tentante é preceito básico para formar um bom vínculo, além de ser também preceito de educação.

Deve-se olhar o tentante durante o atendimento por uma questão de respeito, para demonstrar atenção e perceber comunicação extraverbal. Além disso, serve como proteção para o próprio profissional, pois, se houver dispersão e o tentante tentar agredir o abordador, a reação de movimentos será reduzida, e o fator surpresa será fator decisivo para o tentante.

Ouvir atentamente. Também para demonstrar atenção, educação e respeito ao tentante, deve-se ouvir o que ele tem a dizer e, se possível, manter diálogo do mesmo modo que a pessoa. Os momentos de desabafo podem trazer alívio de tensão e fazer com que o vínculo se estreite, caso haja demonstração de interesse por quem ouve. No caso do tentante, como ele está confuso e mudando várias vezes de assunto, não falando coisas compreensíveis, não se deve em momento algum demonstrar rejeição, rispidez e ameaça moral/física ou desafiar o tentante, com coerção. Convém explicar o estado ao tentante e fixar limites para que ele não fuja muito do motivo que o levou para a tentativa de suicídio. Caso o indivíduo divague muito, a abordagem perderá o objetivo e demorará muito mais do que preciso.

Respeitar pausas silenciosas. Há tentantes que, ao relatarem seus conflitos e problemas durante a ocorrência, podem ter um aumento de seu sofrimento. Assim, por vezes, necessitam de uma paralisação, uma pausa para poderem reequilibrar-se, ordenando o pensamento e aliviando as pressões.

É comum que o tentante se perca em suas próprias ideias. Assim, caberá ao profissional trazê-lo para a ideia central da abordagem, ou seja, algum fator de proteção que possa *evitar a consumação* do suicídio. Utilizar pausas silenciosas para fazer o tentante chegar a uma conclusão que pareceria, aos olhos normais, lógica é uma ferramenta muito importante na abordagem.

Não completar frases para o tentante. A ansiedade em resolver rapidamente este tipo de ocorrência acaba por fazer o socorrista cometer alguns erros básicos, como tentar imaginar as frases ou as palavras que o tentante iria dizer. No entanto, tentantes têm o pensamento mais lento e, portanto, apresentam dificuldades para se expressar. Com isso, não conseguem completar frases, falar fluentemente ou terminar um assunto. O profissional deve estimular o tentante a concluir a frase, o assunto, com suas próprias palavras, a fim de melhorar o curso desse pensamento.

Repetir, resumir e relacionar ideias para o tentante. Quando o tentante mantém um diálogo e fornece várias informações importantes, é necessário que, ao fim ou ao tempo que achar adequado, o profissional repita as ideias após um pequeno resumo delas, verificando com o tentante a repercussão que isto promove. O profissional, ao devolver tais ideias, deve observar a comunicação extraverbal do tentante, assim como as colocações verbais que venham a ser feitas pelo indivíduo.

Até aqui, foram delineados os principais caminhos que um abordador deve seguir para realizar uma boa abordagem e minimizar ao máximo a possibilidade de presenciar um suicídio. Adiante, serão descritos os cinco principais pontos que um abordador deve evitar. Ou melhor: nunca fazer.

CINCO ATITUDES PARA EVITAR EM UMA ABORDAGEM TÉCNICA

A seguir, estão apresentados os principais pontos negativos que comprometem uma abordagem técnica correta.

Usar qualquer tipo de promessa ou mentira na abordagem. Não se deve em nenhuma ocasião mentir para o tentante, pois ele, ao descobrir a verdade, irá se sentir enganado, e o vínculo será perdido. Deve-se prometer algo sempre que isto estiver dentro de nossas possibilidades e de uma atuação adequada. O tentante pode pedir proteção, ajuda e atenção, ou itens materiais, como alimento, café e cigarro. Nesses casos, não é viável dar nada ao tentante, pois o alimento, o café ou o cigarro não irão ajudar em sua desistência da ideia suicida.

Convém bom senso frente aos pedidos da pessoa. Não se deve ceder aos pedidos do tentante enquanto ele estiver em situação de risco. No caso de itens materiais fáceis de se conseguir, como comida, água ou celular, deve-se fazer o tentante entender que o solicitado estará disponível assim que este passar para uma situação segura já sob acompanhamento e controle do bombeiro ou da equipe de urgência, ou seja, após a pessoa desistir da ideia de matar-se.

Observação: o tentante psiquiátrico, de posse das informações que se passam a ele frente à situação em que se encontra, em várias ocasiões talvez teste os pontos fracos do socorrista. Um dos testes mais comuns é quando o indivíduo pede algo sob ameaça de consumação do suicídio.

Nestes casos, nunca se deve ameaçar, desafiar ou satisfazer a vontade do tentante. De maneira educada, orienta-se sobre o que o socorrista pode fazer, bem como mostra-se a ajuda a se proporcionar. Deve-se deixar claro que o profissional não está ali para ser ameaçado ou agredido.

Referir-se ao tentante por nomes depreciativos ou apelidos. Trata-se o tentante pelo nome; não se deve chamá-lo por apelidos ou, mesmo que de maneira carinhosa e respeitosa, de "irmão", "tia", "avó", "amigo" etc. Não se deve também fazer comentários negativos sobre a pessoa entre a equipe ou com os familiares e acompanhantes, nem permitir que outros o façam.

Perder a paciência e tornar-se agressivo ou ríspido com o tentante. Em nenhum momento cabe agressividade verbal ou física com o tentante. Nos casos de tentante agressivo, usa-se da ação física somente para a proteção do profissional, mas de modo algum para agredir o indivíduo. Respeito é fundamental em qualquer abordagem.

Adota-se a técnica de contenção física quando necessário, procurando não agredir o tentante para contê-lo, conforme já mencionado. Além disso, deve-se atuar de modo educado e firme com o tentante, demonstrando atenção, sem precisar ser grosseiro, ríspido e agressivo verbalmente.

Usar frases para desafiar o tentante. Há tentantes que ameaçam o profissional frente a uma situação, mas convém lidar não com a ameaça, e sim com a necessidade que o tentante tem. Frente a um desafio do tentante, mostra-se a ele a função de ajuda/ouvinte. Um exemplo claro desta situação dá-se quando o profissional, ao se aproximar do tentante, é recepcionado com xingamentos e palavrões. Essa é uma situação altamente positiva para as equipes de emergência, pois, além de o tentante buscar o diálogo, mesmo que seja com palavrões, ainda "descarrega" um pouco de sua agressividade perante a situação.

Dar opiniões pessoais sobre o fato que levou o tentante àquela situação. Mesmo que o tentante/familiar peça, o socorrista não deve emitir opinião pessoal, julgar seus atos ou dar conselhos ao tentante, pois isso pode piorar muito seu estado. Além disso, *nunca, de modo algum* se deve levar familiar, parente, conhecido ou qualquer pessoa que o tentante peça, para que ele deixe de tentar o suicídio. Não se conhecem as reais intenções e, com a presença de uma terceira pessoa no cenário, a abordagem poderá tomar rumos inadequados, como a consumação do suicídio só pelo fato de estar à frente da pessoa que ele mesmo exigiu no cenário.

GRUPOS DE TENTANTES

O autor desta seção é bombeiro e não pretendeu fazer os cursos de Psicologia ou Psiquiatria, mas admira e respeita muito os profissionais destas áreas, que ajudam de modo substancial o trabalho que hoje está sendo feito em muitos estados brasileiros. Graças aos conceitos de tais áreas, hoje em dia quem atua no atendimento pré-hospitalar pode abordar de maneira segura e precisa um tentante. No entanto, a maioria dos bombeiros ou policiais é leiga no assunto. Como um leigo pode abordar de modo técnico e fácil um tentante? A resposta está na simplicidade do método e na divisão dos tentantes em grupos, para que se possa identificar e realizar uma abordagem técnica, segura e dirigida, aliada à experiência do dia a dia das ruas.

Cabe salientar e explicar que a divisão a seguir foi feita com os nomes mais viáveis. Isso não quer dizer que as pessoas que estão no grupo dos psicóticos realmente sejam esquizofrênicas, assim como os grupos dos depressivos e agressivos. Apenas apresentam características parecidas, pois um leigo não conseguiria fazer tal diagnóstico. Ao detectar o grupo em que o tentante está incluído, inicia-se o diálogo dirigido, pois o que se fala, ou como se aborda um tentante do grupo dos agressivos não poderá ser igual a um dos depressivos. Tudo muda: inclusive a postura corporal do abordador.

A seguir, serão delineados esses grupos e como abordar de maneira direta e precisa cada um desses tentantes.

Depressivos

Este grupo caracteriza-se pela falta de diálogo quando o abordador se aproxima. O silêncio é a principal característica dos componentes deste grupo, geralmente composto por pessoas que choram e têm feição triste. Podem ter ou não doenças psiquiátricas, como a depressão. Tal grupo tem um considerável índice de consumação do suicídio, mas, assim como os outros dois grupos, a reversão é questão de uma abordagem correta. Geralmente, o abordador tem uma dificuldade inicial de estabelecer um vínculo, pois os depressivos tendem a não querer o diálogo. Em regra, os indivíduos necessitam de orientação durante a abordagem, pois apresentam uma carência de aconselhamento muito grande. Todavia, o socorrista não deve adotar essa postura – deve, sim, ajudar os depressivos e induzi-los a chegar a soluções aparentemente sozinhos.

A abordagem dirigida aos depressivos deve incluir as seguintes orientações:

- Insistir na fala até conseguir estabelecer diálogo
- Abordar o tentante de frente
- Se possível, posicionar-se no mesmo nível do tentante
- Ter uma atitude mais enérgica, mas não agressiva
- Manipular o diálogo, a fim de que o tentante pense que chegou a uma conclusão por si só
- Não aconselhar
- Ser positivo a todo o momento.

Agressivos

Entre os grupos citados, os indivíduos pertencentes a este geralmente desistem da ideia de suicídio com certa facilidade. Por definição, dentro de um parâmetro psicológico, a pessoa agressiva é aquela que reage a todo acontecimento, como se fosse uma prova, uma contenda ou uma disputa na sua leitura mental. A competição passa a reinar na alma da pessoa; e, caso haja o levantamento da história do indivíduo, descobre-se que, desde cedo, ele se esforçou em demasia para não vivenciar a experiência da exclusão.[12]

Tais indivíduos tendem, durante uma abordagem técnica, a não aceitar qualquer tipo de imposição e, de modo algum, devem ser confrontados, pois isso só os torna mais agressivos e com a tendência de consumar o ato suicida. A postura do abordador é praticamente antônima daquela adotada no grupo dos depressivos. No entanto, conforme já mencionado, é um grupo que tende a desistir mais facilmente, em comparação com outros. Um dos sinais muito aparentes de desistência da ideia suicida é quando um tentante que não estava chorando anteriormente à abordagem passa a derramar lágrimas. Isso porque, dessa maneira, a pessoa se expõe e se mostra como alguém que busca socorro em seu choro.

A abordagem dirigida aos agressivos deve incluir as seguintes orientações:

- Falar o menos possível, para que a vítima desabafe
- Evitar olhar diretamente nos olhos (base do nariz)
- Se possível, posicionar-se no mesmo nível da vítima, ou em um nível abaixo
- Quanto mais o paciente gritar, falar mais baixo
- Tentar evitar expressões de negação, como "não pode" ou "não vai"
- Em hipótese alguma reagir a qualquer provocação ou xingamento
- Nunca desafiar o tentante
- Não ceder às suas exigências.

Psicóticos

Neste grupo, enquadram-se as pessoas que têm a doença psicótica ou não. Para que um tentante seja enquadrado em tal grupo, é determinante que esteja, *no momento da abordagem*, sofrendo com alucinações ou com fatos que não sejam verdades.

O exemplo mais comum encontrado no dia a dia das ocorrências atendidas é de indivíduos que ouvem vozes ou veem coisas, animais ou pessoas que não existem. Geralmente, são ocorrências mais demoradas e de maior complexidade. A seguir, são apresentadas algumas das muitas manifestações psicóticas.[13]

Delírios. São ideias falsas, das quais o paciente tem convicção absoluta. Por exemplo, ele se acha perseguido ou observado por câmeras escondidas, acredita que os vizinhos ou as pessoas que passam na rua querem lhe fazer mal.

Alucinações. São percepções falsas dos órgãos dos sentidos. As alucinações mais comuns na psicose são as auditivas, em forma de vozes. O paciente ouve vozes que falam sobre ele ou que acompanham suas atividades com comentários. Muitas vezes, essas vozes dão ordens de como agir em determinada circunstância. Outros tipos de alucinação, como visuais, táteis ou olfatórias, podem ocorrer na psicose também.

Alterações do pensamento. As ideias podem se tornar confusas, desorganizadas ou desconexas, tornando o discurso do paciente difícil de compreender. Muitas vezes, o paciente tem a convicção de que seus pensamentos podem ser lidos por outras pessoas, ou que pensamentos são roubados de sua mente ou inseridos nela.

Alterações da afetividade. Muitas pessoas têm perda da capacidade de reagir emocionalmente às circunstâncias, ficando indiferentes e sem expressão afetiva. Outras vezes, o tentante apresenta reações afetivas incongruentes, inadequadas com relação ao contexto em que se encontra. Torna-se pueril e comporta-se de modo excêntrico ou indiferente ao ambiente que o cerca.

Diminuição da motivação. O paciente perde a vontade, fica desanimado e apático, não sendo mais capaz de enfrentar as tarefas do dia a dia. Quase não conversa, isola-se e retrai-se socialmente.

Agora, imaginemos uma pessoa com uma ou mais das características anteriores tentando se matar em cima de uma ponte com 10 metros de altura, ou em um quarto fechado com uma faca, ou ainda em cima de uma torre de transmissão de sinal de celular. Muito difíceis situações como estas, mas não é uma missão impossível: caberá ao abordador, além de seguir tudo o que já foi exposto, atentar-se para o seguinte:

- Ainda não existe um consenso a fim de uma abordagem segura a este tipo de suicida
- Deverá ser testado no local se o diálogo torna-se positivo quando o socorrista concorda com as alucinações do tentante
- Estatisticamente, são abordagens mais demoradas
- Geralmente, são tentantes já conhecidos das guarnições, mas isso não deve ser interpretado como uma abordagem fácil
- Utilizar socorristas conhecidos do tentante, caso haja
- Caso o abordador, ao "entrar na loucura" do tentante, seja desmascarado, ou seja, o tentante volte à realidade de modo a identificar o abordador como um mentiroso, o profissional deve ser trocado imediatamente.

Após ser detectado o grupo a que o tentante faz parte, o abordador deve realizar a abordagem dirigida de acordo com os ditames já expostos aqui e, para isso ocorrer de maneira segura, as fases devem ser obedecidas.

CONCLUSÃO

Essas ocorrências são sempre imprevisíveis. Necessitamos de algum ponto de partida para melhor auxiliar a pessoa em risco. Portanto, o relatório estatístico é útil para o planejamento operacional da corporação. Assim, pode-se planejar a atuação das unidades operacionais, com base na maior incidência de ocorrências, além de alocar recurso logístico e medir a eficiência dos atendimentos realizados e tempo de respostas, entre outros. A análise estatística ainda serve para direcionar o levantamento de recursos.

Por lógica, o fenômeno suicida na área pré-hospitalar não se encerra apenas nestas linhas escritas. A amplitude do tema abrange várias horas de estudo de diversos tipos de profissionais ligados, ou não, à área da Saúde Pública. Todavia, de alguma maneira estamos no caminho de melhorar o atendimento a essas pessoas que merecem e devem receber profissionais cada vez mais bem qualificados e, acima de tudo, abnegados na causa nobre de salvar vidas.

Saúde Mental, Educação e Prevenção do Suicídio

Dalmo Duque dos Santos

INTRODUÇÃO

A nova base curricular do ensino básico, independentemente das vertentes ideológicas da educação, finalmente dá um salto positivo para eliminar as incongruências entre o velho mundo industrial e a nova realidade digital. Essa transição, iniciada há duas décadas com os Parâmetros Curriculares Nacionais (PCN), apresenta novos itinerários de aprendizagem e cria condições para que o tema da Saúde Mental seja incluído como conhecimento essencial na vida escolar. Antes era apenas uma alternativa transversal no currículo; atualmente é eixo disciplinar e compõe com outros temas contextuais um novo percurso de conhecimento. É uma resposta para as nossas novas dúvidas e perspectivas diante das angústias do século XXI.

A escola continua sendo um cenário cotidiano da manifestação dos transtornos mentais e de busca das primeiras soluções. É reconhecidamente um espaço de percepção dos primeiros sinais de alerta de que as coisas não estão indo bem e precisam ser executadas as primeiras providências diagnósticas, corretivas e restauradoras. Na época atual, é notório que o sofrimento psíquico é epidêmico e se desdobra em conhecidas condições de desconforto cujo ápice é o suicídio. Sendo este multifatorial, a sua prevenção no universo escolar segue o mesmo princípio, devendo ser estabelecidas ações educativas que reduzam o sofrimento e recuperem nas primeiras faixas etárias o interesse e o gosto pela vida. Humanismo e ciência, em sintonia com as mudanças tecnológicas, continuam sendo também os dois eixos essenciais desse novo roteiro transformador.

O universo escolar, como cenário de convívio e diversidade de experiências humanas em formação, sempre foi um sinalizador das mudanças sociais e do sofrimento causado pelo esforço de adaptação diante dos desafios cotidianos. Essa conhecida realidade, muitas vezes camuflada e até proibida, rompeu-se definitivamente com o advento das redes sociais, tornando transparentes os fenômenos manifestados, como o desinteresse pelos estudos e pela escola, o alastramento do *bullying*, das práticas de autolesão, as crises de ansiedade, pânico e depressão. O Japão, uma sociedade referencial dessas crises e de busca de soluções, atualmente tem como principal desafio um fenômeno denominado *fotuko* – um grupo significativo de crianças que não quer ir mais à escola nem aprender a cultura da competição. Os educadores buscam meios diferenciados para conduzir esses alunos para novas experiências de convívio e aprendizagem. É uma barreira emocional, e não apenas um desvio de percurso. Não se trata apenas de uma fragilidade existencial, e sim de uma reação de autonomia pessoal, mudança de postura, de questionamento e crítica do modo de vida que tem causado graves danos psicológicos entre crianças e adolescentes. Nessa mesma sociedade que registra altos índices de suicídio (ato ainda considerado como gesto heroico – sair da vida com honra) também existem exemplos admiráveis, como o de um jovem que criou recentemente um aplicativo/ambiente digital para acolher mulheres desempregadas e despejadas de seus lares. Segundo uma reportagem da BBC Brasil, o aplicativo de apoio é intitulado "Um lugar para você" e reuniu dezenas de voluntários com o objetivo de ajudar emocional e financeiramente essas mulheres.

Os registros e relatos de tentativas e casos de suicídio entre estudantes dos ensinos básico e superior confirmam a fragilidade do sistema escolar diante desse novo contexto e têm sido fartamente divulgados a partir dos dados da Organização Mundial da Saúde (OMS). No Brasil, a situação não é diferente. Houve demora na manifestação e atuação das escolas para a elaboração das estratégias dos planos nacionais de prevenção do suicídio, assim como na divulgação de ações educativas e preventivas nesses ambientes pelos órgãos responsáveis. A quebra desse tabu em relação à saúde mental, predominante durante muitas décadas nas salas de aula, finalmente encontra um forte aliado para romper esse paradigma do silêncio. Trata-se da nova base curricular do ensino básico – a Base Nacional Comum Curricular (BNCC) –, que tem como estratégia a oferta de disciplinas, conteúdos e sugestivas práticas de educação socioemocional.

Mesmo assim, o preconceito persiste e impede que alunos, educadores e funcionários realizem ações efetivas, que tenham acesso à informação, aos serviços de apoio e também ao tratamento físico e psicológico. Para que isso ocorra, são necessárias medidas incessantes que fujam da superficialidade e aprofundem suas práticas, proporcionando a abertura de comunicação dessas necessidades. É preciso lembrar que, por outro lado, ainda permanecem nas escolas atitudes reacionárias e retrógradas, fruto do dogmatismo e do medo do desconhecido. É uma prevenção invertida, de impedimento, marcada negativamente pela omissão e pelo medo de assumir responsabilidades do âmbito educacional, mas que são comodamente transferidas para outras esferas. A nova base curricular não prioriza as especialidades, que são função do ensino superior, e sim a apropriação das habilidades educadoras universais, que é função de todos que atuam no ensino básico. Não somos bacharéis, e sim licenciados para ensinar e educar. Mesmo sendo bacharéis, se for o caso, o que predomina em nossa função é o comprometimento com a orientação educativa ou comportamental. Nesse sentido, as disciplinas cursadas nas licenciaturas deixam de ser meramente teóricas para funcionarem como ferramentas práticas efetivamente educadoras.

Nesse momento, chegamos a um ponto crítico, inclusive do ponto de vista legal. Os documentos estatutários extraídos da Constituição de 1988 estabelecem de forma clara esse compromisso de ação cuidadora e protetora por parte dos profissionais da Educação. Ainda assim, permanecemos com dúvidas sobre os limites e as possibilidades das nossas ações, até chegarmos em um impasse: não podemos continuar de mãos atadas, porém insistimos em afirmar que não temos referenciais científicos das especialidades de Saúde Mental. Sobre essa dúvida, gostaríamos de lembrar que é inegável que os educadores são habilitados e potencialmente competentes em teorias e práticas das mudanças comportamentais. Todos pesquisamos e nos apropriamos dos elementos da Filosofia da Educação, da Psicologia da Educação e também dos variados aspectos da Sociologia da Aprendizagem, portanto não podemos alegar ausência de habilidades e competências nesse aspecto preventivo do ensino e da educação. Isso está certificado de forma curricular. Se insistirmos na recusa, estaremos contribuindo para a persistente desvalorização e até a anulação social do magistério, que certamente perderá espaço para os outros segmentos que valorizam, conhecem e têm consciência das potencialidades do ensino e da educação, mesmo porque eles são frutos de ambientes formadores educativos, mas não é necessário chegar nesse extremo. Para lidar com essa resistência ao fator saúde mental, temos as novas bases curriculares e também outras experiências, não formais, porém reconhecidamente educativas e transformadoras. A adoção recente do evento "Setembro Amarelo" no calendário anual das escolas não é somente fruto do modismo e da influência midiática. Foi uma necessidade de iniciação imediata ao tema da prevenção. O suicídio já vinha rondando os espaços escolares e, nas duas últimas décadas, ocupou-os de modo preocupante. Os demais setores de atendimento e socorro também não tinham essa familiaridade com o tema e não podiam oferecer apenas teorias sobre esse fenômeno. A solução foi, então, buscar experiência reconhecida de quem lida há décadas e 24 horas com o assunto.

A experiência de apoio emocional e prevenção do suicídio mais conhecida no Brasil é fruto da inspiração nos *"Samaritans"*, do Reino Unido, entre 1953 e 1976; e também no Centro de Valorização da Vida (CVV), no Brasil, entre 1961 e 1980, quando essas organizações se fundiram para promover a prevenção do suicídio na América Latina por meio do Programa CVV-Samaritanos. O CVV, seguindo sua própria inclinação humanista, contava também, como referencial teórico e prático, com a obra do psicólogo e educador Carl R. Rogers, da University of California: *Psicoterapia centrada no cliente* (1955); *Tornar-se pessoa* (1961); *Liberdade para aprender* (1969); e *Uma maneira de ser* (1980). Na penúltima obra dessa lista, Rogers mostra-se como filósofo da Educação, comparando professores conservadores e libertários. Na última obra dessa mesma lista, entre outros temas, destaca-se "a pessoa do futuro"; nela, explicam-se a mudança de paradigmas, os riscos de um desastre nuclear e uma revolução tecnológica, nos dias de hoje já dominante, acompanhada de um movimento de transformação pessoal. Diante dessa crise humana e civilizatória, ele traçava as características da geração do futuro, cujo ser teria ao mesmo tempo um grande potencial de criatividade e transformação, mas estaria sujeita aos riscos das graves mudanças sociais e do fracasso existencial.

Esta tem sido, em resumo, a base da formação dos voluntários em variadas frentes de trabalho de prevenção, sendo propagada para outros setores, também em múltiplos formatos.

TÓPICOS IMPORTANTES DE SAÚDE MENTAL E EDUCAÇÃO

- O advento da sociedade digital trouxe à tona um antigo e poderoso obstáculo para o ensino e a educação: as doenças mentais. Os distúrbios emocionais propagaram-se em velocidade espantosa nas duas últimas décadas, causando sofrimento, danos psíquicos e morte precoce de jovens e adultos
- Atualmente as escolas têm na base curricular ótimos princípios norteadores para reverter esse cenário e reconduzir alunos e educadores a uma vida plena de aprendizagem, produtividade e saúde mental. Plenitude não é uma finalidade em si, mas um processo contínuo de superação
- Ansiedade, pânico, depressão, paralisia do sono são os principais pontos de perigo – que podem motivar o suicídio – e que precisam ser combatidos diariamente na rotina escolar
- Eventos seguidos de rodas de conversa, oferta de apoio humanitário e ajuda especializada devem fazem parte dos planejamentos de ensino como estratégias permanentes de proteção socioemocional, convívio e melhoria do desempenho escolar
- Aproximação, aceitação, compreensão e respeito são os principais eixos da educação socioemocional. Saber ouvir é a principal ferramenta de ajuda e acolhimento
- A História demonstra que a prevenção do suicídio se torna cada vez mais eficaz quando os diferentes segmentos da sociedade se unem para conhecer e aplicar suas ferramentas mais eficazes.

PREVENÇÃO NO AMBIENTE ESCOLAR

Os serviços humanitários de prevenção sempre receberam pedidos de ajuda de crianças e adolescentes, que compartilhavam com os voluntários seus sofrimentos existenciais e psíquicos. A atenção dada a eles nunca foi diferenciada daquela oferecida aos adultos, entretanto, com o aumento dos casos de suicídio nessa faixa etária e a desinformação sobre como lidar com situações de risco, alguns grupos de prevenção – também surgidos nesse contexto – passaram a optar pela criação de estratégias específicas para atender essa demanda. Sabendo da gravidade do problema e dos exemplos de países onde essa situação tornou-se alarmante, algumas instituições escolares que lidam diretamente com crianças e adolescentes adotaram posições corajosas de enfrentamento, com todas as formas acessíveis de prevenção. Outras preferiram preservar-se e recusaram qualquer tipo de envolvimento, optando pela transferência de responsabilidade para os segmentos profissionais, socialmente mais restritos. Ao optar pelo enfrentamento, as primeiras buscaram experiências alternativas ou criaram ferramentas informais de aproximação e diálogo por meio de campanhas educativas e solidárias, bem como de protagonismo juvenil na prevenção. Nesse último caso, a ideia era oferecer uma alternativa às tradicionais palestras informativas com uma ação protagonista do público-alvo, para que se apropriassem do tema de forma mais direta. Em outras palavras, o segundo grupo reforçava o tabu, mesmo não tendo essa intenção; e o primeiro enfrentava esse obstáculo com medidas educativas de aproximação e acolhimento. Algum tempo depois, o primeiro grupo cresceu em relação ao primeiro e até influiu na mudança de comportamento e ações dos que permaneciam em posição defensiva e de desconfiança. Em alguns países, os próprios adolescentes passaram a organizar núcleos de encontro virtual e presencial para discutir e buscar rumos diante da perda constante de colegas por suicídio. Aos poucos, as escolas foram mudando sua postura dogmática de medo e tabu e passaram a empreender ações preventivas estimuladas por movimentos de mobilização educativa, como o "Setembro Amarelo" – mês dedicado à prevenção – e a data do 10 de setembro como Dia Mundial da Prevenção do Suicídio.

O FIM DA SALA DE AULA E UM NOVO CENÁRIO DE APRENDIZAGEM

As escolas contemporâneas ainda se caracterizam pela cultura industrial dos dois séculos passados, com toda sua estrutura funcional estabelecida de acordo com os modelos das fábricas e das organizações burocráticas. É um sistema criado e desenvolvido para lidar com a sociedade de massas nas quais as salas têm fileiras de carteiras sob a regência de um disciplinador. É claro que educadores e educandos sempre transgridem essas regras rígidas por meio de adaptações criativas para obter mais vivacidade no convívio e na aprendizagem, no entanto essas ações são sempre exceções de pouca duração e logo as antigas práticas retornam ao modo convencional. Por outo lado, são essas intervenções diferenciadas que possibilitam as novas experiências, a implementação de novos conceitos e a provocação na mudança de comportamento. Os educadores definem essas experiências como ação "transversal", momento e oportunidade em que há uma quebra do processo tradicional e rotineiro. Em nosso caso, por exemplo, o tema "saúde e bem-estar" pode ser redimensionado em vários enfoques de saúde mental, e o professor é sempre uma figura estratégica para operar as mudanças, seja de maneira lenta, gradual ou acelerada, depedo da necessidade do momento. A insistência no fator transversal deve ser permanente, pois ainda estamos em fase de transição. As faixas etárias estudantis vivem em um ritmo de tempo barulhento e veloz, que é a dinâmica do ciclo biológico do corpo físico e a extroversão dos sentidos. A educação tradicional considera essa característica como um problema disciplinar, que precisa ser contido e até reprimido para não prejudicar a absorção de conteúdos. Nesse sentido, há resultados de controle, mas, por outro lado, ocorrem a inibição, o deslocamento e o adiamento das experiências emocionais. A educação atual entende de forma mais ampla que os dois aspectos podem e devem ser considerados como oportunidade de aprendizagem e mudança positiva de comportamento. Razão e emoção não são coisas incompatíveis e fazem parte da natureza humana. A hipervalorização racional da educação e do trabalho, e a desvalorização dos sentimentos e emoções foram apenas uma tendência contextual, e não uma marca natural permanente da experiência humana. As equações lógico-matemáticas ocuparam durante muitas décadas o centro das concepções cognitivas e dos processos de ensino/aprendizagem. Atualmente as equações socioemocionais definem melhor o contexto e exigem novas maneiras de convivência e aprendizado. Isso provoca um questionamento sobre as prioridades de processos e conteúdos curriculares defasados e que precisam estar em sintonia com essa nova realidade. A saúde física já foi também o centro das atenções quando existiam todas as dificuldades de formação e manutenção de corpos sadios para ingressar no mercado de trabalho, predominantemente físico. No momento atual, a saúde mental é o novo centro das atenções, em função do crescimento do trabalho intelectual e dos novos transtornos psicológicos que interferem gradualmente na qualidade de vida das pessoas. E as escolas continuam sendo o termômetro desses transtornos. Somente uma educação aberta e transversal pode solucionar esses problemas. Em meio à rotina escolar, tornam-se cada vez mais necessárias as intervenções que promovam a compreensão das equações psicológicas e do sofrimento psíquico, assim como do alívio. No filme *Sociedade dos poetas mortos* (Peter Weir e Tom Schulman, EUA, 1989), em uma classe de uma escola preparatória dos anos 1960, de frequência masculina, são expostos de forma trágica os sofrimentos de alguns personagens que destoam do conjunto, incluindo o professor Keating, interpretado pelo ator Robin Willians. Esse educador tinha o perfil típico transversal e foi punido por ter percebido e ajudado alunos paralisados pela incerteza e pela angústia. Nesse filme, assistimos não somente à morte por suicídio do aluno Neil, mas também a um tipo de educação conteudista e exclusivamente lógica, que não dava respostas para as equações psicológicas.

O PROFESSOR TRANSVERSOR

Realmente a melhor imagem que guardamos do professor educador é a do protagonista John Keating. O fator socioemocional é camuflado pela aparente frieza da cultura anglo-saxônica, mas transpira em forma de situações conflituosas vividas por alunos, pais e educadores. O roteiro do filme também deixa sem resposta as questões sobre a vida e o destino, e especificamente sobre a morte. O professor Keating é também um excelente transversor, pois despreza a todo instante a rigidez curricular e abandona a sala de aula, como uma metáfora de que ela não existe mais ou não é mais essencial e que hoje já aprendemos a construir e frequentar dentro de nós mesmos. Pretexto para alcançar a introspecção, esse abandono da sala levaria a muitos outros caminhos que esse filme maravilhoso narra do começo ao fim. Um deles é a incursão ao *hall*, onde estão expostas as fotografias de turmas antigas. Ali, como em um panteão em memória dos mortos, o silêncio se estabelece e Keating parte para o deslocamento existencial dizendo que aqueles jovens das fotografias, cheios de energia e vitalidade, se transformaram em adubo para flores de sepulturas. Apesar do aparente discurso niilista, a intenção do professor era causar um impacto na mente dos alunos e deslocá-los para o sentido metafísico da vida. Sua proposta de *carpe diem* significava aproveitar a essência da vida, e não o supérfluo e o banal.

Apesar da abordagem do professor, o grande acontecimento do filme é a desilusão do aluno Neil, que culmina em seu suicídio, assemelhando o professor a Sócrates, acusado de corruptor da juventude e responsável pelo grave incidente. O pai rígido e autoritário, e a mãe impotente e submissa sufocaram o talento artístico e o livre-arbítrio do filho. A existência de uma arma de fogo na casa deles consuma a tragédia. O fracasso da família e da escola exige e elege um bode expiatório. Keating é o escolhido, ingere a cicuta conspiratória, mas o seu trabalho transformador foi mais eficiente que o veneno da demissão, pois penetrou definitivamente nos corações dos alunos que tiveram a coragem de subir nas mesas para se despedirem do professor e continuaram a perceber o mundo sob outra perspectiva.

NOSSO MUNDO, NOSSA ESCOLA

As escolas estão sofrendo as perturbações pelas quais está passando a sociedade, com a morte do mundo industrial e o crescimento do universo digital. Por ser a síntese fiel e o espelho da sociedade, elas funcionam como termômetro e vitrine de tudo o que acontece no mundo social. As escolas são mais sensíveis aos acontecimentos, por todas as características culturais já apontadas, mas, principalmente, porque elas são espaços naturais de esperanças de vida e utopias de um mundo melhor. Se a vida social pode melhorar, essa possibilidade começa na escola. Essa é crise que acena para o fim da sociedade de massas, iniciada pelas redes digitais. Não sabemos quanto tempo tudo isso vai durar e quais os resultados dessas graves mudanças, pois, nesse contexto, tudo se torna instável, "líquido" e vulnerável. Estamos em tempo de revolução, e não de reformas.

A função social da escola é muito mais ampla: ela trabalha incessantemente para que haja a adaptação e uma consequente progressão dos alunos diante das rápidas e atuais transformações. Fazemos o papel de suporte científico e, ao mesmo tempo, afetivo, pois as mudanças causam transtornos emocionais e sofrimentos físicos em alunos, professores e funcionários. A maioria dos pais não tem condições psicológicas nem conhecimento para lidar com esses problemas e passam a depender da ajuda da escola, principalmente dos professores. Quando a rede física e a população escolar eram reduzidas, esse papel de substituir a família funcionava relativamente bem, apesar de alguns abusos de autoridade. Com a explosão demográfica ocorrida no Brasil a partir da década de 1970, a quantidade de alunos nas salas de aula aumentou, sem a devida proporção qualitativa.

Essa situação seria acelerada com a explosão tecnológica dos anos 1990 e que atualmente se delineia na desconstrução acelerada da sala de aula e dos métodos textuais planos, por meio da revolução digital do hipertexto. Toda essa situação tornou a escola cada vez mais vulnerável aos problemas desse novo contexto, exigindo dos educadores mais dedicação e melhor desempenho em suas funções, como já vinha acontecendo em alguns setores profissionais. Era um sinal evidente de que as coisas não estavam indo bem nas escolas porque havia uma grande defasagem entre o currículo tradicional e as necessidades dos alunos. Não se tratava apenas de oferecer ciência e tecnologia nas aulas, mas também a oportunidade de mudança de mentalidade. Existem muitos problemas e obstáculos nas escolas que a tecnologia e a ciência não conseguem detectar e alcançar. São questões humanas imprevisíveis, que não podem ser antecipadas por planejamentos e planos de aula. Muitos desses obstáculos aparecem camuflados quando são realizadas atividades diagnósticas em variados formatos e dinâmicas. Por isso, um dos novos saberes do século XXI é educar para a incerteza. Como sempre fomos um setor conservador, culturalmente sacralizado e dogmático, movido por crenças, demoramos mais para reconhecer os nossos limites e reinventar a escola. Não foi o caso dos jesuítas e de outras influentes ordens educacionais, cuja forte tradição religiosa não impediu que tomassem a iniciativa de solicitar a ajuda da United Nations Educational, Scientific and Cultural Organization (Unesco) para conhecer e se posicionar diante dos fenômenos da pós-modernidade. Essa reinvenção da escola, enquanto as coisas não mudam definitivamente, significa também a adoção de novos pontos de vista, a mudança do olhar para outros enfoques. É claro que esses novos olhares não representam a busca de soluções miraculosas e imediatistas. A escola é um coletivo de pessoas, e não apenas uma peça do sistema escolar. Se não podemos mudar o sistema de modo imediato, podemos alterar gradualmente a essência natural da escola, que são os nossos pontos de vista, os nossos sentimentos, enfim, a nossa mentalidade. Certamente estamos vivendo um importante momento de crise. Todos os sistemas sociais estão sendo testados e expostos publicamente. Temos uma nova cultura da transparência desconstruindo a cultura dos segredos. Tudo se torna público e notório. Todos querem saber onde vamos parar. Todos querem saber as causas e consequências desse desequilíbrio social no qual o Estado, a sociedade e a escola não conseguem estabelecer uma sintonia e um consenso sobre os seus papéis e rumos que devem ser tomados para reverter essa situação. Quando não há perspectiva para o futuro, também não há sentido para o presente, muito menos interesse pelas referências do passado. Um bom exemplo para refletir sobre essa situação aparentemente caótica são as estatísticas de suicídio entre os estudantes. Esse tema continua um tabu, mesmo nas escolas, onde deveria ocorrer maior abertura para tratar do assunto. Um estudo da OMS publicado há mais de uma década sobre esse grave problema social (atualmente classificado como item crítico de Saúde Pública) causou e ainda causa espanto não somente pelo conteúdo do estudo, mas principalmente pelo fato de este ter sido elaborado especialmente para os educadores e tratado com indiferença nas escolas. Não cremos que essa indiferença seja insensibilidade dos gestores e educadores, mas o receio de lidar com o desconhecido.

Conforme Gaylor et al. (2023):

"No mundo inteiro, o suicídio está entre as cinco maiores causas de morte na faixa etária de 15 a 19 anos. Em vários países ele fica como primeira ou segunda causa de morte entre meninos e meninas nessa mesma faixa etária. Sendo assim, a prevenção do suicídio entre crianças e adolescentes é de alta prioridade.

Devido ao fato de em muitas regiões e países a maioria dos adolescentes dessa idade frequentarem a escola, este parece ser um excelente local para desenvolvermos a prevenção.
[...]
Atualmente, o suicídio entre crianças menores de 15 anos é incomum e raro até antes dos 12 anos. A maioria dos suicídios ocorre entre as crianças maiores de 14 anos, principalmente no início da adolescência.

Porém, em alguns países está ocorrendo um aumento alarmante nos suicídios entre crianças menores de 15 anos, bem como na faixa etária dos 15 aos 19 anos.
[...]
Os métodos de suicídio variam entre países. Em alguns países, por exemplo, o uso de pesticidas é um método comum de suicídio, contudo, em outros, intoxicação com medicamentos e gases liberados por carros e o uso de armas são mais frequentes. Meninos morrem muito mais de suicídio que as meninas; uma razão pode ser porque eles usam métodos violentos mais frequentemente que as meninas para cometer suicídio, como enforcamento, armas de fogo e explosivos. Entretanto, em alguns países o suicídio é mais frequente entre meninas entre 15 e 19 anos que entre meninos da mesma idade. Nas últimas décadas a proporção de meninas usando métodos violentos tem aumentado.
[...]
Reconhecer uma pessoa jovem em sofrimento, que precisa de ajuda, normalmente não é o problema. Saber como reagir e responder frente a crianças e adolescentes suicidas é muito mais difícil. Alguns funcionários de escolas têm aprendido a lidar com o sofrimento e com os estudantes suicidas através da sensibilidade e do respeito, enquanto outros não. As habilidades deste último grupo devem ser aprimoradas. O equilíbrio a ser alcançado no contato com o estudante suicida está em algum ponto entre a distância e a proximidade, e entre empatia e respeito."

MUDANÇAS DE FOCO E PERCURSO

Existe uma crença de que os segmentos da área da Saúde são autossuficientes e exclusivos na abordagem e na solução da saúde mental. Mito. O voluntariado como ação humanitária histórica da prevenção de problemas mentais do suicídio é prova disso. Se esta é uma questão existencial e um problema multifatorial e socialmente dinâmico, outros segmentos como a Educação, a Filosofia, a Arte e a Sociologia têm a mesma importância e função no estudo e na prática da sua prevenção e na contribuição para o tratamento. Nenhum segmento isoladamente tem sido eficiente o bastante para conhecer e conter o crescimento dos transtornos psíquicos e do suicídio e, por isso, participam de iniciativas conjuntas nesse sentido, como os planos sociais e as campanhas de prevenção.

Muitos educadores, assim como profissionais de outros segmentos, infelizmente ainda acreditam que não devem e não são capazes de atuar nesse campo, alegando despreparo, entretanto, lembramos que a prevenção e a solução desses problemas são tarefas multifacetárias enriquecidas com a participação da diversidade de experiências humanas. A primeira e mais conhecida delas, como vimos, descobriu que a atuação colaborativa voluntária de pessoas comuns mudou radicalmente a abordagem na prevenção do suicídio. O simples ato de ouvir uma pessoa em meio a uma crise emocional alivia o sofrimento psíquico e reduz os riscos de consumação do ato.

A prevenção não se trata de disputa de conhecimento e exclusivismo de atuação de segmentos corporativos. A questão é humana e, em um primeiro momento, deve abranger todas as ferramentas e os recursos possíveis de ajuda e apoio. Em um segundo momento, aí sim, ocorrem as intervenções profissionais especializadas, sempre muito solicitadas e bem-vindas, se tivermos as políticas e os recursos necessários.

Os planos coletivos de diversidade de abordagem de prevenção do suicídio têm contribuído para reduzir as taxas de suicídio. No início da década de 2000, as estatísticas da OMS apontavam 1 milhão de ocorrências por ano no mundo. Depois da adoção dos planos nacionais, em um período de quase 2 décadas, os números caíram para 800 mil. Por outro lado, também aconteceram mudanças preocupantes: as ocorrências entre crianças e jovens aumentaram. Isso inclui permitir e facilitar que os próprios jovens conversem entre si – pela escuta solidária – e se apoiem diante dos seus problemas e dificuldades. Não é uma prática muito convencional, mas pode ser incluída em ambientes seguros e organizados. A presença "facilitadora" e "norteadora" de um educador ou de um terapeuta nessas ações preventivas, sem exclusivismo, pode fazer uma grande diferença. Outra constatação: jovens sobreviventes do suicídio, bem como todos que passam por transtornos emocionais, são potencialmente excelentes multiplicadores das ações preventivas.

A experiência dos Samaritanos na Inglaterra tornou-se uma referência mundial exatamente porque rompeu esse paradigma de exclusividade de atuação preventiva; também pela descoberta e a ampliação da prática da abordagem simples da escuta solidária, simples e muito próxima dos que buscam ajuda emergencial. Essa prática jamais seria possível em um ambiente formal cujos procedimentos funcionais esbarram em muitos obstáculos de organização. A escuta solidária funciona melhor e cumpre o seu papel humano quando são deixadas de lado todas as formas de intervenção diretiva no comportamento de quem pede ajuda. A ideia salvacionista, por exemplo, é prejudicial à prevenção do suicídio porque é diretiva, condicional, condenatória e quase nunca considera a capacidade de aprendizagem e autodirecionamento de quem está vivendo esse problema. Essa foi a grande descoberta dos Samaritanos: abandonar o salvacionismo, não se preocupar com outras meios de intervenção que caracterizam o repúdio ao comportamento suicida.

Repetindo: prevenção do suicídio, como outras formas de prevenção, é um processo de mudança de comportamento; portanto, é um assunto educativo e que também não é monopólio e exclusividade dos educadores, mesmo porque o ensino e a educação é a base de conhecimento e atuação de todos os setores profissionais. Isso significa que prevenção é essencialmente humana, e não apenas técnica. Todos podem passar por esse processo de mudança.

Uma constatação importante: a maioria dos jovens em idade escolar nem sempre podem contar com a família na busca de ajuda profissional, que, por variados motivos, não tem sido satisfatória. Os repetidos casos de violência nas escolas e a profusão de episódios de suicídio não são acontecimentos isolados e incitam mudanças de postura e também de rumo na busca de ajuda. Recentemente uma escola da capital paulista que vivenciava esse problema convidou um dos fundadores do CVV para debater sobre o tema. Como se observa, acertaram na atitude de mudar, mas continuaram errando na abordagem. O convidado aceitou o convite, porém alertou: "Não sou especialista em suicídio e não vou falar sobre isso. Eu entendo de sofrimento. Sei como é o sofrimento pelo qual passa alguém que pensa em suicídio. Disso eu posso falar." Ele abordou o tema por meio de suas experiências de mais de meio século com suicidas, porém preferiu identificá-los como "solitários, tristes e angustiados". O recado foi dado, e a palestra foi apenas pretexto e o primeiro passo de outras ações educativas imediatas que, quase sempre, não são colocadas em prática. Uma escola que passa pela experiência de suicídio de alunos e que apenas convoca uma palestra para acalmar os ânimos e depois abandona o assunto age com a mais absoluta falta de respeito com a vida humana. Retrocede ao ponto zero e diz "não" para a prevenção. Uma escola que só aborda a prevenção quando acontece uma fatalidade ou usa o "Setembro Amarelo" como evento de aparência visual e superficial também está voltando ao ponto zero e perpetuando a ignorância sobre esse tema. Lembramos aqui três casos que vivenciamos em 2021 e 2022. O primeiro caso trata-se de uma pequena escola particular do litoral de São Paulo que solicitou nossa ajuda para conversar com os professores sobre uma ocorrência de suicídio. Auxiliamos os profissionais por meio de um encontro remoto. Estavam abalados, procuraram ajuda, porém recusaram a ideia de uma conversa com os alunos e os pais. A direção temia o efeito contágio e também a debandada de alunos para outras escolas. Não nos surpreendemos com essa postura. O segundo foi uma escola pública de grande porte com dois suicídios de alunos em menos de 1 mês.

A escola permaneceu em silêncio e em compasso de espera. Fomos procurados por um pequeno grupo de mães. Recomendamos que insistissem na busca de ajuda e que sugerissem a nossa presença na escola. A direção aceitou. Não se tratava de uma ação salvacionista e insubstituível, mas uma ação educativa simples e solidária. O diretor da escola nos ligou e agradeceu a ajuda. Explicamos o que iria acontecer e pedimos que ele reunisse um grupo de professores, alguns pais e principalmente alunos, em maior quantidade possível. Entre os alunos, a escolha deveria ser prioritariamente entre os mais fragilizados, os alunos com perfil de líderes/protagonistas e também os mais incomodados com a morte dos dois colegas. O diretor nos recebeu e, tomando um café, traçou um rápido perfil da escola. Aproveitou para dizer da sua urgência em mudar o clima pesado que havia se disseminado na escola. A ação durou 3 horas: falamos da nossa experiência voluntária em prevenção, do histórico dos grupos, sempre com relatos de casos. Em seguida, expusemos o Minicurso Saber Ouvir, que resume a filosofia e a prática da prevenção voluntária. Essa exposição desperta e sensibiliza os participantes para uma etapa mais difícil da ação. Iniciamos a fase de debates e depoimentos, que ocupou a maior parte do tempo. Essa parte é sempre marcada pela emoção e deve ser controlada pela ideia de silêncio e respeito pela dor do outro. É uma grande roda de conversa na qual o momento não é para pensar nem explicar as coisas. Era para expor e observar sentimentos. Os participantes se surpreendem com a autenticidade das falas. É preciso reforçar constantemente o compromisso com o sigilo e o respeito com a dor íntima do outros. Tivemos uma pausa para o café e retornamos com o Minicurso, que, nesse momento, foi ministrado por um grupo de alunos voluntários. Duas equipes replicaram a apresentação durante o treinamento. Não voltamos mais à escola. A continuidade da ação é sempre uma incógnita, mas a semente foi lançada. E o terceiro e último caso ocorreu em uma escola particular, no mês de setembro. Percebendo um certo desconforto e temor por parte dos diretores, mudamos totalmente o rumo da conversa com uma imensa plateia de crianças e pré-adolescentes. Falamos sobre o hábito dos pais de mandarem os filhos "engolir o choro" e como isso, apesar da boa intenção, é uma violência contra si e certamente provoca uma péssima digestão emocional. Questionamos também a cultura do choro como sinônimo de fraqueza e sua proibição como estratégia de contenção e adiamento dos problemas. E fomos repetindo os argumentos sobre o erro da repressão ao choro e as vantagens da liberdade de chorar e satisfazer uma necessidade de alívio e reequilíbrio. E iniciamos o diálogo solicitando que eles falassem sobre suas experiências. A cada depoimento, a plateia foi mudando de postura, ouvimos muitos choros intensos e muitos abraços solidários. Uma comoção geral. Algumas mães não gostaram e, educadamente, vieram nos questionar sobre suas crenças sobre engolir o choro e como agiriam dali para frente. Diante dessas perguntas, olhávamos para o nosso redor e respondíamos: "Chore com eles." Enquanto o diretor da escola se assumiu como um grande "chorão" dizendo que nunca teve vergonha de extravasar seus sentimentos, a coordenadora sorria de encantamento ao presenciar o clima bastante favorável para mudanças. Durante a nossa fala, lembramos duas experiências nos atendimentos do CVV que

são ensinadas aos voluntários durante seus treinamentos: o executivo, que foi ao plantão somente para chorar e agradeceu o silêncio do voluntário ouvinte, dizendo que ali ele tinha liberdade para fazer algo que era proibido no seu trabalho e também em sua casa; e alguém que ligou somente para chorar e definiu sua situação de alívio com a frase "parece que tomei um banho por dentro".

EXPERIÊNCIAS NA PINACOTECA

Pelos espaços internos da Pinacoteca do estado de São Paulo frequentemente encontramos grupos de jovens, acompanhados por educadores, circulando pelos corredores e observando os quadros (Figura 42.15). Alguns em silêncio, uns com certa euforia; e outros completamente indiferentes diante daquelas representações pictóricas em diversos estilos.

Em uma dessas excursões, passamos por duas experiências curiosas e instigantes. Na primeira, fotografávamos uma pequena aula ministrada pela guia do museu aos nossos alunos. Eles estão sentados no chão em frente à estátua da poetisa Francisca Júlia da Silva, obra monumental do escultor Victor Brecheret. Nem se deram conta do significado dessa obra e de quem se trata. Francisca Júlia havia se matado em 1920, no mesmo dia da morte do seu marido, causando uma grande comoção entre seus admiradores. A estátua havia sido feita originalmente como ornamento fúnebre e permaneceu por longos anos no túmulo da poetisa no cemitério São Paulo, na capital paulista, até que fosse retirada, restaurada e colocada em destaque na Pinacoteca.

Em um outro momento, deparamo-nos com um quadro aparentemente comum, pelo qual a maioria passa sem perceber seu conteúdo. Trata-se de uma pintura a óleo sobre tela, relativamente grande e solitária na parede branca do museu. No pequeno cartão de identificação da obra, leem-se nos dados técnicos suas dimensões (97 × 185) e também seu título e autor: *Fim de romance*, de Antônio Parreiras, 1912 (Figura 42.16).

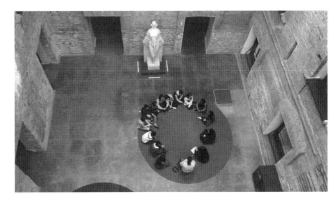

Figura 42.15 Jovens do Centro de Aprendizagem e Motivação Profissional, de São Vicente (SP), durante uma visita à Pinacoteca do estado de São Paulo, em 2018. Nesse pátio do museu, destaca-se a obra *Musa impassível*, do escultor modernista Victor Brecheret em homenagem à poetisa parnasiana Francisca Júlia da Silva. (Registro feito pelo autor.)

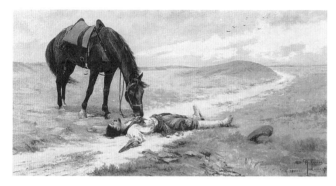

Figura 42.16 *Fim de romance*, de Antônio Diogo da Silva Parreiras. (Pinacoteca do estado de São Paulo.)

Percebendo nossa paralisação por alguns minutos, os alunos se aproximaram para nos interrogar sobre o nosso demorado interesse pela obra. Apenas convidamos, com os olhos e um gesto indicativo, que observassem a pintura e chegassem às suas próprias conclusões. Somente após perceberem alguns detalhes, foram tomados de certo espanto e manifestaram suas opiniões sobre o que viram.

Naquele momento, iniciou-se uma pequena roda de conversa sobre o episódio por que passou o personagem retratado no quadro e como deve ter sido o turbilhão de emoções que o arrebatou. Uma educadora e seu alunos (visitantes de uma outra escola), tomados pela mesma descoberta e curiosidade, aproximaram-se em compartilharam conosco as suas impressões.

APRENDIZADO COM OS POSTOS DO CVV E PELA ESCUTA

A prática da escuta solidária é tão antiga quanto a humanidade. Ela existe e funciona em situações de dor íntima e pela necessidade de comunicar esse sofrimento, como forma de alívio e reconstrução pessoal. Nas sociedades mais organizadas, a escuta natural e espontânea foi sendo substituída pela escuta formal e institucionalizada, criando restrições práticas, porém mantendo o espírito solidário de ajuda. O caso histórico mais conhecido dessa formalização é a escuta confessional religiosa, realizada nas igrejas pelos sacerdotes confessores. Na sociedade industrial, a escuta torna-se ferramenta, ou seja, uma especialidade terapêutica dos profissionais de Saúde, como base do diagnóstico e do tratamento dos pacientes. Em outras áreas especializadas, esse procedimento diagnóstico também é aplicado como fonte inicial do processo de ajuda e busca de soluções. Assim constatamos que o contato entre seres humanos e a conversa entre eles continuam acontecendo de forma original e natural, mudando apenas o enfoque das necessidades e interesses. Todos os profissionais atuam ouvindo e captando necessidades em suas múltiplas expressões. Educadores não são diferentes. Ouvem para diagnosticar e ajudar. Na maioria desses casos de escuta institucionalizada, percebe-se que o excesso de formalização é prejudicial – por ser distante e fria – e também provoca em muitos profissionais uma conduta reversa, voltando-se para as bases simples e naturais da escuta solidária.

Para ser implantada nas modernas sociedades urbanas, a escuta solidária, como prática sistemática de ajuda, teve que ser institucionalizada em postos físicos de atendimento, com telefone e endereço fixos. Era o meio mais seguro de garantir uma ajuda regular e efetiva. Mas era necessário manter o espírito humanitário e a essência da escuta natural e solidária. Esse dilema foi vivido pelo Reverendo Chad Varah, em Londres, quando ele se deparou com a necessidade de delimitar o espaço e a circunstância entre a escuta sacerdotal e profissional (ele também era psicólogo) e a ajuda de voluntários leigos. Isso aconteceu no início da década de 1950, na igreja de Saint-Stephen Walbrook. Uma cliente com uma história muito complicada teve que aguardar uma segunda entrevista com Chad, na sala de espera do seu gabinete. Nesse intervalo, ela conversou e repetiu várias vezes a sua história para um voluntário, motorista de ônibus, que lhe servia água e café. Sempre atento, ele ouvia em silêncio e oferecia água e mais café. Pediu que ela repetisse a história 2 ou 3 vezes. No meio de um dos repetidos relatos, a senhora deu um grito de espanto e levantou-se dizendo que já conseguia entender o que passava com ela. Foi embora, dizendo estar satisfeita, e agradecendo a preocupação do "padre", mas que não poderia aguardar o retorno. E não voltou mais. Foi nesse episódio que Chad descobriu que voluntários leigos poderiam ajudar de forma eficaz na prevenção do suicídio e, a partir disso, criou o Samaritanos, posto telefônico e presencial dinamizado por atendentes comuns, treinados em base simples (Figura 42.17). Mesmo sendo especialista, Chad constatou que, diante da grande quantidade de pessoas que buscavam esse tipo de ajuda, o atendimento de apoio dos voluntários era não somente útil, mas uma prioridade. Esse modelo simples e acessível de escuta descoberto por Chad Varah rapidamente se propagou em várias cidades do mundo, entre 1960 e 1980, incluindo os principais centros urbanos brasileiros. A experiência clínica de profissionais em outros lugares e nesse mesmo contexto, como a do Dr. Carl Rogers, nos EUA, também tinha como essência essa abordagem humanitária, funcionando como base da abordagem terapêutica.

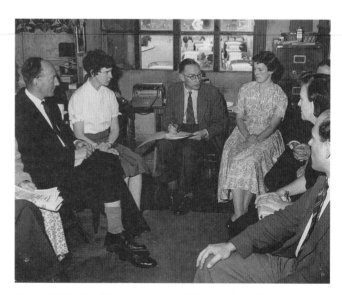

Figura 42.17 Chad Varah com voluntários do Samaritanos nos anos 1950. Descoberta extraordinária sobre a prática da escuta solidária.

É importante lembrar que, com o advento de novas tecnologias, os postos físicos de apoio emocional se tornaram virtuais, bem como seus processos de treinamento e abordagem. Mais ainda: os voluntários passaram a ser os próprios postos de ajuda, voltando à base original da escuta solidária. Eles são peças importantes para interromper o enclausuramento mental e aliviar o sofrimento decorrente das pessoas que precisam de ajuda, nem sempre disponível. Em suma, as escolas não precisam ter postos fixos e institucionalizados de escuta, mas podem e devem criar condições permanentes para as práticas espontâneas de ajuda oitiva e acolhimento. A disponibilidade é fundamental.

O desafio de aprender a ouvir

De todos os desafios que se impõem para quem ingressa na atividade voluntária de prevenção, o maior deles é aprender a ouvir, uma postura que está frontalmente contrária ao que é comum no convívio cotidiano. Na prevenção, ajudar significa ouvir. Tudo que vem depois, e são muitas as transformações, são complementos da escuta. Amar o próximo significa ouvi-lo. Compreender as pessoas significa ouvi-las. Estar perto delas significa ficar em silêncio e atento ao que vão falar e também ao que não vão ou não querem falar.

Muitos anos foram necessários para compreender que ouvir é um estado de espírito, uma disposição decorrente de uma abordagem cuidadosa na qual nos aproximamos, aceitamos, entendemos e respeitamos as pessoas que precisam comunicar suas necessidades.

Cada uma dessas posturas exige um tempo de reflexão em nossas conversas e se repete cada vez que algo é comunicado pelo outro que está conosco.

Ouvir não é fácil, não é um hábito da nossa cultura faladora, porém, se não houver escuta, não haverá a possibilidade de um primeiro contato.

Ouvir coisas corriqueiras já não é fácil, imagine, então, ouvir coisas sérias e incômodas, já que não somos educados para isso.

Quando ouvimos, quase sempre o fazemos de forma distraída, sem muito interesse, sem prestar a devida atenção, só pra dizer que estamos ali, mas sem o respeito e a consideração que todos os assuntos merecem.

Fomos educados, sim, para falar, responder, explicar, argumentar, tudo racionalmente. Esses são os barulhos da razão e da extroversão, que se manifestam na maioria das vezes de maneira conflituosa e ecoam de modo dissonante em nossos ouvidos. Não cultivamos uma atenção diferenciada, mais sensível e compreensiva, para ouvir os sons da introspecção, os barulhos íntimos.

Em um mundo de muitos ruídos e surdez epidêmica, o som que vem do cérebro é prontamente identificado; mas o que vem do coração é comumente ignorado, bloqueado e rejeitado por motivos que todos sabemos, mas não são comunicados abertamente. É o que acontece com os sentimentos, que são sistematicamente interditados e proibidos, por causa dos seus efeitos constrangedores.

Quando nos tornamos ouvintes, logo destoamos de tudo e todos, pelo silêncio que transborda de nossos olhos e gestos. Logo ficamos expostos e disponíveis. Quem precisa comunicar os sons da angústia e outras necessidades, rapidamente nos percebe e se volta para nós procurando um instante de atenção. Como eles sabem que somos ouvintes?

> *Feedback* de um aluno para um professor
>
> Ontem, às 18 horas, um certo aperto no coração... Logo em seguida recebi no WhatsApp o seguinte recado de um aluno adolescente:
>
> "Oi, professor, sou o... . do 1º... então, eu liguei hoje para o CVV. Estava me sentindo muito mal e, por isso, liguei. Estou melhor, já conversei com a mulher que me atendeu. Ela foi muito legal comigo e já me sinto bem. Esse conselho que o Senhor me deu de ligar para lá quando eu precisasse me ajudou muito. Obrigado, professor!"
>
> 26 de dezembro de 2022.
>
> Esse "conselho" foi uma dica dada no início do ano, após uma aula de acolhimento sobre saúde mental e prevenção do suicídio. No fim, a gente faz um retângulo na lousa com os seguintes dizeres: "Precisando de ajuda, ligue 188; a ligação é gratuita."

Experiência educativa de referência

O Programa Estação Amizade é uma ação humanitária de saúde mental, educação socioemocional e prevenção do suicídio para jovens e adolescentes, sem fins lucrativos. Funciona inicialmente por meio do Minicurso Saber Ouvir, inspirado nos Samaritanos, de Londres, e no CVV. Foi apresentado para 8 mil educadores da rede estadual em um evento do Setembro Amarelo e em uma capacitação transmitida pelo Centro de Mídias da Secretaria da Educação do Estado de São Paulo (SEDUC-SP).

Acolher e ouvir sentimentos é a principal ferramenta de prevenção desse Programa. Por isso estimulamos as rodas de conversa para discutirmos as dificuldades emocionais. Falando e ouvindo, os jovens aprendem a lidar com seus problemas pelo autoconhecimento e despertam para a busca de ajuda.

É um programa simples e pode ser aplicado semanalmente em reuniões de 1 hora. Os próprios jovens podem organizar o encontro, com temas e regras claras e amigáveis. Os assuntos não devem ser explorados como debate intelectual, pois isso já é uma prática comum nas escolas. Devem-se explorar os sentimentos. É uma prática transversal: é proibido falar o que pensa e permitido falar o que sente. Quando pensamos podemos mentir; e quando falamos sobre os sentimentos evitamos a camuflagem das aparências.

Sua proposta de ação é um lema de apoio "Todo dia é dia de viver", visando à conscientização e à redução do sofrimento psíquico (ansiedade, pânico, paralisia do sono e depressão, entre outros).

Uma ferramenta apresentada aos participantes é o livro de ficção *Estação amizade*, distribuído em livrarias físicas e sites variados, que narra a experiência de 10 jovens com ideação suicida. Essa narrativa, além da leitura curiosa e instigante, vem sendo utilizada de maneira alternativa como texto reflexivo em encontros de jovens sobreviventes do suicídio ou com ideação persistente. O uso não é obrigatório no programa. Os encontros de leitura podem ser feitos por educadores ou psicólogos, com ou sem conotação terapêutica, e tem como objetivo reconstruir as vidas que estiveram e continuam em risco.

Outras referências marcantes

O Programa Estação Amizade foi apresentado pelos aprendizes do Centro de Aprendizagem e Motivação Profissional de São Vicente, SP, no X Simpósio Internacional de Prevenção do Suicídio, em 2019, organizado pelo CVV. Foi divulgado também, pela mesma instituição, em duas edições da Parada Tecnológica da Prefeitura Municipal de São Vicente, em 2017 e 2018, como tecnologia de Relações Humanas.

Em 2020, tornou-se referência educacional da SEDUC-SP por meio do Conviva, em documento orientador que trata das medidas protetivas de acolhimento escolar durante a pandemia do coronavírus (covid-19).

A partir de ações comuns em algumas escolas entre nós e a organização não governamental Alfa Ômega, na periferia de São Vicente (SP), criou-se o Grupo de Jovens Sobreviventes do Suicídio, localizando e acolhendo adolescentes que passaram por esse problema. Adotou-se como ferramenta educadora a leitura do livro *Estação amizade*, identificando e se aprofundando na experiência dos personagens, mapeando suas características e analisando seus percursos. São 10 encontros que têm como facilitadores dois adultos que se revezam semanalmente. Os pais e os terapeutas dos jovens, quando disponíveis e se houver interesse, são comunicados sobre o desenvolvimento dos encontros. A motivação da criação desse grupo – denominado Rosso Inverso – foi o suicídio de uma jovem e a reunião dos seus amigos e pais para uma avaliação do impacto desse fato na vida deles.

Insistindo: ouvir não é fácil

Pode parecer simples e fácil a atividade de ouvir, mas não é. Vivemos em uma sociedade que não tem o hábito da escuta. Falamos muito e ouvimos bem pouco ou quase nada. Somos ansiosos e impacientes, porque pensamos muito e reprimimos os nossos sentimentos e emoções. Assim, não conseguimos compreender uns aos outros. Como dizia um dos fundadores do CVV: "Somos uma sociedade de surdos." Queremos resolver todos os problemas por meio de sistemas e métodos racionais ou soluções muitos simplistas e aparentes, e isso nos causa mais problemas ainda, pela insatisfação permanente.

Como as pessoas pedem ajuda

Além desse desequilíbrio nas três vivências (pensamento, sentimento e ação), as pessoas que nos procuram se apresentam sob três diferentes aspectos: o indivíduo, o problema e a pessoa. Os indivíduos são todos diferentes (registro geral, endereço, profissão, classe etc.). Os problemas também são muitos e variados nas suas origens e características, como os nossos pensamentos e maneiras de refletir, embora muitos pareçam ser iguais. As pessoas (os sentimentos e as emoções) são muito semelhantes. Isso nos torna iguais, sem distinção de classe, cor, crença etc. Todos sentimos medo, raiva, solidão, rimos, choramos, simplesmente porque essas são emoções humanas.

Não somos resolvedores de problemas

Não temos condições de resolver os problemas nem mudar a condição social das pessoas, mas podemos entender e compreender como elas se sentem e por que estão sofrendo. Somos leitores de sentimentos. Essa capacidade de ler os sentimentos de forma compreensiva se dá pela nossa predisposição de acolher e ouvir. É a disponibilidade. Paramos um pouco o que estamos fazendo para prestar atenção no que está acontecendo com o outro. Fazer isso já é algo incomum em um mundo como o nosso, competitivo e indiferente. Rompemos, portanto, um paradigma, e afastamos um tabu, dois obstáculos que impedem que as pessoas sejam ajudadas nos momentos de desespero.

TREINAMENTO E FORMAÇÃO DE MULTIPLICADORES

Para formar e treinar multiplicadores do Minicurso Saber Ouvir é preciso realizar um encontro, presencial ou remoto, de pelo menos 2 horas e dividir esse tempo em 5 etapas que compreendem:

1. Explicar o motivo desse encontro e fazer uma pequena explanação sobre o suicídio (quadro estatístico), a necessidade urgente de prevenção e um pouco da experiência dos voluntários dos Samaritanos e do CVV, pessoas comuns que lidam com essa atividade de maneira simples e prática
2. Desenvolver um repertório pessoal sobre os temas do Minicurso, escrevendo e dissertando sobre cada um deles
3. Expor o Minicurso para os participantes
4. Repetir a exposição e explicar como cada um dos *slides* deve ser apresentado, ou seja, o objetivo de cada um deles
5. Formar pequenos grupos para simular as apresentações, pedindo que eles organizem a exposição. Iniciar o treinamento e a apresentação. A ideia é perder o medo e ficar seguro durante a exposição. Não interrompa as apresentações. Se der branco, ajude e peça sempre para seguir em frente até concluir. As falhas serão corrigidas naturalmente durante o treinamento. Os grupos se influenciam mutuamente e todos aprendem.

Regras dos encontros – rodas de conversa

Em nossos encontros de treinamento e também de ajuda, primamos sempre por algumas regras importantes:

- Falar de si sempre na 1ª pessoa
- Ouvir respeitosamente e permitir que o outro fale
- Respeitar o sigilo das conversas
- Comunicar o desconforto e pedir ajuda
- Pedir a palavra
- Deixar claro que não há sentimento errado
- Sempre se colocar no lugar do outro
- Evitar julgamento
- Não interferir nem opinar (dar conselhos) sobre a experiência do outro
- Manter o clima de ameaça zero. Aceitação plena.

CONCLUSÃO

A prevenção do suicídio não pode estar focada no problema, que é efeito, mas sobretudo na causa, que é o sofrimento humano. Essa é a ordem e o sentido natural das coisas. Quem de nós é especialista em sofrimento? Cremos que todos, indistintamente.

A prevenção vem, aos poucos, sendo acolhida e integrada no universo escolar. Isso acontece sobretudo pela intervenção das equipes gestoras e da ação cotidiana dos professores em sala de aula.

Lembramos que, por intermédio da escola, rompemos preconceitos, criamos novos hábitos e também oferecemos uma ajuda mais ampla em casos nos quais identificamos a necessidade imediata de apoio e urgência de encaminhamento.

Estratégias Preventivas e Tratamento do Comportamento Suicida

Fábio Gomes de Matos e Souza ▪ Luísa Weber Bisol ▪ Alexandrina Maria Augusto da Silva Meleiro

INTRODUÇÃO

O suicídio é multifatorial e complexo, pois uma grande quantidade de variáveis se interpõe. Trata-se de importante causa de mortalidade e atualmente sabe-se que no mundo morrem mais pessoas por suicídio que pelo HIV, malária ou homicídio. Isso faz com que esse fenômeno seja talvez o mais difícil comportamento humano a ser entendido. Uma das teorias possíveis de compreendê-lo é o modelo estresse e diátese. Nesse modelo, um estressor (um fator de precipitação ou fator de risco proximal) e uma diátese (um fator de risco predisponente ou distal) devem existir para que o suicídio venha a ocorrer.[1,2]

Um estressor é um evento agudo ou subagudo (ou seja, início ou exacerbação de transtornos mentais, intoxicação aguda ou crise psicossocial). Define-se diátese como disposição hereditária ou suscetibilidade adquirida que aumenta a vulnerabilidade ao suicídio, mas também pode se referir a mediador psicossocial ou cultural (Figura 42.18).

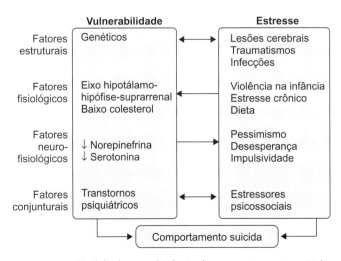

Figura 42.18 Modelo de neurobiologia do comportamento suicida.

Pode incluir uma combinação de fatores como sexo, religião, dependência crônica, história familiar e contribuições genéticas, experiências infantis, características de personalidade e apoio psicossocial, bem como a disponibilidade de métodos letais. É necessária ampla abordagem para a prevenção do suicídio.

ESTRATÉGIAS PREVENTIVAS PROPOSTAS

Mrazek e Haggerty[3] propuseram um modelo conceitual de prevenção primária de transtornos mentais, definido como "intervenções que ocorrem antes do início de um transtorno", composto por três tipos de ação preventiva, diferentes entre si conforme o grupo-alvo. Esse modelo adquire importância especial no campo da Saúde Pública por se dirigir diretamente a grupos populacionais, embora cubra também casos individuais. São eles:

- **Intervenções universais**: dirigidas ao público em geral ou a toda população que não tenha sido identificada com base em riscos individuais
- **Intervenções seletivas**: dirigidas a indivíduos ou subgrupos da população com risco mais elevado que a média de desenvolver uma dada condição. O risco pode ser iminente ou persistente ao longo da vida e pode ter natureza biológica, psicológica ou social.

As evidências atuais apontam grupos de maior risco para comportamento suicida, como homens, idosos, pessoas da comunidade LGBTQIA+, pessoas que sofreram maus-tratos na infância, pessoas com transtornos mentais graves (transtorno bipolar [TB], transtorno depressivo maior, transtornos por uso de álcool [TUA] e substâncias, transtorno de personalidade *borderline* [TPB], esquizofrenia, entre outros).[4]

- **Intervenções indicadas**: dirigidas a indivíduos de alto risco, já com sinais e sintomas ou indicadores biológicos, precursores da condição que se quer prevenir.

Pode-se dizer que a aplicação do modelo de Mrazek e Haggerty[3] à prevenção do suicídio sugere que, quanto mais universal a cobertura de uma dada intervenção, mais integrada em ações de Saúde Pública e mais incisiva sobre fatores de risco ela será. Por outro lado, quanto mais clínicas forem as intervenções, mais seletivas ou indicadas e mais próximas serão de fatores de proteção (Figura 42.19).

Uma articulação desse modelo com a análise crítica da literatura sobre fatores de risco e sobre a avaliação da efetividade dos programas preventivos possibilita selecionar e apontar as intervenções indicadas a seguir para uma efetiva prevenção do suicídio. Em linhas gerais, elas seguem o modelo da abordagem humanístico-ecológica proposta pela OMS em 1998 (Tabela 42.4).[5]

Redução do acesso aos meios e métodos de suicídio

Restringir acesso a meios de suicídio pode retardar ou mesmo prevenir suicídio entre pessoas vulneráveis. Essa é a intervenção com a maior quantidade de evidência de efetividade, principalmente em nível populacional. O sucesso dessa abordagem foi o responsável por sua identificação como fator de risco e é um bom exemplo de intervenção universal. No Canadá e na Nova Zelândia, os suicídios com arma de fogo diminuíram após a implantação de leis que controlam a posse de armas.[6]

Na Austrália, a substituição, no fim dos anos 1960, do fenobarbital como hipnótico de escolha pelos benzodiazepínicos, e a subsequente redução da disponibilidade do fenobarbital, resultou em nítida redução das taxas de mortalidade por suicídio. Essa abordagem foi utilizada com sucesso na Inglaterra quanto à remoção do monóxido de carbono do gás de rua e em outros, bem como dos gases de escapamento de motores a combustão, com a introdução de catalisadores eletrolíticos em vários. A restrição ao uso em Samoa (ilha no Oceano Pacífico) de pesticidas contendo *paraquat* resultou em nítida redução das taxas de suicídio aos níveis prévios à introdução dessas substâncias na ilha.[7]

O *paraquat* já é proibido em mais de 50 países (entre eles, os da União Europeia), em virtude de sua extrema toxicidade. Entretanto, o Brasil, que já foi um dos maiores consumidores mundiais desse herbicida, proibiu sua utilização apenas em março de 2021. As vendas, que haviam aumentado nos últimos anos pelo aparecimento de ervas daninhas resistentes ao glifosato, sobretudo em culturas de soja, foram suspensas. A Agência Brasileira de Vigilância Sanitária (Anvisa), na sequência de uma avaliação completa, decidiu proibir produção, importação, comercialização e utilização de *paraquat*. O Brasil decidiu banir o *paraquat* por sua elevada toxicidade. A nova regulamentação entrou em vigor em março de 2021, depois de um período transitório de 3 anos. O herbicida *paraquat* é altamente perigoso para os humanos (caso ingerido), no Brasil, todos os anos, é a causa de diversos casos graves de intoxicações (que podem resultar em óbito);[8] pode causar a doença de Parkinson e danos irreversíveis no genoma; e a utilização de equipamentos de proteção individual não garante proteção suficiente aos trabalhadores.[9]

Programas como treinamentos de *gatekeepers* (guardiães da vida) a serem implementados em diferentes instituições consistem em oferecer informações sobre prevenção de suicídio e identificação e encaminhamento adequado de pessoas que possam estar em risco de cometer tentativa de suicídio. Essa também tem sem mostrado uma estratégia válida e eficaz.[10]

Há algumas outras intervenções que dispõem de sólida evidência quanto à sua real efetividade em reduzir as taxas de mortalidade por suicídio. Uma delas, de intervenção universal, consiste na colocação de barreiras que impeçam saltar de locais elevados, como em pontes e edifícios. A ponte Mapo, na cidade de Seul, capital da Coreia do Sul, era um dos pontos onde mais pessoas cometiam suicídios no país. Em apenas 5 anos, 108 pessoas se jogaram da ponte, o que levou, inclusive, o governo a pensar em fechá-la. A iniciativa privada, entretanto, teve uma ideia melhor e mais eficiente para mudar esse panorama. A Samsung, com a ajuda de psicólogos, transformou a ponte ao colocar imagens e mensagens ligadas por meio de sensores, a fim de demover as pessoas da ideia do suicídio.[11] Assim, luzes com sensores acendiam conforme os transeuntes caminhavam

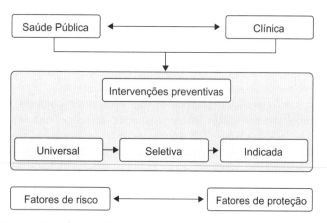

Figura 42.19 Prevenção dos comportamentos suicidas: integração de abordagens da Saúde Pública e da clínica. (Adaptada de Mrazek e Haggerty, 1994.)[3]

Tabela 42.4 Exemplos de intervenções preventivas por nível de cobertura populacional.

Tipo de intervenção	Prevenção de transtornos mentais	Prevenção do suicídio
Universal	Cuidados pré-natais adequados	Redução do acesso a substâncias tóxicas letais
Seletiva	Apoio psicológico a pessoas em situação de crise ou com doenças físicas	Tratamento de pessoas com transtornos mentais, inclusive transtorno por uso de substâncias
Indicada	Programas para pais de crianças em idade pré-escolar que apresentem agressividade acentuada e rebeldia marcante	Seguimento terapêutico intensivo de pacientes com transtorno bipolar e com episódios psicóticos recorrentes

pela ponte, que também recebeu cartazes com frases inspiradoras como: "Vá ver as pessoas de quem você sente saudade"; "Os melhores momentos de sua vida ainda estão por vir"; e "Como você gostaria de ser lembrado?". A ponte da morte transformou-se na "Ponte da Vida" (Figura 42.20). O resultado foi uma *queda de 85% no número de suicídios* e um novo ponto turístico para a cidade. No Brasil, têm sido constatados frequentes suicídios por precipitação de altura em várias localidades, com aumento significativo, sem que governantes façam a devida medida preventiva. Barreiras para impedir suicídio foram instaladas em alguns locais como Empire State Building, Torre Eiffel, Golden Gate Bridge, Memorial Bridge, Bloor Street Viaduct, Clifton Suspension Bridge, Jacques-Cartier Bridge e Grafton Bridge. Além das barreiras, o aumento da presença de policiais e de telefones para ajuda emergencial podem reduzir o número de suicídios, como o exemplo da Sunshine Skyway Bridge.[12-14]

A outra intervenção é seletiva. Consiste no estabelecimento de centros de atenção a pessoas em crises emocionais, geralmente disponibilizados por linhas telefônicas operadas por organizações e pessoas voluntárias. Os estudos mais aprofundados sobre a efetividade desses centros não evidenciaram impacto positivo na redução da mortalidade por suicídio, apesar de sua eficácia em ajudar pessoas em crise e nem sempre suicidas.

Uma sólida estratégia de prevenção deve associar a redução do acesso aos meios de suicídio ao tratamento daqueles transtornos mais frequentemente associados ao suicídio e à educação da população, inclusive a escolar, sobre situações e sinais sugestivos de risco de suicídio e sobre como manejá-los. É necessária também uma integração multissetorial com profissionais e pessoas leigas para a prevenção do suicídio, envolvendo não apenas o setor da Saúde, mas também, prioritariamente, o da Educação, o da Justiça, o da Segurança, o dos Meios de Comunicação de Massa e o Religioso.

TRANSTORNOS MENTAIS MAIS RELACIONADOS

Um exemplo de intervenção indicada é o seguimento de perto de pessoas que tentaram o suicídio, principalmente nos meses que se seguem à tentativa. Essa estratégia parece ter enorme potencial ainda não totalmente explorado, mas que precisa ser muito bem estudado. O suicídio tem forte associação com os transtornos mentais. Cerca de 90% dos suicídios ocorrem em pessoas com transtorno mental diagnosticável. Os principais transtornos associados a suicídio são: TB, depressão grave, esquizofrenia, TPB e transtorno por uso de substâncias (TUS). Os quadros clínicos mais graves desses transtornos que requerem hospitalização têm a mais alta mortalidade por suicídio.[15]

Transtorno bipolar

O TB e o transtorno depressivo maior têm a mais alta taxa de suicídio – 10 a 20 vezes maior que a mortalidade por suicídio observada na população geral, de aproximadamente de 0,11 a 0,22% por ano.[16] Entretanto, parece não haver grandes diferenças entre as taxas de suicídio de pacientes com TB do tipo I e do tipo II. As taxas de suicídio baseadas em 20 estudos com paciente com TB tipo I é de 32 (intervalo de confiança [IC]: 25 a 38%) e com TB tipo II é 30 (IC: 24 a 37%).[17] Nos pacientes com TB, as taxas de tentativas de suicídio por ano são muito semelhantes – entre depressão bipolar (DB) tipo I é 4,01% (IC: 3,48 a 4,54%) em 43 estudos; e entre DB tipo II é 4,11% (IC: 3,23 a 4,99%) em 30 estudos.[18]

O número de tentativas por suicídios consumados (T/S) tem sido proposto como um índice que mede a "letalidade" do comportamento suicida, que na população geral é de aproximadamente 30 a 50 *tentativas* para *um suicídio*.[19] Verifica-se que cada *suicídio* está associado a cerca de 240 casos envolvendo *ideação suicida* na população geral.[20]

No entanto, entre os pacientes com TB e transtorno depressivo maior, a relação T/S é de apenas 5 a 10. Isso sugere que a letalidade é maior nesses grupos de pacientes. A proporção relatada de ideação suicida para tentativas nesses grupos de pacientes é de, aproximadamente, 3, enquanto a proporção de ideação suicida para suicídio é de cerca de 20 a 25 na população geral.[21,22] A taxa anual de tentativas de suicídio em pacientes com TB é 1,26% *versus* 0,48% em pessoas com depressão unipolar. O índice T/S foi de 8,6 em pessoas com TB e 9,6% naquelas com transtorno depressivo maior, em comparação com a taxa de 20 a 30% para a população geral.[20,23] Não só a relação T/S é bem menor, o que representa maior letalidade entre os pacientes com TB e depressão do que na população geral,[20,22,23] como a proporção de número de tentativas por suicídio nos homens com esses diagnósticos é metade da de mulheres (12% *versus* 23%). O dado é consistente com a letalidade geralmente maior do suicídio nos homens.[21] As fases depressivas do TB e os episódios depressivos com características mistas quando o paciente apresenta disforia e agitação são muito mais propensos a estar associados a comportamentos suicidas do que os períodos maníacos ou hipomaníacos.[24-26] Os efeitos dos tratamentos disponíveis para a DB indicam que o risco suicida pode ser reduzido de modo mais eficaz prevenindo, em vez de tratando, episódios depressivos agudos. Essa proposta é ainda mais relevante, sabendo que a depressão ou disforia ocorre em 75% do tempo, e que os pacientes com TB passam metade da vida com sintomas depressivos. Na depressão unipolar, proporções semelhantes são também verificadas.[27-29]

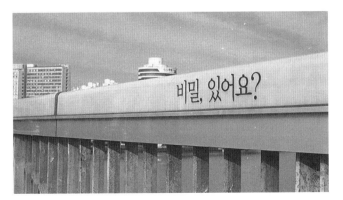

Figura 42.20 Taxa de suicídio diminui em 85% após ação da Samsung na ponte Mapo, na Coreia do Sul. (© Lisur/iStock.com.)

Os pacientes com TB tipo II, aqueles que apresentam hipomania e depressão, representam outro desafio, pois muitos são tratados com antidepressivos e podem ter o risco exacerbado. As taxas de suicídio e tentativa, bem como a letalidade refletida em sua relação T/S, são pelo menos tão altas entre o tipo II quanto nos pacientes TB de tipo I.[17,22] De qualquer modo, o acompanhamento sistemático dos pacientes com TB e risco de cometer suicídio requer monitoramento contínuo por equipe de Saúde Mental competente. Os efeitos antissuicidas dos anticonvulsivantes (carbamazepina, lamotrigina, valproato) parecem ser menores do que com o lítio em pacientes com TB.

Os antipsicóticos de segunda geração têm sido utilizados no tratamento de TB com sucesso.[30] Avaliação adicional é necessária para efeitos antissuicidas potenciais desse grupo de antipsicóticos com evidências crescentes de eficácia na DB, particularmente DB aguda. Geralmente, não têm risco de induzir agitação, mania ou instabilidade do humor. Algumas dessas medicações têm evidências bastante sólidas de eficácia e segurança no tratamento da DB, que tem sido historicamente difícil de tratar com outras classes de medicamentos, como antidepressivos que podem causar virada maníaca, ou mesmo o lítio e outros estabilizadores de humor, por não se obter resultado satisfatório para muitos pacientes com DB.[31,32] A importância de tratar a DB é que ela está fortemente associada ao comportamento suicida. Vários antipsicóticos de segunda geração, como clozapina, quetiapina, lurasidona e cariprasina, demonstraram eficácia na DB[33] e depressão com características mistas.[34,35] A maioria dos agentes antipsicóticos de segunda geração também é eficaz na mania. Os ansiolíticos sedativos praticamente não são estudados quanto ao risco suicida em pacientes com TB, além de que, muitas vezes, podem causar desinibição e precipitar o comportamento suicida.[36]

Infelizmente, em pacientes com TB, o risco de suicídio permanece alto, apesar da variedade crescente de tratamentos com efeitos de estabilização do humor.[37] Essa disparidade quase certamente reflete a grande dificuldade de tratar estados depressivos e maníaco-depressivos mistos de TB,[38,39] por falta de adesão por parte dos pacientes.

Transtorno bipolar e comorbidade com transtorno por uso de substâncias. O TUS em comorbidade com TB piora o curso do TB e está associado ao aumento da violência contra si e outros. Em pacientes com TB agudamente admitidos, a presença de TUS duplicou o risco de suicídio; e os sintomas induzidos pela substância mais que triplicaram o risco de comportamento suicida.[40]

No estudo *National Epidemiological Survey on Alcohol and Related Conditions* (Nesarc) sobre o álcool e as condições relacionadas, relatou-se que, entre os indivíduos com TB, aqueles com TUA tinham 2,5 vezes mais probabilidades de tentar suicídio do que aqueles sem TUA.[41] Em 138 sujeitos com TB, o TUS estava associado a tentativas de suicídio em pacientes com TB tipo I, mas não nos com TB tipo II; e a presença de TUA e transtorno por uso de drogas (TUD) aumentava as chances de tentativas de suicídio. Nesse estudo, 97% dos pacientes com TB tipo I com TUA e TUD haviam tentado suicídio; 93% daqueles com TB tipo I e TUD e 89% daqueles com TB tipo I e TUA fizeram uma tentativa de suicídio. Para aqueles com TB tipo II que não tinham TUA ou TUD, 67% tinham história de tentativas de suicídio. Além disso, maior impulsividade, hostilidade e escores de agressão foram associados a TUD e TB tipo I.[42]

Depressão

Na depressão unipolar, o lítio foi associado em uma metanálise com oito estudos à redução acentuada de tentativas e suicídios (cerca 76%) em pacientes tratados com lítio, em comparação com anticonvulsivantes.[43] O lítio foi mais eficaz que placebo em reduzir o número de suicídios – *odds ratio* (OR) = 0,13 (IC: 0,03 a 0,66) bem como diminuir mortes por qualquer causa – OR = 0,38 (IC: 0,15 a 0,95).[44]

O risco de suicídio entre os pacientes com TB e transtorno depressivo maior foi elevado, de acordo com um estudo com cerca de 3.000 pacientes ambulatoriais.[22] O risco de suicídios – um terço de todos os atos suicidas – ocorreu nos primeiros anos após o início desses transtornos,[34] conforme observado por outros estudos.[45] Em oito estudos de pacientes diagnosticados com depressão recorrente, unipolar (um total de 2.434 pacientes-ano em risco de suicídio), houve risco de suicídio quatro vezes menor e tentativas com o lítio *versus* alternativas que incluíam anticonvulsivantes.[43] Há bastante diferença de idade nessa coorte. Descobriu-se que a comorbidade entre depressão e dependência ao álcool aumentou o risco de suicídio em 4,5 vezes em jovens de 20 anos e 83 vezes em maiores de 50 anos.[46]

Transtornos de personalidade

O TPB é um modelo clinicamente relevante para o estudo do suicídio. Apresenta prevalência comunitária estimada em 1 a 2% da população, e taxa de suicídio de 3 a 10%. A impulsividade e a agressividade são associadas à vulnerabilidade ao comportamento suicida em todos os diagnósticos, mas também são características fundamentais do TPB, que apresenta comportamentos suicidas recorrentes.[47] O diagnóstico de TPB mostra aumento do risco de suicídio nos pacientes com tentativas anteriores, TUS e depressão comórbida. A psicopatologia externa, definida como transtorno de personalidade antissocial, impulsividade, agressividade e dependência de substâncias, também é preditora de suicídio.

As disposições de traços como impulsividade e agressividade podem ser herdáveis, como endofenótipos, ou adquiridas ao longo do desenvolvimento (p. ex., maus-tratos na infância). Em momentos de estresse emocional, a disfunção nas redes neurais pode resultar em interferência com funções cognitivas executivas, como inibição de resposta, resolução de conflitos e recordação da memória episódica.[48] Como resultado, a resolução de problemas e o enfrentamento adaptativo são prejudicados, o que aumenta a probabilidade de comportamento agressivo ou impulsivo.

O grau de letalidade foi negativamente relacionado com o volume de substância cinzenta em múltiplas regiões frontotemporais límbicas. Os efeitos da impulsividade e da agressão no volume de substância cinzenta diferenciaram os pacientes que haviam tentado suicídio (alta letalidade *versus* baixa letalidade).

A letalidade das tentativas de suicídio na TPB pode estar relacionada com a mediação desses traços de personalidade por redes neurais específicas.[49]

Transtornos de personalidade e dependência química. A comorbidade de transtorno de personalidade com dependência química é muito comum naqueles que procuram tratamento para TUS. Cerca de 55% das pessoas com dependência de substâncias que procuravam tratamento foram diagnosticadas com um transtorno de personalidade. Aqueles com transtorno de personalidade mais dependência ao álcool apresentaram maiores taxas de tentativas de suicídio em comparação com aqueles com dependência ao álcool sem transtornos de personalidade. Cerca de 28% das mulheres com TUD foram diagnosticadas com TPB e 21% dos homens apresentaram transtorno de personalidade antissocial.[50]

A associação do comportamento suicida com TPB é bem conhecida. Estimou-se que os pacientes com TPB compreendem de 9 a 33% de todos os suicídios, e concluiu-se que tanto a depressão quanto o TUS apresentam risco elevado de suicídio nesses pacientes.[51]

Transtornos por uso de substâncias

Álcool

Os mecanismos de intoxicação alcoólica que precipitam comportamentos suicidas em pessoas com e sem TUA são: aumento do sofrimento psicológico; aumento da agressividade; aumento da probabilidade de tradução de ideação em ação indicado por impulsividade aumentada; e cognição deficiente que não visualiza estratégias alternativas de enfrentamento.[52]

As mulheres com TUA estão em maior risco de suicídio que os homens com a mesma condição: uma diferença 17 vezes maior na taxa de mortalidade padronizada para o suicídio em mulheres com alcoolismo em comparação com uma diferença de apenas cinco vezes em homens alcoolistas que buscaram tratamento.[45,53] Os pacientes com TUA são quase 10 vezes mais propensos a morrer por suicídio em comparação com a população em geral. Indivíduos deprimidos com alcoolismo têm taxas maiores de ideação suicida, agressão e impulsividade do que pacientes deprimidos não alcoólicos.[54]

Em 413 pacientes hospitalizados por tentativas de suicídio e seguidos por 5 a 10 anos, observou-se que o grau de pessimismo, desesperança e apoio social deficitário percebido pelo paciente são fatores de risco independentes e significativos para tentativas de suicídio e podem prever o eventual suicídio em indivíduos com maior depressão e alcoolismo.[55] Houve aumento de quase 10 vezes nos índices de mortalidade padronizados para o suicídio entre aqueles com TUA em metanálise de 42 estudos de coorte diferentes.[53]

Um estudo prospectivo de coorte na Dinamarca acompanhando 18 mil pessoas ao longo de 26 anos descobriu que houve aumento de oito vezes nas mortes por suicídio entre indivíduos com diagnóstico de TUA em comparação com os que não têm TUA.[56] Estudos sobre o *uso agudo* de álcool e suicídio relataram ampla variedade de resultados. Entre 10 e 69% das vítimas de suicídio apresentaram teste positivo para o álcool e 10 a 73% daqueles que tentaram suicídio estavam agudamente intoxicados por álcool.[20,57] Estudos de necropsia psicológica que investigam mortes por suicídio mostram que uma porcentagem considerável de vítimas de suicídio com dependência de substâncias apresentou perda ou conflito interpessoal recente. Quase um terço de indivíduos dependentes de álcool que cometeu suicídio sofreu perda de relacionamento íntimo dentro de 6 semanas ou menos de morte.[23,39,58] Entre 37.993 suicidas, o álcool estava presente em mais de um terço dos casos. Embora a intoxicação aguda não seja o mesmo que o uso abusivo ou dependência de álcool, o risco de tentativas de suicídio ou o suicídio se intensifica em períodos de intoxicação em indivíduos com ou sem TUS.[1,27]

Aproximadamente metade dos pacientes que procuram tratamento para dependência química relata histórico de tentativas de suicídio.[23,59,60] Os fatores de risco para suicídio foram estudados na população geral e entre pessoas com transtorno mental. Entretanto, muito menos é conhecido sobre os fatores de risco naqueles com TUS e risco de suicídio.[61] Vários fatores de risco predisponentes, como conflitos em relacionamentos conjugal, trabalhista e interpessoal, dificuldades financeiras, uso de substâncias psicoativas e intoxicação recente por substâncias, bem como tentativas prévias de suicídio e abuso sexual, podem se somar com traços de personalidade e transtornos mentais para intensificar o risco de suicídio em pacientes com dependência química.

Substâncias psicoativas

Embora os homens superem em quatro vezes as mulheres como vítimas de suicídio, a associação de suicídio com TUD em mulheres é bem mais forte que na população geral. Em uma metanálise, as mulheres usuárias de substâncias com histórico de tentativas de suicídio têm aumento de 87 vezes na taxa de mortalidade padronizada para o suicídio em comparação com a população geral.[15]

Os pacientes com TUD *injetáveis* são cerca de 14 vezes mais propensos a cometer suicídio em comparação com a população em geral. Frequentemente apresentam sintomas depressivos e uma série de estressores graves (perda de relacionamento, perda de emprego, problemas de saúde e financeiros), que não só os impulsionam a buscar tratamento, mas também os colocam em maior risco de comportamento suicida. O comportamento suicida é um problema muito significativo no tratamento da dependência.

As tentativas de suicídio realizadas por pacientes dependentes de álcool, cocaína e opiáceos também mostram que nesses pacientes existem maiores escores de traços de personalidade, como introversão e neuroticismo, em comparação com indivíduos dependentes de substâncias que não tentaram suicídio.

Com relação a substâncias psicoativas, a associação ao comportamento suicida é tão forte quanto para o álcool. Cerca de 39% de 527 pacientes abstinentes dependentes de opiáceos tentaram suicídio. Também se relatou que significativamente mais pessoas com dependência a opiáceos que tentaram suicídio eram do sexo feminino (p < 0,001) e desempregadas (p < 0,006).[15,61]

Dependência de cocaína. Aproximadamente 44% dos pacientes abstinentes dependentes de cocaína tentaram suicídio. Aqueles que tentaram suicídio eram mais jovens, mulheres e com traumas na infância. Também tinham mais histórico familiar de comportamento suicida, história de agressão, tratamento antidepressivo e comorbidade com dependência de álcool e opiáceos.[18,62]

Uso e dependência de polissubstâncias. Cerca de 58% dos 260 pacientes com abuso de polissubstâncias relataram tentativas de suicídio ao longo da vida em comparação com 38% daqueles que só dependiam de álcool. As pacientes com abuso de polissubstâncias tiveram a maior frequência de tentativas de suicídio (70%). Em metanálise, descobriu-se que o uso de várias substâncias resultou em aumento de quase 17 vezes nas taxas de suicídio em comparação com a população em geral.[53]

Experiências adversas precoces, trauma na infância e suicidabilidade. Adversidade na infância engloba experiências envolvendo ameaças (p. ex., abusos físico e sexual) e privações (p. ex., negligências física e emocional) que ocorrem antes da idade adulta e exigem adaptação significativa para a criança. Essas experiências adversas são comuns – cerca de metade das crianças americanas vivenciaram esse tipo de situação, a maioria sofrendo múltiplos tipos de adversidade que impactam no desenvolvimento cerebral.[51]

A presença de adversidades na infância tem sido associada a uma miríade de consequências negativas em saúde ao longo da vida, incluindo maior risco de transtornos mentais, uso de substâncias, comportamento suicida, doenças crônicas (p. ex., doença coronariana e diabetes) e mortalidade prematura.[52]

Cerca de 15% daqueles com história de agressão sexual tentaram suicídio. Para as mulheres, as chances de tentar suicídio foram 3 a 4 vezes maiores quando o abuso sexual ocorreu antes dos 16 anos. As vítimas de abuso físico, emocional e sexual na infância também apresentaram maior risco de desenvolver TUS em comparação com pessoas sem história de abuso infantil. Homens com dependência que procuraram tratamento e que sofreram abuso sexual eram mais propensos a tentar o suicídio (OR = 4,8).[37,63]

Transtorno de estresse pós-traumático

Existem vários estudos sobre o transtorno de estresse pós-traumático (TEPT) e o comportamento suicida.[64,65] O TEPT e o TUD são frequentemente comórbidos, e cada um está associado a maior risco de tentativas de suicídio e suicídio.[64] Com relação ao TEPT em vítimas de suicídio, um estudo com base em uma grande população, feito durante 12 anos na Dinamarca, demonstrou que a OR associado ao TEPT com suicídio foi de 9,8. A associação permaneceu após o controle de todos dos fatores confundidores (OR = 5,3). A depressão e o TUD foram os transtornos mentais mais frequentes que ocorreram com TEPT em vítimas de suicídio.[64] A ligação entre TEPT, TUA e tentativas de suicídio ficou evidenciada. Entre indivíduos com TEPT que tiveram a ideação suicida e o TUA comórbido, foi associado aumento de seis vezes na probabilidade de tentar suicídio.

A análise demonstrou que quase 80% dos indivíduos que tinham ideação suicida e preencheram os critérios diagnósticos para o TEPT e TUA tentaram suicídio. Como os dados são transversais, eles não podem descartar que o TUA se seguiu às tentativas de suicídio. Estudos prospectivos são necessários para investigar melhor o comportamento suicida nos pacientes com diagnósticos atuais de TEPT e TUA.[66]

Considerando situações atuais, como a pandemia de coronavírus e guerras como a que ocorre na Ucrânia, são esperados efeitos gravemente traumatizantes em crianças e adultos, aumentando o risco de desenvolver transtornos relacionados a trauma, como ansiedade intensa, depressão e TEPT.[67,68]

Esquizofrenia

Aproximadamente 5 a 15% dos pacientes com esquizofrenia cometem suicídio, e a taxa de pelo menos uma tentativa de suicídio é 2 a 5 vezes maior do que na população geral.[69-72] O suicídio é uma das principais causas de excesso de mortalidade em pacientes com esquizofrenia, além das comorbidades somáticas (p. ex., síndrome metabólica e doenças cardiovasculares).[73,74] Em análise do risco absoluto de suicídio em coorte nacional total de indivíduos seguidos após o primeiro contato psiquiátrico, a esquizofrenia foi o primeiro transtorno mental responsável pelo suicídio completo em mulheres (incidência cumulativa de 4,91%) e o terceiro em homens (incidência cumulativa de 6,55%).[75] Metanálise com 61 estudos e tamanho de amostra de 48.176 pacientes relatou risco cumulativo de suicídio ao longo da vida de 4,9% em indivíduos com esquizofrenia, com ênfase nos estágios iniciais do transtorno.[76] Estudos de coorte mostraram que aproximadamente 10% dos pacientes com esquizofrenia do primeiro episódio tentaram suicídio dentro de 1 ano, enquanto as alucinações, o comportamento suicida anterior e o período posterior ao início precoce do transtorno representaram os maiores fatores de risco.[76-78] Um estudo de caso-controle revelou que o primeiro ano de tratamento, que pode ser considerado o início do transtorno, está associado a maior risco – cerca de 60% – para cometer suicídio.[72,79] Portanto, faz-se necessário um diagnóstico precoce, e pode-se iniciar tratamento adequado logo nas fases iniciais do transtorno. Uma análise retrospectiva realizada em 696 pacientes indica que o primeiro mês de tratamento está associado a maior risco de suicídio, que diminui nos 6 meses seguintes.[80] No entanto, deve-se notar que as taxas de suicídio e tentativas de suicídio mostram ampla variação em todos os estudos.[72] Os fatores demográficos associados ao suicídio na esquizofrenia são: idade jovem (20 anos), sexo masculino, solteiro, alto QI pré-mórbido e melhor funcionamento cognitivo, altas expectativas, falta de apoio social, consciência dos sintomas, alta hospitalar recente e mais de cinco internações hospitalares, redução da autoestima, estigmatização, experiência recente de perda ou estresse, desesperança, isolamento e não adesão ao tratamento, sintomas depressivos, dependência de substâncias (inclusive dependência do tabaco), gravidade de sintomas psicóticos e distúrbios do pensamento, estágios precoces da doença, insônia, agitação e inquietação motora.[70,72,78] As diferenças transculturais têm papel significativo na avaliação da suicidabilidade em pacientes com esquizofrenia.[81]

O comportamento suicida em pacientes com esquizofrenia é mais frequentemente fatal. Isso indica que são utilizados métodos mais letais.[46] Um dos principais preditores de suicídio na esquizofrenia é o número de tentativas recentes de suicídio.[82] As ideias ou ameaças suicidas devem ser julgadas no contexto da história de um paciente, considerando todos os aspectos epidemiológicos e clínicos.

Esquizofrenia e TUS. A associação de esquizofrenia e TUS psicoativas com suicídio é menor que a do TB e transtorno depressivo maior. Entretanto, o uso abusivo de substâncias nos primeiros 2 anos de tratamento em indivíduos com psicose do espectro de esquizofrenia predispõe ao risco de suicídio (OR = 3,21).[44,83]

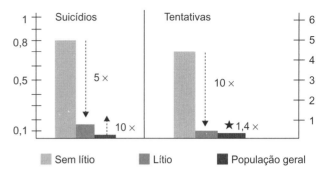

Figura 42.21 Papel do lítio na redução do risco de suicídio. Em uso de lítio, o nível de suicídios é semelhante ao da população geral (0,37 por 100 pacientes-ano). (Adaptada de Baldessarini et al., 2006.)[23]

TRATAMENTOS EFICAZES NA PREVENÇÃO DE SUICÍDIO

Os achados relacionados ao risco de suicídio associados ao tratamento a longo prazo com vários tipos de substâncias psicotrópicas destinadas a prevenir comportamentos suicidas são analisados. Em geral, investigações terapêuticas cientificamente sólidas de tratamentos para suicídio são incomuns e muito desafiadoras. Apenas um tratamento – com clozapina – é reconhecido pela Food and Drug Administration (FDA) como capaz de reduzir o risco suicida, e apenas para pacientes diagnosticados com esquizofrenia.[59] Tratamentos psiquiátricos modernos, hospitalização rápida e eletroconvulsoterapia (ECT) podem ser úteis como intervenções a curto prazo.[15,84] Além disso, infelizmente poucas pessoas estavam recebendo assistência clínica adequada quando cometeram suicídio.[85] Os achados relacionados com o tratamento a longo prazo com vários tipos de intervenções destinadas a prevenir comportamentos suicidas são analisados aqui. Em geral, investigações terapêuticas cientificamente sólidas de tratamentos para suicídio foram incomuns e continuam sendo muito desafiadoras.

Lítio

Transtorno bipolar

Os efeitos do lítio com relação à prevenção de suicídio têm sido demonstrados desde o início da década de 1970.[76,86] O lítio parece fazer efeito tanto em pacientes com TB tipo I quanto naqueles com TB tipo II. De fato, houve redução de 6,4 vezes em 360 pacientes tanto com TB tipo I quanto com TB tipo II.[87] O lítio foi mais eficaz que o placebo em reduzir o número de suicídios (OR = 0,13; IC: 0,03 a 0,66), bem como em diminuir mortes por qualquer causa (OR = 0,38; IC = 0,15 a 0,95).[23,44] O risco de suicídio, incluindo tentativas e suicídios consumados, foi reduzido pelo lítio durante o tratamento a longo prazo de pacientes com TB em muitos estudos (Figura 42.21).[23,88] Além disso, o lítio reduz o risco de mortalidade por outras causas.[89]

Para apoiar essa associação entre redução de suicídio e uso de lítio, várias metanálises, bem como diversos ensaios randomizados e controlados por placebo, têm demonstrado esse achado, embora não tenham sido especificamente projetados para testar os efeitos sobre o risco suicida.[23,44,64] O efeito do lítio em reduzir a mortalidade e a morbidade associadas ao suicídio é ainda mais relevante, dado o potencial de toxicidade do lítio em doses agudas. Entretanto, análises do Centers for Disease Control and Prevention (CDC) nos EUA indicam que a mortalidade associada a superdosagens de lítio é similar à dos modernos antidepressivos e antipsicóticos.[90] Apesar da letalidade de doses altas do lítio, as tentativas de suicídio com o uso do lítio têm sido raras.[91] O lítio como antissuicida funciona também em outras condições além de TB e depressão recorrente. Sintomas como instabilidade emocional, comportamentos agressivos e automutilantes podem responder ao lítio.[92]

Entretanto, os pacientes com TPB parecem não responder tão bem ao lítio profilático. Em uma metanálise, os resultados indicaram riscos bem mais baixos de suicídio e tentativas durante o tratamento com lítio em pacientes com transtornos de humor (cinco vezes) ou TB especificamente (seis vezes).[23]

Estimou-se um número necessário para tratar (NNT) de 23 (IC: 21 a 25) pacientes tratados com lítio para evitar um ato suicida fatal. Este NNT relativamente grande provavelmente reflete a baixa prevalência de atos suicidas. As taxas de atos suicidas aumentaram em 20 vezes em vários meses após a interrupção do tratamento de manutenção de lítio e foram duas vezes maiores com descontinuação abrupta *versus* gradualmente (≥ 2 semanas), retornando mais tarde aos níveis encontrados antes do tratamento com lítio.[87]

Uma característica comum dos pacientes que parecem se beneficiar de tratamento prolongado com lítio ou clozapina é que eles requerem e recebem monitoramento especialmente próximo. Isso pode proporcionar suporte adicional e facilitar a identificação precoce de sintomas emergentes que podem levar a comportamentos suicidas.

A eficácia do tratamento com lítio na prevenção do suicídio provavelmente está associada à impulsividade e à agressividade reduzidas associadas a depressão ou estados disfóricos agitados e mistos que estão particularmente relacionados com atos suicidas.[93,94] Alternativamente, o lítio pode ter efeitos específicos contra o suicídio, independentemente de suas ações estabilizadoras do humor.[94]

Depressão

Além disso, em oito estudos com pacientes diagnosticados com depressão maior recorrente, unipolar (total de 2.434 pacientes-ano em risco de suicídio), houve risco quatro vezes menor de suicídio e tentativas no tratamento com lítio em comparação a tratamentos com anticonvulsivantes.[43]

Na água potável

Um achado interessante é a diminuição das ocorrências de suicídio em cidades que têm altas concentrações de lítio na água potável. Elas têm menor taxa de suicídio, mesmo abaixo das concentrações terapêuticas habituais.[90] Em poucos locais no mundo, o uso de lítio na água pública tem sido preconizado.[95-98]

Desde a década de 1990 há dados que mostram incidência de suicídio, estupro e violência significativamente menores em localidades cujos níveis de lítio na água potável variavam de 70 a 160 μg/ℓ (0,0101 a 0,0244 mmol/ℓ), em contraste com aquelas com 0 a 12 μg/ℓ (0 a 0,0017 mmol/ℓ), durante período de 10 anos.[99]

Uma das maiores concentrações de depósitos naturais de sal de lítio no mundo está nas regiões norte do Chile e Argentina, respondendo por mais de 50% das reservas globais, bem como uma das maiores concentrações de lítio em águas superficiais. No Chile, especificamente a região do Atacama, que concentra a maior quantidade de lítio no país, apresenta taxa de suicídio significativamente menor em comparação com outras regiões após ajuste para variáveis socioeconômicas, com 9,99 mortes por 100.000 habitantes contra 12,5 por 100.000, respectivamente.[99]

Em uma revisão sistemática e metanálise, 13 estudos foram analisados, evidenciando relação significativa entre a concentração de lítio na água potável e a redução da mortalidade por suicídio em homens e na população em geral. Do total de estudos ecológicos, quatro foram conduzidos no Japão, três nos EUA e um em cada um dos seguintes países: Áustria, Inglaterra, Grécia, Itália, Lituânia, Dinamarca e Portugal.[99]

Os argumentos que podem dar suporte à suplementação de lítio na água potável podem ser resumidos em cinco pontos: (1) doses-traço de lítio em nível populacional podem reduzir as taxas de suicídio, além de ter possível papel como estabilizador do humor e neuroprotetor; (2) a eficácia do lítio em baixa dose em nível populacional pode ser uma intervenção universal; (3) traços de lítio parecem ter efeitos adversos insignificantes; (4) a prática de adicionar elementos à água potável é bem estabelecida e bem-sucedida; (5) a adição de lítio à água potável é, em princípio, muito semelhante às práticas atuais como a utilizada com outros íons (p. ex., flúor).[99]

Antipsicóticos

Esquizofrenia

A maioria dos estudos de associações entre tratamento antipsicótico e risco suicida envolve pacientes com esquizofrenia ou transtorno esquizoafetivo. Há também algumas evidências de que eles podem, se não reduzir o risco de suicídio na esquizofrenia, pelo menos não aumentá-lo,[100] além de reduzir a mortalidade por todas as causas.[101,102] A clozapina é o único tratamento antipsicótico reconhecido pela FDA como sendo capaz de reduzir o risco suicida e apenas para pacientes diagnosticados com esquizofrenia (Tabela 42.5).[103,104]

A evidência de risco reduzido de ideação ou comportamento suicida em pacientes com esquizofrenia tem sido associada também à olanzapina e à risperidona.[105,106] No entanto, esses benefícios não são tão claramente associados a preparações injetadas de risperidona ou paliperidona de longa duração.[107] A interrupção dos fármacos antipsicóticos de segunda geração em pacientes com esquizofrenia foi acompanhada de taxas bem maiores de tentativas de suicídio.[108]

Alguns agentes antipsicóticos, como haloperidol, aripiprazol, risperidona e ziprasidona, podem apresentar acatisia e agitação como efeitos colaterais, que podem contribuir para aumentar o risco de suicídio.[109,110] O primeiro tratamento aprovado pela FDA com indicação antissuicídio foi a clozapina para pacientes com esquizofrenia, com base, principalmente, em um grande estudo randomizado (InterSePT) comparando a clozapina com a olanzapina entre os indivíduos com esquizofrenia com alto risco suicida.[64]

A olanzapina adicionada ao lítio ou ao divalproato reduziu as taxas de ideação suicida em pacientes com TB tipo I de estado misto comparada com o placebo, com base em um item de uma escala de classificação de depressão,[111] embora os efeitos específicos da olanzapina mais fluoxetina (efetiva em DB) sobre o risco suicida não sejam conhecidos.

Os antipsicóticos de primeira geração são bem menos estudados quanto aos efeitos sobre o comportamento suicida que os antipsicóticos de segunda geração. Não há evidências na literatura de que eles exerçam efeito antissuicida importante.

Transtorno bipolar

A eficácia combinada tanto para a mania quanto para a DB indica um grau adicional de segurança de tratamentos com antipsicóticos de segunda geração, em particular quando usados em pacientes que estejam em estados disfóricos, mistos e agitados com risco suicida muito elevado.[31,112] A evidência de pesquisa específica permanece esparsa quanto à questão de saber se os medicamentos antipsicóticos de segunda geração estão associados um risco reduzido de comportamento suicida em pacientes com TB.

Tabela 42.5 Clozapina em pacientes com esquizofrenia e risco de suicídio.

Pacientes com esquizofrenia acompanhados por 2 anos[103]
- Taxa de suicídio:
  - Todos os pacientes: 60,7%
  - Com clozapina: 12,7

88% dos pacientes com esquizofrenia resistentes a antipsicóticos[104]
- Sérias tentativas de suicídio:
  - Sem clozapina: 5/88
  - Com clozapina: 0/88

Em pacientes com transtorno bipolar e transtorno depressivo maior ou transtornos psicóticos graves, nos quais o risco de suicídio é importante, muitos estudos publicados consideram a eletroconvulsoterapia (ECT) o tratamento de escolha

Adaptada de Reid et al., 1998;[103] Meltzer e Okayli, 1995.[104]

A clozapina apresenta algumas evidências de eficácia em TB, inclusive para pacientes que não responderam satisfatoriamente a outros tratamentos[113,114] e com características psicóticas.[115] No entanto, permanece incerto se as ações antissuicidas da clozapina na esquizofrenia se estendem também ao TB, porque esse agente antipsicótico, excepcionalmente efetivo, mas potencialmente tóxico, exige testes adicionais de efeitos sobre o risco suicida em pacientes com TB e transtorno depressivo maior.

Outros antipsicóticos de segunda geração, como aripiprazol, lurasidona, olanzapina e ziprasidona, apresentam evidências emergentes de que são eficazes isoladamente ou utilizados junto com lítio ou anticonvulsivante, que alteram o humor para tratar TB, com efeitos benéficos sobre a DB e a mania, e talvez a capacidade de reduzir a ciclagem rápida.[116] Em pacientes com TB, vários antipsicóticos podem melhorar a DB, com baixos riscos de induzir agitação ou oscilações de humor, e facilitar o tratamento da depressão unipolar, embora exijam pesquisas específicas para efeitos antissuicidas em transtornos de humor.

Antidepressivos

Desde a década de 1990, tem sido relatado o aumento de ideação suicida em alguns pacientes com depressão em uso de antidepressivos.[117] A forte associação de morbidade disfórica depressiva e agitada com suicídio em pacientes com transtorno de humor sugere que o tratamento a curto e longo prazo com antidepressivos pode reduzir o risco suicida.[90] A evidência de eficácia a curto e longo prazos do tratamento antidepressivo na depressão unipolar é substancial.[64,90,118] No entanto, o tratamento antidepressivo não é explicitamente aprovado para o uso na DB e pode não ser efetivo e seguro a longo prazo em TB. Seu valor profilático contra riscos desestabilizadores é mal estudado, mas parece desfavorável.[31,119] Também pode haver maior risco de suicídio com antidepressivos em alguns casos de TB ou depressão unipolar envolvendo agitação, raiva, disforia, inquietação, irritabilidade, insônia ou desinibição comportamental, especialmente quando complicados pelo uso de substâncias e em pacientes mais jovens.[15,31,120] Essas formas de depressão podem ser consideradas estados mistos com base nos critérios do DSM-5.[60] Estudos usando antidepressivo são limitados ao quadro de depressão unipolar e fornecem evidências inconsistentes sobre o número de suicídios ou tentativas. De fato, o comportamento suicida raramente foi medida de resultado explícito.

Há evidências de menor risco suicida durante ensaios em adultos de tratamento com antidepressivo *versus* placebo.[119,121,122] As taxas mais baixas de suicídio com maior uso de antidepressivos foram encontradas em alguns estudos ecológicos em alguns países nórdicos e nos EUA, mas não em muitas outras áreas.[122-124] No entanto, nos EUA e na Suécia, pelo menos, foram encontradas correlações inversas semelhantes pelo menos uma década antes da introdução da fluoxetina como o primeiro antidepressivo moderno clinicamente bem-sucedido, no fim da década de 1980.[122] Em um estudo de acompanhamento clínico,[19] encontrou-se uma taxa geral de ideação suicida com risco duas vezes maior em pacientes com TB do que em pacientes com depressão unipolar.

Estudos adicionais envolvendo observações em grande parte retrospectivas de grandes coortes de pacientes deprimidos e comparações caso-controle produziram achados não conclusivos.[125,126] Como o pensamento ou o comportamento suicida geralmente são registrados como evento incidental (efeito adverso) nesses estudos, a interpretação de seus achados sem controles randomizados pode ser equivocada se os antidepressivos forem mais administrados em indivíduos mais gravemente enfermos e com risco suicida potencialmente maior. Essas observações ressaltam a dificuldade de avaliar as interações de tratamento, tempo e comportamento suicida a longo prazo.[127,128] Por exemplo, as taxas de suicídio agrupadas em várias grandes metanálises de antidepressivos modernos ou antigos ou placebo foram semelhantes em todos os tratamentos e, em média, 0,862% ao ano.[122,129] Essa taxa representa um aumento de 78 vezes acima da taxa média da população geral de 0,011% ao ano, cerca de 17 vezes acima da taxa de 0,050% ao ano em pacientes ambulatoriais com depressão.[22]

Outra advertência é que as altas taxas observadas nas metanálises citadas de ensaios controlados podem conter exageros, anualizando as taxas observadas com base em tempos de exposição breves (tipicamente 6 a 12 semanas), na maioria dos ensaios clínicos em depressão aguda. A maioria das metanálises encontrou apenas pequenas diferenças nas taxas de comportamentos suicidas entre pacientes deprimidos tratados com antidepressivos ou um placebo, e alguns detectaram indicações de riscos um tanto maiores com antidepressivos *versus* controles de placebo. No entanto, tais descobertas incluíram maiores riscos em adolescentes e adultos jovens, mas diminuíram os riscos em adultos mais velhos, não havendo diferenças entre os grupos quando os estratos mais velhos dos estudos eram comparados.[121,130]

Essas análises presumem que, em ambos os tratamentos, o número de pacientes permanecia semelhante, o que não é bem verdade, já que muitos pacientes desistem do grupo placebo por falta de eficácia. A pesquisa dos efeitos dos antidepressivos sobre o risco de suicídio apresenta problemas metodológicos importantes e difíceis. No entanto, os dados atuais, embora com base em milhares de indivíduos tratados com antidepressivos *versus* placebo, não fornecem informações suficientemente rigorosas e consistentes para sustentar aumento ou diminuição da ideação ou comportamento suicida em pacientes com transtorno de humor. Ainda assim, convém prudência, e os antidepressivos devem ser evitados se houver estados depressivos acompanhados de sintomas mistos, como agitação, raiva ou insônia.

Nessas condições, os antidepressivos podem exacerbar a excitação e a agitação, o que potencialmente aumenta o risco de suicídio, pelo menos temporariamente, sobretudo no início do tratamento de pacientes jovens e sem assistência clínica sistemática. Devem ser monitorados especialmente nos primeiros dias do tratamento, buscando-se detecção precoce de agravamento ou agitação emergente, disforia, inquietação, sintomas de insônia, raiva e psicóticos, além de estados maníaco-depressivos mistos. O uso de agentes estabilizadores do humor ou antipsicóticos em pacientes deprimidos com agitação é, provavelmente, opção mais segura e racional e pode reduzir as condições propícias ao suicídio.

Anticonvulsivantes como estabilizadores de humor

Há poucas pesquisas que comparam diretamente os riscos suicidas durante o tratamento com estabilizadores de humor além do lítio.[44,131] No entanto, vários estudos encontraram riscos substancialmente mais baixos de comportamento suicida com lítio que com carbamazepina ou valproato entre pessoas com TB ou transtorno esquizoafetivo (Tabela 42.6).[132,133]

Em uma metanálise, os efeitos protetores do lítio *versus* vários anticonvulsivantes (valproato, carbamazepina ou lamotrigina) foram comparados, incluindo mais que 30.000 pacientes com resultados favoráveis ao lítio.[131] A taxa observada de atos suicidas foi de 0,3% ao ano durante o tratamento com lítio *versus* 0,9% ao ano com anticonvulsivantes, para produzir uma taxa de risco combinada de 2,86 (IC 95% 2,29 a 3,77; p < 0,0001), ou quase três vezes de superioridade. O lítio obteve vantagens sobre os anticonvulsivantes que foram testados. No entanto, os anticonvulsivantes podem ter algum efeito benéfico sobre o comportamento suicida.[134] A adição de lítio ou valproato de sódio ao tratamento antipsicótico reduziu o risco de suicídio em um estudo dinamarquês com mais de 16.600 pessoas acompanhadas por 6 anos.[88] Em conclusão, a pesquisa sobre anticonvulsivantes e risco suicida permanece inconsistente e inconclusiva.

Essa possibilidade não foi sustentada no ensaio clínico chamado InterSePT para pacientes com esquizofrenia, em que o tempo de contato do clínico foi semelhante entre as opções de tratamento.[64] Várias medidas que podem ser consideradas índices de acesso à atenção clínica foram estreitamente correlacionadas com as taxas de suicídio nos EUA.[135]

Ansiolíticos e sedativos

As evidências disponíveis não apoiam a hipótese de que agentes ansiolíticos alterem o risco suicida a curto ou longo prazo em pacientes com transtornos de ansiedade ou outros transtornos mentais.[134] No entanto, a desinibição comportamental associada ao uso de benzodiazepínicos pode aumentar os comportamentos agressivos e impulsivos, especialmente em combinação com álcool e pacientes com transtornos de personalidade.[136] Além disso, registraram-se taxas aumentadas de autoenvenenamento durante o tratamento com benzodiazepínicos.[137] Por outro lado, a interrupção do tratamento com benzodiazepínicos, especialmente quando é efetuada rapidamente, consiste em um estressor que pode aumentar o risco suicida.[136]

Embora seja razoável esperar efeitos benéficos sobre o risco de suicídio durante o tratamento com ansiolíticos, a pesquisa não fornece um forte suporte para esse ponto de vista.

Eletroconvulsoterapia

O suicídio é uma das principais causas de morte entre pacientes com transtornos mentais e uma das principais causas de morte por todas as causas em pessoas com menos de 30 anos. O alívio rápido da depressão grave, da mania e da psicose por terapia por ECT é acompanhado pela redução rápida do suicídio. O uso da ECT é, no entanto, inibido por medo de eletricidade, preconceito não razoável, restrições legislativas e disponibilidade limitada de profissionais treinados e instalações adequadas.[138]

Embora a ECT seja um método muito eficaz de tratar pacientes com grave risco de suicídio, ela ainda é alvo de muita crítica, discriminação e estigma para quem a usa e para quem a prescreve como intervenção terapêutica. Existem ainda em nosso país falsas percepções acerca da ECT, inclusive em nível de política nacional patrocinada pelo SUS quando inviabiliza a aplicação do método em hospitais credenciados. Entretanto, a ECT é uma técnica muito segura que não deve ser descartada como alternativa válida e é apoiada por inúmeras diretrizes de tratamento do risco de suicídio.[139,140]

Cetamina

A cetamina é uma nova alternativa que surgiu na prevenção de suicídio. Os rápidos efeitos antidepressivos da cetamina demonstraram sua eficácia quando utilizada em pacientes atendidos na emergência psiquiátrica.[141]

Nos anos 2000, foram publicadas as primeiras evidências da cetamina como uma medicação com potencial antissuicida com seu mecanismo de ação inovador envolvendo o sistema glutamatérgico.[142,143]

Um dos primeiros trabalhos que examinou os efeitos da cetamina sobre o suicídio foi um estudo aberto de cetamina intravenosa em amostra de 26 pacientes com depressão maior resistente ao tratamento 24 horas após somente uma infusão de cetamina (0,5 mg/kg durante 40 minutos). Foram observadas grandes reduções no item de suicídio avaliado por meio da Escala de Avaliação para Depressão de Montgomery & Åsberg (MADRS), com 81% dos pacientes pontuando 0 ou 1 nessa escala de 6 pontos. Para testar se esses efeitos rápidos poderiam ser sustentados em 10 pacientes, eles receberam cinco infusões

Tabela 42.6 Comparativos de estabilizadores de humor e risco de suicídio em pacientes com transtorno bipolar.

Medicamento	Nº de pacientes	Eventos por 1.000 pacientes-ano		
		Tentativas (ambulatorial)	Tentativas (internação)	Suicídios
Lítio	11.308	9,5	4,3	0,7
Ácido valproico	12.358	26,8*	10,65*	1,75*
Lítio + ácido valproico	3.067	25,8*	11,8*	1,6

*Diferença significativa somente para lítio (p < 0,05). (Adaptada de Goodwin et al., 2003.)[132]

adicionais dadas três vezes/semana ao longo de 2 semanas. Nove dos 10 pacientes foram classificados como respondedores da primeira infusão (com base em uma redução de 50% no escore MADRS). Em todos os nove pacientes, as pontuações dos indivíduos suicidas de MADRS foram reduzidas para 0 e permaneceram em 0 ou 1 ao longo do teste de 2 semanas.[144]

Resultados semelhantes foram obtidos em amostra de 33 pacientes com depressão refratária após uma única infusão de cetamina.[145] As reduções significativas na Escala para Ideação de Suicídio (SSI) foram registradas já em 40 minutos após o início da infusão (ou seja, imediatamente após a conclusão da infusão). Entre os pacientes que obtiveram pontuação acima de 1 ponto de corte clinicamente significativo na SSI na linha de base (≥ 4), todos caíram abaixo desse ponto de corte em 80 minutos após a infusão, e 60% alcançaram pontuação SSI de 0 em 80 minutos. Essas reduções rápidas e significativas a 40 e 230 minutos pós-infusão foram posteriormente replicadas em 27 pacientes com depressão refratária que receberam cetamina em um estudo aberto.[146] Finalmente, uma amostra de 10 pacientes com depressão refratária recebeu doses em série de cetamina (0,5 mg/kg durante 100 minutos) duas vezes/semana, até que a remissão de sintomas gerais de depressão fosse obtida ou o máximo de quatro doses fosse alcançado.[147]

Em uma amostra de 14 pacientes com depressão unipolar que se apresentaram na emergência psiquiátrica com ideação suicida, uma aplicação de cetamina de 0,20 mg/kg durante 1 a 2 minutos (as doses reais com base na avaliação do peso repetido variaram de 0,16 a 0,26 mg/kg) reduziu significativamente as pontuações no item de suicídio MADRS, começando com 40 minutos pós-infusão, com ganhos mantidos durante 10 dias consecutivos pós-infusão durante o tratamento convencional em curso.[148] A eficácia dessa infusão sugere que sejam necessários mais estudos para avaliar se as infusões lentas de 0,5 mg/kg, usadas na maioria dos estudos até o momento, são, de fato, necessárias e ótimas. Em uma clínica de ECT, 28 pacientes com depressão refratária receberam três doses (n = 15) ou seis doses (n = 13) de cetamina (0,5 mg/kg durante 40 minutos) durante 3 semanas, enquanto continuavam com outros medicamentos psicotrópicos.[149] As pontuações sobre o item de suicídio da Hamilton Rating Scale for Depression (HAMD) foram significativamente reduzidas dentro de 6 horas da infusão inicial e, nos indivíduos que obtiveram redução de 50% nos sintomas de depressão total (n = 8), as melhoras na ideação suicida foram sustentadas até a avaliação final, 4 a 7 dias após a última infusão. Por fim, dois relatos de casos encontraram consideráveis efeitos benéficos da cetamina por diferentes vias oral,[150] intravenosa,[151] sublingual,[152] subcutânea[153] e intramuscular[154,155] quando administradas a pacientes com ideação suicida intratável em contextos clínicos.

Um estudo controlado randomizado (ECR) examinou as propriedades antissuicidas da cetamina em 15 pacientes com DB que receberam cetamina (0,5 mg/kg ao longo de 40 minutos) ou infusão salina em um estudo duplo-cego e cruzado. A cetamina, mas não a solução salina, reduziu os escores no item de suicídio de MADRS a partir dos 40 minutos após a infusão e continuou através da avaliação de 72 horas (com grande tamanho de efeito entre os grupos de d = 2,09 em todos os pontos de tempo).[156]

Em um segundo ECR, a cetamina foi comparada com o midazolam, agente psicoativo selecionado para imitar as propriedades sedativas e anestésicas da cetamina. Um total de 57 pacientes com transtorno depressivo refratário (TDR) foi randomizado para cetamina ou midazolam em proporção 2:1. Nas 24 horas pós-infusão, a cetamina, mas não o midazolam, reduziu os escores em um índice composto por três medidas (a Escala de Suicídio de Beck e os itens de suicídio do MADRS e o Inventário Rápido de Sintomas Depressivos) com grande efeito entre os grupos (d = 0,82). A cetamina foi associada à erradicação total da ideação suicida em todas as três medidas em 54% da amostra nas 24 horas, em comparação com 24% do grupo midazolam. Como no estudo anterior aberto do mesmo grupo de pesquisa, a cetamina também reduziu a cognição implícita relacionada com o suicídio. No entanto, não se pode demonstrar que esse efeito implícito seja maior com cetamina do que no grupo com midazolam.[157]

Os resultados até o momento sugerem que uma dose subanestésica de cetamina pode provocar rápida redução da ideação suicida, porém inúmeras questões permanecem para pesquisa futura.

Escetamina

Mais recentemente, a escetamina tem sido estudada como alternativa na prevenção de suicídios. Um estudo duplo-cego está sendo realizado para verificar a eficácia da escetamina em reduzir a ideação suicida.[158]

A escetamina em sua forma intranasal (S-enantiômero da cetamina racêmica) foi aprovada pela FDA em 2019 para tratamento de depressão resistente (TDR) em adultos. Foram realizados cinco estudos de fase 3 em pacientes com TDR tratados com escetamina, e em dois deles os resultados foram positivos.[159]

Embora a via intranasal seja uma forma muito conveniente, seu uso na prática e em larga escala pode ser limitado em virtude do custo e da regulação com relação ao uso em ambiente apropriado, assistido por profissional devidamente treinado.[160,161]

Atualmente, outras companhias farmacêuticas têm conduzido ensaios clínicos com substâncias que tenham mecanismo de ação glutamatérgica para pessoas com depressão e risco de suicídio, mas os resultados ainda não estão disponíveis.[162]

Buprenorfina

Os efeitos da buprenorfina (agonista parcial de receptor μ-opioide) foram recentemente estudados para o tratamento da ideação suicida. Alguns ensaios clínicos apresentaram resultados promissores, sugerindo que os pacientes com depressão que receberam doses baixas de buprenorfina eram mais propensos a apresentar reduções na ideação suicida após 2 e 4 semanas de tratamento. Estudos maiores são necessários para replicar a descoberta de que os opioides podem melhorar a ideação suicida. Essa é uma observação que vai ao encontro da hipótese de que a dor psíquica é um importante determinante do risco de suicídio.[163]

PSICOTERAPIAS E REDUÇÃO DE SUICÍDIO

De modo geral, as intervenções psicossociais, independente do tipo, têm demonstrado reduzir tentativas de suicídio. Em ECR controlados e metanálises, estabeleceu-se que a terapia cognitivo-comportamental (TCC),[164,165] a terapia interpessoal (TIP),[166] a terapia de ativação comportamental,[167] a terapia de resolução de problemas,[168] o aconselhamento de suporte[169] e, possivelmente, a terapia psicodinâmica[170] são eficazes para tratar a depressão.

Essas psicoterapias são utilizadas junto com a farmacoterapia para tratar a depressão e os sintomas suicidas associados. As psicoterapias baseadas em evidências, como essas, também estão incluídas nas diretrizes de tratamento para suicídio, porém há evidências limitadas sobre se esses tratamentos reduzem a ideação suicida.

Embora a evidência do uso de medicação antidepressiva para a prevenção do suicídio seja insuficiente em muitos ensaios, também não está claro se a psicoterapia para a depressão reduz a ideação suicida. Uma metanálise mostrou que não há pesquisas suficientes para estabelecer se a psicoterapia para depressão também tem efeito significativo na redução da ideação suicida.[171] No entanto, essa metanálise encontrou redução significativa da desesperança, uma correlação conhecida de suicídio. Portanto, é necessário investigar mais especificamente os efeitos da psicoterapia sobre comportamentos suicidas.

Os ensaios sobre TCC pela internet (TCCi) e sobre TIP não incluídos na metanálise mencionada destacam os benefícios potenciais adicionais desses dois tipos de psicoterapias no tratamento de ideação suicida e depressão. Ao mesmo tempo, destacam a necessidade de uma investigação mais aprofundada. Um estudo observacional de TCCi encontrou menor ideação suicida em amostra da comunidade. No entanto, os participantes também poderiam ter recebido outros tratamentos, tornando os resultados do estudo difíceis de serem generalizados.[172] Outro ensaio clínico usando a TCCi, implementado em centros de prevenção do suicídio, mostrou diminuição na ideação suicida após o tratamento.[173]

Apenas dois estudos examinaram o efeito da TIP sobre ideação suicida, um em uma população geriátrica e outro em uma população adolescente. Um pequeno estudo observacional de 12 pacientes geriátricos encontrou diminuição da ideação suicida ao longo do tratamento com TIP.[174] O segundo teste analisou a TIP na escola para depressão adolescente em comparação com o tratamento habitual e encontrou reduções significativas de ideação suicida usando TIP.[175]

Isso sugere que a TIP pode ser um tratamento valioso para a ideação suicida associada à depressão. No entanto, são necessários ECR mais bem delineados, examinando essa questão tanto nas populações de adolescentes e adultos.

Nenhum outro estudo examinou diretamente os efeitos dessas psicoterapias para a depressão na ideação suicida, deixando o campo com evidências inconclusivas quanto a isso. Além da falta de evidências empíricas de que os tratamentos de depressão reduzam a ideação suicida, há um debate contínuo sobre a dependência mútua entre depressão e suicídio. Alguns pesquisadores sugerem que ideação suicida e depressão possam estar relacionadas, mas existe a possibilidade de serem construtos independentes.[176] Embora a ideação suicida seja um sintoma de depressão, a maioria dos pacientes com transtorno depressivo maior não exibe ideação suicida, o que significa falta de especificidade diagnóstica.[176] A pesquisa também mostrou que a ideação suicida tende a ser recorrente em vários episódios,[177] o que implica que possa ser um viés cognitivo específico limitado a um subconjunto de indivíduos com depressão.[176] Em virtude da falta de especificidade diagnóstica e da relação nublada entre depressão e suicídio, a evidência para a eficácia dos tratamentos de depressão não pode ser generalizada para efeitos de suicídio sem um exame mais aprofundado dos efeitos diretos dos tratamentos de depressão na ideação suicida.

Dada a ambiguidade quanto à questão de saber se os tratamentos de depressão podem reduzir a ideação suicida, examinou-se a relação entre a ideação suicida e a depressão e os efeitos de tratamentos de depressão com base em evidências, como TCC, TIP e antidepressivos, em ideação suicida tanto a curto quanto a longo prazo.

O corpo limitado de pesquisas que exploram se os tratamentos para depressão, como psicoterapia e medicamentos antidepressivos, reduzem a ideação suicida até agora provou ser inconclusivo. Assim, existem poucas evidências para determinar se os tratamentos de depressão são realmente eficazes para reduzir o risco de suicídio.[171]

Um estudo oferece uma peça dessas provas faltantes: ideação em pacientes que apresentam risco de suicídio leve a moderado.[178] Isso contribui com algumas evidências preliminares para sustentar diretrizes existentes para depressão e suicídio[178] e indica que os tratamentos de depressão podem ser complemento útil para as estratégias de prevenção do suicídio. Os pesquisadores também sugeriram que a ideação suicida e a depressão podem estar relacionadas, mas são construções independentes. Assim, a relação entre suicídio e depressão não é clara. Os autores descobriram que a relação entre a linha de base para o pós-teste e a mudança nas pontuações de ideias suicidas são altamente significativas, o que significa que uma alteração (diminuição) nos índices de depressão foi associada a uma diminuição da ideação suicida.[178] Houve relação bivariada entre medicação e TIP e menor índice de suicídio. No entanto, uma vez que a mudança nos escores de depressão foi controlada, essa relação desapareceu. O efeito do tratamento sobre o comportamento suicida foi benéfico. Houve redução do risco de suicídio quando a depressão foi controlada. Esse fato pode sugerir que os índices de depressão provocam mudanças na ideação suicida. Contudo, são necessárias mais pesquisas sobre a trajetória de ideação suicida e depressão antes de se chegar a uma conclusão firme sobre a verdadeira natureza dessa relação, como uma exploração dos efeitos do tratamento em certos subtipos de pacientes com esse tipo de ideação.

Além disso, a redução dos índices de ideação suicida foi relativamente estável com relação aos índices pós-tratamento, embora, uma vez que os participantes foram livres para procurar outro tratamento durante esse estudo naturalista, seja difícil tirar conclusões sobre quaisquer efeitos duradouros.

Embora esses sejam resultados promissores para o uso de tratamentos de depressão para reduzir a ideação suicida, existem algumas limitações para esse estudo. As escalas dos estudos não incluem a suicidabilidade como medida de resultado e, portanto, utiliza-se apenas uma questão sobre o Inventário de Depressão de Beck (BDI) e a Escala de Avaliação de Depressão de Hamilton (HAM-D) para medir a mudança na ideação suicida.[179,180]

Além disso, os estudos excluem os pacientes com ideação suicida moderada a grave, restringindo o alcance na extensão do suicídio incluída no estudo de leve a moderada. Isso ressalta a clara necessidade de pesquisas futuras sobre o tema. É importante que os estudos controlados randomizados no tratamento da depressão incluam avaliações de suicídio válidas e confiáveis separadas, que explorem ideias e intenções com mais profundidade para fornecer informações sobre os efeitos.

Esse estudo soma ao crescente número de provas de que os tratamentos que reduzem os níveis de depressão (TIP e medicamentos nesse teste) também podem diminuir a ideação suicida. Ele também oferece algumas evidências para aprofundar nossa compreensão da complexa relação entre depressão e suicídio. Mais pesquisas ECR devem ser conduzidas para examinar a eficácia de tratamentos de depressão estabelecidos, como TCC, TIP, terapia de resolução de problemas e farmacoterapia em ideação suicida.

Se essa correlação for fortemente estabelecida por meio de pesquisas futuras, esses tratamentos podem ser utilizados como estratégias adicionais e comprovadas de prevenção de suicídio, facilmente implementadas. Isso pode oferecer um complemento a terapias especificamente criadas para a prevenção de tentativas de suicídio.[181]

As terapias individuais foram associadas a tamanhos de efeitos significativamente maiores que as terapias de grupo e autoajuda guiada. Nenhuma outra variável mostrou associação significativa com o tamanho do efeito.

Estudos futuros sobre os efeitos da psicoterapia para depressão devem incluir medidas de suicídio, tomadas na base para avaliar o risco de suicídio e acompanhar a efetividade da intervenção. Cuijpers et al. também declararam que os estudos com acompanhamento mais longo e os estudos que compararam os efeitos da psicoterapia e farmacoterapia sobre o suicídio também seriam úteis.[171]

A terapia comportamental dialética (DBT) é um tratamento cognitivo-comportamental (incluindo psicoterapia individual e grupos de habilidades semanais) que combina os aspectos focados na mudança do comportamento com o trabalho baseado na aceitação.

A DBT se concentra em quatro habilidades para a resolução de problemas e o enfrentamento das situações: (1) *mindfulness* – habilidade de observar a si próprio e ao ambiente, de maneira não julgadora; a ideia é que o paciente possa adquirir consciência sobre os gatilhos físicos e mentais que causam emoções desagradáveis; (2) tolerância ao estresse – habilidade de lidar com situações dolorosas; quando algo adverso não pode ser modificado, como tolerar, aceitar e avançar; (3) regulação emocional – aprender a fazer as emoções trabalharem pelo paciente, aprender a identificar quando uma emoção é improdutiva e mudar para uma emoção mais produtiva; (4) habilidades interpessoais – desenvolver capacidade de comunicação, tornar mais confortável dizer "não".[182]

Muitos estudos de DBT se concentraram em pacientes com TPB com risco de suicídio, e os resultados tendem a ser favoráveis.[182,183]

Outras abordagens incluem a avaliação colaborativa e o gerenciamento do risco de suicídio, uma estrutura terapêutica para orientar e gerenciar o risco e informar o planejamento do tratamento, intervenções baseadas em *mindfulness* e terapia de aceitação e compromisso. As evidências sobre o uso de tratamentos psicossociais em crianças e adolescentes, independentemente do tipo, permanecem fracas. Uma atualização de evidências concluiu que a DBT foi a única intervenção a atingir o limiar de "tratamentos bem estabelecidos" para reduzir a ideação suicida e o comportamento suicida em crianças e adolescentes.[184]

INTERVENÇÕES PSICOSSOCIAIS BREVES

As intervenções breves para prevenir o comportamento suicida são de grande interesse porque são fáceis de implementar, são baratas e exigem recursos humanos limitados. Essas intervenções são normalmente feitas em uma sessão ou por meio de vários contatos breves pessoalmente, por telefone ou correio e visam ao comportamento e não aos sintomas associados às crises suicidas. As intervenções, em graus variados, concentram-se em informar as pessoas sobre o comportamento suicida, ajudando a se tornarem conscientes dos problemas, das vulnerabilidades e dos eventos relacionados ao comportamento, motivando as pessoas a se envolverem no planejamento de segurança e na busca de ajuda, resolução de problemas e desenvolvimento de estratégias práticas para gerenciar futuras crises juntamente com conexão, apoio social e profissional.[184]

Contatos atenciosos

Esta abordagem, que foi testada pela primeira vez há mais de quatro décadas, refere-se ao envio rotineiro de mensagens breves e não exigentes (por meio, por exemplo, de correio postal, postais, e-mail, mensagens de texto e telefone) que expressam uma preocupação carinhosa para pacientes suicidas após a alta do tratamento hospitalar.[185]

Plano de segurança

É uma intervenção breve que envolve pacientes com risco de suicídio, com o objetivo de identificar sinais de alerta. Ela fornece aos indivíduos um conjunto específico de estratégias de enfrentamento e fontes de apoio que podem ser usados se pensamentos suicidas emergirem. O plano de segurança é constituído de seis etapas: (1) identificar os sinais de alerta; (2) aplicar estratégias internas de enfrentamento; (3) usar pessoas ou ambientes sociais que possam servir de distração; (4) procurar amigos e familiares que possam oferecer apoio; (5) entrar em contato com profissionais e agências; (6) limitar o acesso a meios letais.[184]

LIMITAÇÕES DAS PESQUISAS EM PREVENÇÃO DE SUICÍDIO

A pesquisa científica sobre a prevenção do suicídio é difícil, visto que envolve aspectos terminológicos e éticos. Mesmo amplamente empregados, aparentemente plausíveis, os métodos de tratamento de pessoas com risco de suicídio não são adequadamente apoiados por evidências de pesquisa empírica e podem não exercer redução de risco crítico e a longo prazo para o suicídio. Embora não haja dados sólidos para justificar uma intervenção, isso não nos desobriga de intervir clinicamente, apesar da escassez de evidências empíricas claras sobre a melhor maneira de fazê-lo.[84]

As dificuldades na condução de estudos terapêuticos para a prevenção do suicídio incluem riscos clínicos e éticos envolvidos no tratamento com retenção, como em uma condição de placebo; a busca por resultados que possam incluir eventos fatais ou mortais não é permitida.[185]

O comportamento suicida, mesmo em amostras de alto risco, torna difícil chegar a conclusões sólidas a partir de estudos com amostras de tamanho pequeno, seguidas por tempo limitado, com distribuição randomizada em grupos paralelos a diferentes tratamentos. Esforços têm sido realizados a fim de incluir avaliações regulares e padronizadas de comportamentos suicidas em ensaios de novos fármacos de atividade central, embora novamente voltados principalmente para melhorar a detecção de efeitos adversos, sendo o suicídio incluído nessa categoria.

Outra limitação técnica para avaliar o risco de suicídio nos ensaios de tratamento é que as taxas observadas de "eventos suicidas" raramente são corrigidas para os tempos de exposição reais e correspondentes para indivíduos em cada grupo de terapias.

Os tratamentos com evidência de valor, incluindo clozapina para esquizofrenia ou lítio para TB, parecem ser mais úteis para a redução a longo prazo do risco suicida, enquanto a ECT e a hospitalização rápida provavelmente são efetivas a curto prazo em crises suicidas.

Os antipsicóticos de segunda geração exigem mais estudos para comprovar sua possível eficácia como medicamentos antissuicidas. A pesquisa realizada até agora é muito limitada e não conclusiva.

Dos anticonvulsivantes, o valproato é o mais estudado. Os anticonvulsivantes, de modo geral, parecem ser menos eficazes do que o lítio na prevenção do suicídio.

Os antidepressivos têm achados inconsistentes em ensaios controlados e não controlados na depressão unipolar. Além disso, há pouca pesquisa na área de TB, e os antidepressivos podem aumentar o risco de suicídio não letal em idades < 25 anos, mas diminuí-lo em adultos mais velhos.

Os ECR controlados de tratamento também apresentam deficiências. Com base em sistemas típicos de "notificação de eventos adversos", atualmente não há condições não projetadas explicitamente para detectar e avaliar eventos suicidas ativamente. Mais recentemente foram conduzidos ensaios clínicos para avaliar o efeito de medicações na redução do risco de suicídio em pessoas com transtorno depressivo maior.[184]

Um tempo de exposição prolongada aos diferentes medicamentos estudados na prevenção de suicídio tem sido uma dificuldade a mais nos diferentes ensaios clínicos e dificultado uma interpretação mais profunda dos achados. O estado suicida costuma ser avaliado passiva e incidentalmente como efeito adverso, em vez de medida a ser pesquisada explicitamente no ensaio clínico.

Dificuldades metodológicas

Encontram-se muitas dificuldades na interpretação de estudos voltados para o efeito antissuicida de tratamentos específicos. A ética dos estudos com suicídio, como resultado potencial, é complicada, e o uso de condições de controle de placebo é altamente problemático.

Além disso, os pacientes selecionados podem não ser totalmente representativos de todos os pacientes suscetíveis a cometer suicídio. Também é possível que os pacientes que aceitem, tolerem, se beneficiem e continuem a tomar medicação no tratamento de prevenção do suicídio possam diferir de modo desconhecido, mas fundamental, daqueles que interrompem o tratamento por qualquer motivo.

Além disso, o risco suicida parece variar com a idade, o tipo, a duração e a gravidade dos transtornos e o momento das intervenções em diferentes fases do curso do transtorno.

Quantidade pequena de suicídios

Como a quantidade de suicídio na população em geral é pequena, para elaborar uma estratégia geral seria necessária grande quantidade de indivíduos participantes em um estudo clínico que se proponha a prevenir a intenção de se matar. Assim, a maioria dos estudos clínicos disponíveis provém de banco de dados. A raridade relativa do suicídio requer a avaliação de grandes amostras por períodos prolongados para detectar um sinal em estudos de efeitos de tratamento ou reunir dados em vários estudos.

Transtornos comórbidos

Em geral, os pacientes com risco de suicídio apresentam transtornos comórbidos. Os principais são: uso abusivo e dependência de substâncias, transtornos de personalidade, história de trauma psíquico e estressores psicossociais (desemprego, problemas financeiros, divórcios etc.). Essas variáveis, se não forem controladas na análise de dados, podem introduzir fatores de confusão.[184]

Ideação, planos ou tentativas

A escolha de quais pacientes seriam incluídos nos estudos sobre prevenção de suicídio também é desafiadora; seriam pacientes com ideação suicida, planos suicidas, comportamentos autolesivos ou tentativas de suicídio prévias.

Mesmo as definições de ideação suicida são problemáticas. Por exemplo, o valor preditivo da ideação passiva (pensamentos de cansaço da vida) provavelmente difere da ideação ativa (com planejamento e preparação para uma tentativa de suicídio). Na pesquisa sobre ideias e comportamentos suicidas, a avaliação fundamental da intenção de morrer é negligenciada com frequência.[40,42]

Além disso, as definições e a prevalência de comportamentos não fatais relacionadas com o suicídio e sua associação preditiva quantitativa com o próprio suicídio são questões de discussão intensa centradas na distinção de ideação, planos e tentativas, incluindo intenção e letalidade.[186] É preciso definir claramente que o objeto da pesquisa é a prevenção de suicídio, e não o relato de ideação, plano ou tentativa de suicídio como evento adverso de algum ensaio clínico em andamento. Entretanto, a ideação ou as tentativas podem não ser medidas de substituição adequadas para avaliar os efeitos dos tratamentos sobre o suicídio. Ainda assim, são frequentemente consideradas, em virtude da imprevisibilidade do suicídio. Além disso, cada suicídio surge de talvez 240 casos envolvendo ideação na população geral. Embora existam poucos estudos específicos para avaliar quais são os tratamentos que diminuem a ideação suicida, ela deve ser avaliada, pois é o primeiro passo para possíveis atos suicidas. Por outro lado, muitos estudos dependem de resultados substitutos, como atos autoprejudiciais, planos suicidas ou ideias, ou intervenções para evitar o suicídio, tudo o que pode ou não escalar para uma tentativa de suicídio.

Com o objetivo de sanar algumas inconsistências e tornar mais acuradas a identificação e a mensuração do comportamento suicida, um grupo de pesquisadores de Columbia University, University of Pennsylvania e University of Pittsburgh desenvolveram a Escala de Avaliação do Risco de Suicídio de Columbia (C-SSRS). A escala distingue ideação e comportamento suicida, avaliando intensidade e gravidade da ideação, tentativas prévias, interrompidas e abortadas, planos preparatórios, automutilação e letalidade. A C-SSRS já foi traduzida para mais de 140 idiomas, muitas dessas versões devidamente validadas, e é um dos instrumentos mais utilizados para avaliar comportamento suicida.[187]

Duração da intervenção

A duração da intervenção é extremamente importante. Isso porque, como o suicídio é de baixa prevalência, convém um tempo de exposição razoável.

Como sabemos, os suicídios são eventos raros, e é improvável que os estudos tenham números estatisticamente adequados para avaliar a eficácia da intervenção.

Frequência de contatos

É necessário relatar a frequência dos contatos clínicos durante o ensaio. Convém controlar a frequência e a natureza dos contatos clínicos pela equipe que conduz o estudo, pois a frequência dos contatos pode ser um fator protetor. No entanto, a necessidade de manejo clínico efetivo de pacientes suicidas torna essencial contar com experiência clínica, aplicação hábil e sensível de intervenções pessoais diretas e estáveis em um ambiente tão protetor quanto possível.

Aspectos comerciais

Infelizmente, também podem existir aspectos comerciais relacionados ao suicídio. Quanto uma indústria farmacêutica estaria disposta a investir para financiar um estudo com tal complexidade, e qual seria seu retorno financeiro?

Como grande parte das pesquisas é realizada pela indústria farmacêutica, deve haver vantagens comerciais claras para realizar um estudo de custos elevados. Há pouco interesse comercial no lítio como medicamento preventivo de suicídio, pois ele é um mineral não patenteável. Outro medicamento é a clozapina, que embora tenha indicação antissuicida para esquizofrenia, conta com um mercado pequeno, além de ser potencialmente tóxica.

Os tratamentos medicamentosos experimentais, embora eticamente viáveis e passíveis de prevenir o suicídio, até recentemente não eram promissores o bastante para investimento dos fabricantes. De modo mais amplo, a baixa frequência de suicídio na população em geral, por si só, dificultava bastante o interesse do mercado em um tratamento destinado a preveni-lo. Entretanto, foram realizados estudos clínicos com medicações com ação antagonista de receptores N-metil-D-aspartato (NMDA) de glutamato (escetamina e onfasprodil), cujo objetivo foi avaliar a redução do risco de suicídio. Ainda são necessários mais ensaios randomizados e prospectivos envolvendo medidas de resultado explícitas relevantes para o risco de comportamento suicida.

CONCLUSÃO

Como o suicídio é um fenômeno multifacetado e multideterminado, que depende de fatores biológicos, psicológicos e socioculturais, não há nenhuma segurança *a priori* de que o que funcionou em uma época em algum lugar funcionará igualmente em outro lugar e em outro tempo. Portanto, um conjunto mecânico e acrítico de ações, que não leva em conta esses fatores, poderá representar frustrações futuras, além de perda de vida, tempo e dinheiro. Hoje, tem-se uma visão mais clara a respeito da prevenção do suicídio do que no século XX, mas há muito o que aprender se quisermos que o suicídio efetivamente deixe de ser um grave problema de Saúde Pública. Para o futuro, existe a possibilidade de um novo enfoque representado por fármacos com mecanismo de ação glutamatérgico (p. ex., cetamina e escetamina) como novos instrumentos para prevenir o suicídio, salvaguardando o que é mais precioso – a vida.

Posvenção: Sobreviventes do Suicídio

Karen Scavacini ▪ Alexandrina Maria Augusto da Silva Meleiro

INTRODUÇÃO

Se a cada 40 segundos alguém morre por suicídio no mundo, a cada 41 segundos diversas pessoas são deixadas para trás para darem conta dessa perda.[1]

Segundo a Organização Mundial da Saúde (OMS),[2] seis a 10 pessoas são extremamente impactadas pelo suicídio de alguém, o que nos leva a um número mínimo de 4,8 milhões de pessoas enlutadas no mundo, por ano, pelo suicídio.

No Brasil, isso significa que, no período de 2010 a 2019, tivemos mais de 673 mil sobreviventes, ou pelo menos 200 por dia, com aumento de 43% nas taxas de suicídio nesse período.[3] Somente em 2019, pelo menos 81.120 brasileiros iniciaram sua jornada de luto por suicídio.[4] Alguns autores sugerem que esse número seja ainda maior, de 28[5] a 50 pessoas,[6] dependendo de suas características, sua idade e sua cultura. Segundo Cerel et al., para cada suicídio, pelo menos 135 pessoas são expostas a ele, algumas com mais e outras com menos intensidade, e 46,7% dos 1.700 adultos participantes da pesquisa já se haviam exposto ao suicídio durante a vida.[7] Schneidman afirma que "a morte de uma pessoa não é somente um fim: é também um começo para os sobreviventes".[8] Por *sobreviventes*, entende-se qualquer pessoa que tenha sido *impactada* por essa morte. Nesse caso, podemos incluir a família, os colegas de escola e/ou trabalho, amigos e os profissionais que trabalham com pessoas que cometem suicídio – ou seja, um socorrista que foi atender a uma emergência relacionada com o suicídio, um policial militar que encontrou o corpo ou perdeu um colega de trabalho, o condutor de veículos (trem, ônibus, metrô) que atropelou alguém e também os profissionais da área da Saúde.

Neste caso em especial, o psicólogo e o psiquiatra são deixados para trás para lidarem com essa dor, e muitas vezes não encontram empatia ou pessoas com quem possam falar abertamente sobre essa perda e seu impacto. Dessa maneira, considera-se que os sobreviventes são pessoas que perderam alguém significativo por suicídio ou qualquer pessoa que teve sua vida afetada ou mudada por causa dessa morte.[9] Scavacini[4] sugere que, em razão da confusão causada pela tradução para o português do termo *survivor*, empregado em inglês para denominar as pessoas que perderam alguém para o suicídio, o uso de *sobreviventes enlutados pelo suicídio* no Brasil deve ser utilizado, para não haver confusão com o *suicide attempter*, que em português significa o *sobrevivente de uma tentativa*. Para se falar em posvenção, é fundamental entender o processo de luto por suicídio.

LUTO

Entende-se por luto o processo saudável e necessário decorrente da perda de alguém, em que a dor precisa ser vivenciada e cuidada, e não um momento com fim definido. O impacto desta perda irá variar conforme diversos fatores, já que o processo de luto é como uma *impressão digital*. Tem sua parte *comum*, ou seja, todos passam ou irão passar por perdas significativas durante a vida, e uma parte *única*, pois cada perda tem um significado específico para cada pessoa em cada fase da vida, e cada pessoa irá passar por esse processo de forma singular.

Sanders (*apud* Melo) considera que o luto representa o estado experiencial que a pessoa sofre após tomar consciência da perda.[10] Assim, é um termo global para descrever o vasto leque de emoções, experiências, mudanças e condições que ocorrem como resultado da perda.

Luto por suicídio

Mesmo o suicídio sendo um ato individual e solitário, pode ser considerado como o tipo de *morte mais dolorida* para as famílias lidarem, e seus efeitos podem ser devastadores.[11,12] Existem diversos estudos sobre as diferenças entre o luto do suicídio e o de outras causas de morte. As ideias divergem a respeito de o enlutamento por suicídio apresentar certas especificidades que o diferem do luto causado por outras mortes, seja considerando-o patológico, seja dizendo haver mais similaridades que diferenças entre os tipos de luto.[13,14]

Dessa maneira, preconiza-se que o enlutamento por suicídio é diferente, principalmente pelo embasamento de depoimentos dos sobreviventes quando discutem seu luto. As diferenças podem ser vistas na temática expressada, na busca incessante do porquê, na duração e na intensidade do luto, na vulnerabilidade para transtornos mentais, no uso abusivo de substâncias psicoativas, no *aumento do comportamento suicida* em enlutados e nos processos sociais vivenciados por eles. Além disso, salienta-se que as mortes por suicídio também diferem em função do impacto provocado no sistema familiar.[15] Cada um se enluta a seu modo, e podemos observar diversos impactos físicos, cognitivos, sociais, psicológicos e no sistema familiar no processo de luto e nas reações consideradas de curto prazo. O choque, o ceticismo, o entorpecimento e a procura pela pessoa que faleceu podem ser identificados e costumam ser acompanhados por várias emoções, como tristeza e grandes períodos de choro. Em contrapartida, as reações em longo prazo são sentimentos de perda, dor, nostalgia, culpa e remorso, transtornos de sono, pensamentos intrusivos sobre o momento da morte, dificuldades de memória e concentração, raiva e irritabilidade e problemas físicos. Além disso, um grande número de *sobreviventes* relata sentimentos intensos de responsabilidade, rejeição e abandono, maior dificuldade em dar sentido para a morte, culpa, vergonha, busca incessante do porquê, autoacusações e isolamento.[9,14-16] O tratamento medicamentoso não é, *a priori*, indicado no processo de luto. Alguns profissionais podem cair na armadilha de "tirar" a pessoa daquela dor, porém o luto é um processo dolorido e traz uma ressignificação de vida. O que vai determinar se a pessoa precisa de ajuda profissional, psicológica e/ou psiquiátrica durante esse processo tem relação com a duração, a intensidade, o aparecimento de transtornos mentais, a ideação suicida e o impacto do processo do luto em seu cotidiano. O luto não é uma doença que precisa de tratamento. Ele precisa ser vivenciado e não tem padrões. Por isso, é um processo tão singular e complexo.

Segundo a OMS,[16] o que pode atrapalhar o enfrentamento do luto por suicídio é ter estratégias de enfrentamento destrutivas, esconder a dor, evitar falar sobre a morte e sobre o suicídio, manter segredo sobre os meios da morte, fuga e isolamento, manter-se muito ocupado como estratégia de enfrentamento, desenvolver comportamentos de vício e culpar a si mesmo ou a outros membros pelo suicídio.

Vale destacar que, muitas vezes, a sociedade não está pronta para acolher essa dor. Assim, este tipo de morte traz consigo um julgamento silencioso da família, como se eles fossem possuidores de segredos, maus familiares ou relapsos quanto a cuidados. Dessa maneira, o julgamento que a sociedade faz para a pessoa que pensa no suicídio, como "covarde", "corajoso" ou "pessoa com falta de amor a Deus", é transferido para a família na busca por um culpado de uma tragédia que não tem causa única, e sim multifatores proximais e distais do ato. Isso colabora para o isolamento dos enlutados, sendo que uma parte desse isolamento decorre do próprio processo de luto somada à falta de habilidade da sociedade e de muitos profissionais em lidar com esse tipo de morte. Outros indicadores negativos para o processo de luto são:[12,17,18]

- Características da morte: onde, como, quem viu, se era esperada
- Recursos da família
- Vulnerabilidade pessoal e social
- Diferenças de gênero
- Crenças a respeito do suicídio
- Período e estressor conjunto no ciclo familiar
- Papel e situação do membro da família antes do suicídio
- Dificuldades financeiras e legais
- Circunstâncias após a morte
- Mídia e reações da polícia
- Memórias e imagens intrusivas
- O não reconhecimento do luto.

Muitas vezes, os segredos sobre o motivo da morte acontecem por uma influência cultural e pelas pessoas não saberem o que fazer. Contar para as pessoas da família, incluindo as crianças, é um passo importante. Mesmo que seja uma tarefa difícil e desafiadora, é importante que a criança saiba a verdade, com a linguagem e os detalhes adequados à idade e que a família possa conversar sobre o assunto em casa, evitando que ele vire um tabu.[19]

Falar abertamente ajuda que o tabu não se instaure na família e ajuda crianças e adolescentes a aprenderem a identificar e lidar com seus sentimentos e saberem quando, como e para quem podem pedir ajuda, de modo a fazerem diferente em suas histórias.

Sobreviventes enlutados pelo suicídio podem ter risco de suicídio até 2,1 vezes maior, independentemente de transtorno psiquiátrico, sendo maior em 1,9 vez em homens e em 2,5 vezes em mulheres. O risco aumenta para até 10 vezes se o sobrevivente tiver luto complicado[20,21] e cinco vezes em mulheres cujo marido se matou.[22] Em um estudo, crianças e adolescentes cujas mães morreram por suicídio apresentaram risco três vezes maior de transtorno bipolar[20] e 4,7 de suicídio,[22] e, no caso de suicídio do pai, havia um risco duas vezes maior de serem diagnosticados como bipolares.[20] O intervalo médio entre o suicídio primário e o suicídio do sobrevivente foi de 2 anos.[22]

Outra questão envolvida é a *diátese suicida*, que significa a propensão de os *sobreviventes* do suicídio reagirem com seu próprio comportamento suicida durante períodos de estresse, que pode ser relacionado com uma vulnerabilidade familiar para ambos os fatores ambientais e genéticos.[23] Há de se ponderar que a repetição pode acontecer na maneira de os filhos lidarem com o sofrimento, acreditando que o suicídio seja uma saída para lidar com as dificuldades. Repetir maneiras de se relacionar com os outros ou com as adversidades da vida não significa, no entanto, que o ato suicida será reproduzido.

Ainda não foi encontrado nenhum gene diretamente relacionado com o comportamento suicida; porém, após a descoberta do genoma, sabe-se que existem centenas de genes que podem influenciar esse comportamento. Diversos estudos sobre *epigenética* demonstram sua importância no suicídio. Ou seja, a forma como a pessoa vive e/ou situações traumáticas que ela enfrentou influenciam a maneira como os genes se expressam.[24]

PROFISSIONAIS DE AJUDA

Voltando aos profissionais de ajuda, percebe-se que eles enfrentam, após o suicídio de um paciente, o luto por essa perda, o medo de encarar os *sobreviventes*, os pensamentos de que eles poderiam ter feito melhor e um aumento do senso de fracasso e culpa. A maneira como o profissional é afetado depende das circunstâncias como a morte ocorreu; dos fatores do relacionamento no tratamento; da história pessoal do provedor a respeito de luto e morte; da personalidade do profissional; e dos fatores sociais envolvidos.[25] Muitos profissionais da área da Saúde passarão por um luto não reconhecido e muito menos acolhido.[18] Segundo estimativa dos estudos de Meleiro et al.,[26] uma média de 20% dos psicólogos e 50% dos psiquiatras passarão pela experiência de perder um paciente para o suicídio, sendo que muitos deles poderão levar um grande tempo ou nunca se recuperar dessa perda. Brown (*apud* Grad) aponta *dois tipos de terapeutas*: os que *já* passaram pela experiência do suicídio de um paciente e os que ainda *irão*.[25]

Em um estudo de Alexander et al.,[27] 247 psiquiatras responderam a um questionário sobre os efeitos de suicídios de pacientes em sua prática. Dos que responderam, 68% tiveram pacientes que cometeram suicídio, sendo que 50% estavam internados. Um total de 15% dos psiquiatras considerou uma aposentadoria precoce; 33% tiveram consequências como irritabilidade, tristeza, anedonia, preocupação, culpa, diminuição da confiança em si mesmo; e 52% modificaram a maneira como faziam o rastreio do comportamento suicida, adotaram uma abordagem mais defensiva e alteraram a forma como eram feitos os registros.

ESCONDER OU ENFRENTAR AS ANGÚSTIAS

Como o suicídio ainda é um assunto tabu, o que acontece nesses casos é que a vida continua. Finge-se que nada aconteceu, e essas questões não são tratadas de maneira adequada. Os profissionais da área da Saúde Mental devem ter uma perspectiva semelhante aos clínicos ou cirurgiões. Ou seja, alguns pacientes inevitavelmente morrerão no decorrer do tratamento. Negar este fato é pretender que todos os suicídios sejam sempre entendidos como falhas do tratamento, o que não é o caso.

Não há uma modalidade terapêutica única que possa, adequadamente, dar conta das necessidades de um indivíduo potencialmente suicida. A tentativa de suicídio e a ideação suicida são sinais de alarme. Revelam a interação de fenômenos psicossociais complexos, afetando pessoas que vivem sob tensão e expressam de modo agudo seu padecimento. O tratamento do paciente com risco de suicídio geralmente envolve um conjunto de medidas, como combinação de psicofármacos, psicoterapia individual e contato com familiares ou amigos, chegando, em alguns casos mais graves, à hospitalização.

Avaliar e tratar um paciente suicida desperta, com frequência, fortes sentimentos no profissional examinador. A relutância em falar sobre a morte com o paciente se traduz, por vezes, na ansiedade por um erro de conduta ou expectativa de uma consequência catastrófica. A dificuldade de perguntar sobre a ideação suicida do paciente decorre do desconforto do próprio médico sobre o tema ou pelo medo de ofender o paciente. O examinador deve estar tranquilo, pois os suicídios aumentam na mesma proporção das reações negativas do entrevistador com relação ao paciente. Devem-se evitar atitudes moralistas e críticas.

Um aspecto importante refere-se, em particular, à figura do médico, o qual deve ter noção de que não se podem tratar todas as situações. O psiquiatra deve ter a consciência de que não é onipotente. O profissional maduro conhece suas próprias limitações e quando deve fazer encaminhamentos ou dividir o peso ao se defrontar com pacientes suicidas graves.[28] A angústia do médico frente ao paciente suicida o faz retomar seus questionamentos de vida: a escolha da profissão; as experiências traumáticas, a própria habilidade de ajuda; e o medo de falhar.[29]

A *perda por suicídio* é uma experiência dolorosa e intensa. Há o sentimento de impotência por não ter conseguido impedir, junto com frustração e raiva.[14] O desconforto surge, e o médico pode abreviar o contato com as pessoas próximas – até com seus familiares. A sensação interna de derrota e a vulnerabilidade de todos os seres humanos (afinal, médico é humano) ficam expostas. Pode surgir uma ansiedade existencial, trazer à consciência a ideia da própria morte, além da inevitabilidade dela: "Ele não podia ter feito isso comigo", como se representasse um duelo travado entre dois seres humanos. Todos os que trabalham nesta área passam por várias perdas na vida. Geralmente, a apreensão não é muito consciente. O desejo universal de imortalidade nos faz idealizar um ser onipotente capaz de retardar, deter ou mesmo anular a ameaça de morte: o ser tanatolítico.

Se esta perda por suicídio não estiver suficientemente resolvida, pode ser um impedimento para intervenções significativas.[30] Para quem a morte é muito recente, achará difícil, se não impossível, trabalhar com uma pessoa que está passando por uma perda semelhante. Se, entretanto, o profissional passou por seu luto encontrando resolução da perda, se tiver sido adequadamente trabalhado, a experiência deste, com uma perda semelhante, pode ser benéfica, útil e auxiliar na intervenção do aconselhamento dos familiares e da equipe de Saúde. O tratamento das pessoas de luto deve surgir de uma compaixão fundamentada no reconhecimento da vulnerabilidade de todos os seres humanos frente a uma perda.

O profissional que tiver um problema em sua vida saberá disso e será capaz de enfrentar de modo honesto e justo aquela perda que não foi totalmente resolvida naquela época, e saberá o que ainda precisa fazer para elaborar esta perda. É importante não apenas identificar perdas atuais não resolvidas, mas também o conflito que aquelas perdas geram em si mesmo além da maneira como este conflito pode ser identificado e tratado.[11]

É importante, para quem trabalha com pacientes com risco de suicídio, ter interesses variados, completamente separados de sua vida profissional. Quanto mais uma pessoa aprende a livrar-se de suas preocupações com pacientes quando não está trabalhando, mais frequente e profundamente ela poderá envolver-se com eles – tanto para o enriquecimento de um quanto de outro. A alternativa de enfrentar – por intermédio da negação e da repressão ou tornando-se "durão" –, até mesmo com uma insensibilidade desumana ou indolência, pode ser, afinal, mais cara e menos recompensadora. O que faz alguns médicos permanecerem reservados é a consciência dos perigos de um envolvimento muito forte. É necessário que, antes de tudo, o médico seja honesto consigo mesmo.[31]

É claro que este meio de preservar um isolamento profissional nega ao paciente um ingrediente fundamental no tratamento: o *bom relacionamento médico/paciente*. Os pacientes queixam-se muito desta falta de interesse. O médico pode comportar-se dessa maneira para disfarçar a ansiedade e a sensação de desamparo ou a raiva inconsciente por se perturbar com o sofrimento do indivíduo que deseja pôr fim à própria vida. Ao falar com esses pacientes, alguns médicos, para evitar o sofrimento de encará-los, fazem uso de racionalização, intelectualização, ou delegam a outra pessoa sua tarefa. Um médico bem-intencionado pode dedicar-se adequadamente e, mesmo assim, não satisfazer às necessidades de seu paciente em sofrimento psíquico.

Os médicos não são os únicos que se utilizam dessa espécie de fuga. Cada profissional tem sua maneira própria de reagir. Os enfermeiros, os psicólogos e os assistentes sociais podem concentrar-se exclusivamente na solução dos problemas práticos. A causa direta desses ou de outros comportamentos similares pode ser o despreparo e a desconsideração, mas o motivo inconsciente é defensivo, o que serve para poupar o profissional da ansiedade.

A ansiedade que se origina dessa experiência está profundamente enraizada e não é muito sensível à reafirmação isolada.[23] Ela pode ser reduzida eficazmente em um nível mais tolerável, de modo a beneficiar-se tanto em seu trabalho quanto na vida pessoal. De certo modo, os profissionais ficam acostumados à morte, embora o medo desta faça parte do equipamento psicológico para preservar a vida. Apesar da angústia existencial comum a todos, com a rotina de trabalho não se tornam insensíveis, e sim capazes de expor-se mais demoradamente à sua presença. Eles também possuem seus limites, e é fundamental que reconheçam isso.

De maneira geral, mais frequentemente médicos do que enfermeiros decidem a conduta a seguir e os subalternos da equipe a executam, o que pode levar a situações em que a pessoa, ao administrar realmente o tratamento, considere-o inadequado. A não ser que um enfermeiro ou um auxiliar estejam preparados para falar, perguntando a si mesmos se não deviam ter tentado interferir, a decisão sobre a conduta a ser seguida é dos médicos, embora sejam os enfermeiros aqueles que melhor conhecem os pacientes. As pessoas com alto risco de suicídio podem confidenciar sua ideação suicida a um enfermeiro. É importante que a equipe possa ter oportunidades de discutir e compreender o procedimento terapêutico adotado. Cada pessoa envolvida no tratamento de paciente deve sentir-se como integrante de uma equipe, com direto a perguntar e falar o que se está passando.

As suposições de que o suicídio é remoto e acontece somente com pessoas fora do nosso círculo de amizade protegem-nos contra uma angústia muito grande. A perda de um colega de trabalho, entretanto, tem trazido à tona a realidade. Alguns médicos encontram alívio ao continuar trabalhando ou ao voltar logo depois da morte do colega, mas muitos precisam afastar-se da tristeza dos outros, a fim de se concentrar em seu próprio luto.[32] O profissional necessita de tempo para elaborar esse acontecimento e compreender que o trabalho parecerá mais tenso por algum tempo até que as defesas sejam restabelecidas.

O conhecimento dos primeiros indícios de tensão nos familiares e nas pessoas da equipe médica é essencial para aliviá-las, antes que desenvolvam um problema grave.[25] O cansaço desproporcional no trabalho, o desânimo e a irritação com os outros são os primeiros sinais. Quando os pacientes com risco de suicídio exigem uma ação atrás da outra, sem haver tempo para pensar, as pessoas tendem a fazê-las sozinhas em vez de delegá-las aos outros. Elas se confundem, sentindo-se cansadas e heroicas, em vez de avaliar a situação e usar mais eficazmente os recursos disponíveis, e a capacidade de perceber o lado bom das coisas pode ser perdida, sendo fundamental, por isso, o gerenciamento da tensão.

Se logo em seguida são admitidos novos pacientes, a equipe percebe que não está dando o melhor de si. Também nos momentos de crise, os pacientes que podem tomar conta de si mesmos tendem a ser negligenciados. Mais tarde, a equipe irá precisar de tempo e oportunidade para suprir esta deficiência. Uma morte por suicídio é particularmente trágica e dolorosa. Todos estes aspectos aumentam o pesar. Quando isso acontece, o correto seria retardar a ocupação do leito por 1 ou 2 dias, a fim de dar à equipe tempo para juntar forças e recuperar o equilíbrio. Isso é muito difícil de fazer se há uma forte pressão de novas internações. O sensato será compartilhar as decisões, especialmente sobre os casos urgentes.

Para melhor compreender o processo de luto e como ocorre sua resolução, convém:

- Observar uma perda significativa na vida de alguém acompanhada da realidade do processo de luto. Isso também dá ao profissional uma compreensão da maneira de lidar com a perda e uma ideia de quanto o processo pode incomodar antes de chegar a uma resolução adequada
- Investigar uma história pessoal de perdas para obter uma clara noção dos tipos de recursos disponíveis para a pessoa de luto. Isso inclui não só o que ajudou a pessoa em determinada perda, mas também o que não ajudou. A pessoa pode tornar a intervenção mais criativa, não só quanto a saber o que dizer, mas também o que não dizer. Quando observa as perdas pessoais, o profissional pode identificar seu próprio estilo de lidar com a perda, e como este afetará o comportamento em uma intervenção de aconselhamento.

Um estudo comparou o estresse de uma equipe que trabalha em um hospital psiquiátrico e uma que trabalha com pacientes extremamente doentes em hospitais gerais.[33] Encontrou-se estresse nos dois ambientes, e concluiu-se que o melhor cuidado pode ser dado se o profissional estiver ciente de que ele também tem necessidades.

Pelo fato de nem todos poderem trabalhar de modo adequado com todos os tipos de pacientes, é importante que o profissional reconheça as limitações pessoais e encaminhe o paciente para outros colegas que possam manejar certos casos de maneira mais eficaz. Os médicos são conhecidos por sua inabilidade de negociar sua própria ajuda e seus sistemas de apoio. Para o atendimento de pacientes com alto risco de suicídio, os profissionais devem saber:

- Onde obter apoio emocional
- Quais são suas limitações
- Como procurar ajuda quando sentir necessidade.

Para aqueles que trabalham em instituições como hospital geral e/ou psiquiátrico, o apoio frequentemente vem de outros da equipe, e o chefe pode ser o responsável pela facilitação deste apoio. Encontros regulares da equipe, em que os participantes são estimulados a falar sobre problemas que surgem no cuidado de pacientes graves e suas famílias – e de seus próprios sentimentos –, podem ajudar a evitar um estresse excessivo e facilitar os sentimentos associados a luto e perda por suicídio.[34] Profissionais de Saúde Mental que não fazem parte da equipe de tratamento podem também estar disponíveis para a equipe quando necessário.

Integrar grupos de apoio, fazer revisão crítica do evento, conversar com colegas e, até mesmo, participar do funeral foram algumas das atividades que os ajudaram nesse processo.

POSVENÇÃO

O termo *postvention*, que significa *intervenção após*, foi criado por Edwin Shneidman em 1967.[8] Ele não apenas criou o termo, mas também o relacionou com o trabalho de prevenção, tratamento e intervenções no luto por suicídio. Posvenção refere-se, então, somente ao luto por suicídio, para lidar com as suas especificidades e prevenir o suicídio entre os *sobreviventes* enlutados. Isso não inclui sobreviventes de tentativas ou *suicide attempter*; esses continuam a ser assistidos pela prevenção do suicídio, confusão que tem acontecido com o uso errôneo do termo, mas que necessita de abordagens diferentes.

Para Shneidman, a posvenção é "qualquer ato apropriado e de ajuda que aconteça após o suicídio com o objetivo de auxiliar os sobreviventes a viver mais, com mais produtividade e menos estresse do que viveriam se não houvesse esse auxílio".[13] A história do movimento de apoio aos sobreviventes começou em 1970, na América do Norte, com a fundação do primeiro grupo de apoio ao luto por suicídio. Em 1972, o Dr. Edwin Shneidman descreveu que "posvenção é prevenção para futuras gerações".

Em 1972, Cain escreveu o livro *Suicide Survivors* (*Os Sobreviventes do Suicídio*, em tradução livre). Em 1989, a American Association of Suicidology (AAS) começou a falar no impacto, na importância e na necessidade de cuidado após um suicídio. Em 1990, houve a primeira plenária sobre posvenção em um congresso da International Association for Suicide Prevention (IASP).[11,35] Grande parte do que se vê hoje em termos de posvenção foi resultante da união e da força de *sobreviventes* enlutados em diversos países, principalmente nos EUA, onde eles também influenciaram a implementação de políticas de prevenção do suicídio. Em 1992, a AAS publicou o livro *Survivors of Suicide Support Group Guidelines* (*Diretrizes para Grupos de Suporte a Sobreviventes do Suicídio*, em tradução livre). Em 2008, a OMS e a IASP publicaram *Preventing Suicide: How to Start a Survivors Group* (*Prevenindo o Suicídio: Como Iniciar um Grupo de Suporte a Sobreviventes*, em tradução livre) e o distribuíram mundialmente. Em 1999, a IASP criou a força-tarefa em posvenção.[16,36] Em 2014, a posvenção foi reconhecida pela OMS como uma importante ferramenta na área de prevenção do suicídio em seu relatório *Preventing Suicide: a Global Imperative* (*Prevenindo o Suicídio: um Imperativo Global*, em tradução livre), em que se recomenda que as comunidades promovam suporte aos *sobreviventes*, que intervenções sejam oferecidas aos enlutados e que programas nacionais de prevenção ao suicídio incluam esse tipo de suporte.[37]

Todos os anos, no sábado anterior ao Dia de Ação de Graças, acontece o Dia Internacional dos Sobreviventes do Suicídio, com atividade em vários locais no mundo. No Brasil, o único local que oferece essas atividades desde 2015 é o Instituto Vita Alere, em São Paulo.

Pode-se ver que a posvenção tem crescido em diversos países. Alguns dos que têm desenvolvido trabalhos nessas áreas são Canadá, Uruguai, EUA, Áustria, Bélgica, Dinamarca, Inglaterra, França, Itália, Lituânia, Noruega, Portugal, Eslovênia, Holanda, Suécia, África do Sul, Austrália, Hong Kong, Japão, Nova Zelândia e Tailândia. Muitos deles apresentam políticas públicas em níveis nacionais, regionais e locais, diretrizes, serviços gerais de apoio ao luto, serviços ativos de posvenção, programas, associações, organizações, *sites* e grupos de suporte exclusivos para *sobreviventes*, e o apoio do governo pode ser visto na maior parte destes países.[15,38] O impacto e a importância das associações de sobreviventes enlutados, programas, *sites* e grupos de autoajuda são notáveis em todos os países. Há uma crescente participação de Organizações Não Governamentais (ONGs) nesta área. Além disso, programas de extensão estão aumentando em países como um modelo ativo de serviço de posvenção.[39]

Infelizmente, este não é o caso do Brasil. Em 2006, foram lançadas as Estratégias de Prevenção do Suicídio no Brasil, que incluíam o programa "ComViver", que estava ativo no Rio de Janeiro de 2006 a 2008, acolhendo *sobreviventes* enlutados pelo suicídio.[4] No Brasil, as atividades de posvenção têm crescido lentamente. O primeiro curso que usou o termo posvenção foi realizado em 2013, pelo Instituto Gestalt de São Paulo (IGSP), sob docência e coordenação de Karen Scavacini. A partir daí, o termo popularizou-se e tem sido usado no país com mais frequência. Houve um aumento do número de publicações em português sobre posvenção e luto por suicídio.

Os dois primeiros trabalhos a lidar com esse tema no Brasil foram as dissertações de Scavacini e Cândido.[15,40] Em 2015, foi fundada a Associação Brasileira de Estudos e Prevenção do Suicídio (Abeps), que terá uma força-tarefa de posvenção e realizou o I Encontro Nacional de Sobreviventes do Suicídio em 2016 durante o I Congresso Brasileiro de Prevenção do Suicídio, um marco nas atividades de posvenção do país.[4] O Ministério da Saúde divulgou, em 2017, um levantamento do número de suicídios e uma proposta de intervenção baseada na Estratégia Nacional realizada em 2006, no entanto, infelizmente, as atividades de posvenção não foram incluídas nessa proposta, mesmo com a sugestão da OMS para que os planos integrais de prevenção incorporassem a posvenção a suas atividades.

Hoje, existem mais de 30 grupos de apoio de sobreviventes no país e grupos de apoio virtuais pelo Facebook, como o "Grupo virtual de enlutados pelo suicídio – sobreviventes". Em 2022 foi fundada a Associação Brasileira de Sobreviventes Enlutados pelo Suicídio (ABRASES), formada, em sua maioria, por sobreviventes e que tem oferecido *lives*, eventos, materiais e proporcionado contato entre pessoas que perderam para o suicídio. Nem todo *sobrevivente* precisa de serviços, como terapia ou medicamentos, em seu processo de luto. Quanto maior o estresse, maior a necessidade de procedimentos estruturados. Pode-se pensar em quatro níveis de suporte:

- Informação: literatura, recursos via internet, rituais, linhas de ajuda, filmes, *sites* com informações gerais
- Suporte: na comunidade e grupos de autoajuda
- Aconselhamento psicológico: para adultos, crianças e famílias
- Terapia e serviços de Saúde Mental.[41]

A atividade mais comum na posvenção consiste nos grupos de autoajuda, os quais oferecem apoio e promovem a sensação de pertencimento, local para compartilhar a dor e os sentimentos e aprender novas formas de lidar com o luto, renovando muitas vezes a esperança da travessia nesse processo.[16] Os serviços de posvenção podem ter uma perspectiva clínica ou de Saúde Pública, focando nas necessidades psicossociais dos *sobreviventes* e na prevenção de suicídios. As intervenções em posvenção podem ser classificadas em *tradicionais*, quando a pessoa busca a atividade, e *ativas* (ou de alcance), quando as atividades são oferecidas ou encaminhadas para ela, como o envio de *kits* de apoio ou a limpeza do local onde houve o suicídio. Essas atividades geralmente são feitas de *sobreviventes* para *sobreviventes*.

Muitas atividades podem ser feitas em posvenção. Um exemplo disso é o centro ideal de posvenção adaptado de Scavacini,[15] que é dividido em oito áreas:

- **Educação e Saúde Pública**: pesquisa (bolsas, estágios e supervisões); treinamento (voluntariado, socorristas, profissionais da Saúde Mental, pessoas-chave); diretrizes para a mídia
- **Suporte ao luto**: grupos de apoio; grupos terapêuticos de luto; suporte ao luto infantil; sistema de referência de atendimento; orientação familiar
- **Assistência**: jurídica; financeira; prática; educacional
- **Política**: revisão de leis e desenvolvimento de diretrizes
- **Parcerias**: ONGs; CVV; universidades; mídia; conselhos regionais

- **Serviços ativos ou de alcance**: suporte; material impresso; comunicação das mortes por suicídio
- **Associação**: comunitária; política; acadêmica
- **Serviços virtuais**: *site* para sobreviventes; material para *download*; perguntas frequentes; listagem de serviços físicos e virtuais disponíveis; onde, como e quando buscar ajuda; *links*; lista de leituras e filmes; rede de profissionais; rede de sobreviventes; treinamentos *online*; memorial.

DESAFIOS

Por se tratar de uma área relativamente nova, os desafios que a posvenção enfrenta são: construir abordagens baseadas em evidências, ter uma comunicação eficaz entre os *sobreviventes* e os serviços disponíveis, e avaliar os serviços disponíveis. A eficácia de intervenções formais ainda não foi estabelecida.[38] A necessidade de capacitar profissionais para lidar com o luto por suicídio é urgente e necessária, principalmente no que se refere à posvenção na escola, que pode ser prejudicial se feita erroneamente e aumentar o número de suicídios no ambiente escolar. Isso, no entanto, não significa que alunos e professores impactados por um suicídio não devam receber ajuda.

Em nossa experiência, o maior desafio que ainda enfrentamos é unir os *sobreviventes* com os pesquisadores e profissionais da área da Saúde, conectando a experiência com o saber científico. Na maioria dos simpósios e congressos sobre prevenção do suicídio, não há relatos de sobreviventes e não é discutido o luto por suicídio, nem na esfera familiar e muito menos o luto do profissional de Saúde.

Para Scavacini,[4] no Brasil, os grandes desafios são adaptar e conectar serviços em um país enorme com diversidade cultural intensa, ter prestadores de serviço sem treinamento e experiência em ajudar enlutados pelo suicídio, prover serviços em áreas rurais e sem acesso à internet, dificuldade em falar sobre a morte no Brasil, falta de interesse do governo e de empresas privadas em investir na prevenção e posvenção do suicídio, dificuldade da mídia e da sociedade em dar atenção a essa população, pouca publicação e pesquisas específicas em posvenção. Para suprir esses desafios, é necessário que haja mais pesquisas, educação e aumento da consciência pública e profissional e dos serviços oferecidos.[4] Outro aspecto a ser destacado é a necessidade de profissionais de Saúde receberem treinamentos voltados para lidar com os enlutados por suicídio, bem como para lidar com seu próprio luto quando enfrentam o suicídio de um paciente. Embora os estudos sobre a posvenção sejam reduzidos, o fato não poderá se tornar um empecilho para que tais serviços de apoio para os *sobreviventes* do suicídio no Brasil aconteçam e façam parte das estratégias de prevenção do suicídio. Assim, merece a atenção das políticas públicas de Saúde e do governo e dos profissionais da área da Saúde.[42]

Devido a uma série de ataques em escolas, algo comum nos EUA e que começou a ocorrer com mais frequência no Brasil, especialmente a partir do ataque na Escola Estadual Professor Raul Brasil, no município de Suzano, em 2019, faz-se necessária a capacitação de profissionais que, a partir das emergências e desastres e da abordagem voltada para o trauma, também sejam capazes de acolher a família e os amigos do aluno que impetrou o ataque e depois se matou. É algo muito específico, mas, ainda assim, posvenção e inédito no país.

Diversos programas podem ser vistos em vários países prestando apoio aos enlutados. No Brasil, iniciou-se a atenção às atividades de posvenção. Desse modo, é necessário que as atividades após o suicídio possam se desenvolver progressivamente, no sentido de englobarem cada vez mais atividades promovendo a saúde mental, respeitando a singularidade e a complexidade do processo do luto.

CONCLUSÃO

Mesmo sendo o luto uma reação à morte de alguém querido, as atividades de posvenção se fazem necessárias para oferecerem atendimento especializado às pessoas que enfrentam o suicídio consumado. Assim, os principais pontos a se considerar são: a diminuição do estigma, o acompanhamento e/ou tratamento de processos de luto complicados e a promoção de redes de conectividade entre pessoas que passam pela experiência do luto pelo suicídio, sem se perder o respeito pela singularidade de cada vivência. É necessário enfatizar a importância da estratégia no Brasil e o uso correto do termo, destacando a necessidade para que se ofereça visibilidade ao problema dos *sobreviventes* do suicídio.

Prevenção ao Suicídio: Experiência do Centro de Valorização da Vida

Alankardec Gonzalez ▪ Leila Herédia ▪ André Lorenzetti

INTRODUÇÃO

Nenhum ser humano pode afirmar que jamais pensará em suicídio. A vunerabilidade é o passaporte para o obscuro universo da dor e do sofrimento, de onde a morte parece ser, por vezes, a única saída. "Prevenção do suicídio" é uma expressão que transmite a ideia de força e impacto. Traz à mente imagens de policiais e enfermeiros procurando impedir uma pessoa de se matar. Se essa sentença for considerada no âmbito da Medicina preventiva, estará se referindo a um dos aspectos mais importantes do trabalho com seres humanos em situação de crise, depressão ou, às vezes, de desespero.

Somente a partir da Segunda Guerra Mundial que, na Europa e nos EUA, começaram a se formar grupos de pessoas (profissionais ou voluntários) com a estrita finalidade de prevenir o suicídio. Elas se dedicavam a aliviar a agonia dos angustiados e a despertar neles o valor da vida. Os serviços de prevenção do suicídio dividem-se em três categorias, conforme suas características:

- Humanitários: como os Samaritanos, de Londres; os SOS L'Amitié, de Paris; e o Centro de Valorização da Vida (CVV), do Brasil. Nesse último grupo, todos os trabalhadores são voluntários, reunidos pelo desejo de servir, não havendo entre eles discriminação de religião, cor, sexo, filiação política etc. Em síntese: são entidades não religiosas e não partidárias que atendem gratuitamente qualquer pessoa
- Religiosos: como Il Telefono Amico, da Itália. São mantidos e integrados pelos membros de uma ordem religiosa. Têm, portanto, caráter confessional, o que, em hipótese alguma, retira o mérito de sua ação, também desenvolvida sem fins lucrativos
- Científicos: como o caso do Suicide Prevention Center (SPC), de Los Angeles, nos EUA. São geralmente integrados por profissionais remunerados: médicos, psicólogos, advogados e outros. O SPC é a mais representativa dessas organizações: seus profissionais têm contribuído enormemente para que se possa conhecer um pouco melhor o fenômeno do suicídio e suas causas.

Neste capítulo, destaca-se o CVV como um programa de prevenção formado por voluntários, mas que possui consultores, como médicos, advogados e psicólogos; no entanto, esses profissionais não compõem os quadros de plantonistas.

O CVV é uma associação civil sem fins lucrativos, de caráter filantrópico. Suas atividades se iniciaram em 1962 na cidade de São Paulo, tendo sido reconhecido como entidade de utilidade pública federal pelo Decreto-Lei nº 73.348, de 20/12/1973. Mantém, atualmente, os seguintes programas assistenciais: (1) Programa CVV de Prevenção de Suicídio; (2) CVV Francisca Júlia, em São José dos Campos, destinado ao tratamento de pessoas com doença mental ou dependência química; (3) Caminho de Renovação Contínua (CRC), Programa de Autoconhecimento, desenvolvido por meio de reuniões, cuja frequência é gratuita e aberta à comunidade; e (4) Grupos de Apoio aos Sobreviventes de Suicídio (GASS), reuniões abertas à comunidade, destinadas a pessoas que perderam alguém por suicídio ou que tentaram se matar. O Programa CVV de Prevenção do Suicídio foi a primeira atividade desenvolvida no Brasil, tendo como referência os Samaritanos, de Londres.

As denominadas "linhas de ajuda" ou *helplines* existem em vários lugares no mundo e caracterizam-se pelo trabalho de voluntários treinados que realizam apoio confidencial gratuito às pessoas em crise emocional ou em sofrimento, bem como àqueles que lhes estão próximos. Elas são reconhecidas pela Organização Mundial da Saúde como importante ferramenta para auxiliar no alívio do sofrimento de uma pessoa e reduzir a intensidade desse sentimento, proporcionando a força necessária para que essa pessoa supere os problemas que lhe causam angústia e dor.

Muitos indivíduos com pensamentos suicidas não procuram ajuda em serviços de Saúde ou apoio de amigos ou familiares. Alguns chegam a receber cuidados de saúde de um profissional, mas podem nunca falar sobre as ideias de morte. O serviço oferecido pelo CVV e por outras entidades congêneres pode ajudar a superar a barreira do estigma em torno do suicídio e dos problemas de saúde mental, os quais podem impedir uma pessoa de buscar apoio.

No Brasil, a atividade desenvolvida pelo CVV desde a década de 1960 foi reconhecida pelo Ministério da Saúde. Em 2017, a assinatura de um acordo de cooperação técnica instituiu a gratuidade das ligações para o CVV pelo telefone 188 em todo o território nacional. Atualmente milhares de pessoas ligam diariamente para essa entidade, que funciona 24 horas, em busca de uma escuta empática e acolhedora. Além do telefone, o CVV também oferece apoio por *chat*, e-mail e presencialmente em uma das mais de 100 unidades espalhadas pelo Brasil.

Os serviços oferecidos pelo CVV organizam-se como descrito a seguir. Posto do CVV é a designação de todo núcleo de prevenção que se compromete a funcionar de acordo com as normas do regimento interno elaborado pela instituição. O CVV se coloca à disposição de todo e qualquer grupo de pessoas que, voluntariamente, queira instalar um ou mais postos de prevenção do suicídio. Ao grupo interessado, cabe fundar uma sociedade civil filantrópica cuja finalidade primeira será a de atuar como mantenedora do posto. Comprometendo-se a cumprir o regimento interno do Programa CVV de Prevenção do Suicídio, essas entidades estarão autorizadas a utilizar a marca institucional. Dentre suas atribuições, estão o fornecimento de material didático para essas entidades e a designação de voluntários para orientar pessoalmente os interessados no trabalho exercido gratuitamente.

Esse tipo de descentralização foi implantado para facilitar a expansão do trabalho, pois à instituição CVV faltam recursos humanos e materiais para a dinamização de todas as atividades e em todos os espaços em que ela é necessária.

A seguir, são apresentadas bases conceituais que orientam a compreensão do suicídio e sua prevenção, sob a perspectiva da pessoa que procura ajuda.

A PESSOA QUE PROCURA AJUDA

O indivíduo que pensa em suicídio é uma pessoa solitária. Ele pode estar no meio de uma grande multidão ou de uma grande família, mas sente-se isolado. Tenta se comunicar com muita gente, mas tem a percepção de que ninguém o atende nem se dispõe a ouvi-lo. A pessoa com esse tipo de sofrimento não consegue deixar claro para aqueles que a cercam as dimensões e o sentido de sua angústia. Logo, o suicídio pode ser classificado como o último gesto de comunicação (desesperado e violento) de um indivíduo, que, no fundo, transmite uma mensagem para alguém ou para a sociedade, mesmo sem esperança do retorno.

Embora à primeira vista se tenha a impressão de que o ato suicida surge repentinamente, isso não é correto. Meses e anos de sofrimento são necessários até que o desejo de morrer supere o forte impulso que todo ser humano tem de viver/sobreviver. A compreensão e o calor humano são o grande antídoto contra o desespero que causa o autoaniquilamento.

É justamente em relação ao perfil do indivíduo descrito que se articula o trabalho do CVV: compreender incondicionalmente os que procuram atendimento, para que eles possam encontrar novas motivações para continuar a viver. Com isso, combatem-se as causas mais profundas da atitude autodestrutiva.

Existe uma certa confusão entre fatores causais e desencadeantes do suicídio. Desencadeante é a "última gota" de um longo processo de acabar com a vida. Por exemplo: o indivíduo foi despedido do emprego e se matou. Todos afirmam: "Está claro, a culpa é da empresa que o colocou na rua." Pergunta-se, então: "Será que todas as pessoas que são demitidas de seus empregos se suicidam?" Claro que não! A verdade, portanto, é que o recém-desempregado já vinha carregando consigo outros problemas e sentimentos que se agravaram progressivamente. Esses fatores causais são também denominados causas primárias; e os fatores desencadeantes, causas secundárias.

No início do diálogo com uma pessoa que procura o serviço CVV, geralmente ela aponta como causa do seu sofrimento os motivos secundários, visíveis e aparentes. Somente após algum tempo de relacionamento emergem as causas reais. São principalmente essas últimas a que os oitivos devem estar atentos. Os sentimentos do indivíduo com ideação suicida são os mesmos experimentados por qualquer pessoa. Os mais habituais são:

- Ambivalência: simultaneidade de sentimentos de igual intensidade em um mesmo indivíduo. O estado de ambivalência é um estado de grande sofrimento. No caso da pessoa que pensa em se matar, por exemplo, ela vai aos poucos cultivando (às vezes até inconscientemente) o desejo de autodestruição; contudo, o instinto de conservação a prende à vida, a impulsiona a viver. Logo, ela quer morrer, mas seu instinto de vida a força a continuar. Ninguém consegue permanecer muito tempo nesse estado, pois, fisiológica e mentalmente, é consumida uma quantidade muito grande de energia. Quando prolongada, essa situação se torna insuportável. Vem a partir disso o sofrimento intenso vivido por aqueles que pensam em se matar, mas que os impulsiona a buscar de ajuda. A prevenção do suicídio existe, porque em cada pessoa também persiste a força de vida que, permanentemente, a impulsiona para uma condição mais satisfatória
- Busca de atenção: a falta de tempo, a pressa e a velocidade com que se vive impedem as pessoas de dar atenção às outras. "Tempo é dinheiro" e "tempo é precioso" são as frases mais ouvidas diariamente. Embora transmita muitas informações, a comunicação mecanizada por TV, rádio, jornal e internet pode dificultar o relacionamento direto entre as pessoas. Elas permanecem distantes umas das outras, cada qual em seu refúgio, fechadas em si mesmas e carentes de atenção. Isso se agrava muito em determinadas circunstâncias e para alguns tipos de personalidade
- Desejo de vingança: quando se perde algum bem, material ou não, é natural que surja a raiva, um dos sentimentos humanos mais experimentados na vida cotidiana. Quando é possível identificar um ou mais responsáveis pela perda sentida, é comum surgir o desejo de vingança, de impor ao outro o mesmo sofrimento que se vivencia. Muitas vezes, não se consegue encontrar outro meio de provocar sofrimento ao outro a não ser agredindo a si próprio
- Desejo de fugir de uma situação desagradável: a luta contra as dificuldades cotidianas por vezes é considerada bastante desigual. Os obstáculos parecem intransponíveis, impossíveis de serem superados. Essa batalha se torna cansativa, monótona, repetitiva e aparentemente interminável. É natural que se procurem todas as formas de fugir dessa situação desagradável, da violência contra os outros ou inclusive contra si próprio. As pessoas que cometem o suicídio desejam fugir do sofrimento, mesmo que essa opção represente o "nada" para elas. Muitas vezes, é preferível esse "nada" ao intenso sofrimento
- Desejo de ir para um lugar melhor: em geral, as pessoas buscam o melhor para si mesmas, embora, por vezes, possa parecer o contrário, ou seja, que elas somente almejam o sofrimento. A força instintiva que existe dentro de cada um impulsiona a busca de uma vida melhor. Até as pessoas que cometem suicídio o fazem na esperança de conseguir uma situação mais agradável ou, no mínimo, menos desagradável
- Procura de paz: não são todas as pessoas que alcançam a paz interior necessária à sobrevivência, nesse mundo movido à competição e à luta permanente "por um lugar ao sol". Em certas circunstâncias, a morte pode ser considerada uma maneira de se "descansar em paz".

É necessário conhecer muito bem os sentimentos anteriormente descritos. Conforme será visto adiante, eles são bastante incompreendidos pelas pessoas em geral e provocam atitudes altamente prejudiciais ao esforço de prevenção do suicídio. Já foi dito que aqueles que pensam em suicídio desejam uma vida melhor, sem o sofrimento insuportável. Alguns são mais decididos nesse intento, outros são mais indecisos; alguns utilizam métodos altamente letais, como armas de fogo; outros buscam métodos menos letais, como a ingestão de medicamentos. Não cabe ao voluntário que atende alguém que está pensando em suicídio analisar se ela desejava ou não se matar. Ele deve ouvi-la, mostrar-se empático com suas angústias, sem fazer julgamento.

As estatísticas provam também que aquele que tentou uma vez, se não tiver apoio para revalorizar a vida, tentará de novo, até que haja uma última tentativa: a fatal. Muitas vezes, uma experiência frustrada pode ser um aviso violento das intenções da pessoa: a próxima pode não ser uma simples advertência, e sim, a efetivação do suicídio. A pessoa que se mata comunica esse desejo muitas vezes, direta ou indiretamente, antes de se matar. Está provado que, de 10 pessoas que se matam, 8 delas expressaram algum sinal, que, se compreendido a tempo, poderia ter ajudado no processo de revalorização da sua vida.

MITOS E FATOS

Há muitos mitos, ideias incorretas e absurdas sobre o assunto, confundidos e assumidos como se fossem fatos. Esses relatos fantásticos seriam engraçados se muitos deles não prejudicassem o esforço de prevenção do suicídio. Eles são transmitidos de pessoa para pessoa, e muitos indivíduos acreditam neles como se fossem verdades científicas. Alguns exemplos:

- "O suicídio está no sangue, é hereditário" (mito)
  - Fato: a ciência tem mostrado que, quando várias pessoas se matam em uma mesma família, isso não ocorre necessariamente por causa da hereditariedade. Na verdade, aquelas que ficam quase sempre se sentem culpadas por não terem feito nada; não conseguem viver sem a outra pessoa e acabam repetindo o gesto quando não têm ajuda para superar seus confusos e dolorosos sentimentos
- "A pessoa que fala em suicídio não se mata" (mito)
  - Fato: de cada 10 pessoas que se mataram, 8 disseram que o fariam
- "O suicídio ocorre sempre sem aviso" (mito)
  - Fato: as pessoas que se matam dão sempre muitos avisos. Os indivíduos mais próximos não acreditam, não percebem, ou não entendem esses avisos, que costumam ser mensagens indiretas
- "A pessoa que se mata estava decidida a morrer" (mito)
  - Fato: ao lado do desejo de fugir da vida, existe sempre a poderosa força que impulsiona cada indivíduo para ela
- "Uma pessoa que já pensou em suicídio será sempre uma candidata a ele" (mito)
  - Fato: qualquer pessoa pode, em certas circunstâncias, pensar em suicídio. Superada a fase, ela será uma pessoa como outra qualquer
- "O suicídio ocorre mais entre pessoas pobres" (mito)
  - Fato: a proporção de suicídios é a mesma entre pobres e ricos
- "Indivíduos com ideação suicida são todos doentes mentais" (mito)
  - Fato: as estatísticas demonstram que apenas 10 a 20% das pessoas que se matam têm algum transtorno mental. A maioria dos casos é composta por pessoas momentaneamente desorientadas e sofredoras, que nunca apresentaram nenhum distúrbio mental anteriormente.

À pessoa que atende no Posto CVV cabe perguntar: "O que buscam as pessoas que procuram atendimento?" A seguir, está uma listagem dos desejos mais frequentes daqueles que acessam esse serviço.

PERGUNTAS A UM INDIVÍDUO EM SOFRIMENTO EMOCIONAL

- "Do que eu gostaria?"
  - De alguém que tivesse tempo para me ouvir; de uma voz calma; de me assegurar que não sou louco; de me sentir amado; de alguém que esteja lá; de me sentir importante para uma outra pessoa; de quem acreditem em mim sem eu ter que provar tudo; de ter alguém ao meu lado; de me sentir seguro; de ser amparado; de respeito; de atenção completa; de ser compreendido; de alívio; de esperança; de estar no comando do que acontece comigo; de ficar à vontade; de alguém que não usasse meu relato contra mim mais tarde; de que demonstrem cuidado comigo; de alguém que demonstre se importar com o que acontece comigo; de ser aceito como sou; de sentir que posso confiar na pessoa"
- "Do que eu não gostaria?"
  - De que me dissessem que é errado ou tolo me sentir assim; de ser rejeitado; de me sentir envergonhado por ter feito contato; de preleção, sermão, discurso ou debate; de clichês; de repreensão ("você é mais forte que isso"); de ser interrogado para me arrancar informações; de falsa reanimação ("tudo estará melhor amanhã cedo"); de ser rebaixado ou criticado, analisado, rotulado; de ser enganado, ficar desapontado; de que me digam o que fazer; de conselhos não solicitados; de piedade; de ficar sozinho; de ser apressado, ser mandado; de comparações; de ser interrompido; de ouvir experiências dos outros; de que mintam para mim; de ser colocado na defensiva; de que ajam de forma paternalista; de conversa vazia.

A PESSOA QUE AJUDA

Uma das principais características da pessoa que deseja ajudar deve ser a humildade de se colocar à mesma altura daquela que a procura. Assim, conhecendo a si mesmo, estará também conhecendo o outro, já que as pessoas são semelhantes na sua essência. Quanto melhor conhecer suas próprias atitudes e sentimentos, melhor conseguirá agir em benefício dos demais. O voluntário pode, também, modificar progressivamente os próprios hábitos e práticas, para que sejam mais adequados aos objetivos de servir aos que procuram apoio.

As atitudes básicas e necessárias para um atendimento que vise à prevenção do suicídio serão descritas a seguir.

Atitude de confiança nas pessoas. Observando as informações que chegam do mundo todo, nunca é possível deixar de se surpreender com a enorme capacidade dos seres humanos de sobreviver às condições mais difíceis. É quase impossível acreditar como tantas pessoas puderam resistir, durante anos, às condições desumanas dos campos de concentração durante a Segunda Guerra Mundial. Atualmente a fome que atormenta grandes populações em diversas partes do planeta e as condições sub-humanas a que são submetidas extensas parcelas da humanidade em função dos preconceitos de cor, raça, nacionalidade ou religião trazem à tona a resistência e a capacidade daqueles que continuam a resistir: a vida é mais forte! A conclusão a que se chega é a mesma a que diferentes estudiosos do comportamento humano chegaram: os seres vivos têm uma poderosa força interior que os impele continuamente à busca de uma vida melhor.

Na prática, confiar nas pessoas é considerar positiva a essência de todos. Interiormente todos têm a capacidade de serem bons. Quem comete o mal não é mau na sua essência; pelo contrário, é potencialmente bom. Por isso, é preciso separar o mal do malfeitor. Aquele que pratica o roubo e o assassinato continuará sendo uma pessoa e, como tal, merece confiança.

Por mais desequilibrada e doente que seja/esteja, ela sempre terá capacidades interiores que poderão ser desenvolvidas um dia, caso deseje e encontre as condições apropriadas.

A tendência natural dos seres humanos é procurar a proximidade com os outros, é conviver em paz; buscar amizade e calor humano; comunicar o que está em seu universo interior. Quando encontra obstáculos, dificuldades e impedimentos, essa tendência positiva se obscurece, surgindo a violência, o egoísmo, a inveja e a destrutividade. São esses obstáculos que as pessoas que procuram atendimento não devem, em princípio, encontrar no voluntário ou no profissional que lhes dá suporte. A primeira atitude daquele que se dispõe a ajudar um indivíduo que pensa em suicídio será confiar nele; em seguida, não promover dilemas, e sim, ajudá-lo a reconhecer, em conjunto com o voluntário ou com o profissional, as verdadeiras razões de seu sofrimento. E, assim, encontrar soluções que possam minorá-lo.

Muitas vezes surgem dificuldades, porque algumas pessoas ainda não estão prontas para as mudanças interiores, e o voluntário ou o profissional também tem os seus próprios impedimentos e limitações.

Atitude de respeito pelo outro. Com frequência, fala-se em respeito à pessoa. Na prática, entretanto, as ideias favoráveis do indivíduo que se propõe a ajudar pessoas que pensam em suicídio não garantem que ele respeite o outro. Alguém pode defender ideias muito bonitas sobre esse assunto e, diante dos problemas do outro, agir desrespeitosamente. O que se pede não são palavras, mas atos, ou seja, a demonstração concreta de uma atitude interior compreensiva. O trabalho do voluntário ou do profissional é prestar ajuda. Mas, por outro lado, é preciso reconhecer que o outro é quem reúne as melhores condições para saber e decidir o que mais lhe convém.

Ajudar com respeito significa criar condições para que a pessoa com problemas encontre suas próprias condições internas de superação. Os pais ajudam os filhos a andar, estimulando-os a caminhar por si mesmos, apesar das quedas que certamente lhes acontecerão. Não respeitar o outro durante uma conversa sobre seu sofrimento significa julgá-lo, avaliá-lo, aconselhá-lo, tomar a frente nas decisões que ele deve ter, tentar dirigir sua vida e interferir nela. Ao contrário, respeitar o outro é tratá-lo como um igual e considerá-lo, valorizar todos os seus pensamentos e sentimentos.

Uma forte tendência individualista é considerar o próprio sofrimento sempre maior que o do outro. A própria dor é sempre mais intensa que a da outra pessoa. Como consequência, a dor do outro em geral parecerá pouco importante. Uma jovem que tentou o suicídio após ter perdido o namorado deverá merecer tanto respeito quanto uma pessoa idosa que perde o companheiro de muitos anos. Não é possível dimensionar, com uma medida única, o sofrimento alheio; não se pode julgar nem deduzir a partir de si mesmo.

Respeitar é não usar a medida pessoal para sentir o sofrimento do outro, mas usar a dele próprio. Uma experiência ou um fato que para o voluntário ou profissional parece não ter valor, para o outro poderá ser motivo de grande angústia e de grande ansiedade. Respeitar o outro não é apenas um assunto de bate-papo entre amigos. É uma certeza que deve ser cultivada por meio da experiência e da prática diária do trabalho de ajuda.

Atitude de aceitação. Aceitar o outro é admitir a existência dele, é ajudá-lo, é convencer a si próprio de que "ele é assim". É olhar de frente para ele, observar e examinar com ele todas as suas características, sem receio, sem preconceitos, sem julgamento.

Geralmente a própria pessoa não se aceita e não tem coragem de olhar para si mesma. Fecha os olhos para suas características, porque crê que são ruins e negativas. Com isso, acaba desconhecendo o lado positivo delas, que, muitas vezes, poderia ser de grande importância na solução de suas dificuldades. Os indivíduos não se aceitam, porque têm preconceitos sobre o que é bom e o que é ruim. E vivem em luta para se defender daqueles que pensam de modo diferente. Se o voluntário ou profissional que atende a pessoa em sofrimento a critica e a força a tomar uma atitude, tentando convencê-la a pensar, sentir ou agir de determinada maneira, ela fatalmente reagirá "fincando o pé" nas suas posições. Quando o voluntário ou o profissional a aceita, olhando-a e procurando compreendê-la com interesse verdadeiro e respeito, ela se sente segura e confiante para fazer o mesmo, para observar melhor a si própria. Deixa, então, de consumir tanta energia para se defender e passa a usá-la para se conhecer melhor e procurar alternativas de mudanças.

À medida que o voluntário ou o profissional aceita a pessoa que pede ajuda, ela pode se aceitar melhor também, passando a acreditar e a confiar mais na própria capacidade; já não precisa mais depender de nenhuma outra pessoa, inclusive do próprio voluntário ou do profissional que a assistiu. Está claro que aceitar não é o mesmo que concordar com as atitudes do outro ou aprová-las.

Atitude de compreensão. Assumir uma atitude compreensiva diante do outro significa deixar a distância e a frieza de quem examina um objeto e aproximar-se, procurando sentir e colocar-se no seu lugar. Sempre que alguém age, pensa ou sente o faz por uma boa razão. Caberá àquele que quer ajudar conhecer as razões do outro e suas atitudes, explicadas por ele próprio. Compreender significa entender a lógica do comportamento e do sentimento de quem pede ajuda.

Um homem perde o emprego e pensa em suicídio. Se um voluntário acreditar que o compreende pelo fato de conhecer apenas esse dado, estará completamente enganado. Esse fato conforma apenas os aspectos exteriores de suas atitudes. Muitas pessoas perdem o emprego e não se matam por isso. Contudo, conhecendo-se mais aquela pessoa, pode-se saber que ela se sente profundamente incapaz de procurar um novo emprego, que se trata de uma pessoa extremamente tímida e insegura desde a infância. Isso é compreendê-la. É conhecer a lógica interior das suas atitudes e, principalmente, seus sentimentos. Compreender o outro significa estar ao seu lado e tomar o seu partido na compreensão de sua situação.

Observar a si próprio. À medida que a pessoa conhece melhor sua própria maneira de pensar, sentir e agir, e os preconceitos que têm em relação aos outros, fica mais fácil ajudar, pois haverá a compreensão de que todos os seres humanos são semelhantes.

Flexibilidade. Capacidade e coragem de deixar de lado o próprio ponto de vista por um instante e examinar o do outro, com honestidade e sinceridade, no desejo de encontrar o melhor caminho de ajuda. Todos têm uma certa tendência, em princípio positiva, de defender as próprias ideias e pontos de vista como se eles constituíssem uma questão de vida ou morte. As pessoas mais rígidas e inflexíveis se quebram mais facilmente: não suportam a força das tempestades. Os mais flexíveis se dobram quando a força contrária é muito forte, porém, não desistem, não se quebram, não morrem. Não há respostas e soluções para todos os problemas da vida. Admitir isso é ter flexibilidade.

Os preconceitos são ideias antigas que o indivíduo traz consigo, e, com o tempo, o endurecem. Mitos sobre o suicídio, por exemplo, são preconceitos contra as pessoas mais vulneráveis a cometê-lo. Algumas vezes uma pessoa é tão inflexível em relação a certas ideias que chega a parecer que dá a vida por elas, por seus "princípios". Certas pessoas morrem defendendo opiniões que os voluntários ou profissionais que as atendem não conseguem compreender muito bem.

Quantos, por exemplo, já perderam a vida nos estádios esportivos, defendendo seus times? Os torcedores são exemplos de pessoas inflexíveis e fanáticas que não admitem perder, pois não admitem também a superioridade do outro. Para que se possa aceitar, compreender e respeitar o ponto de vista e os sentimentos da pessoa que procura ajuda, tem-se que aprender a ser mais flexível. Ninguém se livra dos preconceitos como se faz com uma roupa imprestável, mas conseguirá isso pela força da solidariedade.

Nivelamento. Atitude de se perceber à altura do outro, com sinceridade. É o contrário de assumir uma atitude superior de quem se considera mais inteligente e mais sábio. Sempre que alguém se considera superior aos outros tem desilusões e sofrimento. Além disso, sem nivelamento não pode haver aproximação entre as pessoas; e, sem proximidade, não pode haver calor humano.

Quando ocorre nivelamento, pode-se acolher, receber o outro com simpatia, respeito e compreensão. Aquele que ajuda e o que recebe ajuda tornam-se "um" e "igual". O nivelamento é a atitude prática da pessoa amorosa e fraterna. Essa capacidade é o contrário da projeção, postura de quem acha que os outros veem o mundo da mesma forma que ele próprio. É colocar sobre os outros o peso das próprias crenças e preconceitos pessoais.

Humildade. Atitude da pessoa consciente de que não sabe tudo, que não tem soluções prontas para todos os problemas humanos, que não tem respostas para todas as perguntas. Na realidade, as pessoas se sentem melhor diante de seres humanos falíveis, muito mais do que diante de super-homens ou de super-mulheres de fachada. A insegurança é própria dos seres humanos. A segurança absoluta, completa e permanente é uma máscara. Todos têm uma certa tendência a usar máscaras, isto é, de se esconder. À medida que se exercita a humildade, a pessoa tem coragem de se mostrar como realmente é. Essa disposição em um voluntário facilita que a pessoa a quem tenta ajudar faça o mesmo.

Disponibilidade. Embora seja um conceito bastante amplo, seus aspectos principais são os seguintes:

- Disponibilidade de calor humano: atitude de expor ao outro aquilo que se é; mostra confiança no outro. É acompanhada de respeito, aceitação e compreensão. Como todo ato de ajuda, deve ser esclarecido, e não cego e impulsivo. Deve-se ter clareza de que não se pode ajudar todas as pessoas. Há algumas que não querem ser ajudadas. Doar-se não significa dar conselhos, sermões ou orientações como simples auxílio, e sim, estar aberto a ouvir e acolher
- Disponibilidade para buscar o autoconhecimento: aquele que procura ajudar pessoas em sofrimento deve estar aberto para conhecer a si próprio, para que possa reservar o máximo de espaço possível ao outro.

Moderação. Atitude de se manter longe dos extremos. A pessoa fanática e extremista dificilmente poderá ser útil e disponível, porque terá sempre muitas exigências dentro de si. Isso não significa que se deva viver na mediocridade das ideias comuns e sem originalidade. O importante é manter a flexibilidade.

CONCLUSÃO

Terminamos este capítulo com uma pequena comparação. O médico vacina pessoas com o objetivo de desenvolver sua resistência às doenças. Podem-se vacinar pessoas contra ideias e tentativas de suicídio ajudando-as a desenvolver força e confiança em si mesmas e, dessa maneira, adquirir resistência contra o desespero. A partir do momento em que um ser humano se dispõe a ouvir com compaixão o desabafo das angústias de outro, pode-se dizer que um trabalho de prevenção do suicídio se inicia. É o trabalho de doação, de apoio, de calor humano e de amizade que pode convencer uma pessoa de que ela não está sozinha e de que ela merece ser ouvida.

REFERÊNCIAS BIBLIOGRÁFICAS

Comportamento suicida

1. Insel T. The quest for the cure: the science of mental illness. National Council for Behavioral Health; 2014. Disponível em: https://ncc.expoplanner.com/files/7/SessionFilesHandouts/MGS2_Insel_1.pdf. Acesso em: 26/7/18.
2. Walker ER, McGee RE, Druss BG. Mortality in mental disorders and global disease burden implications: a systematic review and meta-analysis. JAMA Psychiatry. 2015;72(4):334-41.
3. World Health Organization (WHO). World health statistics 2018: monitoring health for the SDGs, sustainable development goals. 2018. Global Health Estimates 2016: Deaths by cause, age, sex, by country and by region, 2000-2016. Geneva: WHO; 2018. Disponível em: http://apps.who.int/iris/bitstream/handle/10665/272596/9789241565585-eng.pdf?ua=1. Acesso em: 20/7/18.
4. Bertolote JM, Fleischmann A. Suicide and psychiatric diagnosis: a worldwide perspective. World Psychiatric. 2002;1(3):181-5.
5. Chesney E, Goodwin GM, Fazel S. Risk of all-cause and suicide mortality in mental disorders: a meta-review. World Psychiatry. 2014;13(2):153-60.
6. Jokinen J, Boström AE, Dadfar A et al. Epigenetic changes in the CRH gene are related to severity of suicide attempt and a general psychiatric risk score in adolescents. EBioMedicine. 2018;27:123-33.
7. Lippi JR. Tentativa de suicídio associada à violência física, psicológica e sexual contra a criança e o adolescente [Tese]. Rio de Janeiro: Fiocruz; 2003.

8. Stone G. Suicide and attempt suicide. New York: Carrol and Graff Publishers; 1999.
9. Platão. Diálogos socráticos III: Fedro, Eutífron, Apologia de Sócrates, Críton, Fédon. 2. ed. Bauru: Edipro; 2015.
10. Minois G. Histoire du suicide: la societé occidentale face a la morte voluntaire. Fayard: Libraire Arthéme; 1995.
11. Tite-Live. Histoire romaine. Paris: Librairie Garnier; 1944.
12. Maris RW, Berman A, Silverman M. Comprehensive textbook of suicidology. New York: The Guilford Press; 2000.
13. Pérez Barrero AS, Pelaez S. La conducta suicida en las Sagradas Escrituras. Revista Internacional de Tanatología y Suicidio. 2002: 2:7-9.
14. World Health Organization. Preventing suicide: a resource series. Geneva: WHO; 2000.
15. Maris R. Pathways to suicide: a survey of self-destructive behaviors. Baltimore: Johns Hopkins University Press; 1981.
16. Werlang BSG, Macedo MMK, Krüger LL. Perspectiva psicológica. In: Werlang BG, Botega NJ. Comportamento suicida. Porto Alegre: Artmed; 2004.
17. Meleiro AMAS, Teng CT, Wang YP. Suicídio: estudos fundamentais. São Paulo: Segmento Farma; 2004.
18. Blumenthal SJ, Kupfer DJ. Suicide over the life cycle: risk factors, assessment and treatment of suicidal patients. Washington: American Psychiatric Press; 1990.
19. Kutcher S, Chehil S. Manejo do risco de suicídio: um manual para profissionais de saúde. Rio de Janeiro: Med Line; 2007.
20. Shneidman ES. Suicide as psychache. J Nerv Ment Dis. 1993; 181(3):145-7.
21. Maris RW. Social and familial risk factors in suicidal behavior. Psychiatr Clin North Am. 1997;20(3):519-50.
22. Wenzel A, Brow GK, Beck AT. Terapia cognitiva comportamental para pacientes suicidas. Porto Alegre: Artmed; 2010.
23. Ali MM, Dwyer DS, Rizzo JA. The social contagion effect of suicidal behavior in adolescents: does it really exist? J Ment Health Policy Econ. 2011;14(1):3-12.
24. Gould MS. Suicide and the media. Ann N Y Acad Sci. 2001;932:200-21; discussion 221-4.
25. Biddle L, Donovan J, Hawton K et al. Suicide and the Internet. BMJ. 2008;336:800-2.
26. Schotte DE, Clunn GA. Problem-solving skills in suicidal psychiatric patients. J Consult Clin Psychol. 1987;55(1):49-54.
27. Chiles JA, Strosahl KD. The suicidal patient: principles of assessment, treatment, and case management. Washington: American Psychiatric Press; 1995.
28. Dyer JAT, Kreitman N. Hopelessness, depression and suicidal intent in parasuicide. Brit J Psychiatry. 1984;144:127-33.
29. Weissman MM, Bland RC, Canino GJ et al. Prevalence of suicide ideation and suicide attempts in nine countries. Psychol Med. 1999; 29(1):9-17.
30. Links PS, Gould B, Ratnayake R. Assessing suicidal youth with antisocial, borderline, or narcissistic personality disorder. Can J Psychiatry. 2003;48(5):301-10.
31. Henry CS, Stephenson AL, Hanson MF et al. Adolescent suicide and families: an ecological approach. Adolescence. 1993;28:291-308.
32. Mooecicki EK. Epidemiology of suicide. In: Jacobs DG (Ed.). The Harvard Medical School guide to suicide assessment intervention. San Francisco: Jossey-Bass Publishers; 1999.
33. Levenson JL, Bostwick JM. Suicidality in the medically ill. Primary Psychiatry. 2005;12:16-8.
34. Bertolote JM, Fleischmann A, De Leo D et al. Suicide and mental disorders: do we know enough? Brit J Psychiatriy. 2003;183(5):382-3.
35. Harris EC, Barraclough BM. Suicide as an outcome for mental disorders: a metanalysis. Br J Psychiatry. 1997;170(3):205-28.
36. Oquendo MA, Galfalvy H, Russo S et al. Prospective study of clinical predictors of suicidal acts after a major depressive episode in patients with major depressive disorder or bipolar disorder. A J Psychiatry. 2004;161(8):1433-41.
37. Rudd MD, Joiner T, Rajab MH. Relationships among suicide ideators, attempters, and multiple attempters in a young adult sample. J Abnormal Psychol. 1996;105(4):541-50.
38. Cheng AT, Chen TH, Chen CC et al. Psychological and psychiatric risk factors for suicide: case control psychological autopsy study. B J Psychiatry. 2000;177(4):360-5.
39. Hewitt PL, Flett GL, Sherry SB et al. Trait perfectionism dimensions and suicidal behavior. In: Ellis TE (Ed.). Cognition and suicide: theory, research and therapy. Washington: APA; 2006.
40. Oquendo MA, Sullivan GM, Sudol K et al. Toward a biosignature for suicide. Am J Psychiatry. 2014;171(12):1259-77.
41. Brasil. Ministério da Saúde. Portaria nº 1.271, de 6 de junho de 2014. Define a Lista Nacional de Notificação Compulsória de doenças, agravos e eventos de saúde pública nos serviços de saúde públicos e privados em todo o território nacional, nos termos do anexo, e dá outras providências. Disponível em: http://bvsms.saude.gov.br/bvs/saudelegis/gm/2014/prt1271_06_06_2014.html. Acesso em: 23/7/18.
42. Passos AF, Rocha FL, Hara C et al. Erro médico em psiquiatria: caso clínico. J Bras Psiquiatr. 2009;58(1):49-51.
43. Diehl A, Laranjeira R. Suicide attempts and substance use in an emergency room sample. J Bras Psiquiatr. 2009;58(2):86-91.
44. Mokhlesi B, Leiken JB, Murray P et al. Adult toxicology in critical care – part I: general approach to the intoxicated patient. Chest. 2003;123(3):577-92.
45. Gunnell D, Ho D, Murray V. Medical management of deliberate drug overdose: a neglected area for suicide prevention? Emerg Med J. 2004;21(1):35-8.
46. Lima DD, Azevedo RCS, Gaspar KC et al. Tentativa de suicídio entre pacientes com uso nocivo de bebidas alcoólicas internados em hospital geral. JB Psiquiatr. 2010;59(3):167-72.
47. Holdsworth N, Belshaw D, Murray S. Developing A&E nursing responses to people who deliberaty self-harm: the provision and evaluation of a series of reflective workshops. J Psychiatr Ment Health Nurs. 2001;8(5):449-58.
48. Miller AL, Rathus JH, Linehan MM. Dialectical behavior therapy with suicidal adolescents. New York: Guilford; 2007.
49. Isacsson G, Rich CL. Management of patients who deliberately harm themselves. BMJ. 2001;322(27):213-5.
50. American Psychiatric Association. Practice guideline for the assessment and treatment of patients with suicidal behaviors. Am J Psychiatry. 2003;160(11 Suppl):1-60.
51. Bostwick JM, Pankratz VS. Affective disorders and suicide risk: a reexamination. Am J Psychiatry. 2000;157(12):1925-32.
52. Paris J. Chronic suicidality among patients with borderline personality disorder. Psychiatric Services. 2002;53:738-42.
53. Rosa AR, Kapczinski F, Oliva R et al. Monitoramento da adesão ao tratamento com lítio. R Psiquiatr Clín. 2006;33(5):249-61.
54. Meltzer HY, Alphs L, Green AI. Clozapine treatment for suicidality in schizophrenia. International suicide prevention trial (InterSePT). Arch Gen Psychiatry. 2003;60(1):82-91.
55. Griffiths JJ, Zarate CA Jr, Rasimas JJ. Existing and novel biological therapeutics in suicide prevention. Am J Prev Med. 2014;47(3 Suppl 2):S195-203.
56. Sneed JR, Balestri M, Belfi B. The use of dialectical behavior theraph strategies in the psychiatric emergency room. Psychotherapy: Theory, Research, Practice, Training. 2003;40(4):265-77.

Abordagem técnica a tentativas de suicídio no pré-atendimento hospitalar: bombeiros

1. Munhoz DM. Abordagens em casos de tentativas de suicídio pelo profissional de emergência. Palestra proferida no Congresso Bombeiro Brasil (CBPMESP). São Paulo, 17 de agosto de 2017.

2. Munhoz DM. Proposta de capacitação ao efetivo do Corpo de Bombeiros do estado de São Paulo ao atendimento de ocorrências de tentativas de suicídio. [Dissertação de Mestrado Profissional]. Curso de Aperfeiçoamento de Oficiais; 2016.
3. Botega NJ. Crise suicida: avaliação e manejo. Porto Alegre: Artmed; 2015. Corpo de Bombeiros da Paraíba (CBMPB), 2016. BBS realiza treinamento de tentativa de resgate suicida. Disponível em: www.revistaemergencia.com.br/noticias/geral/bbs_realiza_treinamento_de_tentativa_de_resgate_suicida/AnjjAcji/9687. Acesso em: 4/2/18.
4. ABP/CFM. Informando para prevenir. Associação Brasileira de Psiquiatria, Comissão de Estudos e Prevenção de Suicídio. Brasília: CFM/ABP; 2014. Disponível em: www.flip3 d.com.br/web/pub/cfm/index9/?numero=14#page/47. Acesso em: 4/2/18.
5. Botega NJ, Marin-León L, Oliveira HB et al. Prevalência de ideação, planos e tentativas de suicídio: um inquérito populacional em Campinas/SP. Cad Saúde Pública. 2009;25(12):2632-8.
6. Fundação Sistema Estadual de Análise de Dados (Seade). Estudo do Seade aborda mortes por suicídios. 2017. Disponível em: www.seade.gov.br/estudo-do-seade-aborda-mortes-por-suicidios. Acesso em: 4/2/18.
7. Governo de Sergipe. Corpo de Bombeiros divulga balanço estatístico de 2016. 2017. Disponível em: www.revistaemergencia.com.br/noticias/geral/corpo_de_bombeiros_divulga_balanco_estatistico_de_2016/JyyAAQjjAJ/10765. Acesso em: 4/2/18.
8. Acre. Bombeiros: heróis que salvam vidas. 2016. Disponível em: www.revistaemergencia.com.br/noticias/geral/bombeiros:_herois_que_salvam_vidas/JyyAJajiAJ/10275. Acesso em: 4/2/18.
9. Pesquisa Fapesp. Para salvar mais vidas. Doação anual da Fundação Conrado Wessel permite aos bombeiros de São Paulo se aprimorar no exterior. Disponível em: http://revistapesquisa.fapesp.br/2016/10/25/para-salvar-mais-vidas. Acesso em: 4/2/18.
10. Costa H. Corpo de Bombeiros se especializa em abordagem a tentativas de suicídio. Disponível em: http://tudo.com.vc/jundiai-regiao/geral/2017/01/26/corpo-de-bombeiros-se-especializa-em-abordagem-tentativa-de-suicidio. Acesso em: 4/2/18.
11. Corpo de Bombeiros da Paraíba (CBMPB). BBS realiza treinamento de tentativa de resgate suicida. Disponível em: www.revistaemergencia.com.br/noticias/geral/bbs_realiza_treinamento_de_tentativa_de_resgate_suicida/AnjjAcji/9687. Acesso em: 4/2/18.
12. Araújo ACA. Agressividade (análise psicológica). Disponível em http://antonioaraujo_1.tripod.com/psico1/portugues/agressao/agress.html. Acesso em: 20/2/18.
13. Dalgalarrondo P. Psicopatologia e semiologia dos transtornos mentais. Artes Médicas Sul; 2000.

Saúde mental, educação e prevenção do suicídio

Brasil. Ministério da Educação. Base Nacional Comum Curricular. 2017.
Brasil. Ministério da Educação. Parâmetros Curriculares Nacionais (PCN). Temas Transversais 2002.
Centro de Valorização da Vida (CVV). 50 anos Ouvindo Pessoas. São Paulo: Aliança; 2011.
Centro de Valorização da Vida (CVV). Manual do Voluntário. s/d.
Duque D. Estação amizade. Editora do Conhecimento; 2017.
Organização Mundial da Saúde (OMS). Supre – Prevenção do suicídio: manual para professores e educadores. 2000.
Gaylor EM, Krause KH, Welder LE et al. Suicidal thoughts and behaviors among high school students — youth risk behavior survey, United States, 2021. MMWR Suppl 2023;72(Suppl-1):45–54.
Ranson RC. A pessoa do futuro. In: Rogers CR. Um jeito de ser. São Paulo: EPU; 1980.
Ranson RC. Liberdade para aprender. Belo Horizonte: Interlivros; 1969.
Ranson RC. Tornar-se pessoa. São Paulo: Martins Fontes; 1982.

Sites

Site do Programa Estação Amizade e Minicurso Saber Ouvir. Disponível em: https://minicursocvv.blogspot.com/. Acesso em: 11/11/2023.
Live 1. Documento orientador de acolhimento emocional.
Conviva. Secretaria de Estado da Educação de São Paulo. 2020. Disponível em: https://www.youtube.com/watch?v=f-TEsMcz9c8. Acesso em: 11/11/2023.
Live 2. O papel da escola no apoio emocional: a experiência do CVV. Haroldo Corrêa Rocha – Secretário Executivo da Educação – SP. Dalmo Duque dos Santos – Professor Mestre em Comunicação e Cultura. 2020. Disponível em: https://www.youtube.com/watch?v=_ASGjMs032U. Acesso em: 11/11/2023.

Filmes

Musa Impassível. Roteiro: Marcos Lazarini. Direção: Marcela Lordy. 2011. Sofrimento psíquico pelo TOC. Curta duração.
Sociedade dos Poetas Mortos. Roteiro: Tom Schulman. Direção: Peter Weir. EUA. 1987.

Estratégias preventivas e tratamento do comportamento suicida

1. Conner KR, Duberstein PR. Predisposing and precipitating factors for suicide among alcoholics: empirical review and conceptual integration. Alcohol Clin Exp Res. 2004;28(5 Suppl):6S-17S.
2. World Health Organization (WHO). One in 100 deaths is by suicide. [Publicado em 17 jun. 2021] Disponível em: <https://www.who.int/news/item/17-06-2021-one-in-100-deaths-is-by-suicide>.
3. Mrazek PJ, Haggerty RJ. Reducing risks for mental disorders: frontiers for preventive intervention research. Washington: National Academy Press; 1994.
4. Weber AN, Michail M, Thompson A et al. Psychiatric emergencies: assessing and managing suicidal ideation. Med Clin North Am. 2017;101:553-71.
5. World Health Organization. Primary prevention of mental, neurological and psychosocial disorders. Geneva: WHO; 1998. Disponível em: <www.who.int/iris/handle/10665/42043>. Acesso em: 24/7/18.
6. Sinyor M, Levitt AJ. Effect of a barrier at Bloor Street Viaduct on suicide rates in Toronto: natural experiment. BMJ. 2010;341:c2884.
7. Bowles JR. Suicide in Western Samoa: an example of a suicide prevention in a developing country. In: Diekstra RFW, Gulbinat W, Kienhorst I et al. (eds.). Prevention strategies on suicide. Leiden: EJ Brill; 1995.
8. Bigolin RC. Intoxicações provocadas pelo herbicida paraquat: estudo de 291 casos [Tese]. Florianópolis: Universidade Federal de Santa Catarina; 2004.
9. Stuart AM, Merfield CN, Horgan FG et al. Agriculture without paraquat is feasible without loss of productivity-lessons learned from phasing out a highly hazardous herbicide. Environ Sci Pollut Res Int. 2023;30:16984-7008.
10. Holmes G, Clacy A, Hermens DF et al. The long-term efficacy of suicide prevention gatekeeper training: a systematic review. Arch Suicide Res. 2021;25:177-207.
11. Faria M. Como a iniciativa privada reduziu os suicídios na Coreia do Sul. Ilisp; 2016. Disponível em: <www.ilisp.org/noticias/como-a-iniciativa-privada-reduziu-os-suicidios-na-coreia-do-sul>. Acesso em: 24/7/18.;25:177-207.
12. Atkins Whitmer D, Woods DL. Analysis of the cost effectiveness of a suicide barrier on the Golden Gate Bridge. Crisis. 2013;34:98-106.
13. Hemmer A, Meier P, Reisch T. Comparing different suicide prevention measures at bridges and buildings: lessons we have learned from a national survey in Switzerland. PLoS One. 2017;12:e0169625.

14. Sinyor M, Schaffer A, Redelmeier DA et al. Did the suicide barrier work after all? Revisiting the Bloor Viaduct natural experiment and its impact on suicide rates in Toronto. BMJ Open. 2017;7:e015299.
15. Nordström P, Samuelsson M, Åsberg M. Survival analysis of suicide risk. In: Simon RI, Hales RE. Textbook of suicide assessment and management. 2. ed. Washington: American Psychiatric Press; 2012.
16. Tondo L, Isacsson G, Baldessarini R. Suicidal behaviour in bipolar disorder: risk and prevention. CNS Drugs. 2003;17:491-511.
17. Novick DM, Swartz HA, Frank E. Suicide attempts in bipolar I and bipolar II disorder: review and meta-analysis of the evidence. Bipolar Disorder. 2010;12:1-9.
18. Tondo L, Baldessarini RJ. Reduction of suicidal behavior in bipolar disorder patients during long-term treatment with lithium. In: Koslow SH, Ruiz P, Nemeroff CB (eds.). A concise guide to understanding suicide. Cambridge: Cambridge University Press; 2014.
19. Tondo L, Lepri B, Baldessarini RJ. Suicidal status during antidepressant treatment in 789 Sardinian patients with major affective disorder. Acta Psychiatr Scand. 2008;118:106-15.
20. Kessler RC, Berglund P, Borges G et al. Trends in suicide ideation, plans, gestures, and attempts in the United States, 1990-1992 to 2001-2003. JAMA. 2005;293:2487-95.
21. Nordström P, Samuelsson M, Åsberg M. Survival analysis of suicide risk. Acta Psychiatr Scand. 1995;91:336-40.
22. Tondo L, Baldessarini RJ. Suicidal risks among 2826 major affective disorder patients. Acta Psychiatr Scand. 2007;116:419-28.
23. Baldessarini RJ, Tondo L, Davis P et al. Decreased suicidal risk during long-term lithium treatment: meta-analysis. Bipolar Disord. 2006;8(5 Pt2):625-39.
24. Rihmer A, Gonda X, Balazs J et al. Importance of depressive mixed states in suicidal behaviour. Neuropsychopharmacol Hung. 2008;10:45-9.
25. American Psychiatric Association. Diagnostic and statistical manual of mental disorders – DSM-5. 5. ed. Washington: American Psychiatric Publishing; 2013.
26. Swann AC, Lafer B, Perugi G et al. Bipolar mixed states: an international society for bipolar disorders task force report of symptom structure, course of illness, and diagnosis. Am J Psychiatry. 2013;170:31-42.
27. Baldessarini RJ, Salvatore P, Khalsa HM et al. Morbidity in 303 first-episode bipolar I disorder patients. Bipolar Disord. 2010;12:264-70.
28. De Dios C, Ezquiaga E, Garcia A et al. Time spent with symptoms in a cohort of BD outpatients in Spain: prospective, 18-month follow-up study. J Affect Disord. 2010;125:74-81.
29. Forte A, Baldessarini RJ, Tondo L et al. Long-term morbidity in bipolar-I, bipolar-II, and unipolar major depressive disorders. J Affect Disord. 2015;178:71-8.
30. Ahearn EP, Chen P, Hertzberg M et al. Suicide attempts in veterans with BD during treatment with lithium, divalproex, and atypical antipsychotics. J Affect Disord. 2013;145:77-82.
31. Pacchiarotti I, Bond DJ, Baldessarini RJ et al. International Society for bipolar disorders (ISBD) task force report on antidepressant use in bipolar disorders. Am J Psychiatry. 2013;170:1249-62.
32. Vázquez GH, Tondo L, Undurraga J et al. Overview of antidepressant treatment in bipolar depression: critical commentary. Int J Neuropsychopharmacol. 2013;16:1673-85.
33. Post RM, Altshuler LL, Leverich GS et al. Mood switch in bipolar depression: comparison of adjunctive venlafaxine, bupropion and sertraline. Br J Psychiatry. 2006;189:124-31.
34. Fornaro M, Stubbs B, De Berardis D et al. Atypical antipsychotics in the treatment of acute bipolar depression with mixed features: systematic review and exploratory meta-analysis of placebo-controlled clinical trials. Int J Mol Sci. 2016;17:241-54.
35. Bahji A, Ermacora D, Stephenson C et al. Comparative efficacy and tolerability of pharmacological treatments for the treatment of acute bipolar depression: a systematic review and network meta-analysis. J Affect Disord. 2020;269:154-84.
36. Dodds TJ. Prescribed benzodiazepines and suicide risk: a review of the literature. Prim Care Companion CNS Disord. 2017;19.
37. Schaffer A, Isometsä ET, Tondo L et al. Epidemiology, neurobiology and pharmacological interventions related to suicide deaths and suicide attempts in bipolar disorder: part I of a report of the International Society for bipolar disorders Task Force on Suicide in Bipolar Disorder. Aust N Z J Psychiatry. 2015;49:785-802.
38. Baldessarini RJ, Vieta E, Calabrese JR et al. Bipolar depression: overview and commentary. Harv Rev Psychiatry. 2010;18:143-57.
39. Saunders KE, Hawton K. Clinical assessment and crisis intervention for the suicidal bipolar disorder patient. Bipolar Disord. 2013;15:575-83.
40. Brenner LA, Breshears RE, Betthauser LM et al. Implementation of a suicide nomenclature within two VA healthcare settings. J Clin Psychol Med Settings. 2011;18:116-28.
41. Oquendo MA, Galfalvy HC, Currier D et al. Treatment of suicide attempters with bipolar disorder: randomized clinical trial comparing lithium and valproate in the prevention of suicidal behavior. Am J Psychiatry. 2011;168:1050-6.
42. U.S. Food and Drug Administration (FDA). Guidance for industry. Suicidal ideation and behavior: prospective assessment of occurrence in clinical trials. U.S. Department of Health and Human Services, Food and Drug Administration Center for Drug Evaluation and Research (CDER); 2012.
43. Guzzetta F, Tondo L, Centorrino F et al. Lithium treatment reduces suicide risk in recurrent major depressive disorder. J Clin Psychiatry. 2007;68:380-3.
44. Cipriani A, Hawton K, Stockton S et al. Lithium in the prevention of suicide in mood disorders: updated systematic review and meta-analysis. BMJ. 2013;346:f3646.
45. Kaplan KJ, Harrow M, Clews K. The twenty-year trajectory of suicidal activity among post-hospital psychiatric men and women with mood disorders and schizophrenia. Arch Suicide Res. 2016;20:336-48.
46. Beautrais A. Suicides and serious suicide attempts: two populations or one? Psychol Med. 2001;31:837-45.
47. Mann JJ. Neurobiology of suicidal behaviour. Nat Rev Neurosci. 2003;4:819-28.
48. Fertuck EA, Marsano-Jozefowicz S, Stanley B et al. The impact of borderline personality disorder and anxiety on neuropsychological performance in major depression. J Pers Disord. 2006;20:55-70.
49. Soloff P, White R, Diwadkar VA. Impulsivity, aggression and brain structure in high and low lethalitysuicide attempters with borderline personality disorder. Psychiatry Res. 2014;222:131-9.
50. Preuss UW, Koller G, Barnow S et al. Suicidal behavior in alcohol-dependent subjects: the role of personality disorders. Alcohol Clin Exp Res. 2006;30:866-77.
51. Kolla NJ, Eisenberg H, Links PS. Epidemiology, risk factors, and psychopharmacological management of suicidal behavior in borderline personality disorder. Arch Suicide Res. 2008;12:1-19.
52. Hufford MR. Alcohol and suicidal behavior. Clin Psychol Rev. 2001;21:797-811.
53. Wilcox HC, Conner KR, Caine ED. Association of alcohol and drug use disorders and completed suicide: an empirical review of cohort studies. Drug Alcohol Depend. 2004;76(Suppl):S11-9.
54. Sher L. Alcoholism and suicidal behavior: a clinical overview. Acta Psychiatr Scand. 2006;113:13-22.
55. Beck AT, Brown G, Berchick RJ et al. Relationship between hopelessness and ultimate suicide: a replication with psychiatric outpatients. Am J Psychiatry. 1990;147:190-5.

56. Goldsmith SK, Pellmar TC, Kleinman AM et al. Reducing suicide. Washington: Institute of Medicine of the US National Academies of Science; 2002.
57. Cherpitel CJ, Borges GL, Wilcox HC. Acute alcohol use and suicidal behavior: a review of the literature. Alcohol Clin Exp Res. 2004;28(5 Suppl):18S-28S.
58. Murphy GE, Wetzel RD. The lifetime risk of suicide in alcoholism. Arch Gen Psychiatry. 1990;47:383-92.
59. Hennen J, Baldessarini RJ. Reduced suicidal risk during treatment with clozapine: a meta-analysis. Schizophr Res. 2005;73:139-45.
60. Yuodelis-Flores C, Ries RK. Addiction and suicide: a review. Am J Addict. 2015;24:98-104.
61. Roy A. Risk factors for attempting suicide in heroin addicts. Suicide Life Threat Behav. 2010;40:416-20.
62. Roy A. Characteristics of cocaine dependent patients who attempt suicide. Arch Suicide Res. 2009;13:46-51.
63. Tiet QQ, Finney JW, Moos RH. Recent sexual abuse, physical abuse, and suicide attempts among male veterans seeking psychiatric treatment. Psychiatr Serv. 2006;57:107-13.
64. Khan A, Khan SR, Hobus J et al. Differential pattern of response in mood symptoms and suicide risk measures in severely ill depressed patients assigned to citalopram with placebo or citalopram combined with lithium: role of lithium levels. J Psychiatr Res. 2011;45:1489-96.
65. Sim K, Lau WK, Sim J et al. Review prevention of relapse and recurrence in adults with major depressive disorder: systematic review and meta-analyses of controlled trials. Int J Neuropsychopharmacol. 2015;19:pyv076.
66. Rojas SM, Bujarski S, Babson KA et al. Understanding PTSD comorbidity and suicidal behavior: associations among histories of alcohol dependence, major depressive disorder, and suicidal ideation and attempts. J Anxiety Disord. 2014;28:318-25.
67. Grummitt LR, Kreski NT, Kim SG et al. Association of childhood adversity with morbidity and mortality in US Adults: a systematic review. JAMA Pediatr. 2021;175:1269-78.
68. Campbell KA. The neurobiology of childhood trauma, from early physical pain onwards: as relevant as ever in today's fractured world. Eur J Psychotraumatol. 2022;13:2131969.
69. Caldwell CB, Gottesman II. Schizophrenics kill themselves too: a review of risk factors for suicide Schizophr Bull. 1990;16:571-89.
70. Siris SG. Suicide and schizophrenia. J Psychopharmacol. 2001;15:127-35.
71. Meltzer HY. Suicide in schizophrenia, clozapine, and adoption of evidence-based medicine. J Clin Psychiatry. 2005;66:530-3.
72. Pompili M, Serafini G, Innamorati M et al. Suicide risk in first episode psychosis: a selective review of the current literature. Schizophr Res. 2011;129:1-11.
73. Meltzer HY. Suicidality in schizophrenia: a review of the evidence for risk factors and treatment options. Curr Psychiatry Rep. 2002;4:279-83.
74. Laursen TM, Munk-Olsen T, Gasse C. Chronic somatic comorbidity and excess mortality due to natural causes in persons with schizophrenia or bipolar affective disorder. PLoS One. 2011;6:e24597.
75. Nordentoft M, Mortensen PB, Pedersen CB. Absolute risk of suicide after first hospital contact in mental disorder. Arch Gen Psychiatry. 2011;68:1058-64.
76. Palmer BA, Pankratz VS, Bostwick JM. The lifetime risk of suicide in schizophrenia: a reexamination. Arch Gen Psychiatry. 2005;62:247-53.
77. Nordentoft M, Jeppesen P, Abel M et al. OPUS study: suicidal behaviour, suicidal ideation and hopelessness among patients with first-episode psychosis. One-year follow-up of a randomised controlled trial. Br J Psychiatry Suppl. 2002;43:s98-106.
78. Shrivastava A, Johnston ME, Shah N et al. Persistent suicide risk in clinically improved schizophrenia patients: challenge of the suicidal dimension. Neuropsychiatr Dis Treat. 2010;6:633-8.
79. Nordentoft M, Laursen TM, Agerbo E et al. Change in suicide rates for patients with schizophrenia in Denmark, 1981-97: nested case-control study. BMJ. 2004;329:261.
80. Fedyszyn IE, Robinson J, Matyas T et al. Temporal pattern of suicide risk in young individuals with early psychosis. Psychiatry Res. 2010;175:98-103.
81. Altamura AC, Mundo E, Bassetti R et al. Transcultural differences in suicide attempters: analysis on a high-risk population of patients with schizophrenia or schizoaffective disorder. Schizophr Res. 2007;89:140-6.
82. Pompili M, Amador XF, Girardi P et al. Suicide risk in schizophrenia: learning from the past to change the future. Ann Gen Psychiatry. 2007;6:10.
83. Hawton K, Sutton L, Haw C et al. Schizophrenia and suicide: systematic review of risk factors. Br J Psychiatry. 2005;187:9-20.
84. Tondo L, Baldessarini RJ. Suicide in bipolar disorder. In: Yildiz A, Nemeroff C, Ruiz P (eds.). The bipolar book: history, neurobiology, and treatment. New York: Oxford University Press; 2015.
85. Meltzer HY, Alphs L, Green AI et al. International Suicide Prevention Trial Study Group. Clozapine treatment for suicidality in schizophrenia: International Suicide Prevention Trial (InterSePT). Arch Gen Psychiatry. 2003;60:82-91.
86. Prien RF, Klett CJ, Caffey EM Jr. Lithium prophylaxis in recurrent affective illness. Am J Psychiatry. 1974;131:198-203.
87. Tondo L, Baldessarini RJ, Hennen J et al. Lithium treatment and risk of suicidal behavior in BD patients. J Clin Psychiatry. 1998;59:405-14.
88. Smith EG, Søndergård L, Lopez AG et al. Association between consistent purchase of anticonvulsants or lithium and suicide risk: longitudinal cohort study from Denmark, 1995-2001. J Affect Disord. 2009;117:162-7.
89. Toffol E, Hätönen T, Tanskanen A et al. Lithium is associated with decrease in all-cause and suicide mortality in high-risk bipolar patients: a nationwide registry-based prospective cohort study. J Affect Disord. 2015;183:159-65.
90. Baldessarini RJ. Chemotherapy in psychiatry. 3. ed. New York: Springer Press; 2013.
91. Waddington D, McKensie IP. Overdose rates in lithium-treated vs. antidepressant-treated outpatients. Acta Psychiatrica Scandinavica. 1994;90:50-2.
92. Hori A. Pharmacotherapy for personality disorders. Psychiatry Clin Neurosci. 1998;52:13-9.
93. Barraclough B. Suicide prevention, recurrent affective disorder and lithium. Br J Psychiatry. 1972;121:391-2.
94. Lewitzka U, Severus E, Bauer R et al. The suicide prevention effect of lithium: more than 20 years of evidence – a narrative review. Int J Bipolar Disord. 2015;3:32.
95. Vita A, De Peri L, Sacchetti E. Lithium in drinking water and suicide prevention: a review of the evidence. Int Clin Psychopharmacol. 2015;30:1-5.
96. Sugawara N, Yasui-Furukori N, Ishii N et al. Lithium in tap water and suicide mortality in Japan. Int J Environ Res Public Health. 2013;10:6044-8.
97. Blüml V, Regier MD, Hlavin G et al. Lithium in the public water supply and suicide mortality in Texas. J Psychiatr Res. 2013;47:407-11.
98. Giotakos O, Nisianakis P, Tsouvelas G et al. Lithium in the public water supply and suicide mortality in Greece. Biol Trace Elem Res. 2013;156:376-9.
99. Araya P, Martínez C, Barros J. Lithium in drinking water as a public policy for suicide prevention: relevance and considerations. Front Public Health. 2022;10:805774.

100. Ulcickas Yood M, Delorenze G, Quesenberry CP Jr et al. Epidemiologic study of aripiprazol use and the incidence of suicide events. Pharmacoepidemiol Drug Saf. 2010;19:1124-30.
101. Haukka J, Tiihonen J, Härkänen T et al. Association between medication and risk of suicide, attempted suicide and death in nationwide cohort of suicidal patients with schizophrenia. Pharmacoepidemiol Drug Saf. 2008;17:686-96.
102. Kiviniemi M, Suvisaar J, Koivumaa-Honkanen H et al. Antipsychotics and mortality in first-onset schizophrenia: prospective Finnish register study with 5-year follow-up. Schizophr Res. 2013; 150:274-80.
103. Reid WH, Mason M, Hogan T. Suicide prevention effects associated with clozapine therapy in schizophrenia and schizoaffective disorder. Psychiatric Services. 1998;49:1029-33.
104. Meltzer HY, Okayli G. Reduction of suicidality during clozapine treatment of neuroleptic-resistant schizophrenia: Impact on risk-benefit assessment. Am J Psychiatry. 1995;152:183-90.
105. Barak Y, Mirecki I, Knobler HY et al. Suicidality and second generation antipsychotics in schizophrenia patients: a case-controlled retrospective study. Psychopharmacology (Berl). 2004;175:215-9.
106. Reeves H, Batra S, May RS et al. Efficacy of risperidone augmentation to antidepressants in the management of suicidality in major depressive disorder: randomized, double-blind, placebo-controlled pilot study. J Clin Psychiatry. 2008;69:1228-36.
107. Gentile S. Adverse effects associated with second-generation antipsychotic long-acting injection treatment: a comprehensive systematic review. Pharmacotherapy. 2013;33:1087-106.
108. Herings RMC, Erkens JA. Increased suicide attempt rate among patients interrupting use of atypical antipsychotics. Pharmacoepidemiol Drug Saf. 2003;12:423-4.
109. Seemüller F, Lewitzka U, Bauer M et al. Relationship of akathisia with treatment emergent suicidality among patients with first-episode schizophrenia treated with haloperidol or risperidone. Pharmacopsychiatry. 2012;45:292-6.
110. Seemüller F, Schennach R, Mayr A et al. Akathisia and suicidal ideation in first-episode schizophrenia. J Clin Psychopharmacol. 2012;32:694-8.
111. Houston JP, Ahl J, Meyers AL et al. Reduced suicidal ideation in bipolar I disorder mixed-episode patients in a placebo-controlled trial of olanzapine combined with lithium or divalproex. J Clin Psychiatry. 2006;67:1246-52.
112. Swann AC, Tondo L, Baldessarini RJ. Suicide in bipolar disorder. In: Yildiz A, Nemeroff C, Ruiz P (eds.). The bipolar book: history, neurobiology, and treatment. New York: Oxford University Press; 2015.
113. Ifteni P, Correll CU, Nielsen J et al. Rapid clozapine titration in treatment-refractory BD. J Affect Disord. 2014;166:168-72.
114. Li XB, Tang YL, Wang CY et al. Clozapine for treatment-resistant bipolar disorder: systematic review. Bipolar Disord. 2015;17:235-47.
115. Ciapparelli A, Dell'Osso L, Pini S et al. Clozapine for treatment-refractory schizophrenia, schizoaffective disorder, and psychotic BD: a 24-month naturalistic study. J Clin Psychiatry. 2000;61:329-34.
116. Poo SX, Agius M. Atypical antipsychotics in adult bipolar disorder: current evidence and updates in the NICE guidelines. Psychiatr Danub. 2014;26(Suppl 1):322-9.
117. Teicher MH, Gold CA, Cole JO. Antidepressant drugs and the emergence of suicidal tendencies. Drugs Safety. 1993;8:186-212.
118. Yatham LN, Kennedy SH, Parikh SV et al. Canadian Network for Mood and Anxiety Treatments (CANMAT) and International Society for bipolar disorders (ISBD) collaborative update for the management of patients with bipolar disorder. Bipolar Disord. 2013;15:1-44.
119. Ghaemi SN, Hsu DJ, Soldani F et al. Antidepressants in BD: the case for caution. Bipolar Disord. 2003;5:421-33.
120. Koukopoulos A, Koukopoulos A. Agitated depression as a mixed state and the problem of melancholia. Psychiatr Clin North Am. 1999;22:547-64.
121. Barbui C, Esposito E, Cipriani A. Selective serotonin reuptake inhibitors and risk of suicide: a systematic review of observational studies. CMAJ. 2009;180:291-7.
122. Baldessarini RJ, Tondo L, Strombom I et al. Analysis of ecological studies of relationships between antidepressant utilization and suicidal risk. Harv Rev Psychiatry. 2007;15:133-45.
123. Søndergård L, Kvist K, Lopez AG et al. Temporal changes in suicide rates for persons treated and not treated with antidepressants in Denmark during 1995-1999. Acta Psychiatr Scand. 2006; 114:168-76.
124. Reseland S, Bray I, Gunnell D. Relationship between antidepressant sales and secular trends in suicide rates in the Nordic countries. Br J Psychiatry. 2006;188:354-8.
125. Möller HJ. Antidepressants: controversies about their efficacy in depression, their effect on suicidality and their place in a complex psychiatric treatment approach. World J Biol Psychiatry. 2009;10:180-95.
126. Valuck RJ, Libby AM, Anderson HD et al. Comparison of antidepressant classes and the risk and time course of suicide attempts in adults: propensity matched, retrospective cohort study. Br J Psychiatry. 2016;208:271-9.
127. Baldessarini RJ, Lau WK, Sim J et al. Suicidal risks in reports of long-term controlled trials of antidepressants for major depressive disorder II. Int J Neuropsychopharmacol. 2017;20:281-4.
128. Braun C, Bschor T, Franklin J et al. Suicides and suicide attempts during long-term treatment with antidepressants: meta-analysis of 29 placebo-controlled studies including 6934 patients with major depressive disorder. Psychother Psychosom. 2016;85:171-9.
129. Khan A, Khan S, Kolts R et al. Suicide rates in clinical trials with SRIs, other antidepressants, and placebo: analysis of FDA reports. Am J Psychiatry. 2003;160:790-2.
130. Hammad TA, Laughren TP, Racoosin JA. Suicide rates in short-term randomized controlled trials of newer antidepressants. J Clin Psychopharmacol. 2006;26:203-7.
131. Baldessarini RJ, Tondo L. Suicidal risks during treatment of bipolar disorder patients with lithium versus anticonvulsants. Pharmacopsychiatry. 2009;42:72-5.
132. Goodwin FK, Fireman B, Simon GE et al. Suicide risk in BD during treatment with lithium and divalproex. JAMA. 2003;290: 1467-73.
133. Hayes JF, Pitman A, Marston L et al. Self-harm, unintentional injury, and suicide in bipolar disorder during maintenance mood stabilizer treatment: UK population-based electronic health records study. JAMA Psychiatry. 2016;73:630-7.
134. Yerevanian BI, Choi YM. Impact of psychotropic drugs on suicide and suicidal behaviors. Bipolar Disord. 2013;15:594-621.
135. Tondo L, Albert MJ, Baldessarini RJ. Suicide rates in relation to health-care access in the United States: an ecological study. J Clin Psychiatry. 2006;67:517-23.
136. Gaertner I, Gilot C, Heidrich P et al. Case control study on psychopharmacotherapy before suicide committed by 61 psychiatric inpatients. Pharmacopsychiatry. 2002;35:37-43.
137. Shih HI, Lin MC, Lin CC et al. Benzodiazepine therapy in psychiatric outpatients is associated with deliberate self-poisoning events at emergency departments – a population-based nested case-control study. Psychopharmacology (Berlin). 2013;229:665-71.
138. Fink M, Kellner CH, McCall WV. The role of ECT in suicide prevention. J ECT. 2014;30:5-9.

139. Weinger RD. Practice of electroconvulsive therapy: recommendations for treatment, training, and privileging: Task Force Report of the American Psychiatric Association. 2. ed. Washington: American Psychiatric Press; 2002.
140. Yatham LN, Kennedy SH, Parikh SV et al. Canadian Network for Mood and Anxiety Treatments (CANMAT) and International Society for Bipolar Disorders (ISBD) 2018 guidelines for the management of patients with bipolar disorder. Original article. Bipolar Disorders. 2018;20:97-170.
141. Price RB, Mathew SJ. Does ketamine have anti-suicidal properties? Current status and future directions. CNS Drugs. 2015;29:181-8.
142. Berman RM, Cappiello A, Anand A et al. Antidepressant effects of ketamine in depressed patients. Biol Psychiatry. 2000;47:351-4.
143. Zarate CA, Jaskaran B. A randomized trial of an N-methyl-D-aspartate antagonist in treatment-resistant major depression. Arch Gen Psychiatry. 2006;63:856-64.
144. Price RB, Nock MK, Charney DS et al. Effects of intravenous ketamine on explicit and implicit measures of suicidality in treatment-resistant depression. Biol Psychiatry. 2009;66:522-6.
145. Diazgranados N, Ibrahim L, Brutsche NE et al. Rapid resolution of suicidal ideation after a single infusion of an NMDA antagonist in patients with treatment-resistant major depressive disorder. J Clin Psychiatry. 2010;71:1605-11.
146. Thakurta RG, Das R, Bhattacharya AK et al. Rapid response with ketamine on suicidal cognition in resistant depression. Indian J Psychol Med. 2012;34:170-5.
147. Rasmussen KG, Lineberry TW, Galardy CW et al. Serial infusions of low-dose ketamine for major depression. J Psychopharmacol. 2013;27:444-50.
148. Larkin GL, Beautrais AL. A preliminary naturalistic study of low-dose ketamine for depression and suicide ideation in the emergency department. Int J Neuropsychopharmacol. 2011;14:1127-31.
149. Diamond PR, Farmery AD, Atkinson S et al. Ketamine infusions for treatment resistant depression: a series of 28 patients treated weekly or twice weekly in an ECT clinic. J Psychopharmacol. 2014;28:536-44.
150. De Gioannis A, De Leo D. Oral ketamine augmentation for chronic suicidality in treatment-resistant depression. Aust N Z J Psychiatry. 2014;48:686.
151. Zigman D, Blier P. Urgent ketamine infusion rapidly eliminated suicidal ideation for a patient with major depressive disorder: a case report. J Clin Psychopharmacol. 2013;33:270-2.
152. Lara DR, Bisol LW, Munari LR. Antidepressant, mood stabilizing and procognitive effects of very low dose sublingual ketamine in refractory unipolar and bipolar depression. Int J Neuropsychopharmacol. 2013;16:2111-7.
153. Cavenaghi VB, da Costa LP, Lacerda ALT et al. Subcutaneous ketamine in depression: a systematic review. Front Psychiatry. 2021;12:513068.
154. Smith-Apeldoorn SY, Veraart JK, Spijker J et al. Maintenance ketamine treatment for depression: a systematic review of efficacy, safety, and tolerability. Lancet Psychiatry. 2022;9:907-21.
155. Ahuja S, Brendle M, Smart L et al. Real-world depression, anxiety and safety outcomes of intramuscular ketamine treatment: a retrospective descriptive cohort study. BMC Psychiatry. 2022;22:634.
156. Zarate CA Jr, Brutsche NE, Ibrahim L et al. Replication of ketamine's antidepressant efficacy in bipolar depression: a randomized controlled add-on trial. Biol Psychiatry. 2012;71:939-46.
157. Price RB, Iosifescu DV, Murrough JW et al. Effects of ketamine on explicit and implicit suicidal cognition: a randomized controlled trial in treatment-resistant depression. Depress Anxiety. 2014;31:335-43.
158. NCT02133001. A double-blind study to assess the efficacy and safety of intranasal esketamine for the rapid reduction of the symptoms of major depressive disorder, including suicidal ideation, in participants who are assessed to be at imminent risk for suicide sponsor: Janssen Research & Development, LLC ClinicalTrials.gov Identifier:NCT02133001.
159. Jelen LA, Young AH, Stone JM. Ketamine: A tale of two enantiomers. J Psychopharmacol. 2021;35:109-23.
160. Ross EL, Soeteman DI. Cost-effectiveness of esketamine nasal spray for patients with treatment-resistant depression in the United States. Psychiatr Serv. 2020;71:988-97.
161. Sapkota A, Khurshid H, Qureshi IA et al. Efficacy and safety of intranasal esketamine in treatment-resistant depression in adults: a systematic review. Cureus. 2021;13:e17352.
162. NCT04722666. A double-blind, placebo-controlled, randomized dose-ranging trial to investigate efficacy and safety of intravenous MIJ821 infusion in addition to comprehensive standard of care on the rapid reduction of symptoms of major depressive disorder in subjects who have suicidal ideation with intent. Disponível em: <https://clinicaltrials.gov/study/NCT04722666>.
163. Serafini G, Adavastro G, Canepa G et al. The efficacy of buprenorphine in major depression, treatment-resistant depression and suicidal behavior: a systematic review. Int J Mol Sci. 2018;19:2410.
164. Barrowclough C, Haddock G, Beardmore R et al. Evaluating integrated MI and CBT for people with psychosis and substance misuse: recruitment, retention and sample characteristics of the MIDAS trial. Addict Behav. 2009;34:859-66.
165. Butler AC, Chapman JE, Forman EM et al. The empirical status of cognitive- behavioral therapy: a review of meta-analyses. Clin Psychol Rev. 2006;26:17-31.
166. Cuijpers P, Geraedts AS, van Oppen P et al. Interpersonal psychotherapy for depression: a meta-analysis. Am J Psychiatry. 2011;168:581-92.
167. Ekers D, Richards D, Gilbody S. A meta-analysis of randomized trials of behavioural treatment of depression. Psychol Med. 2008;38:611-23.
168. Malouff JM, Thorsteinsson EB, Schutte NS. The efficacy of problem solving therapy in reducing mental and physical problems: a meta-analysis. Clin Psychol Rev. 2007;27:46-57.
169. Cuijpers P, Driessen E, Hollon SD et al. The efficacy of non-directive supportive therapy for adult depression: a meta-analysis. Clin Psychol Rev. 2012;32:280-91.
170. Driessen E, Cuijpers P, de Maat S et al. The efficacy of short-term psychodynamic psychotherapy for depression: a meta-analysis. Clin Psychol Rev. 2010;30:25-36.
171. Cuijpers P, de Beurs DP, van Spijker BA et al. The effects of psychotherapy for adult depression on suicidality and hopelessness: a systematic review and meta-analysis. J Affect Disord. 2012;144:183-90.
172. Watts S, Newby L, Mewton L et al. A clinical audit of changes in suicide ideas with internet treatment for depression. BMJ Open. 2012;2:e001558.
173. Christensen H, Farrer L, Batterham PJ et al. The effect of a web-based depression intervention on suicide ideation: secondary outcome from a randomised controlled trial in a helpline. BMJ Open. 2013;3:e.002886.
174. Heisel MJ, Duberstein PR, Talbot NL et al. Adapting interpersonal psychotherapy for older adults at risk for suicide: preliminary findings. Prof Psychol Res Pr. 2009;40:156-64.
175. Tang TC, Jou SH, Ko CH et al. Randomized study of school-based intensive interpersonal psychotherapy for depressed adolescents with suicidal risk and parasuicide behaviors. Psychiatry Clin Neurosci. 2009;63:463-70.
176. Oquendo MA, Currier D. Editorial: can novel nosological strategies aid in the identification of risk for suicidal behavior? Crisis. 2009;30:171-3.
177. Williams JMG, Crane C, Barnhofer T et al. Recurrence of suicidal ideation across depressive episodes. J Affect Disord. 2006;91:189-94.

178 Meuldijk D, Carlier IV, van Vliet IM et al. The clinical effectiveness of concise cognitive behavioral therapy with or without pharmacotherapy for depressive and anxiety disorders; a pragmatic randomized controlled equivalence trial in clinical practice. Contemp Clin Trials. 2016;47:131-8.

179 Gorestein C, Andrade L. Beck Depression Inventory: psychometric properties of the Portuguese version. Rev Psiq Clín. 1998;25:245-50.

180 Moreno RA, Moreno DH. Hamilton (HAM-D) and Montgomery & Asberg (MADRS) rating scales. Rev Psiq Clín. 1998;25:262-72.

181 Brown GK, Have TT, Henriques GR et al. Cognitive therapy for the prevention of suicide attempts: a randomized controlled trial. JAMA. 2005;294:563-70.

182 Choi-Kain LW, Finch EF, Masland SR et al. What works in the treatment of borderline personality disorder. Curr Behav Neurosci Rep. 2017;4:21-30.

183 Leichsenring F, Heim N, Leweke F et al. Borderline personality disorder: a review. JAMA. 2023;329:670-9.

184 Turecki G, Brent DA, Gunnell D et al. Suicide and suicide risk. Nat Rev Dis Primers. 2019;5:74.

185 Sareen J, Isaak C, Katz LY et al. Promising strategies for advancement in knowledge of suicide risk factors and prevention. Am J Prev Med. 2014;47(Suppl 2):S257-63.

186 Sheehan D, Giddens J. Suicidality: a roadmap for assessment and & treatment. Tampa: Harm Research Press; 2015.

187 Posner K, Brown GK, Stanley B et al. The Columbia-Suicide Severity Rating Scale: initial validity and internal consistency findings from three multisite studies with adolescents and adults. Am J Psychiatry. 2011;168:1266-77.

Posvenção: sobreviventes do suicídio

1 AFSP. International Suicide Survivor Loss Day [Internet]. New York: AFSP; 2014 [acesso em: 26 jul. 18]. Disponível em: https://afsp.org.

2 World Health Organization. Suicide Prevention (SUPRE) [Internet]. Geneve: WHO; 2010 [acesso em: 26 jul. 18]. Disponível em: www.who.int/mental_health/prevention/suicide/suicideprevent/en/index.html.

3 Waiselfisz JJ. Mapa da violência: os jovens do Brasil. Brasília: Flacso Brasil; 2014.

4 Scavacini K. Brazil: the development of suicide postvention. In: Andriessen K, Krysinska K, Grad OT (eds.). Postvention in action: the international handbook of suicide bereavement support. Boston: Hogrefe, 2017.

5 Bland D. The experiences of suicide survivors. Baton Rouge: Baton Rouge Crisis Intervention Center, 1994.

6 Coleman MJ. Suicide survivors saving lives in New York: suicide prevention and public health. New York: New York State Office of Mental Health (OMS), 2005. v. 2, p. 81-7.

7 Cerel J, Brown M, Maple M et al. How many people are exposed to suicide? Not six. Suicide and Life-Threat Behav. 2019;49(2):529-34.

8 Shneidman E. Deaths of man. New York: Quadrangle, 1973.

9 Dyregrov K, Grad O, de Leo D et al. Surviving suicide. In: de Leo D, Cimitan A, Dyregrov K et al. (eds.). Bereavement after traumatic death. Boston: Hogrefe Publishing, 2014.

10 Melo ARPP. Processo de luto: o inevitável percurso face à inevitabilidade da morte [Internet]. 2004 [acesso em 26jul. 2018]. Recuperado em: 09 de novembro, 2017, de www.integra.pt/textos/luto.pdf.

11 Cerel J, Jordan JR, Duberstein PR. The impact of suicide on the family. Crisis. 2008;29(1):38-44.

12 Jaques JD. Surviving suicide: the impact on the family. Family Journal. 2000;8(4):376-9.

13 Beautrais AL. Suicide postvention: support for families, whanau and significant others after a suicide: a literature review and synthesis of evidence. Otago: Christchurch School of Medicine & Health Sciences, 2004.

14 Jordan JR. Is suicide bereavement different? A reassessment of the literature. Suicide Life Threat Behav. 2001;13(1):91-102.

15 Scavacini K. Suicide survivors support services and postvention activities: the availability of services and an interventions plan in Brazil. Master Program in Public Health. Stockholm: Karolinska Institutet, 2011.

16 World Health Organization. Preventing suicide: how to start a survivors group. Geneva: WHO, 2008.

17 Ellenbogen S, Gratton F. Do they suffer more? Reflections on research comparing suicide survivors to other survivors. Suicide Life Threat Behav. 2001;31(1):83-90.

18 Silva DR. Na trilha do silêncio: múltiplos desafios do luto por suicídio. In: Casellato G (ed.). O resgate da empatia: suporte psicológico ao luto não reconhecido. São Paulo: Summus, 2015.

19 Scavacini K. E agora? Um livro para crianças lidando com o luto por suicídio. São Paulo: All Print, 2014.

20 Kuramoto J, Brent DA, Wilcox HC. The impact of parental suicide on child and adolescent offspring. Suicide Life Threat Behav. 2009;39(2):137-51.

21 Runeson B, Asberg M. Family history of suicide among suicide victims. Am J Psychiatry. 2003;160(8):1525-6.

22 Jang J, Park SY, Kim YY et al. Risks of suicide among family members of suicide victims: A nationwide sample of South Korea. Frontiers in Psychiatry. 2022;13:995834.

23 Jordan JR, McMenamy J. Intervention for suicide survivors: a review of the literature. Suicide Life Threat Behav. 2004;34(4):337-49.

24 Labonte B, Turecki G. The epigenetics of suicide: explaining the biological effects of early life environmental adversity. Arch Suicide Res. 2010;14(4):291-310.

25 Grad OT. Suicide: how to survive as a survivor? Crisis. 1996;17(3):136-42.

26 Meleiro A, Tung TC, Wang YP. Suicídio: estudos fundamentais. São Paulo: Segmento Farma, 2004.

27 Alexander DA, Klein S, Gray NM et al. Suicide by patients: questionnaire study of its effect on consultant psychiatrists. BMJ. 2000;320(7249):1571-4.

28 Bromberg MH. A psicoterapia em situações de perdas e luto. São Paulo: Livro Pleno, 2000.

29 Campbell C, Fahy, T. The role of the doctor when a patient commits suicide. Psychiatric Bulletin. 2002;26(2):44-9.

30 Clark SE, Goldney RD. Grief reaction and recovery in a support group for people bereaved by suicide. Crisis. 1995;16(1):27-33.

31 Suicide and the psychiatrist. Lancet Psychiatry. 2021;8(3):179-80.

32 Goldstein LS, Buongiorno PA. Psychotherapy as suicide survivors. Am J Psychother. 1984;38(3):392-8.

33 Pejuskovic B, Lecic-Tosevski D, Priebe S. Burnout in psychiatrists, general practitioners and surgeons. World Psychiatry. 2011;10(1):78.

34 Brown HN. The impact of suicide on therapists in training. Compr Psychiatry. 1987;28(2):101-12.

35 McIntosh J. Pioneers and hallmark events: survivors of suicide. Otago: Christchurch School of Medicine & Health Sciences, 2008.

36 Cutcliffe J, Ball PB. Suicide survivors and the suicidology academe: reconciliation and reciprocity. Crisis. 2009;30(4):208-14.

37 World Health Organization. Preventing suicide: a global imperative [Internet]. 2014 [acesso em: 26jul. 2018]. Disponível em: http://apps.who.int/iris/bitstream/10665/131056/1/9789241564779_eng.pdf?ua=1&ua=1.

38 Andriessen K, Krysinska K, Grad OT. Postvention in action: the international handbook of bereavement support. Boston: Hogrefe, 2017.

39 Andriessen K. Suicide survivor activities: an international perspective. Suicidology. 2004;9(2).

40. Cândido AM. O enlutamento por suicídio: elementos de compreensão na clínica da perda [Dissertação]. Brasília: Universidade de Brasília, 2011.
41. Bates U, Comm MGB, Jordan N et al. Review of general bereavement support and specific services available following suicide bereavement [Internet]. 2008 [acesso em: 26jul. 2018]. Disponível em: https://www.suicideinfo.ca/resource/siecno-20080486/.
42. Ruckert MLT, Frizzo RP, Rigoli MM. Suicídio: a importância de novos estudos de posvenção no Brasil. Rev Bras Ter Cogn. 2019;15(2):85-91.

Prevenção ao suicídio: experiência do Centro de Valorização da Vida

Centro de Valorização da Vida. CVV: uma Proposta de Vida. São Paulo: Aliança; 1989.

Centro de Valorização da Vida. CVV: Manual do Voluntário. São Paulo: Fraternidade Assistencial Esperança; 2007.

Focássio F, Conchon JA, Lorenzetti V. CVV: uma proposta de vida. São Paulo: Fraternidade Assistencial Esperança; 2007.

43 Obesidade e Cirurgias Bariátricas: Interface com a Psiquiatria

Adriano Segal ▪ Débora K. Kussunoki

INTRODUÇÃO

A obesidade não é classificada como transtorno mental, embora compartilhe com ele da cronicidade, de etiologias multifatoriais e do forte e espraiado estigma social. Por isso, os pacientes com obesidade e com transtornos mentais sofrem dupla discriminação, e muitas vezes, o tratamento global fica prejudicado. O preconceito ocorre não apenas por parte do círculo social, mas com frequência também por profissionais de Saúde. Muitos ainda tendem a ter uma expectativa de sucesso de tratamento não realista e subestimam a capacidade do paciente com obesidade. Essa postura abre espaço para um menor empenho por parte da equipe de Saúde ou, então, excesso de atitudes e procedimentos sem eficácia ou segurança comprovada. Essas atitudes oneram e retardam o início de tratamento adequado.[1]

O estereótipo negativo da pessoa com obesidade é indefensável, mas pode ser compreendido, na falta de termo mais adequado, como o resultado da interação de ausência de evidências de correlações genéticas, epigenéticas e ambientais com a doença e o atávico preconceito contra pessoas com obesidade. Esse preconceito pode ter origens históricas e culturais (p. ex., a gula é um dos sete pecados capitais e, no Budismo, a obesidade seria a consequência cármica de falha moral, no século XII).

Teorias mais recentes, datando do fim do século XIX e início do século XX, repetem essa visão de modo um pouco menos evidentemente moralista. Essas teorias colocam a obesidade como resultado de um conflito psicológico subjacente em pessoas incapazes de resolvê-lo. Do ponto de vista de teorias psicológicas, as teorias cognitivo-comportamentais têm vários méritos – entre eles, o de não fazer julgamentos valorativos e de ter uma abordagem mais pragmática do problema.[1,2]

A partir do momento que a obesidade é identificada como doença crônica e grave, de bases biológicas/genéticas/ambientais, com grande impacto neuropsiquiátrico e com causa psicológica bem menos importante, a polêmica tende a se reduzir. Com isso, os tratamentos podem buscar técnicas efetivas, baseadas em evidências científicas, e tendem a abandonar relatos anedóticos, que costumam ter grande impacto na mídia, como de fato vem acontecendo.

RELAÇÃO DOS TRANSTORNOS PSIQUIÁTRICOS E OBESIDADE

A interface de transtornos psiquiátricos (TPq) e obesidade é bastante complexa. Apresentaremos aqui algumas associações de interesse:[1,3-7]

- A obesidade é bastante comum em pacientes com esquizofrenia, transtornos do humor (TH), transtornos ansiosos (TAn), transtorno de déficit de atenção e hiperatividade (TDAH) e alguns transtornos alimentares (TA), especialmente o transtorno da compulsão alimentar (TCA)
- Esses TPq são comuns entre os pacientes que procuram tratamento para obesidade. Deve-se salientar que pacientes com TA apresentam taxa mais elevada de associação com TH e abuso de substâncias
- TH, sobrepeso e obesidade são bastante associados a episódios de compulsão alimentar (o sintoma, não o TA). Já o TCA propriamente dito está presente em 4 a 6% das pessoas com obesidade, em 30% dos pacientes com obesidade (pessoas com obesidade que buscam por tratamento antiobesidade) e em algo como 45% dos candidatos às cirurgias bariátricas (CB)
- Obesidade, síndrome metabólica, transtorno depressivo (TD), transtorno bipolar do humor (TBH) e esquizofrenia estão isoladamente associados a elevadas morbidade e mortalidade por doenças cardiovasculares e diabetes melito tipo 2 (DM II)
- Dados epidemiológicos mostram relação positiva entre obesidade e TD e TBH tanto em homens quanto em mulheres, com variações referentes a grau de obesidade e idade de início. Pacientes com TBH têm altas taxas de sobrepeso, obesidade e obesidade abdominal. Por outro lado, sobrepeso, obesidade e obesidade visceral também estão associados a alguns TPq
- Indivíduos com episódios depressivos na infância têm duas vezes mais chance de ter sobrepeso na vida adulta
- Vários estudos associam obesidade e DM II ao aparecimento de quadros demenciais.

Além desses dados, ainda há o fator iatrogênico, com medicações psiquiátricas favorecendo ganho de peso. Nesse caso, a medicação não pode ser considerada a única vilã. Pacientes com

TBH e esquizofrenia sem tratamento medicamentoso prévio também apresentam médias de peso mais altas que a população em geral.[3]

Por outro lado, algumas medicações para perda de peso podem induzir e/ou piorar quadros psiquiátricos. Contudo, medicações mais recentes parecem seguras nesse aspecto.[8]

PRÉ-OPERATÓRIO: AVALIAÇÃO PSIQUIÁTRICA

Há uma expectativa quase mística por parte de boa parcela da população leiga e não leiga envolvendo as avaliações psiquiátrica e psicológica pré-operatórias de CB: tacitamente, espera-se que esses profissionais, isto é, psicólogos e psiquiatras, possam efetivamente "ler mentes" e/ou "prever o futuro". Evidentemente isso não é real, apesar de, em nossa experiência, alguns profissionais das áreas de Psicologia e Psiquiatria se comportarem como se fosse. Ou, pior, espera-se que com os "corretos" preparo e avaliação, garanta-se o bom resultado da cirurgia. Essa postura, a rigor, reforça o preconceito já descrito, como dizemos há décadas.

Mas há, sim, embasamento racional para a avaliação psiquiátrica pré-operatória: o paciente candidato à CB está na alta prevalência de TPq na população em questão. Não há um possível impedimento técnico do procedimento em pacientes com TPq, ainda que isso possa ocorrer (ver adiante).

Entre os pacientes candidatos à cirurgia de obesidade, a prevalência de TPq é aumentada em relação à população em geral.[1,4] Marcus et al.[9] encontraram que 66% dos pacientes que procuravam as CB apresentavam pelo menos um diagnóstico de eixo I ao longo da vida. TH (15,6%), TAn (24%) e TCA (16,3%) foram os diagnósticos mais comumente encontrados. Resultados similares já haviam sido publicados por outros autores, com cerca de apenas 25% dos pacientes sem patologia psiquiátrica.[10-12]

Essa população apresenta alto nível de utilização de psicofármacos no momento da avaliação pré-operatória, a maior parte composta por antidepressivos (30%) seguida de ansiolíticos (6,6%) e antipsicóticos (3,3%). A maioria dessas medicações é prescrita por médicos não psiquiatras, o que confirma o preconceito já mencionado.[9]

Relação entre transtornos psiquiátricos e cirurgia bariátrica

Existe muita discussão sobre se há algum fator psiquiátrico/psicológico preditivo de sucesso ou não na CB. Herpertz et al.[12] encontraram a presença de quadro psiquiátrico como fator de bom prognóstico na CB, com exceção de quadros de eixo I e II muito graves. Em outras revisões e estudos, pacientes com TD perderam mais peso que seus pares,[13] e o TCA nos candidatos à cirurgia não apresentou impacto significativo nos resultados da cirurgia tipo *bypass* gástrico.[14] Estudos mais recentes tendem a reverter essas afirmativas, mas mantém a dificuldade em achar fatores preditivos inequívocos.[15]

O TCA aparentemente é mais comprometedor quando surge ou se mantém no pós-operatório (PO), quer em forma completa ou com correlatos como *grazing* e comer com perda de controle,[15] mas não há como prever de modo confiável o aparecimento, a manutenção ou a remissão do quadro em determinado paciente. Assim, para esse TPq, é razoável concluir que o acompanhamento PO é muito mais importante do que a avaliação pré-operatória.

Esses dados vão contra o senso comum de que o paciente com TPq ou mesmo com TCA teria um resultado pífio ou muito complicado no PO. Aqui, vale uma reflexão: o senso comum não é sempre baseado em evidências. Mais comumente, ele se guia por preconceitos, que podem ou não ser verdadeiros.

Em 2005, várias associações brasileiras se reuniram e publicaram o I Consenso Brasileiro de Cirurgia Bariátrica, elaborado seguindo as melhores evidências científicas disponíveis à época, para nortear os procedimentos relacionados à CB.[16] O Consenso foi um documento pioneiro e abrangente, não apenas na área específica da Saúde.

Em termos psiquiátricos, o Consenso diz que, em condições adversas, não se recomenda a realização dos atuais procedimentos cirúrgicos para controle da obesidade nas seguintes situações:*

- Quadros depressivos graves atuais sem controle
- Quadros psicóticos atuais sem controle
- Quadros de abuso/dependência de substâncias psicoativas atuais
- Quadros de limitação intelectual significativa em pacientes sem suporte familiar adequado.

Sem dúvida, os dois primeiros itens são importantes, mas, uma vez tratados e remitidos, não se configuram contraindicações. É necessário apenas que esses pacientes estejam sob acompanhamento psiquiátrico adequado após a remissão.

Com relação ao terceiro item, os quadros de abuso/dependência de álcool ou seu uso nocivo para a saúde são os que mais acarretam problemas.[6,17]

Atenção especial e individualizada deve ser dada a pacientes que se enquadram no quarto item. Casos como quadros sindrômicos, como os de Prader-Willi, quadros demenciais e outros devem ser discutidos em profundidade com a família e a equipe, avaliando-se de modo cauteloso a relação custo-benefício, dado que não há algoritmos nem evidências em quantidade suficiente para conclusões generalizadas.

Interessante ressaltar que o recente consenso conjunto da International Federation for the Surgery of Obesity and Metabolic Disorders (IFSO) e da American Society for Metabolic and Bariatric Surgery (ASMBS) mantém a necessidade da equipe multiprofissional com profissionais de Saúde Mental, mas a decisão final sobre a realização do procedimento recai sobre o cirurgião, e não mais sobre a equipe.[18]

O tratamento mais efetivo para obesidade grave em termos de tamanho de perda de peso, manutenção da perda de peso, impacto positivo em vários domínios da qualidade de vida (QdV)

---

*Observação: quadros psiquiátricos graves, porém sob controle, não contraindicam os procedimentos.

e marcadores de saúde global (incluindo saúde mental), além de redução de taxa de mortalidade, continua sendo, até o momento, o tratamento cirúrgico.[19] Apesar disso, os acompanhamentos clínicos e psicológico/psiquiátrico das CB representam desafio e preocupação constante para as equipes multiprofissionais. Isso é justificável e parece resultar de ao menos duas causas:

- As CB, obviamente, não são uma panaceia para a obesidade, tampouco a etapa final do tratamento ou a cura da obesidade. Elas também não são "a forma mais fácil" ou "a última chance", como vários pacientes, familiares e, infelizmente, alguns profissionais de Saúde desejam, desdenham ou temem, de modo às vezes simultâneo, confuso e contraproducente. Os pacientes e a equipe de Saúde devem estar cientes de que decidir ser submetido a esse tipo de procedimento tem o "preço" de assumir um compromisso vitalício de colaboração (no verdadeiro sentido da palavra, ou seja, um trabalho conjunto) com a equipe multiprofissional, especialmente durante o PO, e começar a agir em conformidade a essa realidade. Essa atitude é provavelmente a principal maneira de alcançar o sucesso do procedimento a longo prazo, não só em termos de redução do peso e das comorbidades, mas também de prevenção de complicações que podem, por vezes, tornar-se irreversíveis
- Embora nem sempre declarado, há também um medo generalizado de que ocorram algumas complicações psicológicas e/ou psiquiátricas resultantes do procedimento, independentemente do cuidado oferecido. É nossa opinião que esse medo é desproporcional e muito mais uma consequência do preconceito contra a obesidade – associado ou não a teorias psicossomáticas não comprovadas em relação à sua etiologia – do que consequência de dados científicos propriamente ditos, apesar de haver algumas questões fundamentais a serem observadas (discutiremos a seguir questões sobre álcool e suicídio).

A prevalência de alguns TPq nos candidatos às CB é bastante maior do que a encontrada na população geral.[3,5,10,20,21] Apesar disso, espera-se alcançar melhora psiquiátrica em grande parte desses pacientes,[5] provavelmente como resultado da remoção de um importante fator estressor, ou seja, a obesidade grave. Aqui, usamos "fator estressor" não apenas como a enorme carga psicológica associada à obesidade, mas também em relação a alterações bioquímicas, hormonais, inflamatórias, clínicas, de microbiota intestinal e a efeitos adversos de esquemas multifármacos, entre outros.

Cirurgia bariátrica em adolescentes

A avaliação dos adolescentes para a cirurgia de obesidade, assim como a própria cirurgia, ainda é tema de discussão. Com os estudos mais recentes, essa opção é cada vez mais aceita e tem se demonstrado não só segura e efetiva em termos de saúde clínica, como extremamente útil, inclusive no aspecto do ônus psicológico que a obesidade desempenha nessa população. Apesar dos resultados positivos em termos de QdV e de vários parâmetros de saúde, o tratamento prolongado parece ser necessário, em virtude de uma variedade de alterações nutricionais, entre outros aspectos não positivos.[21,22]

Em nosso serviço, orientamos adolescentes não só em relação a esses aspectos como também em relação ao álcool e ao uso de métodos anticoncepcionais alternativos, dada a disabsorção de anticoncepcionais orais.

PÓS-OPERATÓRIO: ACOMPANHAMENTO PSIQUIÁTRICO

Transtornos psiquiátricos identificados durante o pós-operatório

Para uma parte significativa dos pacientes de CB, o PO irá representar pelo menos metade de suas vidas, geralmente mais. Consequentemente, há maior probabilidade de início de qualquer TPq durante o PO do que no período pré-operatório, sem relação verdadeira da causa/efeito. Na verdade, não há relação de causa/efeito em grande parte dos casos, apesar de algumas situações contrárias.[5] A relação de causa/efeito que alguns atribuem diretamente à CB ou à perda de peso está longe de ser consensual na comunidade científica.

Esses novos TPq podem, de fato, *aparecer* no PO (o paciente nunca apresentou TPq antes da cirurgia) ou simplesmente podem *ser diagnosticados* no PO (paciente tinha um TPq ou história de TPq, que permaneceu desconhecido para a equipe por algum motivo).

Algumas causas de aparecimento *de novo* do TPq durante o PO são:

- Faixa etária: a faixa etária de grande parte dos candidatos à CB é geralmente perto da idade do primeiro quadro psiquiátrico. Com o número crescente de adolescentes submetidos a esses procedimentos, essa poderá se tornar uma das principais causas[21,22]
- Gênero: a maioria dos candidatos a CB é de mulheres. Há maior prevalência de TPq em mulheres, notadamente TH, TAn e TA[23,24]
- TA (não presentes durante o pré-operatório) que podem ser causados pelas CB. Por exemplo, em 2004, descrevemos um estado caracterizado por mudanças importantes na relação com o alimento combinado com um medo intenso e irracional de recuperar peso. Ao contrário da anorexia nervosa (AN), alimentos de alto teor calórico, mais saborosos e de mais fácil deglutição são muitas vezes escolhidos. Além disso, os critérios centrais para AN e bulimia nervosa (BN) estão ausentes[5]
- Mudanças comportamentais resultantes de desnutrição específica[25]
- Alterações da farmacocinética do álcool em algumas técnicas (especialmente nessas técnicas com o Y de Roux, mas também na técnica de gastrectomia em manga, em menor grau), favorecendo absorção mais eficaz do álcool e sua metabolização mais lenta, maiores níveis séricos e dano mais rápido aos órgãos-alvo, ou seja, fígado, pâncreas, coração e cérebro[17,26]
- Altos níveis de associação entre TA e abuso de substâncias.[27]

Por outro lado, alguns aspectos podem fazer com que "surjam" TPq no PO. Na verdade, esses TPq já existiam no período pré-operatório. Esses são:[3,28]

- Anamnese psiquiátrica insuficiente: como muitas equipes não incluem um psiquiatra, questões psiquiátricas tendem a ser investigadas por profissionais não especializados. Recomenda-se a inclusão de psiquiatras em virtude da prevalência mais elevada do que o normal dos TPq nessa população. Sua presença na equipe tende a atenuar esse tipo de erro
- TH que podem ser confundidos como "reações depressivas esperadas" na presença de obesidade mórbida ou de restrição alimentar secundária à maioria dos procedimentos bariátricos
- Quadros do espectro bipolar que podem levar anos para serem diagnosticados como tal. Assim, são tratados como depressão unipolar ou transtorno de ansiedade generalizada, no caso de estados mistos
- Ocultação intencional pelo paciente e/ou membro da família de um TPq prévio por vergonha ou com o objetivo de não ser contraindicado para a cirurgia. Vale a pena notar que esse item pode ser uma consequência iatrogênica de preconceito de profissionais de Saúde, de formação inadequada ou de recusas de aprovação de cirurgia na presença de qualquer TPq. Algumas equipes ainda usam a expressão "adiar a cirurgia" como eufemismo para as contraindicações, apesar de haver apenas poucos e bem definidos casos em que essa postura seja justificável.

Interferência dos transtornos psiquiátricos nos resultados da cirurgia bariátrica

Tanto um TPq preexistente quanto um que apareça após a CB pode interferir na adesão ao seguimento clínico e nutricional e, possivelmente, no resultado global. Portanto, cada patologia deve ser detectada e tratada o mais cedo possível, a fim de evitar impactos negativos sobre a perda de peso, o estado nutricional e a saúde global do paciente.

É importante enfatizar que não há necessidade de normalização/remissão completa da maioria dos TPq antes da CB.[16,18] Exceções a essa postura podem ser divididas em dois grupos:

- Situações em que o paciente não pode compreender plenamente os procedimentos cirúrgicos e não cirúrgicos que irão ocorrer, suas necessidades, limites e consequências. Nessas condições, o paciente é temporária ou permanentemente incapaz de decidir de maneira racional, levando à necessidade de tratamento completo antes que a decisão cirúrgica seja tomada
- Em situações em que há um transtorno de uso de substância ativo, notadamente álcool (ver adiante), a cirurgia deve ser adiada.

O primeiro grupo é formado por estados psicóticos ativos na época dos procedimentos pré-operatórios, como mania aguda, depressões agudas e graves e estados com déficits cognitivos inatos ou adquiridos, reversíveis ou não. No caso de estados reversíveis, quando revertidos, não constituem contraindicações.[1,3,5]

É interessante trazer um ponto adicional: além de ser nossa postura há décadas, como dissemos, para alguns autores[29] as avaliações/preparações lentas podem ser não apenas um tipo de preconceito, mas também inúteis e, portanto, prejudiciais.

Interferência das cirurgias bariátricas em transtornos psiquiátricos

Possíveis apresentações psiquiátricas resultantes de deficiências nutricionais[30]

Pelagra

Causada pela deficiência de niacina, a pelagra é geralmente associada ao uso abusivo de álcool, dietas vegetarianas desequilibradas e desnutrição extrema. É descrita classicamente como a doença dos cinco Ds: dermatite, diarreia, *delirium*, demência e morte (*death*, em inglês). A suplementação promove uma recuperação rápida. No entanto, se a deficiência for mantida, a recuperação tende a ser mais lenta, ou danos permanentes podem surgir.

Beribéri

Deficiência de vitamina B_1 (tiamina) caracteriza-se por alterações cardiovasculares e neurológicas e associadas à síndrome de Wernicke-Korsakoff (SWK). Os sintomas incluem apatia, depressão, irritabilidade, nervosismo déficit de concentração. Casos duradouros podem causar perda de memória grave e irreversível.

Síndrome de Wernicke-Korsakoff

A SWK é uma síndrome neuropsiquiátrica grave causada por deficiência de vitamina B_1 comumente associada a abuso/dependência de álcool e/ou desnutrição. Os sintomas da encefalopatia de Wernicke são confusão, perda de coordenação motora, tremores, ataxia, alterações visuais, nistagmo e ptose palpebral. A síndrome de Korsakoff inclui amnésia anterógrada e retrógrada, confabulações e alucinações.

Deficiência de vitamina B_{12}

A deficiência de vitamina B_{12} é caracteriza-se por anemia megaloblástica, manifestações neurológicas result ntes de degenerações nervosas e alterações mentais. Apatia, depressão e irritabilidade são comuns. Em alguns casos, *delirium*, ilusões, alucinações e demências podem ser observados. A reversão dos sintomas é geralmente rápida após a administração precoce e contínua de vitamina B_{12}.

Alterações psiquiátricas como resultado da perda de peso[1,31]

A ideia de que a perda de peso tem um impacto psicológico negativo é amplamente disseminada entre os leigos e entre alguns profissionais de Saúde. Isso é possivelmente um resultado dos – ou foi reforçado pelos – primeiros ensaios realizados sobre esse tema, de 1950 a 1970. Esses estudos não foram ensaios controlados randomizados, e seus resultados foram fundamentados principalmente em avaliações clínicas não padronizadas. Ensaios controlados, com ferramentas padronizadas, realizados a partir de 1969, têm mostrado resultados opostos, com pacientes apresentando melhoras em parâmetros de saúde mental. Há um consenso sobre a melhoria psicológica e QdV em pacientes com obesidade tratados com sucesso, proporcional à quantidade de perda de peso, desde que obtido de maneira saudável e racional.

Alterações psiquiátricas como resultado dos procedimentos cirúrgicos[31]

A seguir, descrevemos as alterações nos diferentes momentos do PO. É importante notar que parte deles são comuns a qualquer tipo de cirurgia de mesmo porte que as CB em termos de impacto fisiológico e preparação, e a outra parte está associada a deficiências nutricionais.

Pós-operatório imediato (1º dia)
Delirium
- Pós-anestesia
- Anestésicos e interações de fármacos de meia-vida longa, já suspensos
- Outros (embolia, desequilíbrio hidreletrolítico, outros distúrbios metabólicos e fisiológicos agudos)
- Uso e/ou abstinência de substâncias (lícitas ou ilícitas)

Pós-operatório mediato (1º mês) e tardio (a partir do 2º mês)
- Uso e/ou abstinência de substâncias (lícitas ou ilícitas)
- Emergência de síndromes psiquiátricas conhecidas em pré-operatório
- Emergência de síndromes psiquiátricas desconhecidas antes da cirurgia
- Estados causados por deficiências nutricionais
- Utilização de substâncias lícitas ou ilícitas que conduzam a estados psiquiátricos (por intoxicação ou desencadeamento)
- Tentativa de suicídio.[28]

Em qualquer momento, em qualquer cirurgia (não só CB)

Algumas condições psiquiátricas podem estar presentes no PO de qualquer tipo de cirurgia. A seguir, serão descritas algumas delas.

Transtorno factício/síndrome de Münchausen e simulação[23]

O transtorno factício é caracterizado por sintomas ou síndromes físicos ou psicológicos intencionalmente produzidos ou simulados ou com a finalidade de desempenhar o papel de uma pessoa doente na ausência de incentivos externos ou ganhos imediatos. Em geral, um indivíduo não está ciente da motivação. A síndrome de Münchausen é a variante mais crônica e grave de sua apresentação e parece ser mais frequente nos homens.

A simulação apresenta um ganho claro e direto, como indenizações, fuga da polícia, ou simplesmente um lugar para ficar à noite, por exemplo.

Somatização[23]

Esse é um quadro polissintomático com início antes de 30 anos, que ocorre por muitos anos e é caracterizado por uma combinação de dores, sintomas gastrintestinais, sexuais e neurológicos sem causa física definida. Os sintomas não são produzidos intencionalmente.

Epilepsia com sintomas psiquiátricos, psicológicos e/ou comportamentais

As crises epilépticas podem apresentar manifestações motoras, sensório-perceptivas, autônomas e até mesmo psicológicas.[14] As crises temporais frequentemente apresentam automatismos, incluindo chorar, rir, gritar, andar, correr e beijar. As reações e os sentimentos secundários mais comuns durante essas crises são medo, ansiedade, depressão, despersonalização, prazer e descontentamento. A aura, quando presente, pode envolver sentimentos de medo ou ansiedade, mudanças na motilidade gástrica ou sentir cheiros estranhos.

Tratamento psicofarmacológico no pós-operatório

A alta prevalência de TPq em candidatos às CB torna a presença do psiquiatra na equipe multiprofissional estritamente necessária. Psicólogos com formação adequada são capazes de diagnosticar alguns TPq (por meio de entrevistas abertas, semiestruturadas ou estruturadas clínicas), mas não têm capacitação técnica nem legal para tratar completamente a maioria dos TPq.

Por outro lado, apesar de as CB terem efeito positivo na maioria dos TPq preexistentes, elas não são tratamentos psiquiátricos.[31] Não há evidências que sugiram que a perda de peso cause agravamento de TPq preexistentes, desde que o cuidado psiquiátrico adequado seja condizentemente implementado.

Os TPq com início no PO podem ser o resultado de muitos fatores isolados ou combinados. Embora uma parte significativa deles possa ser melhorada por meio da prevenção ou do tratamento específico, apenas uma minoria é diretamente causada pelas CB. Em todos os casos, é mandatória uma avaliação abrangente. Naturalmente, existem poucas diferenças conceituais nos tratamentos de TPq no PO em comparação com outras situações em que são utilizados em pacientes com e sem obesidade. As mesmas abordagens psicoterapêuticas, biológicas, psicofarmacológicas, sociais e de estilo de vida devem ser instituídas.

No entanto, alguns aspectos devem ser observados, e apenas o último é exclusivo para CB:[32-35]

- Escolher o medicamento que seja menos associado ao ganho de peso/alterações metabólicas sempre que possível
- Estar ciente das interações medicamentosas e alimentares dos psicofármacos
- Estar ciente das alterações farmacocinéticas e farmacodinâmicas que possam alterar os níveis séricos de substâncias utilizadas.

HOT TOPICS: QUADROS DEPRESSIVOS, ÁLCOOL E SUICÍDIO

A ligação entre obesidade e saúde mental (ou sua ausência) tem sido o foco da atenção médica desde os tempos antigos, com várias teorias tentando fazer uma associação de causa-efeito desde então. Na maioria das vezes, a obesidade tem sido vista como resultado de características de personalidade inadequadas ou como resultado de mecanismos de enfrentamento pobres, o que implica que era considerada uma doença psicossomática. Durante a última década do século XX, a direção desse ponto de vista de causa-efeito mudou de algum modo, e a obesidade começou a ser vista por alguns autores e clínicos como uma causa de pior saúde mental, em decorrência de seu grande impacto negativo sobre a QdV.[3]

Nos últimos anos, a obesidade e os transtornos mentais começaram a ser vistos como categorias independentes que compartilhavam vias fisiopatológicas comuns. Ainda que tenham sido descritos melhora na QdV e impacto positivo em alguns TPq associado à perda de peso voluntária, problemas relacionados ao álcool e suicídio começaram a aparecer na literatura de cirurgia bariátrica.[17,26,28,36-40]

Neste capítulo serão resumidos alguns tópicos, começando com transtornos depressivos e transtornos por uso de álcool (TUA). O suicídio será o último assunto abordado. Em virtude da extensão do tema deste capítulo, cada um dos itens que são de extrema relevância será apenas brevemente discutido, por isso recomendamos leitura adicional sobre esses temas.

Episódio e transtorno depressivos

Juntamente com transtornos bipolares, TD são as condições mais comumente diagnosticadas na Psiquiatria geral. O TD maior representa a condição clássica nesse grupo de transtornos. Caracteriza-se por episódio ou episódios bem definidos de, pelo menos, 2 semanas de duração com mudanças claras no humor, na cognição e nas funções neurovegetativas, com remissão entre episódios, se mais recorrente.[23]

Um episódio depressivo (ED) é um diagnóstico transversal e pode estar presente em uma variedade de transtornos e/ou doenças. O TD, ao contrário do ED, é um diagnóstico longitudinal, geralmente referindo-se a um transtorno crônico recorrente.

Os diagnósticos diferenciais da 5ª edição revisada do *Manual Diagnóstico e Estatístico de Transtornos Mentais* (DSM-5-TR)[23] para ED estão adaptados na Tabela 43.1.

Alguns dados epidemiológicos de quadros depressivos são resumidos a seguir.

Estimativas de prevalência de vida de ED maior variam de 1,5% para 19,0%. As estimativas de prevalência de 1 ano variaram entre 0,8 e 5,8%.[41]

A prevalência de 1 ano de TDM é de aproximadamente 7%, com diferenças acentuadas por faixa etária de tal modo que a prevalência em indivíduos de 18 a 29 anos é triplamente superior àquela em indivíduos com idades de 60 anos ou mais.

As mulheres experimentam 1,5 a 3 vezes mais a doença do que os homens, começando na adolescência precoce.[23] A idade média de aparecimento é de cerca de 25 anos e tende a ser maior em países de alta renda (cerca de 30 anos).[41]

Tabela 43.1 Diagnósticos diferenciais para episódio depressivo de acordo com o DSM-5-TR.

- Episódios maníacos com humor irritável ou episódio misto
- Transtorno bipolar I, transtorno bipolar II ou outro transtorno bipolar ou relacionado especificado
- Transtorno do humor decorrente de outra condição médica (p. ex., esclerose múltipla, acidente vascular encefálico, hipotireoidismo)
- Transtorno depressivo induzido por substância/medicações
- Transtorno depressivo persistente
- Transtorno disfórico pré-menstrual
- Transtorno de desregulação com humor disruptivo
- Episódios depressivos maiores sobrepostos à esquizofrenia, a transtorno delirante, a transtorno esquizofreniforme ou a outro transtorno do espectro da esquizofrenia ou de outro psicótico especificado ou não especificado
- Transtorno esquizoafetivo
- Transtorno de déficit de atenção e hiperatividade
- Transtorno de ajustamento com humor deprimido
- Luto
- Tristeza

O TD é associado a uma grande variedade de doenças físicas crônicas, como artrite, asma, câncer, doença cardiovascular, diabetes, hipertensão, distúrbios respiratórios crônicos e obesidade, entre outras condições. Também existem associações a inúmeros desenlaces adversos, incluindo, mas não se limitando a, persistência e gravidade de uma ampla gama de distúrbios secundários, bem como o aumento do risco de mortalidade precoce decorrente de distúrbios físicos e suicídio.[41] Ele também é frequentemente associado a transtornos de uso de substância, transtorno do pânico, transtorno obsessivo-compulsivo (TOC), anorexia nervosa, BN e transtorno de personalidade *borderline*.[23]

A fisiopatologia do TD (e de outros TPq) tem uma série de vias comuns com a fisiopatologia da obesidade. Assim, a perda de peso e a melhora do *status* metabólico consequentes a qualquer tratamento de obesidade bem-sucedido (comportamental, farmacológico ou cirúrgico) tende a melhorar diversos marcadores neuropsiquiátricos.[37,38,42,43]

Transtornos depressivos entre pacientes com cirurgia bariátrica

Antes da cirurgia

Há um consenso na literatura sobre prevalência elevada da psicopatologia entre candidatos às CB. Mais interessante é o fato de que os pacientes com obesidade, ou seja, indivíduos com obesidade que procuram tratamento, têm taxas de psicopatologia mais elevadas do que as pessoas com obesidade que não buscam tratamentos de obesidade, incluindo a história de TD e de ansiedade.[1,44]

Em um estudo realizado em nosso meio,[2] os autores usaram a *Entrevista Clínica Estruturada para Transtornos do Eixo I do DSM-IV-TR, edição do paciente* (SCID I)[45] para entrevistar 393 pacientes com obesidade que procuraram tratamento (79% mulheres, idade média 43 anos, IMC médio de 47,8 kg/m²) a fim de avaliar diagnósticos de eixo I pelo DSM-IV-TR.[46] Nesse estudo, cerca de 60% dos pacientes tiveram algum TPq. Os transtornos de ansiedade atuais foram o diagnóstico mais frequente (46,3%). Além disso, a taxa de qualquer TPq foi de 80,9% ao longo da vida. Os transtornos afetivos vitalícios foram o diagnóstico mais frequente (total de 64,9%; transtornos bipolares, 35,6%; e TD, 29,3%). Cerca de metade dos pacientes apresentou três ou mais doenças psiquiátricas comórbidas entre aqueles que tiveram qualquer TPq vitalício.

Em uma metanálise publicada em 2016, Dawes et al.[47] mostraram resultados de 59 estudos que relatam a prevalência de condições de saúde mental pré-operatória (65.363 pacientes). Entre os TPq, os mais comuns foram a depressão (19% variando de 14 a 25%) e o TCA (17% variando de 13 a 21%).

Após a cirurgia

Durante 5 anos, Rutledge et al.[48] estudaram 55 pacientes em termos de envolvimento com antidepressivos, ansiolíticos, psicoterapias e tratamento psiquiátrico geral nas fases pré e pós-operatórias, junto com mudanças de peso e função metabólica. Houve indícios de diminuição do uso de antidepressivos e de terapias para depressão após a CB, mas não melhoras nas taxas de uso de ansiolítico e de terapias para ansiedade ou de envolvimento geral no tratamento psiquiátrico, apesar das melhoras metabólicas.[48]

Um estudo de 127 pacientes (94 mulheres) com IMC médio de 45,3 ± 5,2 kg/m² e idade média de 41,3 ± 10,3 encontrou melhora substancial na prevalência de TPq após 1 ano de cirurgia (87 pacientes). Cerca de 48% dos pacientes tiveram um TPq antes da cirurgia, enquanto essa taxa foi de 18% 1 ano após a mesma.[49]

Brandão et al.[50] publicaram uma revisão da literatura de 2002 a 2014 na qual encontraram melhoras nas áreas de comportamentos alimentares, imagem corporal e TH. Os autores salientam, contudo, que essas melhorias podem ser limitadas aos primeiros anos do período PO.

Na metanálise de Dawes et al.,[47] os autores concluem que não há informações sólidas sobre a correlação do estado de saúde mental pré-operatório e a perda de peso PO, e que há evidências de qualidade moderada que apoiam uma ligação entre CB e baixas taxas de depressão PO.

Transtornos por uso de álcool

Um problema muito preocupante visto não somente na agora abundante literatura sobre o tema, mas também na prática clínica, é o consumo problemático do álcool após a cirurgia. Esse aspecto pode desencadear uma variedade de evoluções indesejadas – dentre elas, a falha em perder peso é inequivocamente a menos perturbadora. No DSM-5-TR,[23] os transtornos relacionados com o álcool englobam o *TUA*, a *intoxicação por álcool*, a *abstinência de álcool*, os *transtornos mentais induzidos pelo álcool* e o *transtorno relacionado com o álcool não especificado*. Neste capítulo, nosso foco será o TUA.

Os candidatos às CB podem apresentar taxa mais elevada de TUA (de até 32,6% em comparação com os 14,6% vistos na população em geral).[50] Ao mesmo tempo, as CB, especialmente *bypass* gástrico em Y de Roux (RYGB), alteram a farmacocinética do álcool, como mostrado pelo menor intervalo para atingir a concentração máxima no sangue, maior concentração máxima de álcool e maior tempo necessário para eliminar o álcool.[26,51]

King et al.[26] estudaram 1.945 participantes (78% do sexo feminino) e mostraram que a prevalência pré-operatória de TUA é comparável àquela presente 1 ano após a cirurgia (cerca de 7,5%). No entanto, a prevalência aumentou para 9,5% em 2 anos de acompanhamento após a cirurgia. Os principais fatores de risco isolados foram: sexo masculino, idade menor, tabagismo, consumo regular de álcool, uso de drogas recreativas, menor apoio interpessoal e RYGB.[26]

Outro estudo, com 11.115 pacientes, comparando a evolução relacionada com o TUA em RYGB, em gastroplastia em manga e em banda gástrica, mostrou que os pacientes com RYGB tiveram o dobro da chance de serem admitidos ao atendimento por problemas de álcool,[52] achado semelhante ao mostrado por Conason et al.[53] em 2013 e por Mitchell et al.[54] em 2015.

Por outro lado, um estudo retrospectivo de 659 prontuários, publicado em 2015, encontrou baixa prevalência de uso de álcool, bem como diminuição da taxa de uso de álcool durante o período PO, independentemente de técnica cirúrgica, fatores clínicos e percentual de perda de peso.[55]

Spadola et al.[56] afirmaram que, apesar de estar em risco elevado, os pacientes RYGB têm baixa prevalência de TUA. Os fatores de risco para o desenvolvimento de TUA estavam em consonância com os mostrados no estudo por King et al.,[26] mas incluíam sintomas de TDAH.

Também em 2015, Steffen et al.[57] publicaram um artigo de revisão em que reforçam as descobertas anteriores, ou seja, RYGB está associado com maior risco de TUA em uma minoria de pacientes. Discutem também os mecanismos possíveis para esse resultado, isto é, mudanças da farmacocinética e vias neurobiológicas por meio da liberação da dopamina no núcleo *accumbens*. Discutem, também, a atual falta de base científica para o conceito de troca de compulsão.

Blackburn et al.[58] discutem que as alterações no metabolismo do álcool e farmacocinética são pouco suscetíveis de ser a única ou mesmo o principal mecanismo de TUA após CB, implicando o sistema de recompensa central como outro candidato a causar TUA nesses pacientes.

Diante disso, a American Society for Metabolic and Bariatric Surgery (ASMBS) lançou, em 2016, uma declaração sobre o uso de álcool e CB,[59] cujas conclusões são transcritas a seguir:

- Há dados conflitantes quanto às prevalências ao longo da vida e atual de TUA em pacientes que procuram as CB. A maioria dos estudos indica que o TUA afeta uma minoria de pacientes com CB. Estudos têm mostrado que alguns indivíduos estão em risco de recaída do TUA ou de desenvolvimento *de novo* de TUA após a CB, especialmente após *bypass* gástrico. Outros estudos têm mostrado diminuição na ingestão alcoólica de alto risco após a cirurgia em comparação com a linha de base
- Com base em estudos atuais, a cirurgia de *bypass* gástrico está associada a:
  - Absorção acelerada de álcool (menor tempo para atingir a concentração máxima)
  - Maior concentração máxima de álcool
  - Mais tempo para eliminar o álcool em homens e mulheres
  - Risco aumentado para o desenvolvimento de TUA

- Os dados são menos claros a respeito da farmacocinética alterada após a gastrectomia em manga, e não há nenhuma evidência de que a absorção do álcool seja afetada pela banda gástrica. Dado o recente aumento na popularidade da gastrectomia em manga, são necessários mais estudos sobre os efeitos dessa técnica sobre o metabolismo do álcool
- Pacientes de CB devem ser selecionados e educados sobre a ingestão de álcool, antes e depois da cirurgia. O TUA ativo é considerado contraindicação pela maioria dos programas e em diretrizes publicadas. Rastreio adequado, avaliação e preparação pré-operatória podem ajudar a diminuir o risco de TUA em pacientes com CB. Um período de abstinência sustentada com o tratamento é indicado antes da cirurgia da perda de peso. História de TUA não é contraindicação para a CB. No entanto, os pacientes devem estar cientes de que o TUA pode ocorrer a longo prazo após a CB.

Não há tratamento específico para TUA pós-CB; deve-se utilizar o tratamento padrão.[60] Atenção especial deve ser dada para pacientes adolescentes candidatos às CB – eles representam uma subpopulação crescente nessa área e se beneficiam dessas cirurgias em uma medida comparável à dos adultos,[21] se não mesmo maior. Contudo, essa população pode estar em maior risco de TUA e de outros transtornos de uso de substâncias.[61]

Suicídio durante o período pós-operatório

Um ponto central é o risco aparentemente maior de suicídio no PO das CB, como já mencionado. Por exemplo, em um estudo,[36] houve taxas de suicídio mais elevadas entre os pacientes cirúrgicos quando comparados com a população global e pareados de acordo com sexo e idade. O estudo não pareou em relação ao IMC nem com a presença de TPq ou alterações dietéticas anteriores. Os autores desse importante estudo afirmam que "suicídios não são necessariamente atribuídos à cirurgia bariátrica, mas podem estar relacionados a inúmeros fatores". Nós concordamos que, embora esse desfecho deva ser mantido em mente de modo muito presente, porque há um número substancial de estudos que abordam esse ponto, não deve ser visto como relação bem comprovada da causa-efeito.[28]

Em uma série de casos de 2005,[62] foram apresentadas as características de três casos de suicídio após CB. Em cada um dos casos, houve TD maior recorrente antes e após a cirurgia, o que significa que os pacientes estavam em maior risco, mesmo antes do procedimento cirúrgico. Esse ponto impede uma simples suposição de causa-efeito.

Em 2007, Omalu et al.[63] encontraram um excesso substancial de mortes em decorrência de suicídio e doença coronariana a longo prazo. Os autores reconhecem a ausência de "apoio psicológico", mas não citam explicitamente a prevalência superior de TPq nessa população, que pode ser, pelo menos em certa medida, responsável por esses achados.[63] Tindle et al.[36] encontraram números similares em 2010, aproximadamente no mesmo período que o estudo precedente, e igualmente reconhecem a falta do tratamento apropriado do TPq.

Em um estudo controlado de evolução de 2007, Adams et al.[64] demonstraram que, após seguimento médio de 7,1 anos, 171 mortes por doenças específicas foram impedidas por 10.000 operações. Por outro lado, houve aumento de 35 mortes não relacionadas com doença por 10.000 operações, o que levou a uma prevenção líquida de 136 mortes. No grupo de cirurgia, as mortes não causadas por doença (como suicídio, acidentes não relacionados com substâncias psicoativas, envenenamentos de intenção indeterminada e outros motivos) foram 1,58 vez maior que no grupo-controle. O artigo não cita se o tratamento psiquiátrico foi oferecido para o grupo de CB.[64]

Mitchell et al.[65] afirmaram que há uma taxa de suicídio superior à média entre o grupo de pacientes de CB. Os autores citam uma série de possíveis explicações, tais como persistência ou recorrência de comorbidades médicas após a CB; desinibição/impulsividade secundária às mudanças no metabolismo do álcool; hipoglicemia; mudanças na farmacocinética, entre outros.[65]

Morgan e Ho[66] descreveram 110 pacientes hospitalizados em decorrência de autoagressão voluntária durante o período PO em uma coorte de 12.062 pacientes, estudados por 5 anos. Apesar de ser uma taxa mais elevada do que na população em geral, esse número não apresentou elevação da taxa pré-operatória de internações de automutilação.[66]

Neovius et al.[67] vão na mesma direção de associação entre CB e suicídio (ou causação de danos a si mesmo), mas chamam a atenção para o fato de que o risco absoluto era baixo. Concluem dizendo que isso não deve desencorajar a cirurgia, e sim melhorar a avaliação pré-operatória e mais ainda o acompanhamento PO.[67]

Como medida de comparação, mostraremos dados de suicídio de alguns TPq.[23]

- **TBH**: 20 a 30 vezes mais risco do que a população geral; 30% dos pacientes com TBH II tentam suicídio, e 5 a 6% dos pacientes com TBH I morrem por suicídio
- **TD**: chance 17 vezes maior do que na população geral
- **TOC**: taxa média de tentativas de suicídio ao longo da vida de 14,2%; taxa média de ideação suicida ao longo da vida de 44,1%; e taxa média de ideação suicida atual de 25,9%
- **AN**: risco 18 vezes maior do que em um grupo de comparação pareado por idade e sexo. O suicídio é a segunda principal causa de morte na AN. Uma revisão descobriu que 25 a 33% dos indivíduos com AN têm ideação suicida, e aproximadamente 9 a 25% dos indivíduos com AN tentaram suicídio
- **BN**: aproximadamente 25 a 33% dos indivíduos com BN tiveram ideação suicida, e uma proporção semelhante tentou suicídio
- **TCA**: ideação suicida ocorre em aproximadamente 25% dos indivíduos
- **TUA**: contribuinte importante para o risco de suicídio durante a intoxicação grave e no contexto de um transtorno temporário depressivo induzido por álcool. Há uma taxa aumentada de comportamento suicida, bem como de suicídio completo entre os indivíduos com o transtorno.

O risco de suicídio de TPq e os encontrados na população bariátrica são consideravelmente elevados. É possível que as taxas vistas na população PO representem ao menos parcialmente os TPq não diagnosticados e/ou não tratados adequadamente, e não apenas uma complicação das CB ou da perda de peso. Vale lembrar que há alta comorbidade entre os TPq, e que esses estão muito presentes na população bariátrica.

CONCLUSÃO

A CB é ainda hoje o tratamento disponível mais efetivo para obesidade, e é tratamento de escolha para uma parcela elevada da população de pacientes que padecem dessa doença. Talvez mesmo por motivos históricos associados a novas informações, ela é extremamente atraente para profissionais das áreas "Psi".[67]

A CB também é bastante segura do ponto de vista psiquiátrico para a vasta maioria dos casos – isso não significa que não tenha desfechos indesejados. Acreditamos que a maioria desses desfechos negativos possa ser revertida ou evitada com o adequado acompanhamento psiquiátrico no PO, incluído de modo *não opcional* nas equipes multi, inter ou transdisciplinares. Não é o caso ainda, em nível mundial.

Ainda em virtude de questões históricas, a avaliação pré-operatória tem peso muito maior do que o acompanhamento PO, que, em nossa opinião, é muito mais relevante, se não crucial. As avaliações psicológica e psiquiátrica pré-operatórias nas CB são inegavelmente importantes e necessárias; entretanto, elas são incapazes de prever e muito menos de evitar evoluções negativas.

Digna de nota é a crescente e promissora "artilharia biológica não cirúrgica" (muito do conhecimento sobre ela vem da compreensão dos mecanismos de ação das cirurgias). Ela tem se mostrado não apenas segura, mas também útil do ponto de vista psiquiátrico, em uma crescente coleção de publicações científicas,[68-73] mas esse tópico foge do escopo deste capítulo. Acreditamos que o futuro próximo do tratamento da complexa comorbidade entre obesidade e TPq será bastante melhor do que o estado atual, que já é radicalmente melhor do que quando começamos a nos dedicar ao tema, há 30 anos.

REFERÊNCIAS BIBLIOGRÁFICAS

1. Segal A. Obesidade e comorbidade psiquiátrica: caracterização e eficácia terapêutica de atendimento multidisciplinar na evolução de 34 pacientes. Tese de Doutorado. São Paulo: Faculdade de Medicina da Universidade de São Paulo; 1999.
2. Kussunoki DK, Segal A. Avaliação pré-operatória. In: Segal A, Franques ARM. Atuação multidisciplinar na cirurgia bariátrica: a visão da COESAS-SBCBM. São Paulo: Miró; 2012. p. 175-82.
3. McElroy SL, Allison DB, Bray GA (eds.). Obesity and mental disorders. New York: Taylor & Francisco Group; 2006.
4. Segal A, Kussunoki DK. Depressão e síndrome metabólica. In: Louzã Neto MR, Elkis H (eds.). Psiquiatria básica. 2. ed. Porto Alegre: Artes Médicas; 2007. p. 372-80.
5. Segal A, Kussunoki DK, Larino MA. Post-surgical refusal to eat: anorexia nervosa, bulimia nervosa or a new eating disorder? A case series. Obes Surg. 2004;14:353-60.
6. Umberg EN, Shader RI, Hsu LK et al. From disordered eating to addiction: the "food drug" in bulimia nervosa. J Clin Psychopharmacol. 2012;32:376-89.
7. Wang C, Reid G, Mackay CE et al. A systematic review of the association between dementia risk factors and cerebrovascular reactivity. Neurosci Biobehav Rev. 2023;148:105140.
8. Patoulias D, Michailidis T, Dimosiari A et al. Effect of glucagon-like peptide-1 receptor agonists on cardio-metabolic risk factors among obese/overweight individuals treated with antipsychotic drug classes: an updated systematic review and meta-analysis of randomized controlled trials. Biomedicines. 2023;11:669.
9. Marcus MD, Karlachian MA, Karlachian M et al. Psychiatry evaluation and follow-up of bariatric surgery patients Am J Psychiatry. 2009;166:285-91.
10. Segal A, Cardeal MV. Prevalência de transtornos psiquiátricos em pacientes com obesidade mórbida no serviço de endocrinologia do HCFMUSP. In: 7º Simpósio Internacional Sobre Obesidade, 1997, Porto Alegre-RS.
11. Sarwer DB, Cohn NI, Gibbons LM et al. Psychiatric diagnoses and psychiatric treatment among bariatric surgery candidates. Obes Surg. 2004;14:1148-56.
12. Herpertz S, Kielmann R, Wolf AM et al. Do psychosocial variables predict weight loss or mental health after obesity surgery? A systematic review. Obes Res. 2004;12:1554-69.
13. Averbukh Y, Heshka S, El-Shoreya H et al. Depression score predicts weight loss following Roux-en-Y gastric bypass. Obes Surg. 2003;13:833-6.
14. Alger-Mayer S, Rosati C, Polimeni JM et al. Preoperative binge eating status and gastric bypass surgery: a long-term outcome study. Obes Surg. 2009;19:139-45.
15. Noria SF, Shelby RD, Atkins KD et al. Weight regain after bariatric surgery: scope of the problem, causes, prevention, and treatment. Curr Diab Rep. 2023;23:31-42.
16. Sociedade Brasileira de Cirurgia Bariátrica, Colégio Brasileiro de Cirurgiões, Colégio Brasileiro de Cirurgia Digestiva et al. Consenso Brasileiro Multissocietário em Cirurgia da Obesidade. 2006. Disponível em: <https://www.sbcbm.org.br/consenso/>. Acesso em: julho 2012.
17. Hagedorn JC, Encarnacion B, Brat GA et al. Does gastric bypass alter alcohol metabolism? Surg Obes Relat Dis. 2007;3:543-8.
18. Eisenberg D, Shikora SA, Aarts E et al. 2022 American Society of Metabolic and Bariatric Surgery (ASMBS) and International Federation for the Surgery of Obesity and Metabolic Disorders (IFSO) indications for metabolic and bariatric surgery. Obes Surg. 2023;33:3-14.
19. Yumuk V, Tsigos C, Fried M et al. European guidelines for obesity management in adults. Obesity Facts. 2015;8:402-24.
20. Duarte-Guerra L, Coêlho B, Santo M et al. Psychiatric disorders among obese patients seeking bariatric surgery: results of structured clinical interviews. Obes Surg. 2014;25:830-7.
21. Olbers T, Gronowitz E, Werling M et al. Two-year outcome of laparoscopic Roux-en-Y gastric bypass in adolescents with severe obesity: results from a Swedish Nationwide Study (AMOS). Int J Obes. 2012;36:1388-95.
22. Olbers T, Beamish AJ, Gronowitz E et al. Laparoscopic Roux-en-Y gastric bypass in adolescents with severe obesity (AMOS): a prospective, 5-year, Swedish Nationwide Study. Lancet Diabetes Endocrinol. 2017;5:174-83.
23. American Psychiatric Association. Diagnostic and statistical manual of mental disorders. 5. ed. Text revision. Washington, D.C.: American Psychiatric Association; 2022.
24. Buchwald H, Avidor Y, Braunwald E. Bariatric surgery: a systematic review and meta-analysis. JAMA. 2004;192:1724-37.
25. Fujioka K. Follow-up of nutritional and metabolic problems after bariatric surgery. Diabetes Care. 2005;28:481-4.

26. King WC, Chen JY, Mitchell JE et al. Prevalence of alcohol use disorders before and after bariatric surgery. JAMA. 2012;307:2516-25.
27. Ross HE, Ivis F. Binge eating and substance use among male and female adolescents. Int J Eat Disord. 1999;26:245-60.
28. Segal A. Suicídio em cirurgia bariátrica. In: Segal A, Kssunoki DK, Freire CC (eds.). Cirurgias bariátricas e metabólicas. Tópicos de psicologia e psiquiatria. Rio de Janeiro: Rubio; 2021. p. 206-10.
29. Ashton D, Favretti F, Segato G. Preoperative psychological testing– another form of prejudice. Obes Surg. 2008;18:1330-7.
30. Kaplan HI, Sadock BJ, Grebb JA. Delirium, dementia, and amnestic and other cognitive disorders and mental disorders due to a general medical condition. In: Kaplan HI, Sadock BJ, Grebb JA. Kaplan and Sadock's synopsis of psychiatry: behavioral sciences, clinical psychiatry. 7. ed. Williams & Wilkins; 1994. p. 336-73.
31. Segal A, Kussunoki DK. Psychiatric issues during the postoperative period of bariatric surgery. In: Ettinger J, Ázaro E, Weiner R et al. (eds.). Gastric bypass – bariatric and metabolic surgery perspectives. Springer; 2020. p. 67-73.
32. Hamad G, Helsel J, Perel J et al. The effect of gastric bypass on the pharmacokinetics of serotonin reuptake inhibitors. Am J Psychiatry. 2012;169:256-63.
33. Semion K, Dorsey J, Bourgeois J. Intravenous valproate use in bipolar II disorder after gastric bypass surgery. J Neuropsychiatry Clin Neurosci. 2005;17:427-9.
34. Padwal R, Brocks D, Sharma AM. A systematic review of drug absorption following bariatric surgery and its theoretical implications. Obes Rev. 2010;11:41-50.
35. Harada LE, Tung TC. Implicações das cirurgias bariátrica e metabólicas no tratamento psicofarmacológico. In: Segal A, Kssunoki DK, Freire CC (eds.). Cirurgias bariátricas e metabólicas. Tópicos de psicologia e psiquiatria. Rio de Janeiro: Rubio; 2021. p. 233-42.
36. Tindle HA, Omalu B, Courcoulas A et al. Risk of suicide after long-term follow-up from bariatric surgery. Am J Med. 2010;123:1036-42.
37. Lopresti AL, Drummond PD. Obesity and psychiatric disorders: commonalities in dysregulated biological pathways and their implications for treatment. Prog Neuropsychopharmacol Biol Psychiatry. 2013;45:92-9.
38. Lopresti AL, Hood SD, Drummond PD. A review of lifestyle factors that contribute to important pathways associated with major depression: diet, sleep and exercise. J Affect Disord. 2013;148:12-27.
39. Herpertz S, Kielmann R, Wolf A et al. Does obesity surgery improve psychosocial functioning? A systematic review. Int J Obes. 2003;27:1300-14.
40. Lasikiewicz N, Myrissa K, Hoyland A et al. Psychological benefits of weight loss following behavioural and/or dietary weight loss interventions. A systematic research review. Appetite. 2014;72:123-37.
41. Kessler RC, Bromet EJ. The epidemiology of depression across cultures. Annu Rev Public Health. 2013;34:119-38.
42. Gonnissen HKJ, Hulshof T, Westerterp-Plantenga MS. Chronobiology, endocrinology, and energy- and food-reward homeostasis. Obes Rev. 2013;14:405-16.
43. Purkayastha S, Cai D. Neuroinflammatory basis of metabolic syndrome. Mol Metabol. 2013;2:356-63.
44. Malik S, Mitchell JE, Engel S et al. Psychopathology in bariatric surgery candidates: A review of studies using structured diagnostic interviews. Compr Psychiatry. 2014;55:248-59.
45. First MB, Spitzer RL, Gibbon M et al. Structured clinical interview for DSM-IV-TR axis I disorders, research version, patient edition. (SCID-I/P). New York: Biometrics Research/New York State Psychiatric Institute, November; 2002.
46. American Psychiatric Association. Diagnostic and statistical manual of mental disorders. 4. ed. Arlington: American Psychiatric Association; 2000.
47. Dawes AJ, Maggard-Gibbons M, Maher AR et al. Mental health conditions among patients seeking and undergoing bariatric surgery. JAMA. 2016;315:150-63.
48. Rutledge T, Braden AL, Woods G et al. Five-year changes in psychiatric treatment status and weight-related comorbidities following bariatric surgery in a veteran population. Obes Surg. 2012;22:1734-41.
49. Lier HØ, Biringer E, Stubhaug B et al. Prevalence of psychiatric disorders before and 1 year after bariatric surgery: the role of shame in maintenance of psychiatric disorders in patients undergoing bariatric surgery. Nord J Psychiatry. 2013;67:89-96.
50. Brandão I, Fernandes A, Osório E et al. A psychiatric perspective view of bariatric surgery patients. Arch Clin Psychiatry (São Paulo). 2015;42:122-8.
51. Heinberg LJ, Ashton K, Coughlin J. Alcohol and bariatric surgery: review and suggested recommendations for assessment and management. Surg Obes Relat Dis. 2012;8:357-63.
52. Östlund MP, Backman O, Marsk R et al. Increased admission for alcohol dependence after gastric bypass surgery compared with restrictive bariatric surgery. JAMA Surg. 2013;148:374-7.
53. Conason A, Teixeira J, Hsu CH et al. Substance use following bariatric weight loss surgery. JAMA Surg. 2013;148:145-50.
54. Mitchell JE, Steffen K, Engel S et al. Addictive disorders after Roux-en-Y gastric bypass. Surg Obes Relat Dis. 2015;11:897-905.
55. Burgos MGPA, Cabral PC, Maio R et al. Prevalence of alcohol abuse before and after bariatric surgery associated with nutritional and lifestyle factors: a study involving a Portuguese population. Obes Surg. 2015;25:1716-22.
56. Spadola CE, Wagner EF, Dillon FR et al. Alcohol and drug use among postoperative bariatric patients: a systematic review of the emerging research and its implications. Alcohol Clin Exp Res. 2015;39:1582-601.
57. Steffen KJ, Engel SG, Wonderlich JA et al. Alcohol and other addictive disorders following bariatric surgery: prevalence, risk factors and possible etiologies. Eur Eat Disord Rev. 2015;23:442-50.
58. Blackburn AN, Hajnal A, Leggio L. The gut in the brain: the effects of bariatric surgery on alcohol consumption. Addict Biol. 2017;22:1540-53.
59. Parikh M, Johnson JM, Ballem N et al. ASMBS position statement on alcohol use before and after bariatric surgery. Surg Obes Relat Dis. 2016;12:225-30.
60. Moretto M, Bassères LBL, Segal A. Transtornos por uso de álcool. In: Segal A, Kssunoki DK, Freire CC (eds.). Cirurgias bariátricas e metabólicas. Tópicos de psicologia e psiquiatria. Rio de Janeiro: Rubio; 2021. p. 171-80.
61. Zeller MH, Washington GA, Mitchell JE et al. Alcohol use risk in adolescents 2 years after bariatric surgery. Surg Obes Relat Dis. 2017;13:85-94.
62. Omalu BI, Cho P, Shakir AM et al. Suicides following bariatric surgery for the treatment of obesity. Surg Obes Relat Dis. 2005;1:447-9.
63. Omalu BI, Ives DG, Buhari AM et al. Death rates and causes of death after bariatric surgery for Pennsylvania residents, 1995 to 2004. Arch Surg. 2007;142:923-8.
64. Adams TD, Gress RE, Smith SC et al. Long-term mortality after gastric bypass surgery. New Engl J Med. 2007;357:753-61.
65. Mitchell JE, Crosby R, de Zwaan M et al. Possible risk factors for increased suicide following bariatric surgery. Obesity (Silver Spring). 2013;21:665-72.
66. Morgan DJR, Ho KM. Incidence and risk factors for deliberate self-harm, mental illness, and suicide following bariatric surgery. Ann Surg. 2017;265:244-52.
67. Neovius M, Bruze G, Jacobson P et al. Risk of suicide and non-fatal self-harm after bariatric surgery: results from two matched cohort studies. Lancet Diabetes Endocrinol. 2018;6:197-207.

68. Segal A, Kssunoki DK, Freire CC (eds.). Cirurgias bariátricas e metabólicas. Tópicos de psicologia e psiquiatria. Rio de Janeiro: Rubio; 2021.
69. O'Neil PM, Aroda VR, Astrup A et al. Neuropsychiatric safety with liraglutide 3.0 mg for weight management: Results from randomized controlled phase 2 and 3a trials. Diabetes Obes Metab. 2017;19:1529-36.
70. Lally J, O'Loughlin A, Stubbs B et al. Pharmacological management of diabetes in severe mental illness: a comprehensive clinical review of efficacy, safety and tolerability. Expert Rev Clin Pharmacol. 2018;11:411-24.
71. Acar AŞ, Erbaş O. Glucagon-like peptide-1 and psychiatric disorder. JEB Med Sci. 2021;2:106-15.
72. Barnard-Kelly K, Whicher CA, Price HC et al. Liraglutide and the management of overweight and obesity in people with severe mental illness: qualitative sub-study. BMC Psychiatry. 2022;22:21.
73. Hachuła M, Kosowski M, Zielańska K et al. The impact of various methods of obesity treatment on the quality of life and mental health–a narrative review. Int J Environ Res Public Health. 2023;20:2122.

44 Dependências Tecnológicas: Transtorno de Jogos Eletrônicos, Dependência ou Uso Problemático de Internet e *Cyberbullying* na Prática Psiquiátrica

Vinicius Andrade ▪ Lívia Beraldo de Lima Bassères ▪
Carlos Toledo Cerqueira ▪ Carla Cavalheiro Moura ▪
Nathalia Seminário Gabioneta ▪ Nicole Rezende da Costa ▪
Rodrigo Menezes Machado ▪ Rodrigo Nogueira Borghi ▪
Alexandrina Maria Augusto da Silva Meleiro ▪ Hermano Tavares

INTRODUÇÃO

O advento da internet nos trouxe uma nova realidade desenhada frente à evolução eletrônica e de comunicação por meio de ferramentas digitais de uso pessoal como computadores de mesa e dispositivos portáteis. A internet foi criada em 1969, nos EUA, com o nome de Arpanet (Figura 44.1), cuja função inicial era interligar unidades de pesquisas na University of California e empresas de telecomunicações.[1] Desenvolvida em um ambiente acadêmico sob a responsabilidade de muitas pessoas, contou com o financiamento da Advanced Research Projects Agency (ARPA), uma agência militar de pesquisas ligada ao Departamento de Defesa (DoD) norte-americano criada em 1958, no período da Guerra Fria.

A princípio, a ideia era buscar tecnologias que não centralizassem o processamento e o arquivamento de informações nos grandes computadores e possibilitassem a troca de dados entre eles.

Em outubro de 1962, a ARPA contratou Joseph Licklider, que havia sido pesquisador do Massachusetts Institute of Technology (MIT). Licklider pesquisava a interação de computadores e usuários e publicou, ainda no início dos anos 1960, uma série de artigos em que comentava a possibilidade de utilizar computadores interconectados para compor uma comunicação global com acesso a bibliotecas eletrônicas.

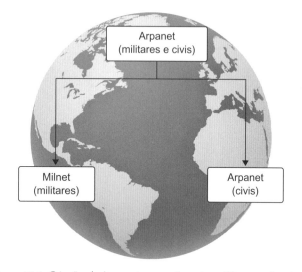

Figura 44.1 Criação da Arpanet: conexão entre militares e cientistas civis.

Na década de 1980, a ARPANET foi substituída pela NSFNET, uma série de redes criadas pela National Science Foundation, que estabeleceu a estrutura atual da internet.[2]

A partir de 1987, seu uso comercial foi liberado nos EUA a um pequeno grupo de entusiastas em função do pequeno número e da qualidade ainda precária das máquinas. Apenas em 1992 começaram a surgir pequenos provedores de internet e, no mesmo ano, o Laboratório Europeu de Física de Partículas (CERN, do francês Conseil Européen pour la Recherche Nucléaire) criou a *World Wide Web*, prefixo popularizado como "www", e a acessibilidade e a interface das interações digitais alcançaram, de fato, o usuário doméstico. Seu crescimento e popularização foram exponenciais desde então.

No Brasil, a popularização e a autorização de comercialização de acesso tiveram início apenas em 1995.[3] A partir de então iniciava-se a consolidação de uma nova forma de comunicação: a troca do uso do papel utilizado nas correspondências pela tela do computador. De um modo geral, a comunicação sofreu uma revolução que reformatou o modo como as pessoas interferem em seu meio e são por ele afetadas devido a facilidades como acesso a lojas de compras, vídeos sobre todos os temas, *sites* de jornalismo, *homebanking*, jogos *online*, comunicadores instantâneos, câmeras de alta qualidade embutidas nos aparelhos e o surgimento das redes de dados móveis.

Essas mudanças no modo de comunicação trouxeram, entretanto, outros desafios e interfaces no comportamento individual e coletivo, na cognição e na neurobiologia, os quais estão relacionados ao conceito de dependência de internet e outros termos.

HIPÓTESES NEUROBIOLÓGICAS E COMPORTAMENTAIS DA DEPENDÊNCIA

Durante o processo de delineamento das dependências comportamentais como entidades nosológicas distintas, viu-se a necessidade da identificação de similaridades de caráter neurobiológico com seu modelo prototípico de maior similaridade clínica, a dependência química. Apesar do compartilhamento de uma base neurobiológica comum, são reconhecidas características peculiares a cada grupo. Como costuma acontecer nas dependências químicas, o prazer associado ao ato de jogar, estando ou não no ambiente virtual da internet, e também a sua simples utilização são buscados à semelhança de formas primitivas de brincar e relacionam-se com múltiplos e intrincados fatores. Esses fenômenos comportamentais estão cronicamente alterados no espectro das dependências e determinam, principalmente, a procura aumentada, a intolerância à falta e a necessidade de suprir o prazer em curto prazo, comuns nas dependências químicas.[4]

Esses fatores patológicos e não patológicos estão diretamente relacionados aos sistemas de recompensa (SRCs) e não recompensa cerebrais (SNRCs), porém não sabemos ao certo o quanto as patologias consideradas nesse espectro compartilham mecanismos cerebrais, bem como a associação desses com outros fatores relevantes, como herança genética, variáveis de personalidade e transtornos psiquiátricos. Embora o fenômeno da abstinência esteja predominantemente ligado a mecanismos farmacocinéticos e farmacodinâmicos, também ocorrem reações psicofisiológicas semelhantes em dependentes da internet (Figura 44.2) e de jogos eletrônicos relacionados à privação da atividade, como manifestação de urgência ou necessidade aumentadas, com frequência acompanhadas de ansiedade,

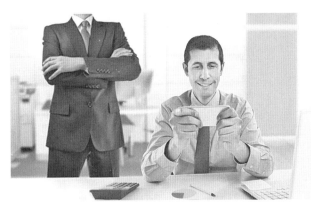

Figura 44.2 O uso excessivo da internet pode prejudicar o desempenho profissional do dependente e colocar em risco o seu emprego. (© Manuel-F-O/iStock.com.)

irritabilidade e instabilidade emocional. Por outro lado, existe um considerável volume de evidências de que, diferente do uso de drogas, o jogar está associado a aspectos positivos particulares na cognição, autorregulação emocional e convivência social. Aqui não se propõe a neurobiologia específica das comorbidades, mas sim uma compreensão isolada dos dados disponíveis até o momento para dependência de internet e *videogames*, que são limitados pela inexistência de estudos considerados o melhor padrão de evidência, que seriam, metanálises e meganálises.

Nesse sentido, Tavares e Alarcão[5] procuraram agrupar os transtornos do controle do impulso (TCIs) e os demais TCIs contidos em outras partes do texto revisado da quarta edição do *Manual Diagnóstico e Estatístico de Transtornos Mentais* (DSM-IV-TR) pela característica comum a todos: a impulsividade. Tal característica apresenta-se como um fenômeno multifacetado e pluridimensional e abarca diagnósticos dos eixos 1 e 2 no DSM. Com isso, cinco subgrupos de transtornos foram descritos e organizados de acordo com o tipo de impulsividade predominante, formando o acrônimo ACEDA.

- Afetividade: está relacionada aos comportamentos erráticos deflagrados a partir da manifestação de afetos negativos e subsequente desregulação emocional, como observado em quadros de transtorno de personalidade *borderline* e síndromes do espectro bipolar[6]
- Cognição: relacionada a comportamentos impulsivos decorrentes de um padrão deficitário de controle inibitório, como observado em portadores de transtorno de déficit de atenção e hiperatividade (TDAH)[7]
- Empatia: refere-se a falha na inibição do comportamento impulsivo em decorrência de um padrão empático subdesenvolvido e prejuízo no laço social encontrados em quadros de transtorno de personalidade antissocial.
- Desejo: refere-se às síndromes caracterizadas pela perda de controle sobre um objeto de desejo ou comportamento hedônico específico; estão incluídas as dependências por substâncias em geral e as ditas comportamentais, como jogo, sexo e comida
- Agressividade: agrupa as síndromes caracterizadas por perda de controle sobre comportamentos relacionados a agressividade (auto e hétero) e tem como representante o transtorno explosivo intermitente (TEI).

NEUROQUÍMICA E NEUROFISIOLOGIA

O transtorno de jogos eletrônicos (TJE) é o mais estudado, no campo da neuroimagem, entre aqueles relacionados com a internet. Estudos recentes de revisão têm apontado para alterações, tanto globais como regionais, da estrutura e função cerebrais, indicando a participação de sistemas de processamento cerebrais diversos, muito além do SRC, e que se influenciam mutuamente. O TJE foi relacionado com redução do volume total de substância cinzenta e da densidade da substância branca total, assim como em macrorregiões como córtex frontal, giro do cíngulo e *pallidum*. Sistemas cerebrais multifuncionais apresentam diminuição de medidas absolutas do consumo de glicose obtidas por radioisótopos, como os sistemas pré-frontal, temporal e límbico.[4,8]

O TJE está associado a disfunções de mecanismos cerebrais para modulação do humor, da impulsividade e da cognição, os quais são exercidos por regiões pré-frontais, como o córtex orbitofrontal e o dorsolateral, observadas em estudos de neuroimagem estrutural, assim como alterações no cíngulo anterior rostral, no córtex orbitofrontal, no córtex pré-frontal e na amígdala. Paralelamente, observaram-se diminuições do volume de substância cinzenta no córtex do giro do cíngulo, orbitofrontal, pré-frontal dorsolateral e pré-motor,[9] estruturas relacionadas a controle cognitivo, funções executivas e sua ligação à motivação e à recompensa. Outras funções relacionadas a cognição, sensopercepção e controle motor também têm indícios de alteração no TJE, como demonstrados acometimentos tanto de volume como espessura, nas regiões motora suplementar, campo visual, lobo parietal superior e cíngulo posterior,[9,10] e, especificamente, do volume dos giros pós-central e pré-central, cíngulo e giro frontal médio.[11] O acometimento dos sistemas e funções abordados anteriormente tem reforço de estudos de tensor de difusão que revelaram alteração da organização do tecido neuronal, com redução de anisotropia (maior ou menor organização das moléculas de água no tecido neuronal) no córtex dorsolateral pré-frontal e aumento de anisotropia no córtex frontal. Esses achados são corroborados por estudos de ressonância funcional em estado de repouso, que demonstram menor conectividade funcional de sujeitos com TJE em áreas do córtex orbitofrontal, pré-frontal, dorsolateral e pré-motor.[4]

Das alterações em estruturas específicas, as no *striatum* têm se mostrado as mais replicadas em estudos de neuroimagem tanto estrutural como funcional. O *striatum*, ou núcleo estriado, é composto de porções mais anteriores do núcleo caudado e do putame e pelo núcleo *accumbens*, parte executora do SRC. A redução de seu volume é uma alteração resultante da simples presença do TJE, havendo correlação inversa entre volume a intensidade e duração do transtorno. Além disso, o aumento de atividade está relacionado como atraso na recompensa aguardada. A ativação do *striatum* por estímulos indutores, como vídeos da atividade, é um achado comum nas dependências químicas, também indicando alterações nas funções mentais relacionadas ao *craving*, como processamento sensorial, emocional e controle de impulsos. No *striatum*, encontra-se redução de transportadores da dopamina, da densidade de receptores do tipo D2 e da sua ocupação pela dopamina para o TJE. A gravidade do transtorno também está relacionada a menor conectividade entre o núcleo caudado e o giro frontal medial, que intermedeiam reações de recompensa e controle cognitivo. A impulsividade se correlacionou com a estrutura e a função do estriado e com a redução da espessura do córtex orbitofrontal e do volume do córtex pré-frontal e da amígdala.[4,12-14]

Já a dependência de internet (DI) se encontra em estágio inicial de pesquisa no campo da neuroimagem, com poucas revisões de literatura e estudos isolados. A despeito disso, houve achados estruturais e funcionais relevantes, apresentados a seguir. Em estudos de ressonância magnética estrutural, encontrou-se diminuição de volume no córtex orbitofrontal, hipocampos e da ínsula para sujeitos com DI, além do giro do cíngulo, área motora suplementar e dorsolateral pré-frontal, que também tiveram correlação positiva com a duração do transtorno, sendo aventada sua relação com mecanismos objeto-orientados e controle cognitivo alterados no DI.[12] Também foi encontrada anisotropia na cápsula interna e na substância branca para-hipocampal na DI, indicador direto de perda de integridade tecidual e disfunções sensoriais e mnêmicas, respectivamente. O consumo de glicose em estado de repouso estava aumentado no córtex orbitofrontal e no núcleo estriado e diminuído nos córtices pós-central, pré-central e occipital. A ocupação de receptores D2 no estriado se correlaciona inversamente com a gravidade do transtorno, podendo revelar diminuição no *turnover* de receptores e/ou refletir a diminuição de volume da estrutura. Também foram encontrados aumento de conectividade do córtex orbitofrontal, do hipocampo e do giro do cíngulo durante o estado de repouso e diminuição de ativação no cíngulo anterior durante estímulos com indução de perda e aumento de ativação no córtex orbitofrontal durante indução de ganho em estudos de ressonância funcional.[15]

Os estudos de neuroimagem permitem concluir que, similarmente à dependência química, o TJE está relacionado a menos ocupação dos receptores de dopamina, com menor densidade no *striatum*, estrutura componente do sistema de recompensa. Achado semelhante é encontrado em outras modalidades em comum com as DQs, como o sinal BOLD alterado pela indução de fissura.[4]

CLASSIFICAÇÃO

Dependência ou uso problemático de internet

A atual literatura sobre o tema aborda a evidência sobre o uso abusivo, compulsivo ou dependente da internet. Uma das principais autoras, Kimberly Young, propôs e investigou pioneiramente o impacto negativo no desempenho social e acadêmico do seu uso excessivo no cotidiano das pessoas.[16,17]

De acordo com Young,[3] a adição à internet é um termo amplo que integra uma diversidade de comportamentos e problemas de controle dos impulsos, estando categorizados em cinco subtipos específicos: adição cibernética (uso compulsivo de *sites* adultos para *cybersex* e *cyberporn*), adição ao relacionamento cibernético (envolvimento excessivo em relacionamentos *online*), compulsões de rede (jogos *online* obsessivos ou compras), sobrecarga de informações (navegação excessiva) e, por último, adição ao computador (jogo de computador obsessivo).[18]

Embora possa ser interpretado que o uso abusivo seja classificado como categoria diagnóstica nova, ainda há divergências quanto à correta nomenclatura e seu enquadramento nosológico. Popularmente conhecida como *dependência da internet*, termo muito difundido pelas mídias, outras nomenclaturas são utilizadas para definição da condição abusiva.

O uso problemático da internet (PIU), que se tornou uma questão social global, pode ser amplamente conceituado como uma incapacidade de controlar o uso da internet, o que leva a consequências negativas na vida diária. Seu diagnóstico ainda não aparece em nenhum sistema diagnóstico oficial, incluindo o DSM-5, e os critérios diagnósticos não são amplamente aceitos.[19]

A dependência em internet está associada a vários fatores de risco, incluindo variáveis sociodemográficas (p. ex., sexo masculino, idade mais jovem e maior renda familiar), variáveis de uso da internet (p. ex., tempo gasto *online*, usando aplicativos sociais e de jogos), fatores psicossociais (p. ex., impulsividade, neuroticismo e solidão) e sintomas comórbidos (p. ex., depressão, ansiedade e psicopatologia em geral), sugerindo que esses fatores contribuem para maior vulnerabilidade para o desenvolvimento do uso da internet e problemas relacionados, incluindo o local de trabalho (Figura 44.3).[20]

Estima-se que, mundialmente, 6% dos usuários da internet façam uso abusivo ou compulsivo com consequências observáveis. Cabe ressaltar que, quando o termo *dependência da internet* é mencionado, entende-se o uso não apenas da transferência de dados *online*, mas de dispositivos capazes de conseguir conexão e armazenamento das informações obtidas por esse meio. Os *smartphones* são o exemplo mais fácil de ser destacado, assim como os simuladores de realidade virtual, como consoles de jogos eletrônicos e computadores, capazes de atrair o usuário à longa exposição de uso. Com essa adequação do termo no presente capítulo, mencionando a *dependência da internet* não apenas como o tempo de troca de informações em tempo real, mas pelo uso de dispositivos como um todo, podemos descrever seus riscos, impactos e consequências, evitando desatualizar o tema quando novas tecnologias surgirem, o que acontece a todo instante, normatizando sua compreensão.

A dificuldade em dar um contorno mais claro tem explicação simples: a tecnologia se tornou tão presente em nossas vidas que, apesar de centenas de publicações especializadas, determinar qual aspecto estudar não é das tarefas mais fáceis.[17]

Young, buscando a caracterização de uma nova entidade nosológica, elaborou uma listagem de critérios diagnósticos basilares para a dependência da internet baseando-se em 8 dos 10 critérios utilizados no DSM-5, da American Psychiatric Association (APA), para jogo patológico, com adaptação do tempo de exposição ao fator desencadeante.

Para uma determinação diagnóstica, cinco ou mais dos itens a seguir devem estar presentes:[20]

- Preocupação excessiva com a internet
- Necessidade de aumentar o tempo conectado (*online*) para ter a mesma satisfação
- Esforços repetidos para diminuir o tempo de uso da internet
- Irritabilidade e/ou depressão
- Quando o uso da internet é restringido, apresenta labilidade emocional (internet como meio de regulação emocional)
- Tempo de permanência conectado é maior que o programado
- Trabalho e relações sociais em risco pelo uso excessivo da internet
- Mentira a respeito da quantidade de horas *online*.

Embora com críticas quanto à imprecisão de alguns critérios, como o autorrelato de "sentir-se deprimido", esses critérios foram o primeiro passo para a consideração patológica da dependência.

Em 2003, Shapira et al. deram ênfase distinta à questão ao proporem uma alternativa categorial denominada "uso problemático da internet", que abrange o uso abusivo, incluindo componentes adicionais, como aplicativos e as primeiras observações sobre redes sociais.[17]

Entre as duas análises, um diferente prisma basal: Young se baseara nos jogos patológicos, enquanto Shapira os enquadrara como elementos dos transtornos do controle do impulso SOE, conforme os critérios do DSM-IV.

Em 2013, a APA especificou a dependência de internet como transtorno de jogos na internet (IGD) na Seção III de critérios de pesquisa do DSM-5.[21] Segundo o manual, a condição é limitada a jogar *videogames* e não inclui problemas com mídias sociais, jogos de azar *online*, internet ou uso de *smartphones*. A Organização Mundial da Saúde (OMS) também listou "Desordem do jogo" como o uso de substâncias e transtornos viciantes no projeto beta da 11ª revisão da *Classificação Internacional de Doenças* (CID-11).[22]

Um grupo de pesquisadores chineses[21] descreveu as bases de um modelo neuropsicológico da dependência da internet (ver Figura 44.3) e apresentou as explicações da cadeia neuropsicológica de *videogames* (Tabela 44.1).

As diferentes abordagens representam falta de concordância plena sobre o assunto, e questões como dependência, impulsividade

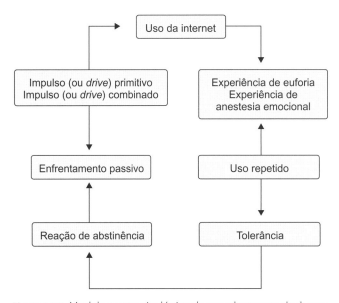

Figura 44.3 Modelo neuropsicológico de encadeamento da dependência da internet.

Tabela 44.1 Explicação da cadeia neuropsicológica de *videogames*.

Conceito	Explicação específica
Impulso primitivo	O instinto do indivíduo de buscar o prazer e evitar a dor, que é representativo de vários motivos e impulsos de usar *videogame*
Experiência eufórica	As atividades virtuais estimulam o sistema nervoso central do indivíduo, que se sente feliz e satisfeito. O sentimento impulsionará a pessoa a usar continuamente o *videogame* e prolongar a euforia. Depois de estabelecida a dependência, a experiência eufórica logo se transforma em hábito e em estado de entorpecimento
Tolerância	Com o uso contínuo de *videogame*, o limiar sensorial do indivíduo diminui; para alcançar a mesma experiência da felicidade, o usuário precisa aumentar o tempo e o apego ao *videogame*. A tolerância de nível elevado é o trampolim para a dependência de *videogame* e o resultado do esforço da experiência eufórica referente ao *videogame*
Reação de abstinência	As síndromes física e psicológica ocorrem quando o indivíduo interrompe ou diminui o uso de *videogames*, e incluem principalmente disforia, insônia, instabilidade emocional, irritabilidade, e assim por diante
Enfrentamento passivo	Quando o indivíduo sofre frustrações ou os efeitos prejudiciais do mundo exterior, surgem comportamentos passivos de acomodação ao ambiente, comportamentos que incluem imputação adversa de eventos, falsificação de cognições, supressão, escape e agressão
Efeito avalanche	O efeito avalanche inclui experiências passivas que consistem em reação de tolerância e abstinência, e impulso combinado, consistindo em estilos de enfrentamento passivos com base no impulso primitivo do indivíduo

e uso natural e saudável da internet ainda deveriam ser delimitadas. O que seria considerado estímulo positivo proporcionado pela internet e seus derivados é tido como resultado adequado da evolução da comunicação mundial, do entretenimento e da educação.

O abuso é, então, considerado impulsividade ou dependência? As repercussões podem ser físicas, como aumento do sedentarismo, privação do sono, lesões por esforços repetitivos, alterações cervicais, torácicas e lombares decorrentes de longos períodos sentado (Figura 44.4). Como observado

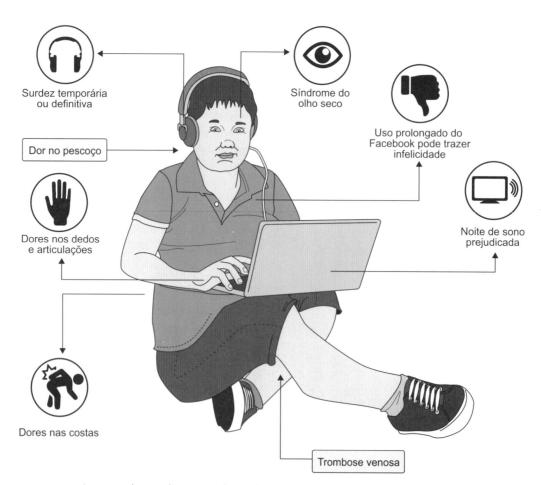

Figura 44.4 Impacto do uso abusivo ou dependente da internet: consequências físicas e emocionais.

em dependências químicas, as consequências da dependência da internet afetam várias relações: familiares, acadêmicas e laborais.[23,24]

Nas relações familiares, especialmente os casamentos, o advento da internet proporcionou, para 50% dos entrevistados em pesquisa conduzida por Young[3] em 1998, reduções de eventos e encontros sociais entre os membros da família. Destaca-se que, naquele momento da pesquisa, ainda não existiam dispositivos móveis, redes de dados disponíveis, redes sociais e comunicadores instantâneos nos EUA. Também foram detectadas redução no cumprimento de tarefas domésticas e do tempo dedicado aos filhos e o surgimento dos *cyberaffairs* (relações afetivas e sexuais fora do casamento). Nessa ocasião também surgiram os comunicadores como mIRC, ICQ e outros menos utilizados, além das *homepages* de conteúdo sexual. As redes sociais, posteriormente, causarão nova onda, e serão abordadas ainda neste capítulo. De todo modo, o uso da internet, natural ou abusivo, sempre foi considerado fato relevante de interferência nos relacionamentos interpessoais. Quem convive com uma pessoa com características de dependência geralmente relata frustração, confusão e ciúme relacionados com o computador ou semelhante.[25,26]

Desse modo, o uso patológico da internet segue duas possibilidades básicas:[27]

- **Uso patológico específico**: uso exagerado das funções específicas da internet, como: acesso irrestrito a *sites* eróticos, jogos, compras etc.
- **Uso patológico generalizado**: tempo gasto na internet sem foco definido, em salas de bate-papo e em outros ambientes.

Ao se partir para a vida acadêmica do sujeito, podemos encontrar uma dicotomia. A mesma ferramenta que proporciona conhecimento de fácil acesso, aprimoramento de linguagem, "democratização" do conteúdo, pode também acarretar graves danos. De modo interessante, o estudo realizado por Barber et al.[28] em 1997 mostrou que 86% dos bibliotecários e professores, incluindo os de informática, acreditavam que o uso da internet não era benéfico para os estudantes. Era, no entanto, uma visão simplista e precipitada nos primeiros momentos da popularização da *World Wide Web*. A internet teria ainda muito a apresentar, principalmente quanto a conteúdo, velocidade e organização dos dados, assim como sobre a validação destes. Quando, entretanto, o estudante se enquadra na categoria de risco, mostra comportamentos evitativos sociais e navegação em *sites* não educacionais, como *chats* e jogos interativos. No caso dos estudantes universitários,[29] 43% mostram perda de desempenho quando comparados com grupo não utilizador, destacando-se a longa exposição noturna à rede. Entre os professores, o percentual que se enquadrava nos critérios de uso abusivo foi de 14% entre 531 entrevistados.[30]

Em relação aos impactos na vida ocupacional, perspectiva em 1996, estudo que abrangeu mil empresas de influência global mostrou que 55% de seus executivos acreditavam que a navegação na internet prejudicava o desempenho das funções, possibilitando a produção de dispositivos de controle de acesso a *homepages* e aplicativos não autorizados para uso dentro de empresas[31,32] e a criação de políticas internas dentro dos servidores corporativos. E, em busca de melhor desempenho dos funcionários, isso continua sendo praticado globalmente nas empresas para restringir o máximo possível os fatores de distração e desvio de foco. Esse controle, contudo, com o advento dos dispositivos portáteis, tornou-se impossível. Algumas empresas, utilizando-se das estratégias de comunicação imediatas, recorrem a aplicativos como o WhatsApp e o Telegram como extensores do trabalho diário, o que provoca queixas da vigilância imposta por seus gestores aos momentos em que não estejam legalmente a serviço de seus empregadores.[33]

Dependência de jogos eletrônicos

Os jogos eletrônicos de uso doméstico, realidade desde o fim da década de 1970, com os primeiros consoles acopláveis a televisores de preço acessível, são um paradigma usual em grande parte das famílias e lares. Esses jogos, variações dos jogos de tabuleiro, além da simulação de realidade virtual, despertaram o interesse dos jovens de ambos os sexos, principalmente na faixa entre 10 e 25 anos. Mesmo com tecnologias incipientes em termos de desempenho gráfico e de som, os conhecidos consoles da Atari foram o sonho de consumo da maioria dos jovens no início dos anos 1980. Seu uso maciço, no entanto, tornou-se mais evidente com o crescimento da tecnologia de interface com o usuário, com a introdução de jogos em primeira pessoa e a possibilidade de, com base na internet, compartilhar a plataforma de jogo com diversos usuários simultaneamente. Segundo Fam, um estudo realizado em 2009 sugeriu que até 10% da população chinesa e 9% da população dos EUA lutam contra o vício em *videogames*.[34]

Sobre o uso abusivo, ainda não existe um compartilhamento ideal de opiniões quanto ao prejuízo patológico e o melhor modo de qualificar essa dependência, avaliando seu impacto no comportamento dos usuários abusivos.[35] São comumente estudados em comparação com os transtornos de dependência ao uso de substâncias e aos critérios de jogos patológicos, com substituição de termos como "apostar" pelo termo "jogar".[35,36] Segundo Brown e Robertson,[37] os critérios para dependências comportamentais foram ajustados para os termos consonantes com os de vícios tecnológicos, com características centrais de seu impacto de uso e padrões observáveis:

- **Saliência**: quando o jogo se torna a atividade mais importante da vida do indivíduo, dominando seus pensamentos (saliência cognitiva) e comportamentos (saliência comportamental)
- **Modificação do humor/euforia**: experiência subjetiva de prazer, euforia ou alívio da ansiedade relatada pelo jogador
- **Tolerância**: necessidade de jogar por períodos cada vez maiores para atingir a mesma modificação/modulação do humor
- **Abstinência**: estados emocionais e físicos desconfortáveis quando ocorre descontinuação ou redução súbita do jogo (intencional ou forçada)
- **Conflito**: pode ser entre o jogador e as pessoas próximas, interpessoal, com outras atividades ou com ele próprio, com o juízo de estar "jogando demais"
- **Recaída**: tendência de retornar rapidamente ao padrão anterior de jogo excessivo após períodos de abstinência ou controle.

Embora os critérios citados pudessem ser aplicados com relativa facilidade, o consenso é que não se podia diferenciar com exatidão o peso diagnóstico entre o real dependente dos jogos eletrônicos e os não dependentes. O eixo da questão proposta é o prejuízo comportamental como fator determinante de dependência e critério central para qualificação de impacto. Segundo análise, os dependentes "reais" apresentam uma gama de comprometimento nas ações cotidianas, ao passo que outro grupo, o dos usuários naturais, não apresenta essa consequência, a entender os jogadores profissionais. O ponto central é que a dependência ocorre quando as atividades sociais são substituídas ou negligenciadas em detrimento do tempo despendido com os jogos eletrônicos e dispositivos semelhantes.

A CID-11, divulgada em 2018 pela OMS para aprovação e implementação, destacou o distúrbio do jogo (codificado como 6C50), que é caracterizado por um padrão de comportamento de jogo persistente ou recorrente, tanto *online* quanto *offline*, manifestado por: (1) controle prejudicado sobre o jogo (p. ex., início, frequência, intensidade, duração, término, contexto); (2) aumento da prioridade dada ao jogo, que se torna mais importante do que outros interesses e atividades diárias; e (3) continuação ou escalada do jogo, apesar das consequências. O padrão de comportamento é grave o suficiente para resultar em prejuízos pessoais, familiares, sociais, educacionais, ocupacionais etc. e pode ser contínuo, episódico ou recorrente. Em geral, quando o diagnóstico é feito, o comportamento de jogo e outras características já estavam evidentes durante um período mínimo de 12 meses, embora a duração necessária possa ser reduzida se todos os requisitos de diagnóstico estiverem presentes e os sintomas forem graves. Inclusão: jogo compulsivo.

A visão dos autores brasileiros Abreu et al.[38] é a de que, para existir aplicabilidade clínica, deve-se observar que o indivíduo precisa manifestar algum tipo de prejuízo significativo em sua vida, como no convívio familiar, social, desempenho acadêmico ou profissional em decorrência do uso excessivo dos jogos eletrônicos. Segundo esses autores, o enfoque não tem a intenção de explicar o mecanismo subjacente ao uso problemático, considerando que o tempo despendido no jogo é apenas medida indireta do problema, ao comparar o dinheiro gasto em apostas quando se pensa em jogos patológicos. Desse modo, como vantagem adicional, pode-se possibilitar ao psiquiatra maior autonomia para formular uma conclusão diagnóstica e estratégias terapêuticas particulares e específicas para cada paciente.

Adicionalmente, não se deve considerar apenas o impacto do uso abusivo ou dependente dos jogos no comportamento, mas também suas consequências físicas, como aumento da obesidade, síndrome metabólica, convulsões, alterações oftalmológicas, surdez temporária, lesões na coluna cervical, torácica e lombar, dores e lesões osteoarticulares em mãos, elevação do risco de eventos circulatórios periféricos, como trombose venosa profunda (TVP), consumo de cafeína e outros psicoestimulantes,[39] além de noites de sono prejudicadas e sensação de infelicidade, como mostra a Figura 44.4.

EPIDEMIOLOGIA

Dependência da internet

Pode ser encontrada em todo espectro etário, de nível educacional e de faixa socioeconômica. Não se trata de ocorrência tão somente em indivíduos em meio acadêmico, como se supunha nas primeiras observações sobre a dependência, mas com o advento das tecnologias portáteis, da redução do preço e facilidade de uso, os estratos sociais atingidos foram ampliados. Segundo Raneri et al., evidências de jogos problemáticos surgiram pela primeira vez na década de 1980 e seu *status* como um distúrbio de saúde mental tem sido fortemente debatido por estudiosos.[36]

Esse debate se intensificou depois que o IGD foi incluído na Seção III do DSM-5 como uma condição para estudo mais aprofundado.[21]

Em termos quantitativos – e cabe destacar que esses números são dinâmicos, sendo necessário distinguir entre os usuários dependentes e os que utilizam a internet de modo adaptativo, ou seja, por demandas saudáveis –, a taxa de dependentes da internet está estimada entre 5,9 e 14% da população mundial, conforme estudos em variadas populações especiais. Mostra-se que a dificuldade de preenchimento exato de critérios e a diversidade, o dinamismo e a variação das amostras levam a dados imprecisos, principalmente quando existe comorbidade de patologias psiquiátricas que agravam ou são consequências dessa dependência.[39-43] Alguns estudos mostraram prevalência de até 37,9%, mas segue-se um consenso após metanálise dos dados que pode sugerir que a taxa seja historicamente de 10% da população, estando com características de dependência da internet em 2017.

QUADRO CLÍNICO E DIAGNÓSTICO

Os pacientes devem apresentar pelo menos 5 dos 8 critérios mais comumente utilizados, conforme descrito anteriormente. Por outro lado, Shapira et al.[17] aprimoraram o diagnóstico com o termo "uso problemático da internet". Para esses autores, o uso indevido de tecnologia (incluindo bate-papo, compras, realidade virtual etc.) é baseado nos critérios para transtorno do controle dos impulsos, não havendo outras normas no DSM-5. São considerados problemas mal-adaptativos com o uso da internet aqueles que atendem a pelo menos um dos seguintes critérios:

- Preocupação com o uso da internet descrito como avassalador
- Tempo de uso da internet superior ao planejado
- Uso da internet, ou preocupação com o uso, que causa sério prejuízo ao funcionamento social, ocupacional ou em outras áreas importantes
- O uso excessivo da internet não é exclusivo de episódios hipomaníacos ou maníacos nem pode ser explicado por outro transtorno do eixo I.

Adotando-se uma ou outra classificação, o vício em internet, como fenômeno crescente na maioria dos países, tem características de epidemia, como já mencionado. Quanto ao transtorno do *videogame*, a proposta do DSM-5 enfatiza a importância do tratamento por pelo menos 12 meses e um padrão de uso repetido e persistente que inclua pelo menos 5 dos 9 sintomas a seguir:

- Preocupação com jogos pela internet. O indivíduo pensa na partida anterior do jogo ou antecipa a próxima partida; o jogo pela internet torna-se a atividade dominante na vida diária (nota: esse transtorno é distinto dos jogos de azar pela internet, que estão incluídos no transtorno de jogo)
- Sintomas de abstinência quando os jogos pela internet são retirados. Esses sintomas são tipicamente descritos como irritabilidade, ansiedade ou tristeza, mas não há sinais físicos de abstinência farmacológica
- Tolerância. A necessidade de passar quantidades crescentes de tempo envolvido nos jogos pela internet
- Tentativas fracassadas de controlar a participação nos jogos pela internet
- Perda de interesse por passatempos e divertimentos anteriores em consequência, e com a exceção, dos jogos pela internet
- Uso excessivo continuado de jogos pela internet, apesar de ter conhecimento dos problemas psicossociais
- Enganar membros da família, terapeutas ou outros em relação à quantidade de jogo pela internet
- Uso de jogos pela internet para evitar ou aliviar o humor negativo, como sentimento de desamparo, culpa e ansiedade
- Risco ou perda de relacionamento, emprego ou oportunidade educacional ou de carreira significativa em razão de participação em jogos pela internet.

A inclusão dessa categoria estimulou mais pesquisas nessa área, embora com diversas críticas. De acordo com a CID-11, esse transtorno deve ser manifestado por um comportamento de jogo persistente ou recorrente caracterizado por:

- Perda de controle sobre os jogos *online*
- Aumento da prioridade dada aos jogos em relação a outros interesses e atividades diárias
- Manutenção do comportamento de jogo *online* apesar da ocorrência negativa. Além desses sintomas, é também obrigatória a presença de comprometimento significativo de alguma área importante de funcionamento do indivíduo. Essa proposta parece apresentar maior aplicabilidade clínica e também corresponder mais às evidências disponíveis na literatura científica até o momento.

O fato é que o distúrbio do jogo pela internet só é possível em sociedades nas quais computadores e internet estão disponíveis, mostrando o claro impacto das mudanças culturais e tecnológicas sobre os comportamentos socialmente aceitáveis levados ao extremo. O transtorno inclui as mesmas características clínicas que o vinculam à dependência de substâncias: comportamentos repetitivos e direcionados, apesar das consequências negativas, diminuição do controle comportamental, desejo de se comportar e experiências e respostas prazerosas durante o comportamento, além de tolerância e sintomas de abstinência semelhantes aos observados em transtornos por uso de substâncias psicoativas. O Grupo de Trabalho DSM-5 sobre Transtornos Relacionados a Substâncias sugere que o termo é muito restrito e que uma categoria mais ampla de "vício em internet" ou "uso compulsivo de computador" deveria ter sido proposta.

COMORBIDADES E DIAGNÓSTICO DIFERENCIAL

Dependência de jogos eletrônicos

Poucos estudos conduzidos especificamente sobre o assunto servem de base para unificar uma estatística sobre a dependência de jogos eletrônicos. Embora seguissem diretrizes do DSM-III-R e do DSM-IV para jogo patológico e transtornos por uso de substâncias psicoativas, pouco consenso foi encontrado. A prevalência mais provável é de 2,7 a 37,5% entre adolescentes, o que mostra a disparidade entre os resultados. Nesses estudos também não existe delimitação entre os gêneros e, quanto maior o tempo de uso dos jogos, maiores o escore de dependência e o prejuízo na realização de tarefas tidas como essenciais no desenvolvimento dos jovens e de socialização como fator comum entre os tipificados no grupo.[21]

Depressão, ansiedade e ansiedade social estão entre as condições associadas ao TJE.[44] Os fatores de risco para o vício do jogo são sexo masculino e falta de habilidades sociais,[45] embora haja vários outros, talvez mais individualizados, incluindo baixa motivação na vida; impulsividade e descontrole emocional; falta de supervisão dos pais; e, em alguns casos, ter relação negativa com o pai.[46] O transtorno de ansiedade social é frequentemente observado em conjunto com o transtorno de *videogame*, que, por sua vez, está associado a outros transtornos de ansiedade e depressão. Não foram considerados comorbidades, no entanto: transtorno de personalidade limítrofe, transtorno de conduta, transtorno explosivo que ocorre esporadicamente, transtorno bipolar ou qualquer forma de psicose que não seja acompanhada de mania.

Conforme definido no DSM-5, os transtornos de *videogame* são especificamente excluídos do transtorno; no entanto, a distinção entre *videogames* e jogos de azar tornou-se menos distinta. Embora os *videogames* competitivos geralmente se concentrem na competição baseada em habilidades, componentes semelhantes aos do jogos de azar são incorporados com mais frequência em seus ambientes, sendo particularmente evidentes as caixas de saque. A inclusão de jogos de azar em jogos eletrônicos pode ser uma preocupação especial porque a prática de jogos de azar durante a infância está ligada a maior probabilidade de desenvolver um distúrbio de jogo.[44]

As *loot boxes* tornaram-se populares nos *videogames* e consistem, geralmente, em uma caixa virtual contendo um item desconhecido que só é revelado quando a caixa é aberta e que, muitas vezes, confere ao jogador uma aparência física particular (avatar) ou alguma vantagem performática. Em alguns jogos, o conteúdo das caixas de saque é passível de troca entre os jogadores e pode ter um valor real em dinheiro. Às vezes, essas caixas são oferecidas gratuitamente aos jogadores em troca de atingirem os objetivos do jogo, mas geralmente estão disponíveis para compra com dinheiro real. Várias nações tentaram regulamentar as caixas de saque, referindo-se a elas como "bilhetes de loteria", a China proíbe sua venda a crianças menores de 8 anos e limita sua disponibilidade para menores de 18 anos.[47]

O diagnóstico diferencial exige cautela e observação, associando-se alterações de humor agudas a mudanças na cognição e no comportamento. Além de alterações comportamentais como desinibição, letargia, hiperatividade, agitação, sonolência, hipervigilância, entre as alterações cognitivas incluem-se prejuízo na concentração, distúrbios na percepção e alterações de humor, que variam de depressão a euforia. Nesse contexto, é fundamental entender que boa parte dos quadros está associada a outras patologias.

Uso problemático ou dependência de internet

Nessa temática, a comorbidade é algo comum. Com base nos princípios de impulsividade e dependência, o uso problemático ou a dependência de internet acaba sendo uma regra, embora ainda não existam evidências suficientes para afirmar que as comorbidades se originem de uma psicopatologia comum ou causalidade. Kuss e Lopez-Fernandez[16] identificaram que as comorbidades mais frequentes foram os transtornos depressivos, cuja prevalência variou de 15 a 30%, e a distimia, que variou de 5 a 26%. Outros transtornos impulsivos, incluindo jogos de azar e uso de substâncias, tiveram uma prevalência de até 26% em pacientes que procuram ajuda para uso problemático/dependência de internet, enquanto o TDAH foi encontrado em até 14% dos participantes de um estudo. Os transtornos de ansiedade também foram encontrados em comorbidade com uso problemático/dependência de internet, com transtorno de ansiedade generalizada variando de 7,5 a 15%, ansiedade social variando de 10 a 15% e TOC com 7%. Os transtornos de personalidade também apresentaram maior prevalência, sendo os mais comuns o transtorno de personalidade narcisista (22%) e o transtorno de personalidade limítrofe (10 a 14%).[48] Outros achados sugeriram haver diferenças notáveis entre os gêneros para uso problemático de internet, como as mulheres pontuando mais alto em impulsividade, busca de novidades e autotranscendência em comparação com os homens.[49]

TRATAMENTO

Em relação aos tratamentos comportamentais, as abordagens baseadas na família oferecem vantagens porque os pais e entes queridos geralmente necessitam de orientação sobre *videogames* e a distinção entre jogos normais e transtorno de jogos eletrônicos. A terapia familiar pode ter um impacto substancial na vida dos pacientes, uma vez que: estimula a comunicação por meio da escuta ativa; promove o estabelecimento de limites de tempo (incluindo quebras programadas dessas regras e áreas restritas sem tela); e fortalece os laços familiares.[50]

Foram consideradas úteis as intervenções motivacionais e as estratégias de terapia cognitivo-comportamental (TCC),[51] as quais, projetadas por Kimberly Young em 2013 especificamente para tratar dependência em internet, podem melhorar os resultados em pacientes com transtorno de jogos eletrônicos.[52] Essas técnicas centram-se na modificação comportamental e na reestruturação cognitiva e assumem uma abordagem de redução de danos, o que talvez seja prudente quando se trata de transtorno de jogos eletrônicos devido à dificuldade de desligar os pacientes completamente deles. A entrevista motivacional tem se mostrado eficaz para transtorno de jogos eletrônicos.[16]

A terapia farmacológica envolve, primariamente, o tratamento de comorbidades, uma vez que elas são bastante frequentes nessa população. Em estudos relativamente pequenos, tanto a bupropiona quanto o metilfenidato demonstraram ser benéficos,[53] embora os efeitos colaterais do metilfenidato frequentemente tenham limitado seu uso. Em outros estudos, estimulantes como a atomoxetina demonstraram ser tão eficazes quanto a bupropiona.[54] Além disso, em função dos numerosos estudos positivos que examinam o uso de antagonistas opioides (p. ex., naltrexona, nalmefeno) em vícios comportamentais, esses medicamentos podem ser úteis para o transtorno de jogos eletrônicos no futuro.[55]

Durante a pandemia de covid-19, foram elaborados guias para cuidadores de crianças e adolescentes *gamers* e uso problemático de internet como forma de auxiliar nesse desafio.[56] Entre as orientações existe a mediação ativa, que se caracteriza por instruir, informar, criticar, aprovar ou desaprovar conteúdos ou atividades e estabelecer acordos com a criança ou o adolescente que ainda está utilizando a mídia. Entre as medidas e recomendações está a participação ativa dos pais na vida de seus filhos, procurando compreender a cultura *gamer* em que vivem e estabelecer regras claras e bem definidas que devem ser seguidas. É indispensável também que sempre haja diálogo e que as regras sejam explicadas minuciosamente para que a criança/adolescente seja capaz de reconhecer seu significado.[57]

Ao adotar esse estilo, os pais constroem um relacionamento positivo com seus filhos. É importante lembrar que, mesmo assim, há necessidade de mais estudos sobre esse estilo parental, denominado "autoritativo", e como ele pode interagir com aspectos da personalidade do jovem para um melhor ajuste da supervisão parental.[57]

A cultura *gamer*, como outras culturas de grupo, é dinâmica e não se refere apenas aos jogos e ao ato de jogar, visto que possui muitos outros componentes: suas histórias, personagens e linguagem visual transitam entre filmes, séries, livros, animações, histórias em quadrinhos e outras mídias. Esse entendimento e a compreensão do tipo de jogo e do gerenciamento do tempo jogado são fundamentais para que se possa, junto aos filhos, estabelecer rotinas e separar momentos individuais e familiares.[58]

O COMPORTAMENTO DIGITAL E AS MÍDIAS SOCIAIS

A tecnologia tem papel importante em todas as áreas das atividades humanas atualmente, no tocante à informação e à comunicação, com seu alcance rápido e sem precedentes históricos. Nossa sociedade original gregária evoluiu desde os modelos primitivos de interação presencial até chegarmos aos dias de hoje, a chamada pós-modernidade. As telas digitais desempenham, atualmente, um papel central, sendo uma importante ferramenta de constituição de nossa identidade e definindo, igualmente, nosso contorno social e psicológico.

Dessa maneira, a vida das pessoas foi progressivamente sendo invadida pela tecnologia, e o contato no ciberespaço deixou de ser um acontecimento eventual de uma população específica para se tornar uma atividade irrestrita e globalizante. A mudança dos padrões habituais de comunicação proporcionada pela internet trouxe um novo paradigma nas relações interpessoais, haja vista o que ocorreu durante a pandemia de covid-19, que aumentou e consolidou ainda mais o uso das redes sociais como a principal forma de comunicação e socialização entre as pessoas do mundo todo.

O surgimento das redes sociais e, posteriormente, dos aplicativos de mensagens instantâneas em dispositivos portáteis, foi um verdadeiro marco desde os anos 2000. Com elas, críticas e elogios se seguiram, um horizonte totalmente novo para ser explorado e incorporado no cotidiano das pessoas, trazendo elementos positivos e negativos no comportamento social.

Segundo o relatório *Digital 2023 Global Overview Report*, publicado em parceria entre a We Are Social e a Hootsuite, a tecnologia tornou-se uma parcela ainda mais indispensável na vida das pessoas, com mídia social, conteúdo de *streaming*, *e-commerce* e jogos eletrônicos (só para citar alguns), tendo um aumento expressivo nos últimos anos. Existem hoje no mundo 4,76 bilhões de usuários de mídia social, contabilizando quase 60% da população mundial. O Brasil é o segundo país que passa mais tempo conectado à internet, permanecendo *online* 9 horas e 32 minutos por dia e gastando, em média, 2,5 horas em mídias sociais.[59]

A prevalência de dependência em mídia social, de acordo com uma pesquisa, varia de 5 a 25% e se modifica, conforme a cultura na qual o indivíduo está inserido, além dos métodos de classificação.[60]

A primeira rede social a usar o termo *social network* foi a Six Degrees, criada em 1996, lançando, assim, uma temática presente até hoje nas plataformas de relacionamento: os círculos de amizade. Ao se inscrever nesses *websites*, o usuário adiciona amigos e estes, por sua vez, constituem, em sua totalidade, o cenário onde todo o conteúdo publicado por essas pessoas em conjunto pode ser acessado publicamente. Foi o Facebook, entretanto, criado em 2004, conjuntamente com a Web 2.0, que, na verdade, consolidou esse conceito, transformando as redes sociais em um fenômeno mundial. Na sequência vieram dois aplicativos muito populares hoje em dia, o WhatsApp e o Instagram, criados, respectivamente, em 2009 e 2010 e recentemente adquiridos pelo Facebook, constituindo o grupo Meta. Nessa direção, foi lançado, em 2016, o TikTok, sucesso absoluto entre crianças e adolescentes, mudando radicalmente a maneira como produzimos e criamos vídeos e ouvimos/interpretamos música. Para além dessas redes sociais, ainda temos o LinkedIn, criado em 2003, que representa uma plataforma profissional de alto impacto no mundo corporativo; o YouTube, de 2005, um dos aplicativos de vídeo mais acessados no mundo; o X (antigo Twitter), que, desde 2006, vem sendo uma rede social polivalente em que se pode falar sobre qualquer assunto, desde muito sério até bem-humorado, e o Tinder, de 2012, que modificou a forma como os relacionamentos afetivos acontecem. Definitivamente, é certo afirmar que os primeiros 20 anos dos anos 2000 são chamados de "era das redes sociais".

Observou-se desde então a criação de um novo modelo de comunicação, a virtual. Redes de amigos se formaram, compartilhando afinidades e opiniões. Em virtude da facilidade de acesso, do baixo custo e do infindável número de interações possíveis, esse novo mundo foi um sucesso imediato. E, com esse mundo, um novo paradigma foi criado: o da afetividade em rede, uma espécie de novo afeto no qual todos podem criar "avatares" de personalidade e exposição de si. Tudo isso tornou as redes sociais uma vitrine de comportamentos, muitos deles calculados para serem impactantes ou uma extensão emocional de seus usuários.

As mesmas plataformas, entretanto, que divertem, distraem, ensinam, aproximam pessoas, promovem amizades, facilitam a comunicação (a pandemia comprovou esse fenômeno) etc. também podem desencadear sofrimento psíquico e criar problemas de saúde mental na população em geral, principalmente entre crianças e adolescentes, como depressão, ansiedade, distorção de imagem e má qualidade do sono, que configuram as queixas mais comumente relatadas.[61,62] Além disso, há outras duas práticas com efeitos deletérios *online*, que são a disseminação de notícias falsas, as famosas *fake news*, que impactaram sobremaneira o bem-estar político, econômico e social da população mundial, e as "brincadeiras" perigosas, que expuseram crianças e adolescentes a desafios cada vez mais arriscados.

Como sobejamente conhecido por todos, o uso excessivo das redes sociais pode proporcionar, na vida dos indivíduos, um significativo afastamento das rotinas diárias, pois muitas das atividades essenciais começam, progressivamente, a ser negligenciadas (alimentação, autocuidado, educação, trabalho), o que acarreta uma modificação importante e significativa das prioridades da vida cotidiana.

Em um mundo globalizado e hiperconectado, os celulares exercem grande poder de sedução, pois estão ao alcance das mãos 24 horas por dia, 7 dias por semana, possibilitando o contato com um ciberespaço "instantâneo e permanente", o que vem a potencializar maiores deslumbramento e sedução. O *smartphone*, por sua vez, tornou-se seu principal veículo de acesso, pois contém um universo de aplicativos, fontes distintas de uso excessivo, um poderoso modulador de humor e, não menos importante, um alto poder de recompensar os usuários.

Um fenômeno comportamental importante muito apontado como decorrente do uso problemático de redes sociais é o *fear of missing out* (FOMO, ou seja, em tradução livre, "medo de perder algo"), que está ligado a uma necessidade premente de verificar continuadamente, suas redes sociais a fim de "não ficar de fora de nada". O FOMO compreende dois aspectos importantes: a preocupação em não estar ausente de experiências gratificantes que outras pessoas podem estar vivenciando e uma vontade intensa de manter-se conectado a sua rede social. O primeiro aspecto retrata uma das dimensões da ansiedade e que se refere às preocupações, ruminações e aflições, e o segundo ocasiona urgência de conexão, que, quando obtida, traz alívio da ansiedade, estabelecendo um círculo vicioso de verificação frequente de postagens, mensagens, *likes* e tudo aquilo que diga respeito ao mundo virtual.[63]

Além disso, vale ressaltar que o uso contínuo das telas favorece um tipo de "afastamento" entre o usuário e sua personalidade tradicional, ou seja, os indivíduos, muitas vezes, passam a se comportar, na internet, de maneira muito diferente daquela como o fazem na vida real. É normal, assim, que, nas redes sociais, sejam afastados muitos medos e inquietações, pois o fato de nos conectarmos por telas nos possibilita uma comunicação mais aberta e desinibida. Esse comportamento, vale dizer, é conhecido por promover um "efeito desinibidor" (ou *disinhibition effect*), elevando, inclusive, a possibilidade de sermos mais impulsivos em nossas escolhas e condutas (primeiro "teclamos" e, posteriormente, "pensamos" a respeito). Esse fenômeno deriva de quatro características: (a) sensação de anonimato por se estar conectando a partir de um dispositivo; (b) percepção de invisibilidade: quando o interlocutor está fora do nosso campo de visão, ou seja, por não recebermos um *feedback* imediato, como, por exemplo, um olhar de reprovação, sentimo-nos mais a sós e mais livres, o que impulsiona a exposição pessoal; (c) perda de limites entre indivíduos, que ocorre em função de que muitas pessoas, sem perceberem, adotam o hábito de mover os lábios ou mesmo ler mensagens em voz alta, projetando, assim, "a própria voz" no texto de outra pessoa, o que a faz relaxar, confere maior pessoalidade à interação e traz como consequência uma abertura indiscriminada de revelações; (d) falta de uma hierarquia mais definida: as figuras de autoridade, em geral, como pais e professores, por exemplo, exercem influência em virtude de sua idade, roupas, linguagem corporal, entre outros detalhes, e muitas vezes criam uma aura de poder e de superioridade; entretanto, nas interações pela *web*, não temos acesso a esses fatores, desinibindo-nos ainda mais.[64]

Atualmente, é imprescindível que tanto os profissionais de Saúde como a população geral aprendam a distinguir o uso saudável do uso problemático das novas tecnologias. No tocante às redes sociais, entender a narrativa do estilo de vida e suas implicações nos ajuda a identificar o problema do descontrole e propor, portanto, estratégias de enfrentamento, buscando diminuir o sofrimento psíquico de muitas pessoas que usam suas versões digitais como um remédio virtual para suas inquietudes.

Nesse sentido, algumas importantes considerações nos ajudam a minimizar essa dependência das telas; algumas podem ser conferidas na seção a seguir.

DICAS DE USO SAUDÁVEL

- Avalie, regularmente, sua relação com as redes sociais e, dentro do possível, procure perceber se seu uso é saudável/adequado (ou não) e, finalmente, o que poderia ser feito para que sua relação com as telas seja saudável
- Fique atento às trocas de experiências do mundo real pelo virtual, ou seja, pergunte-se se as vivências digitais lhe resultam mais prazer e satisfação do que aquelas oferecidas pelo mundo concreto
- Crie em sua rotina momentos livres da tecnologia, em que ficará totalmente *offline*
- Procure quebrar os "velhos padrões" de utilização (ao acordar, antes de dormir, durante as refeições etc.), buscando desenvolver alternativas de uso que envolvam menor contato com as telas digitais
- Procure perceber quais seriam "os gatilhos" situacionais ou psicológicos (vergonha, isolamento, solidão, insegurança) que o fazem acessar essas plataformas como uma alternativa de enfrentamento das dificuldades do mundo real, bem como quais sentimentos são experimentados quando está navegando
- Tome consciência de que "nem tudo" necessita de urgência nem precisa ser resolvido de maneira imediata
- Estimule seu pensamento crítico em relação a alguns comportamentos *online*, pois vivemos a era dos *likes* e da valorização do que é exibido e, nesse sentido, é fundamental entendermos que não precisamos nos submeter, constantemente, a tudo que existe no mundo virtual para sermos aceitos ou reconhecidos socialmente.

Um verdadeiro mundo dinâmico, surgido com a portabilidade do computador para as mãos dos usuários, culturalmente transformou o modo de se comunicar e interagir socialmente, de ver e ser visto, de obter recompensas e recompensar, de dar e receber prazer e de modular o humor. A saúde mental da população em geral perpassa o uso consciente e adequado das novas tecnologias, inclusive, no tocante às redes sociais, pois uma exposição exagerada e inconsciente em um ambiente acelerado e imediatista muitas vezes se torna tóxica e pode levar a um adoecimento psíquico, impactando o bem-estar integral do indivíduo.

CYBERSEXO, JOGOS DE AZAR E COMPRAS COMPULSIVAS *ONLINE*

Cybersexo

O rápido avanço das tecnologias permite e expõe a novos expoentes, entre eles o *cybersexo*, a ampliação dos modos de jogos de azar e o acesso mais fácil a compras, promovendo e facilitando comportamentos patológicos. O *cybersexo* foi definido como o ato de consumir mídia da internet de qualquer forma sexualmente gratificante independentemente da intenção. Também usamos *cybersexo* quando nos referimos ao uso excessivo, problemático ou compulsivo de *cybersexo*.[65]

A internet está em toda parte, gratuita (ou de baixo custo) e (na maior parte) anônima. Esse conceito de disponibilidade, acessibilidade e anonimato é conhecido como "mecanismo triplo A".[65] Uma variedade quase infinita de conteúdo *cybersexo* está disponível e pode ser acessada de qualquer lugar e a qualquer momento. Isso é especialmente verdadeiro na era do *smartphone* e do *smartwatch*. Interesses sexuais, desejos, fantasias e curiosidades podem ser explorados usando-se um pseudônimo *online*, o que pode reduzir significativamente o risco de agressão física, repercussões psicológicas, mentais e sociais.

Há menos medo de rejeição, especialmente para aqueles com interesses ou preferências sexuais que podem ser menosprezados pela sociedade. Nesse aspecto, alguns usuários podem ver a internet como um espaço seguro para explorar sua sexualidade, podendo contar com o apoio de outras pessoas com interesses semelhantes.

Quatro outros "As" foram adicionados aos três originais de Cooper:[65] aceitabilidade, aproximação, ambiguidade e acomodação[66] que podemos extrapolar para os jogos de azar *online* e as compras compulsivas *online*.

Jogos de azar *online*

Independentemente de sua legalidade, o simples envolvimento em jogos de azar não constitui transtorno de jogo, e os médicos devem distinguir o jogo não patológico de condições que merecem tratamento. O jogo de azar, particularmente no que diz respeito aos jogos de habilidade, pode ser um passatempo agradável ou mesmo uma profissão lucrativa. Indivíduos que se envolvem em jogos de azar de maneira racional e lógica, abordando as circunstâncias com uma compreensão bem fundamentada das probabilidades e uma estimativa precisa de sua habilidade, podem não atender aos critérios para transtorno do jogo. A aplicação estrita de critérios diagnósticos pode levar a diagnósticos desnecessários entre os jogadores profissionais, que podem estar preocupados de forma apropriada com o jogo.

Não é possível determinar a gravidade de um possível problema de jogo com base na quantidade de dinheiro perdido no jogo. O jogo de azar pode ser melhor entendido como uma atração irresistível pela emoção de arriscar algo de valor.

Os pacientes podem não reconhecer que o envolvimento em qualquer um deles pode constituir jogo de azar, devido a noções preconcebidas de jogo como sendo limitado a jogos de cassino tradicionais e muitas vezes relutam em procurar tratamento para o transtorno do jogo pela internet, podem não reconhecer que ele merece atenção clínica ou podem procurar tratamento por suas consequências, que podem se manifestar como humor deprimido, culpa ou angústia ansiosa.[67]

Uma orientação para auxiliar na anamnese é pedir aos pacientes que descrevam como gastam seu dinheiro em entretenimento e associar perguntas como: "Você já teve que mentir para pessoas importantes para você sobre quanto você jogou?" e "Você já sentiu a necessidade de apostar cada vez mais dinheiro?".

O tratamento está disponível para jogos de azar *online*. Os pacientes e suas famílias podem encontrar linhas de ajuda eficazes para gerenciar crises agudas e encaminhar pacientes e familiares a provedores e tratamentos, que em alguns estados são subsidiados por receitas de jogos de azar e podem estar disponíveis a um custo reduzido ou sem nenhum custo. Gamblers Anonymous é um programa gratuito de 12 passos semelhante ao Alcoólicos Anônimos, e o Gam-Anon está disponível para suporte gratuito para familiares e amigos de jogadores. Evidências sugerem o uso de terapia cognitivo-comportamental no tratamento do transtorno de jogo em ambientes individuais e em grupo e, embora nenhum medicamento tenha recebido a aprovação da Agência Nacional de Vigilância Sanitária (Anvisa), no Brasil, ou até mesmo da Food and Drug Administration (FDA), nos EUA, as evidências mostram a eficácia da monoterapia com naltrexona.[68]

Compras compulsivas

A experiência de fazer compras na internet foi aprimorada e modificada ao longo do tempo. Alguns recursos exclusivos dessa experiência podem contribuir para seu potencial viciante, como leilão e a ideia de uma programação de recompensas variável. Os compradores não têm certeza se seu lance lhes renderá o item.

Os *sites* de compras *online* são muito atraentes para compradores compulsivos por meio de várias conveniências modernas, incluindo longos períodos de devolução, frete grátis e uma multiplicidade de itens disponíveis em uma ampla gama de preços, oferecem quase todos os tipos de produtos, de mantimentos a automóveis, o que incentiva os usuários a fazer a maior parte de suas compras em um só lugar. Além disso, o *site* mostra aos compradores itens usados junto com itens novos, oferecendo preços mais atraentes para itens caros. Cartões de crédito especiais oferecem vantagens aos compradores, como pontos de recompensa, que os incentivam a continuar comprando.

Aplicativos móveis fáceis de usar para muitas plataformas de compras *online* tornam as compras imediatas disponíveis 24 horas por dia. Esses aplicativos (*apps*) apresentam opções de "compra com um clique", o que significa que o comprador não precisa inserir ou mesmo confirmar informações de pagamento ou endereço de entrega para comprar um item. Esses aplicativos também têm ofertas diárias que incentivam os clientes a verificá-los diariamente, ou várias vezes ao dia, aumentando o risco de compras impulsivas.

Em teoria, os diferentes sistemas de leilão criam um ambiente no qual os indivíduos podem tomar decisões racionais; no entanto, fortes respostas emocionais relacionadas a sentimentos de posse do objeto desejado induzem um comportamento irracional, levando a um viés psicológico conhecido como efeito de dotação. Além disso, objetos vistos como únicos ou desejados por uma celebridade são frequentemente vendidos por quantias elevadas de dinheiro, muito além de seu valor real.

O comportamento de compras compulsivas *online*, assim como os outros vícios descritos neste capítulo, é considerado uma dependência comportamental[67] e pode ser definido como uma falha recorrente em resistir a um impulso ou tentação de fazer compras *online* que seja prejudicial para si ou para os outros, levando, em última análise, à interferência em vários domínios da vida.[67]

Cyberbullying

Os estudos sobre o *bullying* tiveram incentivo com o pesquisador norueguês Dan Olweus, que definiu o assédio escolar como: comportamento agressivo e negativo executado repetidamente e que ocorre em uma relação interpessoal em que exista desequilíbrio de poder entre os envolvidos (Figura 44.5).

A vitimização entre pares tem sido reconhecida como um problema significativo entre crianças e adolescentes em razão de sua influência negativa no funcionamento físico e psicossocial.[69]

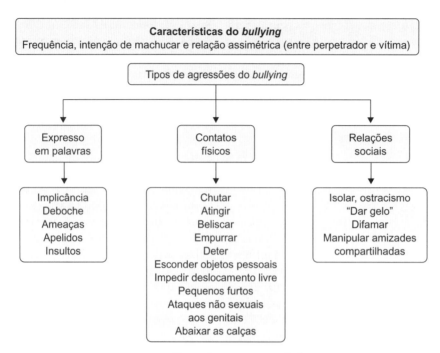

Figura 44.5 Tipos de agressões no *bullying*.

Pesquisas substanciais indicam que as vítimas de *bullying* estão em maior risco para problemas relacionados com a saúde, como o aumento do uso de medicamentos e lesões, bem como com problemas sociais e emocionais, como ansiedade e depressão.[70]

O uso e o acesso à internet têm crescido de forma considerável nos últimos anos, principalmente entre as populações mais jovens.

A TIC Kids Online Brasil indica que, dos cerca de 24 milhões (92%) de crianças e adolescentes brasileiros de 9 a 17 anos usuários de internet, 86% relataram manter perfil em redes sociais (o que representa aproximadamente 21 milhões). A participação em redes sociais ocorre em altas proporções em todas as faixas etárias, atingindo quase a totalidade dos usuários de internet de 15 a 17 anos (96%).

Entre crianças e adolescentes no país o uso de redes sociais é uma das atividades *online* que mais cresceram.[71]

Concomitante a isso, tem sido cada vez mais comum a utilização de comunicação agressiva neste ambiente, certamente considerada mais grave que o *bullying* tradicional. O método de agressão mediado pelas comunicações digitais tornou-se um tema de relevância ampliada, ganhando contornos específicos e nomenclatura própria: *cyberbullying*.

O termo *cyberbullying* (CB) é definido como qualquer forma de intimidação ou assédio intencional, repetitiva e continuadamente entre pares por meio de dispositivos eletrônicos, ocorrendo em ambiente escolar ou fora dele.[72]

O CB, que também pode ser definido como uma forma de *bullying* realizada por um indivíduo ou um grupo por meio de mídia digital com a intenção de prejudicar outras pessoas, foi reconhecido apenas recentemente como um problema de Saúde Pública,[73] uma epidemia silenciosa que alcançou, com o *cyberbullying*, populações adultas. A sua sintomatologia recebe atenção especial por ter similitudes com um amplo espectro de patologias correlatas, especialmente transtorno depressivo maior e transtorno de ansiedade generalizada.

Os sintomas mais relatados, que devem ser um alerta para possíveis inferências de agressões virtuais, são:

- Enurese noturna (entre crianças até 12 anos)
- Transtorno do sono, insônia
- Alterações digestórias
- Transtornos alimentares
- Isolamento social; aumento de horas de permanência na internet
- Tentativas de suicídio ou verbalização de intenção
- Irritabilidade
- Agressividade
- Fobias específicas
- Absenteísmo escolar ou laboral
- Discurso niilista
- Queda do rendimento escolar ou laboral
- Autoagressões.

É fundamental interrogar, de modo direto, quanto à possibilidade de assédio virtual nas avaliações dos profissionais envolvidos no atendimento de sintomas como os descritos, afastando a ocorrência isolada da sintomatologia sem esse motivador externo,[74] além de investigar a possibilidade de haver tendências de ser um agressor.

Algumas características encontradas entre os agressores são a hostilidade repetitiva, em forma de insultos, menosprezando a vítima, com poder de invadir a privacidade digital, materiais físicos (em caso de práticas escolares e laborais), fazer que a vítima se submeta às ordens do agressor. Uma prática comum no *cyberbullying* é a criação de apelido/alcunha, geralmente por características que a vítima não queira ser notada, e perfis falsos em redes sociais, montagens de fotos, áudios e comentários disseminados de modo rápido sem que a vítima perceba. Esses atos são os responsáveis pelo maior índice de mudança de ambiente escolar entre os jovens.

Essa forma de agressão é perpetrada por meios eletrônicos, sejam eles mensagens de textos, fotos, áudios ou vídeos, expressos nas redes sociais ou em jogos em rede, por telefones celulares, *tablets* ou computadores, e cujo teor tem a intencionalidade de causar dano à outra pessoa de modo repetitivo e hostil.[75]

Nesse sentido, o CB é uma forma tradicional de *bullying* escolar tradicional para a qual as tecnologias de informação e comunicação (TICs) forneceram uma nova plataforma, tanto que estudos recentes demonstraram que o CB está positivamente conectado com o *bullying* real. Em outras palavras, aqueles que intimidaram outras pessoas *online* também eram mais propensos a intimidar outras pessoas na vida real e vice-versa.[73]

Considerando que é uma nova forma de *bullying*, também representa a mesma dinâmica: abuso de poder exercido por uma pessoa (*bully* ou valentão) sobre outra pessoa (*bullied* ou vítima) mediante comportamentos agressivos repetitivos que causam impacto na vida privada e social das vítimas. Existem, no entanto, outros atores nessa cena: apoiadores e espectadores, os primeiros encorajando o perpetrador da violência e os segundos, mantendo um posicionamento neutro.[73]

Ele pode assumir a forma de difamação, chantagem, exclusão, *cyberstalking*, entre outros. Os impactos nas vítimas são tão prejudiciais quanto o *bullying* presencial. As vítimas desenvolvem cargas psicológicas e sofrimento emocional (incluindo depressão, ansiedade e solidão) que podem levá-las a também abusar de outras pessoas, ou pior, cometer suicídio.[76]

Nos primeiros dois trimestres de 2020, 56% dos casos relatados de CB nos EUA ocorreram como resultado de aumento do uso da internet durante a pandemia, de acordo com dados do *site* da Security Statistic.

Fatores de risco

No passado recente, muitos estudantes sabiam que o CB poderia ter um impacto terrível na saúde mental, como constrangimento, humilhação e marginalização, além de, em um grande número de casos, desenvolver sintomas de ansiedade, depressão e tendências suicidas.[76]

Em relação aos fatores contextuais relacionados, foi sugerido que a maior frequência diária de conexão, geralmente associada a menor privacidade (p. ex., fornecer dados pessoais, adicionar estranhos, publicar fotos íntimas), expõe os adolescentes a maior risco de vitimização cibernética.[78]

Da mesma forma, descobriu-se que uma baixa empatia tem correlação a taxas mais altas de comportamento ciberagressivo.[79]

Notavelmente, quanto mais tempo crianças e adolescentes gastam em serviços digitais, mais é provável que eles sejam expostos a algum tipo de violência digital, tanto nacional como internacionalmente.[80]

De acordo com Safernet, os principais aspectos que podem revelar que a criança ou adolescente está sendo vítima de CB são:

- Mudanças repentinas no uso da internet
- Medo de compartilhar o que faz na internet
- Medo de ir para a escola e encontrar amigos
- Evitar participar de atividades coletivas
- Sinais incomuns de tristeza
- Isolamento no intervalo da escola.

Prevenção

Quanto às literaturas publicadas nos últimos anos sobre o tema, apenas a minoria diz respeito às estratégias adotadas para prevenir e combater o CB.

A autorregulação emocional é um componente habitual de programas de prevenção não específicos e educação emocional. Portanto, é importante a proposta de reconhecer as próprias emoções. A capacidade de ter clareza e regulação emocional seria um protetor não específico para o risco de violência e comportamento violento. Especificamente na área de uso de TICs, pode ser relacionado a uma baixa frequência de conexão, comportamentos relacionados a maior privacidade, bem como melhor regulação sobre as possíveis consequências de cybervitimização.[72]

Com referência a fatores familiares, alguns estudos têm mostrado que o controle parental, o monitoramento e o gerenciamento do comportamento *online* sobre pessoas mais novas podem atuar como protetores ou fatores de risco, pois estão inversamente relacionados aos casos de cybervitimização.[78]

Um programa de prevenção desenvolvido na Itália abordou a conscientização dos alunos sobre o fenômeno e realizou estratégias de treinamento. Ele foi totalmente ministrado por professores previamente treinados por psicólogos especializados. As atividades eram realizadas na escola, focadas em alfabetização digital, educação sobre CB, treinamento de empatia e melhoria das habilidades de enfrentamento por período de 2 meses, em que os alunos participavam em trabalhos de grupos (realizando encenações, confeccionando pôsteres e imagens). Após nova coleta de dados, constatou-se que os alunos conseguiram reconhecer 50% mais situações nas quais exista vitimização.[81]

Em 2021, Ortega-Barón et al.[82] exploraram a eficácia do programa Safety.net, que foi implementado na Espanha para prevenir oito riscos da internet em adolescentes de 11 a 14 anos, tanto relacionais quanto disfuncionais, entre os quais também está o CB. O programa compreende 16 sessões de 1 hora divididas em quatro módulos para abordar cada risco: habilidades digitais, habilidades relacionais, habilidades disfuncionais e mudança de atitudes e cognições. A cada sessão, o conteúdo anterior é relembrado a fim de maximizar as conexões entre os riscos e sua prevenção, gerando mudanças significativas. Os resultados mostraram que é um programa eficaz na prevenção e redução de CB.

A Lei nº 13.185 foi sancionada em 2015 no território brasileiro com o intuito de combater o *bullying* e *cyberbullying*. Os objetivos do programa são:

- Prevenir e combater a prática da intimidação sistemática (*bullying*) em toda sociedade
- Capacitar docentes e equipes pedagógicas para a implementação das ações de discussão, prevenção, orientação e solução do problema
- Implementar e disseminar campanhas de educação, conscientização e informação
- Instituir práticas de conduta e orientação de pais, familiares e responsáveis diante da identificação de vítimas e agressores
- Dar assistência psicológica, social e jurídica às vítimas e aos agressores

- Integrar os meios de comunicação de massa com as escolas e a sociedade, como forma de identificação e conscientização do problema e forma de preveni-lo e combatê-lo
- Promover a cidadania, a capacidade empática e o respeito a terceiros, nos marcos de uma cultura de paz e tolerância mútua
- Evitar, tanto quanto possível, a punição dos agressores, privilegiando mecanismos e instrumentos alternativos que promovam a efetiva responsabilização e a mudança de comportamento hostil
- Promover medidas de conscientização, prevenção e combate a todos os tipos de violência, com ênfase nas práticas recorrentes de intimidação sistemática, ou constrangimento físico e psicológico, cometidas por alunos, professores e outros profissionais integrantes da escola e de comunidade escolar.

Sendo assim, adolescentes que passam muito tempo *online* e sem supervisão familiar de suas atividades no mundo virtual têm mais riscos de sofrerem CB. Um fator importante para que isso não ocorra é um comportamento contrário do anteriormente relatado por parte dos pais.

Criar um ambiente acolhedor, onde as crianças e adolescentes sintam-se à vontade para falar sobre situações que vivenciaram, é fundamental. Os pais devem estar atentos aos sinais, não só quando seus filhos se encontram no papel de vítima, mas também quando estão no papel de agressores.

A escola tem um papel fundamental no enfrentamento desse problema de Saúde Pública, tendo em vista que o CB é uma extensão da violência que muitas vezes ocorre em ambiente escolar, por isso é importante que tenha acesso a conteúdo informativo e se capacite no tema em questão.

TRANSUMANISMO E INTELIGÊNCIA ARTIFICIAL

O transumanismo pode ser resumido ao desejo de se tornar sobre-humano por meio de aumento de perfeição. A partir desse ponto de vista, podemos traçar pelo menos dois paralelos para entender como pode ser um vício em transumanismo: a busca por substâncias para melhorar o desempenho e cirurgia plástica.

Consideremos, no entanto, os potenciais benefícios para a saúde da tecnologia transumana: um coração que não falha, uma máquina de diálise interna em funcionamento constante ou um rim artificial, ou ação direta na organização neurológica, padrões de ondas cerebrais e equilíbrio de neurotransmissores. A complexidade sobre os aspectos positivos do transumanismo é a natureza subjetiva da positividade. Exceto por uma extinção em massa, os debates morais da ficção científica se desenrolarão de fato.

A inteligência artificial (IA), talvez a tecnologia mais moderna de nosso tempo, também pode ser uma das mais difíceis de delinear: uma propriedade atribuível à natureza nebulosa da própria inteligência. O processamento de linguagem natural é um ramo da IA que se preocupa com a programação de computadores para entender os humanos em sua linguagem natural. Historicamente, para interagir com computadores, limitamo-nos a dar instruções específicas – em essência, falando a língua deles ou, na melhor das hipóteses, algum intermediário.

Em contraste, o objetivo da programação neurolinguística (PNL) é que os humanos interajam de forma significativa com os computadores falando em linguagem comum. Como é evidente para qualquer um que tenha conversado com Siri, Alexa ou Cortana, o campo fez grandes avanços nos últimos anos. O que provavelmente também é aparente é que essas interações específicas da PNL estão muito longe da capacidade de manter uma conversa com a profundidade ou amplitude que geralmente esperamos de outros humanos.[83]

Alguns padrões de dependência pressupõem uma certa maneira de funcionar em nosso mundo, e um mundo com inteligência artificial completa pode parecer muito diferente do que é hoje. Como a função ocupacional de uma pessoa pode ser prejudicada em um futuro em que o emprego humano pode não existir? Em um futuro no qual você tem o direito legal de se casar com esse humano artificial, você será viciado em um robô sexual de IA? À medida que as tecnologias emergentes perturbam as normas sociais atuais de maneiras imprevistas, os padrões do vício podem mudar.

Com isso em mente, ainda podemos especular sobre tecnologia e dependência em um futuro próximo. Uma tendência da IA hoje é a personalização. Vamos considerar o efeito dos algoritmos de inteligência artificial quando aplicados à publicidade. Se você passa muito tempo procurando produtos *online*, há uma boa chance de ver um anúncio desse produto ou de um de seus concorrentes na próxima vez que percorrer seus *feed* de mídia social. Você pode não perceber que também está vendo anúncios de produtos que o algoritmo prevê que você pode estar interessado. Este é o efeito da IA. Sem entrada humana direta, o algoritmo prevê quais itens você tem mais probabilidade de comprar e os apresenta de uma forma que aumenta a chance de você comprar. Talvez você não estivesse pronto para comprar naquela noite, mas é mais provável que entregue sua moeda do jogo após o café da manhã no dia seguinte, quando estiver motivado e esperançoso em relação ao futuro.

Outra maneira pela qual a IA pode guiar o comportamento humano é no entretenimento. Os serviços de *streaming* usam algoritmos para tentar entender suas preferências e sugerir o que assistir a seguir. Em alguns casos, os vídeos são reproduzidos automaticamente, resultando em horas de tela. Ao conhecer suas preferências, esses algoritmos de IA buscam aumentar seu comportamento de gastos. A complexidade e a eficácia desses algoritmos provavelmente aumentarão nos próximos anos.

REFERÊNCIAS BIBLIOGRÁFICAS

1. Cohen-Almagor R. Internet history. Inter J Technoethics. 2011;2(2):45-64.
2. Oliveira M. Nasce a internet. Pesq Fapesp. 2011;180.
3. Young KS. Caught in the net: how to recognize the signs of internet addiction and a winning strategy for recovery. New York: John Willey & Sons, 1998.
4. Weinstein A, Lejoyeux M. Neurobiological mechanisms underlying internet gaming disorder. Dialogues Clin Neurosci. 2020 Jun; 22(2):113-26.
5. Tavares H, Alarcão G. Psicopatologia da impulsividade. In: Abreu CN, Tavares H, Cordás TA. Manual clínico dos transtornos do controle dos impulsos. 2008;19-36.

6. Silveira FM, Samuel MBV. Comportamento impulsivo: a comorbidade transtorno de personalidade borderline e transtorno afetivo bipolar. Cpah Science Journal of Health. 2021;4(1).
7. Oliveira Alves J, Nakao AC, Cardoso M et al. Aspectos clínicos, diagnóstico diferencial e tratamento de jovens com transtorno do déficit de atenção com hiperatividade (TDAH). Res, Soc Develop. 2023;12(2):e0112239941-e0112239941.
8. Tian M, Chen Q, Zhang Y et al. PET imaging reveals brain functional changes in internet gaming disorder. Eur J Nucl Med Mol Imaging. 2014 Jul; 41(7):1388-97.
9. Lee D, Park J, Namkoong K et al. Gray matter differences in the anterior cingulate and orbitofrontal cortex of young adults with internet gaming disorder: surface-based morphometry. J Behav Addict. 2018;7(1):21-30.
10. Wang H, Jin C, Yuan K et al. The alteration of gray matter volume and cognitive control in adolescents with internet gaming disorder. Front Behav Neurosci. 2015;9:64.
11. Pan N, Yang Y, Du X et al. Brain structures associated with internet addiction tendency in adolescent online game players. Front Psychiatry. 2018;9:67.
12. Lin X, Dong G, Wang Q et al. Abnormal gray matter and white matter volume in internet gaming addicts. Addict Behav. 2015;40:137-43.
13. Seok JW, Sohn JH. Altered gray matter volume and resting-state connectivity in individuals with internet gaming disorder: a voxel-based morphometry and resting-state functional magnetic resonance imaging study. Front Psychiatry. 2018;9:77.
14. Kuhn S, Romanowski A, Schilling C et al. The neural basis of video gaming. Transl Psychiatry. 2011:1(11):e53.
15. Yuan K, Qin W, Liu Y, Tian J. Internet addiction: neuroimaging findings. Commun Integr Biol. 2011 Nov 1;4(6):637-9.
16. Kuss DJ, Lopez-Fernandez O. Internet addiction and problematic internet use: a systematic review of clinical research. World J Psychiatry. 2016;6(1):143-76.
17. Shapira NA, Lessig MC, Goldsmith TD et al. Problematic internet use: proposed classification and diagnostic criteria. Depress Anxiety. 2003;17(4):207-16.
18. Spada MM. An overview of problematic internet use. Addictive behaviors. 2014;39(1):3-6.
19. Pan YC, Chiu YC, Lin YH. Systematic review and meta-analysis of epidemiology of internet addiction. Neurosci Biobehav Rev. 2020; 118:612-22.
20. Tao R, Ying L, Yue XD et al. Internet addiction: exploration and intervention. Shanghai People's Press. 2007;12.
21. American Psychiatric Association. Manual diagnóstico e estatístico de transtornos mentais: DSM-5-TR. 5. ed. Porto Alegre: Artmed; 2023.
22. World Health Organization (WHO). International Classification of Diseases, Eleventh Revision (ICD-11). Geneva: WHO. 2019/2021. Disponível em: https://icd.who.int/browse11.
23. Aboujaoude E, Koran LM, Gamel N. Potential markers for problematic internet use: a telephone survey of 2,513 adults. CNS Spectr. 2006;11(10):750-5.
24. Shaw MY, Black DW. Internet addiction: definition, assessment, epidemiology and clinical management. CNS Drugs. 2008; 22:353-65.
25. Brenner V. Psychology of computer use: XLVII. Parameters of internet use, abuse and addiction: the first 90 days of the Internet Usage Survey. Psychological Reports.1997;80(3):879-82.
26. Armstrong L, Phillips JG, Saling LL. Potential determinants of heavier internet usage. Int J Hum-Comp Studies. 2000;53(4):537-50.
27. Davis RA. A cognitive behavioral model of pathological internet use. Comp Hum Behav. 2011;17(2):187-95.
28. Barber BK, Stolz HE, Olsen JA, Collins WA, Burchinal M. Parental support, psychological control, and behavioral control: assessing relevance across time, culture, and method. Monogr Soc Res Child Dev. 2005;70:1-137.
29. Odaci H. Academic self-efficacy and academic procrastination as predictors of problematic internet use in university students. Comp & Educ. 2011;57(1):1109-13.
30. Wen ML, Tsai CC. University students' perceptions of and attitudes toward (online) peer assessment. Higher Educ. 2006; 51(1):27-44.
31. DiMaggio P, Bonikowski B. Make money surfing the web? The impact of internet use on the earnings of US workers. Am Soc Rev. 2008;73(2):227-50.
32. Douglas AC, Mills JE, Niang M et al. Internet addiction: meta-synthesis of qualitative research for the decade 1996-2006. Comp Hum Behav. 2008;24(6):3027-44.
33. Pereira PC, Pereira RS, da Cruz AJ. Ambientes virtuais e mídias de comunicação, abordando a explosão das mídias na sociedade da informação e seu impacto na aprendizagem: o uso do WhatsApp como plataforma de m-learning. Revista Mosaico. 2015; 6(1):29-41.
34. Fam JY. Prevalence of internet gaming disorder in adolescents: a meta-analysis across three decades. Scand J Psychol. 2018; 59(5):524-31.
35. Charlton JP. A factor-analytic investigation of computer "addiction" and engagement. Br J Psychol. 2002;93(3):329-44.
36. Raneri PC, Montag C, Rozgonjuk D et al. The role of microtransactions in internet gaming disorder and gambling disorder: A preregistered systematic review. Addict Behav Rep. 2022 Feb 22;15:100415.
37. Brown RIF, Robertson S. Home computer and video game addictions in relation to adolescent gambling: conceptual and developmental aspects. In: Cornelius JA, Eadington WR. (eds.) Gambling behavior and problem gambling. Reno: University of Nevada, 1993.
38. Abreu CND, Karam RG, Góes DS et al. Dependência de internet e de jogos eletrônicos: uma revisão. Rev Bras Psiquiatr. 2008;30(2):156-67.
39. Black DW, Grant JE. Condições para estudos posteriores. In: Black DW, Grant JE. Guia para o DSM-5: complemento essencial para o manual diagnóstico e estatístico de transtornos mentais. Porto Alegre: Artmed, 2015.
40. Yen JY, Ko CH, Yen CF et al. The comorbid psychiatric symptoms of internet addiction: attention deficit and hyperactivity disorder (ADHD), depression, social phobia, and hostility. J Adolesc Health. 2007;41(1):93-8.
41. Ko CH, Yen JY, Yen CF et al. The association between Internet addiction and psychiatric disorder: a review of the literature. Eur Psychiatry. 2012;27(1):1-8.
42. Griffiths MD, Davies MN, Chappell D. Online computer gaming: a comparison of adolescent and adult gamers. J Adolesc. 2004; 27(1):87-96.
43. Shapira NA, Goldsmith TD, Keck PE et al. Psychiatric features of individuals with problematic internet use. J Affect Disord. 2000; 57(1):267-72.
44. Liu L, Yao Y-W, Li CR et al. The comorbidity between internet gaming disorder and depression: interrelationship and neural mechanisms. Front Psychiatry. 2018 Apr 23;9:154.
45. Rho MJ, Lee H, Lee T-H et al. Risk factors for internet gaming disorder: psychological factors and internet gaming characteristics. Int J Environ Res Public Health. 2017 Dec 27;15(1):40.
46. Su B, Yu C, Zhang W et al. Father-child longitudinal relationship: parental moni- toring and internet gaming disorder in Chinese adolescents. Front Psychol. 2018 Feb 6;9:95.
47. Hafer TJ. The legal status of loot boxes around the world, and what's next in the debate [Internet]. 2018 [Acesso em: 1 abr. 2020]. PC Gamer. Disponível em: https://www.pcgamer.com/the-legal-status-of-loot-boxes-around-the-world-and-whats-next.
48. Green CS, Sugarman MA, Medford K et al. The effect of action video game experience on task-switching. Comput Human Behav. 2012 May;28(3):984-94.

49. Machado R, Kim HS, Andrade VO et al. Behavioral addictions: Emerging Science. 1. ed. Lausanne: Frontiers, 2023. v. 1, 240 p.
50. Han DH, Renshaw PF. Bupropion in the treatment of problematic online game play in patients with major depressive disorder. J Psychopharmacol. 2012;26(5):689-96.
51. Mpofu E, Athanasou JA, Rafe C et al. Cognitive-behavioral therapy efficacy for reducing recidivism rates of moderate and high-risk sexual offenders: a scoping systematic literature review. Int J Offender Ther Comp Criminol. 2018;62(1):170-86. doi:10.1177/0306624X16644501.
52. Young KS. Treatment outcomes using CBT-IA with internet-addicted patients. J Behav Addict. 2013 Dec;2(4):209-15.
53. Zajac K, Ginley MK, Chang R et al. Treatments for internet gaming disorder and internet addiction: a systematic review. Psychol Addict Behav. 2017;31(8):979-94.
54. Park JH, Lee YS, Sohn JH et al. Effectiveness of atomoxetine and methylphenidate for problematic online gaming in adolescents with attention deficit hyperactivity disorder. Hum Psychopharmacol. 2016;31(6):427-32.
55. Bullock SA, Potenza MN. Pathological gambling: neuropsychopharmacology and treatment. Curr Psychopharmacol. 2012;1(1).
56. Király O, Potenza MN, Stein DJ et al. Preventing problematic internet use during the COVID-19 pandemic: Consensus guidance. Compr Psychiatry. 2020 Jul;100:152-80.
57. Chen IH, Lee ZH, Dong XY et al. The influence of parenting style and time management tendency on internet gaming disorder among adolescents. Int J Environ Res Public Health. 2020 Dec 6;17(23):9120.
58. Fortim I. O que as famílias precisam saber sobre games? Um guia para cuidadores de crianças e adolescentes. São Paulo: Homo Ludens, 2020.
59. Kemp S. Digital 2023: Global Overview Report; 2023 [acesso em: 02 dez. 2023]: Disponível em: https://datareportal.com/reports/digital-2023-global-overview-report.
60. Cheng C, Lau Y, Chan L et al. Prevalence of social media addiction across 32 nations: Meta-analysis with subgroup analysis of classification schemes and cultural values. Addictive Behav. 2021 Jun;117:106845.
61. Sadagheyani HE, Tatari F. Investigating the role of social media on mental health. Mental Health and Social Inclusion. 2020;25(1):41-51.
62. Hussain Z, Griffiths MD. Problematic social networking site use and comorbid psychiatric disorders: a systematic review of recent large-scale studies. Front Psychiatr. 2018;9.
63. Elhai JD, Yang H, Montag C. Fear of missing out (FOMO): overview, theoretical underpinnings, and literature review on relations with severity of negative affectivity and problematic technology use. Braz J Psychiatr. 2021;43(2):203-9.
64. Young K, Abreu CN. Dependência de internet em crianças e adolescentes: Fatores de risco, intervenção e tratamento. Porto Alegre: Artmed; 2019.
65. Cooper A. Sex and the internet: a guide book for clinicians. Abingdon, UK: Routledge, 2013.
66. Hertlein KM, Stevenson A. The seven "As" contributing to internet-related intimacy problems: a literature review. Cyberpsychol (Brno). 2010;4(1):1-8.
67. Grant JE, Potenza MN, Weinstein A et al. Introduction to behavioral addictions. Am J Drug Alcohol Abuse. 2010;36(5):233-41.
68. Kim SW, Grant JE, Adson DE, Shin YC. Double-blind naltrexone and placebo comparison study in the treatment of pathological gambling. Biol Psychiatry. 2001;49(11):914-21.
69. Gini G, Pozzoli T. Association between bullying and psychosomatic problems: a meta-analysis. Pediatrics. 2009;123(3):1059-65.
70. Menesini E, Modena M, Tani F. Bullying and victimization in adolescence: concurrent and stable roles and psychological health symptoms. J Genet Psychol. 2009;170(2):115-33.
71. Tic Kids Online Brasil. Plataforma Cetic [Internet]. São Paulo: Tic Kids Online Brasil; 2022 [acesso em: 3 jun. 2023]: Disponível em: https://cetic.br/pesquisa/kids-online/.
72. Lloret-Irles D, Cabrera-Perona V, Tirado-González S et al. Cyberbullying: common predictors to cyber-victmisation and bystanding. Int J Environ Res Public Health. 2022;19:15750.
73. Tozzo P, Curman O, Moratto E et al. Family and educational strategies for cyberbullying prevention: a systematic review. Int J Environ Res Public Health. 2022 Aug;19(16):10452.
74. Jung YE, Leventhal B, Kim YS et al. Cyberbullying, problematic internet use, and psychopathologic symptoms among Korean youth. Yonsei Med J. 2014;55(3):826-30.
75. Ferreira TRSC, Deslandes SF. Cyberbullying: conceituações, dinâmicas, personagens e implicações à saúde. Ciênc Saúde Colet. 2018;23(10).
76. Al-Harigy LM, Al-Nuaim HA, Moradpoor N et al. Building towards automated cyberbullying detection: a comparative analysis computational. Intel Neurosc. 2022; 2022: Article ID 4794227.
77. Huang J, Zhong Z, Zhang H et al. Cyberbullying in social media and online games among Chinese college students and its associated factors. Int J Environ Res Public Health. 2021;18:4819.
78. Zhu C, Huang S, Evans R et al. Cyberbullying among adolescents and children: a comprehensive review of the global situation, risk factors, and preventive measures. Front Public Health. 2021;9:634909.
79. Estrada-Vidal LI, Epelde-Larrañaga A, Chacón-Borrego F. Predictive model of the factors involved in cyberbullying of adolescent victims. Front Psychol. 2020;12:798926.
80. Kang KI, Kang K, Kim C. Risk factors influencing cyberbullying perpetration among middle school students in Korea: Analysis using the zero-inflated negative binomial regression model. Int Environ Res Public Health. 2021;18:2224.
81. Guarini A, Menin D, Menabò L et al. RPC teacher-based program for improving coping strategies to deal with cyberbullying. Int. J. Environ Res Public Health. 2019;16:948.
82. Ortega-Barón J, González-Cabrera J, Machimbarrena JM et al. Safety. Net: A pilot study on a multi-risk internet prevention program. Int J Environ Res Public Health. 2021;18:4249.
83. Garbade M. A simple introduction to natural language processing. [Internet]. 2018 [acesso em: 22 abr. 2020]. Becoming human. Disponível em: https://becominghuman.ai/a-simple-introduction-to-natural-language-processing-ea66a1747b32.

45 Educação para a Morte com Dignidade

Maria Julia Kovács

RETRATOS DA MORTE NO SÉCULO XXI

Há várias modalidades de morte no século XXI: a morte interdita, a reumanizada e a escancarada. Em um processo de interdição, a morte é vista como vergonhosa. Deve ser ocultada e vista por alguns profissionais como fracasso. A pessoa à morte pode se sentir solitária, tendo a expressão de seu sofrimento minimizada, sem espaço para os rituais no fim da vida.[1] O ápice dessa modalidade é o ser humano à morte com tubos por todo o corpo e máquinas apitando. Nas unidades de terapia intensiva (UTI), pacientes gravemente enfermos são expropriados de sua morte.

Com o avanço da tecnologia, há inúmeros procedimentos sofisticados à disposição, trazendo à baila a questão dos limites na busca da cura ou da remissão dos sintomas. Quando os limites não são percebidos, o excesso de procedimentos pode causar sofrimento ao paciente, à família e à equipe de Saúde, ao se constatar sua inutilidade. Em contraposição, há empenho em cuidar de pacientes com doença avançada de forma ativa a fim de aliviar sintomas, tendo a morte não como adversária, e sim como companheira e conselheira.

Atualmente, observam-se alterações significativas nas formas de morrer, sobretudo no que concerne à sua extensão. Há predominância de doenças crônicas: cardiopatias, câncer, enfermidades neurológicas, nefrológicas e AIDS. O grande medo dos pacientes hoje em dia é receber tratamento excessivo em UTI, o que prolonga o processo de morte, configurando a distanásia. Talvez seja esse o motivo para debates frequentes sobre eutanásia e suicídio assistido, como modo de abreviar o sofrimento, garantindo uma morte com controle e dignidade.[2] A definição dos termos é fundamental quando se considera a questão do prolongamento e do abreviamento da morte.[3] Os processos distanásicos podem ser realizados com os pacientes para evitar o que se define como eutanásia – o apressamento da morte. Há uma compreensão equivocada sobre o que são o alívio e o controle de sintomas, que não impedem a morte, mas garantem qualidade no fim da vida; e a eutanásia, que é um procedimento ativo de provocar a morte. A distanásia impede o processo natural da morte. É nessa maneira de encarar e combater a morte, que podem ocorrer algumas das mortes indignas de nosso tempo, prolongadas, com grande sofrimento.[4]

A abordagem desse tema nas instituições de Saúde mostra que, embora seja acontecimento frequente nos hospitais, há dificuldades envolvendo a comunicação sobre a morte, que parece ser uma tarefa de "ninguém", conforme verificamos em pesquisa realizada em hospitais.[5] Pacientes e familiares esperam que o médico converse com eles sobre a doença, seu agravamento e a proximidade da morte. Os médicos apontam que não tiveram preparo em sua formação e não sabem como falar sobre o tema, sobretudo quando ocorrem de modo inesperado ou em crianças. Observa-se um "jogo de empurra", e não um trabalho de equipe, em que se pensa em conjunto como realizar essa tarefa, a qual nunca é fácil. Mencionar falta de preparo pode ser uma defesa para não enfrentar essa questão, mas pode também denunciar falhas na formação desses profissionais. É importante rever a negação, o silêncio, a ilusão de onipotência, presentes na modalidade da morte interdita. É fundamental que os profissionais de Saúde percebam que não precisam ficar sozinhos e se perder em suas dúvidas.

Um contraponto à morte interdita, silenciosa e oculta é o processo de reumanização do processo de morrer proposto por duas autoras: Elizabeth Kübler-Ross e Cicely Saunders, que discutem o cuidado com pacientes e familiares, entendendo o sofrimento e a dor de modo acolhedor. O paciente volta a ser o centro da ação, resgatando-se o processo de morrer.[1] O desenvolvimento da tanatologia, como área de estudos proposta por Kübler-Ross, considera a morte como parte da vida, vista como conselheira; e o profissional, como seu aprendiz, que irá evoluir seu entendimento sobre os momentos que antecedem o morrer.

Cicely Saunders realizou sua formação em três áreas: Enfermagem, Medicina e Serviço Social. Em 1967, foi fundado o St Christopher's Hospice, centro de referência em cuidados paliativos. Nessa instituição, desenvolvem-se estudos científicos para o alívio e o controle de sintomas, cuja clientela predominantemente é de pacientes com câncer, mas em outros programas essa perspectiva é estendida para várias outras enfermidades.[6] Nessa modalidade de tratamento, o foco dos atendimentos não é a cura, e sim o paciente e a família, em um enfoque multidisciplinar. Os cuidados paliativos são indicados para várias doenças crônicas presentes na atualidade, com múltiplos sintomas, buscando-se seu alívio sem haver a preocupação com a cura.

Em outra vertente, temos no século XXI a morte escancarada, que invade a vida das pessoas, pela violência, de modo abrupto, não apresentando possibilidades de proteção. Esse tipo de morte está presente na rua, nas casas, nos tiroteios, nas balas perdidas vividas cotidianamente em várias cidades brasileiras. Em uma espécie de democracia cruel, afeta tanto os diretamente envolvidos quanto os que são atingidos sem saber o porquê. A morte escancarada está presente de maneira significativa nos noticiários da TV, inundando domicílios com grande quantidade de imagens.[7] Participam dessa superexposição crianças e adolescentes, e isso certamente não colabora com seu desenvolvimento.

MORTE E DESENVOLVIMENTO HUMANO: CRIANÇAS, ADOLESCENTES E IDOSOS

A morte faz parte do desenvolvimento humano desde seu início. Há perdas vinculadas ao desenvolvimento e outras que são provocadas por acontecimentos como acidentes, adoecimento e separações. Estudos sobre o desenvolvimento do conceito de morte em crianças apontam seus atributos principais. Eles são os seguintes:[8]

- Irreversibilidade
- Universalidade
- Funcionalidade
- Causalidade.

No período pré-operacional, as crianças ainda não dominam os atributos citados. Não sabem que da morte não há volta, e que esta ocorrerá com todos, inclusive com elas e com as pessoas queridas. Quando ocorrem em sua volta, elas precisam ser informadas sobre isso por adultos conhecidos e atenciosos. É parte dessa fase do desenvolvimento o pensamento mágico onipotente, em que a criança acredita que a morte aconteceu por sua causa, relacionada com sua ideação egocêntrica, e precisa ser esclarecida.[8,9]

As crianças aprendem, a partir das experiências vividas, com suas fantasias de poder morrer um pouco, e depois "desmorrer". Filmes, revistas e desenhos animados reforçam essa ideia. Por essa razão, é fundamental informar e esclarecer as crianças, quando ocorre a morte de parentes, acolhendo seus sentimentos. Os adultos familiares (pais, tios, avós, professores) são observados pelas crianças, e é a eles que elas vão recorrer em momentos de tristeza e insegurança provocadas por situações de perda. Crianças percebem quando ocorre uma morte e esconder informações pode ocasionar medo, insegurança e comportamentos autodestrutivos.[10]

A não funcionalidade desenvolve-se mais tarde, pois a criança precisa saber diferenciar seres vivos de seres inanimados, e que só seres vivos morrem.[8] É uma dimensão mais complexa, possível quando as crianças alcançam o período das operações concretas. Nessa etapa do desenvolvimento, as crianças já compreendem a irreversibilidade e a universalidade da morte, sobretudo se já tiveram experiências pessoais.

As crianças vivem processos de luto, assim como os adultos.[11] Mesmo aquelas que ainda não conhecem os atributos da morte entram em processo de luto. A expressão do luto infantil será modelada pelas características familiares e da cultura em que vive. Elas expressam vários sentimentos, como tristeza, culpa e medo. Podem apresentar problemas na escola e em casa, com transtornos alimentares e de sono. O pensamento mágico onipotente presente no período pré-operacional exacerba a culpa, fazendo com que a criança se sinta responsável pela morte da pessoa querida, relacionando com seu mau comportamento. É essencial esclarecer que as mortes ocorridas não foram por sua culpa. Ela pode apresentar também sintomas parecidos com a pessoa perdida, em um processo de identificação.[12]

Já os adolescentes compreendem as principais dimensões com relação ao tema da morte. Com o desenvolvimento do pensamento formal, os jovens podem discutir a questão da morte, expor vários pontos de vista e ter a compreensão por que determinadas mortes ocorrem. Por essa razão, fica difícil compreender o motivo de tantos jovens morrerem por violência, acidentes e também suicídio. Observa-se a superposição de vários problemas vividos pelos jovens atualmente: problemas na escola, atendimento precário de saúde, moradia inadequada, falta de trabalho, baixas renda e escolaridade. Além disso, há o *bullying*, com situações de humilhação frequentes, associadas a comportamentos autodestrutivos e suicídio. Houve aumento significativo de suicídios na faixa de 15 a 24 anos, resultado de muitas pressões, como inserção social, vestibular e emprego, conforme dados do Núcleo de Estudos sobre a Violência da Universidade de São Paulo (USP).[13]

A morte não deveria ocorrer com tanta frequência na adolescência, conforme se observa nas estatísticas atualmente. Na juventude, há investimento intenso na construção do futuro, na consolidação da identidade e na definição da profissão. É preciso experimentar a potência e a ousadia, desafiar limites. Entretanto, também acabam expondo-se a riscos com alta possibilidade de morte, adotando comportamentos autodestrutivos, nem sempre conscientes.[14] Negar a morte, acreditando que não vai acontecer com eles, pode ser também um dos elementos responsáveis para o aumento de comportamentos autodestrutivos e o número de mortes. É fundamental discutir a negação da morte entre jovens, ampliando sua conscientização.

A morte de amigos e irmãos desperta a sensação de vulnerabilidade e contesta e contraria a suposta fantasia de imortalidade.[15,16] Se for a primeira morte vivenciada, pode ser impactante para o jovem, deixando fortes marcas.

Adolescentes que perderam pessoas significativas por homicídio, suicídio, AIDS, mortes carregadas de estigma podem não ter o luto reconhecido, pois são perdas acompanhadas de violência e preconceito.[17,18] Esse não reconhecimento pode trazer grande sofrimento aos jovens.

Muitos adolescentes não sabem lidar com sentimentos de vulnerabilidade, que podem não ser reconhecidos, mesmo ao perder familiares ou amigos próximos. A vulnerabilidade atinge o sentimento de potência e controle, tão fundamental para a consolidação da identidade. Fica muito difícil congregar onipotência e vulnerabilidade.[19] Os educadores podem perceber sinais de luto complicado e, assim, ajudar no encaminhamento de seus alunos. Mudanças de comportamento, faltas, dificuldades com as tarefas escolares e comportamentos autodestrutivos podem ser sinais importantes de problemas.[20] Os professores sentem-se desconfortáveis ou constrangidos quando precisam abordar o tema com seus alunos. Afirmam que estão sobrecarregados e que não há espaço para atividades que envolvam o tema da morte.[21] Fica a dúvida se é mesmo falta de espaço no currículo ou dificuldades de lidar com o tema. A morte ainda não é vista como preocupação que deveria ser cuidada na escola.

Além da morte e da violência na rua, as imagens dessas situações são apresentadas em noticiários, programas de TV, internet e são repetidas à exaustão, acompanhadas de texto superficial com rápida expressão emocional, sem reflexão ou elaboração. O risco dessa superexposição de morte e violência pode levar à ideia de que a morte é banal, cotidiana, comum e impessoal.[7] É preciso refletir por que ocorrem tantas mortes entre jovens, que invadem a vida das pessoas sem proteção ou antídotos, provocando fortes sentimentos de vulnerabilidade.[22]

No envelhecimento, o preparo para a morte e a busca do sentido na vida são tarefas importantes. É feito o balanço do que já foi vivido, do que ainda há por fazer e o que não será mais possível. Nesse período, ocorrem perdas significativas, como a do cônjuge com quem viveu grande parte da vida e de amigos – alguns desde a infância. A perda mais penosa é a de filhos, que tem ocorrido com mais frequência pela violência, por acidentes que acometem os jovens ou por adoecimento dos filhos. Pessoas mais velhas têm seus relacionamentos diminuídos pelas perdas por morte e também porque não se engajam em novos contatos.[23]

NEGAÇÃO DA MORTE E LUTO

Há uma negação coletiva da morte, o que dificulta que pessoas falem sobre o planejamento final de suas vidas. Essa comunicação torna-se muito importante na qualidade de vida dos idosos. Observa-se que eles querem encerrar a vida com dignidade, mantendo o controle até o seu fim. Muitas doenças crônicas da velhice são acompanhadas de dor e dependência e podem fazer surgir o desejo de morrer rapidamente sem consciência. As despedidas dos familiares, o término de assuntos inacabados e a retomada da comunicação com pessoas significativas favorecem a autonomia e a dignidade no fim da vida.

O luto é processo de elaboração de perdas significativas no transcurso existencial.[24] O adoecimento provoca várias perdas antes da morte. É fundamental trabalhar o luto antecipatório no paciente, envolvendo a perda de si: da saúde, do corpo, do trabalho, das funções, da identidade de pessoa saudável. Os pacientes sofrem também com a separação das pessoas queridas, pelo anúncio da morte em um futuro próximo. Se esse luto não é autorizado, sem possibilidade de expressar seus sentimentos, não há como elaborar estas perdas. O processo do luto antecipatório não é fácil, mas pode ser muito significativo para estreitar relações, lidar com situações pendentes e realizar despedidas. Enfrentar o luto antecipatório ajuda na preparação para o luto por morte.[25]

MORTE COM DIGNIDADE NO SÉCULO XXI

Há vários parâmetros para se considerar o que é boa morte. Algumas pessoas valorizam a possibilidade de ter a proximidade de familiares, expressando seus desejos, garantindo a distribuição dos bens, conforme sua vontade. Outros preferem processos rápidos e sem consciência, contrários ao prolongamento e ao isolamento a que são submetidos muitos pacientes. Entendemos dignidade como a possibilidade de morrer com valores e crenças essenciais na vida da pessoa.

A compreensão da morte com dignidade tem forte relação com desejos e expectativas diferentes para cada pessoa. Há os que preferem a proximidade de pessoas. Outros necessitam ficar sós, dormindo ou despertos, alimentando-se ou não. É muito importante na época atual que as pessoas possam falar sobre a própria morte, comunicar a familiares e amigos sua vontade, levando ao planejamento final da existência. Não há solução para a morte, mas se pode ajudar a morrer bem, com dignidade.[2]

Para que haja qualidade no processo de morrer, é muito importante que sejam oferecidos cuidados, com solidariedade, compromisso e compaixão, sem atitudes autoritárias e paternalistas por parte da equipe de Saúde. Os pacientes que puderam falar com seus médicos sobre o período final de vida tiveram maior probabilidade de morrer em paz, com mais controle da situação. Além disso, seus familiares conseguiram aceitar melhor o luto.

PREPARO PARA A BOA MORTE

Para uma boa morte, é muito importante que pacientes e familiares possam ter conhecimento da doença e dos sintomas; manter controle sobre a vida; preservar a privacidade; receber cuidados adequados para os vários sintomas presentes com doença avançada; escolher o local da morte; ter acesso a cuidados paliativos de qualidade com uma equipe multiprofissional sintonizada; e receber os esclarecimentos sobre as Diretrizes Antecipadas de Vontade, como propõe a Resolução nº 1.995/2012 do Conselho Federal de Medicina, que garante o poder de o paciente decidir sobre tratamentos aos quais não quer ser submetido.[26] É a possibilidade de recuperar aspectos da morte controlada e familiar como evento natural e com pessoas significativas.[1] Para a boa morte, são ressaltados os seguintes aspectos:[27]

- Redução de conflitos na vida
- Estar em sintonia com os desejos
- Reparar ou preservar relações significativas.

A qualidade de vida no processo de morrer não deveria significar incompatibilidade, mas complementaridade com a manutenção da vida. Pessoas que compreenderam que chegaram ao fim da existência morrem em paz, com tranquilidade, com seus sintomas bem administrados, possivelmente em programas de cuidados paliativos. Entretanto, há indivíduos que pedem para continuar com vários tratamentos invasivos em busca da vida a todo custo, causando sofrimento para si e para os familiares, às vezes por falta de informação e esclarecimento. O respeito à dignidade humana implica buscar compreender as necessidades das pessoas e, se possível, atendê-las. Atualmente, compreende-se que decisões compartilhadas envolvendo os desejos do paciente e da família e os conhecimentos especializados da equipe de Saúde podem levar ao término da vida com dignidade.

A boa morte é uma das tarefas fundamentais dos programas de cuidados paliativos, uma opção à tecnologia médica na qual imperam, por um lado, os procedimentos invasivos, por outro o abandono do "nada a fazer", pois não há cura ou possibilidade de recuperação. Nessa modalidade de cuidados, busca-se facilitar a autonomia do paciente na tomada de decisões sobre sua vida, no respeito a seus desejos, abrindo canais de comunicação com a família e os profissionais de Saúde. A conspiração do silêncio e a relutância para falar sobre a morte têm consequências quando há necessidade de tomar decisões sobre tratamentos ou sua interrupção.

A morte com dignidade tem valores subjetivos, mantendo significativas relações com os valores da pessoa em vida. Garantindo-se as particularidades do processo, há alguns aspectos que são gerais e precisam ser garantidos, como: constante cuidado a sintomas incapacitantes, a possibilidade de permitir ao paciente a companhia de familiares, se ele assim o desejar, e a possibilidade de cumprir as prioridades.

A morte com dignidade tem significativa relação com a ortotanásia, a morte no tempo certo, definida pela Resolução nº 1.805/2006, em que medidas que só prolongam o processo de morrer não são recomendadas. No entanto, é preciso deixar bem claro que essa resolução não propõe a eutanásia.[28] A morte com dignidade também considera a kalotanásia como complementação da ortotanásia, em que ética e estética estão juntas nos rituais que são importantes para o paciente e os familiares.[29] A kalotanásia inclui movimentos artísticos, como música suave e toques de relaxamento, os quais favorecem momentos de interiorização e relações em que predominam intimidade e privacidade com familiares e amigos.

O RISCO DA DISTANÁSIA E OUTROS TIPOS DE MORTE SEM DIGNIDADE

O desenvolvimento da tecnologia médica pode implicar tratamentos invasivos e ser uma forma de ocultar a sensação de impotência frente à morte.[30] Tentar preservar a vida a todo custo provoca um grande temor ao ser humano na atualidade: ter a vida mantida com sofrimento na solidão de uma UTI, na companhia de tubos e máquinas. É um retrato da distanásia, a morte disfuncional com dor e sofrimento.[4] Privar o ser de sua humanidade em favor da técnica não é o melhor caminho para dignificar sua existência.

Há processos distanásicos realizados com pacientes gravemente enfermos para evitar o que se considera de maneira equivocada como eutanásia. Ao se estender o processo de morrer, promove-se a distanásia, e evitá-la não é um processo eutanásico. Tentar combater a morte com tratamentos inúteis provoca as mortes indignas de nosso tempo, prolongadas, com grande sofrimento. É uma profunda interferência no processo de morrer.

A UTI, quando não indicada, como no caso de pacientes com doença avançada, sem possibilidade de melhora, pode tornar a morte um processo penoso. O prolongamento da vida na UTI transforma procedimentos sofisticados, indicados em casos em que a doença pode ser revertida, em crueldade, ao privar o sujeito de sua própria morte. O prolongamento artificial da vida leva à medicalização da morte.[31] Os limites acerca de tratamentos devem ser informados e esclarecidos para evitar processos distanásicos. Ressalta-se que há limites para tratamentos, mas não para cuidados nas várias dimensões do sofrimento humano.[2]

Os pacientes gravemente enfermos são estigmatizados, sendo nomeados como "terminais", associando-se à ideia de que não há "nada mais a fazer" por eles. Observa-se o temor de haver sofrimento e dor na hora da morte, principalmente para pacientes com câncer, o que ocorre quando acontecem atos distanásicos. Eles podem se sentir isolados pelo temor de contágio de sofrimento e pela impotência de profissionais e familiares.[32]

O fascínio pela tecnologia é o maior risco da distanásia, o que envolve a perda de limites em relação aos tratamentos mantidos e e a hora certa de interrompê-los. Ver a morte como fracasso e derrota pode fazer com que esses limites não sejam respeitados. A distanásia também pode ocorrer, porque a equipe não sabe como lidar com a morte. Essa é uma questão muito grave e que precisa ser debatida nos serviços, na residência e na formação de profissionais de Saúde.

Outro tipo de morte indigna é a "morte roubada".[33] Ela ocorre quando processos de sedação são iniciados sem a autorização do paciente e dos familiares. Desse modo, não podem se preparar para a finalização da vida e realizar as despedidas. Há pacientes que pedem para morrer, pois sentem que sua existência chegou ao fim, ou não querem mais sofrer. Esses pedidos podem também ser uma resposta ao abandono, ao não cuidado e à solidão. Enquanto profissionais, cabe-nos ouvir, legitimar e cuidar, mas certamente não "matar" o paciente. Há uma importante diferença entre o pedido para morrer e o pedido para matar. Um pedido para matar é pedido de eutanásia, que é diferente do pedido para morrer, o qual indica que não se deve prolongar o sofrimento realizando tratamentos intensivos, apenas cuidando da dor e de outros sintomas. Segundo a autora, haveria menos pedidos de eutanásia, se aperfeiçoássemos os cuidados.[33]

A mistanásia é um modo de morte indigna em que a falta de cuidados acaba levando à morte precoce: muito presente nos atendimentos de saúde, principalmente em serviços públicos com muitos pacientes e um número restrito de profissionais.[34]

ORTOTANÁSIA E MORTE COM DIGNIDADE: RESOLUÇÃO CFM Nº 1.805/2006

Ortotanásia é compreendida como a morte que ocorre no momento certo, com tratamento ativo para controlar dor e sintomas físicos, psíquicos, oferecendo cuidados também quanto às dimensões sociais e espirituais, em programas de cuidados paliativos. A ortotanásia é uma atitude de profundo respeito ao paciente no fim da vida.

Em 2006, foi proposta pelo Conselho Federal de Medicina a Resolução nº 1.805, que autoriza os médicos a interromperem tratamentos que somente prolongam o estado do paciente com doença avançada sem possibilidade de cura. É fundamental informar pacientes e familiares, ter a autorização deles ou de um representante legal designado. O paciente deverá receber os cuidados para alívio e controle de sintomas, em programas de cuidados paliativos, com uma abordagem integral, incluindo aspectos físicos, psíquicos, sociais e espirituais. Esse procedimento deve ser anotado em prontuário confirmando o acordo estabelecido entre pacientes, familiares, representante legal e equipe de cuidados.[35] Ressalta-se que a ortotanásia não é eutanásia. Em 2009, houve a ratificação da Resolução da Ortotanásia, após a suspensão pelo Ministério Público, que entendeu a ortotanásia como processo eutanásico. Com a compreensão de seu verdadeiro propósito, atualmente a ortotanásia é prática regular em programas de cuidados paliativos, um direito de o paciente gravemente enfermo não ser submetido à distanásia e ter a garantia de que cuidados sejam continuados com base em seus sintomas e necessidades. Embora não seja lei, a ortotanásia é obrigação de um profissional competente e ético.

Os desejos do paciente podem, em um primeiro momento, envolver cura ou sobrevivência. Com o agravamento da doença, as necessidades são de manutenção da funcionalidade, da qualidade de vida e da independência. Se o agravamento da doença se intensificar, o conforto pode tornar-se prioridade, sendo fundamentais os cuidados à família. Na aproximação da morte, podem ocorrer dois caminhos: medidas para prolongar a vida, combatendo a morte; ou permitir o processo de morrer, com o mínimo de sofrimento.[32]

Os melhores cuidados devem envolver também parar dentro do limite do razoável. Muitas pessoas pedem que se executem todos os tratamentos possíveis, pois o temor, ao interromper os tratamentos, é que se abandonem também os cuidados. É importante definir prioridades, cuidar de sintomas. Se a cura não for possível, convém evitar cirurgias e tratamentos invasivos, que não tragam benefícios. Os objetivos de cuidados paliativos são qualidade de vida, alívio da dor e outros sintomas, manutenção da consciência e dignidade no fim da vida.

Em São Paulo, a Lei Mário Covas, nº 10.241/99, trata dos direitos dos pacientes atendidos no sistema de Saúde do Estado. Ela concede o direito ao paciente de recusar tratamento invasivo ou extraordinário que prolongue sua vida e de escolher o local de sua morte. Desse modo, em São Paulo, além da Resolução nº 1.805/2006, temos também uma lei que ampara pacientes e profissionais.

DESENVOLVIMENTO E MODIFICAÇÃO DE CUIDADOS PALIATIVOS NA DÉCADA DE 2010

Os cuidados paliativos promovem a qualidade de vida de pacientes e seus familiares, diante de doenças que ameaçam a continuidade da vida, garantindo prevenção e alívio do sofrimento nas dimensões física, psíquica, social e espiritual.[35-37] Os princípios norteadores dos programas de cuidados paliativos são os seguintes:

- Início de cuidados paliativos desde o diagnóstico, em complementaridade com os tratamentos ativos que visam à cura ou à remissão de sintomas
- Cuidado a sintomas físicos (dor, dispneia, náuseas e fadiga, entre outros), integrando os cuidados a aspectos psicossociais e espirituais
- Integração dos cuidados aos familiares durante toda a trajetória da doença, abrindo a possibilidade do luto antecipatório
- Consideração da morte como evento natural da existência, sem apressar ou postergar. Evitar a distanásia e futilidades terapêuticas
- Promoção da qualidade de vida durante todo o processo da doença e na finalização da vida
- Permissão ao paciente de viver de maneira autônoma, participando de seu processo de cuidados, com autonomia e funcionalidade
- Oferecimento de cuidados multidisciplinares, atendendo às necessidades do paciente e dos familiares de modo integral
- Comunicação que leve em conta informação, esclarecimento e acolhimento com escuta ativa, empatia e compaixão, visando à qualidade de vida e à dignidade do paciente e dos familiares
- Cuidados a familiares enlutados, promovendo encontros após o óbito do paciente e atendimento especializado, quando requerido.

Os cuidados são mais focados no paciente do que na doença, em sua qualidade de vida, no controle de sintomas em todas as etapas da doença, considerando que sempre há o que fazer em termos de cuidados, combatendo o temível discurso "não há o que fazer". Os cuidados paliativos são consonantes com uma mudança de paradigma, sendo que a ênfase não é mais a cura, e sim o alívio de sintomas e a qualidade de vida.

A grande modificação que se percebe na década de 2010 é que os cuidados paliativos devem ser iniciados desde o diagnóstico, e não mais quando os tratamentos indicados para a cura ou remissão não tenham o resultado esperado. A proposta é que seja oferecido um cuidado integral com tratamentos complementares para combater a doença, mas também garantindo o controle de sintomas e a preservação da qualidade de vida, segundo as necessidades do paciente. É importante que, ao observar a trajetória da doença em suas várias etapas, os procedimentos podem variar, com maior ênfase em processos que visem à cura ou ao alívio e ao conforto do paciente. Nessa perspectiva, observa-se uma continuidade de cuidados, e não mais a temida passagem para os cuidados paliativos, que eram percebidos somente com cuidados no fim da vida e a proximidade da morte. Essa perspectiva ainda não é unanimidade, mas uma tendência dos programas de cuidados paliativos que atendam a pessoas com doenças que ameacem a vida.

Cabe aos programas de cuidados paliativos oferecerem cuidados aos familiares que sofrem com o adoecimento do paciente, seu agravamento, sentindo-se impotentes e confusos. Há um empenho da Academia Nacional de Cuidados Paliativos (ANCP) para que se ofereçam cuidados paliativos na atenção primária, em hospitais e em centros especializados, a fim de que mais pessoas possam se beneficiar durante o adoecimento com adequado controle de sintomas e qualidade de vida. Deve ser adaptado considerando o ambiente, a cultura, as questões econômicas e as necessidades do paciente e de seus familiares.

Os cuidados paliativos devem começar na atenção básica, acompanhando os pacientes durante todo o processo do adoecimento em práticas no ambulatório e no domicílio. São ações de auxílio e intervenção em situação de crise. Para os cuidados domiciliares, é preciso oferecer assistência aos familiares, principalmente se houver o agravamento dos sintomas e a proximidade da morte do paciente, além de garantir a possibilidade de obter o atestado de óbito sem dificuldades. É uma possibilidade de viver o processo de finitude com paz e garantia de conforto ao paciente.[36]

Quando os sintomas se tornam agudos, com difícil manejo em domicílio, convém a internação em hospitais com equipe de cuidados paliativos ou em *hospices*, para proporcionar cuidados paliativos e evitar tratamentos invasivos desnecessários. A hospitalização pode ser indicada também quando a família tem seus recursos esgotados. Durante a internação, o cuidado aos familiares deve ser continuado. O fim da vida com múltiplos sintomas causa desgaste e desestruturação para os familiares, que podem ficar muito assustados, confirmando a importância de uma equipe multiprofissional de cuidados também para eles.

Os programas de cuidados paliativos devem fazer parte do sistema de Saúde. Este é o grande desafio do século XXI. No Brasil, temos um longo caminho a ser seguido para que os cuidados paliativos sejam integrados em políticas públicas de Saúde, mais particularmente no Sistema Único de Saúde (SUS). É fundamental formar profissionais com ênfase nessa abordagem, possibilitando adequada liberação de opiáceos e demais medicações para efetivo alívio de sintomas, mais particularmente a dor. Segundo consulta ao *site* da ANCP (www.ancp.org.br), foram computados 127 serviços de cuidados paliativos em todo o território nacional. Infelizmente só 14% das pessoas que necessitam recebem cuidados paliativos no Brasil. Os mais necessitados são os idosos com doenças degenerativas e oncológicas. Entretanto, é preciso também fundar programas de cuidados paliativos para crianças e adolescentes, respeitando as especificidades de suas enfermidades e a fase do desenvolvimento. Os cuidados paliativos pediátricos servem, em grande parte, para enfermidades letais, malformações congênitas, anomalias cardíacas, doenças neuromusculares, insuficiência cardíaca, problemas hematológicos e doenças neoplásicas, entre outros. Os idosos têm uma doença principal e várias comorbidades com múltiplos sintomas; além disso, são frágeis e dependentes. É muito importante ter uma família acolhedora e presente, que possa oferecer cuidados por longos anos. A característica do adoecimento de idosos inclui processos degenerativos, crônicos e de longa duração, que têm altos custos. Além do alívio dos sintomas, é preciso manter a funcionalidade dentro do possível. Há muitos idosos que vivem sozinhos em situações precárias, sem recursos financeiros.[36]

Infelizmente, em nosso país, os cuidados paliativos são, por um lado, pouco conhecidos, e, por outro, ainda mal avaliados, considerados como atendimento de segunda linha ou como desistência de cuidados ativos. Também observa-se que vários profissionais ainda consideram que os cuidados paliativos só devem ser oferecidos quando a morte estiver próxima, adiando-se os tratamentos adequados para os sintomas.

FORMAÇÃO DE PROFISSIONAIS DE SAÚDE PARA HUMANIZAÇÃO DOS CUIDADOS

Os profissionais sentem-se despreparados diante da morte e do morrer, por não abordarem o tema em sua formação.[38] A formação de profissionais de Saúde tem como ênfase aspectos técnicos, deixando para segundo plano aspectos psicossociais, da comunicação e da relação profissional com seus pacientes. No curso de Medicina, o primeiro contato com a morte se dá pelo estudo da anatomia em cadáveres, configurando-se como uma espécie de morte despersonalizada. Na formação de médicos, é fundamental propor disciplinas vinculadas às humanidades, buscando a reflexão sobre questões de saúde, doença e sofrimento. Uma modalidade interessante é a proposta de dramatização de situações que os estudantes de Medicina encontrarão ao atender pacientes gravemente enfermos, próximos da morte. Assim, poderão conhecer seus sentimentos, com reflexão e novas possibilidades de ação.[39]

A fim de proporcionar a humanização e a qualidade dos cuidados paliativos, é preciso repensar a formação desses profissionais, ainda focada principalmente em procedimentos, técnicas e intervenções sofisticadas com aparelhagem de última geração. Como fica a formação nas dimensões humanas sobre medo, angústia, incerteza? Como proceder à escuta e ao acolhimento desses sentimentos? É preciso oferecer formação na graduação, na residência e formação em serviço de cuidados paliativos, alívio e controle de sintomas, levando em conta as especificidades da doença e os aspectos pessoais dos pacientes, abordagem do luto antecipatório e cuidado a familiares.

No avanço da busca de lidar com a angústia e o sofrimento de idosos no fim da vida, os esforços devem contemplar uma mudança de paradigma da cura para os cuidados e valorizar a qualidade de vida até a morte, o alívio de sintomas incapacitantes e a dignidade. Questões sobre como e quando interromper tratamentos fúteis, confrontar a obstinação terapêutica e definir com clareza o que é eutanásia, distanásia, morte com dignidade são fundamentais. É preciso trocar uma Medicina defensiva e vinculada a interesses econômicos por uma abordagem humanizada e solidária. Isso precisa ser perseguido em nome da dignidade no processo de morrer no século XXI, uma utopia. Além da formação, é preciso também criar espaços de cuidados a profissionais que trabalham com a morte em seu cotidiano, sobretudo para prevenir a fadiga de compaixão, que é o resultado do trabalho contínuo e intenso dos profissionais que lidam com pacientes em sofrimento físico e psíquico.[40]

A síndrome de *burnout* é a forma mais grave da fadiga de compaixão e está vinculada ao trabalho de profissionais de Saúde, em contato constante com dor e sofrimento.[41] Suas manifestações principais são exaustão emocional e colapso, o que prejudica o desempenho adequado de cuidados com o paciente e a escuta com empatia. Assim, o profissional necessita afastar-se do trabalho, pois corre o risco de prejudicar o paciente que está sendo atendido, por erros recorrentes e por causar mais sofrimento, em vez de proporcionar alívio e conforto. A diferença entre as duas patologias é que, na fadiga por compaixão, com tratamento, o profissional pode retomar o trabalho; na síndrome de *burnout*, o profissional dificilmente poderá voltar a seu trabalho de cuidados.[40] Essa síndrome ocorre com maior frequência em profissionais de UTI e pronto-socorro, pois eles precisam tomar decisões difíceis sobre início ou interrupção de tratamentos e também lidar com procedimentos complexos com chance maior de erro.[41] Por isso, enfatiza-se a necessidade de criar espaços de cuidados a profissionais de Saúde durante o período de trabalho na própria instituição.[42,43]

PANDEMIA DE COVID-19, MORTES INDIGNAS E INTERFERÊNCIAS NO PROCESSO DO LUTO

A pandemia de covid-19 afetou de forma intensa a vida cotidiana das pessoas em todo planeta, levando a um temor da morte próxima, a perda da vida presumida, sofrimento existencial e problemas de saúde mental. A crise sanitária envolveu o isolamento físico como forma de cuidado, situação prevalente no *lockdown*. Essa situação levou a grandes alterações nos rituais funerários de velório e enterro, que resultaram em dificuldades na elaboração do luto e também no luto antecipatório, na elaboração das perdas e limitações resultantes do adoecimento. O grande número de internações em UTIs e o risco de contágio não permitiram que familiares e amigos se comunicassem com os pacientes, que, por sua vez, sofriam pela falta das pessoas conhecidas nesses momentos de intensa angústia. Não puderam ser realizadas as despedidas, os últimos encontros e palavras finais. Familiares sofreram no isolamento do lar.[44]

As alterações dos rituais funerários de velório, enterro e cremação influíram de forma significativa na elaboração do luto. Os velórios permitem os rituais coletivos, a reunião de familiares e amigos, a última vista do corpo e têm uma função importante no processo de despedida. São espaços de acolhimento e cuidados aos enlutados pelos familiares e amigos. Os velórios perderam muito de seu significado nos últimos anos. Os impedimentos de reunião de pessoas pelo risco do contágio interferiram na parte coletiva do ritual funerário e trouxeram de volta a importância desse evento. Enlutados não puderam participar dos eventos e os que puderam viram caixões lacrados ou sacos pretos de lixo e sofreram, considerando que não estavam oferecendo dignidade aos seus entes queridos. O mesmo aconteceu com os enterros que ocorreram com um número muito limitado de familiares, em tempo restrito. Muito chocantes foram as imagens com os enterros em valas comuns, sem que se soubesse a localização do familiar enterrado, imagens marcantes que ainda assolam as pessoas e que impactaram principalmente os enlutados. Todos esses aspectos tornam ainda mais difícil a elaboração do luto, principalmente naquelas situações em que o enlutado perdeu várias pessoas, entre familiares e amigos. A morte de pessoas queridas é uma crise existencial de grande intensidade e todos esses aspectos interferem de forma significativa na elaboração do luto, aumentam o sofrimento, o desamparo, a desesperança, a solidão, o abandono.[45]

Todas essas situações nos remetem à questão do luto complicado, em que a intensidade do sofrimento pode colocar a própria vida do enlutado em risco, com o questionamento sobre a possibilidade de continuar vivendo. A dificuldade de se cuidar e a possibilidade de adoecer e não ter quem cuide são os grandes riscos deixados pela interferência da pandemia na elaboração do luto. O problema da readaptação na vida sem as pessoas queridas tornava o processo mais difícil. O risco de contágio impedia também o contato e o cuidado das pessoas queridas. Essa mesma situação complicou o cuidado mais direto aos enlutados por conta da interrupção dos atendimentos presenciais nos recursos de cuidados a eles.

Vamos desenvolver a seguir como os cuidados passaram a ter a dimensão *online*, que se não é idêntica à versão presencial, permitiu e permite ainda hoje que cuidados emergenciais e a longo prazo possam ser oferecidos aos enfermos, aos familiares e, principalmente, aos enlutados.

Em março de 2020, quando foi decretada a quarentena e os atendimentos presenciais foram interrompidos, o Conselho Federal de Psicologia autorizou que atendimentos *online*, até então restritos, fossem implementados, com instruções para o respeito a questões éticas. Vários psicólogos e grupos que já trabalhavam com atendimentos psicológicos nas modalidades de acolhimento, plantão psicológico e psicoterapia passaram a oferecê-los de maneira remota. Foi uma medida bem-sucedida, permitindo assim que muitas pessoas adoecidas com diversos níveis altos de ansiedade e depressão, pessoas enlutadas e quem mais necessitava de cuidados psicológicos pudessem receber cuidados nessa modalidade. No princípio, foram oferecidos atendimentos de curta duração, individuais e em grupo, de forma gratuita, na forma de acolhimento, plantão psicológico e psicoeducação. Alguns deles se transformaram em atendimentos de psicoterapia, proporcionando um espaço importante de cuidados em saúde mental. Atualmente, essa modalidade permite que atividades possam ser realizadas atendendo pessoas de várias partes do país.

Na pandemia de covid-19, percebemos também o surgimento de uma pandemia de saúde mental resultante dos lutos não elaborados, do sofrimento intenso, da solidão, da falta de ânimo e disposição, da depressão, do estresse pós-traumático, da interrupção de projetos de vida e sonhos, entre outras situações. São casos que demandam atendimento contínuo. Uma parte foi absorvida pelas atividades *online*, mas a necessidade de cuidados mais longos e especializados demanda a reconstrução dos serviços de Saúde Mental, já precários antes da pandemia e que foram completamente desmontados. É preciso compreender que os cuidados de saúde mental são tão necessários quantos os do adoecimento físico. É urgente o desenvolvimento de políticas públicas de cuidados a pessoas com sofrimento existencial, ideação suicida e luto complicado. Essa preocupação atravessa também a formação de profissionais de Saúde e da Educação para que possam acolher e cuidar das pessoas que mais sofreram nesse período. Desde 2022, muitos desses profissionais precisaram reassumir suas atividades de educação e trabalho após um período de atividades *online*.

É atribuição dos recursos de Educação para a Morte ajudar em todas essas tarefas nas suas várias modalidades, tendo como incumbência principal a formação de recursos humanos para dar conta de tantas responsabilidades que se apresentam. O que estamos propondo são conteúdos sobre a pandemia, seus efeitos a curto e longo prazos, formas de cuidados e atendimento a essa população. Todos nós fomos profundamente afetados pela pandemia de covid-19 e passamos a nos envolver nessas várias tarefas. Muitos conteúdos foram agregados e estão sendo discutidos, construindo novos conhecimentos.

REFERÊNCIAS BIBLIOGRÁFICAS

1. Ariès P. História da morte no Ocidente. Rio de Janeiro: Francisco Alves; 1977.
2. Pessini L. Humanização da dor e do sofrimento humano na área de saúde. In: Pessini L, Bertanchini L. Humanização e cuidados paliativos: São Paulo: Loyola/São Camilo; 2004.
3. Schramm FR. A questão da definição da morte, na eutanásia e no suicídio assistido. Mundo Saúde. 2002;26(1):178-83.
4. Pessini L. Distanásia. Até quando prolongar a vida? São Paulo: Editora do Centro Universitário São Camilo/Loyola; 2001.
5. Kovács MJ. Instituições de saúde e a morte: do interdito à comunicação. Psicol Ciênc Profis. 2011;31:482-503.
6. Saunders C. Hospice and palliative care. An interdisciplinary approach. London: Edward Arnold; 1991.
7. Kovács MJ. Educação para morte: temas e reflexões. São Paulo: Casa do Psicólogo; 2003.
8. Torres WC. A criança diante da morte: desafios. São Paulo: Casa do Psicólogo; 1999.
9. Lima VR. Morte na família: um estudo exploratório acerca da comunicação à criança [Dissertação]. São Paulo: Programa de Psicologia Escolar e Desenvolvimento Humano, Instituto de Psicologia da Universidade de São Paulo; 2007.
10. Aberastury A. A percepção da morte na criança e outros escritos. Porto Alegre: Artes Médicas; 1984.
11. Bowlby J. Formação e rompimento de laços afetivos. São Paulo: Martins Fontes; 1985.
12. Mazorra L, Tinoco V. O luto na infância. Campinas: Livro Pleno; 2005.
13. Núcleo de Estudos sobre Violência. Disponível em: https://nev.prp.usp.br/.
14. Rodriguez CF, Kovács MJ. O que os jovens têm a dizer sobre as altas taxas de mortalidade na adolescência? Rev Imagin USP. 2006;XI(11):111-36.
15. Skallar FA, Hartley SF. Close friends as survivors. Bereavement patterns in a "hidden" population. Omega. 1990;21(2):103-12.
16. Harrison L, Harrington R. Adolescents' bereavement experience. Prevalence, association with depressive symptoms and use of services. J Adolesc. 2001;24(2):159-69.
17. Domingos B. Experiências de perda e luto em escolares de 13 a 18 anos. Psicol: Reflex Crít. 2003;16(3):577-89.
18. Casellato G. Dor silenciosa ou dor silenciada? Perdas e luto não reconhecidos pelos enlutados e sociedade. Campinas: Livro Pleno; 2005.
19. Servaty HL, Pistole MC. Adolescent grief: relationship category and emotional closeness. Omega. 2006/2007;54(2):147-67.
20. Sukiennik PB. Implicações da depressão e do risco de suicídio na escola durante a adolescência. Adolesc Lat-amer. 2000;2(1):36-44.
21. Mahon MM, Goldberg RL, Washington SK. Discussing death in the classroom: believes and experiences of educators and education students. Omega.1999;39(2):99-121.
22. Rodriguez CF. Falando de morte na escola: o que os educadores têm a dizer [Tese]. São Paulo: Instituto de Psicologia da Universidade de São Paulo; 2010.
23. Burlá C, Py L, Scharfstein EA. Como estão sendo cuidados os idosos no final da vida? In: Camarano AA (Org.). Cuidados de longa duração para a população idosa: um novo risco social a ser assumido. Rio de Janeiro: IPEA; 2010.
24. Kovács MJ. Angústia de morte e envelhecimento. In: Perez GH, Ismael SC, Elias VA et al. (Orgs.). Tempo da vida e a vida do nosso tempo. Repercussões na psicologia hospitalar. São Paulo: Atheneu; 2017.
25. Fonseca JP. Luto antecipatório. Campinas: Livro Pleno; 2004.
26. Conselho Federal de Medicina. Resolução nº 1.995/2012. Disponível em: https://sistemas.cfm.org.br/normas/visualizar/resolucoes/BR/2012/1995.
27. Menezes RA. Em busca da boa morte. Rio de Janeiro: Garamond; 2004.
28. Conselho Federal de Medicina. Resolução nº 1.805/2006. Disponível em: https://sistemas.cfm.org.br/normas/visualizar/resolucoes/BR/2006/1805.
29. Floriani C. Moderno movimento hospice: kalotanásia e o revivalismo estético da boa morte. Rev Bioét CFM. 2013;21(3):397-404.
30. Mota JAC. Quando o tratamento se torna fútil. Bioética. 1999;7(1):35-40.
31. Rocha AR, Buonicore GP, Silva AC et al. Declaração prévia de vontade do paciente terminal: reflexão bioética. Rev Bioét. 2013;21(10):84-95.
32. Kovács MJ. A caminho da morte com dignidade no Século XXI. Rev Bioét. 2014;22(1):94-104.
33. Hennezel M. Nós não nos despedimos. Lisboa: Editorial Notícias; 2001.
34. Martin L. Eutanásia e distanásia. In: Costa SIF, Garrafa V, Oselka G (Orgs.). Introdução à bioética. Brasília: Conselho Federal de Medicina; 1998.
35. Conselho Regional de Medicina do Estado de São Paulo (Cremesp). Cuidado Paliativo. Coordenação Institucional de Reinaldo Ayer de Oliveira. São Paulo: Cremesp; 2008.
36. Academia Nacional de Cuidados Paliativos. Manual de cuidados paliativos. Rio de Janeiro: Diagraphic; 2009.
37. Academia Nacional de Cuidados Paliativos. Atlas global de cuidados paliativos. 2014. Disponível em: https://www.ancp.org.br/.
38. Esslinger I. De quem é a vida afinal? Descortinando os cenários da morte no hospital. São Paulo: Casa do Psicólogo; 2004.
39. Silva GSN, Ayres JRCM. Estudantes de medicina e o encontro com a morte: dilemas e desafios. In: Franco MHP (Org.). Formação e rompimento de vínculos: o dilema das perdas na atualidade. São Paulo: Summus; 2010.
40. Lago K, Codo W. Fadiga por compaixão: o sofrimento dos profissionais em saúde. Petropólis: Vozes; 2010.
41. Maslach C, Jackson S, Leiter MP. Maslach Burnout Inventory. Palo Alto: Consulting Psychology Press; 1981.
42. Monteiro MC. A morte e o morrer em UTI. Curitiba: Appris; 2017.
43. Kovács MJ. Sofrimento da equipe de saúde no contexto hospitalar. Cuidando do cuidador profissional. Mundo Saúde. 2010; 34(4):420-9.
44. Kovács MJ. Representações da morte e pandemia. Em busca da dignidade no final de vida. In: Pallotino ER, Kovács MJ, Aceti D et al. (Orgs.) Luto e saúde mental na pandemia da covid-19. Cuidados e reflexões. Novo Hamburgo: Sinopsys; 2022. p. 73-86.
45. Rezende C. Possíveis desdobramentos das complicações do luto no pós-pandemia. In: Pallotino ER, Kovács MJ, Aceti D et al. (Orgs.) Luto e saúde mental na pandemia da covid-19. Cuidados e reflexões. Novo Hamburgo: Sinopsys; 2022. p. 31-40.

46 Psicoeducação Aplicada: Relevância da Associação Brasileira de Familiares, Amigos e Portadores de Transtornos Afetivos

Alexandrina Maria Augusto da Silva Meleiro •
Neila Maria Melo Campos • Elisabeth Sene-Costa •
Rosilda Antonio

INTRODUÇÃO

Na Psiquiatria, segundo a tradição do modelo médico, é comum associar a terapêutica dos transtornos mentais à psicofarmacologia. Na verdade, o tratamento medicamentoso é essencial em grande parte das doenças mentais, tanto para controlar a sintomatologia aguda do quadro quanto para evitar a ocorrência de novas crises ou para ambos.

Em nossa prática clínica, entretanto, observamos que, em alguns casos, o controle medicamentoso isolado não se mostra suficiente para a plena recuperação dos indivíduos acometidos. Isso pode retardar o retorno dessas pessoas a uma vida produtiva e de maior integração familiar e social.

Vários fatores contribuem para isso, dentre os quais se destacam a dificuldade para compreender o diagnóstico psiquiátrico, o estigma internalizado, a baixa adesão ao tratamento, a dificuldade para lidar com os agentes de estresse desencadeantes do quadro e os altos níveis desse esgotamento no ambiente familiar. Os fatores citados podem contribuir para um alto risco de recorrência, com todo ônus que isso representa. Para abordá-los, são necessários os tratamentos psicossociais, enfatizados na Canadian Network for Mood and Anxiety Treatments (Canmat),[1] que consistem em intervenções psicológicas que visam identificar e reduzir os fatores de risco de novos episódios ao tratar das consequências psíquicas e comportamentais dos transtornos de humor (TH). Essas abordagens incluem a psicoeducação e as psicoterapias, que podem ser individuais ou em grupo, tanto para portadores de transtornos mentais quanto para seus familiares. Para mais detalhes sobre o assunto, o leitor pode consultar o Capítulo 17, *Transtorno Bipolar*, e o Capítulo 30, *Psicoterapias*. Neste capítulo será priorizada, em particular, a psicoeducação.

O QUE É PSICOEDUCAÇÃO?

Tipo de intervenção psicossocial que consiste em encontros individuais ou em grupo, em que informações sistemáticas e estruturadas são prestadas ao paciente, à família, aos amigos e aos demais conhecidos sobre os transtornos mentais e seu tratamento.[2] Visa fornecer aos pacientes, familiares e profissionais recursos para lidar com a doença,[3] o que possibilita desenvolver um trabalho de conscientização e de prevenção em saúde. É uma técnica com aplicações em diferentes áreas da Saúde, dos transtornos mentais às doenças físicas. Pode ser aplicada tanto aos portadores de transtornos mentais quanto aos seus cuidadores.[4]

No âmbito dos transtornos mentais, destacam-se os resultados favoráveis da psicoeducação no tratamento dos transtornos bipolar[5] e depressivo maior,[6] embora haja contraponto de eficácia a respeito da recuperação funcional em alguns estudos com bipolares.[7]

Normalmente as técnicas psicoeducativas são utilizadas em pacientes ambulatoriais – assim como em suas famílias –, mas podem também ser aplicadas em indivíduos internados em hospital psiquiátrico ou ambiente de hospital geral.[8] Nesses locais, o psiquiatra costuma deparar-se com a necessidade de introduzir o planejamento terapêutico e, portanto, informar o paciente a respeito da doença e da medicação utilizada.

Quando aplicada àqueles com transtornos do humor, a psicoeducação aumenta a adesão ao tratamento farmacológico e a percepção sobre a doença, e diminui o número de recidivas e internações. Além disso, melhora o funcionamento social e a conduta nas situações de crise. Quando empregada a familiares ou cuidadores, os resultados mostram que eles passam a conhecer melhor a doença e aprendem a lidar com situações do cotidiano com maior adequação, a manejar melhor as situações de crise e a ser mais fiéis ao tratamento. Estudos demonstram que a psicoeducação para familiares já proporciona benefícios ao tratamento do portador de transtornos.[9]

Nos últimos anos, também tem havido crescente interesse no desenvolvimento de aplicações da psicoeducação por meio da internet.[10] Ela proporciona acesso fácil e de grande alcance a qualquer pessoa interessada em obter dados de qualquer natureza, incluindo informações de saúde.

Os *sites* informativos ligados a serviços de Saúde Mental cumprem a função de serem fontes primárias de psicoeducação em transtornos mentais. Já nos de mídia social, observa-se acesso generalizado pelo público com uma profusão de discussões e opiniões, mas faltam ainda pesquisas sobre seu impacto e sua eficácia.[11] O uso da internet para intervenções psicossociais pode ser de grande ajuda para os médicos e representar um potente recurso para ampliação do alcance do tratamento aos portadores de transtornos mentais, ao servir como importante instrumento de inclusão em saúde mental.[12]

HISTÓRIA

Os métodos educativos em Saúde têm sua origem histórica em meados do século XIX. A psicoeducação teve repercussão mais marcante na Psiquiatria após a década de 1960, ocasião em que a esquizofrenia – doença potencialmente grave e incapacitante – era abordada como um dos primeiros temas com as famílias de portadores de tal quadro clínico.[13]

A popularização e o desenvolvimento do conceito de "psicoeducação" em sua forma atual podem ser atribuídos à pesquisadora norte-americana Anderson. Ela estabeleceu essa intervenção como um tratamento adjunto e eficaz da esquizofrenia em 1980. Realizou também esforços louváveis para estabelecer cientificamente a psicoeducação como recurso terapêutico para pessoas com problemas mentais crônicos e transtornos, como as psicoses primárias.[13]

PSICOEDUCAÇÃO NAS INSTITUIÇÕES

A disseminação de informações é algo extremamente relevante, e muitas associações sediadas no Brasil têm esse propósito, incluindo diferentes públicos, como os portadores de: transtornos obsessivo-compulsivo, bipolar e depressivo; esquizofrenia; jogo patológico; transtornos sexuais e alimentares, entre outros.

Neste capítulo, será abordado brevemente o Serviço de Orientação à Esquizofrenia (SOeSq),[14] da Universidade Federal de São Paulo (Unifesp), e descrita mais amplamente a experiência de 24 anos da Associação Brasileira de Familiares, Amigos e Portadores de Transtornos Afetivos (Abrata).

SERVIÇO DE ORIENTAÇÃO À ESQUIZOFRENIA

O SOeSq faz parte do programa mundial de combate ao estigma da esquizofrenia, proposto pela World Psychiatric Association (WPA), denominado *Open The Doors*, que teve início em 1996, no Canadá, como um projeto-piloto. Foi lançado oficialmente em 1999 e atualmente é desenvolvido em mais de 20 países.[14]

O Brasil entrou nesse programa em 2001, por meio da Associação Brasileira de Psiquiatria (ABP), que o intitulou Programa de Esquizofrenia da Unifesp (Proesq), coordenado, na época, pelo Dr. Rodrigo Affonseca Bressan, para desenvolvê-lo inicialmente em São Paulo e, posteriormente, difundi-lo em outras regiões do país. O Proesq é apoiado pela Associação Brasileira de Familiares, Amigos e Portadores de Esquizofrenia (ABRE), fundada por iniciativa do projeto em 2002.

Foram estabelecidas quatro estratégias fundamentais para o Proesq:

- Promover a autonomia daqueles que vivem com esquizofrenia e seus familiares
- Incluir representantes de grupos-alvo para auxiliar a formar equipes, planejar estratégias de ação e programar intervenções
- Trabalhar em colaboração com outras organizações e instituições, a fim de buscar uma coalizão em torno dos assuntos de saúde mental
- Estimular o voluntariado e o trabalho coletivo.

A missão do SOeSq é aumentar a consciência e o conhecimento sobre a esquizofrenia e suas possibilidades de tratamento; melhorar a aceitação social, a integração na comunidade e a qualidade de vida dos portadores dessa doença, e de seus familiares e cuidadores; e criar ações para eliminar ou diminuir o estigma, a discriminação e o preconceito acerca da esquizofrenia.[14]

Entre os muitos programas que desenvolve, destacam-se os seguintes objetivos:

- Informar, educar, apoiar e conscientizar os portadores, seus familiares, profissionais de Saúde e a sociedade sobre a natureza da esquizofrenia e suas possibilidades de tratamento
- Construir uma rede de apoio, promover atividades que ajudem na inclusão social e conscientizar os setores envolvidos com o tratamento e a vida social dos portadores e familiares
- Organizar o trabalho voluntário de portadores, familiares e profissionais de diferentes áreas do conhecimento
- Constituir espaços de troca de experiências e informações, possibilitando o contato entre portadores e público-alvo
- Estimular a produção cultural de portadores por meio de projetos específicos como instrumento de inclusão social
- Estabelecer parcerias entre grupos e organizações que trabalham para garantir e melhorar o acesso ao tratamento e à inclusão social dos portadores de transtornos mentais
- Organizar atividades-piloto para a criação de modelos de intervenção.

O SOeSq representa atualmente uma estrutura dinâmica que acolhe ações e une profissionais, portadores e familiares. Os principais resultados obtidos até este momento demonstram que a boa vontade, somada à esperança realista, pode proporcionar bons resultados nos cuidados com a esquizofrenia, apesar de sua condição de transtorno mental grave e de curso crônico.[14]

ASSOCIAÇÃO BRASILEIRA DE FAMILIARES, AMIGOS E PORTADORES DE TRANSTORNOS AFETIVOS (ABRATA)

Importância e evolução

A Abrata[15] é uma organização nacional não governamental, criada em 30 de novembro de 1999, com sede própria na cidade de São Paulo, localizada à rua Tenente Gomes Ribeiro 57, conjunto 53, Vila Mariana. Essa Associação surgiu a partir da iniciativa de pessoas que apresentam TH, seus familiares e profissionais da área de Saúde Mental do Grupo de Doenças Afetivas (Gruda), do Instituto de Psiquiatria do Hospital das Clínicas da Faculdade de Medicina da Universidade de São Paulo (IPq HC-FMUSP). A Abrata congrega familiares, amigos e pessoas com transtorno bipolar e depressão. Suas atividades e seus serviços são essenciais, na medida em que promovem acolhimento, ajuda, apoio, esperança e conhecimento aos indivíduos que apresentam e convivem com a doença. Tudo em caráter voluntário.

Na busca de referências científicas para definir a metodologia de suas atividades, a Abrata filiou-se à Depression and Bipolar Support Aliance (DBSA), organização sediada nos EUA que atua de modo similar. Na entidade estrangeira, destaca-se a metodologia dos grupos de apoio mútuo facilitado por iguais – ou seja, ajuda entre iguais. Os grupos não são dirigidos por profissionais ou especialistas certificados, e, sim, por portadores de transtornos ou seus familiares dispostos a atuar como facilitadores.

Desde o início, todas as atividades da Abrata são realizadas integralmente por voluntários. Essa associação reúne também representantes de muitas universidades no Conselho Científico (CC) e mantém parcerias com os mais variados segmentos sociais e profissionais.

A Abrata tem as seguintes premissas:

- Oferecer atividades psicossociais que estimulem o portador a se tornar mais ativo quanto ao autocuidado, orientar sobre os aspectos gerais dos TH; orientar sobre "gatilhos" de recaída e medidas a serem adotadas; melhorar a adesão ao tratamento e como lidar com efeitos indesejados dos medicamentos; ensinar técnicas de controle do estresse, que incluem atenção à regulação do sono e orientações fundamentais a respeito do uso abusivo de substâncias
- Oferecer apoio e atendimento psicossocial que auxiliem nas relações interpessoais e atividades sociais
- Envolver a família ou os amigos próximos na psicoeducação
- Educar e fornecer informações atualizadas à sociedade sobre a natureza dos TH
- Estimular a conscientização sobre a enfermidade, melhorar a adesão do portador de TH ao tratamento e reduzir o estigma da doença
- Contribuir para a recuperação funcional dos portadores de TH
- Orientar a respeito de comportamentos suicidas e como evitá-los
- Buscar inovação da metodologia psicoeducativa.

A Abrata desenvolve várias atividades, com recursos financeiros provenientes de contribuições dos associados, capta fundos por meio de projetos, parcerias, doações e apoio, e patrocínios de algumas empresas. Desde 2013, é parceira da ABP, com participação anual em seu congresso.

Em 2015, inaugurou o primeiro núcleo de atendimento na cidade de Santos (SP) – Abrata Núcleo Santos –, com a criação de Grupos de Apoio Mútuo (GAM) para apoio a pessoas com TH e seus familiares.

O que a torna especial?

A estrutura de gestão da Abrata é toda composta por portadores de TH e/ou seus familiares. Mais da metade de seus associados e dos membros da diretoria são pessoas que convivem com transtorno bipolar ou depressão. Todos os GAM e os Grupos de Apoio *Online* (GAO) são coordenados por pares – portadores e familiares. Assim, seus objetivos são:

- Alvo: a depressão e o transtorno bipolar
- Foco no bem-estar: informa, apoia e capacita as pessoas a alcançarem a qualidade de vida e o bem-estar mental a que aspiram
- Reconhecimento nacional: tem abrangência no meio dos profissionais de Saúde e da população.

Constituição jurídica da Abrata

Associação civil sem fins lucrativos, constituída por pessoas físicas e jurídicas dispostas a colaborar para o bem-estar social, sem distinção de raça, nacionalidade, condição socioeconômica ou religião. Foi declarada como entidade de utilidade pública pela Prefeitura de São Paulo, conforme o Decreto nº 57.821, de 3 de agosto de 2017. Tem inscrição no Cadastro Estadual de Entidades do estado de São Paulo, sob o Certificado de Regularidade Cadastral de Entidades nº 0691/2016.

Objetivos

Segundo seu estatuto social, seus objetivos são:

- Educar os portadores de transtornos afetivos, seus familiares, profissionais de Saúde Mental e a sociedade sobre a natureza e o tratamento do TH e buscar reduzir o estigma da doença perante a coletividade
- Promover o amparo, a proteção e o estímulo a pacientes e seus familiares
- Conscientizar os pacientes, seus familiares e a sociedade sobre os direitos dos portadores de TH
- Promover e realizar pesquisas nessa área
- Manter intercâmbio com associações nacionais e internacionais que tenham o mesmo objetivo
- Arrecadar verbas para viabilizar projetos da Abrata.

Estrutura organizacional

Todas as ações são coordenadas e desenvolvidas pelo corpo de voluntários, por meio da seguinte estrutura: Diretoria Executiva, Conselho Fiscal e CC. O voluntariado é de vital importância para a sua sustentabilidade. Sua atuação é conduzida por trabalhos expressivos com fins educativos, de conhecimento e informação à sociedade sobre a natureza dos TH. Essas atividades objetivam o apoio psicossocial de portadores de transtornos afetivos, seus familiares e amigos.

Órgãos diretivos

A Abrata é composta pelos seguintes órgãos diretivos:

- Assembleia Geral de Associados
- Diretoria Executiva (órgão de deliberação), eleita pela Assembleia Geral de Associados, com mandato de 2 anos. Composta por cinco membros eleitos pela Assembleia Geral, dentre os associados filiados ao quadro associativo. São eles: presidente, vice-presidente, vice-presidente financeiro, primeiro secretário e segundo secretário
- Conselho Fiscal (eleito pela Assembleia Geral), órgão responsável pela fiscalização, pela atenção e pelo acompanhamento do desempenho da Abrata, com mandato de 2 anos; composto por três membros
- CC, cujos integrantes poderão ser indicados pelos associados; rotineiramente eleitos pela Diretoria Executiva, com mandato de 2 anos, concomitante à gestão que os conduziu. Compõe-se por 10 membros, entre psiquiatras e psicólogos especialistas em TH.

Todo o trabalho da Abrata tem relevância, comprovada pela crescente quantidade de associados (em 2023 já totalizavam cerca de 14.500 membros).

Estrutura setorial

Corpo de voluntários. Todos os serviços e as atividades da Abrata são realizados por intermédio de ação voluntária. A base está no acolhimento, na solidariedade, no amor, na aceitação e no respeito ao outro. Atualmente são 55 voluntários atuantes nessa Associação. O voluntário é um jovem ou um adulto que doam seu tempo, seu trabalho e seu talento em prol da causa, promovendo a conscientização do tema, por meio de dedicação e comprometimento com o outro.

Os requisitos básicos para o voluntariado são:

- Ser associado da instituição
- Ter 18 anos ou mais
- Conhecer e identificar-se com a missão e os objetivos estatutários
- Conhecer o Regimento do Voluntário Abrata
- Ter disponibilidade de horário para dedicar-se ao trabalho conforme as atividades e necessidades da associação e de acordo com a Lei de Voluntário nº 9.608, de 18 de fevereiro de 1998
- Participar das reuniões da coordenação de voluntariado
- Ter comprometimento, pontualidade e assiduidade
- Participar do Curso de Treinamento ao Voluntariado Abrata.

Coordenação. Os coordenadores são indicados e convidados pela Diretoria Executiva. Atualmente, são oito coordenações: Voluntariado, Atendimento telefônico, GAM, GAO, Grupo de Adolescentes e Jovens *Online* (GJO), Encontro com Especialistas (EE), Projetos e Redes Sociais.

Assistente administrativo. Há apenas um colaborador contratado, com carga horária de 40 horas semanais. Os recursos para a contratação são provenientes das contribuições dos associados, de parcerias entre empresas, organizações do terceiro setor e doações espontâneas.

Atividades psicossociais. A Abrata oferece atividades e serviços que promovem a qualidade de vida e o bem-estar mental das pessoas que têm depressão e transtorno bipolar e de seus familiares, ao transmitir informação e conhecimento acerca dessas doenças. Também proporciona o acolhimento, a esperança e o apoio mútuo por meio de ações psicossociais que complementam o tratamento clínico. Em nenhum momento há interferência no tratamento que a pessoa recebe por parte dos profissionais de Saúde que a acompanham.

Público-alvo. Jovens a partir de 14 anos e adultos que apresentem TH, assim como seus familiares e amigos.

Atividades oferecidas de modo contínuo. É importante informar que, durante a pandemia do coronavírus (covid-19), as atividades presenciais foram canceladas. Após isso, houve transição permanente para o *online*, já que a Abrata atingiu várias localidades por todo Brasil durante o período de pandemia.

A Abrata oferece as seguintes atividades:

- GAO: reuniões que ocorrem por meio de plataforma digital de videoconferência, cuja finalidade fundamental é compartilhar vivências, buscar soluções, acolher e se ajudar de maneira solidária, entre iguais, oferecendo e trocando suporte, apoio e conforto uns aos outros. O GAO é conduzido por facilitadores que têm TH e por seus familiares
- GJO: reuniões que ocorrem por meio da plataforma digital de videoconferência, para jovens de 14 anos a 24 anos com depressão e transtorno bipolar, assim como para os jovens nessa mesma faixa etária cujos familiares, amigos ou namorados(as) apresentem a doença. Os facilitadores do GJO são psicólogos especialistas em adolescentes e jovens
- EE: acontece 1 vez por mês, última terça-feira de cada mês, às 20 horas, com transmissão pelo Canal YouTube Abrata, com duração de 1 hora e 30 minutos, e participação de um especialista convidado e a mediação realizada por médico psiquiatra membro do CC, com temática predefinida e momento para perguntas e respostas
- Supervisão técnico-científica aos facilitadores: atividade direcionada aos GAO, GJO e GAM. Prevê a discussão de casos e o aperfeiçoamento dos processos para tratar das questões relacionadas à metodologia aplicada nos grupos, ao diagnóstico, à caracterização dos TH, às comorbidades psiquiátricas, aos tratamentos e à evolução. A supervisão acontece sob a coordenação de um psiquiatra e inclui a participação mensal de mais um membro do CC
- Palestras e atividades psicoeducacionais para empresas, universidades e escolas: parceria para projetos que abordem os temas relacionados com os TH, os impactos no ambiente de trabalho e a vida escolar
- Curso de desenvolvimento do papel de facilitador: ministrado pelos facilitadores mais experientes e com a supervisão de profissional especializado, é destinado aos voluntários que se interessem pela função de facilitadores nos GAM, GAO e GJO

- Ação voluntária: recrutamento, seleção, capacitação e treinamento de voluntários
- Elaboração e distribuição de material informativo e educacional: elaborado e avaliado pelo CC. Também é veiculado pela rede social e distribuído ao público
- Seminário Dia Mundial do Transtorno Bipolar (*World Bipolar Day* [WBD]): trata-se de uma iniciativa internacional, sendo celebrado anualmente no dia 30 de março. Esse seminário tem o objetivo de conscientizar o mundo sobre o transtorno bipolar e reduzir o estigma social dessa condição, por meio da difusão de informação e aprimoramento da sensibilidade na detecção da doença
- Atendimento telefônico: realizado com o apoio de uma rede de serviços voluntários para acolher, orientar sempre com discrição, sigilo e confidencialidade e prover informações sobre as atividades e os serviços oferecidos
- GAM: grupos presenciais para pessoas com TH e seus familiares cuja finalidade é compartilhar experiências e buscar apoio mútuo, buscar soluções, acolher e se ajudar de maneira solidária, entre iguais, oferecendo e trocando suporte, apoio e conforto uns aos outros.

Abrata e o ambiente digital

O alcance e a procura das redes sociais da Abrata crescem a cada ano, o que exige cada vez mais conhecimento e aprimoramento, e principalmente informações atuais e compreensíveis. O espaço virtual da Abrata é acessado por milhões de pessoas, sendo reconhecido nacionalmente e também em países de língua portuguesa. Está em funcionamento desde o ano 2000 e busca oferecer informações atuais baseadas em evidências psiquiátricas, além de utilizar linguagem didática e publicações de artigos científicos sobre TH. A Abrata tem *site*, Facebook, Canal YouTube, Instagram e LinkedIn, além do canal "Fale Conosco".

O "Fale Conosco" existe desde a criação da associação e é o canal de mediação dos *e-mails* enviados. Esse recurso é usado por voluntários treinados e experientes para lidar com a diversificada temática das mensagens recebidas. Quando o conteúdo exige uma resposta mais elaborada, de cunho institucional, psiquiátrico ou jurídico, ele é direcionado à Diretoria Executiva e/ou ao CC ou à assessoria jurídica para a solicitação de apoio. Nesse processo, o apoio dos membros do CC é imprescindível, principalmente quando a mensagem sugere situações de episódios (suicídio/agressão/aflição etc.) ou dúvidas médicas (enfatiza-se que não há interferência no tratamento, apenas esclarecimentos). O mesmo procedimento se aplica às demandas enviadas via Facebook e *blog*.

Os objetivos são oferecer acolhimento *online* e esclarecer dúvidas sobre as atividades da entidade e os critérios para usufruí-las, além de proporcionar informações sobre a rede pública de Saúde Mental em todo o país.

Conceito de atendimento em grupo

O grupo é uma força atuante, influente e decisiva na estruturação da vida das pessoas, e sua origem remonta ao período da pré-história. Como escreveu o psicodramatista Jacob Moreno,[16] desde as danças rituais dos primitivos, o conselho dos anciãos e o conselho de guerra de tribos indígenas, o homem sempre procurou "estar junto", participando e dependendo de grupos.

Mello Filho[17] relatou que, na antiga Mesopotâmia, Heródoto (485-425 a.C.) reunia pacientes em praça pública, para discutir suas doenças, seus sofrimentos ou suas questões sobre a morte. Na Grécia, os doentes (exceto os mentais, segregados pela população) aglomeravam-se nos templos de Esculápio – precursores dos hospitais – para aprender a enfrentar a enfermidade. Na Idade Média, as hospedarias também funcionavam como hospitais (semelhantes aos atuais), e os pacientes conviviam uns com os outros.

Para Osório, o grupo é um sistema humano, ou seja, "todo aquele conjunto de pessoas capazes de se reconhecerem em sua singularidade e que estão exercendo uma ação interativa com objetivos compartilhados".[18] De acordo com Grinberg et al.,[19] o primeiro grupo, fundamental para o desenvolvimento do indivíduo, é o familiar. É por meio dele que ocorre a formação de vínculos com o mundo externo e o enfrentamento de conflitos.

Depois do núcleo familiar, outros grupos não terapêuticos vão se formando no decorrer da vida, como os de escola, trabalho, clubes, sindicatos, associações etc.[17] No século XXI, com o avanço das mídias sociais, novos meios de comunicação surgiram, e os grupos "virtuais", como os do Facebook e do WhatsApp,[20] se propagaram. A internet passou também a ser um caminho para os grupos de apoio mútuo, auxiliando, principalmente, as pessoas que estão fisicamente impossibilitadas de se locomover.[21]

No início da criação de trabalho com grupos, alguns estudiosos dedicaram-se ao campo de grupo-terapias e, outros, ao de ajuda social. Neste capítulo, apresenta-se uma síntese das múltiplas contribuições dos grupos, ao longo da história, sem, todavia, aprofundar-se nos conceitos de cada uma das abordagens.

Segundo Martins,[22] a obra de Freud evidencia seu interesse pelos fenômenos sociais, embora ele nunca tenha praticado a psicoterapia de grupo (ver Capítulo 30, *Psicoterapias*). Dentre vários textos referentes ao assunto, em um deles, escrito em 1905 – "O tratamento psíquico (ou mental)" –,[22] Freud tentou, de maneira elementar, demonstrar a influência dos grupos humanos na vida do indivíduo.

Inegavelmente, Joseph Pratt (1872-1956), médico tisiologista, foi um dos principais incentivadores do trabalho com grupos. Em 1905, em Boston, ele introduziu o "método das classes coletivas",[17] reunindo pacientes tuberculosos internados em enfermarias, com o objetivo de lhes transmitir aulas com as mais variadas informações e conselhos, estimulando debates sobre os problemas relacionados com a doença. Posteriormente Pratt empregou o mesmo método em pacientes crônicos cardíacos, diabéticos e psiconeuróticos, promovendo, entre eles, um convívio com mais otimismo, afetividade, coragem e esperança; os mais solidários eram premiados de maneira simbólica.[17]

Outro médico de significativa importância, pouco citado nos manuais psiquiátricos, mas que merece seu lugar de honra é Jacob Levy Moreno (1889-1974), psiquiatra criador do psicodrama, da sociometria, da sociatria, da sociodinâmica e da psicoterapia de grupo.[16]

De 1910 a 1914, ainda jovem, Moreno realizava, nos jardins públicos de Viena, na Áustria, jogos e brincadeiras em grupo com crianças, incentivando-as a improvisar.[23] Em 1913, ainda em Viena, ele criou um grupo com prostitutas da periferia, acompanhado de um médico ginecologista, Dr. Wilhelm Gruen, especialista em doenças venéreas, e do Sr. Carl Colbert, editor do jornal *Der Morgen*. Eram grupos de 8 a 10 moças, 2 a 3 vezes/semana, cuja proposta era auxiliá-las a reivindicar *status* social na comunidade, ou seja, o direito de poderem ser atendidas em hospitais, entrar nas igrejas e ficar com seus filhos recém-nascidos, entre vários outros benefícios. As moças passaram, inclusive, a se ajudar mutuamente. Com isso, Moreno observou que "um indivíduo pode tornar-se agente terapêutico do outro".[24]

Entre 1915 e 1918, durante a Primeira Guerra Mundial, Moreno trabalhou com grupos de refugiados, próximo a Mitterndorf, no Tirol, na Áustria, criando seu primeiro plano denominado "Sociométrico". Com base em critérios específicos, conseguiu promover o sentimento de cooperação e harmonia.

Outro trabalho em grupo de bastante expressão desenvolvido por Moreno, em 1931, foi a pesquisa sociométrica com os detentos de Sing Sing, em Nova York, nos EUA, em cuja prisão implantou a "reeducação moral".[25]

Sua particular contribuição nesse grupo teve como suporte teórico, fundamentalmente, a teoria da espontaneidade-criatividade, a teoria dos papéis e a teoria sociométrica.[25] Essas experiências e muitas outras realizadas por Moreno foram criando as bases do psicodrama, em 1921, e da psicoterapia de grupo, em 1931.

Em Akron, nos EUA, no ano de 1935, Bill Wilson (1895-1971), um corretor da Bolsa de Valores de Nova York, e Dr. Bob Smith (1879-1950), um cirurgião de Ohio, ambos com um grave problema de alcoolismo, resolveram se unir, a fim de criar grupos autônomos de ajuda para pessoas com esse tipo de dificuldade. Deu-se início, então, ao grupo denominado Alcoólicos Anônimos, que se difundiu para o mundo todo e permanece até os dias de hoje.[15]

No início da década de 1930, Kurt Lewin (1890-1947), um dos pioneiros da Psicologia Social Contemporânea, criou a Teoria do Campo, a dinâmica de grupo, a pesquisa-ação e os grupos T (*training groups* ou grupos de treino).[17]

Outra contribuição importante foi a do psiquiatra Pichon-Rivière (1907-1977), suíço nacionalizado argentino que, embora fosse grande estudioso dos processos em grupo, dedicou-se mais aos chamados "grupos operativos", na década de 1940.[17]

Balint (1896-1970), psiquiatra e psicanalista húngaro, criou os "grupos de reflexão de Balint",[26] na década de 1950, nos quais trabalhava, com médicos clínicos, a relação médico-paciente. Por volta de 1940, Wilfred Bion (1897-1979), médico e psicanalista indiano (com nacionalidade britânica), realizou várias experiências com grupos em um hospital militar durante a Segunda Guerra Mundial, criando, entre outros conceitos, os denominados "supostos básicos", processos inconscientes de três tipos: o de dependência; o de luta e fuga; e o de acasalamento.[26]

Outro estudioso de grupos foi o psicanalista britânico Foulkes (1898-1976), que em 1948 introduziu conceitos essencialmente psicanalíticos, como "a análise da resistência",[27] sendo considerado o fundador da psicoterapia analítica de grupo.

Irvin Yalom (1931), psiquiatra norte-americano, ainda vivo, também estudou os grupos e os aspectos cruciais da mudança, defendendo 11 fatores terapêuticos para que ela aconteça.[28]

Grupos de Apoio Mútuo

Os GAM, anteriormente denominados de grupos de autoajuda (algumas instituições ainda mantêm essa denominação) foram criados a partir do movimento dos Alcoólicos Anônimos. Posteriormente, na década de 1960, as mulheres passaram a utilizar a autoajuda como meio de estimular um movimento de conscientização do papel feminino na sociedade.[21]

Os GAM são intervenções psicossociais e sistemas de suporte educacional e cuidado mútuo eficazes, de reabastecimento ou fortalecimento,[29] de grande alcance social, que promovem inclusão e reinserção social. Eles criam e resgatam os vínculos afetivos e a autoestima, além de apresentarem grande efeito terapêutico, evidentemente não substituindo a psicoterapia.

Grinberg et al. denominaram esses grupos de "terapias de estrutura fraternal", que "evitam a formação de líderes, estimulando a homogeneização dos integrantes, apoiando-se nesta igualdade, para obter seus objetivos terapêuticos".[19]

A diversidade dos GAM é vasta. Eles podem ser encontrados nas mais variadas organizações civis e religiosas, como hospitais, igrejas, associações, escolas e clínicas. Em geral, têm composição homogênea (os membros são unidos por um problema em comum e denominam-se "iguais") e podem ser conduzidos por profissionais (psiquiatras ou psicólogos, em sua maioria psicoterapeutas) ou por pessoas que não apresentam formação na área da Saúde e realizam seu trabalho como "coordenadores ou facilitadores de grupo".

A abordagem dos GAM, quando conduzida por psiquiatras ou psicólogos, varia conforme a base teórico-prática desse profissional. Quando introduzida por pessoas leigas, funciona de acordo com a orientação do coordenador ou da instituição à qual pertence.

A duração dos grupos varia segundo a organização institucional, em geral, de alguns meses a 1 ano. Os grupos podem ser abertos ou fechados. Após o término, há a possibilidade de abertura de novas comunidades no mesmo padrão.

Alguns GAM são constituídos por pessoas portadoras de doenças crônicas, como asmáticos, cardíacos, diabéticos, soropositivos, hipertensos, pacientes com esclerose múltipla, indivíduos com problemas dermatológicos ou com insuficiência renal e mulheres mastectomizadas, entre muitos outros. Há também os GAM "psiquiátricos", que podem auxiliar portadores de obesidade mórbida, bulimia, anorexia, pacientes que abusam de álcool e/ou drogas ilícitas, compulsivos, deprimidos, bipolares etc., que não necessariamente são conduzidos por profissionais. Ainda há os GAM, cada vez mais frequentes, para crianças e adolescentes com dificuldades variadas, idosos com questões sociais (p. ex., a solidão), casais com problemas de separação conjugal, pacientes que estão passando pelo período de luto, posvenção em sobreviventes de suicídio, homossexuais, grávidas, mulheres vítimas de violência e outros mais.

Com relação aos GAM para portadores de TH e seus, a Depression Bipolar Support Alliance (DBSA)[30] é a principal organização nos EUA há muitos anos, com sede em Chicago, no estado de Illinois. Ela é gerenciada por "iguais", ou seja, pessoas que apresentam TH (transtornos bipolar e depressivo maior) e não precisam pertencer à área da Saúde. A instituição tem, aproximadamente, 250 núcleos espalhados por todo o país, como nos estados de Illinois, Kentucky, Nova York, Nova Jersey, Tennessee e Texas, entre outros, e 650 GAM, os quais acontecem em diferentes espaços (centros médicos, igrejas – presbiteriana, luterana, evangélica, metodista –, serviços da Saúde da Família, associações de Saúde Mental etc.). No Brasil, temos a já citada Abrata, na qual os GAM e os GAO são supervisionados por um médico psiquiatra, membro do CC.

Grupos de Apoio *Online*

Quando este capítulo foi escrito para a 1ª edição, em 2018, a Abrata iniciava suas atividades pela internet, mas não pretendia substituir os encontros psicoeducacionais e as reuniões presenciais dos GAM por atividades *online*. Com o aumento da demanda por participação nos grupos presenciais, a Abrata já vislumbrava a possibilidade de oferecer atividades virtuais, mas não se sabia que uma grande crise de saúde mundial iria colocar a instituição diante de uma necessidade imperiosa de resgatar o projeto para criar os GAO.

A pandemia da covid-19 e a interrupção das atividades presenciais

Com o início da pandemia da covid-19 em março de 2020, a Abrata precisou se reinventar. O Governo Federal, o governo do estado de São Paulo e a prefeitura da cidade de São Paulo decretaram medidas para o enfrentamento da pandemia. Recomendou-se às empresas que adotassem o trabalho por *home office*, as aulas escolares foram interrompidas e os cidadãos foram incentivados a permanecer em suas casas e a desmarcar reuniões que não fossem essenciais. Diante desse cenário, a Abrata encerrou todas as suas atividades presenciais e iniciou as discussões para ampliar a sua rede social. Havia várias questões e dúvidas para resolver em pouco tempo, pois era necessário criar meios de prosseguir com os trabalhos que já vinham sendo desenvolvidos. Dúvidas sobre como usar a rede social, o que fazer, como fazer, por onde começar e quando iniciar circulavam nas reuniões dos grupos de trabalho em uma busca de soluções para manter e atrair voluntários, jovens, portadores da doença e seus familiares.

Nesse contexto de pandemia mundial e na urgência em continuar a oferecer suas atividades de psicoeducação, a Abrata resgata um projeto ainda em construção e investe esforços para torná-lo realidade e oferecer mais um serviço de Saúde pública – os GAO.

Foram realizadas pesquisas nos registros da DBSA, que já apresentava importante *expertise* na atuação com esses grupos, e buscas de informações sobre a tecnologia mais adequada para as reuniões *online* da Abrata. Essa pesquisa tornou possível resgatar o projeto dos grupos de apoio e, dessa vez, no formato virtual – o GAO e o GJO. Os GAO são destinados a portadores adultos e seus familiares, portanto, um grupo misto, e coordenado por facilitadores e cofacilitadores pares (portador ou familiar).

Os GJO são direcionados aos adolescentes e aos jovens adultos e seus facilitadores são psicólogos especializados em adolescentes e jovens.

Objetivos e atuação

Os GAO da Abrata oferecem aos familiares e às pessoas que convivem com depressão e o transtorno bipolar um lugar seguro e acolhedor para compartilhar experiências, discutir habilidades de enfrentamento e oferecer esperança umas às outras.

Esses grupos são liderados por pares, ou iguais – o que significa que a pessoa que conduz a reunião convive com um TH ou é familiar de portador. A Abrata oferece também grupos *online* para adolescentes e jovens adultos e familiares que apoiam pessoas com TH.

A implementação dos GAO para adultos e jovens seguiu algumas etapas. A Abrata contava com um grupo de facilitadores e cofacilitadores com grande experiência no trabalho com GAM presenciais, mas que não dominavam a tecnologia necessária para realizar esse trabalho em uma plataforma de videoconferência. Com a assinatura da plataforma Zoom, iniciou-se um treinamento dos facilitadores para aprenderem a lidar com os recursos dessa interface durante as sessões de grupo *online*. Também foram realizados investimentos em inovação de tecnologia, para inscrição pelo *site* e o envio automático da confirmação de inscrição e do *link* de acesso.

A metodologia aplicada no GAO ancora-se na *expertise* da Abrata na atuação com GAM desde a sua fundação. Tem como diferencial dos GAM presenciais: os familiares e as pessoas com transtorno bipolar ou depressão compartilham do mesmo grupo.

Os GAO iniciaram-se em 10/04/2020, na frequência de 2 vezes/semana (Figura 46.1). A oferta dos GAO foi muito bem aceita e a procura foi intensa e, à medida que novos facilitadores concluíam seu treinamento, essa oferta aumentava. Em julho de 2020, a frequência passou para 3 vezes/semana e, em setembro de 2020, a quantidade dobrou para 2 grupos 3 vezes/semana. Nesse caso, foi utilizado o recurso da plataforma de dividir um grupo grande em duas salas simultâneas (ver Figura 46.1).

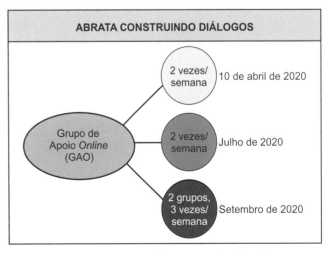

Figura 46.1 Grupo de Apoio *Online* (GAO).

Os GJO foram iniciados na frequência de 1 vez/semana e aumentou para 2 vezes/semana. A demanda por vagas nos grupos de jovens também aumentou em virtude do sofrimento emocional acarretado pelo fechamento das escolas, dos espaços de lazer e do aumento dos conflitos em virtude da prolongada convivência com familiares no espaço restrito do ambiente doméstico que resultou das medidas de isolamento social (Figura 46.2).

Os GAO difundiram-se para todas as regiões do país e alcançaram brasileiros residentes no exterior, com participações de brasileiros em outros países da América do Sul, na Europa, no Japão e em países de língua portuguesa. Os GJO tiveram uma demanda nacional.

Em 2020, os temas mais abordados pelos GAO foram:

- Da parte dos pacientes: impactos da pandemia; confinamento como ambiente ameaçador; percepção da finitude humana; enfrentamento dos sintomas da doença; acesso ao psiquiatra, à medicação; aceitação e negação do diagnóstico; adesão ao tratamento (com maior dificuldade); estabilidade clínica; conflitos familiares; excesso de convivência (gatilho para o episódio)
- Da parte dos familiares: busca de entendimento para oferecer apoio ao seu familiar e conhecimento sobre a doença; esgotamento, ansiedade, sintomas depressivos; conflitos familiares; excesso de convivência (gatilho para o episódio); como lidar com a negação do diagnóstico e o tratamento da doença pelo paciente.

Os resultados alcançados – o impacto positivo dessas atividades em ambiente digital e em tempo real – são incontestáveis. Proporcionar o acesso à psicoeducação aos brasileiros que dela necessitam, nas mais distantes regiões e cidades desse país de grandeza continental, chega a ser inimaginável. O poder de alcance de uma ação como essa consegue promover a ruptura com o isolamento, a solidão e desesperança, ao não acesso à saúde, principalmente quando falamos em saúde mental, fez e faz valer todos os esforços da Abrata e de seus voluntários para implementar essa atividade em plena pandemia.

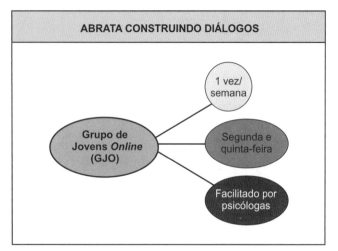

Figura 46.2 Grupo de Jovens *Online* (GJO).

Vale destacar os dados coletados, ainda em análise, em 2020/2021: total de inscritos para o GAO – cerca de 18,3% são familiares e 81,7% são portadores, pessoas que apresentam depressão ou transtorno bipolar.[15]

A grande quantidade de trabalho em pouco espaço de tempo estabeleceu a necessidade da retomada da supervisão dos facilitadores, à semelhança do que acontecia na época do trabalho presencial. Embora fosse uma equipe treinada e experiente no trabalho presencial, a coordenação de grupos *online* suscitou novas dúvidas e questionamentos, e tornou-se imprescindível a instituição de uma supervisão específica voltada para o trabalho *online*.

Todos os GAO da Abrata, para adolescentes, jovens adultos e adultos, são gratuitos.

Supervisão dos Grupo de Apoio *Online*

Em novembro de 2020, iniciou-se mensalmente a supervisão dos facilitadores dos GAO, com sessões durando 1 hora e 30 minutos, sendo realizadas por meio de videoconferência. Dessa supervisão mensal, participam a supervisora, um membro do CC da Abrata e todos os facilitadores, cofacilitadores e *hosts* que trabalham nas sessões dos GAO. A supervisora é uma psiquiatra do CC, que é psicoterapeuta com formação em psicodrama e psicoterapia de grupo. Além dela, ficou estabelecido que um outro membro do CC participaria dessa supervisão, em esquema de rodízio (cada membro do conselho participa de duas sessões seguidas e, então, dá vez a outro membro). Esse foi um pedido dos facilitadores para que o CC possa conhecer mais de perto como é a atividade da Abrata que trabalha mais intensamente com a população que busca sua ajuda.

Em cada sessão, são trabalhados até três temas sugeridos pelos participantes e que se relacionam a dúvidas e dificuldades na condução das sessões dos GAO. A dinâmica da supervisão estimula o grupo a construir sua própria resposta por meio do compartilhamento de situações semelhantes vividas pelos participantes. O grupo conversa em uma sequência em que cada um pede a palavra e dá sua contribuição para a dúvida suscitada pelo colega. As opiniões divergentes aparecem e são bem acolhidas pelo grupo que vai buscando construir, por meio de argumentos e depoimentos, a melhor solução para o momento. A supervisora estimula e acompanha o trabalho do grupo e, ocasionalmente, faz apontamentos e esclarece questões teóricas, se necessário. O outro participante do CC observa e propõe sugestões se julgar apropriado. Questões mais polêmicas ou difíceis de se encontrar uma solução podem retornar em outras sessões sempre que o problema reaparecer no trabalho dos grupos.

Os temas que costumam aparecer com maior frequência na supervisão dos GAO são:

- Como lidar com pessoas que falam demais?
- Como lidar com pessoas que desligam a câmera durante a videoconferência?
- Como proteger a privacidade dos participantes dos grupos?
- Como deve ser a integração entre o facilitador e o cofacilitador?
- Como administrar o tempo de fala de cada participante?

- Como lidar com participantes agressivos?
- Como lidar com depoimentos referentes a medicamentos?
- Como lidar quando o facilitador ou cofacilitador se sentem emocionalmente tocados pelo comportamento ou declaração de um participante?

A supervisão tem sido valorizada pelos participantes como um importante espaço de aprendizado e de troca de experiências. A vivência de ser capaz de pensar com os iguais e de construir soluções em conjunto fortalece o grupo e possibilita a cada um aprimorar o próprio estilo de coordenação de grupos.

Antes da pandemia, a Abrata tinha como desafio pesquisar meios eficazes de desenvolver as duas atividades psicoeducacionais, presencial e eletrônica, e aprimorar os métodos de avaliação do impacto dessas atividades. A pandemia criou uma situação diante da qual não havia tempo para tomar fôlego. Esforços extraordinários foram realizados para superar a falta de tempo e implementar as atividades *online*. O desejo de querer proporcionar soluções para atender às necessidades de usuários que são seus pares foram o motor para a motivação da superação. A *expertise* da Abrata em trabalho de grupo, construída ao longo de 2 décadas, foi outro fator que favoreceu o sucesso em todas essas mudanças.

A consolidação da Abrata em ambiente digital possibilita alcançar cada vez mais pessoas, ao propiciar acesso, pertencimento e benefícios para a população, mas ainda constitui um desafio para que essa entidade pesquise meios mais eficazes de desenvolver todas as atividades de psicoeducação em transmissão *online*, em tempo real, e avaliar seu respectivo impacto.

Das palestras psicoeducacionais aos encontros com especialistas

As atividades psicoeducacionais, presenciais, da Abrata também foram suspensas devido ao isolamento social durante a pandemia. O distanciamento físico, necessário para retardar a propagação do covid-19, desencadeou uma combinação de estressores individuais e sociais que aumentou a demanda por cuidados em saúde mental.[31]

Diante desse quadro, a Abrata preocupou-se em também oferecer o espaço de psicoeducação à sua comunidade, assim como fez com os grupos de apoio. Antes da pandemia, só era possível assistir às palestras psicoeducacionais depois da sua realização, por meio de vídeos gravados e disponibilizados no Canal YouTube. Durante a pandemia, foi necessário fazer um ajuste no formato da atividade, que passou a acontecer por meio de transmissões ao vivo, pela rede social Instagram, denominadas "*Lives* Abrata". Estas eram realizadas 1 vez por mês, tinham a duração de 1 hora e dela participavam um psiquiatra ou psicólogo do CC da Abrata como entrevistador e outro palestrante convidado, psiquiatra ou psicólogo, para falar sobre um tema previamente escolhido que tivesse relação com transtorno bipolar ou depressão. As pessoas da audiência podiam participar por meio do envio de perguntas pelo *chat*, durante a atividade. A divulgação era feita com dias de antecedência nas redes sociais da Abrata. Na primeira metade do tempo, o palestrante convidado apresentava questões teóricas relacionadas com o tema do dia e, na segunda metade, o entrevistador lia as perguntas do *chat* para que elas pudessem ser debatidas e respondidas. Os questionamentos remanescentes eram encaminhados ao CC para que fossem respondidos depois. As *Lives* Abrata eram salvas e postadas no Canal YouTube, de modo permanente, para que pudessem ser visualizadas a qualquer tempo pelos interessados.

À semelhança do que aconteceu com os GAO, o alcance dessas transmissões ao vivo superou as visualizações das palestras psicoeducacionais gravadas antes da pandemia. Isso possibilitou também a participação de usuários de todo o Brasil e do exterior e, embora nenhuma pesquisa tenha sido feita até o momento para medir o impacto sobre a audiência, o aumento do número de visualizações pode ser considerado um indicador de interesse.

O formato de *lives* chegou a ser mudado para o de *webinar*, que se assemelha a um modelo mais formal, com palestras estruturadas e visualização de apresentações, mas esse último não se mostrou adequado ao interesse da audiência. A Abrata retornou ao modelo de *lives*, com perguntas e respostas, com mais informalidade e maior interação com a audiência, e mudou o nome da atividade para Encontro com Especialistas. A prática de atividades *online* é extremamente dinâmica, exigindo atualizações de linguagem e utilização de novos recursos para adaptar a comunicação da instituição com sua comunidade às novas tendências.

Promover atividade *online*, como o EE, aumentou sobremaneira a participação de pessoas que têm acesso à informação científica, assim como às atividades de psicoeducação. Pessoas de outras cidades, estados e outros países da comunidade de língua portuguesa passaram a participar e enviar comentários sobre as atividades oferecidas e as publicações do *site*.

A partir de 2022, o EE acontece na última terça-feira do mês, sob a coordenação do CC e participação de um ou dois palestrantes convidados. Em 2022, os temas abordados foram: "Vencendo os três desafios de transtorno bipolar"; "Adesão ao tratamento e outras coisas que ninguém pode fazer por você"; "Novas propostas de tratamento: promessa ou ilusão"; "Tratamento além das medicações"; "Bipolaridade, depressão e ansiedade: o que eu preciso saber sobre o risco de suicídio"; "Como lidar com o estigma e preconceito dos TH"; "Melhor idade e saúde mental"; "Depressão e bipolaridade no contexto da adolescência e juventude"; "O tratamento não está dando certo, e agora?".

De acordo com o que já foi exposto, os objetivos dos grupos de apoio da Abrata são:

- Compartilhar experiências relacionadas com a doença, como sentimentos pessoais, informações e/ou estratégias que auxiliem os indivíduos a viverem com mais qualidade de vida
- Reforçar a importância do tratamento psiquiátrico e psicoterápico para o paciente; no caso de familiares, salientar a da psicoterapia
- Promover maior consciência e compreensão da doença, desenvolvendo a capacidade de conviver e solucionar as dificuldades provocadas por ela
- Auxiliar na adesão aos tratamentos, caso seja portador

- Dar apoio ao indivíduo de maneira solidária, ética, afetiva, e sem pré-julgamentos, o que proporciona a confiança e a formação de vínculos afetivos, pois todos têm algo significativo para contribuir
- Possibilitar o desenvolvimento da sensação de pertencimento, de igualdade e de agente terapêutico do outro[9]
- Divulgar a necessidade do sigilo (o que se fala não é repassado a mais ninguém)
- Incentivar o bem-estar, a coesão grupal e a boa ambiência entre todos os presentes
- Auxiliar na reinserção social, reduzindo ou extinguindo o estigma e outras dificuldades relacionadas com a convivência em sociedade
- Desenvolver o "gene social ou humanitário", ou "capilaridade", ou seja, promover a formação de uma rede de disseminação que divulgue e transmita as informações sobre os GAM e os GAO a toda sociedade.

Papel dos facilitadores

O facilitador é o "voluntário-cuidador" que deve descomplicar o processo em grupo, ou seja, estimular os membros da associação a compartilhar suas experiências, a partir de temas agendados no início da atividade. Ele deve prontificar-se a auxiliar cada um dos integrantes no desenvolvimento do processo de apoio mútuo.

Os GAM e os GAO são conduzidos por duas pessoas: facilitador e cofacilitador. Eles se reúnem semanalmente com os participantes dos grupos de portadores ou seus familiares para o trabalho respectivo de direção e codireção desses grupos. Existem diferenças nos papéis de facilitador e cofacilitador, porém ambos devem trabalhar de maneira harmônica para o bom andamento da sessão.

Na direção dos grupos, os facilitadores e cofacilitadores não se apresentam como aqueles que têm a hegemonia do conhecimento e das respostas prontas e objetivas. Ou seja, eles não resolvem problemas, não mencionam o que é certo ou errado. Todas as questões são direcionadas aos participantes que, com sua vivência pessoal, trocam com os demais sua experiência, sua história de vida, seus anseios, suas soluções para os problemas.

Os facilitadores e os cofacilitadores participam dos debates ou fazem intervenções quando consideram necessário dividir a experiência pessoal de sua doença ou quando é importante interpor sua autoridade para a continuidade do bom andamento da sessão.

Para o GAO, há um terceiro facilitador, identificado como facilitador *host*, que realiza a gestão da plataforma Zoom, habilita o acesso aos inscritos ao GAO, acolhe os participantes e fornece as orientações iniciais sobre o funcionamento do grupo *online*, confere a lista de inscrições, administra a divisão dos participantes para as salas 1 e 2 e os encaminha a elas.

Advocacy em saúde mental

Desde 2014, a Abrata vem desenvolvendo e assumindo um novo papel, ao direcionar as suas ações para garantir a defesa dos direitos da pessoa com transtorno mental, a melhoria e as alterações da política pública em saúde mental – *advocacy* em saúde mental. Nesse sentido, a sua rede social é a grande e potente aliada. Diariamente por essas vias e durante as atividades *online*, são encaminhados os mais variados depoimentos das pessoas com TH e de seus familiares, que clamam por algum apoio e afirmam se sentirem abandonados. Suas necessidades básicas vão desde a avaliação com médico psiquiatra, o acesso a consultas periódicas e ao cuidado médico durante um episódio, e a obtenção de medicação, de tratamento mensal, o que pode refletir as dificuldades existentes na rede pública de atendimento. Isso evidencia a urgência da Abrata em dar voz aos portadores da doença e aos seus familiares e de ampliar a sua atuação e contribuição para a elaboração de novas políticas de Saúde Mental.

A partir de 2022, a Abrata investiu e continua investindo esforços no fortalecimento das suas ações de defesa de direitos das pessoas com transtornos mentais e na construção do seu Plano de Ação Abrata *Advocacy* com os seguintes propósitos:

- Mobilizar e dar voz às pessoas com TH e familiares por meio das redes sociais Abrata
- Investigar, monitorar e influenciar as políticas públicas e privadas sobre transtorno mental, saúde mental
- Defender e garantir o direito da pessoa com transtorno mental ao tratamento de qualidade, o acesso à medicação e a avaliação com psiquiatra
- Avaliar os casos relatados nos canais da rede social Abrata que possam subsidiar as ações do Plano de Ação Abrata *Advocacy*
- Identificar as principais dificuldades dos portadores e de seus familiares, como acesso a: rede pública de Saúde Mental; hospital de referência; pronto-socorro psiquiátrico; internação psiquiátrica; leito hospitalar, psiquiatra, medicação de qualidade; consultas, dentre outras necessidades, como proporcionar o conhecimento da legislação em Saúde Mental
- Criar o Grupo de Trabalho *Advocacy*, como estratégia para ampliar conhecimentos, elevar os impactos de organização nessa temática e na identificação de caminhos para a resolução dos problemas enunciados pelos associados ou mesmo na defesa dos direitos
- Fortalecer a articulação com órgãos públicos, gestores públicos, legisladores e indústria farmacêutica.

A força e o alcance da rede social da Abrata em disseminar informação e dar voz às pessoas com depressão e transtorno bipolar e aos seus familiares adquire caráter esclarecedor e transformador de defesa de direitos e de mobilização no processo de mudança social em saúde mental e bem-estar, para que a saúde mental seja um direito de fato – é um direito fundamental do cidadão, previsto na Constituição Federal para assegurar bem-estar.

A Abrata, como associação da sociedade civil, representante de cerca de 14 mil associados e em respeito a mais de 5 mil pessoas que participam anualmente dos GAO para adultos e Jovens, e dos EE, reconhece a importância e a responsabilidade do seu papel na sociedade brasileira nos 24 anos de sua fundação, e principalmente do seu papel institucional de influir em políticas públicas para provocar melhorias e mudanças na oferta de serviços de Saúde Mental que atendam às reais necessidades das pessoas com transtorno bipolar e depressão.

CONCLUSÃO

A Abrata tem como missão:

"Informar e educar a sociedade sobre a natureza dos transtornos afetivos. Apoiar psicossocialmente os portadores de depressão, transtorno bipolar, seus familiares e amigos. Reduzir o estigma e melhorar a qualidade de vida dos portadores de transtornos afetivos."

Desde sua criação, busca maneiras de expandir suas atividades, a fim de ampliar o alcance de suas ações e serviços. Ao longo de seu tempo de existência, sua gestão aprimorou-se para alcançar um número cada vez maior de familiares e portadores de transtorno bipolar e de depressão tanto para participarem das atividades quanto para aumentar a quantidade de seus associados. Um esforço conjunto entre a Diretoria Executiva, o Voluntariado e os profissionais do CC tem acontecido no sentido de garantir o acesso à informação correta e ao conteúdo científico de alto nível.

Embora os profissionais do CC, todos voluntários, sejam provenientes de serviços universitários especializados em transtornos do humor, a Abrata não é uma instituição acadêmica, e isso implica dificuldades para a realização de estudos científicos sobre as atividades que ela desenvolve. Este é um desafio que está na pauta da instituição e envolve a intenção de buscar conhecer melhor os resultados do que já é realizado e de desenvolver atividades mais adequadas ao cumprimento de sua missão. Pretende-se construir uma história, porém com reconhecimento cada vez maior por aqueles que têm aproveitado seus serviços e pelos profissionais de Saúde, os quais indicam a Abrata aos pacientes e aos seus familiares como uma referência em nível nacional.

REFERÊNCIAS BIBLIOGRÁFICAS

1. Yatham LN, Kennedy SH, Parikh SV et al. Canadian Network for Mood and Anxiety Treatments (CANMAT) and International Society for Bipolar Disorders (ISBD) collaborative update of CANMAT guidelines for the management of patients with bipolar disorder: update 2013. Bipolar Disorders. 2013;15(1):1-44.
2. Pellegrinelli KB. Impacto da psicoeducação na recuperação sintomática e funcional dos pacientes bipolares. [Dissertação]. São Paulo: FMUSP; 2010.
3. Justo LP, Calil HM. Intervenções psicossociais no transtorno bipolar. Rev Psiq Clin. 2004;31(2):91-9.
4. Lemes CB, Ondere Neto J. Aplicações da psicoeducação no contexto da saúde. Temas em Psicologia. 2017;25(1):17-28.
5. Colom F, Vieta E, Sánchez-Moreno J et al. Group psychoeducation for stabilised bipolar disorders: 5-year outcome of a randomised clinical trial. Br J Psychiatry. 2009;194(3):260-5.
6. Tursi-Braga MFS. Eficácia da psicoeducação para pacientes com depressão unipolar. [Dissertação]. Ribeirão Preto: FMUSPRP; 2014.
7. Pellegrinelli KB, Costa LF, Silval KID et al. Efficacy of psychoeducation on symptomatic and functional recovery in bipolar disorder. Acta Psychiatrica Scandinavica. 2013;127(2):153-8.
8. Costa LFO, Guimaraes APS, Fascina LP. Fast psychoeducational intervention in patients with affective disorders in a general hospital. In: 17th Annual Conference of the International Society for Bipolar Disorders, 2015, Toronto. Bipolar Disorders Special Issue: 17th Annual Conference of the International Society for Bipolar Disorders, June 3-6 2015, Toronto, Canada, 2015. v. 17. p. 58-142.
9. Figueiredo AL, Souza L, Dell'Áglio Jr. JC et al. O uso da psicoeducação no tratamento do transtorno bipolar. Rev Bras Ter Comport Cogn. 2009;11(1):15-24.
10. Prasko J, Kamaradova D, Jelenova D et al. Development of the internet based psychoeducation for patients with bipolar affective disorder. Neuro Endocrinol Lett. 2013;34(5):426-35.
11. Parikh SV, Huniewicz P. E-health: an overview of the uses of the Internet, social media, apps, and websites for mood disorders. Curr Opin Psychiatry. 2015;28(1):13-7.
12. Zhao D, Lustria MLA, Hendrickse J. Systematic review of the information and communication technology features of web and mobile-based psychoeducational interventions for depression. Patient Educ Couns. 2017;100(6):1049-72.
13. Srivastava P, Panday R. Psychoeducation an effective tool as treatment modality in mental health. Int J Indian Psychol. 2016;4(82):123-30.
14. Malta SM, Attux C, Bressan RA; Universidade Federal de São Paulo (Unifesp); Programa de Esquizofrenia (Proesq). Esquizofrenia: integração clínico-terapêutica. Rio de Janeiro: Atheneu; 2007.
15. Associação Brasileira de Familiares Amigos e Portadores de Transtornos Afetivos (Abrata). Disponível em: www.abrata.org.br/new. Acesso em: 11/6/18.
16. Moreno JL. Psicoterapia de grupo e psicodrama. São Paulo: Mestre Jou; 1974.
17. Mello Filho J (Org.). Grupo e Corpo. Psicoterapia de Grupo com Pacientes Somáticos. Porto Alegre: Artmed; 2000.
18. Osório LC. Psicologia grupal: uma nova disciplina para o advento de uma era. Porto Alegre: Artmed; 2003.
19. Grinberg L, Langer M, Rodrigué E. Psicoterapia de grupo. Rio de Janeiro: Forense-Universitária; 1976.
20. Naslund JA, Grande SW, Aschbrenner KA et al. Naturally occurring peer support through social media: the experiences of individuals with severe mental illness using You Tube. PLoS One. 2014;9(10):e110171.
21. Gerrig RJ, Zimbardo PG. A psicologia e a vida. Porto Alegre: Artmed; 2005.
22. Martins RB. Contribuições de Freud à psicoterapia de grupo. In: Osório LC (Org.). Grupoterapia hoje. Porto Alegre: Artes Médicas; 1986.
23. Moreno JL. Psicodrama. São Paulo: Cultrix; 1975.
24. Moreno JL. Quem sobreviverá? Fundamentos da sociometria, psicoterapia de grupo e sociodrama. Goiânia: Dimensão; 1992.
25. Sene-Costa E. Universo da depressão: histórias e tratamentos pela psiquiatria e pelo psicodrama. São Paulo: Ágora; 2006.
26. Zimerman DE. Vocabulário contemporâneo de psicanálise. Porto Alegre: Artmed; 2001.
27. Ribeiro JP. O conceito de resistência na psicoterapia grupo-analítica: repensando um caminho. Rev Psicol Teoria Pesquisa. 2007;23:65-71.
28. Yalom ID, Leszcz M. Psicoterapia de grupo: teoria e prática. Porto Alegre: Artmed; 2006.
29. Campos EP. Grupos de suporte. In: Mello Filho J et al. Grupo e corpo. Psicoterapia de grupo com pacientes somáticos. Porto Alegre: Artmed; 2000.
30. Depression and Bipolar Support Aliance (DBSA). Disponível em: www.dbsalliance.org/site/PageServer?pagename=home. Acesso em: 11/6/18.
31. Sweet CMC, Li EJ, Sagui-Henson S et al. Impact of online group psychoeducation and support sessions on receptivity towards digital mental health care during the Covid-19 pandemic: a pilot study. J Technol Behav Sci. 2022;1-9. Epub ahead of print.

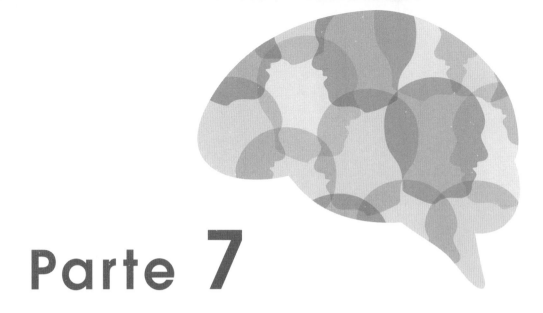

Parte 7

SUBESPECIALIDADES DA PSIQUIATRIA

47 Interconsulta Psiquiátrica, *785*
48 Emergências Psiquiátricas, *796*
49 Psiquiatria Forense, *813*

47 Interconsulta Psiquiátrica

Letícia Maria Furlanetto ▪ Neury J. Botega ▪
Alexandrina Maria Augusto da Silva Meleiro

INTRODUÇÃO

A relação entre Psiquiatria e Medicina tem sido descrita como um longo e tempestuoso cortejo, com contratos quebrados ou anulados e, por vezes, francos divórcios. O pensamento cartesiano, dissociando a mente do corpo e a doença do doente, mostra a visão dicotomizada do ser humano. O grande avanço das ciências após a revolução industrial no século XIX, a tecnologia da informação no século XX e o ensino médico fundamentado na crescente especialização incrementou ainda mais esse dualismo.

A interconsulta surge, no início do século XX, como interface entre a Psiquiatria e a Medicina. Propondo uma abordagem integrativa dos processos fisiológicos, bioquímicos e seus transtornos, considerou os três irredutíveis e inseparáveis fatores: o biológico, o psicológico e o social. Essa postura foi considerada uma tentativa de retornar à concepção holística, apontada por Hipócrates, na Antiguidade.

A interconsulta psiquiátrica pode ser definida como subespecialidade da Psiquiatria que se ocupa de assistência, ensino e pesquisa na interface entre Psiquiatria e Medicina.[1] Em geral, ela difere da prática psiquiátrica pelo tipo de abordagem ao paciente, pelo ambiente em que ocorre e pela intensa interação com outras especialidades.[2] Assim, pode ser um modo de familiarizar médicos de outras especialidades com as características do diagnóstico e dos tratamentos psiquiátricos.

A denominação *interconsulta*, no sentido em que é utilizada nesta obra e no Brasil, inclui a consultoria psiquiátrica e a Psiquiatria de ligação. Consultoria refere-se à atuação de um profissional de Saúde Mental que avalia e auxilia no gerenciamento de pacientes sob os cuidados de outros especialistas. Ligação implica um contato, de maneira contínua, com serviços do hospital geral, como unidade de hemodiálise ou equipe de transplantes.[3]

A Psiquiatria que se pratica no hospital geral se liga a uma especialidade denominada *consultation-liaison psychiatry* (CLP), ou, como passou a ser chamada mais recentemente nos EUA, *psychosomatic medicine*. Em Portugal, fala-se em Psiquiatria consiliar e de ligação (de consílio = conselho). No *Manual de Interconsulta Psiquiátrica de Massachussetts*, na 7ª edição,[4] menciona-se o grande marco da interconsulta, com a revisão de Lipowski.[5] Este mostrou que cerca de 50 a 80% dos pacientes ambulatoriais e 30 a 60% dos internados em hospitais gerais sofrem de transtornos psiquiátricos de gravidade suficiente para criar problemas aos profissionais de Saúde. Dentre tais pacientes, apenas 5% receberam consultas psiquiátricas. Embora o estudo seja do século XX, ainda nos dias atuais vemos o mesmo cenário.[4]

No Brasil, partir da década de 1980, houve crescimento significativo no campo da interconsulta em hospitais universitários.[6] A formação em interconsulta é reconhecida por aprimorar profissionais atuantes em hospital geral e atenção primária. Já em hospitais não vinculados ao ensino, a interconsulta se dá mais pelo entusiasmo e pela abnegação de alguns poucos psiquiatras.[7,8]

BENEFÍCIOS DA INTERCONSULTA PSIQUIÁTRICA

A presença do psiquiatra no hospital geral justifica-se pelo escopo dos problemas clínicos, que combinam, em diferentes proporções, a condição do paciente, as características da equipe assistencial e os problemas decorrentes da intensa interação humana. O foco de atuação do interconsultor pode ser centrado na pessoa do médico, na relação médico-paciente ou equipe assistencial, no paciente ou na inserção institucional do interconsultor. Os objetivos são melhorar a qualidade da assistência ao paciente, mudar a estrutura assistencial quando centrada na doença e não no indivíduo e valorizar a relação médico-paciente, aproximando a Psiquiatria de outras especialidades médicas. Os benefícios desse processo são expressos por diminuição de tempo de internação e do número de reinternações, redução dos custos hospitalares, alívio do sofrimento do paciente e melhora de sua qualidade de vida, mesmo durante o período de internação hospitalar.

Chen et al.[1] realizaram a primeira revisão sistemática que examinou os fatores que influenciam os encaminhamentos para pacientes internados sob a CLP. Foram encontrados 35 artigos elegíveis, agrupados tematicamente em três categorias: (1) fatores sistêmicos; (2) fatores de referenciamento; e (3) fatores do paciente. Os fatores sistêmicos positivos envolvem serviço de interconsultas dedicado, interconsultor ativo e triagem colaborativa de pacientes. Os fatores de referenciamento que aumentaram as solicitações são médicos de especialidade em Medicina interna e confortáveis com interconsultas. Entre os fatores que diminuem o referenciamento, estão: falta de estratégia detalhada de prevenção do suicídio e má comunicação do interconsultor. De influência pouco clara estão a pressão do trabalho e a existência de uma enfermeira de Saúde Mental. Os pacientes com maior probabilidade de serem encaminhados para interconsultas tendem a ser jovens, ter história psiquiátrica, viver em ambiente urbano ou apresentar psicose funcional. Embora haja pesquisas nessa área, Chen et al.[1] relataram que são de qualidade limitada. Pode-se oferecer orientação aos médicos de hospital para melhor reconhecer a doença mental. Os interconsultores psiquiátricos, segundo essa revisão, devem usar o conhecimento adquirido para proporcionar um atendimento comprometido e de qualidade nos hospitais gerais.

POSTURA DO INTERCONSULTOR

A principal função do psiquiatra interconsultor é ter disponibilidade para ouvir o paciente, os familiares e as equipes médica e de enfermagem. Além disso, deve estar atento a exames laboratoriais e outras informações contidas no prontuário do paciente, a fim de fornecer ajuda possível, mediante escuta atenta e observação adequada do quadro global apresentado.

Às vezes, o paciente pode encontrar-se solitário e isolar-se no sentido de tentar evitar sobrecarregar seus familiares com suas queixas e seu sofrimento. A equipe médica não costuma estar disponível para se ocupar de seu estado emocional. O interconsultor pode perceber isso e distinguir uma tristeza situacional ou um transtorno de ajustamento, os quais merecem atenção e suporte, de um quadro de doença mental, com diagnóstico de depressão, transtorno de ansiedade ou quadro psicótico, que exigirão intervenções medicamentosas ou tratamentos afins.

Existem características que confundem menos no hospital geral e estão presentes de maneira significativa nos deprimidos: história prévia de depressão, perda de interesse pelas pessoas e incapacidade de imaginar ter prazer com atividades antes prazerosas. Sintomas leves de tristeza, choro, insônia, irritabilidade, inapetência e anedonia são comuns no contexto do hospital geral. Entretanto, só indicam depressão maior quando começam a ter intensidade moderada, persistindo, na maior parte do tempo, de maneira autônoma e independente da condição física.[9]

O interconsultor pode se deparar com situações das mais diversas possíveis: o paciente que colabora ou não na entrevista, o autorreferente, o agressivo, o deprimido e o catatônico, entre outras. A dedicação de que cada paciente irá necessitar dependerá da disposição interna para realizar o atendimento. A avaliação do estado mental do paciente, por meio do exame psíquico, a correlação com as patologias clínicas (corporais), os antecedentes pré-mórbidos e os fatores emocionais e sociais levarão à formulação da hipótese diagnóstica. O médico clínico, ou o cirurgião, deve colaborar com o interconsultor para determinar rapidamente se o processo patológico ameaçador exige ou não intervenção imediata. A busca por uma causa orgânica é fundamental nos casos de *delirium*, demência e demais quadros orgânicos. Algumas condições podem levar à morte ou deixar sequelas graves se não identificadas precocemente.

O interconsultor não deve confiar, rotineiramente, no julgamento de outro médico sobre a exclusão de doença física. O preconceito, o estigma, o tabu e o medo da doença mental levam excelentes profissionais a cometer enganos.[10]

Ao fazer os diagnósticos diferenciais, o interconsultor irá decidir a conduta adequada, além de verificar questões de interações medicamentosas, pois isso é primordial e decisivo na recuperação do paciente. Para aqueles com risco de suicídio, o interconsultor deve ter atitude empática e sincera, explicando que está ali para tentar ajudar, sem julgar. Nesses pacientes, há a ambivalência: um lado quer se matar para acabar o sofrimento; e o outro teme. É útil fazer uma aliança com o lado que pede ajuda para avaliar mais corretamente a gravidade dessa ideação a fim de tomar medidas protetivas. Alguns pacientes clínicos, sem história de depressão ou ansiedade, chegam a pensar em se matar para aliviar a dor, os sintomas causados pela doença física ou os efeitos colaterais desagradáveis dos tratamentos. A avaliação de todas essas condições é importante para que possam ser todas abordadas concomitantemente, a fim de diminuir esse risco. O pedido de eutanásia pode ser feito pelo paciente, mas, se ele for aliviado da dor ou de seu sofrimento, isso mudará.

SENTIMENTO DO ADOECER E IMPACTO DA HOSPITALIZAÇÃO

A maneira de o indivíduo reagir à condição de estar doente depende de muitos fatores, entre eles sua personalidade, sua história de vida, suas crenças culturais e religiosas, sua saúde mental anterior ao processo de doença física, o apoio que possa receber e aceitar dos familiares, de pessoas próximas e da equipe e o tempo de duração da enfermidade. O impacto da doença muda de acordo com a maneira como o indivíduo vê o mundo. Ela nos faz lembrar de nossa finitude, de que temos um corpo com limitações. Durante o curso da doença, o indivíduo percebe que seu corpo não é um instrumento sobre o qual tem controle ou domínio.

A negação patológica pode ser o primeiro padrão de resposta. O paciente nega parte ou todos os significados de um evento para amenizar o medo, a ansiedade ou outro afeto desprazeroso. Lipowski[5] propôs o termo minimização no lugar de negação, podendo essa ser patológica ou não. Os significados atribuídos à doença podem ser divididos em cinco grupos: ameaça, ganho, desafio, sem significado evidente ou perda. O paciente que interpreta o adoecer como ameaça tende a ficar ansioso e com medo, o que provoca reação de alerta, com taquicardia, taquipneia, tensão muscular, precordialgia, tremor, vertigem, sudorese e outros. Isso pode reforçar a interação ameaça-medo. O paciente pode reagir com regressão, tornar-se dependente em excesso, hipocondríaco, com a tendência de experimentar sentimentos depressivos, culpa, ansiedade e desesperança. Também pode reagir com racionalização – ou seja, o paciente desenvolve explicações teóricas para suas manifestações de modo a parecer menos ameaçador. Pode apresentar, ainda, despersonalização, como algo irreal, estranho, onírico. É frequente a projeção, como no caso em que o paciente vê o médico como negligente, pouco cuidadoso, quando, na verdade, ele próprio havia descuidado da saúde.

Strain[11] postulou oito categorias de estresse psicológico a que um paciente hospitalizado por doença aguda pode ficar exposto: (1) ameaça básica à integridade narcísica – com fantasias de imortalidade e total controle sobre seu destino, que levam a um quadro pior; (2) ansiedade de separação – de pessoas, de objetos, dos ambientes e do estilo de vida; (3) medo de estranhos – ao internar-se, o indivíduo coloca sua saúde nas mãos de pessoas das quais ignora a competência; (4) culpa e medo de retaliação – pensamento de que a doença é um castigo; (5) medo da perda de controle, como marcha, esfíncteres e fala; (6) perda de amor e aprovação – com sentimentos de autodesvalorização em virtude da dependência gerada pela doença; (7) medo de perda ou dano a partes do corpo – medo de mutilações ou disfunções; (8) medo da dor e da morte.

Espera-se que o paciente, aos poucos, retome a esperança e siga sua vida normalmente, como em um processo de luto normal. Entretanto, nem sempre isso acontece, pois a doença pode representar a impotência. Se o indivíduo tentar manter os padrões de comportamento anteriores à doença, eles podem não ser adaptativos e adequados para a nova condição, gerando raiva direcionada à equipe médica ou a seus cuidadores. Um exemplo disso é a postura solicitante e controladora, que ocasiona respostas hostis por parte da equipe e dos familiares.

MORBIDADE PSIQUIÁTRICA NO HOSPITAL GERAL

A morbidade psiquiátrica no hospital geral é elevada. Um estudo que avaliou 4.352 pacientes internados em enfermarias do Hospital de Clínicas da Universidade Estadual de Campinas (HC Unicamp) encontrou taxas de 14% de depressão, 10% de uso abusivo/dependência de álcool, 17% de dependência de nicotina e 5% de risco de suicídio.[12] As reações de ajustamento com sintomas de ansiedade e de depressão, bem como episódios depressivos, estão entre os diagnósticos mais frequentes. O quadro confusional agudo, ou *delirium*, é uma síndrome comum, mais encontrada em idosos e pacientes de unidade de terapia intensiva (UTI) e da unidade de queimados. Uso abusivo e dependência de álcool são problemas tão frequentes quanto subdiagnosticados. Em pacientes ambulatoriais, a morbidade psiquiátrica global alcança 38%.[13] Apesar dessa elevada prevalência, os médicos têm dificuldade em reconhecer, diagnosticar e registrar transtornos mentais (Tabela 47.1).

DIAGNÓSTICO DIFERENCIAL DAS DOENÇAS MENTAIS NO HOSPITAL GERAL

Quando se atua na área de interconsultas, convém ter em mente que iremos nos deparar com todas as possibilidades nosográficas psiquiátricas. De acordo com cada doença física, existem características diferentes na sintomatologia que se assemelham a alguns indícios de doenças mentais. Por isso, antes de avaliar o paciente, é uma boa prática que o psiquiatra interconsultor ouça atentamente o médico solicitante e leia o prontuário para estar a par das comorbidades físicas, medicações e mudanças recentes das medicações.

Suspeitar de transtornos mentais e fazer o diagnóstico diferencial no hospital geral é tarefa difícil. Isso porque a atual nosologia psiquiátrica origina-se, em boa parte, de conceitos advindos da psicopatologia decorrente de observações feitas em hospitais psiquiátricos, que se baseia, principalmente, em casos mais graves e de pior prognóstico. Para complicar ainda mais, existem outros fatores que causam confusão diagnóstica nos pacientes clínicos internados, como o medo da morte, a dor, os sintomas das doenças físicas e os efeitos colaterais dos respectivos tratamentos, além de problemas relacionados com a internação. São exemplos os ruídos do hospital dificultando o sono ou a comida sem sal dificultando a alimentação, entre outros.

Stephanie Cavanaugh et al.[9] aplicaram o Beck Depression Inventory (BDI) em 335 pacientes com doenças clínicas e dois grupos-controle, um com 101 indivíduos normais e outro com 101 pacientes com depressão. A conclusão desse estudo foi que apenas sete sintomas se correlacionaram com o diagnóstico de depressão em pacientes com doenças clínicas. Os sintomas foram: sentimentos de fracasso pessoal, perda de interesse por outras pessoas, sentimentos de estarem sendo punidas, ideações suicidas, insatisfações, dificuldades em tomar decisões e choro frequente. Cohen-Cole e Stoudemire[15] citaram que a síndrome depressiva também se caracteriza por sintomas somáticos como hipersonia, alteração de peso, alteração psicomotora e falta de energia, que podem decorrer de doenças clínicas. A gravidade de sintomas somáticos, e não a quantidade deles, é que se correlacionou com a seriedade da depressão.

A gestão da depressão em pacientes clínicos é tarefa complexa que requer habilidades consideráveis. É necessário descrever as estratégias de avaliação que podem levar a uso mais efetivo dos

Tabela 47.1 Fatores relacionados com dificuldades no reconhecimento e no diagnóstico de transtornos mentais.

- Os pacientes queixam-se de sintomas, não relatando problemas psicológicos
- As pistas fornecidas pelo paciente a respeito de seu estado emocional não são captadas pelo médico
- O médico aceita a negação do paciente com relação a seus problemas
- Falta de treinamento profissional adequado em Saúde Mental
- Falta de tempo e de privacidade, em alguns ambientes, para conversar
- Os médicos detêm a investigação ao encontrarem uma causa física
- Sintomas considerados compreensíveis, benignos ou fazendo parte do quadro clínico
- O médico reconhece um problema, mas não faz o diagnóstico psiquiátrico correspondente
- O médico só faz o diagnóstico psiquiátrico quando se sente seguro no gerenciamento do caso
- O problema é reconhecido e diagnosticado, mas não se faz o registro no prontuário

Adaptada de Botega, 2017.[14]

atuais critérios de diagnóstico psiquiátrico e sugerir diretrizes clínicas para o emprego de medicamentos antidepressivos e técnicas psicoterapêuticas. Os determinantes multifatoriais e os modos de expressão da depressão no paciente clínico requerem mais pesquisas. São necessários estudos de resultados do tratamento envolvendo tratamento medicamentoso ou abordagens psicoterapêuticas a curto prazo ou ambos. Os fármacos antidepressivos continuam a ser o tratamento mais específico e prontamente disponível de transtornos depressivos maiores no cenário de doenças clínicas.[16] No caso de síndromes afetivas orgânicas, o tratamento deve ser dirigido principalmente para a condição física. O mesmo se aplica aos quadros psicóticos, que podem ser de natureza orgânica ou funcional. Para mais detalhes, o leitor pode dirigir-se ao Capítulo 18, *Transtorno Depressivo*, e ao Capítulo 31, *Tratamento Psicofarmacológico em Psiquiatria*.

PEDIDOS DE INTERCONSULTAS

No hospital geral, as alterações que mais motivam pedidos de interconsulta psiquiátrica são agitação psicomotora, sintomas depressivo-ansiosos (como ideação suicida), dependência de substâncias e problemas com a adesão ao tratamento. A seguir, revelamos algumas nuances e maneiras de como fazer essas avaliações.

Agitação psicomotora

Uma das principais causas de agitação psicomotora em pacientes clínicos internados é a síndrome confusional (*delirium*). Trata-se da diminuição do nível de consciência em decorrência de doenças físicas e/ou substâncias, sobretudo aquelas com propriedades anticolinérgicas, como os antiparkinsonianos, os antidepressivos tricíclicos ou os corticosteroides, entre outros; ou mesmo por abstinência ao álcool. A enfermagem e a família relatam que o paciente não dorme à noite, fala coisas desconexas durante a noite e parece desatento ou sonolento de dia. Por isso, em pacientes agitados nesse contexto, é fundamental avaliação minuciosa da atenção e da orientação, além de se perguntar se os sintomas de agitação e confusão pioram à noite, se foram iniciadas as medicações com efeitos anticolinérgicos, se o paciente tem história de uso abusivo/dependência de substâncias ou se condições físicas poderiam estar causando dor e/ou rebaixamento da consciência.

O enunciado, a maneira de pedir e a solicitação de avaliação merecem especial atenção nos casos de agitação psicomotora. Alguns pedidos trazem pouca informação: paciente psiquiátrico; paciente ouvindo vozes; ou paciente delirante. Outros apresentam diagnósticos prontos: paciente esquizofrênico; tomando lítio; ou com alterações de comportamento: "agitado", "paciente agressivo". Muitas vezes, o pedido vem com letras garrafais, com a solicitação por telefone ou pessoalmente, ou por meio dos chefes do serviço.

Frente a esses pedidos de interconsulta, é importante lembrar a reação do interconsultor em treino, ou seja, sua contratransferência ao ler o motivo expresso no pedido. Na prática, observou-se a reação de alguns médicos-residentes de Psiquiatria de interconsultas, ao se darem conta de que o paciente é portador de HIV; está com câncer; ou é do setor de queimados. Alguns verbalizam ansiedade, medo e impotência, mesmo antes de atender ao paciente. Como exemplo, segue o relato de caso: "Paciente jovem tentou suicídio ateando fogo nas vestes. Tem 98% de área corporal com queimaduras de 2º e 3º graus. Apresenta agitação psicomotora."

Foram solicitadas avaliação e conduta. O residente de Psiquiatria, ao ler o pedido, procurou nossa equipe e disse: "O que vou fazer lá? Ela vai morrer." Realmente a paciente faleceu 10 dias após nossa visita. Mas o residente percebeu e aprendeu algo importante. No exercício da Medicina, não curamos muitos de nossos pacientes, nem podemos lhes garantir a vida, e, sim, minorar seu sofrimento. A agitação psicomotora da paciente advinha de um quadro de *delirium*, que foi controlado com meia ampola de haloperidol intramuscular. A equipe de enfermagem ficou mais tranquila para fazer as trocas de curativos, diminuindo a sensação subjetiva de que agrediam a paciente, a qual estava em agitação. O médico do setor de queimados conseguiu corrigir as alterações hidreletrolíticas, provável causa do *delirium*. E o residente de Psiquiatria sentiu-se melhor. Pudemos oferecer um tratamento melhor à paciente, além de uma situação de conforto para toda a equipe. Isso é fundamental no ambiente hospitalar.

Nos pacientes com história prévia de quadros demenciais, há maior predisposição de desenvolver *delirium* ou simplesmente inquietude/agitação com a internação, as doenças físicas e as medicações. Ver Capítulo 15, *Síndromes Mentais ou Comportamentais Secundárias a Condições Médicas Gerais*, para mais detalhes dos casos neurocognitivos.

Caso o paciente não tenha alteração do nível de consciência e apresente um quadro psicótico, devem-se investigar as possíveis causas, como síndrome maníaca causada por hipertireoidismo (p. ex., na síndrome de Graves), e o uso de anfetamina, cocaína ou corticosteroides. Além disso, não se pode esquecer que os pacientes com história psiquiátrica prévia, como esquizofrenia e transtorno bipolar, também podem ter doenças físicas e necessitar de internação em hospital geral. Nesses casos, a própria família relata a existência de quadro e tratamento psiquiátricos prévios. Outras vezes, porque foi orientado pelo médico que suspendesse toda medicação para um procedimento cirúrgico. O paciente pode entrar em descompensação pela interrupção abrupta de psicofármacos que eram necessários à estabilização de seu quadro psiquiátrico.

Na entrevista com o paciente psicótico, deparamo-nos com situações das mais diversas: paciente que colabora ou não com a avaliação, o autorreferente, o agressivo, o deprimido, o catatônico e o paciente em coma. A abordagem deve ser cuidadosa. Por meio do estado mental do paciente via exame psíquico, a correlação com patologias clínicas (corporais), os antecedentes pré-mórbidos e os fatores emocionais e sociais levarão à formulação diagnóstica. A busca de uma causa orgânica é fundamental nos quadros de *delirium*, demência e demais psicoses orgânicas. Alguns aspectos são importantes nessa avaliação, conforme a Tabela 47.2.

Tabela 47.2 Raciocínio diagnóstico de quadro psicótico no hospital geral.

- Anterior ou posterior à internação
- Se tem correlação temporal com a patologia orgânica apresentada que motivou a internação no hospital geral
- Se houve quadros semelhantes anteriormente e como evoluíram
- Se foi introduzida ou retirada alguma substância ou medicação
- Se há nova descompensação orgânica: pós-operatório, queimados, alterações endócrinas, abstinência de álcool e outras substâncias psicoativas
- Se há história familiar de quadros mentais psiquiátricos
- Se é decorrente de grande estresse ambiental

Adaptada de Meleiro, 1992.[10]

Sintomas depressivos e ansiosos

Uma pesquisa realizada com pacientes internados na clínica médica sem síndrome depressiva revelou que 29% se queixavam de insônia, 35% de fadiga e 42% de perda ponderal.[17] Esses dados demonstram como a simples aplicação dos critérios diagnósticos atuais pode levar a erros.

No paciente clínico, é importante a diferenciação entre a tristeza esperada frente à notícia de uma doença física e o humor deprimido. A pessoa triste sente-se mal com relação à situação. A deprimida sente-se mal com relação a si mesma.

A fadiga é um sintoma muito frequente em pacientes com doenças hematológicas, câncer, diabetes, doença renal terminal, artrite reumatoide e esclerose múltipla, sobretudo naqueles que estão anêmicos ou fazendo tratamentos como quimioterapia e radioterapia. O paciente com plaquetopenia, por exemplo, tende a ficar parado, porque, quando se mexe, sente dor nas articulações. O mesmo ocorre nos pacientes com artrite reumatoide. Contudo, quando a fadiga e a imobilidade estão associadas a humor depressivo ou anedonia e excedem o esperado para a gravidade das doenças, devem levantar a suspeita de que estejam sendo pioradas pela depressão.[18] O alentecimento dos movimentos é incomum em pacientes clínicos, exceto naqueles com hipotireoidismo ou doença de Parkinson.

Os pacientes clínicos internados com dor tendem a se queixar mais de sintomas depressivos e de falta de apoio social, independentemente de dados objetivos, como a gravidade da doença física.[19] Contudo, existem características que ajudam no diagnóstico diferencial: pacientes com dor e sem depressão relatam alterações do sono, baixa energia, preocupações frequentes, mas não se queixam de culpa e conseguem imaginar que teriam prazer (em receber visitas, comer sua comida predileta etc.) se não estivessem com dor.

Diferenciar depressão de déficits cognitivos, como as síndromes demenciais, é tarefa difícil, tanto em idosos quanto em alguns pacientes acometidos pelo HIV.[14] Um paciente com síndrome do lobo frontal por lesão orbitofrontal pode ser confundido com um deprimido por se manter passivo, indiferente.

Os pacientes que se queixam de crises de ansiedade devem ser avaliados para episódios prévios de ataques de pânico e de depressão. Também devem ser avaliadas possíveis doenças físicas ou substâncias que poderiam estar levando a tal quadro, como o hipertireoidismo, o uso de medicações β_2-agonistas etc.

Muito importante é avaliar qual a percepção do paciente sobre a gravidade da doença física e sua expectativa com o tratamento, especialmente para os indivíduos que percebem risco de morte. Lidar com a finitude, a fragilidade do corpo e a incerteza do amanhã gera muita ansiedade. Essa ansiedade existencial pode ser reduzida se o médico passar algum tempo com o indivíduo, esclarecer as dúvidas, falar a verdade, aceitar a situação, dando espaço para o paciente. Os pacientes com história de transtornos de ansiedade ou depressivos tendem a manter o padrão de medos e pessimismo que já tinham antes de serem internados, embora também tenham algum benefício ao falar sobre a finitude, mas em menor proporção do que aqueles sem história prévia desses transtornos.

Muitos pacientes clínicos internados apresentam ideação suicida. Em uma pesquisa realizada em Santa Catarina, cerca de 7% dos pacientes internados nas enfermarias de clínica médica de um hospital universitário apresentavam ideação suicida. Nesse estudo, os fatores que melhor auxiliaram na detecção desses pacientes, após ajuste para fatores de confusão psicossociais (escolaridade, renda etc.) e clínicos (gravidade física, dor etc.), foram: tentativa prévia de suicídio, sintomas depressivos, sintomas graves de ansiedade e relatos de falta de apoio social (ter menos que quatro confidentes).[20]

Foram investigados 557 pacientes internados no Hospital Universitário de Genebra com idade entre 18 e 70 anos.[21] Desses, 69 pacientes (12,4%) preencheram critérios diagnósticos para depressão maior (homens: 8,8%, mulheres: 16,9%, p = 0,004). Entre os indivíduos com depressão maior, humor deprimido (97%), fadiga (91%) e menor interesse e prazer (81%) foram os sintomas mais prevalentes. Pensamentos recorrentes de morte estavam presentes em 48% dos pacientes deprimidos. Esse estudo levanta evidências adicionais de que uma proporção elevada de pacientes internados em hospital geral de cuidados intensivos atende aos critérios do DSM-IV para depressão maior, com quase metade dos indivíduos deprimidos sofrendo de pensamentos recorrentes de morte. Moayedoddin et al.[21] enfatizaram a necessidade de apoio direcionado, contínuo e ativo oferecido pelo serviço de interconsulta psiquiátrica nesse contexto.

Uma amostra de 1.660 pacientes clínicos foi recrutada em diferentes contextos médicos.[22] Todos os pacientes foram submetidos à entrevista clínica estruturada para DSM-IV (SCID) e à entrevista estruturada para critérios diagnósticos para pesquisa psicossomática (DCPR). O transtorno de ansiedade generalizada foi o transtorno de ansiedade mais frequente (10,3%), associado a síndromes de somatização (DCPR), comportamento de tipo A e humor irritável. O transtorno de pânico com agorafobia e agorafobia sem história de transtorno de pânico teve prevalência quase idêntica (cerca de 4,5%), mas diferiu em alguns padrões de somatização. A agorafobia sem ataques de pânico foi relacionada com negação de doença, somatização persistente e desmoralização. Foram relatadas taxas de prevalência bem menores para fobia social e transtorno obsessivo-compulsivo. Segundo Fava et al.,[22] os achados indicam que os transtornos de ansiedade são comuns no cenário de doenças médicas e estão associados a vários tipos de apresentações psicossomáticas. As ligações entre a agorafobia sem história de transtorno de pânico e a negação da doença podem fornecer explicação para algumas discrepâncias que ocorreram na literatura quanto à prevalência de agorafobia em amostras clínicas em comparação com estudos epidemiológicos.

Avaliação da depressão no hospital geral

Os pacientes clínicos, mesmo quando gravemente doentes, ainda conseguem se alegrar quando recebem visitas ou boas notícias sobre sua doença, quando há remissão de dor, náuseas ou melhora da condição física, mesmo que discreta. Algumas perguntas podem auxiliar, como as seguintes: "E quando você não tem dor?"/"E se você pudesse comer sua comida predileta?"/"E quando não tem náuseas, indisposição?" Portanto, uma boa maneira de se começar a avaliar a depressão nesse contexto é verificar as histórias pessoal e familiar relativas a essa doença, observando se houve diminuição, pelo menos moderada, da capacidade de imaginar ter prazer com visitas, comida predileta e libido.[23] A identificação de sintomas-chave, particularmente aqueles que envolvem pessimismo, pode auxiliar na compreensão clínica e no tratamento da depressão.[24]

Dependência de substâncias

Em pacientes jovens sem doenças cardíacas prévias que sofreram acidente vascular encefálico (AVE) ou infarto agudo do miocárdio (IAM), convém estar atento para a existência de uso abusivo/dependência de substâncias como cocaína, anfetamina, *crack* e fentanila. O usuário de substâncias psicoativas pesadas pode acabar sendo internado em um hospital geral por alguma intercorrência.[25] Conforme a crise dos opioides atravessa os EUA, as pessoas que sofrem de dependência, bem como os médicos e conselheiros que tentam ajudá-los, estão enfrentando outro desafio mortal: a fentanila – um opioide sintético, totalmente produzido em laboratório, e que é 100 vezes mais poderoso que a heroína e a morfina. Além disso, faz cada vez mais parte do fornecimento de drogas ilícitas daquela nação, mas infelizmente também chegou ao Brasil. Opioide é o termo referente a qualquer substância que seja quimicamente semelhante ao ópio, que vem de uma papoula e atua em uma parte do cérebro – nos receptores de opioides.

Os pacientes dependentes de opioides necessitam de gerenciamento exclusivo de dor e psicossocial. O treinamento inadequado da equipe, a ausência de protocolos de seleção e intervenção de dependência e o estigma relacionado com o uso de opioides podem afetar os resultados negativamente para esses pacientes em hospitais gerais.[26]

Pacientes com dor ficam mais agitados e apresentam mais *delirium*, ansiedade, depressão e desmoralização.[27] No entanto, os opioides utilizados para aliviar a dor de maior intensidade estão associados ao fenômeno de tolerância, ou seja, à necessidade de aumentar a dose para obter o mesmo efeito. Se retirados abruptamente após algum tempo de uso, ocorrem sintomas de abstinência. Por isso, apesar da eficácia dos opioides, muitas vezes essa medicação é sonegada ou administrada em subdoses para pacientes internados em hospital geral. Por temor de causar dependência, há uma opioidofobia por desconhecimento do uso adequado.

A dependência de opioides em pacientes clínicos internados não é tão frequente, pois analgésicos são prescritos por pouco tempo e de modo controlado. Uma investigação cuidadosa de rotina antes da prescrição crônica de opioides sobre hábitos e história médica pode ajudar no gerenciamento mais seguro dessas medicações. Pacientes com história de uso abusivo de substâncias, com doenças afetivas não tratadas adequadamente com hipomania ou com resposta limitada a opioides merecem atenção especial. No hospital geral, muitas vezes o que acontece é uma pseudoadição. Ou seja, o indivíduo não tratado adequadamente para a dor continua pedindo mais medicação.

No ajuste da dor no pós-operatório, o uso de analgésicos opioides permanece essencial na obtenção de analgesia efetiva e na prevenção de sequelas deletérias de dor descontrolada que podem piorar os resultados do paciente.[26] No entanto, a dor pós-operatória permanece subtraída em muitos pacientes. Escolher o uso mais apropriado de opioides diante da configuração pós-operatória, especialmente para pacientes submetidos a tratamento contínuo com opioides para dor crônica, pode significar desafio assustador para muitos clínicos.[28] Devem-se examinar as dificuldades que podem ser encontradas na implementação de estratégias de manejo da dor no pós-operatório com analgésicos opioides. Isso se aplica especialmente a pacientes que recebem terapia com opioides crônicos antes da admissão e nas etapas críticas para analgesia adequada e efetiva nesse cenário.[26,28]

Nas enfermarias de ortopedia, é frequente a internação de pacientes que sofreram traumatismos quando estavam embriagados (acidentes de carro, quedas etc.) e, em torno do segundo ou do terceiro dias de internação, ficam agitados, desorientados, com *delirium*. Além da investigação de condições físicas relacionadas com o traumatismo, também é importante a avaliação de alterações causadas pelo álcool, como insuficiência hepática, pancreatite, deficiência de tiamina e desenvolvimento de abstinência ao álcool. Uma anamnese detalhada com o paciente e a família pode ajudar a determinar o grau de dependência ao álcool ou outras substâncias psicoativas. A internação no hospital geral pode ser um momento privilegiado para motivar o paciente a iniciar tratamento para a condição psiquiátrica. Isso também é válido para aqueles internados por doenças causadas ou agravadas pelo tabaco. Ver Capítulo 20, *Transtornos por Uso de Substâncias Psicoativas* para mais detalhes.

Falta de adesão e desmoralização

Uma queixa comum do clínico é que o paciente não ajuda e se mostra rebelde. É importante verificar o que se passa pedindo ao médico solicitante que ele explique melhor como é essa falta de adesão. O paciente está com o nível de consciência mantido? Compreende o que acontece? Em caso positivo, convém verificar se tem sintomas depressivos, ansiosos ou uso/abstinência de substâncias que poderiam estar comprometendo essa capacidade. Existem problemas de escolaridade, culturais ou religiosos? Deve-se sempre perguntar ao paciente que não adere à conduta quais suas crenças sobre a doença e os tratamentos propostos e quais as dificuldades que sente. Muitas vezes, uma conversa detalhada, ouvindo e explicando os cuidados, além de adequação dos tratamentos, na medida do possível, é o suficiente para fazer com que o paciente faça adesão ao tratamento e colabore.

Essas habilidades de comunicação podem ser aprendidas, seja por meio de treinamento específico ou com o médico assistente simplesmente vendo como o interconsultor aborda determinados temas com o paciente. As equipes frequentemente sentem-se inseguras e receosas em revelar más notícias e na tomada de decisão sobre tratamentos difíceis. É sabido que de nada adianta o melhor tratamento se o paciente não adere. O interconsultor, quando possível, pode conversar com o paciente junto com o médico assistente. Uma conversa franca, de maneira simples e clara, sem tirar a esperança, avaliando o que o paciente sabe, o que precisa ter conhecimento e o que ele próprio quer saber pode ser bem efetiva.[29] Assim, o interconsultor está contribuindo para a aproximação e o aumento de confiança entre o cuidador e o que é cuidado. Cria-se um ambiente em que o paciente pode participar de algumas decisões, sentindo-se com mais autonomia e dignidade, o que aumenta a aderência e a satisfação.

Até 1/3 dos pacientes com doenças físicas podem ter desmoralização, ou seja, desesperança e/ou desamparo, que é um constructo elaborado para descrever quando, em decorrência de problemas, um indivíduo tem perda da força moral. Define-se moral aqui como bem-estar psicológico fundamentado em fatores como ter um sentido para a vida e confiança no futuro.[30] A diferença com relação à depressão é que, na desmoralização, a capacidade de experimentar prazer está mantida, embora o paciente tenha baixa autoestima e a sensação de que não pode ser ajudado. Por isso, deve-se investigar em todos os pacientes clínicos a existência de desmoralização. É possível ajudar o paciente a voltar a ter confiança em si mesmo, conversando sobre a conduta básica da doença física, estimulando-o a tirar algo de bom daquela situação e a refazer seu sentido/projeto de vida. Isso faz toda a diferença na recuperação da saúde e da qualidade de vida.

DIAGNÓSTICO SITUACIONAL

O interconsultor tem uma expectativa a respeito de como agem e reagem os pacientes, familiares e profissionais diante de certas situações. Igualmente, o interconsultor terá uma expectativa de como reagirá. Variações dessa norma, no outro ou em nós mesmos, precisam ser notadas, observadas e compreendidas. Essa postura clínica amplia os recursos para o diagnóstico situacional e o manejo da situação clínica como um todo.

> Devemos levar em conta que a interconsulta aparece em uma situação especial, em um momento da evolução da enfermidade. Por conseguinte, o útil é diagnosticar e determinar essa "situação especial" e priorizar a área em que ela se manifesta. Por isso, a equipe de interconsulta deve obter diagnósticos situacionais que possibilitem detectar pontos de urgência de um estado peculiar ("estar enfermo") em um momento também peculiar ("estar internado").[31]

Embora a consulta médica seja geralmente ensinada na maioria das escolas médicas e a comunicação e a relação médico/paciente estejam recebendo maior atenção, é fundamental a necessidade de desenvolver as habilidades do interconsultor no médico solicitante de interconsulta psiquiátrica. Nesta época em que as experiências de cuidados dos pacientes são usadas como marcador do desempenho individual e organizacional, provavelmente a necessidade de habilidades no ensino da consulta médica a mais alunos aumentará.[32,33] Em um trabalho, Lipkin et al.[34] destacaram cinco habilidades que o interconsultor deve ter ao avaliar um paciente no hospital geral para determinar a natureza do problema:

- Conhecimento básico de doenças, transtornos e problemas para formular hipóteses clínicas pertinentes, integrando os aspectos biomédico, sociocultural, psicodinâmico e comportamental
- Habilidade para elucidar a correlação temporal entre os aspectos citados, incentivando o paciente a dizer sua história, organizando a consulta, a formulação das questões, a caracterização dos sintomas e a avaliação do estado mental
- Habilidade para perceber a presença de respostas subjetivas dos médicos para os pacientes, comunicações não verbais, escutando os múltiplos níveis
- Capacidade de formular hipóteses e verificá-las
- Capacidade de desenvolver uma conduta e terapêutica adequada.

Na mesma linha de observar, comparar e ponderar o que se distancia da norma, lembramos que o psiquiatra interconsultor entrará várias vezes, ao longo do tempo, na mesma enfermaria. Estará a par da filosofia do serviço, das hierarquias que aí se estabeleceram, das práticas adotadas, da postura esperada dos participantes da equipe assistencial, enfim, do clima emocional habitual e da cultura da enfermaria. A cada interconsulta realizada, a representação que tem a respeito de determinado serviço será reforçada ou distorcida. É preciso estar atento a mudanças nesse ambiente, bem como a situações de tensão institucional que interfiram negativamente na situação clínica em avaliação por parte do interconsultor.

De modo mais amplo, um diagnóstico situacional deve abarcar várias dimensões, resumidas na Tabela 47.3.

O diagnóstico situacional exige a recodificação das informações, dando-lhes sentido, dentro de um todo coerente e significativo. Um diagnóstico situacional consegue ampliar a visão do interconsultor e, consequentemente, da equipe assistencial, a respeito da recente situação de vida do paciente, de como ele vem lidando com a doença e a hospitalização, de como se encontram as relações estabelecidas entre o paciente e as pessoas a seu redor. O que pode afiançar a correção de um diagnóstico situacional é a nova visão aberta por ele para a compreensão de uma gama mais ampla de informações e comportamentos.[14]

ABORDAGEM PSICOTERÁPICA NO HOSPITAL GERAL

Na abordagem de pacientes internados no hospital geral para o tratamento de doenças físicas, mais do que fazer uma psicoterapia

Tabela 47.3 As diversas dimensões do diagnóstico situacional.

Motivo da interconsulta
- Reações do paciente
- Problemas na relação médico/paciente
- Conflitos na equipe assistencial
- Crise no funcionamento da família
- Problemas institucionais

Condição clínica do paciente
- Razão e tempo de internação
- Resposta ao tratamento
- Transtorno mental comórbido

Relação médico/paciente
- Empatia
- Distanciamento afetivo
- Comunicação
- Confiança
- Colaboração recíproca

Impacto da doença e da hospitalização
- O que representa o adoecimento
- Vida pessoal, social, profissional etc.
- Características da personalidade
- Mecanismos de defesa e de enfrentamento (coping)
- Atitude e expectativa
- Adesão ao tratamento

Sistema de apoio social
- Família, amigos
- Condições de moradia
- Trabalho
- Afiliações
- Plano de saúde
- Condições econômicas

Estressores psicossociais
- Ambiente social, amizades
- Vida íntima
- Família, moradia, finanças
- Trabalho
- Problemas com a justiça

Adaptada de Botega, 2017.[14]

nos moldes habituais de consultório, o interconsultor trabalha tendo uma atitude psicoterapêutica. De acordo com Lipsitt:

> A intervenção psicoterápica no contexto de consultoria e ligação se baseia em uma salada eclética necessária para se compreender pacientes e seus problemas não explicitados, a relação dos membros da equipe com os pacientes e uns com os outros, a dinâmica da entrevista (tanto médica quanto psiquiátrica) e a estrutura sistêmica do contexto hospitalar.[3]

Existem algumas estratégias terapêuticas que podem ser úteis nesse contexto, que serão brevemente explicadas a seguir.[35]

Buscar a real demanda, cuidar de quem cuida e ser invisível

O interconsultor precisa ter uma visão sistêmica, pois muitas vezes a causa do pedido nada tem a ver com o paciente em questão. Problemas administrativos do hospital podem causar aumento nos pedidos de parecer, como em uma situação já ocorrida na qual seriam reduzidos os salários dos profissionais. Até mesmo problemas pessoais do médico assistente ou da enfermagem podem gerar essa demanda, como no caso da médica que pediu parecer para uma paciente com câncer alegando que esta estava com depressão.

Após a entrevista com a paciente e sem detectar sintomas depressivos que sugerissem doença, o interconsultor, ao conversar com a médica assistente, descobriu que sua mãe (que tinha a mesma idade da paciente) também estava com câncer. Nessas situações, a atitude terapêutica se dá ao não se rotular rapidamente o paciente como tendo ou não um transtorno. Também não se deve rotular o médico assistente, o que causará afastamento. Deve-se abrir espaço para a equipe e a família poderem manifestar suas dificuldades, tranquilizando-os e dizendo que o interconsultor estará próximo, acompanhando junto com eles o tratamento do paciente.

Compreendendo-se a real demanda do pedido e podendo cuidar de quem cuida, consegue-se melhorar o atendimento. Ressalta-se que o comandante do tratamento é o médico assistente, e foi uma doença física o motivo de internação no hospital geral. Por isso, é fundamental ter cuidado em evitar usar termos técnicos psiquiátricos ou psicológicos incompreensíveis e não ficar interpretando os colegas profissionais e suas dificuldades. Nesse contexto, a prioridade é salvar vidas, e o profissional interconsultor tem papel complementar, podendo ser visto como mais um membro da equipe ou como um corpo estranho, apesar de ter sido chamado.

O interconsultor deve ser humilde e delicado, como se fosse invisível. Sua ação é tanto mais eficaz quanto menos ele aparecer. Pode incentivar o paciente a fazer mais perguntas sobre sua doença para a equipe, estimular a proximidade desta com o paciente e a família e servir de modelo sobre como conversar com ele. Quando conversa com os médicos, esclarece dúvidas. Pode sugerir as medicações psiquiátricas somente após conversar com o assistente e perguntar quando seria possível reduzir os fármacos da doença de base que estariam contribuindo para o quadro, como corticosteroides. Esses medicamentos podem levar a aceleração do pensamento e falta de sono. Ou seja, o ideal é que o interconsultor seja quase invisível, servindo, na medida do possível, de catalisador, deixando a ação a cargo da equipe e dos pacientes.

Médicos internistas determinaram conselhos ou mandamentos que condensam bem algumas das ideias expressadas neste capítulo, conforme a Tabela 47.4.

Olhar a pessoa e conversar sobre o que não se pode falar

Embora possa parecer evidente, o ato de olhar a pessoa para a qual foi pedido o parecer ajuda a mobilizar seus recursos psicológicos mais saudáveis, de modo a retomar sua identidade (do latim idem = "o que é mais estável, verdadeiro e constante"). Um grupo de pacientes clínicos internados com depressão moderada e sem tratamento farmacológico específico relatou melhora dos sintomas após uma pesquisa na qual eram feitas cerca de 250 perguntas a cada semana até a alta, sem que fosse

Tabela 47.4 Os 10 mandamentos da interconsulta eficaz.

1. Determine a razão da interconsulta: entre em contato com o médico assistente para saber especificamente por que ele o chamou
2. Estabeleça o grau de urgência (emergência, urgência, rotina), evitando problemas de comunicação ou demora desnecessária
3. Faça você mesmo seu trabalho: colete informações e examine o paciente. Não se contente com o que já se encontra no prontuário
4. Seja conciso e prático, não repetindo informações já registradas no prontuário
5. Mantenha a objetividade: recomendações específicas, em vez de vagas
6. Antecipe prováveis complicações e deixe um plano de ação para manejá-las
7. Não cobice o paciente do próximo. É seu colega quem deve manter o controle da situação
8. Ensine só se for com tato: troque ideias, ofereça um artigo ao colega
9. Discuta seu plano com o médico assistente, principalmente se as recomendações forem fundamentais ou potencialmente controversas
10. Mantenha o acompanhamento durante a internação e planeje o atendimento ambulatorial

Adaptada de Goldman et al., 1983.[36]

feita psicoterapia.[37] Objetivava-se verificar a evolução desses pacientes. Contudo, sem querer foi introduzido um viés na pesquisa. Ao se verificar quem havia melhorado espontaneamente, observou-se que foram exatamente os pacientes que disseram durante a pesquisa que era muito bom poder falar do que gostavam e sobre como se sentiam. Isso porque, no hospital geral, todos só os abordavam perguntando como estava a dor, a febre, a evacuação etc.

O simples ato de olhar a pessoa com respeito (do latim re-specto = "prestar a atenção de novo"), sem nenhuma intenção de tratamento, teve efeito terapêutico. O interconsultor deve aprender quaisquer características típicas, interesses e realizações dos pacientes de tal modo que os enfermeiros e os médicos sejam informados sobre eles. Assim, o paciente deixa de ser somente "o caso de câncer", melhora sua autoestima e retoma suas características saudáveis, que ajudam na resiliência e favorecem sua recuperação.

Um exemplo dessa conversa positiva foi o caso de uma paciente com lúpus eritematoso sistêmico que queria abandonar o tratamento para voltar ao trabalho. Depois de ter sido vazado para a equipe que ela era cozinheira de um restaurante famoso na cidade, todos se aproximavam para elogiar e fazer perguntas sobre culinária. Aos poucos, a cozinheira foi ficando mais falante, sentindo-se uma pessoa como todas as outras, e aceitou ficar para completar o tratamento. Às vezes, até mesmo a pessoa da limpeza, que escuta e conversa com o paciente, pode ter uma atitude terapêutica.

É terapêutico dar espaço para que os pacientes conversem sobre o que não se pode falar. Muitas vezes, eles têm crenças e medos que acreditam ser inaceitáveis para os médicos e, por isso, se calam. Contudo, quando o interconsultor manifesta interesse sobre suas percepções e seus medos, dando permissão para que fale sobre esses assuntos, o paciente sentirá um grande alívio. Assim, algumas crenças irreais podem ser esclarecidas. Um exemplo é o do paciente rebelde que se negava a fazer um exame. Ele explicou ao interconsultor que seu vizinho tinha ficado impotente depois desse exame. Quando foi esclarecido que a impotência de seu vizinho tinha sido pela doença de base e não pelo exame, o paciente acalmou-se e aceitou a investigação.

Prevenir e ajudar a enfrentar a doença e o luto como oportunidade de crescimento

Deve-se sempre estimular que a família e a equipe não se afastem do paciente. É comum que, para se defender do sofrimento, haja um distanciamento físico e emocional por parte da equipe e da família dos pacientes graves, incluindo-os no grupo dos já falecidos. O interconsultor pode estimular uma reaproximação, para que sejam conversados abertamente assuntos que o paciente deseje. Isso ajudará a diminuir a solidão e a ansiedade do paciente e do médico, além de evitar lutos prolongados nos familiares. O interconsultor, ao estar por perto, passa segurança para a equipe e a família de que não haverá uma catástrofe nesse contato. A morte poderá ser vista como natural ao processo da vida.

A doença pode ser vista tanto como tragédia quanto como oportunidade para que o indivíduo cresça e passe a priorizar na vida o que realmente tem a ver consigo mesmo, buscando entrar em sintonia com seus sentimentos e ser mais autêntico. Desse modo, consegue tirar algo de bom mesmo das piores situações, para reorganizar seus objetivos de vida de maneira mais favorável à sua felicidade e à sua plenitude.

EFETIVIDADE DA INTERCONSULTA

A interconsulta psiquiátrica melhora a qualidade da assistência dispensada ao paciente.[38,39] Ela pode ser custo-efetiva e reduzir o tempo de internação, desde que as intervenções sejam realizadas precocemente; e as recomendações do interconsultor, seguidas pela equipe assistencial.[39-42] No entanto, vários problemas metodológicos têm limitado a importância dos achados relacionados com a efetividade da interconsulta (Tabela 47.5).

Apesar da evidência de benefícios da interconsulta para pacientes internados no hospital geral, principalmente com comorbidades psiquiátricas, as taxas de referenciamento dos médicos hospitalares permanecem baixas. Em 2012, o Australian Institute of Health and Welfare informou que as pessoas com comorbidade de qualquer doença mental e doença física eram significativamente mais propensas a ser internadas do que pessoas com apenas uma condição de saúde mental ou apenas uma doença física.[43]

Pode-se oferecer aos médicos não psiquiatras orientação nas escolas médicas para melhor reconhecer a doença mental. O interconsultor deve usar o conhecimento adquirido para proporcionar um compromisso de qualidade com os pacientes, familiares e equipe médica.[1]

Tabela 47.5 **Problemas metodológicos em estudos de avaliação da efetividade da interconsulta.**

- As razões institucionais e sociais interferem tanto na decisão de internação quanto no tempo de permanência
- Em vários estudos, faltam variáveis de controle sobre a gravidade da doença e o número de diagnósticos concomitantes
- Os estudos só se ocupam da fase de internação, esquecendo-se da adesão ao seguimento, da reabilitação e das reinternações
- As internações tendem a ser por doenças agudas e graves. Isso, aliado a pressões para alta precoce, leva a um "nivelamento por baixo" quando se mede o desfecho
- Alguns estudos se concentram apenas nos casos atendidos pela interconsulta, geralmente mais complexos, com problemas mentais mais graves
- Não há controle sobre o tempo decorrido entre a internação e a solicitação da interconsulta
- Dificuldades na definição, na alocação e na avaliação de casos-controle
- Problemas éticos impedem certos delineamentos de pesquisa
- Não se sabe até que ponto as recomendações da interconsulta são seguidas
- Os estudos deveriam ser prospectivos, com controle para confundimento e com número suficiente de participantes
- Necessidade de novas medidas de desfecho: identificação precoce de problemas mentais, custos com exames caros e desnecessários, satisfação de pacientes, familiares e de membros da equipe assistencial, persistência de disfunções, adesão ao tratamento, retorno ao trabalho, reinternações

Adaptada de Botega, 2017.[14]

CONCLUSÃO

A complexidade de fatores dentro de um hospital geral, considerando-se o modelo biopsicossocial de Medicina, impõe uma compreensão abrangente do paciente, do médico e de sua equipe, bem como da instituição.

A coerência multifatorial, levando-se em conta as interações biológicas, psicológicas, econômicas, ecológicas e culturais na deflagração, na exacerbação ou na manutenção das doenças, deve ser considerada amplamente. Pelas nuances e associações descritas aqui, fica claro que o interconsultor deve ter uma postura flexível. Ao receber um pedido de interconsulta, ele deve se perguntar: "O que se passa?" Como no hospital geral inúmeros fatores contribuem ao mesmo tempo para as dificuldades e o consequente pedido de ajuda (interconsulta), mais importante do que achar uma causa e um tratamento é verificar, dia após dia até a alta, de quais medidas o paciente, seus familiares e a equipe podem se beneficiar.

A interconsulta psiquiátrica vem ampliando seu campo de ação junto ao hospital geral para benefício do paciente, do médico clínico ou cirurgião e de sua equipe e do próprio interconsultor. Isso proporciona um tratamento e um trabalho mais humanos.

REFERÊNCIAS BIBLIOGRÁFICAS

1. Chen KY, Evans R, Larkins S. Why are hospital doctors not referring to consultation-liaison psychiatry? – a systemic review. BMC Psychiatry. 2016;16:390.
2. Querques J, Stern TA. Approach to consultation psychiatry: assessment strategies. In: Stern TA, Fricchione GL, Cassem NH et al. (eds.). Massachusetts General Hospital handbook of general hospital psychiatry. Philadelphia: Mosby; 2004.
3. Lipsitt DR. Psicoterapia. In: Rundell JR, Wier MG (eds.). Princípios de psiquiatria de consultoria e ligação. Rio de Janeiro: Guanabara Koogan; 2004.
4. Stern TA, Freudnreich O, Smith F et al. Handbook of general hospital psychiatry. Massachusetts General Hospital. 7. ed. Philadelphia: Elsevier; 2017.
5. Lipowski ZJ. Consultation-liaison psychiatry: the first half century. Gen Hosp Psychiatry. 1986;8:305-15.
6. Nogueira-Martins LA, Botega NJ. Interconsulta psiquiátrica no Brasil: desenvolvimentos recentes. Rev ABP-APAL. 1998;20:105-11.
7. Guilhermano LG, Botega NJ, Michel R et al. Consultoria psiquiátrica em hospital geral: inviável ou promissora? Rev Bras Psiquiatr. 2000;22:130-2.
8. Botega NJ. Psychiatric units in Brazilian general hospitals: a growing philanthropic field. Int J Soc Psychiatry. 2002;48:97-102.
9. Cavanaugh S, Clark DC, Gibbons RD. Diagnosing depression in the hospitalized medically ill. Psychosomatics. 1983;24:809-15.
10. Meleiro AMAS. Abordagem do psicótico no hospital geral: interconsultas psiquiátricas. In: Miguel Filho EC, Fráguas Junior R, Meleiro AMAS et al. Psiquiatria e psicologia no hospital geral: a clínica das psicoses. São Paulo: Litografia Mattavelli; 1992.
11. Strain JJ. Psychological interventions in medical practice. New York: Appleton; 1978.
12. Botega NJ, Mitsuushi GN, Azevedo RC et al. Depression, alcohol use disorders and nicotine dependence among patients at a general hospital. Rev Bras Psiquiatr. 2010;32:250-6.
13. Villano LAB. Problemas psicológicos e morbidade psiquiátrica em serviços de saúde não psiquiátricos: o ambulatório de clínica geral [Tese]. São Paulo: Escola Paulista de Medicina; 1998.
14. Botega NJ (ed.). Prática psiquiátrica no hospital geral: interconsulta e emergência. 4. ed. Porto Alegre: Artmed; 2017.
15. Cohen-Cole SA, Stoudemire A. Major depression and physical illness: special considerations in diagnosis and biologic treatment. Psychiatr Clin North Am. 1987;10:1-17.
16. Fava GA, Sonino N, Wise TN. Management of depression in medical patients. Psychother Psychosom. 1988;49:81-102.
17. Furlanetto LM. Diagnosticando depressão em pacientes internados em enfermarias de clínica médica. J Bras Psiq. 1996;45:363-70.
18. Furlanetto LM, Moral JAG. Diagnosticando depressão em pacientes internados com doenças hematológicas: prevalência e sintomas associados. J Bras Psiquiatr. 2006;55:96-101.
19. Marques CA, Stefanello B, Mendonça CN et al. Associação entre depressão, níveis de dor e falta de apoio social em pacientes internados em enfermarias de clínica médica. J Bras Psiquiatr. 2013;62:1-7.
20. Furlanetto LM, Stefanello B. Suicidal ideation in medical inpatients: psychosocial and clinical correlates. Gen Hosp Psychiatry. 2011;33:572-8.
21. Moayedoddin B, Rubovszky G, Mammana L et al. Prevalence and clinical characteristics of the DSM IV major depression among general internal medicine patients. Eur J Intern Med. 2013;24:763-6.
22. Fava GA, Porcelli P, Rafanelli C et al. The spectrum of anxiety disorders in the medically ill. J Clin Psychiatry. 2010;71:910-4.
23. Furlanetto LM, Brasil MAA. Diagnosticando e tratando depressão no paciente com doença clínica. J Bras Psiquiatr. 2006;55:8-19.
24. McKenzie DP, Clarke DM, Forbes AB et al. Pessimism, worthlessness, anhedonia, and thoughts of death identify DSM-IV major depression in hospitalized, medically ill patients. Psychosomatics. 2010;51:302-11.
25. Liberto LA, Fornili KS. Managing pain in opioid-dependent patients in general hospital settings. Medsurg Nurs. 2013;22:33-7.
26. Viscusi ER, Pappagallo M. A review of opioids for in-hospital pain management. Hosp Pract (1995). 2012;40:149-59.

27. Furlanetto LM, Burburan SM, Citero VA. Interconsulta no paciente com dor. In: Miguel EC, Lafer B, Elkis H et al. (orgs.). Clínica psiquiátrica. São Paulo: Manole; 2021.
28. Sivashanker K, Mufson M, Mittal L et al. Challenges in managing acute on chronic pain in a pregnant woman at high risk for opioid use disorder in the general hospital setting. Harv Rev Psychiatry. 2015;23:157-66.
29. San L, Arranz B. Effective patient-physician communication in the era of neuropsychopharmacology. Eur Neuropsychopharmacol. 2023;71:1-2.
30. Sansone RA, Sansone LA. Demoralization in patients with medical illness. Psychiatry (Edgmont). 2010;7:42-5.
31. Ferrari H, Lucchina N, Lucchina IL. La interconsulta médico-psicológica en el marco hospitalario. Buenos Aires: Nueva Visión; 1980.
32. Simpson M, Buckman R, Stewart M et al. Doctor-patient communication: the Toronto consensus statement. BMJ. 1991;303:1385-7.
33. Hatem DS, Barrett SV, Hewson M et al. Teaching the medical interview: methods and key learning issues in a faculty development course. J Gen Intern Med. 2007;22:1718-24.
34. Lipkin M Jr, Kaplan C, Clark W et al. Teaching medical interviewing: the Lipkin Model. In: Lipkin M Jr, Putnam S, Lazare A (eds.). The medical interview: clinical care, education, and research. New York: Springer-Verlag; 1995.
35. Furlanetto LM. Estratégias psicoterapêuticas em interconsulta. Rev Bras Psicoter. 2006;8:87-98.
36. Goldman L, Lee T, Rudd P. Ten commandments for effective consultations. Arch Intern Med. 1983;143:1753-5.
37. Furlanetto LM, Bueno JR, Silva RV. Características e evolução de pacientes com transtornos depressivos durante a internação em enfermarias de clínica médica. J Bras Psiq. 1998;47:609-17.
38. de Albuquerque Citero V, de Araujo Andreoli PB, Nogueira-Martins LA et al. New potential clinical indicators of consultation-liaison psychiatry's effectiveness in Brazilian general hospitals. Psychosomatics. 2008;49:29-38.
39. Shapiro PA, Lavakumar M. Measures of satisfaction with consultation-liaison services. Psychosomatics. 2014;55:314.
40. Wood R, Wand AP. The effectiveness of consultation-liaison psychiatry in the general hospital setting: a systematic review. J Psychosom Res. 2014;76:175-92.
41. Bujoreanu S, White MT, Gerber B et al. Effect of timing of psychiatry consultation on length of pediatric hospitalization and hospital charges. Hosp Pediatr. 2015;5:269-75.
42. Wand AP, Wood R, Fossey MJ et al. Standards, efficiency and effectiveness in consultation-liaison psychiatry. Aust N Z J Psychiatry. 2015;49:104-5.
43. Australian Institute of Health and Welfare (AIHW). Comorbidity of mental disorders and physical conditions 2007. Canberra: AIHW; 2012.

48 Emergências Psiquiátricas

Lucas Alves Pereira ▪ Leonardo Baldaçara ▪
Quirino Cordeiro Júnior ▪ Chei Tung Teng ▪
Alexandrina Maria Augusto da Silva Meleiro

INTRODUÇÃO

O tema emergências psiquiátricas é de grande relevância devido a inúmeras razões, como, por exemplo, a falta de treinamento, as concepções equivocadas e, principalmente, o estigma, que são fontes de insegurança para muitos profissionais de Saúde que se deparam com pacientes agitados e/ou agressivos. Além do manejo técnico, as emergências psiquiátricas estão associadas com potenciais desdobramentos de cunhos ético e legal, com especial destaque às internações involuntárias. Trata-se, portanto, de assunto complexo e abrangente.

CONCEITO DE EMERGÊNCIAS PSIQUIÁTRICAS

Emergências psiquiátricas podem ser caracterizadas como uma condição em que há transtorno de pensamento, emoções ou comportamento, na qual um atendimento médico se faz necessário imediatamente, objetivando evitar mais prejuízos à saúde psíquica, física e social do indivíduo ou eliminar possíveis riscos à sua vida ou à de outros.[1] Fazem parte desse grupo tanto indivíduos que apresentam história de transtorno psiquiátrico crônico, que se encontram em um momento de recaída, como pacientes sem história psiquiátrica pregressa, que vivenciam uma crise aguda.

As situações de emergência psiquiátrica também podem ser definidas como qualquer alteração de comportamento que não pode ser manejada de maneira rápida e adequada pelos serviços de Saúde, sociais ou judiciários existentes na comunidade.[2] Essa definição sugere que as emergências em Psiquiatria não são exclusivas de determinada alteração psicopatológica, mas também do sistema de serviços oferecidos por determinada região na qual o indivíduo está inserido.

Nos Serviços de Emergências Psiquiátricas (SEP), o médico pode deparar-se com situações que não configuram necessariamente uma emergência. Por não disporem de atendimentos psiquiátrico, seja em ambulatórios ou nos Centros de Atenção Psicossocial (CAPS), muitos pacientes buscam atendimento nos prontos-socorros com demandas ambulatoriais, o que pode sobrecarregar a equipe e, por conseguinte, impactar negativamente a qualidade do atendimento às demandas emergenciais.

O SEP, outrossim, também pode funcionar como um balizador da qualidade do funcionamento dos ambulatórios e dos CAPS de determinada localidade, pois caso se observe aumento das demandas não emergenciais e/ou do número de pacientes em crise, infere-se que os serviços de Saúde Mental daquela região não têm funcionado adequadamente.

Na abordagem ao paciente em situação de emergência, é importante estabelecer um diagnóstico diferencial da situação, com o objetivo de poupar tempo e esforço para oferecer o melhor atendimento possível. A distinção entre urgência e emergência adotada para a Medicina geral parece ser de pouca utilidade para a prática psiquiátrica,[3] porém, para fins didáticos, mencionaremos três situações comuns de atendimentos psiquiátricos em Serviço de Emergência Psiquiátrica (SEP), na Tabela 48.1.

PERSPECTIVA HISTÓRICA

Os primeiros atendimentos psiquiátricos de emergência citados na literatura ocorreram em 1904 e 1905 durante a guerra entre Japão e Rússia. Os soldados russos recebiam atendimento

Tabela 48.1 Tipos de atendimento no Serviço de Emergência Psiquiátrica (SEP).

Tipo de atendimento	Situações
Emergência	Risco ou tentativa de suicídio, estupor depressivo, episódio maníaco grave, automutilação, juízo crítico acentuadamente comprometido, autonegligência grave. As intervenções devem ser imediatas e inadiáveis (minutos ou horas)
Urgência	Quadro de ansiedade aguda, algumas síndromes conversivas e algumas síndromes psicóticas. Intervenções em curto prazo (dias ou semanas)
Eletivo-ambulatorial	Ansiedade e depressão leves, informações sobre medicações e fornecimento de receitas. A intervenção pode ser postergada

Adaptada de Quevedo e Carvalho, 2014.[4]

psiquiátrico no próprio campo de batalha.[5] Nos EUA, até a década de 1930, os atendimentos de emergência psiquiátrica eram feitos em prontos-socorros gerais, por médico generalista, e somente no fim dessa década foram criados os primeiros SEP vinculados a hospitais psiquiátricos, que atendiam seus próprios pacientes. Os serviços especializados para atendimento psiquiátrico de emergência surgiram durante a década de 1960 como um dos cinco serviços considerados essenciais pelas políticas locais para atendimento comunitário de saúde mental. Nesse contexto, a partir de 1973, passou a ser obrigatório que todo médico generalista de plantão em pronto-socorro americano tivesse conhecimentos básicos em atendimento psiquiátrico de emergência.[6]

No Brasil, até a criação do primeiro serviço de emergências psiquiátricas, em 1955, do Instituto de Psiquiatria do Centro Psiquiátrico Nacional na cidade do Rio de Janeiro, os casos de emergências psiquiátricas eram resolvidos pela polícia. Tinham aspecto médico-legal, eram atendidos em viatura de polícia, encaminhados a delegacias e os indivíduos ficavam detidos em celas, junto com os presos comuns. Somente em 1954 foi criado o primeiro serviço de atendimento psiquiátrico em hospital geral, no Hospital das Clínicas da Universidade da Bahia.[7]

Pacientes em situações de crise, de modo geral, raramente tiveram prioridade nas políticas brasileiras de Saúde Pública. A maioria desses pacientes era atendida nas portas de entrada dos antigos "manicômios", de maneira improvisada nos diversos serviços de Saúde não psiquiátricos ou, ainda, em abordagens não médicas, como serviços de polícia e religiosos. Gradativamente, houve redução dos leitos nos hospitais psiquiátricos, que deixaram de constituir o cerne do sistema de assistência, o qual passou a se basear em uma rede de serviços extra-hospitalares de crescentes complexidades.[8] A falta de vagas para internação psiquiátrica[9] e a quantidade insuficiente de serviços de Saúde Mental, como ambulatórios especializados e CAPS, levaram ao aumento do número de pacientes na comunidade sujeitos a recaída, por vezes repetitivas, demandando o uso crescente do SEP.[10]

EPIDEMIOLOGIA

Os principais motivos de atendimento, independentemente do diagnóstico, costumam ser agitação psicomotora, comportamento agressivo e comportamento suicida (tentativa ou ideação suicida).[11] Calfat, em 2007, demonstrou que os pacientes são levados ao pronto-socorro por familiares (52%), por si próprios (30%); por transferências (6%), por policiais (8%) e pelo Serviço de Atendimento Móvel de Urgência (SAMU) (2%).[12] Na Tabela 48.2, seguem dados epidemiológicos observados em revisão sistemática de 2015.[13]

De 20 a 50% das visitas aos SEPs podem envolver pacientes com risco de agitação.[14] Aproximadamente 10% dos pacientes atendidos em emergências psiquiátricas podem tornar-se agitados e/ou violentos durante o processo de avaliação.[14] A Tabela 48.3 mostra os principais diagnósticos dos pacientes atendidos.

TIPOS DE LOCAIS DE ATENDIMENTO: SERVIÇO DE EMERGÊNCIA PSIQUIÁTRICA, ESTRUTURA E EQUIPE

SEP pode ser definido como uma unidade de atendimento em saúde destinada a prestar as funções essenciais de acesso imediato para avaliação e tratamento, além de condições de manejo dos mais graves casos psiquiátricos a qualquer hora.

Na realidade brasileira, as situações de emergência são atendidas principalmente nos seguintes locais:

- Serviços de emergência psiquiátrica em hospitais psiquiátricos: o atendimento nessas unidades não tem como objetivo somente o controle das alterações comportamentais que justificaram o atendimento emergencial e a tomada de decisão sobre a necessidade de admissão hospitalar. Inclui também uma avaliação pormenorizada para direcionar o tratamento mais adequado para o paciente. O suporte material, entretanto, é comumente insuficiente para manejo/investigação

Tabela 48.2 Proporção segundo o sexo e a idade média dos casos atendidos em emergências psiquiátricas.

Autor	Sexo masculino (%)	Sexo feminino (%)	Idade média (anos)
Volpe et al.	58,60	41,40	38,6
Díaz et al.	55,70	44,30	–
Juarez et al.	51,40	48,60	37,5
Cruz et al.	48,70	51,30	39

Adaptada de Lima e Guimarães, 2015.[13]

Tabela 48.3 Proporção dos diagnósticos dos pacientes atendidos em emergências psiquiátricas segundo a CID-10.

Autor	F-20 a F-29 (%)	F-10 a F-19 (%)	F-30 a F-39 (%)	F-40 a F-49 (%)	F-60.8 (%)	F-70 (%)	Sem diagnóstico (%)
Volpe et al.	31,30	21,50	16,50	12,60	–	–	4,70
Díaz et al.	20,70	8,60	10,60	14,70	14,00	3,70	–
Juarez et al.	23,70	9,70	22,20	9,30	17,50	2,70	8,60
Cruz et al.	19,10	19,70	18,40	16,70	8,60	2,6	–

Adaptada de Lima e Guimarães, 2015.[13]

de condições de etiologia orgânica, bem como para manejo das comorbidades clínicas, sabidamente mais prevalentes em pacientes com transtornos mentais graves
- Serviços de emergência em hospitais gerais (SEHG) e Unidade de Pronto Atendimento (UPA): em sua maioria, não dispõem de psiquiatra, de equipe multiprofissional capacitada nem de estrutura mínima adequada para atendimentos de emergências psiquiátricas. Ademais, os leitos psiquiátricos em hospital geral ainda são demasiadamente escassos na nossa realidade
- SAMU: considera-se nível pré-hospitalar móvel na área de urgência o atendimento que procura chegar precocemente à vítima após a ocorrência de agravo de natureza clínica, cirúrgica, traumática e psiquiátrica que possa levar a sofrimento, sequelas e mesmo à morte. É necessário, portanto, prestar atendimento e/ou transporte adequado a um serviço de Saúde devidamente hierarquizado e integrado ao Sistema Único de Saúde (SUS).[15] Apesar de estar entre os principais motivos que levam a população a acionar as centrais de regulação do SAMU, na maioria das cidades brasileiras o atendimento é feito por equipes básicas, compostas apenas pelo condutor e por um técnico de enfermagem. Mesmos nos locais onde existem equipes completas, seu número é insuficiente.

Uma rede de Saúde Mental ideal estruturada para atendimento de paciente em crise deverá dispor de SAMU especializado em Psiquiatria, SEP e SEHG conjugadas na mesma unidade hospitalar e leitos psiquiátricos para observação e para internação. Essa relação pode individualizar o tratamento ofertado aos pacientes,[16] com enfoque nas alterações comportamentais e em eventual doença clínica concomitante. Nesse tipo de serviço integrado, é importante que os leitos destinados às populações masculina e feminina sejam separados para limitar situações de conflito e abusos físicos ou sexuais. Alguns cuidados são necessários em relação a objetos que podem ser facilmente destruídos. Nesses casos, eles precisam ser acondicionados em estruturas protetoras adequadas. Os elementos necessários para o bom funcionamento de um SEP estão expostos na Tabela 48.4 e ilustrados na Figura 48.1.

O treinamento da equipe deve conter protocolos para a abordagem terapêutica de pacientes agitados, que apresentem risco de suicídio, que estejam desacompanhados, que necessitem de suporte familiar e daqueles sem suporte social, como pessoas em situação de rua ou desorientadas, entre outros casos.[17] Esses protocolos devem estabelecer todas as etapas dos atendimentos, especificando o papel de cada profissional, entre médicos, enfermeiros, psicólogos e assistentes sociais, para a resolução dos problemas.[18]

No SEP, é comum a necessidade de contenção física de pacientes. Esse procedimento, em geral, é realizado pelas equipes de enfermagem e médica, mas também pode contar com o auxílio de outros profissionais, como os agentes de segurança da instituição. Nesses casos, é necessário o treinamento dessas pessoas, que não são da área da Saúde, com curso de capacitação, para atuação correta nos casos de contenção física e, sobretudo, no manejo comportamental dos casos de agitação psicomotora. A internação involuntária pode ser um recurso necessário, sendo a emergência psiquiátrica uma das poucas áreas cuja coerção clínica é eticamente justificável em Medicina.

Tabela 48.4 Estrutura física de um Serviço de Emergência Psiquiátrica (SEP).

Características	Especificações
Área física	Deve ser específica para atendimento de pacientes psiquiátricos. É importante uma planta física adequada, com salas com ventilação e banheiro no local
Ambiente	Provido de pouco estímulo, quieto e calmo, para não estimular indevidamente pacientes em agitação psicomotora. Deve conter relógios e calendários, que auxiliem na orientação de pacientes confusos ou desorientados
Instrumentos para emergência	Material de contenção física, camas adequadas, fixadas ao chão e adaptadas para faixas de restrição física
Acesso à unidade	Deve promover o controle de evasões dos pacientes, e é sugerida apenas uma entrada para o fluxo de pacientes e uma porta fechada a chave para o fluxo de profissionais
Localização	O SEP deve estar próximo às instalações de uma emergência clínica cirúrgica, se possível no mesmo complexo
Sala de consulta	Deve ser privativa, porém não isolada, com rota de fuga (Figura 48.1). A cadeira do médico deve estar próxima a uma porta, e a cadeira do paciente deve ser posicionada de modo que ele não se sinta acuado ou ameaçado. Os móveis devem ser fixados ao chão

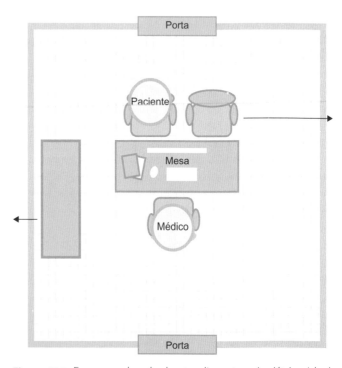

Figura 48.1 Esquema de sala de atendimento psiquiátrico ideal. (Adaptada de Baldaçara, 2013.)[17]

A convocação de familiares ou pessoas relevantes para o paciente em crise é prioridade, e precisa ser incluída na rotina dos pacientes que chegam desacompanhados, podendo ser feita a critério médico. Os profissionais das equipes precisam estar em contato frequente para definir as condutas e os encaminhamentos mais adequados para cada paciente. Esse contato deve ser feito por meio de procedimentos padronizados de encaminhamento em caso de necessidade para interconsultas de outras especialidades médicas e para outros serviços, como a Psicologia ou o Serviço Social. Após a resolução da situação de crise aguda, também é necessária a padronização do processo de encaminhamento do paciente para os serviços de Saúde psiquiátricos e não psiquiátricos, que pode ser feito por uma equipe de pós-consulta e incluir, além da orientação médica, a orientação do enfermeiro e do serviço de assistência social.[18]

AGITAÇÃO PSICOMOTORA: ABORDAGEM VERBAL, MEDICAMENTOSA E CONTENÇÃO

A agitação psicomotora em pacientes com condições psiquiátricas representa uma situação frequente e clinicamente relevante em Psiquiatria, não apenas em situações de emergência, mas também durante a hospitalização ou em ambientes psiquiátricos ambulatoriais.[19] Geralmente requer decisões rápidas; portanto, demanda treinamento, experiência profissional, decisões técnicas e embasadas cientificamente.

Para abordagem de um paciente agitado, o primeiro passo é a avaliação, na qual o médico deve realizar exame inicial de estado mental o mais rápido possível, com o objetivo de determinar a causa mais provável dessa condição, de modo a orientar as intervenções preliminares para acalmar o paciente. Uma vez que o paciente tenha sido acalmado, uma avaliação psiquiátrica mais ampla pode ser completada. Os possíveis diagnósticos diferenciais de um estado de agitação[20] encontram-se na Tabela 48.5.

Utilização de escalas para mensuração

A abordagem sempre deve ser acompanhada de medidas de proteção ambiental para a equipe e o paciente. Uma vez detectada a agitação e averiguada a necessidade de intervenção, deve-se começar pela menos invasiva possível.[21] Apesar de não ter comprovação científica, por questões éticas é recomendável iniciar pela abordagem verbal.[22] De todas as técnicas, a mais mencionada na literatura é a técnica do *verbal de-escalation* (técnica da desescalada verbal), como mostra a Tabela 48.6. Trata-se de uma abordagem verbal progressiva com o intuito de atenuar as defesas e a agressividade do paciente.[22]

Caso a abordagem verbal falhe, o próximo passo poderá ser a abordagem medicamentosa, novamente, também seguindo a proposta de primeiro utilizar a medida menos invasiva, isto é, medicações por via oral (VO).[22] Somente caso essa medida falhe, medidas mais invasivas podem ser utilizadas, como medicações por via intramuscular (IM) e contenção física. O uso de medicações por via intravenosa (IV) não é recomendável.[23]

Tabela 48.5 Causas de agitação psicomotora.

Tipos de agitação	Causas
Por condições gerais	Traumatismo craniano, infecções (em especial do sistema nervoso central), encefalopatia renal ou hepática, tóxicos ambientais, distúrbios metabólicos, hipoglicemia, hipoxia, doença tireoidiana, crise convulsiva, doses tóxicas de medicamentos
Por intoxicação ou abstinência de substâncias	Álcool, cocaína e derivados, *ecstasy*, anfetaminas, inalantes, alucinógenos, cetamina, maconha
Por transtorno psiquiátrico	Transtorno psicótico, episódios de mania, episódios de humor misto, depressão agitada, transtorno ansioso, transtorno de personalidade, autismo
De causa incerta	Assumir como secundária a condição médica geral até que se prove o contrário

Adaptada de Garriga et al., 2016;[19] Nordstrom et al., 2012.[20]

Tabela 48.6 Princípios gerais da desescalada verbal.

- Respeitar o paciente e seu espaço pessoal
- Não ser provocativo
- Estabelecer contato verbal
- Ser conciso
- Identificar desejos e sentimentos
- Escutar atentamente o que o paciente está dizendo
- Concordar ou concordar para discordar
- Estabelecer regras e limites claros
- Oferecer opções e otimismo
- Dialogar com o paciente e a equipe

Adaptada de Garriga et al., 2016.[19]

Caso opte-se pela abordagem medicamentosa VO, é importante lembrar que isso requererá a colaboração do paciente, capacidade de deglutir e maior tempo de espera do efeito, em média 60 minutos. A via parenteral tem efeito mais rápido, aproximadamente 30 minutos; entretanto, pode apresentar maior número de efeitos colaterais e monitoramento mais rigoroso.

Nas Tabelas 48.7 A, B e C estão listadas sugestões de medicações VO e IM com base nas últimas evidências da literatura, experiência dos autores e disponibilidade em nosso país.

CONTENÇÃO FÍSICA

A contenção física é definida como qualquer forma física ou mecânica de contenção do paciente que não possa ser facilmente removida.[20,24] Esses dispositivos limitam o movimento do paciente, como a função principal de proteger a si próprio.[25,26] A contenção física é uma prática também empregada em emergências psiquiátricas. É um método útil para prevenir lesões e reduzir a agitação. A literatura sugere que é quase impossível manter um programa para indivíduos com transtornos graves e agudos sem o uso de contenções.[24,26]

Tabela 48.7A Medicações orais recomendadas para a tranquilização rápida em agitação psicomotora.*

Medicação	Dose (mg)	Efeitos iniciais (h)	Meia-vida (h)	Pode repetir (h)	Dose máxima 24 h (mg)	Efeitos colaterais	Nível de evidência	Grau de recomendação
Risperidona (VO/OS/ODT)[a]	2 a 3	1	24	1	8	Sedação, tontura, SEP, efeitos hemodinâmicos, convulsões, disfagia, náuseas, arritmia cardíaca, hipotensão	1B	A
Asenapina (SL)	10	0,5 a 1,5	24	12	20	SEP, efeitos hemodinâmicos, convulsões, disfagia	1B	A
Risperidona (OS/VO) + lorazepam (VO)	2 + 2	1	24	1	6/6	SEP, efeitos hemodinâmicos, convulsões, disfagia, arritmia cardíaca, hipotensão, tontura, sedação excessiva, depressão respiratória	2A	B
Olanzapina (ODT/VO)	10	1 a 2/4 a 6	21 a 54	2/4	30	SEP, efeitos hemodinâmicos, convulsões, disfagia, arritmia cardíaca, hipotensão, tontura	2A	B
Haloperidol (VO/OS)	5 a 15	1 a 4	15 a 37	8	15	SEP, efeitos hemodinâmicos, convulsões, disfagia, alterações de ECG	2B	B
Risperidona (OS/VO) + clonazepam (VO)	2 + 2	1	20 a 40	1	6/6	SEP, efeitos hemodinâmicos, convulsões, disfagia, arritmia cardíaca, hipotensão, tontura, sedação excessiva, depressão respiratória	2B	B
Clonazepam (VO/OS)	2	1 a 3	20 a 40	1	8	Amnésia, ataxia, sedação excessiva, tontura, efeito paradoxal	5	D
Diazepam (VO)	10	0,5 a 1,5	20 a 80	1	60	Amnésia, ataxia, sedação excessiva, tontura, efeito paradoxal	5	D
Lorazepam (VO)	2 a 4	2	8 a 16	2	4	Amnésia, ataxia, sedação excessiva, tontura, efeito paradoxal	5	D

*Apenas formulações recomendadas estão incluídas. [a]Não disponível no Brasil. ECG: eletrocardiograma; IM: intramuscular; IV: intravenosa; ODT: orodispersíveis; OS: liberação osmótica; SEP: sintomas extrapiramidais; SL: sublingual; VO: via oral.

Tabela 48.7B Medicações intramusculares recomendadas para a tranquilização rápida na agitação psicomotora.*

Medicação	Dose (mg)	Efeitos iniciais	Meia-vida	Pode repetir	Dose máxima em 24 h (mg)	Efeitos colaterais	Nível de evidência	Grau de recomendação
Haloperidol	2,5 a 10	30 min	15 a 37 h	30 min	30	Confusão, SEP, sonolência, cefaleia, tontura	1A	A
Haloperidol + midazolam	2,5+7,5 a 15	20 min	15 h	30 min	30 para o haloperidol	Sedação excessiva, SEP	1A	A
Haloperidol + prometazina	2,5 a 10 + 25 a 50	30 min	15 a 37 h	30 min	30/100	Sedação excessiva, SEP, convulsão	1A	A
Lorazepam[a]	2 a 4	20 a 30 min	13 a 18 h	1 h	4	Dificuldade respiratória, náuseas, tontura com lorazepam	1A	A
Midazolam	Até 15	15 a 20 min	90 a 150 min	30 min	–	Sedação excessiva, depressão respiratória	1A	A
Olanzapina	2,5 a 10	15 a 45 min				Sedação excessiva, SEP, hipotensão ortostática, sonolência, hematúria	1A	A
Ziprasidona	10 a 20	1 h	2 a 5 h	10(2 h)/20(4 h)	40	Sedação excessiva, SEP	1A	A
Aripiprazol[a]	9,75	1 a 3 h	75 a 94 h	2 h	30	Cefaleia, tontura, náuseas, insônia, SEP, taquicardia	1B	A
Droperidol	2,5 a 10	3 a 10 min	3 h	30 min	20	Intervalo QT anormal, hipotensão, tontura, SEP	2B	B
Droperidol + Midazolam	10 + 5	15 min	2 h	30 min	20/15	Intervalo QT anormal, sedação excessiva, depressão respiratória	2B	B
Flunitrazepam[a]	1 a 2	2 h	18 a 26 h	24 h	2	Parada respiratória, sedação excessiva, hipersalivação, tontura, amnésia, sonolência	2B	B
Haloperidol + Lorazepam[a]	5 + 2	30 min	18 h	1 h	15/4	Sedação excessiva, SEP	2B	B
Levomepromazina[a]	12,5 a 25	20 a 40 min	30 h	6 h	100	Intervalo QT anormal, hipotensão, tontura, SEP	2C	B
Clonazepam[a]	1 a 2	0,5 a 1 h	20 a 80 h	3 h	8	Parada respiratória, sedação excessiva, hipersalivação, sonolência, tontura, amnésia	4	C

*Apenas formulações recomendadas estão incluídas. Monitoramento de sinais vitais e eletrocardiograma (ECG) são recomendados para pacientes com risco cardíaco elevado ou histórico desconhecido. [a]Não disponível no Brasil. SEP: sintomas extrapiramidais.

Tabela 48.7C Medicações intravenosas com melhor nível de evidência para tranquilização rápida em agitação psicomotora* (nós não recomendamos administração por via intravenosa devido a questões de segurança).

Medicação	Dose (mg)	Efeitos iniciais (min)	Meia-vida (h)	Pode repetir (min)	Dose máxima em 24 h (mg)	Efeitos colaterais	Nível de evidência
Droperidol	2,5 a 10	3 a 10	4 a 6	15	10	SEP, hipotensão, prolongamento de QT	1A
Haloperidol	5	20	12 a 22	30	20	SEP, hipotensão	1A
Midazolam	2,5 a 10	5	1,5 a 2,5	15	-	Hipoventilação requerendo manejo de vias respiratórias, hipotensão	1A
Lorazepam	1 a 4	1 a 5	10 a 20	15	10	Hipoventilação requerendo manejo de vias respiratórias, hipotensão	2B
Diazepam[a]	10	1 a 5	20 a 80	30	40	Hipoventilação requerendo manejo de vias respiratórias, hipotensão	5

*A via intravenosa deve ser usada apenas em locais com equipamentos adequados para suporte cardiorrespiratório. Evitar a administração por via intravenosa se possível. Evitar administração por via intravenosa em pacientes com risco cardíaco elevado. Monitoramento de sinais vitais e de eletrocardiograma (ECG) é necessário para pacientes com risco cardíaco elevado ou para aqueles cujo histórico seja desconhecido. [a]Exceção: indicação para síndrome de abstinência alcoólica e intoxicação grave por cocaína (D). SEP: sintomas extrapiramidais.

Apesar de não ser recomendada por alguns especialistas, às vezes faz-se necessária para a proteção do paciente em estado de agitação com ou sem agressividade grave. Quando for tomada a decisão de utilizá-la, deve ser acompanhada da abordagem medicamentosa e o paciente precisa ser liberado assim que estiver tranquilo. Essa conduta requer monitoramento rigoroso, a cada 15 minutos na primeira hora, principalmente com medida de sinais vitais, e a cada 30 minutos nas 4 horas subsequentes.[19] A aplicação de escalas também é recomendada.

A reclusão, isto é, a chamada *seclusion*, que significa isolamento involuntário, no qual o paciente é colocado em ambiente fechado e protegido, não demonstrou superioridade à contenção física. Apesar das evidências e na falta de outros estudos corroborando a eficácia do isolamento, recomendamos evitar esse método.[20] A reclusão e a contenção devem ser interrompidas o mais cedo possível[24] e, como qualquer outra técnica, devem ser monitoradas e supervisionadas em intervalos regulares.[24]

Para mais detalhes, ver Tabela 48.8.

Tabela 48.8 Indicações e diretrizes para a contenção física.

- Falha das abordagens não medicamentosas e medicamentosas
- Comunicar à equipe e planejar a intervenção. Mínimo 5 pessoas
- Um interlocutor comunica ao paciente. Após a comunicação, não é possível retroceder
- O interlocutor dá o sinal à equipe. Cada profissional imobiliza um membro. O quinto protege a cabeça do paciente
- O paciente deve ser colocado em decúbito dorsal. A contenção mínima deverá imobilizar os dois antebraços e as duas pernas
- Medicar assim que o paciente estiver contido
- Monitorar sinais vitais, grau de sedação, nível de agitação, circulação e sensibilidade dos membros a cada 15 min na primeira hora e a cada 30 min nas 4 h subsequentes
- As contenções devem ser retiradas assim que o paciente estiver tranquilo. Não é necessário sedação

COMPORTAMENTO SUICIDA

O suicídio figura entre as três principais causas de morte de pessoas que têm de 15 a 44 anos. Segundo os registros da Organização Mundial da Saúde (OMS), ele é responsável anualmente por 1 milhão de óbitos, o que corresponde a 1,4% do total de mortes. Essas cifras não incluem as tentativas de suicídio, de 10 a 20 vezes mais frequentes que o suicídio em si.[21]

A maioria dos profissionais de Saúde sente-se desconfortável no atendimento de um paciente por tentativa de suicídio; entretanto, em um ambiente de emergência, os cuidados são simples, desde que feitos de maneira objetiva. O principal questionamento é quando existe risco de que ocorra nova tentativa ou, na pior das hipóteses, a conclusão do ato. Para isso é importante no histórico do paciente averiguar os possíveis fatores de risco, de acordo com a Tabela 48.9.

Para a correta avaliação do risco de suicídio é importante lembrar-se de recorrer a um ambiente sigiloso e tranquilo. O profissional deve ser amistoso e empático, e não fazer pré-julgamentos sobre a atitude do paciente. Um erro comum é atribuir prontamente o ato como uma atitude de chamar a atenção. Outro erro é achar que conversar sobre a tentativa pode induzir o paciente a novos atos. Pelo contrário, a conversa aberta possibilita ao paciente extravasar suas emoções e tornar mais efetivo seu pedido de ajuda.

Pacientes intoxicados por substâncias devem permanecer em observação e ter a avaliação completada somente após passados seus sintomas e comportamentos pelo uso abusivo da substância. Isso deve ser levado em consideração para pacientes sedados, pacientes que não colaboram, pacientes psicóticos, agitados ou cujo histórico, em especial do suporte familiar ou comunitário, não é possível ser obtido.

O comportamento suicida é uma das poucas situações em que o médico pode indicar a observação ou internação de

Tabela 48.9 Fatores de risco para o suicídio.

Transtornos mentais
- Transtornos do humor (p. ex., depressão)
- Transtornos mentais e de comportamento decorrentes do uso de substâncias psicoativas (p. ex., alcoolismo)
- Transtornos de personalidade (principalmente *borderline*, narcisista e antissocial)
- Esquizofrenia
- Transtornos de ansiedade
- Comorbidade potencializa riscos (p. ex., dependência de álcool e transtorno depressivo)

Fatores sociodemográficos
- Sexo masculino
- Faixas etárias entre 15 e 35 anos e acima de 75 anos
- Estratos econômicos extremos
- Residentes em áreas urbanas
- Desempregados (principalmente perda recente do emprego)
- Aposentados
- Isolamento social
- Solteiros ou separados
- Migrantes

Fatores psicológicos
- Perdas recentes
- Perdas de figuras parentais na infância
- Dinâmica familiar conturbada
- Datas importantes
- Reações de aniversário
- Personalidade com traços significativos de impulsividade, agressividade, humor lábil

Condições clínicas incapacitantes
- Doenças orgânicas incapacitantes
- Dor crônica
- Lesões desfigurantes perenes
- Epilepsia
- Traumatismo medular
- Neoplasias malignas
- Síndrome da imunodeficiência adquirida

maneira involuntária, mesmo que o paciente se apresente consciente, sem sintomas psicóticos, sem estar confuso ou intoxicado. Para isso, novamente, devemos recorrer aos fatores de risco. Os critérios de internação estão listados na Tabela 48.10. Para os pacientes para os quais se optou pela alta é imprescindível o encaminhamento associado ao monitoramento ou, até mesmo, solicitar retorno breve ao pronto-socorro, quando o acesso ao serviço de Saúde não for possível em curto prazo.

Tabela 48.10 Indicações de internação no comportamento suicida.

- Verbalização e manutenção do plano suicida
- Várias tentativas prévias recentes
- Falta de suporte familiar com falta de acesso a atendimento ambulatorial
- Doença mental não compensada, como transtorno psicótico, transtorno do humor, uso e uso abusivo de substâncias
- Impulsividade com histórico de autolesões, comportamento de risco ou uso abusivo de substâncias

DELIRIUM

Delirium pode ser definido como uma síndrome neurocognitiva marcada pela alteração da consciência – obnubilação, redução da clareza quanto ao ambiente – e da atenção – redução da capacidade de direcionar, focalizar, manter ou deslocar a atenção, acompanhada de déficits cognitivos, como de memória, desorientação e perturbação da linguagem, que não podem ser explicados por um quadro demencial preexistente. A síndrome se desenvolve em curto período de tempo, e a intensidade de sintomas tende a flutuar durante o dia.[22,23]

Na 11ª edição da *Classificação Internacional de Doenças* (CID-11),[24] divulgada em 2018, o *delirium* (6D.70) está classificado nos transtornos neurocognitivos (6D.7) e é caracterizado por perturbação de atenção (i. e., capacidade reduzida de dirigir, focar, sustentar e deslocar a atenção) e de consciência (i. e., redução da orientação para o ambiente), que se desenvolve em um curto período de tempo e tende a flutuar durante o curso de 1 dia, acompanhada de outras deficiências cognitivas, como déficit de memória e desorientação ou prejuízo na linguagem, na capacidade visuoespacial ou na percepção. Perturbação do ciclo sono-vigília (redução do sono com despertar de início agudo ou perda do sono total com reversão do ciclo sono-vigília) também pode estar presente. Os sintomas são atribuíveis a um distúrbio por intoxicação ou abstinência de substâncias ou medicamentos, ou a uma doença não classificada como mental e comportamental.

Prevalência

A prevalência de *delirium* varia conforme as características individuais, o local de atendimento e a sensibilidade do método de detecção. Sua prevalência na comunidade é baixa (1 a 2%); entretanto, aumenta com a idade, chegando a 14% entre pessoas com mais de 85 anos. Atinge entre 10 e 30% das pessoas idosas que vão a setores de emergência e sua presença pode indicar doença clínica de base, que deve ser pesquisada. A prevalência em pacientes admitidos em hospitais varia de 14 a 24%, com estimativas da incidência dessa condição durante a hospitalização entre 6 e 56% em hospitais em geral. Ocorre ainda em 15 a 53% dos idosos no pós-operatório e em 70 a 87% daqueles em unidades intensivas; em até 60% das pessoas em instituições para idosos ou em locais de atendimento pós-agudo; e em até 83% de todas as pessoas no fim da vida.[25]

Fatores de risco

Os fatores de risco ambientais são prejuízo funcional, imobilizações, história de quedas, baixos níveis de atividade, uso abusivo de substâncias psicoativas, principalmente álcool e medicamentos com propriedades psicoativas, como os anticolinérgicos. Os fatores genéticos e fisiológicos são transtornos neurocognitivos maiores e leves. Nos idosos, quando há concomitância com demência é referido como *delirium* sobreposto à demência (DSD). Nesse caso, prejuízo cognitivo prévio dificulta o diagnóstico de *delirium*. A prevalência de DSD em pacientes varia de 1,4 a 70%.

Outros fatores de risco que indicam vulnerabilidade são baixo nível de escolaridade, idade avançada, presença de muitas comorbidades, deficiência visual, história de uso abusivo de álcool, depressão, desnutrição e uso abusivo de opioides ou benzodiazepínicos.[26]

Avaliação

Ao mesmo tempo que a maioria dos indivíduos que apresentam *delirium* tem recuperação completa com ou sem tratamento específico, o reconhecimento e a intervenção precoces costumam reduzir sua duração. Por diversas vezes, contudo, passa despercebido pelos profissionais de Saúde e chega a apresentar taxas de não detecção de até 70%.[25]

A abordagem ao paciente deve incluir a identificação de fatores predisponentes e precipitantes, bem como intervenções adequadas, visando à resolução do quadro de base. O diagnóstico depende de avaliação clínica cuidadosa e que inclua coleta de história ampla: doenças, medicações, início e curso dos sintomas, exame físico, neurológico e psíquico acurados. Essa condição pode progredir até estupor, coma, convulsões ou morte, em especial quando a causa subjacente permanece sem tratamento.

Além das complicações das condições clínicas prévias, uma das principais causas de *delirium* é a medicamentosa, principalmente em idosos, seja em razão do uso incorreto das doses prescritas, seja de origem iatrogênica. É importante lembrar que o paciente idoso, por exemplo, é mais sensível aos efeitos adversos dos medicamentos, principalmente os de efeito sedativo e anticolinérgico. Também é importante ressaltar que esse grupo de pacientes é mais propenso a prejuízos sensoriais, como deficiências visual e auditiva, imobilizações e maior risco de quedas.

O Confusion Assessment Method (CAM), desenvolvido por Inouye et al. em 1990,[27] é um instrumento para o diagnóstico de *delirium* com base nos critérios da 3ª edição do *Manual Diagnóstico e Estatístico de Transtornos Mentais* (DSM-III). Ele já foi validado em 10 idiomas e submetido a diferentes adaptações, como o CAM-ICU, para a utilização em unidades de terapia intensiva, e CAM-ED, para uso em unidades de emergência. Estima-se que o CAM apresente sensibilidade de 94% e especificidade de 89%.[22] Em resumo, trata-se de um instrumento que avalia nove aspectos do *delirium*: início abrupto, alteração da atenção, pensamento desorganizado, alteração do nível de consciência, desorientação, prejuízo da memória, distúrbio da percepção, agitação ou retardo psicomotor e alteração do ciclo sono-vigília. O diagnóstico de *delirium* pelo CAM exige a presença de início agudo e distúrbio da atenção associados com a alteração do nível de consciência ou pensamento desorganizado. Para a aplicação do instrumento, é necessário treinamento prévio, e o manual para treinamento em inglês pode ser encontrado na internet.[28] No momento, estão disponíveis as versões validadas do CAM20 e CAM-ICU21 para o português. A escala de avaliação de *delirium* (confusion assessment method [CAM]) não é autoaplicável, mas é um instrumento a ser respondido com base na observação de uma entrevista com o paciente. Apresenta 10 perguntas, com quatro alternativas: 0 – nenhuma; 1 – leve; 2 – moderada; 3 – grave; pontuação máxima por questão de 3 e total do instrumento de 30 pontos. O valor de corte para essa escala é 6, assim, pacientes que tiverem o somatório dos pontos maior que 6 são considerados com *delirium*. Para facilitar a entrevista e a observação, recomenda-se iniciar com as questões 2, 3 e 4, pois por meio destas possibilita-se ao mesmo tempo avaliar os itens observacionais e subjetivos. Os itens a avaliar são:

- Redução do nível de consciência: caracteriza-se pelos diferentes níveis de consciência e estado de alerta, hipervigilante, letárgico, comatoso. Pode ser acompanhada de alterações da labilidade (mudança rápida de sintomas associados ao humor). Deve-se observar a interação do paciente com o ambiente e outras pessoas
- Desorientação: caracteriza-se por confusão (não reconhece as pessoas, lugar, tempo e situação) e pensamento desorganizado (pensamentos confusos, desconexos e vagos)
- Perda da memória de curto prazo: refere-se a perda de memória de fatos recentes e falta de atenção (inabilidade de foco e pensamento organizado)
- Ordem dos números prejudicada (*span* de dígitos): refere-se a perda de memória recente e pensamento desorganizado (pensamentos confusos, desconexos e vagos) e falta de atenção do paciente
- Capacidade reduzida de manter e desviar atenção: refere-se à inabilidade de foco
- Pensamento desorganizado: refere-se a falta de atenção e alterações da consciência, que podem ser acompanhadas ou não de psicose (perda de contato com realidade)
- Distúrbio de percepção: possibilidade de apresentar alucinações auditivas e/ou visuais (percepção de objetos ou situações inexistentes)
- Delírios: definido pela fixa e falsa crença, julgamento errôneo que não se modifica e que pode se apresentar como paranoia, persecutória ou de grandiosidade. O delírio pode ser persecutório, de referência e/ou de grandiosidade
- Diminuição ou aumento da atividade psicomotora: apresenta-se por agitação psicomotora que pode ser incontrolável, excessiva, sem intenção cognitiva ou atividade motora
- Distúrbio do ciclo sono-vigília: alteração com início agudo que varia de minutos a dias, oscilando ao longo do tempo. Essa variação pode ser crescente ou decrescente e sofre alterações de intensidade e rapidez.

A avaliação para identificar o *delirium* é um processo detalhado e contínuo, mas obrigatoriamente devem-se observar os sinais e sintomas dessa síndrome e suas mudanças ao longo do tempo, ter conhecimento da doença, das comorbidades do paciente e dos objetivos de cuidados com o paciente e familiares e/ou cuidadores. Estudos de identificação de *delirium* são de difícil avaliação por seus profissionais, resultando na alta variação de números na prevalência e incidência do *delirium*.

Há seis escalas validadas para o diagnóstico de *delirium* de pacientes de unidade de cuidados intensivos sob diferentes graus de sedação (intubados ou não), entretanto, apenas duas validadas para o português. A Delirium Rating Scale-Revised-98 (DRS-R-98) é a escala mais antiga e a mais tradicional, criada para medir o grau de delírio em pacientes. Entre as escalas que possibilitam a estratificação do *delirium*, a DRS-R-98 é uma das mais conhecidas e frequentemente usada em idosos. A DRS-R-98 consiste em uma escala com 16 itens (três deles utilizados apenas no momento do diagnóstico e 13 utilizados para estratificação em avaliações sucessivas). Cada item recebe pontuação de 0 a 2 ou de 0 a 3 e, quanto maior o resultado final, maior a gravidade da condição. Uma das dificuldades desta escala é a sua complexidade; ela requer treinamento de profissionais qualificados para que não gere resultados divergentes. A DRS-R-8 já foi estudada e validada para o português por Negreiros et al.[29]

Todas as escalas exibiram boa precisão para a estratificação de delírio. A escala mais estudada e a mais adequada para uso na unidade de terapia intensiva foi a Intensive Care *Delirium* Screening Checklist (ICDSC) por sua praticidade, precisão e validação para a língua portuguesa.

Conduta

O tratamento deve ser ágil, dados os altos índices de morbimortalidade relacionados com o *delirium*, devendo ser principalmente dirigido à correção da etiologia, mas também abordando os fatores agravantes. Devem-se considerar sempre, na estratégia terapêutica adotada, os fatores precipitantes e predisponentes de cada caso. Administrar o *delirium* implica identificar e gerir a causa subjacente. A maioria das evidências apoia o uso de haloperidol, e as doses mais elevadas associam-se a efeitos adversos. Se realmente for necessário, recomenda-se o uso de medicações (Tabela 48.11). É importante que seja realizado o diagnóstico diferencial, conforme mostra a Tabela 48.12.

USO E USO ABUSIVO DE SUBSTÂNCIAS

As emergências mais comuns relacionadas ao uso e abuso de substâncias são intoxicação aguda, síndrome de abstinência, dependência grave e condições induzidas, como síndromes psicóticas e síndromes maníacas. Um aviso importante é que muitos casos de abuso de substâncias ocorrem por meio de medicamentos, principalmente psicotrópicos e narcóticos. Por esse motivo os profissionais e gerentes de Saúde devem fornecer ferramentas para prescrição controlada e supervisionada. Além disso, e reforçando ainda mais essa necessidade, muitos casos de abuso de substâncias podem estar associados ao comportamento suicida.

Abordagem

Na abordagem das intoxicações, a prioridade é o suporte à vida, iniciando primeiro pela abordagem clássica da permeabilidade das vias respiratórias, respiração, circulação e tratamento de condições clínicas adversas que venham a surgir como efeitos da substância. Caso seja pertinente, algumas substâncias podem ter seus efeitos amenizados pelo uso de algumas medicações. Ressalta-se que o diagnóstico de outras condições de saúde mental só poderá ser realizado após 48 horas do uso da substância, e não é prudente o diagnóstico imediato de sintomas psicóticos, maniformes, risco de suicídio, depressão e transtorno ansioso logo na admissão do indivíduo intoxicado. Para mais detalhes da conduta nas intoxicações, ver Tabela 48.13.

Tabela 48.11 Tratamento farmacológico e não farmacológico do *delirium*.

Tratamento farmacológico	Tratamento não farmacológico
• Via oral (preferência) Risperidona 0,25 a 1 mg à noite Lorazepam 0,5 a 1 mg à noite ou clonazepam 0,25 a 0,5 mg à noite • Via parenteral Haloperidol 1 a 5 mg intramuscular (não ultrapassar 7,5 mg/dia) a cada 30 min até tranquilização	• Reorientação dos pacientes • Correção dos déficits sensoriais • Medidas para normalizar o ciclo do sono • Evitar desidratação ou desnutrição • Mobilização precoce • Melhor adequação ambiental do quarto • Analgesia adequada e cuidados gerais

Adaptada de Cordeiro e Baldaçara, 2007.[6]

Tabela 48.12 Diagnóstico diferencial de *delirium*.

	Delirium	Demência	Depressão	Psicose
Início	Agudo	Gradual	Variável	Variável
Curso	Flutuante	Progressivo	Recorrente	Crônico
Consciência	Alterada	Normal	Normal	Normal
Atenção	Prejudicada	Normal (até a fase avançada)	Pode ser prejudicada	Pode ser prejudicada
Orientação	Flutuante	Prejudicada	Normal	Normal
Alucinações	Comuns	Raras (até a fase avançada)	Raras	Comuns
Duração	Horas-meses	Meses-anos	Semanas-meses	Meses-anos

Adaptada de Piechniczek-Buczek, 2010.[30]

Tabela 48.13 Sinais e sintomas das intoxicações e condutas sugeridas.*

Substância	Sinais e sintomas	Conduta
Álcool	Euforia, seguida de fala arrastada, hálito etílico, dificuldade de marcha, redução dos reflexos, diminuição da sensibilidade, sonolência, náuseas e vômitos, coma	Suporte. Se agitação, haloperidol IM
Alucinógenos	Distorção perceptiva, midríase, ansiedade, labilidade afetiva, insônia, inquietação, sudorese e arrepios	Suporte. Se agitação, haloperidol IM
Benzodiazepínicos	Sonolência, alentecimento, diminuição dos reflexos, depressão respiratória, hipotensão	Suporte, flumazenil
Cocaína e derivados	Tremores, sudorese, agitação, disforia, ansiedade, taquicardia, aumento dos níveis pressóricos, arritmias cardíacas, crise convulsiva, sintomas psicóticos	Suporte, benzodiazepínicos
Estimulantes	Tremores, sudorese, agitação, disforia, ansiedade, taquicardia, aumento dos níveis pressóricos, arritmias cardíacas, crise convulsiva, sintomas psicóticos	Suporte, benzodiazepínicos
Maconha	Euforia, jocosidade, hiperemia conjuntival, prejuízo cognitivo, prejuízo motor, taquicardia, sintomas psicóticos	Suporte. Se agitação, haloperidol IM
Opioides	Analgesia, sonolência, alentecimento, diminuição dos reflexos, depressão respiratória, hipotensão, náuseas e vômitos, constipação intestinal	Suporte, naloxona
Solventes	Euforia, seguida de fala arrastada, hálito etílico, dificuldade de marcha, redução dos reflexos, diminuição da sensibilidade, sonolência, náuseas e vômitos, coma	Suporte. Se agitação, haloperidol IM

*Conduta geral: manter vias respiratórias livres, garantir respiração e oxigenação, garantir circulação (frequência cardíaca, pressão arterial e perfusão dentro dos níveis de normalidade), garantir nível de consciência, acesso venoso para hidratação e administração de medicações, descartar outras causas de alteração comportamental. IM: intramuscular.

Conduta

Em relação à síndrome de abstinência, algumas substâncias promovem sintomas exacerbados, ao passo que outras apresentam sintomas mais brandos. Casos leves geralmente requerem somente orientação, com algumas exceções. Por outro lado, casos graves, como o *delirium tremens*, requerem observação e monitoramento. Para mais detalhes, ver Tabela 48.14.

No caso da dependência, casos com preservação da consciência e crítica, sem repercussões físicas graves, devem ser encaminhados ao ambulatório. Casos moderados, mas com certa colaboração do paciente, podem ser encaminhados para centros especializados como hospital-dia ou ambulatórios para dependência química, entretanto, qualquer encaminhamento só deve ocorrer após avaliação clínica e do estado mental de maneira cuidadosa, descartando certas emergências ou indicações de internação, como

Tabela 48.14 Sinais e sintomas de abstinência e condutas sugeridas de acordo com a substância.*

Substância	Sinais e sintomas	Conduta
Álcool	Irritabilidade, ansiedade, tremores, sudorese fria, náuseas, vômitos, agitação, alucinações visuais (pequenos animais) e outras distorções perceptivas, delírio, taquicardia, crise hipertensiva, crise convulsiva	Suporte, tiamina, benzodiazepínicos, em especial diazepam 10 mg VO repetidos a cada hora até melhora dos sintomas até 80 mg. Se agitação ou manutenção dos sintomas, haloperidol VO ou IM. Se crise convulsiva, diazepam IV
Alucinógenos	Não há descrição	Orientação
Benzodiazepínicos	Semelhante à abstinência de álcool de forma mais branda	Suporte, benzodiazepínicos de meia-vida longa VO
Cocaína e derivados	Cansaço, aumento do apetite, irritabilidade, ansiedade, depressão, perda da capacidade de sentir prazer, distúrbios do sono, retardo psicomotor e "fissura"	Suporte e orientação
Estimulantes	Semelhante à cocaína	Suporte e orientação
Maconha	Irritabilidade, ansiedade, dificuldades para dormir, alterações no humor e perda do apetite	Orientação
Opioides	Ansiedade, inquietação, bocejos e espirros, sudorese, lacrimejamento, rinorreia, obstrução nasal, náuseas, midríase, tremor, inquietação, piloereção, vômitos, diarreia, espasmo e dor muscular, aumento da pressão arterial, taquicardia, febre e calafrios, dor	Suporte, metadona VO, buprenorfina transdérmica, clonidina VO
Solventes	Ansiedade, agitação, tremores, cãibras nas pernas e insônia	Suporte. Se agitação, haloperidol IM

*Conduta geral: manter vias respiratórias livres, garantir respiração e oxigenação, garantir circulação, frequência cardíaca, pressão arterial e perfusão dentro dos níveis de normalidade, garantir nível de consciência, acesso venoso para hidratação e administração de medicações, descartar outras causas de alteração comportamental. IM: intramuscular; IV: intravenosa; VO: via oral.

desnutrição grave, infecções, *delirium*, distúrbios metabólicos, traumas, surto psicótico ou maniforme, ideação suicida, cardiopatias, entre outros.

- Álcool: independentemente da condição de intoxicação, abstinência, dependência ou outro, pacientes com certo grau de comprometimento nutricional devem sempre receber reposição de tiamina inicialmente parenteral antes de qualquer aporte de glicose para evitar o desenvolvimento de síndrome de Wernicke ou futuro desenvolvimento de síndrome de Korsakoff.

Sintomas psiquiátricos induzidos, como mania e psicose, devem receber o tratamento específico, além da abordagem relacionada com o uso abusivo de substância.

ANSIEDADE, TRAUMA E VÍTIMAS DE VIOLÊNCIA

Os transtornos ansiosos agudizados podem não parecer emergências, mas estão associados a um grande sofrimento para os pacientes, além de abuso de substâncias, comportamento suicida e agravamento de outros distúrbios. Não apenas aquelas situações diretamente envolvidas com fatores traumáticos (como reação aguda ao estresse e transtorno de estresse pós-traumático), mas também outros transtornos de ansiedade. As abordagens psicoterapêuticas devem ser priorizadas.

A ansiedade patológica é basicamente de abordagem ambulatorial. Reservam-se à emergência casos de agudização da ansiedade, com desconforto respiratório, palpitações, sensação de perda de controle, tremores exacerbados, entre outros, muitas vezes fechando diagnóstico de crise ou ataque de pânico.

O primeiro passo sempre é descartar sintomas ansiosos secundários a doenças físicas. Uma vez descartado, deve-se tentar sempre a conduta não medicamentosa, como respiração lenta e profunda, técnicas cognitivo-comportamentais, técnicas de *neurofeedback*, entre outros.

As medicações (Tabela 48.15) só deverão ser utilizadas em casos de sintomas intensos, com falha de outras medidas e/ou recorrência dos sintomas nas últimas horas ou dias. A escolha da medicação, entretanto, deve sempre considerar, além dos efeitos colaterais, o início de ação, que muitas vezes é superior à remissão espontânea da crise ansiosa, como ocorre nas crises de pânico. A prescrição de antidepressivos deve ser limitada ao ambulatório, visto que requer acompanhamento.

Tabela 48.15 Sugestões de medicações para ansiedade.

- Alprazolam comprimidos, intervalo de 8, 12 ou 24 h
- Bromazepam comprimidos ou solução oral, intervalo de 12 ou 24 h
- Clonazepam comprimidos ou solução oral, intervalo de 6, 8, 12 ou 24 h
- Cloxazolam comprimidos, intervalo de 12 ou 24 h
- Diazepam comprimidos, intervalo de 24 h

Primeiro atendimento de vítimas de grandes catástrofes

Aqui estão incluídos os desastres, catástrofes físicas e médicas, epidemias e pandemias. Hoje, o surto de covid-19.[31,32] A relação entre catástrofes naturais e comportamento humano é crucial a fim de entenderem-se as estratégias para lidar com seu impacto e suas consequências e gerenciar seus efeitos na saúde mental),[33] por isso são necessárias medidas para minimizar seu impacto e não deixar a população desassistida.

A população afetada pela calamidade deve receber cuidados gerais de saúde e apoio em Psiquiatria e Saúde Mental. De acordo com Ho et al.,[34] na crise da pandemia de covid-19 foi importante usar estratégias para lidar com uma população de alto risco sob estresse (p. ex., estrangeiros em quarentena). Eles também argumentam que os cuidados de saúde mental devem incluir escalas de triagem para avaliar o impacto do surto na saúde mental naquelas pessoas com sintomas frequentemente descritos em pacientes com covid-19 e pessoas com histórico de sintomas psiquiátricos.[34]

Além da piora dos sintomas em pacientes em emergências,[31,35] é frequente que os pacientes desenvolvam transtornos mentais, como transtorno de estresse pós-traumático, ansiedade e depressão. Os sobreviventes ficam diretamente afetados por uma calamidade, tanto quanto os profissionais de Saúde que trabalharam na crise.[35-37]

Atenção particular deve ser dada aos pacientes com esquizofrenia, pois essa doença mental está relacionada à alta prevalência de distúrbios comórbidos como diabetes tipo II, doença crônica pulmonar, hipertensão/doença cardíaca coronária.[38]

Epidemiologia

A prevalência de transtornos mentais em desastres é duas a três vezes maior e varia de 8,6 a 57,3% na população afetada.[39,40] Além disso, a comunidade afetada também abriga muitos sintomas subsindrômicos. Muitas reações e distúrbios agudos podem ser autolimitantes, enquanto outros podem exigir assistência especializada.[40]

Avaliação

Em situações de calamidade, devem ser disponibilizadas maneiras de avaliar os pacientes de forma efetiva e rápida, a fim de diferenciar emergências médicas gerais de emergências psiquiátricas, de condições não emergenciais e ambulatoriais. Por isso, é importante estabelecer um protocolo de atendimento de pacientes em calamidade. Aqui fazemos uma proposta:

- Triagem: diferenciar o que é ou não emergência
- Encaminhamento ao local apropriado
- No caso de emergência: histórico, exame físico, neurológico e psíquico. Solicitação de avaliação complementar na suspeita de doenças físicas. Proceder à conduta para o episódio ou surto a fim de amenizar os sintomas e, após resolvido, encaminhar para o ambulatório.

Conduta

Além da assistência prestada pelo especialista em serviços de emergência (que inclui locais para observação), o acesso ao tratamento ambulatorial também deve ser garantido, pois oferece atendimento a casos leves e evita futuros episódios ou crises. E lugares para hospitalização devem ser garantidos para o tratamento de casos agudos. Serviços de atendimento móvel pré-acolhimento devem ser disponibilizados e a equipe treinada para lidar com emergências psiquiátricas.[41] Todos esses lugares devem ser apoiados por psiquiatras. Outras ferramentas devem estar disponíveis para a população, tanto na triagem de casos agudos quanto no apoio e na prevenção.[41,42]

Outra preocupação importante é o suporte ambulatorial, que deve estar disponível para monitorar a adesão do paciente e evitar novos surtos, portanto, além de uma rede integrada de Saúde, é necessário o uso de medicamentos, como antipsicóticos de ação prolongada. No caso de necessidade de observação ou hospitalização, esses pacientes devem permanecer sob os cuidados de pessoal especializado, protegido e treinado.

Algumas intervenções que podem ser utilizadas na presença de resposta anormal à calamidade são:

- *Suporte psicológico durante e após a calamidade*: os sobreviventes podem exibir muitos sintomas físicos, emocionais e cognitivos. O paciente pode não ser capaz de pensar e agir racionalmente durante o desastre[40,43]
- *Intervenção em psicoterapia focada na crise*: o foco desta intervenção é estabilizar, interromper a escalada de angústia, mitigar sinais e sintomas agudos e restaurar a funcionalidade, estabelecer vínculo e concordar com os objetivos da terapia[44]
- *Debriefing*: é definido como discussões em grupo que ocorrem dentro de 48 a 72 horas após um evento e são frequentemente chamadas de "resumos psicológicos".[40] Essas sessões incentivam os participantes a descrever e compartilhar aspectos factuais e emocionais de sua experiência em desastres[36,40]
- *Psicoterapia cognitivo-comportamental*: sessões breves que incluem uma variedade de técnicas, como psicoeducação, treinamento respiratório, exercícios de relaxamento e reestruturação cognitiva. Considerando experiências traumáticas, algumas técnicas devem incluir imagens e/ou exposição *in vivo*[45]
- *Intervenções na comunidade*: essas intervenções incluem estruturar atividades diárias, evitar deslocamento, promover rituais familiares, culturais e religiosos, discussões em grupo, validação das emoções da experiência do sobrevivente e também da culpa do sobrevivente. Há fornecimento de informações factuais, assim como educar pais e professores[40]
- *Psicofarmacologia*: geralmente, o uso de drogas psicotrópicas é desencorajado em desastres devido a noções populares como "reações a desastres geralmente são pessoas normais em situações anormais" e "a maioria dos sintomas é autolimitada". O uso profilático de medicações em sobreviventes geralmente é desencorajado. Não há estudos bem controlados para dizer que o uso profilático de psicofármacos diminua a morbidade.[40] Uma exceção é quando existe um diagnóstico de transtorno mental que pode ter surgido ou piorado durante a calamidade, mas nesses casos o tratamento é direcionado ao diagnóstico específico.

TRANSTORNOS PSICÓTICOS

Psicose é um estado mental no qual o indivíduo apresenta um prejuízo claro do teste de realidade, considerando seus próprios pensamentos e fantasias como acontecimentos reais, independentemente da verificação objetiva e tendo como consequência a criação de uma nova realidade particular. A psicose em si não é uma emergência, mas pode se tornar se os sintomas ocasionarem agressividade, agitação psicomotora e ideação suicida ou homicida. A tarefa do psiquiatra é identificar a causa e possíveis fatores desencadeantes.

Em vários países, serviços de emergência psiquiátrica frequentemente são o primeiro contato com o sistema de Saúde ou a principal fonte de encaminhamento para tratamento de pacientes em primeiro episódio psicótico.[46] Algumas características inerentes aos atendimentos de emergência psiquiátrica podem interferir na precisão do diagnóstico. Geralmente, o diagnóstico psiquiátrico em contexto de emergência é elaborado com base em uma avaliação única, em um corte transversal e sem informações adicionais de acompanhantes. Além disso, não há a possibilidade de seguimento do paciente, perdendo-se, com isso, a observação da evolução do quadro clínico.

A alta demanda, acrescida da alta rotatividade, normalmente observada em serviços de emergência, limita o tempo disponível para a realização da consulta,[47] bem como o período de observação que possibilitaria uma avaliação mais adequada dos sintomas.[48] Com a ampliação do papel dos serviços de emergência na rede de Saúde Mental, o diagnóstico levantado nessas circunstâncias passou a ter outras implicações terapêuticas e prognósticas, já que as decisões sobre o tipo de tratamento e de serviço para o qual o paciente será encaminhado basear-se-ão nessa primeira impressão diagnóstica. Além disso, sabe-se que o diagnóstico elaborado no momento de admissão do paciente no sistema de Saúde Mental tende a ser mantido no decorrer do tratamento.[49]

Epidemiologia

No Brasil, um estudo realizado na cidade de São Paulo verificou que serviços de emergência foram o primeiro contato com o sistema de Saúde em cerca de 70% dos pacientes em primeiro episódio psicótico,[50] e em 50% dos casos esse contato é feito em até 4 semanas depois do início dos sintomas psicóticos.[51]

Avaliação

Na avaliação desse tipo de paciente, é de fundamental importância a diferenciação entre os dois grandes grupos de síndromes com sintomatologia psicótica, psicoses orgânicas e psicoses funcionais, como mostra a Tabela 48.16, bem como para avaliação de fatores auxiliares para o diagnóstico mais assertivo possível. Deve-se saber sobre curso da psicose (se abrupto ou insidioso), sinais e sintomas e uso de substâncias psicoativas, conforme mostra a Tabela 48.17.

Tabela 48.16 Diagnósticos diferenciais do episódio psicótico.

Médicos e neurológicos
- Induzidos por substâncias: anfetamina, alucinógenos, alcaloides da beladona, alucinose alcoólica, abstinência de barbitúricos, cocaína, fenciclidina (PCP)
- Epilepsia: especialmente epilepsia do lobo frontal
- Neoplasias, doença cerebrovascular ou traumatismo: especialmente frontal ou límbico
- Outras condições: porfiria intermitente aguda, AIDS, deficiência de vitamina B_{12}, envenenamento por monóxido de carbono, lipoidose cerebral, doença de Creutzfeldt-Jakob, doença de Fabry, doença de Fahr, doença de Hallervorden-Spatz, envenenamento por metais pesados, encefalite herpética, homocistinúria, doença de Huntington, leucodistrofia metacromática, neurossífilis, hidrocefalia de pressão normal, pelagra, lúpus eritematoso sistêmico, síndrome de Wernicke-Korsakoff, doença de Wilson

Psiquiátricos
- Psicose atípica, transtorno autista, transtorno psicótico breve, transtorno delirante, transtorno factício com sinais e sintomas predominantemente psicológicos, simulação, transtornos do humor, adolescência normal, transtorno obsessivo-compulsivo, transtornos da personalidade – esquizotípica, esquizoide, *borderline*, paranoide; transtorno esquizoafetivo; transtorno esquizofreniforme

Adaptada de Sadock et al., 2017.[52]

Tabela 48.17 Fatores auxiliares do diagnóstico da síndrome psicótica.

Curso
- Início abrupto dos sintomas, duração de dias, sem pródromos: pensar em transtorno afetivo. Frequentemente induzida por drogas ou secundária à condição clínica
- Início insidioso, duração de semanas ou meses, com pródromo: esquizofrenia, transtorno delirante, retardo mental

Sinais e sintomas associados
- Sintomas maníacos e/ou depressivos: transtorno do humor ou esquizoafetivo
- Sinais neurológicos focais, alteração do sensório, déficit de memória, cefaleia, crises epilépticas, febre, alteração de peso: epilepsia, massa intracraniana, acidente vascular encefálico (AVE), demência, traumatismo cranioencefálico (TCE)
- Doenças infecciosas (AIDS, sífilis, herpes, meningite)
- Doenças inflamatórias, endócrinas e neoplasias

Uso de substâncias psicoativas
- Drogas de abuso, intoxicações e abstinência: anfetaminas, cocaína, maconha, álcool, alucinógenos
- Medicamentos: agonistas dopaminérgicos, cimetidina, teofilina, opioides, hipnóticos

Adaptada de Lara e Abreu, 2008.[53]

Conduta

Deve-se identificar e tratar o fator desencadeante. Inicialmente é necessário hierarquizar o atendimento e focar o sintoma que oferece maior risco, priorizando o tratamento da agitação psicomotora com medidas comportamentais e farmacológicas já mencionadas. É importante ressaltar que um paciente paranoide e hipervigilante pode perceber de modo equivocado a oferta de ajuda de um membro da equipe como agressão e partir para o ataque em autodefesa. Alucinações auditivas de comando podem fazer o paciente negar sintomas e jogar receitas médicas no lixo logo após deixar o setor de emergência.[52] Deve-se evitar o uso de celulares e fazer anotações desnecessárias durante a entrevista, sob o risco de interpretações delirantes.

A entrevista com a família é importante para se obterem dados objetivos que possibilitem determinar a extensão do problema, o comprometimento funcional do paciente e os riscos existentes, sendo de grande auxílio também na consecução de dados de episódios prévios.[46]

Para o tratamento da agitação psicomotora, deve-se dar prioridade aos antipsicóticos típicos ou atípicos, conforme recomendado no item sobre agitação. Após a resolução do quadro agudo, os pacientes sem indicação de internação devem ser encaminhados para tratamento psiquiátrico com a prescrição inicial do antipsicótico mais adequado à sua sintomatologia, a eventuais comorbidades e à sua realidade financeira.

TRANSTORNOS DO HUMOR

Essas situações incluem o episódio depressivo nos transtornos depressivo e bipolar e o episódio maníaco e misto no transtorno bipolar. Os mesmos princípios de tratamento devem ser adotados como nos transtornos psicóticos. O tratamento medicamentoso em emergências também deve ser priorizado. No caso de pacientes hospitalizados por doenças físicas, o uso de antidepressivos e medicamentos estabilizadores do humor, bem como antipsicóticos, deve ser planejado considerando seus efeitos colaterais e interações medicamentosas.

Os transtornos do humor requerem acompanhamento a longo prazo. Reservam-se a emergências casos agudizados, com risco à vida do indivíduo ou de outrem. Na Tabela 48.18 estão listadas as principais emergências e condutas sugeridas.

ASPECTOS ÉTICOS E LEGAIS

Em relação aos aspectos éticos e legais do atendimento das emergências psiquiátricas, alguns documentos são de referência: Resolução do Conselho Federal de Medicina (CFM) nº 2.057/2013, Lei nº 10.216/2001 e Código de Ética Médica.

Uma grande ressalva ética que deve ser considerada no atendimento de emergências é que nenhum estabelecimento de hospitalização ou de assistência médica em geral, público ou privado, poderá recusar atendimento médico sob a alegação de que o paciente seja portador de doença mental. Como consta nos documentos mencionados e em diversos outros, os portadores de transtorno psiquiátrico devem ser tratados sem diferencial perante outros. Uma atitude frequente e que deve ser evitada é sobrepor a doença mental perante outras doenças e queixas físicas, muitas vezes o real motivo da busca pelo atendimento.

Um aspecto importante das emergências é o consentimento. Considerando a necessidade de avaliação rápida, condutas imediatas em pacientes agudizados e na maioria das vezes sem crítica e em risco à vida, alguns cuidados devem ser tomados.

Tabela 48.18 Emergências nos transtornos do humor.

Episódio depressivo na depressão maior
Descartar doença orgânica ou comorbidade, avaliar estado nutricional, avaliar risco de suicídio, avaliar sintomas psicóticos. Definir o local de tratamento e acompanhamento. A conduta antidepressiva só deverá ser iniciada no local se a mesma equipe fizer o acompanhamento longitudinal e em longo prazo

Episódio depressivo bipolar
Idem "Episódio depressivo na depressão maior". Medicações sugeridas: lítio, lamotrigina, quetiapina, lítio ou divalproato + ISRS, olanzapina + ISRS, lítio + divalproato, lítio ou divalproato + bupropiona

Episódio de mania
Descartar doença orgânica ou comorbidade, avaliar critérios de internação, avaliar estado nutricional, avaliar sintomas psicóticos, avaliar estado de agitação e agressividade. Medicações sugeridas: lítio, divalproato, divalproato ER, olanzapina, risperidona, quetiapina, aripiprazol, ziprasidona, asenapina, paliperidona, lítio ou divalproato + risperidona ou quetiapina ou olanzapina ou aripiprazol ou asenapina

Episódio misto do humor
Descartar doença orgânica ou comorbidade, avaliar estado nutricional, avaliar risco de suicídio, avaliar sintoma psicótico, avaliar estado de agitação e agressividade. Medicações sugeridas: idem "Episódio de mania"

ISRS: inibidor seletivo da recaptação de serotonina. (Adaptada de Yatham et al., 2013.)[54]

No artigo 14 da Resolução CFM nº 2.057/2013 consta que, quando não for possível a obtenção do consentimento, as condutas devem ser caracterizadas e justificadas em prontuário sob a justificativa de evitar danos imediatos ou iminentes ao paciente ou a terceiros. Além disso, deve-se buscar o consentimento do responsável legal.

Por sua vez, é dever do médico respeitar e garantir o direito ao sigilo profissional de todas as pessoas com doença mental sob sua responsabilidade profissional, exceto nas situações previstas em lei ou no Código de Ética Médica, como quando o sigilo pode colocar o paciente e/ou terceiros em risco. É muito importante que a falta de crítica do paciente, estados de agitação ou intoxicação tenham igual cuidado na preservação do sigilo como em qualquer outra situação.

Por fim, os casos de internação por doença mental são previstos na Lei nº 10.216/2001: internação voluntária, isto é, com o consentimento do paciente; involuntária: sem seu consentimento; e compulsória, quando determinada pela Justiça. A internação involuntária requer apenas a indicação médica, porém deve ser minuciosamente registrada em prontuário e os órgãos competentes, como o Ministério Público, devem ser comunicados quando da entrada e saída do paciente. Uma dúvida sempre presente e importante é definir quais são as indicações de internação que podem ser justificadas mesmo sendo involuntárias:[55] incapacidade grave de autocuidados; risco à vida ou de prejuízos graves à saúde; risco de autoagressão ou de heteroagressão; risco de prejuízo moral ou patrimonial; risco de agressão à ordem pública.

CONCLUSÃO

O principal objetivo de uma avaliação psiquiátrica de emergência é avaliar em tempo hábil o paciente em crise. Realizar o diagnóstico inicial, identificar os fatores precipitantes e as necessidades imediatas e iniciar o tratamento mais adequado. A natureza imprevisível do trabalho no setor de emergências, com muitos pacientes, e o espaço limitado e a competição por serviços de apoio faz que seja necessária uma abordagem pragmática, conforme Figura 48.2.

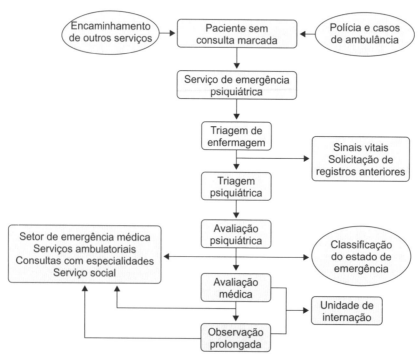

Figura 48.2 Sequência na avaliação e no tratamento de emergências psiquiátricas.

A entrevista psiquiátrica padrão, composta por história, exame do estado mental, exame físico total e exames laboratoriais de apoio, é a base fundamental no setor de emergências. Entretanto, o psiquiatra no pronto-socorro deve estar preparado para introduzir modificações conforme necessário. O profissional de plantão pode precisar entrevistar um maníaco incoerente ou conter um agitado ou, ainda, abster-se de regras de confidencialidade para avaliar o risco de um suicídio em um adolescente. É considerada boa prática conquanto o raciocínio por trás dela seja documentado no registro médico.

O que de fato constitui emergência psiquiátrica é muito subjetivo. O setor de emergência tem servido cada vez mais como área de admissão, sala de espera, centro de desintoxicação e de consultório privado. É preciso distinguir os pacientes que são verdadeiramente emergência psiquiátrica daqueles que não são, mas estão no setor de emergência por falha do sistema de Saúde. Uma equipe de enfermagem e assistência social com treinamento psiquiátrico é a maneira eficiente e competente de identificar pacientes de emergências, urgências e não emergências, para que se possa oferecer prioridade de cuidados. Para finalizar, a avaliação psiquiátrica deve ter respondido cinco questões antes que se decida um planejamento:

- É seguro para o paciente estar no pronto-socorro?
- O problema é orgânico, funcional ou uma combinação dos dois?
- O paciente está psicótico?
- O paciente está suicida ou homicida?
- Até que ponto o paciente é capaz de cuidar de si mesmo?

No interesse de proporcionar bom atendimento, respeito pelos direitos do paciente, controle de custos e preocupações médico-legais, a documentação se tornou um ponto central para o médico do setor de emergências psiquiátricas. O médico de emergências tem liberdade incomum do ponto de vista legal para fazer uma avaliação inicial adequada; entretanto, todas as intervenções e decisões devem ser ponderadas, discutidas e documentadas nos registros médicos.

REFERÊNCIAS BIBLIOGRÁFICAS

1. Friedmann CT, Lesser IM, Auerbach E. Psychiatric urgency as assessed by patients and their therapists at an adult outpatient clinic. Hosp Community Psychiatry. 1982;33(8):663-4.
2. Hillard JR. The past and future of psychiatric emergency services in the U.S. Hosp community psychiatry. 1994;45(6):541-3.
3. Munizza C, Furlan PM, D'elia A. Emergency psychiatry: a review of the literature. Acta Psychiatr Scand. 1993;374(Suppl):1-51.
4. Quevedo J, Carvalho AF. Emergências psiquiátricas. 3. ed. Dados eletrônicos. Porto Alegre: Artmed, 2014.
5. Kaplan HI, Sadock BJ (Orgs.). Tratado de psiquiatria. 6. ed. Porto Alegre: Artes Médicas, 1999.
6. Cordeiro DC, Baldaçara L. Emergências psiquiátricas. São Paulo: Roca, 2007.
7. Botega N. Censo Nacional de Unidades de Psiquiatria em Hospitais Gerais: internações psiquiátricas em enfermarias de clínica médica. Revista ABP-Apal. 1997;19:87-90.
8. Kilsztajn S, Lopes EDES, Lima LZ. Hospital beds and mental health reform in Brazil. Cad Saúde Pública. 2008;24:2354-62.
9. Barra A, Daini S, Tonioni F et al. Organizational models of emergency psychiatric intervention: state of the art. Clin Ter. 2007; 158(5):435-9.
10. Thornicroft G, Tansella M. Balancing community based and hospital-based mental health care. World Psychiatry. 2002;1:84-90.
11. Nardi AE, Silva AG, Quevedo JL. Emergências psiquiátricas – Propsiq: Programa de Atualização em Psiquiatria. 2. ed. Porto Alegre: Artmed/Panamericana, 2013.
12. Calfat ELB. Emergências psiquiátricas. São Paulo: Roca, 2007. p. 1-18.
13. Lima ICS, Guimarães AB. Perfil das emergências psiquiátricas atendidas em serviços de urgência e emergência hospitalar. R Interd. 2015;8(2):181-90.
14. Zeller SL, Rhoades RW. Systematic reviews of assessment measures and pharmacologic treatments for agitation. Clin Ther. 2010; 32(3):403-25.
15. Brasil. Ministério da Saúde (MS). Urgência e Emergência. Portaria GM/MS nº 2048, de 5 de novembro de 2002. Disponível em: www.saude.mg.gov.br/index.php?option=com_gmg&controller=document&id=875. Acesso em: 15 set. 2023.
16. Mazeh D, Melamed Y, Barak Y. Emergency psychiatry: treatment of referred psychiatric patients by general hospital emergency department physicians. Psychiatr Serv. 2003;54(9):1221-2.
17. Baldaçara LR. PEC: Emergências Psiquiátricas [internet]. 2013. Disponível em: www. Abp.org.br/portal/pec-emergencias-psiquiatricas. Acesso em: 27 jun. 2016.
18. Barros RE, Tung TC, Mari JJ. Serviços de emergência psiquiátrica e suas relações com a rede de saúde mental Brasileira. Rev Bras Psiquiatr. 2010;32(Supl 2):71-7.
19. Garriga M, Pacchiarotti I, Kasper S et al. Assessment and management of agitation in psychiatry: expert consensus. W J Biologic Psychiatry. 2016;17(2):86-128.
20. Nordstrom K, Zun LS, Wilson MP et al. Medical evaluation and triage of the agitated patient: consensus statement of the American association for emergency psychiatry project Beta medical evaluation workgroup. West J Emerg Med. 2012;13:3-10.
21. World Health Organization (WHO). Preventing suicide: a global imperative. 2014. Disponível em: www.who.int/mental_health/suicide-prevention/world_report_2014/en. Acesso em: 15 set. 2023.
22. Morandi A, Pandharipande P, Trabucchi M et al. Understanding international differences in terminology for delirium and other types of acute brain dysfunction in critically ill patients. Intensive Care Med. 2008;34(10):1907-15.
23. American Psychiatric Association. Diagnostic and statistical manual of mental disorders: DSM-IV. 4. ed. Washington: APA, 1994.
24. World Health Organization. ICD-11 for Mortality and Morbidity Statistics (ICD-11 MMS) 2018 version. Disponível em: https://icd.who.int/browse11/l-m/en. Acesso em: 9/7/18.
25. Sikka V, Kaira S, Sagar G. Psychiatric emergencies in the elderly. Emerg Med Clin N Am. 2015;33:825-39.
26. Harman JS, Schulberg HC, Mulsant BH et al. The effect of patient and visit characteristics on diagnosis of depression in primary care. J Fam Pract. 2001;50(12):1068.
27. Inouye SK, van Dyck CH, Alessi CA et al. Clarifying confusion: the confusion assessment method. A new method for detection of delirium. Ann Intern Med. 1990;113(12):941-8.
28. Wei LA, Fearing MA, Sternberg EJ et al. The Confusion Assessment Method: a systematic review of current usage. J Am Geriatr Soc. 2008;56(5):823-30.
29. Negreiros DP, Meleiro AMAS, Furlanetto LM et al. Portuguese version of the Delirium Rating Scale-Revised-98: reliability and validity. Int J Geriatr Psychiatry. 2008;23(5):472-7.
30. Piechniczek-Buczek J. Psychiatric emergencies in the elderly population. Emerg Med Clin North Am. 2006;24(2):467-90.
31. Kipnis K, Shander A. The taxonomy of calamity: the view from the operating room. Int Anesthesiol Clin. 2015;53:79-89.

32. Li W, Yang Y, Liu ZH et al. Progression of mental health services during the COVID-19 outbreak in China. Int J Biol Sci. 2020;16:1732-8.
33. Gomez JM, Verdu M. Network theory may explain the vulnerability of medieval human settlements to the Black Death pandemic. Sci Rep. 2017;7:43467.
34. Ho CS, Chee CY, Ho RC. Mental health strategies to combat the psychological impact of COVID-19 beyond paranoia and panic. Ann Acad Med Singapore. 2020;49:155-60.
35. Makwana N. Disaster and its impact on mental health: a narrative review. J Family Med Prim Care. 2019;8:30905.
36. Katz CL, Pellegrino L, Pandya A et al. Research on psychiatric outcomes and interventions subsequent to disasters: a review of the literature. Psychiatry Res. 2002;110:201-17.
37. Cosic K, Popovic S, Sarlija M et al. Impact of human disasters and COVID-19 pandemic on mental health: potential of digital psychiatry. Psychiatr Danub. 2020;32:25-31.
38. Fonseca L, Diniz E, Mendonça G et al. Schizophrenia and COVID-19: risks and recommendations. Braz J Psychiatry. 2020;42:236-8.
39. Udomratn P. Mental health and the psychosocial consequences of natural disasters in Asia. Int Rev Psychiatry. 2008;20:441-4.
40. Math SB, Nirmala MC, Moirangthem S, Kumar NC. Disaster management: mental health perspective. Indian J Psychol Med. 2015;37:261-71.
41. Shoaf K. Organizing the health sector for response to disasters. Ciência Saúde Coletiva. 2014;19:3705-15.
42. King RV, Burkle FMJr, Walsh LE, North CS. Competencies for disaster mental health. Curr Psychiatry Rep. 2015;17:548.
43. Ryes G, Elhai JD. Psychosocial interventions in the early phases of disasters. Psychother Theory Res Pract Train. 2004;41, 399-411.
44. Tzur Bitan D, Otmazgin A, Shani Sela M et al. The role of entrapment in crisis-focused psychotherapy delivered in psychiatric emergency settings: a comparative study. Front Psychol. 2019;10:2600.
45. Ruzek JI, Young BH, Cordova MJ et al. Integration of disaster mental health services with emergency medicine. Prehosp Disaster Med. 2004; 19:46-53.
46. Anderson KK, Fuhrer R, Malla AK. The pathways to mental health care of first-episode psychosis patients: a systematic review. Psychol Med. 2010;18:1-13.
47. Segal SP, Egley L, Watson MA et al. Factors in the quality of patient evaluations in general hospital psychiatric emergency services. Psychiatr Serv. 1995;46(11):1144-8.
48. Oldham JM, Lin A, Breslin L. Comprehensive psychiatric emergency services. Psychiatr Q. 1990;61(1):57-67.
49. Blansjaar BA, Bruna T. DSM III in outreach emergency psychiatry. Int J Soc Psychiatry. 1990;36(4):308-14.
50. Menezes PR, Scazufca M, Busatto G et al. Incidence of first-contact psychosis in São Paulo, Brazil. Br J Psychiatry Suppl. 2007;51:s102-6.
51. Oliveira AM, Menezes PR, Busatto GF et al. Family context and duration of untreated psychosis (DUP): results from the Sao Paulo Study. Schizophr Res. 2010;119(1-3):124-30.
52. Sadock BJ, Sadock VA, Ruiz P. Kaplan & Sadock compêndio de psiquiatria: ciência do comportamento e psiquiatria clínica. 11. ed. Porto Alegre: Artmed, 2017.
53. Lara D, Abreu P. Psicoses agudas e crônicas agudizadas. In: Quevedo J, Schmitt R, Kapczinsk F. Porto Alegre: Artmed. 2008. p. 169-80.
54. Yatham LN, Kennedy SH, Parikh SV et al. Canadian Network for Mood and Anxiety Treatments (CANMAT) and International Society for Bipolar Disorders (ISBD) collaborative update of CANMAT guidelines for the management of patients with bipolar disorder: update 2013. Bipolar Disorders. 2013;15:1-44.
55. Resolução CFM nº 2.057/2013. Disponível em: https://sistemas.cfm.org.br/normas/visualizar/resolucoes/BR/2013/2057. Acesso em: 15 set. 2023.

49 Psiquiatria Forense

Lisieux E. de Borba Telles ▪ Alcina J. S. Barros ▪
Gabriela de Moraes Costa ▪ Helena Dias de Castro Bins

INTRODUÇÃO

Historicamente, entre as especialidades médicas, a Psiquiatria é a que tem maior relação com o Direito. Portadores de transtornos mentais podem apresentar vulnerabilidades e comportamentos que os colocam em conflito com a sociedade, e, por isso, necessitam de proteção jurídica. A inserção dessa especialidade em hospitais gerais proporcionou o contato de psiquiatras com a realidade da violência praticada e sofrida pelo doente mental, bem como com as múltiplas faces da violência urbana e doméstica, as sequelas e as limitações causadas por alguns transtornos mentais graves e as diversas responsabilidades profissionais e éticas ante o paciente.[1] Pessoas com vulnerabilidades, crianças, adolescentes e idosos são também alvos fáceis de violência, seja pela fragilidade e pela dependência, seja por não serem considerados testemunhas confiáveis para denunciar as agressões sofridas. Por esses motivos, muitas vezes, necessitam de proteção jurídica e avaliação especializada de psiquiatras forenses.[2] A Psiquiatria Forense (PF) atua em função da Justiça, e seu objeto de estudo é o homem, doente mental, transgressor da norma jurídica ou vítima de agressão que necessite de proteção jurídica.[3]

ÁREAS DE ATUAÇÃO

A PF tem vastíssima abrangência, uma vez que seus profissionais atuam na interface Psiquiatria-lei por meio das seguintes práticas:

- Perícia, nas áreas criminal, civil, trabalhista, administrativa e previdenciária, entre outras
- Assistência aos privados de liberdade, aos indivíduos em cumprimento de medida de segurança e aos pacientes de hospitais gerais, vítimas ou agressores
- Promoção dos direitos dos pacientes doentes mentais e dos portadores de vulnerabilidades, em função de legislações relacionadas com essas populações
- Consultoria em questões relacionadas com a Bioética
- Ensino em nível de graduação e especialização na área
- Promoção de pesquisa e intercâmbio em centros internacionais.

BREVE HISTÓRIA DA PSIQUIATRIA FORENSE BRASILEIRA

Piccinini divide a história da PF no Brasil em quatro etapas: nascimento, desenvolvimento, declínio e renascimento.[4]

Para Piccinini, a Psiquiatria no nosso país surgiu, historicamente, com a chegada da família real em 1808 e compreende as seguintes etapas:

1. O nascimento, que abrange o período desde 1808 até o ano de 1920. Nessa etapa, ocorreu grande vinculação entre as práticas da Medicina Legal e da PF. Entre os nomes em destaque estão Afrânio Peixoto, considerado por muitos como fundador da especialidade, e José Carlos Teixeira Brandão, defensor de uma legislação que protegesse os doentes mentais
2. O desenvolvimento engloba o período de 1921 a 1961. Como marcos dessa fase, há a criação do primeiro manicômio judiciário do Brasil, na cidade do Rio de Janeiro, dirigido por Heitor Carrilho (1921), e do segundo manicômio judiciário do Brasil, em Porto Alegre (RS), fundado por Jacintho Godoy (1925)
3. Segue-se o período de 1962 a 1994, com o declínio na produção científica na área
4. A partir de 1995, observa-se o renascimento da subespecialidade, impulsionado pela criação do Departamento de Ética e Psiquiatria Legal (DEPL), da Associação Brasileira de Psiquiatria (ABP). Esta entidade agrega colegas de todo o país, unidos pelo interesse de promover a ciência. Nesta fase, há a criação do título de Especialista em Psiquiatria, área de atuação em Psiquiatria Forense, e do Prêmio Professor Álvaro Rubim de Pinho.

As autoras deste capítulo consideram o ano de 2006 como um marco da consolidação da PF. Ressalta-se seu caráter acadêmico, com a origem da primeira residência nessa área de atuação.

FORMAÇÃO DO PSIQUIATRA FORENSE

Durante muito tempo, os psiquiatras forenses formaram-se de maneira autodidata, com base em suas práticas nos hospitais forenses e presídios ou por meio da realização de perícias psiquiátricas.[1] Apenas a partir da década de 1990, a PF foi oficialmente reconhecida pelo American Board of Medical Specialties, dos EUA, como subespecialidade psiquiátrica. Em 1996, foi estabelecida a primeira residência em PF naquele país.[5] No Brasil, a formação acadêmica nessa área se iniciou com programas de ensino direcionados a alunos de cursos de especialização, residentes em Psiquiatria. Atualmente consta em todos os currículos de residência em Psiquiatria. Tal iniciativa qualificou a formação do psiquiatra geral, fornecendo instrumentos para identificação e avaliação de situações forenses em sua prática diária.

Em 2006, por iniciativa do professor José Geraldo Vernet Taborda, criou-se no Rio Grande do Sul a residência com área de atuação em PF, realizada após o término da formação psiquiátrica geral. Esse projeto frutificou, sendo, atualmente, o meio mais rico de aprendizagem nessa área. Além de ocorrerem ao longo de 1 ano, de maneira diária e intensiva, esses programas oferecem suporte teórico, prática forense de habilidades técnicas de avaliação, entrevista e ética com supervisão àqueles que já tiverem concluído os 3 anos de residência em Psiquiatria Clínica, o que configuraria o quarto ano de residência.

A curiosidade e o desejo de aprofundar os estudos nas áreas de Medicina Legal e Psiquiatria Forense levaram estudantes da Universidade Federal do Rio Grande do Sul (UFRGS) a criar, em 2015, a Liga de Medicina Legal e Psiquiatria Forense (LIMELPF), a fim de atender à necessidade de aprimoramento e atualização dessas temáticas na graduação e contribuir para a formação mais ampla do aluno.[6]

EXAME PERICIAL PSIQUIÁTRICO

Baseia-se no exame psiquiátrico clínico, com algumas peculiaridades em sua finalidade e nos princípios éticos, que servem como orientação.[7] O perito, ao ser nomeado, tem, em princípio, a obrigação de aceitar o encargo, no entanto, pode declarar-se impedido de realizar determinada perícia por falta de conhecimento técnico ou motivo legítimo. Ademais, como é considerado um auxiliar do juízo, subordina-se aos mesmos impedimentos e suspeições dos magistrados.[8] Deve conseguir integrar os dois diferentes mundos do Direito e da Psiquiatria, seguindo sempre os princípios da imparcialidade, do respeito à pessoa, da veracidade, da objetividade e da qualificação profissional.[9,10] O assistente técnico deve fiscalizar o trabalho do perito e, por ser contratado e de confiança de uma das partes, não é imparcial, não estando sujeito a impedimentos e suspeições, contudo, deve ater-se aos outros princípios éticos, especialmente os da veracidade.

As avaliações psiquiátrico-forenses podem ser do tipo transversal (análise de situação presente), retrospectiva (esclarecimento de fato pretérito) ou prospectiva (avaliação de prognóstico de risco), também podendo ser classificadas em direta ou indireta (a depender de ser realizada com ou sem contato com o periciado). A base da avaliação pericial é o exame psiquiátrico clínico, que utiliza técnicas de entrevista a fim de elucidar diagnóstico por meio do conhecimento de psicopatologia, porém a finalidade consiste em esclarecer algum fato de interesse judicial, policial, administrativo ou particular. Desse modo, tomam particular importância os comentários médico-legais, que relacionarão as características psiquiátricas de um caso específico com as leis em vigor, respondendo a quesitos de interesse do juízo, do Ministério Público e das partes.[7] Por ser a perícia considerada um meio de prova, indica-se complementar a entrevista clínica com investigação minuciosa, inclusive com solicitação de procedimentos complementares, se necessário, como entrevistas estruturadas, exames funcionais e de imagem, testes neuropsicológicos, entrevistas com familiares ou profissionais de Saúde ou da rede assistencial e solicitação de documentos médico-legais – tudo para se buscar um diagnóstico de certeza sempre que possível e, consequentemente, conclusões médico-legais mais apuradas.

A entrevista forense apresenta peculiaridades éticas e técnicas que se distinguem da entrevista clínica tradicional. Quanto às questões éticas, o perito deve informar ao periciado no início da avaliação que, apesar de ser médico, não está ali para tratá-lo, e sim para esclarecer o fato de interesse judicial, explicando a finalidade do teste. Ele deve informar sobre a não confidencialidade das informações ali prestadas pelo examinando que forem de interesse médico-legal, as quais serão enviadas em um documento escrito. O examinando pode negar-se a ser periciado. Nesse caso, o perito respeitará sua decisão e comunicará a autoridade solicitante.[11] No caso de consentimento da perícia, o examinando deve, como regra, autorizar a realização do procedimento. Em alguns casos, basta a determinação judicial, devendo o examinando ser informado, em caso de não colaboração, do prejuízo de sua negativa às conclusões do laudo. Quanto às questões técnicas, é imprescindível o perito estar ciente de que os interesses do periciado podem afetar sua manifestação no exame e, consequentemente, as conclusões médico-legais. Outros aspectos que repercutem na perícia são a não confidencialidade, a presença invisível do juiz, a existência de assistentes técnicos e o uso de gravações ou espelho unidirecional.[7] Após a realização de todos os procedimentos necessários para o bom andamento e o deslinde do feito, a elaboração do relatório médico-legal deve seguir o modelo indicado pela Resolução do CFM nº 2.057/2013.[10] Se necessário, podem ser incluídos tópicos específicos de acordo com o tipo de perícia. Os seguintes itens devem constar no relatório padrão psiquiátrico-forense: preâmbulo, individualização da perícia, circunstâncias do exame pericial, identificação do examinando, quesitos, história pessoal, história psiquiátrica prévia, história médica, história familiar, exame do estado mental, exame físico, exames e avaliações complementares, diagnóstico positivo, comentários médico-legais, conclusão e resposta aos quesitos. Pode-se, também, acrescentar os itens síntese processual e discussão diagnóstica, bem como, nas perícias de responsabilidade penal, os elementos coletados nos autos e a história do crime, segundo o examinando. Sugere-se a leitura da explicação detalhada desses itens na referida resolução. Por fim e para conhecimento, o documento elaborado pelo perito de confiança do juízo é denominado laudo e aquele redigido pelo assistente técnico é chamado de parecer.

EXAMES COMPLEMENTARES

Os instrumentos padronizados de avaliação objetiva são muito úteis em PF e visam aperfeiçoar a confiabilidade de exames clínicos mais gerais. Eles podem ser utilizados para a validação diagnóstica, a definição de estratégias terapêuticas e a mensuração de aspectos evolutivos do caso.

É importante destacar que eles são destinados a complementar, e não a substituir o julgamento clínico. Dessa maneira, uma pontuação em um teste, por si só, não pode substituir um julgamento profissional.[12,13]

Convém atentar, contudo, para que os exames utilizados tenham sido validados para uso na população em questão. No caso de testes aplicados por médicos, devem ser questionários destinados a medir a intensidade dos sintomas, por exemplo, em vez de testes psicológicos. Isso porque esses últimos só podem ser aplicados por psicólogos.[14]

De modo geral, a capacidade civil é amplamente afetada por aspectos culturais e cognitivos. Nesse prisma, faz-se mister a análise desses fatores quando de sua avaliação. Assim, a percuciente investigação das faculdades cognitivas deve englobar atenção, memória, função executiva, praxia, linguagem, função visuoespacial e comportamento.[15]

Esses fatores podem ser verificados por meio de testes, como: Miniexame do Estado Mental, *Montreal Cognitive Assessment* (MOCA); Teste de Fluência Verbal, Lista de Figuras e Palavras do Cerad (*Consortium to Establish* a *Registry for Alzheimer's Disease*) e Teste do Relógio. A avaliação funcional deve incluir a pesquisa do nível de independência para atividades instrumentais e não instrumentais de vida diária, como cuidados domésticos, trabalho, administração de finanças e correta administração de medicamentos. Também há testes padronizados com essa finalidade e são de fácil aplicação (p. ex., Questionário de Atividades Funcionais de Pfeffer).

Recomenda-se a realização de tomografia computadorizada de encéfalo ou, preferencialmente, ressonância magnética de crânio dos indivíduos que apresentam disfunção cognitiva com suspeita de síndrome demencial a fim de afastar e quantificar lesão vascular, bem como descartar o diagnóstico de tumores do sistema nervoso central.[15]

Do mesmo modo, ferramentas práticas de avaliação de capacidades específicas (p. ex., capacidade testamentária, capacidade de consentir com tratamento) podem auxiliar a tomada de decisões clínicas sobre o paciente e aprimorar o julgamento pericial, tornando o laudo mais acurado.[16]

Ainda, por exemplo, na determinação da gravidade de sintomas de abstinência alcoólica durante uma avaliação retrospectiva, o médico pode valer-se da descrição de sintomas feita pelo examinando e/ou por um observador externo, ou então verificar no prontuário o registro pormenorizado do quadro clínico, ou, ainda, observar o preenchimento da escala *Clinical Withdrawal Assessment Revised* (CIWA-Ar), anexada ao prontuário do doente. É evidente a utilidade dessa escala nesse caso, o que torna mais precisa a avaliação do perito.

Com relação às perícias criminais, alguns recursos podem ser úteis ao médico para aperfeiçoar o entendimento sobre o caso, identificando e quantificando, inclusive, variáveis prognósticas, e não somente diagnósticas, como é o caso das escalas *Psychopathy Checklist Revised*[17] (PCL-R, criada por Robert Hare para servir como instrumento de pesquisa de psicopatia) e *The Historical, Clinical, Risk Management-20*[18] (HCR-20, constituída de 20 itens a serem analisados sobre fatores pretéritos, atuais e prospectivos do periciando).

ÉTICA

Confidencialidade

As informações advindas do atendimento ao paciente são propriedade deste. Os médicos e demais profissionais da área da Saúde, bem como aqueles da esfera administrativa, que têm contato com essas informações, devem mantê-las em sigilo, sem direito de usá-las livremente.[19]

O sigilo é instituto milenar, cuja origem já constava no juramento de Hipócrates. Assim, a confidencialidade e o respeito à privacidade configuram preceitos morais tradicionais da profissão médica.[19,20]

É imprescindível, pois, reconhecer os principais dispositivos ético-legais sobre a confidencialidade na Medicina, capazes de auxiliar o profissional na tomada de decisões mediante situações clínicas e eticamente difíceis. O Código de Ética Médica,[21,22] determina ser vedado ao médico:

"...revelar fato de que tenha conhecimento em virtude do exercício de sua profissão, salvo por motivo justo, dever legal ou consentimento, por escrito, do paciente. Permanece essa proibição: (a) mesmo que o fato seja de conhecimento público ou o paciente tenha falecido; (b) quando de seu depoimento como testemunha (nessa hipótese, o médico comparecerá perante a autoridade e declarará seu impedimento); (c) na investigação de suspeita de crime, o médico estará impedido de revelar segredo que possa expor o paciente a processo penal."

Ressalta-se como quebra de sigilo por dever legal a notificação compulsória de doenças, agravos e eventos de Saúde Pública (lista nacional atualizada por Portaria ministerial), configurando delito sua não comunicação, por serviços de Saúde públicos ou privados.[23]

Trata-se de um instrumento relevante ao planejamento da Saúde, para a definição de prioridades de intervenção e estudo do impacto das intervenções. A lista nacional de notificação compulsória de doenças, agravos e eventos de Saúde Pública vigente inclui os agravos "violência doméstica e/ou outras violências" como de notificação semanal (realizada em até 7 dias a partir do conhecimento da ocorrência do agravo) e "violência sexual e tentativa de suicídio" (cuja notificação deve ser comunicada em até 24 horas após o atendimento) feitos à Secretaria Municipal de Saúde do local de atendimento do paciente.[23]

É possível relacionar esses conceitos para a divulgação de assuntos médicos, como a com fins publicitários, e as discussões em mídias eletrônicas como o WhatsApp, ambos abordados em normativas específicas.[24,25]

Em síntese, é vedado ao médico fazer referência a casos clínicos identificáveis e exibir pacientes ou seus retratos em anúncios profissionais ou na divulgação de assuntos médicos, em meios de comunicação em geral, ainda que haja a autorização do indivíduo. Da mesma maneira, não pode ocorrer a revelação de informações confidenciais obtidas quando do exame médico de trabalhadores, inclusive por exigência dos dirigentes de empresas ou instituições, salvo se o silêncio puser em risco a saúde dos empregados ou da comunidade.[22]

Também é vedado ao médico liberar cópias do prontuário sob sua guarda,[21,22] salvo quando autorizado, por escrito, pelo paciente, para atender à ordem judicial[21] – o juiz tem acesso direto às provas documentais que sejam relevantes para o deslinde da causa[26] – ou à sua própria defesa. Conforme parecer sobre o tema:

> "Havendo necessidade, por motivo de auditorias, avaliações hospitalares, ou outras atividades em benefício do paciente e para esclarecimentos necessários ao processo de investigação, o pedido de acesso ao prontuário do paciente deve ser encaminhado à Direção Geral/Técnica do hospital e, se for pertinente, deverá ser então por eles liberada."[27]

No que concerne à visualização e à eventual manipulação de documentos médicos (p. ex., prontuário, atestado, parecer, receita) por estudante de Medicina, esta deverá sempre ocorrer sob a supervisão presencial do médico preceptor.[28] Assim como o professor, o aluno tem o dever de sigilo, conforme instituído no Código de Ética do Estudante de Medicina.[29]

A quebra de sigilo médico é de responsabilidade do médico assistente, e não do acadêmico de Medicina. O estudante de Medicina deve manusear e manter sigilo sobre informações contidas em prontuários, papeletas, exames e demais folhas de observações médicas, assim como limitar o manejo e o conhecimento dos prontuários por pessoas não obrigadas ao cumprimento dessa norma.[29]

A garantia ao sigilo expressa no Código de Ética Médica também repercute:

- Na Declaração Universal dos Direitos Humanos: "Ninguém será sujeito à interferência na sua vida privada, na família, no seu lar ou na sua correspondência, nem ataque à sua honra e reputação. Toda pessoa tem direito à proteção contra tais interferências ou ataques" (art. 12)[30]
- Na Constituição Federal de 1988: "são invioláveis a intimidade, a vida privada, a honra e a imagem das pessoas, assegurado o direito a indenização pelo dano material ou moral decorrente de sua violação"[31]
- No Código Civil: "ninguém pode ser obrigado a depor sobre fato: I – a cujo respeito, por estado ou profissão, deva guardar segredo"[32]
- No Código Penal: é crime "revelar alguém, sem justa causa, segredo, de que tem ciência em razão de função, ministério, ofício ou profissão, e cuja revelação possa produzir dano a outrem".[33]

Situações de risco: suicídio e violência

O sigilo profissional não é obrigatório em caráter absoluto e, por isso, admite exceções. Com efeito, o sigilo é um dever *prima facie* dos profissionais e das instituições a ser cumprido, a menos que conflite, em uma situação particular, com outro dever de igual ou maior porte.[19]

Algumas importantes situações em que o médico é desonerado do aludido sigilo serão descritas a seguir.

Situações, comprovadas ou suspeitas, de maus-tratos contra crianças, adolescentes ou idosos, conforme previsto nos respectivos Estatuto da Criança e do Adolescente (ECA) e Estatuto do Idoso, ensejam quebra do sigilo profissional com comunicação às instâncias cabíveis e ao responsável legal. De todo modo, recomenda-se sempre uma avaliação clínica pormenorizada, com registro atento e minucioso em prontuário, a fim de evitar leviana imputação. Além de excepcionar o dever de sigilo por meio da comunicação do fato suspeito ao Conselho Tutelar ou ao Ministério Público, é essencial a ação do profissional de Saúde visando à interrupção do ciclo de violência e garantindo a segurança da vítima.[34]

Outra situação excludente de violação do segredo profissional inclui o fornecimento de determinados dados de pacientes vítimas de ato violento às autoridades públicas (delegado de polícia, juiz e promotor do Ministério Público). No que tange a essa questão, segundo Resolução nº 326, de 13 de dezembro de 2012, do Conselho Regional de Medicina do Estado da Bahia (Cremeb):[35]

> "Tais informações devem restringir-se à qualificação do paciente e ao que possa contribuir tão somente para apuração dos fatos, como tipo de lesão sofrida, período de internação, incluindo o local onde foi encontrado, no caso de atendimento pré-hospitalar; não sendo de modo algum permitidas outras informações que comprometam a intimidade da vítima, a relação de confiança médico/paciente, o dever de sigilo ético-profissional que norteia a Medicina."

Há casos de iminente risco de auto/heteroagressão (p. ex., ideações suicida ou homicida) em que existe um perigo atual, o qual não pode de outro modo ser evitado e está ameaçando direito próprio ou alheio. Nesses casos, poderia ocorrer a quebra de sigilo por justa causa, sendo o interesse de um sacrificado em benefício do outro. Nessa esteira, o mal potencialmente causado pela perda da confidencialidade, por sua natureza e por sua importância, seria consideravelmente inferior ao que seria evitado. Lidar com a suicidalidade enseja um delicado equilíbrio entre a segurança do paciente e a confidencialidade das informações prestadas. Nessa esfera, a fim de fortalecer a rede de apoio sociofamiliar e de supervisão ao indivíduo, o profissional de Saúde pode optar pelo compartilhamento de algumas informações médicas com o(s) cuidador(es) do paciente suicida, especialmente mediante a constatação de prejuízos na capacidade de tomar decisões adequadas a seu caso.[19,36-38]

Embora a lei permita que se rompa o sigilo por justa causa, o médico deve refletir muito antes de fazê-lo e registrar isso amplamente no prontuário, já que a lei não define claramente essas situações.[22,32,33]

Vale reforçar que casos de violência doméstica e/ou outras violências e tentativas de suicídio correspondem a agravos de notificação compulsória à autoridade de Saúde (as tentativas de suicídio são de notificação imediata à Secretaria de Saúde do Município do local de atendimento do paciente).[23]

Considerando que o ordenamento jurídico nacional prevê a possibilidade de internação involuntária,[21,22,38] essa opção só deve ser considerada mediante iminente perigo à vida, própria ou alheia. Segundo o Código de Ética Médica:[21]

> "É vedado ao médico desrespeitar o direito do paciente ou de seu representante legal de decidir livremente sobre a execução de práticas diagnósticas ou terapêuticas, salvo em caso de iminente risco de morte."

A internação involuntária, portanto, fere a autonomia do paciente, motivo por que se reitera seu caráter excepcional quando imprescindível para resguardar a segurança do paciente ou de terceiros em um momento específico.[38,39]

De acordo com preceitos éticos, em situações de emergência, nas quais não seja possível a obtenção de consentimento para tratamento ou do paciente ou de seu representante, o médico poderá atuar em favor da vida, avaliando ele próprio o que é melhor para o paciente (privilégio terapêutico), adotando o procedimento mais adequado e cientificamente reconhecido.[40]

De acordo com a Lei nº 10.216,[38] as pessoas com transtornos mentais graves podem ser internadas involuntariamente para tratamento, a pedido da família ou do médico, devendo essa decisão ser comunicada ao Ministério Público Estadual, em um prazo de 72 horas. Por outro lado, é necessário enfatizar o tratamento dado pela Lei nº 13.146, de 6 de julho de 2015, que instituiu a Lei Brasileira de Inclusão da Pessoa com Deficiência (Estatuto da Pessoa com Deficiência):[41]

> "Art. 11. A pessoa com deficiência não poderá ser obrigada a se submeter a intervenção clínica ou cirúrgica, a tratamento ou a institucionalização forçada.
>
> Art. 12. O consentimento prévio, livre e esclarecido da pessoa com deficiência é indispensável para a realização de tratamento, procedimento, hospitalização e pesquisa científica.
>
> Art. 13. A pessoa com deficiência somente será atendida sem seu consentimento prévio, livre e esclarecido em casos de risco de morte e de emergência em saúde, resguardado seu superior interesse e adotadas as salvaguardas legais cabíveis."

Telemedicina

O Conselho Federal de Medicina (CFM) definiu e regulamentou a telemedicina como forma de serviços médicos mediados por tecnologias de comunicação. A norma, publicada em 2022 pelo CFM, assegura ao médico devidamente inscrito nos Conselhos Regionais de Medicina (CRM) a autonomia de decidir se utiliza ou recusa a telemedicina, indicando o atendimento presencial sempre que entender necessário. Outrossim, tal autonomia está limitada aos princípios da beneficência e não maleficência, e em consonância com os preceitos éticos-legais, bem como a telemedicina não substitui o atendimento presencial.[42]

A consulta médica presencial permanece como padrão-ouro no atendimento ao paciente; todavia, a telemedicina constitui-se em importante ato complementar à assistência médica, em consonância com as inovações tecnológicas que visam facilitar a comunicação e o intercâmbio de informações entre médicos, e entre médicos e pacientes. Além disso, esse recurso deve valer-se de meios tecnológicos e digitais seguros. Portanto, ciente de sua responsabilidade legal, cumpre ao médico que optar pela telemedicina o dever de avaliar se as informações obtidas por esse meio são qualificadas, por meio de protocolos rígidos de segurança digital e suficientes à finalidade proposta. A relação médico-paciente pode ser estabelecida de modo virtual, em primeira consulta, desde que atenda às condições físicas e técnicas dispostas na aludida resolução do CFM.

Nos atendimentos de doenças crônicas ou doenças que requeiram acompanhamento por longo tempo deve ser realizada consulta presencial, com o médico assistente do paciente, em intervalos não superiores a 180 dias. O médico, ao realizar a consulta por telemedicina, deve respeitar o Termo de Consentimento Livre e Esclarecido preestabelecido entre o médico e o paciente, e deve proporcionar linha de cuidados, visando à segurança e à qualidade da assistência, indicando o atendimento presencial na evidência de riscos.[42]

Por outro lado, a fim de não comprometer a qualidade da prova técnica a ser apreciada e considerando que o médico perito não dispõe de uma relação médico-paciente clássica, a perícia médica realizada por telemedicina só deve ser mantida em casos excepcionais e vinculados a situações pontuais descritas nos parágrafos a seguir:[43]

> "§ 1º No caso de morte do periciando;
>
> § 2º A perícia indireta ou documental pode se referir apenas a objeto que NÃO envolva:
> (I) a avaliação de dano pessoal;
> (II) as capacidades (incluindo a laborativa);
> (III) a invalidez ou que seja de natureza médico-legal.
>
> § 3º As juntas médicas periciais, desde que pelo menos um dos médicos esteja presencialmente com o periciando, que deve realizar o exame físico e o descrever aos demais participantes.
>
> § 4º A Prova Técnica Simplificada (PTS) quando for de inquirição simples de menor complexidade e sem manifestação sobre fato referente à avaliação de dano pessoal (físico ou mental), capacidades (incluindo laborativa), nexo causal ou definição de diagnóstico ou prognóstico."

Ainda, conforme essa norma, os exames médico-legais de natureza criminal e as perícias para avaliação de dano funcional e/ou estabelecimento de nexo causal, realizadas pelo médico do trabalho como uma de suas atribuições, devem ser executadas sempre de modo presencial. Segundo o relator da resolução que define e disciplina o uso da telemedicina na avaliação médico-pericial:

> "À distância, o perito está mais sujeito a equívocos devido a atos de simulação, metassimulação e dissimulação, os quais não se consegue evidenciar sem um exame presencial, com técnicas específicas e semiológicas, como o exame físico, para sua detecção."[44]

Responsabilidade do psiquiatra forense e embasamento científico

O juiz será assistido por perito quando a prova do fato depender de conhecimento técnico ou científico. Assim, a perícia consiste em um meio de prova cuja finalidade é esclarecer um fato de interesse à justiça e ao perito, um auxiliar do juízo, incumbido pela autoridade. O trabalho pericial é objeto de intenso escrutínio pelas partes, conforme ressaltado por Taborda e Bins,[7] e os tribunais verificarão a formação profissional, a atualização do conhecimento e a experiência dos peritos, os quais devem se orientar pelos princípios da imparcialidade, do respeito à pessoa, da veracidade, da objetividade e da qualificação profissional.

De acordo com o exposto, são imprescindíveis ao perito: conhecimento psiquiátrico, conhecimento jurídico e imparcialidade ("entidade neutra por definição").[7]

Peritos e assistentes técnicos de perícias médicas são, antes de tudo, médicos. Assim, estão sujeitos a todos os preceitos éticos que regem a Medicina. Há, contudo, certas particularidades nesses ofícios. Conforme enfatizado por Taborda,[45] quando houver o primeiro contato entre o perito e o periciando, deverá ser assegurado se o examinando sabe do que se trata, se entende as consequências que a avaliação pericial poderá lhe acarretar e se consente tal avaliação. Em seguida, o periciando deve ser informado que não se encontra ali na condição de paciente e que quaisquer informações prestadas serão utilizadas para o deslinde dos trabalhos periciais, ficando à disposição do juiz e das partes. Ressalta-se que o Código de Ética Médica veda ao médico ser perito de paciente seu ou de qualquer pessoa com quem tenha relações capazes de influir em seu trabalho. Salienta-se que a prática pericial não visa beneficiar a pessoa em exame, ainda que o psiquiatra forense seja médico.[45] Ademais, o psiquiatra que atua no ambiente correcional tem deveres com os detentos e também com a administração penitenciária ("duplo agenciamento"). Por isso, os limites da confidencialidade devem sempre ser esclarecidos ao paciente/detento.[46,47]

No que tange à Lei Federal nº 13.105/15, que instituiu o novo Código de Processo Civil,[48] tem-se o disposto a seguir:

"O perito tem o dever de cumprir o ofício no prazo que lhe designar o juiz, empregando toda sua diligência, podendo escusar-se do encargo alegando motivo legítimo. [...] A escusa será apresentada no prazo de 15 (quinze) dias, contado da intimação, da suspeição ou do impedimento supervenientes, sob pena de renúncia ao direito a alegá-la. [...] O perito também pode escusar-se ou ser recusado por impedimento ou suspeição."

Por outro lado, quando o ponto controvertido for de menor complexidade, o juiz poderá, em substituição à perícia, determinar inquirição de especialista. Os assistentes técnicos são de confiança da parte e não estão sujeitos a impedimento ou suspeição. O perito deve garantir aos assistentes das partes o acesso e o acompanhamento das diligências e dos exames que realizar, com prévia comunicação, comprovada nos autos, com antecedência mínima de 5 (cinco) dias.[48]

É vedado ao perito ultrapassar os limites de sua designação, bem como emitir opiniões pessoais que excedam o exame técnico ou científico do objeto da perícia. Para o desempenho de sua função, o perito e os assistentes técnicos podem dispor de todos os meios necessários, ouvindo testemunhas, obtendo informações e solicitando documentos que estejam em poder da parte, de terceiros ou em repartições públicas, bem como instruir o laudo com os elementos necessários ao esclarecimento do objeto da perícia.

Incumbe às partes, em 15 (quinze) dias contados da intimação do despacho de nomeação do perito: (a) arguir o impedimento ou a suspeição do perito, se for o caso; (b) indicar assistente técnico; (c) apresentar quesitos.

Ciente da nomeação, o perito apresentará em 5 (cinco) dias: (a) proposta de honorários; (b) currículo, com comprovação de especialização; (c) contatos profissionais, em especial o endereço eletrônico, para onde serão dirigidas as intimações pessoais.

Foi instituído o valor de R$ 390,00 (trezentos e noventa reais) para a hora técnica (HT), por meio da Resolução CRM/ES nº 274/2017.[49] Ademais, conforme estabelece o Código de Ética, os honorários do perito e do assistente técnico não devem ser vinculados ao resultado do processo judicial, ao procedimento administrativo e/ou ao valor da causa. O perito e os assistentes técnicos devem entregar, respectivamente, laudo e pareceres em prazo fixado pelo juiz.

Do mesmo modo, o modelo de anamnese e o roteiro pericial em Psiquiatria foram estabelecidos pela Resolução CFM nº 2.057/2013.[50] Por fim, a recente resolução Cremern nº 002/2017[51] determina que o médico investido na qualidade de perito tem total autonomia durante o ato pericial, podendo negar-se a realizá-lo caso sinta-se coagido ou desrespeitado.

PERÍCIA CRIMINAL

Imputabilidade, semi-imputabilidade e inimputabilidade

A ocorrência de um delito não implica necessariamente a responsabilização de seu agente na esfera penal. Com efeito, além da avaliação da culpabilidade, deve ser analisada também a imputabilidade desse agente. A Justiça imputa ao praticante de um ato ilícito, se culpado, o dever de responder por ele.[52]

A lei brasileira utiliza um duplo critério para a avaliação da imputabilidade: critério cronológico ("Os menores de 18 anos são penalmente inimputáveis, ficando sujeitos às normas estabelecidas na legislação especial") e critério biopsicológico (constante do art. 26 e do parágrafo único do Código Penal).[33]

Portanto, o art. 26 trata de maiores de idade que cometeram um crime, os quais não podem ser responsabilizados (*caput* do artigo) e terão sua imputabilidade abolida, ou o são apenas parcialmente (parágrafo único do artigo) e terão sua imputabilidade diminuída.[33,52]

"É isento de pena o agente que, por doença mental ou desenvolvimento mental incompleto ou retardado, era, ao tempo da ação ou da omissão, inteiramente incapaz de entender o caráter ilícito do fato ou de determinar-se de acordo com esse entendimento."

"Parágrafo único – A pena pode ser reduzida de um a dois terços, se o agente, em virtude de perturbação da saúde mental ou por desenvolvimento mental incompleto ou retardado não era inteiramente capaz de entender o caráter ilícito do fato ou de determinar-se de acordo com esse entendimento."[33]

A seguir, estão explicitados os requisitos do critério biopsicológico: componente biológico ou causal (doença mental, perturbação da saúde mental, desenvolvimento mental incompleto ou retardado, transtorno mental); componentes cognitivo/intelectivo e volitivo (prejuízo, total ou parcial, da capacidade de entender o caráter ilícito do fato ou de determinar-se de acordo com esse entendimento); e componente cronológico (elementos descritos presentes no momento do ato delitivo). Em suma, serão elencados os passos avaliados durante a aplicação do critério biopsicológico.[33,52]

Verificação da existência ou não de transtorno mental. O indivíduo que cometeu o delito, inicialmente, deverá ser avaliado quanto à existência de um transtorno mental ou, em termos jurídicos, se está acometido por doença mental, perturbação da saúde mental ou desenvolvimento mental incompleto ou retardado.

Avaliação da capacidade de entendimento. Deverá ser determinado se o transtorno mental causou alguma incapacidade, total (abolindo) ou parcial (reduzindo), de entender o caráter ilícito do fato.

Avaliação da capacidade de determinação. Deverá ser identificado se o transtorno mental provocou a abolição ou a redução de sua capacidade de autodeterminação ou autogoverno.

Nexo causal ou relação de causalidade. Constatar a existência de relação de causa e efeito entre a ação ou a omissão e o transtorno mental, sendo o delito consequência ou expressão sintomatológica do transtorno mental.

Temporalidade. O transtorno deve ser manifesto durante a ação ou omissão.

Pode-se dizer que a imputabilidade não está condicionada a uma enfermidade mental. Pelo contrário, ainda que haja um transtorno mental, se dele não decorrerem, no momento do delito, prejuízos às capacidades de entendimento e autodeterminação, não poderá o réu ser considerado inimputável.

Os Hospitais de Custódia e Tratamento Psiquiátrico (HCTP) são as instituições totais que abrigam as pessoas com transtorno mental em conflito com a lei que estão em cumprimento de medida de segurança (MS) aos quais foi aplicada essa sanção penal pelo fato de terem sido considerados inimputáveis ou semi-imputáveis.[33,53]

A MS, seja ela cumprida sob regime de internação nos HCTP ou mediante tratamento ambulatorial, visa à proteção do indivíduo e da sociedade. Os HCTP são locais de tratamento e cuidados em saúde, todavia administrados pelas Secretarias de Administração Penitenciária. No Brasil, os direitos e a proteção das pessoas acometidas por transtorno mental são assegurados pela Lei nº 10.216/2001, a qual já recomendava um novo direcionamento aos HCTP desde a sua promulgação.[38]

A partir da publicação da Portaria nº 3.088, de 23/12/2011,[54] o modelo de atenção em saúde mental no Brasil passou a fundamentar-se na organização da Rede de Atenção Psicossocial (RAPS), que visa à atuação em rede, enfatizando o tratamento oferecido em variados dispositivos substitutivos.[53,54]

O atendimento à pessoa com transtorno mental em conflito com a lei, no âmbito da justiça criminal, tem sido consignado em marcos legais importantes, incluindo pareceres e recomendações do Conselho Nacional de Justiça (CNJ), outrossim, é característico um modelo de tratamento determinado pela legislação criminal e não pela política pública de Saúde.[55] Nesse diapasão, foi publicada a Resolução nº 487, de 15 de fevereiro de 2023,[56] a qual "Institui a Política Antimanicomial do Poder Judiciário e estabelece procedimentos e diretrizes para implementar a Convenção Internacional dos Direitos das Pessoas com Deficiência", e a Lei nº 10.216/2001, no âmbito do processo penal e da execução das medidas de segurança. Frise-se:

"Art. 2º Para fins desta Resolução, considera-se:

I – pessoa com transtorno mental ou com qualquer forma de deficiência psicossocial: aquela com algum comprometimento, impedimento ou dificuldade psíquica, intelectual ou mental que, confrontada por barreiras atitudinais ou institucionais, tenha inviabilizada a plena manutenção da organização da vida ou lhe cause sofrimento psíquico e que apresente necessidade de cuidado em saúde mental em qualquer fase do ciclo penal, independentemente de exame médico-legal ou medida de segurança em curso."[56]

Tal dispositivo reforça que o lugar de cuidado das pessoas com transtorno mental mantidas sob custódia pela justiça criminal, outrora predominantemente hospitalocêntrico, deverá ser a sua própria comunidade, proibindo as internações em instituições asilares, criando serviços substitutivos ao hospital, pautados no tratamento por equipe multiprofissional qualificada e instituindo políticas específicas para a desinstitucionalização e reinserção social. Assim, a indicação da internação passa a ser:

"fundada exclusivamente em razões clínicas de saúde, privilegiando-se a avaliação multiprofissional de cada caso, pelo período estritamente necessário à estabilização do quadro de saúde e apenas quando os recursos extra-hospitalares se mostrarem insuficientes, vedada a internação em instituição de caráter asilar, como os Hospitais de Custódia e Tratamento Psiquiátrico (HCTP) e estabelecimentos congêneres, como hospitais psiquiátricos."[56]

Mediante a complexidade do tema ainda surgirão questionamentos a serem devidamente respondidos sobre a forma mais adequada de garantir os direitos a esses cidadãos, por isso pesquisadores têm defendido a tese de que não haja, ainda, solução inequívoca, reiterando que a sua discussão deve ser cada vez mais encorajada.[53]

Dependência química

A verificação da imputabilidade dos agentes incursos na Lei nº 11.343/2006, conhecida como Lei de Drogas, que tenham cometido um delito em virtude da dependência química ou sob efeito de droga abrange a prática de quaisquer atos delitivos e, não, exclusivamente, os relacionados com o tráfico de entorpecentes. Nesse caso, a apuração da imputabilidade é realizada acordo com o critério biopsicológico.[57]

O Código Penal, entretanto, em seu art. 28, prevê que "a embriaguez, voluntária ou culposa, pelo álcool ou substância de efeitos análogos" não exclui a imputabilidade penal. A esses agentes, aplica-se o princípio da *actio libera in causa*. Destarte, para que seja verificada a condição de inimputabilidade ou semi-imputabilidade, é obrigatório o indivíduo ter estado "sob o efeito [...] de droga" ou "proveniente de caso fortuito ou força maior."[33]

Aos semi-imputáveis, pode haver a redução de 1 a 2/3 da pena imposta. Nesses casos, a pena poderá ser substituída por medida de segurança, se houver "especial tratamento curativo."[33,58]

A publicação da Lei nº 11.343, de 23/08/2006, instituiu o Sistema Nacional de Políticas Públicas sobre Drogas (Sisnad) e definiu medidas para a prevenção do uso, atenção aos usuários e dependentes, e repressão à produção e ao tráfico.[57]

Os indivíduos abrangidos por essa Lei também terão garantidos os seus direitos previstos na Lei nº 10.216/2001[38] e na Resolução nº 487, de 15 de fevereiro de 2023, do CNJ.[56]

Doença mental

A expressão "transtorno mental" não é utilizada pelo Código Penal, e sim pela Organização Mundial da Saúde (OMS) em sua *Classificação Internacional de Doenças* (CID, cuja 11ª revisão, CID-11, foi lançada em 2018 para que os estados-membros se preparem para sua tradução e implementação),[59] e pela American Psychiatric Association, em seu *Manual Diagnóstico e Estatístico de Transtornos Mentais* (DSM, atualmente em sua 5ª edição, texto revisado [DSM-5-TR]).[60]

A expressão "doença mental" é utilizada na Psiquiatria como equivalente a transtorno mental. Por outro lado, "doença mental" para o Código Penal tem um sentido muito mais restrito, correspondendo aos casos de "alienação mental", que compreende apenas as patologias mentais graves (como psicoses e transtornos neurocognitivos maiores/demências). De acordo com essa distinção, para o legislador não estão englobados os transtornos de personalidade, os transtornos neurocognitivos leves, as parafilias e todos os quadros classicamente denominados como neuroses (equivalentes à expressão "perturbação da saúde mental"), tampouco as deficiências intelectuais (equivalentes à expressão "desenvolvimento mental retardado").[52]

Superveniência

Considera-se superveniência de doença mental (SDM) o aparecimento de sintomas psiquiátricos em um indivíduo em qualquer período após a prática de um fato delituoso. Em nosso sistema, a SDM pode ocorrer tanto enquanto o réu aguarda julgamento (mesmo que em liberdade) como depois de condenado, durante o cumprimento da pena. O exame de SDM anterior ao julgamento do feito poderá resultar na internação do examinando em HCTP, enquanto estiver suspenso o processo, todavia não irá interferir na decisão do julgado, pois não está em discussão a imputabilidade do indivíduo. Quando sobrevierem os sintomas após condenação transitada em julgado, durante o cumprimento da pena, o detento será encaminhado para avaliação e, confirmada a necessidade, "será internado em manicômio judiciário ou, à falta, em outro estabelecimento adequado, onde lhe seja assegurada a custódia". Nas situações em que for constatada doença mental passível de se beneficiar com o "especial tratamento curativo", o paciente deverá ter sua pena substituída por medida de segurança (MS) e ser transferido para um HCTP ou outro estabelecimento psiquiátrico se não houver HCTP na região.[61]

Cumpre ressaltar que a recente publicação da Resolução nº 487, de 15 de fevereiro de 2023, do CNJ determina:

> "Art. 15. Nos casos em que a pessoa submetida ao cumprimento de pena necessitar de tratamento em saúde mental, a autoridade judicial avaliará a necessidade e adequação da prisão em vigor ante a demanda de atenção à saúde, para início ou continuidade de tratamento em serviços da Rede de Atenção Psicossocial (Raps), ouvidos a equipe multidisciplinar, o Ministério Público e a defesa.
>
> Parágrafo único. O encaminhamento para os serviços da Raps e à rede de proteção social será apoiado pelas equipes de saúde das unidades prisionais, pela Equipe de Avaliação e Acompanhamento das Medidas Terapêuticas Aplicáveis à Pessoa com Transtorno Mental em Conflito com a Lei (EAP) e demais equipes conectoras, a partir de constante interlocução com os equipamentos da Raps responsáveis pelo tratamento, de modo que subsídios sobre a singularidade do acompanhamento da pessoa sejam aportados ao processo com a finalidade de priorização da saúde."[56]

Risco de violência

O Exame de Verificação de Cessação de Periculosidade (EVCP) é uma avaliação aplicada àqueles que estão em cumprimento de MS, visando à verificação da debelação da condição perigosa do indivíduo. Regulamentada pelo Código Penal e pelo Código de Processo Penal, essa avaliação deverá ser realizada "ao fim do prazo mínimo de duração da medida de segurança pelo exame das condições da pessoa a que tiver sido imposta", ou a qualquer tempo, mediante determinação judicial.

O EVCP é realizado por psiquiatra forense no local de cumprimento da MS, objetivando determinar a probabilidade de o examinando voltar a delinquir e concluir pela cessação ou não de sua periculosidade. São importantes limitações do exame: a solicitação de uma resposta do tipo "sim" ou "não", sendo mais acurado verificar se o risco de violência é pequeno, médio ou grande; e a dificuldade em prever fatores ambientais intervenientes.

Durante a avaliação neuropsiquiátrica forense desses pacientes, sugere-se o uso de recursos padronizados como o HCR-20[18] e o PCL-R[17] para a instrumentalização do laudo e o auxílio no julgamento do perito. O perito deve proceder à verificação de fatores recentes e pretéritos, clínicos e socioambientais (p. ex., antecedente de comportamento violento; relato relacional e acadêmico/laboral; história de consultas, internações, uso de medicamentos e substâncias; quadro apresentado durante o cumprimento da MS, incluindo evidência de sintomas, assim como sua melhora ou não mediante intervenções terapêuticas, relacionamentos com equipe, família e demais internados e respeito às regras institucionais; e viabilidade de planos futuros e grau de suporte social dentro e fora da instituição).

PERÍCIA CIVIL

Capacidade civil

O Código Civil define a personalidade civil como a capacidade de gozo de direitos, ou seja, a aptidão para ser titular e para usufruir de direitos e deveres que toda pessoa natural adquire no momento de seu nascimento com vida. Enquanto a capacidade de direito é a "aptidão para adquirir direitos e contrair obrigações", a capacidade de exercício é a "possibilidade de praticar por si os atos da vida civil". Essas competências, portanto, dependem de adequada avaliação da realidade e distinção entre lícito e ilícito. Define-se incapacidade civil como a restrição legal do exercício dos atos da vida civil. Ela se divide em: privação global do agir jurídico (absolutamente incapazes); ou privação parcial (relativamente incapazes). No primeiro caso, a lei determina que, para que possam exercer os atos concernentes à vida jurídica, pessoas absolutamente incapazes devem ser representadas. Já os relativamente incapazes serão apenas assistidos. A incapacidade, em termos médico-legais, presume a existência de um estado de enfermidade ou alguma deficiência física ou psíquica que impeça uma pessoa de ter autonomia em função de suas conveniências ou de seus interesses. Do exposto, depreende-se que cabia ao psiquiatra forense investido na qualidade de perito identificar a existência ou a ausência de doença mental, de transtorno de personalidade ou transtorno de desenvolvimento e, então, se o portador de transtorno mental tinha ou não aptidão mental suficiente que o permitisse gerir autonomamente seus interesses, de maneira pragmática e objetiva, de acordo com seus valores e história de vida.[32,62]

No início do século XX, a capacidade era, comumente, determinada com base somente na existência de um diagnóstico. Isso mudou com o desenvolvimento médico-jurídico, que considerava as principais habilidades funcionais relevantes para domínios específicos da capacidade. Os efeitos de múltiplas condições médicas e suas interações na capacidade, além de variarem entre os indivíduos, afetam alguns domínios dessa habilidade, sem atingir outros. Dessa maneira, para a determinação da habilidade de um paciente para a tomada de algumas decisões há necessidade de uma avaliação complexa e pormenorizada, que envolve o conhecimento de questões éticas, clínicas e legais.[63,64]

Com o envelhecimento populacional a um ritmo extraordinário, também vem aumentando a prevalência dos transtornos neurocognitivos, os quais estão intimamente relacionados com declínios no funcionamento cotidiano. Isso pode causar prejuízos na habilidade para a tomada de decisões.

Recentemente foi instituída a Lei Brasileira de Inclusão da Pessoa com Deficiência (Estatuto da Pessoa com Deficiência), Lei nº 13.146, de 6 de julho de 2015.[41]

Por essa Lei, considera-se pessoa com deficiência:

"aquela que tem impedimento a longo prazo de natureza física, mental, intelectual ou sensorial, o qual, em interação com uma ou mais barreiras, pode obstruir sua participação plena e efetiva na sociedade em igualdade de condições com as demais pessoas."

É evidente que se trata de um conceito mais amplo do que o apresentado no DSM-5. Esse último remete às deficiências intelectuais apenas.

Por determinação legal atual:

"...a avaliação da deficiência, quando necessária, será biopsicossocial, realizada por equipe multiprofissional e interdisciplinar e considerará: I – os impedimentos nas funções e nas estruturas do corpo; II – os fatores socioambientais, psicológicos e pessoais; III – a limitação no desempenho de atividades; e IV – a restrição de participação."

Por essa nova Lei, os menores de 16 anos são incapazes e aqueles entre 16 e 18 anos, relativamente incapazes. Por outro lado, as doenças mentais e deficiências intelectuais não podem mais determinar a incapacidade total de um indivíduo. De acordo com o art. 6º da Lei nº 13.146:

"*A deficiência não afeta a plena capacidade civil da pessoa* [grifo nosso], inclusive para: I – casar-se e constituir união estável; II – exercer direitos sexuais e reprodutivos; III – exercer o direito de decidir sobre o número de filhos e de ter acesso a informações adequadas sobre reprodução e planejamento familiar; IV – conservar sua fertilidade, sendo vedada a esterilização compulsória; V – exercer o direito à família e à convivência familiar e comunitária; e VI – exercer o direito à guarda, à tutela, à curatela e à adoção, como adotante ou adotando, em igualdade de oportunidades com as demais pessoas."

Ademais, é importante destacar as mudanças apresentadas no art. 84 da Lei nº 13.146:

"A pessoa com deficiência tem assegurado o direito ao exercício de sua capacidade legal em igualdade de condições com as demais pessoas.

§ 1º. Quando necessário, a pessoa com deficiência será submetida à curatela, conforme a lei.

§ 2º. É facultada à pessoa com deficiência a adoção de processo de tomada de decisão apoiada.

§ 3º. A definição de curatela de pessoa com deficiência constitui medida protetiva extraordinária, proporcional às necessidades e às circunstâncias de cada caso, e durará o menor tempo possível. [...]

Art. 85. A curatela afetará tão somente os atos relacionados aos direitos de natureza patrimonial e negocial.

§ 1º A definição da curatela não alcança o direito ao próprio corpo, à sexualidade, ao matrimônio, à privacidade, à educação, à saúde, ao trabalho e ao voto."

Considerando-se as mudanças na legislação (e os debates e dúvidas que as discrepâncias ensejaram), incluindo a vedação de interdição total, cumpre ao psiquiatra forense, de toda forma, tecer nos laudos ponderações sobre os domínios específicos da capacidade e recomendações visando à proteção, à segurança e ao melhor interesse do periciando.

Direito de família, criança, adolescente e idoso

O direito de família abarca situações distintas que podem ensejar avaliações do perito forense: direito matrimonial (casamento, dissolução do vínculo), direito convivencial (união estável), direito parental (poder familiar, alimentos, adoção) e direito assistencial (tutela, curatela).[65]

Nos casos judiciais em que há o envolvimento de crianças e adolescentes, geralmente há uma relação importante com as bases legais do direito de família, apesar de muitos casos serem oriundos de varas especializadas da infância e da juventude. As perícias em direito de família e na área da PF da criança e do adolescente demandam avaliação por profissional qualificado nessa esfera específica, dados a complexidade e o risco envolvido.

Por isso, convém contemplar as facetas da criança, do adolescente, do idoso, dos demais familiares envolvidos e do contexto sociocultural em que esses atores estão inseridos.

O psiquiatra forense que atua nas áreas de família e de infância e adolescência pode atuar como perito do juízo ou assistente técnico das partes, mas se depara, de qualquer maneira, com situações peculiares, desafiadoras, às vezes de extrema vulnerabilidade das partes e que promovem o surgimento de dilemas éticos.[66] Assim, cabe salientar que o ECA,[67] a Constituição Federal[31] e o Código Civil[32] preconizam que deve sempre ter primazia o "melhor interesse da criança". Isso significa que menores de 18 anos apresentam vulnerabilidades e fragilidades como pessoas em desenvolvimento, devendo, portanto, merecer proteção especial.

As perícias tratam da definição de guarda e modelos de convivência entre pais e filhos, visitação de pais, avós ou outros familiares, proposta de suspensão ou destituição do poder familiar, investigação de paternidade, solicitação de acolhimento institucional, acusação de ofensa sexual ou suspeita de outros tipos de violência (física ou emocional), acusação de alienação parental, habilitação para adoção, determinação do tipo de abordagem e tratamento para crianças em situação de rua e/ou usuárias de drogas, avaliação de transtornos mentais e de comportamento em adolescentes envolvidos em atos infracionais, aplicação de medidas protetivas de tratamento e de medidas socioeducativas e justiça terapêutica. A avaliação diagnóstica de transtornos mentais e de comportamento ou por uso de substâncias pode ser determinada tanto para crianças e adolescentes quanto para adultos envolvidos na lide.

A atuação do perito contribuirá para o encaminhamento de medidas protetivas, a fim de garantir direitos fundamentais. Devem-se analisar as pessoas envolvidas e as peculiaridades socioculturais do ambiente no qual a família está inserida, para não haver distorções na avaliação dos examinandos. O psiquiatra pode se valer, além da entrevista com a criança e/ou o adolescente, de entrevistas com os genitores – tanto em separado quanto em conjunto com o menor, com avós, babás, bem como fazer contato com outros profissionais envolvidos no caso (p. ex., da psicologia e do serviço social) e solicitar documentos pertinentes a este ou outros exames e avaliações. Os princípios éticos devem sempre nortear a conduta do psiquiatra forense. O ambiente físico pericial e as técnicas sugeridas devem ser condizentes com a idade e o grau de desenvolvimento do avaliado.[65] Sugere-se que o relatório escrito pelo perito do juízo siga as diretrizes descritas no tópico "Exame pericial psiquiátrico" deste capítulo, ditadas pelo CFM por meio de sua Resolução nº 2.057/2013.[10] O parecer do assistente técnico, por sua vez, tem forma livre. Alguns pontos merecem destaque e serão descritos a seguir.

Guarda e visitação

As questões de maior litígio em casos de dissolução conjugal relacionam-se com bens e filhos (pensão, guarda e visitação). Nas disputas pela guarda, o psiquiatra deve avaliar qual dos genitores apresenta as melhores condições para a guarda dos filhos do ponto de vista psiquiátrico, atentando-se para a atual Lei nº 13.058/2014,[68] que determina que a guarda pode ser unilateral ou compartilhada. Essa última modalidade é escolhida nos casos em que não há acordo entre os genitores, e ambos apresentam aptidão para exercer o poder familiar.[69] Trata-se da responsabilização conjunta e do exercício de direitos e deveres dos genitores que não coabitem, concernentes ao poder familiar dos filhos comuns, sendo inclusive um meio de prevenção à alienação parental.[70] No entanto, em casos de convivência conflituosa entre os genitores, tal arranjo pode propiciar sérias dificuldades de entendimento. Independentemente do modelo de guarda, devem-se estipular os períodos de convivência com o genitor que não detém a base de residência dos filhos. O perito também tem papel importante na definição dos moldes de convivência familiar, tanto com relação aos genitores quanto a outros parentes, como os avós, pois a lei não define regras rígidas sobre esse assunto. Em alguns casos de risco, pode-se sugerir visitação assistida por terceiros da família, por mediadores profissionais ou por funcionários da Justiça, em local seguro.[69]

Alienação parental

Processo denegritório de cunho socioemocional no qual um genitor difama o outro genitor para a criança com o objetivo de destruir os vínculos entre eles, não se enquadrando, no entanto, como diagnóstico de doença nos manuais diagnósticos internacionais.[71] Na última edição do DSM, a conduta do filho afetado pela alienação parental – denominada síndrome de alienação parental – está contemplada nas categorias "problemas de relacionamento entre pais e filhos" e "criança afetada por sofrimento na relação dos pais".[60] Na CID-11, por sua vez, a OMS reconheceu o fenômeno como existente, podendo ser classificado no item "Problema no relacionamento do cuidador com a criança (QE52.0)."[59]

Desse modo, segundo Gardner, o psiquiatra que descreveu essa síndrome,[72] a criança passaria a ter sentimentos de ódio, rechaço e indiferença como se fossem próprios dela. Conforme a Lei nº 13.431/2017,[73] regulamentada pelo Decreto nº 9.603/2018,[74] a alienação parental é considerada como uma forma de violência psicológica, e as repercussões nos filhos podem ser funestas. Acusações de abuso sexual podem ser manifestações de alienação parental, e essa situação deve ser analisada com cautela. Isso porque, por outro lado, pedófilos ou abusadores sexuais podem se aproveitar da situação alegando se tratar de falsas memórias da criança induzidas pelo(a) suposto(a) alienante. A Lei nº 12.318/2010[75] considera variadas formas de alienação parental e prevê uma série de instrumentos processuais que visam inibir seus efeitos, até mesmo a reversão da guarda para o genitor alienado. A mesma Lei prevê que casos dessa natureza devem ser avaliados por perícia psicológica ou biopsicossocial.

Violência sexual e outros maus-tratos

A avaliação de ofensa sexual pode ser solicitada nas varas de família e nas de infância e juventude, em diferentes tipos de processos, tanto avaliando o(s) adulto(s) envolvido(s) quanto a(s) criança(s) e/ou o(s) adolescente(s). Em geral, trata-se de análise de alta complexidade, visto que os sintomas são muitas vezes inespecíficos. Soma-se o fato de que a perícia é solicitada muitas vezes muito tempo após o referido acontecimento, e isso demanda abordagem multidisciplinar. O profissional que avalia essas vítimas deve ser submetido a capacitações permanentes, com foco nas especificidades envolvidas. Sugere-se evitar a revitimização iatrogênica, decorrente da realização de múltiplas avaliações.[69] Nesse sentido, a Lei nº 13.431/17 disciplina medidas específicas como a escuta especializada e o depoimento especial, com o fito de prevenir a revitimização.[76]

O relato espontâneo da criança merece, a priori, credibilidade, porém, em alguns casos, podem ser falsas denúncias e/ou sugestionadas por parte dos adultos. A perícia forense reveste-se de especial importância, pois suas conclusões embasarão não só o eventual tratamento como decidirão a vida do menor envolvido, a partir da definição de guarda, acolhimento institucional ou destituição do poder familiar. Os testes psicológicos são importantes na complementação diagnóstica desses casos, no sentido de avaliar a confiabilidade do relato da criança, identificar danos psicológicos na criança ou analisar a personalidade dos adultos envolvidos.[69]

Além do abuso sexual, também podem ocorrer outros tipos de violência, como abuso ou negligência física e emocional. Todos esses tipos de maus-tratos podem resultar em danos emocionais a longo prazo e alterações no funcionamento cerebral, e vêm sendo associados a transtornos mentais e aprisionamento na vida adulta.[77] Todos são de notificação compulsória e podem ser alvos de perícias judiciais. Em virtude da prevalência da violência infantil e das repercussões decorrentes dela, a violência pode ser considerada um problema de Saúde Pública.

Crianças e adolescentes em conflito com a lei

O psiquiatra forense pode ser instado a avaliar casos de crianças e adolescentes envolvidos em atos infracionais. Para as crianças (menores de 12 anos) infratoras, só são cabíveis medidas protetivas,[78] como: encaminhamento aos pais ou responsáveis, mediante termo de responsabilidade; orientação; apoio e acompanhamento temporários; matrícula e frequência obrigatórias em estabelecimento oficial de ensino fundamental; inclusão em programa comunitário ou oficial de auxílio à família, à criança e ao adolescente; requisição de tratamento médico, psicológico ou psiquiátrico, em regime hospitalar ou ambulatorial; inclusão em programa oficial ou comunitário de auxílio, orientação e tratamento para alcoólatras e toxicômanos; acolhimento institucional; inclusão em programa de acolhimento familiar; e colocação em família substituta.

Quanto aos adolescentes, englobam-se aqui os que têm entre 12 e 18 anos incompletos e que praticaram atos infracionais análogos aos delitos tipificados na legislação brasileira. O ECA[67] estabelece como principal objetivo a ressocialização, por meio de medidas protetivas e medidas socioeducativas (MSE). São elas: advertência, obrigação de reparação do dano, prestação de serviço à comunidade, liberdade assistida, regime de semiliberdade e internação. Também é possível o programa de justiça terapêutica – que se constitui em medida protetiva de tratamento em substituição ao processo e às suas consequências legais, para os adolescentes que praticaram infrações sem violência ou grave ameaça e estejam com problemas relacionados com o uso, o abuso ou a dependência de drogas.

Quanto à perícia, a legislação e as resoluções do CFM[9] que orientam os itens do relatório pericial não diferenciam especificidades para essa faixa etária com relação ao exame pericial de adultos, portanto, deve-se atentar às orientações gerais de perícias em crianças e adolescentes, como ambiente adequado, técnicas para a faixa etária, prevenção de revitimização e entrevistas com familiares, se for o caso.[78] Entre outros aspectos, o psiquiatra investigará eventuais diagnósticos que possam ter influenciado a conduta do infrator, recomendando os melhores tratamentos para cada caso. Vale lembrar sempre que a abordagem deve ser multidisciplinar.

Quanto aos idosos, as avaliações periciais geralmente analisam maus-tratos e a necessidade de estarem sob institutos de proteção como a interdição. Esta é mais bem abordada no tópico "Capacidade civil" deste capítulo. Quanto à violência contra o idoso, observa-se o aumento desse fenômeno, que pode advir de abusos físico, sexual, psicológico e financeiro, e de negligências física, psicológica, financeira e de autonegligência.[34] O abuso financeiro é peculiar nessa população, consistindo em uso indevido de pensão, coerção de assinatura de documentos como testamento, doações e contrações de empréstimos. Segundo o Ministério da Saúde,[79] os fatores de risco para abuso ao idoso são os seguintes: comorbidades crônicas, dependência física ou mental, déficit cognitivo, transtornos do sono, incontinência urinária ou fecal, dificuldade de locomoção e necessidade de cuidados intensivos ou de apoio para realização das atividades do dia a dia. Por outro lado, doença mental, dependência de substâncias e transtornos de personalidade são fatores de risco dos cuidadores para violência contra o idoso. Importante saber que os casos de suspeita ou confirmação de violência contra o idoso são considerados de notificação compulsória pelos profissionais de Saúde, no entanto os abusos praticados contra idosos ainda são subnotificados.[80] O psiquiatra forense, por sua vez, poderá avaliar tanto a vítima quanto o eventual agressor. Nos casos de avaliação da capacidade civil, em que pese ser a interdição um instituto de proteção, deve-se tentar preservar a autonomia do idoso ao máximo possível, além de se atentar a possíveis interesses financeiros não revelados por parte de familiares.[34,81,82] Para a complementação da avaliação psiquiátrico-forense, é comum se valer da análise neurológica e clínica e dos exames laboratoriais, de neuroimagem e psicodiagnóstico. Por fim, o psiquiatra forense que avalia a pessoa idosa deve ter conhecimento dos dispositivos legais destinados à proteção dessa população: Constituição Federal,[31] Lei nº 8.842/1994 (dispõe sobre a Política Nacional do Idoso e cria o Conselho Nacional do Idoso)[83] e a Lei nº 14.223/2022 (Estatuto da Pessoa Idosa).[84]

Responsabilidade civil do psiquiatra

Cabe ao psiquiatra, em função das atribuições médicas, responder por seus atos quando ilicitamente causar danos a seu paciente ou a terceiros. Os processos sofridos podem ser de natureza civil, criminal, administrativo e/ou perante o CRM. Apesar do aumento expressivo de processos contra médicos nas últimas décadas, situação decorrente das profundas mudanças que o mundo contemporâneo ocasionou na Medicina tradicional, os psiquiatras não estão entre as especialidades mais acusadas perante os CRM.[85] Nesta seção, será abordada a responsabilidade civil do psiquiatra.

Considera-se que a responsabilidade civil do médico derive de má prática durante o exercício profissional e pode incluir, ou não, a ocorrência de um erro médico. Segundo o Código Civil brasileiro,[32] há a obrigação de indenizar o paciente por eventuais danos morais e materiais decorrentes de atos ilícitos. É importante salientar que um mau resultado não provoca por si só o dever de indenizar. Isso porque a obrigação do médico é de meio e não de resultado, devendo empregar o melhor de seu conhecimento, mas não sendo responsável por eventual acidente imprevisível ou resultado incontrolável.[86]

Taborda et al.[87] elencam quatro elementos que caracterizam o erro médico, segundo a Lei Brasileira:

- Prática de ato médico comissivo ou omissivo: o ato deve ocorrer no exercício da profissão
- Existência de dano ou prejuízo ao paciente: deve haver um resultado lesivo, que pode ser de natureza tanto material quanto moral
- Relação de causalidade entre o ato praticado e a lesão sofrida: o prejuízo deve decorrer do ato realizado (nexo causal)
- Ocorrência de culpa (falta não proposital), que se manifesta por meio de imperícia, imprudência ou negligência: imperícia é a falta de capacidade técnica para a realização do procedimento escolhido; imprudência é falta de cautela na realização do procedimento escolhido; negligência é a falta de diligência no atendimento do caso, muitas vezes por desatenção ou esquecimento.

Em Psiquiatria, algumas práticas estão mais facilmente associadas a potencial risco de o médico sofrer processo futuro. Entre elas, pode-se citar a internação psiquiátrica involuntária, que é aquela que se dá sem o consentimento do usuário e a pedido de terceiro, e que recentemente sofreu drásticas modificações com a publicação da Resolução CNJ nº 487,[56] de 15 de fevereiro de 2023, assunto já abordado no tópico "Situações de risco: suicídio e violência" deste capítulo. O psiquiatra depara-se, no atual contexto, com um dilema, pois, se por um lado a não internação de um paciente doente mental com risco significativo pode ensejar sua responsabilização e ser considerada um erro médico, a recente normativa de cunho claramente antimanicomial restringe a possibilidade da internação involuntária, ainda que do ponto de vista médico seja protetiva ao paciente. Outro fator que comumente ocasiona conflitos entre pacientes e psiquiatras é o consentimento esclarecido para o tratamento. Ele pressupõe a concordância do paciente ou de seu representante legal após receber informações claras e precisas sobre seu diagnóstico, possibilidades terapêuticas, riscos e benefícios e prognóstico com e sem tratamento.[87] O paciente deve apresentar capacidade legal e aptidão real para consentir o tratamento. Mesmo nos casos em que houver a necessidade de um representante legal, o paciente deve ser esclarecido e assentir no limite de suas capacidades. Há exceção nos casos de emergência médica, mas, tão logo possível, deve-se igualmente buscar o consentimento do representante legal. Sugere-se que, em todos os casos de internação psiquiátrica e de pesquisa, o consentimento seja fornecido por escrito.

Além de toda essa problemática, os médicos devem praticar medidas defensivas de maneira rotineira, como cultivar uma boa relação médico-paciente (este é fator essencial na proteção contra processos por erro médico), manter registros de prontuário completos e atualizados, observar as normas legais pertinentes à profissão, esclarecer amplamente o paciente sobre sua situação médica e possibilidades terapêuticas e discutir o caso com colegas em supervisão, congresso ou reunião clínica.[87]

PERÍCIAS COM ENFOQUE TRABALHISTA

O psiquiatra pode atuar como perito em avaliações de natureza trabalhista, sejam elas no âmbito administrativo (servidores públicos em instituições governamentais, perícias securitárias para serviços privados), previdenciário ou judiciário. Primeiramente, o perito necessita conhecer as normas ou os regimentos do local para onde a perícia se destina, particularmente nos casos de perícias administrativas e previdenciárias. Em seguida, a finalidade da perícia deve ser observada, preparando-o para a ocasião do exame.

A atividade pericial trabalhista ocorre em diferentes etapas da vida laboral do indivíduo, variando desde exames de ingresso, concessão de licenças para tratamentos de saúde ou para acompanhar o tratamento de um familiar, redução de carga horária, delimitação de função, readaptação, até aposentadoria por invalidez e isenção do imposto de renda, entre outras.

Adicionalmente, o perito psiquiatra poderá avaliar um periciando que responde a processo administrativo disciplinar, verificando se existe transtorno mental com nexo causal com a situação descrita no processo e o quanto essa patologia pode interferir naquela situação, ou verificar se pessoa com deficiência faz jus ao Benefício de Prestação Continuada da Lei Orgânica da Assistência Social (BPC/LOAS).

Casos que tiveram início como perícias administrativas ou previdenciárias podem se tornar perícias judiciais com enfoque trabalhista, nas quais o perito do juízo reexaminará determinada situação e responderá aquilo que lhe for questionado. Nesse tipo de perícia, é essencial que o perito estude com atenção todo o processo, entreviste o reclamante (periciando) e, caso verifique necessidade, solicite fontes colaterais de informações ou testagem psicológica.

Um aspecto interessante a ser observado em perícias trabalhistas é a frequência de atestados médicos que indicam longos períodos de afastamento do trabalho, decorrentes de sintomas de transtornos mentais. O perito psiquiatra deverá analisar com atenção se realmente há ou houve incapacidade laboral decorrente do quadro psiquiátrico e se o tratamento que o periciando vem recebendo está sendo efetivo para a remissão dos sintomas e para o reestabelecimento da funcionalidade. Caso o perito disponha de uma equipe interdisciplinar, poderá solicitar uma visita domiciliar pelo serviço social, a fim de averiguar as condições de vida do periciando, bem como testagem neuropsicológica, buscando maiores dados para embasar suas conclusões.

Nas perícias trabalhistas, três aspectos necessitam ser bem examinados: as características de personalidade do periciando, a motivação para a atividade laboral que exerce e a gravidade do transtorno mental que apresenta (se refratário aos tratamentos vigentes). Indivíduos com transtornos mentais crônicos e, mesmo graves, como a esquizofrenia, com o devido tratamento especializado e se motivados ao trabalho, com aspectos de personalidade preservados (especialmente senso ético e de responsabilidade), podem ter condições de seguir trabalhando.

Especificamente sobre a perícia previdenciária, o perito psiquiatra deve conhecer o conteúdo do *Manual Técnico de Perícia Previdenciária* do Instituto Nacional do Seguro Social (INSS).[88] Nele encontram-se importantes conceitos, tais quais: incapacidade, invalidez, deficiência, acidente de trabalho e doença profissional/do trabalho (Tabela 49.1).

Na investigação pericial, primeiramente o perito irá verificar se existe um transtorno mental no examinando. Em seguida, analisará o nexo causal entre a patologia e o trabalho, estando atento à temporalidade do evento (considerando início e agravamento dos sintomas), a gravidade e o período de exposição à situação potencialmente patogênica. O conhecimento prévio sobre a história natural de cada tipo de transtorno mental é essencial ao perito, devendo sempre ter em mente a influência de possíveis aspectos patológicos de personalidade no examinando e seu reflexo no ambiente de trabalho ou desempenho ocupacional.

Fatores de risco ao adoecimento mental devem ser pesquisados, bem como se existe concausa, visto que doenças ocupacionais podem decorrer de mais de uma causa, relacionadas ou não com o trabalho desempenhado. Haverá concausa quando, além dos fatores causais externos ao trabalho, existir ao menos um motivo relacionado com a execução do contrato de trabalho, o qual contribuiu diretamente para o adoecimento, reforçando-o.[89]

Também podem ser foco de avaliação pericial psiquiátrica o assédio moral e sexual no trabalho, o dano psíquico e a síndrome de *burnout* (classificado como QD85 pela CID-11). Na CID-11, essa síndrome está automaticamente relacionada com o trabalho, assim como as lesões por esforço repetitivo/a doença osteomuscular relacionada com o trabalho (LER/DORT), devendo ser condição de notificação compulsória.[59]

TRANSTORNOS MENTAIS E PSIQUIATRIA FORENSE

Neste tópico, serão abordados diagnósticos psiquiátricos e suas implicações no *setting* pericial.

Transtornos do neurodesenvolvimento

Transtorno do desenvolvimento intelectual (deficiência intelectual)

Indivíduos com transtornos do desenvolvimento intelectual são um grupo heterogêneo, com diferentes níveis de gravidade e possibilidade de ocorrência de outras comorbidades, tanto físicas quanto mentais.[60]

Aqueles com deficiências intelectuais leves ou moderadas podem ser perpetradores de atividades criminais (roubos, tráfico de drogas, comportamento incendiário, homicídios, lesões

Tabela 49.1 Nomenclaturas periciais, de acordo com o *Manual Técnico de Perícia Previdenciária* do Instituto Nacional do Seguro Social (2018).

Nomenclaturas periciais	Definições
Incapacidade laborativa	Impossibilidade de desempenho das funções específicas de atividade, função ou ocupação habitualmente exercida pelo segurado, resultante de alterações morfopsicofisiológicas decorrentes de doença ou acidente. Descrever se há risco para si e terceiros ou agravamento da patologia acarretado pela permanência na atividade, além do grau (parcial/total) e da duração dessa incapacidade (temporária/indefinida) e a profissão desempenhada (uniprofissional, multiprofissional, omniprofissional)
Invalidez	Incapacidade laborativa total, permanente ou com prazo indefinido, omniprofissional/multiprofissional e insuscetível de recuperação ou reabilitação profissional, resultante de doença ou acidente. Sujeita às revisões previstas em lei
Deficiência	Condição de saúde caracterizada como perda ou anormalidade de uma parte do corpo (estrutura) ou em suas funções, que impeça a realização de atividades e a participação, a longo prazo, de natureza física, mental, intelectual ou sensorial. Requer avaliação interdisciplinar e multiprofissional
Acidente de trabalho	Evento fortuito, inesperado, não provocado, imprevisível, de origem exógena e de natureza traumática e/ou por exposição a agentes exógenos físicos, químicos ou biológicos, ocorrido no trabalho (ou fora do local e horário de trabalho na execução de serviço sob autoridade da empresa, viagem a serviço da empresa, percurso da residência ao trabalho), com consequente lesão corporal, incapacidade temporária ou permanente, com nexo de causalidade entre o trabalho e a patologia
Doença profissional/do trabalho/ocupacional	Equiparada por lei ao acidente de trabalho. Doença profissional é aquela produzida pelo exercício do trabalho, peculiar a determinada atividade, e que consta na relação elaborada pelo Ministério do Trabalho e da Previdência Social. Doença do trabalho é aquela adquirida em função das condições especiais em que o trabalho é realizado, relacionando-se diretamente com ele

corporais etc.), especialmente quando sofrem influência ou manipulação de terceiros. Já nos casos de deficiência intelectual grave e profunda, podem ser vítimas de variados tipos de abusos, violências e exploração financeira. Perícias com fins de curatela/interdição são comuns nessa população de pacientes, algumas ocorrendo logo após alcançarem a maioridade e outras em épocas mais avançadas da vida, especialmente quando se estabelece que o principal responsável ou cuidador não terá mais condições de zelar por eles ou que eles estão sofrendo exploração financeira ou abusos por pares/companheiros.

Quando acusados de crimes sexuais (desde *voyeurismo* secreto a estupros violentos), o perito psiquiatra deve considerar que o ato criminoso pode ter sido resultado da falha no funcionamento adaptativo (por inexperiência, limitada socialização e educação, pouca compreensão), ou algo mais complexo, como comorbidade com transtornos parafílicos e/ou psicopatia.[90]

Transtorno do espectro autista

A literatura médica sinaliza que crianças com transtornos do espectro autista relataram maiores níveis de vitimização por *bullying* do que seus pares não autistas, com risco mais elevado para o gênero feminino, por demonstrarem menos dificuldades sociais e serem mais motivadas socialmente do que os meninos autistas.[91]

Estudo populacional sueco identificou um aumento do risco de violência em pacientes com transtornos do espectro autista com comorbidades como o transtorno de déficit de atenção e hiperatividade ou o transtorno de conduta.[92]

Transtornos neurocognitivos

O *delirium* e os transtornos neurocognitivos maiores e leves têm importantes interfaces com questões legais, variando desde perícias de curatela/interdição (temporárias nos casos de *delirium* e definitivas/permanentes nos casos avançados de transtorno neurocognitivo maior devido a provável doença de Alzheimer), até perícias criminais, nas quais os pacientes podem ser vítimas ou perpetradores.

Na América do Norte, a expressão "*delirium* excitado" tem sido empregada em casos nos quais ocorre a morte inesperada, em ambiente prisional (de custódia) ou instituição médica, durante a contenção do indivíduo ou sequencialmente ao evento. Em geral, o falecido é um homem de 20 a 30 anos que foi contido depois de se comportar de modo violento ou descontrolado e apresentava um risco grave para sua própria segurança ou para os outros. Seu comportamento prévio ou durante a contenção envolvia esforço físico extremo e ele manifestava profundos distúrbios emocionais e psicológicos. O falecido pode ter tido intoxicação por cocaína, anfetaminas ou outros psicoestimulantes, com ou sem uso concomitante de álcool; ou história de transtorno bipolar ou do espectro da esquizofrenia. A necropsia não fornece uma explicação satisfatória para a causa da morte, sendo esta, então, atribuída, por exclusão, ao *delirium* excitado.[93]

O comportamento criminoso manifestado por idosos é um fenômeno raro. Recente artigo científico alemão indicou que, entre criminosos com idade avançada, muitos deles cometeram o primeiro crime nessa faixa etária, 75% eram homens e as síndromes demenciais foram as possíveis origens da criminalidade, pelos déficits na cognição social, dificuldades em demonstrar emoções de maneira apropriada e distúrbios no controle do comportamento. Descreveu também que no curso da doença, 50% dos pacientes com demência frontotemporal e 10% com doença de Alzheimer cometeram crimes. A demência frontotemporal predispõe variado espectro de comportamentos criminosos, e pacientes com doença de Alzheimer, predominantemente, cometeram crimes por dificuldades cognitivas.[94]

Washington (2022) examinou a literatura sobre demência na população carcerária com idade avançada, a fim de examinar se essa condição era detectada no ambiente dos presídios, e verificou a necessidade de se ampliar a investigação e o debate sobre esse tema.[95]

Transtornos relacionados com substâncias e transtornos aditivos

O consumo de substâncias psicoativas lícitas (álcool, psicofármacos) e ilícitas associa-se a maiores taxas de comportamento criminoso (incluindo crimes violentos e não violentos), desde a adolescência até a velhice, além de recidiva criminal, tanto para indivíduos com outros transtornos mentais quanto para aqueles exclusivamente com transtornos por uso de substâncias (TUS). Existem fortes evidências sobre a associação entre transtornos relacionados com o álcool e a violência, mesmo havendo sobreposição do uso de outras substâncias.[96,92]

O uso abusivo de substâncias é um dos fatores de risco mais comuns para delinquência juvenil. A disponibilidade de drogas em casa e a percepção dos genitores sobre elas exercem influência na conduta de abuso de substâncias pelos jovens.[96]

Espectro da esquizofrenia, transtorno bipolar e transtornos depressivos

Muitos estudos demonstraram um risco aumentado de violência em pacientes com transtornos do espectro da esquizofrenia, de acordo com amostras da população geral. Um achado consistente é a relação do transtorno com o uso concomitante de substâncias, o qual tipicamente duplica o risco de violência. As taxas absolutas de violência associadas à esquizofrenia indicam a relevância da prevenção e do manejo de risco nos serviços de Saúde Mental, especialmente ao tratarem indivíduos no primeiro episódio da doença. No curso da vida, 23% dos indivíduos diagnosticados com esquizofrenia na Suécia tiveram condenação por crime violento. Cerca de 13% foram condenados por crimes violentos com a idade média de 30 anos após o diagnóstico de esquizofrenia. Pacientes com transtornos do espectro da esquizofrenia tipicamente têm menos de 10% de todas as condenações por homicídios, embora uma prevalência mais alta de 10 a 20% tenha sido encontrada em estudos que incorporaram informações de avaliações psiquiátrico-forenses.[92]

Estudos identificaram taxas maiores de violência para indivíduos com transtorno bipolar em comparação à população geral. Riscos absolutos são menores para o transtorno bipolar do que para os transtornos do espectro da esquizofrenia, parcialmente devido às diferenças na distribuição das doenças por sexo e idade, com maior proporção de homens jovens no espectro da esquizofrenia do que com transtorno bipolar.[92]

Quadros depressivos graves podem cursar com ideação suicida, ideação homicida de um ou mais filhos (filicídio) ou ideação homicida de diferentes grupos familiares (familicídio). Nessas situações, muitas vezes o paciente apresenta um quadro niilista e crê que a vida não tem mais sentido, o que o impele a acabar com o que acredita ser sofrimento dos familiares e o seu por meio do homicídio seguido de suicídio. A avaliação de riscos e a intervenção precoce do médico psiquiatra assistente é fundamental para evitar esses desfechos.[97]

Transtornos parafílicos

Parafilias e transtornos parafílicos podem ter repercussões criminais, especialmente quando envolvem interesse sexual intenso ou preferência por crianças, cadáveres ou animais, desejo de espancar, chicotear, cortar, amarrar ou estrangular outra pessoa, espiar outras pessoas em atividades privadas, expor os genitais, tocar ou se esfregar em outros sem consentimento.[60]

Nem todos os criminosos sexuais correspondem a parafilias ou transtornos parafílicos, nem todos os pacientes com transtornos parafílicos são criminosos sexuais. Pacientes com transtornos parafílicos, geralmente, recebem atenção médica e legal apenas após terem cometido um ato contra criança, ou adulto, sem seu consentimento, pois a maioria deles, especialmente os adolescentes, não sofrem com as fantasias sexuais, para buscar voluntariamente tratamento, ou se sentem envergonhados e não recebem aconselhamento médico, antes de colocarem em prática suas fantasias.[98]

Esses transtornos são predominantemente masculinos, e, costumeiramente, o agressor nega que tenha cometido o crime. Estudos indicaram que a característica mais comumente observada em criminosos sexuais juvenis é a história de violência envolvendo abuso físico ou sexual. Adicionalmente, exposição precoce ao sexo, pornografia ou violência sexual podem desempenhar algum papel em agressões sexuais futuras.[98]

Transtornos do controle de impulsos

Os principais transtornos do controle de impulsos identificados nas perícias psiquiátricas são: piromania, cleptomania e transtorno explosivo intermitente (TEI). Segundo o DSM-5-TR, essas condições incluem problemas de autocontrole de emoções e comportamentos, manifestando-se em condutas que violam os direitos dos outros (agressão, destruição de propriedade, furtos) e/ou colocam o indivíduo em conflito significativo com normas sociais ou figuras de autoridade. Piromania e cleptomania são caracterizadas por baixo controle de impulsos relacionados a comportamentos específicos (provocar incêndios e furtar, respectivamente), que aliviam a tensão interna.[60]

A piromania é um diagnóstico raro, tanto entre incendiários primários quanto naqueles que recidivam, podendo ser crônica, se não tratada.[99,100] Na cleptomania, existe um impulso irresistível de roubar objetos que não são necessários ao uso pessoal ou pelo valor monetário; contudo esse diagnóstico pode ser difícil de diferenciar de um furto ou roubo comum. Atualmente persiste uma falta de estudos sistemáticos sobre as características clínicas da cleptomania e as opções de tratamento para se ter uma abordagem padronizada dos casos.[101]

No TEI, o indivíduo manifesta episódios recorrentes de impulsos agressivos não passíveis de controle, os quais ocorrem como reação a alguma situação, porém de intensidade desproporcional ao evento estressor. Perícias psiquiátricas de adolescentes com envolvimento em atos infracionais podem detectar esse diagnóstico, com base na história de agressões (verbais, físicas, acessos de raiva) direcionadas a familiares, professores, colegas de escola, outros indivíduos, animais, propriedades, podendo ou não resultar em lesões ou danos. A agressividade não é premeditada nem se destina a um fim tangível (intimidar, obter dinheiro, poder), e o periciando, em geral, reconhece esses episódios de descontrole.[60]

Transtornos da personalidade

No trabalho pericial, é essencial que o psiquiatra saiba reconhecer os casos em que transtornos da personalidade estão presentes, sejam eles os diagnósticos principais ou comórbidos. Abdalla-Filho[102] alerta que esses transtornos são diagnósticos muito frequentes na PF, com reiteradas discordâncias relacionadas com a responsabilidade criminal dos pacientes. A literatura médica já pontuou que a maioria dos indivíduos que cometem crimes violentos apresentam transtorno da personalidade e que sádicos e psicopatas, em conjunto com os transtornos da personalidade paranoide e antissocial (TPAS) são os mais comumente associados a crimes violentos.[102] Neste momento, enfatiza-se que a psicopatia não é sinônimo de transtorno da personalidade antissocial, podendo haver sobreposição de algumas características entre eles.

Os principais transtornos da personalidade verificados no *setting* pericial são: transtorno da personalidade paranoide, TPAS, transtorno da personalidade *borderline* e transtorno da personalidade narcisista (TPN). Determinados aspectos psiquiátrico-forenses desses transtornos estão descritos na Tabela 49.2.[102]

Estudos indicam que os transtornos da personalidade se associam a aumento de 3 vezes no risco de violência. De modo não surpreendente, o TPAS revela-se o mais frequente transtorno da personalidade relacionado com risco de violência, enquanto o *borderline*, especialmente nos homens, aumenta o risco de violência. Quando os TPAS e o *borderline* associam-se a outros quadros psiquiátricos, o risco de violência também se eleva.[102]

O novo modelo dimensional adotado pela CID-11 tem o potencial de auxiliar o trabalho pericial psiquiátrico, possibilitando uma descrição dos transtornos de personalidade com níveis mais convincentes de evidência, indicando o grau de gravidade desses transtornos, o nexo causal deles com o crime e permitindo ao perito opinar sobre possibilidades de tratamento, reabilitação e proteção para a comunidade.

Tabela 49.2 Transtornos da personalidade e aspectos psiquiátrico-forenses.[102,103]

Transtorno da personalidade	Aspectos psiquiátrico-forenses
Transtorno da personalidade paranoide	As características dos criminosos são variadas: ciumentos patológicos, intolerantes extremos, portadores de ideação persecutória ou rancorosos persistentes. É considerada uma condição não psicótica, sem delírios, e embora inclua sintomas que influenciam a má interpretação de alguns fatos, os pacientes não perdem o entendimento da ilegalidade do crime que cometem. Podem buscar compensação judicial por danos morais ou materiais alegados, havendo, frequentemente, uma desproporção entre o que ocorreu e a reparação pleiteada
TPAS	Pacientes com TPAS enfrentam mais problemas com a polícia e o sistema da Justiça do que aqueles que têm outros tipos de transtornos da personalidade devido ao comportamento transgressor. Elevada prevalência nas prisões. Importância de fontes colaterais de informações, testagem psicológica e aplicação de escalas de risco de violência (PCL-R e HCR-20), em razão da tendência do examinando a mentir. A capacidade de entendimento sobre a ilegalidade dos atos está preservada. A curatela pode ser solicitada pelos familiares em casos graves de TPAS
Transtorno da personalidade *borderline*	Nos casos mais graves, há manifestações psicóticas e prejuízos no julgamento, impulsividade, *insight*, motivação e regulação de emoções, as capacidades nas esferas civil (discernimento) e criminal (entendimento e determinação) podem ter comprometimento. Pode aumentar o risco de o paciente cometer crime violento, com o comportamento autolesivo (automutilação), tendo sido associado ao aumento do risco de condenação por crime violento em ambos os sexos
TPN	Falta de empatia e autoestima inflada aumentam o risco de comportamentos psicopáticos/criminosos. Podem cometer atos agressivos reativos (reação a estímulos considerados ameaçadores) e proativos (agressão calculada motivada por interesses diversos). A crença de que é melhor e mais importante do que os outros é um facilitador para os atos criminosos. A literatura indica que pacientes com TPN desempenharam papéis centrais em casos civis de homicídios em massa (incluindo atiradores de escolas), como uma forma de resposta (vingança) a feridas narcísicas. A vasta maioria desses pacientes é considerada mentalmente capaz quanto a aspectos legais

HCR-20: *The Historical, Clinical, Risk Management-20*; PCL-R: *Psychopathy Checklist Revised*; TPAS: transtorno da personalidade antissocial; TPN: transtorno da personalidade narcisista.

Simulação e transtorno factício

A simulação de doença mental é uma possibilidade sobre a qual o perito psiquiatra deve se manter alerta em todos os tipos de exame pericial, considerando que, na entrevista com o examinando, a relação é diferente daquela entre médico assistente e paciente. O examinando, em geral, tem o interesse de provar algo, seja uma condição real ou não. Adicionalmente, os casos de simulação resultam em altos custos sociais, especialmente na justiça criminal, tanto quando o perito se convence da apresentação clínica falsa do examinado e lhe designa um diagnóstico de transtorno mental quanto nos casos de o perito acreditar em simulação de paciente realmente doente, o que lhe provoca estigma e prejuízos variados.[104]

A principal característica da simulação é a produção intencional de sintomas físicos ou neuropsicológicos falsos ou grosseiramente exagerados, motivada por incentivos externos, como: obter licença do trabalho, ser dispensado do serviço militar, não ser responsabilizado por improbidade administrativa ou crimes, receber indenização etc.[60]

O DSM-5-TR alerta para a suspeita de simulação quando os elementos a seguir forem identificados:

- Contexto médico-legal (indivíduo encaminhado ao psiquiatra por advogado ou que buscou diretamente o atendimento, em vigência de situações de litígio ou acusações)
- Discrepância marcante entre sintomas ou incapacidade alegados e os achados e as observações objetivas inferidas pelo médico
- Falta de cooperação na avaliação diagnóstica e de acompanhamento ao tratamento prescrito
- TPAS.

Enquanto a simulação e a dissimulação (esconder deliberadamente sintomas psiquiátricos, evitando sua identificação) não são transtornos mentais, o transtorno factício (a produção intencional de sintomas para assumir o papel de doente) constitui patologia psiquiátrica. O diagnóstico diferencial entre simulação e transtorno factício pode ser difícil, porém a existência de incentivos externos óbvios para o examinando (como dinheiro) sugere simulação.[60]

Na investigação da simulação, o perito deve examinar com cautela toda documentação disponível (processos, prontuários e atestados), realizar múltiplas entrevistas, com perguntas abertas, proceder ao exame do estado mental com cautela e detalhamento, observar a conduta do examinado em diferentes circunstâncias, solicitar testes neuropsicológicos e dispor de entrevistas com fontes colaterais de informações. Para se confirmar a simulação, o perito deve empregar a maior quantidade de recursos disponíveis. Caso não disponha deles ou tenha dúvidas, deve optar por reconhecer suas limitações e, em vez de concluir pela simulação, descrever os achados sugestivos dessa situação e informar que não identificou um transtorno mental em sua avaliação.

Transtorno mental e prisão

Conforme demonstrado em recentes metanálises, indivíduos que cumprem pena em regime prisional fechado têm elevadas taxas de transtornos mentais.[105,106]

Em alguns países, há mais portadores de doença mental grave nas prisões do que nos hospitais psiquiátricos.[107]

Uma importante revisão sistemática revelou que 1 em cada 7 detentos apresentava transtorno depressivo maior ou transtorno psicótico.[108]

Outro diagnóstico muito frequente é o de transtornos mentais e comportamentais decorrentes do uso de substâncias, com ênfase em sua elevada taxa de comorbidades[106] e seu aumento na população carcerária feminina.[109]

Uma importante metanálise[110] avaliou 18.388 prisioneiros de 10 países e registrou prevalências mais elevadas de TUS em mulheres encarceradas: prevalência no sexo masculino de 30% (intervalo de confiança [IC] 95% = 22 a 38; I^2 = 98%) e no sexo feminino de 51% (IC 95% = 43 a 58; I^2 = 95%).

Na penitenciária, ocorrem tanto a eclosão de patologia psiquiátrica (p. ex., primeiro surto, falta de atenção terapêutica à doença prévia que estava em remissão) quanto a falha em diagnosticar uma enfermidade manifesta no momento do aprisionamento que, em decorrência disso, seguiu sem tratamento adequado.[105] A despeito das necessidades de cuidado e supervisão, na prisão os transtornos mentais costumam ser subdiagnosticados e não tratados adequadamente. A redução na quantidade de leitos psiquiátricos e a insuficiência de serviços comunitários de tratamento parecem contribuir com essas estatísticas.[111,112] Essa redução foi implicada, inclusive, no aumento de suicídios nos EUA,[113] que se associaram a fatores como prolongamento do tempo de internação em setores de emergência nos quais indivíduos aguardavam por um leito psiquiátrico ou abreviação da estada de internação de pacientes gravemente enfermos.

A totalidade de indivíduos afetados por doenças mentais em prisões brasileiras é, ainda, pouco conhecida, todavia, os dados disponíveis descrevem prevalências elevadas de patologias psiquiátricas, em especial depressão, transtornos de personalidade e de uso de álcool.[114-116]

Um estudo[116] conduzido em Salvador (BA) encontrou as seguintes prevalências de transtornos mentais em detentos dos regimes fechado e semiaberto, respectivamente: depressão (17,6 e 18,8%); transtorno bipolar (5,2 e 10,1%); transtornos de ansiedade (6,9 e 14,4%); transtorno de personalidade borderline (19,7 e 34,8%); TPAS (26,9 e 24,2%); dependência alcoólica (26,6 e 35,3%); psicose (1,4 e 12,6%) e transtorno de déficit de atenção e hiperatividade (4,1 e 5,3%).

Destaca-se como um dos problemas de maior gravidade nos ambientes correcionais o suicídio, associado principalmente a isolamento, falhas na supervisão/vigilância e falta de detecção precoce de sintomas psiquiátricos.[107]

A efetividade dos programas de prevenção de suicídio e comportamento autolesivo em ambientes correcionais foi avaliada positivamente em revisão sistemática. Isso sugere o uso de abordagens multifatoriais, como treinamento de funcionários; abordagens direcionadas a populações de maior risco, como os detentos portadores de transtorno de personalidade borderline; e treinamento de detentos capazes de prover apoio social a seus colegas de cárcere.[117]

Ex-detentos também apresentaram aumento de mortalidade, em comparação com a população geral. As principais causas de óbito foram superdosagem, doença cardiovascular, homicídio e suicídio. O risco foi mais elevado nos primeiros 2 anos de liberdade – cerca de 3,5 vezes o risco populacional (IC 95%, 3,2 a 3,8) –, mas, principalmente, nas primeiras 2 semanas – cerca de 12,7 vezes maior (IC 95%, 9,2 a 17,4).[118]

Uma importante coorte de ex-detentos revelou que os TUS foram um fator independente de mortalidade por causas externas e que 34% de todas as causas de morte nos homens e 50% nas mulheres foram atribuídas a TUS. Esse fato reforça a necessidade de programas de reabilitação, dentro e fora do cárcere.[110,119]

SISTEMA CRIMINAL NO BRASIL E NO MUNDO

O direito romano e a tradição jurídica europeia continental são os pilares de fundamento da lei penal brasileira,[120] que apresenta as mesmas raízes das outras legislações da América Latina. Diferentemente, o direito norte-americano origina-se da tradição jurídica anglo-saxã, recebendo influência da common law. Essa construção legal afasta certos réus doentes mentais da responsabilidade criminal. Trata-se de regras tradicionais aceitas pelos tribunais, apesar de não codificadas. Os sistemas descritos anteriormente são os principais da atual civilização ocidental.[121] Ambos exigem dois fatores de resguardo da liberdade dos cidadãos, buscando justa aplicação das penas: obrigatoriedade de prévia definição do delito e imputabilidade moral como base para a responsabilidade penal. As principais divergências entre eles situam-se no campo da situação processual do doente mental e do conceito de inimputabilidade. Essas diferenças são o motivo de a insanity defense ser rara nos países de tradição inglesa, quando comparada com os que se baseiam no direito romano. O conceito norte-americano de insanidade pode ser considerado bem mais objetivo e restrito do que a definição brasileira de inimputabilidade, o que resulta em menor possibilidade de êxito para a defesa no primeiro caso. Nos EUA, exige-se, ainda, a competence to stand trial (capacidade para ser processado e julgado, demonstrando entendimento e conseguindo prestar auxílio ao advogado durante a instrução e o julgamento do caso) – tipo mais comum das perícias criminais nos países da Commonwealth. Isso significa que muitos acusados que se beneficiariam com a insanity defense nunca cheguem a ser julgados, por não apresentarem condições mentais. Tal fato não ocorre no Brasil. Em nosso país, o indivíduo pode ser processado e julgado até mesmo à revelia – estando foragido ou ausente do tribunal. No caso norte-americano, o doente mental pode ficar privado de liberdade em instituição forense indefinidamente sem nunca ter se submetido a julgamento, ou após ter sido julgado e considerado guilty by reason of insanity (culpado por insanidade). No Brasil, somente após receber MS ao término do processo. A MS, entretanto, pode ser imposta ainda durante inquérito policial, pelo juiz, de ofício, ou a requerimento do Ministério Público. Uma solução encontrada por alguns países de origem continental, como a Espanha, é limitar a duração da MS ao limite máximo de eventual pena para o ato cometido. Há jurisprudência norte-americana no mesmo sentido. A *insanity defense* norte-americana limita ainda o conceito de diminuição da responsabilidade penal. Lá, a defesa costuma usá-lo para modificar uma pena capital para não capital, diferentemente do que ocorre no Brasil, em que a defesa é alvo de perícia psiquiátrica criminal com mais frequência como, por exemplo, em casos de perturbação da saúde mental, intoxicação voluntária e violenta emoção.

No Brasil, o Código de Processo Penal[122] prevê três possibilidades: doença mental identificada quando do cometimento do delito; doença mental diagnosticada posteriormente ao crime, mas anteriormente à decisão final; e doença mental estabelecida posteriormente à sentença de condenação. No primeiro caso, o processo é suspenso por 45 dias para a realização de perícia psiquiátrica, a fim de verificar imputabilidade em função de instauração de incidente de insanidade mental. Após a perícia, independentemente de seu resultado, o processo segue seu curso até o fim. A segunda hipótese é a SDM, e o processo é mantido suspenso até a recuperação do acusado, que pode ser recolhido em instituto psiquiátrico-forense. Na terceira hipótese, mesmo após o trânsito em julgado da sentença, pode ser imposta a MS enquanto não tiver decorrido tempo equivalente ao da sua duração mínima, a indivíduo que se presuma perigoso. Na data de 15 de fevereiro de 2023, no entanto, foi publicada a Resolução CNJ nº 487, que talvez promova implicações futuras ao cumprimento das MS e internações em hospitais de custódia e tratamento.[56] Quanto à responsabilidade penal e à avaliação de imputabilidade, o Código Penal de 1940,[33] vigente até os dias atuais, com as modificações da Lei nº 7.209/1984, adota o critério biopsicológico. Ele exige, para inimputabilidade, o diagnóstico de transtorno mental ("doença mental ou desenvolvimento mental incompleto ou retardado") e prejuízo cognitivo ou volitivo com nexo de causalidade entre o transtorno, o prejuízo e o ato praticado. Essa Lei também introduziu o conceito de semi-imputabilidade. Cabe salientar que, no Brasil, há legislação unificada (serve para todo o país), diferentemente dos EUA, em que seus estados podem ter legislações próprias.

Entre os países da América Latina, de tradição romana, tendo recebido influência diretamente de Portugal e Espanha, observam-se diferenças nas nomenclaturas adotadas, mas a maioria dos países segue o critério biopsicológico para a determinação da imputabilidade. Isso significa que deve haver um transtorno mental (critério biológico) que altere a cognição ou a volição (critério psicológico) no momento do crime; no entanto, existem algumas exceções.[123] Chile, Haiti e República Dominicana, por exemplo, são adeptos do sistema biológico. Considera-se que há defasagem entre as diferentes legislações, como no caso do Chile e do Paraguai. Quanto à semi-imputabilidade, as exceções são Argentina, Chile, El Salvador e Uruguai, que não a preveem em seus códigos. O princípio do *actio libera in causa*, por sua vez, é empregado na maioria dos países latinos, exceto em Chile, Haiti, Paraguai, Peru e República Dominicana. Zaffaroni[124] defende a ideia de que a doutrina penal se desenvolva em todo o continente, a fim de as leis acompanharem a evolução inerente ao desenvolvimento.

Todos países têm, além do que foi descrito neste capítulo, particularidades que remontam à própria história do país e a seu desenvolvimento, com peculiaridades no que diz respeito às origens, à legislação e aos critérios adotados. Para um aprofundamento mais detalhado do tema sobre o sistema criminal de cada um desses países, sugere-se a leitura da obra específica de Konrad et al.[125]

CONCLUSÃO

A PF vem evoluindo, desde seu surgimento ligado à Medicina Legal, com grande influência do Direito, da Psicologia, da Medicina e da Antropologia, até ocupar o *status* de subespecialidades da Psiquiatria, em nível mundial. Os psiquiatras forenses cumprem um amplo e essencial papel na sociedade, ao exercerem suas funções na assistência em hospitais psiquiátricos forenses, hospitais gerais e ambulatórios; ao realizarem perícia, consultoria, ensino e pesquisa; e ao atuarem em conjunto com os Poderes Judiciário e Legislativo na elaboração de leis mais adequadas à promoção da saúde e à proteção digna aos portadores de vulnerabilidades e transtornos mentais.

A alta demanda de sua participação em situações das diferentes especialidades médicas, da Psiquiatria geral ou das demais subespecialidades psiquiátricas e a complexidade dos casos envolvidos tornaram sua existência essencial. Para corresponder às expectativas, é imprescindível uma educação acadêmica qualificada iniciada durante o curso médico, seguindo-se com a formação específica ao longo da residência em Psiquiatria e, depois, com os programas de residência em PF como área de atuação. As sociedades médicas colaboram com programas de atualização para seus profissionais.

REFERÊNCIAS BIBLIOGRÁFICAS

1. Telles LEB, Abdalla-Filho E. Ensino de psiquiatria forense no Brasil. In: Abdalla-Filho E, Chalub M, Telles LEB. Psiquiatria forense de Taborda. 3. ed. Porto Alegre: Artmed; 2015.
2. Laks J, Werner J, Miranda-Sá Jr. LS. Psiquiatria forense e direitos humanos nos polos da vida: crianças, adolescentes e idosos. Rev Bras Psiquiatr. 2006;28(Suppl 2):S80-5.
3. Ribé JM, Tusquets JLM. Psiquiatría forense. Barcelona: ESPAXS; 2002.
4. Piccinini WJ. Síntese histórica da psiquiatria forense brasileira. In: Abdalla-Filho E, Chalub M, Telles LEB. Psiquiatria forense de Taborda. 3. ed. Porto Alegre: Artmed; 2015.
5. Layde JB. Cross-cultural issues in forensic psychiatry training. Acad Psychiatry. 2004;28(1):34-9.
6. Strapazzon L, Brum Y, Lemos M et al. Liga de medicina legal e psiquiatria forense – LIMELPF. In: Ligas Acadêmicas: Definições, Experiências e Conclusões. Porto Alegre: UFRGS; 2018. p. 100-3.
7. Taborda JGV, Bins HDC. Exame pericial psiquiátrico. In: Abdalla-Filho E, Chalub M, Telles LEB. Psiquiatria forense de Taborda. 3. ed. Porto Alegre: Artmed; 2015.

8. Brasil. Presidência da República. Casa Civil. Lei nº 13.105, de 16 de março de 2015. Código de Processo Civil, Seção II – Do perito, art. 156. Brasília: Casa Civil; 2015. Disponível em: www2 senado.leg.br/bdsf/item/id/507525. Acesso em: 20/6/15.
9. Conselho Federal de Medicina (CFM). Resolução nº 2.056, de 20 de setembro de 2013, modificada pelas Resoluções CFM nºs 2.073/2014, 2.153/2016 e 2.214/2018. Disponível em: www.portalmedico.org.br/resolucoes/CFM/2013/2056_2013.pdf. Acesso em: 16/03/23.
10. Conselho Federal de Medicina (CFM). Resolução nº 2.057, de 12 de novembro de 2013, modificada pelas Resoluções CFM nºs 2.153/2016 e 2.165/2017. Disponível em: www.portalmedico.org.br/resolucoes/CFM/2013/2057_2013.pdf. Acesso em: 16/03/23.
11. Folino JO, Escobar-Córdoba F, Telles L. Latin American aspects of refusal to undergo court-ordered forensic psychiatric examination. Curr Opin Psychiatry. 2005;18(5):542-6.
12. Okai D, Owen G, McGuire H et al. Mental capacity in psychiatric patients: systematic review. Br J Psychiatry. 2007;191(2):291-7.
13. Mitchell MA. Assessing patient decision-making capacity: it's about the thought process. J Emerg Nurs. 2015;41(4):307-12.
14. Conselho Federal de Medicina (CFM). Parecer CFM nº 36/10. O Inventário de Depressão de Beck é instrumento de uso comum entre médicos e psicólogos tanto na clínica quanto nas investigações em pesquisas. 2010.
15. Roriz M, Schultz Noble, JAC, Rizek R et al. Síndromes demenciais e comprometimento cognitivo leve. In: Medicina ambulatorial: condutas de atenção primária baseadas em evidências. Vol. 2. 5. ed. Porto Alegre: Artmed; 2022.
16. Carney MT, Emmert B, Keefer B. The bedside capacity assessment tool: further development of a clinical tool to assist with a growing aging population with increased healthcare complexities. J Clin Ethics. 2018;29(1):43-51.
17. Hare R. The revised psychopathy checklist. Toronto: Multi-Health Systems; 1991.
18. Telles LE, Day VP, Folino JO et al. Reliability of the Brazilian version of HCR-20 assessing risk for violence. Rev Bras Psiquiatr. 2009;31(3):253-6.
19. Francisconi Jr. CG. Aspectos bioéticos da confidencialidade e privacidade. In: Conselho Federal de Medicina (Ed.). Iniciação à bioética. Brasília: Conselho Federal de Medicina, 1998.
20. Villas-Bôas M. O direito-dever de sigilo na proteção ao paciente. Rev Bioética. 2015;23(3):513-23.
21. Conselho Federal de Medicina (CFM). Código de Ética Médica. Resolução CFM nº 2.217, de 27 de setembro de 2018, modificada pelas Resoluções CFM nºs 2.222/2018 e 2.226/2019. Brasília: Conselho Federal de Medicina, 2019. Disponível em: portal.cfm.org.br. Acesso em: 28/02/23.
22. Conselho Federal de Medicina (CFM). Resolução CFM nº 2.306/2022. Publicada no D.O.U., de 25 de março de 2022, Seção I, p. 27. Aprova o Código de Processo Ético-Profissional. Disponível em: portal.cfm.org.br. Acesso em: 23/03/23.
23. Brasil. Ministério da Saúde. Portaria GM/MS nº 3.418, de 31 de agosto de 2022. Altera o Anexo 1 do Anexo V à Portaria de Consolidação GM/MS nº 4, de 28 de setembro de 2017, para incluir a monkeypox (varíola dos macacos) na Lista Nacional de Notificação Compulsória de doenças, agravos e eventos de saúde pública, nos serviços de saúde públicos e privados em todo o território nacional. Disponível em: https://www.gov.br/saude/pt-br/composicao/svsa/notificacao-compulsoria/lista-nacional-de-notificacao-compulsoria-de-doencas-agravos-e-eventos-de-saude-publica. Acesso em: 28/02/2023.
24. Conselho Federal de Medicina (CFM). Parecer CFM nº 14/2017, de 27 de abril de 2017. Uso do WhatsApp em ambiente hospitalar. Disponível em: https://sistemas.cfm.org.br/normas/visualizar/pareceres/BR/2017/14. Acesso em: 11/7/18.
25. Conselho Federal de Medicina (CFM). Resolução CFM nº 1.974/1, de 11 agosto de 2011. Estabelece os critérios norteadores da propaganda em Medicina. Disponível em: http://www.portalmedico.org.br/resolucoes/cfm/2011/1974_2011.htm. Acesso em: 11/7/18.
26. Brasil. Tribunal Regional Federal da 4ª Região (TRF-4). Apelação Cível nº 5009152-15.2013.4.04.7200/SC, de 9 de fevereiro de 2017. Disponível em: https://trf-4.jusbrasil.com.br/jurisprudencia/433642340/apelacao-civel-ac-50091521520134047200-sc-5009152-1520134047200/inteiro-teor-433642341. Acesso em: 11/7/18.
27. Conselho Federal de Medicina (CFM). Parecer Consulta nº 7/2017, de 17 de janeiro de 2017. Profissional da saúde, em serviço pela Secretaria Estadual de Saúde, que pode ter acesso a prontuários médicos. Disponível em: https://sistemas.cfm.org.br/normas/arquivos/pareceres/ES/2017/7_2017.pdf. Acesso em: 11/7/18.
28. Conselho Regional de Medicina (CRM). Despacho Cojur nº 008/2018, de 10 de janeiro de 2018. Disponível em: https://sistemas.cfm.org.br/normas/arquivos/despachos/BR/2018/8_2018.pdf. Acesso em: 11/7/18.
29. Conselho Federal de Medicina (CFM). Código de ética do estudante de medicina/Conselho Federal de Medicina – Brasília, DF: CFM, 2018. Disponível em: portal.cfm.org.br. Acesso em: 28/02/2023.
30. Organização das Nações Unidas (ONU). Declaração Universal dos Direitos Humanos. Unicef; 1948. Adotada e proclamada pela Assembleia Geral das Nações Unidas (resolução 217 A III), em 10 de dezembro de 1948. Disponível em: www.unicef.org/brazil/pt/resources_10133.htm. Acesso em: 7/4/18.
31. Constituição da República Federativa do Brasil. Texto constitucional promulgado em 5 de outubro de 1988, com as alterações determinadas pelas Emendas Constitucionais de Revisão nºs 1 a 6/94, pelas Emendas Constitucionais nos 1/92 a 91/2016 e pelo Decreto Legislativo nº 186/2008. Disponível em: www2.senado.leg.br/bdsf/bitstream/handle/id/518231/CF88_Livro_EC91_2016.pdf. Acesso em: 11/7/18.
32. Brasil. Presidência da República. Casa Civil. Lei nº 10.406, de 10 de janeiro de 2002. Institui o Código Civil. (Internet) Brasília: Casa Civil; 2002. Disponível em: www.planalto.gov.br/ccivil_03/leis/2002/l10406.htm. Acesso em: 3/4/18.
33. Brasil. Presidência da República. Casa Civil. Decreto-lei nº 2.848, de 07 de dezembro de 1940. Código Penal. Brasília: Casa Civil, 1990. Disponível em: http:www.planalto.gov.br/ccivil_03/decreto-lei/del2848.htm. Acesso em: 6/4/18.
34. Telles LEB, Costa GM. Violência contra o idoso. In: Abdalla-Filho E, Chalub M, Telles LEB. Psiquiatria forense de Taborda. 3. ed. Porto Alegre: Artmed; 2015.
35. Conselho Regional de Medicina do Estado da Bahia. Resolução nº 326/2012, de 13 de dezembro de 2012. Dispõe sobre os procedimentos a serem observados pelos médicos e unidades de saúde na prestação de informações às autoridades públicas sobre pacientes vítimas de ato violento. Disponível em: www.portalmedico.org.br/resolucoes/crmba/resolucoes/2012/326_2012.pdf. Acesso em: 6/4/18.
36. Costa GM, Telles LEB. Suicídio e prisão. In: Abdalla-Filho E, Chalub M, Telles LEB. Psiquiatria forense de Taborda. 3. ed. Porto Alegre: Artmed; 2015.
37. Packman WL, Pennuto TO, Bongar B et al. Legal issues of professional negligence in suicide cases. Behavioral Sci Law. 2004;22(5):697-713.
38. Brasil. Lei Federal nº 10.216, de 6 de abril de 2001. Dispõe sobre a proteção e os direitos das pessoas portadoras de transtornos mentais e redireciona o modelo assistencial em saúde mental, art. 2º Brasília: Diário Oficial da União. Disponível em: www.planalto.gov.br/ccivil_03/leis/leis_2001/l10216.htm. Acesso em: 12/12/16.

39. Barros DS. Parâmetros legais para a internação involuntária no Brasil. Rev Psiq Clin. 2009;36(6):175-7.
40. Conselho Federal de Medicina (CFM). Recomendação CFM nº 1/2016 Dispõe sobre o processo de obtenção de consentimento livre e esclarecido na assistência médica. 2016. Disponível em: https://portal.cfm.org.br/images/Recomendacoes/1_2016.pdf. Acesso em: 11/7/18.
41. Brasil. Lei nº 13.146, de 6 de julho de 2015. Institui a Lei Brasileira de Inclusão da Pessoa com Deficiência (Estatuto da Pessoa com Deficiência). Disponível em: https://www.planalto.gov.br/ccivil_03/_ato2015-2018/2015/lei/l13146.htm. Acesso em: 25/03/23.
42. Conselho Federal de Medicina (CFM). Resolução CFM nº 2.314, de 20 de abril de 2022. Define e regulamenta a telemedicina, como forma de serviços médicos mediados por tecnologias de comunicação. Disponível em: https://www.in.gov.br/web/dou/-/resolucao-cfm-n-2.314-de-20-de-abril-de-2022-397602852. Acesso em 27/02/2023.
43. Conselho Federal de Medicina (CFM). Resolução CFM nº 2.325/2022 (Publicado do D.O.U. de 04 de novembro de 2022, Seção I, p. 144). Define e disciplina o uso de tecnologias de comunicação na avaliação médico pericial. Disponível em: https://sistemas.cfm.org.br/normas/visualizar/resolucoes/BR/2022/2325. Acesso em: 27/02/2023.
44. Cerci Neto A. A perícia médica mediada pela telemedicina pode ser realizada em situações pontuais. Disponível em: https://portal.cfm.org.br/noticias/a-pericia-medica-mediada-pela-telemedicina-pode-ser-realizada-em-situacoes-pontuais/ Acesso em: 27/02/2023.
45. Taborda JGV. Ética em psiquiatria forense. In: Abdalla-Filho E, Chalub M, Telles LEB. Psiquiatria Forense de Taborda. 2. ed. Porto Alegre: Artmed; 2012.
46. Cervantes AN, Hanson A. Dual agency and ethics conflicts in correctional practice: sources and solutions. J Am Acad Psychiatry Law. 2013;41(1):72-8.
47. Robertson MD, Walter G. Many faces of the dual-role dilemma in psychiatric ethics. Aust N Z J Psychiatry. 2008;42(3):228-35.
48. Brasil. Presidência da República. Casa Civil. Lei nº 13.105, de 16 de março de 2015. Código de Processo Civil, Seção II – Do perito, art. 157. Brasília: Casa Civil; 2015. Disponível em: www2.senado.leg.br/bdsf/item/id/507525. Acesso em: 11/7/18.
49. Conselho Regional de Medicina do Espírito Santo. Resolução CRM/ES nº 274/2017. Altera o valor da Hora Técnica (HT) para realização de perícias médicas solicitadas pelo Poder Judiciário e da outras providências. Disponível em: https://sistemas.cfm.org.br/normas/arquivos/resolucoes/ES/2017/274_2017.pdf. Acesso em: 11/7/18.
50. Conselho Federal de Medicina. Resolução CFM nº 2.057/2013, de 12 de novembro de 2013. Consolida as diversas resoluções da área da Psiquiatria e reitera os princípios universais de proteção ao ser humano, à defesa do ato médico privativo de psiquiatras e aos critérios mínimos de segurança para os estabelecimentos hospitalares ou de assistência psiquiátrica de quaisquer naturezas, definindo também o modelo de anamnese e roteiro pericial em psiquiatria. II – Da anamnese das prescrições e evoluções médicas e III – Das perícias médicas. Disponível em: www.portalmedico.org.br/resolucoes/CFM/2013/2057_2013.pdf. Acesso em: 11/7/18.
51. Conselho Regional de Medicina do Rio Grande do Norte. Resolução Cremern nº 002/2017, de 20 de março de 2017. Dispõe sobre a vedação ao compartilhamento do ato médico pericial com terceiros e a autonomia do médico perito na realização do mesmo. Disponível em: https://sistemas.cfm.org.br/normas/arquivos/resolucoes/RN/2017/2_2017.pdf. Acesso em: 11/7/18.
52. Taborda JGV, Costa GM. Perícia de imputabilidade penal. In: Abdalla-Filho E, Chalub M, Telles LEB. Psiquiatria forense de Taborda. Porto Alegre: Artmed; 2015.
53. Oliveira AS, Oliveira HN, Barros HL et al. Custody and psychiatric treatment hospitals in the prison system: a social death decreed? Cien Saude Colet. 2022;27(12):4553-8.
54. Brasil. Ministério da Saúde (MS). Portaria nº 3.088, de 23 de dezembro de 2011. Institui a Rede de Atenção Psicossocial para pessoas com sofrimento ou transtorno mental e com necessidades decorrentes do uso de crack, álcool e outras drogas, no âmbito do Sistema Único de Saúde. Diário Oficial da União, 2011.
55. Soares Filho MM, Bueno PM. Right to mental health in prison system: reflections on the process of deinstitutionalization of the HCTP. Cien Saúde Colet. 2016;21(7):2101-10.
56. Conselho Nacional de Justiça. Resolução nº 487, de 15 de fevereiro de 2023. Institui a Política Antimanicomial do Poder Judiciário e estabelece procedimentos e diretrizes para implementar a Convenção Internacional dos Direitos das Pessoas com Deficiência e a Lei nº 10.216/2001, no âmbito do processo penal e da execução das medidas de segurança. Disponível em: https://www.google.com/url?sa=t&rct=j&q=&esrc=s&source=web&cd=&ved=2ªhUKEwiTh_Xa3vr9AhXYGrkGHUfiDQoQFnoECA0QAQ&url=https%3A%2F%2Fatos.cnj.jus.br%2Ffiles%2Foriginal2015232023022863fe60db44835.pdf&usg=AOvVaw0czlEYR-7wdqJtUWkJ1eyLY. Acesso em: 25/03/23.
57. Brasil. Governo Federal. Lei nº 11.343/2006 (Lei de Drogas), 23 de agosto de 2006.
58. Costa GM, Taborda JGV. Perícia nos transtornos por uso de substâncias. In: Abdalla-Filho E, Chalub M, Telles LEB. Psiquiatria Forense de Taborda. Porto Alegre: Artmed; 2015.
59. World Health Organization. International Classification of Diseases, 11th Revision (ICD-11). Available from: https://www.who.int/classifications/icd/en/ Accessed on: 30 de janeiro de 2020.
60. American Psychiatric Association. Manual diagnóstico e estatístico de transtornos mentais: DSM-5-TR. 5. ed. rev. Porto Alegre: Artmed; 2023.
61. Telles LEB, Blank P. Exame de superveniência de doença mental. In: Abdalla-Filho E, Chalub M, Telles LEB. Psiquiatria forense de Taborda. Porto Alegre: Artmed; 2015.
62. Taborda JGV, Mecler K, Moraes T. Avaliação da capacidade civil. In: Abdalla-Filho E, Chalub M, Telles LEB. Psiquiatria forense de Taborda. Porto Alegre: Artmed; 2015.
63. Moye J Mr. Franks refuses surgery – cognition and values in competency determination in complex cases. J Aging Studies. 2000; 14:385-401.
64. Larkin A, Hutton P. Systematic review and meta-analysis of factors that help or hinder treatment decision-making capacity in psychosis. Br J Psychiatry. 2017;211(4):205-15.
65. Werner Jr. J, Werner MCM. Direito de família e psiquiatria forense da criança e do adolescente. In: Abdalla-Filho E, Chalub M, Telles LEB. Psiquiatria Forense de Taborda. 3. ed. Porto Alegre: Artmed; 2015.
66. Ludolph PS. Child custody evaluation. In: Benedek EL, Ash P, Scott CL. Principles and practice of child and adolescent forensic mental health. London/Washington: American Psychiatric Publishing; 2010.
67. Brasil. Presidência da República. Casa Civil. Lei nº 8.069, de 13 de julho de 1990. Dispõe sobre o Estatuto da criança e do Adolescente e dá outras providências. Brasília: Casa Civil; 1990. Disponível em: www.planalto.gov.br/ccivil_03/leis/l8069.htm. Acesso em: 3/4/18.
68. Brasil. Presidência da República. Casa Civil. Lei nº 13.058, de 22 de dezembro de 2014. Altera os arts. 1.583, 1.584 e 1.634 da Lei nº 10.406, de 10 de janeiro de 2002 (Código Civil), para estabelecer o significado da expressão "guarda compartilhada" e dispôs sobre sua aplicação. Brasília: Casa Civil; 2014. Disponível em: www.planalto.gov.br/ccivil_03/_ato2011-2014/2014/lei/L13058.htm. Acesso em: 11/7/18.

69. Werner Jr. J, Werner MCM, Bins HDC et al. Perícias em direito de família. In: Abdalla-Filho E, Chalub M, Telles LEB. Psiquiatria forense de Taborda. 3. ed. Porto Alegre: Artmed; 2015.
70. Rosa CP. Ações de Família com relevante aplicação da perícia. In: Barros AJSB, Rosa CP, Brazil GBMB. Perícias psicológicas e psiquiátricas nos processos de família. São Paulo: Juspodivm; 2022.
71. Bins HDC, Wilhelms FM. Alienação parental: aspectos teóricos, legais e periciais. In: Rios A, Schaefer LS. Perícia médico-legal e criminal em casos de violência sexual contra crianças e adolescentes. Leme-SP: Mizuno; 2022.
72. Gardner RA. Recent trends in divorce and custody litigation. Acad Forum. 1985;29(2):3-7.
73. Brasil. Lei nº 13.431, de 4 de abril de 2017. Estabelece o sistema de garantia de direitos da criança e do adolescente vítima ou testemunha de violência e altera a Lei nº 8.069, de 13 de julho de 1990 (Estatuto da Criança e do Adolescente). Brasília, DF: Presidência da República. Disponível em: http://www.planalto.gov.br/ccivil_03/_ato2015-2018/2017/lei/l13431.htm. Acesso em: 19/03/23.
74. Brasil. Decreto nº 9.603, de 10 de dezembro de 2018. Regulamenta a Lei nº 13.431, de 4 de abril de 2017, que estabelece o sistema de garantia de direitos da criança e do adolescente vítima ou testemunha de violência. Brasília, DF: Presidência da República. Disponível em: http://www.planalto.gov.br/ccivil_03/_Ato2015-2018/2018/Decreto/D9603.htm. Acesso em: 19/03/23.
75. Brasil. Presidência da República. Casa Civil. Lei nº 12.318, de 26 de agosto de 2010. Dispõe sobre a alienação parental e altera o artigo 236 da Lei nº 8.089, de 13 de julho de 1990. Brasília: Casa Civil; 1990. Disponível em: www.planalto.gov.br/ccivil_03/_ato2007-2010/2010/lei/l12318.htm. Acesso em: 11/7/18.
76. Brasil. Lei nº 13.431, de 4 de abril de 2017. Estabelece o sistema de garantia de direitos da criança e do adolescente vítima ou testemunha de violência e altera a Lei nº 8.069, de 13 de julho de 1990 (Estatuto da Criança e do Adolescente). Brasília, DF: Presidência da República. Disponível em: http://www.planalto.gov.br/ccivil_03/_ato2015-2018/2017/lei/l13431.htm. Acesso em: 19/03/23.
77. Bins HDC, Panichi RMD, Taborda JGV et al. Childhood trauma, psychiatric disorders, and criminality in women: associations with serum levels of brain-derived neurotrophic factor. Int J Law Psychiatry. 2020;71:101574.
78. Bins HDC, Escobar-Córdoba F, Schwanck GB. Delinquência juvenil. In: Abdalla-Filho E, Chalub M, Telles LEB. Psiquiatria Forense de Taborda. 3. ed. Porto Alegre: Artmed; 2015.
79. Brasil. Ministério da Saúde. Violência intrafamiliar: orientações para prática em serviço. Brasília: MS; 2001.
80. Kohn R, Warner J, Verhoek-Oftedahl W et al. In: Holzer JC, Kohn R, Ellison JM et al. Geriatric forensic psychiatry: principles and practice. New York: Oxford University Press; 2018. p. 171-80.
81. Mecler K, Telles LEB, Valença AM et al. Instituto da interdição e curatela no brasil: perspectivas em direito comparado. Rev Debates Psiquiatr. 2014;5-6:13.
82. Telles LEB, Roza TH, Canto GC. Psiquiatria forense das demências. In: Nardi AE, Silva AG, Quevedo JL (org.). PROPSIQ Programa de Atualização em Psiquiatria: Ciclo 11. Vol. 11. Porto Alegre: Artmed Panamericana; 2022. p. 111-47.
83. Brasil. Presidência da República. Casa Civil. Lei nº 8.842, de 4 de janeiro de 1994. Dispõe sobre a Política Nacional do idoso, dá outras providências. Brasília: Casa Civil, 1994. Disponível em: www.planalto.gov.br/ccivil_03/leis/L8842.htm. Acesso em: 11/7/18.
84. Brasil. Presidência da República. Casa Civil. Lei nº 14.423, de 22 de julho de 2022. Altera a Lei nº 10.741, de 1º de outubro de 2003, para substituir, em toda a Lei, as expressões "idoso" e "idosos" pelas expressões "pessoa idosa" e "pessoas idosas", respectivamente. (Internet) Brasília: Casa Civil, 2022. Disponível em: http://www.planalto.gov.br/ccivil_03/_Ato2019-2022/2022/Lei/L14423.htm#art1. Acesso em: 18/03/23.
85. Conselho Regional de Medicina do Estado de São Paulo. Ética Médica: má prática e infrações éticas lideram o crescimento expressivo de processos. São Paulo: Cremesp; 2012. Disponível em: www.cremesp.org.br/?siteAcao=NoticiasC&id=2574. Acesso em: Acesso em: 11/7/18.
86. França GV. Direito médico. 15. ed. Rio de Janeiro: Forense; 2019.
87. Taborda JGV, Bins HDC, Almeida FR. Responsabilidade civil do psiquiatra. In: Abdalla-Filho E, Chalub M, Telles LEB. Psiquiatria forense de Taborda. 3. ed. Porto Alegre: Artmed; 2015.
88. Instituto Nacional do Seguro Social. Manual técnico de perícia médica previdenciária. Brasília, 2018.
89. Oliveira SG. Doutrina: Gradação das concausas nas ações indenizatórias decorrentes das doenças ocupacionais. 3º Congresso Internacional de Direito do Trabalho. São Paulo. Academia Nacional de Direito do Trabalho. 2013.
90. Baselice KA, West S. The state of forensic literature on persons with intellectual disability who sexually offend. J Am Acad Psychiatry Law. 2022;50(4):577-89.
91. Libster N, Knox A, Engin S et al. Personal victimization experiences of autistic and non-autistic children. Mol Autism. 2022;13(1):51.
92. Whiting D, Lichtenstein P, Fazel S. Violence and mental disorders: a structured review of associations by individual diagnoses, risk factors, and risk assessment. Lancet Psychiatry. 2021;8(2):150-61.
93. McGuinness T, Lipsedge M. Excited delirium, acute behavioural disturbance, death and diagnosis. Psychol Med. 2022; 52(9):1601-11.
94. Haußmann R, Krug C, Noppes F et al. Delinquentes verhalten im rahmen frontotemporaler demenzen und der Alzheimer-erkrankung [criminal behavior in frontotemporal dementia and Alzheimer's disease]. Nervenarzt. 2022;93(1):59-67.
95. Washington L. Dementia and the aging population: cognitive screening within correctional health. Int J Prison Health. 2022; 10.1108/IJPH-08-2021-0070.
96. Saladino V, Mosca O, Petruccelli F et al. The vicious cycle: problematic family relations, substance abuse, and crime in adolescence: a narrative review. Front Psychol. 2021;12: 67395411.
97. Telles LEB, Barros AJS. Homicídio familiar. In: Abdalla-Filho E, Chalub M, Telles LEB. Psiquiatria Forense de Taborda. 3. ed. Porto Alegre: Artmed; 2016. p. 385-99.
98. Thibaut F, Bradford JM, Briken P et al.; WFSBP Task Force on Sexual Disorders. The World Federation of Societies of Biological Psychiatry (WFSBP) guidelines for the treatment of adolescent sexual offenders with paraphilic disorders. World J Biol Psychiatry. 2016; 17(1):2-38.
99. Telles LEB, Bins HDC, Barros AJS et al. Incendiários. Rev Fac Med. 2012;60(3):207-13.
100. Burton PR, McNiel DE, Binder RL. Firesetting, arson, pyromania, and the forensic mental health expert. J Am Acad Psychiatry Law. 2012;40(3):355-65.
101. Torales J, González I, Castaldelli-Maia JM et al. Kleptomania as a neglected disorder in psychiatry. Int Rev Psychiatry. 2020;32(5-6):451-4.
102. Abdalla-Filho E. Personality disorders in the 10th and 11th Editions of the International Classification of Diseases. Cambridge Scholars Publishing: Newcastle upon Tyne; 2022.
103. Carroll A, Walvisch J, Marsh T. Personality disorders and forensic assessments: The benefits of ICD-11. Med Sci Law. 2022; 62(4):285-91.
104. Walczyk JJ, Sewell N, DiBenedetto MB. A review of approaches to detecting malingering in forensic contexts and promising cognitive load-inducing lie detection techniques. Front Psychiatry. 2018; 9:700.

105. Baranyi G, Scholl C, Fazel S et al. Severe mental illness and substance use disorders in prisoners in low-income and middle-income countries: a systematic review and meta-analysis of prevalence studies. Lancet Glob Health. 2019;7(4):e461-71.
106. Baranyi G, Fazel S, Langerfeldt SD et al. The prevalence of comorbid serious mental illnesses and substance use disorders in prison populations: a systematic review and meta-analysis. Lancet Public Health. 2022;7(6):e557-68.
107. Fazel S, Hayes AJ, Bartellas K et al. Mental health of prisoners: prevalence, adverse outcomes, and interventions. Lancet Psychiatry. 2016;3(9):871-81.
108. Fazel S, Seewald K. Severe mental illness in 33,588 prisoners worldwide: systematic review and meta-regression analysis. Br J Psychiatry. 2012;200(5):364-73.
109. Binswanger IA, Merrill JO, Krueger PM et al. Gender differences in chronic medical, psychiatric, and substance-dependence disorders among jail inmates. Am J Public Health. 2010;100(3):476-82.
110. Fazel S, Yoon IA, Hayes AJ. Substance use disorders in prisoners: an updated systematic review and meta-regression analysis in recently incarcerated men and women. Addiction. 2017;112(10):1725-39.
111. Mundt AP, Chow WS, Arduino M et al. Psychiatric hospital beds and prison populations in South America since 1990: does the penrose h pothesis apply? JAMA Psychiatry. 2015;72:112-8.
112. Siebenförcher M, Fritz FD, Irarrázaval M et al. Psychiatric beds and prison populations in 17 Latin American countries between 1991 and 2017: rates, trends and an inverse relationship between the two indicators. Psychol Med. 2022;52:936-45.
113. Bastiampillai T, Sharfstein SS, Allison S. Increase in US suicide rates and the critical decline in psychiatric beds. JAMA. 2016;316(24):2591-2.
114. Andreoli SB, Santos MM, Quintana MI et al. Prevalence of mental disorders among prisoners in the state of Sao Paulo, Brazil. PLoS One. 2014;9:e88836.
115. Canazaro D, Lima II A. Characteristics, depressive symptoms, and associated factors in incarcerated women in the State of Rio Grande do sul, Brazil. Cad Saúde Pub. 2010;26:1323-33.
116. Pondé MP, Freire AC, Mendonça MS. The prevalence of mental disorders in prisoners in the city of Salvador, Bahia, Brazil. J Forensic Sci. 2011;56:679-82.
117. Barker E, Kolves K, Leo D. Management of suicidal and self-harming behaviors in prisons: systematic literature review of evidence-based activities. Arch Suicide Res. 2014;18(3):227-40.
118. Binswanger IA, Stern MF, Yamashita TE et al. Clinical risk factors for death after release from prison in Washington state: a nested case-control study. Addiction. 2016;111(3):499-510.
119. Chang Z, Lichtenstein P, Langstrom N et al. Association between prescription of major psychotropic medications and violent reoffending after prison release. JAMA. 2016;316(17):1798-807.
120. Taborda JGV, Telles LEB, Bins HDB. Ethical issues in prison psychiatry: forensic mental health care in Brazil. In: Konrad N, Völlm B, Weisstub DN. Ethical issues in prison psychiatry. International Library of Ethics, Law and the New Medicine. 46. Berlin: Springer; 2013.
121. Taborda JGV, Bins HDC. O sistema de justiça criminal no Brasil e nos Estados Unidos. In: Abdalla-Filho E, Chalub M, Telles LEB. Psiquiatria Forense de Taborda. 3. ed. Porto Alegre: Artmed; 2015.
122. Brasil. Presidência da República. Casa Civil. Decreto-Lei nº 3.689, de 3 de outubro de 1941. Código de Processo Penal. Disponível em: https://www.planalto.gov.br/ccivil_03/decreto-lei/del3689.htm. Acesso em: 21/03/23.
123. Vera Gomez JF, Folino JO, Serna CHI et al. O conceito de imputabilidade na legislação latino-americana. In: Abdalla-Filho E, Chalub M, Telles LEB. Psiquiatria forense de Taborda. 3. ed. Porto Alegre: Artmed; 2015.
124. Zaffaroni ER. Los códigos penales de Latinoamérica. Ciudad de Mexico: Suprema Corte de Justicia de la Nación; 2000.
125. Konrad N, Völlm B, Weisstub DN. Ethical issues in prison psychiatry. International Library of Ethics, Law and the New Medicine. 46. Berlin: Springer; 2013.

Índice Alfabético

A

Abordagem
- cognitivo-comportamental, 402
- corporal e social, 406
- dimensional à psicopatologia, 83
- existencial, 403
- humanista, 402
- psicoterápica no hospital geral, 790
- reichiana, 406
- rogeriana, 402
- terapêutica, 102
- transpessoal, 403
Aborto, 528, 529
Absorção, 452
Abstinência, 751
Abuso(s), 284, 592
- sofrido(s) por pessoas idosas, 592
- - emocional ou psicológico, 592
- - financeiro ou exploração, 592
- - físico, 592
- - negligência, 592
- - sexual, 592
Ação defensiva, 285
Aceitação, 133
Aceleração do pensamento, 146
Acidente de trabalho, 824
Ácido valproico, 477, 479
Acompanhamento do perfil cognitivo de pacientes com comprometimento cognitivo leve, 99
Adolescência
- através dos tempos, 562
- busca da identidade, 565
- desenvolvimento cognitivo, 564
- fases da, 563
- inicial, 563
- intermediária, 564
- no contexto médico, psicológico e pedagógico, 561
- no novo milênio, 563
- pais, 567
- pandemia, 571
- sexualidade, 566
- tardia, 564
Afasia, 146
Afastamento, 619
Afetividade, 150, 747
- negativa em transtorno de personalidade, 383
Afrouxamento das associações, 146
Agitação psicomotora, 787, 798
Agnosia, 143
- visual, 143
Agonistas/antagonistas, 456
Agorafobia, 234, 531
Agressividade, 151, 152, 747
- impulsiva, 152
- latente, 152
- planejada, 152
Ajuste do trabalho ao indivíduo, 638
Alcaloides naturais, 257
Álcool, 168, 179, 252, 740, 805
- e religião, 34
- suicídio e, 705
Alcoólicos anônimos, 35
Alcoolismo, 168, 252
Alegria patológica, 150
Aleitamento materno, 498
Alentecimento, 146, 152
- psicomotor, 152
Alienação parental, 821
Alodinia, 143

Alomnésias, 145
Alterações
- básicas da consciência do eu, 141
- da afetividade, 150, 691
- da atenção, 142
- da forma do pensamento, 146
- da inteligência, 153
- da linguagem
- - e da fala por lesão orgânica localizável, 146
- - nos transtornos psiquiátricos, 147
- da orientação, 142
- da personalidade, 153
- da psicomotricidade, 152
- da sensopercepção, 143
- de juízo de realidade não delirantes, 148
- do campo da consciência, 141
- do curso do pensamento, 146
- do pensamento, 145, 691
- do reconhecimento, 145
- negativas do humor e da cognição relacionadas com a situação traumática, 288
- patológicas do humor, 150
- psiquiátricas como resultado
- - da perda de peso, 738
- - dos procedimentos cirúrgicos, 739
- qualitativas
- - da consciência, 141
- - da memória, 145
- - da volição, 151
- quantitativas
- - da consciência, 141
- - da memória, 144
- - da volição, 151
- - do humor, 150
Alucinação(ões), 190, 351, 691
- auditivas, 144
- cenestéticas, 144
- cênicas, 143
- cinestéticas ou motoras, 144
- complexas, 143
- extracampinas, 143
- funcionais, 143
- gustativas e olfatórias, 144
- hipnagógicas, 143
- hipnopômpicas, 143
- imperativa, 144
- liliputianas, 143
- mnêmicas, 145
- musicais, 144
- nas diferentes modalidades sensoriais, 143
- neurológicas, 143
- sexuais, 144
- sinestésicas ou combinadas, 144
- táteis, 144
- vestibulares, 144
- viscerais, 144
- visuais simples, 143
Alucinógenos, 805
Alucinose, 143, 168
- secundária ao álcool, 168
Amantadina, 487, 489
Ambivalência, 723
- afetiva, 151, 567
Amitriptilina, 291
Amnésia, 144, 145
Analgesia, 143
Analgésicos, 241
Análise
- crítica da classificação diagnóstica em Psiquiatria, 78

- de risco poligênico, 44
- do escore de risco poligênico, 44
Anancastia em transtorno de personalidade, 384
Anástrofe, 149
Anedonia, 151
Anejaculação, 315
Anestesia, 143
Anfetaminas, exames laboratoriais, 106
Anorexia nervosa, 25
- comorbidades, 296
- critérios diagnósticos, 294, 295
- curso e evolução, 296
- epidemiologia, 294
- etiopatogenia, 294
- quadro clínico, 294
- tratamento, 296
Anorgasmia, 311
Ansiedade, 224, 249
- de desempenho, 230
- de separação, 530
- e religião, 34
- emergências psiquiátricas, 806
- modelo geral da, 225
Ansiolíticos, 462, 480, 710
Antagonismo muscarínico, 487
Antagonistas dos receptores N-metil-D-aspartato, 484
Antiadrenérgicos, 291
Anticolinérgicos, 487
Anticolinesterásicos, 484
Anticonvulsivantes, 480
- como estabilizadores de humor, 710
- durante a gravidez, 495
- gabapentinoides, 372
Antidepressivos, 216, 709
- bases neuroquímicas, 465
- classificação dos, 466
- conduta clínica, 469
- contraindicações, 469
- depressão resistente ao tratamento, 469
- durante a gravidez, 494
- efeitos colaterais dos, 217, 471
- histórico e conceito, 465
- indicações dos, 469
- mecanismo de ação, 465
- tricíclicos, 291, 466
Antidissociação/geração de sentimento, 665
Antiguidade, 5
Anti-histamínicos, 487
Antipsicóticos, 708
- atípicos, 291, 373
- contraindicações, 464
- de segunda geração na dor crônica, 372
- durante a gravidez, 494
- efeitos adversos dos, 462
- farmacologia, 461
- histórico, conceito e sinônimos, 458
- indicações dos, 461
- mecanismo de ação e classificação, 459
Antissuicídio, 665
Apatia, 151
Apelo humano, 619
Apneia obstrutiva do sono, 348
Apofania, 149
Apoptose, 475
Apraxias, 152
Apresentação, 130
Aprosexia, 142
Aripiprazol, 554, 709
Arquétipos, 404

Arquitetura genética dos transtornos
    psiquiátricos, 47
Arte do engano, 656, 657
Asilos, 9, 14
Assédio, 284
Associação Brasileira de Familiares, Amigos e
    Portadores de Transtornos Afetivos (Abrata), 773
Astutos, 659
Ataque
- de *nervios*, 25
- de pânico, 232
Atenção, 94, 142
- alternada, 94
- dividida, 94
- seletiva, 94
- sustentada, 94
Atendimento
- a mulheres em idade reprodutiva, 490
- das equipes de emergências, 687
- em grupo, 775
Atitude(s)
- de aceitação, 725
- de compreensão, 725
- de confiança nas pessoas, 724
- de respeito pelo outro, 725
- do terapeuta, 411
Ativação inflamatória
    e imunológica, 367
Atividade física, 435, 437, 445
Atos automáticos, 141
Autoabuso, 664
Autocompaixão, 430
Autoconsciência, 565
Autocuidado, 665
- do profissional de Saúde e impacto no cuidado
    de pacientes, 444
Autodano intencional, 664
Autoflagelo, 652
Autolesão sem intenção suicida
- avaliação, 666
- - de risco, 666
- conceito, 663
- conduta clínica, 666
- confidencialidade, 668
- contágio, 666
- e comportamento suicida, 665
- epidemiologia, 664
- funções da, 664
- métodos, 664
- nomenclaturas, 663
Automedicação, 619
Automutilação, 152, 664
Autonomia, 666
Autopunição, 665
Autorregulação emocional, 759
Avaliação
- da capacidade
- - de determinação, 818
- - de entendimento, 818
- da depressão no hospital geral, 789
- da dor crônica, 369
- das parassonias, 353
- de sequelas após condições médicas, 99
- evolutiva, 99
- médico-psiquiátrica do risco de suicídio, 683
- neuropsicológica, 93, 95, 101, 102
- - em Psiquiatria, 93
- - encaminhamento do paciente para, 101
- - indicações e uso da, 95

B

Barreira
- hematencefálica, 454
- linguística, 28
Benzodiazepínicos, 233, 235, 249, 291, 480, 805
- durante a gravidez, 496
Betabloqueadores, 487, 488
Bílis, cólera, 25

Biodisponibilidade, 455
Bioequivalência, 456
Biologia do envelhecimento, 577
Biotransformação, 454
Biperideno, 487
Bloqueio
- de receptores histamínicos, 584
- ou interceptação do pensamento, 146
Bombeiros, 685
Bradifasia, 147
Bradilalia, 147
Bremelanotida, 311
Bruxismo relacionado com o sono, 359
Bufão(ões), 659
- mórbido, 660
Bulimia nervosa
- comorbidades, 298
- critérios diagnósticos, 298, 299
- curso e evolução, 299
- epidemiologia, 297
- etiopatogenia, 298
- quadro clínico, 298
- tratamento, 299
Bullying, 284
Buprenorfina, 711
Bupropiona, 311, 468
Burnout, 630, 633, 634, 642, 645, 646
- diagnóstico incerto, 634
- em médicos, 642
Busca
- de atenção, 723
- por sensações, 665
Buspirona, 311
BZD, 253

C

Cãibras das pernas relacionadas com o sono, 359
Camuflagem defensiva, 657
Cannabis, 168, 179
Capacidade civil, 819
Carbamazepina, 479
Carbonato de lítio durante a gravidez, 495
Cardiotoxicidade dos antidepressivos, 471
Casais homoafetivos e gravidez, 528
Catalepsia, 152
Cataplexia, 152, 350, 351
Catástrofes, 806
Catatimia, 150
Catatonia, 153, 164, 210
Causalidade, 764
Centro de valorização da vida (CVV), 698, 721
Certeza subjetiva absoluta, 148
Cetamina, 373, 472, 710
Checagem corporal, 422
Ciclagem rápida, 195
Ciclo de resposta sexual, 304
CID-10, 81
CID-11, 81, 369
Cinismo, 632
Cirurgia
- bariátrica, 735-738
- - acompanhamento psiquiátrico, 737
- - avaliação psiquiátrica, 736
- - em adolescentes, 737
- - em transtornos psiquiátricos, 738
- - pós-operatório, 737
- - pré-operatório, 736
- de transgenitalização, 328
Citalopram, 554
Citocinas inflamatórias, 367
Ciúme mórbido conjugal, 532
Classificação(ões), 75, 79, 81
- atuais, 81
- diagnóstica em Psiquiatria, 78
- em Psiquiatria, 71, 79
Cleptomania, 152
Climatério, 539-541
- e sexualidade, 541

- esquizofrenia e, 540
- transtorno bipolar e, 541
Clinofilia, 153
Clismafilia, 324
Clomipramina, 277, 554
Clonazepam, 496
Clozapina, 554, 709
Cocaína, 107, 179, 805
- e derivados, 805
Cognição, 149, 475, 747
- delirante, 149
Coleta de informações básicas, 130
Coma, 141
Competência social, 613
Complexo(s), 404
- tanatolítico, 613
Comportamento
- de avaliação de risco, 224
- digital, 754
- durante a consulta, 27
- externalizantes, 570
- sexual, 327
- suicida, 364, 663, 665, 670, 801
- - emergências psiquiátricas, 801
Compras compulsivas, 756, 757
Comunicação, 130, 687
- de diagnósticos e prognósticos, 130
Conação, 151
Concausalidade, 637
Conceitos culturais de sofrimento, 24
Conceituação de grupo, 409
Concentração em hipóteses
    com evidências sólidas, 84
Concepção nos casos de infertilidade, 528
Condicionamento
- operante, 402
- respondente, 402
Conduta paradoxal, 184
Conectividade, 442, 445
Conexão(ões)
- com pares, 665
- entre os fenômenos psíquicos empíricos, 135
Confabulações, 142
Confabulador, 660
Confiabilidade, 89
- teste-reteste, 89
Confidencialidade, 668, 814
Confissão, 406
Conflito, 751
Confrontação, 133
- com consequências, 133
Confusion Assessment Method, 803
Congruência, 402
Consciência, 140, 141, 430
- corporal, 430
- do eu, 141
Consideração positiva incondicional, 402
Consistência interna, 89
Constrição cognitiva, 666
Consumo de álcool e o tabagismo, 441
Contágio suicida, 675
Contato(s)
- atenciosos, 713
- com o paciente e o hospital, 614
- e vínculo com o tentante, 687
Contenção física, 798, 801
Contextualização dos fenômenos psíquicos
    empíricos, 135
Contracepção, 527
Conversação
- casual, 134
- exploratória, 134
Convicção extraordinária, 148
Convulsão, 511
Coprolalia, 147
Corte no pulso, 664
Corticosteroides, 170
Covid-19 e saúde mental, 65
Crack, 107

Creatina, 116
Crença(s)
- em *fake news*, 148
- nucleares disfuncionais, 415
Crianças e adolescentes em conflito com a lei, 822
Criminalização da homotransfobia no Brasil, 597
Criptomnésias, 145
Crise suicida, 676
Critérios de domínios de pesquisa, 83
Cultura
- e tratamentos em saúde mental, 25
- influência na doença mental, 22
- psicopatologia e, 24
- sintoma e, 23
Cyberbullying, 746, 757, 758
Cybersexo, 756

D

Deaferentação, 143
Decreto
- de 1903, 17
- de 1934, 17, 18
Deficiência, 549-551, 738, 824
- de vitamina B_{12}, 738
- intelectual, 549-551, 824
Déficit
- de abstração, 146
- intelectual, 154
Degeneração ou demência frontotemporal, 586
Deliberação, 151
Delirante, 661
Delírio, 691
- de autorreferência, 149
- de culpa, 150
- de grandeza, 149
- de negação, 150
- de reivindicação, 150
- de ruína, 150
- do duplo, 141
- fases de evolução do, 149
- místico/religioso, 149
- passional, 150
- persecutório, 149
- primário, 149
- secundário, 149
Delirium, 141, 162, 739, 803
- emergências psiquiátricas, 802
Demência, 7, 165, 365, 584, 586
- com corpúsculos de Lewy, 165, 586
- da doença de Parkinson, 165
- frontotemporal, 165
- vascular, 586
Dependência(s), 48, 746
- da internet, 752
- de álcool, 587
- - tabaco e outras substâncias, herdabilidade e, 48
- de cocaína, suicídio e, 706
- de estimulantes, 248
- de internet, 748
- de jogos eletrônicos, 751, 753
- de maconha, 257
- de opioides, 255
- de sedativos, 254
- de substâncias, 789
- em internet, 749
- química, 244, 818
- tecnológicas, 746
Depressão, 33, 163, 195, 212, 533, 570, 580, 708
- características
- - atípicas, 210
- - mistas, 210
- - psicóticas, 211
- classificações e subtipos de, 210
- de início tardio, 581
- e ansiedade, 570
- e função sexual feminina, 307
- e religião, 33
- gestacional, 532
- maior unipolar, 210
- menor, 212
- padrão sazonal, 211
- paterna perinatal, 535
- perinatal, 532
- periparto, 211
- pós-parto, 533-435
- - fatores de risco, 534
- - - biológicos/hormonais, 534
- - - obstétricos, 534
- - - psíquicos, 534
- - - sociais, 534
- resistente ao tratamento, 469
- suicídio e, 704
- unipolar, 492
Depressores, 241
- do SNC, 252
Desagregação, 146
Desamparo, 666
Desastres, 806
Descarrilhamento, 146
Descontinuação dos anticolinesterásicos, 487
Desejo, 151, 304, 747
- de fugir de uma situação desagradável, 723
- de ir para um lugar melhor, 723
- de vingança, 723
- sexual hipoativo e/ou inibição
   da excitação, 311
Desempenho psicomotor e cognitivo, 481
Desenvolvimento
- de *burnout*, 635
- de medidas válidas e confiáveis, 83
- e modificação de cuidados paliativos, 767
- psicossexual, 331
Desescalada verbal, 798
Desesperança, 666
Desinformação ativa, 657
Desinibição em transtorno
   de personalidade, 384
Desintegração, 405
Desmoralização, 789
Desorientação, 141, 142
- amnéstica, 142
- apática, 142
- autopsíquica, 141
- confusional, 142
- delirante, 142
- dissociativa, 142
- por déficit intelectual, 142
Despersonalização, 141, 632
Despertar confusional, 354
Desrealização, 141
Dessensibilização, 402, 422
Desvenlafaxina, 468
Determinantes sociais da
   saúde mental perinatal, 539
Diabetes melito, 178
Diagnóstico
- de doença mental na infância, 547
- diferencial, 95, 96, 786
- - das doenças mentais no hospital geral, 786
- - de depressão × doença de Alzheimer, 96
- em Psiquiatria, 71, 72
- prévio, 407
- situacional, 790
Diátese suicida, 717
Dietilamida do ácido lisérgico, 257
Dificuldades de quem trata médicos, 621
Dinâmica
- de grupo, 410
- psicológica, 410
Dipsomania, 152
Direito(s)
- de família, criança, adolescente e idoso, 820
- dos doentes mentais, 18
Disartria, 147
Discinesia tardia, 462
Disestesia, 143
Disfonia, 147
Disforia, 150
- de gênero, 322, 326, 331-333
- - em adolescentes ou adultos, 333
- - em adultos, 326
- - em crianças, 333
- - na infância e na adolescência, 331
- - não especificada, 333
- - puerperal, 533
Disfunção(ões)
- ejaculatórias, 314
- erétil, 314, 315
- orgásmica, 315
- sexuais, 304-306, 312, 313
- - femininas, 305, 306
- - masculinas, 312, 313
Dislalia, 147
Dispareunia, 310, 312, 315, 318
Disponibilidade, 726
- de calor humano, 726
- para buscar o autoconhecimento, 726
Dissimulação, 658
Dissociabilidade em transtorno
   de personalidade, 384
Dissociação da consciência, 141
Distanásia, 766
Distanciamento em transtorno
   de personalidade, 384
Distimia, 150, 211
Distorções cognitivas, 402
Distração, 142
Distratibilidade, 142
Distribuição, 454
Distúrbios ejaculatórios, 317
Doença(s)
- autoimunes, 169
- cardiovasculares, 178
- cerebrovascular, 166
- da tireoide, 168
- de Alzheimer, 47, 165, 585
- - herdabilidade, 47
- de Parkinson, 586
- de Willis-Ekbom, 358
- de Wilson, 168
- endocrinometabólicas, 168
- infecciosas, 169
- mental, 22, 547, 548, 819
- - cultura e, 22
- - na infância, 547, 548
- neurodegenerativas, 166
- profissional/do trabalho/ocupacional, 824
- pulmonar obstrutiva crônica, 178
- sexualmente transmissíveis, 178
Donepezila, 485, 486
Dor
- angustiante, 210
- crônica, 362, 363, 365, 371
- - no transtorno
      depressivo maior, 365
- - tratamento da, 371
- genitopélvica/à penetração, 312
- neuropática, 366
- psicológica, 666
Drogas Z, 253, 483
Dromomania, 152
DSM – sistema americano
   de critérios de diagnóstico, 80
DSM-5, 81, 82
DSM-5-TR, 82
Duloxetina, 468
Dupla contabilidade, 149

E

Ecmnésia, 145
Eco, 133, 144
- do pensamento, 144
Ecolalia, 147
Ecopraxia, 152
Ecstasy, 107

Educação, 691
- pré-médica e médica, 612
Efeito(s)
- amnésicos, 481
- anticolinérgicos, 472
- anticonvulsivante, 481
- avalanche, 750
- cardiorrespiratórios, 481
Eficácia da terapêutica medicamentosa, 99
Egodistonia, 141
Ejaculação
- precoce, 314
- retardada, 315
- retrógrada, 315
Eletroconvulsoterapia, 217, 509, 584, 710
Embotamento afetivo, 151
Emergências psiquiátricas, 795
- aspectos éticos e legais, 808
- conceito de, 795
- epidemiologia, 796
- perspectiva histórica, 795
- tipos de locais de atendimento, 796
Emoção, 150
Empatia, 747
Emudecimento, 147
Encaminhamento do paciente para avaliação neuropsicológica, 101
Energia, 276
- vital, 151
Enfrentamento, 637
- passivo, 750
Entrevista
- clínica(s), 87
- - não estruturadas ou livres, 87
- - psiquiátrica, 127, 128, 130, 131
- - - conceito de, 127
- - - importância da, 127
- - - procedimentos da, 130
- - - técnicas da, 131
- - - vínculo na, 128
- - semiestruturadas, 87
- - totalmente estruturadas, 87
- de formulação cultural, 26
- espiritual, 35
- fenomenológica, 136
Envelhecimento, 577
Enzima
- CYP2C9, 122
- CYP2C19, 120
- CYP2D6, 121
- CYP450, 120
Epidemia de covid-19, 557
Epidemiologia dos transtornos mentais, 54
Epidemiologic Catchment Area Study, 59
Epilepsia, 166
- com sintomas psiquiátricos, psicológicos e/ou comportamentais, 739
Episódio
- de mania, 809
- depressivo
- - bipolar, 809
- - na depressão maior, 809
- e transtorno depressivos, 740
- misto do humor, 809
Erro simples, 148
Escala(s)
- de atitudes relacionadas à espiritualidade, 37
- de avaliação, 88
- - intervalares, 88
- - natureza das respostas, 88
- - nominais, 88
- - ordinais, 88
- - proporcionais ou de razão, 88
- - tipo do respondedor, 88
- sobre *burnout*, 640
Escatologia por telefone ou computador, 324
Escetamina, 584, 711
Esclarecimento, 406
Escolas da psicoterapia, 401

Escuta solidária, 698
Esgotamento, 629, 632, 643
- emocional ou exaustão, 632
- profissional, 643
Espectro
- da esquizofrenia, 825
- obsessivo-compulsivo, 164
Espectroscopia por ressonância magnética, 115
Espiritualidade, 31
Esquizofasia, 146
Esquizofrenia, 173, 706-708
- abordagem psicossocial, 181
- achados de neuroimagem, 176
- características clínicas, 177
- comorbidades, 178
- curso e prognóstico, 179
- desfecho clínico, 181
- diagnóstico diferencial, 179
- e climatério, 540
- epidemiologia, 175
- etiopatogenia e mecanismos fisiopatológicos, 175
- evolução na classificação diagnóstica internacional da, 174
- fatores
- - ambientais, 176
- - genéticos, 175
- função sináptica e neurotransmissão, 177
- histórico, 173
- hospitalização, 181
- neurodesenvolvimento, 176
- suicídio e, 706
- tratamento, 180
Estabilizadores de humor, 473, 554
- durante a gravidez, 495
Estados
- crepusculares, 141
- de elação, 150
- de êxtase, 150
- mistos, 150, 195
- - tratamento de, 201
Estereotipia verbal, 147
Estereotipias motoras, 152
Estigma em relação à Psiquiatria e aos transtornos mentais, 27
Estilos de pensamento associados a transtornos mentais, 145
Estimulação
- magnética transcraniana, 511
- transcraniana por corrente contínua, 514
Estimulantes, 241, 554, 805
- do SNC, 248
Estratégias preventivas e tratamento do comportamento suicida, 701
Estreitamento da consciência, 141
Estresse, 284, 285, 629, 679
- e o mundo do trabalho, 633
- médico, 615
- parental, 572
Estudo(s)
- Brasileiro Multicêntrico de Morbidade Psiquiátrica, 59
- de associação, 41
- - ao genoma, 41
- - de citogenética, 40
- - de Giovacchini, 417
- - de Kohut, 418
- - de ligação gênica, 41
- - em genética, 42
- - epidemiológicos
- - - com famílias de afetados, 40
- - - com gêmeos e adotados, 40
- - - dos transtornos mentais, 55
- - - na América Latina e no Caribe, 57
- - - na atenção primária à saúde, 64
- - - no Brasil
- - - - adultos, 59
- - - - crianças e adolescentes, 61
- - - - idosos, 63
Estupor, 152

Eszopiclona, 253
Ética, 814
Euforia, 150
Eutimia, 150
Evitação, 288
Exagero, 133
Exame(s)
- complementares, 813
- de imagem, 110
- do estado mental, 134, 139
- - transtorno de sintomas
- - - neurológicos funcionais, 267
- - - somáticos, 264
- e diagnóstico, 69
- físico geral, especializado e neurológico, 130
- laboratoriais, 105
- - em pacientes idosos, 108
- - genéticos, 108
- pericial psiquiátrico, 813
Exaustão, 285
Excitação, 304
Excreção, 455
Execução, 151
Exercícios, 374, 441
- respiratórios, 441
Exibicionismo, 324, 325
Expansão do eu, 150
Experiência(s)
- adversas precoces, 706
- de dor, 23
- eufórica, 750
Exploração da religiosidade/espiritualidade, 36
Exposição
- excessiva a informações sobre a covid-19, 572
- reduzida, 424
Expressão de gênero, 327, 332, 596
Extensões inanimadas do corpo, 325
Eye Movement Desensitization and Reprocessing (EMDR), 290
- aplicabilidade e perspectivas da, 424
- contraindicações e efeitos adversos, 425
- farmacologia e, 425
- formação no Brasil, 426
- metodologia, 422
- modelo, 421
- pesquisas, 423
- vantagens no uso, 424

F

Facilitadores, 780
Fake news, 148
Fala, 145
Falsas percepções, 143
Falso
- desconhecimento, 145
- reconhecimento, 145
Falta de adesão, 789
Fanfarrão, 660
Farmacocinética, 119, 452
- dos antipsicóticos de segunda geração, 461
Farmacodinâmica, 119, 452
Farmacogenética, 51, 119
Farmacologia e EMDR, 425
Fase
- aguda da mania, 473
- apocalíptica, 149
Fator(es)
- de risco, 687
- de vulnerabilidade para a ideação suicida, 678
Fenomenologia, 139
Fenômenos
- de passividade, 141
- impulsivos, 152
Fenótipo, 42
Fetiches por partes do corpo ou parcialismo, 325
Fetichismo, 324, 325
Fibras nociceptivas, 366
Fibromialgia, 370

Figuras de autoridade, 565
Fisiologia, 424
Fisiopatologia do estresse, 285
Fitoterápicos, 497
Flexibilidade, 84, 152, 725
- cerácea, 152
Flibanserina, 311
Fluoxetina, 554
Fluvoxamina, 554
Fobia
- específica, 227, 531
- social, 229, 531
Folie
- *à deux*, 149, 184
- *simultanée*, 185
Formação médica, 611
Formas
- de simulação, 658
- paralelas, 89
Formicação, 144
Formulação de perguntas e objetivo do médico, 102
Fotopsias, 143
Frangofilia, 152
Frieza afetiva, 151
Frotteurismo, 324, 325
Fuga de ideias, 146
Função(ões)
- cognitivas mensuradas no exame neuropsicológico, 93
- executivas, 94
- hepática, 108
- renal, 108
- tireoidiana, 108
Funcionalidade, 764

G

GABA, 116
Gabarolas, 660
Galantamina, 485
Gene, 122-124
- *ABCB1*, 123
- *CACNA1C*, 124
- *COMT*, 123
- do sistema serotoninérgico, 122
- *FKBP5*, 124
- *HTR2A*, 122
- *MTHFR*, 123
- *SLC6A4*, 122
Generalização, 132
Gênero, 327, 566, 596
Genética em Psiquiatria, 40
Gestação, 490
Gestalt, 406
Glicocorticoides, 170
Glossolalia, 147
Glu e glutamina, 116
Gravidez, 526
Grupos
- de apoio
- - mútuo, 776
- - *online*, 777
- de tentantes, 690
- - agressivos, 690
- - depressivos, 690
- - psicóticos, 690
Guarda e visitação, 821

H

Habilidades visuoespacial e construtiva, 94
Hard signs, 134, 135
Helplines, 722
Hemograma, 108
Herdabilidade, 43
Higiene mental, 16
Hiperalgesia, 143
Hiperbulia, 151

Hipercinesia, 152
Hiperêmese gravídica, 529
Hiperestesia, 143
Hipermnésia, 144
Hiperpatia, 143
Hiperprosexia, 142
Hipersonia idiopática, 351
Hipersonolência central, 349
Hipertimia, 150
Hipervigilância, 288
Hipnóticos, 462, 480, 483
- não benzodiazepínicos, 483
Hipobulia, 151
Hipoestesia, 143
Hipomania, 194, 199
Hipomnésia, 144
Hipomodulação do afeto, 151
Hiponatremia, 583
Hipoprosexia, 142
Hipóteses neurobiológicas e comportamentais da dependência, 747
Hipotimia, 150
Hipoxifilia, 324
História
- da loucura, 4
- dos sintomas psicóticos, 5
Histórico da genética em Psiquiatria, 40
HIV/AIDS, 169
Hobbismo, 164
Homocromia, 657
Homotipia, 657
Hormônio foliculestimulante, 540
Hospícios, 14
Hospital geral
- abordagem psicoterápica no, 790
- diagnóstico diferencial das doenças mentais no, 786
- morbidade psiquiátrica no, 786
Humanidade compartilhada, 430
Humanização dos cuidados, 768
Humor, 150, 475

I

Ideação suicida, 196, 678
Ideia
- deliroide, 149
- prevalente, 148
Identidade, 25, 403, 596
- de gênero, 327, 332, 596
- difusa, 566
- em construção, 566
- em execução, 566
- em moratória, 566
- experiência, atualização do eu e autenticidade, 403
- médica, 613
- sexual, 332
Identificação, 130, 405
Idiotia, 7
Idosos e antidepressivos, 471
Ilusão(ões), 143
- catatímicas, 143
- mnêmicas, 145
Imagem(ns)
- cerebrais, 232
- de ressonância magnética funcional, 115
- por tensor de difusão, 111
Imbecilidade, 7
Imipramina, 291
Imobilidade defensiva, 285
Impacto da hospitalização, 785
Importunação, 284
Imposição ou inserção do pensamento, 141
Impossibilidade do conteúdo, 148
Impulsividade, 151, 678
Impulso(s)
- agressivo-destrutivos, 152
- primitivo, 750
Imputabilidade, 817

Inadequação do afeto, 151
Incapacidade laborativa, 824
Incongruência de gênero
- na adolescência ou na idade adulta, 328
- na infância, 328
Inconsciente
- coletivo, 404
- individual, 404
Incontinência, 151
Indecisão, 565
Índice terapêutico, 456
Indícios de transtorno mental secundário, 160
Indiferença, 151
Indução
- de vaidade, 133
- enzimática, 455
Indutores do sono, 253
- durante a gravidez, 496
Infanticídio, 537
Influência interpessoal, 665
Inibição
- do pensamento, 146
- enzimática, 455
- psicomotora, 152
Inibidores
- da colinesterase, 587
- da monoamina oxidase, 466, 467
- da recaptação
- - da dopamina e da norepinefrina, 468
- - de serotonina e norepinefrina, 468, 526
- seletivos da recaptação da serotonina, 291, 467, 526
Inimputabilidade, 817
Ininfluenciável pela experiência ou por argumentos sensatos, 148
Insônia, 345
Instrumentos
- de avaliação em Psiquiatria, 86, 87
- de triagem, 88
Inteligência, 153
- artificial, 760
Intenção, 151
- suicida, 666
Intensidade das sensações, 143
Interação de fatores ambientais e moleculares, 44
Interconsulta
- efetividade da, 792
- psiquiátrica, 784
Intercorrências legais e forenses com transtornos de personalidade, 395
Internação involuntária, 816
International Consortium in Psychiatric Epidemiology, 56
Interrupção abrupta do lítio, 477
Intervenções
- baseadas em *mindfulness*, 426
- indicadas, 701
- psicossociais, 203
- - breves, 713
- seletivas, 701
- universais, 701
Intoxicação, 805
- alcoólica, 252
- por ácido valproico, 478
- por lítio, 476
Invalidez, 824
Inventory of Statements About Self-Injury, 665
Investigação
- diagnóstica em saúde mental do trabalhador, 638
- inicial, 130
- principal, 130
Ioga, 440
Irradiação afetiva, 150
Irreversibilidade, 764
Irritabilidade patológica, 150
Isolamento social, 572

J

Jargonofasia, 146
Jogos
- de azar, 756
- - *online*, 757
- patológico, 152
Juízo de realidade, 148
- comprometido, 190

L

Labilidade, 151
Lactação, 538
Lactantes e psicofármacos, 497
Lactato, 116
Lamotrigina, 480
Latência do sono, 344
Lateralização auditiva, 328
Lei(s)
- específicas para os doentes mentais, 17
- nº 10.216, de 2001, 17, 18
- sobre a assistência à saúde mental no Brasil, 17
Limites
- do conhecimento médico, 615
- interpessoais, 665
Linguagem, 94, 145
Linhas de ajuda, 722
Lipemania, 7
Lítio, 473, 707
- na água potável, 708
Locura, 25
Logoclonia, 147
Logorreia, 147
Longevidade celular, 475
Loquacidade, 147
Loucura antes da Psiquiatria, 3
LSD, 257
Lúpus eritematoso sistêmico, 112, 169
Lurasidona, 709
Luto, 716
- por suicídio, 716

M

Maconha, 179, 257, 805
Mandala, 405
Maneirismos, 152
Manejo
- do estresse, 439
- farmacológico dos transtornos psiquiátricos na gravidez e na lactação, 490
Mania, 7, 163, 194, 199
Marcas de angústia, 666
Maslach Burnout Inventory, 640
Masoquismo, 324
Maus-tratos, 821
Mecanismo de ação, 456
Medicações que causam transtornos mentais frequentes na prática médica, 170
Medicina do estilo de vida, 432, 433, 435
- breve histórico e uso da, 433
- ferramentas da, 433
- seis pilares da, 435
Médico como paciente, 611, 622
Meditação, 440
Medo, 224
Melatonina, 484
Memantina, 485, 587
Memória(s), 93, 94, 144
- de curto prazo, 93
- de longo prazo, 93, 144
- de trabalho, 144
- declarativas, 93, 144
- e reconhecimento, 144
- episódica, 93, 144
- explícita, 93
- não declarativas, 144
- recente, 144
- semântica, 94, 144

Menopausa cirúrgica, 541
Metassimulação, 658
Metodologia ativa, 403
Métodos psicopatológicos, 135
Mídias sociais, 754
Mimetismo, 657
Mindfulness, 406, 426, 430, 526
- efeitos adversos, 431
- evolução, 429
- história, 427
- pesquisa e desdobramentos, 429
- programa de redução de estresse com base em, 428
Miniartefatos, 652
Mioclonia(s)
- benigna do sono da infância, 360
- proprioespinais do início do sono, 360
Mirtazapina, 291, 468, 554
Mitomania
- lucrativa, 660
- maligna, 660
- vaidosa, 660
Mitômanos, 660
Modalidades de imagem cerebral
- estrutural, 110
- funcional, 113
Modelagem dos fenótipos comportamentais, 46
Modelo(s)
- assistenciais, 18
- cognitivo, 412
- dimensionais de psicopatologia, 82
- do ostracismo social, 335
- estresse-vulnerabilidade, 679
- integrativo, 83
- neuropsicológicos de ansiedade, 223
- psicodinâmico, 335
Moderação, 726
Modificação do humor/euforia, 751
Moduladores de canais de cálcio, 372
Monitoramento de pacientes em uso de psicofármacos, 108
Monomania, 7
Morbidade psiquiátrica no hospital geral, 786
Moria, 151
Morte
- com dignidade, 763, 765, 766
- e desenvolvimento humano, 764
- na formação médica, 613
- perinatal, 530
- sem dignidade, 766
Motivação, 151
Motivos do encaminhamento, 102
Mudança(s)
- biológicas associadas \ao envelhecimento, 577
- de personalidade secundária, 165
- de perspectiva, 133
- - de si mesmo, 430
- neuroplásticas, 367
Mussitação, 147
Mutismo, 147
- seletivo, 227

N

NAA, 116
Naltrexona, 554
Narcolepsia, 349, 350
Necrofilia, 324
Negação da morte e luto, 765
Negativismo, 151
Negligência, 604
- de supervisão, 604
- educacional, 604
- emocional, 604
- física, 604
- médica, 604
- nutricional, 604
- odontológica, 604

Negociação, 28
Neoplasias
- extracranianas, 167
- intracranianas, 167
Neotimia, 151
Nervios, 25
Neurobiologia, 225
- do transtorno por uso de substâncias psicoativas, 244
Neurocircuitos, 117
Neurodiversidade, 558
Neurofisiologia, 748
Neuroplasticidade, 475
Neuroquímica, 748
Neurossífilis, 169
Neurotoxicidade de antidepressivos, 471
Neurotransmissão, 475
Nexo causal, 637, 818
Níveis de defesa, 224
Nivelamento, 726
Nosologia psiquiátrica moderna, 79
Novas configurações familiares, 568
Nutrição, 435, 445

O

Obediência automática, 151
Obesidade, 178, 428, 735
Objetivação, 619
Obnubilação, 141
Observação, 134
Obsessões
- com perfeccionismo, ordenação e simetria, 274
- de agressão, 274
- de colecionamento, 275
- de contaminação e sujeira, 274
- sexuais e religiosas, 275
Olanzapina, 554, 709
Opioides, 107, 254, 255, 373, 805
Ordenação, 134
Orgasmo, 304
Orientação
- afetivo-sexual, 327, 332
- alopsíquica, 141, 142
- conjugal, 409
- sexual, 596
Ortotanásia, 766
Oxibato de sódio, 351

P

Pacientes
- excluídos, 623
- paradoxais, 418
Padrão(ões)
- *borderline*, 384
- de pensamento disfuncionais, 637
Palestras psicoeducacionais, 779
Palilalia, 147
Pandemia da covid-19, 65, 571, 769
- e a interrupção das atividades presenciais, 777
- interferências no processo do luto, 769
- mortes indignas, 769
Parafasias, 147
Parafilias, 322, 826
Paralisia do sono, 351
- isolada recorrente, 355
Paramnésias, 145
Paranoia conjugal, 184
Pararrespostas, 147
Parasitose alucinatória, 144
Parassimulação, 658
Parassonias, 353, 355
- relacionadas com o nREM, 353
- relacionadas com o sono REM, 355
Parassuicídio, 664
Paratimia, 151
Parcialismo, 324
Parestesia, 143

Paroxetina, 554
Pedidos de interconsultas, 787
Pedofilia, 324
Pelagra, 738
Pensamento(s), 145, 146, 413
- automáticos disfuncionais, 413
- concreto, 146
- dereístico, 145
- disfuncionais, 413
- mágico, 145
- obsessivo, 146
- vago, 146
Percepção, 135, 143, 149, 275
- delirante, 149
- e apreensão dos fenômenos psíquicos empíricos, 135
- *just right*, 275
Perda por suicídio, 718
Perfeccionismo, 679
Perfis metabólicos, 120
Perícia
- civil, 819
- com enfoque trabalhista, 823
- criminal, 817
- médica/forense, 101
Período REM, 342
Perseveração motora, 152
Persona, 405
Personalidade, 153, 378, 379, 641
- padrão tipo A, 641
- psicopática, 379
Personalização, 619
Perturbadores, 241, 256
- do sistema nervoso central, 256
Pesquisa, 83, 101
- translacional, 83
Pessoa LGBTQI+, 597
Pica, 301
Picacismo, 301
Planejamento
- de programas de reabilitação neuropsicológica, 100
- familiar, 527
Plano de segurança, 713
Polissonografia, 344
População LGBTQI+, 595
Poriomania, 152
Possessão, 141
Postura do interconsultor, 785
Posvenção, 716, 719, 721
Potomania, 152
Práticas mente-corpo, 440
Pré-atendimento hospitalar nas tentativas de suicídio, 685
Preconceito
- antecipado, 335
- internalizado, 335
- percebido, 335
Preditores de *burnout* relacionados ao trabalho, 636
Preocupações mórbidas variadas do período perinatal, 532
Preparação do paciente para encaminhamento, 102
Preparo para a boa morte, 765
Prescrição de estilo de vida saudável em Psiquiatria, 443
Pré-simulação, 658
Prevalência, 666
Prevenção do suicídio, 691, 721
- experiências na pinacoteca, 697
- limitações das pesquisas em, 714
- no ambiente escolar, 693
- redução do acesso aos meios e métodos de suicídio, 702
- treinamento e formação de multiplicadores, 700
Primeira fase biológica, 10
Primeiro atendimento de vítimas de grandes catástrofes, 806
Princípios farmacodinâmicos, 456
Problema central, 666

Procedência da criança, 546
Processamento da dor, 368
Processo
- de educação, 406
- de transformação, 406
- suicida, 679
Procura de paz, 723
Produção assoical, 149
Professor transversor, 694
Profilaxia
- de recidiva do quadro psicótico, 462
- e interrupção abrupta do lítio, 477
Programa *mindfulness*
- de redução de estresse com base em, 428
- para dor e doença, 428
- para prevenção de recaída, 428
Projeto de 1989, 17, 18
Prolactina, 464
Prolixidade, 146
Propósito do encaminhamento, 102
Proposta de tratamento, 28
Prosopagnosia, 143
Pseudoalucinação, 143
Pseudociese, 529
Pseudocrise epiléptica, 141
Psicanálise, 406
Psicoeducação, 374, 771, 772
- história, 772
- nas instituições, 772
Psicofarmacologia, 452
Psicofarmacológico, 452
Psicofármacos, 108, 452
- durante a gravidez, 494
- durante a lactação, 497
- no período perinatal, 498
Psicofarmacoterapia, 419
Psicogeriatria, 576
Psicologia positiva, 443
Psicometria, 89
Psicomotricidade, 152
Psicopatologia, 24, 139
- do exame mental, 139
- e cultura, 24
Psicose, 162, 173, 536, 807
- conceitos básicos e história da, 173
- pós-parto, 536
- puerperal, 536
Psicoterapia(s), 203, 401
- abordagens teóricas, 402
- clássica, 416
- cognitivo-comportamentais, 290
- comportamental, 227
- de casal, 408
- de dessensibilização e reprocessamento por meio dos movimentos oculares, 420
- de grupo, 409
- dirigida ao ego, 417
- e redução de suicídio, 712
- familiar, 407
- integrada, 419
- intersubjetivas/intrassubjetivas, 418
- para idosos, 584
- para pacientes
- - conversivos, 270
- - somatizadores, 266
- psicanalítica, 416
- tipos de, 407
Psiquiatria
- aspectos
- - genéticos em, 40
- - históricos da, 3
- avaliação neuropsicológica em, 93
- classificação(ões), 79
- - diagnóstica em, 78
- como especialidade médica, 9
- computacional, 84
- da infância, 546
- desenvolvimento na América Latina, 13
- diagnóstico e classificação em, 71

- e suas concepções, 10
- exames
- - de imagem em, 110
- - laboratoriais em, 105
- - expansão após 1945, 11
- - farmacogenética, 51, 119
- - forense, 812
- - - áreas de atuação, 812
- - - breve história, 812
- - geriátrica, 576
- - instrumentos de avaliação em, 86
- - loucura antes da, 3
- - na adolescência, 561
- - no Brasil, 16
- - perinatal, 538
- - positiva, 443
- - transcultural, 22
- - tratamentos biológicos em, 509
Puerilidade, 151
Puerpério, 490
Punding, 164

Q

Quadro(s)
- de agitação psicomotora, 462
- depressivos, 740
- psiquiátricos associados a alterações da psicomotricidade, 153
Qualidade
- das sensações, 143
- de vida, 35
Quantificação, 132
Querelância, 150
Questões
- abertas, 132
- fechadas, 132
- focadas, 132
Quetiapina, 554

R

Radipsiquismo, 146
Rapidez, 424
Rastreamento, 424
Reação(ões)
- afetiva, 150
- de abstinência, 750
- de alarme, 629
- de conversão ou simulação, 658
- psicológicas ao aborto, 529
Reavaliação, 423
Rebaixamento do nível da consciência, 141
Rebeldia adolescente, 569
Recaída, 751
Recém-nascidos e lactentes e psicofármacos, 497
Recursos melancólicos, 210
Rede social, 755
Redirecionamento, 133
Reestruturação
- das crenças nucleares, 415
- de pensamentos automáticos, 413
- dos pressupostos subjacentes, 415
Referenciais culturais do psiquiatra/profissional de Saúde Mental, 27
Reforço positivo, 402
Refratários, 659
Regra Tarasoff, 13
Regulação
- da atenção, 430
- de afeto, 665
- dos genes, 456
- emocional, 430
Relação de causalidade, 818
Relaxamento muscular progressivo, 441
Relaxante muscular, 481
Religião, 31, 35, 36
- diretrizes práticas, 36
- prática clínica, 35

Religiosidade
- /espiritualidade para combater consumo e uso abusivo de substâncias, 34
- e transtornos mentais, 32
- em Saúde e Saúde Mental, 32
Representação(ões), 143
- delirante, 149
Reprodução, 327
Resistência, 285, 629
Responsabilidade
- civil do psiquiatra, 822
- do psiquiatra forense e embasamento científico, 816
Resposta
- afetiva, 150
- sexual feminina, 305
Ressonância
- afetiva, 150
- magnética, 111
Revitalização da psicoterapia dirigida ao ego, 417
Revivescência, 288
Revoluções psiquiátricas, 6
Risco
- da automedicação, 619
- de violência, 819
Risperidona, 554
Rituais
- de acumulação, 275
- de arrumação e arranjo, 274
- de checagem, 274
- de limpeza e lavagem, 275
- de transição social do adoecer, 615
- religiosos, 275
Rivastigmina, 485, 486
Roubo do pensamento, 141
Ruminação, 302

S

Sadismo, 324
Sadomasoquismo, 325
Saliência, 751
Saúde
- do estudante de Medicina, 614
- mental, 334, 439, 445, 521, 539, 557, 631, 691
- - climatério e, 539
- - da mulher, 521
- - e manejo de estresse, 445
- - e modelos psicopatológicos, 334
- - na infância, epidemia de covid-19 e a, 557
- - trabalho e, 631
Secretina, 554
Século XIX, 5
Sedativos, 253, 710
Segunda fase biológica, 11
Seleção, 101
Self, 141
Semi-imputabilidade, 817
Semiologia psiquiátrica, 139
Sensação(ões)
- de incompletude, 275
- físicas, 275
Sensibilidade profunda, 144
Sensibilização, 458
- central, 367
Sensopercepção, 143
Sentimento, 150, 151, 785
- de falta de sentimento, 151
- do adoecer, 785
Sequenciamento completo do genoma, 42
Sertralina, 554
Serviço
- de emergência psiquiátrica, 796, 797
- de orientação à esquizofrenia, 772
Sexo, 327, 596
- biológico, 566
Sexualidade, 566
- climatério e, 541
- humana, 304
Si mesmo, 404

Sigilo profissional, 815
Simulação, 265, 650, 656, 661, 827
- anterior, 658
- benigna, 651
- delinquente, 659
- no campo médico, 651
- residual, 658
Simuladores, 659, 660
- astutos, 659
- bufões, 659
- congênitos, 659
- mesológicos, 659
- patológicos, 659, 660
- refratários, 659
- servis, 659
Sinal(is), 73
- de alerta, 135
Sincronicidades, 404
Síndrome(s)
- da ansiedade secundária, 163
- da imunodeficiência adquirida, 112
- da mioclonia
- - do sono, 359
- - noturna, 359
- das pernas inquietas, 358
- de abstinência iatrogênica, 256
- de adaptação geral, 629
- de *burnout*, 629, 632, 633, 643, 768
- de Capgras, 145
- de Ekbom, 144
- de fadiga crônica, 25
- de Frégoli, 145
- - inversa, 145
- de Korsakoff, 144
- de Münchausen, 650, 739
- de Tourette, 277
- de Wernicke-Korsakoff, 252, 738
- demencial, 584
- do duplo subjetivo, 145
- fetal relacionada com anticonvulsivantes, 496
- geral de adaptação, 285
- mentais ou comportamentais secundárias a condições médicas gerais, 159
- metabólica, 463
- neuroléptica maligna, 463
- paraneoplásicas, 167
- pré-menstrual, 522
- serotoninérgica, 467, 583
Sintoma(s)
- conversivos, 268
- depressivos
- - e ansiosos, 788
- - no climatério, 540
- e cultura, 23
- e sistema classificatório, 73
- extrapiramidais, 462
- intrusivos, 288
- patognomônicos, 73
- psicológicos e comportamentais das demências, 587
- psicopatológicos, 140
- psicóticos, 5
- típico, 73
Sintonização afetiva, 150
Sistema
- cerebral aversivo, 223
- criminal, 828
- de inibição comportamental, 223
- hipocretinérgico, 350
Sistematização delirante, 149
Situações de risco, 815
Sizígia, 405
Sobreviventes do suicídio, 716, 717
Sofrimento
- emocional, 724
- humano, 663
- psíquico no período lúteo, 522
Soft signs, 134, 135
Solventes, 805

Somatização, 263, 739
Sombra, 405
Sonambulismo, 354
Sondagem, 132
Sono, 437, 438, 445, 481
- função, necessidade e regulação do, 343
- não REM, 342, 343
- normal, 342
- REM, 342, 343
Sonolência, 349, 350
- excessiva diurna, 349
Sonorização do pensamento, 144
Staff burnout, 629
Stalking, 601
Status cataplecticus, 350
Substâncias
- de risco, 441, 445
- epidemiologicamente mais significativas no Brasil, 248
- psicoativas, 168, 241
- - suicídio e, 705
Substitutivo de 1999, 18
Sugestionabilidade, 151
Suicidabilidade, 706
Suicídio, 572, 670, 674, 677, 679, 718, 740, 815
- abordagem pós-tentativa de, 682
- aspectos histórico-culturais, 671
- atendimento das equipes de emergências, 687
- avaliação médico-psiquiátrica do risco de, 683
- como abordar o paciente, 679
- complexidade multidimensional, 674
- conduta
- - médica após tentativa, 682
- - terapêutica, 684
- cuidados físicos agudos após tentativas, 682
- dificuldades com estatística, 686
- durante o período pós-operatório, 742
- e religião, 33
- e transtornos mentais, 703
- herdabilidade, 50
- locais de atendimento pré-hospitalar, 686
- mitos e fatos, 723
- na população médica, 616
- relação com o sofrimento, 677
- subnotificação, 686
- tratamentos eficazes na prevenção de, 707
Superação da dependência familiar, 567
Supersimulação, 658
Superveniência, 819
Supervisão
- dos grupos de apoio *online*, 778
- na formação do médico, 614
Suposição de invulnerabilidade, 565
Susto, 25

T

Taquifasia, 147
Taquipsiquismo, 146
Taxonomia hierárquica da psicopatologia, 83
Técnica(s)
- catártica, 417
- da associação livre, 417
- da entrevista clínica psiquiátrica, 131
- da pressão, 417
- de abertura, 131
- de aceitação, 133
- de continuação, 133
- de defesa, 131, 134
- de direcionamento, 132
- de esclarecimento, 132
- de gerenciamento de estresse e relaxamento, 441
- de informação, 131
- de inter-relacionamento, 132
- de queixa, 131
- de resistência, 131, 133
- de tornar consciente o inconsciente, 417
- do onde estava o Id, ali deverá estar o ego, 417

- facilitadoras
- - de empatia, 129
- - para conhecimento, 129
- físicas, 417
- psicanalítica, 416
Tecnologia digital, 442
Telemedicina, 816
Temperamento, 153, 379
Temporalidade, 818
Tenacidade, 142
Tensão pré-menstrual, 522
Tentativas de suicídio no pré-atendimento hospitalar, 685
Teoria behaviorista, 402
Terapeuta, 411
Terapia
- cognitiva
- - em *mindfulness*, 428
- - processual, 415
- cognitivo-comportamental, 218, 230, 374, 412, 416, 439
- - abordagens de terceira onda, 416
- - para insônia, 439
- comportamental dialética, 713
- junguiana, 404
Teratogênese
- comportamental, 494
- estrutural, 493
Terror noturno, 354
Texturas específicas, 325
Tibolona, 311
Tiques verbais, 147
Tocofobia, 531
Tolerância, 458, 750, 751
Tomografia
- computadorizada, 110
- - por emissão de fóton único, 113
- por emissão de pósitrons, 113
Toxicidade perinatal, 494
Trabalho, 630, 631
- e saúde mental, 631
Traçadores moleculares, 113
Transexualidade, 328, 329
Transição
- abrupta, 133
- acentuada, 133
- suave, 133
Transmissão
- monoaminérgica normal, 457
- na depressão, 457
Transtorno(s)
- aditivos, 825
- alimentar(es), 294, 301, 428
- - herdabilidade, 50
- - relacionado com o sono, 354
- - restritivo/evitativo, 302
- ansiosos perinatais maternos, 530
- bipolar, 163, 492, 541, 703, 707, 708, 825
- - aspectos clínicos importantes do, 195
- - comorbidades psiquiátricas e não psiquiátricas, 196
- - curso longitudinal do, 197
- - diagnóstico, 198
- - - diferencial, 198
- - do humor e religião, 33
- - e climatério, 541
- - e comorbidade com transtorno por uso de substâncias suicídio e, 704
- - epidemiologia, 193
- - quadro clínico, 194
- - tratamento, 199
- comportamental do sono REM, 355
- conversivo, 153, 266
- da personalidade, 269, 826, 827
- - antissocial, 827
- - *borderline*, 827
- - histriônica, 269
- - narcisista, 827
- - paranoide, 827

- de acumulação, 531
- de adaptação perinatal, 532
- de ansiedade, 223, 229, 276, 492
- - de doença, 276
- - de separação, 226
- - exames laboratoriais, 105
- - farmacoterapia, 238
- - generalizada, 236, 531
- - herdabilidade, 50
- - impacto social e epidemiologia dos, 225
- - mudanças na classificação segundo o DSM-5-TR, 225
- - no período perinatal, 530
- - segundo o DSM-5-TR, 226
- - social, 229
- - tratamento(s), 238
- - - não farmacológicos, 238
- de comportamento opositor, 570
- de compulsão alimentar, 299-301
- - comorbidades, 301
- - critérios diagnósticos, 300
- - curso e evolução, 301
- - epidemiologia, 299
- - etiopatogenia, 300
- - quadro clínico, 300
- - tratamento, 301
- de conduta, 570
- de déficit de atenção e hiperatividade, 555
- - herdabilidade, 51
- de depressão e de ansiedade, 493
- de despertar do sono nREM, 353
- de escoriação, 531
- de estresse
- - agudo, 287, 532
- - pós-trauma perinatal, 531
- - pós-traumático, 283, 285-290, 706
- - - comorbidades e doenças sistêmicas, 289
- - - curso e prognóstico, 289
- - - diagnóstico, 287, 289
- - - - diferencial, 289
- - - e dano ocupacional, 289
- - - epidemiologia, 285
- - - fatores de risco e de proteção, 287
- - - fisiopatologia, 286
- - - genética do TEPT e mudanças epigenéticas, 286
- - - mecanismos envolvidos, 285
- - - neurobiologia do, 286
- - - quadro clínico, 288
- - - suicídio e, 706
- - - tratamento, 290
- de fase
- - atrasada do sono, 352
- - avançada do sono, 352
- de hipersonolência central, 349
- de humor, 462
- de *jet lag*, 352
- de jogos eletrônicos, 746, 748
- de movimento(s)
- - estereotipado, 557
- - relacionados com o sono, 356
- de pânico, 231-233, 269, 531
- - características clínicas, 232
- - comorbidades, 231
- - curso e prognóstico, 233
- - diagnóstico diferencial, 233
- - epidemiologia, 231
- - etiologia, 231
- - fatores
- - - biológicos, 231
- - - genéticos, 232
- - - psicossociais, 232
- - tratamento, 233
- de personalidade, 50, 386, 395, 462, 704
- - abordagem do DSM-5-TR, 394
- - anancástica, 276
- - antissocial, 382, 388
- - *borderline*, 389
- - classificação, 382
- - dependente, 383, 392

- - e dependência química, suicídio e, 705
- - epidemiologia, 381
- - especificado, 383
- - esquiva, 382
- - esquizoide, 382, 385
- - esquizotípica, 382, 384
- - etiopatogenia, 380
- - evitativa, 391
- - fatores
- - - ambientais, 381
- - - biológicos, 380
- - - evolutivos, 381
- - - genéticos, 380
- - herdabilidade, 50
- - histórico, 378
- - histriônica, 382, 387
- - intercorrências legais e forenses com, 395
- - limítrofe, 382
- - modelo(s)
- - - categorial, 379
- - - de abordagens, 379
- - - de avaliação psicométrica, 380
- - - dimensional, 379
- - narcisista, 382, 388
- - obsessivo-compulsiva, 383, 393
- - paranoide, 382, 386
- - suicídio e, 704
- de ritmo circadiano sono-vigília não especificado, 352
- de sintomas
- - neurológicos funcionais, 266
- - somáticos, 263
- de sono, 345
- de tiques, 277
- delirante
- - celotípico, 184
- - ciumento, 182
- - diagnóstico e características clínicas, 182
- - epidemiologia, 182
- - erotomaníaco, 182, 184
- - grandioso, 182, 184
- - histórico, 182
- - misto, 183, 184
- - não especificado, 183, 184
- - persecutório, 182
- - somático, 182, 184
- - tratamento do, 185
- depressivo, 209, 211, 269, 532, 703, 740, 825
- - classificações e subtipos, 210
- - comorbidades, 214
- - curso, 213
- - devido a outra condição médica, 212
- - diagnóstico(s), 212
- - - diferenciais, 214
- - entre pacientes com cirurgia bariátrica, 740
- - epidemiologia, 208
- - etiopatogenia, 208
- - evolução do conceito, 207
- - exames complementares, 215
- - fatores
- - - biológicos, 208
- - - genéticos, 208
- - - psicossociais, 209
- - histórico, 207
- - induzido por medicação/substância, 211
- - maior, 49, 365, 703
- - - dor crônica no, 365
- - - herdabilidade, 49
- - não especificado, 212
- - no período perinatal, 532
- - persistente, 211
- - prognóstico, 213
- - quadro clínico, 212
- - subtipos de episódios depressivos, 210
- - tratamento
- - - com eletroconvulsoterapia, 217
- - - farmacológico, 215
- - - psicoterápico, 217

- - disfórico pré-menstrual, 211, 521, 525
- - dismórfico corporal, 276, 531
- - dissociativo de, 25
- - do controle dos impulsos, 277, 826
- - do desejo sexual hipoativo, 313, 315
- - do desenvolvimento, 549, 553, 554, 824
- - - da aprendizagem com deficiência na leitura, 554
- - - do aprendizado, 553
- - - intelectual, 549, 824
- - do espectro
- - - autista, 551, 825
- - - da esquizofrenia, 462
- - - do autismo, 277, 551-553
- - - - herdabilidade, 48
- - do estresse pós-traumático, herdabilidade, 49
- - do humor, 106, 163, 364, 808
- - - e ansiedade, 364
- - - emergências psiquiátricas, 808
- - - exames laboratoriais, 106
- - do movimento
- - - estereotipado, 556
- - - periódico dos membros, 359
- - do neurodesenvolvimento, 824
- - do orgasmo, 318
- - do pesadelo, 356
- - do relacionamento mãe-pai/criança, 539
- - do ritmo sono-vigília, 351
- - do sono, 341
- - - no climatério, 540
- - dolorosos, 362
- - emocionais, 570
- - esquizoafetivo, 187
- - esquizofreniforme, 185
- - explosivo intermitente, 570
- - factício, 265, 650, 652, 653, 661, 827
- - - autoimposto, 654
- - - imposto a outro, 654
- - - por procuração, 655
- - - /síndrome de Münchausen e simulação, 739
- - mentais, 31, 54, 493, 819
- - - agudos e crônicos, 462
- - - da velhice, 579
- - - e prisão, 828
- - - e Psiquiatria forense, 824
- - - epidemiologia dos, 54
- - - graves, 493
- - - mais relacionados ao suicídio, 703
- - - no período perinatal, 530
- - - pós-natais, 539
- - - secundários, 161
- - neurocognitivos, 160, 825
- - no desenvolvimento da aprendizagem
- - - com deficiência
- - - - em matemática, 554
- - - - na expressão escrita, 554
- - - - com outras dificuldades específicas, 555
- - - não especificado, 555
- - obsessivo-compulsivo, 49, 531
- - - classificações, 274
- - - comorbidades, 276
- - - curso, 276
- - - diagnóstico(s), 274, 276
- - - - diferenciais, 276
- - - epidemiologia, 272
- - - etiopatogenia, 273
- - - evolução do conceito, 272
- - - exames complementares, 277
- - - herdabilidade, 49
- - - história, 272
- - - modelos psicológicos de compreensão do, 273
- - - no período perinatal, 531
- - - outras modalidades de tratamento, 278
- - - prognóstico, 276
- - - tratamento
- - - - farmacológico, 277
- - - - psicoterápico, 279
- - parafílico, 322, 323, 826

- - por uso
- - - abusivo de substâncias, 364, 587
- - - - suicídio e, 705
- - - de álcool, 106, 252, 587, 741
- - - de drogas psicoestimulantes, exames laboratoriais, 106
- - - de maconha, 107
- - - de substâncias psicoativas, 106, 241, 242, 244-246, 258
- - - - abordagens terapêuticas, 246
- - - - critérios diagnósticos, 242
- - - - epidemiologia, 245
- - - - neurobiologia do, 244
- - - - políticas públicas ou ações de redução de danos, 258
- - - de tabaco, 106
- - psicótico(s), 173
- - - breve, 188
- - - compartilhado, 181, 184, 185
- - - decorrente de condição médica geral, 189
- - - devido a uma condição médica geral, 190
- - - emergências psiquiátricas, 807
- - - exames laboratoriais, 107
- - - herdabilidade, 48
- - - induzido por substância ou medicamento, 189, 190
- - psiquiátricos, 73, 215, 364
- - - arquitetura genética dos, 47
- - - e cirurgia bariátrica, 736
- - - e obesidade, 735
- - - em pacientes com dor crônica, 364
- - - identificados durante o pós-operatório, 737
- - - na gravidez e na lactação, 490-493
- - - - abordagens não farmacológicas, 491
- - - - riscos associados, 492, 493
- - - - tratamento psiquiátrico, 491
- - - nos resultados da cirurgia bariátrica, 738
- - - relacionados
- - - - a traumas e estressores no período perinatal, 531
- - - - com substâncias, 825
- - - respiratórios relacionados com o sono, 347
- - - rítmicos de movimentos relacionados com o sono, 360
- - - sexual, 307
- Transumanismo, 760
- Tratamento(s)
- - biológicos, 509
- - da dependência
- - - de estimulantes, 248
- - - de maconha, 257
- - - de opioides, 255
- - - de sedativos, 254
- - da depressão bipolar, 201
- - da dor crônica, 371
- - dos transtornos do sono do ritmo circadiano, 353
- - psicofarmacológico no pós-operatório, 739
- - psicoterápico, 230
- - psiquiátricos, 399
- - - na gravidez e no puerpério, 492
- Trauma, 284, 706, 806
- - emergências psiquiátricas, 806
- - na infância, 706
- Traumatismo cranioencefálico, 166
- Travestismo fetichista, 324
- Trazodona, 291, 311, 468
- Treinamento(s), 688
- - de conscientização alimentar com base em *mindfulness*, 428
- Tricotilomania, 531
- Turvação da consciência, 141

U

- Unicidade e integração da pessoa, 403
- Urofilia, 324
- Uso
- - abusivo de substâncias
- - - e religião, 34
- - - emergências psiquiátricas, 804

- - crônico de benzodiazepínico, 482
- - de substâncias psicoativas, 168, 189
- - e dependência de polissubstâncias, suicídio e, 706
- - patológico
- - - específico, 751
- - - generalizado, 751
- - problemático
- - - da internet, 746, 749, 754
- - - de redes sociais, 755
- Utilidade clínica, 78

V

- Vaginismo, 312
- Validade, 78, 89
- - de conteúdo, 89
- - de critério, 89
- - do construto, 89
- Variantes CYP
- - e metabolismo de neurotransmissores, 122
- - e resposta a psicofármacos, 120
- Venlafaxina, 291, 468
- Verborreia, 147
- Verificação de sintomas, 132
- Via
- - de administração, 453
- - intramuscular, 453
- - intravenosa, 453
- Vigilância, 142
- Vilazodona, 468
- Vínculo
- - de autenticidade, 128
- - de conhecimento, 129
- - de empatia, 128
- - de liderança, 129
- - na entrevista clínica psiquiátrica, 128
- Vingança, 666
- Violência(s), 283, 534, 591, 592, 815
- - autoinfligida, 664
- - cometidas contra pessoas vulneráveis, 590
- - contra a mulher, 599, 601, 602
- - - papel dos profissionais de Saúde, 602
- - contra a pessoa
- - - com deficiência, 593, 594
- - - idosa, 590, 591, 592
- - - LGBTQI+, 595, 596, 598
- - contra crianças e adolescentes, 603, 606
- - emocional ou psicológica, 605
- - física, 604
- - por parceiro íntimo, 534
- - sexual, 606, 821
- Viragem maníaca, 472
- Vírus da imunodeficiência humana, 169
- Vitamina B_{12}, 108
- Vítimas
- - de grandes catástrofes, 806
- - de violência, emergências psiquiátricas, 806
- Vivências
- - afetivas normais, 150
- - e sistemas delirantes, 149
- Vocação médica, 612
- Volição, 151
- Vontade, 151, 403
- - e decisão, 403
- Vortioxetina, 468
- Voyeurismo, 324, 325
- Vulnerabilidade ao *burnout*, 636

W

World Mental Health Survey Initiative, 56

Z

- Ziprasidona, 554, 709
- Zolpidem, 253, 483
- Zopiclona, 253, 483